主编 王炜

中国整形外科学

VOLUME IV

Chinese
Plastic
Surgery

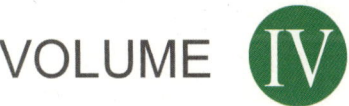

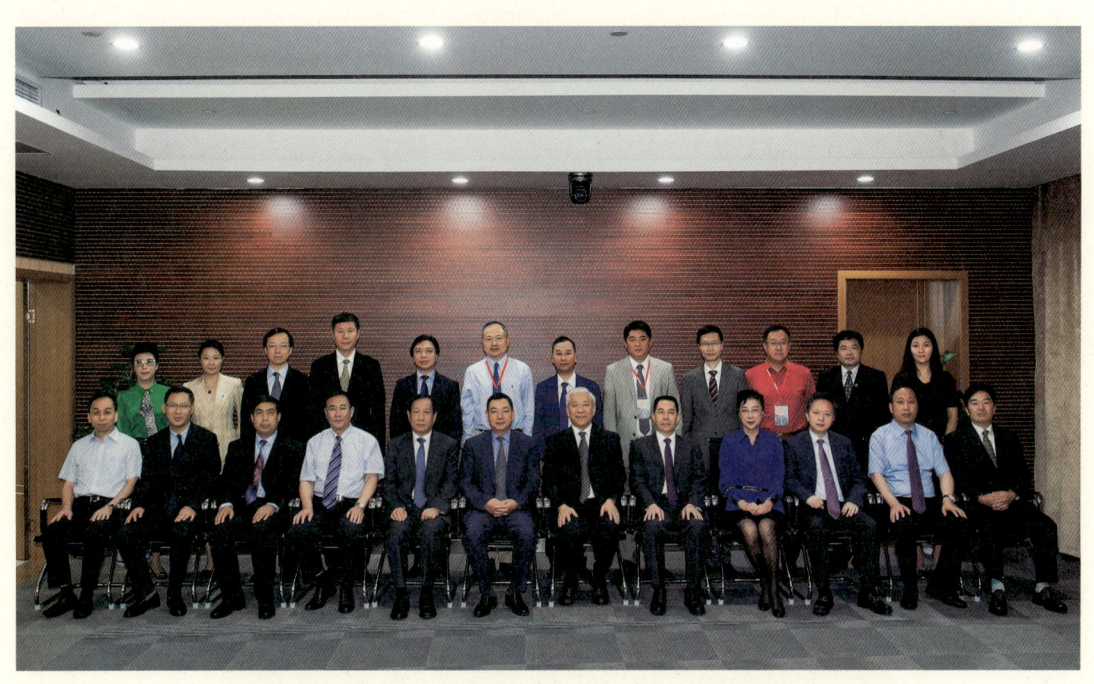

《中国整形外科学》主编和分卷主编、副主编（部分）合影

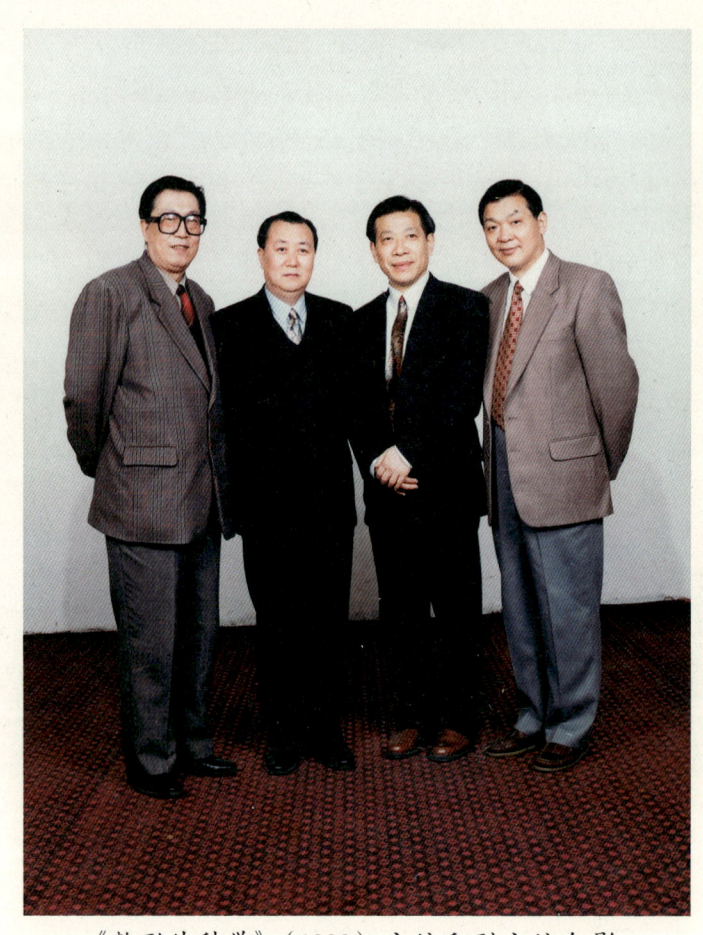

《整形外科学》（1999）主编和副主编合影
（左起：高景恒、鲁开化、王炜、马奇）

主编简介

王 炜

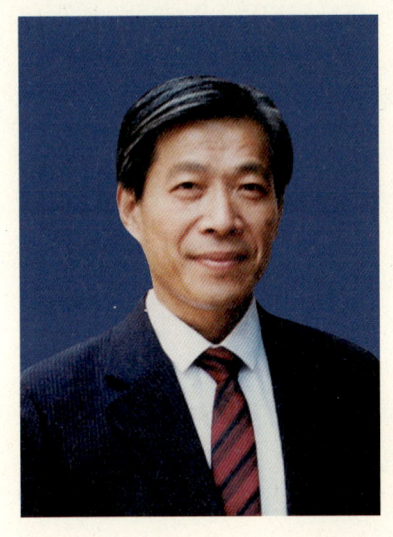

王炜（王寿禄），1937年生，江苏镇江人。

主任医师，博士生导师，上海交通大学医学院附属第九人民医院终身教授。中华医学会整形外科学分会副主任委员（两届），上海市医学会整形外科学分会主任委员（三届），中国修复重建外科学会主任委员（两届），华东六省一市整形学会主任委员。

组建中国修复重建外科学会、华东六省一市整形学会，参建中国医师协会美容整形分会、中华医学会手外科分会。

曾受邀美国《整形再造外科杂志》国际编委、"世界交流"栏目编委，《国际整形外科影像杂志》、美国《修复重建康复杂志》编委，《中国修复重建外科杂志》《中华整形外科杂志》《中国美容整形外科杂志》《中国康复医学杂志》副主编。卫生部科技进步奖评审委员。

1961年上海第二医学院医学系本科毕业，1968年研究生毕业（副博士研究生）。1981—1982年为美国贝勒医学院、路易维尔医学院交流学者、客座教授。

自幼崇敬医师职业："医心至善，上善若水。"1955—1976年，七次到江苏、上海、安徽农村，治疗血吸虫病及为农民治病。1958年参加上海青浦血吸虫病防治后，编写了《乡村医生》剧本，请孙道临先生指导演出。

1958年参加烧伤败血症动物模型体外循环辅助治疗、肠梗阻、肾上腺皮质激素研究等。1959—1960年见习期间因上海广慈医院内科多名医师得肝炎病倒，被医学系主任胡曾吉教授从几百名见习、实习医师中选中担任心内科医师（代理），在杨琪娜老师病区管理26张床位，并在杨老师指导下负责心电图检查及报告。1961年分配到刚建立的广慈医院整形外科。

开启显微再造外科研究：1964年4月离开临床，负责游离皮瓣移植实验研究，自制微血管缝针，比市购缝针小1/2～2/3，制备缝线直径为54μm，探索微血管吻合、游离皮瓣再植和移植、术后冬眠疗法处理等。进行了50只家犬实验，撰写论文，1965年刊登于《中华外科杂志》，是游离皮瓣再植、0.6mm血管吻合、微血管套环用于皮瓣移植的世界最先报告之一。

主导学科显微再造外科的应用：1966年学科迁到上海第九人民医院。1973年成功进行第2足趾移植拇指再造；1974年取腹股沟游离皮瓣修复手腕缺损；1975—1977年率先应用和报告足背岛状、游离皮瓣；1977—1979年创用足底岛状、游离皮瓣，小腿浅表淋巴管（0.3mm）-静脉吻合治疗肢体淋巴水肿30例。1978年在中华医学会第九届全国外科学术会议（武汉）上成立了显微外科学组，选陈中伟、杨东岳、王炜分别为组长和秘书。会议统计上海第九人民医院完成显微再造外科200多例，列全国第一。1979年将前臂游离皮瓣应用于手外科；1980年创造前臂桡侧逆行岛状皮瓣；1984年创造前臂背侧逆行岛状皮瓣做虎口再造，报告肩胛分叶皮瓣、背阔肌串联皮瓣等。

发明手再造供区：创造了扩大第2足趾游离移植的五种手和手指缺损再造术式（足趾、跖趾关节、足背皮瓣一期移植），1978—1985年在国内外报告。

发明带血管神经、皮肤的跖趾关节移植：用于掌指关节再造（1979）、颞颌关节再造（1984），带神经是为预防移植关节失神经萎缩，带皮肤则为术后监测移植关节血供。

开拓中国显微外科肠移植食管再造：1977年春在动物实验和尸体解剖研究基础上，实现显微外科空肠移植颈胸食管再造，分别在上海第九人民医院、宏仁医院、胸科医院、455医院等历经14年，创造和改进八种显微外科颈、胸段食管再造术式，救治食管化学灼伤或行食管癌切除后食管缺损再造，取得了吻合血管的52cm长空肠移植颈胸食管一期再造（1977）、胸大肌肌皮瓣颈食管再造（1989）和管状背阔肌肌皮瓣颈食管再造（1991）等20余项创新，撰写多篇论文，报告于国内外。

关于预制预构移植：1979年报告颞浅血管筋膜载体加植皮制造超薄游离皮瓣治疗烧伤爪形手；1983年以兔前肢静脉筋膜载体游离移植动脉化，预制腹股沟游离皮瓣取得3例成功，取得前臂静脉筋膜载体动脉化"三明治"末节断指再植成功，1983—1984年在中国、法国报告；1988年，带教研究生进行显微外科游离皮瓣移植供区组织扩张器预扩张改造，"减少供区缺损，改造皮瓣性质"；1994—1995年带教研究生在前臂预构"外耳郭"，成功进行外耳缺损再造。

率先应用超显微外科：1976年开始进行0.3mm直径淋巴管-静脉吻合；1984—1985年在中国、美国杂志上报告0.3mm Y形血管吻合；20世纪80年代初期，采用超显微外科技术救活断成13节的下肢、绞肉机绞轧断裂十多节的上肢，以及多例严重创伤和严重头面撕脱伤等。

发明一期神经、肌肉移植治疗晚期面瘫：设计超长血管神经蒂断层、节段背阔肌瓣一期跨面神经移植治疗晚期面瘫（1986），多神经蒂腹内斜肌瓣移植治疗晚期面瘫（1995）。

开启"肿瘤整形外科"：1975年起和上海肿瘤医院等合作，为几十例巨大胸腹壁、头面或四肢肿瘤切除后进行胸腹壁再造，颜面和肢体结构、功能、形态再造；1980年进行臀大肌转移肛门括约肌再造，参与青岛同行直肠癌术后臀大肌瓣原位肛门括约肌再造。指导并参与编著《肿瘤整形外科学》。

开展手部先天性畸形及手功能、美学整形：1982年起连续五年在各地报告手部先天性畸形整形和手术示范，建立分专业。主编中国首部《手部先天性畸形》，编著该书70%内容；主编《手及上肢先天性畸形》（中、英文版）。1983年和2005年在美国和中国报告足趾移植拇指及手指再造和美学整形，取得230例100%成功。

推进中国现代美容外科发展：1982年从美国回来后，在多处报告、示范现代隆乳，乳房缩小、再造，腹壁整形，面部除皱，保感觉乳头凹陷矫正等。报告了三瓣法乳房缩小、新月瓣乳头凹陷矫正。创建"美容内科"。1992—2004年分别在中国、美国等国报告"面部轮廓美学再造""分层分区进眶腔骨膜下除皱""眶区年轻化策略——眶肌筋膜韧带松解眼袋整形"，在韩国做手术演示。1962年自制医用聚合物假体以隆鼻，1974年用医用硅橡胶隆鼻和进行面部畸形矫正，1993年应用自体真皮辅助隆鼻。从1964年开始和工程师合作，开发国产四肢显微外科和鼻、眼睑、乳房手术器械十多套。

报告中国美容外科源于3800~4800年前，将中国整形历史提前两千年；考证发现"整形内科"最早记载在出土的西汉文物《五十二病方》中，距今两千余年。

为了学科的建设，常常把创新成果以张涤生为第一作者或唯一作者发表。

半个多世纪承担学科院内外重危或特殊患者救治逾千，会诊涉及整形、胸科、普外、儿外、肿瘤、骨科、泌尿、烧伤、妇产、颌面等科，上海会诊医院达到55所，仅史济湘、高学书、黄偶麟等年长10~20岁的十几位老师，请求高难度手术会诊就有百余次。感动的是：史老师、高老师等直到手术结束才下手术台。

1973年申办"全国整复外科医师进修班"成功，带教专业医师逾千，含美国、英国、法国、意大利等国医师、教授20余人。Peterson医师回美国后，常被邀请来华讲学；葛竞医师成功进行了世界首例十指断指再植；罗力生发明大腿前外侧游离皮瓣移植，为穿支皮瓣最早报告之一。多人成为中国多个整形外科学分会主委、副主委，省、市学界领袖，医学院校教授、博士生导师，美国大学终身教授和世界著名教授等。

1982年在美国著名的威拉姆特（Willamette）大学报告"显微外科在整形外科的应用"，当地报纸以半个版面报道。

1984年,法国手外科学会主席Michon教授在法国南锡召开的法中显微外科学术交流会上,展示了他成功应用笔者创造的"前臂桡侧逆行皮瓣"修复手创伤,以及他培养的研究该皮瓣的博士的研究生论文,给中国主创者审阅。

1994年,在法国举行的欧洲整形外科医师协会学术交流会上,世界著名显微外科、手外科教授Foucher在会议总结时号召:"要学习游离皮瓣移植,到中国上海第九人民医院向Dr. Wei Wang学习。"

韩国总统奖获得者Sen Min Back教授团队的金东一教授,2004年来上海交流和手术表演前,请求中方院长先带他到Prof. Wei Wang家造访。他说:"现今世界上有三位黄种人整形外科教授最受人尊敬,他们是Prof. William Shaw(美国)、Prof. Sen Min Back(韩国)和Prof. Wei Wang(中国)。"

主编《整形外科学》《中国整形外科学》《整形美容外科学全书》等36部、卷,3000多万字,参编、编著《黄家驷外科学》等书72部,其中7部在国外出版。《整形外科学》(1999)是近20年来临床实践、主任医师晋升、研究生考试的主要参考书。世界著名教授Khoo Boo Chai(张涤生在美国留学时的校友)曾评论:"《整形外科学》是包括日本、韩国、印度、澳大利亚等国在内的最好的教科书,是东方整形外科的旗舰。"他还在美国《整形再造外科杂志》上著文推荐。

发表论文300余篇,获国家发明奖和卫生部、上海市科技进步奖等20余次。

被美国《世界显微外科历史》一书及*Who's Who*等多个世界名人录收录。

《中国整形外科学》编委会

主　编

王　炜

第 I 卷

分卷主编

付小兵　中国人民解放军总医院第四医学中心
祁佐良　中国医学科学院整形外科医院
林晓曦　上海交通大学医学院附属第九人民医院
吴溯帆　浙江省人民医院

分卷副主编（按姓氏笔画排序）

Bob Peterson　美国火奴鲁鲁雅典娜诊所
尹宁北　中国医学科学院整形外科医院
李圣利　上海交通大学医学院附属第九人民医院
沈卫民　南京医科大学附属儿童医院
沈国芳　上海交通大学医学院附属第九人民医院
张　舵　吉林大学白求恩第一医院
张余光　上海交通大学医学院附属第九人民医院
张金明　中山大学孙逸仙纪念医院
胡志奇　南方医科大学南方医院
夏照帆　中国人民解放军海军军医大学第一附属医院（上海长海医院）
栾　杰　中国医学科学院整形外科医院

郭 澍　中国医科大学附属第一医院
郭树忠　原中国人民解放军空军军医大学西京医院
蒋海越　中国医学科学院整形外科医院
韩 岩　中国人民解放军总医院第一医学中心
程 飚　中国人民解放军南部战区总医院

第Ⅱ卷

分卷主编

周 晓　湖南省肿瘤医院（中南大学湘雅医学院附属肿瘤医院）
曹谊林　上海交通大学医学院附属第九人民医院
李青峰　上海交通大学医学院附属第九人民医院
林李嵩　福建医科大学附属第一医院
章一新　上海交通大学医学院附属第九人民医院

分卷副主编（按姓氏笔画排序）

王炜（青）　上海交通大学医学院附属第九人民医院
王玉新　中国医科大学附属第一医院
王国民　上海交通大学医学院附属第九人民医院
韦 敏　上海交通大学医学院附属第九人民医院
庄洪兴　中国医学科学院整形外科医院
杨 斌　中国医学科学院整形外科医院
杨大平　原哈尔滨医科大学附属第二医院
张如鸿　上海交通大学医学院附属第九人民医院
陈育哲　原北京大学第三医院
郑永生　首都医科大学附属北京同仁医院
胡琼华　成都八大处医疗美容医院
柴 岗　上海交通大学医学院附属第九人民医院

章庆国　中国医学科学院整形外科医院
蔡景龙　原中国医学科学院整形外科医院
穆雄铮　复旦大学附属华山医院

第Ⅲ卷

分卷主编

孙家明　华中科技大学同济医学院附属协和医院
邢　新　中国人民解放军海军军医大学第一附属医院（上海长海医院）
齐向东　中国人民解放军南部战区总医院
余　力　上海交通大学医学院附属第九人民医院
赵启明　浙江医院

分卷副主编（按姓氏笔画排序）

王卫峻　上海交通大学附属第一人民医院
王晓军　中国医学科学院北京协和医院
亓发芝　复旦大学附属中山医院
石　冰　中国人民解放军总医院第八医学中心
刘晓燕　中国人民解放军北部战区总医院
李　勤　原中国人民解放军南部战区总医院
李志海　上海华美医疗美容医院
张天宇　复旦大学附属眼耳鼻喉科医院
张菊芳　杭州市第一人民医院（浙江大学医学院附属杭州市第一人民医院）
欧阳天祥　上海交通大学医学院附属新华医院
赵平萍　上海交通大学医学院附属第九人民医院
郝立君　哈尔滨医科大学附属第一医院
夏　炜　原中国人民解放军空军军医大学西京医院
陶　凯　中国人民解放军北部战区总医院

曹卫刚　上海交通大学医学院附属第九人民医院
戴传昌　上海交通大学医学院附属第九人民医院

第Ⅳ卷

分卷主编

徐靖宏　浙江大学医学院附属第一医院
李世荣　中国人民解放军陆军军医大学
姚建民　杭州整形医院
高建华　南方医科大学南方医院

分卷副主编（按姓氏笔画排序）

马显杰　中国人民解放军空军军医大学西京医院
王　斌　上海交通大学医学院附属第九人民医院
刘　阳　上海交通大学医学院附属第九人民医院
刘宁飞　上海交通大学医学院附属第九人民医院
刘林嶓　郑州大学第一附属医院
安　阳　北京大学第三医院
劳　杰　复旦大学附属华山医院
李　赞　湖南省肿瘤医院（中南大学湘雅医学院附属肿瘤医院）
李森恺　中国医学科学院整形外科医院
杨云霞　上海臻禾医疗美容门诊部
邹丽剑　上海一美整形外科医院
张　晨　原大连大学附属新华医院
董佳生　上海交通大学医学院附属第九人民医院
韩　冬　上海交通大学医学院附属第九人民医院
谭　谦　南京大学医学院附属鼓楼医院

编　委

(按姓氏笔画排序，外国教授优先)

Chin-Ho Wong　新加坡伊丽莎白诺维娜医院

David Daehwan Park（朴大焕）　韩国大邱加图立大学医院

Elizabeth Hall-Findlay　加拿大班夫整形外科诊所

Sam T. Hamra　美国得克萨斯大学达拉斯西南医学中心

陈威帆　美国爱荷华大学

楠本健司　日本关西医科大学

马　刚　上海交通大学医学院附属第九人民医院

马文熙　东南大学附属中大医院

王丹茹　上海交通大学医学院附属第九人民医院

王文进　上海交通大学医学院附属第九人民医院

王东生　吉林大学白求恩第二医院

王达利　遵义医科大学附属医院

龙剑虹　中南大学湘雅医院

冯少清　上海交通大学医学院附属第九人民医院

吕金陵　上海港华医院

刘　凯　上海交通大学医学院附属第九人民医院

刘虎仙　中国人民解放军火箭军特色医学中心

江　华　中国人民解放军海军军医大学第二附属医院（上海长征医院）

孙　坚　上海交通大学医学院附属第九人民医院

李　江　北京大学国际医院

李　强　中国医学科学院整形外科医院

杨　军　上海交通大学医学院附属第九人民医院

杨则安　浙江苍南县卫生健康局

杨松林　上海交通大学附属第六人民医院

吴　珂　青岛大学附属医院

吴　巍　上海交通大学医学院附属第九人民医院

邹晓防　中国人民解放军空军特色医学中心

宋建星　中国人民解放军海军军医大学第一附属医院（上海长海医院）

张　莉　蚌埠医学院第一附属医院

张　路　上海交通大学医学院附属第九人民医院

陈　辉　上海交通大学医学院附属第九人民医院

陈　璧　中国人民解放军空军军医大学西京医院

范巨峰　首都医科大学附属北京朝阳医院

金云波　上海交通大学医学院附属第九人民医院

胡晓洁　上海交通大学医学院附属第九人民医院

胡葵葵　广东省妇幼保健院

钟世镇　南方医科大学

昝　涛　上海交通大学医学院附属第九人民医院

贺全勇　中南大学湘雅三医院

袁　捷　上海交通大学医学院附属第九人民医院

贾赤宇　厦门大学附属翔安医院

钱云良　上海交通大学医学院附属第九人民医院

高凯鸣　复旦大学附属华山医院

郭耐强　厦门大学附属妇女儿童医院（厦门市妇幼保健院）

黄远亮　同济大学附属东方医院

黄金龙　南京中医药大学附属医院

韩军涛　中国人民解放军空军军医大学西京医院

喻建军　湖南省肿瘤医院（中南大学湘雅医学院附属肿瘤医院）

谢　芸　上海交通大学医学院附属第九人民医院
谢　峰　上海交通大学医学院附属第九人民医院
赖西南　中国人民解放军陆军特色医学中心
谭晓燕　杭州整形医院
黎　冻　广西医科大学第二附属医院
薛志辉　温州和平国际医院
魏　皎　上海交通大学医学院附属第九人民医院

编著者

(按姓氏笔画排序)

Chin-Ho Wong　　David Daehwan Park（朴大焕）
Elizabeth Hall-Findlay　　Sam T. Hamra

丁 晟	丁美修	丁寅佳	于一佳	于文心	马 刚
马 奇	马 亮	马文熙	马红彤	王 伟	王 炜
王炜(青)	王 晖	王 娟	王 斌	王 黔	王卫峻
王丹茹	王文进	王玉新	王白石	王达利	王松山
王国民	王晓阳	亓发芝	韦 敏	牛永敢	毛天球
仇雅璟	公美华	乌兰哈斯	计 斌	尹宁北	邓晓明
艾玉峰	左 良	左朝晖	石 冰	石 俊	石杭燕
石重明	龙 云	龙剑虹	龙道畴	卢 笛	田 飞
田 皞	田雅光	付小兵	白宏亮	冯永强	冯胜之
宁金龙	边志超	邢 新	吕东泽	吕金陵	吕春柳
朱 保	朱海男	任 静	华 晨	庄 岩	庄洪兴
刘 军	刘 阳	刘 畅	刘 凯	刘 菲	刘 清
刘 霞	刘宁飞	刘林嶓	刘虎仙	刘晓燕	刘海鹏
齐凤美	齐向东	安 阳	安 洪	安 娟	祁佐良
孙 弘	孙 坚	孙 燚	孙玉蕾	孙宝珊	孙晟君
孙家明	劳 杰	杜子婧	李 丹	李 伟	李 江
李 强	李 勤	李 赞	李小静	李广帅	李世荣
李东平	李圣利	李志海	李青峰	李国庆	李明山
李养群	李峰永	李海洲	李森恺	杨 军	杨 希
杨 超	杨 锋	杨 斌	杨大平	杨云霞	杨则安

杨庆华	杨红岩	杨丽嫦	杨希鏸	杨松林	杨明勇
杨柠泽	来方远	肖 苒	肖 强	肖新如	时 杰
吴 华	吴 俐	吴 震	吴汉江	吴伟恂	吴溯帆
邱胜达	何乐人	何清濂	余 力	余文林	邹 运
邹丽剑	邹晓防	应涵汝	冷永成	闵沛如	汪 淼
沈 辉	沈卫民	沈国芳	沈建南	宋达疆	宋建星
宋保强	张 波	张 莉	张 倩	张 晨	张 舵
张天宇	张龙春	张旭焱	张如鸿	张余光	张言风
张佳琦	张金明	张海林	张涤生	张菊芳	张智勇
张锦程	陈 文	陈 杭	陈 杰	陈 彬	陈 琳
陈 博	陈 辉	陈 璧	陈小平	陈加亮	陈江萍
陈宇宏	陈守正	陈其庆	陈育哲	陈绍宗	陈威帆
陈昱瑞	陈跃军	陈惠平	陈德松	武继祥	苗 勇
苑凯华	林 力	林 军	林 琳	林子豪	林李嵩
林怀安	林晓曦	林蔚茜	欧阳天祥	罗永湘	罗旭松
侍 德	金 锐	金一涛	金云波	周 宇	周 佳
周 波	周 晓	周传德	周晟博	郑丹宁	郑永生
房 林	赵风景	赵平萍	赵延勇	赵启明	赵忠芳
赵烨德	赵德梅	郝立君	胡 丽	胡志奇	胡晓洁
胡琼华	胡葵葵	柳大烈	钟世镇	钟德才	侯明钟
侯春林	昝 涛	施耀明	姜 平	姜 珊	洪光祥
宫 旭	姚 平	姚旺祥	姚建民	贺全勇	秦建增
袁 捷	袁湘斌	贾赤宇	夏 炜	夏成俊	夏照帆
夏穗生	顾 斌	顾 豪	顾玉东	柴 岗	柴 密
钱云良	倪 锋	徐 苗	徐文莉	徐达传	徐建国
徐真晔	徐海倩	徐靖宏	高 阳	高凯鸣	高建华

高景恒	郭 澍	郭子懿	郭光昭	郭学平	郭耐强
唐 勇	唐 琪	唐来坤	唐建兵	唐晓军	展 望
陶 灵	陶 凯	陶 然	陶志平	陶锦淳	黄文孝
黄如林	黄进军	黄远亮	黄金龙	黄莹滢	黄绿萍
黄惠真	黄渭清	曹 怡	曹 梁	曹卫刚	曹谊林
常 雷	常梦玲	章一新	章庆国	梁伟强	彭小伟
彭田红	董佳生	蒋海越	韩 冬	韩 岩	韩军涛
喻建军	程 辰	程 健	程 飚	程大胜	鲁开化
曾 玮	曾 勇	曾伟锋	曾海峰	温 超	谢 芸
谢 峰	谢庆平	楠本健司	赖西南	虞 杰	路来金
蔡 旭	蔡 鸣	蔡景龙	谭 军	谭 谦	黎 冻
黎小间	滕 利	颜 玲	潘 贰	潘 博	薛 淼
薛志辉	薛春雨	薛紫涵	冀晨阳	穆雄铮	戴 捷
戴传昌	瞿 伟				

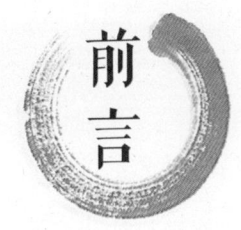

前言

滚滚长江东逝水，浪花淘尽英雄……

整形外科命名繁多，朱洪荫命名为"成形外科"，多数学者命名为"整形外科"，另外还有"美容外科""医学美容""烧伤整形""修复重建"等。1967年笔者将上海第九人民医院"整形外科"更名为"整复外科"，避免学科在"文化大革命"中被解散。

张涤生曾概括整形外科为"修残补缺"；1983年及以后笔者定义整形外科是"救死扶伤，使伤者不残、残者不废，使人英俊、美丽、年轻、愉悦"。

整形外科医疗受益人群包括患者和正常人。整形外科医学是根，修复重建理论实践是树干，顶部生长着"花朵和果实"，一束是"救死扶伤，使伤者不残、残者不废"，另一束是"使人英俊、美丽、年轻、愉悦"。这两类医疗互相交叉和转化，伤畸病残者经过医疗可以英俊、美丽、年轻、愉悦，对正常人过度医疗会造成伤畸病残，两种医疗采用同样的理论、方法和路径，并有相关的艺术和哲学内涵。

艺术和哲学是整形外科学科之魂。

不爱艺术的人，请不要选择整形外科专业。

做一个好的整形外科医师，不仅是依靠读破万卷书，做成千上万个手术，而且还在于同时具备艺术和哲学思维，贯穿于整形外科医疗决策、路径和终结的全过程之中；艺术又体现在外科医师的每一步刺、切、剪、夹、扎、缝操作之中。

当今世界整形外科发展最活跃的地方是中国。以上海交通大学医学院附属第九人民医院整复外科为例，2017年门诊量达30万人次，年手术和治疗量达10万人次。作为当今中国整形外科医教研的主要参考书《整形外科学》（1999）出版已近20年，多年来全国同行多次要求和期盼笔者主编出版第二版，这是《中国整形外科学》编著出版的背景。

中国现代整形外科教科书已出版百余种，其中1959年朱洪荫主编的《成形外科学概要》（15万字）、1979年张涤生主编的《整复外科学》（86万字）、1989年汪良能和高学书主编的《整形外科学》（160万字），以及我们主编的《整形外科学》（340万字），在不同时期被全国同行广泛推荐和选用。还有倪葆春、宋儒耀、王大玫、孔繁祜、陈中伟、朱盛修、王澍寰、钟世镇、郭恩覃等编著的相关著作，使中国整形外科参考书繁花似锦。

《中国整形外科学》从2013年5月开始编著，历经五次全国性汇稿审稿会，共100章，800多万字，编著者不仅有全国各地的专家、教授，还邀请了欧美和东亚的教授、学者参与。它汲取中国和世界文献精华数以万篇计，参阅所有能买得到的英文整形教科书，包括Converse J. M.、McCarthy J.、Russell R.、Mathes S. J.、Guyuron B.等主编的整形外科世界名著30余部、册，对于

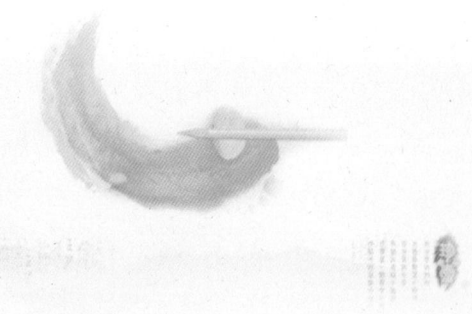

精准整形外科基础和临床、显微再造外科、器官修复再造、创伤修复以及手外科等均有详尽的论述。

美容医疗近30多年来在中国得到较大发展，现已占整形外科就医人群之大半，美容医疗成为民众对幸福生活的追求之一。为此本书大篇幅并全面阐述了东方美容外科基础、临床各个领域及其最新进展，注意汲取Nahai F.主编的 *The Art of Aesthetic Surgery: Principles and Techniques*、Gunter J. P.等主编的 *Dallas Rhinoplasty* 以及Hall-Findlay E. J.主编的 *Aesthetic Breast Surgery* 等书精华，记录了编著者们半个多世纪的实践及数以万计中国案例的经验积累和提炼，并对内镜、激光、射频、软组织充填、脂肪移植和注射以及延缓衰老医疗，做了全面和深入论述，美容医疗知识和技巧贯穿于全书之中。本书增加了具有中国特色的面部轮廓美容外科、肿瘤整形外科、颅底修复重建、预制预构和寄养组织器官移植修复重建等，并对循证医学、数字医学、战伤修复、再生医学、胎儿及儿童整形外科、同种异体移植等做了深入论述。

本书编著力求达到经典、科学、先进、全面、实用、精准和可读。编著者除了撰写自身经验外，还尽可能撷取国内外一切优良成果。例如为了写好某一章节，主编曾为一主任医师作者提供中、英文参考书千余万字，文献1700多篇。

如今编写巨著耗资、耗神巨大，但是，众多中华整形人仍积极参与其中，以博学和责任写作。在这充满诱惑的年代，编著者们放弃了许多唾手可得的利益，谢绝了无数次欢聚，抵制了来自各方面的种种谬误、傲慢和偏见，在无数不眠之夜默默耕耘，为中国整形外科事业发展而登峰的人们"准备粮草，树立路标，在新的高地上前进"。编著者们认真"写世界，写自己，写良知"，正所谓"著作如人"。付院士最先完成"创伤修复基础和临床"等七章的编著。主编深深地感谢你们，历史也将永远铭记着你们的奋斗业绩和对社会的奉献。期望《中国整形外科学》献给读者的是："千江有水千江月，万里河山万般景。"

这是一部几百学者费尽心血写作的医书，为的是"授业，解惑，传道"。提及"传道"，只是重述"真诚为人民服务"。真正能称为传道者，应该是鲁迅先生，他出远洋学医，但没有行医。

在2013年的策划编著会议上，立主编及副主编2~4人；完成4卷95%以上的编著后，于2016年在浙江金华召开了包括院士、教授和学者共几十人参加的终稿编审会。为了发展、扶新、应势，本书安排了较多的分卷主编、副主编及编委。

本书虽经努力编著，但谬误、缺失难免存在，恳请读者指正。

于上海海伦
2019年7月18日

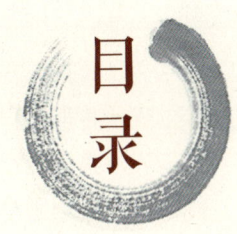

第Ⅰ卷

| 第一章 | 整形外科医学和整形外科历史 | 1 |

第一节　整形外科学绪论 ·············1
第二节　整形外科发展简史 ············5

| 第二章 | 整形外科基本技术和原则 | 25 |

第一节　整形外科的基本原则 ··········26
第二节　整形外科的基本操作 ··········29
第三节　整形外科的基本技术 ··········37

| 第三章 | 整形外科中的循证医学 | 50 |

| 第四章 | 整形外科研究资料和图片收集 | 56 |

| 第五章 | 畸形学、综合征学及遗传学 | 70 |

第一节　畸形学 ·················70
第二节　综合征学 ···············75
第三节　整形外科有关综合征提要 ········77
第四节　发育遗传学 ·············103
第五节　染色体病及基因病 ··········106

| 第六章 | 整形外科数字技术 | 116 |

| 第七章 | 计算机辅助外科及手术机器人应用 | 131 |

第一节　医用机器人与计算机辅助外科的概念 ···131
第二节　发展历史 ··············132
第三节　技术组成 ··············134
第四节　临床应用新进展 ···········152

第八章　整形外科手术麻醉　　161

第一节　整形外科手术麻醉特点 ··············161
第二节　整形外科手术常用麻醉方法 ··········163
第三节　整形外科手术的常用麻醉技术 ········168
第四节　处理困难气管插管的常用方法 ········172
第五节　特殊手术麻醉 ······················178

第九章　胎儿外科学概论　　181

第一节　胎儿外科的概念及其发展史 ··········181
第二节　胎儿外科的适应证 ··················183
第三节　胎儿外科的治疗技术 ················183
第四节　胎儿外科技术在整形外科的应用 ······185
第五节　胎儿外科的风险和产科配合 ··········188
第六节　胎儿外科与其他外科疾病 ············190

第十章　儿童整形外科学概论　　193

第一节　儿童整形外科的范畴 ················193
第二节　新生儿期必须治疗的体表先天性畸形 ··194
第三节　舌畸形 ····························205
第四节　儿童常见的体表肿块 ················208
第五节　乳房先天性疾病 ····················215
第六节　先天性脐部畸形 ····················218
第七节　联体畸形 ··························221

第十一章　组织移植生物学概论　　228

第一节　移植的基本概念与分类 ··············228
第二节　同种移植 ··························230
第三节　移植与免疫 ························237
第四节　异种移植 ··························243

第十二章　异体复合组织及器官移植　　248

第一节　血管吻合异体复合组织移植的历史 ····248
第二节　面部复合组织移植 ··················249
第三节　手-上肢复合组织移植 ···············252
第四节　喉-气管异体移植 ···················254
第五节　阴茎移植 ··························255
第六节　头移植 ····························256
第七节　皮肤复合组织移植 ··················257
第八节　免疫抑制剂的应用 ··················258
第九节　异体复合组织移植的主要并发症 ······259

| 第十节 | 异体复合组织移植的康复治疗 | 261 |

第十三章　皮片移植　266

第一节	皮肤的组织解剖学	266
第二节	皮肤的生理功能	273
第三节	皮片移植的适应证与分类	276
第四节	皮片移植术	278
第五节	皮片的成活与生长	285
第六节	皮片分类移植	287

第十四章　真皮替代物的研究和应用　292

第十五章　皮瓣移植和穿支皮瓣　298

第一节	概述	298
第二节	皮瓣发展简史	299
第三节	皮瓣的分类	301
第四节	随意皮瓣	303
第五节	轴型皮瓣	313
第六节	筋膜皮瓣	314
第七节	穿支皮瓣	315
第八节	各种皮瓣移植	321

第十六章　筋膜瓣移植　401

第一节	概述	401
第二节	颞筋膜瓣移植	405
第三节	肩胛筋膜瓣移植	410
第四节	胸三角筋膜皮瓣移植	412
第五节	腹部筋膜皮瓣移植	415
第六节	前臂筋膜瓣移植	418
第七节	小腿筋膜瓣及小腿后筋膜瓣移植	421

第十七章　肌瓣和肌皮瓣移植　424

第一节	颈阔肌肌皮瓣	424
第二节	颈前肌肌皮瓣	428
第三节	胸锁乳突肌肌皮瓣	433
第四节	胸大肌肌皮瓣	437
第五节	背阔肌肌皮瓣	442
第六节	斜方肌肌皮瓣	451
第七节	腹直肌肌皮瓣	456
第八节	阔筋膜张肌肌皮瓣	460
第九节	臀大肌肌皮瓣	463

第十节	股前外侧皮瓣	467
第十一节	股薄肌肌皮瓣	472
第十二节	腓肠肌肌皮瓣	474
第十三节	腓骨（肌）皮瓣	476
第十四节	蹞展肌肌皮瓣	481

第十八章　其他组织移植　484

第一节	黏膜移植	484
第二节	脂肪移植	487
第三节	筋膜移植	490
第四节	软骨移植	492
第五节	骨移植	497
第六节	神经移植	500
第七节	肌肉移植	505
第八节	肌腱移植	507
第九节	血管移植	511
第十节	毛发移植	514
第十一节	大网膜移植	518

第十九章　显微再造外科技术在整形外科的应用　525

第一节	显微外科的形成阶段（1950—1970）	526
第二节	显微外科的发展阶段（1971—1980）	529
第三节	显微外科的成熟阶段（1981—1997）	530
第四节	显微外科的优化阶段（1998年至今）	530
第五节	显微血管吻合技术	559

第二十章　超级显微外科技术和穿支皮瓣的解剖研究　580

| 第一节 | 超级显微外科技术 | 580 |
| 第二节 | 穿支皮瓣的解剖研究 | 583 |

第二十一章　皮肤软组织扩张术　590

第一节	概述	590
第二节	扩张器的类型、结构与原理	591
第三节	扩张皮肤再生机制的实验研究和进展	595
第四节	皮肤软组织扩张术的基本操作方法与注意事项	597
第五节	皮肤软组织扩张术的临床应用	604
第六节	预扩张皮瓣	623
第七节	儿童皮肤软组织扩张术	625
第八节	皮肤软组织扩张术的并发症及防治	626

| 第二十二章 | 创伤修复基础和临床 | **632** |

- 第一节 创伤修复的历史 ············· 632
- 第二节 创伤修复的基本过程 ············· 650
- 第三节 影响创伤修复的主要因素 ············· 655
- 第四节 创伤修复的基础研究 ············· 666
- 第五节 创伤修复的临床应用 ············· 700
- 第六节 创伤修复的发展方向 ············· 719

| 第二十三章 | 深度烧伤的早期修复 | **724** |

- 第一节 深度烧伤焦痂组织的清除方法 ············· 725
- 第二节 深度烧伤创面皮肤移植术 ············· 730
- 第三节 特殊部位深度烧伤创面的修复 ············· 745
- 第四节 电烧伤的治疗 ············· 760

| 第二十四章 | 皮肤放射性烧伤 | **778** |

- 第一节 概述 ············· 778
- 第二节 病理生理 ············· 779
- 第三节 烧伤程度的影响因素 ············· 780
- 第四节 临床表现 ············· 781
- 第五节 诊断与鉴别诊断 ············· 783
- 第六节 治疗 ············· 784
- 第七节 展望 ············· 787

| 第二十五章 | 冷伤 | **789** |

- 第一节 概述 ············· 789
- 第二节 致病因素 ············· 789
- 第三节 分类 ············· 790
- 第四节 发生机制 ············· 791
- 第五节 病理生理变化 ············· 792
- 第六节 临床表现 ············· 793
- 第七节 诊断与鉴别诊断 ············· 795
- 第八节 治疗和预防 ············· 796
- 第九节 展望 ············· 797

| 第二十六章 | 四肢武器伤 | **799** |

- 第一节 现代武器的特点及其致伤机制 ············· 799
- 第二节 四肢武器伤的流行病学及损伤特点 ············· 805
- 第三节 四肢武器伤的救治原则与措施 ············· 809

第二十七章　难愈性创面　822

第一节　慢性溃疡概述 …… 822
第二节　结核性创面 …… 832
第三节　残余创面 …… 837

第二十八章　褥疮　842

第二十九章　再生医学和组织工程　850

第一节　概述 …… 850
第二节　组织工程 …… 851
第三节　干细胞 …… 859
第四节　基因治疗 …… 862

第三十章　生物材料在整形外科的应用　868

第一节　整形外科常用生物材料概况 …… 868
第二节　整形外科常用生物材料的种类与特点 …… 869
第三节　高分子生物材料在整形外科的应用 …… 871
第四节　同种异体脱细胞真皮 …… 887
第五节　无机非金属生物材料及其应用 …… 889
第六节　金属类生物材料及其应用 …… 893
第七节　整形外科生物材料应用展望 …… 897
第八节　体表人工修复体 …… 898

第三十一章　骨内种植体在整形外科的应用　903

第一节　概述 …… 903
第二节　骨内种植体的形态结构和种类 …… 906
第三节　种植体系统 …… 909
第四节　骨内种植体植入术 …… 913
第五节　颅颌面重建与种植修复 …… 920
第六节　颅颌面种植修复的前景与展望 …… 926

第三十二章　瘢痕和瘢痕疙瘩　928

第一节　概述 …… 928
第二节　病因与病理 …… 933
第三节　分类与临床表现 …… 952
第四节　诊断与鉴别诊断 …… 964
第五节　预防 …… 975
第六节　手术治疗 …… 978
第七节　非手术治疗 …… 993
第八节　瘢痕的诊疗思路与瘢痕防治动态综合治疗 …… 1014

第Ⅱ卷

第三十三章　肿瘤整形外科学概论　　1019

第一节　肿瘤整形外科学概论 1019
第二节　肿瘤整形外科学的命名、性质和范围 1022
第三节　肿瘤整形外科的治疗原则 1024
第四节　肿瘤诊断及TNM分期 1025
第五节　放、化疗对肿瘤整形外科皮瓣修复的影响 1026
第六节　术后放疗对肿瘤整形外科皮瓣修复的影响 1028
第七节　化疗对生物组织的影响 1033
第八节　肿瘤整形外科人才培养问题与对策 1035

第三十四章　体表色素性斑痣和文身　　1040

第一节　表皮内良性黑色素细胞增生疾病 1040
第二节　真皮良性黑色素细胞增生疾病 1043
第三节　黑色素细胞痣 1045
第四节　文身 1056

第三十五章　常见体表良性肿瘤与新生物　　1065

第一节　皮肤囊肿 1065
第二节　脂肪瘤 1067
第三节　黄色瘤 1068
第四节　皮脂腺痣 1071
第五节　疣状痣 1072
第六节　钙化上皮瘤 1073
第七节　血管球瘤 1074
第八节　神经纤维瘤和神经纤维瘤病 1076
第九节　皮肤纤维瘤 1076
第十节　骨纤维异常增殖症 1077

第三十六章　血管瘤和脉管畸形　　1086

第一节　血管瘤和脉管畸形的分类 1086
第二节　婴幼儿血管瘤 1095
第三节　葡萄酒色斑 1100
第四节　静脉畸形 1115
第五节　动静脉畸形 1123
第六节　淋巴管畸形 1134

第三十七章　神经纤维瘤和神经纤维瘤病　　1143

第一节　神经纤维瘤 1143
第二节　神经纤维瘤病 1145

第三十八章　体表恶性肿瘤　　1158

第一节　皮肤鳞状细胞癌 1158
第二节　基底细胞癌 1161
第三节　皮肤瘢痕癌 1163
第四节　恶性黑色素瘤 1171
第五节　隆突性皮肤纤维肉瘤 1181
第六节　体表恶性肿瘤和头皮肿瘤缺损后的修复 1185

第三十九章　头皮和颅骨缺损　　1192

第一节　应用解剖 1192
第二节　急性头皮撕脱伤及处理 1194
第三节　头皮撕脱再植坏死的治疗 1200
第四节　头皮缺损、瘢痕及秃发 1202
第五节　大网膜游离移植加植皮修复头皮撕脱伤和头皮缺损 1209
第六节　颅骨缺损的修复 1214

第四十章　颌面损伤　　1222

第一节　概述 1222
第二节　颌面损伤的特点 1222
第三节　颌面损伤的检查与诊断 1224
第四节　颌面损伤的急救 1230
第五节　颌面部软组织损伤 1236
第六节　颌面骨损伤 1244
第七节　小儿面部创伤 1274
第八节　颌面部火器伤 1277

第四十一章　唇颊部畸形和缺损　　1282

第一节　概述 1282
第二节　唇颊部手术麻醉选择 1283
第三节　唇颊部畸形修复的原则及术前、术中与术后处理 1289
第四节　上唇缺损畸形 1292
第五节　下唇缺损畸形 1301
第六节　唇红缺损畸形 1309
第七节　唇外翻畸形 1315
第八节　口角歪斜畸形 1317
第九节　小口畸形 1318

第十节	大口畸形	1322
第十一节	面颊部皮肤缺损与畸形	1324
第十二节	颊黏膜缺损	1328
第十三节	唇颊沟缺失	1334
第十四节	面颊部洞穿性缺损畸形	1338
第十五节	口唇美容术	1344

第四十二章　先天性唇裂和腭裂　1351

第一节	唇腭裂的流行病学与相关基因的研究	1351
第二节	唇腭裂与分子遗传学	1357
第三节	唇腭裂患儿的解剖与生理特点	1361
第四节	唇腭裂的临床分类	1367
第五节	唇裂修复术	1376
第六节	微小唇裂整复术	1387
第七节	腭裂修复术	1391
第八节	腭裂术后语音障碍的诊断与治疗	1400
第九节	唇鼻肌肉张力带概念和唇裂修复	1412
第十节	唇腭裂鼻畸形的整形美容	1427

第四十三章　面部烧伤后期整形　1455

第一节	面颈部的解剖与功能	1455
第二节	头面部烧伤的特点	1466
第三节	面部烧伤畸形的治疗发展	1467
第四节	面部烧伤的修复原则	1472
第五节	面部烧伤畸形的分型及修复方法	1473
第六节	头面部烧伤修复的疗效评估	1476
第七节	全面部烧伤后期缺损的预构重建	1477
第八节	头面部烧伤后的器官修复与重建	1484
第九节	面部同种异体颜面复合组织移植	1502

第四十四章　颈部畸形和缺损　1514

第一节	颈部烧伤后期整形	1514
第二节	蹼颈	1527
第三节	甲状舌管瘘（囊肿）	1529
第四节	斜颈	1531
第五节	咽部狭窄及闭锁	1534
第六节	喉气管狭窄及缺损	1538
第七节	颈段食管缺损	1541

第四十五章　组织预构、器官预构和寄养移植　1545

| 第一节 | 预构移植和寄养移植是修复重建外科发展的新阶段 | 1545 |

第二节	预构皮瓣概述	1548
第三节	三种常用的预构皮瓣及手术方法	1552
第四节	利用预构皮瓣的器官再造	1557

第四十六章　面颈部肿瘤整形　1565

第一节	眼睑肿瘤术后缺损的修复	1565
第二节	外鼻肿瘤术后缺损的修复	1571
第三节	上颌骨缺损的修复重建	1584
第四节	下颌骨肿瘤术后缺损的修复重建	1596
第五节	唇癌术后缺损的修复	1611
第六节	舌癌术后缺损的修复	1619
第七节	口腔颌面部洞穿性缺损的修复重建	1627
第八节	下咽癌术中咽部黏膜和颈部皮肤缺损的修复	1634

第四十七章　颅底畸形和缺损　1647

第一节	概述	1647
第二节	颅底缺损修复重建的一般原则	1647
第三节	前颅底缺损的重建	1648
第四节	中颅底缺损的重建	1652
第五节	后颅底缺损的重建	1656

第四十八章　颅面外科　1658

第一节	颅面外科的一般概念	1658
第二节	颅面外科的特点、基本条件及基本技术	1670
第三节	颅面畸形的诊断技术	1681
第四节	眶距增宽症	1685
第五节	颅缝早闭症	1694
第六节	颅面裂隙畸形	1704
第七节	颅面短小症	1713
第八节	颅面部综合征	1719
第九节	脑膨出症	1734

第四十九章　进行性半侧颜面萎缩　1740

第五十章　眶颧外科概论　1747

第一节	概述	1747
第二节	眶颧外科解剖	1747
第三节	眶颧整复的目的和外科原则	1748
第四节	眶颧整复外科技术	1749
第五节	眶颧外伤畸形的整复重建	1750
第六节	肿瘤根治术后眶颧缺损畸形的整复	1765

第五十一章　正颌外科概论　　1772

- 第一节　概述 ……………………………………………………………1772
- 第二节　牙颌面畸形的诊断与治疗设计 …………………………………1775
- 第三节　牙颌面畸形的术前术后正畸治疗 ………………………………1786
- 第四节　常用正颌外科术式 ………………………………………………1788
- 第五节　新技术在正颌外科中的应用 ……………………………………1799

第五十二章　面神经瘫痪　　1806

- 第一节　面神经瘫痪整形外科治疗总论 …………………………………1806
- 第二节　面神经和面部表情肌解剖 ………………………………………1807
- 第三节　面神经瘫痪的分类 ………………………………………………1813
- 第四节　面神经瘫痪的临床表现和诊断 …………………………………1816
- 第五节　面神经瘫痪的治疗原则 …………………………………………1824
- 第六节　面神经损伤早期治疗 ……………………………………………1827
- 第七节　跨面神经移植术 …………………………………………………1829
- 第八节　神经转移术治疗面神经瘫痪 ……………………………………1831
- 第九节　面神经瘫痪静力悬吊和面部松垂矫正 …………………………1835
- 第十节　陈旧性面瘫面部松弛、眼睑畸形和面肌联动治疗 ……………1842
- 第十一节　陈旧性面神经瘫痪面部轮廓动态美学再造 …………………1848
- 第十二节　节段断层背阔肌肌瓣一期游离移植治疗陈旧性面瘫 ………1854
- 第十三节　多神经血管蒂的腹内斜肌瓣一期移植治疗陈旧性面瘫 ……1865
- 第十四节　面瘫整形治疗的历史和展望 …………………………………1873

第五十三章　食管狭窄和缺损　　1877

- 第一节　食管狭窄及缺损的整形修复概论 ………………………………1877
- 第二节　食管狭窄和缺损修复的上海九院经验 …………………………1889
- 第三节　空肠部分带蒂，远端空肠吻接血管颈胸段食管缺损再造 ……1893
- 第四节　颈段食管狭窄和缺损皮瓣移植修复和再造的上海九院经验 …1896
- 第五节　吻合血管空肠游离移植食管再造并发症及其处理 ……………1898

第五十四章　胸壁畸形和缺损　　1902

- 第一节　概述 ………………………………………………………………1902
- 第二节　胸壁应用解剖 ……………………………………………………1903
- 第三节　漏斗胸 ……………………………………………………………1905
- 第四节　鸡胸 ………………………………………………………………1911
- 第五节　胸骨裂 ……………………………………………………………1914
- 第六节　胸骨裂-心脏异位的外科治疗 ……………………………………1915
- 第七节　胸廓外异位心 ……………………………………………………1917
- 第八节　Cantrell 五联症 …………………………………………………1918
- 第九节　窒息性胸廓发育不良 ……………………………………………1919

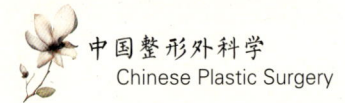

  第十节 后天性胸壁缺损和畸形……1922
  第十一节 胸腔内缺损的修复……1934

第五十五章 腹壁畸形和缺损 1941

  第一节 腹壁应用解剖……1941
  第二节 先天性腹壁畸形与缺损及修复……1943
  第三节 后天性腹壁缺损和畸形……1946

第五十六章 躯干部畸形和缺损 1955

  第一节 脊柱裂……1955
  第二节 躯干广泛瘢痕及修复……1958
  第三节 背部缺损重建……1961

第Ⅲ卷

第五十七章 整形美容心理学 1975

  第一节 整形美容心理学概述……1975
  第二节 整形美容求术者的心理……1979
  第三节 整形美容常用的心理测量表……1984
  第四节 整形美容求美者的心理咨询和心理治疗……1991

第五十八章 正常人体美学评估和整形外科数字技术 2000

  第一节 正常人体美学评估……2000
  第二节 整形外科数字技术……2032

第五十九章 注射性软组织充填剂的应用 2047

  第一节 软组织充填剂概述……2047
  第二节 透明质酸类充填剂……2053
  第三节 充填剂的临床应用及注意事项……2056
  第四节 常用注射部位的临床操作技术……2060
  第五节 皮肤充填剂的不良反应及处理……2078
  第六节 生物膜与注射充填剂引起的并发症……2099
  第七节 聚甲基丙烯酸甲酯微球与并发症……2102
  第八节 聚丙烯酰胺水凝胶与并发症……2104
  第九节 硅油与并发症……2109
  第十节 其他注射充填剂与并发症……2111
  第十一节 不明注射物引起的并发症……2113

第六十章 肉毒毒素的应用 2124

- 第一节 肉毒毒素及其作用机制 ········ 2124
- 第二节 肉毒毒素的剂型和剂量 ········ 2126
- 第三节 肉毒毒素在美容整形应用中的适应证及禁忌证 ········ 2128
- 第四节 肉毒毒素注射前后的注意事项 ········ 2128
- 第五节 肉毒毒素注射各部位解剖和注射要点 ········ 2130
- 第六节 肉毒毒素的不良反应 ········ 2157
- 第七节 肉毒毒素和注射充填材料的联合应用 ········ 2161
- 第八节 肉毒毒素和光电疗法的联合应用 ········ 2163
- 第九节 肉毒毒素用于面部年轻化的应用汇总 ········ 2163

第六十一章 激光与光电治疗在整形外科中的应用 2168

- 第一节 激光的基本原理 ········ 2168
- 第二节 激光发生器的基本知识 ········ 2170
- 第三节 激光与组织的相互作用 ········ 2174
- 第四节 常用激光器及其特点 ········ 2178
- 第五节 激光在整形外科中的应用 ········ 2184
- 第六节 强脉冲光在整形外科中的应用 ········ 2211
- 第七节 等离子体在整形外科中的应用 ········ 2213
- 第八节 超声技术在整形外科中的应用 ········ 2216

第六十二章 射频技术在整形外科中的应用 2222

- 第一节 射频技术的作用原理 ········ 2222
- 第二节 射频设备的分类 ········ 2225
- 第三节 射频技术在皮肤紧致中的应用 ········ 2227
- 第四节 射频减脂与射频辅助吸脂 ········ 2228
- 第五节 射频技术在整形外科其他方面的应用 ········ 2229
- 第六节 射频治疗的禁忌证及不良反应 ········ 2230

第六十三章 内镜的应用 2233

- 第一节 概述 ········ 2233
- 第二节 内镜整形美容外科的设备 ········ 2236
- 第三节 内镜下额部除皱术 ········ 2241
- 第四节 内镜下中面部提升术 ········ 2251
- 第五节 内镜在乳房整形美容中的应用 ········ 2257
- 第六节 内镜在腹壁整形中的应用 ········ 2276

第六十四章 毛发移植和毛发缺损整形 2282

- 第一节 概述 ········ 2282
- 第二节 毛发的基本概念 ········ 2282

第三节	毛发缺损的分类及诊断	2287
第四节	毛发缺损的非手术治疗	2290
第五节	毛发缺损的手术治疗	2292
第六节	毛发移植术	2294

第六十五章　眼部整形美容　2315

第一节	应用解剖	2315
第二节	眉缺损和畸形	2322
第三节	睫毛缺损和畸形	2333
第四节	睑外翻	2338
第五节	眼睑缺损	2354
第六节	上睑下垂	2363
第七节	睑球粘连	2380
第八节	眼窝狭窄及闭锁	2383
第九节	眼睑肿瘤术后缺损的修复	2388
第十节	上睑凹陷	2395
第十一节	眼球突出	2404
第十二节	内、外眦韧带损伤与睑裂畸形	2418
第十三节	眶畸形	2430
第十四节	泪道损伤及畸形	2434
第十五节	眼睛的美学	2439
第十六节	重睑成形术	2443
第十七节	内眦赘皮	2461
第十八节	外眦锚着术	2469
第十九节	上睑皮肤松弛	2474
第二十节	睑袋与下睑皮肤松弛	2484
第二十一节	上睑和眉年轻化成形术韩国经验	2491
第二十二节	泪槽畸形矫正术	2502
第二十三节	下睑缘眼轮匝肌肥厚整形术	2505
第二十四节	眼睑和眼眶的重建	2506

第六十六章　鼻部整形美容　2523

第一节	对整形医师的要求和对求医者的术前评估	2524
第二节	鼻的生理及解剖	2532
第三节	鼻的功能与检查	2547
第四节	鼻的测量和美学分析	2550
第五节	鼻整形外科临床资料收集和记录	2559
第六节	鼻整形手术器械、围手术期处理、手术入路和自体组织切取	2567
第七节	鼻外伤	2583
第八节	歪鼻畸形	2589
第九节	3D技术在鼻整形中的应用	2609

第十节	隆鼻整形	2614
第十一节	注射隆鼻	2635
第十二节	阔鼻、宽鼻和大鼻缩小整形	2646
第十三节	驼峰鼻畸形	2650
第十四节	鼻尖结构和鼻尖整形技巧基础	2661
第十五节	鼻尖整形术	2677
第十六节	鼻尖小叶美学再造	2696
第十七节	短鼻及其延长整形	2697
第十八节	盒形鼻尖和球形鼻尖	2703
第十九节	鼻孔狭窄或闭锁整形	2718
第二十节	鼻缺损和再造术	2722
第二十一节	鼻尾亚单位缺损与再造	2747
第二十二节	鼻小柱整形及美容	2751
第二十三节	鼻基底凹陷畸形	2758
第二十四节	酒渣鼻的诊治	2760
第二十五节	外鼻肿瘤	2765

第六十七章　唇部整形美容　2777

第六十八章　耳郭整形美容　2789

第一节	应用解剖	2789
第二节	胚胎发育障碍与耳畸形	2791
第三节	新生儿先天性耳郭畸形	2793
第四节	先天性小耳畸形	2799
第五节	附耳及耳前瘘管	2840
第六节	招风耳	2841
第七节	杯状耳	2844
第八节	隐耳	2846
第九节	猿耳	2847
第十节	耳垂畸形	2849
第十一节	耳郭外伤与耳郭缺损	2853
第十二节	菜花耳	2859
第十三节	瘢痕性耳道狭窄与闭锁	2860
第十四节	烧伤后耳郭畸形	2860

第六十九章　面部年轻化和抗衰老　2866

第一节	面部老化表现和年轻化手术应用解剖	2866
第二节	面部年轻化术前评估与治疗路径甄选	2885
第三节	眶上区年轻化	2901
第四节	眶下区年轻化	2908
第五节	SMAS双向提紧、颞眶颧骨膜下除皱和现代面部除皱术	2926

第六节　埋线微创面颈部提升术·················2941
第七节　化学剥脱术·················2957
第八节　抗衰老应用技术及进展·················2971

第七十章　面部轮廓美学评估及个性化整形美容　2983

第一节　面部轮廓概述·················2983
第二节　面部轮廓测量及美学评估·················2991
第三节　衰老对面部轮廓的影响·················3010
第四节　面部轮廓重塑·················3014
第五节　面部轮廓美学评价及美学重塑进展·················3024

第七十一章　面部轮廓整形美容　3027

第一节　面部轮廓结构美学特征与整形美容应用解剖·················3027
第二节　颞部与颧骨复合体及面中部整形·················3033
第三节　颧弓缩小整形·················3034
第四节　颧弓扩大与面中部扩张整形·················3040
第五节　颏成形和下颌角肥大·················3042

第七十二章　颧骨缩小面部轮廓苹果弧整形美容　3047

第七十三章　下颌角肥大整形美容　3055

第一节　下颌角肥大的致病原因·················3055
第二节　下颌角肥大的诊断及分类·················3055
第三节　分型与矫治手术方法·················3056
第四节　下颌角肥大口内切口矫治术·················3056
第五节　耳后切口入路下颌角截骨术·················3062
第六节　口内外联合入路下颌角截骨术·················3067
第七节　并发症及预防·················3069

第七十四章　乳房整形美容　3074

第一节　女性乳房应用解剖·················3074
第二节　假体隆乳术·················3079
第三节　管状乳房·················3106
第四节　内镜在乳房整形中的应用·················3116
第五节　乳房缩小整形基础·················3126
第六节　上内侧蒂垂直乳房缩小术·················3142
第七节　乳房肥大及其缩小技术·················3156
第八节　乳房下垂提升术·················3174
第九节　乳房再造·················3180
第十节　乳腺癌切除后立即乳房再造·················3202
第十一节　乳头及乳晕的再造·················3222

| | 第十二节　男性乳房发育症 | 3229 |

第七十五章　脂肪抽吸和体形整形美容　3242

	第一节　脂肪抽吸和体形雕塑历史及进展	3242
	第二节　脂肪抽吸术的基本设备及技术	3247
	第三节　激光辅助溶脂紧肤抽吸术	3281
	第四节　射频溶脂紧肤	3286
	第五节　超声辅助吸脂和高能聚焦超声溶脂紧肤	3290
	第六节　冷冻溶脂	3294

第七十六章　脂肪移植在整形美容外科的应用　3300

	第一节　脂肪移植概述	3300
	第二节　常见各部位的脂肪移植及手术方法	3313
	第三节　SVF辅助的自体脂肪移植	3333
	第四节　联合细胞活性物质的自体脂肪移植	3337

第Ⅳ卷

第七十七章　生长因子、干细胞和整形外科　3351

| | 第一节　生长因子与整形外科 | 3351 |
| | 第二节　干细胞与整形外科 | 3366 |

第七十八章　脂肪源性干细胞和整形美容外科　3398

	第一节　干细胞的基本概念	3398
	第二节　干细胞的分类	3402
	第三节　干细胞的研究与应用	3407
	第四节　脂肪源性干细胞的基本概念	3410
	第五节　脂肪源性干细胞的研究	3412
	第六节　脂肪源性干细胞的应用方式	3420
	第七节　脂肪源性干细胞在整形美容中的应用	3428
	第八节　脂肪源性干细胞的问题与展望	3437

第七十九章　腹壁、臀部和肢体美容整形　3441

	第一节　腹壁整形相关解剖	3441
	第二节　脂肪抽吸法腹部形体雕塑	3443
	第三节　内镜腹壁整形术	3445
	第四节　脂肪抽吸腹壁整形术	3446
	第五节　小范围腹壁整形术（迷你腹壁整形术）	3448

第六节	全腹壁整形术	3449
第七节	扩大腹壁整形术	3451
第八节	环状腹壁整形术	3451
第九节	反向腹壁整形术	3452
第十节	鸢尾式腹壁整形术	3453
第十一节	外侧高张力腹壁整形术	3454
第十二节	全腹壁松弛整形王炜经验	3455
第十三节	脐整形术	3460
第十四节	腹壁整形术的并发症	3462
第十五节	隆臀术	3465
第十六节	臀部提升术	3477
第十七节	肢体美容整形	3479

第八十章　肢体淋巴水肿　3482

| 第一节 | 肢体淋巴水肿 | 3482 |
| 第二节 | 淋巴水肿外科治疗21世纪新理念 | 3506 |

第八十一章　下肢畸形与缺损　3535

第一节	下肢应用解剖	3536
第二节	下肢创伤	3546
第三节	下肢瘢痕和瘢痕挛缩的后期修复	3552
第四节	足部软组织缺损的修复	3554
第五节	下肢慢性溃疡	3556
第六节	下肢断肢再植	3560
第七节	Klippel-Trénaunay综合征	3562
第八节	Proteus综合征	3567

第八十二章　踇外翻、足趾畸形和胼胝　3576

第一节	简介	3576
第二节	踇外翻	3576
第三节	其他足趾畸形	3587
第四节	鸡眼和胼胝	3590

第八十三章　尿道下裂和尿道上裂　3593

第一节	尿道下裂	3593
第二节	尿道下裂李森恺经验	3618
第三节	尿道上裂和膀胱外翻	3657

第八十四章　外生殖器、会阴缺损　3663

| 第一节 | 断离阴茎再植 | 3663 |
| 第二节 | 阴茎再造 | 3665 |

第三节	女性外阴畸形及阴道损伤的整复	3687
第四节	阴道缺损、闭锁与阴道再造	3690
第五节	尿道狭窄、尿瘘及阴道直肠瘘	3704
第六节	会阴部烧伤瘢痕挛缩畸形	3722

第八十五章　生殖器美学整形　3731

第一节	男性生殖器美学整形	3731
第二节	女性生殖器美学整形	3758
第三节	阴阜下垂与脂肪堆积矫正术	3770
第四节	盆底功能与女性性功能障碍	3770

第八十六章　先天性直肠肛门发育畸形与肛门失禁　3785

第八十七章　性发育障碍及性别认同障碍　3800

| 第一节 | 性发育障碍 | 3800 |
| 第二节 | 性别认同障碍 | 3826 |

第八十八章　康复治疗在整形外科的应用　3834

第一节	康复医学概述	3834
第二节	康复评定	3836
第三节	物理疗法	3840
第四节	运动疗法	3852
第五节	作业疗法	3858
第六节	烧伤瘢痕的康复治疗	3861

第八十九章　手部检查及诊断　3872

第九十章　手部功能评定　3879

第九十一章　先天性手及上肢畸形　3902

第一节	手及上肢的胚胎发育学、病因学和病理学	3902
第二节	手及上肢先天性畸形的病因、发病机制、病理学和遗传学	3908
第三节	手及上肢先天性畸形的分类	3913
第四节	手及上肢先天性畸形的治疗时机选择	3918
第五节	先天性拇指发育不良	3920
第六节	先天性拇指内收和屈曲畸形	3948
第七节	扳机指	3952
第八节	复拇指畸形-桡侧多指畸形	3955
第九节	尺侧多指畸形	3975
第十节	多节指骨畸形	3979
第十一节	双尺骨畸形和镜影手畸形	3981

第十二节	先天性赘生手畸形	3987
第十三节	先天性并指畸形和综合征伴发的并指畸形	3988
第十四节	中央纵列缺损——分裂手	4002
第十五节	桡侧纵列缺损	4009
第十六节	尺侧纵列缺损	4022
第十七节	先天性尺偏手畸形	4025
第十八节	先天性手指屈曲畸形	4035
第十九节	短指畸形	4037
第二十节	短并指畸形	4041
第二十一节	手屈肌、伸肌发育不良	4043
第二十二节	Madelung畸形	4045
第二十三节	先天性手发育不良	4051
第二十四节	先天性巨肢（指）畸形	4054
第二十五节	环状缩窄带综合征	4058
第二十六节	先天性缺肢（指）畸形	4066
第二十七节	手及上肢先天性畸形和综合征	4067
第二十八节	手及上肢畸形与全身骨骼畸形和综合征	4069

第九十二章　手及上肢外伤　4084

- 第一节　麻醉选择　4084
- 第二节　术前准备及止血带的应用　4089
- 第三节　开放性外伤的清创术　4093
- 第四节　手部皮肤缺损的修复　4095
- 第五节　断指（肢）再植　4111
- 第六节　前臂与手骨筋膜间室综合征　4128
- 第七节　手部的骨关节损伤处理　4136
- 第八节　指甲损伤的治疗　4161

第九十三章　手及上肢肌腱损伤　4168

- 第一节　肌腱的解剖与生理　4168
- 第二节　肌腱损伤修复的条件和方法选择　4174
- 第三节　屈肌腱损伤　4176
- 第四节　伸肌腱损伤　4188
- 第五节　肌腱手术后的康复治疗　4197

第九十四章　手及上肢神经损伤　4201

- 第一节　神经损伤的原因与分类　4201
- 第二节　神经损伤的变性与再生　4203
- 第三节　周围神经的生物力学　4203
- 第四节　周围神经损伤的检查　4206
- 第五节　神经损伤的治疗　4210

第六节	正中神经损伤	4217
第七节	尺神经损伤	4219
第八节	桡神经损伤	4222
第九节	臂丛神经损伤	4225
第十节	胸廓出口综合征	4238
第十一节	影响神经功能恢复的因素	4251
第十二节	组织工程在神经修复中的应用	4252

第九十五章　手及上肢神经卡压综合征　4257

第一节	概述	4257
第二节	肱骨肌管综合征	4259
第三节	桡管综合征	4262
第四节	旋后肌综合征	4266
第五节	旋前圆肌综合征	4268
第六节	骨间前神经综合征	4271
第七节	腕管综合征	4273
第八节	正中神经返支综合征	4278
第九节	肘管综合征	4281
第十节	腕尺管综合征	4284

第九十六章　手及上肢瘫痪　4288

第一节	运动功能重建的一般原则	4288
第二节	正中神经瘫痪后的运动功能重建	4289
第三节	桡神经瘫痪后的运动功能重建	4293
第四节	尺神经瘫痪后的运动功能重建	4295
第五节	多条神经瘫痪	4299

第九十七章　拇指及其他手指缺损　4308

第一节	拇指的功能及解剖	4308
第二节	拇指缺损及拇指再造总论	4313
第三节	第2足趾游离移植再造拇指	4316
第四节	扩大第2足趾移植、V形皮瓣移植拇指再造	4329
第五节	踇趾移植拇指再造	4332
第六节	踇甲瓣移植拇指再造	4334
第七节	拇指延长术	4336
第八节	手指转位拇指再造	4339
第九节	皮管植骨拇指再造	4342
第十节	前臂皮瓣加植骨拇指再造	4343
第十一节	异体手指移植拇指再造	4345

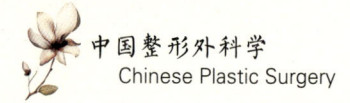

| 第九十八章 | 掌腱膜挛缩症 | 4356 |

| 第九十九章 | 手及上肢瘢痕、瘢痕挛缩畸形 | 4366 |

  第一节 概述 ……………………………………………………………………… 4366
  第二节 腋胸部及上臂瘢痕、瘢痕挛缩畸形 …………………………………… 4369
  第三节 肘部及前臂瘢痕、瘢痕挛缩畸形 ……………………………………… 4375
  第四节 烧伤后肘及前臂异位骨化症 …………………………………………… 4378
  第五节 手部瘢痕及瘢痕挛缩畸形 ……………………………………………… 4381
  第六节 瘢痕性并指及瘢痕性拇指内收畸形 …………………………………… 4382
  第七节 手背烧伤瘢痕挛缩畸形和烧伤手功能评估 …………………………… 4387
  第八节 手掌烧伤瘢痕及瘢痕挛缩畸形 ………………………………………… 4398
  第九节 烧伤后手残缺畸形 ……………………………………………………… 4400
  第十节 前臂分叉术 ……………………………………………………………… 4401

| 第一百章 | 线技术面部年轻化及形体塑造 | 4405 |

  第一节 线技术面部年轻化发展史 ……………………………………………… 4405
  第二节 线技术面部年轻化原理、技术优势、适应证选择及主要并发症 …… 4407
  第三节 面部年轻化线材埋置外科技术 ………………………………………… 4408
  第四节 颈部埋线 ………………………………………………………………… 4416
  第五节 上臂埋线 ………………………………………………………………… 4418
  第六节 乳房下垂埋线提升 ……………………………………………………… 4419
  第七节 腹部埋线 ………………………………………………………………… 4421
  第八节 会阴埋线 ………………………………………………………………… 4421

第七十七章 生长因子、干细胞和整形外科

第一节 生长因子与整形外科

一 概述

生长因子（growth factors，GF）是一类对靶细胞增殖和分化有调节作用的肽类，作为体内重要的信号分子，在调节生长发育、组织修复、肿瘤发生等多方面发挥重要作用。GF种类繁多，通常按照GF的受体（靶细胞）及特性将其分为表皮生长因子（epidermal growth factor，EGF）、成纤维细胞生长因子（fibroblast growth factor，FGF）、神经生长因子（nerve growth factor，NGF）、血小板衍生生长因子（platelet-derived growth factor，PDGF）和转化生长因子β（transforming growth factor β，TGF-β）等。GF自20世纪80年代开始应用于临床，其对创伤修复的促进作用逐渐明确。

生长因子的主要作用方式有自分泌和旁分泌，前者即生长因子作用于合成该生长因子的细胞本身，后者是指生长因子通过组织液扩散作用于临近的靶细胞。此外，生长因子也可以通过内分泌途径和近分泌途径发挥生物学效应。但无论何种作用途径，最终生长因子多需通过与靶细胞膜上特异的、高亲和力的蛋白质受体结合而产生效应。生长因子受体大多属于跨细胞膜的酶蛋白受体，按位置和功能分为三个结构域：膜外结构域（位于细胞膜的外表面，含信使结合部位），中间结构域（即穿细胞膜部分，为疏水部分，受胞外结构域影响而变构，进而影响膜内结构域），胞内结构域（位于膜内表面，具有络氨酸蛋白激酶活性）。受体中的酪氨酸激酶是生长因子产生作用的必需产物，当酪氨酸激酶活性受到影响甚至丧失时，即使生长因子与受体结合，信号也不能经该通路向下级联。这是由于受体的胞浆区决定了产生生物学反应的特异性。目前已知的生长因子受体中，大多于胞浆结构域含有酪氨酸激酶。不同的受体如何诱导同一个靶细胞产生不同的生物学效应呢？即每一个受体磷酸化各自特异的下游信号蛋白，其机制可能是酪氨酸激酶活化中心的一级结构不同和胞浆结构域差异性的磷酸化过程。根据靶细胞或来源，与创伤愈合有关的生长因子可分为表皮生长因子（EGF）、血小板衍生生长因子（PDGF）、转化生长因子β（TGF-β）、角质形成细胞生长因子（KGF）、结缔组织生长因子（CTGF）、碱性成纤维细胞生长因子（bFGF）、神经生长因子（NGF）。单独或联合使用这些制剂，对骨损伤、烧伤、神经损伤等创伤的愈合和血管新生均有明显的作用。国外已有生长因子制剂应用于临床的报道，如PDGF已开始用于治疗褥疮的一期临床试验，按$1g/cm^2$剂量局部应用于创面，可使愈合过程缩短10天。生长因子对创伤愈合有着广阔的应用前景，但在用于临床之前，仍需进一步研究它的安全性和使用方法，而且还需解决费用昂贵等问题。

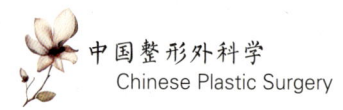

1991年，付小兵主编出版了国内第一部系统论述生长因子与创伤修复的学术专著《生长因子与创伤修复》。1998年，他又在《柳叶刀》(The Lancet)杂志上发表多中心对照国内使用生长因子加速创面修复的临床文章。近年来，随着基因工程技术的成熟，产品化的重组生长因子被广泛应用在烧伤、创伤以及慢性创面治疗中，取得了良好的疗效。以上这些成绩的取得，使我国在生长因子对组织器官修复再生的基础研究与临床应用方面在国际上享有重要的学术地位。

二 生长因子在整形外科中的应用

生长因子/细胞因子对细胞生物学有诸多影响，具体如下（表77-1）。

表77-1 生长/细胞因子在组织修复再生中的作用

	生长因子或细胞因子	靶细胞/组织	作用
生长因子	成纤维细胞生长因子(FGF)	成纤维细胞、血管内皮细胞、平滑肌细胞、角质形成细胞、毛囊干细胞、肥大细胞、软骨细胞等	增殖、迁移 血管生长
	表皮细胞生长因子(EGF)	血小板、巨噬细胞、皮肤成纤维细胞、角质形成细胞、毛囊干细胞等	增殖、募集、分化，细胞因子分泌
	血小板源性生长因子(PDGF)	血小板、成纤维细胞、平滑肌细胞、软骨细胞、间充质干细胞等	增殖、募集，血管生长、肉芽生长
	血管内皮细胞生长因子(VEGF)	血小板、中性粒细胞、巨噬细胞、血管内皮细胞、平滑肌细胞、成纤维细胞	增殖、迁移，新血管形成，抗凋亡
	胰岛素样生长因子(IGF)	成纤维细胞	增殖、分化、迁移、募集
	转化生长因子(TGF)	血小板、巨噬细胞、淋巴细胞、成纤维细胞、毛囊干细胞等	增殖、迁移和胶原生成
	神经生长因子(NGF)	施万细胞、血管内皮细胞、成骨细胞	增殖、迁移 神经生长
	骨形成蛋白(BMP)	骨髓间充质细胞、软骨细胞、毛囊干细胞	增殖、分化
细胞因子	白细胞介素(IL)	中性粒细胞、单核细胞、巨噬细胞等	趋化募集，黏附，凋亡
	肿瘤坏死因子(TNF)	中性粒细胞、巨噬细胞等	趋化募集，黏附，凋亡

注：成纤维细胞生长因子（fibroblast growth factor, FGF）；表皮细胞生长因子（epidermal growth factor, EGF）；血小板源性生长因子（platelet-derived growth factor, PDGF）；血管内皮细胞生长因子（vascular endothelial growth factor, VEGF）；胰岛素样生长因子（insulin-like growth factor, IGF）；转化生长因子（transforming growth factor, TGF）；神经生长因子（nerve growth factor, NGF）；骨形成蛋白（bone morphogenetic proteins, BMPs）；白细胞介素（interleukin, IL）；肿瘤坏死因子（tumor necrosis factor, TNF）。

（一）促进急、慢性伤口愈合的研究

创面愈合是一个复杂的生物学过程。创伤发生后，皮肤表皮屏障被破坏，角质形成细胞释放的白细胞介素1（IL-1）被认为是创伤发生后参与创伤愈合的第1个信号分子，其可以趋化创面边缘的细胞至伤口处发挥生物学功能。在随后的愈合过程中，各种细胞分泌的生长因子如VEGF、PDGF、FGF等在血管内细胞增殖、成纤维细胞转化为肌成纤维细胞，角质形成细胞的分

化与迁移，发生细胞与细胞、细胞与基质的接触，进而在完成再上皮化中扮演着重要的角色。

1. 急性创面的愈合　在基础研究方面，EGF家族10多个成员中有活性的EGF分子量约为6000，主要由单核巨噬细胞及肥大细胞分泌。EGF与靶细胞膜上的受体结合后，通过刺激靶细胞（如角质形成细胞、成纤维细胞等）的分裂增生，促进伤口愈合；同时，还能促进其他生长因子的产生和发挥效应。动物实验发现，EGF能加速上皮化速度，显著加速创面的修复，缩短愈合时间，增加伤口的抗张力强度。在临床研究中，Brown以中厚皮片供皮区为研究对象，对EGF进行了前瞻性的随机双盲试验，分别在创面上应用磺胺嘧啶银或含有EGF的磺胺嘧啶银，通过前后对照比较和光镜检查证明：EGF治疗组的表皮再生率增加，创面愈合时间缩短，治疗后1年光镜检查未发现异常增生。2009年，郝杰观察局部应用重组人表皮生长因子（rh-EGF）对大鼠皮肤深Ⅱ度烫伤以及家兔皮肤切割伤愈合的作用，结果显示：低、中、高剂量rh-EGF（每平方厘米创面200IU、400IU和800IU）可以缩短大鼠皮肤深Ⅱ度烫伤和家兔皮肤切割伤愈合的时间。同一时间内，大鼠烫伤愈合面积高于对照组，同时还可以加深表皮细胞和毛细血管的增生，三种剂量之间未见明显的剂量依赖性。

自Gospodarowiz首次发现FGF后，迄今已发现有20余个FGF家族成员，其中对酸性成纤维细胞生长因子（aFGF）及碱性成纤维细胞生长因子（bFGF）的研究较为清楚。FGF由单核巨噬细胞、内皮细胞和骨细胞分泌，生物学作用十分广泛。FGF通过刺激新生毛细血管的生成，促进成纤维细胞增生及胶原蛋白的代谢而促进伤口愈合。动物试验表明，在创面上应用FGF可以增加新生血管形成，加速肉芽组织形成及上皮生长速度，从而促进伤口愈合。戴方平等在猪深Ⅱ度烧伤创面应用基因重组碱性成纤维细胞生长因子（rh-bFGF），发现在适宜的浓度时（2μg/L），能明显促进创面愈合。程飚等（2006）研究发现，Wistar大鼠皮肤组织Ⅱ度烫伤后，伴随胶原沉积和再上皮化，未被破坏的深层神经纤维再生轴突穿越胶原组织后逐渐达皮肤浅层，游离神经末梢止于真皮、表皮交界处，表现为再生—过度再生—成熟改建的变化特点。胶原纤维经历合成、沉积、增多、降解的过程。局部应用bFGF后使烫伤部位再上皮化时间缩短，胶原组织改建增强，再生神经成熟加快。

PDGF有两条不同的多肽链，由二硫键联结成二聚体形式存在，分子量约为24000。按多肽链组合形式的不同，分为PDGF-AB（占60%）、PDGF-BB（占23%）、PDGF-AA（占12%），其靶细胞上的PDGF受体又有α和β两种，以β受体的作用较强，而β受体又对PDGF-BB的结合力最强，故PDGF-BB的体外作用最强。PDGF能促进间质细胞的有丝分裂及新生血管形成，还能刺激胶原及间质的形成。张艳等报告，PDGF浓度为1%~7%时，能刺激低浓度血清培养条件下的鼠成纤维细胞及人伤口表皮细胞的增殖；浓度达12%时，对成纤维细胞的综合作用为抑制作用，对伤口表皮细胞无明显作用。动物试验表明，rh-PDGF-BB促进正常动物伤口的愈合。TGF-β是表皮细胞和内皮细胞的促有丝分裂原和趋化剂，TGF-β是一个崭新的生长因子家族，分子量约为25000。TGF-β受体与EGF受体为同一受体，有动物试验表明，TGF-β能促进烧伤创面的愈合，但迄今为止尚无TGF促进伤口愈合的临床应用报道。

临床研究方面，碱性成纤维细胞生长因子（bFGF）是国内最早用于临床的生长因子，最初是一些零星的病例报告，真正大规模的临床应用开始于20世纪90年代中期。国内32家医院多中心临床应用bFGF的试验结果，先后发表于国内专业杂志和国外《柳叶刀》杂志。试验涉及的1000余例患者包括不同深度烧伤、手术供皮区等急性创面，采用bFGF（每天每平方厘米150AU）处理，另有800余例创面作为对照。结果显示，bFGF能显著加速肉芽组织的形成和创面再上皮化，即重组bFGF可加速烧伤、供皮区创面的愈合。王世岭等报告的另一组183例采用bFGF治疗烧伤、供皮区、外伤创面的研究结果与上述报告相似。这再次证明，局部创面应用bFGF可缩短愈合时间3~4天，改善愈合质量，减少住院天数，减轻患者负担，长期随访未发现不良反应和毒副作用。杨红明等分别比较了1982年1月到1999年12月的1563例烧伤面积<10%的深Ⅱ度烧伤患

者，分别应用生长因子、Zn和胶原酶治疗的不同结果。1991年前，由于无特殊的创面用药，深Ⅱ度烧伤创面平均愈合时间为23.8±3.5天。1991—1996年，随着局部使用SD-Ag-Zn，愈合时间为20.6±3.2天。1997—1999年，由于bFGF、EGF以及胶原酶结合SD-Ag-Zn的使用，创面愈合时间缩短至16.2±2.8天，与无局部用药相比，差异有统计学意义（$P<0.01$）。与单独使用SD-Ag-Zn相比，应用生长因子创面愈合时间也明显缩短，差异有统计学意义（$P<0.05$），这种愈合结果也使后期整形的压力明显降低。在此基础上，Yao等通过外科伤口应用bFGF，以期获得促进愈合的理想剂量，并观察不同创面环境对生长因子作用的影响。他将73例四肢撕裂伤患者作为研究对象，在伤口分别加入$75AU/cm^2$、$150AU/cm^2$、$300AU/cm^2$三种剂量的bFGF，采用一天1次、一天3次和一天1次并结合使用创面湿敷三种不同的治疗方法，并以生理盐水＋甲硝唑作为对照。结果显示，加用bFGF组的伤口愈合时间缩短，差异有统计学意义（$P<0.05$），剂量间差异无统计学意义，但同一剂量不同处理方法结果有明显不同，差异有统计学意义（$P<0.01$）。生长因子加湿敷治疗能进一步缩短愈合时间，提示湿敷疗法可能是配合生长因子使用并充分发挥其功效的理想而又经济的方法。

EGF是另一个较早用于促进创面愈合的生长因子。国内一组外用重组人表皮细胞生长因子（rh-EGF）喷雾剂的多中心临床试验结果表明，用rh-EGF治疗的1014例浅Ⅱ度、深Ⅱ度、刃厚供皮区和中厚供皮区等急性创面，平均愈合时间分别为9.7±2.5，18.8±4.5，8.4±3.3和14.3±4.2天，较对照组明显缩短，中期愈合率明显提高，其综合有效率分别达90.3%、94.9%、96.1%和81.8%，无不良反应。在另一组多中心随机双盲试验中，采用自身对照，以$10\mu g/g$的rh-EGF软膏对浅Ⅱ度与深Ⅱ度烧伤创面的治疗做比较，结果浅Ⅱ度创面治疗组愈合时间为8.4±2.3天，对照组为9.5±2.6天；深Ⅱ度创面治疗组愈合时间为16.8±3.0天，对照组为18.3±3.2天，差异有统计学意义（$P<0.05$）。另外，一组100例烧伤创面应用rh-EGF和安慰剂做对照。结果表明，浅Ⅱ度、深Ⅱ度、残余创面以及供皮区创面，rh-EGF治疗组创面愈合时间分别较对照组提前2.6、3.3、3.3和2.3天，未见明显不良反应。

目前，生长因子作为激光整形治疗、整形外科手术治疗（包括磨削等）的术后伤口护理用药具有加速愈合，减少瘢痕的效果，正越来越受到整形美容外科医师的青睐。

2. 慢性创面的修复　EGF能有效阻断由糖皮质激素所诱导的肉芽组织形成障碍。Phillips等经动物实验发现，bFGF能纠正糖尿病所致的伤口愈合障碍，使糖尿病动物模型的伤口能正常愈合，并可避免伤口感染、裂开。Barker等研究发现，在缺血状态下的鼠切口局部应用bFGF能加速伤口愈合。动物试验表明，rh-PDGF-BB可促进糖尿病、营养不良等啮齿类动物模型的异常伤口的愈合。

在临床研究方面，对不同病因所致的慢性难愈合创面的治疗，除了治疗原发疾病外，局部清创、控制感染，以及促进创面肉芽组织生长是治疗的关键。过去认为，慢性创面之所以长期不愈合是由于创面生长因子含量减少，因而需要补充一定量的外源性生长因子，现在看来这一认识有其局限性。使用PDGF-BB、bFGF能显著增加创面肉芽组织的形成并促进再上皮化，对临床难愈的糖尿病足溃疡以及其他创面的局部应用已显示出明显的治疗效果。Brown等报告，应用EGF能促进慢性创面愈合。在此研究中，应用含$10\mu g/g$的EGF磺胺嘧啶银对9例经传统治疗失败后的患者的慢性创面（创面病程为1～48个月）进行治疗，结果除1例病程为48个月的大小为8.0cm×10.0cm内踝创面未获痊愈外，其他8例均获痊愈。20世纪末与21世纪初，付小兵等用重组牛bFGF治疗慢性创面并观察了可能的毒副作用，28例33个慢性创面分别由创伤、糖尿病、长期压迫和过量放射造成。采用传统治疗方法，创面4周内难以愈合；而局部应用$150AU/cm^2$的bFGF，18个创面在2周内愈合，4个在3周内愈合，另外8个在4周内完全愈合。只有3个创面4周内未愈合，但仍分别在42天与43天愈合，未发现毒副作用（包括过度增生以及局部细胞转化等）。

Robson等以安慰剂作为rh-bFGF的对照组，对50例慢性压迫性溃疡患者进行了随机双盲研究，发现bFGF能增加伤口中成纤维细胞和毛细血管的数量，使创面缩小。Knighton等在32例各种原因所致的慢性不愈合的皮肤溃疡患者的创面上应用血小板源性伤口愈合因子（PDWHF），包括PDGF、TGF-β、PF-4（血小板因子4）等，治疗组81%的创面于8周后获得上皮化，而安慰剂处理后未愈合的创面继续应用PDWHF治疗，7周后创面全部获得上皮化。Robson、Mustoe等先后报告临床应用基因重组PDGF-BB治疗褥疮，发现rh-PDGF-BB能促进褥疮创面的愈合。由于观察时间较短，分别为4周或1个月，故未能观察到褥疮创面愈合。Steed等发现，临床应用rh-PDGF-BB能促进糖尿病患者下肢溃疡愈合。他们对118例糖尿病患者下肢溃疡（均为难愈合创面，深度达皮肤全层）进行随机双盲的前瞻性临床研究，以$2.2\mu g/cm^2$的rh-PDGF-BB加羧甲基纤维素载体为治疗组，以单用羧甲基纤维素为对照组，到20周时发现治疗组有48%的溃疡痊愈，而对照组仅有25%的溃疡获得愈合。2004年，王润秀采用局部应用外源性生长因子（EGF，5000IU/ml＋bFGF，2400AU/ml）治疗糖尿病创面12例，观察术后3、7、14天创面上皮匍行后残余面积及肉芽成熟程度，同时在同一部位另一创面做空白对照，并与非糖尿病创面愈合过程进行比较。结果显示，糖尿病创面应用外源性生长因子与未应用生长因子及非糖尿病创面比较，其上皮匍行速度在早期未见明显差异，在后期其上皮匍行速度由快至慢顺序为：非糖尿病创面应用生长因子＞糖尿病创面应用生长因子＞非糖尿病创面未应用生长因子＞糖尿病创面未应用生长因子。局部应用外源性生长因子可促进糖尿病创面上皮化以及肉芽组织的生长，但糖尿病创面肉芽组织的生长明显滞后于非糖尿病创面，证实局部应用外源性生长因子对糖尿病创面愈合具有促进作用。

总之，在急性创伤中，在各类生长因子作用下共同完成愈合过程，并使皮肤屏障功能得到重建。而在慢性创伤中，因炎症细胞的持续浸润导致伤口部位的蛋白水解环境以及促炎因子及趋化因子的上调表达，抑制了正常的伤口愈合过程，各种生长因子/细胞因子由于被降解未能发挥其应有的功能。尽管当前对某些生长因子治疗慢性创伤的研究已取得了突破，但是只有少数进入临床试验阶段，未来对于创伤愈合的分子治疗研究仍有很多值得探讨的地方。2017年，由付小兵院士牵头，集中国内的权威专家在《中华烧伤杂志》发表《皮肤创面外用生长因子的临床指南》。

（二）促进皮瓣及复合组织移植成活的研究

如何提高皮肤组织移植后的成活率、减少皮肤坏死等并发症以提高治疗效果，是整形外科要解决的问题之一。由于生长因子具有促进上皮细胞或内皮细胞增生分裂并能刺激新生血管的形成等功能。因此，许多学者就将注意力转向各种生长因子。

1995年，Stepnick等首次用2cm×4cm可吸收明胶海绵纱布承载$0.3\mu g$VEGF（3ml）应用于兔耳皮瓣基底，观察到皮瓣生存力提高，但是直接将VEGF注入皮瓣基底则无效。1996年，Padubridri等将$5\mu g$重组人VEGF注入10cm×10cm大鼠轴型皮瓣血管蒂，皮瓣成活面积提高。国内学者同期也针对随意性皮瓣进行皮下注射VEGF的大鼠动物实验，皮瓣成活率也有提高，认为血管内皮细胞生长因子的局部应用，通过加速皮瓣内血管再生，促进皮瓣与受区间血液循环的重建，从而改善了大鼠超比例皮瓣远端的血供状态。1999年，Kryger等首次将VEGF应用于大鼠缺血股薄肌皮瓣的实验研究，并取得成功。2000年，Kryger等又研究了通过不同途径注射VEGF对大鼠全层随意皮瓣成活的影响，结果使用VEGF能够挽救缺血状态的皮瓣组织，诱导血管生成，从而改善皮瓣成活面积。此后，又有学者对背阔肌肌皮瓣、腹直肌肌皮瓣进行相关研究，同样取得了良好的效果。

有学者将兔耳中央血管束游离后以近端为蒂向后旋转移植到兔颈部皮下，以期形成带有知名血管的轴型皮瓣。采用左、右自身对照，即在一侧血管受区应用$4\mu g$ TGF-β_1，另一侧作为对照，分别在术后第3、5、8天于兔颈背部两侧各掀起一个2cm×8cm的以预置的耳中央血管为轴的岛状皮瓣，并原位缝合。结果发现，预置术后第3天掀起的皮瓣中，TGF-β_1组的成活长度约为对照组的2倍，第5天时的两组差距缩小，第8天掀起的两组皮瓣全部成活。这表明TGF-β_1能促进皮瓣的成熟和增加皮瓣的存活，故被认为与TGF-β促进新生血管形成、增加皮瓣的血液灌注相关。孙同柱等在Wister大鼠背部形成皮瓣，原位缝合时在皮瓣下滴注0.25ml肝素化等渗盐水作为对照组，在实验组皮瓣下应用9μg bFGF，术后第7天观察发现，实验组皮瓣坏死率为18%～21%，对照组为37.1%。将VEGF明胶缓释微球应用于大鼠背部皮瓣模型，加强了VEGF的促血管生成作用。组织学检测验证，使用缓释微球的皮瓣其血管数目显著增加，管腔增粗，皮瓣存活质量也比对照组质地柔软，弹性较好，治疗效果优于单纯使用VEGF。

基因治疗，即将外源性生长因子基因导入体内，并使其得以表达，更好地发挥生物学作用。1998年，Turb等制作以腹壁浅动静脉为蒂的岛状皮瓣大鼠动物模型。在实验组中，通过股动脉将质粒与脂质体的混合液注入大鼠皮瓣中，对照组只注射相同剂量的脂质体，7天后皮瓣断蒂，后观察皮瓣成活情况，与对照组相比，基因转染组皮瓣成活面积明显增加，故认为局部应用可以增加缺血组织的成活。有研究表明，用编码VEGF的大鼠裸露质粒直接注射到随意性皮瓣内膜层，发现VEGF的mRNA以及VEGF蛋白的表达都增加了，注入VEGF的cDNA的治疗组的血管密度显著高于空载质粒DNA和单用生理盐水的对照组。腺相关病毒（AAV）因为不致病、宿主范围广、能够感染分裂与非分裂的细胞、能插入宿主细胞染色体内或以染色体外串联体DNA的形式长期稳定地表达等特点，是目前较好的载体。Wang等人采用Ⅱ型腺相关病毒（AAV2）作为载体，将VEGF基因转入大鼠缺血皮瓣，增加了皮瓣成活率。随着微囊化技术的出现，人们尝试应用该技术将重组基因细胞用微囊包裹后进行移植，以此外源基因为模板，转基因细胞为加工厂，在体内编码生产治疗性蛋白。微囊化技术克服了免疫排斥反应，使同种异体移植成为可能，微囊化VEGF基因修饰细胞移植也为VEGF治疗性血管化提供了新的思路和途径。

另外，还有FGF能促进复合皮肤（系指由同基因表层皮片与异基因真皮构成的皮肤）移植成活、rh-EGF能促进体外培养的皮片生长的报道。迄今尚未见应用生长因子促进皮肤移植成活的临床研究报道。

（三）脂肪、神经、肌腱（韧带）、软骨和骨骼等组织的移植成活

1. 脂肪组织　自1893年Neuber首先提出自体脂肪移植的概念至今，自体脂肪移植用于软组织充填已有百余年历史。脂肪组织来源丰富，取材简便，无免疫排斥反应，若使用恰当可获得良好的效果。然而一直以来，困扰该技术发展的瓶颈就是脂肪的高吸收率问题。脂肪组织游离移植以后，早期处于缺血状态，通过组织液渗透获取营养，随后从受床向移植体长入新生血管，并与原有血管吻合沟通，建立血液循环。近年来采用脂肪颗粒移植，依靠增加组织液渗透获取营养，使更多细胞度过缺血期而存活。移植体与受床建立血运是移植组织存活的关键。

20世纪90年代，Yuksel等认为，bFGF除了具有与其他因子相同的促前脂肪细胞分化增殖作用外，也促进了血管再生，为移植体构建了良好的生存环境及客观条件的活性，也可能在促进移植脂肪的活性方面起到了重要的作用。Yazawa等设计使用表面固化bFGF的硅树脂垫片，提前应用于受体表面，进而起到了预血管化的效果。达到预血管化目的受植区与对照受植区进行比较，吸收率更小，更适合脂肪细胞的生长。1992年，Bussolino在人和大鼠的内皮细胞培养液中加入外源性肝细胞生长因子（hepatocyte growth factor，HGF），8天后血管内皮细胞的数量增加16倍。2003年，Kimura等的研究发现，将含有bFGF的凝胶小珠与人前脂肪细胞混合移植于裸鼠背部，6周后可以见到明显的脂肪组织形成。尽管正常脂肪组织中也含有一定数量的bFGF，在脂肪移植的过程中基本不会丢失，但加入一定数量的bFGF可以明显促进人前脂肪细胞的进一步增殖和分化。2005年，在国内学者杜学亮的研究中，实验侧（左侧行单纯脂肪颗粒移植，右侧行脂肪颗粒加多聚糖酐珠50mg和bFGF 2μg）和对照侧（左侧行单纯脂肪颗粒移植，右侧行脂肪颗粒加多聚糖酐珠50mg）结果显示，血管密度在移植以后都呈逐渐增加的趋势，说明移植体内新生血管逐渐增多，应用bFGF的实验侧血管密度从术后第7天开始明显高于对照侧，而且提早达到峰值，证明

bFGF使从受床向移植体长入的新生血管生长速度加快，数量增多。血管生长的快慢和数量对移植组织的存活效果起重要作用。bFGF使实验侧移植体缺血期较对照侧缩短，并且增加了微血管数量，改善了脂肪移植后的血液循环。

2007年，李海红观察自体脂肪移植和生长因子对小型猪Ⅲ度烧伤创面愈合的影响，以探讨脂肪组织在皮肤损伤修复中的作用。实验采用4只小型猪，背部各制备8个面积为5cm×5cm的Ⅲ度烧伤创面，3天后创面切痂，并随机分为自体脂肪移植治疗组、碱性成纤维细胞生长因子（bFGF）治疗组、表皮生长因子（EGF）治疗组和空白对照组。烧伤后3、10、17、24天分别测量创面面积和创腔容积，并组织学观察创面愈合情况。结果显示，自体脂肪移植治疗组、bFGF和EGF治疗组创面在治疗后8、15和22天比空白对照组明显缩小（$P<0.05$），创腔容积在治疗后8天和15天也比空白对照组明显缩小（$P<0.05$）。烧伤后第10天，自体脂肪移植治疗组、bFGF和EGF治疗组比空白对照组肉芽形成明显，且毛细血管胚芽与成纤维细胞数量也比空白对照组显著增多。第24天，自体脂肪移植治疗组和bFGF治疗组新生表皮较厚，并形成上皮角，EGF治疗组新生表皮较薄，无上皮角形成，空白对照组创面再上皮化不完全，伤口仍未完全愈合。

李卫华（2010）所在医院应用自体脂肪颗粒注射移植治疗面部凹陷的患者52例，患者按治疗时间的先后顺序分为对照组和碱性成纤维细胞生长因子组。对照组患者只注射自体脂肪颗粒进行治疗，碱性成纤维细胞生长因子组在注射自体脂肪颗粒的基础上加入碱性成纤维细胞生长因子。术后6个月随访，两组患者通过照相对比凹陷充填效果。结果显示，52例患者面部凹陷均得到不同程度的改善。对照组19例患者充填效果，优4例，良6例，优良率53%，有12例患者进行了二次注射，比例为63%。碱性成纤维细胞生长因子组33例患者充填效果，优14例，良12例，优良率79%，有11例患者进行了二次脂肪注射，比例为33%。两组充填效果优良率和二次注射率比较，有显著性差异（$P<0.05$），可见局部应用碱性成纤维细胞生长因子可以明显提高面部凹陷的充填效果，安全有效。

2013年，蒋爱梅利用脂肪间充质干细胞（ADSCs）结合碱性成纤维细胞生长因子（bFGF）辅助脂肪颗粒移植，注射移植至裸鼠皮下，6周后检测脂肪形成，进行形态学及分子生物学方法检测比较。结果显示，移植组织血管形成优于无bFGF对照组，将有利于减少因血供不良所致的ASCs丢失，提升ASCs存活。另外，实验组bFGF表达升高也提示外源性bFGF可促进内源性bFGF分泌，从而进一步强化bFGF的促细胞增殖作用，增加新生脂肪细胞的数量。

GF在脂肪移植中可促进脂肪组织成活，维持移植物的体积，这一点在临床工作中和动物实验中都得到了很好的证实，也值得今后在临床工作中进一步推广。但GF对移植后脂肪组织作用的机制以及临床上给药途径、用药剂量和给药时机的把握等有待进一步的实验研究和临床总结。

2. 神经组织　分为中枢神经系统与周围神经系统，在整形外科领域中仅就生长因子与周围神经的移植再生进行探讨。周围神经损伤后的修复，不仅要求受损神经的连续性得到修复，更重要的是要完成对其原先所支配的靶器官的功能的恢复。在此过程中，生物桥接作用、靶器官所产生的诱导蛋白成分的趋化作用，以及受损神经所处的微环境等都起了相当重要的作用。当前，治疗周围神经损伤的新技术很多，主要围绕髓鞘的重建、神经纤维的生长速度展开。自从20世纪60年代发现了神经生长因子（NGF）之后，又陆续发现了一批能促进神经再生修复的神经营养因子（NTFs）。NTFs的发现为周围神经损伤修复的研究开辟了新的思路。周围神经损伤后，NTFs主要由神经膜细胞（schwann cells，SCs）和神经末梢分泌，通过损伤的轴突逆行运输到神经元的相应胞体，对轴突再生和髓鞘化起促进作用。目前已发现的NTFs有20多种，部分已应用于临床并取得良好效果。

按分子结构、受体类型等的不同，目前将NTFs分为四类：①神经营养素。包括神经生长因子（NGF）、脑源性神经营养因子（BDNF）、神经营养素23（NT23）、神经营养素24/5（NT24/5）、神经营养素26（NT26）和神经营养素27（NT27），其中NGF和BDNF研究最多。实验证明，NGF通过与相应受体结合，具有抑制神经元凋亡等重要生物学作用。Rich等发现，NGF能保护受损的感觉神经元，防止其坏死、萎缩。Walter等在动物研究中应用硅胶管作为受损神经的桥接管，在实验组硅胶管中注入FGF，发现FGF有刺激外周神经再生的作用。Spector等用新西兰兔形成面神经损伤模型，以硅脑管作为神经桥接管，管内两种神经断端间留有约8mm的间隙，在治疗组的桥接管内应用NGF，在对照组的桥接管中应用细胞色素C，5周后发现NGF治疗组的有髓神经纤维的再生率为46%，而细胞色素C处理组为18%。另外，这些再生的神经轴索长入远端有髓神经纤维鞘内的比例在NGF治疗组为49%，对照组为34%。Santos等对鼠坐骨神经轴突切断后再行神经外膜修补，术后前3周，每天皮下注射NGF，第4周单剂量一次性皮下注射，4周后发现神经再生现象：出现有髓神经、髓鞘增厚和较成熟的内神经层。②神经细胞分裂素。包括睫状神经营养因子（CNTF）、白细胞介素21、3、6（IL-21、IL-3、IL-6）等，其中CNTF最具代表性，它对周围神经损伤后的修复与再生有着明显的营养和促进作用。Sahenk等在动物实验中发现，CNTF具有刺激周围神经再生修复的作用。Sahenk将鼠的坐骨神经切断后再做端端吻合，实验组局部应用rh-CNTF12天后，用^{3}H-亮氨酸（55.5MBq）注入其L5-S2脊髓前角，8小时后处死鼠并取标本检测，发现rh-CNTF治疗组的轴浆流已到达神经远断端21～24mm，对照组则不明显。Weise发现，当成年动物周围神经损伤后，施万（Schwann）细胞能大量分泌CNTF，保护受损的神经元存活。许家军等用重组CNTF直接注入受损神经周围，发现重组CNTF可能通过强化受损神经施万细胞JAK-STAT途径，上调其S100和GAP243的基因表达，增强其增殖、生长和迁移等功能，进而间接地促进轴突再生。③成纤维细胞生长因子。成纤维细胞生长因子（FGF）属非靶源性NTFs。按其PI的不同，可分为碱性成纤维细胞生长因子（bFGF）和酸性成纤维细胞生长因子（aFGF），在对周围神经的研究中，bFGF的作用也十分肯定。bFGF能通过活化细胞外信号调节激酶和磷脂酰肌醇激酶途径保护神经组织免受一些继发性损伤，并可促进受损神经元的修复和再生。bFGF对神经细胞具有营养作用，离体实验证实，未加入bFGF正常培养的运动神经元只有60%全部成活，而加入bFGF后则使运动神经元全部成活。实验证实，bFGF对神经细胞还具有增生作用。Timmer在桥接大鼠15mm、7mm坐骨神经缺损中应用了bFGF取得了成功。Distasi等应用bFGF在周围神经晚期恢复的实验中取得了令人振奋的结果。④其他神经营养因子。如胶质细胞源性神经营养因子（GDNF）、胰岛素样生长因子（IGF）等也有不同程度的促神经生长和神经元保护作用。其中，GDNF是由Lin于1993年从大鼠胶质细胞系B49分离纯化的一种具有神经营养作用的同二聚体蛋白质，是目前发现的生物活性最强的靶源性神经元营养因子，在促进神经元存活、生长和分化方面有着其他神经生长因子不可替代的作用。

神经营养因子的发现及其深入研究，让神经损伤的治疗有了更开阔的视野。神经损伤的治疗肯定会摆脱以往的单一模式，更精细准确的手术、更接近人体的人工神经、高生物效能的神经营养因子相结合是今后的发展方向。

3. 肌腱（韧带）组织　肌腱韧带损伤的治疗主要是移植修复。移植的材料包括自体肌腱、同种异体肌腱和人工合成肌腱，这些方法有很多局限性且效果不佳。有研究表明，在大鼠髌韧带损伤部位注射重组的FGF，能够促进Ⅲ型胶原分泌和细胞增殖。PDGF-BB能够改善损伤肌腱修复后的力学性能，但一次给药可能造成局部PDGF-BB过高，定时多次给药可以获得较好效果。IGF-1有抗炎和诱导上皮细胞生成的作用，PDGF-BB、IGF-1和EGF都能够促进成纤维细胞增殖。有研究表明，TGF-$β_1$能够促进胶原纤维生成，与EGF联合应用，可以显著提高其治疗效果。在胚胎发育时期，鸡肢体远侧肌腱的生成也与其有关。TGF-β家族的调节因子Smad8也能够促进肌腱生成。同时，GDF-5、6、7也与肌腱的形成有关。抑制大鼠的GDF-5、6基因表达，能够引起肌腱生长障碍。在肌内或皮下异位注射GDF-5、6、7，可以促进肌腱样组织生成。总之，很多生长因子都影响肌腱的形成与损伤的修复，但是给药时间、方式与剂量还需进一步优化。

bFGF促肌腱愈合的作用主要包括：①促肌腱细胞迁移及增殖作用。FGF具有促有丝分裂、加速细胞增殖和抑制细胞凋亡等作用，有利于快速、大量扩增肌腱细胞，从而促进肌腱的内源性愈合。体外研究证实，bFGF 促肌腱细胞迁移、增殖的功能，并有一定的浓度相关性，bFGF 促肌腱愈合的起始刺激浓度为 2g/L，浓度为 10g/L 时可发挥最大生物学效应，进一步的研究表明，bFGF 是通过细胞增殖反应来促进肌腱愈合而不是通过趋化作用。徐燕等用 5-溴脱氧尿嘧啶（5-BrdU）掺入技术证实，bFGF 促肌腱细胞增殖的机制是通过促进 DNA 的合成，即加快生长前期（G1 期）向 DNA 合成期（S 期）转化来实现的。正常肌腱损伤修复后的早期 3 周内，因成纤维细胞迁移入损伤处增殖、分化，并合成胶原纤维，但在随后时间内增殖能力下降而胶原合成和重塑增加，以促进损伤处肌腱愈合后的生物力学效应，使得内源性愈合有所减缓。因此，早期促使内源性愈合持续进行显得尤为重要。②促血管形成作用。肌腱组织损伤后的愈合与营养状况密切相关。现已证实，肌腱的营养来源有血液、滑液和组织液。一个无粘连的肌腱愈合模型中应该有新生血管形成，血管生成是由许多细胞因子通过直接或间接方式调节支配的一个复杂的生理过程。研究证实，多种细胞因子能够促进 VEGF 的表达，促进血管生长，包括 FGF、转化生长因子 β、骨形态发生蛋白等。

另外，在体内、外的研究也证实，bFGF 本身具有明显的促新生血管形成的作用。Tischer 等应用 RNA 印迹法测量 VEGF 的 mRNA 表达，发现加 bFGF 组 mRNA 表达是对照组的 5～10 倍。张春礼等用混合有 100ng/L 浓度 bFGF 的冻干肌腱移植重建犬前交叉韧带并进行早期血管生成的组织学观察研究，结果发现，实验组在新血管形成的时间、数量及长入肌腱的时间和深度方面均优于对照组。但需要了解的是这种促血管作用的利与弊，一方面早期血管生成有利于促肌腱愈合，另一方面血管生成也可能促进了肌腱粘连的形成。因此，如何更好调控 bFGF 的应用目前尚有待进一步研究。③力学刺激对促肌腱愈合中细胞因子的作用。多项研究表明，周期性外力作用能促进肌腱的愈合，力学信号可刺激细胞表面的牵张受体和黏附位点，导致一系列"瀑布效应"，从而改变细胞周围的营养成分及氧气等，为肌腱细胞的生长提供良好的外源性环境。Zeichen 等发现，动态应力对刺激肌腱细胞增殖和细胞外基质的排布起重要作用，而且这种作用与应力持续时间有关。Hannafin 等通过对肌腱的体外研究发现，若对肌腱施以周期性张力，4 周即可检测到腱细胞数目、细胞合成胶原数量等均有明显增加；而不施以应力组，8 周后细胞的数目、细胞合成胶原的量明显减少。Skutek 等发现，周期性张力促进肌腱愈合的机制主要是通过提高各类生长因子的含量，如 bFGF、PDGF 及 TGF-β，从而促进细胞增殖、分化及基质形成。根据此理论可以认为，肌腱损伤修复术后早期行适当主动功能锻炼，给予肌腱适宜的应力，既可有效地促使肌腱愈合，减轻肌腱粘连的形成，又可显著改善术后功能。

肌腱愈合的过程是一个极其复杂和多因素相关的过程，多种细胞因子在其中发挥着非常重要的作用。如何更好地调控 GF 的应用浓度，如何掌握合适的应用时间及其在损伤部位的空间分布表达，尚需要进一步的研究。另外，各种生长因子间的相互协同作用目前也有所研究，以期望能组合应用多种生长因子更好地促使肌腱愈合。

4. 软骨组织　软骨修复是一个极其复杂的过程，生长因子参与软骨细胞的增殖、分化和基质代谢活动，同时作为信号物质参与软骨修复的调节，在软骨修复的过程中起重要的促进作用。但是，外源性生长因子的来源有限，价格昂贵，半衰期短。基因治疗是一种相对年轻且处于实验阶段的治疗方法，通过基因转导技术修饰的软骨细胞能够促进损伤软骨细胞的修复和增殖分化，又可以在体内软骨再生过程中持续、高效地在局部分泌生长因子，完成修复过程。因此，基因治疗有望成为头面部软骨缺损修复的有效治疗方法。

近年来的研究表明，TGF-β 能诱导骨髓干细胞增殖和向软骨细胞分化，而且起着非常关键的作用，是目前研究软骨损伤修复的首选生长因子。研究表明，TGF-β_1 可通过以下方式促进软骨缺损的修复：一方面，是促进软骨特异性基质（如 II 型胶原、蛋白多糖等）的合成；另一方面，是诱导干细胞分化为软骨。除了上述作用外，TGF-β_1 还可刺激软骨细胞的合成，并降低 IL-1 代谢的活性。Naumann等将人的骨髓干细胞在含有地塞米松、维生素C、TGF-β的环境中体外培养2周，组织和免疫组化显示，软骨特有的Ⅱ型胶原蛋白和蛋白聚糖的表达，证实来源于成人骨髓的干细胞在含有地塞米松和TGF-β特定的培养环境中具有分化成软骨细胞的潜能。由此可见，TGF-β通过两种途径促进缺损的修复：一方面发挥软骨诱导作用，促进干细胞分化为软骨；另一方面，促进软骨特异性基质的合成，如合成Ⅱ型胶原、蛋白多糖等。2010年，Fan的研究显示，TGF-$β_1$可以在体外刺激滑膜软骨的产生和骨髓来源的MSCs细胞的生长。尽管TGF-$β_1$能够增强软骨缺损修复，但是体外补给TGF-$β_1$却存在众多的副作用，包括刺激滑膜纤维化、吸收炎性白细胞和诱导骨赘形成。目前，如何找出并确定能够促进TGF-$β_1$或者拮抗其在体内毒副作用的细胞因子成为研究重点，对从基因水平上研究这些生长因子提供了帮助。

IGF有两类，IGF-1和IGF-2。其合成受生长激素的调控，两者生物学特征相似，但IGF-1作用较强。IGF-1能够促进软骨细胞增殖，同时促进软骨基质合成代谢，抑制软骨基质的降解，是体内调节软骨蛋白聚糖合成最重要的生长因子。在软骨细胞体外培养中，IGF-1能够增加蛋白聚糖的合成，使软骨蛋白聚糖的合成量达到与体内相当的水平。此外，IGF-1还能与TGF-β协同作用，调控软骨细胞的DNA合成，促进有丝分裂活动。Fortier等将IGF-1和软骨细胞-纤维蛋白载体用于马的全层软骨缺损中，发现8个月后实验组（含IGF-1组）新生软骨中DNA、Ⅱ胶原和蛋白多糖的合成量明显高于对照组（不含IGF-1组），通过进一步对新生软骨组织形态学、胶原类型和生物学的分析，证实IGF-1能够明显地提高全层软骨缺损的修复质量。有学者将IGF-1用于软骨细胞的体外培养过程中，在不同的时间检测IGF-1mRNA的含量，发现外源性的IGF-1能够诱导软骨细胞的IGF-1自分泌和旁分泌，这对于软骨缺损的体内修复有着积极的促进作用。

bFGF不但具有促骨生成作用，而且能够促进软骨的生长与修复。bFGF对软骨细胞既是丝裂原又是形态因子，可以直接刺激体外培养的成软骨细胞增殖和分化，增加成软骨细胞自身的数量或使其转化为软骨细胞，这样培养的软骨细胞在bFGF的作用下才能保持其分化形态，产生硫酸软骨素蛋白聚糖Ⅱ型胶原。否则软骨细胞很快就变成纤维样外观，且产生硫酸软骨素蛋白聚糖Ⅱ型胶原的能力消失。Schmal等研究发现，含有bFGF的软骨细胞对Ⅰ型和Ⅱ型胶原蛋白、纤维结合蛋白及纤维蛋白原的黏附作用增强，黏附了以上蛋白的软骨细胞其自身增殖效应也显著扩大。此外，软骨细胞含有大量bFGF，这也提示bFGF对软骨组织有着重要的生理功能。Tumia等应用bFGF对半月板纤维软骨细胞进行培养时发现，bFGF不但能够有效地刺激半月板纤维软骨细胞的分裂与增殖，而且能够促进细胞合成胶原和糖蛋白的能力。这可能为临床上轻度半月板损伤的治疗提供了一种新的疗法，值得进一步研究。关于bFGF促进软骨细胞增殖的机制方面，刘刚等在体外单层培养兔关节软骨细胞实验中证实，bFGF能够促进培养的关节软骨细胞的增殖和基质的代谢，缩短软骨细胞DNA合成G1、G2及M期，从而缩短细胞周期，达到促进细胞分裂增殖的目的。总之，对于bFGF促进软骨生长方面，国内外做过很多研究，结果表明，bFGF可促进软骨细胞的分裂增殖。bFGF有可能作为一种新型的生物制剂，用于软骨缺损、膝关节半月板损伤、关节软骨挫伤的修复。同时，将bFGF与组织工程、基因治疗联合应用，将进一步改善软骨缺损修复的效果。FGF-18在关节软骨中与IGF有协同作用，两者可协同刺激软骨细胞有丝分裂和蛋白多糖的合成，抑制软骨细胞向肥大型分化。结合其他生长因子，研究生长因子之间的相互作用，有助于对FGF-18在损伤软骨的修复做出更准确的选择。

骨形态发生蛋白（bone morphogenetic protein，BMP）作为TGF-βs超家族成员之一，对软骨细胞合成代谢以及维持软骨细胞的生理形态有着十分重要的作用，不仅可诱导特定的间充质细胞分化为软骨细胞，而且可诱导分离软骨细胞的分化。研究已证实，BMP-2和BMP-7可以促进损伤软骨细胞的修复。在无血清培养基中，BMP-3可以诱导软骨细胞锚着生长，所形成的集落可以产生蛋白多糖和Ⅱ型胶原的细胞外基质，同时能够促使反分化的软骨细胞重新表达软骨表型，提示BMP-3在软骨的修复过程中起着一定的作用。EGF、PDGF和FGF与成骨素结合，可以产生协同作用，加强成骨素对软骨细胞的反分化逆转效果，使反分化的软骨细胞重新表达Ⅱ型胶原和蛋白多糖。另有学者研究发现，BMP具有诱导间质细胞分化为软骨细胞的作用，Cook等用载有BMP-7的Ⅰ型胶原作为支架，修复兔关节软骨缺损，12周后获得透明性软骨修复，推测其机制是间质细胞在BMP-7和局部因素作用下向软骨细胞分化，并合成其特有的软骨细胞外基质。BMP-7是TGF-s超家族另外一个成员，是软骨修复的黄金标准生长因子，不但能够促进软骨细胞的生长和成熟，而且能够提高软骨细胞中Ⅱ型胶原的合成以及增强碱性磷酸酶的活性能力，进而增强再生关节软骨的能力。BMP-7还能够减少许多抑制损伤软骨修复的细胞因子的代谢活动，但与其他生长因子不同，这种作用不受年龄和骨性关节炎的影响。另外，它可促进骨髓来源的干细胞的细胞外基质的合成与分化，这种作用在与TGF-β_3结合后会得到增强。

2000年，Mason首先报道了将基因结合组织工程用于软骨缺损修复重建的治疗。研究者将含有骨形成蛋白的反转录病毒转染兔的骨髓干细胞，再将已行基因修饰的细胞置于单层培养增殖后种进聚乳酸支架，然后再植入兔膝部骨软骨缺损部位，8周和12周后通过组织学、组织形态学检查显示完整或近乎完整的骨和关节软骨重建，充分证实基因结合组织工程是软骨修复的一种可行的方法。同年，Nixon将含有类胰岛素生长因子1（IGF-1）基因的腺病毒转入马的关节软骨细胞，结果证实，转染了腺病毒的软骨细胞能够维持软骨细胞的表型，并且在28天的单层培养中表达局部高浓度的IGF-1能够导致腺病毒积聚。IGF-1能够维持正常软骨内环境新陈代谢的相对稳定并且提高软骨在体内的愈合，而腺病毒的有效积聚能够对软骨基质基因的表达和蛋白聚糖的形成有明显的促进作用。Goater等将腺相关病毒介导报告基因LacZ分别转染鼠的正常和病变的膝关节软骨，发现病变的关节软骨中细胞的转染效率与关节软骨损伤的程度有关，靶基因的表达比正常关节高，在第7天时达到高峰，21天时恢复至基线水平，而正常关节软骨细胞中没有出现腺相关病毒转染的迹象。

由于研究数据较少，目前还不能确定生长因子在损伤软骨修复中的确切作用，故在损伤软骨修复过程中不应局限于某种单一的生长因子，了解它们之间的相互作用显得更为重要。目前，软骨损伤后的外科治疗已取得很大进步，选择合适的治疗方法仍是临床的一大难题。使用生长因子治疗软骨损伤及骨性关节炎虽然是一种富有前景的治疗手段，但这方面研究仍不成熟，需要进一步的研究来指导临床。

5. 骨骼组织　应用生长因子刺激新骨形成以完成对骨缺损或骨发育不良的治疗，这也是目前研究的热点课题之一。Epply等在动物实验中发现，骨移植前2周在受区应用bFGF治疗后能提高游离移植骨的成活率。Kibblewhite等研究发现TGF-β_1能促进新骨形成。但多数学者将兔骨形成蛋白（BMPs）作为研究的重点。

Urist等首先从兔的脱矿物质皮质骨中提取出BMPs，以后又陆续发现了几种BMPs。现在已能生产基因重组的人骨形成蛋白（rhBMP），这些蛋白无种属特异性。BMPs在体外有诱导骨细胞、骨母细胞样细胞、间质细胞分化和增生的作用，在体内具有将原始的间质细胞转化为成骨细胞、促进新骨形成的作用。Turk等以兔颅骨缺损为模型，用含有从坐骨基质中提取的BMP预处理的羟基磷灰石植入骨缺损区，12周后观察发现，新骨长入明显增多，且组织学检查显示长入的新骨排列为层状，可能是BMP促进非生骨细胞转化为生骨细胞所致。Mark等也发现以脱矿物质的骨基质为载体，BMP能促进颅顶骨不连的修复。Yasko等在SD大鼠的股骨节段性缺损模型上应用rhBMP-2，术后6周X线片显示BMP处理组（高浓度组，即应用11.0μg rhBMP-2）已见有骨连续性的修复；9周时观察到高浓度组的骨缺损段已100%被新生骨代替，而低浓度组（应用1.4μg rhBMP组）、对照组分别为50%和25%，且高浓度治疗组骨密度比低浓度组和对照组均高。

bFGF能够通过促进血管再生，进而促进骨组织的再生。一方面bFGF通过刺激骨髓间充质干细胞（MSCs）尤其是早期骨祖细胞的增殖，促进毛细血管增殖及向骨移植物中长入，加快需要血供的软骨内骨化，从而增加成骨量并加快骨的修复过程；另一方面，它可以促使骨祖细胞分化为成骨细胞，进而诱导成骨细胞分裂、增殖，合成骨基质。碱性成纤维细胞生长因子能够诱导生成新的骨小梁，新生的骨小梁与旧骨紧密相连，使骨小梁的数目和连接性增加。Pacicca等研究发现，bFGF对成纤维细胞和成骨细胞的增殖及胶原合成具有重要作用，进而能够提高骨痂的力学稳定性。bFGF通过依赖磷酸蛋白激酶（PKC）通路而促进纤维结合蛋白的微纤维生成和骨形成，在体外通过在胫骨干骺端插入套针局部给予bFGF，显著提高松质骨小梁的纤维粘连蛋白水平，而同时服用PKC抑制剂却受到抑制。Chen等通过建立兔干骺端骨折动物模型，并在骨折处局部注射bFGF，发现bFGF有加速骨折愈合和增加骨折部位矿化密度的作用。实验证明，bFGF在骨折愈合过程中起重要作用。Yuan等指出，bFGF能够促进骨的再生，无机聚磷酸盐能够促进bFGF在骨骼再生中的活性，并且预言bFGF和无机聚磷酸盐在临床应用中为骨骼的再生提供了一种新的方法。

（四）瘢痕增生的防治

瘢痕形成是创伤修复的必然结果。任何创伤的愈合，均伴有不同程度的瘢痕形成。但瘢痕增生往往会造成相应部位不同程度的外形改变和功能障碍。瘢痕增生的破坏作用可累及机体几乎所有组织和器官。

在瘢痕愈合领域，TGF-β研究最引人注目。Shah等（1995）在成年大鼠伤口内加入外源性TGF-$β_1$抗体和TGF-$β_2$抗体后，可使伤口产生无瘢痕愈合，实验组伤口愈合后的皮肤构筑类似正常皮肤，而对照组则有明显瘢痕。给予外源性TGF-$β_1$或TGF-$β_2$，伤口内均有较多细胞外基质（ECM）沉积，形成明显瘢痕；给予外源性TGF-$β_3$则可使伤口内单核细胞和巨噬细胞增殖减弱，Ⅰ、Ⅲ型胶原沉积减少，明显减少了瘢痕形成。这一结果表明，TGF-β三个异构在伤口愈合和皮肤瘢痕形成中的作用不同：TGF-$β_1$在瘢痕形成过程中作用最强；其次是TGF-$β_2$；而TGF-$β_3$的作用则相反，它可以竞争性结合靶细胞上TGF-β的受体，起到拮抗TGF-$β_1$、TGF-$β_2$的作用，抑制瘢痕形成，可作为一种抗瘢痕形成因子。Choi（1996年）等报道，在创面组织局部应用TGF-β mRNA反义寡核苷酸，竞争性抑制TGF-β基因表达，能有效地减少瘢痕形成。但是，由于抗原性等一系列问题，在临床上的应用暂时还受到很大限制。Smad蛋白家族是TGF-β受体下游信号蛋白，能够将TGF-β受体激活后的信号从细胞质传递到细胞核内，并作用于靶基因，从而激活转录。Massague（1997）利用Smad3反义寡核苷酸，人为地干预、调控Smads蛋白合成及其磷酸化过程，阻断或抑制其信号传递过程，可能为病理性瘢痕的防治开辟新的途径。

岳毅刚等将1%TBSA深Ⅱ度创面愈合后的增生性瘢痕组织块植入48只BALA/C裸鼠肩部皮下，建立裸鼠增生性瘢痕移植模型。术后3周，将血管内皮生长因子（VEGF）抗体靶向血管治疗对人增生性瘢痕Ⅰ型胶原蛋白在裸鼠体内表达，结果可抑制增生性瘢痕血管形成、胶原表达及瘢痕生长。

许明（2007）观察结缔组织生长因子（CTGF）反义寡核苷酸（ASODN）体外对人增生性瘢痕组织中成纤维细胞凋亡的影响。结果显示，CTGF反义寡核苷酸体外能促进人增生性瘢痕成纤维细胞凋亡，可能与其上调Fas mRNA及其蛋白质表达有关。

重组人TGF-$β_3$又称阿伏特明，是一种健康皮肤形成和胚胎无瘢痕愈合反应中重要的细胞因子。Ferguson Ⅰ和Ⅱ期临床试验中，与对照组相比较，试验组更频繁地出现暂时性的红斑和水肿，无其他不良反应；该试验还表明，重组人TGF-$β^3$剂量从每厘米0.05μg/L到5μg/L，剂量越大越能有效地改善瘢痕，视觉模拟评分（visual analogue scale，VAS）得分越高。Bush等将71例18～45岁的患者分为不注射组、1次注射加安慰剂对照组、2次注射加安慰剂对照组，给予重组人TGF-$β_3$，剂量为每厘米0.5μg/L或每厘米2μg/L。结果显示，这两种剂量都能明显改善瘢痕，VAS得分显示试验组基本高于对照组。McCollum等在对156例患者随机注射1次重组人TGF-$β_3$，剂量分别为每厘米0.05μg/L、0.5μg/L、2μg/L、5μg/L时发现，每厘米5μg/L能被患者所耐受且能有效地改善瘢痕，研究者、患者、其他人的总瘢痕得分（源于VAS）试验组都高于对照组。So等给予60

例患者（35例男性、25例女性，年龄19～78岁，其中53例为白种人）2次注射重组人TGF-$β_3$每厘米各2μg/L时发现，注射重组人TGF-$β_3$的19例患者中有14例患者的胶原组织接近健康皮肤。国内学者董书侠（2014）则采用在成年鼠皮肤创缘皮内注射重组人TGF-$β_3$，结果明显减少创缘瘢痕和改善其皮肤结构。总之，重组人TGF-$β_3$经过了大量多中心的对照和前瞻性临床试验，证实其在多种外科手术中能有效地减少瘢痕，是第一种在预防性减少瘢痕方面取得明显进展的药物。临床Ⅰ期和Ⅱ期试验均证实了重组人TGF-$β_3$的安全性、有效性以及改善瘢痕外观方面的作用。

在一些凹陷性瘢痕，萎缩性瘢痕的激光，微斜治疗过程中，外部涂用生长因子具有一定的视修复效用，可获得一定的治疗效果。

（五）其他

生长因子在临床的应用，还涉及与皮肤软组织扩张器联合使用。皮肤软组织扩张技术是采用医用硅胶制作的扩张器经手术埋置于正常皮肤软组织下，通过定期向扩张器内注射生理盐水，使扩张器不断扩张膨胀，从而使表面皮肤软组织也随之延伸，为修复皮肤软组织缺损，再造器官提供"额外"的组织。扩张皮瓣的质地、颜色、毛发分布、感觉与缺损区极为相似，这些优点使皮肤软组织扩张术成为修复秃发、器官再造、巨大体表肿物切除、瘢痕治疗的主要方法。但该技术需要两个月左右的扩张期，而长时间的扩张期又容易造成感染，以及扩张皮瓣破损、扩张器外露、皮肤弹力纤维断裂等并发症的出现，因此，如何缩短扩张期以减少并发症，成为人们研究探索的课题。生长因子的应用在一定程度上解决了缩短扩张时间，减少软组织即时回缩率的问题，具有一定的推广价值。

三、应用生长因子中面临的问题

生长因子是各种组织细胞生长发育中不可缺少的调节因素。随着对生长因子认识的深入及其在体内外作用和机制研究的深入，生长因子家族在整形外科领域的地位将会不断提高，其临床应用前景也将逐步扩大：用于促进正常的伤口愈合、促进糖尿病等患者的异常伤口愈合、促进皮瓣及复合组织的成活、刺激骨及神经等新生组织的形成等。但是在生长因子被广泛地、有效地应用于临床之前，尚有一系列问题需要解决，如应用生长因子后的安全性、应用剂量、途径及治疗方案的选择、如何保障生长因子能有效地被释放到其作用部位等。生长因子需要在局部保持较长时间的高浓度状态才能有效地发挥效应，故如何开发出一种能持续缓慢地释放生长因子到其作用部位的载体是解决问题的关键。例如，在以骨形成蛋白（BMP）促进骨形成过程中，应用此类载体就显得尤为重要。

另一方面，由于正常的伤口愈合过程是由多种生长因子相互作用、共同调节完成的，而我们目前所研究的生长因子在体内外的作用大多是单个因子状态下的作用，故在今后的研究工作中尚需多着眼于多种生长因子的相互作用，以便在特定的治疗目的中扬长避短。由于受技术条件限制及目前生长因子价格昂贵，对生长因子的研究尚不能广泛开展。相信随着基因重组技术的进展，生长因子将会为整形外科创造一个崭新的时代。

浓缩血小板制品的应用：由于目前对生长因子的临床运用还都限定在外用上，严格禁止注射等治疗，所以利用自体浓缩血小板活化后产生的生长因子在整形美容外科的应用，仅在欧美有限多个国家才属于可行性操作方式。

新鲜全血经离心后分离出来的血小板和血浆的浓缩物，有多个命名，或多种形式，如纯的PRP、含白细胞的PRP（leukocyte platelet-rich plasma, L-PRP）、富血小板纤维蛋白（platelet-rich fibrin, PRF）和含白细胞的富血小板纤维蛋白基质（leukocyte platelet rich fibrin matrix, L-PRFM）等。无论哪种形式，只要血小板活化，就将释放出高浓度的多种生长因子，如：血小板源性生长因子、血管内皮生长因子、表皮生长因子、转化生长因子$β_1$、转化生长因子$β_2$、胰岛素样生长因子、成纤维细胞生长因子、以及白介素-1等的细胞因子。另外产生包括趋化因子在内的多种活性产物，促进细胞有丝分裂、毛细血管的生长及巨噬细胞的活化，以满足组织修复的需要。且其中所含的纤维蛋白，又为细胞的生长提供良好的支架，另外，在抑菌及止痛方面发挥作用。因此，整形美容外科将其运用于多个方面。

除常规的急慢性创面修复，它还可以在修复面部缺损或面部除皱时，配合既往常用的脂肪移植技术，由于移植脂肪组织血供不足，易被吸收，坏死率高，一直就不利于其在整形美容手术中的应用。有研究显示，与传统的脂肪移植相比，混合浓缩血小板后移植物的血管增生率明显提高，脂肪组织坏死率大大降低。提示浓缩血小板能加速移植体早期血管重建，并抑制脂肪细胞坏死，从而提高脂肪移植物成活率。另外，面部除皱手术实施过程中，浓缩血小板的使用可明显减少淤血，有利于组织愈合，缩短愈合时间，甚至减少术后瘢痕，同时，它能促进皮肤真皮干细胞的增殖、促进胶原的增生、改善细小皱纹。配合临床使用的微针，导入自体浓缩血小板更可改善肤质，增加患者皮肤水分，增强皮肤弹性，减少色斑，改善油脂分泌。目前仍需大量基础实验和临床观察加以证实。

对于隆胸、乳房切除术后乳房再造、乳房植入物相关并发症的处理方面，浓缩血小板联合自体脂肪移植治疗的患者，69%恢复到正常轮廓和三维容积，而用单纯脂肪移植治疗的对照组患者仅有39%恢复到正常轮廓和三维容积。研究表明，浓缩血小板联合脂肪移植可改善并且保持乳房的正常轮廓，移植后脂肪组织钙化囊肿现象少见，且满意度高。随访研究更表明，该治疗安全性高，没有增加新疾病或肿瘤的风险。

虽然也有少数学者对浓缩血小板在脂肪移植中的作用持怀疑态度，认为浓缩血小板对脂肪移植成活率没有影响，但大多数临床观察表明，浓缩血小板有助于脂肪移植的成活。今后还需更多的基础探索和多中心临床研究在应用方式、剂量上获得更多证据。

对于脱发，有学者用胰岛素注射器将浓缩血小板注射入11例不同程度的雄激素源性脱发患者头皮内，注射第1次和第4次后，脱发明显减少。也有学者在植发前用浓缩血小板处理毛囊，发现可促进毛发的生长，提高毛发的密度。有人推测，这主要是浓缩血小板促进真皮乳头层细胞分泌成纤维细胞生长因子及血管内皮生长因子，注射浓缩血小板可改善皮肤缺血状况，并增加毛囊周围毛细血管的再生与供给。

在瘢痕治疗方面，对于痤疮后遗留的瘢痕，采用二氧化碳点阵激光或等离子激光治疗，辅以浓缩血小板可改善术后长时间红斑、加快脱痂时间；同时有助于胶原组织重塑，皮肤快速修复。对于肥胖或妊娠引起的膨胀纹或妊娠纹，微针配合浓缩血小板可改善皮肤的质量。甚至在目前流行的微创注射美容中，对于一些因注射材料导致血管栓塞、皮肤坏死的修复，也显示了其独特的作用。

浓缩血小板在组织工程中也具有突出的地位，可用于构建组织工程皮肤、骨和软骨、神经等，为再生医学提供了新思路。

综上所述，浓缩血小板促进组织再生，制备简便且不会发生排异反应，安全性高，取材方便，能提高移植组织（皮肤、脂肪、毛发等）的成活率，改善瘢痕，改善面部老化等，在整形外科领域的应用广泛。具体作用机制未完全明了，亦未明确其有效成分。特别是浓缩血小板制备的标准有待完善。

四 未来发展趋势

（一）基因治疗能更有效地导入生长因子修复部位

组织修复的基因治疗目前主要是以生长因子作为治疗性基因，将其转导至特异性的靶细胞上，使基因的表达持续维持在一定的水平，以发挥其生物学作用。近年来，干细胞的基因治疗越来越受到重视，即以携带治疗性基因的逆转录病毒或其他载体转染干细胞，使干细胞成为治疗性基因的载体持续表达目的基因。随着转基因技术的不断发展，一些学者尝试将生长因子基因转入修复细胞，使其能持久高效地表达，发挥生物学效应，以促进组织损伤的修复。

但是随着研究水平的不断提高，基因转移技术的进一步发展，利用转基因技术结合应用细胞生长因子促组织修复会有更大的研究进展，并最终可以很好地应用于临床。

（二）在组织工程中应用生长因子发挥合理效用

组织工程的三大要素是种子细胞、基质材料和生物控制因子。1993年，Langer和Vacanti明确提出，生长因子、信号分子等产生或传递组织诱导物质是组织工程研究的三个重要方面之一。目前，随着生物工程技术的不断发展，组织工程化人工修复产品的研制已成为研究的热点。

随着生物工程的发展，对细胞生长因子的研究越来越深入，它将会在医学创伤修复中发挥更加重要的作用。在组织修复的整个过程中，细胞生长因子都起着关键性的作用，它们通过自分泌和旁分泌途径来触发、控制和终止炎症细胞的浸润、细胞增殖、基质分泌和瘢痕形成。

在体内，由于细胞转化是在一个复杂的环境里进行，受到各种因素的影响，单基因转染虽然对种子细胞的转化产生了积极影响，但作用有限。因此多种基因共同转染成了新的研究方向，它更符合机体真实的内环境，并有助于发挥多基因表达产物间的协同作用，提高种子细胞的转化效果。

实现多重生长因子的协调控释是此领域里待解决的关键问题，包括生长因子的优化组合、空间释药模式等。富血小板血浆有可能作为提供机体内源性生长因子的重要策略，成为组织工程和再生医学研究领域的重要工具。

（三）生长因子对干细胞生物活性的调控值得关注

干细胞是一类具有多向分化潜能和自我复制能力的原始的未分化细胞，是形成体内各组织器官的原始细胞。根据其所处的发育阶段不同，可将干细胞分为胚胎干细胞和成体干细胞，其发育和分化主要通过内源性和外源性两种途径调控，具有很强的可塑性，这种特性被认为与微环境密切相关。

成体干细胞在大多数组织及器官有发现，具备损伤后再生及损伤后修复的能力，经常位于特定的微环境中。其中的生长因子或配体可与干细胞相互作用，调控干细胞的增殖和分化。成体干细胞植入体内后，表现出极强的可塑性，即分化为与其组织来源不一致的所需细胞，这种能力的发现拓宽了成体干细胞的研究领域，同时避免了实际应用中存在的伦理及免疫排斥问题。

干细胞及细胞生长因子的研究是近现代生命科学研究的热点，应用前景广阔。其中干细胞分离后的增殖及定向分化为正常组织细胞，是临床应用治疗各种疑难症的希望，可根本解决器官移植中的排斥反应；生长因子是干细胞增殖及分化的重要影响因素，是实现该希望的主要研究途径之一。在干细胞增殖诱导实验中，多种细胞因子的协同作用优于单种因子诱导的效果，故细胞生长因子与干细胞增殖分化间的量效关系、时效关系、各种因子间的协同作用和相互间反馈调节，是未来该领域亟待解决的问题。

第二节 干细胞与整形外科

一 概述

（一）干细胞是再生医学发展的灵魂

再生医学是一种通过研究机体的正常组织特征与功能、创伤修复与再生机制及干细胞分化机制，从而寻找有效的生物治疗方法，促进机体自我修复与再生，或构建新的组织与器官，以改善或恢复损伤组织和器官的功能的科学。经历数十年的研究，人们发现干细胞是一类具有自我更新和多向分化潜能特性的细胞。干细胞研究开始于20世纪60年代，早期发现干细胞存在于胚胎（胎盘、脐血）及成人的组织器官中。据此，干细胞分为胚胎干细胞（embryonic stem cell，ESC）和成体干细胞（adult stem cell，ASC）。ESC存在于受精后第4天至第6天囊胚的内皮细胞中，第7天时消失。ESC是早期胚胎或原始性腺中分离出来的一类细胞，它具有体外培养高度增殖、自我更新和多向分化潜能，拥有发育上的全能性，即在特定条件下能够分化为完整个体所有类型的组织细胞。然而，ESC在应用中却受到极大的限制。随着组织工程这个再生医学分支学科的发展，干细胞的研究取得了突破性的进展，进入医学的各个学科。

（二）干细胞研究现状

1. 国外研究现状　1998年，美国威斯康星大学的James Thomson成功地从人类胚胎组织中分离出胚胎干细胞，从而引起全世界干细胞的研究热潮。1999年，美国《科学》（*Science*）杂志将干细胞研究列为世界十大科学成就之一；同年，美国国立卫生研究院（NIH）公布了关于胚胎干细胞研究的指导原则，并指出，允许对已获得的来自人胚胎细胞系进行研究，但对于通过摧毁胚胎并从中获得新的胚胎干细胞系的行为是否定的。2001年，美国众议院通过了《人类克隆禁止法案》，该法案禁止一切形式的克隆，包括生殖性克隆和治疗性克隆，但在参议院并没能通过。美国在干细胞领域的研究居世界顶尖水平，但随着相关的监管及政策的不断改变，其在干细胞领域的竞争能力也不断削弱，特别是2001年美国总统鉴于伦理争议颁布的禁止联邦政府资金研究人类胚胎干细胞的政策之后。近年来美国对干细胞研究前景较为乐观，特别是胚胎干细胞可能成为今后优先发展的领域。英国在干细胞研究领域也占据着领先的地位，它是世界上第一个将克隆研究合法化的国家，允许治疗性克隆的存在。2004年5月，英国建立了世界上第一家胚胎干细胞库，贮存具有不同特性的成人及胚胎干细胞，用于学术研究及商业研究，以达到最终治疗疾病的目的，这一举动推动了干细胞研究向临床转化的步伐。同样，日本对人类胚胎干细胞的研究持积极研究、谨慎应用的态度。日本各界的基本立场是主张禁止克隆人而积极开展对人类胚胎干细胞的研究。

2. 国内研究现状　我国对于干细胞的研究采用相对而不是绝对地尊重胚胎的道德价值，允许和支持治疗性克隆研究，暂时禁止生殖性克隆研究，并对人兽嵌合体研究严加管制。由于我国对干细胞研究与应用的政策相对宽松，故在干细胞研究领域取得了极大的发展，现已位居国际研究前沿位置。干细胞研究用于治疗疾病几乎覆盖了所有难治性疾病。在保证对患者的有效性和安全性的前提下，我国对干细胞研究实行有法可依、执法必严的态度。干细胞的研究和使用前提是要在伦理规范的引导下有序地进行，在严格的监管下促进干细胞的研究发展。

（三）干细胞的分类

干细胞是一类具有自我更新、高度增殖和多向分化潜能的细胞群体，它由受精卵发育分化而成，最初形成原始胚胎干细胞，进一步分化增殖形成囊胚样结构，其内细胞团的胚胎干细胞具有形成人体各种组织的全能性，可逐步分化，发育成不同阶段胎儿的各种组织器官，干细胞随之丧失全能性，成为亚全能、多能干细胞或具有特定功能的组织专能干细胞。根据其发育阶段可分为胚胎干细胞和成体干细胞；根据其分化潜能的大小又分为全能干细胞（totipotent stem cell）、多能干细胞（pluripotent stem cell）和专能干细胞（special stem cell）。

胚胎干细胞又称为全能干细胞，可大量繁殖并保持未分化状态，并在一定条件下向内、中、外三个胚层的组织和细胞分化。胚胎干细胞研究由于受到宗教、伦理、法规以及操作技术等方面的限制，其发展在很大程度上受到了制约。成体干细胞由于较少受伦理学问题的困扰以及某些操作技术比较成熟，故其基础研究和临床治疗开展得比较多。因此，利用成体干细胞进行再生医学研究是进展比较迅速的领域之一。成体干细胞又称多能干细胞，是个体发育到一定阶段甚至到了成体阶段，体内仍存在一部分未分化细胞，它们可以向特定的组织分化，而且具有自我更新及横向分化的能力。与胚胎干细胞相比，其发育潜能受到一定的限制。

1. 胚胎干细胞　胚胎干细胞是来源于胚胎内细胞团或原始生殖嵴的一种多能细胞系，能以一种不确定的未分化状态扩增，就目前所知能分化为220多种细胞类型。1981年分离得到的小鼠胚胎干细胞，是最早分离得到的胚胎干细胞。直至1998年，有两家研究机构首次分离得到人胚胎干细胞，在体外保持未分化状态连续培养4～5个月，仍具有发展成滋养层细胞的潜能，并能向三个胚层分化。目前，由于受到道德、伦理、免疫排斥、潜在细胞分化安全性及取材困难等因素的限制，胚胎干细胞的研究仅用于动物实验，其临床应用方面受到了一定的限制。

（1）胚胎干细胞的伦理：要进行人胚胎干细胞的研究，首先遇到的问题就是胚胎来源。1998年人胚胎干细胞的诞生，不仅在干细胞研究历史上具有划时代的意义，同时也拉开了胚胎干细胞伦理争议的序幕。反对人胚胎干细胞研究的主要观点认为，对人胚胎干细胞的研究会破坏或毁灭胚胎，是反伦理、不道德的行为；而支持者认为，人类胚胎有一个动态发展变化的过程，胚胎发育的第14天起神经系统开始发育才能作为胚胎发育为"人"的标志。胚胎干细胞研究的伦理之争受文化因素的决策性影响，罗马天主教信理部的《生命祭》中明确指出："人类必须得到尊严，即得到作为人的尊严，这种尊严是从其存在的第一刻即开始的。""胚胎必须被当作人一样的受到尊重，他作为一个整体的完整性就必须受到保护。"因此，美国、德国和澳大利亚分别通过宪法规定限制胚胎干细胞的使用。在我国，58%的医师认为早期胚胎还不是道德意义上的人，超过70%的医师赞同胚胎干细胞研究，高达94%的医师认为胚胎干细胞可为治疗一些"不治之症"提供美好前景。各国科学家基本同意英国瓦诺克委员会（Warnock Committee）的建议：即胚胎实验不能超过胚胎发育的第14天。2003年12月，我国科技部和卫生部联合发布的《人胚胎干细胞研究的伦理指导原则》规定，人胚胎干细胞研究不能超过胚胎发育的第14天。对此定义，许多科学家、伦理学家和法学家，甚至天主教哲学家如麦克柯米克也表示赞同和支持。

为什么选择14天前的胚胎（前胚胎）作为研究对象呢？根据胚胎学的大量研究：14天是形成双胞胎的最后界限，14天前主要形成胚胎外部组织（外胚层）。特别重要的是，原胚条尚未出现。原胚条的出现意味着胚胎细胞开始向各个组织和器官发育分化，表现出各自的特殊性。比如，可以发育为脊椎骨和神经系统等。由此看来，14天前和14天后的胚胎有明显不同。一般认为，14天前的胚胎还是既无感觉又无知觉的细胞团，尚不构成道德主体，对其进行研究并不侵犯人的尊严。即便如此，也必须遵循严格的伦理规范，经过严格的伦理程序。如利用辅助生殖手术的患者自愿捐献的剩余胚胎，在严格的管控条件下开展干细胞研究，伦理上是可以接受的。然而，利用体外受精方式获得的胚胎干细胞还面临着同种异体移植的免疫排斥问题。利用人体细胞核移植技术（somatic cell nuclear transfer，SCNT）获得的克隆胚胎干细胞可以避免因破坏人类胚胎而造成的伦理问题，并能通过患者自体移植解决免疫排斥问题。

（2）我国胚胎干细胞的建立与应用情况：目前，我国在"治疗性克隆"研究领域获得重大突破，"治疗性克隆"课题被列为国家级重点基础研究项目。此课题整体目标是将患者的体细胞移植到去核的卵母细胞内，经过一定的处理，使其发育到囊胚，再利用囊胚建立胚胎干细胞，在体外进行诱导分化成特定的组织或器官，如皮肤、软骨、心脏、肝脏、肾脏、膀胱等，再将这些组织或器官移植到患者身上。利用这种方法，将从根本上解决同种异体器官移植过程中最难的免疫排斥反应，同时还使得组织或器官有了良好的、充分的来源。

（3）胚胎干细胞的来源：胚胎干细胞主要有三个来源：①自然和人工流产的胚胎；②辅助生殖剩余的胚胎；③通过体细胞核转移术得到的胚胎。由于研究对象来源的匮乏（主要取自人工流产的极早期胚胎，或是施行试管婴儿术时所剩余的胚胎）以及伦理道德的约束，人胚胎干细胞的体外研究一直是空白。1998年，美国威斯康星大学的科学家借助特殊的培养基，解决了早期胚胎对输卵管环境的依赖性问题，从而将新鲜或冰冻的人体外受精卵由4~8细胞阶段培养至胚泡期，经分离内细胞团后逐渐传代，建立了人胚胎干细胞系。美国科学家John从人原始生殖细胞中建立了与人胚胎干细胞功能类似的多能干细胞系——胚胎生殖细胞系。这两个小组的研究结果在《科学》和《美国科学院院报》上一经刊出，立即在科学界引起极大的震撼，掀起了新一轮的胚胎干细胞研究热潮。

（5）胚胎干细胞在整形外科的应用 整形外科范围内，胚胎干细胞可用于先天性疾病发生机制的研究、一些伤病的基因治疗、组织和器官修复以及移植治疗等方面。主要包括：①利用胚胎干细胞研究胚胎发育及先天性疾病的发生机制。大量先天性疾病的发病机制和防治有待进一步探讨。通过人ESC体外研究，可进行相关疾病的遗传学分子生物学等方面的研究，进而找到相关疾病的防治措施。②移植治疗和细胞替代治疗。胚胎干细胞具有分化成机体所有类型细胞的能力，任何因素所造成的因细胞损伤引起的疾病都可以通过移植，通过向ESC转染形成某一种系细胞的决定基因，获得用于移植治疗的特定种系细胞，这将给整形外科难愈性创面、周围神经损伤，雄激素性脱发等疑难病的治疗带来希望。③药物筛选选和药物开发。整形外科虽然利用药物治疗的疾病并不在少数，如皮肤恶性肿瘤（黑色素瘤等）、婴幼儿血管瘤、增生性瘢痕、毛发生长、衰老等方面都有药物治疗获得良好疗效的报道，但靶向更好、副作用更小的新药仍有进一步开发的需要，在临床使用前必须利用动物进行大量的检测，但是动物检测不能完全等同于人体对药物的反应，ESC能模拟体内细胞对药物的反应，从而提供更好的药物筛选模型。甚至ESC还可用于创建动物模型，用于药物筛选和药效观察。

当前胚胎干细胞存在的问题主要表现在：ESC的诱导分化、定向细胞分离和纯化、诱导生成特定组织和器官，以及ESC临床应用标准化、移植排斥和伦理道德等方面。

2. 成体干细胞

（1）成体干细胞的特点：成体干细胞存在于胎儿和成人的各种组织和器官中，平时处于静止状态或分裂缓慢，在损伤或血小板活化，释放出组织生长因子的作用下激活，取代失去生理活性的细胞或通过修复损伤来维持组织内环境的稳定。它是一类具有多向分化潜能的细胞，这些细胞具有自我复制能力，有产生不同种类的特定表型和功能的成熟细胞的能力，以维持机体的稳定，发挥生理性的细胞更新，修复组织损伤。相比之下，成体干细胞的优点是：①来源丰富，取材相对容易；②采用自体干细胞，实现个体化治疗，组织相容性好，无免疫排斥反应；③理论上，成体干细胞的致癌风险很低；④避免了伦理学的问题；⑤在一定条件下，某些成体干细胞具有多向分化潜能。因此，自体的成体干细胞具有很高的临床实用价值，发展前景广阔。

（2）成体干细胞的潜在多能性：成体干细胞的潜在多能性值得深入研究发现。成体干细胞已突破"发育的局限性",即打破了经典发育生物学的胚层限制性理论,跨系甚至跨胚层形成其他类型的组织细胞。如造血干细胞是研究最深入、应用最成熟的成体干细胞,不仅可分化成所有种类血细胞,且在特定条件下还可跨系统分化,向骨骼、软骨、神经胶质细胞、心肌、骨骼肌、肝细胞、血管内皮细胞、皮肤、消化道细胞、肺基质等组织细胞转化;骨髓间充质干细胞在特定条件下可向肝、胰腺、肺、心肌、神经分化,还可向成纤维细胞、成骨细胞、成软骨细胞、脂肪细胞、神经细胞等分化;肌肉、神经干细胞也可向造血细胞分化。学者们将这种现象称为"干细胞的可塑性",也称为"横向分化"。有学者认为:在一定条件下,不同组织系列特异性转录因子组合的变化,可使已活跃转录的基因归于静止,重新编程,并激活另一套新的基因的表达,从而使得已定向于某种组织的体细胞"改变主意"转向另一种组织系列分化,即在功能基因的调控下,造就了成体干细胞的可塑性。在此过程中,所谓的定向分化就是干细胞内某些系列特异性基因的转录取得稳定的主导地位的过程,而这些系列特异性基因转录的优势地位又取决于调控这些基因的一组系列特异性的转录因子的作用。不同的转录因子系列可使干细胞向不同方向分化,即具有可塑性。虽然对可塑性仍存在争议和质疑,但成体干细胞的跨系甚至跨胚层分化的能力是客观存在的。成体干细胞特点是:①体积小。细胞器稀少,RNA含量较低,处于相对静止状态,在组织结构中位置相对固定;②数量少。在骨髓中每10000~15000粒骨髓细胞仅有一粒造血干细胞;③复制分化为功能细胞的决定因素。自我复制,分化为功能细胞,取决于所在微循环和自身功能状态;④无确定来源。有学者推测:成体干细胞是胚胎发育过程中保存下来的未分化的细胞。因此,成体干细胞与胚胎干细胞有更多相似性和同源性。目前已知的成体干细胞有造血干细胞、神经干细胞、间充质干细胞、肝脏干细胞、胰腺干细胞、肺干细胞、乳腺干细胞、心肌干细胞、表皮干细胞、真皮干细胞、胰岛干细胞、脂肪干细胞等。干细胞的扩增是不对称分离,当一个干细胞分化为两个细胞时,其中一个能保留自体的特征,继续扩增为两个细胞;另一个可分化成行使功能细胞。干细胞不断扩增循环,既能保留自身的特征,又能分化出不同种类、不同功能的细胞。但随着年龄的增长,干细胞的数量会逐渐减少,其分化潜能也在逐渐衰退。

（3）成体干细胞的在整形外科临床应用前景:全能干细胞可分化成人体的各种细胞,从而组成各种组织和器官,最终发育成一个完整的生物体（受精卵就是最初的全能干细胞）;多能干细胞具有分化多种组织的潜能,但失去了发育成完整个体的能力;专能干细胞由多能干细胞分化而来,只能向一种类型的细胞分化。有学者认为,全能干细胞仅有胚胎干细胞,且此种干细胞的应用前景渺茫。目前,成体干细胞的应用主要集中于来源取材较容易的骨髓和外周血干细胞。不过有学者研究认为,在皮肤和人吸脂术后的脂肪组织中找到类似于间充质干细胞的多能性干细胞,并有多向分化潜能;已有学者通过实验克隆出一种全能干细胞,将成年小鼠的皮肤细胞转变成胚胎样干细胞,即把成体干细胞转化为胚胎样干细胞,成为全能干细胞。

目前成体干细胞在各个疾病领域的治疗应用已初露头角,并显示出巨大的发展潜能,这为各种难治性疾病的治疗带来了曙光。

目前,成体干细胞在整形外科的应用主要有脐(带)血及脂肪和骨髓来源间充质干细胞（mesenchymal stem cell,MSC）。涉及的范围包括:①在急慢性创面修复方面,MSC在急、慢性创面治疗的应用方案可以采用单独细胞或复合生物材料支架,也可以采用包裹MSC的纳米缓释颗粒,进一步的优化方案还有待探索。②在增生性瘢痕治疗方面,利用脂肪间充质干细胞在内的多种成体干细胞所分泌的细胞因子、趋化因子的作用,调整免疫反应和炎症反应,以达到预防和控制瘢痕的目的。③成体干细胞通过产生或旁分泌作用释放生长因子（如BMPs、或FGFs、PDGF等）、细胞因子等来调控并改善毛囊的生理周期,以刺激毛囊中的细胞分化,促进毛发再生循环。④再血管化是整形外科中组织成活的关键,利用成体干细胞的分泌、旁分泌功能,释放VEGF、PDGF和FGFs等,增强血管内皮细胞、周细胞的增殖、迁移和分化、成管,促使新管形成,有利于组织再血管化,对游离皮片、皮瓣成活,以及移植物成活具有重要意义。⑤在皮肤年轻化、抗衰老方面,成体干细胞经旁分泌作用能改善真皮胶原的沉积与排列、丰富微血管构成以提供皮肤所需的养分、带走代谢产物,提高多种细胞的生物学功能,故而促使皮肤年轻化,对抗衰老。⑥作为组织工程研究中优先选择的种子细胞,成体干细胞不仅具有高度的体内外自我复制能力和多向分化潜能,且取材方便,可源于自体,免疫原性低,已广泛应用于包括整形外科在内的生命科学各个领域。

我们应该清晰地认识到:干细胞治疗是近几年才被广泛研究和应用的新治疗技术,虽然一些临床试验的效果很激动人心,但人们对干细胞的体内和体外分化机制尚知之甚少,有些实验室结果并不统一,如临床治疗的最适宜取材时间、干细胞数量、体外培养以及治疗模式和途径等都没有统一的方案;关于干细胞治疗的最低有效剂量,不同年龄段有不同干细胞含量;有些干细胞目前尚缺乏特异性的标记物,从而使得分离和纯化困难,体外长时间保存后,其增殖和分化能力也有降低趋势,分离纯化的技术尚有待提高。自体干细胞治疗示意图见图77-1。

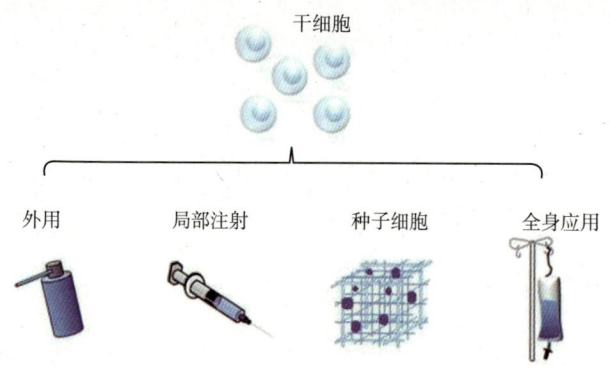

图77-1 自体干细胞治疗示意图

二 干细胞治疗在整形外科中的运用

细胞是生命的基础,细胞健康是人体健康的根本。世界卫生组织(WHO)对疾病康复也做了新的定义:"治愈疾病最根本的途径是修复细胞、改善细胞代谢、激活细胞功能。"由此可见,疾病康复的标准已经要求达到细胞康复的水平。因此,有科学家称:"20世纪是药物治疗的年代,21世纪将是细胞治疗的年代。"细胞治疗又称活细胞治疗(live cell therapy),包括活细胞修复损伤组织/细胞。干细胞作为一类具有自我更新、高度增殖和多向分化潜能的细胞群体,正是由于存在"可塑性"的特性,使其在临床应用于组织及器官损伤修复过程中发挥着重要的作用。干细胞应用于临床各个疾病领域的治疗目前已取得极为乐观的效果:如自体骨髓造血干细胞移植在心血管系统中起着明显的作用,可以安全有效地治疗缺血性心脏病及心肌梗死;在血液系统中,应用于白血病、恶性淋巴瘤、重度贫血、多发性骨髓瘤等恶性疾病的治疗;在下肢缺血性疾病的治疗中也获得成功。在骨骼系统中,骨髓单个核干细胞、自体外周血单个核干细胞治疗股骨头缺血性坏死及骨不连等骨类相关疾病居多,其目的均为解决各种原因引起的骨骼系统中血液循环障碍的问题。干细胞治疗神经系统疾病如多发性硬化、肌萎缩侧索硬化、脊髓损伤、神经元蜡样质脂褐质沉积症、病毒性脑炎后遗症、帕金森病、精神分裂症、躁狂症、脑梗死后遗症、小脑萎缩等等,都取得了不错的效果,其中多发性硬化及脊髓损伤应用较为广泛。在肝脏系统方面,除了经典的骨髓单个核细胞治疗外,尚有采用自体外周血单个核细胞及自体脂肪源性干细胞进行治疗。干细胞治疗可应用于临床不同领域,尤其适用于对组织缺损的再生治疗和美容手术迫切需要的整形外科。

在组织修复和再生中，干细胞生物学将发展利用内源性的干细胞蛋白质和小分子治疗的新境界。与之相关的干细胞技术，又称为再生医疗技术，就是对干细胞进行分离、体外培养、定向诱导甚至基因修饰等过程，在体外繁育出全新的、正常的甚至更年轻的细胞、组织或器官，并最终通过细胞组织或器官的移植实现对临床疾病的治疗。干细胞技术是生物技术领域最具有发展前景和后劲的前沿技术，由此人们可以用自身或他人的干细胞和干细胞衍生组织、器官替代病变或衰老的组织、器官，并可以广泛涉及其他领域，用于治疗传统医学方法难以医治的多种顽症，诸如白血病、阿尔茨海默病、帕金森病、糖尿病、卒中和脊柱损伤等一系列目前尚不能完全治愈的疾病。它们在以细胞、组织及器官修复更新为目的的再生医学领域发挥着重要的作用。目前已有几种不同类型的干细胞广泛应用于整形外科领域。当前，我国细胞治疗中常用的细胞类型是成体来源的干细胞，如骨髓干细胞、脂肪来源间充质干细胞、脐血和脐带来源的干细胞等（图77-2）。其临床应用特点主要表现在一般是采用个体化治疗，至今还没有国家食品药品监督管理总局（CFDA）批准的、批量生产的上市产品。另外，干细胞主要是某些难治性疾病中的一种选择，有的甚至是最后的选择。

根据细胞治疗研究进展，可以按细胞治疗技术与细胞治疗药品分别进行管理。

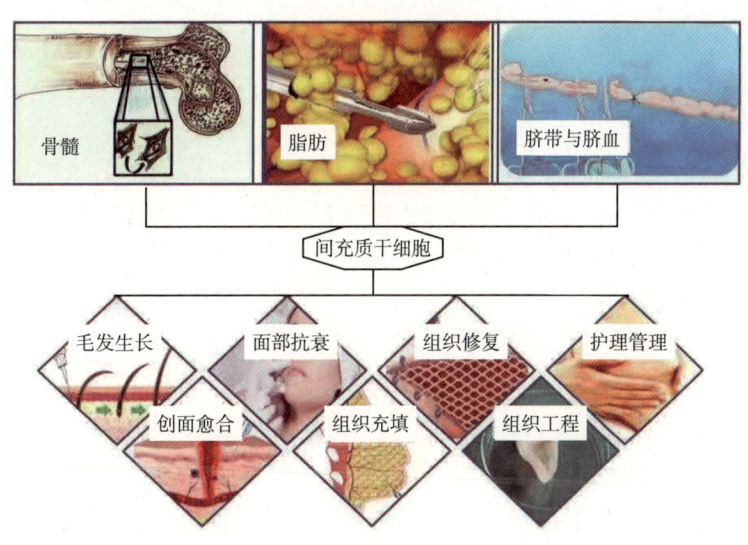

图77-2　间充质干细胞在整形外科应用领域

（一）干细胞的特性及相关治疗技术

1. 骨髓来源的干/祖细胞（bone marrow derived stem/progenitor cells）

（1）骨髓造血干细胞（bone marrow hematopoietic stem cells）

1）研究历史：造血干细胞的发现源于"第二次世界大战"后放射医学的研究。Jacobson等发现，小鼠与豚鼠的脾脏与骨髓中存在着一类细胞，即造血干细胞，能够重建经致死剂量射线照射过的小鼠与豚鼠的造血系统。

2）生物学特性：来自骨髓的造血干细胞在更新外周血细胞中，扮演了决定性的角色。其表面标记包括$CD34^-$细胞或$CD34^+/CD38^-/low/Thy1^+/CD90^+/C\text{-}kit^+/low/Lin^-/CD133^+/VEGFR$的细胞，未成熟多能造血干细胞和成骨细胞一起，聚集在骨髓区域骨内膜特定的微环境中。另外，发骨髓微脉管-窦状隙内皮腔隙中存在着造血干细胞的亚群，似乎代表一类可快速释放的新的成熟的血细胞系进入外周循环中、但存活时间很短的干细胞。

(2) 脐带造血干细胞 (cord blood hematopoietic stem cells)

1) 研究历史: 20世纪70年代初，人们就发现脐带血中含有大量造血干/祖细胞。至80年代初，Boyse和Broxmeyer曾对脐带血作为造血干细胞来源的前景进行过讨论，由此引发了一场广泛性的国际合作，他们还成功地用脐带血造血干细胞移植治疗2例范科尼（Fanconi）贫血患儿。20世纪80年代末，脐带血代替骨髓移植取得成功。1992年，用脐带血造血干细胞治疗20例再生障碍性贫血患者获得成功。因此，当时有人预言，脐带血有可能成为未来骨髓外移植和基因治疗的造血干细胞来源。从此以后，人们对脐带血进行了更加深入细致的实验研究，脐带血造血干细胞移植在临床上的应用也越来越多，并取得了可喜的成果。

2) 生物学特性: CB-MSCs也可分化为骨髓组织的组成成分。鉴于造血作用的传统定义，可以认为CB-MSCs与原始的造血祖细胞相似。有研究证实，CB-MSCs在培养过程中极易形成集落，并表达各种细胞因子，如P21cip1/waf1、P27kip1、Stat3、Stat5、Notch、Wnt、GSK-3、HOX家族（如Hoxb4）、FoxO、pu.1、GATA-1、HIF-1α和Rheb2d等，这些细胞因子与UCB-SCs的一系列功能，如细胞存活、细胞自我更新、增殖、分化及迁移等密切相关。

3) 脐带造血干细胞的采集、分离纯化与保存

a. 采集：脐血采集方法有半封闭式、封闭式、开放式及导管式。一次性无菌封闭采血袋采集法是目前最好的方法。新生儿娩出后，在距脐2～3cm处结扎脐带并剪断，从胎盘端粗静脉穿刺，脐带血借宫缩力及负压流入采血袋，血袋中装有无菌抗凝剂，平均采集脐血112ml。

b. 分离纯化：脐血干细胞的分离方法有3%明胶沉淀法、氯化铵破坏红细胞法、Ficoll和Percoll分离法、6%羟乙基淀粉沉淀法及甲基纤维素沉淀法。6%羟乙基淀粉沉淀法是目前最常用的脐血分离方法。

目前主要有三种纯化$CD34^+$细胞的方法：①MACS。单克隆抗体免疫磁珠分离系统（MACS）。②细胞与鼠抗人单克隆系统$CD34IgG_1$抗体结合。孵育30分钟后，再与羊抗鼠IgG_1免疫磁珠结合，孵育30分钟后，细胞与磁珠混合物置于磁场中，加压洗脱，去除非黏附细胞，收集$CD34^+$细胞。③免疫荧光法。流式细胞仪免疫荧光检测，其纯度可达95%～98%。

c. 保存：采集的脐带血可以全血保存，但因为涉及保存的空间及解冻后的溶血问题，一般将分离后的造血干细胞加入冷冻保护剂（DMSO）后放在冷冻液中保存。经典的保存方式：①液氮低温保存。应用10%的DMSO作为冷冻保护剂，程序降温至−80℃，再入液氮中深低温保存（−1960℃）；②直接置冰箱保存。采用5%DMSO+6%HES作冷冻保护剂，将脐带血直接置于−1350～−700℃冰箱冷冻保存。

4) 规范相应制度：2009年11月13日卫生部颁布《脐带血造血干细胞治疗技术管理规范（试行）》（卫办医政发〔2009〕189号，以下简称《试行规范》），作为医疗机构及其医师开展脐血造血干细胞治疗的最低要求，旨在保证医疗质量和安全，并为技术审核机构对医疗机构申请临床应用造血干细胞技术提供技术审核的依据；同时适用于脐血造血干细胞移植技术。《试行规范》在医疗机构、人员、技术管理和其他管理四个方面明确了基本要求，包括：

a. 医疗机制的规范：开展脐血干细胞治疗技术的医院应具有的资质、条件，按病床床位应配备的医护人员的比例及医护人员须拥有从业执照、具备相应的经验和技术职称（尤其是医师）。

b. 技术上严循操作规范：技术上严循操作规范和诊疗指南，并遵守知情同意、随访、信息上报与考核制度。

c. 干细胞来源合法：治疗用脐血造血干细胞来源合法（为国家主管部门批准的脐血库提供）、按国家物价政策收费等。

《试行规范》的实施，使我国脐血造血干细胞治疗技术的应用和管理更加规范、合理和科学。

2. 间充质干细胞

(1) 骨髓间充质干细胞（bone marrow derived mesenchymal stem cells, BMSCs）：间充质干细胞

是中胚层来源的具有多向分化能力的细胞，主要存在于骨髓、软骨膜、骨膜、肌肉及胎儿脐血等部位，其中以骨髓组织中含量最为丰富。

1）研究历史：虽然100多年前Cohnleim就已经提出间充质干细胞的存在，但直到1966年，间充质干细胞才首先由Friedenstein在骨髓中发现。传统理论认为，这群细胞在特定诱导条件下可向中胚层细胞即骨、软骨和脂肪细胞分化。然而越来越多的研究发现，间充质干细胞具有向内、中、外三个胚层，包括肌腱、韧带、肝细胞、心肌细胞和骨髓基质等分化发育的潜能。骨髓来源的间充质干细胞易于培养、可大量扩增、遗传背景相对稳定且多向分化特性不会受到影响，故临床上常被用于细胞（或组织）的替代治疗。

2）生物学特性：人体的很多工作都与来源于骨髓基质中的间充质干细胞有关。尤其是那些定居于血管周围表达CD49a和CD133标记的间充质干细胞，可能产生成骨细胞，并通过释放生长因子和细胞因子刺激造血干细胞造血。在体内和体外特定培养条件下，骨髓或者组织来源的间充质干细胞能够产生不同种类的中胚层细胞系，涉及成骨作用、脂肪发生、软骨和肌肉的形成。此外，在体内和体外特殊生长因子和细胞因子作用下，间充质干细胞能够被诱导分化成成纤维细胞、神经元细胞、肺泡细胞、胰岛B细胞、角膜上皮细胞和心肌细胞。在内皮祖细胞，来自类似造血干细胞的胚胎成血管细胞，通过比较不同的生物标记，$CD34^+$或者CD34（CD62配体）、CD133、血管内皮生长因子受体2、胎肝激酶-1（Flk-1）、趋化因子受体和骨细胞因子受体等将它们区别出来，当存在剧烈损伤和血管疾病时，内皮祖细胞就形成新血管壁的内皮细胞。

间充质干细胞可表达间质细胞、内皮细胞和表皮细胞的表面标志，主要包括：①黏附分子，如CD166、CD54、CD102、CD44、CD106等；②生长因子和细胞因子受体，如白介素1受体（IL-1R）、IL-3R、IL-4R、IL-6R、IL-7R、干扰素受体、肿瘤坏死因子α等；③整合素家族成员，包括CD49a、CD49b、CD49c、CD29、CD104等；④其他如CD90、CD105等。许多研究表明，不同组织来源的MSC同时又具有相似的免疫表型特征，表现为SH2（CD105）、SH3（CD73）、SH4、CD166、CD13、CD29、CD44等黏附分子阳性，不表达造血和内皮标记，如CD34、CD31和CD45等。表达HLA-Ⅰ，不表达HLA2DR，不表达协同刺激分子CD80、CD86和CD40。

3）骨髓间充质干细胞采集、分离纯化与保存

a. 采集：用18号穿刺针穿刺，20ml注射器（内含肝素2000u）在髂前上棘抽取骨髓10ml。抽取骨髓时注意保持针头斜面在骨髓内。迅速抽取骨髓并使其和肝素混匀，防止产生凝血块。

b. 分离纯化：经1200rpm离心10分钟，吸除上层脂肪组织，洗涤3次。在骨髓中注入密度为1.073g/ml的Percoll分离液。室温下3000g离心30分钟，有核细胞在分界面及上层液体中，大部分红细胞在沉淀中。用二倍体积的PBS稀释，并再次离心。将细胞重悬于低糖10%DMEM+FBS培养液中。调整细胞密度为$1.6\times10^6/cm^2$接种于培养瓶中，设置温度37℃，在体积分数为5%的CO_2恒温培养箱中培养，72小时后弃去未贴壁细胞，以后每3天换液一次。当细胞会合90%蛋层细胞后，0.25%胰蛋白酶在室温消化传代，离心（1000rpm，10分钟），弃上清液，沉淀按1∶1比例传代。

c. 保存：收集生长良好的细胞，去少量细胞悬浮液（约0.1ml），计数细胞浓度及冻前存活率。将细胞加入含10%DMSO和30%血清的新鲜培养基中，用无菌塑料冷冻保存管放入程序降温盒中，于-70℃经24小时后转入液氮保存。30天后，复苏细胞，用椎虫蓝染色检测细胞活性，于37℃、体积分数为5%的CO_2培养箱中培养，每日在倒置光学显微镜下观察细胞生长状况（细胞生长状态及数量）。主要观察指标：①人骨髓间充质干细胞的生长曲线分析；②细胞冻存及复苏生长特性分析。

（2）脐带间充质干细胞（cord mesenchymal stem cells）

1）研究历史：2000年，Rrices首次报道了脐带血中可以分离培养出间充质干细胞，随后Romanov等又分别从脐静脉内皮和内皮下、脐带Wharton胶质和血管周围组织中分离培养出MSC，并

建立了脐带间充质干细胞的分离培养方法。常用的脐带间充质干细胞体外分离方法主要包括植块法和酶解法。依据选取消化酶的种类又可分为胶原酶消化、胰酶消化和两种酶顺序消化法。

2）生物学特性：脐血中的CB-MSCs被认为是用于移植的最佳选择。经过深入研究证实，CB-MSCs可分化为软骨细胞、骨细胞、脂细胞、神经细胞及脏壁中胚层。CB-MSCs在体外培养过程中不表达CD14、CD34和CD45，而表达CD106、CD54、SH2、SH3和SH4。在电子光学显微镜下观察，可以看到CB-MSCs中某些间质标记物表达阳性，如SMA、波形蛋白、巢蛋白及结蛋白。CB-MSCs还表达一种特殊的标记HOX，尤其是HOXA9、HOXB7、HOXC10及HOXD8被称为间充质干细胞的"生物学指纹"，这是从脐血中分离间充质干细胞的特异性标记之一。

3）脐血间充质干细胞采集、分离纯化与保存

a. 采集：顺产或剖宫产术中，在胎儿娩出后距胎儿5～7cm处对脐带进行双结扎，剪断脐带，消毒断端，穿刺孕妇端脐血管抽取脐血，并用肝素20u/ml抗凝。采集的新鲜血液于18℃保存，于12小时内完成细胞分离。采集过程中尽可能多地将脐血留在脐带内，有助于提高hUCB-MSC的培养成功率。单份脐带采集的血量越多，所能获得的hUCB-MSC就越多，培养成功的概率也就越大。在采集过程中应小心操作，避免按压子宫或挤压脐带和胎盘。采集时间是指从胎儿娩出获得脐带血开始，到收集相关细胞并培养至培养皿中所用的时间。为最大限度地保证干细胞活性，采集时间越短，培养效果越好，时间至少控制在15小时以内。也有学者认为，超过6小时就会降低hUCB-MSC的活性而增加其培养难度。

b. 分离纯化：分离脐带血目前尚无统一的方法，常见的分离方法有以下几种：①密度梯度离心法。将脐血滴加在Ficoll-Hypaque或Percoll分离液表面进行密度梯度离心分离，分离出血液中的单核细胞。此法简单易行，但操作步骤过多且必须使用淋巴细胞分离液，有可能增加hUCB-MSC被污染的风险。②贴壁筛选法。利用hUCB-MSC容易在塑料材料上贴壁生长的特性，将其与造血系统细胞及淋巴细胞分离并传代扩增。③流式细胞仪分选法。利用hUCB-MSC大小或细胞表面的特殊标记，采用流式细胞仪对其进行分选，从而获得目标细胞。④免疫磁珠分选法。利用表面覆盖特异性抗体的磁珠与骨髓间充质干细胞结合，再用永久磁珠吸出间充质干细胞。目前常用的分离方式是将密度梯度离心法和贴壁筛选法相结合，先用密度梯度离心法从脐带血中分离出单个核细胞，再利用hUCB-MSC易贴附在塑料材料上生长的特性，用贴壁筛选法将其从造血细胞中分离出来，从而获得纯度较高的MSCs。

c. 保存：第六代细胞生长至80%～90%融合时，常规消化、离心，加入含10%二甲基亚砜基础培养基，调整细胞密度为$1×10^9$/ml进行梯度冻存。首先置－20℃环境中2～3小时，再置-70℃过夜，次日投入液氮中保存。6个月后取出冻存管，在37℃水浴箱中解冻1～2分钟，加入基础培养基混悬后，离心去除二甲基亚砜，再加入基础培养基，以$1×10^7$/ml或$1×10^8$/ml接种至培养皿，置于细胞培养箱中，次日换液，此后3～5天换液一次。

3. 血管内皮祖细胞（endothelial progenitor cell，EPC） 内皮祖细胞是指能从骨髓迁移到外周血，并分化为血管内皮细胞的祖细胞，又称血管内皮干细胞（endothelial stem cells）。它是血管内皮细胞的前体细胞，1997年由Asahara等首次分离，并证实人类出生后的外周循环血液中存在能分化成血管内皮细胞的血管内皮祖细胞，并证明它在成年机体的血管新生中起重要作用。

（1）研究历史：1997年，Asahara等应用免疫磁珠法从成人外周血中分离CD34＋细胞，并在预衬纤连蛋白（fibronectin，Fn）的培养皿中培养，得到的细胞可表达vWF、CD34、CD31、VEGFR-2等内皮细胞特异性抗原，故将CD34＋细胞命名为内皮祖细胞。这个发现不仅更正并充实了旧有的血管新生机制，对心血管疾病和恶性肿瘤的研究提供了崭新的立足点，更为最近兴起的组织工程血管的研究提供了更优越的种子细胞来源。

（2）生物学特性：造血细胞与内皮细胞来源于共同的祖细胞——血液/血管母细胞（hemangioblast），其具有VEGFR-2、CD31、CD34等共同的细胞表面抗原。在胚胎期，卵黄囊的胚外中

胚层内形成许多血岛,胚胎发育过程中血岛中间的球形细胞逐渐分化成造血干细胞而周围的扁平状细胞为早期的内皮祖细胞。目前研究通常采用分离培养骨髓或外周血中的单个核细胞的方法获取内皮祖细胞。近期有人发现,脐带血中的EPC数量是外周血中的10倍,且来源丰富、增殖性强,成为目前EPC研究的重要来源。另外,EPC也存在于胎肝、脂肪组织或骨骼肌中。

EPC的特异性表面标记目前尚存在许多争议,早先的多数研究将同时表达CD34、CD133和VEGFR-2抗原细胞视作EPC,其释入外周血循环或经体外培养后逐渐失去CD133表型等祖细胞特性,表达内皮系的特征性分子标志:如血小板内皮细胞黏附分子31(CD31)、vWF、VE-钙。黏素等形成具有分泌内皮型一氧化氮合酶(eNOS)、摄取LDL和结合UEA-1功能的成熟内皮细胞。

(3)血管内皮祖细胞采集、分离纯化和保存

1)采集:采用基础培养液EBM-2(DMEM、EGM-2)、M199进行培养,少数情况下应用RPMI1640、IMDM长周期培养液和条件培养液,胎牛血清浓度一般为5%~20%,同时添加不同种类的细胞生长因子,如血管内皮生长因子(VEGF)、碱性成纤维细胞因子、牛脑提取物和表皮生长因子(EGF)等。最近国外报道,将分离的EPC用添加特殊生长因子的EBM-2培养液在特殊铺层(如纤维连接蛋白)上进行培养,效果较佳。培养皿包被人纤维连接蛋白或胶原可使EPC更好地生长,人纤维连接蛋白的作用强于胶原,并有促进EPC分化的作用。大量研究报道显示,浓度为25~50mg/L的纤维连接蛋白可使细胞良好贴壁和产生细胞分化的形态特征。相关实验显示,$(3\sim5)\times10^6/cm^2$的接种密度,使每10^6个单个核细胞得到的贴壁细胞数和细胞集落数最多。

2)分离纯化:有差速贴壁法、免疫磁珠法、流式细胞仪分类筛选法、生物素-抗生物素亲和吸附法、单抗铺展贴壁法等。每种方法各有优缺点:①免疫磁珠法得到的细胞纯度高,但细胞数少,分化差,费用昂贵。②贴壁法操作简单、方便,但得到的细胞纯度低。目前多用单个核细胞贴壁法培养获得EPC。

3)保存:收集生长良好的细胞,取少量细胞悬浮液(约0.1ml)计数细胞浓度及冻前存活率。将细胞加入含10%DMSO和30%血清的新鲜培养基中,用无菌塑料冷冻保存管放入程序降温盒中,保持-70℃,24小时后转入液氮保存。

4. 表皮干细胞(epidermal stem cells,ESCs) 是皮肤组织特异性干细胞,具有增殖能力,可以增殖分化为各种表皮细胞,在维持表皮自我更新、保持皮肤正常的表皮结构与功能方面起着重要作用。

(1)研究历史:大约从20世纪80年代开始,研究者开始关注表皮干细胞的特性,相关研究也逐年增加。

(2)生物学特性:表皮干细胞是具有无限增殖潜能、通过对称或不对称分裂方式自我更新并不断产生功能性细胞以维持表皮稳态的一个细胞群,其形态学上具有未分化细胞的特征,细胞体积较小,核大而胞浆少,核浆比大,胞内RNA含量低,细胞器较少且不成熟,在组织结构中位置相对固定。通过对细胞动力学研究发现,表皮中有3种增殖细胞,即表皮干细胞、短暂扩增细胞、已分化细胞。表皮干细胞具有以下典型特征:①体内慢周期性;②自我更新能力。③对皮肤基底膜的黏附。表皮干细胞主要通过表达整合素实现对基底膜各种成分的黏附,这是干细胞维持其在基底层环境中稳定性的基本条件,且对建立皮肤附属结构的空间分布也很重要。

表皮干细胞的定位:表皮干细胞在组织结构中位置相对固定,位于表皮内血供丰富的基底层及毛囊隆突部。目前认为毛囊隆突部干细胞是皮肤干细胞的主要栖存地,不仅对毛囊的生长、改建和新陈代谢起关键作用,而且对表皮损伤后的修复同样重要。部分表皮干细胞与短暂扩充细胞在表皮基底层呈片状分布,表皮基底层中有1%~10%的基底细胞为表皮干细胞。

表皮干细胞的表面标志是其分离鉴别的关键。干细胞对基底膜的黏附性是通过表达整合素来实现的,整合素包括α、β两种亚基,目前研究认为:β1整合素和α6整合素是表皮干细胞的标记。K19阳性的细胞定位于毛囊隆突部,并具有干细胞的特征,认为其可作为皮肤干细胞的一个

表面标志；又有实验表明，K15较之K19在鉴别毛囊隆突部表皮干细胞方面可能更有意义。烟酸己可碱（Hoechst）33342、P63转录因子CD34、细胞表面蛋白10G7、钙粘连蛋白、血管紧张素转换酶等也可作为鉴别表皮干细胞的参考。

(3) 表皮干细胞采集、分离纯化和保存

1) 采集：一般采用进行包皮环切术的健康人群的包皮组织，并用100u/ml的青链霉素双抗液加入1M PBS中作为运送包皮组织的转送液，将包皮组织转入实验室。

2) 分离纯化：先用1mol/L PBS洗净组织，放到含有200u/ml青链霉素的平衡液中消毒20分钟，再用1mol/L PBS浸洗组织，去除皮下组织，将包皮剪成约1cm×1cm大小，放到100mg/ml Dispase酶中浸泡过夜。第2天（14~16小时）分离表皮真皮，将表皮置于培养皿中，用1 mol/L PBS清洗一次，加入已预热的0.125% Trypsin＋0.01EDTA 3ml，用弯头迅速搅拌2分钟。将液体吸出，加入已含有10%FBS的DMEM中中和。以上步骤再进行1次，加入另一离心管中，将前后两管液体合并为一管。每5分钟1000转离心，弃上清液，用K-SFM培养基重悬细胞，接种于预先铺有Ⅳ型胶原的培养瓶中，温箱孵育15~20分钟，吸出未贴壁细胞，加入新鲜培养基。隔日换液，待长满80%左右进行传代。

3) 保存：收集生长良好的细胞，取少量细胞悬浮液（约0.1ml）计数细胞浓度及冻前存活率。将细胞加入含10%DMSO和30%血清的新鲜培养基中，用无菌塑料冷冻保存管放入程序降温盒中，保持－70℃，24小时后转入液氮保存。

5. 成体脂肪来源干细胞

(1) 研究历史：脂肪干细胞（ADSCs）是由Zuk等于2001年首次从人吸脂术的脂肪混悬液中得到的一种间充质干细胞。ADSCs在细胞形态、表型及多向分化潜能等许多方面与骨髓间充质干细胞（bone marrow mesenchymal stem cells, BMMSCs）相似，由于ADSCs具有取材方便、创伤小、来源充足等优点而成为当今的一个研究热点。

(2) 生物学特性：脂肪组织来自中胚层的间充质。脂肪组织分为棕色脂肪（主要见于新生儿和冬眠动物）和白色脂肪（又叫黄色脂肪，约占成人体重的10%）。ADSCs在鼠白色脂肪组织中的含量明显高于棕色脂肪组织，且有更强的分化潜能。ADSCs为成纤维样细胞，胞体呈菱形或梭形，胞核居中，细胞呈团簇状生长，以放射状或旋涡样排列。

ADSCs尚无特异性的标记，主要通过组织来源、细胞形态、细胞表型及其多向分化潜能来进行综合判断。ADSCs和BMMSCs均有CD9、CD10、CD13、CD29、CD44、CD54、CD55、CD71、CD90、CD91、CD105、CD146、CD166、CD177，而CD45、HLA-DR、CD38、CD117等表达。但ADSCs表达$CD49d^+$、$CD106^-$。ADSCs分泌血管内皮生长因子、粒细胞集落刺激因子、间质源性因子1、肝细胞生长因子等生物活性物质发挥促血管生成的作用；还通过旁分泌促进成纤维细胞分泌Ⅰ、Ⅲ型胶原和粘连蛋白。另外，Puissant等报道，ADSCs通过分泌前列腺素E2等降低自身免疫原性，参与免疫负调控作用。

ADSCs的优点：①首先ADSCs来源广泛、获取容易，只需要对患者进行局部麻醉后吸脂即可。其扩增迅速、多次传代遗传稳定、衰老和死亡细胞所占比率低、可连续传代培养130代之多，有更为优越的体外增殖能力，完全可以满足临床对种子细胞数量上的要求，甚至可能不经过体外扩增的过程直接用于临床细胞治疗。Zuk等从300ml人脂肪抽吸物中分离纯化出$(2~6)\times 10^8$个成纤维细胞，经鉴定绝大多数细胞（85%±12.8%）为间充质干细胞；②皮下脂肪切除术是一种普通外科手术，安全性高；③脂肪组织比骨髓中所含的间充质干细胞比率大，成纤维细胞集落形成单位试验表明，脂肪组织中干细胞的数目至少是骨髓中的500多倍，即间充质干细胞含量丰富；④脂肪干细胞作为基因治疗载体，能够对外源基因进行表达，转染后的ADSCs诱导分化成脂肪细胞和成骨细胞，仍有外源基因的表达，因此可以认为ADSCs和载体结合后可作为基因治疗的有力工具，Dragoo等给ADSCs转染骨形态发生蛋白-2，成骨分化速度快于培养基中添加重组人骨形态发生蛋白-2，比较转染骨形态发生蛋白-2基因的MSCs和ADSCs，发现后者可以产生更多的骨祖细胞和细胞外钙化基质成分，成骨分化率为45%；⑤脂肪干细胞体外培养条件要求较低，在不同厂家和批次的血清培养基中都能稳定地生长。⑥具有免疫抑制作用。Djouad等研究表明，间充质干细胞与混合淋巴细胞反应体系中，不论是反应源还是刺激源淋巴细胞的增殖都明显受到抑制，为异体移植的可能性提供了理论基础。因为人ADSCs能够很容易地从外科切除术、肿胀脂肪抽吸术或者超声辅助的脂肪抽吸术中得到，成为另一种有望利用富集的未成熟细胞用于治疗不同疾病的细胞来源，包括临床各种骨、软骨和骨骼肌失调、肌肉营养不良、心血管和肝脏失调、神经疾病和糖尿病，也包括脂肪、骨骼、肌肉组织重建的生物工程的处理的细胞来源。

(3) 成体脂肪干细胞鉴定：ADSCs所在的具体位置目前还不是很清楚。有研究者认为，ADSCs存在于脂肪间结缔组织中；而还有研究者认为，ADSCs位于脂肪细胞之间或位于小血管周围。通过吸脂术获得的各种干细胞的比例大约是：脂肪基质细胞（70%～90%）、血管内皮祖细胞（3%～9%）、血管周皮细胞（2%～5%）及其他干细胞。

1964年，Rodbell等在大鼠附睾脂肪垫中首次分离出成熟脂肪细胞及其祖细胞（progenitor），又称脂肪前体细胞。脂肪前体细胞可孕育出成体干细胞→间充质前体细胞→前脂肪细胞→成熟的脂肪细胞。2001年，Zuk首次从人体脂肪组织中获得同样具有多向分化潜能的细胞群脂肪来源干细胞。脂肪干细胞的命名繁多，如脂肪祖细胞（adipose progenitor cells）、脂肪来源基质或脂肪来源干细胞（adipose derived stromal/stem cells，ADSCs）、脂肪来源成体干细胞（adipose derived adult stem cells，ADASCs）、脂肪成体基质细胞（adipose adult stromal cells）、脂肪来源基质细胞（adipose derived stromal cells，ADSCs）、脂肪基质细胞（adipose stromal cells，ASCs）、脂肪间充质干细胞（adipose derived mesenchymal stem cells，ADMSCs）、脂肪前体细胞（adipose precursor cells，APCs）等。国际脂肪干细胞治疗与科学联合会将其统称为"脂肪源性干细胞"（adipose derived stem cells，ADSCs）。

(4) 脂肪源性干细胞的表面标志与鉴定：迄今为止，还没有发现ADSCs的特异表面标志。Gronthos等对脂肪抽吸物培养细胞的表面标志进行了系统研究，发现这些细胞具有与BMSCs相似的表面抗原表达，如CD9、CD10、CD13、CD29、CD34、CD44、CD49d、CD49e、CD54、CD55、CD59、CD105、CD106、CD146、CD166等，但他们并没有检测到BMSCs特有表面抗原STRO-1的表达。与之不同的是，De Ugarte等研究指出，ADSCs和BMSCs都表达CD13、CD29、CD44、CD90、CD105、SH-13和STRO-1。两者的差别在于ADSCs不表达CD49d。相反，BMSCs的表达量很低。其他学者在分析比较ADSCs和BMSCs表面抗原时也存在某些差异。但大多数研究人员明确指出脂肪来源细胞中CD105、CD166、STRO-1等干细胞相关表面抗原均有表达。另外，与造血系统、内皮细胞相关的CD34、CD31等也均有较高比例的表达。这些结果表明，脂肪来源细胞中确实存在具有间充质干细胞特性的细胞，但同时也夹杂大量非间充质干细胞群体。因此，严格来讲，脂肪干细胞应该被称为脂肪组织来源的干细胞。

(5) ADSCs的分离、提取和培养：ADSCs的形态为纤维细胞样，富含内质网和核仁。将抽吸于下腹部、大腿内侧的脂肪（此处干细胞的浓度最高）在37.8℃下用胶原酶Ⅰ消化，并将悬浊液离心，分离、提纯ADSCs。采用美国圣地亚哥的Cytori Therapeutics医疗公司的Celution技术及其研制的离心机（离心速度约每分钟1200转），可将脂肪细胞和干细胞与其他再造细胞分离。沉淀物中可分离出ADSCs，其中还包括基质血管碎片（stromal vascular fraction，SVF），平均每300ml脂肪组织中可获得$2×10^8$～$6×10^8$个ADSCs，可传递13～15代，其中衰老和死亡细胞仅占少数。有学者提出，在培养过程中加入诱导因子，如地塞米松、生物素、胰岛素等，可加速成熟脂肪细胞形成，并在实验中采用牛胚胎血培养，经7～10天的诱导后在细胞质内出现脂肪空泡，一般出现在线粒体周围。

(6) ADSCs的多向分化能力。ADSCs可分化成：①脂肪细胞；②成骨细胞；③软骨细胞；

④内皮细胞；⑤外皮细胞；⑥神经前体细胞；⑦肌细胞；⑧心肌细胞；⑨平滑肌细胞；⑩表皮细胞、真皮细胞、肝细胞、胰岛细胞等。

在研究ADSCs多分化潜能时，学者们发现其具有内分泌的功能，并探索了其在再生医学中的作用。ADSCs内分泌功能包括：①促血管化作用。大量研究表明，ADSCs可分泌促血管化因子：血管内皮细胞生长因子（VEGF）、表皮生长因子（EGF）、bFGF、肝细胞生长因子（HGF）、基质细胞衍生因子（Stromal cell derived factor，SDF）等，从而加速血管化形成。②造血支持作用。已有学者证明，造血功能受损的小鼠恢复正常造血，并检测到供体细胞。③抗凋亡作用。Sadat等通过应用Transwell培养新生鼠的心肌细胞，发现ADSCs具有保护心肌细胞的作用。④趋化作用。目前已证实ADSCs可以合成、分泌趋化因子SDF1和大量类似的趋化因子，以加速损伤修复。⑤免疫控制和免疫调节作用。已有大量研究结果表明，ADSCs具有免疫控制和免疫调节作用，这为临床异体移植脂肪干细胞提供了理论基础。⑥维持高增殖率及多向分化潜能的作用。

（二）干细胞在整形外科的应用

在整形外科中，纠正先天或后天畸形、恢复和改善组织结构与功能、调整甚至重塑外形、毛发生长、维持年轻化状态有不同的选择手段，其中细胞治疗，特别是干细胞治疗越来越显示其独特的、不可替代的优势。自从原国家卫生计生委会同原食品药品监督管理总局于2015年出台了《干细胞临床研究管理办法（试行）》，我国已批准超百家医院可以进行干细胞临床治疗研究，干细胞领域的生物产业发展也备受关注。

由于成体干细胞具有：①来源丰富，取材相对容易；②采用自体干细胞，实现个体化治疗，组织相容性好，无免疫排斥反应；③理论上，成体干细胞的致癌风险很低；④避免了伦理学的问题；⑤在一定条件下，某些成体干细胞具有多向分化潜能。因此，自体成体干细胞被广泛用于整形外科领域。目前在Clinicaltrials注册的与整形相关的干细胞治疗项目见表77-2～表77-5。

表77-2 在Clinicaltrials注册的与整形相关的干细胞研究

编号	细胞类型	对象
NCT00040651	BM-MSCs	硬皮病
NCT00278525	PBSCT	系统性硬皮病
NCT01771679	BM-MSCs	皮肤内源性衰老、紫外线对正常皮肤影响、光老化、皮肤疾病
NCT01801878	ADSCs-SVF	皮肤异常
NCT01828723	ADSCs-SVF	ADSCs-SVF的安全性：脂肪萎缩、衰老、皱纹
NCT02034786	ADSCs	美容治疗
NCT02116933	ADSCs	小乳症
NCT02494752	ADSCs	Romberg's病、颅颌面畸形、结缔组织病
NCT02590042	ADSCs-SVF	ADSCs-SVF的安全性：创面愈合异常、瘢痕、软组织缺损
NCT02672280	UC-MSCs	创面愈合、糖尿病足溃疡

注：外周血干细胞移植（peripheral blood stem cell transplantation，PBSCT）；脐带间充质干细胞（umbilical cord mesenchymal stem cells，UC-MSCs）；脂肪来源干细胞（adipose-derived stem cells，ADSCs）；基质来血管成分，又称基质血管组分，或间质血管部分（stromal vascular fraction，SVF）；骨髓间充质干细胞（bone marrow mesenchymal stem cells，BM-MSCs）。

表 77-3　脂肪源干细胞在整形美容外科中的应用

建议使用干细胞的方式	细胞类型	描述	参考文献作者	时间
直接将细胞相关组织注射到胸部	ADSCs、SVF细胞、CAL	是一项安全、有效的隆胸技术	Yoshimura	2008
直接将细胞注入受影响的区域	ADSCs	填充物注射导致并发症后的伤口愈合	Kim 等	2009
直接将细胞注入受影响的区域	ADSCs	与支架材料一起充填治疗Romberg's病	Sterodimas	2010
干细胞强化组织注射Stem cell-enriched tissue injections (SET)	ADRCs	对脂肪移植手术的有效影响，特别是纤维化和放疗后病例	Tiryaki 等	2011
与传统脂肪移植一起注射	ADRCs	对脂肪隆胸患者的脂肪成活有益，且安全	Kamakura 等	2011
注射到创缘	ADSCs	放射性溃疡	Akita 等	2012
注射到真皮和皮下	ADSCs	透明质酸注射局部皮肤坏死	Sung 等	2012
将细胞注入受影响的区域	ADSCs	隆鼻术后皮肤坏死	Jo 等	2013
细胞辅助的脂肪移植术（CAL）	脂肪来源SVF细胞	隆胸和面部脂肪萎缩治疗的良好美容效果	Mehrabani 等	2013
针对性地在富血小板血浆注射期间的实施	ADSCs	理想的瘢痕治疗	Eun	2014
直接皮下注射	ADSCs	抗皮肤老化和再生作用	Zhang 等	2014
直接注射在移植区	脂肪来源SVF细胞复合PRP	在中面部抗衰方面，联合应用优于单用	Sasaki 等	2015
0.5mm长度，0.25mm直径的微针头皮滚动后涂抹	ADSC-CM	女性型脱发（female pattern hair loss, FPHL）	Shin 等	2015
头皮真皮内注射	ADSCs	秃发症患者	Fukuoka 等	2015
直接将细胞注入受影响的区域	ADSCs	填充物注射导致并发症后的伤口愈合	Kim 等	2016
注射在瘢痕，神经缺损的近心端	ADSCs	周围神经再生	Nanninga 等	2016
注射在患区	脂肪来源SVF细胞	系统性硬化症手部雷诺氏症、溃疡，以及手功能有改善	Guillaume-Jugnot 等	2016
直接将细胞注入患区	ADSCs复合PRP	系统性硬化症	Blezien 等	2017
将细胞注入秃发区	ADSCs	毛发再生	Fukuoka 等	2017

注：脂肪来源干细胞（adipose-derived stem cells, ADSCs）；ADSCs的条件培养基（conditioned media of ADSCs, ADSC-CM）。

表 77-4　骨髓来源干细胞在整形美容外科中的应用

建议使用干细胞的方式	细胞类型	描述	参考文献作者	时间
注射在伤口边缘	BMSCs	加速真皮的血管化，以及真皮厚度，减少创面	Vojtassak 等	2006
移植神经的近端和远端注射细胞悬液	BMSCs	修复面神经损伤	Caylan 等	2006
注射到伤区	BMSCs	改善糖尿病溃疡创面的缺血状态	Kirana 等	2007
标准的敷料一起应用BM-derived MSCs	BMSCs	改善腿部血液灌注，减少创面	Dash 等	2009

续表

建议使用干细胞的方式	细胞类型	描述	参考文献作者	时间
缺血患肢胫前动脉的近心端	BMSCs	改善糖尿病溃疡患肢的循环	Prochazka 等	2010
肌肉内注射	BMSCs	能够改善糖尿病足肢体灌注	Lu 等	2011
移植神经的近端和远端注射细胞悬液	骨髓单核干细胞（bone marrow mononuclear stem cells）	修复面神经损伤	Aggarwal 等	2012
将间充质干细胞与纤维蛋白胶结合应用于烧伤创面的敷料中	BMSCs	明显加快烧伤创面塑形阶段的进程	Yang 等	2014
自体骨髓来源干细胞注射在不愈处	BMSCs	糖尿病足胫骨远端及踝关节骨折	Ghieh 等	2015

注：骨髓来源的干细胞（bone marrow-derived stem cells，BMSCs）。

表 77-5　脐（带）血、胎盘来源干细胞在整形美容外科中的应用

建议使用干细胞的方式	细胞类型	作用机制	参考文献	时间
注射在患肢肌肉中，以及患肢创面周围边缘	人类 UC-MSCs	显著增加新生血管	Li 等	2013
干细胞静脉注射	人类 UC-MSCs	显著增加新生血管，并更好愈合烧伤创面	Ghieh 等 Liu 等	2014
静脉输注	脐带间充质干细胞（hUC-MSCs）	骨髓型急性放射病合并Ⅳ度急性放射性皮肤损伤患者，一定程度上促进急性放射性皮肤损伤创面修复	包明月 等	2016
手术部位	脐带和胎盘血来源干细胞（umbilical cord and placenta blood-derived stem cells）	干细胞联合胶原蛋白粉注射到唇腭裂黏膜瓣下	Mazzetti 等	2018
涂抹式应用	人类脐带血来源间充质干细胞（hUC-MSCs）	CO_2 点阵激光术后皮肤再生	Kim 等	2019

注：人类脐带来源的间充质干细胞（human umbilical cord-derived mesenchymal stem cells，hUC-MSCs）。

目前，主要的间充质干细胞在整形外科的应用主要在以下几方面：

1. 干细胞对创伤愈合及结局的影响　整形外科的治疗范围不仅涉及急性创面的修复，还涉及创面愈合的两个极端问题，即不愈合或缓慢愈合（慢性创面）与过度愈合（增生性瘢痕和瘢痕疙瘩）。这两个问题的处理都非常棘手，多年来一直是困扰学者们的问题。

干细胞可有效治疗创伤性皮肤缺损和严重烧伤导致的软组织缺损、愈合异常（增生性瘢痕、萎缩性瘢痕等），以及糖尿病、下肢静脉性溃疡等疾病导致的慢性创面。胚胎干细胞（embryonic stem cells，ESCs）移植目前还只应用于动物创面的治疗性研究，结果显示可明显加速创面愈合。ESCs 分化为全功能角质化细胞，随后用于表皮的重构。但由于潜在的免疫原性和致瘤性，胚胎干细胞的广泛临床应用目前是难以捉摸的。另外，敏感的伦理学问题依然使其临床应用受到限制。1968 年，Friedenstein 教授于骨髓的长期培养中发现了一群类似于成纤维细胞的干细胞或祖细胞，能支持造血并分化为骨细胞，1988 年将其命名为"骨髓基质干细胞"。除骨髓中存在间充质干细胞（MSCs）外，脂肪、肌肉、脐带等组织亦存在 MSCs。另外，皮肤来源的成体干细胞和诱导多潜能干细胞也均参与创面愈合。创面愈合（包括难愈创面和瘢痕增生）的治疗是目前干细胞在整形外科中应用最多的领域。

(1) 皮肤来源的干细胞在创面愈合中的应用。

皮肤创伤愈合主要包括炎症反应、组织修复及瘢痕形成、塑形期。每个阶段参与的主要细胞不同。

表皮干细胞具有无限增殖和多向分化潜能,可以增殖分化为各种表皮细胞,在维持表皮自我更新、保持皮肤正常的表皮结构与功能方面起着重要作用。其增殖潜能主要表现为在体外培养时细胞呈克隆性生长,而多向分化则表现为向上能分化出各种表皮细胞,向下至表皮基底层分化为毛囊等附属器官。在创面愈合的各个阶段,表皮干细胞与细胞因子及皮肤其他细胞相互作用,通过不同通路完成创伤愈合修复过程。

对于愈合过度的瘢痕,表皮干细胞通过复杂通路作用于成纤维细胞,调控其在瘢痕形成过程中的活动。这些通路包括SAMD蛋白、磷脂酰肌醇-3-羟激酶、TGF-β和结缔组织生长因子等。Wang等对表皮干细胞在表皮与真皮间相互作用及纤维化的研究证实,表皮干细胞具有维持正常表皮和真皮间相互作用及抑制真皮纤维化的能力。缺乏则会导致病理性纤维增生,成纤维细胞生长因子可促进成纤维细胞生成,使胶原纤维合成增加,而表皮干细胞分泌的细胞因子可对抗这种作用,从而减少Ⅰ型胶原纤维的合成,达到减少瘢痕形成的目的。

当出现愈合不足的慢性创面,如糖尿病创面中异常分布的表皮干细胞较正常皮肤活性低、数量少,不能有效地使糖尿病创面愈合,提示糖尿病中已有的表皮干细胞在修复创面愈合过程中没能发挥应有的作用。以包含有表皮干细胞的复合皮肤或者干细胞膜片修复糖尿病创面,增强其愈合能力,有可能为治疗糖尿病创面提供一个较为理想的方式。

目前,对表皮干细胞的研究仍有许多问题待解决,如干细胞的分离、干预细胞周期获得更多的短暂扩增细胞以缩短干细胞的扩增时间、调控表皮干细胞的复制以保持自我特性、分离调控隐匿于正常组织中尚未发现的干细胞等。这类治疗均还处于实验或临床前阶段。

(2) 脂肪来源的干细胞在创面愈合中的应用。ADSCs影响皮肤创伤修复的相关性研究集中在:①局部浸润炎症细胞的免疫调节作用。调节局部微环境和诱导、趋化作用。②诱导内皮细胞爬行并可直接分化为血管内皮细胞,促进微血管再生。③抑制成纤维细胞向肌成纤维细胞转化,对抗纤维化。④直接分化为皮肤成纤维细胞和角质细胞等方面。

另一项研究中,研究者在大鼠皮肤全层损伤模型上局部用ADSCs,有助于血管内皮细胞生长因子、肝细胞生长因子以及成纤维细胞生长因子的表达,加速再上皮化和肉芽组织形成,从而促进创面愈合。同时还观察到表达绿色荧光蛋白的ADSCs同时被广谱细胞角蛋白和CD31染色,间接证实ADSCs可以原位分化为内皮细胞和上皮细胞。

在慢性创面治疗过程中,应用富含脂肪干细胞的脂肪移植物有助于改善肢体缺血。Lee等利用肌内注射ADSCs来治疗血栓闭塞性脉管炎患者和糖尿病足患者,可观察到大多数患者的疼痛评分及步行距离都有所好转。目前对于一些复杂性的肛瘘治疗,ADSCs不失为一种重要的可选择的治疗方式,国外甚至正在进行Ⅱ期、Ⅲ期临床试验,对其安全性和有效性进行验证。

ADSCs也能通过旁分泌作用作用于成纤维细胞,促进其分泌Ⅰ型胶原和纤维粘连蛋白,促进皮肤表皮细胞的成熟以利于创面愈合和预防瘢痕形成。有学者应用ADSCs治疗烧伤瘢痕,将ADSCs注射入瘢痕组织,发现后期瘢痕颜色明显转淡,瘢痕质地变软。Bruno等将93例烧伤瘢痕的患者分成两组,其中50%患者充填脂肪作为试验组,另50%患者作为对照组。6个月后试验组真皮乳头层血管形成更充分,胶原结构更整齐。Brongo等用脂肪充填18例患者的烧伤瘢痕,治疗3次后瘢痕的质地、柔软度、厚度都获得较好的改善,治疗烧伤瘢痕的效果确切。目前,ADSCs治疗瘢痕的机制尚不明确,可能与其调节瘢痕形成的炎症过程有关,ADSCs能分泌IL-10和HGF等细胞因子,降低TGF-$β_1$表达及肌成纤维细胞分化,抑制组织纤维化的发生,减轻炎性反应,调控免疫反应(图77-3)。

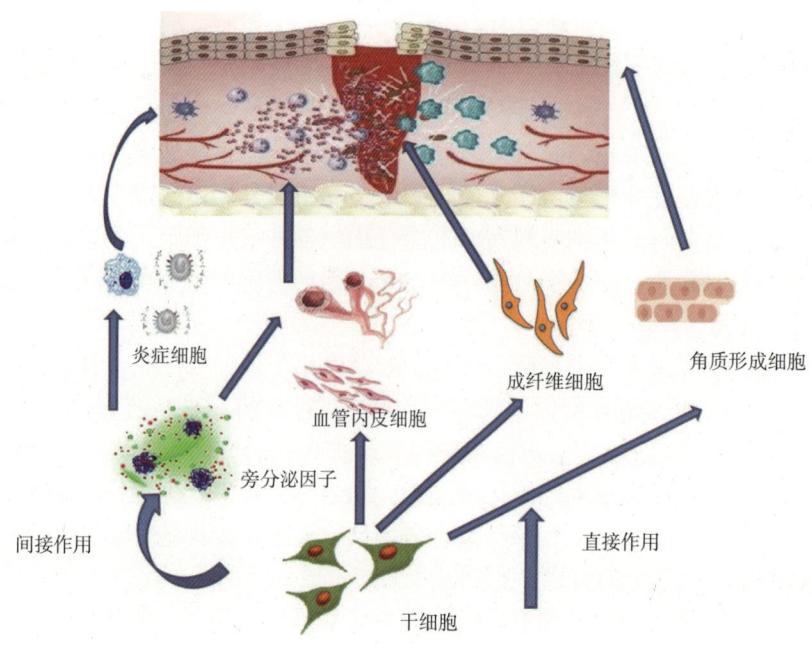

图 77-3　脂肪来源的干细胞参与皮肤修复中的可能机制

（3）骨髓间充质干细胞在创面愈合中的应用。研究表明MSCs能在皮肤微环境里直接分化为表皮细胞，在体内微环境下能分化为血管内皮样细胞。似乎MSCs可用于治疗皮肤缺损，促进创面愈合。目前的动物实验已证实，如受辐射和皮肤创伤联合损伤的大鼠，经静脉输注来源于其真皮的MSCs，伤口的愈合明显加速。另外，大面积深度烧伤创面愈合后，往往有毛囊、汗腺等皮肤附属器缺失，丧失排汗、散热等功能，严重影响患者生活质量。Wu等将绿色荧光蛋白（green fluorescent protein，GFP）标记的MSCs经静脉移植入创伤小鼠体内，发现重构后的皮肤组织中皮脂腺、汗腺均阳性表达GFP。表明MSCs在体内能分化为汗腺等皮肤附属器细胞，使烧伤创面皮肤附属器再生成为可能，进而恢复受损皮肤调节体温、维持内环境稳定的生理功能，提高烧伤患者创面愈后的生存质量。针对MSCs通过自身增殖、分化的机制参与创面修复，有学者提出对于组织修复，MSCs通过分泌多种因子改善组织局部微环境的功能，可能比其分化能力更具意义。如：促内源细胞迁移、增殖及分化；抗炎及抗纤维化；免疫调节及免疫抑制等几方面。

临床试验已将自体骨髓来源的间充质干细胞用于移植治疗糖尿病足溃疡，发现它能明显改善患者临床症状，包括减少伤口面积、增加无痛行走距离，维持肝肾功能正常。患者的下肢血供得到明显改善，从而减少了截肢的风险。肌内注射自体骨髓来源的间充质干细胞6周后，2型糖尿病患者的糖尿病足溃疡愈合率明显增加，注射24周后，患者无痛行走时间、下肢血供、踝肱指数、经皮氧分压、磁共振血流成像分析结果均明显改善。这些临床研究提示骨髓来源的间充质干细胞治疗糖尿病足的疗效肯定，安全性也得到保证，是一种十分有前景的治疗手段。

（4）内皮祖细胞在创面愈合中的应用。内皮祖细胞存在于脐带血、成人外周血及骨髓等部位，骨髓中含量最高。EPC从成体分离成功，证明血管生成也发生于成体。而利用成体血液循环中的血管内皮祖细胞能转移并在原位分化形成血管的机制，可以通过移植EPC或通过诱导、促进EPC动员增生，使治疗局部的EPC数量增多，从而促进成体的血管生成，这种治疗称为"治疗性血管生成"（therapeutic vasculogenesis）。

内皮祖细胞主要在创伤修复过程中促新血管形成、血运重建，并在一些慢性创面愈合中发挥作用。在改善皮瓣的血运上EPC也有突出的作用。2004年，Park首先报道了成人外周血单个核细胞诱导EPC促进裸鼠随意皮瓣成活面积。2009年，Zan报道用骨髓来源EPC促进大鼠预构皮瓣血管新生。也有用转染方法将EPC转染到裸鼠能促进随意皮瓣成活的报道。另外在组织工程方面，血管内皮祖细胞主要在三维支架结构上形成血管系统。

Kalka等从成人外周血中分离单个核细胞并体外培养扩增后种植于后肢缺血的动物模型体内28天后观察发现，与注入微血管内皮细胞的对照组相比较，其后肢血流量恢复分别为69%和27%，说明了内皮祖细胞在损伤血管再内皮化中的重要作用。

（5）造血干细胞在创面愈合中的应用。青岛市中心医院烧伤整形科2008年10月，利用自体骨髓造血干细胞治疗糖尿病足患者22例，取得了较好疗效。控制血糖的情况下，局麻或硬膜外麻醉下从髂骨处抽取自体骨髓血300ml，去除红细胞，用密度梯度离心法，以2000转、30分钟进行离心，分离出单个核细胞层，用生理盐水1500转5分钟洗涤3遍，用生理盐水加1%白蛋白稀释成10ml，含单个核细胞（4~6）×10^8个。行清创，去除坏死组织和部分坏死骨质，保留一薄层间生态组织，将采集的单个核细胞悬液按每点0.8~1ml，根据创面大小不等，均匀注射到创面下的组织内。20例患者创面于2~4周愈合，2例患者未愈，愈合率90.9%，而且疼痛、冷感较治疗前有明显减轻（$P<0.01$），间歇性跛行距离较前明显好转。随后国内多家医院开展了自体骨髓干细胞局部注射治疗糖尿病足的临床试验。总之，自体骨髓干细胞局部注射治疗糖尿病足三级创面，能明显缩短创面愈合时间，减轻冷感、疼痛，改善生活质量，减少患者治疗费用，是继有效控制血糖、有效控制感染、外科换药、血管重建手术等方法之后，一项崭新而有效的治疗手段。

自体骨髓造血干细胞移植治疗下肢缺血性疾病是近年来出现的一项新技术，Tateishi等首次应用自体骨髓干细胞移植治疗下肢缺血性疾病。Kim等应用脐血干细胞移植治疗buerger's病，结果显示：细胞移植后患者静息痛缓解，肢体皮肤溃疡4周愈合，血管阻力降低，血管造影显示肢体远端毛细血管密度增加、直径加大。国内学者将100例2型糖尿病下肢血管病变患者分为两组，分别予以脐血干细胞移植治疗和生理盐水输注治疗。术后通过检测和分析发现，脐血干细胞移植患者的餐后2小时胰岛素和空腹胰岛素水平均得到显著改善，血管内皮舒张功能显著增强，另外还可以有效促进侧支循环，避免出现糖尿病足，是一种有效的治疗方案。

脐血干细胞也可用于慢性创面治疗，有人将其移植给10例患有糖尿病足的患者。首先获取脐血200~300ml，从中分离出单个核细胞悬浊液约40ml，行下肢缺血肌内局部注射。观察干细胞移植后临床表现及实验室检查指标改善情况。结果移植后发现，大部分患者下肢疼痛、麻木、冷感、间歇性跛行均有不同程度缓解，足部皮温、踝肱指数、经皮氧分压较前明显升高，足部溃疡创面愈合6例，缩小1例。7例动脉造影随访患者均显示有新生侧支血管形成，2肢截小趾，1肢因疼痛、湿性坏疽合并严重感染而行膝下截肢。临床观察说明对于经内科保守治疗无效，不能行血管搭桥术及介入治疗的糖尿病足患者，脐血干细胞移植治疗糖尿病足或许是一种有效的方法。

（6）脐带或脐血间充质干细胞（UC-MSCs）在创面愈合中的应用。UC-MSCs是一种多能干细胞，具有较高的分化潜能。其分离培养及纯化目前并没有明确规定的标准，目前使用较多的方法有组织块贴壁法和酶消化法。组织块贴壁法：这种方法对细胞损伤相对较小，培养出的细胞纯度高，且操作上简单易行，但耗时较长。酶消化法：此法得到的细胞数量大，耗费时间短，但细胞纯度略低。目前，对于UC-MSCs尚没有明确公认的细胞标志物，根据国际上干细胞治疗协会对于MSCs的鉴定公布的最低标准，及各项实验研究可认定UC-MSCs具有如下一些特性：贴壁生长，典型者成纤维状，高表达CD73、CD90、CD105，不表达CD34、CD45、CD14、CD19，具有多向分化潜能，在体外培养可分化为成骨细胞、脂肪细胞和软骨细胞等。

也有学者将脐血来源间充质干细胞移植注射到糖尿病足溃疡患者股四头肌之后，临床症状明显改善。患者的血糖、C-反应蛋白水平、肿瘤坏死因子α均下降，每天需要注射的胰岛素用量减少，而血管内皮生长因子增加。然而到目前为止，脐血来源的间充质干细胞的临床应用研究还较少，可能是细胞分离过程涉及隐私和伦理问题，同时保存脐血的价格依然十分昂贵。

国内学者王杨等利用脐血来源的干细胞移植于压疮性溃疡，与对照组相比，脐血干细胞可明显改善创面及创周血运并促进肉芽组织生长。另有对100例皮肤溃疡创面进行对比研究，实验组予以干细胞移植治疗，对照组行常规治疗，结果发现，UC-MSCs可更好地改善皮肤溃疡创面的愈合。其机制主要涉及：UC-MSCs的直接作用，更多的是通过干细胞旁分泌作用产生生物活性因子来调节创面组织的微环境，促进创面修复。另外与其释放的细胞因子参与炎症反应和免疫调控，以及生长因子参与增殖阶段血管新生有关。但国内外相关研究大多仍处于动物实验阶段，临床研究相对偏少。

在瘢痕治疗方面，MSCs高表达IL-10，通过减少巨噬细胞、T细胞的$TGF-\beta_1$的表达干预纤维化的发生，还可通过IL-10减少促炎因子IL-6、IL-8的表达抑制胶原沉积。炎症是纤维化发生的重要因素，IL-10使创伤的炎症期快速地向增殖期转变，从而减少瘢痕的形成，改善愈合结局。活性氧（ROS）可促进胶原沉积，NO消除ROS，间充质干细胞在炎症环境下增加NO表达，从而抑制瘢痕组织的形成。2011—2013年，国内有学者对4例烧伤患者进行UC-MSCs移植治疗，大体观察发现，局部应用可提高创面愈合质量。但仍需评估UC-MSCs移植治疗后长期的安全性和相关情况，促进其临床转化，期望能在加速创面治疗、提高愈合质量方面带来突破。

（7）其他间充质干细胞。目前为止，胎盘、羊水及尿液等来源的间充质干细胞均有治疗糖尿病足溃疡的临床前实验研究相关报道，但还未见其应用于临床的情况。

（8）诱导多潜能干细胞。诱导多潜能干细胞（induced pluripotent stem cells，iPSCs）自问世以来，就因其易获取、无免疫排斥性、有多能分化潜能的特点，在再生医学领域受到越来越多的关注。使用iPSCs技术，可以产生从分化的成人组织衍生出来的自体多能干细胞群而不使用胚胎细胞或卵细胞，因此，没有伦理学的问题。此外，利用患者自体的体细胞制备的iPSCs是非免疫原性的。

iPSCs的潜力还包括在伤口愈合过程中促血管化。有研究显示，从人的iPSCs衍生的间充质干细胞中提取的外泌体能促进胶原合成和血管生成，从而促进皮肤创面愈合。Yang等甚至成功地通过iPSCs分化了人类的上皮干细胞及再生毛囊的所有成分。另外，近来研究的热点——体内诱导去分化，催生人体产生自源性诱导多能干细胞，为机体损伤的修复与再生带来了希望，iPSCs展现了其在再生领域的巨大发展前景。

存在的问题包括：在未分化的状态下通过逆转录病毒载体有促进癌症的风险；低效率的细胞重编程使其产生的细胞数量较低而成本较高；遗传不稳定性和潜在的免疫原性；不同物种、不同组织之间的去分化机制差异较大等。目前为止，诱导多潜能干细胞所有的研究还仅限于实验室阶段，没有临床的相关数据。

2. 干细胞在组织充填中的作用　整形外科治疗范畴中颜面萎缩、小乳症及各类原因导致的凹陷畸形等严重影响患者形体、容貌，甚至有心理疾病需要纠正。脂肪移植是重要的手段，但成活率达不到理想的效果。虽然有一些天然的、人工合成的以及复合材料充填材料，但它们都存在代谢快、不永久、甚至异物排斥、炎症反应等。很多学者都在寻找一种安全、有效、长期、无副作用、理想的移植材料或辅助移植材料。

间充质干细胞，广泛存在于全身结缔组织和器官间质中，以骨髓组织中含量最为丰富。研究表明，MSCs是一类来源于发育早期中胚层和外胚层的成体干细胞，因取材简便、来源广泛，具有自我更新、快速增殖及多向分化潜能，且能分泌多种细胞因子，调节微环境，成为直接或辅助组织充填的重要手段。

脂肪来源干细胞在软组织充填中的应用。脂肪来源干细胞的优势和治疗上的运用脂肪组织对于能量的贮存和释放以及内分泌平衡都具有非常重要的作用。在哺乳动物不同的解剖部位可发现脂肪组织，称之为皮下脂肪层、内层脂肪组织和间隙脂肪组织。像骨髓一样，脂肪组织也是来自胚胎的间充质并包含了间质血管部分，不同的是，脂肪组织主要包含了成熟的脂肪细胞、松散的结缔组织基质、神经组织，也含有非成熟的间充质样细胞如间质宿主细胞、成纤维细胞、血管平滑肌细胞、内皮细胞和免疫细胞。之前有学者推断，在人的脂肪组织中，存在成体干细胞或祖细胞群体，最近的研究再次证明了这种假说，并把这种细胞称为脂肪抽吸处理细胞或者脂肪来源的干细胞（ADSCs）。同时大量研究表明，ADSCs 能分化成具有中胚层组织的特殊标志的功能性细胞（脂肪细胞、软骨细胞、骨细胞、肌肉细胞、心肌细胞、内皮细胞、血管细胞），也能分化成内胚层的细胞（肝细胞和内分泌的胰岛细胞），以及外胚层的细胞（神经元），在体内和体外皆可，体外的前提是在一定的含有特殊分化因子的培养基中进行培养。脂肪干细胞研究虽然起步较晚，但以其潜在的优势成为继骨髓基质干细胞之后又一研究热点。

2001 年，Zuk 等以吸脂术获得的人类脂肪组织中，分离出了具有成纤维细胞形态的细胞群，其可在体外培养，能向多种细胞类型分化，具有干细胞的基本特征。这种从脂肪组织中分离提取的贴壁生长、具有可塑黏附性和多向分化能力的细胞群，称为脂肪来源干细胞。脂肪来源干细胞是多能干细胞，目前的研究表明其在不同的诱导分化条件下可分化为脂肪细胞、成骨细胞、软骨细胞、内皮细胞、外皮细胞、神经前体细胞、心肌细胞、平滑肌细胞、表皮细胞、真皮细胞、肝细胞、胰岛细胞等。近年来大量研究表明脂肪来源干细胞具有分泌功能，在人体组织和器官的发育中还具其他有多种功能，包括：①促血管化作用；②造血支持作用；③抗凋亡作用；④趋化作用；⑤免疫控制和免疫调节作用；⑥维持细胞高增生率及多向分化潜能的作用。

脂肪来源干细胞因其具有来源充足、取材方便、自体移植无免疫排斥反应等优势，使其成为组织再生和修复的理想细胞来源。2004 年，日本东京大学医学院的 Yoshimura 首次应用脂肪来源干细胞和脂肪联合移植增大软组织部位（乳房和面部等）。2006 年 12 月 21 日，匹兹堡大学的 J. Petor Rubin 报道，将从脂肪中提取的干细胞置入微珠（microsapic beads）内作为细胞基质，注入小鼠皮下，分化后形成隆起的组织团，证明了其应用于隆乳等软组织充填操作的安全性和可能性。

俄罗斯学者 Kamakura 证明：用 Celution 离心机、Cytori 技术提取的 ADSCs 来增大乳房，3 个月时乳房容量增大，9 个月时仍然保持，且乳房柔软、自然，但脂肪移植的成活率及纤维化、钙化的危险很难预测。为克服这些问题，Yoshimura 发明了一个创新的技术，即"细胞辅助的脂肪移植（cell-assisted lipotransfer，CAL）"，采取抽出的脂肪组织和 ADSCs 同时移植。在 CAL 技术中，通过添加从抽出脂肪组织一半体积中分离提取 ADSCs 的技术，使前体细胞的缺乏得到补充。在 CAL 中，ADSCs 的作用是：①分化成脂肪细胞并促进脂肪再生；②分化成血管内皮细胞和壁细胞，以促进血管化作用，增加了移植脂肪颗粒的血供，为其生长提供了更加适宜的微环境，因而也降低了移植脂肪颗粒中心区域的液化、坏死程度。③促进释放血管生长因子，如肝细胞生长因子（HGF），加速新生血管从移植物的周围受区以"芽生"方式形成。④自体的 ADSCs 成活（脂肪组织中的前体细胞）。ADSCs 分布于成熟的脂肪细胞之间，其中的 ADSCs 可能会作为前脂肪细胞参与以后的脂肪细胞分化。自 2003 年开始，他们对 CAL 方案进行了临床研究，并且已有 220 余例患者接受 CAL 治疗，70% 以上的患者行乳房充填，包括假体取出后即刻乳房充填和乳房肿瘤切除术后乳房再造；约 20% 患者行面部塑形，包括对老化和面部脂质萎缩等治疗。结果显示，通过 CAL 技术，使 ADSCs 与脂肪细胞的比例得到改善，并可以有效地防止术后移植脂肪的萎缩。因此，有必要做进一步的研究，以更好地证实该技术的可行性。当遇到假体隆乳并发症的患者，需要取出假体或置换时，CAL 可作为一种可选技术。该技术的进一步发展，将可能使自体脂肪移植技术作为隆乳术的第一选择。

2008 年 1 月，Yoshimura 报道，2003～2007 年间，其应用抽吸的脂肪提取 ADSCs 伴脂肪颗粒联合移植充填软组织缺损患者 70 例，其中乳房增大 60 例（包括 8 例乳腺癌切除后的乳房再造）、面部软组织充填 12 例、臀部充填 11 例（有同时进行者），平均随访 42 个月，结果显示了其在软组织增大方面的有效性和安全性，并优于单纯的脂肪注射。

自体细胞辅助脂肪移植技术的临床适应证：①软组织增大技术（包括乳房、臀部增大）；②乳房切除术后的乳房再造；③硅胶移植物摘除后的丰胸；④先天性凹陷畸形（如 Poland 综合征、Romberg's 综合征等）；⑤外伤、放疗后及激素注射所致软组织凹陷的治疗。

自体细胞辅助脂肪移植技术的禁忌证：①患者不能配合检查者；②晚期恶性肿瘤；③有全身或穿刺部位、种植部位感染者，需控制感染后再行移植术；④有凝血功能障碍性疾病，如血友病等。⑤有严重的精神障碍者；⑥有其他疾病但诊断尚未明确者。

操作方法：①治疗前检查。血、尿常规检验；肝肾功能检验；肝炎系列检验；体液免疫和细胞免疫检验；风湿3项检验；肿瘤标志物检验；梅毒检验；HIV抗体检验；胸部X线片；心电图；腹部彩色B超（肝、胆、脾、胰、肾、膀胱）；彩色B超（乳腺、测定抽吸部位脂肪厚度）；乳腺磁共振检查。②脂肪抽取。抽取腹部和大腿的脂肪。利用肿胀麻醉液行局部浸润麻醉或行全身麻醉，采用2.5mm直径细管在低于40kPa的负压下密闭装置中抽吸脂肪。保持抽吸脂肪细胞的完整性使之能再次较快的血管化。在抽吸过程中应将脂肪收集瓶放在金属罐内，加入冰水，以保持细胞活力。③ADSCs的分离。从抽吸脂肪的1/2中提取ADSCs。分离过程包括：a.将抽吸的腹部或大腿的脂肪分为两部分；b.一部分用800～1200g（g是加速度）、3～5分钟，低温离心（低温离心机）去除上层油，分离脂肪和液体部分；c.脂肪部分利用等量的0.075%胶原酶，震荡消化纤维组织；d.反冲洗、再离心，分成脂肪部分和液体部分，去除脂肪部分，保留液体部分；e.将两部分的液体混合后，离心获取底层有形部分，与另一部分抽吸的脂肪混合，混合后轻微振荡10～15分钟，以确保干细胞和脂肪细胞均匀黏附，如此增加移植脂肪中脂肪来源干细胞的浓度。④ADSCs混合物注射技术。采用常规螺旋式1ml、5ml、10ml注射器，以连接管压力表连接针头，精确控制注入量和压力。同时用两个注射器，一个用于注射，另一个充满注射材料备用。以1.5～2.5mm内径注射针管（长150mm）注射到受区。用20～21G针头刺破皮肤，用2～2.5mm内径注射管接5ml或10ml注射器，以多层次、多方向连续渐进地推进注射器，使复合脂肪移植物均匀分散地置入。⑤注射完毕后，注射处伤口用5-0丝线缝合一针，贴免缝胶布，植入区盖无菌纱布，自粘绷带包扎固定，切忌包扎过紧，以免影响移植组织血运重建。⑥术毕预防性应用抗生素（图77-4）。

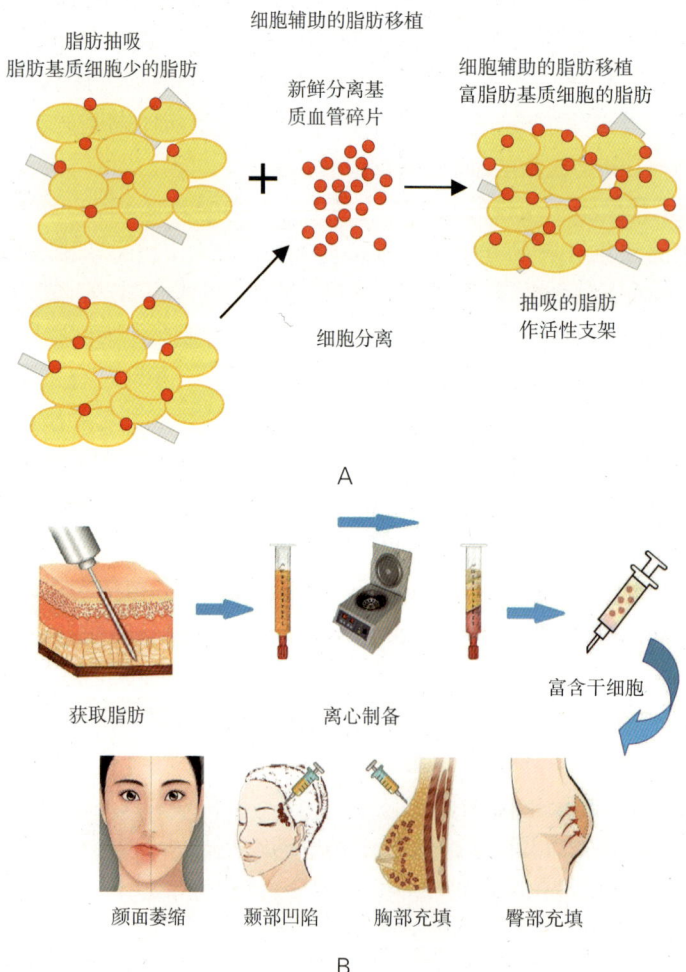

图77-4　自体ADSCs的制备与使用方法

常见并发症：①油囊肿；②钙化；③感染；④其他与脂肪移植相关的并发症。

术后注意事项：①术后72小时内移植区会出现轻微胀痛，因此术后尽可能减少活动，以利于恢复及消肿，但无须卧床休息。一次注射量较大者（如乳房超过200ml）约20%有低热，个别患者体温可超过38.5℃，应嘱患者卧床休息，静脉输注广谱抗生素，1周内症状均可缓解。②隆胸患者术后半个月内尽可能使用弹力绷带，避免血肿、血清肿，帮助收紧皮肤。③要保持伤口的清洁干燥并且避免感染，遵照医嘱口服消炎药3～5天。④术后恢复期应补充所需的各类营养，促进组织的生长。⑤隆胸术后1个月内禁止按摩，避免压迫而影响微血管长入脂肪颗粒。⑥短时期内最好戴软质胸罩，让胸部组织自然成形，并定时复查。⑦睡觉时尽量仰卧，以免移植组织受到压迫。⑧术后5～7天，如发现乳房疼痛加重，或乳房区出现红、肿、热、痛症状等，应尽快处理。⑨术后禁止用微波透热疗法，以免引起周围组织坏死。⑩如准备怀孕，最好在隆胸术3个月后，待乳房形状稳定后开始为宜。

自体ADSCs的临床结果证明，注射ADSCs的作用是：①可分化为脂肪细胞，再生脂肪组织；②可分化为血管内皮细胞、外皮细胞，促进血管形成，加速移植物血管化和再成活；③可释放血管源性生长因子，这些因子在低血氧环境下可影响周围组织；④组织中保持一定量ADSCs有利于脂肪组织的新陈代谢。

实验结果及文献报道证实，复合脂肪移植物在术后2个月（特别是术后第1个月）会出现吸收现象，皮肤被拉紧症状在2个月后缓解，术后6个月胸围增加。与假体置入隆乳术相比，虽然乳房高度较低，但乳房外形更自然。部分患者伴有皮下出血症状，无须特殊处理，2～3周会自愈。自体脂肪隆乳虽然胸围增加有限，但其具有乳房的质地柔软、外形自然、无异物感等优点，而受到广大女性的偏爱。个别患者伴包囊和钙化，但易与乳腺癌鉴别，CT和MRI显示乳房脂肪层及胸大肌内移植的脂肪组织成活良好。移植2～3个月后乳房容积稳定。该方法避免了假体置入隆乳术后产生假体破裂、感染、包膜挛缩、外形欠佳、硬化、神经症状和免疫反应等并发症。

ADSCs的其他充填功能：ADSCs是具有较强分化能力的全能干细胞。除可增大乳房外，也可作为其他部位的软组织充填材料，如面部萎缩的充填。2008年，Yoshimura等报道了6例应用ADSCs的半侧颜面萎缩患者，Sterodimas等也报道了1例应用ADSCs细胞辅助自体脂肪移植治疗半侧颜面萎缩的患者，ADSCs有效控制了移植脂肪的吸收问题，取得了良好的效果。随后，Kim等人亦通过点注射法用ADSCs治疗凹陷性瘢痕取得了明显的效果。

3. 干细胞促进血管化，改善局部血供　其实在创面愈合、组织充填过程和组织再生过程中都涉及血管化的问题，同时也有整形外科其他方面所需解决的问题（如越来越多应用充填物美容造成的皮肤缺血坏死）。笔者特意将其独立出来讨论。

下肢缺血性疾病是临床上常见的疾病，糖尿病足、血栓闭塞性脉管炎、下肢动脉硬化闭塞症等均会引起下肢缺血。目前，临床对下肢缺血性疾病的治疗主要有药物治疗、血管搭桥手术及血管成形术。但上述方法具有较大的局限性，对于下肢动脉流出道差，末梢动脉弥漫性狭窄和无动脉转流术的适应证及体质较差不能耐受搭桥手术者不适用，且该类疾病患者多为老年患者，身体机能衰退，手术风险较大，内科治疗的疗效较差，如不能及时控制病情，后期多需进行截肢。另外，伴随当今科技的迅猛发展，充填物注射被应用在美容外科，粗暴操作或解剖不熟悉导致充填物入血，造成局部皮肤缺血坏死的病例，处理十分棘手，范围不大，但影响容貌。随着干细胞基础研究和临床应用的深入，将干细胞移植到下肢缺血患者肌肉内或注射在栓塞后局部坏死区域，缺血缺氧环境诱导下刺激血管内皮细胞、表皮细胞生长；逐渐分化成新生毛细血管，促进周边血运改变，恢复营养供给，完成较完美的修复，取得了一定成效。

（1）骨髓来源干细胞对血管新生的作用。对于下肢缺血性疾病患者进行骨髓干细胞移植治疗，首先在移植前进行骨髓象评估，术前抽取1ml进行骨髓涂片排除血液病，之后患者俯卧，接心电血压监护仪，常规消毒，铺创巾后以1%利多卡因进行局部麻醉，采用多侧孔骨髓穿刺针，多点方向以便抽取更多骨髓细胞。骨穿针刺入髂骨骨髓腔后抽取骨髓约300ml贴壁注入无菌骨髓保养袋中混匀，在体外以人间充质干细胞分离液处理，离心后提取单个核细胞层，根据所需体积稀释成单个核细胞悬液（细胞浓度$1×10^8$/L）。在DMEM培养基中贴壁生长，流式细胞仪分析骨髓干细胞表型特征，即CD29、CD44阳性，CD34、CD45阴性。

需治疗的患者在硬膜外麻醉下根据缺血范围选取肢体大腿中下段及小腿部前、后、外肌群肌内注射，每次每个穿刺点注入约0.5ml细胞悬液，间隔1cm，多点穿刺注射。

有学者的Meta分析显示，虽然BMSCs治疗下肢缺血性疾病不能显著降低截肢率和提高无截肢生存率，但可以改善临床症状。

由于骨髓来源干细胞有促血管形成的作用，在很多涉及血管新生的治疗中均可应用骨髓来源干细胞做辅助，如超范围任意皮瓣的移植、复合组织移植，甚至一些组织充填物造成的局部血供障碍。

（2）脂肪来源干细胞对血管新生的作用。近年来，面部充填物的使用显著增加，为皮肤的塌陷区提供足够的体积，以通过容量增加纠正衰老造成的组织确实，保持一个年轻的"返老还幼"的外观而著称。这些充填材料由于安全性能、低侵入性、可逆性和易于操作等特点而受到广泛的欢迎。有执照和经验的专业人员操作时，充填物注射很少导致并发症。但未经正规培训，甚至无证的个体为求美者治疗时，常常出现血管损害和皮肤坏死等并发症，有的甚至是严重和永久性的（如失明、脑梗死）。充填注射后出现皮肤坏死的患者，若采用植皮、局部皮瓣、外科清创、不同材料敷料治疗，往往导致难看的皮肤瘢痕、肤色等问题。干细胞的自我更新和分化，以多种组织再生能力，特别是通过分泌血管生成因子，分化成有助于新生血管形成的不同细胞，以及通过尚未完全了解的刺激伤口愈合的重要细胞机制：抑制缺血导致的凋亡、抑制瘢痕形成。使其具有促进血管生成、较完美修复伤口的作用。

将抽脂收集的脂肪组织分成50ml注射器，以3500rpm离心4分钟。随后将其与胶原酶Ⅱ型混合，在注射器中加入20ml生理盐水。将收获的脂肪和酶的混合物与Maxstem在37℃下孵育30分钟，以3500rpm再次离心3分钟。将庆大霉素、哈特曼溶液和5%葡萄糖生理盐水混合后，再以200相对离心力离心3分钟。离心法和洗涤过程重复3次，提取脂肪来源干细胞。分装在1ml注射器。2ml溶液注射病变的真皮和皮下，1ml负载于湿敷料外用。每2天重复一次。坏死区域的皮肤可以得到较好的恢复。

除对注射充填物并发症的救治，改善皮瓣血运的研究工作也正在进行之中，2008年，Lu等提出，ADSCs可通过增加移植局部任意皮瓣毛细血管密度，并分化为血管内皮细胞，提高带蒂移植皮瓣的成活率。Uysal等利用皮瓣缺血再灌注实验模型研究，提出ADSCs可通过分泌VEGF、bFGF、TGF-β等来改善缺血再灌注损伤。Foroglou等也证实，脂肪来源干细胞可以向血管内皮细胞转化，促进血管新生，进而提高局部移植皮瓣成活率。同时，Yue等研究表明，在低氧环境下及在皮瓣移植前局部应用ADSCs可促进皮瓣成活。

（3）脐带间充质干细胞对血管新生的作用。由于骨髓干细胞采集风险较大，对患者的身体条件、年龄及心理接受程度要求均较高，且下肢缺血患者又多为老年患者，其自体骨髓干细胞无论是在数量上，还是在分化能力上均不足。脐带间充质干细胞来源较广泛，扩增能力更强，免疫原性较弱，相关基础研究已为其临床应用奠定了基础。

先制备人脐带间充质干细胞悬液，收集足月顺产或剖宫产健康产妇脐带，经前处理后将细胞接种在含有UltraCULTURE培养液的$75cm^2$塑料培养瓶中，37℃，体积分数为5%CO_2，饱和湿度条件下培养三四天，更换培养基，去除不贴壁的细胞，待细胞生长至80%～90%融合时进行传代培养。取第3代脐带间充质干细胞在显微镜下观察，应用流式细胞仪检测细胞表面抗原表达CD105、CD90、CD73、CD44，不表达CD34、CD45，证实为脐带间充质干细胞。最后将所获取的脐带间充质干细胞制备成1×10^7/L细胞悬液待用。

硬膜外麻醉下根据缺血范围选取肢体大腿中下段及小腿部前、后、外肌群肌内注射，每次每个穿刺点注入约0.5ml细胞悬液，间隔1cm，多点穿刺注射。

脐带间充质干细胞联合骨髓干细胞治疗下肢缺血较单独采用骨髓干细胞能够更加有效地提高患肢皮温、经皮氧分压和踝肱指数，改善患者疼痛及冷感等症状，疗效更佳。

4. 干细胞在组织移植中的免疫调控作用　研究发现，MSCs具有低免疫原性和免疫调节的特性，能在体外大量扩增，在组织器官移植中可抑制树突状细胞（DC）成熟，避免或减轻宿主免疫应答，诱导特异性免疫耐受的形成，还能通过分泌多种细胞因子，改善造血微环境，促进移植后造血功能的重建。

MSCs表面仅表达中等量的MHC-Ⅰ类分子，不表达MHC-Ⅱ类分子和共刺激分子，如CD40、CD80和CD86等，故MSCs具有低免疫原性，体外培养和体内输注均体现了"免疫逃避"的特性，不引起T细胞的活化和增殖。体内外实验还表达MSCs具有非MHC限制性的免疫调节作用，调控机制十分复杂，包括抑制T细胞增殖、活化及分泌炎性因子（如IL-2、TNF-α、IFN-γ等）、降低Th1/Th2比例、诱导调节性T细胞扩增、调控B细胞的增殖活化和其抗体的分泌能力、影响B细胞的趋化功能、影响自然杀伤（NK）细胞增殖、影响抗原呈递DC的成熟和迁移等。DC的转化及后期成熟过程受到制约，不成熟DC增多，对维持同种异体组织器官移植免疫耐受、延长其成活有着非常重要的价值。

同种异体组织器官移植排斥反应是目前尚未克服的世界性难题，长期免疫抑制剂的应用不仅要面临药物本身的毒副作用的危险，还伴随着高感染和潜在的诱发肿瘤等的风险。MSCs独特的免疫抑制作用在这方面可能具有潜在的防止组织排斥的功效，是未来整形外科解决同种异体组织器官移植（如换脸等）排斥反应的手段之一。

另外，一些涉及整形外科的自身免疫性疾病（autoimmune diseases）累及全身多器官、多系统，传统治疗方案以糖皮质激素和免疫抑制剂为主，而对于部分难治性患者，传统治疗方法效果差，因此发展新的有效的治疗方法十分重要。相关研究表明：自身免疫性疾病的发病机制与骨髓环境的缺陷有关。干细胞具有高度自我更新能力和多向分化潜能，并且有强大的组织修复和免疫调节能力，成为这类疾病重要的治疗方向。

胎盘和脐带来源的MSCs具有增殖能力强、免疫原性低、取材方便、无道德伦理问题限制等特点，最有可能替代不易获取、培养需要时间、不能及时用于患者需要的供体骨髓MSCs，成为更具临床应用前景的细胞来源。为了满足临床研究的需要，美国某公司提供标准，最大限度地减少异质性的MSCs商品，已获FDA批准进行多项MSCs临床研究，相信在不久的将来，MSCs在组织器官移植上会创造新奇迹。

国内有人对5例重症系统性硬化症（systemic sclerosis，SSc）患者进行了脐带来源MSCs移植治疗。MSCs移植后，所有患者皮肤厚度评分和生活质量评分都显著改善，血清抗核抗体水平显著下降，无患者出现移植相关不良反应。国外Cohen等通过对24名患者试验，评估自体MSCs移植治疗多发性硬化症（multiple sclerosis，MS）的可行性、安全性和耐受性。其中，10例患者为复发缓解型MS，14例患有继发性进行性MS。输注的平均细胞剂量为1.9×10^6/kg，结果未发现严重的不良事件或疾病复发。截至2018年，所有针对MS的注册临床试验仍处于第1阶段或第2阶段，标准用法为静脉或鞘内注入MSCs 2×10^6/kg。

应该清晰认识到，目前MSCs免疫调控的临床转化才刚开始，尚有大量需要认真总结的临床转化经验，重视临床转化中暴露的问题（包括质量标准、功能亚群、精准靶向、治疗机制等），最终使其在整形外科所面临的涉及免疫相关的诸多难题方面发挥巨大的作用。

5. 干细胞在皮肤年轻化、抗衰中的作用　生命的基本单位是细胞，而干细胞是生命再生的灵魂。人类生命是胚胎发生、发育、成熟、衰老，甚至死亡的过程。整个过程中会受到外环境中各种物质、能量、信息的影响和作用，组织和器官会不可避免地发生损伤和功能上的衰退。干细胞对多种细胞、组织、器官、系统的老化进行再生修复，从整体上调控机体状态，全身性、系统性地延年益寿。自体干细胞的活化可达到养生、美容、美体、更新的效果，不仅安全可靠，还无免疫排斥等不良反应。1936年瑞士科学家使用细胞治疗使皮肤年轻化成功，至1990年已成功治疗6500例患者。2015年，*Plastic and Reconstructive Surgery*报道了一项临床试验，对比观察了脂肪移植联合SVF或联合脂肪来源MSCs改善皮肤衰老的作用，结果发现两种方法都能改善真皮层的弹性纤维，并产生更丰富的微血管，具有皮肤年轻化的效果。2018年，另一项研究报道人脐带MSCs条件培养基对皮肤组织作用的研究中，22位志愿者每天在局部皮肤涂抹含有10%的人脐带MSCs冻存培养基的润肤膏，1个月后超声检查发现真皮密度显著增加，并且眼角区域的皱纹减少。还有学者在体外评估了人脐带MSCs外泌体对皮肤组织的作用，认为MSCs外泌体能被皮肤组织吸收，并促进皮肤中胶原和弹性蛋白的合成，对皮肤的年轻化具有较好的作用。

其作用的机制主要可能涉及：①ADSCs可抑制胶原降解，促进胶原生成；②抗氧化能力增强，清除自由基；③提高免疫调控能力；④对血管形成的影响，改善营养；⑤对色素细胞的调控。

（1）脂肪干细胞在皮肤年轻化中的应用。脂肪干细胞疗法是当前抗衰老治疗领域中的新技术。脂肪来源干细胞因其具有来源充足、取材方便、自体移植无免疫排斥反应等优势，成为组织再生和修复的理想细胞来源。近年来大量研究表明脂肪来源干细胞具有分泌功能，在人体组织和器官的发育中具有多种功能，包括：①促血管化作用；②造血支持作用；③抗凋亡作用；④趋化作用；⑤免疫控制和免疫调节作用；⑥维持细胞高增生率及多向分化潜能的作用。Ali等人研究发现在皮下注射脂肪组织会使皮肤呈现年轻化，植入的脂肪组织成活后，不仅有体积膨胀效果，还合成了新胶原质，使植入部位的皮肤变得紧实。同时植入的脂肪组织在植入部位形成了新的血管，形成了新的平衡。这项研究证明脂肪组织可以提高植入部位的新生组织质量，后期的研究跟进发现：之所以形成这样的效果是脂肪组织中ADSCs发挥了作用，其分化刺激了大量的Ⅰ型胶原蛋白及少量的Ⅴ型胶原和Ⅵ型胶原蛋白的生成、成纤维细胞的重组、分泌大量新的细胞基质成分，修复原有的真皮断裂、重建、修复皮肤，消除皱纹，从而达到皮肤年轻化。

（2）骨髓间充质干细胞在皮肤年轻化中的应用。研究发现骨髓基质干细胞移植在慢性损伤修复及损伤组织重建中都有着重要作用。将分离纯化的MSCs接种于表皮细胞诱导体系中，3天后细胞即发生形态改变，由梭形变成圆形或椭圆形，细胞大小不一，排列成典型的铺路石状，继续诱导细胞呈现复层生长。透射电子显微镜观察细胞超微结构，可观察到张力原纤维、黑色素小体和透明角质颗粒，细胞呈椭圆形，核大而呈卵圆形，胞浆内有丰富的张力原纤维、黑色素小体和透明角质颗粒，相邻细胞间可见桥粒相连；诱导分化细胞表达表皮细胞表面标志CK19和CK10，且CK19的诱导分化效率达到60%。这表明诱导分化的细胞大部分为表皮干细胞；通过检测细胞诱导前后紫外线照射诱发的凋亡状况，证实诱导后的细胞具有抵抗紫外线照射的功能；另一方面，MSCs在体内外实验中均可参与真皮组织的重建，MSCs在真皮成纤维细胞诱导体系作用下，超微结构观察到细胞外胶原微纤维的沉积。形态学观察：MSCs向真皮成纤维细胞诱导，胞体呈梭形或三角形，细胞排列紧密，呈典型的旋涡状、放射状走行。透射电子显微镜下可见细胞呈多角形，核较大，核膜下异染色质聚集。胞质内可见高尔基复合体、粗面内质网和少量的溶酶体，细胞外有胶原微纤维沉积。RT-PCR证实诱导分化细胞具有分泌Ⅰ型胶原的功能；胶原膜的扫描电子显微镜观察可见胶原纤维相互连接成多孔网状结构。MSCs在移植7天已遍布真皮层，但表皮层细胞较少；移植14天，在表皮层细胞明显增多，并且位于真皮层的MSCs具有向表皮层迁移的趋势。组织学观察实验组在移植21天，可见表皮增厚，皮突明显，表皮层结构清楚，可见分化明显的基底层、棘层、颗粒层、角质层，基底层细胞排列紧密，真皮层可见瘢痕组织形成，表现为中性粒细胞减少，纤维细胞增多，胶原纤维增多且排列有序。骨髓间充质干细胞还具有免疫抑制作用，近来研究发现，MSCs无论在体内，还是在体外，均有免疫抑制作用。有研究指出可溶性细胞因子前列腺素（PGE2）和转化生长因子β（TGF-β）在这个过程中起重要作用。同时也存在细胞间的接触抑制，将MSCs与淋巴细胞共培养可显示很强的免疫抑制作用。骨髓间充质干细胞具有向多种组织分化的能力，能在体内外被诱导分化为表皮及真皮细胞，且诱导分化的真皮成纤维细胞具有分泌Ⅰ型胶原的功能。所具有的免疫特性，使其在异种异体环境内长期存在，同时体内移植MSCs还能起到抑制炎症反应的作用。因此，MSCs在光老化的治疗方面可能会发挥重要的作用。

6. 干细胞在整形外科组织工程中的角色　当细胞与材料结合时，细胞将面临一种新的环境，而材料本身的性质对细胞有着各种影响，如pH、导电性、压力和一些其他的刺激作用。因此，找寻一种与生理环境最接近、最安全的生物材料，是目前生物材料界所共同努力的方向。以干细胞为种子细胞，培养组织工程皮肤、神经、肌腱、骨、软骨等均是整形外科的研究范畴。如将毛囊干细胞制备的人工皮肤替代物移植于深度烧伤的创面后获得成功，利用胎儿表皮干细胞构建的组织工程皮肤修复裸鼠全层皮肤缺损创面，通过无性繁殖技术培养单个转基因干细胞获得的皮肤类似物具有天然皮肤的基本结构。寻找更经济、更接近真皮基质的三维支架，促进表皮层与真皮层的有效整合是未来的发展方向之一。

（1）表皮干细胞在再生组织工程中的应用。理论上，表皮干细胞具有很强的可塑性，可以利用表皮干细胞构建出表皮、真皮和皮肤附属器、朗格汉斯细胞、黑色素细胞在表皮层中的完整再现以及真皮的血管化，形成功能健全的人工皮肤，以满足对烧伤、创伤等大面积皮肤缺损治疗的需要。对于这方面的研究已取得长足进展。

（2）内皮祖细胞在再生组织工程中的应用。内皮祖细胞在组织工程中的应用表现在：①在再内皮化中的作用。过去曾认为内皮损伤部位的修复是临近内皮细胞的迁移和增殖所致，而最近研究发现内皮祖细胞也具有促进内皮再生作用。Kalka等从成人外周血中分离单个核细胞并体外培养扩增后种植于后肢缺血的动物模型体内28天后观察发现，与注入微血管内皮细胞的对照组相比较，其后肢血流量恢复分别为69%和27%，说明了内皮祖细胞在损伤血管再内皮化中的重要作用。②内皮祖细胞在构建组织工程化血管中的应用。血管组织工程是利用血管壁的正常细胞和生物可降解材料来制备、重建和再生血管替代材料的科学。

（3）骨髓间充质干细胞在组织工程中的应用。骨组织工程的早期种子细胞是骨膜或骨质来源的成骨细胞，组织在采取过程中创伤较大，而且科研人员发现成骨细胞增殖能力弱远远不能满足骨组织工程的需要，人们的研究兴趣转向骨髓来源的间充质细胞已经与各种生物支架技术联合应用，在动物模型中及临床应用过程中均显示了良好的软骨修复潜能。骨髓间充质干细胞具有高增殖性、多分化潜能及低免疫原性等特性，是理想的组织工程种子细胞。骨组织工程中的种子细胞有成骨细胞、骨髓间充质干细胞、基因修饰细胞、胚胎干细胞等。

国内有学者以骨髓间充质干细胞为种子细胞，运用纤维蛋白胶种植技术，以双层壳聚糖（CS）/羟基磷灰石（HA）复合支架为载体，修复兔骨软骨缺损，结果显示基本修复软骨缺损，骨缺损有骨小梁长入，改良Wakitani评分优于对照组。Mrugala D.等人从绵羊骨髓中分离间充质干细胞，扩增并鉴定，在绵羊后腿的髌骨内侧制造部分厚度的软骨缺损，将间充质干细胞种植在壳聚糖内来充填软骨缺损，并加入TGF-$β_3$。在植入后2个月观察到修复部位透明软骨样基质包绕软骨样的细胞，并与周围软骨整合在一起。

Wakitani S.等人对24例骨性关节炎患者进行临床实验。在这项研究中24个患者均接受胫骨高位截骨术，从12个患者的骨髓获取自体间充质干细胞，在单层培养中扩增并种植在Ⅰ型胶原膜上，植入软骨缺损部位，12个患者作为对照组，接受不带间充质干细胞的植入物。在移植后42周，缺损部位由白色软组织覆盖，在样本组织的几乎所有部位观察到甲苯胺蓝染色，局部观察到透明软骨样组织形成。虽然临床表现好转没有明显的不同，细胞移植治疗组与对照组相比，关节镜和组织学等级评分更高。另外 Wakitani S. 等人还获取患者自体骨髓间充质干细胞，体外自体血清培养扩增，将其种植在胶原凝胶内后植入缺损部位，修复经关节镜证实的3个患者的髌股关节软骨全层缺损，并用自体骨膜或滑膜覆盖，在移植后6个月患者的情况明显改善，并且保持17～27个月。Kuroda R. 等将自体间充质干细胞种植在胶原支架内，修复运动员的右膝股骨内侧髁的全层软骨缺损，植入物用自体的骨膜瓣覆盖，结果显示术后1年患者的临床症状明显改善，恢复到先前的运动水平，没有疼痛和其他合并症。以上表明自体骨髓间充质干细胞移植是促进软骨缺损修复的有效方法。

骨髓间充质干细胞作为骨组织工程种子细胞具有下列优点：①骨髓穿刺比较容易；②骨髓间充质干细胞体外分离、培养、扩增方法简单，技术目前已经成熟；③许多细胞因子、激素能够促进骨髓间充质干细胞不断增殖，并定向分化为研究所需细胞表型；④外源基因相对容易转入骨髓间充质干细胞，因而可以与基因治疗有机结合起来。

骨缺损的修复是整形外科、颌面外科和骨科的难题。骨与皮肤等复合物组织坏死尤其易形成大范围创面裸露，如颌面肿瘤切除或严重颅颌面、四肢创伤带来的不只是皮肤组织的缺失，常常还有皮肤组织与骨复合缺损等。这种缺损的修复非常困难，整形外科通常采用的皮瓣或肌皮瓣（如背阔肌皮瓣、斜方肌皮瓣、胸大肌皮瓣、胸锁乳突肌皮瓣等）常常缺乏可供携带的骨组织，因而皮瓣或肌皮瓣的修复往往只能覆盖创面，深层骨缺损没有修复。利用骨髓间充质干细胞作为种子来源修复骨缺损，预制骨肌皮瓣有以下优点：①需要的供体组织少（细胞可在体外培养增殖），供区来源不受限制，供体损伤小；②无抗原性或抗原性特别弱；③可根据修复缺损的需要将植入物制成精确的三维形状；④可利用仿生设计技术，设计出与天然骨相似的组织工程化人工骨，为长管状骨的大段或较大范围的骨缺损的修复提供新的途径；⑤组织工程化人工骨具有生命力，是一种活骨移植，可缩短骨缺损的修复时间并使骨缺损的修复质量提高。

（4）脂肪来源干细胞在组织工程中的应用。临床上，软骨损伤很常见。由于软骨无血管和神经的存在，不能自我更新和修复。目前，有很多方法尝试着修复软骨的损伤。组织工程学的兴起为软骨损伤的修复提供了一个全新的途径。由于脂肪来源干细胞的丰富、方便等特性，日本、欧洲和我国都大力研发人 ADSCs 构建组织工程化脂肪组织，用于软组织缺损修复、组织充填支架、再生医学材料的开发与应用。暂时研究得比较多的成体干细胞是骨髓间充质干细胞，它具有很好的成软骨能力。然而骨髓间充质干细胞的来源相对有限，骨髓穿刺过程中需要麻醉，给患者带来一定的痛苦，每个成人只能抽取10～20ml骨髓，只能得到少量的细胞，且需要体外大量扩增后才能满足需要，消耗时间很昂贵，还要冒着细胞被污染和丧失的风险。近年来有学者注意到某些病理情况下脂肪中有异位骨形成，这表明脂肪组织可能在一定条件下分化为骨组织。Zuk 等人发现从脂肪组织中分离的 ADSCs 具有向骨、软骨、脂肪、肌细胞方向分化的潜能。

另有 ADSCs 成功修复颅面部缺损的临床报告和实验研究，将 ADSCs 配合生物活性玻璃材料应用于颅骨缺损的修复。这些研究报告充分说明，ADSCs 可应用在骨缺损的修复中，为临床修复骨缺损提供了一个非侵入性的选择，避免了传统骨移植带来的并发症。

Cowan 等人利用 ADSCs 与羟基磷灰石支架复合，成功修复小鼠颅骨缺损，且经原位荧光素杂交实验证实90%的骨组织细胞来源于供区。同时，他们还将 ADSCs 诱导为成骨细胞，与珊瑚材料复合，成功修复犬颅骨顶骨缺损，术后6个月组织学检测 ADSCs-珊瑚复合物最终转变为松质骨，为大型动物成功修复颅骨缺损，为进一步的临床应用提供了实验基础。Neelam Jaiswal 等人的研究确立了一个体外诱导 MSCs 向成骨分化的可重复体系。

目前，MSCs 是组织工程研究的热点之一，但有很多难题尚待研究解决。主要包括：①MSCs 的生物学机制尚不完全清楚；②鉴定 MSCs 特异的表面标记物；③如何控制 MSCs 向目的细胞定向分化；④如何选择适当的时间窗进行干预；⑤排除 MSCs 移植后的致瘤性等。尽管还有诸多难题尚待解决，但 MSCs 仍是再生医学中种子细胞最佳选择，将会在替代治疗，组织器官移植、修复中充当重要角色。

7. 其他　毛囊的再生要依靠毛囊干细胞，正常情况下，毛囊干细胞定位于毛囊隆突部位，其数量相对保持稳定。但受各种因素的影响毛囊隆突部位毛囊干细胞数量减少，增殖活性降低，部分发生凋亡，是引起脱发的根本原因。故毛囊干细胞在脱发性疾病中的作用越来越受到关注。2017年，有学者利用ADSCs进行毛发再生治疗，采用丘疹注射（皮内注射），将3～4ml的ADSCs应用于整个头皮。31G针在每个点注入约0.02ml液体，间距为1cm。同时，可结合使用维生素B_1（5mg）、维生素B_6（2.5～5mg）、维生素C（80～100mg）、维生素E（5mg）、辅酶Q10（10u）和氨基酸，以提高抗氧化和诱导毛发生长的作用。每月注射一次，重复6～8次。根据脱发的严重程度或患者的治疗目标，有些患者会接受10次治疗。此外，部分男性在治疗过程中也采用非那雄胺作为联合治疗或治疗结束后的维持治疗。有研究证明脂肪干细胞能够通过释放包括骨形成蛋白（BMPs）、成纤维细胞生长因子（FGFs）、血小板生长因子（PDGF）和Wnts蛋白等信号分子来控制毛发再生循环。这些信号因子能够刺激毛囊中的细胞分化，促进毛发的生长，达到治疗秃发、毛发稀疏的效果。

淋巴水肿一直是一种较难医治的疾病，传统治疗方法并不令人满意。间充质干细胞具有促进血管生成、分泌生长因子、调节炎症过程和分化为多种细胞类型的能力，或许能成为淋巴水肿潜在的理想疗法。脂肪组织是间充质干细胞最丰富和最容易获得的来源，它们可以被收集、分离，并作为自体治疗在一个单一阶段的过程中用于治疗。国外学者利用间充质干细胞治疗淋巴水肿的研究集中在临床前研究，也有临床性研究。这类研究一般在中国、韩国、日本和美国开展。本研究采用不同的干细胞来源和淋巴水肿模型。大多数研究表明，当使用干细胞治疗时，淋巴水肿会减少，淋巴管生成会增加，这种治疗方式目前显示了巨大的潜力。然而，目前对这类研究还存在一些不同声音，需要更多的临床前研究和大规模高质量的临床试验来证明这种新兴疗法能满足预期。

三　当前干细胞治疗面临的问题

目前已证明的安全有效的干细胞疗法主要包括造血干细胞移植、间充质干细胞移植和血管干细胞移植等。其他潜在的成体干细胞治疗技术范围正在扩大，技术在逐渐成熟。而胚胎干细胞以及诱导多能干细胞技术虽然问世，但安全性和分化可控性问题没有解决，技术尚未成熟。

（一）干细胞来源

胎儿组织不符合医学伦理；胎盘组织和成人组织干细胞虽符合伦理，但捐献者有可能把疾病传给接受者，需要筛选和恰当检测；自体干细胞如进行体外培养，也需要检测传染病或外源因子；而异体细胞可能有潜在风险；胚胎干细胞和可诱导多能干细胞有成瘤的可能性。

（二）干细胞质量

干细胞治疗必须质控：避免支原体感染，保障体外培养的技术稳定性。干细胞本身可能无害，但由于供者患疾病、干细胞采集、分离提取、培养扩增和保存期间受病原菌污染或其他有害物质损害，在制备工艺上必须严格，质量必须得到控制，无菌技术必须遵守。建立的培养标准及质量控制体系，应包括每一个步骤和终产品的监测分析，以保证安全性、纯度与效果。若同时产生多余的外源因子，应保障其治疗标准和效果。

（三）医学伦理审查

要遵循不伤害原则、知情同意原则、对患者有利原则、尊重原则、捐助自愿无偿的原则。除设立干细胞疗法伦理委员会，还要对医疗科室、干细胞来源及捐赠手续、干细胞制品质控情况、用于具体疾病指征的科学依据、干细胞疗法潜在毒性的评估、临床试验方案的合理性等环节进行审查。目前医学伦理委员会对干细胞应用的审查是缺失的。

（四）细胞移植治疗需要总结提高

国内外均有大量细胞移植治疗的临床应用病例，但缺乏多中心、大样本、随机对照、远期效果的临床研究，也没有制定细胞治疗的适应证；尚未建立细胞制备的质量控制体系；还没有细胞治疗可遵循的公认疗效评价指标；临床准入的法规还不够健全等。由于这些问题的存在，使治疗的可靠性、安全性、合理性受到质疑，甚至出现用同一种细胞治疗同一种疾病获得不同结果的现象。此外，细胞移植促进再生还有很多科学问题待研究。

目前虽然干细胞在基础研究和临床治疗中已经取得了一定的进展，但是在这方面还有许多深层次的问题并没有完全解决。在基础方面，有关可塑性是不是成体干细胞的自然属性、成体干细胞的可塑性与细胞融合之间的关系、评价成体干细胞可塑性的标准及不同组织是否存在统一的干细胞等基础科学问题并没有完全解决，因而在较大程度上限制了成体干细胞基础研究的深入和临床应用的进展。在临床应用方面，尽管某些领域的治疗取得了一定的效果，但是目前观察到的治疗效果与真正的组织再生还有比较大的差距。与此同时，它作为一种新的治疗技术，还有许多需要规范和注意的地方，如作用机制问题、政策法规及伦理问题、临床疗效的评价问题、适应证的选择问题及安全性问题等都还没有完全解决。因此，在目前基础理论研究还没有重大突破之前，在临床研究上需要慎重选择一定的适应证来进行。

四 展望

干细胞技术是生物技术领域最具有发展前景和后劲的前沿技术，由此人们可以用自身或他人的干细胞和干细胞衍生组织、器官替代病变或衰老的组织、器官，并可以广泛用于治疗传统医学方法难以医治的多种顽症，诸如糖尿病、脊柱、关节损伤等一系列目前尚不能完全治愈的疾病，在临床各个学科领域崭露头角，并且在以细胞、组织及器官修复更新为目的的再生医学领域发挥着重要的作用，也对整形外科的发展有不可估量的推动作用。

目前，干细胞研究迎来了一个全新的发展时期。科学家已经能够在体外鉴别、分离、纯化、扩增和培养人体胚胎干细胞，并以这样的干细胞为"种子"，培育出人的一些组织器官了。在临床应用方面，干细胞几乎可以应用到人体所有的重要组织器官及人类所面临的很多医学难题上。特别是整形外科意外损伤、放射损伤等患者的植皮、皮瓣转移，以及肌肉、骨及软骨缺损的修复等。另外，利用人类干细胞或其衍生的组织、器官测试各种整形外科（如婴幼儿血管瘤的普萘洛尔、黑色素瘤的靶向药物等）所需进行的药物药效、毒理特性，也会比用其他动物更能反映人体状况，可能发展成为一种新的药物筛选模式。

目前干细胞应用性研究中外泌体的出色表现引起了人们的注意。干细胞来源的外泌体可以通过其内容的蛋白、RNA 成分胞间转移，发挥与间充质干细胞相类似的组织修复、免疫调节等作用。并且与细胞治疗相比较，外泌体性质更稳定，保存运输方便，没有移植细胞带来的免疫排斥反应和肿瘤形成风险，有望成为一种新的治疗策略。

干细胞治疗及相关的组织工程研究已成为当今生物医学研究的最前沿领域之一。由于干细胞治疗产品具有广阔的应用空间，干细胞的基础研究和技术进步若能与良好的工程工艺相结合，加以较好的政策环境、临床研究支持，将有助于人类实现修复和制造组织器官的梦想，治疗疾病，延长寿命，重塑外形、延缓衰老、提高生活质量，造福全人类。

（程飚　王达利　付小兵）

参考文献

[1] Blaney Davidson E N, Van der Kraan P M, Van den Berg W B. TGF-β and osteoarthritis[J]. Osteoarthr Cartil, 2007, 15(6): 597-604.

[2] Chan B P, Fu S C, Qin L, et al. Effects of basic fibroblast growth factor (bFGF) on early stages of tendon healing: a rat patellar tendon model[J]. Acta Orthop Scand, 2000, 71(5): 513-518.

[3] Chan B P, Fu S C, Qin L, et al. Supplementation-time dependence of growth factors in promoting tendon healing[J]. Clin Orthop Relat Res, 2006, 448(5): 240-247.

[4] Chhabra A, Tsou D, Clark R T, et al. GDF-5 deficiency in mice delays Achilles tendon healing[J]. J Orthop Res, 2003, 21(5): 826-835.

[5] Chubinskaya S, Hurtig M, Rueger D C. OP-1/BMP-7 in cartilage repair[J]. Int Orthop, 2007, 31(6): 773-781.

[6] D'Souza D, Patel K. Involvement of long- and short-range signalling during early tendon development[J]. Anat Embryol (Berl), 1999, 200(4): 367-375.

[7] Fan J, Gong Y, Ren L, et al. In vitro engineered cartilage using synovium-derived mesenchymal stem cells with injectable gellan hydrogels[J]. Acta Biomater, 2010, 6(3): 1178-1185.

[8] Fu X, Shen Z, Chen Y, et al. Randomised placebo-controlled trial of use of topical recombinant bovine basic fibroblast growth factor for second-degree burns[J]. Lancet, 1998, 352(9141): 1661-1664.

[9] Fu X, Shen Z, Guo Z, et al. Healing of chronic cutaneous wounds by topical treatment with basic fibroblast growth factor[J]. Chin Med J (Engl), 2002, 115(3): 331-335.

[10] Hildebrand K A, Woo S L Y, Smith D W, et al. The effects of platelet-derived growth factor-BB on healing of the rabbit medial collateral ligament[J]. Am J Sports Med, 1998, 26(4): 549-554.

[11] Hoffmann A, Pelled G, Turgeman G, et al. Neotendon formation induced by manipulation of the Smad8 signalling pathway in mesenchymal stem cells[J]. J Clin Invest, 2006, 116(4): 940-952.

[12] Kurtz C A, Loebig T G, Anderson D D, et al. Insulin-like growth factor I accelerates functional recovery from Achilles tendon injury in a rat model[J]. Am J Sports Med, 1999, 27(3): 363-369.

[13] Langer R, Vacanti J P. Tissue engineering[J]. Science, 1993, 260(5110): 920-926.

[14] Mikic B, Schalet B J, Clark R T, et al. GDF-5 deficiency in mice alters the ultrastructure, mechanical properties and composition of the Achilles tendon[J]. J Orthop Res, 2001, 19(3): 365-371.

[15] Settle S H Jr, Rountree R B, Sinha A, et al. Multiple joint and skeletal patterning defects caused by single and double mutations in the mouse Gdf6 and Gdf5 genes[J]. Dev Biol, 2003, 254(1): 116-130.

[16] 付小兵, 郭振荣, 盛志勇. 碱性成纤维细胞生长因子加速慢性难愈合创面愈合[J]. 中国修复重建外科杂志, 1999, 13(5): 270-272.

[17] 付小兵, 程飚, 盛志勇. 生长因子应用于临床创伤修复——十年的主要进展与展望[J]. 中国修复重建外科杂志, 2004, 18(6): 508-512.

[18] 付小兵, 程飚. 创伤修复和组织再生几个重要领域研究的进展与展望[J]. 中华创伤杂志, 2005, 21(1): 40-44.

[19] 何祯平, 孙广慈, 冯国平. 生长因子在整形外科的应用[J]. 中华创伤杂志, 1999, 15(Suppl 1): 110-113.

[20] 刘君华, 王愉思. 周围神经损伤修复的新进展[J]. 中国实用医药, 2009, 4(35): 220-222.

[21] 刘洋, 李建福, 付小兵. 表皮干细胞及其与创面修复的研究进展[J]. 武警医学, 2005, 16(3): 206-208.

[22] 姜笃银, 刘磊. 干细胞在创面愈合与组织再生中的移植应用[J/CD]. 中华损伤与修复杂志(电子版), 2012, 7(1): 9-11.

[23] 孙哲, 蒋爱梅. 脂肪干细胞与碱性成纤维细胞生长因子在颗粒脂肪移植中应用的研究进展[J]. 医学综述, 2012, 18(15): 2401-2403.

[24] 张国荣, 张玫琦, 胡金秋. 基因治疗肌腱韧带损伤的研究进展[J]. 中国医学创新, 2013, 10(21): 159-161.

[25] 张英博,杨大平. 干细胞用于创伤修复的新进展[J]. 中国美容医学,2011,20(8):1323-1325.

[26] 徐佳,吕长胜. 血管内皮生长因子在皮瓣移植中的应用[J]. 中国美容医学,2012,21(8):126-127.

[27] 李卫华,孙志成,王文. 碱性成纤维细胞生长因子在自体脂肪颗粒填充面部凹陷中的作用[J]. 中国组织工程研究与临床康复,2010,14(41):7753-7756.

[28] 李景红,黄金中,杜江. 与软骨损伤修复有关的生长因子与基因治疗技术[J]. 中国临床康复,2004,8(2):316-317.

[29] 李海红,张磊,黄庆军. 自体脂肪移植及生长因子治疗小型猪Ⅲ度烧伤创面的实验研究[J]. 汕头大学医学院学报,2007,20(2):69-71.

[30] 杜学亮,罗少军,郝新光,等. 碱性成纤维细胞生长因子在颗粒脂肪移植后血运重建过程的作用[J]. 中华整形外科杂志,2005,21(2):128-131.

[31] 王佳琪,王国栋,颜红柱,等. 生长因子在创伤愈合中作用的研究[J]. 创伤外科杂志,2013,15(3):281-284.

[32] 董书侠,郑谦. 重组人转化生长因子β3在瘢痕预防中的作用[J]. 国际口腔医学杂志,2014,41(2):220-223.

[33] Eun S C. Stem cell and research in plastic surgery[J]. J Korean Med Sci,2014,29(Suppl 3):S167-S169.

[34] Tiryaki T,Findikli N,Tiryaki D. Staged stem cell-enriched tissue (SET) injections for soft tissue augmentation in hostile recipient areas: a preliminary report[J]. Aesthetic Plast Surg,2011,35(6):965-971.

[35] Ghieh F,Jurjus R,Ibrahim A,et al. The use of stem cells in burn wound healing: a review[J]. Biomed Res Int,2015,2015:684084.

[36] Yang Y,Zhang W,Li Y,et al. Scalded skin of rat treated by using fibrin glue combined with allogeneic bone marrow mesenchymal stem cells[J]. Ann Dermatol,2014,26(3):289-295.

[37] Liu L,Yu Y,Hou Y,et al. Human umbilical cord mesenchymal stem cells transplantation promotes cutaneous wound healing of severe burned rats[J]. PLoS One,2014,9(2):e88348.

[38] Zhang S,Dong Z,Peng Z,et al. Anti-aging effect of adipose-derived stem cells in a mouse model of skin aging induced by D-galactose[J]. PLoS One,2014,9(5):e97573.

[39] Herberts C A,Kwa M S,Hermsen H P. Risk factors in the development of stem cell therapy[J]. J Transl Med,2011,9:29.

[40] Arnhold S,Klein H,Semkova I,et al. Neurally selected embryonic stem cells induce tumor formation after long-term survival following engraftment into the subretinal space[J]. Invest Ophthalmol Vis Sci,2004,45(12):4251-4255.

[41] Li Q,Zhang C,Fu X. Will stem cells bring hope to pathological skin scar treatment?[J]. Cytotherapy,2016,18(8):943-956.

[42] Nadig R R. Stem cell therapy——hype or hope? A review[J]. J Conserv Dent,2009,12(4):131-138.

[43] McArdle A,Senarath-Yapa K,Walmsley G G,et al. The role of stem cells in aesthetic surgery: fact or fiction?[J]. Plast Reconstr Surg,2014,134(2):193-200.

[44] Kim W S,Park B S,Park S H,et al. Antiwrinkle effect of adipose-derived stem cell: activation of dermal fibroblast by secretory factors[J]. J Dermatol Sci,2009,53(2):96-102.

[45] Kim W S,Park B S,Sung J H. Protective role of adipose-derived stem cells and their soluble factors in photoaging[J]. Arch Dermatol Res,2009,301(5):329-336.

[46] Mehrabani D,Mehrabani G,Zare S,et al. Adipose-derived stem cells (ADSC) and aesthetic surgery: a mini review[J]. World J Plast Surg,2013,2(2):65-70.

[47] Jo D I,Yang H J,Kim S H,et al. Coverage of skin defects without skin grafts using adipose-derived stem cells[J]. Aesthetic Plast Surg,2013,37(5):1041-1051.

[48] Kim J H,Park S H,Lee B H,et al. Early intervention with highly condensed adipose-derived stem cells for complicated wounds following filler injections[J]. Aesthetic Plast Surg,2016,40(3):428-434.

[49] Mazzetti M P V,Alonso N,Brock R S,et al. Importance of stem cell transplantation in cleft lip and palate sur-

gical treatment protocol[J]. J Craniofac Surg,2018,29(6):1445-1451.

[50] Nanninga G L,Nijhuis T H,Schols R M,et al. Lipofilling may induce nerve regeneration after previous traumatic injury: a clinical case with remarkable outcome[J]. Eur J Plast Surg,2016,39(5):383-386.

[51] Blezien O,D'Andrea F,Nicoletti G F,et al. Effects of fat grafting containing stem cells in microstomia and microcheilia derived from systemic sclerosis[J]. Aesthetic Plast Surg,2017,41(4):839-844.

[52] Guillaume-Jugnot P,Daumas A,Magalon J,et al. State of the art. Autologous fat graft and adipose tissue-derived stromal vascular fraction injection for hand therapy in systemic sclerosis patients[J]. Curr Res Transl Med,2016,64(1):35-42.

[53] Sasaki G H. The safety and efficacy of cell-assisted fat grafting to traditional fat grafting in the anterior midface: an indirect assessment by 3D imaging[J]. Aesthetic Plast Surg,2015,39(6):833-846.

[54] Kamakura T,Ito K. Autologous cell-enriched fat grafting for breast augmentation[J]. Aesthetic Plast Surg,2011,35(6):1022-1030.

[55] Sterodimas A,de Faria J,Nicaretta B,et al. Tissue engineering with adipose-derived stem cells (ADSCs): current and future applications[J]. J Plast Reconstr Aesthet Surg,2010,63(11):1886-1892.

[56] Hernigou P,Guissou I,Homma Y,et al. Percutaneous injection of bone marrow mesenchymal stem cells for ankle non-unions decreases complications in patients with diabetes[J]. Int Orthop,2015,39(8):1639-1643.

[57] Kirana S,Stratmann B,Lammers D,et al. Wound therapy with autologous bone marrow stem cells in diabetic patients with ischaemia-induced tissue ulcers affecting the lower limbs[J]. Int J Clin Pract,2007,61(4):690-692.

[58] Cao Y,Gang X,Sun C,et al. Mesenchymal stem cells improve healing of diabetic foot ulcer[J]. J Diabetes Res,2017,2017:9328347.

[59] Yoshimura K,Sato K,Aoi N,et al. Cell-assisted lipotransfer for cosmetic breast augmentation: supportive use of adipose-derived stem/stromal cells[J]. Aesthetic Plast Surg,2008,32(1):48-55;discussion 56-57.

[60] Toyserkani N M,Christensen M L,Sheikh S P,et al. Stem cells show promising results for lymphoedema treatment—a literature review[J]. J Plast Surg Hand Surg,2015,49(2):65-71.

[61] Dash N R,Dash S N,Routray P,et al. Targeting nonhealing ulcers of lower extremity in human through autologous bone marrow-derived mesenchymal stem cells[J]. Rejuvenation Res,2009,12(5):359-366.

[62] Lu D,Chen B,Liang Z,et al. Comparison of bone marrow mesenchymal stem cells with bone marrow-derived mononuclear cells for treatment of diabetic critical limb ischemia and foot ulcer: a double-blind, randomized, controlled trial[J]. Diabetes Res Clin Pract,2011,92(1):26-36.

[63] Mulder G,Lee D K,Faghihnia N. Autologous bone marrow-derived stem cells for chronic wounds of the lower extremity: a retrospective study[J]. Wounds,2010,22(9):219-225.

[64] Ahn J M,Mao J J. Adipose tissue engineering from adult human stem cells: a new concept in biosurgery[J]. Facial Plast Surg,2010,26(5):413-420.

[65] Fukuoka H,Suga H. Hair regeneration treatment using adipose-derived stem cell conditioned medium: follow-up with trichograms[J]. Eplasty,2015,15:e10.

[66] Habal M B. Stem cells in plastic surgery—new applications in evolution[J]. J Craniofac Surg,2012,23(3):621-622.

[67] Tremolada C,Palmieri G,Ricordi C. Adipocyte transplantation and stem cells: plastic surgery meets regenerative medicine[J]. Cell Transplant,2010,19(10):1217-1223.

[68] Wong V W,Rustad K C,Longaker M T,et al. Tissue engineering in plastic surgery: a review[J]. Plast Reconstr Surg,2010,126(3):858-868.

[69] 杨铮,岳波,杨阳,等. 间充质干细胞在防治同种异体组织器官移植免疫耐受方面的作用研究[J]. 国际检验医学杂志,2013,34(7):850-852.

[70] 王杨,张翼,王锦文,等. 脐血干细胞移植治疗压疮性溃疡创面[J]. 吉林医学,2012,33(34):7421-7423.

第七十八章
脂肪源性干细胞和整形美容外科

第一节 干细胞的基本概念

干细胞（stem cells）是指同时具有自我更新（self-renewal）和分化（differentiation）能力的细胞（图78-1）。此类细胞有两个基本特性：一是可以自我更新；二是可以分化成为多种类型的细胞，即它具有多向分化的潜能（pluripotent）。凡是干细胞，都必须同时具有自我更新和多向分化这两大特性。

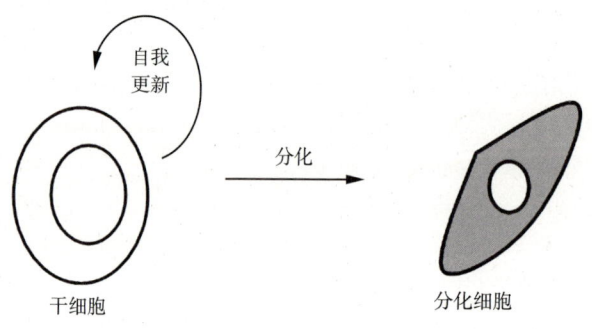

图 78-1 干细胞自我更新与分化

一 自我更新能力

干细胞自我更新能力是指在母细胞分裂形成的两个子细胞中，至少有一个具有与母细胞相同的自我更新和分化的能力。细胞在分裂时有两种形式，一种是对称性分裂（symmetric division），一种是不对称性分裂（asymmetric division）。对称性分裂指细胞经分裂后产生两个与母本细胞完全一致的细胞，例如胚胎干细胞在分裂时可对称性分裂，产生两个子代细胞与原来完全一样。而一些成体干细胞在分裂时常为不对称性分裂，即细胞分裂后一个子代细胞与原来母本细胞一样，另一个子细胞为有某些特定功能的细胞（图78-2）。无论是对称性分裂还是不对称性分裂，至少可以产生一个与母体细胞完全一样的细胞，这一过程称为自我更新。

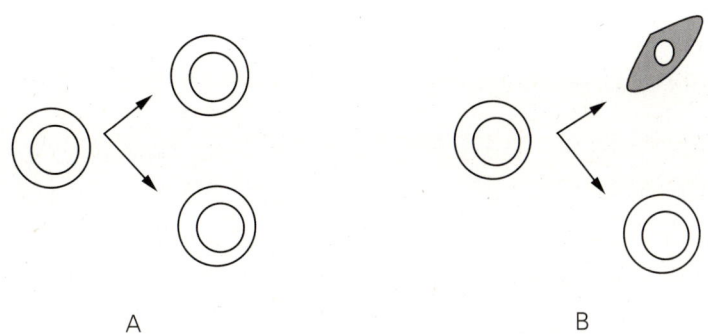

图 78-2　干细胞的对称性分裂与不对称性分裂
A. 对称性分裂　B. 不对称性分裂

自我更新的意义在于，母细胞可以保持自身的数量，不会因为细胞分裂而耗竭，保持一定量的细胞库，并保持细胞特性的稳定性。在胚胎干细胞进行对称性分裂后，可以产生大量具有相同特性的细胞，并可以无限制增殖而提供大量的干细胞。组织干细胞如造血干细胞或肌肉干细胞等分裂后，一部分变为有特定功能的细胞，一部分可以保持与原来一样，使干细胞的来源不至于因分裂而减少，防止最终消耗殆尽。这是干细胞的一个重要特征。

二　多向分化能力

干细胞除了能够保持自身的特性以外，还可以分化成为多种类型的细胞，即多向分化能力。分化是指在母细胞分裂形成的子细胞中，至少具有一种与母细胞不同的表现型（图 78-3）。正因为干细胞具有多向分化能力，才使得干细胞可以分化成为多种有特定功能的细胞，进而发挥其生理作用。

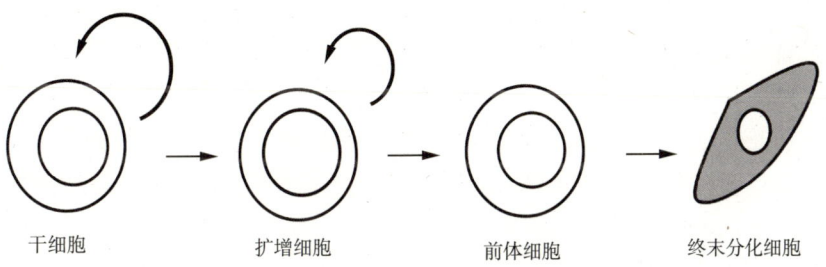

图 78-3　从干细胞到终末分化细胞的分化过程

祖细胞（progenitor cells）是一种可以分化成为其他类型的细胞，如髓系祖细胞（myeloid progenitor cells）只能分化为粒细胞、红细胞及巨噬细胞等髓系细胞。虽然它也表现多向分化的特性，但这种祖细胞不能分化成淋巴系细胞，只有干细胞才能分化成髓系和淋巴系两系细胞。而且祖细胞虽然也有一定的自我更新能力，但不能长期持续。因此，祖细胞与干细胞完全不同，不能将祖细胞当成干细胞。这一点在体外培养时易于鉴定，但在体内很难区分。因此，文献中常见"stem cell-progenitor"的提法，即干或祖细胞。

体细胞（somatic cells）如中性粒细胞、心肌细胞等，在分裂时可以对称性分裂，产生两个与自身相同的细胞，但是不具有多向分化的功能，不能变成其他种类的细胞。因此，也不能称为干细胞。

三 干细胞的微环境单元

干细胞通过接受有关的信号,决定是进行自我更新,还是一边更新一边分化,或者不更新而全部进行分化。干细胞周围的细胞、因子、细胞外基质以及细胞的直接接触等各种各样的信号刺激决定其命运。这些包括干细胞自身在内的维持干细胞特性的周围环境,称为干细胞微环境单元(niche)。干细胞的存在与微环境单元密不可分,干细胞和由微环境单元形成的干细胞支持结构统称为干细胞系统。

以果蝇生殖干细胞为例。在构成果蝇卵巢的卵巢小管的前端有2~3个生殖干细胞。这些生殖干细胞通过钙粘连蛋白,与已分化的帽状细胞相接触。在其分裂产生的两个子细胞中,与帽状细胞保持接触的子细胞停留在生殖干细胞的状态,而另一个与帽状细胞分离的子细胞分化为包囊细胞,最终分化为卵细胞和围绕在其周围的营养细胞。帽状细胞不仅和生殖干细胞接触,还分泌因子作用于生殖干细胞,并对其分化产生抑制。帽状细胞所构成的这种维持生殖干细胞特性的结构,即为干细胞微环境单元,是微环境的实际形态(图78-4)。

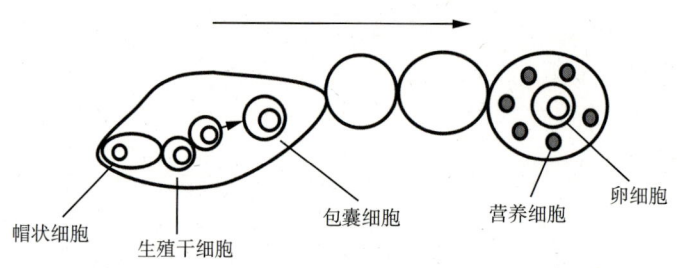

图78-4 雌性果蝇卵巢生殖干细胞的微环境单元

帽状细胞是构成微环境单元的主要分化细胞,与其分离的生殖干细胞分化成为包囊细胞,并最终分化为营养细胞和卵细胞。

微环境单元不仅具有维持干细胞自我更新的功能,在成熟个体干细胞维持模式中,还可以通过完全不进行自我更新而维持干细胞的状态。这种状态的维持与微环境单元有关。在维持休眠状态的微环境单元中,部分脱离微环境单元的干细胞进行自我更新,其中一部分细胞重新回到微环境单元中,并保留干细胞的性质,其他未回到微环境单元的细胞则进行分化(图78-5)。在成体组织中,干细胞在微环境单元中处于静息状态。一旦机体组织受到损伤需要修复,在特殊信号的刺激下,微环境单元就被活化,干细胞发生定向分化,参与组织的再生和损伤的修复。

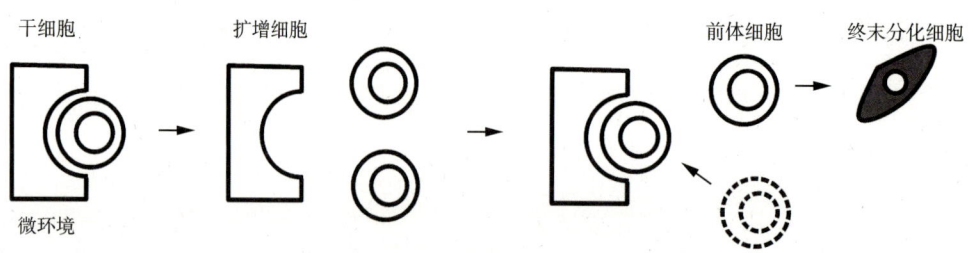

图78-5 干细胞分化和微环境单元的关系
微环境是决定干细胞性质的干细胞系统,短暂扩增细胞可以通过回到微环境而重新成为干细胞

四 干细胞的不同分化能力

人体发育过程中，从受精卵开始，经历早期胚胎、胎儿、新生儿，直至成体。在此过程中，体内存在着多种干细胞。由于这些干细胞处于不同发育阶段，分布于不同部位，其自我更新能力和多向分化能力各有不同。干细胞的分化能力可以分为以下几类：

（一）全能性

全能性（totipotency）指能够分化成为构成个体所有种类的细胞，并且有形成完整个体的能力。全能干细胞包括受精卵至八细胞胚之前的细胞，其中的每一个细胞均可分化成体内任何类型的细胞，包括哺乳类动物在发育早期胚外的组织，即胚内和胚外的细胞均可以得到。

（二）多能性

多能性（pluripotency）指能分化出构成个体的多个种类细胞的能力，但没有形成完整个体的能力。多能干细胞可以分化成为体内任何种类的细胞，与全能干细胞的区别是不能形成胚外的组织。胚胎在子宫内发育时，除了有胚内组织，还有胚外组织。由于这是目前细胞治疗和研究的主要细胞，也称为"全能干细胞"。

因此，准确来说多能性只能通过干细胞分化后所制造出来的产物而加以确定，即通过干细胞产生的细胞对于构成个体全部细胞的贡献多少来加以证明。但是，对于人体干细胞来说，这种多能性证明的方式是不符合伦理的，因此生物学上人体干细胞全能性只能推定得来，多能性最常见的定义是具有分化成三个胚层细胞和组织的能力。

（三）多潜能性

多潜能性（multipotency）指虽然不能分化成为构成个体的所有种类的细胞，但能分化成至少两种细胞的能力。例如，造血干细胞能分化成所有种类的血细胞，是典型的多潜能性干细胞。这种能力用英文表达为"multipotency"，在中文通常翻译成"多能性"，这样就无法与上述的"pluripotency"区别开来，因此翻译成"多潜能性"，更便于区分和广泛应用。

（四）单能性

单能性（unipotency）指只具有分化成为一种终末细胞的能力。例如，骨骼肌干细胞就只能分化成横纹肌这一种细胞，是典型的单能干细胞。此类细胞不是严格意义上的干细胞，准确的提法应该是"前体细胞"。

五 干细胞的鉴定

在通常情况下，干细胞的生物特性主要包括以下四个方面：①能够始终保持其未分化的特征；②具有自我更新的能力；③能够无限制地分裂增殖；④具有多向分化潜能，可以分化成不同类型的组织细胞。对干细胞多能性的鉴定，主要包括以下几个方面：形态学特性、特异标志分子的表达、体外分化能力及体内畸胎瘤的形成等。在具体的鉴定方法和标准方面，不同种类干细胞略有差别。

以胚胎干细胞（embryonic stem cells，ESCs）的鉴定为例，2003年《科学》（Science）杂志公布人ESCs的标准是：核型正常（karyotypically normal），体内和体外培养时可以无限自我增殖，体外培养时至少连续传代70代，冻存和复苏后仍能恢复培养，体内和体外都可分化为多种类型的细胞。

(一) 自我更新能力的测定

1. 无限增殖特性　体外培养至少70代。
2. 核型稳定分析　Global SNP扫描。
3. 标志物检测　常用RT-PCR检测核内特异性转录因子，也可用染色方法检测表面的标志物，常用的有碱性磷酸酶（alkaline phosphatase，AKP）、Oct4、Tra-1-60、Tra-1-81、SSEA-1和SSEA-4等。例如，SSEA-1在小鼠ESCs为阳性，在人ESCs为阴性，这可用于区分鼠源性和人源性ESCs。SSEA-4在人ESCs为阳性，这可以用来确定人源性ESCs。

(二) 多向分化能力的测定

1. 体外的类胚体形成实验　ESCs一般为黏附生长，当去除自我更新因子后，细胞自动悬浮生长，形成一个球形体，称为类胚体（embryoid body，EB），其可模拟早期胚胎的发育。中间为外胚层细胞，表面为内胚层细胞。这都可以用来模拟胚胎早期的发育过程。EB中含有多个胚层的细胞，将其置于有利于贴附生长的环境中，可以用各个胚层的抗体进行染色，外胚层、中胚层和内胚层的细胞可分别进行染色鉴定。内胚层细胞染色的标志物有白蛋白（albumin）和GATA4，中胚层染色的标志物是CD31和肌间线蛋白（desmin），外胚层染色的标志物有巢蛋白（nestin）和FLK-1。
2. 体内的畸胎瘤形成实验　把细胞植入免疫缺陷小鼠体内，经过1～3个月后可形成畸胎瘤（teratoma formation）。这种瘤的包膜完整，在普通切片染色后，可以观察到软骨和肌肉（中胚层来源）、肠上皮和杯状细胞（内胚层）、神经细胞（外胚层），从而证实具有多胚层的分化能力。
3. 定向分化　通过加入不同诱导因子，促进EB细胞向不同方向定向分化，如多巴胺神经元细胞、运动神经元细胞、心肌细胞、胰岛细胞、肝细胞等。目前较为成功的是向神经细胞分化，但是仍不能获得完全同向分化的细胞群体。定向分化的主要方法：在EB形成过程中加入诱导因子、与其他类型的支持细胞共培养、在确定成分的培养液中单层培养等。

第二节　干细胞的分类

干细胞分裂后一部分子细胞可获得与母细胞不同的细胞表现型。这种表现型在其发生过程中，可能成为与母细胞分化能力不同的另一种干细胞。根据终末分化细胞的种类，可以将干细胞分成全能干细胞（totipotent stem cells）、三胚层多能干细胞（pluripotent stem cells）、单胚层多能性干细胞（multipotent stem cells）、单能干细胞（monopotent stem cells）等。

目前，最为常用的干细胞包括胚胎干细胞（ESCs）、组织干细胞（somatic stem cells，SSCs）和诱导多能干细胞（induced pluripotent stem cells，iPSCs）。SSCs又包括胎儿组织干细胞（fetal tissue stem cells）和成人组织干细胞（adult tissue stem cells）。

一　胚胎干细胞

胚胎八细胞胚经过多次卵裂后，依次形成桑葚胚（morula）、囊胚（blastocyst）。囊胚阶段内细胞团分离后，在特定的培养条件下能够维持其多能性，并形成可无限增殖的细胞，称为胚胎干细胞（ESCs），这是一种在哺乳动物早期胚胎发育前取材而得到的细胞。ESCs可以分化成包括生殖细胞在内的所有人体细胞，其与全能干细胞的区别是不能形成胚外组织。

ESCs的一个特点是其分化的多能性。来源于受精卵的干细胞有向所有种类细胞分化的能力，这种能力能够在试管中保持。现已证实，将离体后ESCs再次放回胚泡内，ESCs仍会参与到个体发育中。利用此方法制作的嵌合体动物生殖细胞会将基因传递给后代。但是ESCs自身不能发育成个体，不具有受精卵所特有的全能性（totipotency）。

ESCs的第二个特点是在体外稳定状态下能够自我更新。在试管内可以保持增殖的只有神经干细胞、精原干细胞等一部分干细胞和转化癌细胞。ESCs和癌细胞一样能够在试管内自我增殖，前者的这种性质不是染色体异常导致的。目前为止，研究者们制作出来的多种基因改造动物都可以证明这一点。

ESCs同时具有分化的多能性和极强的增殖能力，在发育再生医学研究中，有如下优点：①在发育过程中由于数量极少而不容易分离出来的细胞群，可以采用ESCs产生与之相似的细胞，来保证在细胞生物学或者分子生物学分析时所需的细胞数量，使研究得以顺利进行；②在用于哺乳类动物体内研究时，较其他系统能更有效、更容易地进行分子机制的研究；③便于确定各种细胞诱导方法，是未来临床研究的基础。

由于ESCs具有分化成各种组织的能力（多能性），同时也是一种可以在体外进行增殖的细胞，即在增殖的同时还能够维持其多能性。因此未来临床应用的思路是，通过诱导ESCs形成各种成体干细胞或者未成熟前体细胞的方法，来解决成体干细胞供体不足的问题。迄今为止，有成功诱导ESCs分化生成神经干细胞或间充质干细胞等干细胞的报道。但是，在应用人的ESCs时，需要获取患者本人的ESCs，并采用未受精卵克隆技术，必须采用破坏人体胚胎的操作，因此存在伦理方面的问题，限制了其临床应用。为此，可进行体细胞诱导成为多能干细胞的研究。但是其前提是确定ESCs内原始活性因子的存在，并完成原始活性因子的测定。由此可见，ESCs研究的成果不仅能应用于ESCs部分，还能广泛地应用于其他干细胞的研究之中。

二 组织干细胞

细胞着床后，经过胚胎的发育，形成胎儿。在胎儿、新生儿以及人体发育的各个阶段的各种组织器官中都存在着各种各样的干细胞，这些干细胞称为组织干细胞（SSCs）或者成体干细胞（adult stem cells）。实际上，这些干细胞也包括胎儿的干细胞，因此称为"组织干细胞"较为合适。相对未分化的细胞，它实际上是指已经分化的组织和器官中的细胞。其分化方向可以是多向的，因此属于多能干细胞。

每个组织都有其各自特殊的机能，发挥其机能的实际单位是分化（differentiation）后的特殊细胞，这种细胞称为终末分化细胞。该细胞因为不能再生，所以消耗之后组织的机能就会下降，受到损伤后就会发生死亡。为保持细胞数量，必须存在补充细胞的系统，发挥这种作用的细胞是前体细胞（precursor cells）。在不断地丢失终末分化细胞的组织中存在大量的前体细胞，能够不断地进行细胞分裂。前体细胞如果能够很好地发挥作用，新旧交替就能顺利地进行，就能很好地维持细胞数目的稳定。但是，前体细胞的增殖能力是有限的，在经过几次分裂之后就不能再增殖了。因此，需要适当提供前体细胞的机制，即存在组织干细胞。也就是说，在各个组织中，存在着组织干细胞分化成前体细胞，前体细胞再分化成终末分化细胞的等级体系，称为干细胞系统。

在人体发育的不同阶段和不同部位，均存在着不同发育潜能和不同多向分化能力的细胞。虽然这些细胞的基因型相同，但是其表观遗传性状不同，如基因的甲基化、基因表达的调控、X基因的活化状态、印迹基因的表达、标志物（marker）基因的表达等，均存在差异。因此，干细胞是一个动态变化的概念，有着时间和空间上的特点。在不同时间和不同部位虽然都具有自我更新和多向分化的特性，但是其自我更新能力和多向分化能力是不同的。目前已经明确，组织干细胞与前体细胞在增殖能力和分化的程度上有不同之处，但是两者本质区别尚有待研究。干细胞向前体细胞分化是一个连续过程，实际上无法确定两者的分界线，而且理论上应该有中间细胞的存在。这些中间细胞只是短时间存在，很难检测出来。

组织干细胞（成体干细胞）由于来自成体，可以采用人工的方法获取，便于临床应用，是目前最适合临床应用的干细胞。常见的种类包括造血干细胞、间充质干细胞、表皮干细胞、生殖干细胞、肿瘤干细胞等。

（一）造血干细胞

造血干细胞是造血系统中存在的、具有自我更新能力和多向分化能力的一类细胞。该细胞由发明了脾集落形成细胞定量法的Till和McCulloch首次明确记载，他们同时证明该细胞具有很强的增殖能力。造血干细胞可以分化成为中性粒细胞、巨噬细胞、红细胞、多核细胞等多种血细胞（具有多向分化能力）。造血系统就是以造血干细胞为顶点，以各种成熟血细胞为底边而形成的"三角形"系统（造血金字塔）。造血干细胞和成熟血细胞之间有各种各样的定向祖细胞。一个造血干细胞对应一个造血金字塔，多个造血干细胞形成复杂的造血干细胞系统。

（二）间充质干细胞

间充质干细胞（mesenchymal stromal cells，MSCs）最早在骨髓中发现，目前已证实存在于许多脏器的结缔组织中。有许多关于间充质干细胞多向分化的报道，尤其是临床上观察到骨髓移植受者的很多脏器中有供者来源细胞。由于提取MSCs的方法多种多样，较为混乱，国际细胞治疗学会（ISCT）对MSCs进行了以下定义：①塑料黏附性，即在标准培养条件下细胞贴壁生长；②表面标志为$CD73^+$、$CD90^+$、$CD105^+$、$CD14^-$或$CD11b^-$、$CD19^-$或$CD79a^-$、$CD34^-$、$CD45^-$、$HLA-DR^-$；③具有多向分化潜能，即在体外可以诱导分化为成骨细胞、成软骨细胞和脂肪细胞。可以用以上标准来定义MSCs，实际上还有MSCs向肌细胞、心肌细胞、神经细胞等多种细胞分化的报道。

同时，由MSCs分泌的生物活性物质有以下作用：①抑制凋亡，使其局限于损伤部位；②抑制纤维化和瘢痕化；③促进血管新生；④活化成体干细胞，刺激其增殖。还有报道指出，注入的MSCs能够产生免疫调节物质，抑制T淋巴细胞的活化和慢性炎症反应的发生。

大量研究证实，在脂肪组织中存在着和骨髓一样的间充质干细胞。用酶处理脂肪组织后离心，去除成熟脂肪细胞和脂质后，剩余的基质血管成分（stromal vascular fraction，SVF）中存在着脂肪源性干细胞。目前有关脂肪源性干细胞的特性、基础研究和临床应用前景已有大量报道，此类干细胞也是与整形外科关系最为密切的干细胞。

过去认为，周细胞（pericyte）存在于血管外皮和血管周围，与维持血管收缩有关。最近研究报道了MSCs和周细胞有密切的关系。一种说法是，MSCs存在于血管周围，表达周细胞的标志物，因此成熟的周细胞和血管平滑肌有可能是MSCs的子代细胞。另一种说法是，MSCs通过周细胞产生作用。当其受到损伤的时候，就具有了免疫调节和产生细胞因子的功能。

（三）表皮干细胞

多年以来，人们认为表皮干细胞存在于表皮基底层。直到2001年有研究发现，毛囊膨大部位（bulge区）的细胞能够转变成表皮、汗毛和皮脂腺，从而证实存在多能性的表皮干细胞，上述理论才被修改。bulge区位于皮脂腺的下部，立毛肌的附着处，是稍微膨胀的区域。

由此提出了一种新的皮肤干细胞系统理论，即毛囊生发区域内存在的表皮干细胞是皮肤干细胞的重要组成部分。"bulge干细胞学说"还很好地解释了临床上观察到的现象：植皮术供皮区的表皮再生从毛孔部位开始。虽然在皮肤干细胞的移植试验中，毛囊生发区域的细胞有形成毛囊、皮脂腺、表皮的能力，但在体内正常的环境中生发区域的细胞大多形成毛囊，而很少形成皮脂腺和表皮。换言之，皮肤的成体干细胞在特殊情况下能够展示强大的能力，但一般情况下此能力有所保留。

另一方面，对于没有汗毛的手掌和足底等不存在该生发区域的表皮组织，就不能用"bulge 干细胞学说"进行解释。另外，对于永久脱毛患者来说，他们的头皮也是完全正常的，因此对于表皮中是否存在特有的干细胞系统仍有较大争议。

（四）生殖干细胞

个体发育过程是受精卵分化成构成个体的多种细胞，这些细胞进而组成多种组织的过程。这个过程中已分化的细胞其功能已经特殊化，向其他种类细胞分化的可塑性丧失。但是，在构成个体的细胞系列中，生殖细胞系列与上述只能单方面分化的细胞不同，最终分化为卵子和精子，受精后再构成胎盘组织，可以再次获得分化为所有细胞的全能性。

为了最终获得全能性，生殖细胞在个体发育早期从体细胞中分离，单独进行发育。生殖细胞的发生过程与其他细胞系列细胞的发生过程不同，具有其特异性。生殖细胞系列通过其发生过程维持其潜在的多能性（生殖细胞具有形成个体的各种各样体细胞的定向分化能力）。发生过程的生殖细胞在一定的体外环境下培养，可以分化成多能性干细胞。生殖细胞系列维持潜在多能性的机制尚不清楚，而这些机制对于精子和卵子结合后的受精卵能发挥全能性是必不可少的。

（五）肿瘤干细胞

生物体的干细胞，具有提供前体细胞的能力和自我更新的能力，机体调节着这两者的平衡，从而维持组织的稳定性。这个平衡主要是由生物体内的微环境进行调节的。有学者提出"肿瘤干细胞假说"，其基本含义是以具有类似正常成体干细胞自我更新和多向分化能力的少数肿瘤细胞为起源，可以形成肿瘤组织。其形成过程是，以"肿瘤干细胞"为顶点分层分化细胞，分层次地产生增殖能力低下的分化细胞，最终形成肿瘤组织。自从急性骨髓性白血病的肿瘤干细胞确定分类以来，在乳腺癌和脑肿瘤等很多实体肿瘤中也发现了存在干细胞特征的细胞，之后越来越多的证据支持"肿瘤干细胞"的存在。

到目前为止，"肿瘤干细胞假说"是否适用于多数固态肿瘤尚不明确。但是，在肿瘤的发生和恶性进展的过程中，确实观察到基因表达模式出现干细胞化的现象，即获得干细胞特性。干细胞性和肿瘤的病态有着密切联系，这个观点支持了很多研究。随着研究的深入，干细胞的概念是否适用于癌的发生和发展，受到越来越多的关注。这种肿瘤干细胞调节分子基础的明确，对肿瘤发生机制的理解及新型肿瘤治疗法的开发研究有着关键性的作用。此问题也延伸到细胞移植物的致癌可能，是临床应用时不可回避的问题。

三 诱导多能干细胞

尽管 ESCs 具有优越的生物学性能，但由于伦理学和致瘤性等方面的问题，限制了其未来的临床应用。2006 年，日本京都大学 Yamanaka 在《细胞》(Cell) 杂志上发表了诱导多能干细胞 (iPSCs) 的研究工作。其基本研究方法是，通过将四个特定基因 (Oct3 或 Oct4、Sox2、Klf4 和 c-Myc) 转入小鼠成纤维细胞，使之重编程而形成具有与 ESCs 相似的自我更新和多向分化能力的细胞，称为诱导多能干细胞，该项技术称为 iPSCs 技术。研究者将 iPSCs 注入正常囊胚，待发育成早期胚胎后再植入正常雌性小鼠，在后代小鼠中检测到 iPSCs 和正常胚胎细胞来源的组织，从而获得了嵌合体胚胎，进而证实 iPSCs 具有与 ESCs 相类似的生物学特性。将这些 iPSCs 注入免疫缺陷小鼠体内后，它们可分化出神经、软骨、肌肉等多种不同胚层来源的组织，从而证实 iPSCs 具有分化的全能性。

iPSCs的成功制备意味着在不依赖于卵子或胚胎的情况下，即可获得与ESCs细胞系具有相似分化潜能，同时又与供体细胞具有相同免疫配型的多能干细胞细胞系。这种方法与体细胞核移植相比，操作简单，摆脱了ESCs来源和伦理学的诸多限制，因而iPSCs技术是干细胞发展史上一个里程碑式的成就，为细胞重编程的相关研究开拓了一片新的领域。2007年，Yamanaka等又应用相似方法将人的成纤维细胞诱导成为人iPSCs，与此同时世界各地多家实验室也成功获得iPSCs，从而证明iPSCs制备方法的可行性。

目前，iPSCs的研究已成为生命科学领域的热点，并已取得一些突破性进展。例如，建立个体特异的、疾病特异的或患者特异的人iPSCs细胞系，借助转座子介导的转基因方法高效制备不依赖病毒介导的iPSCs。同时，还成功地从所获得的iPSCs中移除先前导入的基因。目前，在细胞培养液中加入Oct4、Sox2、Klf4和c-Myc四种基因对应的四种重组蛋白也能将小鼠和人的体细胞重编程为iPSCs，由此获得近似治疗型的iPSCs。

与传统的ESCs技术和体细胞核移植技术不同，iPSCs技术不使用胚胎细胞或卵子，因此没有伦理学的问题。并且iPSCs可以采用患者自己的体细胞制备，能很好解决免疫排斥问题。因此，对于应用于组织、细胞替代治疗和制订个性化治疗方案有很好的应用前景。其具体临床应用前景主要包括以下三个方面：

1. 制备具有临床实用价值的iPSCs　iPSCs是利用成人细胞制作而成的多能性干细胞。因此，如果利用由自体细胞制作而成的iPSCs，就可能实现自体细胞移植。例如，如果每个人都用自己的皮肤细胞制作出iPSCs，预先储存在医疗机构，就可以建立自体iPSCs细胞库，以应对各种疾病、外伤等意外情况。目前，已通过iPSCs诱导出具有临床治疗应用前景的体细胞，如胰岛B细胞、肌萎缩侧索硬化症的皮肤成纤维细胞、人皮肤成纤维细胞、小鼠B细胞、小鼠的肝细胞和胃上皮细胞等。

2. 作为病理生理学和药理学工具的iPSCs　iPSCs不仅可以作为再生医学的材料，还可以作为病理生理学的工具。患者来源的细胞，在发病机制探讨、新药物开发、毒性试验等方面都是非常有实际意义的。然而，为了进行这些实验需要大量的细胞。例如，为了开发针对帕金森病的新药物，从患者那里得到足够的神经细胞几乎是不可能的，为了毒性试验而采取肝细胞在现实中也是很难实现的，迄今为止都是用小鼠模型或细胞株来解析筛选。但是，小鼠和人类的分子结构、代谢路径等多个方面都是存在差异的，在小鼠上有用，未必在人类上同样有用。

人类多能性干细胞可以在试管内增殖并向不同种类细胞分化。患者来源的多能性干细胞可以用于阐述病理生理机制。迄今为止，已经发现了囊包性纤维症、亨廷顿舞蹈症等几种疾病的人类疾病特异性ESCs。使这些细胞向目标细胞分化，如果能够在试管内再现病情，就可以进行分子水平的病理学分析。采用iPSCs替换ESCs，将具有更为实际的意义。例如，肌萎缩侧索硬化症、帕金森病等多发于成人的疾病，在幼年时期不能预测，但可以从患者提供的体细胞制作iPSCs，从疾病特异性iPSCs探讨其发病机制，进而发现有效的治疗方法。疾病特异性iPSCs可以使用在医疗中不能使用的逆转录病毒，而且可以利用它特定的插入部位，来鉴别细胞株间的差别及异物混入等。另外，还可利用其与来源细胞相关的特点，在手术时得到组织，或从细胞库购入患者来源的成纤维细胞。

目前，已建立了肌萎缩侧索硬化症和脊髓性肌萎缩患者特异性iPSCs细胞系，还建立了多种遗传病患者特异性的iPSCs细胞系，应对帕金森病、亨廷顿舞蹈症和21-三体综合征。这些iPSCs细胞系的建立，将有助于探索疾病形成机制以及研发特异性的新药。

3. iPSCs技术为肿瘤治疗提供新的思路　利用体细胞和肿瘤细胞重编程的iPSCs，或其他类型正常细胞的研究思路，可以将肿瘤细胞逆转为正常细胞，并且可以进一步利用这些细胞修复因肿瘤发生而受损的组织，最终为根治肿瘤提供实验和理论依据。

第三节 干细胞的研究与应用

一 干细胞研究中的重要历史事件

1980年，英国科学家Evans利用小鼠囊胚的内细胞团建立了第一株小鼠的ESCs细胞系。至今，小鼠ESCs一直是研究发育最佳的体外模型。2007年，Evans因其在干细胞研究中的突出贡献而获诺贝尔奖。

1998年，美国科学家Thomson等率先从体外受精治疗后剩余的胚胎中分离出内细胞团，并建立了人ESCs细胞系。这一突破性进展在全世界范围内引起极大反响，因此位列1998年世界十大科技成果之首。

2003年，Gurdon将人外周血淋巴细胞注射至软骨细胞间，结果出现逆向分化的细胞并表达一种细胞表面标志物Oct4。这种表面标志是人ESCs所特有的，从而证明人已分化的终末细胞在一定条件下可以逆向分化。

2006年，Yamanaka首先将调控基因的转录因子加到终末分化的成纤维细胞中，结果逆分化为具有干细胞功能的细胞，称为iPSCs。从而证明，人的ESCs可以从自身的成体细胞中逆向分化而获得。2012年，他和Gurdon两人同时获得诺贝尔奖。

2009年3月，美国总统兑现他在竞选时对科学界做出的承诺：支持拓展人类ESCs的研究，取消美国对ESCs的研究限制。这一决定，推动了干细胞在世界范围内的临床研究。

二 干细胞临床应用的现状

（一）国际应用现状

干细胞所具有的无限增殖能力和多向分化潜能，为临床多种疾病的治疗提供了新的思路。从临床阶段看，全球进行中的大量干细胞研究处于临床早期。

目前，干细胞主要的临床研究集中于骨科、皮肤、心血管、癌症、糖尿病、创伤修复、血液病、泌尿系统、牙科、眼科、整形美容等领域。国外已有多项人类ESCs产品用于临床治疗试验（表78-1）。

表 78-1 国外获得批准的人 ESCs 临床转化试验

细胞分化类型	适应证	公司	国家
神经胶质细胞	脊髓损伤	Geron	美国
视网膜色素上皮细胞	少年黄斑变性	Advanced Cell Technology, Inc.	美国
视网膜色素上皮细胞	老年黄斑变性	Advanced Cell Technology, Inc.	美国
心肌细胞	心脏病	George Pompidou Hospital	法国

同时，也有多种人SSCs产品用于临床试验。目前已经上市和正在研究的干细胞治疗产品均使用多能间充质干细胞。韩国批准的"Hearticellgram-AMI""Cartistem""Cuepistem"和加拿大批准

的"Prochymal"为干细胞药物，其他产品主要为干细胞制品（表78-2）。

表78-2 国外获得批准的人 SSCs 临床转化试验

商品名/公司名	来源	适应证	国家/年份
Carticel/Genxyme	自体培养的软骨细胞	症状明显的关节软骨损伤	美国/1997
LAVIV/Fibrocell Science	自体成纤维细胞	改善成人中至重度鼻唇沟皱纹	美国/2011
HPC/Clinimmune Labs	脐带血造血干细胞	造血和免疫重建	美国/2012
Ducord/杜克大学医学院	脐带血造血干细胞	造血和免疫重建	欧洲/2009
ChondroCelect/TiGenix	自体软骨细胞	膝关节软骨缺损	美国/2009
Prochymal/Osiris Therapeutics	人异基因骨髓来源间充质干细胞	移植物抗宿主病	加拿大/2012
MPC/Mesoblast	自体间充质祖细胞产品	骨修复	澳大利亚/2012
Hearticellgram- AMI/FCB-Phamicell	自体骨髓间充质干细胞（MSCs）	急性心肌梗死	韩国/2011
Hemacord/纽约血液中心	脐带血造血祖细胞用于异基因造血干细胞移植	遗传性或获得性造血系统疾病	美国/2011
Cartistem/Medipost	脐带血来源间充质干细胞	退行性关节炎和膝关节软骨损伤	韩国/2012
Cuepistem/Anterogen	自体ADSCs	复杂性克隆氏病并发肛瘘	韩国/2012

2011年，韩国批准FCB-Pharmicell公司开发的急性心肌梗死治疗药物"Hearticellgram-AMI"自7月1日起投放市场销售。该药物是同种异体的多能间充质干细胞，通过冠状动脉内注射治疗急性心肌梗死。2012年1月，韩国又批准两种干细胞药物上市，分别为Anterogen公司研发的治疗肛瘘的干细胞药物"Cuepistem"和Medipost公司研发的治疗软骨损伤和骨关节炎的干细胞药物"Cartistem"。目前为止，两种药物详细的临床数据尚未报道。

2012年5月，加拿大批准Osiris Therapeutics公司研发的人体异源干细胞药物"Prochymal"上市，用于治疗儿童移植物抗宿主病。尽管此药物的三期临床试验结果多数为阴性，但是研究发现，其用于治疗对激素类药物无反应的严重儿童移植物抗宿主病患者是最有效的。因此，基于此类人群的需要，药监部门已批准该药上市。

近年来以干细胞为主的细胞治疗研究发展迅速，在缺血性心脑血管疾病、骨关节疾病、免疫系统疾病及移植物排斥反应、退行性疾病、肝硬化、糖尿病等领域已启动多项临床试验研究。在研究的三期药物中，用于治疗心血管疾病的有6种，治疗充血性心力衰竭、肢体缺血、血液恶性疾病和免疫系统疾病的各2种，治疗急性心肌梗死、慢性心肌缺血和复杂肛瘘的各1种（表78-3）。

表78-3 部分三期临床试验的干细胞产品

公司名	来源	适应证	研发阶段
Bioheart	MyoCell	充血性心力衰竭	二或三期
Cardto3 Sctences（Belgtum）	C Cure	充血性心力衰竭	三期
Cytorl Therapeutics	ADSC	急性心肌梗死	二或三期
Baxter	Auto-CD34$^+$cells	慢性心肌缺血	三期
Stempeutics Research	Stempeucel	严重下肢缺血	二或三期
Aastrom Biosciences	Ixmyelocel T	严重肢体缺血	三期
Mesoblast	"Off-the-shelf"mesenchymal precursors	血液恶性疾病的造血干细胞移植	三期

续表

公司名	来源	适应证	研发阶段
Ganida Cell	StemEx	血液恶性疾病的造血干细胞移植	二或三期
Ostris	Prochymal	移植物抗宿主病	三期
Ostris	Prochymal	克罗氏病	三期
TiGenix	Cx601	复杂肛瘘	三期

在法律法规方面，欧美已形成若干统一的干细胞行业标准。美国几乎所有的干细胞库都已通过美国血库协会（American Association of Blood Banks，AABB）标准的认证。这也是细胞治疗和输血领域的全球性标准。在血液制品的质量检验中，美国有病理学家协会（College of American Pathologists，CAP）标准。在国际上，则有公认的国家血清学参考实验室（NRL）标准。

（二）国内应用现状

目前国内干细胞尚无产品达到临床研究要求，大多还处于临床前动物研究阶段。在临床治疗中，常用的细胞类型是成体源性细胞，如骨髓、脐带血、脐带等来源的间充质干细胞，或者外周血的免疫细胞等。

脐带血库是目前国内干细胞行业中最成熟也最重要的产业化项目，其全称是"脐带血造血干细胞库"。这是专门提取和保存脐带血造血干细胞，并为患者提供查询服务的特殊医疗机构。国家卫生主管部门视之为一种特殊的血库。公共库奉行公益原则，接受公众脐带血捐赠，免费保存，以便日后提供给病患进行异体移植；自体库实行收费保存，脐带血也只用于保存者自体移植所用。中国目前在全国范围内有七个单位获得卫生部颁发的脐带血造血干细胞库执业许可证，它们分别在北京市、天津市、上海市，以及广东省、四川省、山东省和浙江省。脐带血库对干细胞技术服务企业非常重要。按我国目前的规定，每一个省级区域只能有一家拥有卫生部执业许可证的脐带血库。1988年第一例脐带血造血干细胞移植成功，用于治疗贫血。

我国卫生部于2009年5月印发了《医疗技术临床应用管理办法》，将干细胞应用技术列为三类医疗技术。三类技术的特点是有风险，有伦理问题，需要严格管理。2012年，根据卫生部干细胞临床研究和应用规范整顿工作领导小组的安排，由专家委员会研究起草了三个文件：《干细胞临床研究指导原则》《干细胞临床研究基地管理办法》和《干细胞制剂质量控制及临床前研究指导原则》。经反复研讨，修改完善，已形成征求意见稿，并于2013年3月在全国征求意见。2015年3月30日，国家卫生和计划生育委员会与国家食品药品监督管理总局就《干细胞临床研究管理办法（试行）》征求意见。其中提出，干细胞临床研究必须遵循科学、规范、公开、符合伦理、充分保护受试者权益的原则。

文件规定，临床研究基地必须具备三个条件：①三级甲等医院；②已获得国家食品药品监督管理总局颁发的药物临床试验机构资格认定证书，承担药物临床试验；③主要研究人员具备干细胞研究经验，并经过相关培训，取得培训证书。

同时，一系列干细胞制剂质量控制、临床前研究指导原则和规范的出台，为干细胞研究安全、有效、有序进行提供了保障。其目的是保证干细胞临床试验研究过程规范，结果科学可靠，保护受试者的权益并保障其安全，最终为提高临床医疗水平服务。为提升我国干细胞研究水平并推动相关研究成果的转化应用，科技部等专门发布年度"干细胞及转化研究"申报指南的通知，并编制了其实施方案，国家重点研发计划予以专项支持，这对我国整个干细胞的研究具有重要而深远影响。

第四节 脂肪源性干细胞的基本概念

一、脂肪源性干细胞的发现过程

1968年，有学者在骨髓基质的研究中发现了多能间充质干细胞，并通过系列实验证实，该细胞可以向多种中胚层细胞分化，其中包括成骨细胞、成软骨细胞等。但是，骨髓源性间充质干细胞的分离和培养难度较大，促使研究者探索新的替代组织供区和新的干细胞来源。

脂肪组织和骨髓组织一样，均来自中胚层，含有大量的细胞基质成分。1964年，Rodbell采用蛋白酶消化和梯度离心的方法，由脂肪组织中分离得到基质血管成分（SVF）。同时对其细胞成分的分析发现，SVF中含有成纤维细胞、肥大细胞、巨噬细胞等。Van和Poznanski等应用同样的方法对SVF进行体外分离培养发现，其中的部分细胞可分化为充满脂滴的细胞，类似成熟的脂肪细胞。因此，将SVF中贴壁生长的细胞称为"前脂肪细胞"（preadipocytes）。1987年，Deslex等证实，这种"前脂肪细胞"在条件培养液培养时可向脂肪细胞转化，常用的条件培养液为无血清培养液。在常规培养液的基础上，需额外添加胰岛素和转铁蛋白（transferrin）等。1989年，Hauner等报道，SVF所含的"前脂肪细胞"代表一类前体细胞，但当时仅证明其可以向脂肪系分化。

2001年，Zuk等通过系列研究证实，SVF中的细胞成分具有多细胞系分化能力。在研究中采用的脂肪组织取自吸脂减肥患者，通过抽吸得到的脂肪组织经过一系列处理，分离纯化得到细胞成分，并把这些细胞称为"处理的脂肪抽吸物（processed lipoaspirate，PLA）细胞"。这些细胞体外培养时可贴壁生长，在适宜条件下可向成脂、成骨、成软骨、成肌方向分化。从而证实，SVF中除了含有特定成脂的前脂肪细胞外，还存在着具有多向分化能力的干细胞。此后，广大学者通过大量的研究得出相同的结论，即脂肪组织是SSCs和ASCs的重要来源，因来自脂肪，故称为脂肪源性干细胞（adipose-derived stem cells，ADSCs）。脂肪组织可以在吸脂或切脂减肥的瘦身者中获取，其过程易于为患者接受。同时，脂肪组织取材量充足，一次性可获得大量的脂肪组织，从而展现与骨髓组织相类似的临床应用前景，甚至在某些方面还优于骨髓组织。

二、常用名词

现已证实，脂肪源性干细胞分布广泛，易于获取，取材可在局麻下进行，患者痛苦小，是目前较有前景的成体干细胞之一。目前，对于其生物学特性、表型特征、多向分化、组织形成特性等进行了大量的研究。在这些研究中，曾经用过多种名称，除了ADSCs外，还有脂肪干细胞（adipose stem cells，ASCs）、脂肪源性成体干细胞（adipose-derived adult stem cells，ADASCs）、脂肪源性成体基质细胞（adipose-derived adult stromal cells）、脂肪源性基质细胞（adipose-derived stromal cells）、脂肪间充质干细胞（adipose mesenchymal stem cells，AMSCs）以及成脂肪细胞（lipoblast）等。

2004年，为规范研究和应用名称，国际脂肪治疗与研究学会（International Federation of Adipose Therapy and Science，IFATS）确定，通过连续培养后仍然具有多向分化能力的细胞称为脂肪源性干细胞，简称ADSCs。而脂肪组织经过胶原酶消化获得的不同类型的细胞混合物，不含脂肪细胞，主要成分包括ADSCs、血管内皮细胞、白细胞和红细胞等，是异质性细胞群，称为血管基质成分，简称SVF。采用抽吸方法获取的脂肪组织，并经纯化处理的SVF称为PLA。其与SVF的主要区别是，PLA特指采用吸脂获取的细胞，而SVF包括吸脂和切脂等多种途径获得的细胞。

三 脂肪源性干细胞的基本特性

ADSCs广泛存在于身体各个组织和器官之中，如骨髓、皮肤、脂肪、肌肉和神经等，ADSCs是其中最为常用的成体干细胞。与其他成体干细胞相比，ADSCs取材方便、来源充分、分离培养方法比较简单、增殖速度快、扩增能力强，特别适用于自体取材和应用。因此，已成为种子细胞的新来源和干细胞研究领域的热点内容。ADSCs具有的这些优势与其特定的生物学特性密不可分，主要包括以下五个方面。

（一）自我更新能力

干细胞一旦形成，在机体终生都具有自我更新能力，这完全不同于自我更新能力有限的许多类型的祖细胞。干细胞通过不对称分裂进行自我更新和分化形成祖细胞。ADSCs作为干细胞的一种，具有较强的自我更新能力。研究表明，体外培养的ADSCs可保持稳定的生物学特性13～15代不变，其中衰老和死亡的细胞所占比例很小，说明其自我更新能力强。细胞周期分析显示，G_0/G_1期的细胞占69%，S期的细胞占24%，G_2/M期的细胞占8%，提示ADSCs具有较强的自我更新能力。

（二）增殖能力

高度的增殖特性是ADSCs的生物学特性之一。干细胞虽具有多能性，但其数量有限，只有通过体外扩增，才能得到大量的干细胞，对研究和应用才具有意义。因此，体外扩增干细胞是干细胞研究和应用的前提和关键，高效扩增具有重大的基础与临床意义。如造血干细胞通过高速扩增，可补充由于细胞正常衰老死亡而丧失的血细胞。因此干细胞高度扩增不但对干细胞的研究和应用有着重要意义，而且对机体正常功能的维持具有重要作用。

第3代、5代和10代细胞生长曲线的测定结果显示，体外培养条件下ADSCs经历了生长滞缓期、对数增殖期和生长平台期，符合正常细胞的生长规律。传代细胞比原代细胞增殖速度加快，但也存在1～2天的潜伏期，第三天后细胞快速增殖，平均倍增时间为60个小时。随传代次数增加，细胞增殖速度略有下降。10代后细胞生长速度逐渐变缓，形态不规整，较大，细胞内颗粒状物质逐渐增多，个别细胞胞质内出现脂滴，但其中衰老和死亡细胞占的比例也很少。同时，细胞周期检测也表明，初期和中期的培养细胞大部分是静止期的干细胞。这表明ADSCs体外扩增能力很强，而且传代培养易于获得大量有分化能力的细胞。

（三）多能性

干细胞具有分化为多种细胞类型的潜能，但不同干细胞的分化潜能有所不同。如ESCs具有全能性，可分化发育成机体的任何组织和器官。ADSCs作为干细胞的一种，与ESCs类似，具有分化为多种细胞类型的潜能。在一定条件下可成功地将其诱导为成骨细胞、成软骨细胞、脂肪前体细胞、心肌细胞、神经样细胞等。研究证明，ADSCs在不同诱导因子的作用下，能够向脂肪、软骨、成骨、成肌等多个中胚层细胞系分化，此类分化属于纵向分化。

同时，ADSCs还可向其他胚层细胞系分化，如神经细胞、肝细胞等，此类分化属于横向分化。研究显示，分离培养的人ADSCs可获得单细胞克隆并传至4代，然后分别将其向脂肪、骨、软骨和神经细胞方向诱导。结果表明，81%的单细胞克隆至少可以分化为其中的1种细胞，52%可以分化为2种或2种以上类型的细胞，分化为骨、软骨、脂肪和神经样细胞的百分比分别为48%、43%、52%和12%。大量的研究证实，ADSCs是一类具有多向分化潜能（即多能性）的细胞。

(四)表面标志物

目前尚未找到鉴定ADSCs的金标准,但用流式细胞仪和免疫组织化学方法研究发现,体外培养的ADSCs具有间充质干细胞这类细胞的表面标志物,如CD9、CD10、CD13、CD29、CD44、CD54、CD55、CD71、CD90、CD91、CD105和CD146等呈阳性表达;不表达CD45、HLA-DR等免疫细胞的表面标志物,也不表达CD14、CD38、CD117等造血细胞的分化抗原;对CD34的表达目前还存在争议。同时在不同的研究结果中,某些表面标志物的表达和表达水平会有不同程度的差异,这也是目前在ADSCs研究和应用中存在的问题之一。

(五)遗传稳定性

通过核型分析显示,ADSCs多次传代后,仍具有正常的2倍体核型,且不随传代次数增加而发生明显改变。这说明ADSCs具有遗传稳定性,一般不具有成瘤风险,并具有体内移植和应用的可能性。

第五节 脂肪源性干细胞的研究

由于ADSCs具有取材方便、来源充分、分离培养方法较为简单等特点,目前已成为成体干细胞研究领域的热点内容之一。其中相关研究最多集中于分离与纯化方法、多向分化特点、表面标志物分析和多系统动物实验等几方面。

一、ADSCs的分离与纯化

来源于脂肪组织,在取材、分离和培养的过程中,常含有多种细胞成分。因此,ADSCs的分离与纯化,是ADSCs研究和应用的关键步骤。

(一)ADSCs的分离

ADSCs存在于脂肪组织中,在进行干细胞鉴定之前,需要进行可靠的分离。分离的目的一是将干细胞由包裹细胞的组织中释放出来,二是去除可能混杂的细胞(如血细胞等),三是去除纤维组织等杂质成分。ADSCs的分离方法最早可追溯至20世纪60年代,Rodbell发明了从大鼠脂肪组织中分离脂肪细胞的方法。在20世纪80年代,在此基础上经过改进成功地应用于人体脂肪组织的分离。基本步骤是,脂肪组织经清洗、胶原酶消化、离心、过滤、去除红细胞、洗涤等操作,洗涤离心后沉淀细胞即为初步分离的产物,称为SVF,其中含有干细胞成分。在胶原酶选择方面,以Ⅰ型胶原酶较为常用,也有的用Ⅲ型胶原酶。去除红细胞的方法有细胞裂解法、梯度离心法和连续培养法等。在离心方面至今尚无统一操作的方法,一般采用600～1200g离心(表78-4)。

表78-4 不同文献报道的ADSCs分离条件

作者	酶浓度(mg/ml)	酶种类(胶原酶)	消化时间(分钟)	离心加速度(g)	离心时间(分钟)	裂解时间(分钟)	裂解温度(℃)	梯度离心加速度(g)	梯度离心时间(分钟)
Zuk等	0.75	Ⅰ型	30	?	10	—	—	—	—

续表

作者	酶浓度(mg/ml)	酶种类(胶原酶)	消化时间(分钟)	离心加速度(g)	离心时间(分钟)	裂解时间(分钟)	裂解温度(℃)	梯度离心加速度(g)	梯度离心时间(分钟)
Lin等	2.00	Ⅰ型	60	600	10	10	?	—	—
Kotaro等									
固体法	0.75	Ⅰ型	30	800	10	5	RT	—	—
液体法	—	—	—	400	10	5	RT	800	20
Kim等	0.75	Ⅱ型	45	300	10	—	—	840	10
Maikel等	1.00	Ⅰ型	45	600	10	—	—	?	?
Valina等	1.25	Ⅷ型	120	?	?	—	—	—	—
Schäffler等	1.50	?	30~90	1200	10	?	?	—	—

注:"?"表示文献中未详细说明,"—"表现未进行相应操作,"RT"表示室温。

(二) ADSCs的纯化

SVF含有的是混合性的基质细胞群,其中包括ADSCs。其他细胞包括内皮细胞、平滑肌细胞、周围细胞、成纤维细胞和造血系细胞(如白细胞、造血干细胞或内皮祖细胞)等。由于ADSCs具有贴壁生长的特点,故可采用体外细胞培养和传代的方法进行一般的纯化。SVF中的细胞约有1/30可贴壁生长,且在传代培养过程中,造血细胞系的细胞标志会逐渐丧失(如CD11、CD14和CD45)。但是,贴壁生长的特性并不都是干细胞所特有的,成纤维细胞也具有同样的特点。

通过磁珠法纯化的细胞,可以将CD45$^+$细胞(白细胞系或造血细胞系)和CD31$^+$细胞(内皮细胞系)从细胞中分离除去。此分类方法相对简单易行,可以在细胞培养之前把干细胞从SVF中纯化。采用这种标准化流程有助于ADSCs的研究,特别是统一干细胞表型的特点,加快其临床应用。

有关ADSCs的产量问题,各实验室的结果不一致。有的可达每毫升1×10^6个细胞,有的平均是每毫升2.4×10^4个细胞。这些差别可能与样本的来源、取材的部位或年龄,以及对SVF的总体计数或者在细胞培养后贴壁细胞的计数等因素有关。

二 ADSCs多向分化的研究

(一) ADSCs向脂肪细胞的分化

在ADSCs基础培养液中加入异丁基甲基黄嘌呤、地塞米松、胰岛素和吲哚美辛诱导分化后2周,油红O染色可见部分ADSCs胞质内充满脂滴并逐渐增多融合,占胞质体积的90%~98%。此种分化细胞形态与成熟脂肪细胞极其相似,具备脂解-抗脂解能力等成熟脂肪细胞的重要特性。外源性添加碱性成纤维细胞生长因子(basic fibroblast growth factor,bFGF)和糖皮质激素可明显促进ADSCs增殖,同时刺激其向脂肪细胞分化,增加脂肪细胞特异性甘油磷酸脱氢酶(glycerol phosphate dehydrogenase,GPDH)和瘦蛋白的表达。通过支链DNA技术的研究发现,分化的ADSCs可表达脂肪细胞特有的基因表达产物——脂肪酸结合蛋白。这些研究均证实,ADSCs具有向脂肪细胞分化的潜能。

(二) ADSCs向软骨细胞的分化

在ADSCs培养液中加入胰岛素、转化生长因子β(TGF-β)、干扰素和抗坏血酸进行诱导,可见细胞分化形成明显的软骨结节，并表达软骨细胞的标志物——Ⅱ型胶原、硫酸软骨蛋白4和硫酸角质蛋白。逆转录-聚合酶链式反应（reverse transcription-polymerase chain reaction，RT-PCR）的检测亦证实，在其分化细胞上同样可出现Ⅱ型胶原和软骨特异性蛋白聚糖基因的表达。将ADSCs置于藻酸盐培养体系中，经成软骨细胞定向诱导2周后发现，有大量合成的Ⅱ型胶原、Ⅳ型胶原及硫酸软骨蛋白。将诱导后细胞与藻酸盐复合物植入裸小鼠皮下，12周后发现软骨样组织形成。免疫组织化学显示，软骨特异性细胞外基质成分合成明显增多。

这些研究证实，ADSCs具有向软骨细胞分化的潜能，并显示了原始软骨组织的特征。因此，其有望成为软骨组织工程的"种子细胞"。MSCs与ADSCs基因水平的比较数据显示，尽管两种细胞在形态学和组织学上的分化能力相似，但在成软骨细胞诱导前和诱导后，其基因表达有一定差别，尤其在接种到3D材料上后，MSCs向软骨细胞分化的能力明显高于ADSCs。因此，ADSCs向软骨细胞分化的能力及诱导因素尚待进一步研究。

（三）ADSCs向成骨细胞的分化

在ADSCs基础培养液中加入地塞米松、抗坏血酸、β-甘油磷酸钠向成骨方向诱导4天后，其结构从类成纤维细胞形态变为圆形立体状结构。诱导7天后，分化细胞分泌岛状细胞外基质。2周后，约50%的细胞表达碱性磷酸酶呈阳性，钙化斑出现，碱性磷酸酶的活性可持续到培养的175天。不同浓度的生长因子对其分化能力的影响有较大差异。研究表明，加入1ng/ml的bFGF时ADSCs易于向成骨细胞分化，而添加1000ng/ml时易于向脂肪细胞分化。目前，相关机制尚不清楚，有待进一步研究。将ADSCs接种于聚乳酸-聚羟基乙酸共聚物（PLGA）支架上用于修复小鼠的颅骨缺损，12周后X线显示整个缺损区有骨桥形成。与其他种子细胞相比，ADSCs具有同样的成骨及修复骨缺损的能力，且无须进行基因改造或添加外源性生长因子。因此，ADSCs有可能作为一种新的自体成骨源性细胞，用于组织工程骨修复和再生。

（四）ADSCs向骨骼肌细胞的分化

在ADSCs基础培养液中加入地塞米松、氢化可的松诱导6周后，通过结构学、组织学和RT-PCR的分析发现，其肌源性决定因子Ⅰ（myogenic determinationfactor Ⅰ，MyoD-Ⅰ）和肌球蛋白重链均有表达。MyoD-Ⅰ表达先于肌球蛋白重链，是ADSCs分化过程中最早出现的标志基因，这可用于鉴定肌源性细胞前体。研究结果显示，约15%的ADSCs于诱导6周后向肌细胞分化。用腺病毒介导的LacZ基因标记自体ADSCs，移植于受损胫骨前肌处，15天后发现，再生肌纤维中β-半乳糖苷酶阳性，提示ADSCs可参与肌纤维的再生。2个月后损伤处肌组织体积明显增大，肌张力也明显增强，与肌卫星细胞移植所产生的肌再生效应相似。骨骼肌组织工程主要用于治疗原发性骨骼肌病变及因创伤、缺血继发的骨骼肌丧失，对于这类疾病目前尚无特效疗法。尽管ADSCs向肌细胞分化水平较低，但通过改善培养条件及外源性因素的诱导，有望提高ADSCs分化水平，提高其临床应用价值。

（五）ADSCs向心肌细胞的分化

在以RPMI为基础的培养液中，加入5-氮杂胞苷诱导培养2周后，ADSCs形成圆形外观，3周后出现自发搏动。2个月后免疫组织化学染色显示，肌球蛋白重链、α-肌动蛋白和肌钙蛋白阳性。用大鼠心肌细胞提取液诱导人ADSCs向心肌细胞分化，分化细胞出现双核、横纹、肌小节等结构，结蛋白、肌钙蛋白、缝隙连接蛋白表达阳性，同样也能观察到自发性搏动细胞。这些研究表明，体内外心肌微环境作用下，ADSCs可向心肌细胞分化。但目前关于这种诱导后的细胞能否体内存活、分化并发挥心肌细胞功能尚存争议。

（六）ADSCs向内皮细胞的分化

在以M199/2%FBS为基础的培养液中，加入血管内皮生长因子（vascular endothelial growth factor，VEGF）及bFGF，体外培养48个小时后观察到分化细胞网格样结构形成，并表达CD31、CD34、CD144及eNOS等内皮细胞特有的抗原。而且，ADSCs注射到缺血部位后通过自分泌和旁分泌VEGF、肝细胞生长因子（HGF）、成纤维生长因子（FGF）、胎盘生长因子（PGF）、转化生长因子（TGF）、血管生成蛋白1等血管新生和抗凋亡因子，可促进新生血管形成，并抑制细胞凋亡。

（七）ADSCs向神经细胞的分化

ADSCs在体内和体外经丁羟基茴香醚、二甲亚砜（DMSO）、维A酸、福斯高林等诱导后，可分化为神经样细胞。诱导分化5个小时后，细胞形态发生明显变化。细胞质以细胞核为中心收缩并向两侧延长，细胞体缩小逐渐成为球形，并形成细胞突起，类似神经细胞核周外形。经免疫细胞化学及蛋白质印迹检测证实，该细胞可表达巢蛋白（nestin）和神经元特异性核蛋白（neuron-specific nuclear protein，NeuN），提示ADSCs在一定条件下具有向神经元分化的能力。进一步研究发现，在诱导分化的同时，应用表皮生长因子（EGF）和FGF更易诱导ADSCs向神经样细胞分化。而且，可导致细胞骨架改变，出现与神经细胞更相似的核及细胞形态。电子显微镜的观察结果亦表明，多极细胞的细胞体和突起具有更多的微管和肌动蛋白丝结构，未诱导的ADSCs则未发现这些变化，提示多极细胞已具有神经元的特征。

（八）ADSCs向表皮样细胞的分化

用全反式维A酸（ATRA）诱导ADSCs，可分化为表达角蛋白的表皮样细胞。用30%皮肤匀浆条件培养液诱导ADSCs，可分化为高表达细胞角蛋白19（CK19）和CK10的表皮样细胞。通过诱导ADSCs分化为表皮样细胞，可用于创面的修复。

（九）ADSCs向肝细胞的分化

用HGF、抑瘤蛋白（OSM）、DMSO、FGF-1、FGF-4和地塞米松等组合成不同诱导方案，可使长梭形的ADSCs分化为圆形的上皮样肝细胞。曲古抑菌素（TSA）也可诱导ADSCs分化为肝细胞样细胞。肝细胞样细胞表达尿素、白蛋白、细胞色素氧化酶、肝细胞核因子、甲状腺激素结合蛋白（TTR）、细胞角蛋白18（CK18）、多抗药相关蛋白-2和CCAT-增强子结合蛋白α（C/EBPα）等特异分子，并具有摄取低密度脂蛋白功能。研究表明，将ADSCs直接移植或预诱导为肝细胞后，移植到四氯化碳（CCL$_4$）诱发肝损伤模型的小鼠体内发现，其移植细胞存活，并分化为肝细胞发挥修复作用，同时可降低实验小鼠的血氨和转氨酶水平。

（十）ADSCs向胰岛细胞的分化

ADSCs表达干细胞标志物ABCG2和胰岛发育转录因子，用含活化蛋白、HGF和五肽胃泌素的诱导液处理3天后，ABCG2表达下调，而胰岛发育转录因子、胰岛素、胰高血糖素和生长抑素等相关基因的表达上调。这提示，ADSCs具有向胰岛内分泌细胞分化的潜能。用20ng/ml EGF预诱导兔ADSCs 24个小时，再用胰高血糖素样多肽和烟酰胺继续诱导后发现，长梭形的ADSCs的胞体收缩，突起变短，胞体变小，相邻细胞逐渐形成集落，二硫腙染色呈砖红色阳性，并检测到胰岛素的分泌。在用胰提取物诱导ADSCs时，可分化为胰岛内分泌细胞。将PDX-1基因导入ADSCs，诱导其向胰岛细胞分化，移植到链脲霉素诱发的1型糖尿病大鼠的肾包膜下，可以观察到分泌胰岛素的细胞形成，并可降低血糖，增加糖耐受，减少糖尿病性白内障的发生。

总之，ADSCs在特定诱导剂的作用下，可以分化成为多种细胞，进而有可能形成多种组织，这一点是临床各项研究和应用的前提（表78-5）。

表 78-5　ADSCs 定向分化的诱导剂

分化类型	诱导剂
脂肪细胞	胰岛素、3-异丁基-1-甲基黄嘌呤、地塞米松、罗格列酮、吲哚美辛
软骨细胞	骨形成蛋白6、骨形成蛋白7、TGF-β、地塞米松、胰岛素样生长因子
成骨细胞	1,25-二羟基胆固醇、β-甘油磷酸、抗坏血酸、骨形成蛋白2、地塞米松、丙戊酸
骨骼肌细胞	特殊的微环境
心肌细胞	5-氮杂胞苷
血管内皮细胞	特殊的微环境
神经细胞	丙戊酸、胰岛素、丁羟基茴香醚、氢化可的松、EGF、FGF
胰岛细胞/内分泌细胞	活化蛋白A、促胰岛素分泌肽4、五肽胃泌素、HGF、尼克酰胺、高糖环境
肝细胞	HGF、抑瘤蛋白A、DMSO
造血细胞	特殊的微环境

三、ADSCs表面标志物的研究

（一）表面的分子标志

ADSCs经流式细胞仪分析证实，CD9、CD10、CD13、CD29、CD44、CD49d、CD49e、CD54、CD55、CD59、CD90、CD105、CD146、CD166、STRO-1表达为阳性，而CD31、CD45、CD106均为阴性，与骨髓间充质干细胞（BMSCs）的表型基本相同。其中CD105、CD166、STRO-1是公认的具有多向分化潜能的细胞标志分子。ADSCs缺乏表达造血细胞及内皮细胞的标记分子，如CD3、CD4、CD11c、CD15、CD16、CD19、CD31、CD33、CD38、CD56、CD62p、CD104、CD144。ADSCs可表达CD49d，不表达CD106；与之相反，BMSCs表达CD106，不表达CD49d。关于CD34的表达，不同的研究其结果不同。例如原代细胞CD34阴性，体内外培养后，CD34阳性细胞增多。但也有的研究发现，刚分离的ADSCs表现为CD34阳性，并以此作为分离ADSCs的依据。

（二）ADSCs与BMSCs表面标志物对比

ADSCs与BMSCs这两种组织来源的干细胞表面标志十分相似，两者之间的细微差别是在调控干细胞定居和迁移的表面分子上。CD49d是调控造血干细胞和祖细胞定居归巢到骨髓的表面分子，ADSCs表达而BMSCs不表达；CD106是调控造血干细胞和祖细胞从骨髓中向外迁移的表面分子，ADSCs不表达而BMSCs表达；CD54是调控造血干细胞通过内皮细胞间隙进行运输的表面分子，ADSCs表达而BMSCs不表达（表78-6）。

表 78-6　ADSCs 和 BMSCs 的表面标志分子比较

表面标记物	ADSCs	BMSCs
CD9	+	+
CD10	+	+

续表

表面标记物	ADSCs	BMSCs
CD13	+	+
CD29	+	+
CD31	−	−
CD34	−	−
CD44	+	+
CD45	−	−
CD49d	+	−
CD49e	+	+
CD54	+	+
CD55	+	+
CD59	+	+
CD90	+	+
CD105	+	+
CD106	−	+
CD117	−	+
CD146	+	+
CD166	+	+
STRO-1	+	+
HLA-DR	−	−

四 ADSCs多系统的应用基础研究

ADSCs属于成体多能干细胞的一种，其多向分化能力低于ESCs和iPSCs。但是由于其来源于自体，无免疫原性，无伦理学争议，因此在细胞治疗中更为安全，更为实用。同时，由于脂肪组织来源充足，细胞产量高于其他任何组织来源的干细胞。另外，避免了细胞长期体外培养引发的细胞恶性变问题。近年来，已进行了多系统的ADSCs应用基础研究。

（一）心血管系统

由于心血管系统疾病仍是人类致死性疾病之首，细胞治疗（cell-based therapy）和再生医学在此领域的需求量较大。在动物模型中，已对急性心肌梗死或慢性心力衰竭进行ADSCs或SVF的治疗研究。其应用方法分为三类：心肌内直接注射；冠脉介入后血管内应用；细胞膜片心肌表面覆盖。不同的应用方法均证实，ADSCs局部应用后左室前壁厚度增加，左室射血分数（left ventricle ejection fraction）和心输出量（cardiac output）均优于应用PBS的对照组。组织学观察证实，细胞治疗组心肌血管密度增加，其机制可能与移植细胞分泌的血管生成相关因子有关，其主要包括VEGF、HGF、胰岛素生长因子1（IGF-1）。免疫组织化学分析证实，ADSCs表达心肌相关标志物，如肌钙蛋白1（troponin-1）和连接蛋白43（connexin-43）等，但含量较低。根据相关实验研究的结果，已开展一期临床试验（phase I clinical trial），应用SVF治疗心肌梗死和缺血性心脏病。

（二）呼吸系统

研究证实，ADSCs可用于肺部疾病的治疗。肺气肿是由肺泡组织周围破坏引起的阻塞性肺疾病的俗称，属于不可逆性退变，目前尚无有效的治疗方法。在胰肽酶所致的小鼠肺气肿模型中，应用自体ADSCs后发现，HGF释放明显增加，同时抑制肺泡细胞的凋亡，增加肺部上皮细胞增殖，促进组织血管生成。因此，ADSCs有可能用于肺气肿的治疗。

ADSCs还可用于气管损伤的修复，修复方法包括组织工程技术或细胞移植技术。研究显示，用胶原海绵与ADSCs复合形成组织工程气管，移植后可形成假复层柱状上皮，其中含有纤毛细胞和高柱状细胞，并有大量新生血管。ADSCs也可用于气管纵隔瘘病例的治疗。某患者为气管癌激光治疗术后气管纵隔瘘，采用气管镜将含有ADSCs的纤维蛋白凝胶植入瘘区，通过上皮化、血管生成，瘘管得以闭合。研究表明，ADSCs对于难治性瘘和瘘管的治疗有较好的疗效。

（三）肌肉骨骼系统

肌肉骨骼系统包括骨、软骨、骨骼肌和肌腱，是ADSCs再生医学中应用最为成熟的领域。自2004年首例ADSCs体内促进成骨被报道以来，现已对其形成骨组织和促进骨再生的机制进行研究，其中还包括适宜的骨支架材料和成骨诱导方法等内容。在骨组织工程临床前期研究中，涉及多种支架材料，如羟基磷灰石、聚乳酸、聚乙醇酸、无机牛骨及复合材料等。成骨诱导的方式包括附加地塞米松、加入外源性骨形成蛋白2或通过基因转染方式产生内源性骨形成蛋白2等。迄今为止，有关ADSCs参与骨修复的临床报道已有1例，是采用自体SVF对一位儿童颅骨缺损的修复。

软骨组织不能自我更新，因此采用细胞移植技术进行软骨修复大有希望。无论是体外，还是体内，以ADSCs构建有3D结构的软骨的技术都不成熟。体内外软骨诱导后的ADSCs，直接植入软骨缺损区（关节软骨或椎间盘）可以形成新软骨，并可表达Ⅱ型胶原和聚焦蛋白聚糖（aggrecan）。

ADSCs可以通过多种机制促进肌肉组织修复，包括直接分化为成肌细胞、与受损肌细胞融合，以及旁分泌生长因子和细胞因子等。因此，ADSCs可能用于治疗肌再生不良、骨骼肌损伤等病症。在小鼠肌肉发育不良的模型局部注射ADSCs后，细胞与骨骼肌纤维良好融合（incorporate），融合率超过20%。在ADSCs移植肌肉的肌纤维中10%表达肌营养不良蛋白。异体细胞移植对肌营养不良治疗同样有效，而且无须服用免疫抑制药物。此外，还可用于肘关节和髋关节慢性关节炎、促进骨折和肌腱损伤修复等治疗。

（四）肝脏和胃肠系统

肝硬化、肝癌等所造成的严重肝功能不全会危及生命，肝移植是目前唯一有效的治疗手段。但是由于供体来源有限、免疫排斥等，限制了其应用。再生医学是另一种可能的治疗手段。形成肝组织的方法与其他组织工程法类似，包括体外组织工程法构建和体内细胞移植。近来的研究证实，ADSCs体内外可向肝细胞分化，ADSCs接种于小鼠模型的多孔PLGA支架后，可具有部分肝功能，70%组织出现肝细胞化。在CCl_4所致大鼠急性肝损害模型中，静脉内注射ADSCs后肝功能改善，其血氨、尿酸、谷丙转氨酶和谷草转氨酶降低至接近正常水平。

临床观察发现，ADSCs对于克罗恩病所致的难治性内脏瘘管和直肠阴道瘘治疗有效。其方法是以纤维蛋白凝胶为载体，将ADSCs注射至瘘管管壁内，未见副作用。另有一多中心随机对照临床二期试验证实，ADSCs治疗克罗恩病或非克罗恩病引起的肛周瘘管有效。其中ADSCs加纤维蛋白组的治愈率为71%，而单纯应用纤维蛋白治疗组的治愈率为16%。

（五）泌尿生殖系统

由于ADSCs可以分化为平滑肌细胞，该细胞位于下段尿路的内表面，ADSCs已应用于泌尿系再生医学的研究。同时，膀胱脱细胞基质移植物（bladder acellular matrix graft，BMAG）显示了与ADSCs良好的亲合性，因此可作为膀胱组织工程的理想支架。体内实验证实，ADSCs接种到BMAG材料后，可表达平滑肌细胞标志物（α平滑肌肌动蛋白）、神经组织标志物（S-100）和尿道上皮标志物（细胞角化蛋白AE1、AE3）。小鼠动物模型证实，应用ADSCs制成的组织工程膀胱可以恢复膀胱体积的95%，而对照组仅恢复70%。这些结果提示，ADSCs有可能用于修复膀胱的功能。

同时，许多研究证实，ADSCs可用于治疗压力性尿失禁。在其模型中，直接将细胞注射到尿道壁或通过静脉注射后，可增加尿道黏膜的厚度，组织学证实表达平滑肌肌动蛋白和弹力蛋白，还可增加膀胱最大容量和最大承受压力，减少异常空腔体积。在日本已开始应用SVF治疗压力性尿失禁和前列腺根治性切除术后的尿失禁患者。

ADSCs在泌尿生殖系统的另一应用是，治疗由于高脂血症和2型糖尿病所致的阳痿，其机制可能与ADSCs分泌血管营养因子和神经营养因子有关。

（六）神经系统

目前，在神经内科和神经外科领域尚无应用ADSCs的临床报道。但是，在治疗中风、脊髓损伤和周围神经修复等方面的临床前期动物实验已经取得一些可喜的研究成果。应用细胞疗法治疗中风的理论依据是，移植的细胞可以改善细胞代谢、促进组织再生、重塑神经网络，进而增进内源性修复。在大鼠脑缺血或出血所致中风的模型应用ADSCs后，脑部功能得到改善，组织学上表现为脑组织中水含量、脑萎缩程度和胶质增殖水平均降低。研究还发现，严重脑缺血用ADSCs治疗的效果优于骨髓源性干细胞，表现为ADSCs能更有效地减小梗死灶和水肿灶的体积，并增强修复的效果。

脊髓损伤目前尚无有效治愈手段，因此应用ADSCs治疗具有较大的实用价值。在大鼠脊髓损伤模型中，静脉输入ADSCs后，细胞可游走至损伤处，部分分化成神经细胞和少突细胞，并最终完全修复其运动功能。但是在慢性脊髓损伤时，脊髓已发生不可逆性损坏，因此该治疗方法可能无效。

周围神经损伤目前常用的治疗方法包括神经吻合和自体神经移植等。自体神经移植的缺点是供区可能发生神经支配区的感觉丧失，细胞移植技术可以避免这一弊端。在临床前期的研究中，已用大鼠动物模型观察到对坐骨神经的修复效果。其方法是将ADSCs与人工合成生物导管复合移植。移植后，S-100阳性细胞和有髓鞘纤维的数量均增加，坐骨神经功能指数也增加，提示坐骨神经功能恢复。而且，ADSCs在神经胶质细胞生长因子的作用下，可直接分化成施万（Schwann）细胞的表型。

（七）牙槽骨和牙周膜

牙周病可导致牙齿周围的结缔组织和骨支持丧失，是成人牙齿松动脱落的主要原因。由于目前治疗方法有限，自体干细胞移植可能是一种很有希望的治疗手段。研究发现，将ADSCs与富血小板血浆（PRP）混合移植到大鼠的牙周缺损模型后，牙周结构几乎得到完全再生，包括牙骨质、牙本质、牙槽骨和牙周韧带。在牙周韧带的恢复中，这是以往各种治疗方法都最难达到的。

（八）免疫系统

由于ADSCs具有免疫调控能力，有可能用于治疗过敏性疾病、自身免疫性疾病和移植免疫排斥。在大鼠过敏性鼻炎的动物模型中，静脉注射ADSCs后发现，ADSCs可迁移至鼻黏膜表面，抑制嗜酸性粒细胞的侵袭，降低T淋巴细胞活性，最终可减轻过敏症状。而且，在胶原诱导大鼠关节炎的模型中，同样证实全身应用ADSCs通过相似的机制可减轻过敏症状。

在造血干细胞的移植治疗中，对激素不敏感的严重移植免疫排斥患者进行骨髓源性干细胞治疗有效。与此相类似的是，在移植免疫排斥患者中应用ADSCs也同样有效。由于缺乏临床前期研究的结果，其机制和长期效果尚待进一步观察。

（九）内分泌系统-糖尿病

PDX-1转录因子不但在胰岛B细胞和δ细胞中表达，而且在十二指肠内有内分泌功能的细胞中表达。最近的研究显示，体内外特殊条件下转染PDX-1表达载体后，ADSCs可以分化成为具有分泌胰岛素功能的细胞。在链脲霉素诱导的糖尿病大鼠模型中，应用上述分化的ADSCs后，血糖水平降低，糖耐量增加，提示ADSCs可以用于细胞替代治疗。

（十）角膜组织

角膜组织分为三层，即复层上皮层、基质层和单层内皮层。目前的研究多集中于上皮层的再生。实际上，多数角膜疾病（包括感染性、营养失调性角膜疾病和激光术后并发的角膜疾病等）的基质层也受累。在许多的研究中，都是采用角质形成细胞形成基质组织。但是由于角质形成细胞的数量有限，不易获取，限制了其进一步研究和应用。ADSCs植入角膜基质部分缺损后，可形成多层结构，并可分化成为角质形成细胞，并表达3-醛脱氢酶和角膜特异性角质蛋白多糖，角膜基于这些结构保持其透明特性。在此领域的研究报道相对较少，其有效性有待进一步研究证实。

第六节　脂肪源性干细胞的应用方式

脂肪源性干细胞以其多向分化潜能及旁分泌细胞因子的作用，在再生医学领域发挥越来越重要的作用。在脂肪源性干细胞临床应用时，具体作用方式可以分为自体干细胞移植、干细胞辅助脂肪移植和组织工程技术三种形式。

一、自体脂肪源性干细胞移植技术

（一）基本概念

自体ADSCs移植是指通过腹部或其他部位获得的脂肪，经体外分离、离心、洗涤、扩增等步骤的处理后，以注射等方式应用到人体自身其他部位的方法。出于临床安全的考虑，自体ADSCs移植可以有效避免异体和异种移植发生的免疫排斥反应，同时可避免在移植过程中传播疾病。其应用方式分为单纯应用和联合应用两种。

1. 单纯应用　自体ADSCs提取后，经体外培养扩增，制成细胞悬液，以血管注射、局部注射、创口表面喷雾的形式，应用于人体部位发挥治疗作用。

2. 联合应用　自体ADSCs提取后，直接或体外培养扩增后，与其他细胞成分混合，如与脂肪细胞、PRP、VEGF或HGF等混合后，再应用于受区，发挥其治疗作用。

（二）细胞移植前操作方法

在临床上，大多数使用胶原酶消化处理脂肪组织，之后进行离心，制备成基质血管成分（SVF）。在SVF中，含有血细胞、成纤维细胞、毛细血管外膜细胞、内皮细胞和ADSCs等多种细胞。在体外培养后，由于ADSCs可以贴壁生长而其他细胞没有这种特性，因此可从SVF中将其分离。另外，还可以利用ADSCs相关的表面标志物，通过荧光活化细胞分类技术等进行分离。

（三）应用范围

自体ADSCs移植，包括两方面的临床应用：一是应用其自身分化潜能和旁分泌的作用，单独或混合移植于受区，发挥多向分化、促血管生成和局部免疫调控等作用。另一方面是应用组织工程技术，使其在体外进行培养分化，并诱导分化成软骨、心肌和肌腱等组织。

二、细胞辅助脂肪移植技术

（一）基本概念

细胞辅助脂肪移植（CAL）技术由日本学者Yoshimura最先提出，是指将吸脂获取的脂肪组织，一部分用于提取ADSCs，之后与其余的脂肪组织混合，形成脂肪组织-干细胞复合物，共同移植至受区。此方法旨在提高脂肪移植的成活率（图78-6）。

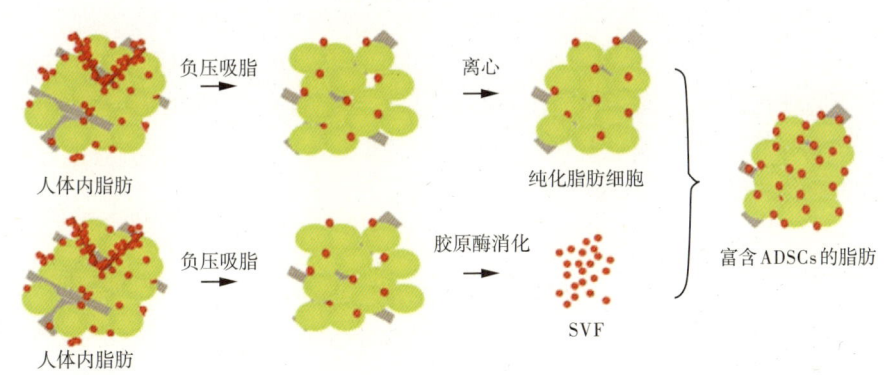

图78-6 CAL示意图

（二）CAL技术的机制

在CAL技术中，富含ADSCs的脂肪组织可能发挥以下作用：①ADSCs能直接分化为脂肪细胞，进而促进脂肪组织再生；②ADSCs能够分泌多种细胞生长因子，促进血管生成，促进细胞再生；③ADSCs能够合成细胞外基质，促进组织再生；④离心获得的颗粒脂肪作为ADSCs的3D生物支架，最大限度还原细胞生长的体内微环境；⑤SVF内含有多种有促进血管生成活性的细胞，如血管内皮细胞、壁细胞等，可以促进再血管化，从而增加移植组织的血供，促进组织成活，降低吸收率。在SVF中，ADSCs与其他成分（含细胞）的协同效应需要进一步研究证明。

（三）相关临床实验研究

CAL临床应用时必须考虑的问题包括辅助干细胞的长期疗效、实际操作的流程设计、供区部位的选择、培养ADSCs的条件和移植时机等。在此方面的研究中，日本的Yoshimura等开展相关研究工作较早且较为系统，而丹麦的Kolle等完成了第一例临床随机双盲对照实验（RCT）。

2006年，Yoshimura等从患者腹部吸脂分离脂肪后，提取出SVF并与脂肪组织混合，移植至裸鼠背侧一侧皮下，另一侧移植相同体积的脂肪组织。4周后，切取标本进行对比研究。采用大体观察、组织学染色、免疫荧光分析等方法进行检测。结果显示，CAL可以使移植脂肪的成活率提高35%以上。

2007年，Yoshimura等采用相同的技术提取ADSCs，并对40例隆胸患者进行治疗。其中把获取脂肪的一半用于提取SVF，再与另一半脂肪细胞混合后注射到双侧乳腺，平均移植体积为270ml。2个月后，用MRI和钼靶射线对其脂肪体积进行评估。结果显示，剩余脂肪体积在100～200ml之间。由于本研究缺乏有效的随机双盲对照，只能初步说明ADSCs有可能提高脂肪移植的成活率。

2008年，Yoshimura等选择6例面部脂肪充填的患者，3例应用CAL，3例应用传统脂肪移植术，随访时间9～13个月不等，注射的体积50～250ml不等。初步认为，CAL有效。该项研究的评估方法比较主观，但技术上进一步验证了从腹部吸脂提取SVF的过程，为后续的临床实验积累了经验。

2010年，Yoshimura等再次对15例CAL辅助吸脂隆胸患者进行统计，随访资料为12个月，应用新型的3D立体成像技术评估乳腺体积的变化，平均注射体积为264ml。12个月后左侧乳腺剩余脂肪体积为143±80ml；右侧乳腺剩余脂肪体积为155±50ml。结果表明，CAL是一种简便、安全和有效的治疗方法。本试验在成熟的CAL技术基础上，引进新型的3D立体成像技术作为评估手段。同时延长了随访时间，但是因缺乏对照组而不能科学地反映问题。

2012年，丹麦的Kolle等在对有关CAL的基础和临床实验数据分析的基础上，于2013年在《柳叶刀》（Lancet）杂志发表了世界第一例CAL随机双盲对照实验，其研究流程见图78-7。此研究选择121天作为评估期限。选择腹部作为吸脂供区，并排除包括慢性疾病、吸烟、腹部手术（不包括小切口的腹腔镜手术）史、1年内计划怀孕、哺乳期、常规麻醉药物过敏、拒绝签署知情同意书者。每个步骤均由2名专家进行评估。

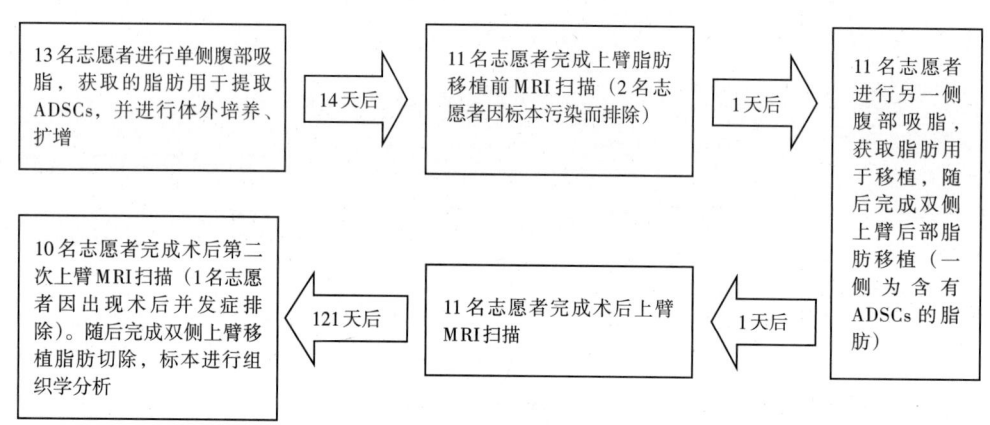

图78-7　世界第一例CAL随机双盲对照实验的流程

双侧前臂后部作为移植脂肪的受区，其中一侧注射含有ADSCs的脂肪组织，其选择按照随机量表进行，并进行严格的随机保密操作。在13名健康志愿者中，2男11女，3名中途终止实验。其中，1例女性志愿者退出原因是移植物过于接近肱二头肌内侧头，影响静脉回流，出现轻度并发症。另有一男一女退出的原因是细胞在培养过程中污染。剩余10名志愿者平均年龄28.4岁，平均BMI为24.7。实验时间从2011年12月至2012年9月。

在每例实验中，平均10个1000cm²培养皿中收获7.5ml（8.58×10^8）的ADSCs，混合后富含ADSCs的脂肪组织平均为28.20ml，对照组平均28.60ml单纯脂肪细胞。除第一例志愿者在脂肪吸取和移植过程中无并发症外，其他志愿者在移植后的24个小时内其试验侧均出现轻度红肿，但很快恢复。

采用MRI对脂肪体积的评估结果显示，ADSCs组平均最初移植容量为28.38ml，对照组为28.84ml。第121天后，前者剩余脂肪体积为23.00ml（80.9%），后者为4.66ml（16.3%）。移植后标本组织学评估方法包括：移植脂肪组织的分布、连接、新生连接、坏死、新生血管密度及分布。CAL试验侧与对照侧相比的结果显示，所含ADSCs比例为84.3%：67.0%，新形成的连接组织比为5.3%：0.5%，细胞坏死率比为4.6%：16.1%，正常连接组织比为5.7%：16.4%，血管密度差异不明显，每平方毫米血管密度比为20.86：26.32。

该研究一经发表，即受到广泛的关注，其结果与其他一些试验有较大出入。但是，这一高级别的临床医学证据为下一步临床应用的开展，提供了非常有价值的依据。

（四）干细胞辅助脂肪移植的产业化

CAL技术的核心是脂肪组织中干细胞成分的分离与提取，因为提取的材料和流程相对固定，较为规范，因此有可能生成自动化提取装置。自动化装置可以整合ADSCs提取、混合脂肪、细胞注射等步骤，提高外科手术的效率，节省人力成本及时间。

目前，代表性的装置是由Cytori公司生产的Celution®800/CRS系统（图78-8）。它是一个完全自动化的装置，由一个一次性使用的封闭系统构成，大约1个小时内可以分离自体脂肪组织来源的再生细胞，可为临床医师提供高产量的干细胞和再生细胞。通过Celution®系统的完全自动化处理，可以进行脂肪组织酶消化，并浓缩成细胞悬液，随后将脂肪细胞从SVF中清除，自动生成含有ADSCs、血管内皮祖细胞和其他基质细胞的混合物，可直接注射移植或与脂肪组织混合后移植。

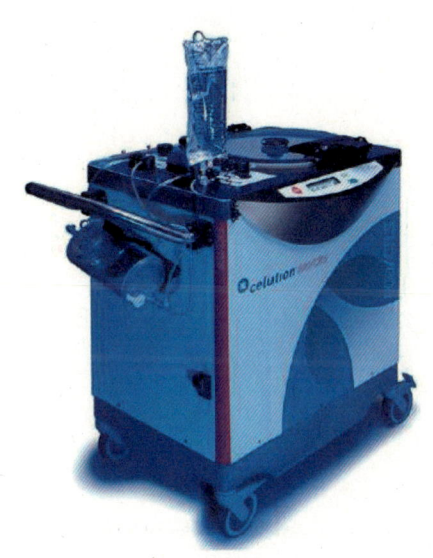

图78-8　Cytori公司的脂肪处理系统Celution®

PureGraft™250是Cytori公司生产的另一个产品（图78-9）。该装置可以在不分离能促进再生的组分的前提下提取、加工和移植脂肪组织。此装置包括一个外袋与内部的膜片相结合，可以以轻柔的方式洗涤脂肪、除去杂质和肿胀液等。Tissue Genesis公司也致力于ADSCs自动提取装置的开发，其产品Tissue Genesis细胞分离系统设计有独立的脂肪组织获取装置、床旁细胞处理装置和移植装置。

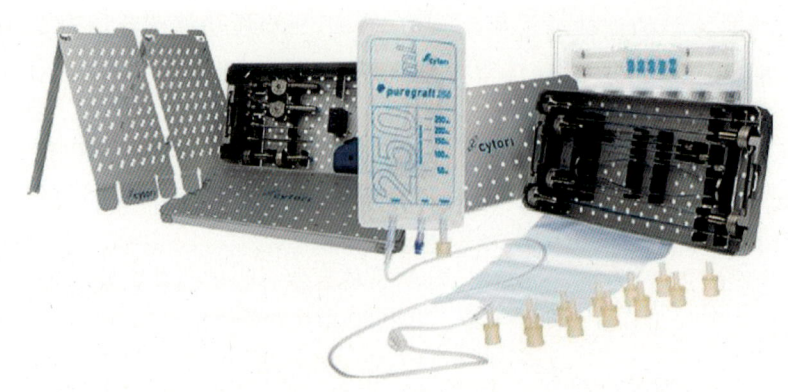

图 78-9　Cytori 公司的脂肪处理组合系统 PureGraft™250

韩国 Medi-Khan 公司生产出一种自体脂肪移植组合系统 Lipokit，可将多个操作步骤组合在一个系统里，称为脂肪处理单元（fat-processing unit，FPU）。该处理单元包括肿胀注射、吸脂、脂肪的离心纯化及其移植，可以避免接触外界的感染源。外科医师可使用一个配备有重力网眼活塞的 50ml 注射器进行自体脂肪转移。其中，每分钟 3500 转，离心 8～10 分钟和 50ml 的特制注射器的使用是该系统的两大特点。

韩国 Medi-Khan 公司同时推出另一种设备 Maxstem®，可以进行自动化 ADSCs 提取，全部提取过程仅需 80 分钟。该装置由一个特殊的培养箱和消耗品组成。经过 Lipokit 收获脂肪之后，将脂肪抽吸物与酶处理液等量混合，然后在 MaxStem® 培养箱中孵化，离心 3～4 分钟，洗涤并离心 3 次以上，最后沉积在容器底部的即 ADSCs。Medi-Khan 公司还推出了一种自体脂肪凝胶注射仪器，有可能替代其他人工合成充填剂。注射液配有 26～30 号针头，适用于精细部位的注射。

德国 Humanmed 公司生产了一种 Body-Jet（图 78-10A）仪器，可用于脂肪细胞、前脂肪细胞和干细胞的温和提取。这种吸脂设备可向皮下轻柔地注入生理盐水以松动脂肪，减少对血管和神经的损伤。本产品是在以前的水动力治疗技术的基础下改进的，可将脂肪过滤、洗涤后收集在一个容器内，相对容易地用 50ml 注射器从中抽取。通过注射器的连接器，可用更小的注射器注射，无须再离心。该公司建议把其作为吸脂和注射隆胸手术的设备，并将手术定义为乳房充填脂肪移植（breast augmentation lipotransfer，BEAULI）。研究显示，Body-Jet 吸脂术通常手术时间更短，减轻患者的不适，肿胀和淤紫恢复时间更短，在抽取的脂肪中 ADSCs 的数量未见减少。通过 MRI 对自体脂肪移植丰胸术前和术后乳房体积评估的结果显示，乳房平均增大 147 ± 18 ml。在 6 个月后，注射区域仍保留 $72\%\pm11\%$ 的脂肪组织（表 78-7）。

表 78-7　ADSCs 临床应用的提取装置

公司	国家或地区	ADSCs 提取产品	脂肪移植产品	应用范围
Cytori	美国、欧洲、日本	Celution®：1 个小时提取 SVF 的封闭系统	PureGraft™250/Celbrush™：脂肪移植器械，包括过滤、清洗、微量注射装置	乳腺重建、急慢性心衰及其他基础研究
Medi-khan	韩国	MaxStem®：80 分钟提取 SVF	Lipokit：配备高速离心	填充器、干细胞复合脱细胞真皮基质
Tissue Genesis	美国	细胞分离系统：1 个小时提取 SVF 的封闭系统		周围血管疾病、ADSCs 辅助血管移植

续表

公司	国家或地区	ADSCs提取产品	脂肪移植产品	应用范围
Adistem/ISC	中国香港特别行政区、美国、墨西哥	应用lecithin-liposomal软磷脂脂质体提取ADSCs。Adilight-1®：LED光源活化ADSCs		帕金森病、阿尔茨海默病、糖尿病
Humanmed	德国		Body-Jet：集成化ADSCs获取	水动力吸脂

美国Genesis Biosystems公司生产的LipiVage™设备（图78-10B），可用于中少量的脂肪移植。这种创新性的工具是一种连接在抽吸器上的特殊注射器。脂肪细胞收集在设备内的无菌过滤腔内后，随即就被低强度的真空吸引和过滤器进行洗涤和浓缩，然后就可进行移植。最初的LipiVage装置是为脸和手部的脂肪移植设计的，其后设计出高容量的LipiVage设备，可用来处理和注射较多数量的脂肪组织，进行身体各部位塑形。

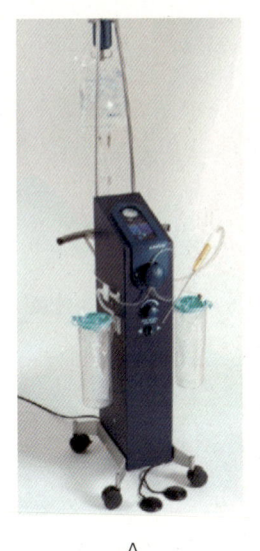
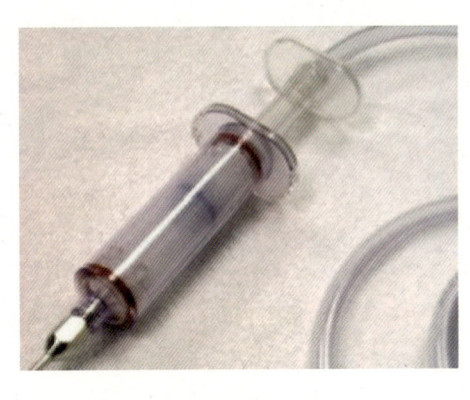

A   B

图78-10　脂肪纯化设备
A. 德国Humanmed公司的Body-Jet设备　B. Genesis Biosystems公司的LipiVage设备

三　脂肪源性干细胞组织工程

（一）基本概念

组织工程的概念是在1987年由美国国家科学基金会最早提出的。它是应用生命科学和工程学的原理与技术，在正确认识哺乳动物正常及病理两种状态下结构与功能关系的基础上，研究、开发用于修复、维护、促进人体各种组织或器官损伤后的功能和形态修复的生物替代物的科学。组织工程的核心是建立细胞与生物材料的3D空间复合体，即具有生命力的活体组织，用以对病损组织进行形态、结构和功能的重建并达到永久性替代。其基本原理和方法是将体外培养扩增的正常组织细胞，贴附于生物相容性良好并可被机体吸收的生物材料上形成复合物，将细胞-生物材料复合物植入机体组织、器官的病损部位，在生物材料逐渐被机体降解和吸收的过程中形成新的组织和器官，借助其与受损组织和器官功能相同或相近，达到修复和重建的目的。

组织工程技术的三大核心是"种子细胞"、生物材料和生长因子。其中，理想的"种子细胞"应满足三个方面的标准：①细胞量足够，需达到百万到十亿的细胞数；②可以通过微小创伤从适宜的供体采集；③通过可控的手段使该细胞定向分化；④可以采用安全有效的方式实现同体或异体移植；⑤可以进行标准化规范生产。

人ADSCs作为组织干细胞（成体干细胞）的一种，具有理想组织工程"种子细胞"特点：①每个个体拥有的细胞总数达到1×10^9个；②可以通过相对无创的方法采集；③已证明可以向多个细胞系分化；④可以自体移植；⑤可以规范化分离和扩增。

脂肪源性干细胞组织工程技术，是将ADSCs作为"种子细胞"，与组织工程材料进行复合，制成具有生物活性的组织材料（图78-11）。研究证实，单纯注射ADSCs于软组织中，不能发挥充填作用，而应用自体或人工的组织工程材料，可以发挥支架作用，为ADSCs提供更好的生长环境，并提供足够的体积发挥充填效果。

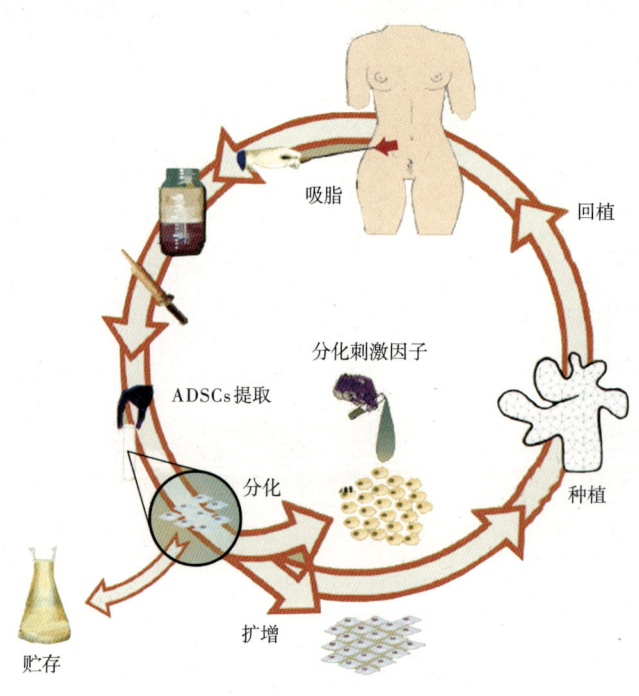

图78-11　ADSCs的组织工程

（二）组织工程制备技术

制备技术的核心有两个方面：一是ADSCs的培养，二是支架材料的选择。ADSCs的培养采用常规培养技术，必要时需在体外进行定向诱导分化。选择支架材料时，需采用生物相容性和细胞相容性良好的材料作为干细胞植入的支架。这些支架需具有多孔网状结构，以利于干细胞生长和增殖，并在移植回体内后，发挥支撑作用。

1. 体外培养诱导成分　在"种子细胞"制备过程中，需要根据具体应用部位和目的，选择适宜的诱导方式使其向所需要的方向分化，如成纤维细胞生长因子2（FGF-2）能够诱导ADSCs向软骨分化而抑制其向骨细胞分化。从PRP中释放的血小板衍生因子AB（PDGF-AB）和转化生长因子β_1（TGF-β_1）能够诱导ADSCs向皮肤胶原纤维分化，常见的生物诱导因子见表78-8。

表 78-8　干细胞组织工程相关诱导因子

中文名称	英文名称	简称	特性
成纤维细胞生长因子	fibroblast growth factor 2	FGF-2	促进 ADSCs 向骨、软骨分化
血小板衍生因子	platelet-derived growth factor AB	PDGF-AB	促进 ADSCs 增殖,并向皮肤成纤维细胞分化
转化生长因子	transforming growth factor β_1	TGF-β_1	促进 ADSCs 增殖,并向皮肤成纤维细胞分化
血管内皮生长因子	vascular endothelial growth factor	VEGF	改善移植物组织相容性,促进毛细血管生成
粒细胞/巨噬细胞集落刺激因子	granulocyte/macrophage colony stimulating factor		ADSCs 分泌的血管再生相关的细胞因子
基质细胞衍化因子	stromal-derived factor-α_1		ADSCs 分泌的血管再生相关的细胞因子
肝细胞生长因子	hepatocyte growth factor		ADSCs 分泌的血管再生相关的细胞因子

2. 组织工程支架材料

（1）胶原纤维微球支架：可作为体外培养 ADSCs 的载体,接种 ADSCs 后可用注射的方式植入体内。常用的 I 型胶原纤维有良好的生物相容性,操作简便,其内部孔隙能够为 ADSCs 提供良好的生长空间。

（2）透明质酸孔隙支架：此类生物材料支架安全、稳定、可塑性强,能够为 ADSCs 提供外部支撑,在移植后保护 ADSCs,保证其正常存活、成长和分化。

（3）聚乳酸-聚乙醇酸类高分子材料：此类材料最常作为缝合线材料,编织成网状支架后显示良好的生物相容性,是研究和应用最多的支架材料之一。

（4）其他：脱细胞基质、交联透明质酸、丝蛋白-壳聚糖支架等新型材料均在进一步探索中（表78-9）。

表 78-9　作为 ADSCs 生物工程支架的材料

中文名称	英文名称	特性
胶原微粒磁珠	collagenous microbeads	作为支架体外培养 ADSCs,并可注入软组织
I 型胶原支架	type I collagen scaffolds	具有良好组织相容性,作为软组织缺损的充填物
透明质酸海绵支架	hyaluronic acid based spongy scaffolds	用于组织充填,保证 ADSCs 生长
胎盘网状支架和交联透明质酸支架	placental decellular matrix (PDM) and cross-linked hyaluronan (XLHA) scaffolds	促进 ADSCs 增殖,交联透明质酸可促进 ADSCs 生长发育
注射用聚（乳酸-乙醇酸）微球	injectable poly lactic-co-glycolic acid spheres	非侵入性软组织充填剂,体内8周分化成脂肪
丝蛋白-壳聚糖支架	silk fibroin-chitosan scaffold	促进成纤维细胞分化及伤口愈合

第七节　脂肪源性干细胞在整形美容中的应用

脂肪组织来源丰富，取材方便，供体创伤小，干细胞分离相对简单，干细胞含量高，因此脂肪源性干细胞展现了良好的临床应用前景。目前在创面修复、组织缺损（如凹陷）修复、抗衰老等几个方面已取得临床应用初步效果。随着研究的深入和新技术的不断出现，ADSCs的应用范围将进一步扩大。

一　脂肪源性干细胞在创面修复中的作用

近年来，细胞移植疗法为临床常见的顽固性溃疡和陈旧性创面的治疗提供了新的途径，自体或异体来源的真皮成纤维细胞已开始应用于临床治疗。ADSCs在皮肤创面治疗方面也取得一定的疗效。

（一）实验研究

将糖尿病小鼠创面移植ADSCs后发现，实验组创面上皮形成和肉芽组织生长明显优于对照组，新生毛细血管也更为丰富。以丝蛋白-壳聚糖为载体将由绿色荧光蛋白标记的ADSCs移植于小鼠创面后8天，实验组创面愈合面积明显大于对照组，术后2周实验组创面部位血管密度高于对照组，平滑肌肌动蛋白和绿色荧光蛋白标记阳性，而且可见ADSCs分化成上皮细胞。

（二）ADSCs促进创面修复的机制

创面早期修复可分为三个阶段：炎症细胞浸润期、肉芽组织形成期和创面修复重建期。修复过程是一个由多种细胞、细胞因子及细胞外基质共同参与的复杂而有序的演变过程。在此三个阶段ADSCs均可以发挥一定作用，从而促进创面的修复。

1. 炎症细胞浸润期　在创面愈合炎症期的早期，机体免疫系统被活化，引起中性粒细胞和单核细胞浸润，并在组织中转化为巨噬细胞。这些炎症细胞不仅能够吞噬入侵的微生物，还能释放一系列的细胞因子和生长因子，促进创面的修复，使创面由炎症期过渡至增殖期。研究发现，人ADSCs在增殖分化的过程中，会分泌大量的细胞因子和生长因子，从而促进创面的早期修复。这些因子的释放，有利于为机体建立更好的损伤修复微环境，从而促进创面的早期修复。

2. 肉芽组织形成期　在创面愈合的增殖期，由巨噬细胞、血管内皮细胞和成纤维细胞组成的肉芽组织开始填补创面，随着肉芽组织逐渐上皮化而完成创面的早期修复。将ADSCs与表皮成纤维细胞共培养发现，ADSCs能促进成纤维细胞的增殖与迁移，并且与ADSCs的细胞量呈正相关。此外，ADSCs不仅可分化为血管内皮细胞及平滑肌细胞，还可同时分泌多种促进血管生成的细胞因子，与机体内其他促血管新生的细胞协同完成对创面的修复过程。

3. 创面修复重建期　上皮化后，细胞增殖及新生血管化停止，瘢痕组织开始形成，创面修复进入重塑期，瘢痕基质的形成与瘢痕降解最终趋于平衡。干细胞在此阶段有着重要的作用，由于干细胞存在多向分化潜能，在机体损伤时可分化成为成内皮细胞、纤维细胞以及表皮细胞，有效地避免瘢痕的形成。

（三）临床应用

缺血、糖尿病、放疗和褥疮等原因所致的难治性溃疡临床常见，对此缺乏有效的治疗手段。

目前已证实的有效细胞治疗手段是骨髓间充质干细胞局部注射疗法。在一项多中心随机对照试验中，研究者将自身骨髓间充质干细胞注入严重肢体缺血患者的患侧肢体，在第24周患侧肢体出现了新生的侧支循环，患者的静息痛也得到了明显的改善，表明其可以作为促进血管新生的一种安全、有效的细胞来源。有学者对20例缺血性心肌病患者进行了研究，其中11例患者进行了经心内膜自身骨髓间充质干细胞移植，另9例患者为对照。在6个月的随访过程中，治疗组患者的可逆性灌注缺损得到了持续性的改善，而对照组无明显变化。

ADSCs与骨髓间充质干细胞具有类似的生物学特性，因此有可能具有相同的治疗机制和临床疗效。例如，含有ADSCs的脂肪抽吸物局部注射后，可以促进乳腺癌术后放疗所致创面的愈合。另有研究证实，将从糖尿病鼠提取的ADSCs与Ⅰ型胶原基质混合后，可促进糖尿病所致溃疡创面的愈合。而且，与骨髓间充质干细胞相比，ADSCs来源充足，取材方便，供体痛苦小，干细胞含量高，因此有更大的临床应用前景。

最近的研究表明，联合应用PRP和自体ADSCs，可以促进创面上皮生长和组织再生，显著缩短愈合时间。而且由于是微创技术，易于为患者接受。同时，由于减少了其他医疗手段的应用而降低医疗费用，患者治疗效果和生活质量明显提高。

二、脂肪源性干细胞在组织缺损（凹陷）修复中的作用

（一）细胞辅助脂肪移植（CAL）技术

临床常见的创伤、烧伤、肿瘤切除术后及先天性软组织凹陷等均需要进行软组织修复与重建。对此，常用方法是各种皮瓣、肌皮瓣、筋膜皮瓣等的带蒂或游离移植。这些方法的不足是供区可能产生继发畸形。另一种方法是植入假体修复，但是可能发生假体移位、异物排斥反应等。采用微创吸脂手术获取自体脂肪组织并进行受区移植，具有创伤小、供区损伤小、恢复快等优点。目前，自体脂肪组织移植已大量应用于各种组织缺损或凹陷畸形的治疗，如发育障碍所致半侧颜面萎缩、放射损伤后遗症、外伤性软组织缺损等。但是常规脂肪移植存在不可预测的吸收率，为了达到最佳效果必须进行多次重复移植。而且，由于移植的脂肪组织血运不佳，常导致一定数量的脂肪细胞坏死，引起局部钙化，表现为局部可以触及的硬化性包块，放射线检查出现高密度影像，有可能与癌变性钙化征象相混淆。为此，探索提高脂肪移植成活率的方法有极大的临床意义。

CAL技术基本思路是先从吸取的脂肪组织中提取ADSCs，然后与脂肪组织复合移植，旨在提高脂肪移植的成活率。在动物实验的基础上，已开始了人体临床应用。含有ADSCs的SVF与脂肪组织复合移植后，使含有较少的ADSCs的脂肪组织转变为富含ADSCs的脂肪组织，通过ADSCs的多向分化和旁分泌作用，提高脂肪移植成活率。在临床上，通常由腹部或大腿吸脂获取脂肪组织后，经离心、消化和洗涤等步骤获得SVF，其中包含ADSCs。然后，将其与脂肪组织按一定比例混合并移植至受区。也可以将SVF进行体外培养，得到贴壁生长的ADSCs，取体外生长状态良好的ADSCs与脂肪组织复合移植。

1. 应用SVF的CAL技术

（1）脂肪抽吸：研究发现，人类的腹部和大腿皮下脂肪中的ADSCs最为丰富。因此，CAL技术常选取以上两个部位为脂肪供区。在无菌手术室内，利用肿胀溶液对脂肪抽吸部位行组织肿胀麻醉处理后，通过直径2.5～3mm的吸管以常规方法抽吸脂肪。经负压吸脂管吸出的混合物包含肿胀液成分、脂肪组织、结缔组织、血细胞以及其他组织碎片等（图78-12）。

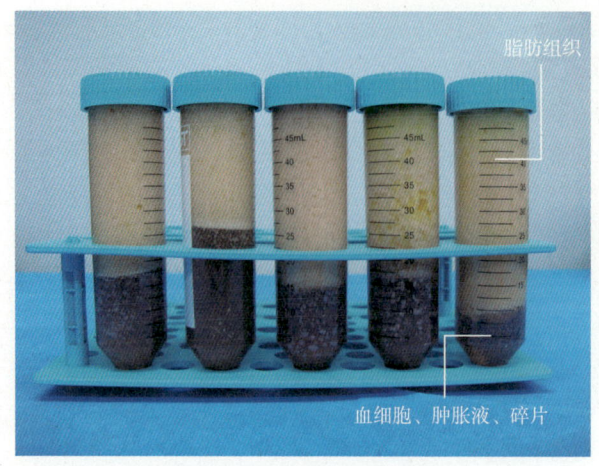

图 78-12　常规吸脂后标本

（2）SVF制备：将抽吸脂肪分为两部分，其中一部分用于提取SVF，随后将提取的SVF与另一部分脂肪混合，混合物用于移植。因此，提取含有ADSCs的SVF的过程是CAL技术的关键性步骤。整个分离过程一般需要70～80分钟，基本过程如下：

1）离心：将抽吸获得脂肪的一半离心，通过离心的方法可使脂肪细胞、油脂和血细胞等成分分开。离心后，其混合液可分为上、中、下三层：①上层，主要为油脂，其中含有甘油三酯和乳糜颗粒，这是脂肪细胞破碎后的产物；②中间层，主要为纯化的脂肪；③下层，含有血细胞、血浆、滤液等。此时中间层即为纯化的脂肪组织。脂肪组织的一部分保存备用，另一部分取出，继续以下步骤，以提取SVF。

2）消化：脂肪部分用等量的0.075%无菌胶原酶振荡消化，37℃，30分钟（图78-13）。

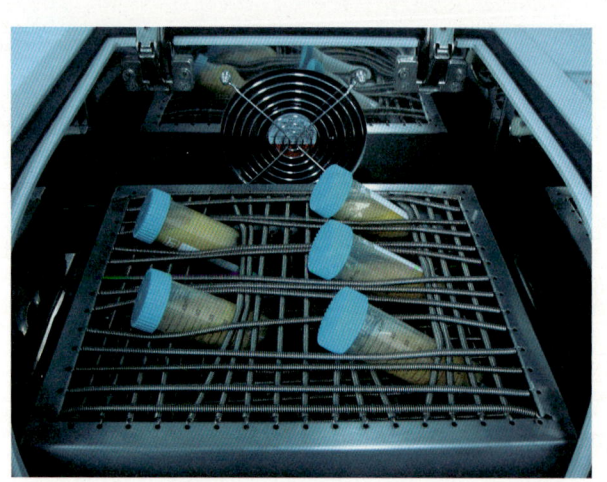

图 78-13　恒温振荡消化

3）洗涤：以PBS液或生理盐水反复洗涤后再离心，分离成脂肪部分和液体部分（图78-14，图78-15）。弃去脂肪部分，保留液体部分。

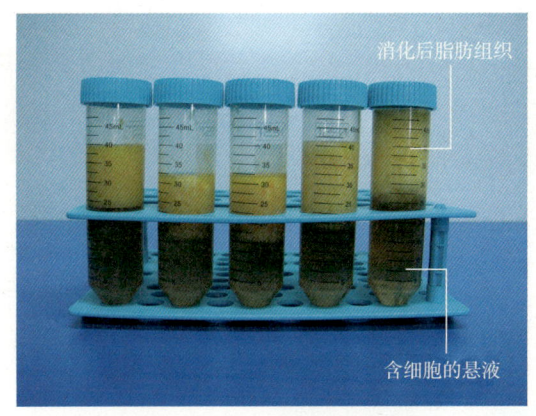

图 78-14 消化并离心后标本

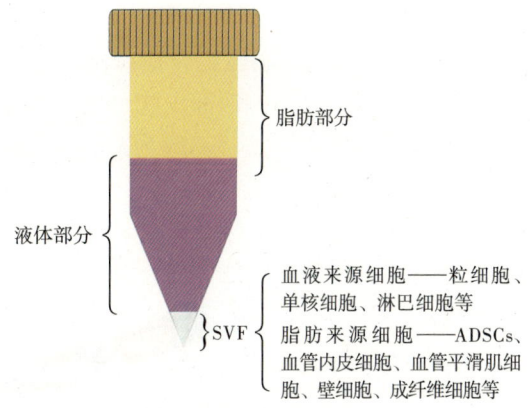

图 78-15 消化并离心后标本的分层构成

4）再洗涤：以PBS液或生理盐水洗涤，离心。经过离心获得的底层有形部分即SVF，也就是富含ADSCs的细胞混合物，除ADSCs外，还有血液来源细胞、血管内皮细胞等。

（3）脂肪组织-SVF复合物形成：将另一半抽吸所得的脂肪与处理得到的SVF混合，静置15分钟，使ADSCs充分吸附于脂肪上。这些脂肪类似于有活性的生物支架，作为移植物备用。分离的细胞需要经过数量和质量的严格检测，也可以抽取小部分SVF进行细胞培养以验证细胞的活性。

（4）脂肪组织-SVF复合物移植：按常规脂肪移植方法进行脂肪组织-SVF复合物移植。

2. 应用ADSCs的CAL技术

（1）同以上步骤，完成脂肪抽吸、SVF制备。

（2）ADSCs培养：将混合液接种于培养容器中，以细胞培养液进行培养，一般采用含10%胎牛血清的DMEM培养液（图78-16）。每2～3天换液一次。SVF中所含的较多的血细胞成分因不能贴壁生长，通过换液可以去除。贴壁细胞继续培养（图78-17）。待细胞生长到一定数量后制成悬液，再与抽吸的脂肪组织混合后进行应用。

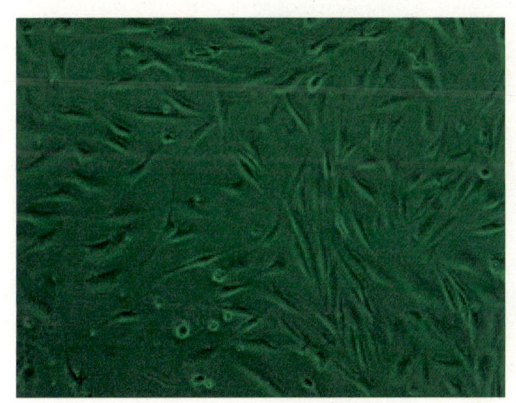

图 78-16 细胞培养

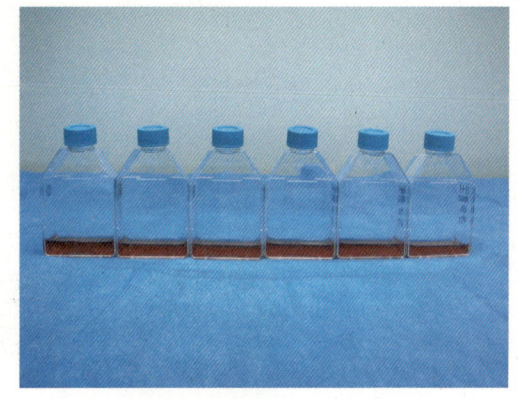

图 78-17 ADSCs体外培养贴壁生长

（3）脂肪组织-ADSCs复合物形成：重新抽吸脂肪组织，将细胞悬液与其混合，静置15分钟，使ADSCs充分吸附于脂肪上。

（4）脂肪组织-ADSCs复合物移植：按脂肪移植常规方法进行脂肪组织-SVF复合物移植。

3. CAL技术的适应证　CAL技术的发明源于临床提高脂肪移植成活率的需求，因此，脂肪移植的适应证即CAL技术的适应证。由于ADSCs体外培养条件的限制和政策法规方面的制约，目前应用体外培养法获得的ADSCs用于CAL技术多数仅限于实验室研究，而临床多采用应用SVF的CAL技术。目前较为典型的应用常见于以下几个方面：

（1）进行性半侧颜面萎缩症的治疗：进行性半侧颜面萎缩症（progressive hemifacial atrophy，PHA），又称Parry-Romberg综合征。1825年由Parry首次提出；1846年，Romberg再次详细描述本病。临床上表现为以单侧面部皮肤、皮下组织、肌肉和软骨为主，可同时伴有以骨组织进行性萎缩为特征的罕见疾病，病程一般为5~15年或以上。其发病机制至今不明。女性多于男性，单侧面部发病率为95%。

近年来，自体脂肪移植由于无明显瘢痕、手术时间短、操作简便、形态质感与周围组织一致、可重复注射等优点，在PHA的治疗应用中受到关注。但是，常规脂肪移植后，由于缺损组织较多，吸收率较高，影响手术效果。应用CAL技术可以提高移植脂肪的成活率，改善治疗效果（图78-18）。

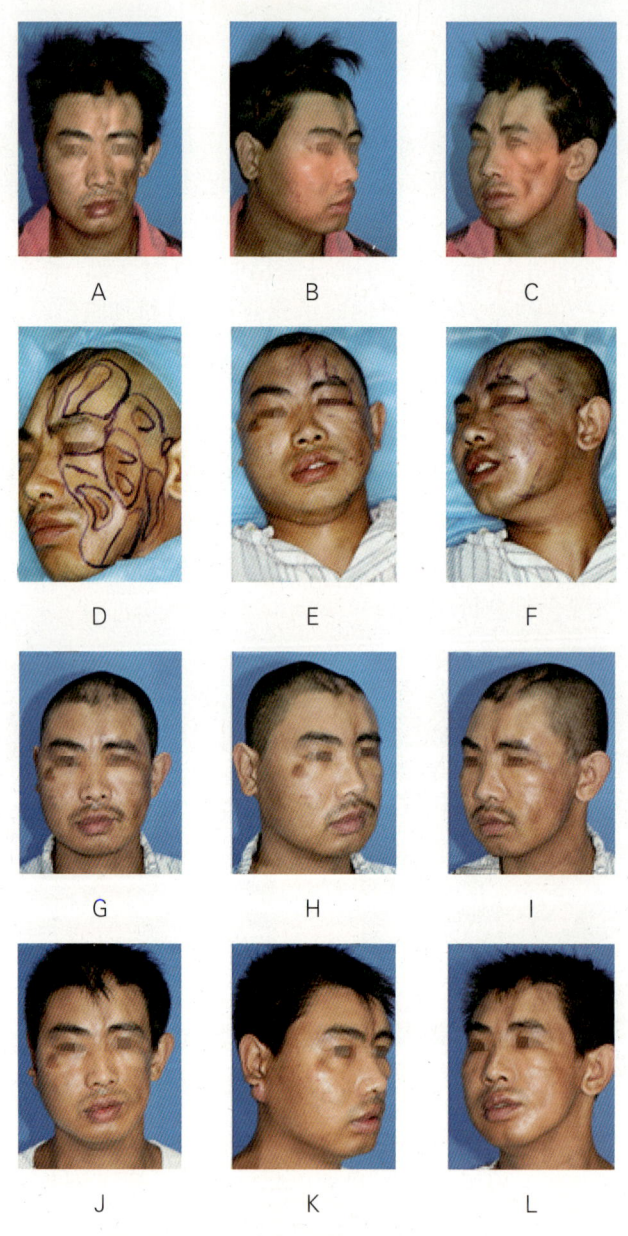

图78-18 半侧颜面萎缩症的CAL治疗

（2）小乳症的治疗或乳腺癌切除术后乳房再造：脂肪移植治疗小乳症和乳腺癌切除术后乳房缺损，是一种疗效确切的治疗方法。但是，由于所需移植脂肪量较多，常需多次脂肪移植。日本学者最初应用CAL技术时，就是在此领域工作，并已进行了长期的随访，效果确切（图78-19）。

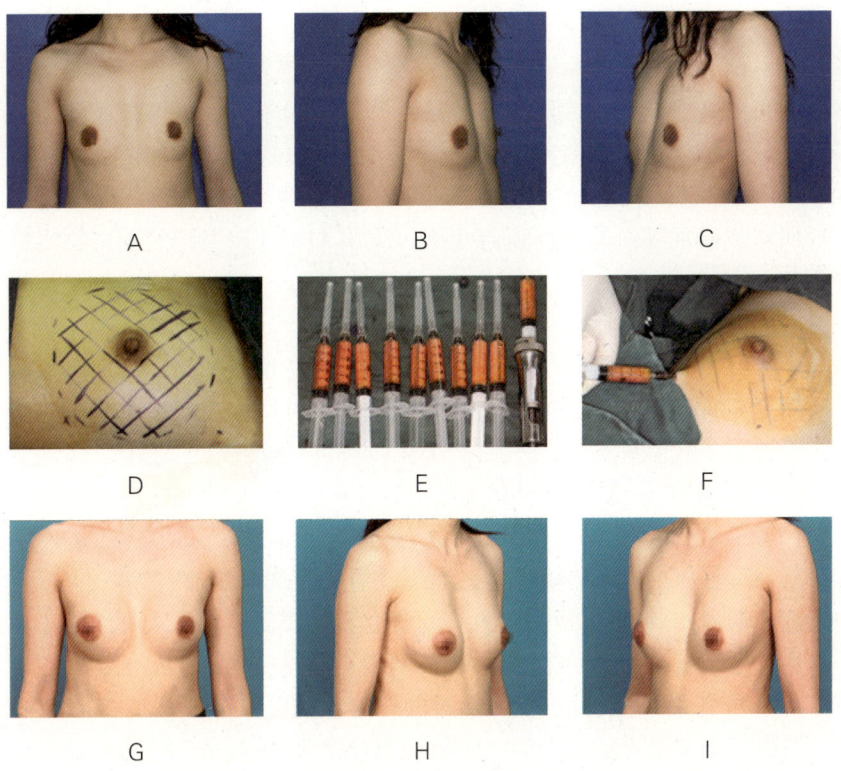

图 78-19 小乳症的 CAL 治疗
A～C. 术前　D～F. 术中　G～I. 术后 3 个月

（3）面部美容充填：脂肪移植用于面部美容充填在近几年较为流行。其主要机制是通过脂肪充填弥补面部增龄性体积丧失。同时，临床应用实践中还发现，脂肪移植后，表面皮肤的厚度、质地、颜色、色素沉着状况等也随之改善，据推测可能与脂肪组织中的 ADSCs 作用有关。CAL 技术因其富含的 ADSCs 成分，用于面部美容充填时展示了独特的优势和应用前景（图 78-20）。

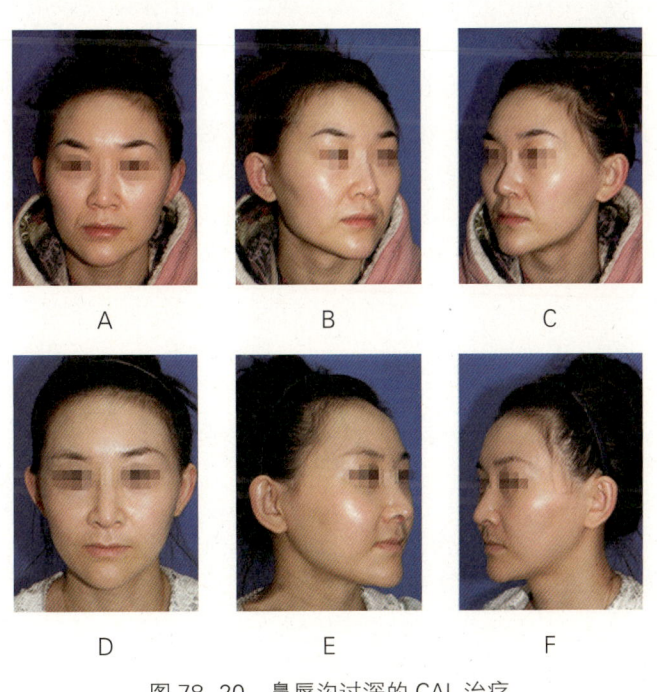

图 78-20 鼻唇沟过深的 CAL 治疗
A～C. 术前　D～F. 术后半年

(二) 改善局部血运

由于ADSCs可以直接分化为内皮细胞或分泌血管生长因子，促进局部血管再生，因此局部移植可以改善局部血运，用于带蒂或游离皮瓣移植术后，可以提高皮瓣移植的成活率或增加皮瓣移植后成活的面积。有文献报道，在扩张器扩张后期，局部注射ADSCs可以增大扩张皮瓣的面积。对于放射性治疗所造成的局部血液循环障碍病例，应用ADSCs和吸脂的混合物治疗，术后患者局部症状均减轻。

(三) 组织工程技术

应用组织工程学的原理，采用ADSCs与支架相复合，可以作为充填材料应用于整形和修复重建外科。例如，以透明质酸为基质支架，复合ADSCs后，可以形成复合移植。研究表明，透明质酸支架是稳固的细胞载体，并具有诱导细胞再生的功能。另一项研究中，通过使用ADSCs、磷酸钙和骨形成蛋白形成人工骨瓣，可用于移植治疗半侧下颌骨切除术后缺损。采用可注射的含有凝胶的微载体小球，与ADSCs复合后可以形成小的植入物，通过注射的方式可在缺损部位形成新的软组织。

最近，一个新的通过3D细胞支架构建人耳的研究获得成功，属于人耳组织工程。ADSCs在合适的生长因子作用下增殖、分化，一个3D的耳模型被迅速制造出来。ADSCs来源于兔腹股沟脂肪垫，通过培养扩增和分化后，接种于3D可降解的耳形状的支架上，然后将其埋植于无免疫力的兔背部6个月，细胞与支架融合成为一体。该研究首次表明，通过组织工程制造在形状、大小和柔韧度上都与人耳相似的耳软骨是可能的。

三 脂肪源性干细胞在皮肤抗衰老中的作用

(一) 皮肤衰老的表现

皮肤是衰老过程中最易显露的器官，其明显的特征为皮肤粗糙、面部皮肤组织松弛下垂、面部软组织缺失、皱纹出现或加重、色素沉着、老年斑、血管扩张以及表皮消化不良等。皮肤衰老分为内源性老化和外源性老化两种。内源性老化又称为自然老化，是自然的程序性过程，随时间流逝而形成，受基因调控以及家族遗传的影响。外源性老化与自然环境和生活方式等因素有关，由于太阳中的紫外线辐射是其形成的主要原因，又称为光老化。

皮肤衰老的组织学变化包括胶原合成减少、异常弹性纤维沉积、基质金属蛋白酶（MMPs）活性增强及细胞外基质降解增多等。如图所示，HE染色显示，48岁皮肤的胶原蛋白数量及密度较24岁皮肤小（图78-21）。嗜银染色显示，48岁皮肤的弹性纤维数量及密度较24岁皮肤小（图78-22）。

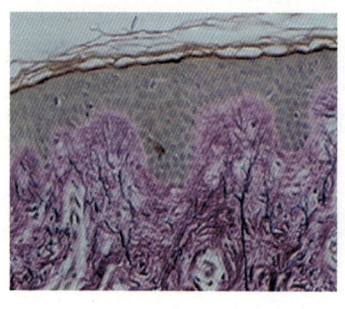
A

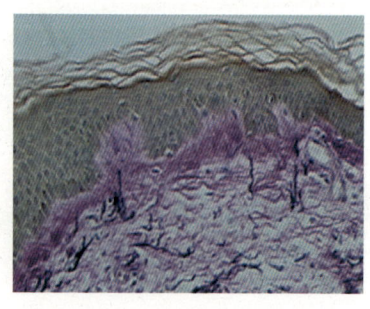
B

图 78-21　HE 染色显示，48 岁皮肤的胶原蛋白数量及密度小于 24 岁皮肤
A. 24 岁皮肤　B. 48 岁皮肤

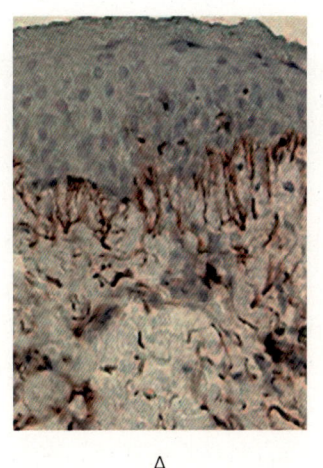 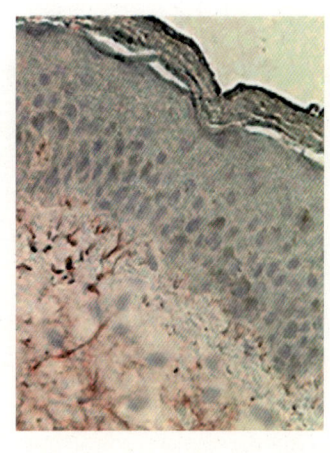

图 78-22　嗜银染色显示，48 岁皮肤的弹性纤维数量及密度小于 24 岁皮肤

A. 24 岁皮肤　B. 48 岁皮肤

（二）皮肤衰老的机制

目前，皮肤衰老的准确机制尚不明确。光老化是加速皮肤老化的重要机制，日光中主要是中波紫外线和长波紫外线参与皮肤光老化的致病过程。在细胞水平，紫外线造成的损伤表现为免疫抑制、真皮成纤维细胞数目减少、功能老化和凋亡。在分子水平则表现为损伤 DNA、通过 MMPs 改变细胞外基质结构、产生活性氧簇造成氧化损伤等。

（三）ADSCs 抗衰老的机制

ADSCs 是一种具有多向分化潜能的多功能干细胞，具有抗衰老作用。在临床应用中，不仅是自然的充填剂，更是长久的再生剂。

1. 分化为表皮细胞　在体外适宜条件的诱导下，ADSCs 可以向表皮细胞表型分化。在体内局部老化性损伤或创伤后的皮肤微环境中，ADSCs 可以向表皮细胞分化，用于局部组织的修复和临床性能的改善。

2. 分化为内皮细胞　内皮细胞同属于中胚层来源的细胞，利用特定的培养条件，可以使 ADSCs 定向分化为内皮细胞。例如，将 ADSCs 置于加有甲基纤维素的半固体培养液中培养，并添加 VEGF，可在光学显微镜下观察到细胞生成分支状的管腔结构。同时用免疫组织化学法可以鉴定到内皮细胞特异性的表面标志物 CD31。将培养后的 ADSCs 注入缺血损伤的裸小鼠后肢肌肉内，15 天后经血管造影和彩色多普勒检查发现，后肢的血流供应明显改善。从而证实，ADSCs 在体内和体外都能分化为内皮细胞。

3. 促进胶原蛋白合成　ADSCs 可使局部胶原前体合成增加，防止和对抗自由基对皮肤的损害。表现为减轻 UVB 导致的皮肤皱纹，并增加皮肤厚度的作用。

4. 分泌生长因子抗氧化和美白作用　皮肤光老化典型的表现是异常色素沉着和毛细血管扩张。ADSCs 可以抗氧化，并分泌多种细胞因子，因此可以应用于皮肤美白领域。抗氧化剂和某些细胞因子（如 TGF-β）均有调控色素合成的作用。研究表明，ADSCs 条件培养液可抑制黑色素细胞的色素合成和酪氨酸酶活性，且呈剂量依赖性。

（四）ADSCs 抗皮肤衰老的临床应用

1. 局部注射　由于 ADSCs 是干细胞的重要来源，因此局部注射移植有可能发挥多向分化和促进皮肤质地改善的效果，从而发挥抗衰老的功效。在紫外线所致的大鼠皱纹模型中，局部注射ADSCs后，真皮厚度和胶原含量增加。但是，目前临床尚无多中心、大样本、前瞻性研究报道，因此尚不能确定其有效性和可靠性。而且，在临床应用方案和具体流程等方面仍需不断探讨和完善。

2. 组织工程化复合物移植　与单纯应用细胞移植的效果不确定相比，采用细胞复合材料移植的组织工程方法，由于具有支架材料的支撑和维持作用，显示了良好的修复和抗衰老效果。目前临床常用的透明质酸类充填材料和胶原类充填材料，均可以与ADSCs复合后移植，发挥抗衰老的功效。CAL技术作为充填技术，在使用的过程中，常出现表面皮肤质地改善、弹性增加、皱纹减少、色素减淡，是抗衰老实际应用的一个良好的途径。

3. ADSCs体外培养的产业化　西班牙的Cellerix公司生产的Ontaril®（CX401）是一种从ADSCs中获得的药物，它也是首例以脂肪再生细胞为基础的药物，是从患者的脂肪抽吸物中分离并增殖培养的细胞制成的可注射的细胞悬液。该药物的初步研究结果证明其具有诱导修复、抗炎和调控免疫系统方面的效果，目前，已开始相关的临床试验。美国Invitrogen公司推出一种名为STEMPRO®的人体ADSCs试剂盒，由供体的脂肪抽吸物中提取的ADSCs，在特定培养液中可扩增培养。韩国的RNL BIO是一家致力于成体干细胞研究的公司，其研究和临床试验的项目包括ADSCs的储存和包括整形美容在内的修复重建内容。

四　脂肪源性干细胞在改善机体亚健康状态中的作用

（一）亚健康的定义

亚健康是指人的身心处于疾病与健康之间的一种低质量状态，是机体虽无明确的疾病，但在躯体上和心理上出现种种不适应的感觉和症状，从而呈现活力减退和对外界适应力降低的一种生理状态。亚健康可以向健康和疾病两方面转化，积极正确的医学干预可以使亚健康转化为健康；反之，则可能导致疾病。

亚健康状况的表现有多种，包括精神症状（如入睡困难、多梦或易醒、记忆力减退、紧张、焦虑等）、心血管或胃肠道症状（如胸闷或气短、心区不适、食欲减退、胃部不适等）、免疫力低下症状（如低热或怕冷、咽喉疼痛、易患感冒等）、疲劳症状（如感觉倦怠、头痛、头晕、肌肉和关节发僵或僵硬等）。

（二）慢性疲劳综合征

慢性疲劳综合征（chronic fatigue syndrome，CFS）是亚健康状况的一种特定类型，以严重的持续性疲劳为主要特征，并伴有记忆力下降、注意力不易集中、精神抑郁、淋巴结肿大等临床表现。其主要诊断标准是：不明原因的持续或反复发作的严重疲劳，持续6个月以上，充分休息后症状不能缓解，活动水平较健康时下降50%。其次要标准是：①记忆力下降，注意力不集中；②咽喉痛；③颈或腋下淋巴结触痛；④肌肉痛；⑤非关节炎性关节痛；⑥新出现的头痛；⑦劳累后持续不适；⑧睡眠障碍。具备4条或4条以上，并持续6个月以上者可以诊断。

（三）细胞治疗

细胞治疗又称为活细胞治疗（live cell therapy），1912年首次应用于胸腺和甲状腺功能减退的患者。1936年，细胞治疗应用于皮肤年轻化。1970年开始，细胞治疗用于治疗癌症、21-三体综合征、阿尔茨海默病（AD）及艾滋病（AIDS）等病症。目前，已有多种细胞治疗方法开展临床研究，全世界有数百万人接受过细胞治疗。常用的细胞治疗方法是应用自体或异体的细胞，采用细胞浓集或细胞活化等处理后，回输至受体，细胞进入血液循环后，在体内目标组织和器官中存活、增殖并分泌各种生长因子，进而发挥其生理作用。

（四）ADSCs细胞治疗改善亚健康状态

目前已有临床应用脐血干细胞或脐带血干细胞改善亚健康状态的报道。其基本应用流程是：体外分离、纯化脐血或脐带血，制备含干细胞的细胞制剂，经适宜的液态介质稀释后制成液态干细胞悬液，经静脉回输至受体。临床志愿者应用后，已观察到身体各种机能改进的征象，包括记忆力增强、睡眠质量改善、体力增强、日常劳累感减轻、性生活和谐度改善、白发变黑等。由于目前国家对于脐血干细胞或脐带血干细胞仍未批准临床应用，因此此类细胞治疗仍处于临床研究或临床前期阶段。

ADSCs是在成体脂肪组织中存在的干细胞，由于取自于自体，避免了异体移植所带来的免疫问题和伦理问题。同时，因其同样具有多向分化和生长因子分泌等多种生理功能，因此，细胞治疗和回输后有可能改善机体的亚健康状况。已有多个中心在进行此方面的研究。另一个研究方向是ADSCs的保存。其基本思路是，如果能够采用冻存等形式将机体的ADSCs长期保存下来，建立ADSCs干细胞库，那么在十年或更长时间之后，可以将此ADSCs作为年轻态细胞回输体内或复合移植，从而实现"再现青春"或"重返青春"。脂肪组织由于体内含量高，易于取材和分离，而且干细胞含量高，在建立"青春细胞库"方面有其独特的优势。期待今后在此方面取得更大的进展。

第八节　脂肪源性干细胞的问题与展望

目前，ADSCs的研究取得了较多的进展，相比之下，临床应用仍处于初期或临床前期，因为临床疗效需要进行标准化评价，而且仍有许多问题需要进一步探讨。这些问题主要涉及细胞学和临床具体应用等方面。

一　细胞分离和扩增过程中的问题

（一）细胞分离与鉴定

体外分离所得到的ADSCs标本是一个异质的细胞群，含有多种不同的细胞，如内皮细胞、平滑肌细胞等。目前，由于ADSCs表面无特异性的标志物，还无法对其进行识别以及进行有效的分离和鉴定。

（二）细胞纯化

因为缺乏特异性标志物，所以无法准确地将ADSCs与脂肪中其他细胞成分区别开来，难以在体外分离培养时获得纯度较高的ADSCs。同时，目前尚缺少统一的分离培养纯化模式。

（三）细胞培养

目前分离ADSCs的方法依赖于胶原酶消化和离心分离，通常采用10%的胎牛血清进行培养扩增，但这种方法在理论上存在传播疾病的风险，需要探讨可否采用非血清的分离培养方法，其目的是最大限度地减少细胞污染的风险，保证植入细胞的安全性和可靠性。有学者开发了完全无血清的培养液，进而为ADSCs的培养、扩增提供了一个适合临床应用的环境。

（四）细胞分化

对于ADSCs分化的分子机制有待进一步深入研究，以准确地诱导其发育成移植所需的目的细胞。

二 临床应用的问题

（一）缺乏标准化研究

关于ADSCs的临床应用，目前大问题之一是缺乏标准化研究。现有的许多研究由于无法纯化ADSCs，而采用ADSCs与脂肪组织的混合成分进行移植。目前，尚无确切证据说明混合的细胞成分与纯化的ADSCs疗效上的差别。因此，需要将纯ADSCs的移植效果与混合的细胞成分进行对比研究，包括定量、定性以及与某几种脂肪成分或其他细胞成分进行对比，进而得出科学的结论。

（二）标本存储的问题

研究显示，对ADSCs进行冷冻保存及其复苏均能够保持细胞的活力而有利于应用。但是，仍需要进行大量的研究以确定最佳的保存方法和条件。

（三）免疫抑制的问题

研究发现，ADSCs与骨髓源性干细胞一样存在免疫抑制特性。尽管局部的免疫抑制在某种程度上有一定好处，但也有潜在的风险，如允许隐匿癌细胞逃避免疫监视等。

（四）疗效评价的问题

客观评价ADSCs临床应用的效果，直接关系到技术的应用与前景。因此，随着大规模临床应用的开展，有必要建立一套完善的术后随访和评价机制。但是，目前这一体系既不完善，又无统一的标准。在ADSCs复合脂肪移植的长期随访研究中发现，虽然这种移植可以使局部软组织缺损得到永久性的矫正，但最常见的并发症还是移植脂肪组织的液化、坏死。目前尚无完善的术后随访体系、标准术后效果的评价方式、术后安全性的全面评估及解决方案、多中心研究体系建立方案、随机双盲对照实验数据的积累等。

（五）过度增生性瘤变

目前为止，ADSCs的应用研究主要还处于体外和动物实验研究阶段。然而，自体脂肪移植在临床应用的早期阶段，有可能诱发肿瘤的风险。因此，考虑到干细胞的无限增殖潜力，在利用这一特性进行脂肪移植的同时，必然要考虑到在调控状态下的无限繁殖可能最终转变为脂肪瘤性变或瘢痕疙瘩。研究发现，干细胞复制调控与抑制的特性，包括环境的影响、自身数量及状态等，但仍不能彻底排除瘤性变化的可能。

（六）细菌感染的问题

在移植过程中，细菌的污染是ADSCs临床应用的另一个隐患。这不仅关系到其商业化长期储存、移植早期的并发症，还涉及潜在病原菌的传染等相关的安全问题。目前，国内外都已开始关注这方面的问题。

(七)政策和法规方面的问题

目前,ADSCs的临床应用国内外仍处于实验阶段。国外除了已有三期临床试验的研究项目外,在美国和韩国等国家还有以自体移植为主的项目。在国内至今尚无临床应用方面的批准内容,自体移植虽也进行了一些尝试,但多数仍处于研究阶段。因此,在此情况下进行临床的应用,可能受到政策和法规方面的限制。

三 前景与展望

尽管在ADSCs的研究和发展中亟待解决的问题不少,但是由于其许多优越性是其他干细胞所不具备的。因此,可能成为细胞治疗和"种子细胞"的最佳选择细胞,展示了广阔的应用前景。随着分子生物学和细胞生物学的快速发展,ADSCs的相关研究会更加深入。促进和支持ADSCs生长、分化、成熟的各种生物因子,以及模拟体内微环境的细胞外基质等的研究将不断进展和突破,使ADSCs成为组织工程研究的理想"种子细胞",并最终为临床治疗带来新的曙光,为一些难治性疾病的治疗带来新的希望。

(陶凯 张旭焱)

参考文献

[1] Evans M J, Kaufman M H. Establishment in culture of pluripotential cells from mouse embryos[J]. Nature, 1981, 292(5819): 154-156.

[2] Martin G R. Isolation of a pluripotent cell line from early mouse embryos cultured in medium conditioned by teratocarcinoma stem cells[J]. Proc Natl Acad Sci U S A, 1981, 78(12): 7634-7638.

[3] Eiraku M, Takata N, Ishibashi H, et al. Self-organizing optic-cup morphogenesis in three-dimensional culture[J]. Nature, 2011, 472(7341): 51-56.

[4] 麦凯欣,朱辉,崔永言. SVF-PLGA联合脂肪移植体内构建组织工程化软组织充填材料的初步研究[J]. 组织工程与重建外科杂志, 2010, 6(1): 9-13.

[5] 宋起滨,刘晓燕,陶凯,等. 自体脂肪源性干细胞辅助移植治疗面部凹陷畸形[J]. 中国美容整形外科杂志, 2012, 23(5): 287-289.

[6] Zuk P A, Zhu M, Ashjian P, et al. Human adipose tissue is a source of multipotent stem cells[J]. Mol Biol Cell, 2002, 13(12): 4279-4295.

[7] Zuk P A, Zhu M, Mizuno H, et al. Multilineage cells from human adipose tissue: implications for cell-based therapies[J]. Tissue Eng, 2001, 7(2): 211-228.

[8] Castro-Govea Y, De La Garza-Pineda O, Lara-Arias J, et al. Cell-assisted lipotransfer for the treatment of parry-romberg syndrome[J]. Arch Plast Surg, 2012, 39(6): 659-662.

[9] Coleman S R, Saboeiro A P. Fat grafting to the breast revisited: safety and efficacy[J]. Plast Reconstr Surg, 2007, 119(3): 775-787.

[10] Yoshimura K, Sato K, Aoi N, et al. Cell-assisted lipotransfer for cosmetic breast augmentation: supportive use of adipose-derived stem/stromal cells[J]. Aesthetic Plast Surg, 2008, 32(1): 48-57.

[11] Yoshimura K, Sato K, Aoi N, et al. Cell-assisted lipotransfer for facial lipoatrophy: efficacy of clinical use of adipose-derived stem cells[J]. Dermatol Surg, 2008, 34(9): 1178-1185.

[12] Yoshimura K, Shigeura T, Matsumoto D, et al. Characterization of freshly isolated and cultured cells derived from the fatty and fluid portions of liposuction aspirates[J]. J Cell Physiol, 2006, 208(1): 64-76.

[13] Yoshimura K, Suga H, Eto H. Adipose-derived stem/progenitor cells: roles in adipose tissue remodeling and potential use for soft tissue augmentation[J]. Regen Med, 2009, 4(2): 265-273.

[14] Hong S J, Traktuev D O, March K L. Therapeutic potential of adipose-derived stem cells in vascular growth and tissue repair[J]. Curr Opin Organ Transplant, 2010, 15(1): 86-91.

[15] Karacaoglu E, Kizilkaya E, Cermik H, et al. The role of recipient sites in fat-graft survival: experimental study [J]. Ann Plast Surg, 2005, 55(1): 63-68.

[16] Kim W S, Park B S, Sung J H, et al. Wound healing effect of adipose-derived stem cells: a critical role of secretory factors on human dermal fibroblasts[J]. J Dermatol Sci, 2007, 48(1): 15-24.

[17] Kim W S, Park B S, Sung J H. Protective role of adipose-derived stem cells and their soluble factors in photo-aging[J]. Arch Dermatol Res, 2009, 301(5): 329-336.

[18] Koh K S, Oh T S, Kim H, et al. Clinical application of human adipose tissue-derived mesenchymal stem cells in progressive hemifacial atrophy (Parry-Romberg disease) with microfat grafting techniques using 3-dimensional computed tomography and 3-dimensional camera[J]. Ann Plast Surg, 2012, 69(3): 331-337.

[19] Matsumoto D, Sato K, Gonda K, et al. Cell-assisted lipotransfer: supportive use of human adipose-derived cells for soft tissue augmentation with lipoinjection[J]. Tissue Eng, 2006, 12(12): 3375-3382.

[20] Miranville A, Heeschen C, Sengenès C, et al. Improvement of postnatal neovascularization by human adipose tissue-derived stem cells[J]. Circulation, 2004, 110(3): 349-355.

[21] Nie C, Yang D, Morris S F. Local delivery of adipose-derived stem cells via acellular dermal matrix as a scaffold: a new promising strategy to accelerate wound healing[J]. Med Hypotheses, 2009, 72(6): 679-682.

[22] Pearl R A, Leedham S J, Pacifico M D. The safety of autologous fat transfer in breast cancer: lessons from stem cell biology[J]. J Plast Reconstr Aesthet Surg, 2012, 65(3): 283-288.

[23] Sahin M T, Barış S, Karaman A. Parry-Romberg syndrome: a possible association with borreliosis[J]. J Eur Acad Dermatol Venereol, 2004, 18(2): 204-207.

[24] Sterodimas A, De Faria J, Nicaretta B, et al. Cell-assisted lipotransfer[J]. Aesthetic Surg J, 2010, 30(1): 78-81.

第七十九章
腹壁、臀部和肢体美容整形

第一节 腹壁整形相关解剖

腹壁整形掌握相关解剖结构和特点对减少手术并发症尤为重要。腹壁整形相关解剖包括腹壁体表标志、浅层结构、深层结构、血供、淋巴系统以及神经支配等。

一 体表标志

需要进行腹壁整形的患者体形、肥胖程度各异，其体表标志也会有所不同。尤其要注意那些软组织严重松弛的患者，站立位与卧位时的皮肤标识会产生相当大的位移。为了准确标识正中线并确保最终切口的对称性，应当在站立位做术前标记。与腹壁整形相关的重要体表标志分骨性标志和软组织标志。骨性标志包括：髂前上棘、剑突、耻骨联合、双侧肋缘。术前标记站立位时骨性标志非常重要。常用的软组织标志有白线、腹直肌腱划和半月线。

二 浅层结构

由皮肤、皮下脂肪及疏松结缔组织构成。在腹壁肋下浅筋膜分为两层：浅层厚而富含脂肪组织，又称脂肪层（蜂窝层）或称Camper筋膜，向下与股部的浅筋膜相连续；深层即Scarpa筋膜，较致密，为富有弹性纤维的膜样层，在中线处附着于白线，向下于腹股沟韧带下方约一横指处，附着于股部深筋膜；但在左、右耻骨结节间越过耻骨联合继续向下至阴囊，与浅会阴筋膜相连。深层脂肪比Scarpa筋膜上脂肪的纤维结构少，较为疏松，传统上认为吸脂术应主要去除深层脂肪（Scarpa筋膜下脂肪或板状层），现在则认为，深层脂肪在局部脂肪堆积和增加体重方面起重要作用，而浅层脂肪则在体形重塑方面起重要作用（图79-1）。

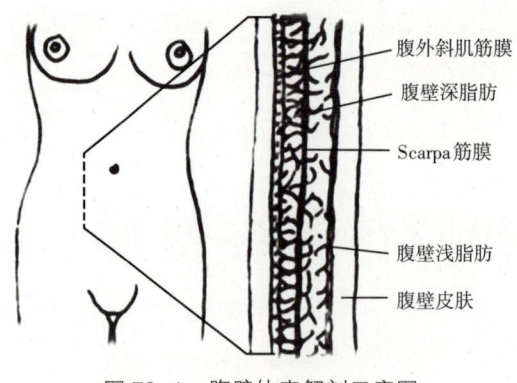

图 79-1 腹壁体表解剖示意图

三 深层结构

深层结构包括肌筋膜及腹壁肌群。腹直肌前鞘的结构相当重要，因为绝大部分肌筋膜折叠方法都与其相关。腹壁整形通常包括3块内容：抽除多余的脂肪，切除松弛的软组织，通过肌筋膜折叠以矫正腹壁松弛。经典的肌筋膜折叠法就是折叠缝合腹直肌前鞘。

四 血液供应

随着腹壁整形术的发展，许多学者对腹部血供进行了深入的解剖学研究，将腹部血供分成3个区，1区由腹壁上动脉供应，2区由下腹壁深、浅动脉供应，3区由节段性的肋间血管供应。基于此血供基础提出与手术联合运用时，将吸脂的程度和安全性分为4个区，即可抽吸区、限制区、小心抽吸区、无限制区。周兴亮等于1991年首次提出吸脂相对禁区的概念，即在腹、臀、股3个部位，将各主要皮支血管的穿出点及其周围区域划为相对禁区，位于腹部正中线的两侧，相当于腹直肌前鞘的纵行区域为腹部脂肪抽吸的相对禁区（图79-2）。

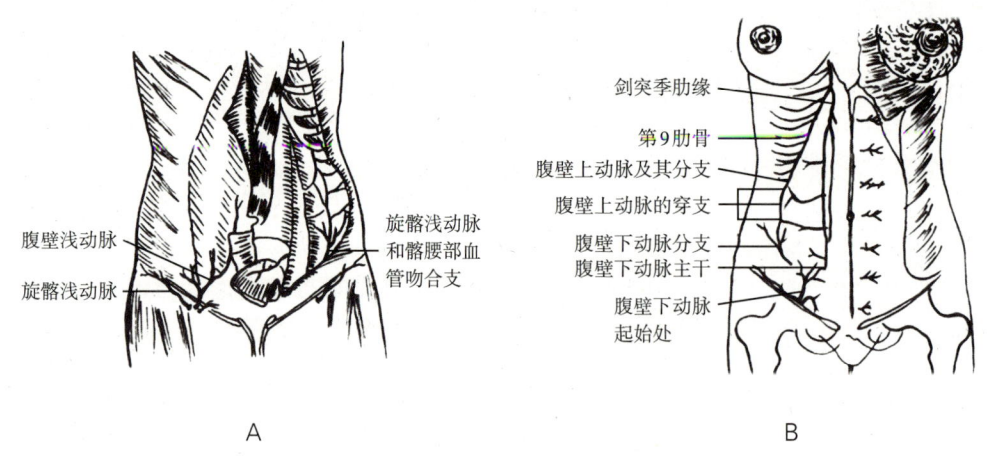

图 79-2 腹壁浅动静脉分布示意图

五 淋巴回流

腹部的淋巴管道分深浅两层，浅层分布于肌筋膜之上的腹壁软组织中，深层位于腹壁肌群内。大部分情况下，腹壁整形仅涉及浅层淋巴组织。尽管肌筋膜折叠术包括了深筋膜，但深层淋巴回流未受影响。腹壁淋巴管呈网状，淋巴液经淋巴管道收集后首先汇入腋窝和腹股沟浅表淋巴结。脐水平线则是淋巴液向上与向下汇集的分界线。

六　神经支配

腹壁神经支配来源于T4～L1。肋间及肋下神经与相应血管伴行，其外侧皮支及前皮支支配了腹壁的大量软组织。前支走行于腹内斜肌和腹横机之间，向前穿出腹直肌与腹直肌前鞘，司中线附近的皮肤感觉。外侧支于腋中线穿出并走行于腹外斜肌表面。腹壁最下方皮肤则由腹股沟神经支配。腹壁整形术采用接近腹股沟或稍低于腹股沟的横行切口时，应避免误伤股外侧皮神经，该神经常于腹股沟韧带近中点处下方从肌筋膜穿出。

第二节　脂肪抽吸法腹部形体雕塑

腹壁整形过程中常常因联合使用脂肪抽吸术而使大多数患者获得了良好效果。大多数腹壁整形患者的目的不仅仅是改善腹部的轮廓外形，而是通过改善腹部整体的轮廓外形得到平滑、流畅、和谐的身体曲线。无论脂肪抽吸术的目的是降低腹壁皮瓣厚度，同时减少由于血管神经等损伤而造成的并发症，还是用于邻近区域如臀部和大腿等的塑形，它在获得理想整形效果中的作用往往是不可或缺的。

一　术前准备

标记吸脂的区域和范围、进针的部位；估计肿胀液的需要量、每升肿胀液中利多卡因和肾上腺素的浓度；确定患者体位。

二　患者体位和术中注意事项

患者的体位决定于抽脂的部位、患者手术的类型、患者的体重指数以及医师的习惯等。关于患者体位很重要的一点是，在第一次手术时就摆出满意有效的体位从而达到最佳的整形效果，而不会因为轮廓不佳而不得不再次手术。同时，我们认为仰卧位和俯卧位是即刻评估身体左右对称性而减少再次修整手术可能的最佳体位。让患者处于安全体位并保护好所有受压部位也很重要。另外，准备好下肢加压驱血装置，做好患者的保暖措施以及置入导尿管等，也需要在手术开始前完善。

三　肿胀浸润技术

在脂肪抽吸术中，含有肾上腺素的肿胀液的使用已经成为常规。根据肿胀液使用量和注射/吸出比的不同，分为三种浸润方法：湿性、超湿性和肿胀技术。这三种方法都使用的是含有利多卡因和肾上腺素的生理性静脉注射液（推荐使用乳酸林格氏液，若使用生理盐水，则需要加入碳酸氢钠以调整pH）。湿性浸润法是每个抽吸部位灌注200～300ml肿胀液，超湿性和肿胀技术比湿性技术使用更大量的肿胀液，目前基本上都使用后两者。超湿性技术的灌注肿胀液量大致与计划抽吸量相当。肿胀技术灌注浸润量大于计划抽吸脂肪量；对于更小范围的脂肪抽吸术，其比例更高，小的区域，如修整性的脂肪抽吸，可以达到10∶1的灌注/吸出比。超湿性和肿胀方法的失血量约占吸出物的1%～2%。肾上腺素的用量通常是固定的，每升乳酸林格氏液加入1安瓿（1ml）肾上腺素（1∶1000000）。需要根据计划抽吸量调整利多卡因浓度，通常控制利多卡因用量在35mg/kg以下，因为这是最为安全的临界值。如进行大体积脂肪抽吸，最好使用进一步稀释的肿胀液，以免超过利多卡因使用的安全值。肿胀液温度需要保持在38℃，以维持患者体温。另外，肾上腺素的推荐储藏温度是15～25℃，并且要避光。所以，建议在肿胀液被注入体内之前才加入肾上腺素。肿胀液首先在表浅层次灌注，然后渐渐地往更深层次灌注。可以根据一些临床特征来判断合适的浸润量，如组织肿胀程度、皮肤苍白以及"喷泉征"等。

四　动力辅助的脂肪抽吸术

通常使用负压吸引器辅助脂肪抽吸或者动力辅助脂肪抽吸（power-assisted liposuction，PAL）。PAL包括一个连接吸脂针的电动手柄，可以让吸脂针更容易在组织中前进和后退，从而节约术者体力。

五　超声辅助脂肪抽吸术

在腹部塑形的过程中，超声辅助脂肪抽吸术（ultrasound-assisted liposuction，UAL）是一种很有效的方法，特别是对于纤维结缔组织较多和已经瘢痕化的再次抽吸术区域。UAL的设备包括机器本身、晶体手柄、吸脂针和皮肤保护装置。超声辅助脂肪抽吸术又分体内超声辅助脂肪抽吸术和体外超声辅助脂肪抽吸术，最早始于体内超声辅助脂肪抽吸术，但临床发现其速度慢、发热、损伤皮肤，其应用受到限制。体外超声辅助脂肪抽吸术的运用使其避免了体内超声吸脂的针端撞击和皮肤烧伤，也无须较大的切口。目前认为体外超声辅助脂肪抽吸术安全、有效、损伤小。缺点是费时、费力、价格高，且有人认为超声对血管的损伤更大。

六　抽吸技术

采用阴阜和脐孔周围切口。在该区抽吸时要注意在腹直肌前鞘和腹外斜肌浅面进行。腹壁浅血管和脐旁血管区域（脐周围）抽吸时应注意在浅层进行，以免损伤此区血管。其他区应进行全层均匀抽吸，否则术后会呈现凹凸不平。另外，生育过的妇女下腹正中两侧腹直肌分开距离较宽，此区内腹壁较薄，抽吸管易穿过腹壁进入腹腔，需引起特别注意。

七　围手术处理数据

在进行身体塑形和吸脂手术时，需要记录3组数据。其中两组是术前和术后的体重和照片，第三组是来自于手术室，在脂肪抽吸的过程中，需精确记录以下数据：使用的灌注液的量、总的抽吸量、每个区域以及总的吸脂量，特别是肾上腺素单位时间的用量要准确控制，大量吸脂肪手术后猝死和大量肾上腺素应用有关（王炜）。这些数据关乎患者的安全及手术的效果。

八　引流管与加压包扎

无论是PAL还是UAL，只要是大面积抽脂都需要放置引流管，利于术后引流和预防血清肿。

术后进行加压包扎也是有利的。

九 腹部皮瓣脂肪抽吸术

目前仍有很多关于脂肪抽吸术和全腹壁整形术（或者其他腹壁整形术）联合使用利弊的讨论。一般的原则是，如果变薄的腹部皮瓣能达到更好的效果，那么我们就在行腹壁整形术时联合应用脂肪抽吸术。如果是吸烟或者有潜在创面愈合问题的患者，术中应该注意尽量减少脂肪抽吸时的损伤并避免皮瓣的高张力缝合。强烈建议患者术前4~6周戒烟。

第三节 内镜腹壁整形术

内镜腹壁整形术（endoscopic abdominoplasty）是一种微创手术，其主要优点是创伤小且一般不遗留可见的瘢痕，但这类手术只适用于少数仅有腹壁脂肪堆积及腹肌松弛而不伴有过多皮肤松弛的患者。

一 适应证

具有接近理想状态的体重但是腹部脂肪过度沉积、肌肉松弛且不伴明显的皮肤和软组织松弛的患者。这类患者在寻求腹壁整形的患者中比例较低，且其就诊的目的通常是行腹部脂肪抽吸术而并不了解内镜腹壁整形术。对于满足适应证的患者应当将内镜腹壁整形术作为可选的方案之一。

二 术前准备

对于准备行内镜腹壁整形术的患者，应对其皮肤质地、松弛程度以及腹壁脂肪堆积、肌肉松弛的程度做出判断。这类患者由于具有良好的皮肤质地，往往认为下腹壁的丰满只是由脂肪过度沉积引起的，并没有意识到还合并有腹肌松弛，所以需要向患者阐述内镜腹壁整形术的必要性。手术前向患者讲解并绘出脂肪抽吸的区域、内镜下腹直肌折叠的切口位置以及引流装置的放置等，有利于取得患者的理解与配合。

三 手术方法

术前应按照腹部抽脂术进行准备。应标记出要进行脂肪抽吸的部位，包括阴阜、下腹部、上腹部、髋周、侧腰部、侧胸部、脐部和阴阜切口以及引流管的位置。由于术中进行肌筋膜折叠，因此需要腹肌处于松弛状态，故首选全麻。仰卧位时应在行脂肪抽吸的全部区域做局部肿胀液灌注，然后在抽脂区进行彻底的脂肪抽吸。在真皮下应保留一层很薄的均匀的皮下脂肪层，避免皮肤粘连到下方的腹壁筋膜造成术后表面凹凸不平。脂肪抽吸结束后开始肌肉折叠。首先在阴阜做竖切口，然后用电刀在直视下进行分离和止血，直至脐上水平。接着环脐切开、剥离，使脐与周围皮肤分离，通过这个切口，术者可在带光源拉钩的辅助下，直视并游离脐下或脐上的组织。然后使用内镜来观察脐部上方区域，由于在这个区域皮下组织与腹直肌前鞘和白线贴合更加紧密，因此应特别注意避免分离进脐部和剑突之间的腹直肌前鞘。剥离范围一般上至剑突，两侧应达腹直肌前鞘的外侧缘。直视下或内镜下全面止血。接下来进行肌筋膜折叠。在内镜下以大三角针和0号双股尼龙线连续缝合。肌筋膜连续折叠缝合起自剑突，直到脐水平，然后从侧方避开脐部行至脐下缘，在这个位置继续折叠缝合直至耻骨联合。在这个过程中只有脐上的折叠需借助内镜控制，其他部位的折叠可在直视下完成。根据腹壁肌肉松弛的程度可行一层或双层折叠。将耻骨联合的线结打向深处，以减少术后触及的可能。将布比卡因注射到腹直肌鞘内及周边可减少术后疼痛。引流管自阴阜穿出，以使瘢痕隐蔽。脐部和阴阜的切口用皮内可吸收线缝合，然后腹带加压包扎。

四 术后护理

术后建议早期下床行走，活动下肢。患者一般保持7～10天的屈膝半卧位。注意引流管的护理，保持引流通畅，24小时引流量小于30～50ml时方可拔除引流管。6周后可恢复正常的体力活动。除洗浴外，要一直有效穿着弹力腹带。

第四节　脂肪抽吸腹壁整形术

脂肪抽吸术的出现给体形雕塑领域带来了巨大的变化，大大提高了整形医师改善腹壁形态的能力。尽管有一些争议，但自1980年Illouz首次报道脂肪抽吸整形术以来，脂肪抽吸术越来越多地与腹壁整形术联合应用。对这两者联合应用的主要忧虑来源于担心影响皮瓣的血供及皮瓣下积液增加血肿的发生率，但Hunstad、Stevens以及其他学者发现，在下腹部及上腹中央区域使用脂肪抽吸术并未出现皮瓣缺血现象。基于此，腹壁整形术和脂肪抽吸术经常被联合应用。但由于皮肤切除量不足以及脂肪抽吸量有限，导致脐上区域松垂问题解决不好，腹壁中央依然肥厚。2003年，Saldanha提出"脂肪抽吸腹壁整形术"（lipoabdominoplasty），包括全腹部及侧胸腰部抽脂、减少皮瓣剥离范围、完全的中线腱膜折叠和传统的腹壁皮瓣切除。这一术式降低了皮瓣远端缺血坏死的发生率，也减少了血肿、血清肿等并发症的发生。

一 患者选择

根据Bozola临床分级来选择患者：Ⅰ级，脂肪堆积，肌腱膜层正常，无皮肤松弛；Ⅱ级，轻度皮肤松弛，肌腱膜层正常，有或无脂肪堆积；Ⅲ级，轻度皮肤松弛，脐下肌腱膜层松弛，有或无脂肪堆积；Ⅳ级，轻度皮肤松弛，肌腱膜层完全松弛，有或无脂肪堆积；Ⅴ级，重度皮肤松弛，肌腱膜层松弛，伴或不伴疝气，有或无脂肪堆积。脂肪抽吸术联合传统的腹壁皮瓣切除术适用于Ⅲ～Ⅴ级患者。

二 术前准备

参见"全腹壁整形术"。由于手术剥离范围更小且重要的穿支血管更多地得以保留，减少了绝对禁烟的必要性。需行术前病史问询和体格检查。有深静脉血栓或肺栓塞病史的患者应行血液学评估。评估已存在的瘢痕和疝气。

三　手术方法

患者在站立位时在皮肤上标记出中线和耻骨上切口线，后者向两侧延长至髂前上棘，同时，应根据原有瘢痕和自然皱襞的情况设计下方切口线。上方切口线如Baroudi提出的从脐延伸至髂前上棘，呈自行车把状。标记出脂肪抽吸区域，上至乳房下皱襞，旁开至侧胸、腰。脂肪抽吸采用超湿肿胀技术，肾上腺素含量为1:500000，一般使用管径为3.0~3.5mm的吸脂针，先抽吸深层脂肪，再抽吸侧腰和上腹部的浅层脂肪，避开脐上区域。脐上中央区域的脂肪抽吸只在深层进行。脂肪抽吸完成后，用电刀剥离下腹壁皮瓣，向上至脐，切开脐周皮肤，从脐向下纵行切开下腹壁皮瓣，于中线剥离出脐上隧道，外侧界仅至腹直肌内侧缘外1.5cm，上界至剑突。这种局限性的潜行分离不仅能达到腹直肌腱膜适度折叠的目的，也有利于保护穿支血管。用2-0尼龙线连续缝合两层折叠腹直肌腱膜。脐下的下腹壁腱膜折叠也用2-0尼龙线连续缝合两层，至耻骨联合水平。患者取半坐卧位，用Baroudi褥式缝合将隧道上方的皮下组织固定至腹壁筋膜上，自剑突到脐，闭合隧道。将腹壁皮瓣向下牵拉，确定新脐位置。对于腹部皮下组织较薄的患者，在脐周做鱼尾样切口，保留原来的脐，在新脐位置做倒Y形皮肤切口，将保留的脐插入该切口后缝合固定。而对于皮下组织较厚的患者，切除原有脐，完全去除腹部皮瓣拟重建新脐位置下的脂肪组织，将暴露的真皮用3-0尼龙线间断缝合，牢牢固定于腹中线腱膜上。切除皮瓣远端多余的组织。分离的皮瓣内侧面均用褥式缝合固定于腹壁筋膜，直至切口边缘。最后切口分层缝合，可不放置引流管。

四　术后护理

患者术后留院观察，第2天下床活动。术后穿弹力袜1周。术后1周至10天保持腰部屈曲位，腹带松紧以舒适为度，不宜过紧且需每隔几个小时解开重新整理避免出现皱褶。对于抽脂量超过3L的患者，术后应进行持续1周的深静脉血栓预防（图79-3）。

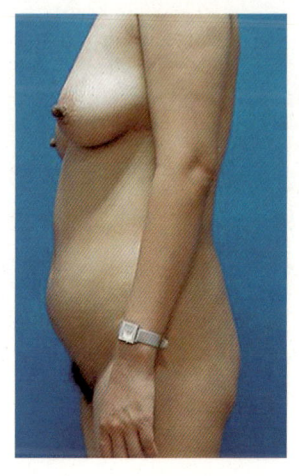
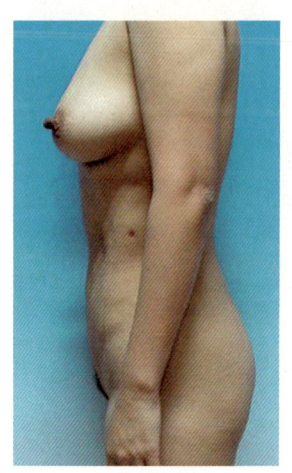

A　　　　　　　　B

图79-3　腹壁脂肪抽吸术前及术后侧位
A. 术前　B. 术后

第五节　小范围腹壁整形术（迷你腹壁整形术）

对于轻中度的皮肤松弛、脂肪堆积和腹肌松弛患者，迷你腹壁整形术（mini abdominoplasty or short scar abdominoplasty，亦称为短瘢痕腹壁整形术）是一种很受患者，尤其是年轻女性患者欢迎的腹壁整形手术。凡是腹部横行切口较经典的全腹壁整形小，不做脐移位的，都可称为迷你腹壁整形术。尽管手术切口小，如果腹肌筋膜折叠到位、腹部脂肪抽吸彻底，也能收到理想效果。

一、适应证

迷你腹壁整形术最适合于只有下腹壁（脐下）软组织松弛的患者；只有轻至中度脂肪堆积，腹部皮肤质地较好或妊娠纹仅见于下腹壁下半部位，只有轻至中度皮肤松弛者。

二、手术方法

切口设计尽可能低，若下腹壁本身有瘢痕，则手术切口应尽可能在原有瘢痕下方。通常要求患者在站立位时用双手向上尽力拉紧下腹壁皮肤，此时术者将切口线设计于耻骨联合水平，并顺自然皮纹向髂前上棘方向延伸，以便切口瘢痕能被泳衣遮盖。切口的长度取决于皮肤松弛的程度，尽可能短，但以不残留猫耳为度。多数迷你腹壁整形术患者需要进行脂肪抽吸，如需此程序，则在切口线标记好后，应进行脂肪堆积部位的标记。脂肪抽吸的进针点最好位于拟切除的皮肤上和脐部。肿胀液灌注后进行充分的脂肪抽吸。按设计线切开皮肤及皮下组织，直视下用电刀在肌筋膜表面剥离至脐水平。之后的剥离从脐系带基底两侧绕行，保留脐系带的完整性（偶有将脐系带离断后再复位的情况），一直剥离到剑突和肋缘。彻底止血，尤其要注意所有被离断的穿支血管。若切除皮肤量较小，脐的位置可以不改变。如果切除皮肤较多，则脐需要游离并重新定位。若皮肤切除较多导致脐系带不能在原脐位置下方2cm范围内重新固定，则需要切除脐，然后在正常脐位置做新脐再造。和全腹壁整形术一样，迷你腹壁整形术进行肌肉折叠可以达到更佳效果，用不可吸收线从剑突开始连续缝合折叠腹肌筋膜直到耻骨联合。由于该方法腹壁皮瓣剥离范围有限，加上强力的肌筋膜折叠，双侧腹壁皮瓣剥离边缘的边界很明显，需要用Lockwood撑开器钝性剥离皮瓣边缘直至边缘界限消失，同时保持皮瓣的血运。适度向下牵拉皮瓣，确定切除皮肤软组织量。若Scarpa筋膜下的脂肪较肥厚，可以去除这些脂肪。半卧位分层缝合切口，适当修剪，避免猫耳形成（图79-4）。

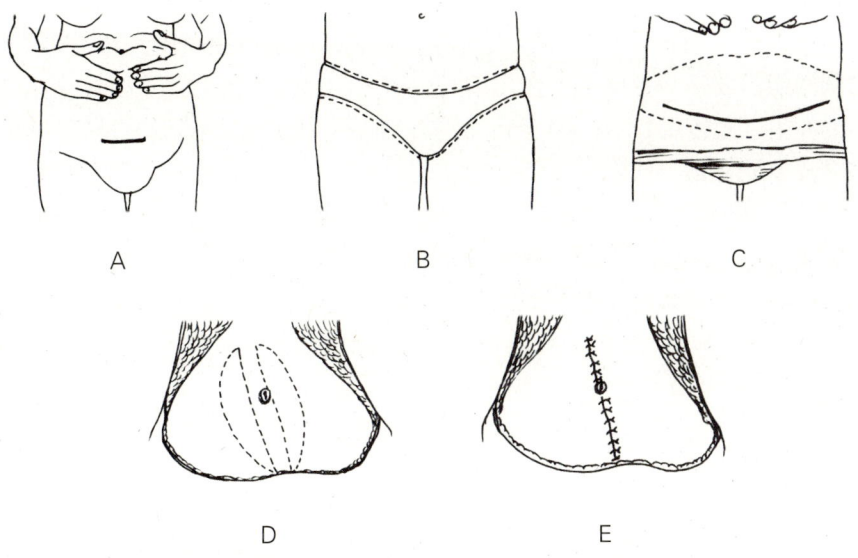

图 79-4　小范围腹壁整形示意图
A. 下腹壁手术切口（可取原剖宫产切口）　　B、C. 可取髂前上棘和耻骨联合连线切口
D、E. 腹直肌鞘缝合前、后

三　术后护理

虽然迷你腹壁整形术的创伤没有全腹壁整形术大，但其护理与全腹壁整形术类似且一样重要。

第六节　全腹壁整形术

需行腹壁整形术的患者中，大多数同时伴有腹壁脂肪堆积、明显的软组织松弛、双侧腹直肌分离、腹壁皮肤皱褶等情况，因此，全腹壁整形术（full abdominoplasty）是最常见的腹壁整形方法。

一　手术方法

患者取站立位进行手术标记。用双手向上尽力拉紧下腹壁皮肤，此时术者将中央位置水平切口线设计于耻骨联合上方，并顺自然皮肤皱褶向外延伸。通过测量确保切口线的长度和位置的对称性。画出下切口线后，根据可能切除的组织量标记上切口线（实际切除范围在术中确定）。同时，标记脂肪抽吸范围。术中采用肿胀浸润技术行脂肪抽吸术。在预计剥离的范围内，脂肪抽吸仅需解决Scarpa筋膜浅面的脂肪，而其深面脂肪则通过切除术加以解决。按标记的下切口线切开皮肤及浅筋膜全层，可见腹壁下浅血管，并充分止血。于深筋膜浅面向上剥离皮瓣，到达脐水平时，要仔细辨认并确切结扎或凝结脐周穿支。纵向椭圆形切开脐部并用组织剪分离。脐的茎部要保留少量的皮下脂肪以保证脐的血供。分离范围上达肋缘及剑突水平，切口线下方至耻骨联合水平。行广泛的腹直肌折叠术（wide rectus abdominis muscle plication，WRAP）。首先标出腹直肌的内侧界，上至剑突，下至耻骨联合，作为第一道折叠线。接着根据患者的腹壁松弛程度，再从剑突到耻骨联合标记出第二道折叠线。经两次折叠，肋缘处的软组织向中线移动可能会比较明显，因此上外侧的软组织需要适当剥离。但在皮瓣与腹壁之间过度分离会因重要穿支血管的损伤而导致严重并发症的发生，故使用Lockwood分离器进行钝性分离是较好的解决办法。随后患者取屈膝屈髋位进行多余皮瓣的标记与切除，大部分患者的组织切除可达脐部（若切至脐部会导致张力过大，也可适当保留，最后行倒T形缝合）。脐部的处理详见脐整形术。接着对需要的患者进行Scarpa筋膜下脂肪切除，要注意保护Scarpa筋膜以保证皮瓣的存活。由于靠中线部位界限不明显，故切除Scarpa筋膜下脂肪组织时应当更保守。最后，分层缝合关闭切口，同时放置引流管。浅筋膜（Scarpa筋膜，SFS）的缝合是很重要的一层，该层缝合时充分减张，可显著减轻皮肤缝合的张力（图79-5），全腹壁整形参考本章第十二节。

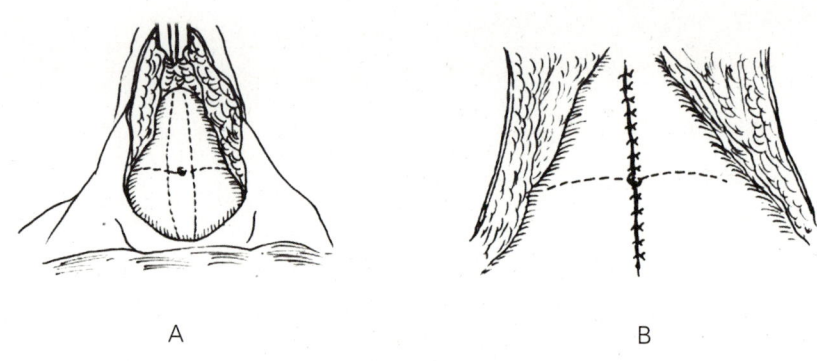

图79-5　全腹壁整形手术设计示意图

二、术后护理

注意保温，监测生命体征直至病情平稳。足量补液，保持充足血容量。术后即刻并持续使用腹带。卧床时经常活动下肢，尽早下床活动以预防深静脉血栓和肺栓塞。术后1～2周腰部保持半屈曲位，4～6周避免剧烈活动和负物（图79-6）。

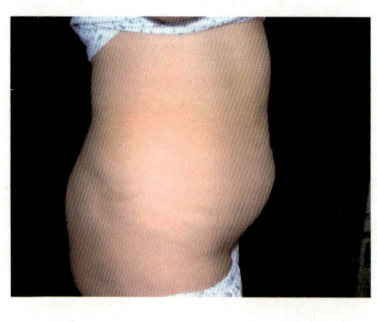

图79-6　全腹壁整形手术前后
A. 手术前　B. 手术后

第七节 扩大腹壁整形术

与接受全腹壁整形术的患者相比，接受扩大腹壁整形术（extended abdominoplasty）的患者本质上存在更多的多余组织和脂肪，具有明显的腹壁松弛和腹部、臀部过度的脂肪堆积，而软组织松弛的范围没有达到身体1周（需行环状腹壁整形术）的程度，或者患者不愿接受额外的身体背面手术。

一、手术方法

扩大腹壁整形术的手术方法与全腹壁整形术大致相同。最明显的区别在于扩大腹壁整形术的横行切口要明显长于全腹壁整形术。因此，当关闭侧面切口时，需要助手部分提起侧腰部。除了同时行背部脂肪抽吸的患者需要先俯卧再仰卧进行手术外，其余患者手术时均取仰卧位。除较长的手术切口外，需要同时进行脂肪抽吸术的情况也多于全腹壁整形术。通常在扩大腹壁整形术的同时进行侧胸、侧腰以及髋部的脂肪抽吸。

二、术后护理

与全腹壁整形术相同。由于扩大腹壁整形术的剥离和脂肪抽吸范围较大，增加一些引流管对于避免术后血清肿的发生也是必要的。同时，术前、术后正确使用腹带也显得更加重要。

第八节 环状腹壁整形术

环状腹壁整形术（circumferential abdominoplasty）适用于躯干环状软组织松垂的患者，是躯干塑形最强有力的术式，能够全面矫正臀部下垂、大腿前外侧松弛、腹壁组织冗余以及阴阜下垂，还可以与自体组织丰臀、垂直切口腹壁组织切除、会阴整形等辅助手术同时进行，从而显著改善患者体形。

一、手术方法

要求患者站立位时用力垂直向上提拉腹部软组织，将横行切口标记于耻骨联合上方，然后沿皮纹向两侧一直延伸到髂前上棘处，并继续向侧方及后方延伸，在臀部上方平面汇合，以此线（第一条标记线）作为最终的横向切口瘢痕参考位置。接着标记切除皮肤的范围。首先从双侧腋中线开始，要求患者略向对侧倾斜（避免过多估计需要切除的组织量），由医师用双手在第一条标记线上下两侧捏起多余组织标记切除的范围。继而患者背向医师，继续在多个点上用双手捏起多余组织，确定切除范围，直至后正中线。后正中线上组织粘连紧密，尤其不可过多估计切除量，否则容易造成此处切口愈合不良。仔细地将腋中线上的下方切口线向前方延伸，直至阴阜两侧与所标记的第一条标记线相融合。上方的切口线则向前延伸至脐。上方的切口线仅为预计切口，最终的切除线将在术中确定。显著腹壁横向软组织松弛的患者可以前正中线为轴，做附加的垂直椭圆形切口。垂直切口线的底部向内侧弯曲，并结束于横行切口线，形成一个不完整的椭圆形。如需同时进行脂肪抽吸术，则仔细标记行脂肪抽吸术的范围。肿胀浸润后行脂肪抽吸。患者先取俯卧位，切开下方切口，向上潜行分离，确定恰当的组织切除量。正确的组织切除方式是由浅到深倾斜向内，以减少关闭切口时形成无效腔。在两侧，切口结束于腋前线上的一点，做暂时性的V形组织切除，包括肌筋膜以上的全层组织。V形的上、下开口端位于腋中线，尖端位于腋前线。V形切除部分作切口暂时性关闭。放置引流管（一端卷曲置于暂时性关闭切口的深层），分层缝合，关闭背侧切口。将患者换至仰卧位，进行腹侧部分的手术。去除暂时性关闭切口的缝线，从一侧腋中线至另一侧腋中线切开剩余的下方切口。将背侧放置的卷曲引流管小心导出，缝合固定。用电刀剥离至脐平面。脐部处理见脐整形术。继续向上剥离至肋下缘。标记腹直肌鞘内侧缘以及预期的腹直肌前鞘折叠位置。自剑突向下连续缝合至脐上，从此点起沿一侧的腹直肌鞘向下走行。自脐下继续进行折叠术，直到耻骨联合。如仍存在肌筋膜松弛，可再进行一层折叠。患者取适当屈曲位确定需切除组织量。切除后关闭切口，同时放置引流管。

二、术后护理

见全腹壁整形术或扩大腹壁整形术。

第九节　反向腹壁整形术

反向腹壁整形术（reverse abdominoplasty）是一种不常用但很实用的腹部轮廓调整手术，主要用于上腹部软组织松弛而下腹软组织松弛相对轻微或不存在、皮肤质量较好的患者。该手术切除的部位正好是需要纠正的松弛的上腹部，因而效果更为明显。该手术也几乎不需要进行脐整形，且可以和隆胸、乳房固定或缩乳术同时进行。

一、手术方法

取站立位，标记身体垂直中线及双侧乳房下皱襞。切口线设计稍高于乳房下皱襞线1~2cm。用双手捏起组织以估计切除量。取多点进行估计，包括腋前点、乳房下皱襞线中部和中线。横向切口的实际长度取决于组织的松弛程度，侧方切口的延伸则以消除猫耳为度。如果在进行反向腹壁整形术的同时行文胸线背部提升术，侧方及背部切开设计应确保最终瘢痕留在文胸线内。如有需要，先取俯卧位行背部手术，再取仰卧位行反向腹壁整形术。如需吸脂，则肿胀浸润下先进行脂肪抽吸术。通常，乳房的手术也先于反向腹壁整形术。术前标记的上腹部多余的软组织可以切除或仅去除表皮。向下剥离皮瓣直至脐部（注意保护肋间及肋下血管）。一般保留脐蒂。若视野清晰，可继续向下剥离。视需要自耻骨联合至剑突折叠腹直肌筋膜。将腹部皮瓣强力悬吊固定于深部组织上。为保证固定确实，可在乳房下皱襞切口全长保留宽1~2cm的去表皮组织，以保护乳房下皱襞结构，并为腹部皮瓣提供悬吊固定点。分层缝合切口。

二 连续渐进式减张缝合法反向腹壁整形术

根据组织松弛程度决定切口是否贯穿整个胸部，还是仅做双侧乳房下皱襞切口。切口的两侧一般止于腋前线。潜行分离的下界一般在脐水平，形成一个V形隧道。在连续渐进式减张缝合之前完成筋膜折叠术。在皮肤及对应的肌筋膜上画出3~5条纵向减张缝合的标记。用大号缝合针线按设计将腹部皮瓣筋膜固定于腹壁筋膜上。在进行连续缝合的过程中，助手需持续将皮瓣向上牵拉。当缝合到乳房下皱襞时，将皮瓣从中线劈开，对称切除多余组织。缝合乳房下皱襞时将皮瓣的真皮缝合在腹壁筋膜上，以加固乳房下皱襞。在中线位置，将切口设计成W形或M形，以打断线形瘢痕。该手术方法在东方人群中较少选用，因为它会造成在乳房下和上腹壁明显的瘢痕，仅适用于上腹壁过度臃肿和松弛的案例（图79-7）。

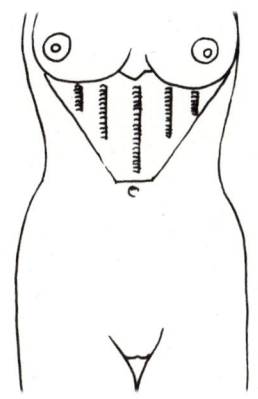

图79-7 反向腹壁整形术及其分离范围示意图

三 术后护理

与其他腹壁整形术相似。

第十节 鸢尾式腹壁整形术

鸢尾式腹壁整形术（fleur-de-lis abdominoplasty）又被称为锚式腹壁整形术。此术式改进于Regnault、Kelly（1910）和Babcock（1916）等人所开发的术式，并在1985年后开始流行。鸢尾式腹壁整形术可以减小腹部水平方向及竖直方向的多余软组织，最大限度地进行塑形以及减小腰围。同时鸢尾式腹壁整形术还可以联合外侧高张力腹壁整形术，达到更好的手术效果。该术式的特点在于保留外侧支血管，同时不对腹壁下进行连续的分离。而其主要的缺点在于手术瘢痕较长。

一 适应证及患者选择

本术式适用于下腹部组织臃肿的患者，此类患者之前多有大量的减重病史。其中最特别的一个适应证是患者之前因手术而遗留腹部正中切口瘢痕。另一个特别的适应证是欲行腹壁整形术但担心上腹组织量过多的患者。这些适应证可以通过患者坐位时进行评估。

二、术前标记

术前计划中最重要的便是了解水平及垂直方向上皮肤及脂肪组织的多余状况。对多余组织的评估是通过患者取站立位以及仰卧位来进行的。通常采取站立位来进行传统的腹壁整形术切口定位。之后标记上腹部水平方向的多余组织，具体可采用单椭圆或双椭圆技术以避免切除范围过大。切口线通常类似于Ω形。明确垂直切口的高度是非常重要的，因为这道切口最终将有可能落在双侧乳房之间。为预防此类事件发生，我们建议在剑突之下进行精确的切口线设计，同时术中对猫耳畸形的修正尽量采用局部吸脂法修正而不是对切口进行进一步的延长。最终切口线的设计要经过站立位、俯卧位以及坐位的共同评估（图79-8）。

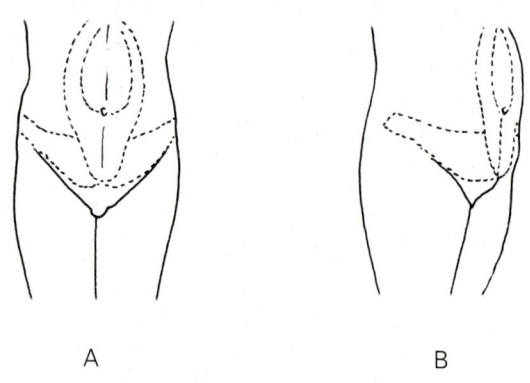

图79-8　鸢尾式腹壁整形术手术切口设计示意图（该术式虽然手术方法比较简单，手术后会留有腹壁中上部的广泛的切口瘢痕，王炜认为这一古老的腹壁整形术在东方人群中适应的范围很有限，应慎重选择）

三、手术方法

手术方法与全腹壁整形术接近。要点包括Scarpa筋膜下脂肪切除以及保护外侧穿支血管。为尽可能保护皮瓣外侧穿支血管，建议采用Lockwood分离器行皮下分离。精确地逐层对位缝合是降低术后瘢痕的重要手段。脐的处理见脐整形术。垂直切口的顶端常常会出现猫耳畸形。为避免出现猫耳，可适当切除局部皮下脂肪，甚至于乳房下皱襞水平设计额外的Burow三角，切除多余皮肤及皮下组织。在最终关闭切口之后，仍可用脂肪抽吸法进行微调。

第十一节　外侧高张力腹壁整形术

现代腹壁整形术发源于20世纪60年代。在此后的30多年中，腹壁整形术的基本操作主要包括下腹部横行切口、对肋缘以下腹壁的直视下广泛潜行分离、收紧腹壁肌肉、切除多余的腹壁皮瓣（中线区域切除量最大）、脐转位、缝合皮肤并将患者术后置于屈髋体位。这一手术方法虽然经过了数十年时间的反复验证，但是被其作为基础的两个观点却存在一定的问题。首先，传统手术方法认为对肋缘以下腹壁区域的直视下广泛分离是腹壁皮瓣推进的关键。然而，早在1974年，Baroudi等学者就建议将潜行分离区域局限于剑突和两侧髂前上棘所组成的三角形内，以降低皮肤坏死的风险。也有学者发现，在腹部肥胖的患者中，对腹部皮瓣进行脂肪抽吸或进行不连续的潜行分离也可达到与直视下分离相同的效果。其次，传统手术方法认为，随年龄增长或体重剧烈变化（如妊娠），中线腹壁皮肤的松弛主要发生于剑突与耻骨联合连线的方向上。对脐下方的区域而言这一观点并没有问题，而对于脐上方的区域而言，浅筋膜与腹直肌白线之间紧密的连接却会限制垂直方向上的皮肤松弛。在多数患者中，上腹壁皮肤松弛是由中线两旁、水平方向上皮肤松弛而导致的。而这一松弛最为明显的部位是在身体的侧方区域。

因此，Lockwood在1995年提出了外侧高张力腹壁整形术（high-lateral-tension abdominoplasty）。这一方法与传统方法最大的区别在于：①强调对躯干两侧组织的切除，腹壁皮瓣外侧切除的组织量与中线区域相同；②传统方法缝合时腹壁皮瓣向内下方牵拉，而外侧高张力腹壁整形术的腹壁皮瓣则向外下方牵拉；③直视下潜行分离仅限于旁正中区域，以便对腹直肌前鞘进行缝合收紧；④旁正中区域以外，用Lockwood分离器进行不连续的潜行分离松解，并可根据患者实际需要对侧方或腰背部进行脂肪抽吸（图79-9）。

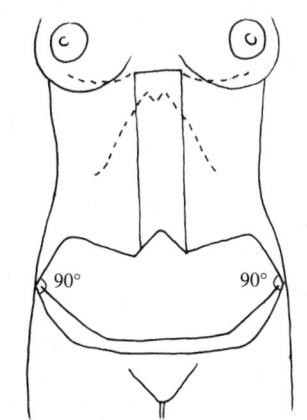

图79-9 外侧高张力腹壁整形术

（高建华　黎小间）

第十二节　全腹壁松弛整形王炜经验

全腹壁松弛整形术包含全腹壁松弛矫正和脐再造术，是从剑突下到耻骨联合之间的全腹壁松弛纵向和横向提紧整形，以及脐移位再造。

该手术方法是笔者1981年作为访问学者，在美国休斯登医学中心、Beloy大学医学院The Methodist Hospital 以及 St. Luke's Hospital 跟随 Spira. M 和 Agris 等教授参加腹壁整形手术以后，回国实践和改进的手术方法，曾给多名著名演员和女性求美者手术，手术方法简单，容易掌握，手术后平安，没有并发症，患者和医师都感满意。

一　全腹松弛评估

要求腹壁整形者立位，显示腹壁松弛，下腹部肉赘呈袋样下垂，半月线明显松坠，或有两侧腹股沟上方腹壁松坠、呈袋样下垂，腹壁松弛下垂可表现为两侧腹壁皱襞袋样下垂，或呈现上下腹壁三袋样松弛下垂。卧位时检查，求美者取屈膝卧位，医师用食指、拇指捏起腹壁，显示腹壁能够轻易地提起4～5cm或以上，并评估腹壁皮下脂肪厚度，选择作为全腹壁松弛手术矫正者，腹壁脂肪厚度一般宜在2～2.5cm以下。在本组案例中，一例女青年肥胖，经减肥治疗后，卧位屈腿检查，松弛腹壁可提起约8cm，腹壁松垂手术矫正后效果显著。

二　案例选择和手术适应证

1. 腹壁松弛下垂而非肥胖者。
2. 腹壁松弛下垂强烈要求手术者，因职业和心理双重需要者优先。
3. 身体健康，60岁以下腹壁松弛下垂。
4. 腹壁脂肪抽吸术后腹壁松弛下垂。
5. 肥胖经过减肥治疗后腹壁松弛下垂。
6. 经产妇腹壁松弛下垂。
7. 心肺功能良好，肝肾功能良好，没有血液疾病。
8. 有支气管扩张等呼吸系统病史者，不宜手术。
9. 无或少量（每天10支以下）吸烟嗜好者。

三　手术前准备

1. 详细记录要求腹壁松弛矫正需求，包括受手术者及相关保护人。
2. 详细记录减肥治疗和脂肪抽吸医疗历史、身体健康状况。
3. 立位和卧位腹壁松弛程度，腹壁脂肪厚度检查测定和影像记录。
4. 全身体格检查正常，血液血凝及生化检查正常。
5. 停服抗凝药物和活血药物3天以上。

四　手术名称、体位和麻醉

1. 手术名称为全腹壁松弛矫正和脐移位再造。
2. 平卧，膝微屈，膝下垫枕。
3. 全身麻醉，20世纪80年代曾选用硬膜外麻醉。

五　手术方法

（一）切口设计

在下腹双侧髂前上棘平面，设计经一侧髂前上棘上方到耻骨联合上方中点，连线另一侧髂前上棘上方，切口线距离腹股沟韧带和耻骨联合上方约1.5cm，在阴毛处宜在阴毛上方边缘作切口（图79-10）。

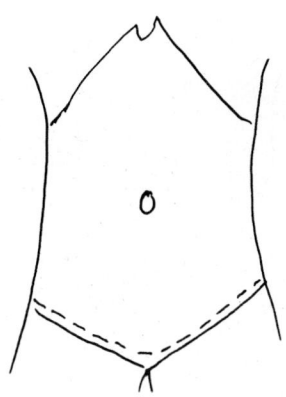

图 79-10　全腹壁松弛下垂矫正下腹壁切口设计

（二）脐孔移位设计

选择一直径约1.5cm的纽扣，缝合在脐孔上，作为移植再造脐孔时的标志物（图79-11）。

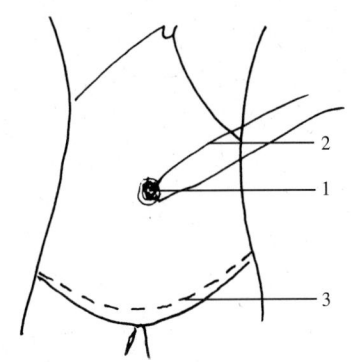

图 79-11　全腹壁松弛下垂矫正下腹壁切口设计及脐移位再造标志固定
1. 在脐孔上方缝合固定直径约1.5cm的纽扣一枚，作为脐孔移位再造的标志物　2. 用3号尼龙线贯穿纽扣，做脐移位再造的牵引线　3. 下腹壁切口设计

（三）切口皮下浸润注射

仅仅在脐周和下腹壁切口皮下浸润注射0.5％的利多卡因肾上腺素（1∶200000），减少切口出血，无须在全腹部注射。

（四）切开皮肤

沿下腹部皮肤切口线切开皮肤及皮下脂肪，细致结扎血管，直达腹外斜肌筋膜。

（五）脐孔移位切口

在脐孔上纽扣固定的边缘做环形切口，直达腹直肌鞘，使脐孔和腹壁分离。

（六）分离和掀起下腹壁皮瓣

腹股沟皮肤切口完成后，分离下腹壁皮瓣。用组织钳夹起下腹壁切口皮瓣缘，取微创电刀在腹直肌鞘和腹外斜肌腱膜表面分离下腹壁皮瓣，在到达近脐孔边缘时注意防止损伤脐孔周围组织（图79-12）。

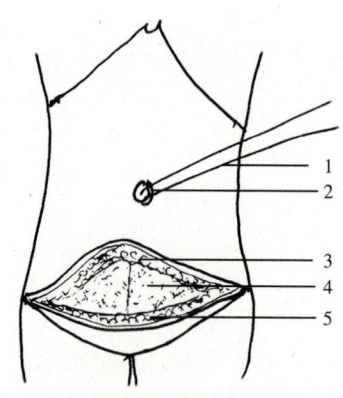

图 79-12　掀起下腹壁皮瓣
1. 脐孔纽扣固定牵引线　2. 脐孔纽扣标志固定　3. 掀起的下腹壁皮瓣　4. 腹直肌鞘和腹外斜肌腱膜　5. 下腹壁皮肤切口的皮下组织

（七）分离和掀起上腹壁皮瓣

在下腹壁皮瓣分离到脐孔后，开始分离上腹壁皮瓣。用S形拉钩提起下腹壁皮瓣，继续用微创电刀锐性分离腹外斜肌和腹直肌鞘表面的腹壁皮肤脂肪瓣，直达两侧季肋缘和剑突下方，分离松弛的上腹壁皮瓣。

（八）松弛腹壁横向收紧

在下、上松弛腹部皮瓣分离完成后，进行腹壁横向松弛矫正。用双侧腹直肌鞘重叠缝合，矫正两侧腹壁松弛，注意横向提紧张力确当（图79-13）。

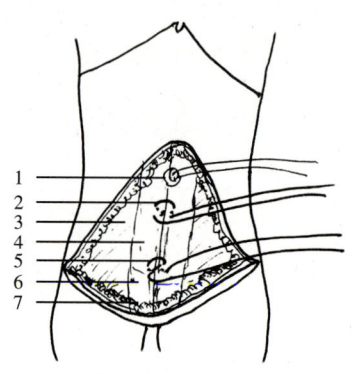

图 79-13　腹壁横向松弛收紧——两侧腹直肌鞘重叠缝合
1. 脐孔纽扣固定牵引线　2. 两侧腹直肌鞘对合重叠缝合，横向收紧松弛腹壁　3. 腹外斜肌筋膜　4. 腹直肌鞘　5. 两侧腹直肌鞘对合重叠缝合，横向收紧松弛腹壁　6. 半月线　7. 耻骨上皮肤切口边缘

（九）松弛腹壁纵向收紧

适合重症肥胖减肥后，可在下腹壁腹股沟和脐孔间做平行于腹股沟方向的折叠缝合，提紧。注意，这只适用于严重腹壁松弛、身体健康、身体素质优良的案例，因为过度腹壁紧缩，手术后发生并发症的可能性随之增加。

(十)脐孔移植再造

在分离腹壁皮下、腹直肌鞘及腹外斜肌筋膜之间的间隙完成以后，提紧松弛的腹壁，在脐部触及脐孔固定的纽扣，在适当提紧的腹部中央皮肤制造移位脐孔，在腹壁中线中央制造 1.5cm 左右的垂直切口，将脐部的纽扣移于腹部的体表，制造重建的脐孔，脐孔位置须准确、细致定位，微创将再造脐孔分层无张力缝合。

(十一)提紧和切除松弛的腹壁皮肤

在分离腹壁皮下、腹直肌鞘及腹外斜肌筋膜之间的间隙完成以后，提紧和调试松弛的腹壁，在腹壁皮瓣的中线处切开腹壁的皮肤和皮下组织，直达原脐孔的边缘，制成左右腹壁的三角形皮瓣，切除松弛腹壁的三角形皮瓣（图79-14）。

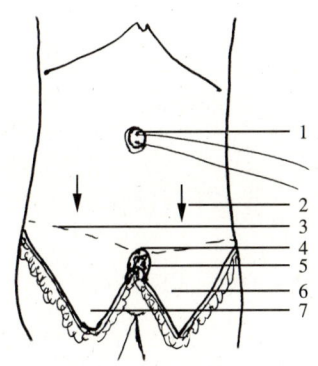

图 79-14　提紧松弛的腹壁皮瓣和脐孔移植再造
1. 在腹中线腹壁中央皮肤处做 1.5cm 左右的切口，移植和再造新的脐孔　2. 向下拉紧松弛的腹壁　3. 设计切除松弛腹壁皮瓣的切口线　4. 原脐孔的皮肤边缘　5. 耻骨联合处皮肤切口　6、7. 准备切除的松弛腹壁皮瓣

(十二)皮下缝合

缝合皮下组织和皮肤，皮下组织用4-0、5-0的可吸收缝线准确缝合皮下筋膜和真皮部分。

(十三)皮肤缝合

细致检查没有出血，创口用生理盐水冲洗，用5-0尼龙线细致准确地皮内缝合皮肤，并引流（图79-15）。皮肤缝合要求对线、对位微伤缝合，缝合过程要求对线、对位层次准确、细致、平整，要求针距准确到相差不到0.1～0.5mm。皮肤缝合往往需要半小时以上。

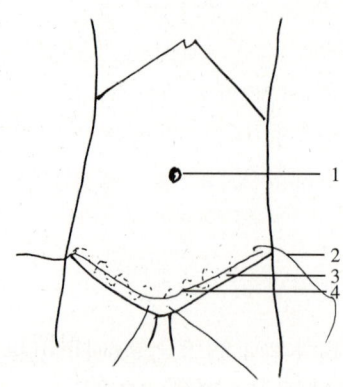

图 79-15　缝合皮肤
1. 再造的脐孔　2. 皮肤皮内缝合缝线的线端　3. 皮内缝合线　4. 切口对合线

六　术后处理

1. 手术切口用减张胶布敷贴。
2. 腹壁用腹带减张包扎，注意防止影响患者术后呼吸的通畅。
3. 术后每天检查切口引流状况，只要术中微创和准确切开止血，很少有手术后出血或血清肿等并发症，2～3天拔除引流。
4. 清醒后注意定时做深呼吸的训练护理，以预防腹壁松弛矫正后容易发生的并发症——急性呼吸窘迫综合征（ARDS）。
5. 术后2～3天屈膝平卧位或上身抬高15°～30°。
6. 在卧床时做上下肢轻微主动和被动活动的护理。
7. 3天后可下床轻微活动。
8. 8～10天拆除皮肤皮内缝线。

（王炜）

第十三节　脐整形术

脐（umbilicus）对腹部的美学至关重要。在不同的文化中，人们都把美观的脐部视为年轻和美丽的象征。当人们观察别人腹部的时候，视线会自然地移向脐所在区域。因此，如果说一个人的腹部很具有吸引力的话，美观的脐是不可或缺的。虽然多少存在着个体差异，每个人的审美也各有不同，但总体而言美的脐应该具有以下特征：首先，脐应位于前正中线上，恰好高于双侧髂嵴最高点连线；其次，在形状方面，脐宜小不宜大，宜凹不宜凸，且其长轴与身体纵轴一致，呈纵向椭圆形。

一　脐移位术

在腹壁整形术中，脐整形可说是画龙点睛之笔。随着年龄的增长，腹壁的皮肤和皮下组织都会逐渐松弛，脐也会从年轻时紧致凹陷的状态逐渐发生下垂、膨出等变化，而妊娠、手术、大量减重等都会加重脐的畸形。因此，在腹壁整形术中，如果不对松弛的脐进行校正，则术后美容效果要大打折扣。

在腹壁整形术中，需要将脐从原有腹壁皮肤和皮下组织中松解出来。在设计脐部切口时，可用一对皮钩在6点和12点方向往相反方向牵拉。这一切口的大小可根据患者的实际情况决定，但通常应保留脐侧壁皮肤向腹壁皮肤过渡的区域。

以刀片沿标记线切开皮肤。当皮肤被切开后，即可以小弯剪锐性松解脐周脂肪组织。通常在以脐为中心，1cm为半径的范围内会有至少1支穿支血管，所以在解剖时应特别注意对血管的保护及对出血的控制。另一方面，如果为了保护穿支血管而保留过多的脂肪组织，则会导致术后脐部外观臃肿。因此，手术的目标应为在不损伤脐部血运的情况下尽可能去除过多的脂肪组织。当用弯剪锐性分离至腹壁筋膜后，余下的解剖可以用电刀完成。在解剖过程中，应尽可能避免电刀对脐蒂部的热损伤。

当脐松解完成后，手术医师应对脐蒂部的长度进行评估。在一些情况下，如肥胖患者的体重大量减轻后，脐蒂部会被显著拉伸。如不做任何处理，则当脐从腹壁皮瓣上穿出后仍然不能产生紧致凹陷的外观。因此，对于此类患者，可采用切除肚脐过长部分或折叠筋膜埋置脐蒂部的方法进行处理。对脐过长部分进行切除存在一个重要的缺陷，即去除脐凹陷底部的皮肤成分后，脐的直径可能会收缩到很小，这常常会导致患者的不满。折叠筋膜埋置脐蒂部的方法则可有效避免这一问题。在折叠筋膜时，可根据患者腹壁的松弛程度决定筋膜需要折叠的距离。在此过程中，应特别注意脐蒂部周围的松紧程度。如果筋膜折叠后，脐蒂部很松，则未起到改善筋膜松弛的作用，而过紧则会导致肚脐缺血坏死。通常在折叠完成后，脐蒂部周围能容一示指宽度是比较合适的。在折叠筋膜时另一个需要考虑的问题是患者术前的脐位置。很多患者（如脊柱侧弯患者）术前的脐并不位于前正中线上。手术医师可有意进行不对称的筋膜折叠，以调整脐的位置。

在对脐蒂部进行调整后，接下来的工作就是将脐穿出并缝合于腹壁皮瓣上。这一步骤中最重要的是确定肚脐的穿出点位置。一种较为便捷的方法是连接剑突和耻骨联合中点以确定前正中线，然后在略低于脐蒂部位置的前正中线上标注出穿出点。穿出切口的设计也应为纵椭圆形，且尺寸应略小于脐松解切口。这样做的原因是切开皮肤后皮肤张力会使得切口略有扩大。切开皮肤后，应去除切口正下方相应的脂肪组织。对切口周围的皮下脂肪进行适当修薄可进一步加强脐周的凹陷感。脐穿出后，可用单股可吸收缝线进行连续皮内缝合。

二、脐再造术（四瓣法）

作为腹壁整形术的一个并发症，脐缺血坏死时有发生。在另外一些特殊的情况下，手术医师也可能会将脐切除。在这些情况下，都需要为患者再造一个新脐。在手术前，整形医师应详细了解患者的要求和预期，让患者参加到手术设计中来。总体而言，手术的目标应为再造一个符合患者身体比例的、位于正常解剖位置的纵椭圆形脐，且瘢痕应尽可能隐蔽。在正常情况下，脐侧壁的皮肤与腹壁皮肤之间成90°夹角，而脐底部的皮肤则紧贴腹直肌前鞘。

目前已有不少学者报道了不同的脐再造术式，其中四瓣法因其简单实用的手术设计得到了众多学者的推崇。首先，手术医师以剑突与耻骨联合中点连线确定前正中线。然后，将再造脐的位置定位在该线与双侧髂嵴连线的交点处。通过与患者的沟通，确定再造脐的大小和形状，并在皮肤上进行标记。在正常情况下，腹壁皮肤和脐侧壁皮肤之间存在一个过渡区域。因此，整形医师在再造的脐周也应修整出一个与腹壁皮肤之间的过渡带，以虚线标出。在标记区域内，设计4个皮瓣。局部浸润麻醉后，沿标记线切开皮肤并掀起皮瓣。去除标记区域内所有皮下脂肪，显露腹直肌白线。充分止血并检查皮瓣血运情况后，以不可吸收缝线或吸收时间较长的可吸收缝线将皮瓣缝合固定于腹直肌前鞘（图79-16）。缝合时应注意，皮瓣固定于腹直肌前鞘的位置应稍高于标记区域的中心点，这样再造脐才能更好地模拟自然状态下脐上下方皮肤受重力牵拉的效果。

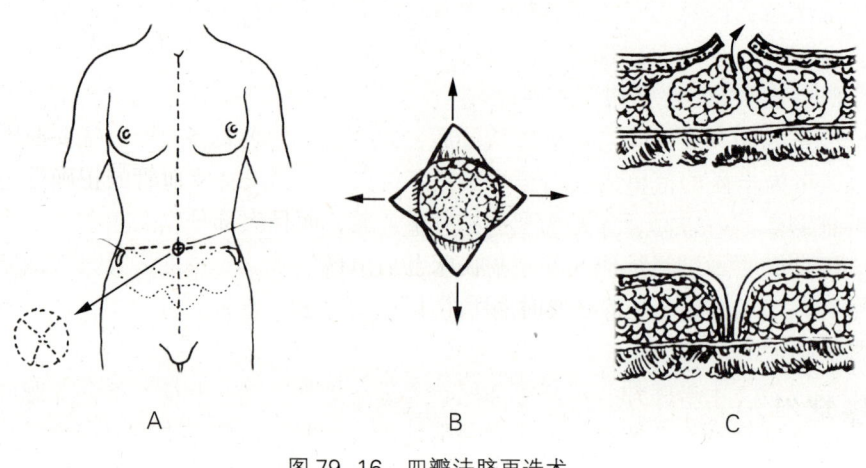

图79-16　四瓣法脐再造术

第十四节　腹壁整形术的并发症

　　减少并发症的发生是所有外科手术的核心，这在美容手术中更为突出，因为患者是健康人群，他们做的都是锦上添花的外形改善手术。为了减少并发症的产生，术前患者的筛选、合适手术方式的选择及良好的外科技术都非常重要。腹壁整形术的并发症中比较轻微的包括瘢痕、猫耳畸形和缝线外露；稍重一些的有持续的血清肿、假性囊肿及小范围的缺血，最终影响伤口愈合；最严重的是那些严重影响了最终美学效果甚至危及生命的并发症，包括大血肿、严重感染、坏死、深静脉血栓或肺栓塞。当并发症发生时，应及时分析并做出准确的诊断及处理，保证患者的安全并取得良好的美容效果，从而提高满意率。

一　血清肿

　　血清肿其实是手术愈合过程中无法避免的，任何增加或延长术后炎症过程的因素均可增加其发生的机会，比如术中的出血、电刀的使用以及吸脂导致的额外软组织创伤。另外，患者解剖及生理的变异也可能增加其发生概率。

　　减小创伤是防止血清肿发生的重要的一环，精细的外科操作，尽量减小电刀能量可以减少软组织损伤。目前会经常在腹壁整形术中同时行脂肪抽吸术，这就增加了手术操作区域。脂肪抽吸过程中由吸脂针导致的损伤及肿胀液的残留可能就是增加血清肿的风险所在，因此我们可以选择更细的吸脂针以及适量的肿胀液，术后也应及时排出肿胀液。可于术后尽早使用高负压吸引装置来吸出肿胀液。使用腹带也有助于肿胀液的排出，但应把握好腹带的松紧度，如果太紧或受力不均会影响皮下组织瓣的血供及灌注。这点可以通过评估靠近中线处下腹部皮瓣远端的毛细血管充盈情况来判断。术后最初不能太紧，而接下来几天可以穿紧一些。引流管引流量每24小时低于30~50ml方可拔除。

一旦发现有血清肿的形成应立即经皮穿刺放置引流管持续负压吸引，下腹部正中的切口上方是一个理想的穿刺点。如果血清肿有感染征象，应行引流液的培养。对于较大的血清肿的及时处理，可防止后期假性囊肿的形成。

二、血肿

在腹壁整形术中，大范围的皮下分离及其血管穿支的离断是造成血肿的主要原因。经验丰富的医师可通过其严谨精湛的外科技术、对于血管解剖的了解及对穿支血管的正确处理，使它的实际发生率降到最低水平。大部分血肿出现在术后第一天，而且大部分出血来源于腹壁浅血管和旋髂浅血管，所以我们建议对其结扎或电凝。临床上当出现较大血肿时可有局部不适感以及外形异常，此时应根据具体情况来处理，必要时回手术室彻底地清除止血。

三、蜂窝组织炎

应对蜂窝组织炎与皮肤充血进行鉴别，后者是一种正常的术后反应，通常出现在手术后前几天，而前者更常见于第1周末或第2周初引流管已拔除及预防性抗生素停止使用之后。

早期蜂窝组织炎经常有局部红肿不适，伴皮温升高，但通常无明显疼痛感。最常见于中线处横行切口的上方，此处最易发生积液，也是腹部皮瓣远端。早期处理以抗感染为主并密切观察。晚期可能有液体渗出，应敞开局部切口，内敷盐水纱布，并取渗出液做细菌培养，根据药敏结果调整抗生素的使用。当患者出现发热和精神萎靡等全身症状时，就有可能是皮下大面积的脂肪坏死伴感染的信号。此时应行清创术彻底清除坏死脂肪。

四、假性囊肿

假性囊肿通常表现为中腹部肿块，患者常有术后持续血清肿，并在其周围产生一层纤维包膜，可通过从此部位经皮抽出清亮液体来诊断。

不幸的是，简单的抽吸治疗通常效果不理想，通常需外科切除。一般是重新掀起腹部皮瓣进入假性囊肿所在部位，完整切除囊肿。另外，还可采用前壁切除加电灼破坏后壁消除无效腔的方法来促进腹部软组织黏附到假性囊肿后壁。引流管、腹带及围手术期抗生素的联合应用对于预防继发血清肿及其相关并发症非常重要。

五、猫耳畸形

明显的猫耳经常是由于不合理的切口设计造成的。即便设计没问题，如果组织不能很好地对齐，也可能形成小的猫耳畸形。切口应该从两侧往中央缝，将每一层次都向内侧强力推进，有助于减少猫耳的形成。但如果外侧的猫耳是由于脂肪过多造成的，就要在临近手术结束时行浅层脂肪抽吸予以矫正。

六、局部瘢痕

为了让术后切口瘢痕尽可能隐蔽，术前设计时应让患者提起下腹部皮肤，标记耻骨联合上界，将横行切口设计于阴阜区域内，缝合后产生的皮肤张力将切口轻度上拉，最终瘢痕靠近耻骨联合上方。另一种方法是让患者穿着暴露的泳衣或贴身内衣，提起多余腹部组织，画出内衣轮廓，将下方的切口线设计于轮廓线内。

如果最终切口瘢痕位置太高，局部组织仍比较松弛，可以切除多余软组织从而降低瘢痕位置，但也可能需要重新分离全部或部分腹壁软组织。术后瘢痕过宽或不美观可通过单纯切除再分层精细缝合来加以修整。

七　脐部并发症

脐是整个腹部外形的重要一环，其一旦发生变形、缺血、坏死等并发症，腹壁整形的效果就要大打折扣。所以应当做好细致充分的术前设计，术中精细操作以减少并发症的发生。

八　缺血

腹壁整形术后软组织主要由双侧肋间血管和肋下血管的穿支供血，因横行切口上方正中线附近软组织是血供末端，所以术中及术后对此区域的张力和血流灌注的评估尤其重要。如果围手术期出现皮肤缺血的情况应即刻去除病因及影响血供的因素，并让患者腹部最大限度松弛，减轻皮瓣张力。如无法去除病因，还可尝试局部外用硝酸甘油软膏。

九　坏死

组织坏死往往需手术治疗。因出现血供障碍时，皮肤比皮下组织耐受力强，故坏死有可能累及全层，也有可能只出现皮下脂肪坏死，但如果出现明显的坏死界限则很容易判断为全层坏死。手术时应清除所有坏死组织直到见到新鲜渗血或者见到颜色正常的皮下脂肪，术后常放置引流，适当修剪并全层缝合创缘。

十　感染

在腹壁整形术中，感染相当少见。围手术期预防性使用抗生素、术中的轻柔操作及术后的引流都可降低感染的发生率。感染常继发于血清肿及坏死，如是血清肿可穿刺引流，如是坏死则需彻底手术清除。轻微的小范围感染可口服抗生素治疗。反复或持续的感染则应手术探查，彻底的手术清创是最佳的处理方式。

十一　缝线外露

因术中使用大量的缝线，一些缝线就会发生排斥反应排出，尤其以真皮深层的缝线多见。这取决于缝线的材料、手术操作、皮肤敏感性及其愈合能力等，常表现为切口旁线状排列的小脓肿。未破口时就可先预防治疗，清除缝线，局部抗生素外用。

十二　深静脉血栓或肺栓塞

之前所介绍的并发症都不危及生命，而深静脉血栓或肺栓塞常常是致命的，它是腹壁整形术中最严重的并发症。如发现术后患者出现气促、眩晕、心率加快、下肢肿胀或疼痛等，应怀疑深静脉血栓或肺栓塞，并立即进行抢救。预防的措施包括术中摆放合适的体位、围手术期抗凝药的使用、术中及术后的充分补液以及术后尽早下床活动等。

(高建华 黎小间 王炜)

第十五节 隆臀术

一 臀部美学

（一）概述

近年来，臀部外观受到大众和媒体的普遍关注，因此越来越多的求美者开始要求进行臀部塑形、隆臀或臀部上提。臀部美容整形手术也因此成为目前整形美容领域增长最快的手术之一。同时，随着目前减重手术的开展和大量体重减轻者的出现，对于腹部和臀部外形的重塑也成为其常见的诉求。

在一般男性看来，女性拥有丰满的臀部和纤细的腰部是最具有吸引力和最性感的，有魅力的女性应该有沙漏一样的身材。目前常用腰臀比作为衡量的标准之一。腰臀比通常指腰部最小周径与臀部最大周径的比值。国际上公认的女性理想腰臀比是0.7，这一比例在不同种族、不同文化背景中是相同的，许多研究均证实这一比例是最受欢迎的。

2016年，Wong等在美国进行了一项大样本调查研究，结果发现，人们最希望的腰臀比是0.7，测量时臀部最突点定位在臀部中间部位。从后面观，最有吸引力的外侧突点位置位于臀下皱襞水平。另一个影响吸引力的外侧标志是腰部曲率，较为理想的形态是纵轴与骶骨轴之间是45°。

除了腰臀比和腰部曲率之外，不同种族和不同地域的人们对于臀部大小、外侧丰满度以及大转子区的丰满度等标准略有不同。因此，针对不同种族的求美者需要考虑在臀部美学标准上的差异（表79-1）。

表 79-1 不同种族臀部美标准的差异

种族	臀部大小	臀部外侧丰满度	臀部大转子区丰满度
亚洲人	小到中等,形状圆润	不丰满	不丰满
高加索人	较大,但不是过大	圆形性感的或健壮的	不丰满
拉美裔	非常大	非常丰满	略丰满
非洲裔美国人	越大越好	非常丰满	非常丰满

（二）关于臀部美的种族差异

1. 非洲裔美国人　一致的观点是以大臀为美。除了臀部上部尽量丰满外，还希望腰部脊柱尽量前凸。大转子区需要尽可能丰满突起，这一点常被看作是良好生育能力的体现。另一个常见的要求是臀部上部尽可能突出。所以典型的非洲裔美国人的美臀标准是：大臀，各部分均丰满，大转子区特别丰满，臀部上极突出（称为"shelf"），细腰（图79-17）。

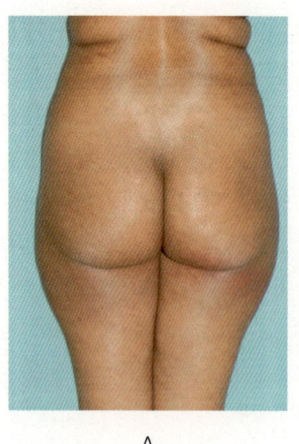 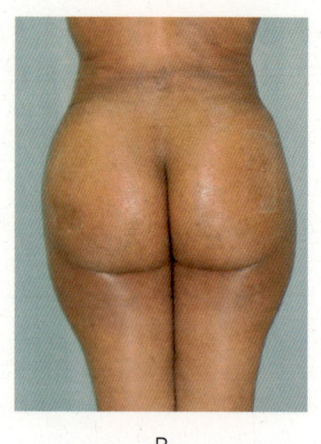

图 79-17 典型的非洲裔美国女性臀部整形。希望有丰满而圆突的臀部和侧臀部（大腿上部外侧），采用脂肪移植隆臀术，吸脂 2000ml，每侧移植脂肪 825ml

A. 手术前　B. 手术后

2. 亚洲人　以小到中等大小的臀部为美，不希望臀部外侧或大腿外侧过度丰满。而且，臀部形状和大小与整体体形的比例协调非常重要。与其他种族相比，亚洲人臀部通常较小、较短，因此在臀部大小和形状方面很小的改变，即可以达到明显的效果（图79-18）。

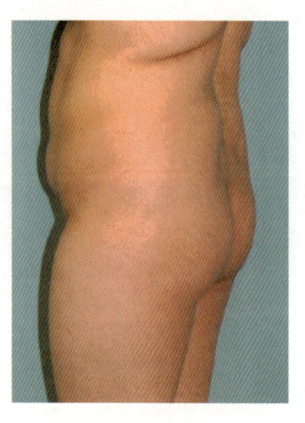 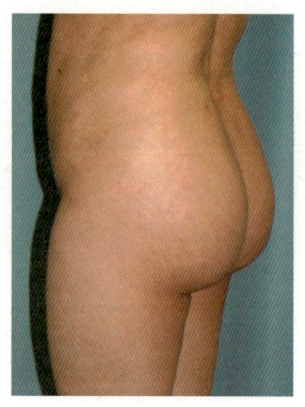

图 79-18 典型的亚洲女性臀部整形。希望有丰满的臀部，但是不希望侧臀部（大腿上部外侧）过于丰满。采用脂肪移植隆臀术，每侧移植脂肪 800ml

A. 手术前　B. 手术后

3. 高加索人　通常希望臀部丰满，但是不希望过大。一般不希望大腿外侧过于丰满。但对于臀部外侧的标准有两种类型，一种人希望这一部位丰满、圆润，体现女性的生育能力；一种人希望这一部位平坦或略凹陷，看上去具有运动员的特点（图79-19）。

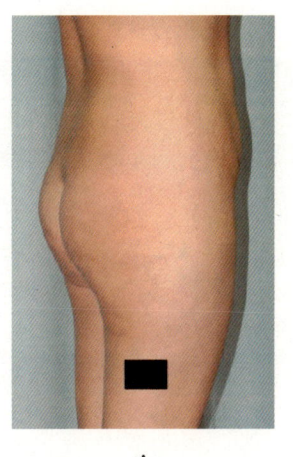 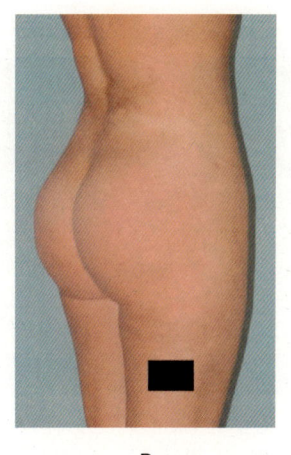

图79-19 典型的高加索女性臀部整形。希望有精致、略丰满、美观的臀部,但是不希望过于丰满。采用脂肪移植隆臀术,每侧移植脂肪400ml,仅在内侧进行了脂肪移植

A. 手术前　B. 手术后

4. 拉美裔　通常希望臀部整体非常丰满,希望臀部外侧丰满,希望大腿外侧略丰满。与非洲裔美国人要求大腿外侧尽可能丰满相比,拉美裔一般希望大腿外侧略微丰满或中等程度丰满。对于脂肪过多的求美者进行臀部塑形时,一般需要对臀下皱襞、下背部和腰部进行吸脂,以获得沙漏样曲线,突出各部位的丰满度(图79-20)。

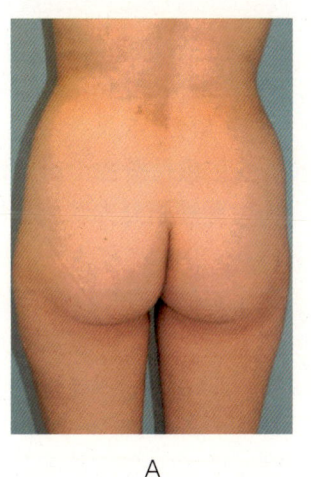 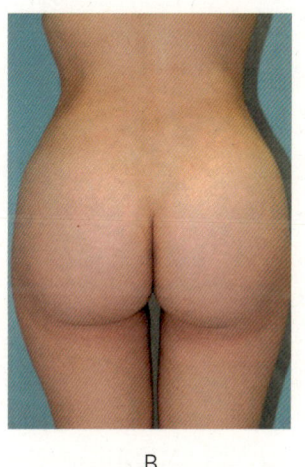

图79-20 典型的拉美裔女性臀部整形。希望臀部整体非常丰满,希望臀部外侧丰满,希望大腿外侧略丰满。采用脂肪移植隆臀术,每侧移植脂肪700ml,大转子区脂肪未予吸除

A. 手术前　B. 手术后

(三) 臀部术前观察和评估标准

在进行臀部手术之前,需要对于臀部进行详细的观察和评估。Cuenca Guerra和Lugo Beltran在观察了多名女性臀部后,提出了美丽臀部的4个解剖要点:①外侧略凹陷,形成的解剖学基础包括臀大肌和股四头肌的边缘,以及臀中肌和股外侧肌插入大转子区;②臀下皱襞位置和形态正

常，形成的解剖学基础包括坐骨结节、半腱肌、股二头肌长头和臀大肌下缘；③臀上陷窝，位于髂前上棘上方，形成的解剖学基础包括骶棘肌、腰背腱膜和臀大肌止点；④V形臀沟，起自臀下皱襞向上方走行。在此基础上，他们提出了5种不同特点的臀部外观，并制订了相应的手术改善方法（表79-2）。其中提出臀部突度比的概念，指股骨大转子至阴阜最突点的距离与股骨大转子至臀部最突点的距离的比值。根据这一比值，结合体积、突度、脂肪和皮肤情况，分别采取吸脂、假体隆臀及其他辅助手术方法进行外观的改善。

表79-2 臀部5种类型和手术方法

类型	臀部特点	手术治疗方法
Ⅰ型	臀部突度比为2:1或更大，体积正常，突度良好，但是臀上区、腰区周围和臀下区脂肪过多	腰部、臀上、臀下和大转子区吸脂
Ⅱ型	臀部突度比小于2:1，体积正常，外侧突度正常，前后突度较差，外观为宽的髂部和相对较平的臀部	假体隆臀，应用圆形、小基底、高突臀假体，可以辅助吸脂
Ⅲ型	腰骶部过度前突，臀部突度比为2:1或略小	假体隆臀，应用宽基底、低突假体，可以辅助吸脂
Ⅳ型	臀部突度比小于2:1，体积小，突度差；或者属于运动爱好者，体形瘦，缺少体积和突度	假体隆臀，应用宽基底、高突假体，可以辅助吸脂
Ⅴ型	老年，典型的年老者臀部，皮肤、脂肪、肌肉萎缩，组织下垂	联合进行脂肪抽吸、假体隆臀和皮肤切除

注：臀部突度比＝股骨大转子－阴阜最突点距离/股骨大转子－臀部最突点距离。

2006年，Mendieta提出了另一种观察和评价臀部外形的分类系统。在这一分类方法中，首先将臀部分成两大类独立的可移动的结构。第一类结构属于臀部支撑结构，包括皮肤、脂肪和骨骼。第二类属于可分离的肌肉组织。臀部评价可以分为四个步骤：一是观察臀部支撑结构的特点，包括骨盆的高度和4种臀部类型（圆形、方形、A形或V形）；二是观察臀大肌的高度、宽度和体积；三是观察支撑结构与肌肉4个连接点的位置和特征，包括臀内上方与骶骨的连接点、臀下皱襞处与大腿的连接点、臀外下方与大腿的连接点、臀中部外侧与大腿的连接点；四是观察臀部下垂程度。根据上述四个方面的分析，可以制订相应的治疗方法。

对于臀部外观的评价和手术方法的选择，在很大程度上依赖于外科医师的水平和经验。同时，不同患者对于理想臀部外观的看法也会有所差异。这些特点使臀部整形具有了一定的不可预见性。但是同时也应该意识到，在臀部塑形的方法上主要包括假体隆臀、脂肪抽吸、自体脂肪移植等几种，关键在于适应证和方法的选择，还需要在技术细节上的优化。另一个与公众观点不同的是，体育锻炼不能增加臀部体积或改善臀部外形，而且过度运动会减少臀部脂肪量，进而使臀部体积变小。因此，手术治疗是对于臀部塑形的主要手段。

二 隆臀整形美容手术历史和现状

隆臀术最早出现在墨西哥、巴西、秘鲁以及其他南美洲国家，距今已有30多年的历史。但是，不同国家、不同地域的医师们在隆臀的方法和细节上存在很大的差异。

1986年，Gonzalez和Spina最先用葡萄牙语介绍了应用脂肪进行隆臀，详细描述了脂肪移植的原理、方法和技巧，如多平面注射技术、避免脂肪积聚的方法等。1988年，Matsudo和Toledo首先用英语介绍了隆臀术的经验。之后Rosique开始进行脂肪移植隆臀。1999年，Cardenas-Camarena等首次在美国《整形与再造外科杂志》上发表了脂肪移植隆臀技术的文章。

在之后的10年时间里，美国整形界开始关注隆臀术，这一期间的发展主要归功于Roberts和Mendieta两位教授的努力。2015年，Rosique等在《整形与再造外科杂志》上介绍了106例自体脂肪移植隆臀术的经验。

根据最近美国整形外科医师协会和美国美容整形外科学会统计数据显示，美国臀部整形逐渐增多。国际美容整形外科学会数据显示，隆臀术在全球也呈快速增长的趋势。近年来，自体脂肪移植隆臀术在美国逐年增多。2016年，美国共进行了18489例脂肪移植隆臀术，较2015年增长了26%，是2011年的2倍，而在2000年几乎还没有进行此类手术。一项国际美容整形外科学会的报告指出，在2002年世界各地仅进行了614例隆臀术，而在2014年共进行了222429例，增长了3400%。

在隆臀术的国家分布上，巴西在隆臀术出现的时间和每年的例数方面处于全世界的领先水平。例如，2014年全球约40%的隆臀术是在巴西进行的。尽管之后美国和欧洲增长了近2倍，但是巴西2016年的隆臀术数量仍然占全世界的26%，在隆臀术方面，巴西仍然是世界上最有参考意义的国家，因此隆臀术也称为"Brazilian butt lift"（巴西式臀上提术）。

三、臀部美容外科基本种类

（一）种类

目前，臀部美容外科通常的目的是扩大臀部体积或是重塑臀部外形。可以分为四种基本的方法：①单纯吸脂臀部塑形术，目的是通过局部减容进行塑形；②吸脂联合颗粒脂肪移植法隆臀术，通过身体各部位吸脂，达到局部塑形的目的，同时将获取的脂肪组织移植到臀部，增加臀部的突度和丰满度；③假体置入法隆臀术，将人工假体置入臀部，改善臀部外观；④臀部上提术，可以通过脂肪移植的方法上提臀部，也可以进行类似于乳房整形美容的上提操作，包括组织固定、上提和皮肤切除修整等，目的是纠正臀部下垂的外观。这几种方法也可以联合应用，以达到最佳的臀部塑形效果。

（二）手术方法选择

几乎各种体形的求美者均可以进行隆臀术，但是想得到最佳的效果，与求美者自身的条件也很有关系。第一个影响因素是身体脂肪百分比。对于脂肪百分比小于20%者，由于缺少足够的脂肪组织，因此建议行假体置入法隆臀术；对于脂肪百分比大于30%者，由于体形过于肥胖，需要减重以减少脂肪，并需要通过体育锻炼增加肌肉含量；对于脂肪百分比处于20%～30%的求美者，最适宜进行隆臀术，并可能达到最佳的效果。

第二个影响因素是可以获取的脂肪量。如果体重指数小于$20kg/m^2$，通常需要采用假体置入法隆臀术。如果体重指数大于$30kg/m^2$，脂肪量过多。出于安全的考虑，巴西政府以法律的形式规定，吸脂最大量不能超过理想体重的7%。因此体重指数过大者，需要进行减重。如果体重指数为$20～30kg/m^2$，易于安全地去除多余的脂肪，并通过脂肪移植的方式达到理想的隆臀效果。

第三个影响因素是先天性体形。人的体形与自身的骨架结构有很大关系，如果属于过于平直的体形，也有人称为"香蕉型"体形，很难塑造理想的曲线。在这种情况下，需要在术前与求美者充分沟通，降低其期望值。

第四个影响因素是表面皮肤情况。脂肪组织需有良好的皮肤组织覆盖，因此表面皮肤需要有足够的量和良好的弹性。当存在过多皮肤时，单独采用假体或脂肪移植，往往效果都不理想，这种情况最常出现在体重大量减轻的患者中。体重大量减轻患者通常需要进行皮肤切除手术。

总之，适中的脂肪比例和体重指数、良好的体形、无过多的皮肤，是获得理想隆臀效果的重要因素。

四　隆臀术应用解剖

掌握臀部相关解剖结构对于确保手术安全至关重要。臀部肌肉分为两组，可以分为浅层肌肉和深层肌肉。浅层肌肉较大，包括臀大肌、臀小肌、臀中肌和阔筋膜张肌。深层肌肉较小，包括梨状肌、上孖肌、闭孔内肌、下孖肌和股方肌（图79-21）。该区域的血供来自臀上动脉和臀下动脉。臀上动脉与臀上神经伴行，由盆腔经坐骨大孔在梨状肌上方进入臀区，分为浅支和深支。浅支位于臀大肌深面，深支走行于臀中肌和臀小肌之间。臀下动脉与臀下神经伴行，由盆腔经坐骨大孔在梨状肌下方进入臀区，并走向大腿后部。臀上下静脉与动脉伴行，并与臀部浅静脉交通，臀部浅静脉向前回流至大腿部浅静脉（图79-22）。

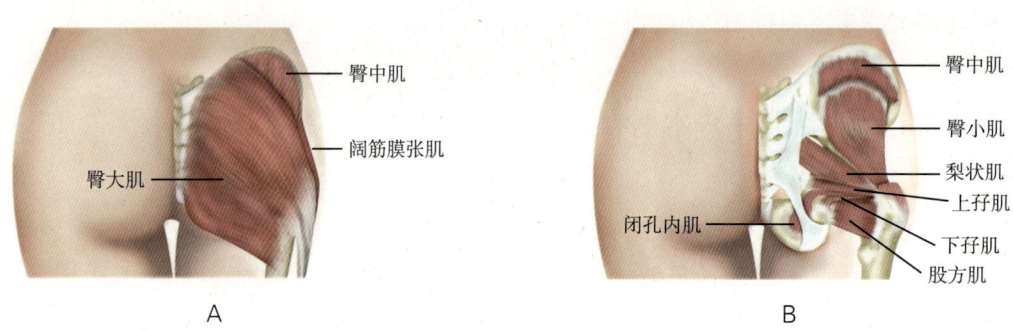

图79-21　臀部肌肉

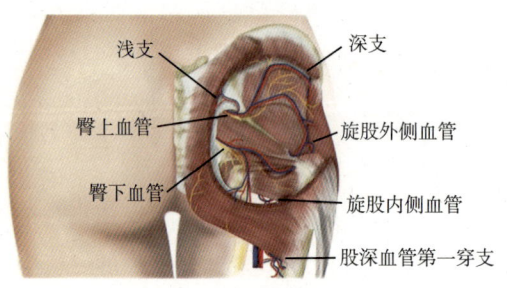

图79-22　臀部血管

坐骨神经经坐骨大孔在梨状肌下方进入臀区，走行于臀部浅层肌与深层肌之间，先在闭孔内肌后表面，之后经上下孖肌和股方肌走行。在坐骨结节与大转子连线中点处，坐骨神经位于臀大肌深面（图79-23）。

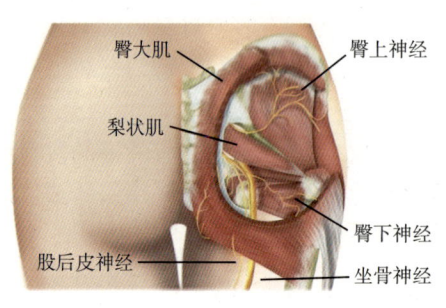

图79-23　臀部神经

与臀部移植有关的危险三角区的范围是，顶点位于髂后上棘，下外侧点位于大转子，下内侧点位于坐骨结节。在此区域深面有臀部大血管和坐骨神经。为保证手术安全，在此区域应采用肌肉浅面脂肪注射（图79-24）。

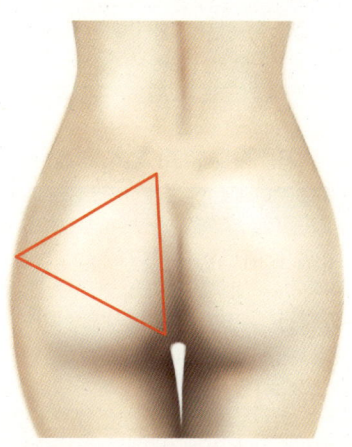

图79-24 臀部移植的危险三角区：顶点位于髂后上棘，下外侧点位于大转子，下内侧点位于坐骨结节。在此区域深面有臀部大血管和坐骨神经

五 假体置入法隆臀术

（一）概述

1969年，Bartels等首先应用乳房假体进行了隆臀术。1970年之后，开始应用各种技术进行隆臀术，包括隆臀假体、自体脂肪筋膜瓣、自体脂肪组织移植等。在世界范围内，应用假体进行隆臀术曾经是最为常见的一种臀部塑形方法。假体置入后可以即刻获得臀部塑形的效果，而且可以与吸脂和脂肪移植联合进行，特别适用于因体重大量减轻而臀部平坦、体积过小的求美者。但是假体隆臀也有禁忌证和限制应用的情况。在与其他手术联合应用时，需要先进行假体置入，之后实行吸脂或脂肪移植操作，而且操作时需要保证吸脂针或注射针不要进入假体所在腔隙，否则会增加术后血清肿和感染的风险。

（二）假体类型和优缺点

臀部假体的发展过程经历了不断的探索过程，这一过程至今仍未停止，目的是寻找最佳的假体，同时探讨最佳的置入方法。

臀部假体分为半固态弹性假体和黏性凝胶假体（内容物为液态硅胶的假体）两种。在美国仅允许应用硬性假体。采用肌肉内移植有助于减少假体边缘显露，并形成自然的外形和手感。而实际上，软性假体更容易形成良好的外形和手感。

在乳房假体种类上，毛面假体应用较广。而在臀部假体上，常用光面假体。臀部经常移动，并不自主地有按压动作，容易形成双包膜现象，并可能形成血清肿和包膜挛缩。毛面假体由于与包膜粘连紧密，并可能产生更大的摩擦力，产生伤口问题和感染的可能性更大，因此建议采用光面假体或小颗粒毛面假体。

有关常见假体的类型、置入方法及其优缺点见表79-3和表79-4。

表 79-3　臀部假体常见类型和优缺点

类型	材料性状	优点	缺点
半固态弹性体	由软硅胶弹性体构成,可以制成各种大小和形状	不会破裂,术后臀部紧实	需要更为准确的假体置入腔隙,突度较差,臀部过硬,手感不佳
黏性凝胶体	光滑的厚弹性外壳形成包囊,内部充填液态硅胶	形成良好的臀部突度,手感柔软、自然	有破裂的可能

表 79-4　臀部假体常用置入方法和优缺点

层次	优点	缺点
皮下(只在历史上有所报道)	无优点,目前已禁用此方法	外形不自然,假体易移动,并发症多发
肌肉下(假体置入臀大肌深面,可以保持皮肤在原位)	分离容易,减少皮肤移动性;假体不易看到;适用于臀部下方发育良好而上1/3体积缺乏者	如果假体突度过大,臀部上极会过分饱满;不能纠正臀部下垂;有损伤坐骨神经的可能;假体腔隙较小,应用假体大小有限
肌肉间(在臀大肌内分离形成腔隙,假体表面保留约3cm厚度的肌肉)	损伤坐骨神经的风险最小,允许假体置入更为自然的位置	易形成双峰畸形;缺乏解剖学标志,分离难度较大;上部和下部分离深度不同
筋膜下(假体置入臀肌筋膜深面、臀大肌浅面,下方以臀下皱襞为界)	可以提供假体表面充足的覆盖;可以防止假体移动;适用于年轻而较瘦的运动爱好者;适用于无明显臀部下垂者;由于假体腔隙较浅,可以应用较小的假体	肌肉纤维断裂可能形成血清肿和慢性疼痛;由于表面纤维较薄,当使用半固态弹性假体时,常可触摸到,有时可以看出假体外形

(三) 基本手术方法

使用假体置入隆臀术时,假体一般置于臀大肌深面,对于内侧体积增大效果明显,而对其他部位作用不大,而且有时可见假体边缘,外形不自然。这种方式适用于身体脂肪过少的求美者,其脂肪百分比和体重指数一般较低,全身各处没有足够的脂肪用于移植充填。另一种情况是受体条件不佳,局部软组织条件不佳,脂肪过少或有大量瘢痕组织存在,移植脂肪不易存活。这种情况最常见于男性和局部因注射药物过多引起瘢痕增生。手术通常采用肌肉内置入假体。采用臀沟或臀下皱襞切口,分离皮下组织,保留骶部韧带,显露并切开深筋膜,钝性分离肌纤维,形成假体置入腔隙后置入假体,分层缝合。

(四) 术后并发症

假体置入隆臀术最大的副作用是与假体置入技术有关的较高的术后并发症。最常见的术后并发症是术后切口裂开,在肌肉间假体置入者中发生率是30%,在筋膜下假体置入者中发生率是15%~30%。多位专家对此问题进行讨论分析后认为,切口裂开的高发生率与血流分布特点有关。在通常情况下,假体置入隆臀术中常采用臀沟周围切口,而这一区域常常是血液分布的"分水岭",在此骶区缺少穿支血管,所有血流均来自外侧,近中线区多为毛细血管分布,因此血运相对较差,容易出现切口愈合不良。为了减少切口裂开的发生,需要加强患者的筛选,术中注意无创操作,减少创缘损伤,避免术中干燥和过度牵拉。切口裂开的发生率在体重大量减轻患者中可达80%。当假体体积超过350ml或突度超过3.5cm时,切口裂开也较为多见。其他常见的并发症包括血清肿、感染、假体错位、假体移位、假体外露、可触及假体、包膜挛缩、不对称、出现皱褶等。较严重并发症的发生率在肌间假体置入时可达15%~25%,在筋膜下假体置入时可达35%。

（五）假体置入法与自体脂肪移植法的比较

一项多中心研究发现，假体置入隆臀术后并发症的发生率为38.1%。另一项系统回顾研究证实，假体置入隆臀术后并发症的发生率为21.6%，脂肪移植隆臀术后并发症的发生率为9.9%。同时一项荟萃分析结果显示，脂肪移植隆臀术后并发症的发生率为7%。

Rosique等在临床实践中发现，假体置入隆臀术逐年减少。2011年，假体置入隆臀术占总隆臀术的比例是28.6%，之后逐年下降，到2016年这一比例仅为4.5%。与假体置入法相比，脂肪移植隆臀术不受肌肉部位的限制，对于外侧凹陷区也可以发挥良好的充填效果，并发症相对较少。因此，目前许多属于假体置入隆臀术适应证的求美者也会选择脂肪移植法，有时为此需要进行两次脂肪移植手术。

六　脂肪抽吸臀部塑形术

脂肪抽吸术是臀部塑形最常见的治疗方法和辅助治疗方法。脂肪抽吸的部位不仅限于臀部，还可以包括臀部周围区域，例如腰部、骶前部、大腿内外侧等。但是需要注意，臀下皱襞下方区域应避免抽吸。这一区域也称为"香蕉环"（banana roll），是臀部支撑区，吸脂后会造成臀部下垂。臀部脂肪抽吸可以重塑臀部外形，在一些情况下可以与臀部上提术和局部皮肤切除术联合应用。但是，大部分求美者希望在改善外形的同时增加臀部突度，因此单纯吸脂不能达到这一要求，常需要联合应用假体隆臀术或脂肪移植隆臀术。

在自体脂肪移植隆臀术中，常需要将吸脂和脂肪充填相结合。需要抽吸的部位包括上背部、侧腹部、骶部，还可能包括大腿内侧和大腿外侧。需要进行脂肪充填的部位一般位于骶骨两侧、髂骨翼和股骨颈之间、臀大肌表面，以及由臀大肌、臀小肌和阔筋膜张肌形成的臀窝之中（图79-25）。填充区呈卵圆形，略微向上和向外，目的是达到上提臀部和增加外侧曲线的作用。在大转子区可重点填充，直到由凹陷变为平坦。

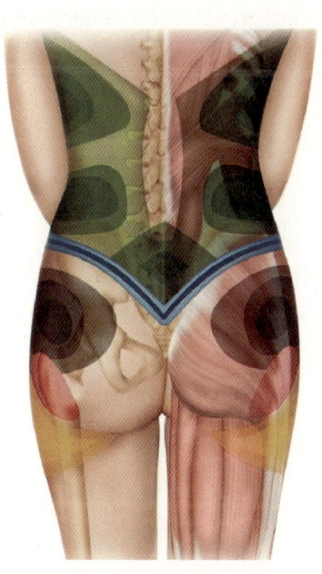

图79-25　站立位时标记吸脂和脂肪充填部位。绿色区为上部吸脂区，黄色区为下部吸脂区，黑色区为脂肪移植区，蓝色区为过渡区。充填最多的部位是臀大肌表面（黑色），有时需要对大转子表面进行充填（橙色椭圆形区），特别是在屈髋时表现出明显凹陷的患者

七 自体脂肪移植隆臀术

（一）概述

目前许多专家认为，自体脂肪移植是获得理想臀部外形的最佳方法。自体脂肪组织容易获取，创伤小，操作简便。自体脂肪移植术后并发症少于假体隆臀，主要并发症的发生率为7%左右。假体隆臀时对于臀部上部和中部体积增加效果较好，对于臀部外侧和大腿外侧体积增大效果不佳，而这两个部位是拉美裔和欧美求美者最希望改善的区域。应用自体脂肪移植的方法可以轻松解决这一问题。

自体脂肪移植也适用于纠正臀部存在的局部缺陷，如表面不规则、不对称等。例如，由于解剖学因素，在大转子后方常存在凹陷，可以通过脂肪填充加以改善。自体脂肪移植也可以与假体隆臀联合应用，但需要注意，两种方法联合应用后可能增加感染、切口裂开等并发症的发生率。

自体脂肪移植隆臀术也存在一些缺点。首先是不适用于体形较瘦弱、皮下脂肪较少的求美者；二是操作时间较长，术者操作强度较大；三是自体脂肪移植后存在脂肪吸收的问题，常需要多次注射；四是由于自体脂肪填充时不能直视血管和神经，因此有可能造成血管和神经损伤，严重者可能因颗粒脂肪注入血管造成血管栓塞，甚至引起死亡等严重并发症。

臀部脂肪注射塑形是一项在国内新开展的项目。众所周知，脂肪注射具有很大的实用性，但是也具有一定的风险。在臀部脂肪注射塑形的时候，应特别注意防止并发症的产生。

（二）基本手术方法

1. 脂肪移植供区选择　来自不同供区的脂肪移植后成活率相近，因此在供区选择上主要考虑美观方面的因素。一般可以将腰骶部、侧腰部和髂嵴区作为脂肪供区，通过吸脂对于这些部位进行塑形。

2. 术前吸脂与脂肪移植部位标记

（1）在通常情况下，下背部和腰部吸脂后，对于臀部外形的改善有明显的强化效果。腰部缩小后产生向内上卷曲的效果，增强了臀部增大的视觉效果。腰部细小会增加臀部的吸引力。骶部可以呈V形抽吸。

（2）在脂肪移植时，在臀部上部和中部的横断面上，将最大突出平面置于内中1/3交界处。

（3）脂肪移植时注意，在臀部内上方注射脂肪，加强臀沟上部。

（4）臀下皱襞下方区域也称为香蕉环区，是臀部支撑区，必须避免抽吸。去除这一部位组织后，将导致臀下皱襞加深、延长，臀部呈袋状下垂。

3. 术前准备

（1）预估需要的脂肪量：一般平均每侧臀部需要500～800ml脂肪，总脂肪移植量为1000～1600ml。标记能够提供足够脂肪量的供区，一般需要比预估移植量多抽吸25%的脂肪组织，因为在脂肪收集过程中会有损失，并会形成油脂使脂肪总量减少。一般需要抽吸2000ml左右脂肪。

（2）患者取站立位，以消毒液行臀周360°全方位消毒。

（3）下肢应用持续加压装置（如防血栓弹力袜），防止下肢血栓形成。

（4）静脉预防性应用抗生素。氨苄西林3g，每6小时1次；庆大霉素5mg/kg，每24小时1次；头孢唑啉2g，每4小时1次。

（5）气管插管全麻。

（6）全麻后，肛周置消毒液浸透的海绵消毒。

（7）患者身下使用复温毯。

(8) 肿胀液预热。

1) 供区准备：肿胀液总量是总吸脂量的2倍。一般要准备6~9L半量肿胀液，1L生理盐水中加入250mg利多卡因和1mg肾上腺素。

2) 受区准备：一般不超过50ml，以防影响脂肪填充和最终体积判断。

4. 外科操作技术

(1) 吸脂针：一般应用3.0mm或3.5mm吸脂针，吸出的颗粒脂肪直径一般为2mm左右。

(2) 负压大小：有研究发现，过大的负压会破坏脂肪细胞，降低脂肪细胞的成活率，因此吸脂时应采用中等偏低的压力，一般不超过560mmHg。

(3) 助手：一般需要3位助手协助处理脂肪组织。当手术医师吸脂完成后，大部分脂肪组织也同时处理完成，可以尽快进行脂肪移植。

(4) 收集脂肪：将脂肪抽吸至500ml的封闭容器中。当容器中脂肪超过一半时就进行更换，尽量减少脂肪在空气中的暴露时间，有助于提高移植脂肪的成活率。

(5) 加入抗生素：抗生素液体配制方法为1000ml生理盐水中加入3g氨苄西林、80mg庆大霉素和1g头孢唑啉。每个装满一半的容器中加入抗生素10ml。其中的药物浓度是静脉用药的3倍，可以用来保持从吸出体外到移植回人体的2h时间内脂肪组织的抗菌能力。

(6) 脂肪组织处理：吸除液体层，将脂肪吸入60ml注射器中，2000转离心3分钟。去除液体和油脂层，在封闭条件下将脂肪组织转移至2ml注射器中。

(7) 调整体位：腹部吸脂完成后，调整体位至俯卧位，重新固定体位。

(8) 脂肪移植：对于注射深度目前专家意见并不统一。有研究显示，在肌肉层内或肌肉层深面行脂肪移植后，脂肪组织可移动至肌肉深面较广泛的区域。而这些区域有重要的血管和神经，因此增加脂肪栓塞和神经损伤的风险。出于安全的考虑，有些专家主张，隆臀时仅进行皮下层脂肪移植。也有专家采用皮下层与肌肉内脂肪注射相结合的方式进行脂肪移植。

皮下层与肌肉内脂肪充填过程如下：

取俯卧位进行脂肪充填。从外侧开始，进行多平面充填。首先进行浅层注射。采用管径为2.5~3.5mm、长度为15cm的注射针进行充填，注射针尖端为钝头，有一个侧孔。在臀部外侧作3~5个小切口。每一管充填量要少，最外侧充填完成后，开始内侧充填。如果内侧发育不良，充填时接近臀沟皱襞，充填平面是皮下层。以扇形的方式从外侧向内侧注射。

最后进行深部脂肪注射，部位是臀大肌外侧部的深面，以增加臀部突度。注射时注意，注射针需要尽量与骶骨平面平行，成角不能超过30°，以避免注射过深。20%~30%的脂肪移植物是注射在深层。避免向中间部位的深层进行注射，以防损害或压迫臀区血管。当脂肪组织注射于肌肉外侧深面后，也会向中间部位移动。有些专家认为，这种脂肪移动后不会对血管造成过大的压力，栓塞的可能性小。

Toledo通过30年脂肪移植隆臀后认为，一侧臀部植入500ml脂肪一般可以达到良好的效果，并且保持并发症发生率在最低水平。如果需要更多的脂肪移植量，则需要采取其他辅助技术。

在脂肪移植吸收率方面，Murillo和Wolf等应用磁共振图像分析证实，隆臀术时脂肪组织完全注射到肌肉深面后，脂肪组织吸收率为20%~36%。Swanso等采用超声检查证实，隆臀术时脂肪组织完全注射到皮下层后，脂肪组织吸收率为33%。

(9) 吸脂塑形：最后需要进行吸脂塑形。有时在脂肪注射完成后，臀部看上去呈块状或仍然是扁平的，而不是希望达到的半球形外观。在某些情况下，需要对臀部边缘进行缓慢而仔细的抽吸塑形，以达到理想的外观，特别注意与腰背部自然的过渡。同时可以将后腰部多余的液体成分吸除。

(10) 引流：置负压或半管引流。

(11) 包扎：适度加压包扎，特别注意骶尾部和臀沟周围确切加压，可以采用三角形厚纱布垫包扎，目的是防止液体积聚。

5. 术后处置　术后3～4天密切关注病情变化，重点观察生命体征、血氧饱和度、尿量和引流液体情况。术后拔除引流管的指征是，术后连续2天每天引流量小于30ml，一般在术后7～10天。一般革兰氏阴性菌感染在术后7～14天才有明显的临床表现，因此2周内均应注意防止感染。骶尾部的三角形纱布需包扎3周，目的是防止血清肿，促进这一部位皮肤的可靠贴附。术后2周患者取仰卧位，可足部抬高，或取直立位，但不能采取坐位。之后2周逐渐小幅度和短时间坐起，1个月后可以逐步恢复正常。

（三）术后并发症和安全要点

1. 术后并发症　隆臀术是一种常规的外科手术，术后常见并发症包括感染、切口裂开、血肿、血清肿、代谢紊乱、肺栓塞、离子平衡紊乱等。其中，最严重的并发症是脂肪栓塞，其发生原因是脂肪进入静脉。关于脂肪进入静脉的机制有两种理论。一是直接注射入血理论，指注射管尖端直接进入静脉，颗粒脂肪直接注射入静脉。如果颗粒脂肪体积足够大，就可能阻塞肺循环，进而引起心脏衰竭。第二种理论是静脉撕裂后虹吸理论，指手术中造成静脉撕裂，产生的破口形成负压，将脂肪组织虹吸入血。

2018年，墨西哥和哥伦比亚的学者们报道了臀部脂肪注射引起死亡的16例病例分析报告。结果发现，所有死亡病例均出现血管微小脂肪栓塞，最严重的病例出现了大血管的栓塞。低氧血症、低血压和心动过缓是典型的临床表现。对于这种情况目前还没有特效治疗方法，但是即刻积极采取各种稳定生命体征的对症治疗是至关重要的。

在并发症发生率方面，2017年Mofid等在美容外科教育基金会的支持下进行了有关脂肪移植隆臀术引发致死性和非致死性脂肪栓塞发生情况的统计分析。结果发现，致死性脂肪栓塞发生率是1/6214，非致死性脂肪栓塞发生率是1/1931，总体脂肪栓塞发生率是1/3448。发生脂肪栓塞主要有两种情况，一是脂肪直接注射至臀部大静脉中，二是静脉受损后脂肪颗粒受到血液的虹吸作用入血。静脉损伤大多与臀大肌深层脂肪注射有关。

2. 避免脂肪栓塞的安全要点　巴西的Rosique R. G.等从2011年到2016年共进行了845例臀部脂肪移植。每侧移植平均体积498ml。在较轻的并发症方面，有4例骶部血清肿，无感染或脂肪坏死发生。在严重的并发症方面，有2例深静脉血栓（经多普勒超声检查证实）、2例肺动脉栓塞（由CTA检查证实），一般出现在术后7～9天，脂肪栓塞在术后48小时内出现。有8%出现血容量不足。未出现死亡病例。

Cardenas-Camarena等报道了21例因肌肉内脂肪注射而死亡的病例，因此脂肪注射时需要避免注射入肌肉平面。因脂肪注射而死亡的病例中最常见的手术是脂肪移植隆臀术。为此，他们提出了"BRAZIL"脂肪移植隆臀术安全原则：

B：钝性（blunt）。应用管径为3mm的钝头注射管注射脂肪，并使用低压注射器。

R：逆行（retrograde）。注射次序上采用逆行模式。从最高点和最表浅处开始注射，逐渐向深面、中心区注射，注射点缓慢移动，防止损伤血管。

A：体液充足（abundant）。保证足够的血容量，在术后24小时内确保每小时尿量每千克体重1～2ml，保证一旦有小脂肪滴入血可以有效稀释。

Z：注意危险区（zone）。注射危险区尖端位于两侧骶窝之间，基底位于臀下皱襞内侧2/3，连线后可形成一个金字塔形区域。这一区域起于骶骨尖端，经过坐骨嵴，止于臀下皱襞与股骨干的交点（图79-26）。几乎所有臀部重要的血管、神经均在这一区域内走行，例外的是臀上动静脉，走行于髂骨翼下缘，位置较深。

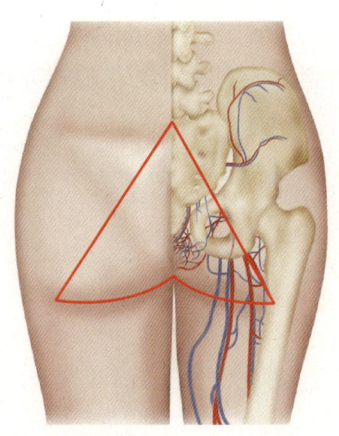

图79-26 脂肪注射隆臀危险区。左侧为体表标志，右侧为深部结构。危险区呈金字塔形，在体表标志上，尖端位于两侧骶窝之间，基底位于臀下皱襞内侧2/3，连线后可形成一个金字塔形区域。对应于深面结构为，顶端起于骶骨尖端，经过坐骨嵴，止于臀下皱襞与股骨干的交点

I：必要时应用假体（implant）。对于缺少皮下组织的求美者更容易将脂肪组织注射入肌肉，对于此类求美者，需要向其说明很大可能需要进行二次手术。如果不同意二次手术，建议改为假体置入法隆臀，在肌肉深面置入假体，以皮下层进行脂肪注射。

L：皮下注射比例大（larger）。首先在皮下层进行大部分脂肪组织移植，只留下20%～30%的脂肪组织进行肌肉外侧部分深面注射移植。

如果有血管损伤，游离脂肪颗粒可能通过负压进入血管，引起脂肪栓塞。如果先进行皮下注射，由于皮下血管较细，脂肪很难通过血液达到肺部。有研究显示，臀大肌最厚处为3cm。如果注射时注射管未与骶骨表面平行，很容易进入肌肉深面，这里有大的血管神经聚集。此外，术后1～2个月内需要持续应用弹力服和压力袜。术后12小时内间断正压通气，术后7天每天应用40mg低分子量肝素皮下注射。术后鼓励患者早期下地活动，增加每日饮水量（第1周每天4L左右），保证尿量充分。避免对脂肪移植区进行按摩。

第十六节　臀部提升术

一　基本方法

对于臀部下垂者可以进行臀部提升术。基本方法有两种，一种是通过脂肪移植的方法上提臀部，另一种是采用切开组织、组织上提固定和皮肤切除修整的方法纠正臀部下垂的外观。

二　脂肪充填臀部提升术

臀下皱襞外侧长度可用于评价臀部下垂的程度。Ramanadham和Rohrich在研究面部衰老规律时发现，随着年龄的增长，面部容积减少，组织松垂，形成颊部赘肉和木偶纹。治疗这些老化表现时，不能只集中于下面部，这样会增加老化表现，而应该恢复上外侧区域的体积，只有这样才

能达到理想的年轻化效果。治疗臀部下垂时可以借鉴同样的原理。对于轻度和中度的臀部下垂，通过恢复臀部上外侧的体积就可以达到改善下垂的效果（图79-27）。

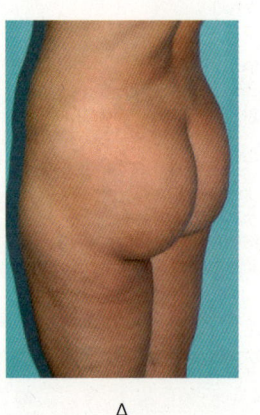
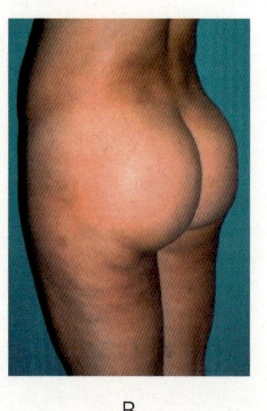

图 79-27　脂肪移植隆臀患者，腰部行脂肪抽吸，双侧臀部移植 780ml。脂肪移植后臀下皱襞和臀部下极外观上移，出现明显的上提效果

三　切除法臀部提升术

如果臀部下垂较重，需要进行切开操作并上提组织，但是这种手术在临床上已较为少见。基本原理是应用手术方法切除臀部松弛皮肤和多余脂肪，使得下垂、变形的臀部得到提升，变得紧致。臀部的下垂和松弛常常伴有转子区域的脂肪堆积，在改善臀部松弛下垂的同时切除或抽吸转子区域多余的脂肪可收到良好的塑形效果。

（一）术前准备及评估

应详细询问病史并进行全面的体格检查，术前3天吃少渣食物，术前常规行清洁灌肠。术前患者站立位检查，评估臀部是否对称、臀沟变浅或下移程度、皮肤软组织松弛程度，同时观察转子区域及大腿是否伴有脂肪堆积、臀部外侧凹陷程度等。

（二）手术方法

患者取站立位，标记出臀沟。捏起臀部上下多余组织，根据多余组织量及下垂程度画出需切除组织的椭圆形设计线，切口长度和宽度取决于组织多余量，需确保术后切口无张力缝合。必要时标记转子区域脂肪堆积范围。手术线设计确保两侧对称。

手术时患者取俯卧位。沿设计线切开皮肤、皮下组织到深筋膜层，在该层上进行剥离，将切口两侧皮瓣（特别是切口下侧皮瓣）掀起，无张力情况下将多余皮肤、皮下组织切除。注意创面彻底、细致的止血。切除时应先将皮肤切除而保留皮下组织，根据具体情况适当去除部分皮下组织，避免皮下脂肪去除过多导致的臀部扁平畸形。对于同时需要隆臀的患者，常常只需要去除表皮或全层皮肤，然后在浅筋膜层进行荷包缝合，以再造丰满的臀部外观。依次缝合深层的皮下组织、真皮和皮肤。放置负压引流管，创面适当加压包扎。

（三）术后护理

术后常规应用抗生素1~3天。术后24~48小时拔出负压引流管。术后4天内流质或少渣半流质饮食，以减少排便。术后卧床休息，第2天可下床活动，第3天每小时屈伸膝关节5分钟，促进下肢静脉回流；从脚趾至大腿中部穿弹力袜，预防静脉淤滞。术后3个月内弹力绷带加压固定。术后2周内禁止坐位，允许站立行走，4周后逐渐恢复正常活动。

（高建华　陶凯　时杰　田雅光）

第十七节　肢体美容整形

一、上臂整形术

上臂软组织松弛较轻的患者，仅需进行上臂脂肪抽吸即可。但对于无明显肌肉松弛而仅有皮肤松弛已形成囊袋样改变的患者，需要进行皮肤脂肪浅筋膜切除术。上臂软组织松弛呈囊袋样改变多发生于中老年人，多数有家族史，也有肥胖患者由于某种原因消瘦或重力作用而引起。

1. 对于轻中度上臂皮肤松弛且不愿接受上臂纵向瘢痕的患者，可于腋下毛发区域，根据其松弛程度行椭圆形切除，通常会切除大部分或全部毛发区域，并分层缝合。

2. 上臂内侧根据松垂程度做椭圆形切除，切除多余的皮肤和脂肪组织及浅筋膜，保证切口缝合线位置在上臂内后侧，尽量避免损伤头静脉等主干浅静脉，切口端延伸至肩背或在腋部弯曲向前，切口线呈L形或Z形。

3. 如松垂皮肤脂肪囊已延伸至前臂，可在前臂做椭圆形切除，并在切口上下端做Z成形。在切口两缘也做成连线W形。

4. 如肘部皮肤松垂，可做新月形切除，其缝合线位于鹰嘴上缘，一定要注意避免在肘顶做切口。

5. 上臂内侧切口深达深筋膜浅面，注意不要切开深筋膜，否则将会损伤下面的肱动脉、正中神经和尺神经。

二、大腿内侧上提术

对于显著的大腿软组织松弛，尤其是经历了体重剧减的过度肥胖患者，垂直大腿内侧提升术可以矫正大腿内侧直至膝部的过度松弛皮肤。如必要，还可以将切口延伸至小腿。如果伴有过度脂肪堆积，应在彻底的脂肪抽吸术后3~6个月进行该手术。

（一）手术方法

患者站立位时进行术前标记，切口始于股薄肌起点，终于患者认可的止点。通常将切口适度靠后，以使术后瘢痕更隐匿。患者取仰卧位，双大腿适度外展，用巾钳钳夹拟切除组织以确保缝合时不会形成过高张力，局部灌注肿胀液以减少出血。手术刀沿设计线切开部分真皮后，继续使用电刀切开皮肤全层及浅层脂肪，直至浅筋膜被松解。用巾钳钳夹皮瓣近端，助手固定周围组织，将整个皮岛缓慢撕脱到远端。放置引流管，分层缝合。

（二）术后护理

术后常规弹力绷带加压包扎或者穿紧身衣。抬高腿部，尽早下床适当行走，避免久坐或久站。

三、瘦小腿术

纤细、匀称的小腿外形是人体形态美的重要组成部分。导致小腿肥壮的原因包括局部脂肪堆积、小腿肌肉发达，或两者兼有。单纯脂肪型小腿肥胖往往伴行全身性肥胖，需通过全身系统性减肥，必要时结合局部脂肪抽吸术，可达到瘦小腿的效果，而肌肉型小腿粗壮则需根据外观类型、严重程度采用不同的医学治疗方法，方可取得较理想效果。涉及肌肉的瘦小腿术适用于所有小腿肥壮影响外观且不从事对小腿力量有特殊要求职业（如运动员、舞蹈演员等）的爱美人士。

（一）小腿脂肪抽吸术

适用于单纯性或伴有脂肪型小腿肥胖，手术操作与普通脂肪抽吸术无异，但若作为其他治疗方法的补充，在手术时机、手术范围、围手术期护理等方面需综合考虑，以免影响治疗效果或出现不良并发症。

（二）小腿肌肉部分去除术

小腿部的肌肉包括比目鱼肌和腓肠肌，其中腓肠肌肥厚是肌肉型小腿粗壮的主要原因。腓肠肌分为内侧头、外侧头，其肥厚可分别导致小腿肌肉内凸或外凸，可根据临床不同表现予以针对性部分切除。小腿肌肉部分去除，可采取直接切除法，但因为局部创伤大、皮肤瘢痕明显、手术并发症多，患者往往难以接受，而通过内镜下操作，虽可减小皮肤切口瘢痕，但因为操作较烦琐，创伤也较大，外观欠平整，也难以取得满意效果。随着其他更微创技术的发展，小腿肌肉直接切除术已经很少应用于瘦小腿美容。

（三）神经阻断瘦小腿术

小腿肌肉功能和营养由支配它的神经和血管决定，如果肌肉失去神经的支配，将逐渐萎缩。所以可通过微创神经阻断术，阻断部分支配小腿肌肉的神经，使小腿肌肉变得柔软，从而达到瘦小腿的目的。该术式效果可靠，创伤小，恢复快，不影响日常的生活，而且不会反弹。手术一般在局麻下完成，选择腘窝正中横纹内1.5cm小切口，切开皮肤、深筋膜，寻找分辨胫神经各分支，结合使用神经刺激器等仪器，准确辨别和阻断目标神经，部分切除腓肠肌内侧头和1/2比目鱼肌运动支。实验室研究证实：腓肠肌部分神经肌支切断后，腓肠肌功能的减弱对小腿功能影响甚微，早期部分患者行走时会有小腿乏力、酸痛的症状，一般在2～3周即可改善，术后带小腿弹力袜1个月，肌肉萎缩一般需要3个月以后才能看到最终效果。

（四）肉毒毒素注射瘦小腿

肉毒毒素可阻滞神经传导介质乙酰胆碱的释放，从而抑制肌肉收缩，使腓肠肌废用性萎缩，使小腿肌肉体积缩小，达到瘦小腿功效。手术不需要麻醉，在两侧小腿肌肉肥厚处选择多达20处以上的注射点，将肉毒毒素稀释后分点适量注射。据报道，目前每侧最多可注射200单位，但笔者更趋保守，单侧仅注射100单位。肉毒毒素注射瘦小腿是目前注射微创美容不断尝试发展的新应用，因其微创、简便而受到医患双方的一致肯定。同时，因为缺少足够的临床系统研究，其应用方法、远期效果及手术并发症尚需进一步观察、总结。

（高建华　黎小间　王炜）

参考文献

[1] Hunstad J P, Repta R. Atlas of abdominoplasty[M]. 1st ed. Philadelphia: Saunders, 2009.
[2] Neligan P C. Plastic surgery[M]. 3rd ed. London: Elsevier, 2013.
[3] Dellon A L. Fleur-de-Lis abdominoplasty[J]. Aesth Plast Surg, 1985, 9(1): 27-32.
[4] Wallach S G. Abdominal contour surgery for the massive weight loss patient: the fleur-de-lis approach[J]. Aesthetic Surg J, 2005, 25(5): 454-465.
[5] Lockwood T. High-lateral-tension abdominoplasty with superficial fascial system suspension[J]. Plast Reconstr Surg, 1995, 96(3): 603-615.
[6] Mofid M M, Gonzalez R, De La Peña J A, et al. Buttock augmentation with silicone implants: a multicenter survey review of 2226 patients[J]. Plast Reconstr Surg, 2013, 131(4): 897-901.
[7] 沈军国, 王从峰. 丰臀手术的术式选择[J]. 中国美容医学, 2011, 20(2): 338-340.
[8] Lee H J, Lee D W, Park Y H, et al. Botulinum toxin A for aesthetic contouring of enlarged medial gastrocnemius muscle[J]. Dermatologic Surg, 2004, 30(6): 867-871.
[9] 李波, 谭军, 李高峰, 等. A型肉毒毒素注射小腿塑形的临床应用探讨[J]. 中国美容医学, 2011, 119(7): 976-977.

第八十章
肢体淋巴水肿

第一节 肢体淋巴水肿

一、淋巴水肿及淋巴系统解剖生理

(一) 淋巴水肿

淋巴水肿（lymphedema）是由于淋巴管发育障碍或继发性原因致使淋巴液回流受阻所引起的肢体浅层软组织内体液积聚，继发纤维结缔组织增生、脂肪沉积、慢性炎症及整个患肢变粗的病理状态。因皮肤增厚，表皮过度角化，皮下组织增生，其中包括大量增生的纤维成分，使晚期的肢体病变组织坚硬如象皮，称为象皮肿（elephantiasis）。除肢体增粗外，淋巴水肿常伴有丹毒发作，还可发生皮肤赘疣样增生，甚至致残，丧失劳动能力。

约10%的肢体淋巴水肿属于淋巴系统发育缺陷引起的原发性淋巴水肿，约6000新生儿中有1人发生原发性淋巴水肿，其余约90%则属于继发性。丝虫病是继发性淋巴水肿的主要原因，患者数量上亿，主要聚集在非洲和东南亚。其他主要致病因素依次为肿瘤根治术、放疗、感染和外伤。据世界卫生组织（WHO）估计，全世界约有1.7亿患者患有各种类型的淋巴水肿，淋巴水肿在世界卫生组织所列常见疾病中排第十一位。1949年以前，我国丝虫病患者达3000万以上，是当时世界上丝虫病患者最多的国家，丝虫性淋巴水肿的患者人数达500万。20世纪50年代中期以后积极开展大规模防治工作，目前我国已基本上消灭了丝虫病。预估我国各类肢体淋巴水肿人数逾3000万人。

淋巴水肿是一种进行性发展的疾病，淋巴系统的运转能力降低，主要表现在组织中积聚过多的大分子物质和水分。早期以水分和蛋白质等大分子滞留为主，继而发生纤维组织增生和脂肪沉积。由于局部淋巴循环障碍导致患病部位的免疫功能下降，从而导致患肢的急、慢性炎症，更进一步加剧了淋巴水肿，由此形成恶性循环。

(二) 解剖及生理

淋巴系统在组织结构与生理功能上与静脉有相似之处，但淋巴系统本身又是一个独立的系统，它主要回收组织间液和组织间隙的大分子（如蛋白质、透明质酸）进入静脉，从而维持最佳的细胞外液和基质的成分以保证组织细胞结构的完整和细胞功能的正常。淋巴系统通过产生淋巴细胞，运送抗原提呈细胞和细胞介质，清除自身死亡、变异细胞和外来微生物等重要作用而发挥其免疫防御功能。

1. 淋巴管与淋巴结

(1) 淋巴管：体内各器官除脑、脊髓、视网膜、角膜、肝小叶等外，均有无瓣膜的毛细淋巴管（lymphatic capillaries），又称原始淋巴管，呈网状广泛分布。它们引流所在区域的淋巴液，汇集成集合淋巴管（collecting lymphatics）。集合淋巴管无色、透明，管腔内有瓣膜，呈念珠状。它们再汇成淋巴干，包括腰干、肠干、支气管纵隔干、锁骨下干和颈干。其中除肠干外均为成对分布。右侧的颈干、锁骨下干和支气管纵隔干，在右颈静脉角处分别或汇集成右淋巴干进入静脉；其余各淋巴干则经乳糜池、胸导管，到左颈静脉角处进入静脉。

(2) 淋巴结：在集合淋巴管与淋巴干的行程中常经过一组或几组淋巴结。淋巴结的大小、形状有很大差别，但一般均由皮质和髓质两部分构成。皮质包括包膜和淋巴滤泡，淋巴滤泡内含有淋巴胚细胞与巨噬细胞的生发中心。髓质如海绵样，含有大量淋巴细胞、巨噬细胞，围绕着小动静脉，此外还有较多纤维组织及少许脂肪。从肢体远端来的输入淋巴管注入包膜下的窦状隙（边缘窦），通过放射状中间窦穿过皮质，逐渐变成大而迂曲的髓窦，最后形成许多小的管道，汇成输出淋巴管在淋巴结内部离开淋巴结上行（图80-1）。

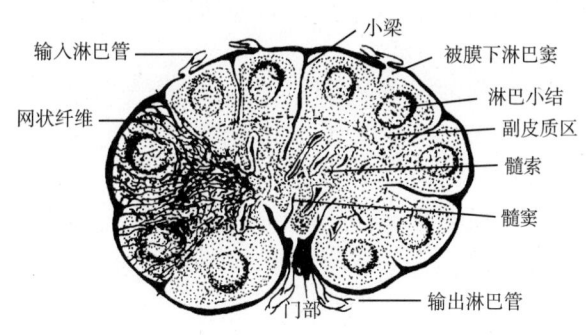

图 80-1　淋巴结结构

2. 肢体的淋巴解剖　肢体淋巴管被深筋膜分为筋膜上的浅淋巴系统和筋膜下的深淋巴系统。浅淋巴系起始于真皮内毛细淋巴管网，到皮下组织中汇成集合淋巴管，两者相延续处有瓣膜控制淋巴流动的方向。一般来说，浅层集合淋巴管数量较多，常与上、下肢的头静脉、贵要静脉、大小隐静脉伴行。深淋巴系引流骨、肌肉、筋膜、关节、韧带的淋巴液，集合淋巴管数量较少，常与深部血管伴行。肌肉内没有淋巴管。由于筋膜的屏障作用，除通过腘窝、腹股沟、肘、腋部淋巴结外，深、浅淋巴系之间没有交通支。

(1) 上肢浅淋巴管：手指有丰富的毛细淋巴管网，形成淋巴丛，在指根处和来自掌心的淋巴丛汇集后，于指蹼间转到手背浅面，形成30多条集合淋巴管，分为前臂背面桡侧组和前臂背面尺侧组，分别与头静脉和贵要静脉伴行。手掌的淋巴丛经腕部向上到前臂深面，约有10条浅淋巴管，分为前臂掌面桡侧组、前臂掌面尺侧组和与正中静脉伴行的前臂掌面中央组。上行过程中，背面两组逐渐向掌面与掌面的桡、尺组汇合，一部分注入肘浅淋巴结，另一部分与正中组一起注入滑车上淋巴结（图80-2）。

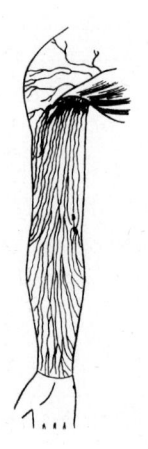

图 80-2　上肢淋巴管

（2）上肢深淋巴管：前臂深淋巴管分别与桡、尺及骨间前后血管伴行，注入肘深或肘上淋巴结；肘深淋巴管与肱动脉伴行，并与肘深淋巴结、滑车淋巴结的输出管汇合注入腋淋巴结群；上臂另有一支深淋巴管，沿头静脉进入胸三角肌沟随腋静脉注入腋淋巴结外侧组。

（3）上肢淋巴结

1）肘部滑车上淋巴结：接受前臂浅淋巴管、输出管与一部分尺侧淋巴管，与贵要静脉伴行，和肘深淋巴管汇合后进入腋淋巴结外侧组；另有一部分桡侧与正中组淋巴管不经过滑车上淋巴结而上升，在上臂中 1/3 处转向内侧，注入腋淋巴结中央组。

2）腋窝淋巴结：共分5组。①外侧组。在腋静脉周围排列，接受上肢深、浅淋巴回流。②前组。在胸小肌下缘，接受前胸壁与乳房外侧淋巴回流。③后组。在腋后壁沿肩胛下动静脉排列，接受肩、背、颈下部的淋巴。④中央组。在腋窝脂肪组织中，接受上述3组淋巴结的输出管。⑤锁骨下组。在腋窝尖端，腋静脉上段周围排列，接受以上4组淋巴结和锁骨下淋巴结的输出管以及乳腺上部及周围的淋巴液，其输出管可直接注入颈静脉，也有部分注入颈深淋巴结。

（4）下肢浅淋巴管：①内侧组。起于第 1～3 趾足背及足内侧，有 4～16 条淋巴管，其中 2～4 条较粗。与大隐静脉伴行向上，注入腹股沟下浅淋巴结，少部分注入腹股沟下深淋巴结。②外侧组。沿小腿外侧缘上行，数量很少，多数在上行过程中与内侧组汇合。③后外侧组。起于足背外侧缘，有 3～5 条淋巴管，其中 1～2 条较粗，向上与小隐静脉伴行，经腓肠肌间沟注入腘窝浅淋巴结。偶有一条集合淋巴管直接向上注入腹股沟下浅淋巴结（图 80-3）。

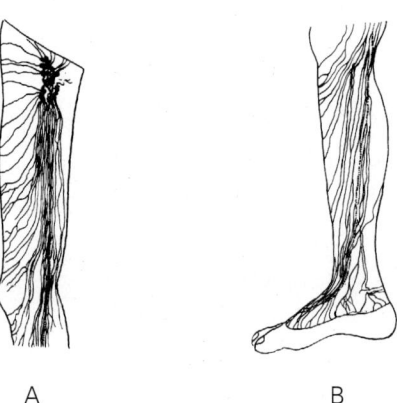

A　　　　　　　B

图 80-3　下肢浅淋巴管

(5) 下肢深淋巴管：与下肢的主要血管伴行，分别注入腘窝淋巴结与腹股沟下深淋巴结。

(6) 下肢淋巴结

1) 腹股沟下浅淋巴结：沿腹股沟韧带分布，以卵圆窝为界分为内侧组与外侧组，接受腹前壁、腹外侧壁、臀部、会阴部的淋巴管，输出管注入髂外淋巴结；沿大隐静脉末端垂直分布的为下组，接受下肢浅淋巴管及臀部、会阴部少量淋巴管，输出管注入腹股沟下深淋巴结及髂外淋巴结。

2) 腹股沟下深淋巴结：位于股环及大隐静脉处，接受下肢深淋巴管及阴部淋巴管，注入髂外淋巴结。

3) 腘窝淋巴结：接受小腿与足部的淋巴回流，输出管与股血管伴行，注入腹股沟下深淋巴结。少数可伴大隐静脉注入腹股沟下浅淋巴结。

3. 淋巴系统生理

(1) 淋巴液

1) 淋巴液的成分：组织液进入淋巴管即成为淋巴液（lymph）。因此，来自某一组织的淋巴液成分与该组织的组织液非常相近。由于组织液很难采取样品，故常以淋巴液的成分间接推测组织液的成分。除蛋白质外，淋巴液的成分与血浆非常相似。淋巴液中的蛋白质以小分子居多，也含纤维蛋白原，故淋巴液在体外能凝固。不同器官的淋巴液中所含蛋白质浓度不同，肢体静息时淋巴液的蛋白质含量为1~1.5g/100ml。蛋白质和透明质酸等大分子可通过毛细淋巴管的细胞间隙或吞饮作用，或通过特异受体进入淋巴管。

2) 淋巴液的生成量：健康成人在安静时，从淋巴管引流入血液循环的淋巴液每小时约120ml。其中经胸导管引流入血液的淋巴液每小时约100ml，经右淋巴导管进入血液的淋巴液每小时约20ml。平均每天淋巴液生成2~4L，大致相当于人体血浆的容积。值得指出的是，淋巴液中共含蛋白质约195g，因此淋巴液回流入血液对保持血浆量与血浆蛋白有重要意义。淋巴液的生成速度缓慢而不均匀，可能在较长一段时间处于停滞状态，但体力运动、按摩、血容量增多或静脉压升高等会使淋巴液生成加快。

(2) 淋巴液的生成与回流

1) 毛细淋巴管的组织学特点与通透性：毛细淋巴管是一端为封闭盲端的管道，管腔较大而不规则。管壁与毛细血管相似，也是由单层扁平内皮细胞构成，细胞之间不相连接，而是呈瓦片状或鱼鳞状互相叠盖（图80-4），即一个内皮细胞的边缘重叠在邻近内皮细胞的边缘上。这种排列方式允许组织液及悬浮其中的红细胞、细菌等微粒通过内皮细胞间隙向毛细淋巴管内流入，但不能倒流，因而具有活瓣样作用。内皮细胞还通过胶原细丝与组织中的胶原纤维束相连。当组织液积聚于组织间隙中时，组织的胶原纤维与毛细淋巴管之间的胶原纤丝可将互相重叠的内皮细胞边缘拉开，使内皮细胞之间出现较大的缝隙。此外，毛细淋巴管的内皮细胞也有吞饮机制；毛细淋巴管的壁外无基膜，通透性极高。这些特点均有利于组织液及组织液中的蛋白质与微粒进入淋巴管。

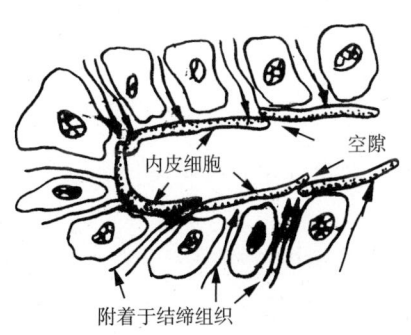

图80-4 淋巴管内皮细胞结构

2）影响淋巴液生成的因素：由于淋巴液来源于组织液，而组织液是从毛细血管渗出的液体，因此决定淋巴液成分的重要因素是毛细血管壁的通透性。不同器官组织中，淋巴液所含蛋白质等的量不同，与该组织毛细血管壁的通透性有关。淋巴液中含有各种血浆蛋白。据实验分析，一天内循环血液中50%以上的血浆蛋白可透过毛细血管进入组织间隙，并与组织液中的蛋白质混合，然后随同水和盐等从毛细淋巴管经淋巴系统回入静脉血。在静息状态下，从一个组织的间隙进入淋巴的蛋白质的量是一定的，如淋巴液流量增加则其中蛋白质浓度降低，但单位时间内回流入血的蛋白质总量不变。毛细血管内的各种类脂质进入组织间隙与毛细淋巴管时均与蛋白质结合后才能通过。乳糜中的中性脂肪可能通过吞饮等作用由毛细血管内透入组织间隙与毛细淋巴管。

液体进入毛细淋巴管的动力是组织液压力与毛细淋巴管压力的差值。任何能增加组织液压或降低毛细淋巴管压的因素均可使淋巴流量增加，其中组织液压力的变化对淋巴形成的影响更为重要。

3）淋巴管瓣膜与影响淋巴回流的因素：毛细淋巴管汇合而成集合淋巴管，后者的管壁中有平滑肌，可以收缩。另外，除毛细淋巴管上皮细胞边缘重叠排列，在组织液与淋巴之间起着瓣膜作用外，淋巴管内部还有许多活瓣，在大淋巴管中每隔数毫米就有一个瓣膜，在小淋巴管中瓣膜更多，其方向均指向心脏方向。因此和静脉中的瓣膜一样，淋巴管中的瓣膜使淋巴液只能以由外周向中心的方向流动。淋巴管壁平滑肌的收缩活动和瓣膜一起，构成了淋巴管泵。当淋巴管被淋巴液充盈而扩张时，其管壁的平滑肌就会收缩，产生压力，迫使淋巴液通过瓣膜流入下一段淋巴管。大淋巴管的平滑肌由交感神经支配，可做主动收缩。除了淋巴管壁平滑肌收缩外，由于淋巴管壁薄，压力低，任何来自外部对淋巴管的压力都能推动淋巴液流动。例如骨骼肌的节律性收缩、邻近动脉的搏动以及外部物体对身体组织的压迫和按摩等都可成为推动淋巴回流的动力。

4）淋巴循环的生理意义：淋巴系统的主要功能是回收从血液循环系统渗出的组织液。淋巴液内不仅有水分，还有血浆蛋白质、组织间隙内回收的大分子、细胞成分（如淋巴细胞、巨噬细胞、树突状细胞等）、细胞因子、细菌和外来微生物。总结起来，淋巴系统的功能有：①通过输送组织中的水分和大分子物质来维持机体细胞外内环境的稳定；②清除体内坏死细胞和组织碎片；③清除外来微生物，输送抗原提呈细胞，产生淋巴细胞，调节淋巴细胞循环，担负机体的免疫防御功能；④吸收脂肪。

二 淋巴水肿发病机制和临床表现

淋巴水肿形成的基本因素是淋巴液滞留。造成淋巴液滞留的主要因素是淋巴回流通道中断或受阻，其次是淋巴管收缩动力不足。有学者称淋巴水肿为"低产出衰竭"（low-output failure），以区别于淋巴液生成增多、淋巴循环负载超荷而引起的组织水肿，如低蛋白血症、静脉栓塞、下肢动-静脉瘘等。后者又被称为"高产出衰竭"（high-output failure），因为此类水肿发生的起始因素在淋巴系统之外，淋巴输出功能相对不足是静脉压升高、水分和蛋白质渗出过多的结果，这类水肿不属于淋巴水肿。

从解剖学观点看，淋巴回流障碍可发生在各级淋巴通路上，如初始淋巴管、真皮淋巴管网、集合淋巴管、淋巴结、乳糜池和胸导管等。由于淋巴受阻的部位不同，所引发的淋巴水肿的病理生理改变也有不同，例如盆腔大集合淋巴管受阻时的病理生理改变，一定不同于初始淋巴管闭塞。此外，不同的发病因素，如外伤、感染、放射等所造成的淋巴管病变也有差异，乳腺癌生存者中15%～30%发生继发性上肢淋巴水肿，妇科癌症患者治疗后28%～47%发生继发性下肢淋巴水肿。近年来随着人类基因组学的进展，原发性淋巴水肿的病因学研究逐渐成为热点。对有淋巴水肿遗传史的家族成员进行基因筛查，已经陆续发现了十余个与淋巴水肿发病相关的基因。FLT4是第一个被发现的也是至今研究最多的与淋巴水肿相关的基因。FLT4基因变异被认为是一类家族遗传性淋巴水肿，又称Nonne-Milory's病的致病基因，该病表现为出生时或出生早期的双下肢淋巴水肿。FLT4编码血管生长因子受体3（VEGFR-3），此受体是调节淋巴管生长的重要因子，在淋巴管内皮细胞膜上表达。VEGFR-3的配体VEGF-C能促进淋巴管内皮细胞增殖和迁移，还促进组织内淋巴管增生或再生。研究发现，FLT4基因变异导致VEGFR-3受体的磷酸化活性降低，其下游的信号转导性也随之减低。其他已被发现的与淋巴水肿相关的突变基因如CCBE1、PTPN4、GATA2、GJC2、VEGF-C以及FOXC2等也是通过直接或间接作用改变了VEGFR-3的下游信号通路，影响了淋巴管内皮细胞的功能，通过目前尚不知的机制导致淋巴管发育障碍，从而导致淋巴水肿的发生。

皮肤组织发炎可导致局部初始淋巴管闭塞。淋巴管及周围组织炎症、盆腔或腋窝淋巴结清扫以及放射治疗后的继发性病损均可能导致集合淋巴管部分或全部闭塞。造成淋巴管闭塞的确切机制尚不清楚，有人认为存留在肢体远端（足、手）皮肤淋巴中的细菌和细菌繁殖，可能是引起闭塞的原因。手术切除淋巴管或淋巴结以及局部照射以后均可引起急性淋巴水肿，此时组织中的淋巴管扩张，并有大量毛细淋巴管形成；平时关闭的淋巴管与静脉之间交通支开放，淋巴管侧支循环形成。通过以上代偿机制，急性水肿大多能自行消退。然而随着组织中瘢痕组织的增加，大量新生的毛细淋巴管逐渐消失；扩张的淋巴管的瓣膜功能减退或丧失；淋巴管壁肌纤维萎缩，内膜增厚，胶原沉积，淋巴管腔变窄，收缩功能丧失。在急性水肿消失后的数月或数年后，水肿又出现，成为不可逆的慢性淋巴水肿。

肢体淋巴水肿的临床表现为单侧或双侧肢体的持续性、进行性肿胀。按照国际淋巴学会的分型标准，水肿的早期，按压皮肤后出现凹陷，称为凹陷性水肿，此时若将肢体持续抬高，水肿减轻或消退，临床上无组织纤维化或轻微纤维化，称为Ⅰ期水肿；随着病期的延续，水肿加重，休息后淋巴水肿不会消退，患肢明显增粗，如两侧肢体的周径相差不足5cm，称为淋巴水肿Ⅱ期；如两侧肢体周径超5cm，皮下组织内纤维增生，质地韧性增加，则为淋巴水肿Ⅲ期；严重的晚期水肿，皮肤组织极度纤维化，常伴有严重表皮角化及棘状物生成，整个病肢异常增粗，形同大象腿，又称象皮肿，此时称为淋巴水肿Ⅳ期。

根据病史和临床表现，淋巴水肿的诊断一般不困难。单侧的下肢淋巴水肿有时需与先天性动-静脉瘘鉴别，后者患肢较健肢增长。临床上，下肢淋巴水肿主要需与静脉性水肿相鉴别。据统计，下肢水肿患者中静脉性水肿占总数的95%，而淋巴静脉混合性水肿只占少数，单纯淋巴性水肿不超过总数的3%。静脉性水肿患者多有急性深部静脉栓塞及静脉曲张的病史。由于毛细血管灌注不良，患肢组织质地变硬，皮肤色素沉着，趾甲缺失，病期长者局部（常见于胫前区）形成难以愈合的慢性溃疡。以上均为静脉性水肿的特点。如怀疑淋巴水肿与静脉性水肿同时存在，可借助淋巴闪烁造影和多普勒深静脉血流检查来确诊。

三 淋巴水肿病因和临床分类

肢体淋巴水肿分为原发性淋巴水肿和继发性淋巴水肿两大类。

（一）原发性淋巴水肿

原发性淋巴水肿（primary lymphedema）指发病原因尚不明的一类淋巴水肿。原发性淋巴水肿以四肢，尤其是下肢多见，也可发生在外生殖器、颜面部、臀部或下腹部。可以是单肢体发病，也可能多部位、多肢体发病。多部位发病者，可以是对称性（如双下肢），也可以是非对称性（如左上肢和右下肢同时患病）。

1. 按照水肿发生的时间分类

(1) 先天性淋巴水肿（congenital lymphedema）：出生时或出生后数月发病，占发病总人数的10%。如果有家族遗传史，称为Nonne-Milroy's（OMIM 136352）病或遗传性淋巴水肿Ⅰ型。此病于1890年由Nonne首先提出，后来由Milroy证实。此类患者占原发性淋巴水肿发病总数的10%~25%。女性病例是男性病例的两倍多。其中上肢的发病率约占1/4。四肢、外生殖器、肠道和肺都可累及，常伴有其他的先天性异常。此病的发病机制之一是FLT4基因变异。导致淋巴液滞留的病理机制有待阐明。

(2) 早发性淋巴水肿（lymphedema praecox）：35岁前即儿童或青春期发病，占发病总人数的71%。早发性淋巴水肿主要为女性患者，发病年龄20~30岁。其中一类有家族史的为遗传性淋巴水肿Ⅱ型，又称Meige's综合征（MIM153200），为染色体显性遗传，特征为青春期发病，发病年龄20~59岁。男、女均可遗传。双下肢都可患病，以踝关节周围和小腿胫骨前水肿最常见，也可发生在上肢、面部。大多数患者没有家族史。

(3) 迟发性淋巴水肿（lymphedema tarda）：35岁以后发病，占发病总人数的19%。大约70%病例水肿发生在单侧，最初表现为足和踝部水肿。经过数月或数年，水肿发展至整个小腿，但较少蔓延至大腿。此后病情发展缓慢。数年后，约30%的患者对侧肢体也开始发病。此类患者很少出现急性淋巴管炎，淋巴管周围组织也很少出现感染。

除了发病时间的不同外，早发性与迟发性的表现无差别，水肿发生的时间代表了淋巴管异常的发展过程，临床症状出现得早表示淋巴管异常改变严重。有人认为青春期激素水平的变化是促使年轻女性发病的原因之一。

2. 按照淋巴系统病变分类　英国外科医师Kinmonth根据直接淋巴造影将原发性淋巴水肿的淋巴管病变分为淋巴管未发育、淋巴管发育不良、淋巴管增生和淋巴结纤维化等四类。最近刘宁飞提出基于MR淋巴造影结果的淋巴系统畸形的最新分类。

通过高分辨率的动态MR淋巴造影对378例原发性淋巴水肿的淋巴系统所做的详尽检查，发现淋巴结有病变而淋巴管仅轻度扩张的占17%；淋巴管有明显病变，包括淋巴管迂曲扩张、稀少或缺如的占28%；淋巴结和淋巴管均有明显异常的占55%。这是迄今为止对原发性淋巴水肿淋巴系统病理改变所做的患者人群最广、信息资料最丰富的影像学研究。根据这一结果，作者提出原发性淋巴水肿淋巴系统最新的病变分类，包括三大类型及其亚型：

(1) 单纯淋巴结病变：以淋巴结组织结构异常为主，包括结构不均匀、外形不规整。其次是浅淋巴结发育不良、数目少、体积小，甚至腹股沟浅淋巴结整体缺失。较少见的是，腹股沟淋巴结过度发育，表现为淋巴结体积增大或数目增多。患肢的淋巴管本身没有明显的病变，只是继发于淋巴结病变而迂曲扩张。

(2) 单纯淋巴管病变：主要分为淋巴管稀少或缺如、扩张增生和淋巴管扩张增生两种类型。淋巴结没有明显的异常。

(3) 淋巴管和淋巴结均有病变：占原发性淋巴水肿人数的一半以上。淋巴结和淋巴管均有病变，淋巴结和淋巴管的病变可以一致，如淋巴管和淋巴结稀少或淋巴管和淋巴结均增生。两者的病变也可以完全相反，如淋巴管稀少或缺如，淋巴结增生或淋巴管扩张增生，淋巴结少而小。还有一类是淋巴结结构异常，伴有淋巴管病变，如扩张或发育不良（图80-5）。

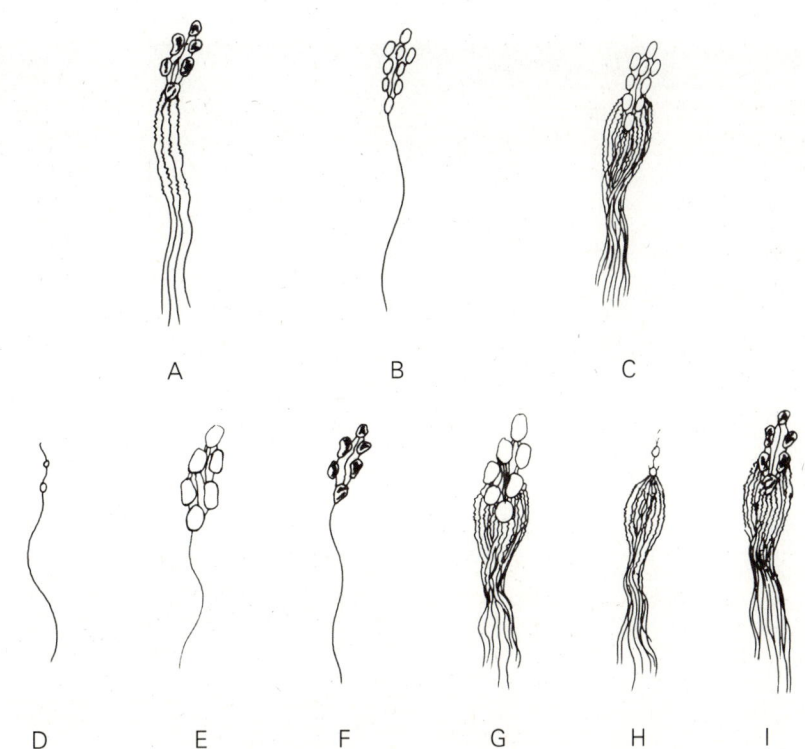

图 80-5　原发性淋巴水肿淋巴系统病变的分类示意图
A. 单纯淋巴结病变　B. 淋巴管稀少或缺如　C. 淋巴管扩张增生　D. 淋巴管和淋巴结均稀少或缺如　E. 淋巴结增生，淋巴管稀少　F. 淋巴结结构异常，淋巴管稀少　G. 淋巴结和淋巴管均增生　H. 淋巴结稀少，淋巴管扩张增生　I. 淋巴结结构异常，淋巴管扩张增生（B、C 为单纯淋巴管病变，D～I 为淋巴管和淋巴结均有病变）

从临床体征上看，水肿和组织纤维化随病期延长而加重。单纯淋巴管发育不良的肢体水肿以踝周和足背较常见。大腿、外生殖器、臀部以及下腹部的水肿在单纯腹股沟淋巴结病变（发育不良和结构异常）较常见。各类型之间的临床表现及蜂窝组织炎、淋巴管炎的发生率都没有显著的差异。淋巴结病变与淋巴管病变在原发性淋巴水肿的发病机制中同样重要。单纯的淋巴结病变可以是主要的发病机制。与淋巴管的病变相同，淋巴结的病变也可分为不发育、发育不良和过度发育三种基本类型。淋巴结最常见的病变是结构异常。

上海九院自 1964 年至 1980 年 8 月共收治各种肢体淋巴水肿 1015 例，按其中资料较完整的 511 例病因及发病年龄，肢体淋巴水肿可分为四大类：第一类是淋巴管疾病及缺陷为主要病因的肢体淋巴水肿，包括原发性淋巴水肿和继发性淋巴水肿。原发性淋巴水肿又可分为先天性原发性淋巴水肿和后天性原发性淋巴水肿。原发性淋巴水肿病因不明，在淋巴管造影结果上可见淋巴管发育不全、淋巴管发育不良及淋巴管增生等。而继发性淋巴水肿是由于各种疾病、损伤引起淋巴回流障碍而致病，其病因及表现是多种多样的。第二类是以血管性疾病及畸形为主要病因的淋巴水肿，这类患者的主要病变是血管疾病，淋巴水肿是该病的外在表现之一。第三类是全身性恶性淋巴肿瘤引起的肢体淋巴水肿，如淋巴肉瘤、霍奇金淋巴瘤、网状内皮细胞瘤等。第四类是全身性疾病引起的肢体淋巴水肿，如心、肝、肾相关疾病及营养不良、过敏等。第三、四两类均不属外科范围，但是第三类需与外科性淋巴水肿相鉴别。

1981 年，王炜等对 511 例慢性肢体淋巴水肿进行了病因分类（表 80-1）。

表 80-1　肢体淋巴水肿分类及 511 例肢体淋巴水肿分析

肢体淋巴水肿分类	小计	病例数	百分率
第一类：以淋巴管疾病及缺陷为主要病因			
1. 原发性肢体淋巴水肿	75		14.68%
（1）先天性肢体淋巴水肿			6.07%
①遗传性肢体淋巴水肿（Nonne-Milroy's病）		3	0.59%
②先天性多发性肢体淋巴水肿		4	0.78%
③先天性非遗传性肢体淋巴水肿		23	4.5%
④先天性束带性肢体淋巴水肿		1	0.195%
（2）后天性肢体淋巴水肿			8.61%
①早发性肢体淋巴水肿（20岁之前发病，其中5例有家族遗传史）		36	7.05%
②迟发性肢体淋巴水肿（20岁之后发病）		8	1.56%
（3）淋巴管造影结果分类*			
①淋巴管发育不全			
②淋巴管发育不良			
③淋巴管增生			
2. 继发性肢体淋巴水肿	434		84.93%
（1）肿瘤压迫、阻塞所致肢体淋巴水肿		1	0.195%
（2）外科手术后肢体淋巴水肿			
①子宫癌、外阴癌、人流手术后肢体淋巴水肿		11	2.15%
②腹股沟淋巴瘤切除术后肢体淋巴水肿		2	0.39%
③腹股沟淋巴结清扫术后肢体淋巴水肿		4	0.78%
④乳腺癌根治术后肢体淋巴水肿		2	0.39%
⑤腋部大汗腺切除术后肢体淋巴水肿		2	0.39%
⑥隐静脉切除术后肢体淋巴水肿		4	0.78%
⑦阴茎癌切除术后肢体淋巴水肿		3	0.59%
（3）放射性治疗后肢体淋巴水肿		1	0.195%
（4）感染后肢体淋巴水肿			
① 结核感染后肢体淋巴水肿			
② 真菌感染后肢体淋巴水肿			
③ 葡萄球菌、链球菌感染后肢体淋巴水肿		208	40.7%
（5）丝虫性肢体淋巴水肿		147	28.77%
（6）外伤性肢体淋巴水肿（包括扭伤、骨折、烧伤环状瘢痕挛缩等引起）		39	7.63%
（7）妊娠后肢体淋巴水肿		10	1.96%
第二类：以血管性疾病及血管畸形为主要病因的肢体淋巴水肿		1	0.195%
1. 静脉淤滞（静脉曲张）			
2. 静脉回流不畅（静脉炎）		1	0.195%
3. 静脉阻塞（静脉血栓形成，外伤性或肿瘤压迫）			

续表

肢体淋巴水肿分类	小计	病例数	百分率
（4）血管畸形（广泛性血管瘤、动静脉瘤）			
（5）淋巴管瘤及淋巴管血管瘤			
第三类：恶性淋巴瘤引起的肢体淋巴水肿（如霍奇金淋巴瘤、淋巴肉瘤等）	1	1	0.195%
第四类：全身性疾病引起的肢体淋巴水肿（不属外科讨论范畴）			
合　计		511	511

注：*本组淋巴管造影病例不多，未做病例分析。

（二）继发性淋巴水肿

1. 肿瘤根治术后淋巴水肿

（1）乳腺癌根治术后的上肢淋巴水肿：最常见的继发性淋巴水肿。近年来，乳腺癌在我国大城市已跃升至妇女恶性肿瘤第一位，有的地区统计了其发病率，达到75/100000，乳腺癌根治术和放疗后发生的上肢淋巴水肿的总人数随之增加，上肢淋巴水肿的发病人数占乳腺癌手术治疗总人数的10%～30%。摘除腋部淋巴结是导致淋巴回流阻断的直接原因，手术切断了与淋巴结连接的输入和输出淋巴管。如果手术后接受放射治疗，水肿发生的概率和严重程度均会增加，但水肿发生的时间有很大的差异。如果追问病史，可以发现有相当一部分患者水肿发生前曾经有过患肢过度劳作、拎重物、皮肤损伤（蚊虫叮咬或刀割伤）后感染、静脉穿刺、反复测量血压等历史。这说明继发性淋巴水肿有较长的"潜伏期"。

（2）妇科肿瘤如子宫颈癌、子宫内膜癌、卵巢癌根治手术后的下肢淋巴水肿：肿瘤切除加上盆腔淋巴结清扫后结扎淋巴管以及手术后的放射治疗造成淋巴结损伤，淋巴管断裂未能修复是女性子宫颈癌、子宫内膜癌和卵巢癌治疗后下肢淋巴水肿发生的原因。虽然手术摘除双侧的盆腔淋巴结，并且双侧盆腔均经过放射治疗，但水肿多发生在一侧下肢。根治术后淋巴水肿可发生在术后的数月、数年甚至数十年后。手术后到水肿发生的期间又称潜伏期，潜伏期长短差异的原因尚不清楚，晚期双下肢、会阴部和下腹部都可累及。下肢水肿一旦发生，多呈进行性加重，可在较短时间内迅速发生肢体增粗、皮肤纤维化，皮肤迅速变得坚硬、粗糙。较早发生皮肤蜂窝组织炎。

（3）前列腺癌、直肠癌、膀胱癌根治手术和放射治疗后下肢淋巴水肿：早期水肿局限在外阴部或发生在足背及踝周。随病期延长，水肿的范围扩大至整个肢体和外阴、下腹部。这类水肿的发生率似较女性盆腔肿瘤治疗后的要低。发病的原因是盆腔内淋巴结在根治术中被广泛摘除，术后淋巴循环未能重建。

2. 创伤后继发性淋巴水肿　最多见于车祸造成的下肢广泛的皮肤撕脱伤或挤压伤后。严重的外伤，如较大范围的软组织（皮肤、肌肉）缺损伴有或不伴有骨折，由于创伤深且范围大，浅表淋巴管甚至深部淋巴管也损伤和缺失，留下大面积或环状的紧贴骨头的瘢痕，造成远端肢体淋巴水肿，以下肢多见。

3. 感染引发的继发性淋巴水肿

（1）丝虫性淋巴水肿：丝虫性淋巴水肿是世界范围内患者数最多的继发性淋巴水肿。2000年，WHO将丝虫病列为第二大致残因素。丝虫性淋巴水肿的致病丝虫有斑氏丝虫和马来丝虫两种。血中的幼丝虫经蚊子叮咬后传播扩散，它们寄生在淋巴系统，生活期达4～6年，此间繁殖出成百万的微丝虫进入血液。丝虫抗原引起了淋巴管和淋巴结的过敏和免疫反应，造成淋巴管和淋巴结结构损害，如管腔扩张瓣膜闭合不全或闭塞以及淋巴结纤维化，淋巴循环因而受阻形成组织水肿。我国防治丝虫病的主要措施是应用抗丝虫药物乙胺嗪（海群生）群体化疗，最大限度地消灭传染源，以阻断传播。目前在我国丝虫感染引发的淋巴水肿已罕见，散在的患者多为20世纪五六十年代遗留的老患者。2007年，世界卫生组织致电我国卫生部，承认我国已经成功消灭丝虫病。

（2）淋巴管（结）炎引发的淋巴水肿：又称皮肤淋巴管（淋巴结）炎（dermatolymphangioadenitis, DLA）。反复发作的皮肤淋巴管、淋巴结感染（又称丹毒）是导致淋巴管系统病变形成继发性肢体淋巴水肿的主要原因之一。最常见的病原菌是甲型溶血性链球菌（α-hemolytic streptococcus），好发于下肢。浅表淋巴管造影表明炎症形成后，淋巴管发生闭塞，组织学检查也证实了淋巴管在感染后发生变性，大部分管腔闭塞。其病变过程为：炎性因子作用于淋巴管，使其通透性增加，管壁变硬、弹性下降、自主收缩功能减弱甚至消失；同时淋巴管内膜增厚、管腔狭窄、引发肢体远端水肿。

4. 医源性淋巴水肿　指由于误诊或治疗措施不当引发的继发性淋巴水肿，也是临床医师在医疗实践中应该避免发生的。多数原因是淋巴管意外受损。"淋巴清扫"肿瘤根治后出现的淋巴水肿不属于该范围。

（1）腹股沟淋巴结摘除术后：为了诊断腹股沟"肿块"，肿块往往无痛，缓慢生长，鸽蛋大小，摘除后发现是肿大的淋巴结，病理检查结果显示淋巴结内有较多脂肪组织浸润。

（2）下肢静脉曲张剥离术后淋巴管损伤：大隐静脉曲张剥离手术或激光治疗后损伤邻近（大腿内侧）的集合淋巴管，导致淋巴管破损，淋巴液渗漏，淋巴水肿随之发生。由于患肢静脉曲张多伴有静脉瓣膜关闭不全，有的已经有静脉性水肿，有的依赖淋巴系统的代偿而未形成静脉性水肿。如果损坏了淋巴系统，会加重静脉性水肿，或引发淋巴-静脉双重水肿。

（3）冠状动脉搭桥术取下肢隐静脉做移植物：近年来，冠脉搭桥手术开展逐年增多，切取隐静脉损伤邻近的淋巴管并引发术后水肿的报道也随之增加。

5. 恶性肿瘤淋巴道转移引发的恶性淋巴水肿　此类病例临床上有增多的趋势，也称恶性淋巴水肿。恶性肿瘤的肿瘤细胞可以穿透淋巴管壁阻塞淋巴管，肿瘤本身也可能压迫淋巴管而阻挡淋巴循环，更常见的是转移到腹股沟髂窝淋巴结从而阻断淋巴回流而引发淋巴水肿。与常见的慢性淋巴水肿不同，恶性肿瘤淋巴道转移引发的淋巴水肿具有病程短、发展快的特点。转移到腹股沟淋巴结群的肿瘤分两类来源。第一类是近处的肿瘤，即盆腔肿瘤，如子宫颈癌、卵巢癌、子宫内膜癌、前列腺癌、膀胱癌、阴茎癌和皮肤Paget's病等。第二类是远处肿瘤，此类肿瘤的来源比较复杂，包括鼻咽癌、肺癌、结肠癌、胃癌、肝癌、淋巴瘤、非典型纤维组织细胞瘤和不明来源的消化道腺癌。对怀疑有恶性淋巴水肿的患者应尽早做全面排查，MR淋巴造影有助于鉴别良性和恶性淋巴水肿。

四　淋巴水肿的诊断和辅助诊断

淋巴水肿的诊断需要依据病史和体征。慢性淋巴水肿起病慢、进展缓慢，从早期的凹陷性水肿到晚期的象皮肿，迁延数年乃至数十年。晚期淋巴水肿具有明显的体征，诊断不困难。但是要区别淋巴水肿与静脉性水肿并且分清淋巴水肿的类型，则需要借助辅助诊断方法。影像学检查是淋巴水肿或淋巴循环障碍的主要辅助诊断手段。因淋巴管细小（尤其是肢体的淋巴管更为明显），而且淋巴液无色透明，肉眼只能看到较粗大的集合淋巴管、淋巴干及胸导管，因此如何通过淋巴系统造影来显示淋巴管和淋巴结的形态及功能状况相当重要。淋巴系统造影技术随检测仪器的更新而发展。从最早期的X线检测仪、γ射线相机/SPECT显像设备，到近年出现的MR和CT扫描仪、荧光/光子检测仪，探索的目的是使得淋巴系统的显像清晰度和分辨率更高，并能做到形态和功能检测兼顾。以下按照使用的早晚对各项检查进行介绍。

1. 直接淋巴管造影（direct lymphangiography）　1933年，Hudack和McMaster应用11%的酸性

湖蓝（patent blue violet）制成等渗液做皮下注射使淋巴管染色。1952年，Kinmonth为诊断下肢淋巴水肿，将碘制剂直接注入淋巴管，进行淋巴管造影，取得了良好效果，为临床诊断应用打下了基础。

此方法主要应用于临床患者，也可用于动物实验。但是淋巴管本身管径较细，且壁薄而透明，肉眼难以从其周围组织分辨，所以在直接注入造影剂之前，需先用间接注射的方法注入显色剂，即引导注射，使淋巴管充盈、着色，然后再直接向显色的淋巴管注入造影剂。

一般常用的是2.5%~11%的Patent蓝和0.5%~3%Evans蓝0.5~1ml，可与等量的1%利多卡因或1%普鲁卡因制成混合液。其中以Patent蓝的效果为最好，因为它在组织内的扩散性较强，能很快进入淋巴管；其毒性也较低，注入后24~48小时由尿排出，在注射部位不遗留色素。引导注射的部位可根据淋巴管造影的部位来确定，四肢淋巴管造影时，在指、趾间蹼皮下做引导注射。在注射点处常出现蓝色皮丘和数条蓝色细丝，蓝色细丝便是皮下的浅淋巴管。临床上常用的碘剂显影剂有水性和油性两种。水性碘剂主要有70%醋碘苯酸钠、biligrafin、urografin等。水性碘剂无不良反应，但在淋巴管内停留时间短且容易外溢，显影浅淡，所以不适用于较长时间或远隔部位的淋巴管造影。油性碘剂为含碘的植物油（碘油），主要的制剂有ethiodol、lipiodol、popiodol等。碘油不易外溢，扩散慢，显影效果好，在淋巴管及淋巴结停留时间长，但有时发生一过性肺栓塞，所以需注意注射量和注射速度。

造影时，患者平卧，常规消毒铺巾后，在引导注射点的近侧数厘米处（足背为4~6cm），于局麻下做2~3cm长的横切口，切开表皮和真皮后仔细分离，在真皮下可找到蓝染的淋巴管。选择较粗的一条，充分游离，剥去外膜1~2cm长一段，在2.5~6倍手术放大镜下用直径0.3~0.35mm带导管的穿刺针穿刺。结扎固定，用加压推进器缓慢注入碘剂，上肢淋巴管造影每侧注入4~6ml，下肢注入7~10ml。下肢在造影剂进入腹股沟淋巴结时，患者有轻胀感，此时即摄片。若清晰，即可停止注射造影剂，拔出针头，缝合伤口。因造影剂外溢或刺激淋巴管易引起炎症反应，术后应常规应用抗生素，并嘱患者抬高患肢，注意休息。

正常淋巴管造影表现：正常淋巴管呈线状，直径0.5~0.6mm，远、近端口径基本一致。其走行可呈波纹状，相连的淋巴管间可有分支或互相合并，个别的可见有节段性弯曲，但口径不变。因管腔内有瓣膜，可呈纺锤形或串珠样。穿刺点远端淋巴管不显影，深、浅淋巴管间亦无交通支可见。原发性肢体淋巴水肿患者淋巴管的数量和结构变化多端。①淋巴管发育不良，约80%病例淋巴管数量减少，小腿部可能仅1~2条，大腿部只有2~3条。其径路是正常的，临床上也不一定表现出水肿。淋巴引流失常者常伴有淋巴管狭窄、瓣膜稀少甚至缺如，因瓣膜功能不全而造成真皮淋巴反流。②淋巴管增生，占10%~15%，淋巴管数目增加、扩张、迂曲，这类患者发病较早，常发生于一侧肢体。③淋巴管生成不全，占3%~5%，造影时肢体远端找不到淋巴干，仅偶在真皮内见到极细的毛细淋巴管。继发性阻塞性肢体淋巴水肿淋巴管造影表现为淋巴管中断、呈盲端，肢体远端淋巴管不规则、数量增多、管径粗细不一，多数扩张、迂曲，常有真皮淋巴反流。

直接淋巴造影被视为淋巴系统显像的经典方法或金标准，因为淋巴管和淋巴结的形态能清晰分辨。然而由于分离淋巴管的难度较大，成功率不高，且是创伤性的检查（碘油对淋巴管的内皮有损害作用，往往造成被检淋巴管的损伤甚至闭塞），因此直接淋巴造影是"一次性"的检查，难以重复。碘油有可能引起肺栓塞，对于有心肺疾病的患者有可能造成死亡，死亡率为1:800。鉴于以上原因，直接淋巴造影除临床诊断乳糜返流性疾病外，现在已很少被采用。

2. 核素淋巴显像（lymphoscintigraphy） 核素淋巴显像也称同位素淋巴造影或淋巴闪烁造影（lymphoscintigraphy），或单光子发射计算机断层成像术（single-photon emission computed tomography，SPECT），是近三四十年来应用最广的淋巴系统检查方法。它属于间接淋巴造影，即造影剂注射在皮下，经毛细淋巴管摄取后进入淋巴系统。与直接淋巴管造影相比，间接淋巴管造影具有操作简便、容易掌握的优点，它基本上是一种无损伤的检查方法。间接淋巴管造影所需时间短，平均30分钟即可完成，而直接淋巴管造影术一般需2小时以上，并且还存在未能发现淋巴管或穿刺淋巴管失败的可能性。另外，间接淋巴管造影不良反应少，无肺、脑、肾栓塞等并发症，对淋巴管刺激作用小，并能显示非常细小的初级淋巴管，检查可反复进行，这在临床上有很重要的意义，不但可用以了解病变的发展或转归，而且可用于治疗效果的判断。

毛细淋巴管是淋巴生成的初始部位，由单层内皮构成。没有完整的基底膜是毛细淋巴管的组织学特征。许多大分子物质不能透过毛细血管基底膜，只能通过内皮细胞的胞饮或经内皮间隙进入淋巴系统。物质分子量大于37000或颗粒直径大于4～5nm，生物膜通透性骤降，因而多通过淋巴管吸收和转运。淋巴显像将符合上述条件的显像剂注入组织间隙，选择性地进入淋巴管，部分显像剂可以高效地被淋巴结窦内皮细胞吞噬滞留，从而显示引流淋巴结、淋巴管的形态、分布及功能状态。检查时采用γ射线照相机来探测淋巴管和淋巴结中结合的放射性同位素。探测仪能够将γ射线转变成光闪，这些闪光组合成图像。

自1953年Sherman等首次介绍核素淋巴显像以来，示踪剂的研究有了很大进展。先后有胶体^{198}Au、^{99m}Tc-HSA、^{99m}Tc-硫化锑胶体等应用于临床检查。国内常用的淋巴显像剂为^{99m}Tc硫化锑或^{99m}Tc右旋糖酐。显像剂用量一般为37～74MBq（1～2mci），一般每人每次的最大用量不宜超过185MBq（5mci）。肢体淋巴显像时的注射点分别为手背第2、3指蹼或足背第1、2趾蹼间的皮肤内，每一注射点的用量应在0.1～0.2ml以下。患者仰卧位，取前位显像。造影剂经毛细淋巴管和集合淋巴管到达淋巴结并积聚。为观察淋巴管的回流和形态，可以利用颗粒小淋巴回流快的显像剂如^{99m}Tc右旋糖酐，在远端注射造影剂后立即开始，采集20～30分钟结束。正常情况下，腘窝以下可见1～2支淋巴管，腘窝以上只见1条，淋巴迁移速度为每分钟5～20cm，上肢略快于下肢。另一种方法是通过测量淋巴结内所含注射量的百分比来评价淋巴系统的功能。通常的做法是，皮内注射40MBq的^{99m}Tc右旋糖酐后，要求患者行走1小时或做握拳动作，注射^{99m}Tc硫化锑后行走时间加倍，然后测腹股沟和盆腔淋巴结的放射量以及注射点的放射量。正常情况下，淋巴管并不总是充盈，因此造影剂注射后并不总能捕捉到淋巴管的影像，尤其是造影剂注射2～3小时后，造影剂已被功能良好的淋巴管输送到区域淋巴结，此时如果淋巴结显影，则表示淋巴管的功能正常。腋窝淋巴结群从腋下斜向上延伸。腹股沟及腹膜后淋巴结显像呈从下向上依次排列着的腹股沟淋巴结深、浅各组，髂外和髂总以及由2～3条淋巴结并列上行构成的腰淋巴结，两侧向中间交汇，形成倒Y形。原发性淋巴水肿的闪烁显像变化有淋巴回流缓慢或停滞，淋巴管不显影，显影剂向皮肤反流、扩散，甚至显像区淋巴管和淋巴结均不显影。继发性淋巴水肿早期多有淋巴扩张，多条侧支淋巴管显影。但是对于非早期淋巴水肿来说，无论何种类型，显影剂注射后淋巴管或淋巴结不显影是其共同特征。造影剂在组织中的异常分布也是淋巴水肿显像的特点。最常见的改变是造影剂在皮下组织中弥散和滞留，由于淋巴管阻塞，造影剂被摄取后又反流入皮下组织与水肿液混合，此时组织呈大片增强的放射阴影。

核素淋巴显像的优点是无创伤、较安全、易重复。核素淋巴显像是动态性的检查，在一定程度上反映淋巴管和淋巴结的输送功能。其不足是影像的分辨率不高（图80-6，图80-7）。

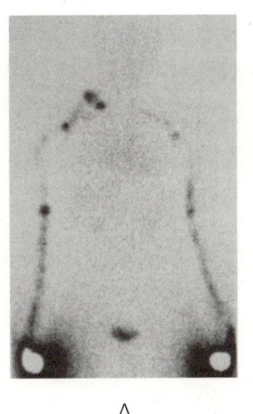
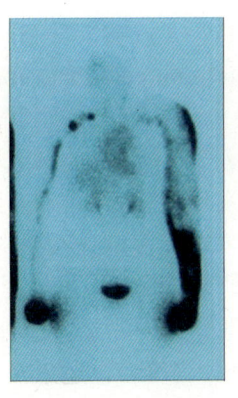

图 80-6　上肢淋巴核素显像
A. 正常上肢淋巴闪烁造影，肘部和腋窝淋巴结可见　B. 左上肢乳腺癌术后淋巴水肿，前臂大片造影剂滞留，腋窝淋巴结未显影

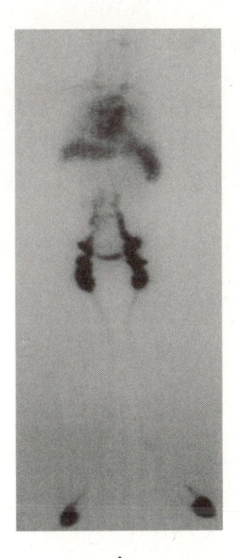
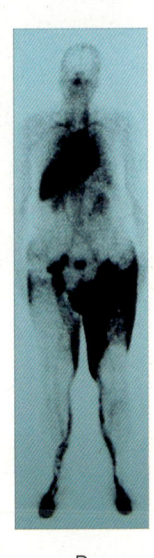
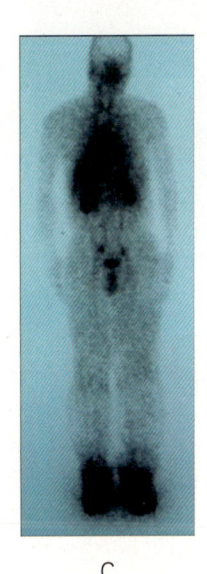

图 80-7　下肢核素淋巴显像
A. 正常下肢淋巴闪烁造影，淋巴管通常影淡，腹股沟淋巴结显影清晰　B. 左下肢肿瘤根治后继发性淋巴水肿，造影剂在大腿根部滞留　C. 双下肢原发性淋巴水肿，淋巴管和腹股沟淋巴结均未显影

3. MR淋巴造影（MR lymphangiography）　由于同位素淋巴造影图像效果差，自20世纪90年代后期，磁共振显像检查用于淋巴循环障碍疾病的诊断。2002年，非造影剂的三维磁共振淋巴系统显像在临床应用，由于采集图像的范围广、清晰度高，显著提高了淋巴管疾病的诊断水平。在此基础上，近年又开展了采用顺磁造影剂的三维动态MRI淋巴管造影，可以同时获得淋巴系统的功能和形态信息，使临床诊断水平又向前迈进一步。

三维动态MR淋巴造影造影剂注射部位及方法：选用分子量为1058.16的磁共振顺磁造影剂钆贝葡胺注射液（gadobenate dimeglumine injection）。在每瓶15ml钆贝葡胺注射液内加1%利多卡因1.5ml使总体积达16.5ml，应用胰岛素注射器在双下肢或上肢第1~4趾（指）蹼皮内注射，每个注射点0.7~0.8ml。采用Philips Intera Achiva 3.0T MRI成像仪，造影剂注射前选用SENSE-CARDI-AC六通道相控阵表面线圈，患者一般取仰卧位，由足踝部至大腿根部根据患者身高可分成3~4

段逐段采集，采用常规 T_2W-TSE 脂肪抑制成像。造影剂注射后采用三维容积内插快速绕相梯度回波 T_1W（T_1 high resolution isotropic volume excitation，THRIVE）动态增强成像。造影前对患者进行第一个动态扫描作为蒙片，造影剂注射完毕先后进行 5 次动态扫描，动态时间间隔为 5～10 分钟。扫描结束各动态图像与第一个动态减影后进行图像多层叠加重建 MIP。

应用上述方法可以清晰观察到肢体淋巴管的形态，造影剂注射后动态采集的淋巴管的图像可以测量显影淋巴管的长度并计算出淋巴液流速，上肢的采集点起自腕关节，下肢起自踝关节（图 80-8，图 80-9）。动态采集腹股沟淋巴结图像，可以在观察淋巴结形态的同时观察淋巴结的输送功能。方法是在双侧腹股沟或腘窝显影对称的淋巴结表面做选择并测量其亮度，与健侧的淋巴结做比较，比较淋巴结范围内造影剂的浓度，或者做造影剂在淋巴结内充盈的动态观察，采集不同时间点淋巴结造影剂浓度的变化（图 80-10）。

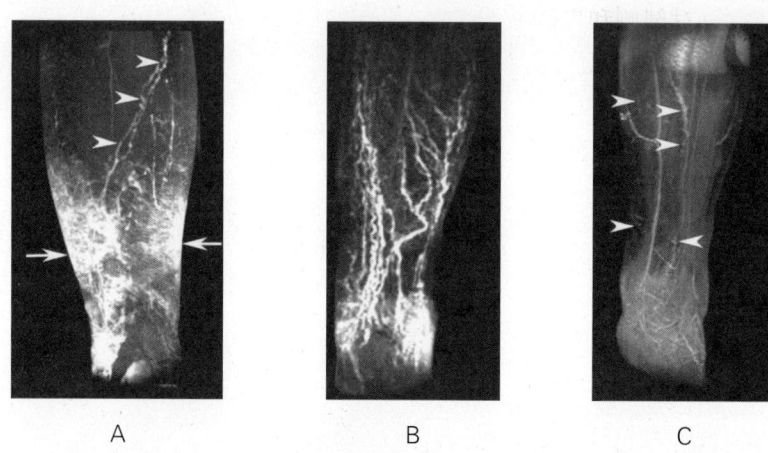

图 80-8 动态三维 MR 淋巴造影显示形态各异的原发性淋巴水肿下肢淋巴管病变
A. 小箭头所指是患肢扩张的淋巴管，大箭头所指是在皮下弥散的造影剂，又称"真皮反流"　B. 患肢多条扩张迂曲的淋巴管　C. 箭头所指是未能完全充盈的下肢集合淋巴管

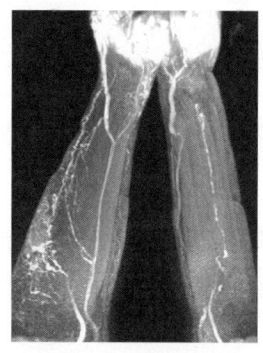

图 80-9 乳腺癌根治术后右上肢继发性淋巴水肿 MR 淋巴造影显示淋巴管扩张，回流受阻

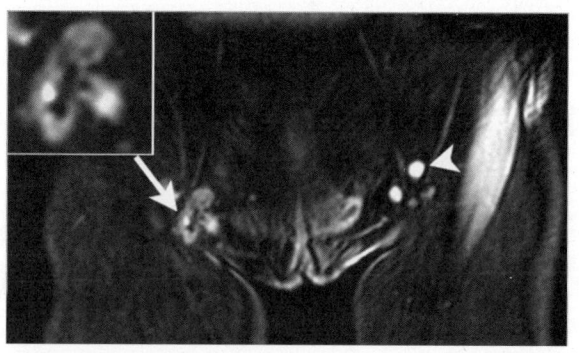

图 80-10 MR 淋巴造影显示腹股沟淋巴结病变，患侧（右侧）病变淋巴结外形不规整，少量造影剂充盈。健侧淋巴结造影剂充盈、均匀

淋巴管的功能和形态：大多数正常人造影剂注射后肢体淋巴管不显影，造影剂在注射点的吸收较快。腹股沟淋巴结充盈快，分布均匀。原发性淋巴水肿淋巴管的形态学变异很大。按淋巴管

的分布、形态和数目大致分为：①淋巴管显著扩张迂曲伴增生；②淋巴管轻度扩张非增生；③淋巴管极少或完全不显影；④浅表淋巴管不显影，深部淋巴管扩张显影；⑤浅表与深部淋巴管均扩张。淋巴管的直径为0.2~10mm。继发性淋巴水肿患肢淋巴管的改变有：①继发性扩张，少数伴有淋巴管增生；②部分闭塞；③完全闭塞；④淋巴管破裂，淋巴液渗漏。

淋巴结的功能和形态：以下肢为例，健侧腹股沟淋巴结在造影剂注射后较快显影且在淋巴结内分布均匀，淋巴结形态完整。原发性淋巴水肿淋巴结的分布、形态和数目的变化较大，有以下类型：①大致正常；②数目明显减少或增多；③淋巴结先天缺如；④体积异常增大和形态结构不规则等。淋巴结内造影剂的充盈方式变化有：完全不充盈、部分充盈和延迟充盈。继发性淋巴水肿如恶性肿瘤手术或放射治疗后、淋巴结反复炎症以及外伤后的腹股沟淋巴结多数受到不同程度的损害，因此淋巴结的形态多不规整，质地多不均匀。

造影剂注射后约30分钟腹股沟淋巴结内的浓度显示，淋巴水肿肢体的腹股沟淋巴结显影剂亮度往往低于健侧。可以对健侧和患侧腹股沟淋巴结内造影剂浓度做精确的比较测量，并对造影剂在淋巴结内充盈做实时动态观察。通过比较患侧和健侧腹股沟淋巴结内造影剂的最大亮度、达到最大亮度（峰值）的时间，对患侧淋巴结的内部结构和输送淋巴液的功能做出较为精确的判断。

动态MR淋巴造影是目前检查淋巴系统疾病的最佳方法，是一种形态和功能兼备的淋巴系统疾病新的诊断手段。检查所提供的淋巴管和淋巴结形态结构及功能方面的详尽信息，显著提高了淋巴循环障碍疾病的诊断水平，为临床医师选择恰当的治疗方法、开发新的治疗技术、探讨淋巴循环障碍疾病发生的病理生理基础都有重要意义。

4. ICG荧光淋巴造影　是近几年开发的诊断技术，最早用于乳腺癌前哨淋巴结活检。此后用于手术中静脉注射显示剂后观察特定皮瓣的血管分布，进行术中定位和眼科的血管造影。荧光淋巴造影是利用皮内注射的显示剂吲哚菁绿（indocyanine green，ICG）与蛋白质结合，并被淋巴管摄取从而显示淋巴管和淋巴结的原理，来判断淋巴管是否存在功能状况。检查方法：在双侧肢体指（趾）蹼皮内注射吲哚菁绿（1%溶于生理盐水）0.2~0.4ml后立即采用电子眼（photodynamic eye）检测仪实时跟踪肢体集合淋巴管和区域淋巴结的造影剂充盈状况、显影的时间、淋巴管和淋巴结内淋巴液的流速。正常肢体的淋巴管显影很快，荧光造影剂注射后迅速被染色，可以对淋巴管的收缩功能做实时动态的检测；区域淋巴结（腋窝或腹股沟）也随之显影。淋巴回流障碍的淋巴管显影速度明显减慢，淋巴结显影的时间也明显延迟或者不显影。ICG荧光淋巴造影的优点是敏感度较高、操作较简便、实时显像、无放射性。但是荧光图像上的伪影较重，图像的分辨率较低，难以对淋巴管和淋巴结的形态学改变做清晰的观察。

5. 超声诊断　超声检查可以探及皮下组织中的水分、腹股沟和腋窝淋巴结以及主动脉、腔静脉旁淋巴结，简单可靠，可作为核素淋巴显像检查的补充，如B型超声显像对区域淋巴结（腋窝和腹股沟）的检出率要高于核素淋巴造影。核素淋巴造影剂有时会滞留在指（趾）蹼的注射点而不被淋巴管吸收和转运。B型超声不仅能探测出淋巴结，还能发现结构是否均匀及淋巴结门是否清晰。

五　治疗

肢体淋巴水肿的治疗分为保守治疗和手术治疗两大类。

（一）保守治疗

目前世界同行均倾向于首选保守疗法治疗肢体淋巴水肿，例如欧洲大约95%的淋巴水肿患者接受非手术治疗，只有约5%的患者接受手术治疗。淋巴水肿的保守治疗有间隙性空气压力泵、远红外热疗、药物等，这些治疗方法有各自的特点，但是均不普及。目前国际上应用最广、疗效也最为肯定的是淋巴水肿手法引流综合消肿治疗，也称CDT治疗。

1. 手法引流综合消肿治疗　1932年，丹麦Vodder医师和他的妻子作为按摩治疗师在法国首创了手法淋巴引流成功治疗淋巴结肿大，并在1936年发表了第一篇手法淋巴引流的文章。1963年，德国医师Asdonk首次将手法淋巴引流用于治疗淋巴管疾病。20世纪80年代，德国医师Foeldi夫妇改进并发展成了一套综合性技术，也就是今天所知的综合消肿治疗（complete decongestive therapy，CDT）。综合消肿治疗包括四部分，即：手法淋巴引流、弹性压力包扎、皮肤护理和功能锻炼。手法淋巴引流技术是为了增加或促进淋巴液和组织间液的回流。手法引流是遵循淋巴系统的解剖和生理通路来实施的。治疗的顺序首先在淋巴水肿肢体近侧非水肿部位开始，如锁骨上区、腋窝和腹股沟区，依次先近后远以离心方式在躯干和肢体进行。肢体及躯干淋巴系统有一定的分区：上肢通过腋窝淋巴结回流，下肢则经过腹股沟淋巴结回流，躯干部同侧上下也有若干集合淋巴管交通，但在躯干中央线和腰部的各个引流区之间有分隔，但也有交通支存在。手法引流首先在不肿肢体近心端开始是为了将淋巴液推向血液循环，加强区域与区域之间的淋巴交通系统，促进淋巴回流。然后再逐步将水肿液从远端引流过渡到肢体近心端。整个疗程在医师指导下由治疗师来完成。治疗后采用低弹力绷带包扎患肢以维持综合治疗的效果非常重要，从原则上讲，包扎压力保持在患者能够耐受的最高压力（40~60mmHg）有助于取得良好疗效。综合消肿治疗（CDT）分为两期，第一期治疗期间手法淋巴引流后需坚持使用弹性绷带，在此期间患者应学会自行使用弹性绷带，水肿基本消退后进入第二期治疗，以维持和巩固前期的治疗效果。在此期间，手法淋巴引流后患者主要穿着弹力裤袜或弹力手套，必要时加用弹性绷带。由于淋巴水肿是尚未能根治的疾病，因此大多数患者需终身穿着弹力裤袜或弹力手臂套。

手法引流综合消肿治疗是目前国际上应用最广、疗效也最为确切的淋巴水肿治疗方法，适合机体各个部位的淋巴水肿治疗，如肢体、面部、外生殖器等，也适合各个年龄层的患者，包括儿童。

2. 烘绑治疗　1964年，泉州医学同仁在《中华外科杂志》报告了"烘绑疗法"治疗肢体淋巴水肿的经验，其治疗要点是："烘疗"和"烘疗"后不间断地加压包扎，取得了较好的治疗效果。张涤生院士将烘绑疗法改造为远红外线及微波治疗，因此该疗法又称远红外和微波热疗。其采用特制的远红外治疗仪和微波治疗仪。治疗包括热疗加绷带包扎。至今，临床共治疗5000多例患者，包括原发性和继发性肢体淋巴水肿，总的有效率达68%。热疗治疗适用于各类肢体淋巴水肿，尤其是伴有频发感染并发症的慢性淋巴水肿，也适用于特粗大下肢患者（腿部周长达90cm）；烘绑治疗利用远红外射线和微波辐射对人体皮肤产生热效应的原理进行治疗，工作时皮肤表面的温度可达治疗所需的39~41℃，微波的穿透力更强，皮下1cm的温度也可达41℃。远红外和微波热疗能够减少患肢淋巴管炎（丹毒）的发作次数和减轻其发病程度。淋巴管炎，俗称丹毒，是淋巴水肿最常见的并发症，频繁发作进一步加重水肿，严重时甚至威胁生命。由于药物的毒副作用患者不可能长期使用抗生素，而热疗对于控制淋巴管炎的发作有着良好的作用。有的患者每年1个疗程的治疗可以维持病情稳定20~30年。人体组织学研究表明微波热疗能够明显地减少或去除组织中的炎症，慢性淋巴水肿组织特异性的小血管周围的单核细胞渗出显著减少。与此同时，热疗还非特异性地激活了皮肤角质细胞、内皮细胞、淋巴细胞和巨噬细胞等免疫细胞。

3. 间隙性空气压力治疗（intermittent air compression therapy）　间隙性空气压力治疗仪器包括电动空气压力泵和可充气的套筒两个部分。套筒可以做间隙性地充气和排气，一个循环需时30~120分钟。套筒一般有多个腔（3~10个），工作时逐个充气后沿患肢的长轴向肢体根部起按压作用。一般认为间隙性空气压力治疗能够减少毛细血管渗出，而不是促进淋巴回流。间隙性空气压力治疗的适应证尚未明确，或许适用于非阻塞性水肿，如活动受限和静脉功能不全引起的水肿、淋巴静脉性混合性水肿、低蛋白水肿。对于因淋巴结和淋巴管损伤引起的阻塞性淋巴水肿，效果不佳，因为间隙性空气压力治疗将肢体的水肿液挤向腹股沟区。因此认为间隙性空气压力治疗后有可能加重患肢的皮下组织纤维化，使得后续治疗更困难。如果不用弹性绷带和弹力手套及弹力袜，间隙性空气压力治疗后可能发生快速的水肿反弹。

1973年，王炜在卫生部召开的中国第一届中西医结合交流大会上报告了烘绑治疗肢体淋巴水肿500例，提出烘和绑不可分开，所有病例经过治疗后淋巴水肿肢体周径都得到了不同程度的缩小，所有伴有间隙性单独发作的病变肢体经过烘绑治疗后单独发作的次数减少，单独发作的间隙时间延长，单独发作的症状减轻。每次烘绑治疗疗程15～20天，烘绑治疗后用弹性绷带包扎肢体。一般患者烘疗需要3次，终身维持弹性绷带包扎。在500例患者中凡是坚持烘和绑结合的患者均有疗效。

张涤生设计的第一代远红外线和第二代微波烘疗治疗肢体淋巴水肿在临床上取得了优良的治疗效果，但是难以达到根治的目的，王炜教授建议第三代淋巴水肿的烘疗机是否可以加添数控的肢体按摩装置，重点集中在肢体的内侧，有序、间隙性地自远端向近心端触摸性地按摩，或许能够提高第一代、第二代烘绑治疗机的疗效。

4.药物治疗

（1）利尿剂：利尿剂使用的结果与淋巴水肿形成的机制相悖。在综合治疗开始前或水肿发生早期短期并伴有其他病变或并发症时可短暂使用，但是不主张长期使用。利尿剂对于恶性肿瘤引起的恶性淋巴水肿可能短暂有效。

（2）抗菌类药物：抗菌类药物用于治疗淋巴水肿引起的急性炎症（蜂窝组织炎-淋巴管炎或丹毒）。典型的感染症状包括红、痛、高热以及较少见的感染性休克。当出现较轻的皮肤红而没有全身症状时不一定是细菌感染。如果已经接受正规的综合物理治疗后患肢仍然反复发生感染，应给予预防性青霉素或广谱抗生素治疗。

（3）消脱止：又称草木樨流浸液片，内含草木樨流浸液25mg，相当于香豆素0.2～0.25mg。其适应证广泛，包括创伤、外科手术等引起的软组织损伤肿胀、静脉炎、静脉曲张。对淋巴水肿的治疗作用目前还没有十分有说服力的报道。

（4）迈之灵：欧洲马栗树籽提取物，为血管外科用药。药理作用包括降低毛细血管通透性、增加静脉回流，主要用于治疗慢性静脉功能不全、各种原因所致的软组织肿胀、静脉性水肿，而对单纯的淋巴水肿效果不显著。

（5）复方中药：淋巴水肿包括一组复杂的病理改变，如组织间隙的水肿、大分子滞留、慢性炎症、组织纤维化和脂肪沉积等，因此治疗淋巴水肿不能依赖单功能或单一功能的药物治疗，过去及目前临床上为数不多的西药所显示的疗效非常有限。传统中药采用数味药组方，具有君臣佐使的协同作用，治疗淋巴水肿这类病理改变复杂的疾病疗效更优。上海九院淋巴中心研制的具有自主知识产权的中药组方"淋巴方"治疗急慢性淋巴水肿逾千例，验证"淋巴方"具有减轻水肿、减轻组织纤维化和防治淋巴管和蜂窝组织炎等并发症的疗效。大多数患者经1～2个疗程（每个疗程1个月）治疗开始显效。复方中药结合手法引流的综合治疗对大多数患者有效。

（二）手术治疗

淋巴水肿的手术治疗经过了长时期的摸索，许多早期实行的手术没有经受住时间的考验，逐渐被摒弃。到目前为止，还没有一种手术方法能够治愈淋巴水肿。所以在选择任何一项手术治疗之前，应首先采用保守疗法。只有在保守治疗失败后，才考虑手术治疗。

治疗淋巴水肿的手术主要分为三类：第一类为促进淋巴回流，第二类为重建淋巴通路，第三类为切除病变组织，缩小患肢体积。前两种方式被称为"生理性"手术，目的是加速或恢复淋巴回流。临床经验表明，除了手术技巧以外，手术成功与否在很大程度上取决于对适应证的掌握。淋巴水肿病因不同，病理生理改变也不尽相同，应根据每一个患者的具体病情选择适当的治疗方法。

1. 促进淋巴回流　自从采用直接淋巴管造影技术观察到肢体淋巴水肿主要为浅表淋巴系统的病变，而深部淋巴系统往往不受波及后，许多旨在将浅表淋巴引向深部组织的手术相继问世。这类手术包括：切除数条肌肉筋膜，使浅部组织与深部肌肉贯通；在皮下组织和肌层之间埋藏丝线或尼龙线。其中，比较著名的是Thompson采用的在深筋膜下埋藏去除表皮的真皮皮瓣，以引流浅表组织淋巴的方法。该手术的关键是手术者制备血供良好的真皮瓣移植于肌间隙中，以试图建立深浅淋巴管的自发性再生吻合，促进肢体淋巴水肿的消除，在20世纪60—70年代上海第九人民医院曾运用该术式治疗肢体淋巴水肿，对部分病例取得了一定的疗效，但缺少长期跟踪随访，目前有些作者认为这类手术只带来暂时的改善，术后有较高的感染、排异反应以及埋藏物周围形成的纤维化的风险，真皮皮瓣的术后效果亦十分有限，皮瓣常常发生坏死。这些手术方法目前基本上已不再采用。

（1）带蒂大网膜瓣：Dick（1935）采用大网膜瓣转移治疗生殖器的淋巴水肿。Goldsmith（1968）将此术式用于治疗上、下肢淋巴水肿。大网膜的淋巴循环比较丰富，有1~2条集合淋巴管与胃网膜血管伴行，注入胃下淋巴结和胰脾淋巴结，将带蒂的大网膜转移到上、下肢，使受区淋巴管与大网膜淋巴管吻合达到引流淋巴的目的。转移后大网膜被纤维包膜包裹，然而受区的淋巴管与大网膜淋巴管之间能否建立起足够数量的吻合使患肢的淋巴液得到充分回流还没有被证实。Goldsmith（1975）术后1~7年的观察表明，1/3~1/2病肢水肿有中等程度的消退。但是考虑到手术的范围和创伤以及腹疝、胃肠功能紊乱等并发症，最终放弃了此手术。Egorov（1994）对手术方法做了改进。他将大网膜以游离方式移植到患肢，并将大网膜血管与股血管或腋动、静脉分支做吻合，同时做受区小静脉与大网膜淋巴结吻合。19个病例中有5例术后水肿消退达50%左右，其余的患者水肿消退亦达25%以上。然而术前与术后的淋巴闪烁造影图像并未显示明显的改变。根据作者的观察，至今还没有证据表明转移或移植的大网膜与患肢受区的淋巴建立了连接，手术后的治疗效果也不理想。

（2）带蒂皮瓣：Gillies（1935）尝试在上臂做窄而长的皮瓣越过腹股沟转移到大腿，以促进患肢的淋巴回流至腋部。经过较长期的随访，水肿有较明显的消退，但供皮瓣的上肢却发生了继发性淋巴水肿。虽然此项手术因上肢的并发症而未能推广，然而手术证实了淋巴循环阻断后是可以被桥接的。用来促进淋巴回流的皮瓣最好是局部旋转皮瓣，皮瓣内应包括功能良好的轴状淋巴管，其蒂部应尽可能接近腋部或腹股沟区。皮瓣转移后与受区淋巴回流方向一致，供区肢体的淋巴回流必须正常。此外，还有带背阔肌肌皮瓣治疗乳癌根治术后上肢淋巴水肿以及肠段及肠系膜组织瓣一并转移治疗下肢原发性淋巴水肿的报道（Medgyesi，1983；Kinmoth，1978）。但由于这些手术病例数少，疗效尚不能肯定，同时因手术创伤大，术后并发症多，也限制了临床的应用。

2. 重建淋巴通路　近20年来，由于显微外科技术的发展，人们不断探索应用显微外科技术重建淋巴回流通路的方法。从理论上和实践上可有两方面的选择：一方面是利用小血管吻合技术，进行含淋巴组织游离移植，通过移植组织与受区组织中淋巴管再生而重建患肢的淋巴通路；另一方面是直接对淋巴管本身进行显微外科操作，通过淋巴管-静脉吻合或阻塞远、近端淋巴管间搭桥吻合来重建淋巴通路。此类手术旨在重新修复已被阻断的或被损坏的淋巴管，恢复淋巴液回流。因为手术设计符合正常淋巴循环的解剖生理特性，因此被称为"生理性"手术。此类手术的特点是必须在手术显微镜下进行，技术操作要求比较高。手术的种类包括：淋巴管（结）-静脉吻合、淋巴管移植、静脉移植代淋巴管移植、带皮瓣淋巴结移植等。选择何种术式必须根据每个病例具体的病因和病情来决定。

淋巴管-静脉吻合（lymphatic-venous shuntting）的适应证及手术方法选择如下：

（1）适应证：①上肢阻塞性淋巴水肿。最常见是在乳癌根治术后或放射治疗后发生的上肢继发性淋巴水肿。手术方法是采用淋巴管-静脉吻合。②宫颈癌、阴茎癌、外阴癌及下肢恶性黑色素瘤根治术后或放射治疗后引起的下肢淋巴水肿也可选择淋巴管-静脉吻合。

（2）术前准备：首先必须明确诊断，详细而完整的病史是确定手术与否的前提。术前6周内应无丹毒发作史。常规术前检查有淋巴造影和静脉超声检查。通过淋巴造影可观察淋巴管、淋巴结的形态和数量变化以及淋巴系统的功能状况。例如检测造影剂在注射部位消失的速度反映初始淋巴管的吞噬功能和淋巴液在组织中滞留的程度；手术后做淋巴闪烁造影可观察吻合口是否通畅，淋巴液流速是否增快，淋巴结、淋巴管是否显像。静脉超声检查有助于了解静脉的病变，包括管腔是否通畅、有无狭窄，瓣膜功能等。

此外，术前3～5天预防性应用抗生素，肌注青霉素，剂量为80万单位，每天2次。

术前患者应卧床休息3～5天，抬高患肢，以弹性绷带包扎肢体。

（3）手术方法：介绍两种吻合法。第一种是扩张的淋巴管与静脉之间的端端吻合。为了防止吻合口狭窄，吻合时将一小管插入静脉和淋巴管，结束前静脉近心端做一小切口将小管引出。第二种吻合法是近年来应用比较普遍的又比较简便的插入法。手术借助一枚带有凹槽的长静脉注射针头，长约140mm，直径1.2～1.8mm。下面以下肢手术为例说明手术大致步骤。

（4）手术：在趾蹼间注射2～3ml 11%亚甲蓝使浅表淋巴管显影后，在腹股沟韧带稍下方做切口暴露浅表淋巴管和大隐静脉，用黑丝线套入已分出的淋巴管（3～9根）。根据淋巴管的位置，游离出一段大隐静脉，用橡皮片套入做牵引。将淋巴管切断后，近心端予以结扎。带凹槽的静脉针头（根据淋巴管和静脉的粗细选择不同型号的针头）在适当的位置刺入大隐静脉。用含肝素的生理盐水冲洗淋巴管远侧断端，使管腔膨胀，11-0无损伤双针尼龙缝针做吻合，先单针从淋巴管外壁进针，管腔内出针，然后顺静脉导针的凹槽进入静脉壁的开口，距静脉开口2mm处穿出静脉壁，另一缝针的进针顺序相同，两针在静脉壁上的间距为1mm。轻轻牵拉双针及双线，在拔出静脉针头的同时，将淋巴管拉入静脉，然后松松打结。注意打结不宜过紧，否则易形成吻合口狭窄。淋巴管的植入方向应与静脉走向平行，不应形成大角度。手术在显微镜下（放大10倍或更高）进行。如果同时有数根淋巴管需吻合，应选择不同的静脉穿刺点。为防止静脉内皮细胞损伤后形成血栓，穿刺应一次成功。临床经验表明，淋巴管吻合的数目与术后水肿消退的程度成正比。吻合3根淋巴管，水肿消退可达30%～70%；吻合6～9根时，水肿消退可在80%～100%。但O'Brien根据随访结果，认为手术效果与吻合口数量无关。

（5）术后：将患肢抬高，外部用弹性绷带加压包扎，适当行走及被动锻炼有助于加速淋巴回流，防止吻合口栓塞。

根据Olszewski随访10年以上的结果表明继发性淋巴水肿的患者中，因手术或创伤引发的水肿行静脉-淋巴吻合后，其疗效比感染性水肿要好。术后达到良好疗效（肢体周径缩小，踝和膝关节活动度增加，疼痛感消失）达80%，其中有的病例的良好疗效保持达18年以上。另一组（O'Brien，1989）阻塞性淋巴水肿的患者行淋巴管-静脉吻合后随访4年多，有效率达76%。原发性淋巴水肿的病例中，只有过度增生性淋巴水肿有明显的疗效。Olszewski随访10年以上的9个行淋巴结-静脉吻合的病例中5例术后疗效持久，1例术后有短暂的改善，1例无改善，另外2例术后采用保守治疗，水肿逐渐加重。先天性淋巴管缺失引发的淋巴水肿手术后的效果不太理想。

由于大多数显微淋巴-静脉吻合术是在20世纪60年代后期及70年代所实施，手术的适应证掌握得不严，有相当数量的病例术后早期水肿减轻，然而6个月以后水肿又复发或逐渐加重，因此手术的疗效与保守治疗的效果无明显差别。影响手术疗效的因素有局部因素和全身因素两类。局部因素有：伤口感染；输入淋巴管损伤；吻合栓塞形成，机化后使淋巴管狭窄，循环受阻等。全身的因素有：淋巴管失去收缩功能；吻合口远侧淋巴管有炎症性改变；由于集合淋巴管循环不足，集合淋巴管部分或全部栓塞；淋巴结严重纤维化，使淋巴回流受阻。除此以外，淋巴管与静脉内压力的差别也影响吻合口的通畅。淋巴水肿发生后，淋巴液滞留，淋巴管内压力增高，超过静脉压时，淋巴液分流至静脉。然而，水肿缓解到一定程度后，淋巴管内压等于或小于静脉内压时，淋巴回流变缓甚至滞留，或者静脉血返流入淋巴管，吻合口血栓形成，从而影响手术的远期效果。静脉压可能影响通畅率的另一个理由是，上肢淋巴管-静脉吻合的长期疗效比下肢同样手术后的疗效好。由于地心引力的作用，下肢静脉内压通常较高，所以吻合的失败率较上肢高。自从淋巴静脉分流术开展以来，一些学者对其治疗的生理机制进行了探讨。O'Brien认为，淋巴管压力高于静脉压力，在阻塞性淋巴水肿时这种压力差可能更大。进行淋巴静脉分流术后，能将外周淋巴液直接引入静脉，减少局部淋巴液淤积，是一种比较符合生理的方法。但是无论在临床观察或动物实验中，其远期疗效尚不能肯定。目前比较一致的意见认为，应严格掌握手术的适应证，患肢有局部阻塞，但仍有自主收缩功能的淋巴管，皮肤和淋巴管没有明显炎症改变，才可能取得满意和持久疗效，原则上淋巴管发育不良的原发性淋巴水肿不适合采用显微外科治疗（图80-11）。

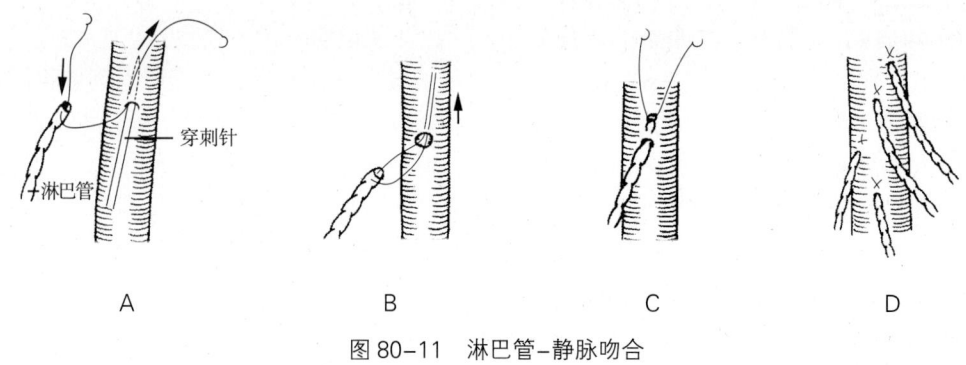

图 80-11　淋巴管-静脉吻合

3. **自体静脉移植**（autogenous vein graft）　自体静脉移植代淋巴管的手术始自1982年。

（1）手术的设计：基于以下理由。①静脉-淋巴吻合后由于两种管腔的压力差，可能导致吻合口术后闭塞，而在淋巴管之间搭桥，避免了不同脉管之间压力差的问题；②无论从解剖学还是从功能方面分析，静脉与淋巴管均有许多类似之处，如瓣膜结构、回流方向等，除了淋巴管以外，自体静脉是桥接淋巴管的最好的代用品，然而取自体淋巴管有引发供肢淋巴水肿之虞，采用静脉移植则避免了此不足之处；③浅表静脉取材方便、来源广，切取后不会引起供区静脉回流障碍；④静脉的管腔一般较淋巴管大，而且有诸多分支，可根据不同的需要灵活地选择合适的静脉。

（2）手术适应证：包括外伤、手术及放疗后局部淋巴管（结）损伤或缺失引发的淋巴水肿。原发性无淋巴管或淋巴管缺少以及继发性淋巴水肿时，深、浅淋巴管均受累时，均不适合做静脉移植代淋巴管手术。

（3）术前：应做核素淋巴显像明确淋巴循环被阻断的部位和淋巴管形态和功能的改变，同时应做静脉功能测试。方法有静脉造影、多普勒静脉血流图等，以发现静脉尤其是深静脉的病变。为明确淋巴管缺失的部位和范围，也可以用lipiodol做直接淋巴管造影，可以同时观察深部和浅层的淋巴循环改变。

（4）手术：在全麻下进行，移植静脉可选自前臂的头静脉、贵要静脉及其分支、小腿隐静脉远端及其分支。如所取静脉与淋巴管口径相似，可做端-端吻合。如静脉管径较粗，则可将静脉套在淋巴管外做套入式吻合，淋巴管与静脉壁做简装的U形缝合。缝合时注意保护淋巴管和静脉瓣膜。移植静脉的长度为7～25cm，直径为1.5～5mm。

对于上肢淋巴水肿，通常在上臂内侧中段与锁骨上区之间做皮下隧道，移植静脉的近心端与颈部的淋巴管近心端吻合。寻找淋巴管的残端往往比较费时，下肢可在腹股沟上、下区之间或腘窝上区与腘窝下区之间做隧道。

手术在15~40倍手术显微镜下进行，用11-0无损伤缝针做缝合。大多数病例中要寻得与淋巴管直径相似可做端-端吻合的静脉不多，往往是大口径的静脉两端分别套数根口径小得多的淋巴管。

（5）术后：常规给予低分子右旋糖酐，每天250~500ml，并给予广谱抗生素，患肢抬高，用弹性绷带包扎。

此项手术临床上开展得不是很广泛。根据Campisi报道的一组32例临床观察结果术后水肿均有不同程度的消退，其中消肿达75%~100%的有19例（60%），消退达50%~75%的9例（28%），消肿达25%~50%的4例（12%）。扫描电镜检查表明，套入法吻合的吻合口新生内皮细胞覆盖完整，淋巴管吻合口在静脉腔内保持通畅。然而采用套入式的吻合方法，淋巴液的流动与移植静脉的长度、淋巴管的数量与静脉直径之间的关系如何，还需做进一步的研究和观察。

4. 自体淋巴管移植（autologous lymphatic transplantation）　自体淋巴管移植手术由Baumeister首创。他在狗后肢解剖出一根静脉的两根伴行淋巴管，将外侧的淋巴管切断后插入4-0尼龙单丝，切取1cm长的一段淋巴管，连同尼龙丝做支架移至内侧淋巴管切断后回缩的两断端之间，用10-0、11-0尼龙丝线做端-端吻合。

（1）适应证：包括手术或创伤后局部淋巴管损伤、缺损，感染后局部淋巴管闭塞以及比较少见的单侧先天性骨盆淋巴管闭锁引发的淋巴水肿。乳癌根治术摘除腋淋巴结，阴囊、睾丸、卵巢恶性肿瘤切除腹股沟和髂窝淋巴结引发的上、下肢继发性淋巴占水肿淋巴管手术病例的绝大多数。但淋巴水肿患者，有可能隐伏肢体淋巴管发育缺陷。切取健侧淋巴管有可能诱发供肢淋巴水肿。

（2）术前：为了确保供肢术后不发生淋巴水肿，术前常规做淋巴闪烁造影，了解健肢淋巴管的形态和功能，以排除可能存在的病变。此外还需排除癌肿复发的可能性。

用作移植的淋巴管取自健侧大腿内侧的集合淋巴管束。术前先在第一趾蹼注射亚甲蓝，淋巴管蓝染后易用肉眼辨认，通常取2根。

（3）手术：以上肢手术为例介绍手术过程。在患侧上臂内侧寻找淋巴管残端，准备与移植淋巴管吻合。然后在胸锁乳突肌后缘寻找从头部走向锁骨下静脉的集合淋巴管，以备与移植淋巴管的近侧端吻合。在颈部与上臂内侧创口之间皮下组织中分出一隧道，植入桥接的淋巴管。如果是下肢手术，供区的淋巴管仅切断远侧端，与腹股沟淋巴结的连接予以保留，然后将移植淋巴管通过耻骨联合上方的皮下隧道将其远侧断端与患肢淋巴管近侧残端做吻合。手术在40倍手术显微镜下进行。一个吻合口一般需缝4~8针，注意吻合口应避免张力。

（4）术后：常规使用抗生素，静脉输入低分子右旋糖酐。患肢用弹性绷带包扎，早期做功能锻炼，促进淋巴回流。

与淋巴管-静脉吻合相比，自体淋巴管修复淋巴管缺损恢复淋巴引流是目前最符合生理状况的手术方法，并且不受静脉压差的影响，移植后淋巴管保持了自主收缩功能。手术成功的关键依赖术前对淋巴管残缺状况的估计，对供区淋巴管功能的了解以及熟练的显微外科技巧。到目前为止淋巴管移植代淋巴管的手术尚不十分普及。主要的原因之一是移植淋巴管的来源有限，做桥接的淋巴管不仅要有相当的口径，还需一定的长度，最理想来源是下肢的浅表淋巴管，医师们则顾虑切取健侧淋巴管后是否会造成健肢的继发性淋巴回流障碍。根据Baumeister近200例最长随访期10年以上的观察表明，无一例健肢发生继发性水肿，术后80%的患者患肢水肿有不同程度的消退，淋巴闪烁造影显示大约30%的患者术后淋巴和输送功能比术前增强。

5. 自体淋巴结移植（autologous transplantation of lymph nodes）　Becker等2006年报道在12年间所做的24例淋巴结移植至腋窝治疗乳腺癌根治术后的上肢淋巴水肿。淋巴结取自腹股沟。最短观察期5年。患肢体积完全恢复正常的有10例，好转的12例，无变化的2例。核素淋巴造影显示移植淋巴结功能良好的有5例。值得指出的是此项手术后患者仍旧接受6～12个月的手法淋巴引流，个别患者持续接受物理治疗。Lin等2009年报道将腹股沟淋巴结移植到手腕背部治疗上肢继发性淋巴水肿13例手术，吻合淋巴结组织瓣与手腕部的动静脉。术后随访56个月，有效率达50%，患肢的感染频率降低。作者认为血管化移植的淋巴结在患肢起到"泵"的作用，引流组织中的积液。值得指出的是，目前报道的淋巴结移植术只吻合移植淋巴结的动静脉，因此是血管化的淋巴结移植，不是恢复淋巴循环的手术。到目前为止还没有直接证据表明血管化的淋巴结移植恢复了淋巴结内的淋巴循环。Tammela等2009年报道的动物实验局部使用生长因子VEGF-C和VEGF-D能够刺激和加速移植淋巴结的淋巴管与受区淋巴管的连接和再生。近年有报道此项手术后发生供区淋巴回流障碍等并发症。

6. 病变组织切除（Debulking therapy）　对于各种类型的晚期病例，尤其是皮肤结缔组织增生、高度纤维化导致肢体异常增粗（如象皮腿），影响肢体活动时，切除部分或大部分病变组织仍是有些医师选择的治疗方法。

由于手术不可能将病变组织全部除去，而且对患肢淋巴回流的改善没有直接的作用，因此切除病变组织又被称为"非生理性"手术。早期的手术原则是去除尽可能多的病变组织，创面的关闭有两种基本方式。第一种是切除肌肉浅层的病变组织，但保留皮肤及少许皮下组织形成局部皮瓣覆盖创面。第二种是将病变的皮肤和皮下组织一并切除，然后将切下的皮肤以全厚或中厚皮片的形式回植。如果病变的皮肤有明显的病理改变，也可以取身体其他部位的皮肤来修复。

（1）病变组织切除皮片移植：又称为Debulking手术。将病肢浅层软组织包括皮肤、皮下组织和肌膜全部切除，用断层皮片覆盖创面的方法由Charles首先提出，因此又称为"Charles"法。手术时在大腿根部缚野战止血带，按病变的范围切除肌肉浅层（包括或不包括肌膜）的软组织。远端可以包括足背皮肤，但保留足底、踝关节处的皮肤组织，在肌腱周围尽可能保留一些皮下组织。在已切除的病变组织上采用反鼓取皮法切取断层皮片，回植覆盖创面。如果病变皮肤严重角化，则可从身体其他部位切取。术后用桶状石膏固定两周，并将患肢抬高。

Charles法早期应用得比较广泛。临床经验表明，虽然手术后患肢体积缩小，在一定程度上控制了水肿的发展，但也有明显的不足之处。手术后常见的继发病变包括：明显的瘢痕增生以致形成瘢痕疙瘩；皮肤表面淋巴液渗漏导致急性淋巴管炎反复发生，患者痛苦不堪，皮肤易发生乳头瘤病（papillomatosis）；移植的皮肤易破损，形成难以愈合的溃疡，以致发生恶变。笔者遇到数例此类手术后瘢痕溃疡转变为鳞状上皮癌而导致截肢。由于手术后形成的瘢痕组织较之术前的病变组织更为坚硬、表面凹凸不平，无论是外观还是患者的自我感觉均较术前更差。基于以上原因，切除病变组织并以断层皮片覆盖创面的手术应慎用。为了避免因皮片较薄而造成术后瘢痕增生，许多术者主张用全厚皮片移植，而且尽可能用整张的皮片。但是全厚皮片移植后成活率较断层皮片低，所以有人采用延迟植皮，即切除病变组织后72小时待创面已有肉芽组织生长时再行全厚皮片移植，提高了皮片的成活率。此外，对于较严重的晚期淋巴水肿，有人主张在进行积极的保守治疗（抗感染、手法引流、弹性绷带包扎）的同时，切除部分过度增生病变组织，创面Ⅰ期关闭，以缩小肢体体积。长期的临床实践证明，Debulking手术的效果甚至比不手术还要差，不仅不能改善患肢的外观，还会带来诸多的并发症，最后导致截肢的病例时有报道。虽然这项手术早该被废除，但是在国内直到最近几年仍然有整形外科或普外科医师在实施，其并发症应引起关注（图80-12）。

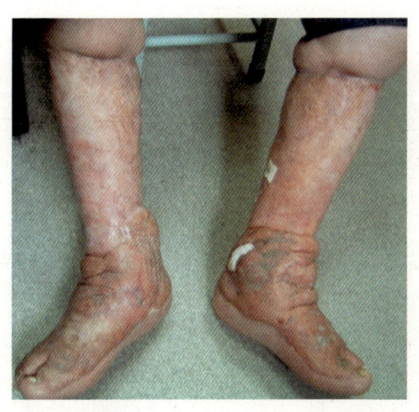

图 80-12 Debulking 手术后双小腿形成靴状挛缩性瘢痕畸形，足背和踝部瘢痕增生

（2）脂肪抽吸（liposuction）：瑞典医师 Brorson 最先开展，以清除患肢的皮下脂肪纤维组织为目的。大多数需要全身麻醉，患肢需要做20～30个切口来插入吸引导管，较彻底地吸出皮下的脂肪纤维组织。手术需时30～40分钟。术后立即用强力弹性绷带包扎（controlled compression therapy）以止血，并在术后长期使用，通过较强的压力增加组织静水压，减少毛细血管的滤过。手术不可避免地损伤血管和淋巴管，属于创伤较广的手术，不适用于淋巴管尚存的淋巴水肿肢体。选择性用于晚期纤维化明显，淋巴管广泛闭塞和脂肪沉积严重的病例。术后的可能并发症有局部皮肤坏死、出血、静脉血栓、血肿。术后长期（日和夜）用强力的弹性绷带包扎，否则肿胀易反弹，长期效果有待进一步观察。由于手术造成环肢体的广泛创伤，有可能在术后形成广泛的皮下组织纤维化，尚未能证实淋巴循环得到再生。

1977年，O'Brien 报告了淋巴管静脉吻合技术治疗淋巴水肿。淋巴静脉吻合治疗肢体淋巴水肿和乳糜尿在中国早有人进行实践，早在1975年之前在广州的学术交流会上中山医科大学黄承达、朱家恺报告了肢体淋巴管解剖的研究和应用淋巴管静脉吻合治疗肢体淋巴水肿以及乳糜尿的尝试，同时期安徽黄恭康也进行和报告了淋巴显微外科技术的探索。

主编于1975—1978年在临床上应用淋巴管和静脉端侧吻合治疗下肢淋巴水肿近30例，手术后肿胀肢体都得到了一定的改善，肢体周径缩小等，但是出院后数月肿胀的肢体恢复到手术前的状况，只有2例手术后效果维持数年，其中1例是先天性的持发性下肢淋巴水肿，多年后随访，该患者肢体淋巴水肿又复发。当时由于手术放大镜只能放大10倍，使0.2～0.3mm 淋巴管在小腿内侧和细小的静脉进行端侧吻合时，在外科技术上有巨大的难度，而且手术完成后评估淋巴静脉吻合的效果上也缺少指标。同时期上海九院还进行了淋巴结游离移植至腹股沟进行淋巴管吻合，试图重建肢体淋巴通路，但缺少准确的评估方法，其治疗效果难以判断，在20世纪90年代，李圣利继续进行淋巴静脉吻合淋巴显微外科的研究和临床实践，并取得了良好的疗效。

李圣利的1例淋巴管-静脉吻合临床病例：患儿女性，15岁，以"发现左侧下肢肿大15年，伴有反复的小腿皮肤破溃6年"为主诉于门诊就诊。患儿出生后家属即发现其左侧下肢和左足比右侧稍肿大，随年龄增长逐渐显著，当时无行走障碍和不适，未经任何诊治。4岁开始，出现左下肢"流火"，即局部发红、发热，全身高热达40℃，经静脉输注抗生素控制，但发热会不定期发作，尤其是受凉感冒时。每次发作后都表现左下肢的肿胀加重的趋势。9岁时出现左下肢近踝关节处皮肤破溃，有异味，经换药也不易愈合。患儿家属否认其母亲妊娠期间患病及异常用药史，家族中无同类疾病史。门诊查体可见：患者体质消瘦，左下肢肿胀增粗，左小腿如球状，近踝关节处环形皮肤破溃，患侧肢体与健侧右下肢等长（图80-13A），足背部肿胀突出。化验结果显示低蛋白血症，淋巴管核素显像显示左下肢淋巴回流受阻，广泛皮肤反流。术中探查解剖出左大腿根部靠近腹股沟区域淋巴管5根，与大隐静脉属支吻合，术后患者水肿逐渐消退，破溃皮肤愈合（图80-13B），目前患者术后17年，大学毕业正常工作。

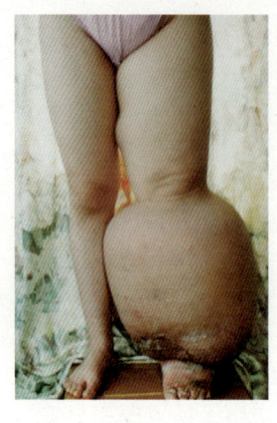
A

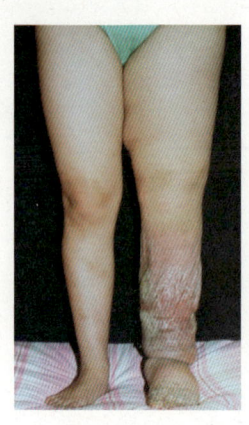
B

图 80-13　淋巴管-静脉吻合手术前后病例

（刘宁飞　李圣利　王炜）

第二节　淋巴水肿外科治疗21世纪新理念

一　概述

本章阐述多种淋巴水肿的外科治疗方法，包括淋巴管-静脉吻合术（lymphaticovenular anastomosis，LVA）、血管化淋巴结移植术（vascularized lymph node transfer，VLNT）、血管化淋巴管移植术（vascularized lymph node transfer，VLNT）和脂肪抽吸术（suction-assisted lipectomy，SAL）。笔者回顾他们的经验，对每个术式针对性地深入讨论，阐述其适应证、禁忌证和相关的临床及技术要领，同时结合笔者手术技术和技巧改进提高的过程，提出了相应的实用易行的模拟训练方法，以帮助更多的显微外科医师能熟练地应用超显微技术进行淋巴水肿重建手术。希望读者通过阅读本章，能够理解这些淋巴水肿治疗手术21世纪的治疗理念，并且融会贯通其中大量的技术细节以丰富淋巴水肿重建专业知识。

二　前言

淋巴水肿是进行性加重的疾病，早期表现为影响身体局部、不危及生命的肢体水肿。如果不予治疗或没有及时治疗，进行性的淋巴液淤积和慢性炎症将会导致脂肪沉积和组织增生纤维化，最终导致严重的功能障碍，甚至引发危及生命的感染。据美国癌症学会估计，乳腺癌腋窝淋巴结清扫术后的患者，淋巴水肿的发病率为30%。确切的发病率尚不清楚，文献报道的发病率从5%～89%不等。由于缺乏疾病诊断的标准，导致有些病例诊断不清或不能确诊。一直以来，淋巴水肿被认为是一种无法有效治疗的疾病，控制水肿和缓解症状等实质上是姑息性的保守治疗。最近显微重建外科医师应用显微和超显微外科技术创造出一系列旨在重建淋巴系统引流的手术方法，手术成功的患者淋巴水肿症状得到明显的缓解，肢体功能得到恢复，部分患者甚至实现临床治愈，为21世纪淋巴水肿的治疗带来一线曙光。

三 发病机制

淋巴水肿可分为遗传性的原发性淋巴水肿和获得性的继发性淋巴水肿。目前已知多个遗传基因变异与原发性淋巴水肿相关。继发性淋巴水肿最常见的病因是丝虫病感染。在中国和发达国家，丝虫病已经得到有效控制。随着癌症的发病率日益增高，新发的继发性淋巴水肿病例多与癌症的治疗相关。无论是先天性淋巴水肿或者是感染、手术和放疗等引起的继发性淋巴水肿，病例均表现为级联放大的淋巴系统功能紊乱。最初的淋巴液淤积导致代偿性的淋巴管高压和淋巴管壁萎缩。随着疾病的发展，最终导致失代偿。淋巴管瓣膜功能的失效并继发淋巴管逆流引发组织间隙性水肿。疾病早期以淋巴液淤积为主。随着病变的加重，淋巴管的循环输送功能无法进行，导致局部脂肪沉积、组织纤维化和皮肤过度角化的发生并逐渐加重，晚期的淋巴水肿以组织增生为主，表现为不可逆的肿胀。

四 患者评估

（一）病史

病史的采集应该注重于病因学、临床症状、功能障碍和疾病的进展，以及之前的治疗情况及效果。对于继发性淋巴水肿的病因常常比较明确。继发性淋巴水肿的典型病史表现为癌症根治手术后以及辅助性放疗后出现持续的肢体水肿。原发性淋巴水肿没有明确的诱因，偶有患者报告是在一些无明显相关的事件如昆虫叮咬或骨折后发病的。原发性淋巴水肿根据发病的时间可分为先天性淋巴水肿、早发性淋巴水肿和迟发性淋巴水肿。疾病持续的时间常常与其严重程度有关，但这种相关性并不恒定。如有的患者有严重的淋巴系统受损，而最近才开始发病。相反，有的患者仅仅有轻度的淋巴系统损伤，但已经出现症状数十年。淋巴水肿的症状可以分为两类，一类是与肢体肿胀直接相关的症状，另一类是由慢性、没有有效控制的淋巴水肿引起的并发症。第一类包括肢体沉重、发紧，关节僵硬、无力、麻木和疼痛。第二类包括由于脂肪沉积、皮肤过度角化、皮肤慢性溃疡以及蜂窝织炎引起的外观畸形。详细记录症状的类型、严重程度和症状出现的频率，建立治疗前的基线，以便于将来对患者进行纵向的跟踪随访。疾病的进展是影响制订治疗计划的重要因素。在经过一个最初的发病到加重的病程之后，患者的病情是否已经稳定，或者病情继续恶化？如果患者的病情迅速恶化，则优先考虑采取外科手术治疗，以避免因病情加重而错失手术时机或导致出现手术禁忌证而不能进行手术治疗。手术治疗并不是一线的治疗方法，因此很多患者来到外科门诊之前已经经过保守治疗。外科医师需要了解所有之前采用过的治疗方式，患者对这些治疗的反应以及他们为什么停止治疗，是因为保守治疗达到了疗效目标或者是尚未有效达到目标，只是由于一些其他原因而中断治疗。后一种情况也不少见！

（二）体格检查

体格检查可以初步评估患肢的病情。首先观察肿胀是不是波及整个患肢，或者肿胀是不是限于患肢需要相对活动较多的部位；肿胀是以淋巴淤积为主，还是以组织增生、脂肪沉积为主。淋巴水肿早期是以淋巴淤积为主的疾病，因此指压会有陷窝，指压痕阳性。简易的方法可用拇指按压骨性部位如胫前和踝关节区域5秒，如果出现陷窝，就可以证明为凹陷性水肿。晚期组织增生为主的疾病以脂肪沉积和组织增生纤维化为主，不会出现陷窝。

肢体体积可以直接通过三维光学测量仪直接测量，也可以用排水法测量，或者通过测量多平面肢体周长来推算。三维光学测量仪是肢体体积测量的首选方法，但是目前在美国还没有FDA批准的测量仪可以应用于临床测量，因此在当地大部分患者不能选用这一方法。排水法对于繁忙的外科门诊来说并不方便，可操作性欠佳。因此目前最常用的方法是测量肢体多平面的周长来推算肢体体积。在众多的肢体周长测量体系中，笔者推荐的方法是"淋巴水肿指数"法。淋巴水肿指数通过开方以及纳入BMI进行计算，减少了不同测量者或同一测量者不同患者之间的误差，以及来自患者体重的影响。不管选择哪种方法，医师应该理解这些基于体积的测量方法的局限性。所有基于体积的测量方法均会受到来自天气、测量时间、饮食、活动量以及压力服使用等多个因素不同程度的影响。

（三）确定性诊断

淋巴水肿传统意义上是一类疾病的临床表现，往往通过病史和查体就能诊断。许多其他疾病如肢体静脉功能不全和脂肪水肿（lipedema），也能出现水肿、皮肤改变，以及淋巴水肿的组织增生症状和体征。基于以上原因，笔者推荐对患者进行确定性诊断，尤其是考虑准备手术治疗的时候。通过下列影像学检查可以明确诊断。

1. 淋巴系闪烁造影（lymphoscintigraphy） 应用^{99}锝标记的硫化胶体进行淋巴系闪烁造影是传统的诊断肢体淋巴水肿的金标准。这项检查是在待查肢体的指（趾）蹼处注射放射性药物。这些放射性药物将会进入淋巴系统，途经毛细淋巴管、前集合淋巴管、集合淋巴管、主淋巴干及淋巴结。根据淋巴回流的速度和流动模式等特征，可以对不同淋巴系统疾病进行诊断。淋巴系闪烁造影的不足之处是缺乏立体的分辨率及必须应用放射性物质。

2. 吲哚菁绿淋巴造影（indocyanine green lymphography） 吲哚菁绿（indocyanine green, ICG）淋巴造影通过在外周注射能够被毛细淋巴管吸收的造影剂，观察和评估淋巴系统的生理状态，这与应用^{99}锝标记的硫化胶体进行淋巴系闪烁造影相似。不同之处是淋巴系闪烁造影需要应用放射性物质，而吲哚菁绿是一种荧光素，在800nm波长的激光激发下发出荧光。这一特点使患者进行吲哚菁绿淋巴系统造影术时避免放射线的损伤。吲哚菁绿真皮逆流模式与患者淋巴水肿的严重程度密切相关。根据吲哚菁绿造影时显示的泼溅状、星尘状、弥漫状三种真皮逆流模式，以及其分布的区域和范围，可以判断疾病的严重程度（图80-14，图80-15）。同时，吲哚菁绿淋巴造影具有比淋巴系闪烁造影更高的敏感性和特异性。以上这些特点使吲哚菁绿淋巴造影特别适用于对患者整个治疗过程不同时间点进行纵向的跟踪对照。在笔者的淋巴水肿治疗中心，吲哚菁绿淋巴造影已经基本取代淋巴系闪烁造影，成为淋巴水肿诊断、分级、术前手术设计及术后随访的首选的影像学技术。

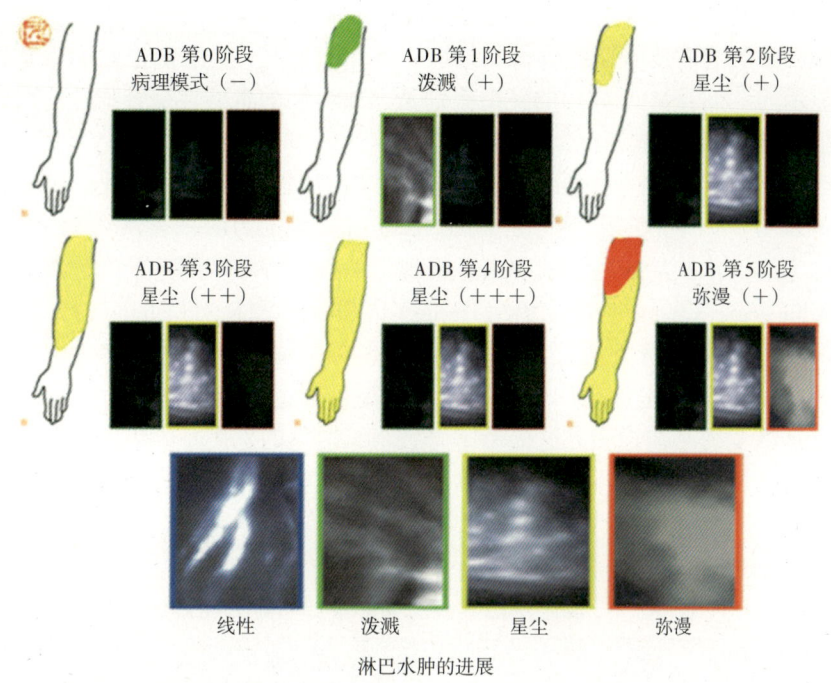

图 80-14 上肢淋巴造影分期方法在第 0 阶段，没有看到病理模式。在第 1 阶段，"泼溅"状模式出现在肢体近端。在第 2 阶段，"星尘"状模式出现在肢体近端。在第 3 阶段，"星尘"状模式发展至前臂。在第 4 阶段，包括手的整个肢体被"星尘"状模式覆盖。最后，在第 5 阶段，表现为"弥漫"状模式。下肢的淋巴造影分期方法类似于上肢

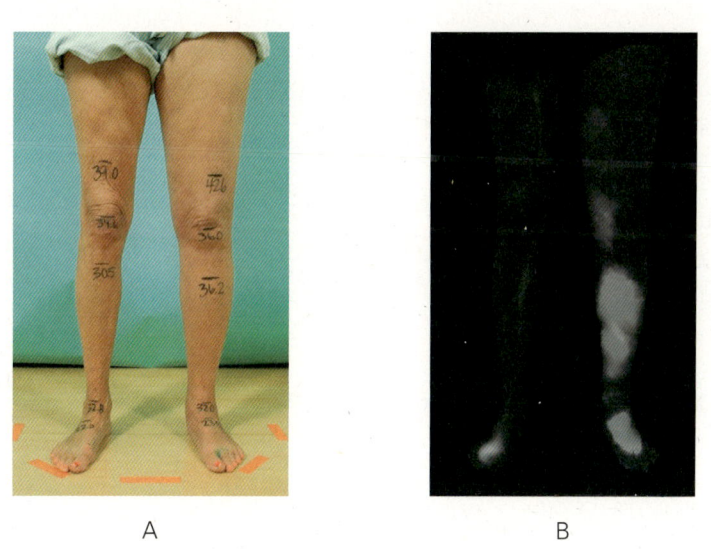

图 80-15 左腿继发性淋巴水肿在左腿呈现"弥漫"状模式，完全缺乏"线性"模式，提示疾病晚期。这与健康的右腿形成鲜明对比，健康的右腿只看到健康的"线性"模式

3. 磁共振淋巴管造影（MRL） 磁共振淋巴管造影无须应用放射线曝光就可以显示淋巴管以及周围组织结构。磁共振淋巴管造影在 T_1 序列和 T_2 序列都可以进行，有或无造影剂都可以。磁共振淋巴管造影可以同时显示多区域的真皮逆流征，而吲哚菁绿淋巴造影则受到激光穿透深度的限

制，MRL提供的高分辨率的影像可以为重建手术进行术前设计提供重要的信息。而且MRL可以显示组织增生期淋巴水肿患者皮下脂肪沉积和组织纤维化的情况，这是淋巴系闪烁造影和吲哚菁绿淋巴造影不能显示的。而且MRL应用的钆造影剂是无放射性的水溶性螯合物，它可以在显影淋巴管的基础上增强静脉。

4. 疾病分期　规范的分期方法便于疾病的分级和同行间交流。广泛使用的分期方法包括由国际淋巴学会发布的方法（表80-2）和Corradino Campisi发表的方法（表80-3）。随着越来越多的显微重建医师加入淋巴水肿治疗的领域中来，出现了一些有手术特别考量的分级方法。这些方法包括郑明辉（Ming-Huei Cheng）、陈宏基（Hung-Chi Chen）和David Chang的方法。分级方法目前还没有达成共识。各种分级方法有各自的优点，但都是描述同一个疾病的病理和病理演变过程。早期淋巴水肿表现为经过加压和（或）患肢抬高可消退的肢体肿胀为特点。随着疾病的进展，肢体的肿胀逐渐变得不能逆转，这提示了患肢组织增生的发生。组织增生病变逐渐波及整个肢体导致肢体的持续性肿胀并且不可逆转。到了晚期，淋巴水肿表现为不可逆的肢体严重肥大肿胀和皮肤象皮样改变。

表 80-2　国际淋巴学会发布的淋巴水肿分期方法

阶段	描述
0（Ⅰa）	淋巴回流障碍，外观无明显水肿
Ⅰ	轻度水肿，患肢上举可缓解
Ⅱ	明显水肿，患肢上举无改善
Ⅲ	淋巴象皮肿

表 80-3　Corradino Campisi 发表的淋巴水肿分期方法

阶段	描述
Ⅰ$_A$	淋巴回流障碍，外观无明显水肿
Ⅰ$_B$	患肢肿胀，上举可完全恢复
Ⅱ	患肢肿胀，上举可部分恢复
Ⅲ	持续的肿胀和反复发作的淋巴管炎
Ⅳ	纤维性淋巴水肿，肢体呈柱状
Ⅴ	象皮肿伴肢体畸形、皮肤改变

五　治疗

目前临床应用的淋巴水肿治疗包括非手术的综合消肿治疗和几种显微外科及超显微外科手术。除了少数例外，综合消肿治疗（complete decongestive therapy，CDT）是淋巴水肿的第一线的治疗方法。当CDT无效或者效果欠佳时，应该考虑进行手术治疗。CDT作为保守治疗，其优点是无创、高效，而对比外科手术治疗，有更多的医疗机构提供这一物理治疗。在很长一段时间，淋巴水肿手术只有Charles手术——由Charles创于19世纪的术式，手术单纯切除皮肤、皮下增生组织，将皮肤回植到肌肉表面。直到最近，随着现代显微外科和超显微外科技术的进步，目前可以通过建立旁路分流阻塞的淋巴系统或移植健康、功能良好的淋巴组织到患肢，进行重建性手术。

由于这些是创新的手术方式，并且其手术技术相对复杂，这些重建手术颇具争议，并不被广为接受。经过数十年的探索和发展，根据现在的临床观察和文献报道，这些手术在21世纪取得了更为确切和恒定的良好疗效。

（一）综合消肿治疗

综合消肿治疗（CDT）是一个综合的疗法，它结合数个非手术的治疗方式，包括淋巴水肿手法引流、空气波压力治疗、弹性绷带加压、穿着压力服、应用肌内效贴布、适度活动、皮肤护理，以及生活方式改变。CDT在两期淋巴水肿的治疗中很有代表性。在疾病早期进展期，CDT可以最大限度地减轻水肿和缓解症状。在疾病的后期，CDT可以维持病情的长期稳定。在经规范训练的物理治疗师的应用下，CDT的疗效确切，在缓解症状、减轻水肿以及降低感染发生率方面效果显著。CDT的不足之处是需要严格的终生的治疗。但患者常常不能严格地遵照医嘱完成所有CDT的疗程。CDT能否改变或转变疾病的本质，还是说它的作用仅限于改善症状，这些仍有待研究。成功的CDT是否能够使患肢产生解剖学上的良性改变，使损伤的淋巴系统得到修复尚不明确。还有一个问题是当CDT无效时，是什么原因导致其无效的呢？自从CDT作为一线的有效治疗方法后，这一方法已经广受认同。很多患者来就诊前曾经经过CDT并被认为无效。这些治疗无效常常记录为经过一定时间的治疗无效。然而这些CDT常常很随意、无效的报告也没有考虑到不同治疗师之间治疗强度和治疗频率的差异。在笔者所在的治疗中心，CDT无效的定义是基于标准治疗程序的，而不是基于治疗时间的。患者会经过基于病情设计的CDT标准程序性治疗，直到所有CDT的治疗均无效，才判定CDT无效。

（二）手术治疗

淋巴水肿手术治疗分为以恢复淋巴引流为目标的重建性手术和切除病变组织和皮肤的组织剥离手术。淋巴管-静脉吻合术（lymphaticovenular anastomosis，LVA）和血管化淋巴结移植术（vascularized lymph node transfer，VLNT）是目前主要的两类重建术式。血管化淋巴管移植术（vascularized lymph vessel transfer，VLVT）是近期发展的有效术式，有望取代血管化淋巴结移植术（VLNT）。脂肪抽吸术（suction-assisted lipectomy，SAL）和Charles手术是去除病变组织和皮肤的组织剥离手术。目前还没有一种理想术式可以用于治疗严重程度不一的所有患者。具体患者的手术方案应该根据患者的病情特点而进行个性化设计。因此，笔者建议淋巴水肿治疗医师应该熟练掌握以上这些手术方式。

这里需要阐明的是本章介绍的LVA有别于20世纪70—80年代O'Brien等开展的淋巴管静脉分流术（lymphatic-venous bypass，LVB）。早期发展起来的LVB应用肢体近端深静脉和淋巴管重建淋巴静脉的分流，随着显微外科技术的发展，目前已经可以吻合0.2~0.8mm的脉管。LVA应用皮下浅层淋巴管吻合微细的浅静脉，直径小于0.8mm，常常为0.2~0.6mm，属于超显微外科范畴。两者主要区别在于LVA浅表微细静脉压力明显低于大口径的近端深静脉，所建立的吻合更利于低压的淋巴克服压力差，从而流进静脉。笔者推测这也是LVB效果欠佳，没能让人广泛接受的原因，而LVA目前效果良好。

1. 重建性术式　在淋巴水肿早期，患者的水肿仍然可逆时就可以进行重建性手术。患肢是否以液体淤积为主，可以通过测量肢体的生物电阻抗和MRI检查来辅助诊断。LVA和VLNT对治疗以液体淤积为主的淋巴水肿均有效。选择哪一种术式主要根据淋巴管质量情况而定。患肢淋巴管越健康，功能越好，LVA的效果就越好。吲哚菁绿淋巴造影可以观察淋巴管的功能，并且能够从患肢中鉴别相对功能较好的淋巴管和功能严重受损的淋巴管。如果吲哚菁绿淋巴造影显示患肢呈现仍有大量的"线性"模式（见图80-15右腿），术式应该选择LVA。如果病情严重，吲哚菁绿淋巴造影显示为广泛的"弥漫"状模式，术式应该选择VLNT（见图80-15左腿）。值得注意的是，与普遍的观点认为没有"线性"模式就不能进行LVA手术相反，在完全看不到"线性"模式的情况下，在技术上LVA仍然是可以进行的。而且完全看不到"线性"模式的患肢可以分为两类，一是病情晚期淋巴管已经纤维化，收缩蠕动功能丧失，这时候是不能应用LVA的，这类患者常常表现为脂肪沉积，伴皮肤过度角化纤维化。第二类患者以淋巴淤积为主，因为淋巴管内形成高压，淋巴和组织液的流动性丧失，如一潭死水，造影剂只能于患肢内逐渐弥散，而实质上淋巴管的收缩蠕动功能尚存，这类患者采用LVA手术效果显著，通过LVA建立旁路引流起到"泄洪"的效果，患肢可于术后数天内就得到明显改善（图80-16）。这两类患者可以通过患肢的生物电阻抗和MRI检查进行鉴别和筛选。当然，在这种情况下，术者没法根据术前造影描绘淋巴管的走行，而选择直接切开皮肤探查，需要花费更多的时间和精力去探查合适的淋巴管进行吻合。因此，原发性淋巴水肿的患者或因为身体条件需要进行微创手术的患者，尽管吲哚菁绿淋巴造影的结果并不理想，仍然可以考虑LVA。

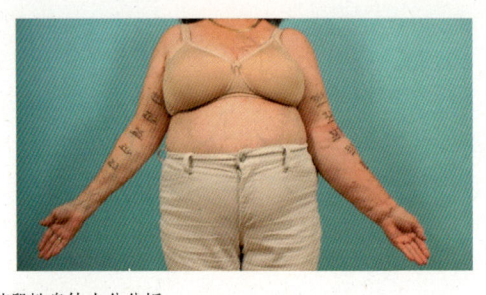

图80-16 乳房切除术后左上肢淋巴水肿生物电阻抗检测清楚地表明患肢以液体淤积为主，左上肢比右上肢多出1.7L的液体。计算双侧上肢的节段含水量（ECW）/全身含水量（TBW）的比值，左臂比值为0.421，仍明显异常

当考虑进行VLNT时，尽管供区淋巴水肿的发生率很低，但医师必须面对这一现实的风险并且在术前与患者进行彻底的讨论和沟通。尽管VLNT开发了多个不同解剖位置的供区，但是仍然不能完全避免发生供区淋巴水肿的可能，尤其是在治疗原发性淋巴水肿的患者时，需要特别提高警惕。有的原发性淋巴水肿患者的健侧肢体没有临床症状，但在吲哚菁绿淋巴造影时可以看到同样存在淋巴回流功能不全，这种情况的发生率尚不明确，但是并不少见。这类患者发生供区淋巴水肿的风险特别高。如果患者和医师继续倾向于采用VLNT，则建议术前对供区进行吲哚菁绿淋巴造影，并采用逆行淋巴结标记法，避免切取引流供区肢体的淋巴结，以降低供区淋巴水肿发生的风险（图80-17）。

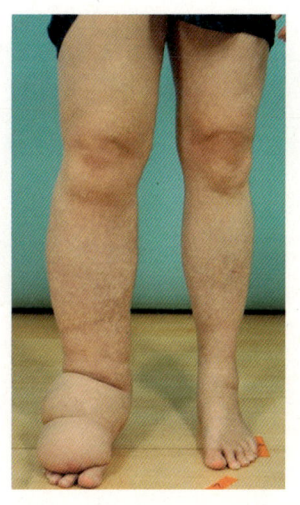 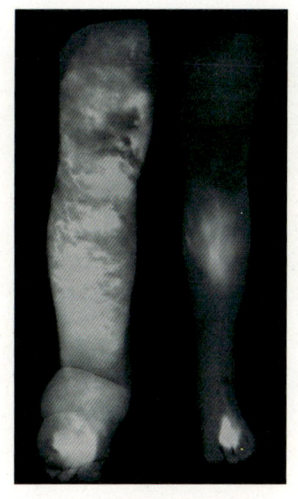

A　　　　　　　　B

图80-17　右腿严重原发性淋巴水肿的患者右腿严重病变经吲哚菁绿淋巴造影证实。值得注意的是，尽管在他的左腿没有表现任何淋巴水肿相关症状，但是吲哚菁绿淋巴造影清楚地显示了淋巴功能不全：大腿中没有明显的淋巴组织，小腿部出现皮肤逆流模式

　　VLNT其他技术性的细节还包括受区的选择和是否带上皮肤一同移植。受区在远端的手术效果更好还是在近端的手术效果更好，尚有争议，但是逐渐达成了一定的共识，那就是这些不同受区的手术均有效，皮瓣的受区的位置在哪并没有差别，受区选择在中间（如肘部或腓肠肌处）也可以。目前医师们普遍认识到，预备近端作为受区时需要彻底地去除该区域的瘢痕挛缩，譬如切除腋窝部位挛缩的瘢痕组织，本身就是有益的，至少在一定程度上提升了淋巴结近端转移的治疗效果。因此，笔者建议选择近端或远端作为受区者应该根据患者的情况而定。近端瘢痕挛缩的患者选择近端作为受区可能更有利（图80-18）。如果计划远端转移，因为淋巴结皮瓣臃肿预期会出现外观畸形，术前需要与患者讨论（图80-19）。

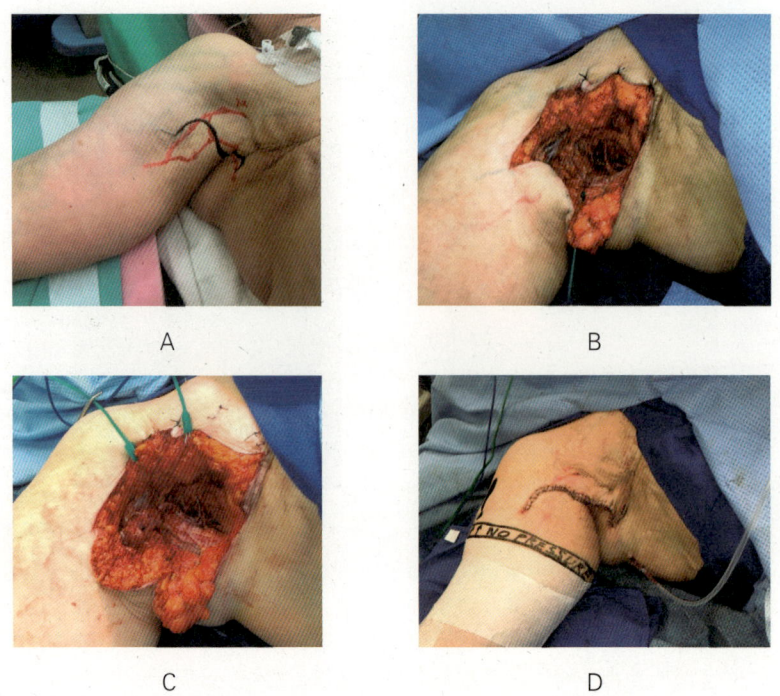

图 80-18　近端瘢痕挛缩的患者选择近端作为受区
A. 患者右胸壁延伸到腋窝处有明显的放射性瘢痕挛缩。松解腋下的瘢痕挛缩也有助于减轻患肢的淋巴水肿　B. 腋窝的瘢痕组织彻底松解、切除。胸廓外侧血管已经游离出来作为 VLNT 的受区血管　C. 不带皮肤的锁骨上 VLNT 皮瓣转移至腋窝受区，血管吻合已经完成　D. 关闭腋窝切口

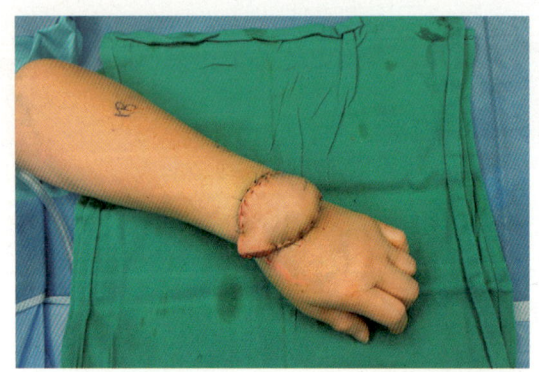

图 80-19　腹股沟淋巴结皮瓣远端转移因为皮瓣的臃肿而在受区出现明显的外观畸形，尤其是在腕部背侧这一外露部位，外观的畸形更会带来心理上的压力（由于一期缝合切口的张力导致静脉回流障碍，皮瓣受区的切口不能完全关闭）

　　理论上包括皮肤的淋巴结皮瓣包含了浅表淋巴管，可以提高手术的疗效，但目前淋巴重建外科医师在这个问题上没有达成共识。VLNT 手术似乎不管是否包括皮肤都有效。在决定是否包括皮肤时，外科医师应该同时考虑供区和受区的位置部位。例如，以颈横动脉为蒂的淋巴结皮瓣，其上覆盖的皮肤并非恒定地由伴行的静脉蒂引流，因此作为无皮皮瓣进行移植可能更可靠。如果计划远端转移到踝关节或腕关节，包括皮肤进行移植可以避免植皮。

那当只移植淋巴管时会有什么效果呢？最近，Koshima 等提出应用基于第 1 跖背动脉（first dorsal metatarsal artery，FDMA）的血管化淋巴管移植术（VLVT）治疗晚期淋巴水肿患者，效果良好，根据他们的经验，以 FDMA 为基础的 VLVT 治疗先前 LVA 手术失败的患者，有效率是 80%（图 80-20）。与 VLNT 一样，VLVT 被认为是通过淋巴管的蠕动、"泵"的作用来达到其治疗效果的，但机制尚不明确。笔者尝试开展这一手术，但因足背供区伤口愈合欠佳，常常导致额外的术后护理。因此笔者根据最近开发的超显微的旋髂浅动脉穿支（superficial circumflex iliac artery perforator，SCIP）皮瓣技术，并结合腹股沟淋巴结移植获得的解剖经验，提出了一种基于 SCIP 的 VLVT 手术，效果良好。基于 SCIP 的 VLVT 薄皮瓣可以包含有较多淋巴管，理论上是一个理想的供区：①它的解剖结构对于整形外科医师是熟悉的；②它比 FDMA 供区具有更高的淋巴管密度；③根据 Hong 及其他医师的追踪记录显示它是安全可靠的。由于腹股沟淋巴结解剖位置位于浅筋膜深面，在浅筋膜浅层切取皮瓣可以确保淋巴结得以保留。基于 SCIP 的 VLVT 的另一个优点是美观。结合受区皮肤切除的改进技术和薄 VLVT 皮瓣的切取技术，医师能够避免 VLNT 导致的外观畸形或二次修薄。对于以液体淤积为主的患者，如果吲哚菁绿淋巴造影显示完全缺乏"线性"模式和（或）存在"弥漫"状模式，就提示严重淋巴损伤，是进行 VLVT 手术治疗的适应证。VLVT 仅转移淋巴管，而避免淋巴结转移，应能降低供区淋巴水肿发生的风险。VLVT 良好的手术疗效使人们对转移淋巴结的必要与否产生了疑问。

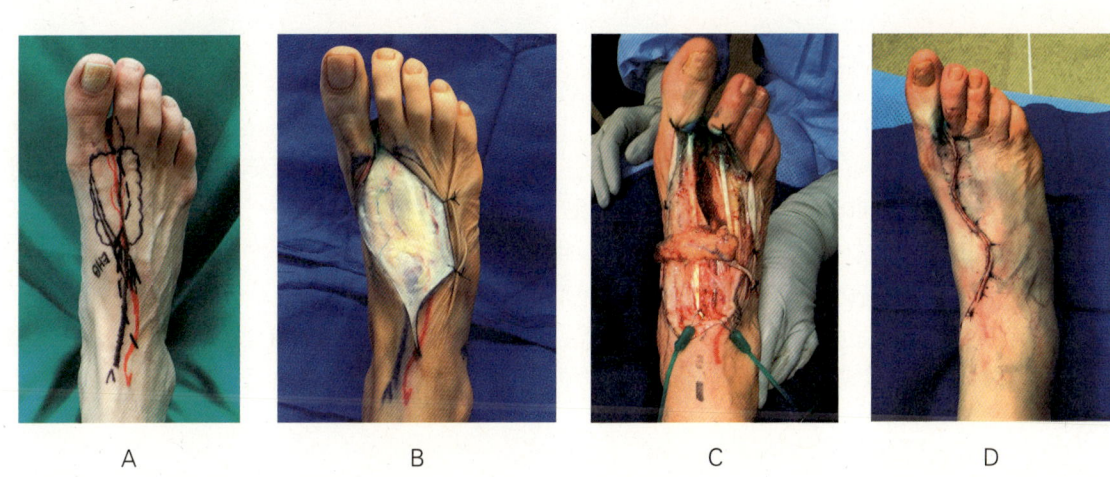

图 80-20　应用基于第 1 跖背动脉（FDMA）的血管化淋巴管移植术（VLVT）治疗晚期淋巴水肿患者
A. 基于第 1 跖背动脉的 VLVT 瓣。该瓣的血管周围含有 4~6 条淋巴管　B. 皮肤切口仅限于皮肤层。小心保护走行于皮下浅层的薄薄一层皮下组织的淋巴管。用异硫蓝和吲哚菁绿造影确定皮瓣内带入淋巴管。在此皮瓣可以清楚地看到其中一条淋巴管位于浅静脉附近　C. 完成解剖分离准备移植的基于第 1 跖背动脉的 VLVT 瓣。血管蒂解剖至𧿹短伸肌肌腱的近端。皮瓣的静脉回流常常通过第 1 跖背动脉的伴行静脉，浅静脉往往不是皮瓣的回流静脉　D. 足背供区直接缝合关闭（为了更清楚地显示，图片 A 和 B、C 和 D 是两个不同的患者）

2. 组织剥离手术（debulking procedures）　组织剥离手术最适合已经发展到以脂肪沉积、组织纤维化为主的疾病阶段。当淋巴水肿发展到以增生为主的阶段时，在体格检查中表现为轻微或非凹陷性水肿，可通过生物电阻抗测量或 MRI 鉴别和证实。脂肪抽吸术（suction-assisted lipectomy，SAL）与 Charles 手术比较，创伤相对较低，在皮肤可以被保留时，通常首选脂肪抽吸术。由于 Charles 手术会导致术后肢体轮廓畸形、皮肤疣状过度角化、瘢痕挛缩和移植皮肤不稳定，Charles 手术仅适合暴发性病变和皮肤严重破坏的晚期患者。有一个普遍的假想就是脂肪抽吸术会损伤皮下淋巴系统，并加重现有的淋巴功能障碍，但在实践中观察到的情况是相反的。在脂肪抽吸术之后，笔者的大多数患者淋巴水肿相关症状得到缓解，并且在吲哚菁绿淋巴造影中也显示患肢淋巴回流得到改善，出现良好的转变（图80-21）。

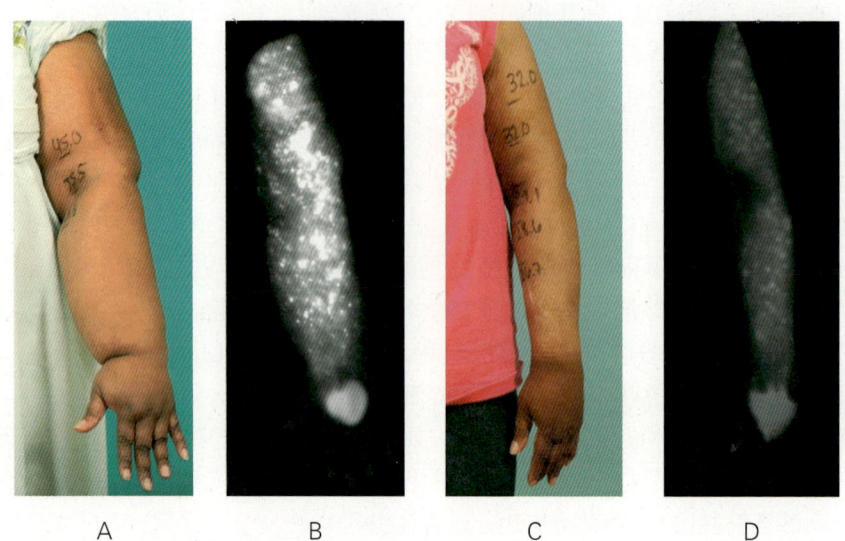

图80-21 术前照片和吲哚菁绿淋巴造影照片（A、B）及术后照片和吲哚菁绿淋巴造影照片（C、D）在该患者的乳腺切除术后淋巴水肿的左手臂，脂肪抽吸术似乎不仅有效地减少体积，还改善基础淋巴引流功能。注意病理性"星尘"状模式的密度降低和在肘窝处新出现的微弱的"线性"模式（D）

3. 联合手术　结合重建和组织剥离手术理论上可以同时治疗疾病的液体淤积和组织增生两部分。目前几个淋巴水肿重建中心正在研究这些治疗方法。在笔者所在的中心，笔者发现方法混合后有协同作用。对于已经伴有组织增生的患者，混合方法可以弥补重建手术单纯仅能引流肢体而不能有效减少肢体固体病变组织的不足。虽然笔者团队"先重建，后剥离病变组织"的方法已经取得成功，但是笔者还是推荐"先剥离病变组织，后重建"的方法（图80-22）。后一方法允许彻底处理整个肢体的增生，避免破坏已经成功重建的淋巴回流。而当首先进行重建时，后进行的组织剥离手术需离LVA、VLVT或VLNT皮瓣足够远。

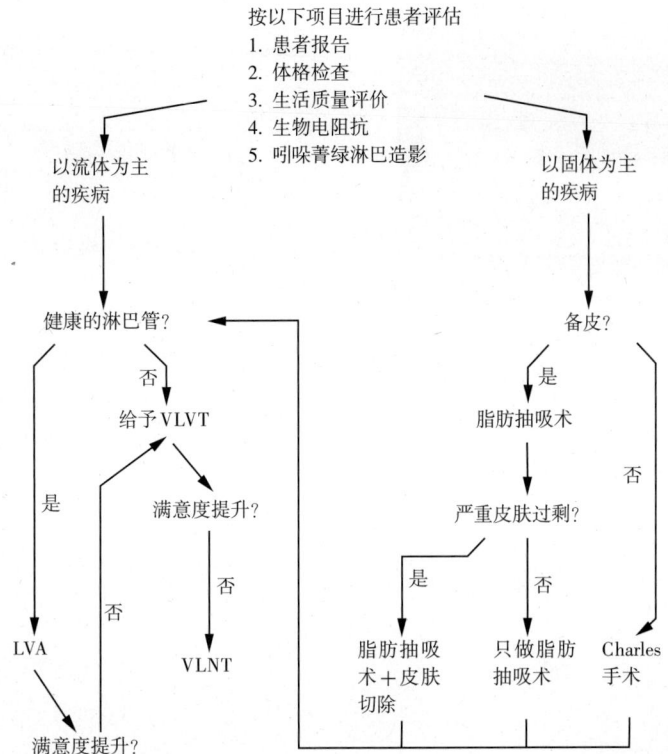

图 80-22　手术治疗的选择是基于患者以液体淤积为主，还是以脂肪沉积、组织增生为主。液体淤积为主者采用重建淋巴引流手术治疗，脂肪沉积、组织增生为主者采用组织剥离手术。组织剥离手术后，最初表现为脂肪沉积、组织增生为主的患者可以再进行重建手术。重建手术方式的选择取决于是否有足够健康的淋巴管。LVA 手术微创，病情允许时优先选择

4. 手术技术

（1）淋巴管-静脉吻合术（LVA）：LVA 是在全麻下进行的门诊手术。手术也可在局部麻醉下进行，但考虑到患者的舒适性，首选全身麻醉。应用序贯注射技术，根据吲哚菁绿淋巴造影，描绘所有可用的浅表淋巴管。与术前分期淋巴造影仅进行足部或手部注射相比，笔者采取从肢体远端到近端连续多点注射的方式，可以观察到所有淋巴管（图 80-23）。淋巴管造影后，用红外静脉定位仪对可供 LVA 的浅静脉进行定位，并将其切口设计在淋巴管和静脉接近的点处（图 80-24）。有了这些定位，可以进行策略性的切口设计，LVA 手术常常仅需要 1～1.5cm 的切口（图 80-25）。

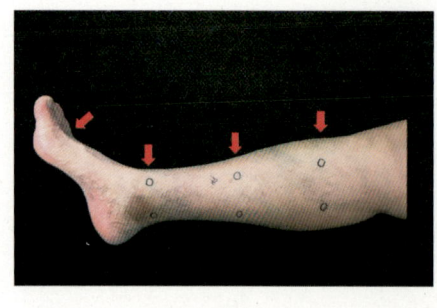
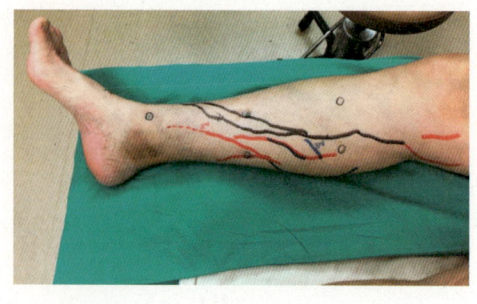

图 80-23　序贯注射技术

A. 使用 0.25% 的吲哚菁绿（ICG），皮内注射，序贯从远端到近端的方式。每个注射部位注射 0.05ml。避免注射过多的 ICG 而引起手术视野曝光过度。每次注射后立即进行扫描以描绘浅表淋巴管　B. 序贯注射技术的结果。黑线表示足部注射 ICG 显示的淋巴管，红线代表脚踝注射时观察到的淋巴管，蓝线代表小腿中部注射显示的淋巴管。小腿近端注射没有显示额外的淋巴管，因此注射终止于该平面

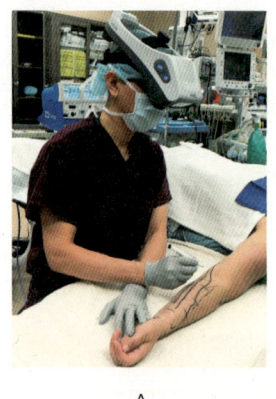
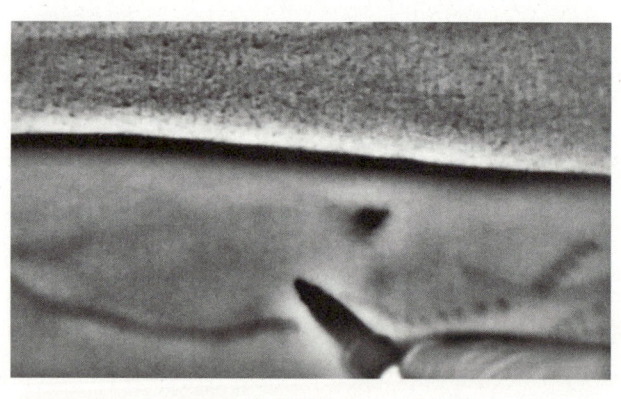

图 80-24　用红外静脉定位仪对可供 LVA 的浅静脉进行定位，并将其切口设计在淋巴管和静脉接近的点

A. 应用红外静脉显像仪描绘浅表静脉　B. LVA 切口设计在淋巴管和静脉接近的位置

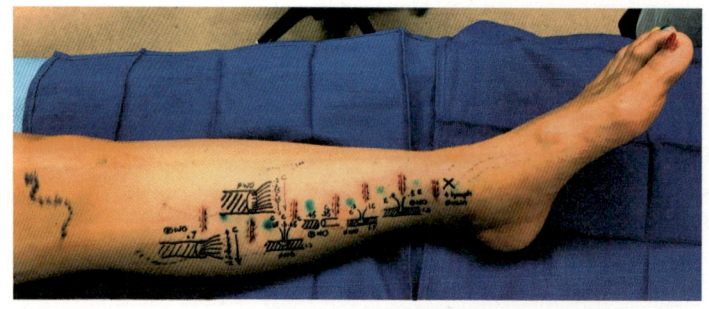

图 80-25　根据影像定位设计的切口可以使标准 LVA 手术达到微创，切口可以小于 2cm

在设计切口远端 2cm 处注射 0.05ml 异硫蓝，将显微镜置于 10～15 倍放大倍数（这是探查淋巴管时比较舒适的放大倍数），用 15 号刀片仅切开部分厚度的皮肤，再使用 8W 的针状电刀对真皮

继续进行精细的切开。因为适合LVA的静脉常常正好位于真皮下，当完全切开真皮层后必须开始进行精细的解剖探查。在真皮完全切开后，使用无齿显微解剖钳（尖端直径0.3mm）解剖浅筋膜和深筋膜层的脂肪组织。保留所有探查到的静脉和淋巴管，并一一标记。尽管在皮肤和深筋膜之间的任何深度都可能找到淋巴管，但它们常常位于浅筋膜层。

探查淋巴管以显露到深筋膜为止。当所有可用的淋巴管和静脉干净地解剖分离出来时，外科医师可以决定吻合的方式，吻合应该包括所有可用的淋巴管，以使重建的引流通路的数目最大化。有几种类型的LVA，其命名方式被约定为按淋巴管到静脉的吻合方式。吻合方式的选择取决于淋巴管与静脉的相对口径和距离。端端吻合要求淋巴管和静脉的直径相近。而当淋巴管管腔直径大小超过邻近静脉时，可以进行侧端吻合。当淋巴管瓣膜受损时，侧端吻合有利于淋巴管双向引流进入静脉。

λ形吻合术是由一个横断的淋巴管形成的，将它的远端和近端分别通过端端吻合和端侧吻合至同一静脉，提供了两个淋巴引流通路。当LVA的淋巴管直径小于静脉时，可以进行端侧吻合。当淋巴管在数量上也多于静脉时，多个淋巴管可通过"章鱼"技术（图80-26）全部吻合进入一个静脉管腔。通过单个吻合即可建立更多的引流通路，而且在技术上更容易完成。笔者建议LVA外科医师训练和应用所有可用的吻合方式，以处理术中遇到淋巴管、血管位置不佳和常见的直径和数目不匹配的情况（图80-27）。

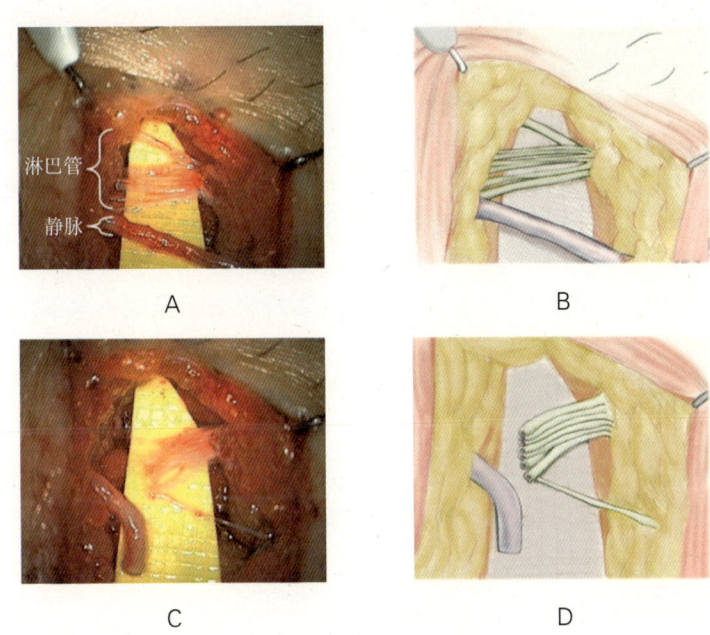

图80-26 "章鱼"技术

该技术在淋巴管、静脉大小不匹配，淋巴管、静脉数目不匹配，淋巴管质量较差的情况下特别有帮助。解剖游离适当的淋巴管和静脉（A、B），从外到里缝进静脉腔内后，仅缝合外膜带上所有的淋巴管（C、D），然后用缝线将所有的淋巴管牵入静脉腔内，将缝针从里到外缝出，在静脉外打结固定形成"章鱼状"。如有渗漏，则额外加强缝合

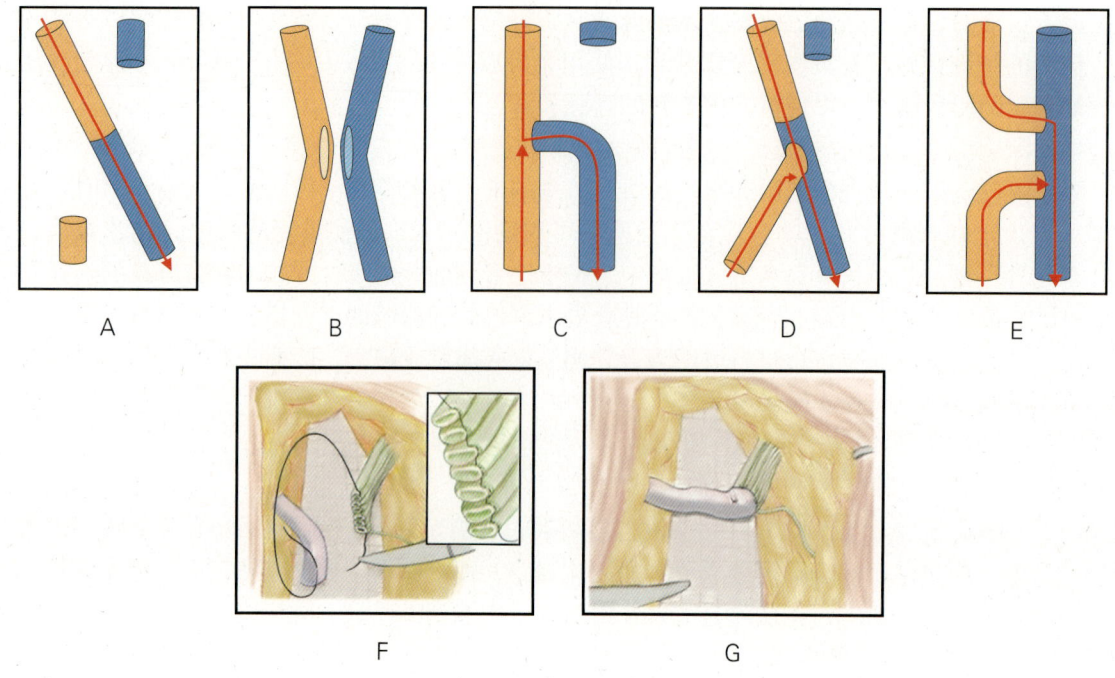

图 80-27 多种常见的 LVA 吻合方式
A. 端端吻合 B. 侧侧吻合 C. 端侧吻合 D. λ形吻合 E. 端侧吻合×2 F、G. "章鱼"技术

随着手术的进行，从切开皮肤、分离淋巴管、静脉至超显微外科吻合，需要逐渐提高显微镜的放大倍数，以提供最佳的手术视野。大多数LVA吻合的是直径为0.2~0.6mm的淋巴管和静脉，最佳的放大倍数为20~30倍。当放大倍数大于30倍时，因为手术视野变得过于狭窄，对进行超显微缝合并无更多的帮助。使用50μm针上的12-0尼龙缝线进行吻合效果最好。当吻合管径大于0.5mm的血管、淋巴管时，11-0尼龙线也适用。在笔者看来，超显微手术不仅是更精细的显微手术，还涉及不同的技巧。例如，因为管径太小，术中并不能像常规显微外科手术那样把显微镊尖端插入管腔中提供对抗力，以方便缝合。而且由于血管往往太小，超显微外科缝合需要单器械操作。

缝合针数的数量取决于脉管的大小。医师应缝合至吻合口无渗漏。只有一个无渗漏的吻合口可以允许淋巴回流压力充分建立，以克服静脉压力，并"冲刷"静脉管腔内的血液（图80-28A）。

由于淋巴管蠕动是缓慢、有节奏的，LVA完成后可能不会立即出现"冲刷"征象。此外，病变淋巴管受损的平滑肌蠕动减弱可能会表现延迟的"冲刷"，应在吻合操作完成几分钟后进行评估。与"冲刷"相反，"逆流"标志着静脉压力超过淋巴管压力，LVA有吻合口血栓形成的风险（图80-28B）。不过显示"逆流"的LVA仍然可以通过应用外部加压来转化为"冲刷"状态。因此，建议术后立即进行肢体弹性绷带加压。

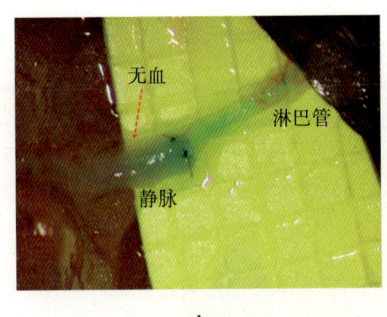 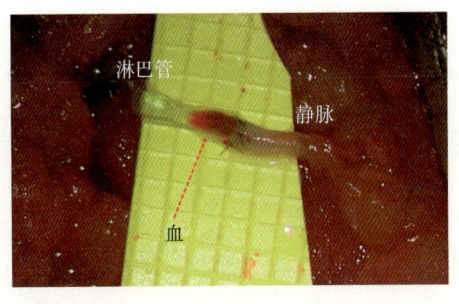

图80-28 端端吻合的LVA中的"冲刷"征和"逆流"征
A. 端端吻合的LVA中的"冲刷"征。"冲刷"征提示淋巴管回流的压力超过静脉压力，压力梯度较佳，可以"冲刷"静脉血　B. 端端吻合的LVA中的"逆流"征。这表明静脉压力高于淋巴管压力，导致从静脉向淋巴管逆行流动。LVA逆行流动可引起皮肤瘀斑，并可导致吻合口血栓形成

虽然在LVA手术过程中要进行多少个吻合才能达到最佳的效果目前仍然未能明确，但是在笔者的经验中，似乎建立越多的引流路径获得的结果越佳。其他LVA外科医师也观察到类似的效果。可以确定的是需要达到一定的吻合数量才能保证手术效果。同时淋巴管的质量对术后效果的影响也很大。淋巴管功能很好，可以用更少的LVA来达到同样的手术功效。在实践中，笔者通常在5个小时的手术过程中完成8～15个吻合。这是均衡地考虑了患者全身麻醉的时间、外科医师的努力后，并保证手术疗效所获得的实践经验。能建立多少LVA还受到淋巴水肿的类型（先天性与继发性）和疾病严重程度的影响。由于这些混杂的因素，目前无法确定能保障疗效的、通用的、每个手术都应该达到标准的LVA数量，在这方面需要进一步的研究。

（2）血管化淋巴结移植术（VLNT）：如前一节所述，当吲哚菁绿淋巴造影预测LVA预后不良时，应考虑VLNT。通过逆行淋巴结描记法可以降低供区淋巴水肿的发生风险。用两种不同的示踪剂[^{99}锝（或异硫蓝）和吲哚菁绿]注射手术部位的两端（腹股沟供区注射足部和下腹壁），外科医师可以识别两组不同的淋巴结，并进行选择性切取引流下腹壁的淋巴结，分离保留引流下肢的淋巴结。常用的淋巴结供区有腹股沟、下颌、锁骨上、胸廓外侧、肠系膜和大网膜。

对于上肢淋巴水肿，笔者倾向于采用腹股沟淋巴结瓣（groin lymph node flap，GLNF）。笔者用标准的旋髂浅动脉穿支（SCIP）皮瓣技术切取腹股沟淋巴结（GLN）。在用超声多普勒检查确定SCIP后，以旋髂浅动脉的投影轴为中心（图80-29）设计一个10cm×5cm的皮瓣。皮瓣由外侧向内侧切取。解剖平面最初位于筋膜浅层，在到达缝匠肌外侧边界时转换成筋膜下层。通常在这里可以看到旋髂浅动脉（superficial circumflex iliac artery，SCIA）的深支。沿着深支逆行解剖并依次识别浅支，至它们的共同干——股动脉。虽然这是最常见的解剖，但是外科医师应该要预先考虑到解剖变异的出现。无论出现何种解剖变异，使用逆行解剖以确保将足够的血管带入皮瓣，可以保障皮瓣有足够的血供。旋髂浅静脉（superficial circumflex iliac vein，SCIV）的走行变异较多，但一般位于SCIA的内侧。SCIV和SCIA的其他伴行静脉均可作为皮瓣回流静脉。根据血管口径的大小，术中可以自由决定。皮瓣血管蒂通常较短，在1～3cm。外科医师应考虑这一点，并据此准备受区的血管。如前所述，笔者成功地将皮瓣转移到患肢的近端、远端和中间位置。如上所述，受区位置的选择应根据具体患者的相关因素而决定，如近端瘢痕挛缩的情况、最明显症状的位置及患者的期望。

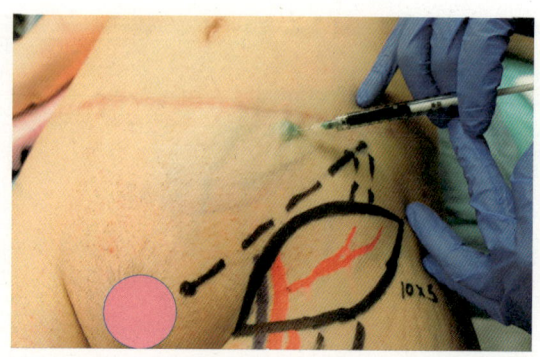

图 80-29 以旋髂浅动脉投影轴为蒂的腹股沟 VLNT 皮瓣设计。患者应用腹壁下动脉穿支进行乳房重建，因此有腹部瘢痕。对下腹壁进行吲哚菁绿注射，以帮助区分引流腹壁的淋巴结和左腿的淋巴结

对于下肢疾病，笔者选择的 VLNT 皮瓣是锁骨上淋巴结瓣（supraclavicular lymph node flap，SLNF）。SLNF 的血管蒂基于颈横血管，它位于胸锁乳突肌和肩胛舌骨肌的垂直肌腹的深面（图 80-30）。在确定血管蒂后，由内侧至外侧解剖，解剖平面为前斜角肌和臂丛之上，包括血管蒂外侧的淋巴结组织。将颈外静脉及其分支带入皮瓣内后可作为备用的静脉回流。笔者建议将皮瓣制成一个无皮皮瓣，因为其上的皮肤没有恒定的静脉引流。与 GLNF 一样，血管蒂短，外科医师应通过适当的受体血管来补偿。同样，在上肢重建中，皮瓣可以成功地转移到近端、远端和中间位置。受区的选择应根据具体病例的病情而定。

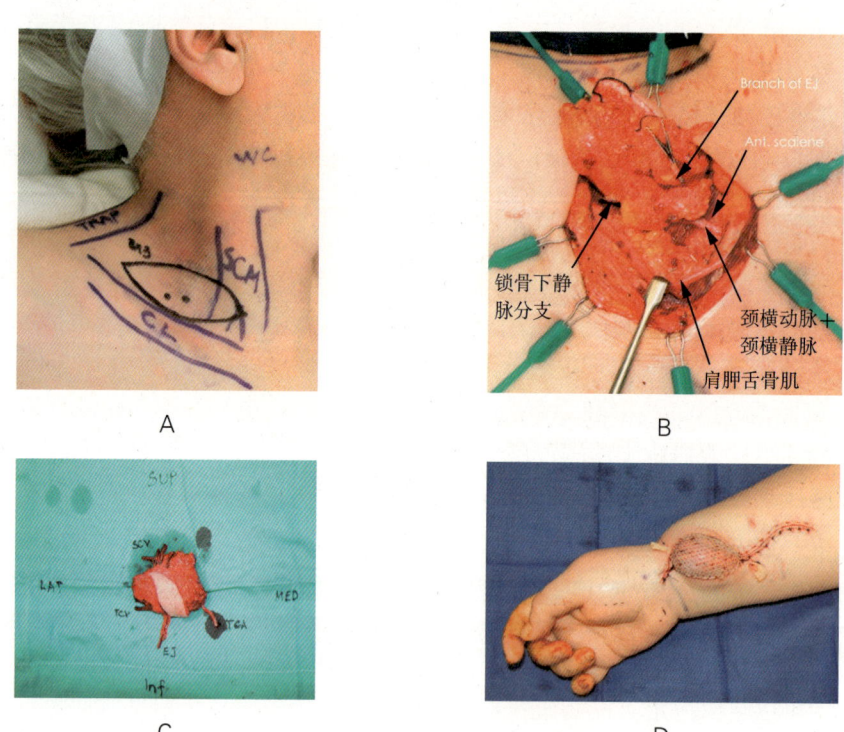

图 80-30 SLNF 的血管蒂基于颈横血管，它位于胸锁乳突肌和肩胛舌骨肌的垂直肌腹的深面

A. 基于颈横动脉的锁骨上 VLNT 皮瓣的设计：用超声多普勒确定动脉供应的皮肤 B. 颈横动脉的锁骨上 VLNT 皮瓣的解剖 C. 皮瓣切取完成（皮瓣带入多条静脉，尽管横穿该皮瓣的静脉不少，但它们并不一定是皮瓣上所带皮肤的回流静脉） D. 锁骨上 VLNT 皮瓣上肢远端掌侧转移。皮瓣的皮肤部分因为呈现为孤立的静脉回流不足（皮瓣其他部分没有出现静脉回流不足）而切除皮肤，改为全厚植皮

(3) 血管化淋巴管移植术（VLVT）：血管化淋巴管移植术的概念最初是由 Koshima 等报道的，为 FDMA 相关的血管周围淋巴管的血管化转移术式。随着超显微技术的进步，笔者利用从血管化腹股沟淋巴结移植获得的解剖知识，设计了一个基于 SCIA 的 VLVT。与基于 FDMA 的 VLVT 相比，基于 SCIA 的 VLVT 包括密度更大的淋巴管网，理论上应该有更好的手术效果。

笔者首先在髂前上棘外侧 4 处皮内注射 0.05ml 0.25% 的 ICG 溶液，在体表描记腹股沟区的浅表淋巴管。在用超声多普勒确定穿支的位置后，在穿支上设计了 10cm×6cm 的旋髂浅动脉穿支（SCIP）皮瓣，皮瓣包括描记的淋巴管（图 80-31A）。切开下方皮肤，深至 3～5mm 皮下脂肪层。向头侧解剖，识别 SCIA 浅支和深支穿支。解剖平面保持在 Scarpa 筋膜浅层，以保留位于深筋膜的淋巴结并形成一薄皮瓣（图 80-31B）。在肥胖患者中，解剖沿着非解剖平面进行，形成厚度为 3～5mm 的超薄皮瓣（图 80-31C）。在确定穿支血管进入皮瓣后，切开皮瓣上方。进行逆行血管蒂解剖，直至获得足够的血管蒂长度。在吲哚菁绿淋巴造影的引导下可确保切取了淋巴管，而淋巴结得以保留。用红外静脉定位仪扫描脂肪组织皮瓣表面，可见大量淋巴管走行于皮瓣的浅表脂肪中（图 80-31D）。这与基于 FDMA 的 VLVT 包含 3～4 个淋巴管相比有明显的优势。治疗上肢淋巴水肿时，VLVT 皮瓣转移至腕部以桡动脉作为受区血管。治疗下肢淋巴水肿，皮瓣转移至踝关节，以胫后动脉作为受区血管。对于 0.5～0.8mm 的脉管，使用 11-0 尼龙线进行吻合。对于小于 0.5mm 的那些，使用 12-0 尼龙线进行吻合。皮瓣转移仅吻合血管，无须进行淋巴管-静脉吻合或淋巴管-淋巴管吻合。在患肢切除与 VLVT 皮瓣相同的全厚皮肤，作为受区接受皮瓣移植（图 80-31E）。腹股沟供区切口一期直接缝合关闭。术后受区肢体抬高 1 周。对于下肢患者，术后第 2 周开始对患肢进行绷带压迫和适度活动。在第 4 周，所有患者恢复 CDT，并开始穿着的合适的 30～40mmHg 压力服，每天 16 个小时。

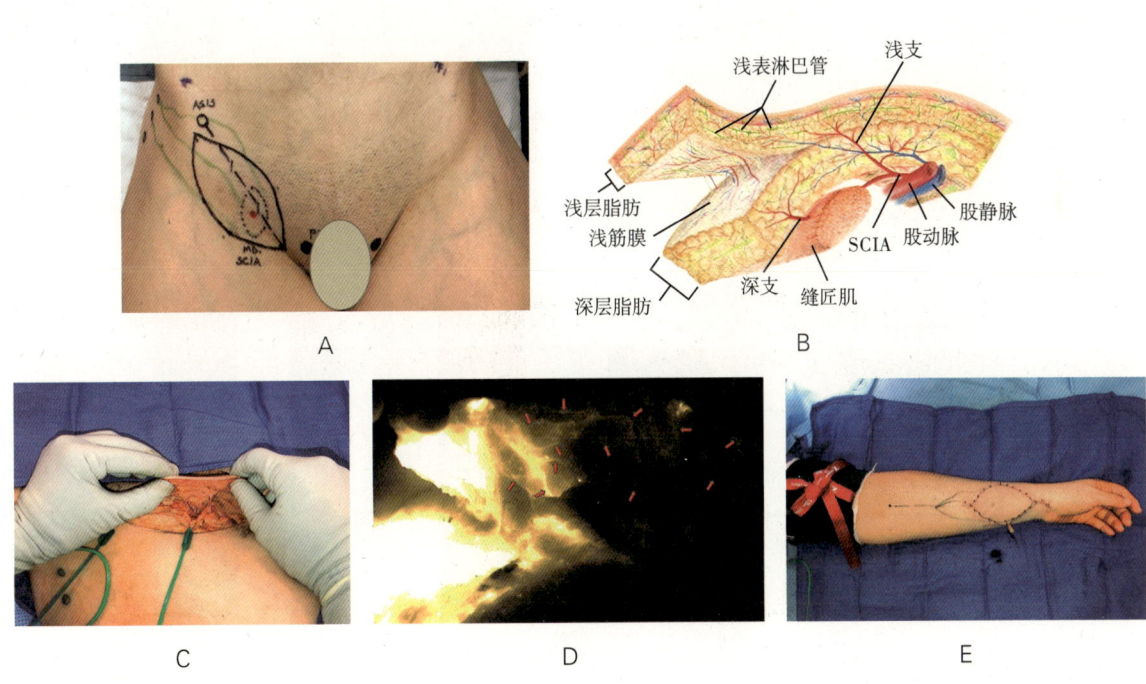

图 80-31 血管化淋巴管移植术

A. 基于 SCIA 的 VLVT 皮瓣的设计（这一 VLVT 皮瓣与腹股沟 VLNT 皮瓣相类似。在设计皮瓣时，应同时考虑由 SCIA 浅支和深支发出的动脉穿支的位置，以及淋巴管的位置（绿线）。经髂前上棘外侧注射吲哚菁绿标记淋巴管）　B. 基于 SCIA 的 VLVT 皮瓣的解剖。解剖面位于浅筋膜处或浅部，这可以使淋巴结保留在深筋膜层的脂肪中，同时掀起一薄淋巴管皮瓣。SCIA 的浅支和深支的穿支在这个平面上是相当小的，仔细解剖以保护这些细小血管　C. 皮瓣完全掀起。此例基于 SCIA 的 VLVT 皮瓣厚度约 4mm　D. 吲哚菁绿淋巴造影下观察相同的皮瓣，可以在这个超薄皮瓣中看到密集的淋巴管　E. 切取薄皮瓣进行移植并切除受区同样大小的皮肤使受区外形平滑，移植的 VLVT 皮瓣不会出现像 VLNT 皮瓣那样的臃肿外观

6个月后患者在医师的指导下开始逐步减少穿压力服的时间。根据笔者的经验，部分患者完全停穿压力服后水肿没有复发，部分患者完全停穿压力服后出现稳定的轻度水肿，但对比术前已经有明显改善，患者自行选择停穿压力服。大部分患者在调整的过程中，可以显著地缩短穿压力服的时间，并在最短的穿压力服时间和病情稳定之间找到一个平衡点。

SCIA-VLVT皮瓣是超薄旋髂浅动脉皮瓣（见图80-31A），术中沿浅筋膜切取皮瓣。在这个平面上，遇到的SCIA的浅支和深支无一例外均小于0.8mm（见图80-31B、C）。因此，需要精细的超显微解剖技术来确保皮瓣的安全切取。如果血管蒂不解剖至其股动脉起始部，就需要超显微吻合技术。在进行动脉和静脉吻合时，也经常遇到口径大小不匹配的情况，这时需要应用端侧吻合并且无法使用静脉吻合器。建议外科医师开展手术前进行技术上的准备并配备适当的超显微手术器械。由于淋巴结位于浅筋膜的深面，这种皮瓣切取技术保留了淋巴结组织并降低了供体部位淋巴水肿的风险（见图80-31B）。在过去的2年中，笔者对8位患者进行了这种手术，取得了良好的效果。所有患者均为继发性淋巴水肿，其中上肢5例、下肢3例。所有患者的肢体水肿和其他伴随症状在术后几周内得到了迅速的缓解（图80-32A～E，图80-33A）。3例术后超过1年的患者已经无须穿着压力服。所有的患者术后吲哚菁绿淋巴造影显示患肢的淋巴回流得到改善（图80-32F、G，图80-33B、C）。虽然我们没有在VLVT和VLNT之间进行直接比较，但结合VLNT的经验，笔者的印象是这两个手术看起来同样有效，而笔者的VLVT的疗效确切，在笔者中心VLVT已经取代VLNT作为LVA治疗无效后的手术选项。对于手术的长期预后及机制需要进一步的研究观察。

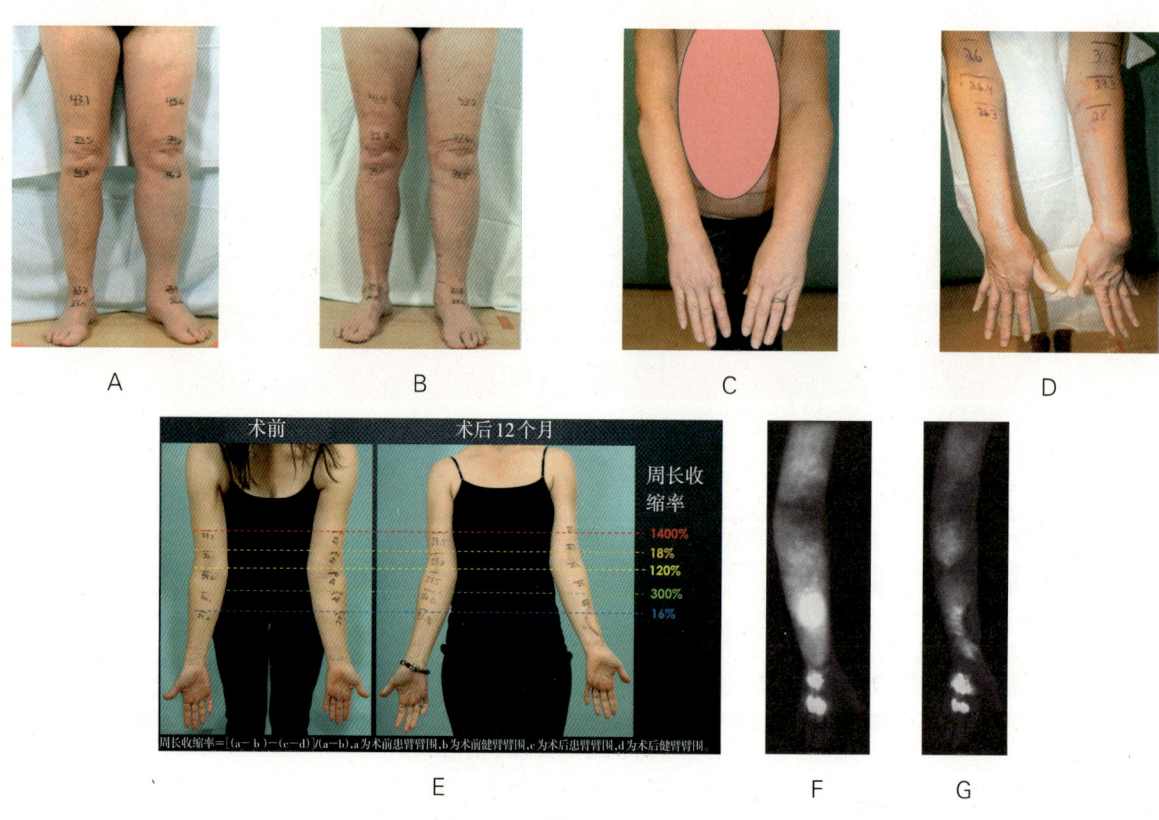

图80-32　淋巴水肿病例（一）

A. 左下肢继发性淋巴水肿患者LVA术前　B. 左下肢LVA术后3周，肉眼可见患肢体积缩小，测量肢体的各平面周长均变小　C. 左上肢继发性淋巴水肿患者VLNT术前　D. 术后1年随访，可以看到患肢体积明显缩小，同时患者报告患肢原有的疼痛消失，而且皮肤及软组织变柔软　E. 患者为乳腺癌术后左上肢淋巴水肿，进行基于SCIA的VLVT手术治疗，手术后12个月随访，左为术前，右为术后。患肢多个平面上出现体积减小和周长减小。患者还报告患肢的疼痛减轻，运动耐力增加，她的结婚戒指术后戴着更合适　F. 此患者患肢手、前臂和上臂均可见严重的皮肤逆流征，没有线条征的出现，是LVA手术的相对禁忌证　G. VLVT手术后1年吲哚菁绿淋巴造影显示整个患肢的病情得到改善。"弥漫"状模式密度的显著降低提示了吲哚菁绿逆流溢出至皮肤层的情况得到明显的缓解。吲哚菁绿造影可见到VLVT瓣内的"线性"模式，提示皮瓣与周围组织之间自发形成了淋巴管-淋巴管吻合

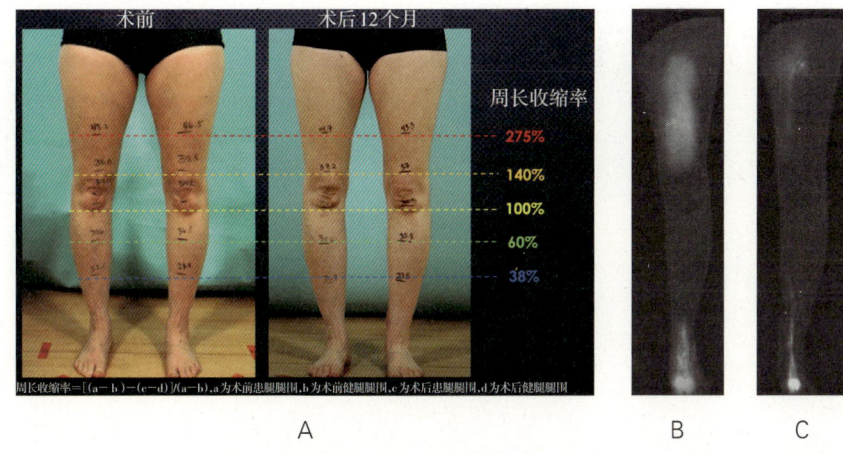

图 80-33 淋巴水肿病例（二）

A. 患者为左肢淋巴水肿，进行基于 SCIA 的 VLVT 手术治疗，手术后 1 年随访。左为术前，右为术后。患肢多个平面上出现体积减小和周长减小。最明显缩小率出现在大腿的近端达到 275%　B. 此患者左大腿可见"弥漫"状模式，"线性"模式仅显影于足、踝部　C. VLVT 手术后 1 年吲哚菁绿淋巴造影显示，大腿部的"弥漫"状模式较术前明显减轻，"线性"模式延伸至小腿的近端。这些吲哚菁绿淋巴造影的好转表现与患者报告的症状减轻和肢体周长减小是一致的

（4）脂肪抽吸术（SAL）：脂肪抽吸术采用肿胀浸润麻醉，并用止血带控制出血。在肿胀到组织紧绷并等待 15 分钟后，松开止血带，开始进行抽脂。笔者建议使用带助力的抽脂机（power-assisted lipectomy，PAL），以减少外科医师的疲劳并缩短手术时间。笔者的经验表明，与人工脂肪抽吸术相比，它能节省 1～2 个小时。脂肪抽吸使用 3～5mm 抽脂针通过多个穿刺切口进行。笔者标准地执行脂肪抽吸术，根据不同的解剖区域，直至皮下脂肪层的 0.5～1cm。

经典的 SAL 不进行皮肤切除，但笔者观察到了这种手术的并发症的发生率相对较高，包括轮廓不规则、血清肿（或血肿）和皮肤坏死（图 80-34）。笔者将这些并发症归因于彻底去除增生脂肪组织后的皮肤冗余（图 80-35），笔者目前推荐在抽脂后立即去除冗余皮肤，即刻进行肢体的塑形（图 80-36）。通过这种方法，术后并发症的发生率显著下降且患者满意度提高。

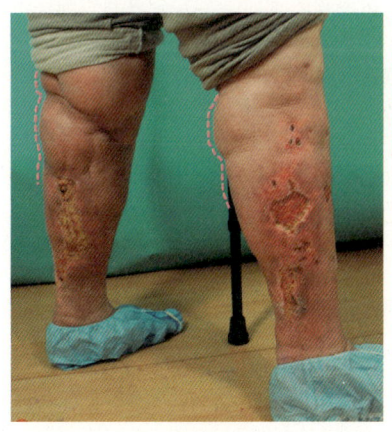

图 80-34　当笔者对继发性晚期淋巴水肿的患者进行脂肪抽吸术时，由于术前肢体常常明显肿大畸形，术后出现轮廓不规则、血清肿（或血肿）和皮肤坏死等并发症

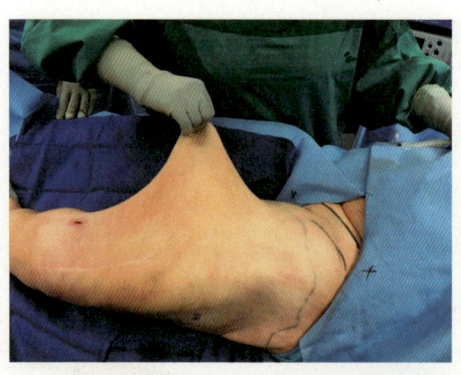

图 80-35　类似于体重大量减轻患者通过冗余皮肤切除重新塑形，淋巴水肿患者抽脂后同样可以通过切除明显冗余的皮肤即刻重新塑形

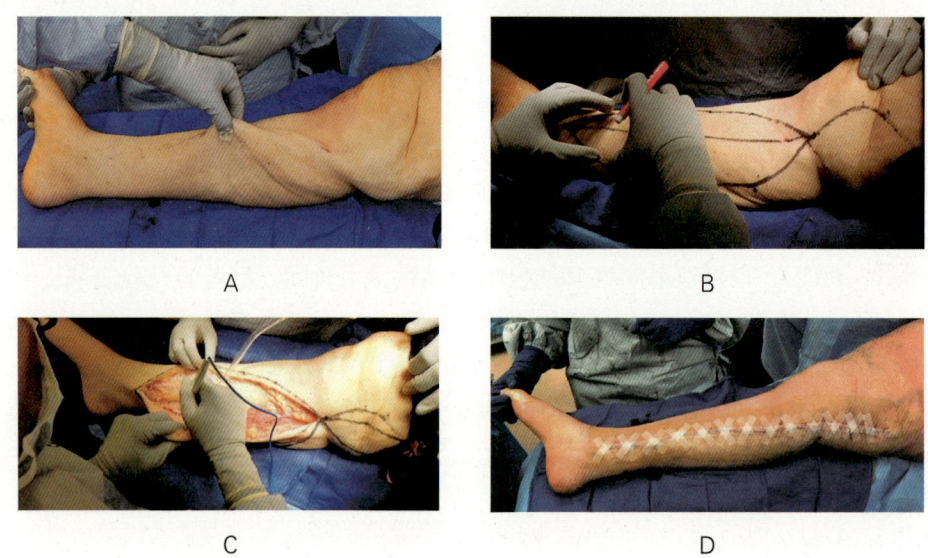

图 80-36　在抽脂后立即去除冗余皮肤，即刻进行肢体塑形
A. 脂肪去除量约 3300ml 的术后即时外观照片显示皮肤明显冗余　B. 通过握捏试验估计皮肤的切除量　C. 皮肤下方已经通过抽脂术广泛游离，皮肤切除可以很快完成　D. 术后即时效果

六　结果评价

基于体积的测量是最通用的结果评价方式。手术后患肢体积的缩小可以让患者本人更安心（图80-37）。然而，笔者推荐应用多种方式结合进行术后的综合评估，而不要仅基于单一方式进行术后评估，因为每种方式都有其局限性。只有结合多种方式的综合评估才能得到一个全面的患者病情的真实情况。在笔者所在的淋巴水肿治疗中心，笔者跟踪随访患者，结合患者病情报告、临床体格检查、基于肢体周长的淋巴水肿指数、生物电阻抗频谱测量、淋巴水肿患者生活质量调查，以及吲哚菁绿淋巴造影，对术后疗效进行全面的评估。每个方法之间互为补充，可以为患者的淋巴水肿病情的发展、改善或恶化提供真实的信息。

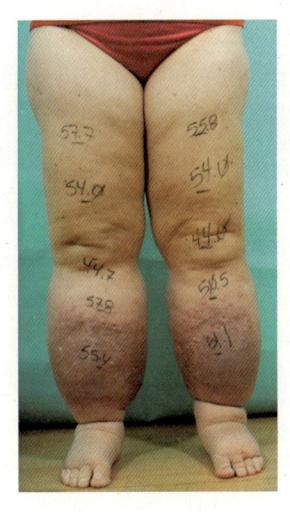 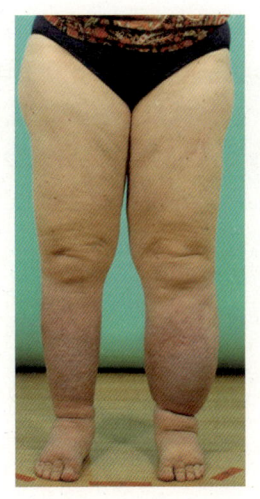

　　　　A　　　　　　　　B

图 80-37　患者为原发性双下肢淋巴水肿合并象皮病，进行右下肢的脂肪抽吸术并即刻皮肤切除塑形术。由于右下肢的皮肤严重冗余，进行内侧和外侧皮肤切除。右下肢的体积在手术后 6 个月内持续得到缩小，而且由于她对恢复治疗有信心，增加了活动水平，并提高了治疗依从性，未进行手术治疗的左下肢的症状也得到了缓解

A. 术前　B. 术后

七　结论

　　当确认保守治疗无效后，目前认为淋巴水肿是可以通过先进的外科技术进行干预，并从根本上获得改善的，但是这距离确切地治愈淋巴水肿还很远。随着对淋巴水肿理解的深入，笔者发现自己对淋巴水肿的了解还太少。可以确定的是，随着越来越多的医师参与到抗击淋巴水肿的挑战中来，有望在不久的将来发现可以作为金标准的有效疗法。仅以此章，笔者衷心希望读者能加入这一努力的行列中来。

八　后记：超显微外科训练——攀登淋巴水肿重建外科的梯子

　　基于目前的淋巴水肿治疗技术，组织剥离手术如抽脂和 Charles 手术，对于成熟的整形外科医师并无明显的技术难度。重建手术是治疗淋巴水肿的重要组成部分，尤其现在治疗提倡早期干预，LVA 作为微创手术为广大淋巴水肿患者和医师提供了一个理想的选择。目前爱荷华大学淋巴水肿重建研究中心的数据统计，57% 的患者应用 LVA，31% 的患者应用 SAL，12% 的患者应用 VLVT 进行治疗。由于微创的 LVA 并无明显的手术并发症，即使手术失败或无效，也无明显的手术风险，对比 VLNT 和 VLVT 等游离组织移植手术，无论是对患者来说，还是对刚开展淋巴水肿重建的医师来说，都不会造成很大的压力。从技术成长的角度来看，LVA 要吻合的脉管直径通常为 0.2~0.6mm，重建医师自一开始就以一个很高的技术标准来要求自己，技术成熟后可以更从容地面对 VLNT 和 VLVT 手术，有助于医师自信地全面开展淋巴水肿的治疗工作。

　　那开展 LVA 手术有什么窍门吗？

　　LVA 手术属于超显微外科范畴。显微外科医师常常对自己的显微技术相当自信，据笔者的经验，大家仍需要放低姿态，进行一些额外的超显微吻合训练，以熟悉在很高放大倍数下进行操作，并练习应用不同吻合方式进行微小脉管吻合的技巧，包括微小脉管开窗、侧侧吻合、侧端吻

合等不常用到的技术，直到手术的不适感消失并能完成高质量的吻合。目前的不同文献报道LVA的成功率差异很大，笔者推测其中一个原因可能是LVA手术精确性。显微吻合在不同医师的操作中均会有不同程度的误差。如果不进行训练，可以想象一个在常规显微手术不会带来明显后果的误差放到0.2～0.8mm脉管的吻合上影响就会放大，可能导致吻合口不通，手术失败。而经过训练后，操作误差可以控制到微小血管吻合的误差水平，这种进步在0.2～0.8mm脉管的吻合上不会导致不良后果，而对提高常规显微手术的效果和效率也很有帮助。因此，进行超显微吻合训练对医师成熟和晋阶都很有意义。在0.2～0.8mm脉管的吻合训练上，笔者建议LVA外科医师使用鸡大腿这一简单易用的模型来模拟训练，以克服对患者进行手术之前技术的初始提升缓慢（图80-38）。鸡大腿模型可以找到直径细至0.2mm的血管来为超显微手术提供高度逼真的训练。如果应用食用色素染色液体滴注鸡大腿模型，可以方便地对多处吻合质量进行评估，并获得即时反馈，以快速改进技巧。医师可以根据自己的技术水平选择从直径1mm开始逐步提高难度至0.2～0.3mm。当医师能很好地完成LVA手术时，就可以逐步开展VLVT或VLNT手术。VLVT需要切取超薄皮瓣，应用穿支对穿支进行血管吻合，而医师已经有了超显微外科的技术储备，可以更从容地开展VLVT或VLNT，这些术式与LVA是互补的，是淋巴水肿重建外科医师必备的手术方式。

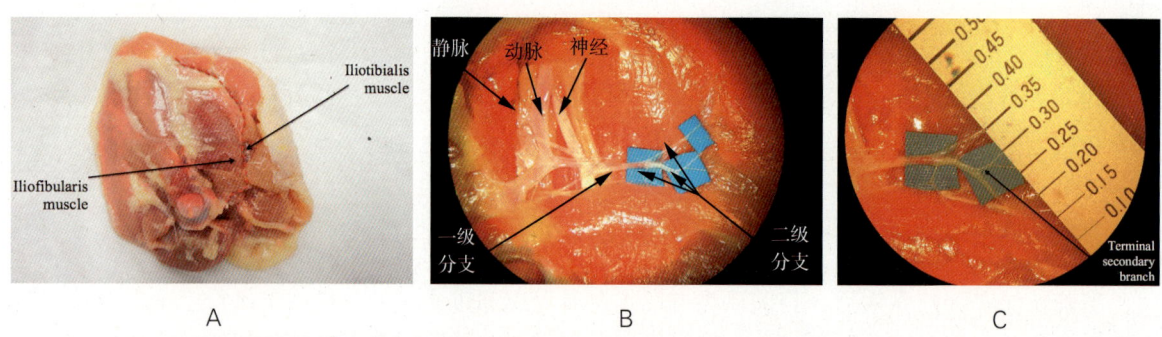

图80-38 在0.2～0.8mm脉管的吻合训练上建议LVA外科医师使用鸡大腿这一简单易用的模型来模拟训练，以克服对患者进行手术之前技术的初始提升缓慢
A. 应用鸡大腿进行超显微手术训练是一种快速、简便的方法。血管束位于髂胫束和髂腓肌束之间的平面 B. 分离肌肉后，立即可以见到坐骨神经血管束及其分支在肌肉中走行 C. 二级和三级分支通常在超显微手术范围（<0.8mm），随着血管走行到远端而逐渐变细。超显微手术学员可以根据自己的技术水平选择不同口径的血管来开始训练

（陈威帆　曾伟锋）

参考文献

[1] The diagnosis and treatment of peripheral lymphedema. 2009 concensus document of the international society of lymphology[J]. Lymphology,2009,42(2):51-60.

[2] 《中国丝虫病防治》编委会. 中国丝虫病防治[M]. 北京:人民卫生出版社,1997.

[3] Földi M,Földi E,Kubik S. Textbook of lymphology, for physicians and lymphedema therapists[M]. 6th ed. San Francisco:Biotext,LLC,2003.

[4] Brice G,Child A H,Evans A,et al. Milroy disease and the VEGFR-3 mutation phenotype[J]. J Med Genet,2005,42(2):98-102.

[5] Gordon K,Spiden S L,Connell F C,et al. FLT4/VEGFR3 and Milroy disease: novel mutations, a review of

published variants and database update[J]. Hum Mutat,2013,34(1):23-31.

[6] Kinmonth J B,Eustace P W. Lymph nodes and vessels in primary lymphoedema. Their relative importance in aetiology[J]. Ann R Coll Surg Engl,1976,58(4):278-284.

[7] Liu N F,Yan Z X,Wu X F. Classification of lymphatic-system malformations in primary lymphoedema based on MR lymphangiography[J]. Eur J Vasc Endovasc Surg,2012,44(3):345-349.

[8] Olszewski W L. Episodic dermatolymphangioadenitis (DLA) in patients with lymphedema of the lower extremities before and after administration of benzathine penicillin: a preliminary study[J]. Lymphology,1996,29(3):126-131.

[9] Liu N F,Lu Q,Liu P A,et al. Comparison of radionuclide lymphoscintigraphy and dynamic magnetic resonance lymphangiography for investigating extremity lymphoedema[J]. Br J Surg,2010,97(3):359-365.

[10] Liu N F,Lu Q,Jiang Z H,et al. Anatomic and functional evaluation of the lymphatics and lymph nodes in diagnosis of lymphatic circulation disorders with contrast magnetic resonance lymphangiography[J]. J Vasc Surg,2009,49(4):980-987.

[11] 王炜,张涤生,程开祥. 肢体淋巴水肿的病因及分类(附511例肢体淋巴水肿病因分析)[J]. 上海第二医学院学报,1982,S1:3-46.

[12] 张涤生. 微波烘疗慢性肢体淋巴水肿98例报道[J]. 中华外科杂志,1987,35:481.

[13] Olszewski W L. The lymphovenous microsurgical shunts for treatment of lymphedema of lower limbs: indications in 2011[J]. Int Angiol,2011,30(6):499-503.

[14] Campisi C,Bellini C,Campisi C,et al. Microsurgery for lymphedema: clinical research and long-term results [J]. Microsurg,2010,30(4):256-260.

[15] Becker C,Assouad J,Riquet M,et al. Postmastectomy lymphedema: long-term results following microsurgical lymph node transplantation[J]. Ann Surg,2006,243(3):313-315.

[16] Brorson H,Svensson H,Norrgren K,et al. Liposuction reduces arm lymphedema without significantly altering the already impaired lymph transport[J]. Lymphology,1998,31(4):156-172.

[17] O'Brien B M,Sykes P,Threlfall G N,et al. Microlymphaticovenous anastomoses for obstructive lymphedema [J]. Plast Reconstr Surg,1977,60(2):197-211.

[18] Li S,Cao W,Cheng K,et al. Microvascular transfer of a "lymphatic-bearing" flap in the treatment of obstructive lymphedema[J]. Plast Reconstr Surg,2008,121(3):150e-152e.

[19] Dai T,Jiang Z,Li S,et al. Reconstruction of lymph vessel by lymphatic endothelial cells combined with polyglycolic acid scaffolds: a pilot study[J]. J Biotechnol,2010,150(1):182-189.

[20] Granzow J W,Soderberg J M,Kaji A H,et al. Review of current surgical treatments for lymphedema[J]. Ann Surg Oncol,2014,21(4):1195-1201.

[21] Warren A G,Brorson H,Borud L J,et al. Lymphedema: a comprehensive review[J]. Ann Plast Surg,2007,59(4):464-472.

[22] Foldi E,Foldi M,Weissleder H. Conservative treatment of lymphoedema of the limbs[J]. Angiology,1985,36(3):171-180.

[23] Kung T A,Champaneria M C,Maki J H,et al. Current concepts in the surgical management of lymphedema [J]. Plast Reconstr Surg,2017,139(4):1003e-1013e.

[24] Rockson S G,Miller L T,Senie R,et al. American cancer society lymphedema workshop. Workgroup III: diagnosis and management of lymphedema[J]. Cancer-Am Cancer Soc,1998,83(12):2882-2885.

[25] Rockson S G,Rivera K K. Estimating the population burden of lymphedema[J]. Ann N Y Acad Sci,2008,1131:147-154.

[26] DiSipio T,Rye S,Newman B,et al. Incidence of unilateral arm lymphoedema after breast cancer: a systematic review and meta-analysis[J]. Lancet Oncol,2013,14(6):500-515.

[27] Erickson V S,Pearson M L,Ganz P A,et al. Arm edema in breast cancer patients[J]. J Natl Cancer Inst,2001,93(2):96-111.

[28] Segerstrom K, Bjerle P, Graffman S, et al. Factors that influence the incidence of brachial oedema after treatment of breast cancer[J]. Scand J Plast Reconstr Surg Hand Surg,1992,26(2):223-227.

[29] Liljegren G, Holmberg L. Arm morbidity after sector resection and axillary dissection with or without postoperative radiotherapy in breast cancer stage I. Results from a randomised trial. Uppsala-Orebro breast cancer study group[J]. Eur J Cancer 1997,33(2):193-199.

[30] Senofsky G M, Moffat F J, Davis K, et al. Total axillary lymphadenectomy in the management of breast cancer[J]. Arch Surg,1991,126(11):1336-1341, 1341-1342.

[31] Wilburn O, Wilburn P, Rockson S G. A pilot, prospective evaluation of a novel alternative for maintenance therapy of breast cancer-associated lymphedema [ISRCTN76522412][J]. Bmc Cancer,2006,6:84.

[32] Jahr S, Schoppe B, Reisshauer A. Effect of treatment with low-intensity and extremely low-frequency electrostatic fields (Deep Oscillation) on breast tissue and pain in patients with secondary breast lymphoedema[J]. J Rehabil Med,2008,40(8):645-650.

[33] McIndoe A H. Experiences in the surgical treatment of lymphoedema: section of tropical diseases and parasitology[J]. Proc R Soc Med,1935,28(8):1111-1126.

[34] Kanter M A, Slavin S A, Kaplan W. An experimental model for chronic lymphedema[J]. Plast Reconstr Surg,1990,85(4):573-580.

[35] Keeley V. Advances in understanding and management of lymphoedema (cancer, primary)[J]. Curr Opin Support Palliat Care,2017,11(4):355-360.

[36] Karkkainen M J, Ferrell R E, Lawrence E C, et al. Missense mutations interfere with VEGFR-3 signalling in primary lymphoedema[J]. Nat Genet,2000,25(2):153-159.

[37] Yildirim-Toruner C, Subramanian K, El M L, et al. A novel frameshift mutation of FOXC2 gene in a family with hereditary lymphedema-distichiasis syndrome associated with renal disease and diabetes mellitus[J]. Am J Med Genet A,2004,131(3):281-286.

[38] Pfarr K M, Debrah A Y, Specht S, et al. Filariasis and lymphoedema[J]. Parasite Immunol,2009,31(11):664-672.

[39] Karpanen T, Alitalo K. Molecular biology and pathology of lymphangiogenesis[J]. Annu Rev Pathol,2008,3:367-397.

[40] Ryan T J. Lymphatics and adipose tissue[J]. Clin Dermatol,1995,13(5):493-498.

[41] Olszewski W. On the pathomechanism of development of postsurgical lymphedema[J]. Lymphology,1973,6(1):35-51.

[42] Dreyer G, Noroes J, Figueredo-Silva J, et al. Pathogenesis of lymphatic disease in bancroftian filariasis: a clinical perspective[J]. Parasitol Today,2000,16(12):544-548.

[43] Stanton A W, Northfield J W, Holroyd B, et al. Validation of an optoelectronic limb volumeter (Perometer)[J]. Lymphology,1997,30(2):77-97.

[44] Batista B N, Baiocchi J, Campanholi L L, et al. Agreement between perometry and sequential arm circumference measurements in objective determination of arm volume[J]. J Reconstr Microsurg,2018,34(1):29-34.

[45] Pasley J D, O' Connor P J. High day-to-day reliability in lower leg volume measured by water displacement[J]. Eur J Appl Physiol,2008,103(4):393-398.

[46] Beach R B. Measurement of extremity volume by water displacement[J]. Phys Ther,1977,57(3):286-287.

[47] Buffa R, Mereu E, Lussu P, et al. A new, effective and low-cost three-dimensional approach for the estimation of upper-limb volume[J]. Sensors (Basel),2015,15(6):12342-12357.

[48] Yamamoto T, Matsuda N, Todokoro T, et al. Lower extremity lymphedema index: a simple method for severity evaluation of lower extremity lymphedema[J]. Ann Plast Surg,2011,67(6):637-640.

[49] Yamamoto T, Yamamoto N, Hara H, et al. Upper extremity lymphedema index: a simple method for severity evaluation of upper extremity lymphedema[J]. Ann Plast Surg,2013,70(1):47-49.

[50] Chen W F, Zhao H, Yamamoto T, et al. Indocyanine green lymphographic evidence of surgical efficacy fol-

lowing microsurgical and supermicrosurgical lymphedema reconstructions[J]. J Reconstr Microsurg,2016,32(9):688-698.

[51] Mihara M,Hara H,Narushima M,et al. Indocyanine green lymphography is superior to lymphoscintigraphy in imaging diagnosis of secondary lymphedema of the lower limbs[J]. J Vasc Surg Venous Lymphat Disord,2013,1(2):194-201.

[52] Yamamoto T,Yamamoto N,Doi K,et al. Indocyanine green-enhanced lymphography for upper extremity lymphedema: a novel severity staging system using dermal backflow patterns[J]. Plast Reconstr Surg,2011,128(4):941-947.

[53] Lohrmann C,Foeldi E,Speck O,et al. High-resolution MR lymphangiography in patients with primary and secondary lymphedema[J]. AJR Am J Roentgenol,2006,187(2):556-561.

[54] Neligan P C,Kung T A,Maki J H. MR lymphangiography in the treatment of lymphedema[J]. J Surg Oncol,2017,115(1):18-22.

[55] Mitsumori L M,McDonald E S,Wilson G J,et al. MR lymphangiography: how I do it[J]. J Magn Reson Imaging,2015,42(6):1465-1477.

[56] Mazzei M A,Gentili F,Mazzei F G,et al. High-resolution MR lymphangiography for planning lymphaticovenous anastomosis treatment: a single-centre experience[J]. Radiol Med,2017,122(12):918-927.

[57] Lohrmann C,Felmerer G,Foeldi E,et al. MR lymphangiography for the assessment of the lymphatic system in patients undergoing microsurgical reconstructions of lymphatic vessels[J]. Microvasc Res,2008,76(1):42-45.

[58] Lohrmann C,Foeldi E,Bartholoma J P,et al. Magnetic resonance imaging of lymphatic vessels without image subtraction: a practicable imaging method for routine clinical practice?[J]. J Comput Assist Tomogr,2007,31(2):303-308.

[59] Lu Q,Xu J,Liu N. Chronic lower extremity lymphedema: a comparative study of high-resolution interstitial MR lymphangiography and heavily T2-weighted MRI[J]. Eur J Radiol,2010,73(2):365-373.

[60] The diagnosis and treatment of peripheral lymphedema: 2013 consensus document of the international society of lymphology[J]. Lymphology,2013,46(1):1-11.

[61] Campisi C,Boccardo F,Zilli A,et al. Long-term results after lymphatic-venous anastomoses for the treatment of obstructive lymphedema[J]. Microsurg,2001,21(4):135-139.

[62] Jr Allen R J,Cheng M H. Lymphedema surgery: patient selection and an overview of surgical techniques[J]. J Surg Oncol,2016,113(8):923-931.

[63] Salgado C J,Mardini S,Spanio S,et al. Radical reduction of lymphedema with preservation of perforators[J]. Ann Plast Surg,2007,59(2):173-179.

[64] Chang D W,Suami H,Skoracki R. A prospective analysis of 100 consecutive lymphovenous bypass cases for treatment of extremity lymphedema[J]. Plast Reconstr Surg,2013,132(5):1305-1314.

[65] Yamamoto T,Chen W F,Yamamoto N,et al. Technical simplification of the supermicrosurgical side-to-end lymphaticovenular anastomosis using the parachute technique[J]. Microsurg,2015,35(2):129-134.

[66] Mardonado A A,Chen R,Chang D W. The use of supraclavicular free flap with vascularized lymph node transfer for treatment of lymphedema: a prospective study of 100 consecutive cases[J]. J Surg Oncol,2017,115(1):68-71.

[67] Engel H,Lin C Y,Huang J J,et al. Outcomes of lymphedema microsurgery for breast cancer-related lymphedema with or without microvascular breast reconstruction[J]. Ann Surg,2018,268(6):1076-1083.

[68] Hawkes P J,McNurlen M,Bowen M,et al. Strategic incision placement to facilitate successful supermicrosurgical lymphaticovenular anastomoses[J]. International Microsurgery Journal,2018,1(3):5.

[69] Chen W F. Supermicrosurgical lymphaticovenular anastomosis for treatment of lymphedema—the iowa experience[J]. Annals of plastic surgery,2015,74(supp 3):S173-S188.

[70] Lin C H,Ali R,Chen S C,et al. Vascularized groin lymph node transfer using the wrist as a recipient site for

management of postmastectomy upper extremity lymphedema[J]. Plast Reconstr Surg,2009,123(4):1265-1275.

[71] Cheng M H,Huang J J,Nguyen D H,et al. A novel approach to the treatment of lower extremity lymphedema by transferring a vascularized submental lymph node flap to the ankle[J]. Gynecol Oncol,2012,126(1):93-98.

[72] Sapountzis S,Singhal D,Rashid A,et al. Lymph node flap based on the right transverse cervical artery as a donor site for lymph node transfer[J]. Ann Plast Surg,2014,73(4):398-401.

[73] Cheng M H,Chen S C,Henry S L,et al. Vascularized groin lymph node flap transfer for postmastectomy upper limb lymphedema: flap anatomy, recipient sites, and outcomes[J]. Plast Reconstr Surg,2013,131(6):1286-1298.

[74] Patel K M,Lin C Y,Cheng M H. From theory to evidence: long-term evaluation of the mechanism of action and flap integration of distal vascularized lymph node transfers[J]. J Reconstr Microsurg,2015,31(1):26-30.

[75] Ito R,Wu C T,Lin M C,et al. Successful treatment of early-stage lower extremity lymphedema with side-to-end lymphovenous anastomosis with indocyanine green lymphography assisted[J]. Microsurg,2016,36(4):310-315.

[76] Lee B B,Laredo J,Neville R. Current status of lymphatic reconstructive surgery for chronic lymphedema: it is still an uphill battle![J]. Int J Angiol,2011,20(2):73-80.

[77] Garza R R,Skoracki R,Hock K,et al. A comprehensive overview on the surgical management of secondary lymphedema of the upper and lower extremities related to prior oncologic therapies[J]. Bmc Cancer,2017,17(1):468.

[78] Smile T D,Tendulkar R,Schwarz G,et al. A review of treatment for breast cancer-related lymphedema: paradigms for clinical practice[J]. Am J Clin Oncol,2018,41(2):178-190.

[79] Vignes S,Blanchard M,Yannoutsos A,et al. Complications of autologous lymph-node transplantation for limb lymphoedema[J]. Eur J Vasc Endovasc Surg,2013,45(5):516-520.

[80] Dayan J H,Dayan E,Smith M L. Reverse lymphatic mapping: a new technique for maximizing safety in vascularized lymph node transfer[J]. Plast Reconstr Surg,2015,135(1):277-285.

[81] Pons G,Masia J,Loschi P,et al. A case of donor-site lymphoedema after lymph node-superficial circumflex iliac artery perforator flap transfer[J]. J Plast Reconstr Aesthet Surg,2014,67(1):119-123.

[82] Raju A,Chang D W. Vascularized lymph node transfer for treatment of lymphedema: a comprehensive literature review[J]. Ann Surg,2015,261(5):1013-1023.

[83] Smith M L,Molina B J,Dayan E,et al. Heterotopic vascularized lymph node transfer to the medial calf without a skin paddle for restoration of lymphatic function: proof of concept[J]. J Surg Oncol,2017,115(1):90-95.

[84] Nicoli F,Constantinides J,Ciudad P,et al. Free lymph node flap transfer and laser-assisted liposuction: a combined technique for the treatment of moderate upper limb lymphedema[J]. Lasers Med Sci,2015,30(4):1377-1385.

[85] Coriddi M,Wee C,Meyerson J,et al. Vascularized jejunal mesenteric lymph node transfer: a novel surgical treatment for extremity lymphedema[J]. J Am Coll Surg,2017,225(5):650-657.

[86] Koshima I,Narushima M,Mihara M,et al. Lymphadiposal flaps and lymphaticovenular anastomoses for severe leg edema: functional reconstruction for lymph drainage system[J]. J Reconstr Microsurg,2016,32(1):50-55.

[87] Ito R,Zelken J,Yang C Y,et al. Proposed pathway and mechanism of vascularized lymph node flaps[J]. Gynecol Oncol,2016,141(1):182-188.

[88] Cheng M H,Huang J J,Wu C W,et al. The mechanism of vascularized lymph node transfer for lymphedema: natural lymphaticovenous drainage[J]. Plast Reconstr Surg,2014,133(2):192e-198e.

[89] Chen W F, Bowen M, Kim P. Does suction-assisted lipectomy cause further lymphatic injury when performed to treat lymphedema?[J]. Annals Plast Surg,2017,78(Suppl 3):S157.

[90] Koshima I, Inagawa K, Urushibara K, et al. Supermicrosurgical lymphaticovenular anastomosis for the treatment of lymphedema in the upper extremities[J]. J Reconstr Microsurg,2000,16(6):437-442.

[91] Yamamoto T, Yoshimatsu H, Narushima M, et al. Split intravascular stents for side-to-end lymphaticovenular anastomosis[J]. Ann Plast Surg,2013,71(5):538-540.

[92] Yamamoto T, Yoshimatsu H, Yamamoto N, et al. Modified lambda-shaped lymphaticovenular anastomosis with supermicrosurgical lymphoplasty technique for a cancer-related lymphedema patient[J]. Microsurg,2014,34(4):308-310.

[93] Chen W F, Eid A, Yamamoto T, et al. A novel supermicrosurgery training model: the chicken thigh[J]. J Plast Reconstr Aesthet Surg,2014,67(7):973-978.

[94] Chen W F, Yamamoto T, Fisher M, et al. The "Octopus" lymphaticovenular anastomosis: evolving beyond the standard supermicrosurgical technique[J]. J Reconstr Microsurg,2015,31(6):450-457.

[95] Carr J C, Bowen M, Chen W F. Immediate external compression following lymphaticovenular anastomosis—a counterintuitive but important practice to optimize surgical efficacy[J]. Annals Plast Surg,2017,78(Suppl 3):S167.

[96] O'Brien B M, Sykes P, Threlfall G N, et al. Microlymphaticovenous anastomoses for obstructive lymphedema[J]. Plast Reconstr Surg,1977,60(2):197-211.

[97] Poon Y, Wei C Y. Vascularized groin lymph node flap transfer for postmastectomy upper limb lymphedema: flap anatomy, recipient sites, and outcomes[J]. Plast Reconstr Surg,2014,133(3):428e.

[98] Althubaiti G A, Crosby M A, Chang D W. Vascularized supraclavicular lymph node transfer for lower extremity lymphedema treatment[J]. Plast Reconstr Surg,2013,131(1):133e-135e.

[99] Tinhofer I E, Meng S, Steinbacher J, et al. The surgical anatomy of the vascularized lateral thoracic artery lymph node flap-A cadaver study[J]. J Surg Oncol,2017,116(8):1062-1068.

[100] Kim J T, Kim S W. Another option of perforator flap in the lateral thoracic area: lateral thoracic perforator flap[J]. J Reconstr Microsurg,2014,30(7):443-450.

[101] Coriddi M, Skoracki R, Eiferman D. Vascularized jejunal mesenteric lymph node transfer for treatment of extremity lymphedema[J]. Microsurg,2017,37(2):177-178.

[102] Nguyen A T, Suami H, Hanasono M M, et al. Long-term outcomes of the minimally invasive free vascularized omental lymphatic flap for the treatment of lymphedema[J]. J Surg Oncol,2017,115(1):84-89.

[103] Lasso J M, Pinilla C, Castellano M. New refinements in greater omentum free flap transfer for severe secondary lymphedema surgical treatment[J]. Plast Reconstr Surg Glob Open,2015,3(5):e387.

[104] Nakajima E, Nakajima R, Tsukamoto S, et al. Omental transposition for lymphedema after a breast cancer resection: report of a case[J]. Surg Today,2006,36(2):175-179.

[105] Nguyen A T, Suami H. Laparoscopic free omental lymphatic flap for the treatment of lymphedema[J]. Plast Reconstr Surg,2015,136(1):114-118.

[106] Yamamoto T, Saito T, Ishiura R, et al. Quadruple-component superficial circumflex iliac artery perforator (SCIP) flap: a chimeric SCIP flap for complex ankle reconstruction of an exposed artificial joint after total ankle arthroplasty[J]. J Plast Reconstr Aesthet Surg,2016,69(9):1260-1265.

[107] He Y, Jin S, Tian Z, et al. Superficial circumflex iliac artery perforator flap's imaging, anatomy and clinical applications in oral maxillofacial reconstruction[J]. J Craniomaxillofac Surg,2016,44(3):242-248.

[108] Koshima I, Nanba Y, Tsutsui T, et al. Superficial circumflex iliac artery perforator flap for reconstruction of limb defects[J]. Plast Reconstr Surg,2004,113(1):233-240.

[109] Goh T L, Park S W, Cho J Y, et al. The search for the ideal thin skin flap: superficial circumflex iliac artery perforator flap—a review of 210 cases[J]. Plast Reconstr Surg,2015,135(2):592-601.

[110] Strobbe S, Van Landuyt K, Delaere P, et al. Superficial circumflex iliac artery perforator flap for reconstruc-

tion of oral defects after tumor resection[J]. B-ENT,2015,11(2):157-161.

[111] You J S, Chung Y E, Baek S E, et al. Imaging findings of liposuction with an emphasis on postsurgical complications[J]. Korean J Radiol,2015,16(6):1197-1206.

[112] Khanna A, Filobbos G. Avoiding unfavourable outcomes in liposuction[J]. Indian J Plast Surg,2013,46(2):393-400.

[113] Dixit V V, Wagh M S. Unfavourable outcomes of liposuction and their management[J]. Indian J Plast Surg,2013,46(2):377-392.

[114] Hawkes P J, Bowen M, Chen W F. Combination of liposuction with skin excision for the treatment of solid predominant lymphedema[J]. Annals of plastic surgery,2017,78(Suppl 3):S162.

[115] Warren A G, Janz B A, Slavin S A, et al. The use of bioimpedance analysis to evaluate lymphedema[J]. Ann Plast Surg,2007,58(5):541-543.

[116] Cornish B H, Chapman M, Hirst C, et al. Early diagnosis of lymphedema using multiple frequency bioimpedance[J]. Lymphology,2001,34(1):2-11.

[117] Narushima M, Yamamoto T, Ogata F, et al. Indocyanine green lymphography findings in limb lymphedema [J]. J Reconstr Microsurg,2016,32(1):72-79.

[118] Unno N, Inuzuka K, Suzuki M, et al. Preliminary experience with a novel fluorescence lymphography using indocyanine green in patients with secondary lymphedema[J]. J Vasc Surg,2007,45(5):1016-1021.

[119] Unno N, Nishiyama M, Suzuki M, et al. Quantitative lymph imaging for assessment of lymph function using indocyanine green fluorescence lymphography[J]. Eur J Vasc Endovasc Surg,2008,36(2):230-236.

[120] Yamamoto T, Matsuda N, Doi K, et al. The earliest finding of indocyanine green lymphography in asymptomatic limbs of lower extremity lymphedema patients secondary to cancer treatment: the modified dermal backflow stage and concept of subclinical lymphedema[J]. Plast Reconstr Surg,2011,128(4):314e-321e.

[121] Zeng W, Shulzhenko N O, Feldman C C, et al. "Blue-Blood"-infused chicken thigh training model for microsurgery and supermicrosurgery[J]. Plast Reconstr Surg Glob Open,2018,6(4):e1695.

[122] Wei F C, Celik N, Chen H C, et al. Combined anterolateral thigh flap and vascularized fibula osteoseptocutaneous flap in reconstruction of extensive composite mandibular defects[J]. Plast Reconstr Surg,2002,109(1):45-52.

[123] Wei F C, Bowen M, McNurlen M, et al. Vascularized lymph vessel transfer with supermicrosurgical ultrathin superficial circumflex iliac artery flap for treatment of advanced lymphedema not treatable with supermicrosurgical lymphaticovenular anastomosis[J]. Annals of Plastic surgery,2018,80(S3):122.

第八十一章
下肢畸形与缺损

下肢外科主要由下肢创伤特别是战伤的处理发展而来。在Celsus（公元前25—公元后50）后的几个世纪中逐渐形成了封闭创口的原则：清除异物、彻底止血、仔细缝合。18～19世纪，分别由Pierre-Joseph Desault（1744—1795）和Ollier（1825—1900）在创伤处理中应用了具有重要意义的"清创术"和肢体制动"石膏管"。在第一次世界大战后期及以后的一段时间里，Ollier确立创伤处理中引流的重要性。Trueta在前人经验的基础上，发展了彻底清创术后石膏管制动的处理方法，降低了肢体的感染率并改善了伤口愈合条件。

第二次世界大战中进一步明确清创术和肢体制动的下肢创伤处理原则，并引入抗生素治疗、复苏术、无菌操作技术和建立血库等，降低了肢体创伤后的死亡率和骨髓炎的发生率，使创伤处理趋于成熟。

21世纪60年代初，Jacobson首先开展小血管（1.6～3.2mm）显微外科吻合技术并获得成功。1963年，陈中伟断臂再植成功。1964年，王炜和张涤生取得0.5～3.0cm小血管吻合成功。此后显微外科基础研究和临床应用迅速发展，利用显微外科技术，可成功处理许多以往难以治疗的下肢软组织缺损，特别是伴随有大块骨外露的软组织缺损。下肢解剖研究的深入，发展了一些新的下肢皮瓣。其中一些对小腿下端缺损的修复起了良好的作用，而小腿下1/3段软组织缺损的修复，传统视为难题，这使肢体创伤后的功能恢复比以往有明显的提高。现代整形外科技术，已显示了在复杂创面处理、局部形态与功能重建中的良好作用，下肢整形外科治疗涉及先天性与后天性肢体畸形、下肢慢性溃疡、慢性骨髓炎、下肢肿瘤、周围血管疾病及其并发症，以及一些系统性疾病引起的下肢病变。随着临床各亚学科的专业化发展，整形外科医师应与更多专科医师合作，处理各类下肢问题。

在下肢整形外科处理中有必要认识下肢解剖、生理功能及病理变化的基本特征：行走与负重是下肢最基本的功能，与上肢相比其功能性修复技术要简便得多，只要解决创面稳定的软组织覆盖和重建必要的感觉功能就可恢复一定的肢体功能。下肢功能位是低垂位，静脉淤滞、慢性水肿较上肢常见，在组织修复中，静脉回流不畅是移植失败的常见原因。下肢有较高的动脉硬化发生率，皮瓣移植术前，应对下肢动脉功能认真评价。下肢神经干较长，神经损伤修复后，神经再生需时较长，在复杂下肢修复术前，应预计神经功能恢复的可能性，遇有下肢神经损伤无法修复的肢体，不必花太大代价去建立一个无功能的肢体。胫骨是主要的负重骨，与股骨相比其缺乏富含血供的软组织环境，骨折后，易出现骨不联结和局部感染。因此，早期良好的软组织覆盖很重要。由于骨筋膜室为封闭性结构，在下肢严重创伤后，尤其伴有血管损伤者，易发生骨筋膜室综合征。由于下肢感觉的缺乏常会成为其他继发疾病的病因，下肢创伤修复中要密切注意肢体的感觉和血供状况，对于并发症早期诊断和处理很重要。在足底重建中，感觉恢复是必须考虑的。

由于对下肢皮肤血供解剖学研究的深入，有新的皮瓣被发现。对于下肢的修复，首先要考虑伤者的全身状况，应把抢救生命放在首要位置。肢体发生严重感染、坏死，无法修复并威胁到患者的生命时，可考虑截肢，以保全生命。

第一节　下肢应用解剖

一　骨筋膜室下肢筋膜隔

骨筋膜室下肢筋膜隔形成下肢肌群的解剖框架。在大腿，筋膜隔将肌群分为三个室结构，即前室、内侧室和后室（图81-1）。前室内有股神经支配的大腿前组肌群，有屈大腿和伸小腿功能；内侧室含内收肌群，由闭孔神经支配；后室有大腿后侧肌群，由坐骨神经支配，有伸大腿和屈小腿功能。小腿筋膜隔将小腿肌群分为四个室结构：前室、侧室、后浅室和后深室（图81-2）。前室在胫腓骨及胫腓骨间膜之前，有胫骨前肌群受腓深神经支配；侧室在小腿外侧，前、后室之间，有腓骨肌群受腓浅神经支配；后浅室有腓肠肌和比目鱼肌；后深室有跖屈肌。后两室的肌肉由胫神经支配。

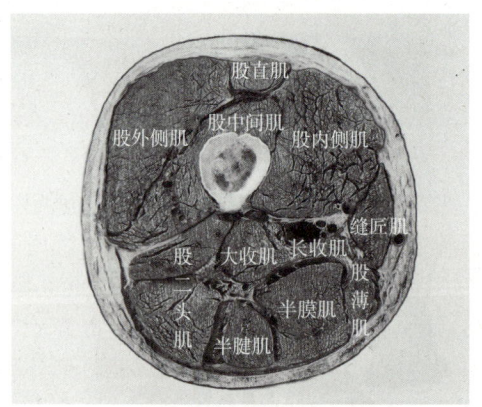

图81-1　大腿骨筋膜室横截图

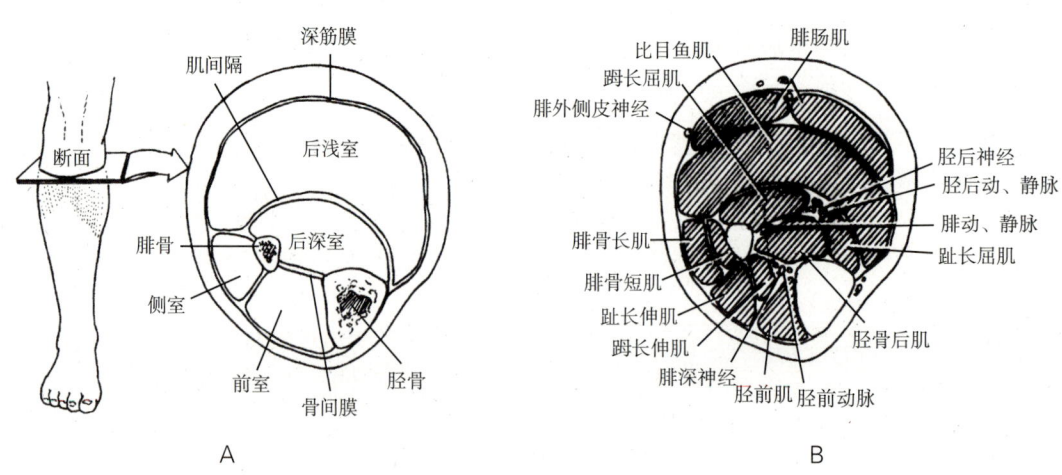

图81-2　小腿骨筋膜室横截图

二、血管解剖

在腹股沟韧带近端，髂外动脉发出腹壁下动脉和旋髂深动脉，腹壁下动脉为蒂可形成腹直肌肌皮瓣（transverse rectus abdominismyocutaneous flap，即 TRAM 皮瓣；Pennington，1980）和不带腹直肌的下腹壁皮瓣（deep inferior epigastric perforator，DIEP）。旋髂深动脉为蒂可形成髂骨肌皮瓣（iliac muscle flap；Taylor，1982）。腹股沟韧带下方，股动脉发出腹壁浅动脉和旋髂浅动脉，腹壁浅动脉构成腹壁下皮瓣（lower abdominal flap；Shaw 和 Pagne，1946），旋髂浅动脉形成髂腹股沟皮瓣（McGregor 和 Jackson，1972）也称髂腰皮瓣（iliolumbar flap）。阴部外浅动脉构成阴股沟皮瓣（pudendal thigh flap）。腹股沟韧带下方约 4cm 处，股动脉分为股深动脉和股浅动脉，股深动脉发出旋股外侧动脉、旋股内侧动脉和 4 支穿支动脉。股深动脉提供大腿主要血供。旋股外侧动脉横支为阔筋膜张肌肌皮瓣血管蒂，旋股内侧动脉为股薄肌肌皮瓣血管蒂（图 81-3）。第 1 穿支动脉在股后方与臀上、下动脉有丰富的吻合，第 3 穿支动脉为最大的穿支，供应大腿外侧方的皮肤。在大腿深筋膜的浅面，有丰富的血管丛，可在多方位形成筋膜皮瓣。股浅动脉在腱裂孔近端发出膝降动脉后，进入腘窝为腘窝动脉。膝降动脉向下经膝内侧延续为隐动脉，与隐神经伴行，支配小腿内侧半皮肤，该部为隐动脉神经皮瓣（saphenous neurocutaneous vascular flap；Acland，1981）区。

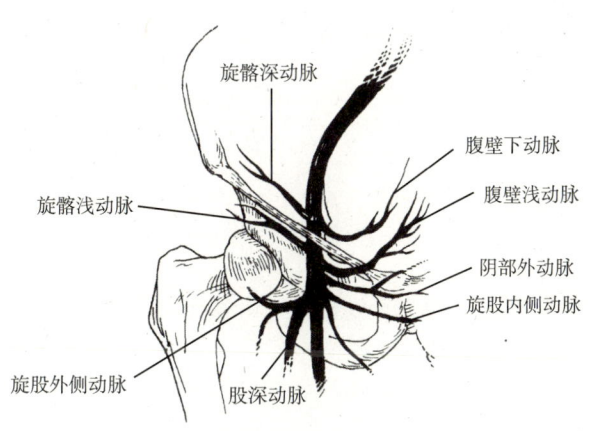

图 81-3　腹股沟区动脉解剖

腘动脉在腘窝部发出腓肠内侧、腓肠外侧动脉和数支皮动脉浅支，以外侧、中间皮动脉浅支较为恒定，在小腿后区可形成筋膜皮瓣。腓肠内、外侧动脉分别沿腓肠肌内、外侧头向下走行。腘动脉主干向下分为胫腓干和胫前动脉。胫腓干分为腓动脉和胫后动脉（图 81-4）。腓动脉在小腿中、下段有数支穿支血管，供应小腿外侧皮肤，这些穿支动脉的上行支与腓肠外侧动脉浅支相吻合，该区可分别以穿支动脉及皮动脉浅支为血管蒂，形成局部逆行皮瓣及岛状皮瓣，修复膝周围及小腿远端皮肤软组织缺损（李柱田等，1989，1995）。胫后动脉经内踝后的踝管至足底，分为足底内侧和外侧动脉。胫前动脉至足背近端进入足背动脉。

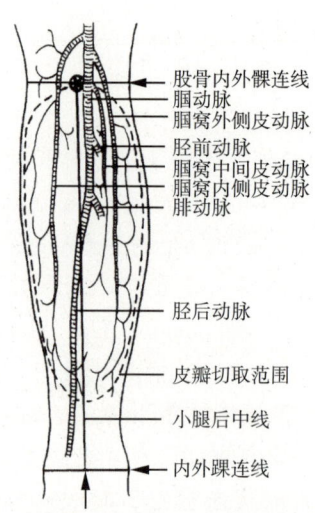

图 81-4　小腿后区筋膜皮瓣供血动脉解剖

足背动脉多数情况下分为两支：第1跖背动脉和跖深动脉，以足背动脉（图81-5）为血管蒂可形成足背皮瓣，修复足部及远位缺损。以第1跖背动脉为血管蒂可形成游离足趾皮瓣，修复手指缺损。跖深动脉穿过第1、2跖骨头之间与足底外侧动脉吻合形成跖深弓。足底循环以足底外侧动脉供血占优势，在足底常以足底内侧动脉为蒂，构成足底内侧皮瓣（medial plantar flap），修复同侧或对侧足跟及足底负重部位缺损。

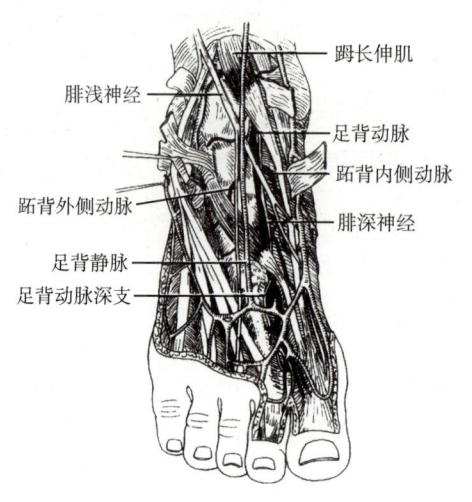

图 81-5　足背动脉解剖

三　神经解剖

下肢运动神经由坐骨神经、股神经和闭孔神经组成。坐骨神经来源于腰4、5及骶1、2、3神经根，股神经和闭孔神经源于腰2、3、4神经根。股神经在股动脉外侧经腹股沟韧带下方进入大腿，支配股四头肌和缝匠肌。闭孔神经与闭孔动脉伴行，穿过闭孔，支配股收肌群。坐骨神经通过坐骨孔，穿梨状肌下孔进入股后区，发出分支支配股二头肌、半腱肌和半膜肌，在近腘窝区分为胫神经和腓总神经（图81-6），它们支配小腿的肌群。

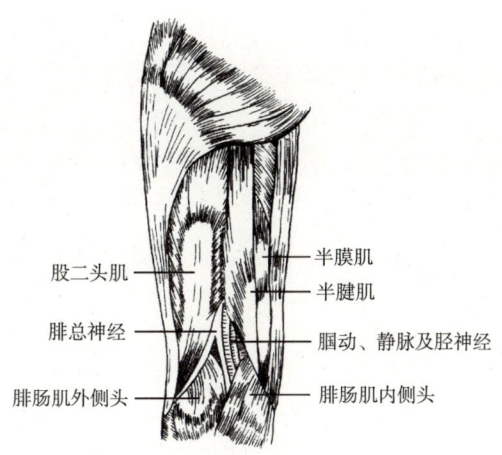

图 81-6 腘窝区腓总神经解剖

胫神经在后深骨筋膜室与胫后动脉伴行，支配后深、后浅室的肌肉，至内踝后发出内侧根支，进入足底分为足底内侧和外侧神经，支配足底肌群。腓总神经紧靠股二头肌内侧向下走行，在股二头肌与腓肠肌外侧头之间穿出腘窝，绕腓骨小头分为深、浅二支，腓深神经在前室，与胫前血管伴行，支配前室的四块肌肉，腓浅神经支配腓骨肌群。

下肢的感觉除股上部外，由上述神经的感觉支支配，小腿内侧半皮肤的感觉由股神经发出的隐神经支配，第1趾蹼区的感觉由腓深神经支配，足底的感觉由胫神经的三个终末支支配，足跟内支在皮下较为浅表，紧靠皮下走行，支配足跟区皮肤。足底内、外侧神经，分别走行于足部鉧展肌与趾短屈肌、趾短屈肌与小趾展肌之间的肌间沟内。足底内侧神经占优势，支配足底大部皮肤和内侧三个半足趾。足底外侧神经，支配足底外侧皮肤和外侧一个半足趾。足底感觉为足功能所必需，足底缺损重建应尽可能恢复足底感觉功能。

四 下肢常用组织瓣

随着解剖学基础研究的深入，不断有新的皮瓣在临床应用，下肢皮瓣不但在下肢缺损修复中起重要作用，而且对其他部位缺损的修复也有极重要的作用。用下肢皮瓣修复下肢缺损时，至少应考虑几个方面的问题：①所选择的皮瓣是否可以满足受区功能恢复的需要；②是否简单、安全；③对供区形态与功能影响的程度；所选择皮瓣的血供是否受创伤或疾病的影响；④患者的身体条件是否允许行皮瓣移植术等。充分的术前准备、严谨的皮瓣设计，可提高皮瓣移植的成功率。

20世纪80年代提出筋膜皮瓣概念。下肢存在丰富的筋膜皮瓣供区，可根据实际情况设计筋膜皮瓣修复不同部位的缺损。

（一）髂腹股沟皮瓣

髂腹股沟皮瓣（也称髂腰皮瓣）由旋髂浅血管供血。动脉起点及走行常有变异，故吻合血管的游离皮瓣也尽量不用。在局部主要用于耻骨区、会阴部及上腹部缺损的修复，也多做带蒂皮瓣修复手外伤（图81-7）。

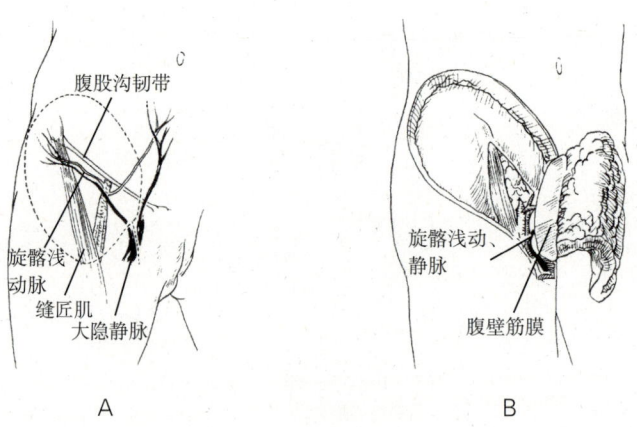

图 81-7 髂腹股沟皮瓣

（二）髂腹股沟骨皮瓣

以旋髂深血管为蒂的髂腹股沟骨皮瓣，髂骨前1/3部分由旋髂深血管供血，该血管解剖恒定，可制备成游离骨皮瓣，游离移植修复下肢软组织骨复合缺损创面或慢性骨不联结等（图81-8）。

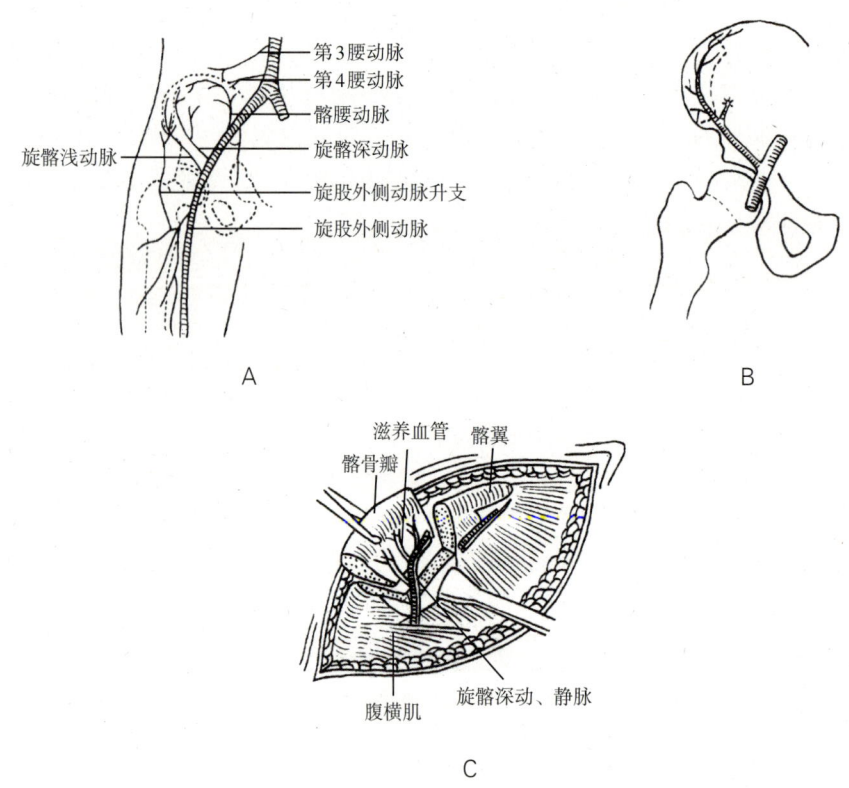

图 81-8 旋髂深血管为蒂的髂骨肌皮瓣

（三）阔筋膜张肌肌皮瓣

阔筋膜张肌肌皮瓣由旋股外侧动脉供血，最大的约15cm×40cm，其特点是具有很强的抗张能力，除用于局部修复外，还可用于腹壁及胸壁缺损的修复（图81-9）。

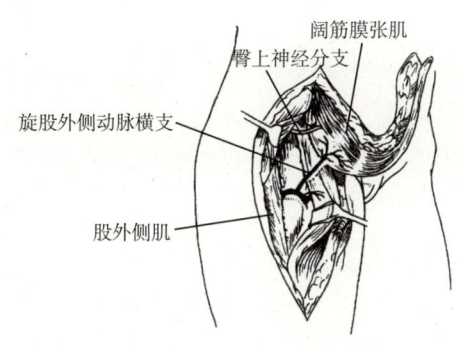

图 81-9　阔筋膜张肌肌皮瓣

(四) 股外侧肌肌皮瓣

股外侧肌肌皮瓣主要由旋股外侧动脉的降支供血,可根据需要形成顺行肌皮瓣及逆行肌皮瓣。股外侧肌是股四头肌中最宽大的肌肉,可制备成单蒂、广蒂肌瓣或肌皮瓣,移位充填骨腔及软组织缺损(图81-10)。

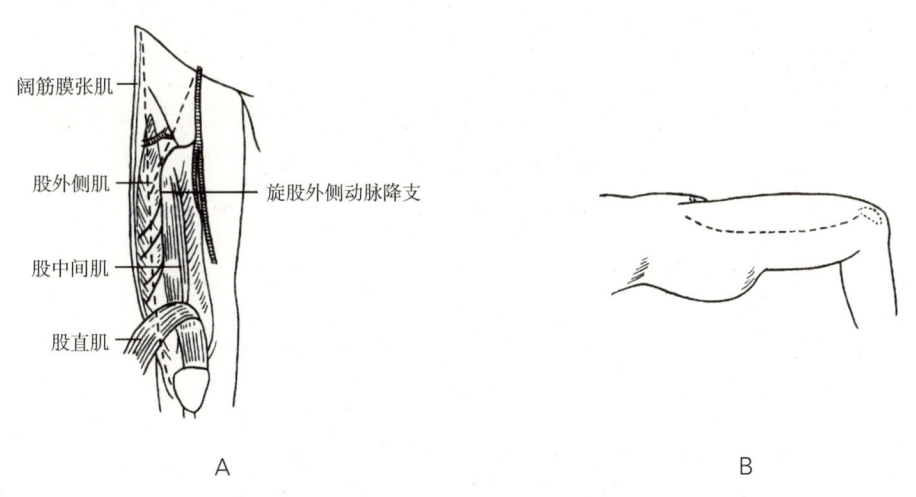

图 81-10　股外侧肌肌皮瓣

(五) 股前外侧穿支皮瓣

股前外侧穿支皮瓣以旋股外侧动脉降支发出的肌皮穿支为血管蒂。皮瓣可切取约15cm×20cm。皮瓣内含有股外侧皮神经。该皮瓣是吻合血管游离移植常选用的供区之一,也可带蒂转移修复邻近的缺损(图81-11)。

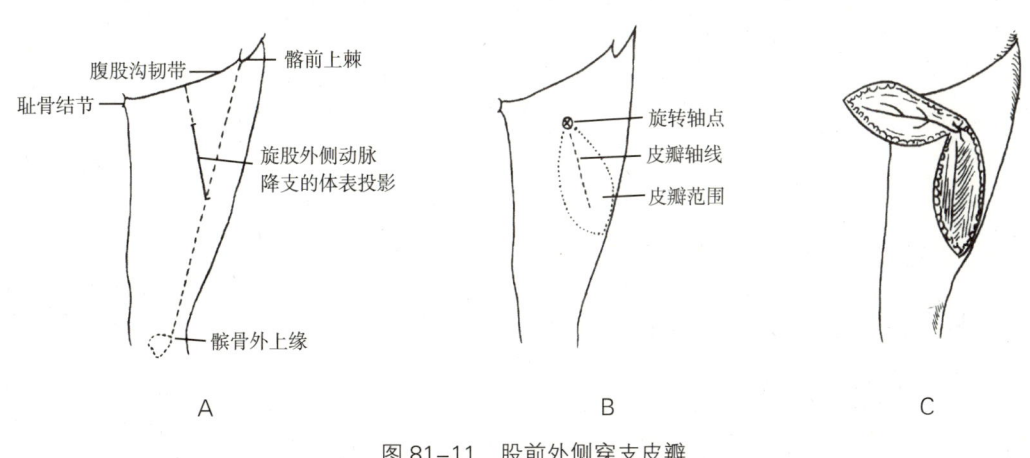

图 81-11　股前外侧穿支皮瓣

(六)股薄肌肌皮瓣

股薄肌肌皮瓣由节段性血管供血,血管主要为旋股内动脉的分支或股深动脉的直接分支。皮瓣宽一般不超过10cm。可分别制成单蒂或岛状的皮瓣或肌瓣,用于修复会阴部或下腹部等处软组织的缺损与畸形(图81-12)。

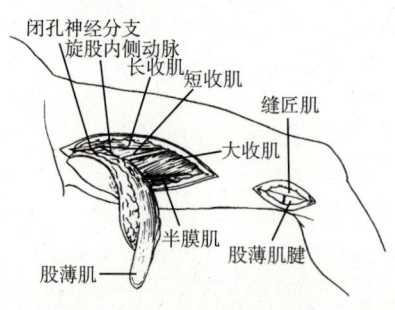

图81-12 股薄肌肌皮瓣

(七)腓肠肌肌皮瓣

腓肠肌肌皮瓣以腓肠内、外侧动脉为血管蒂,皮瓣范围为小腿后上3/4的腓肠肌及其表面的皮肤软组织,可根据需要分别形成腓肠内侧肌皮瓣和腓肠外侧肌皮瓣。可移位修复小腿前面上2/3、膝及膝上方软组织缺损,尤其适用于修复胫骨上段慢性骨髓炎病灶清除、死骨摘除后遗留的骨及软组织缺损。也可以通过小切口形成腓肠内侧肌皮瓣或腓肠外侧肌皮瓣,供瓣区直接封闭,受瓣区外部用皮片修复,这种方法简化了手术操作并减少了手术切口瘢痕(图81-13)。

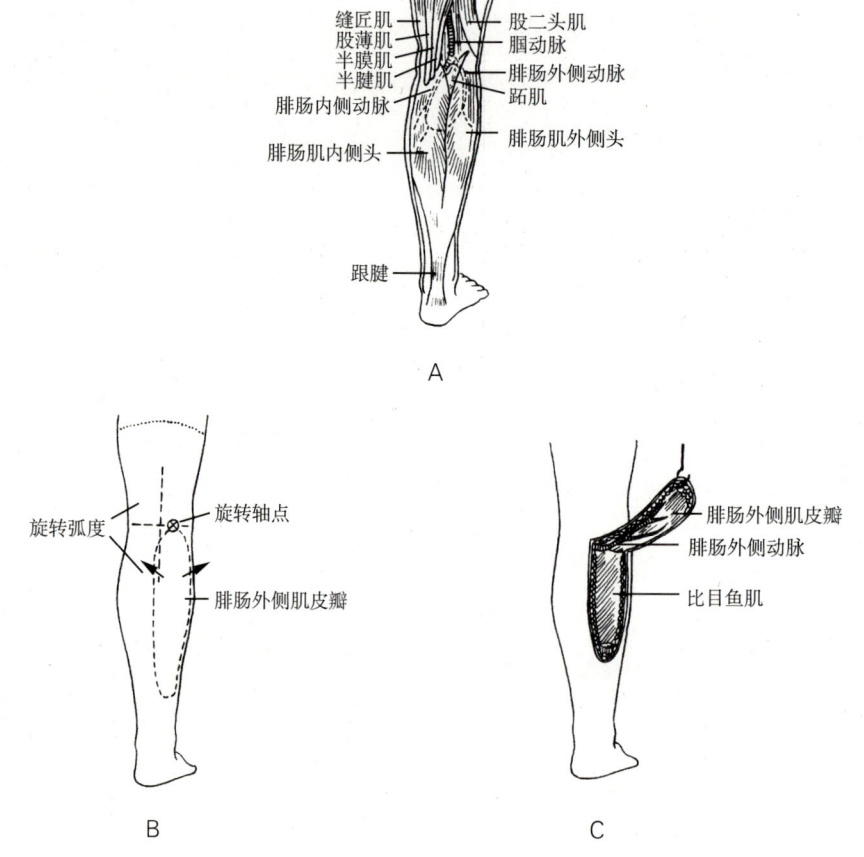

图81-13 腓肠肌肌皮瓣

（八）隐动脉皮瓣

隐动脉皮瓣由隐动脉供血。隐动脉源于膝最上动脉。皮瓣范围在大腿内下和小腿内上部分，皮瓣最大者约8cm×15cm。皮瓣内含有与隐动脉伴行的隐神经，可制成良好的感觉皮瓣。临床上常用于该皮瓣旋转弧能达到区域的软组织的修复，如腘窝处的瘢痕挛缩、溃疡。并可形成交腿皮瓣修复对侧小腿及足部的缺损（图81-14）。

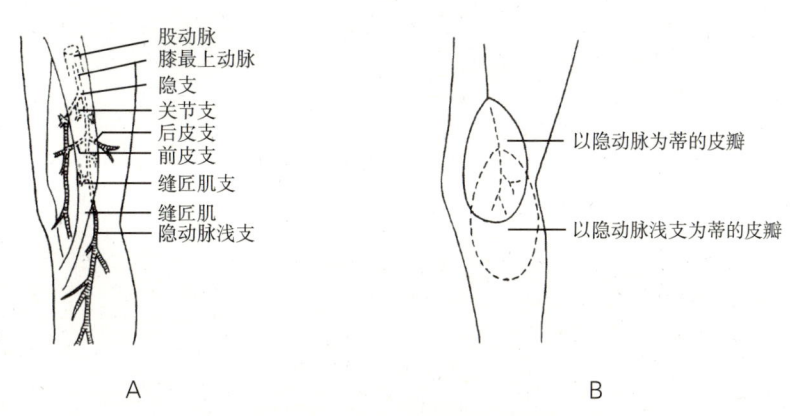

图81-14　隐动脉皮瓣

（九）小腿外侧皮瓣

小腿外侧皮瓣以腓动脉、腓静脉及其分支为血管蒂，常带腓骨，组成腓骨肌皮瓣，也可制成包含腓肠神经的神经皮瓣。顺行修复股骨下端及膝关节周围缺损，逆行修复踝关节及足部缺损。带有腓骨者可修复下肢及足部等骨-软组织复合缺损。

（十）小腿下外侧皮瓣

腓动脉穿支与腓肠外侧皮动脉吻合血管弓为蒂形成小腿下外侧皮瓣（图81-15）。腓动脉穿支分布于外踝上14.3cm±3.83cm，腓肠外侧皮动脉浅出点位于腓骨小头后上方，腓骨后缘2~3cm。该皮瓣属筋膜皮瓣，其优点是皮瓣设计范围较大，不损伤小腿主干血管，顺行或逆行设计均可，皮瓣可修复膝至足跟部较大面积的缺损。

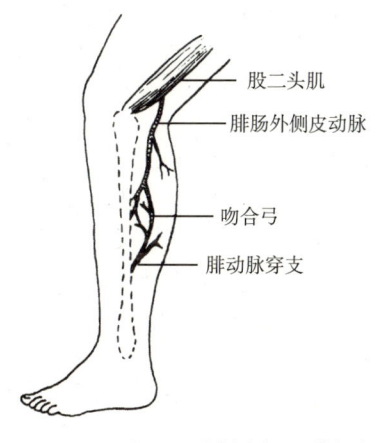

图81-15　小腿下外侧皮瓣血供解剖

(十一)以腓肠神经伴行血管为蒂的逆行岛状皮瓣

该皮瓣中,腓肠神经伴行血管近端来自腘窝中间皮动脉的深支,远端在外踝后上方约5cm处与腓动脉穿支形成细小动脉吻合网。皮瓣主要用于足跟、踝区缺损的修复(图81-16)。

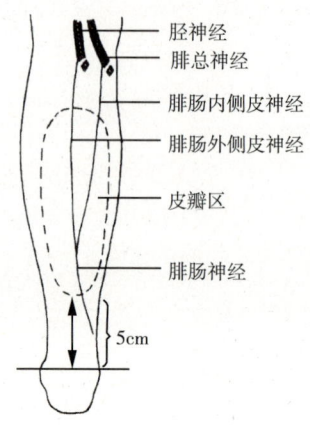

图81-16 以腓肠神经伴行血管为蒂的逆行岛状皮瓣

(十二)小腿内侧皮瓣

小腿内侧皮瓣是胫后动脉筋膜皮支滋养的,筋膜皮支由胫后动脉的胫骨滋养动脉发出,该皮瓣优点是皮瓣薄,不损伤主干血管,可用于踝部及足部缺损的修复(图81-17)。

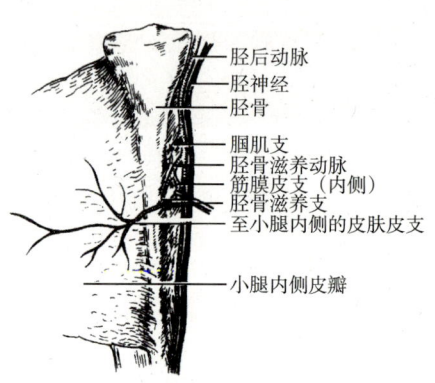

图81-17 小腿内侧皮瓣

(十三)足背皮瓣

足背皮瓣以足背动脉和大隐静脉为皮瓣蒂,可用于足及踝部缺损的修复。携带肌肉及肌腱,可形成复合组织瓣,但供区修复易留创面,采用时应予注意(图81-18)。

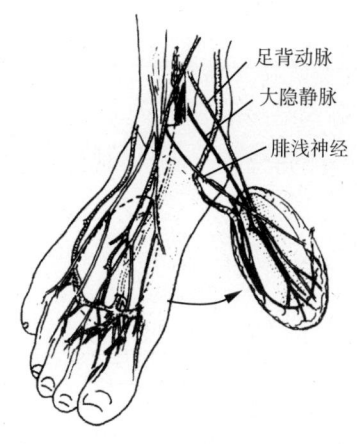

图 81-18　足背皮瓣

(十四) 足外侧皮瓣

足外侧皮瓣是以跟外侧动脉和静脉为蒂的皮瓣，足背外侧皮神经是该皮瓣的感觉神经。皮瓣可分为垂直部和水平部两部分，用于跟区皮肤缺损的修复。也用于修复手部小面积皮肤缺损的理想供区（图 81-19）。

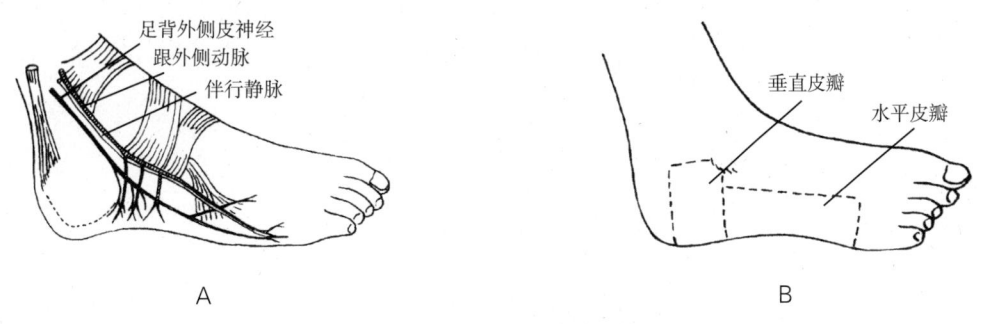

图 81-19　足外侧皮瓣

(十五) 足底内侧、外侧皮瓣

足底内侧、外侧皮瓣是分别以足底内侧血管、足底外侧血管及其伴行神经皮支为蒂的皮瓣，临床常以足底内侧非功能区形成足底内侧皮瓣（图 81-20），修复同侧或对侧足底负重区的缺损。足底外侧皮瓣可修复足跟缺损。

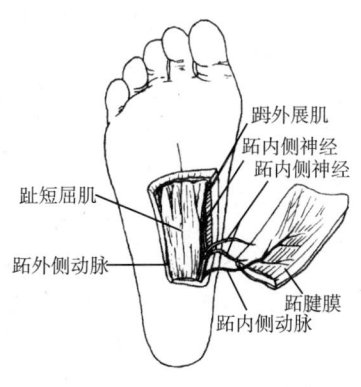

图 81-20　足底内侧、外侧皮瓣

(十六)足底浅层肌肌瓣

足底浅层肌肌瓣以足底内侧动脉及其神经感觉支为蒂,形成的实际是蹞展肌或趾短屈肌肌皮瓣,并在肌瓣表面植皮,用于足部缺损的修复(图81-21)。

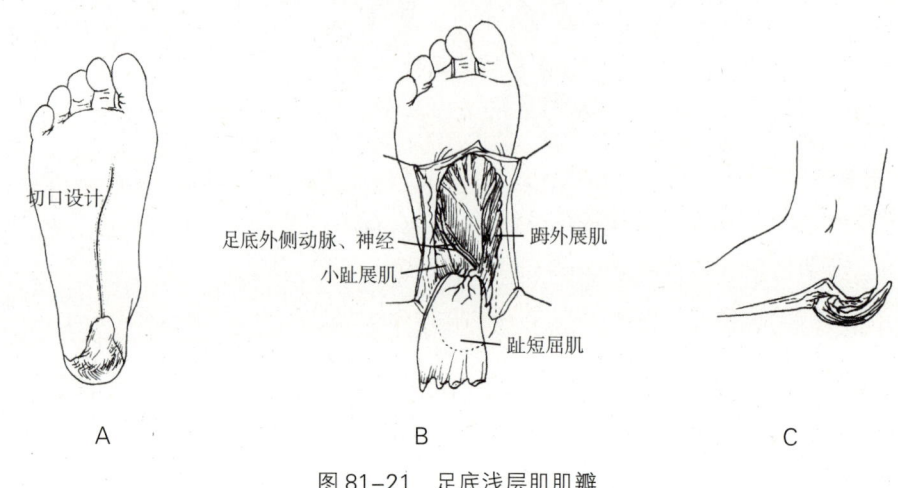

图81-21 足底浅层肌肌瓣

第二节 下肢创伤

下肢创伤以暴力撞击伤为主,交通事故占多数,自然灾害、地震、泥石流、房屋倒塌等所造成的下肢创伤往往伴有多种创伤和疾病复合,伴有多器官损伤。早期正确的处理,直接影响预后,本节重点论述以下肢创伤为主的创伤治疗。

整形外科医师在下肢创伤处理中,涉及创伤的评估、全身状况稳定后的治疗、清创处理、软组织缺损的修复、功能重建、再植与再造等。单纯性下肢骨支架创伤修复重建属于矫形外科及骨科,在此不赘述。

一、清创术前评估

(一)全身创伤状况评估

下肢的创伤特别是严重创伤可危及生命,必须细致、准确、周全地评估,评估内容包括:有无颅脑创伤、胸腹部创伤、心血管和血压状况、呼吸道通畅情况等,只有在全身状况稳定的情况下,才能仔细进行下肢创伤处理。

(二)下肢骨折状况的评估

伴有严重皮肤撕脱伤和骨折的患者,往往由整形外科医师处理,应注意严重的股骨粉碎骨折,可在患肢肌肉皮下集聚大量的血液,足以导致患者休克,需严密注意,下肢骨折在休克控制的情况下,避免二次创伤损害,做X线摄片进行骨折状况评估。

（三）下肢血供评估

下肢皮肤、肌肉损伤和骨折损伤，可能伴有广泛的皮肤撕脱伤和下肢主要血管损伤，应检查下肢的血供，如远端肢体是否苍白、青紫，并在足踝区域检查足背动脉和胫后动脉搏动，足背静脉、大小隐静脉充盈和回流状况，足趾的毛细血管反应等。

（四）下肢神经损伤评估

检查足趾、足背和足底的皮肤感觉状况。

（五）皮肤撕脱伤的评估

评估撕脱范围、撕脱深度、被撕脱的皮肤蒂部血供状况，评估能否带蒂回植，测量皮肤、皮下组织、肌肉，评估损伤和坏死缺损的范围。

（六）污染状况评估

开放性骨折下肢皮肤撕脱伤，应进行创口污染状况的评估，采取局部分泌物样本进行培养，和细菌药物敏感试验。

（七）下肢截断性损伤评估

对于截断部位，近端肢体和远端肢体的皮肤、皮下组织、肌肉、骨骼、血管和神经的损伤状况进行准确的评估。

（八）完整的创伤救治记录

完整的创伤救治记录包括患者的全身状况、失血和休克状况、心血管整体状况和肢体血管、神经、皮肤、骨骼创伤状况等，以及全身性物理检查、血液检查、X线检查等，都需有完整的文字、照片记录在案，对于创伤评估，治疗措施、治疗效果及风险需及时向患者及其保护人交流，取得合作，并有完整记录在案。

早期开放静脉通道，进行必要的液体和电解质的补充，预防性应用抗生素。

下肢开放性创伤治疗时常规预防性使用破伤风抗毒血清（TAT），然后采取清创和创伤修复治疗。

二 清创术

清创术是创伤治疗的必需步骤，必须在良好麻醉下进行，正确清创可以有效减轻感染并减少组织失活。清创开始时用流动水反复冲洗创面，用肥皂水刷洗皮肤油性污渍，以清除皮肤和创面污染物，并对活动出血点止血。初步冲洗后正规消毒铺巾，再次周密检查创面，了解软组织损伤范围、组织失活情况，是否有泥沙、块状异物或织物残片存留，神经、血管、骨骼等重要结构有无损伤。对深部损伤范围大的外伤，必要时扩创探查。探查操作由创面中心部位向周围展开。探查附近的知名血管、神经和肌腱，确定有无损伤。对下肢创伤较重，特别是怀疑有血管损伤者，应行骨筋膜室切开减压，以防止骨筋膜室综合征。观察受损肌肉、皮下组织和皮肤的损伤程度和撕脱组织与机体的连接情况。完全丧失活力的肌肉和皮肤软组织行整块切除，对严重挫伤组织瓣进行修整，并观察血液循环情况。完成探查后，先对有损伤的神经、血管、骨折进行修复，再对肌肉肌腱进行修复。出现肌肉肌腱结构错乱异位时，将各组织进行解剖复位并做恰当的简易缝合。对大面积皮肤撕脱伤的处理，首先应对撕脱伤后局部的病理变化有清楚的认识。皮肤血供主要是直接皮肤动脉、肌皮动脉穿支血管和筋膜血管丛，下肢皮肤的血供形式以后两者为主。皮肤撕脱伤时皮下组织自深筋膜浅层撕脱或潜行剥离，彻底破坏了肌皮穿支血管和筋膜血管丛的皮肤血供形式，同时严重的皮肤撕脱伤可能使皮肤真皮内血管网结构遭到严重的碾挫伤，这就不难解释下肢严重撕脱伤后未经处理原位缝合出现的继发性血管栓塞，进而不可避免地会出现皮肤、皮下组织的坏死。因此在大面积皮肤撕脱伤的急诊处理中，不应存有侥幸，应该正确地判断皮瓣的血运，妥善处理未完全撕脱的皮瓣，并利用撕脱的皮肤组织（修剪后回植于创面），这是大面积皮肤撕脱伤的处理原则。清创须注意清除创区内的所有异物，孤立性大块异物容易取出，散在的细小异物清创时较困难，不应因清除异物而增加损伤，甚至损伤重要神经、血管，造成医源性损伤。

三 创伤后创面软组织覆盖

创面覆盖是下肢创面处理中的重要环节，在显微外科技术和皮瓣研究深入发展之前，要完成复杂的创面覆盖是不可能的，创面处理的效果，能反映整形外科医师对现代外科技术掌握的程度。合理可靠的创面覆盖，有利于下肢功能的恢复。下肢创伤后的创面覆盖，没有统一的方法可循，根据具体情况，灵活运用所掌握的技术，兼顾功能与形态的统一，选择最佳时机行创面覆盖并争取最高的手术成功率，变开放性损伤为闭合性损伤是创面修复的准则。创面覆盖的时机，学者们意见不一致。部分学者赞同一期创面覆盖，认为早期创面覆盖可以降低创面感染机会，防止创面干燥带来的不利影响，减少局部瘢痕愈合，有利于早期功能锻炼。也有部分学者认为，患者全身情况或局部条件不良时，一期修复手术失败率高，而做创面延期处理，能更好地引流，让深部结构愈合，形成健康创面后再修复，手术成功率很高，功能也很好。因此，是选择一期修复还是延期修复，要根据创面条件而定，以保证修复手术的高成功率为准则。创面覆盖常用方法如下：

（一）游离皮片移植

清创后创面有良好的血供，包括有完整的骨膜和肌腱腱膜，或延期创面肉芽组织生长良好，这类创面可行游离皮片移植修复，皮片的厚度以中厚为宜，在供区充裕的情况下，应行整张定型皮片移植修复，这有利于局部形态和创面愈合后的稳定性。邮票状植皮，因其外观及稳定性均较差，应少用。大面积烧伤患者皮源不足，下肢创面面积很大，为节省皮源，可以邮票状植皮，并节部位用网状皮移植。网状皮移植的特点：①以较小的皮源，覆盖较大的创面；②网状皮可较好地贴敷于下肢不平整的创面；③网状皮移植后，创面渗出明显减少，5～7天后网眼间上皮基本覆盖，这对改善大面积创面患者的全身情况见效较快。网状皮的缺点是晚期局部瘢痕挛缩较明显，其外观形态介于大张植皮与邮票状植皮之间。

创伤外科的患者皮源相对充分，在关节活动区不宜使用网状皮移植，尽可能使用整张定型皮片。非功能部位新鲜创面和延期肉芽创面均可用网状皮移植。大张皮片打洞移植也是临床上常用的方法。但李江认为，非功能部位健康创面用整张薄中厚皮片移植或多块薄中厚皮片拼接移植修复更有优势，因为供皮区容易愈合得不留瘢痕，植皮区远期效果优于网状皮片。

（二）撕脱皮肤回植

撕脱皮肤软组织如果未受明显碾挫伤，保存方法恰当，且撕脱时间不太久（常温下不超过12小时），创面状态优良，可将完全撕脱的皮肤经适当处理及修薄后回植于创面。处理方法为：清洗撕脱的组织后，以0.1％的新洁尔灭溶液浸泡消毒20分钟，氯化钠注射液冲洗，再以鼓式取皮机或组织剪修成中厚皮片，有时也可将处理后的中厚皮片打孔或制成网状皮，以增加覆盖面积。皮片制作完成后植入创面。在处理撕脱伤中常遇到大片皮肤软组织为潜行撕脱伤，小部分皮肤软组织形成撕脱皮瓣，这种撕脱伤组织如果直接原位缝合，常出现大片皮肤软组织坏死和感染。处理这种潜行撕脱伤可由创缘开始，向皮瓣根部修剪，清除皮下明显受损的组织，将皮瓣远端无血供的皮肤修剪成中厚皮，直至有良好的血供为止，最终将撕脱皮瓣制备成近端薄皮瓣＋远端中厚皮片的阶梯样回植物。但笔者认为，这种阶梯样回植物的成活率也不高。原因是原位制作的回植物并不标准，创面状态也通常不理想。笔者的经验是，对于大面积撕脱伤，撕脱皮瓣近端5~8cm以内的皮瓣组织为健康的任意型皮瓣，原位回植易成功；其余撕脱组织切除并制成标准中厚皮片回植，此法能获得更多的皮片成活。值得一提的是，皮肤软组织撕脱伤处理中，创面的健康部分用健康的皮片修复，才能获得更高的皮片成活率。

（三）皮瓣移植

下肢创伤中如有重要的血管、神经、肌腱外露，关节区的复杂创伤或创面不宜行游离植皮时，应行皮瓣修复。下肢创面的皮瓣修复以局部皮瓣为主，必要时可选用交腿皮瓣。如果创面较大，而且有可供吻合的健康动脉和静脉，要选用游离皮瓣。修复下肢创面常用的游离皮瓣有背阔肌肌皮瓣、肩胛区皮瓣、阔筋膜张肌肌皮瓣、股前外侧穿支皮瓣等。

四 下肢血管伤

下肢血管伤有切割伤、碾挫伤、挤压伤、撕脱伤等，除切割伤外，其他血管损伤往往伴有明显下肢软组织及骨损伤。下肢主干血管损伤后会造成严重失血、骨筋膜室综合征等，严重者会出现失血性休克或肢体远端的缺血性坏死。因此，对肢体主干血管伤应予及时妥善处理。血管损伤的类型有以下几种：

（一）血管完全断裂

创伤后血管完全断裂。其临床表现受血管断裂部位、局部创伤形式、就诊时间等因素的影响，表现为：局部喷射性大出血，迅速出现出血性休克或死亡，局部广泛张力性血肿，肢体远端严重缺血甚至坏死。有时下肢虽然存在主干血管的断裂，但就诊时有创面出血已经停止的现象，这与血管断裂后随即发生的血管痉挛、短缩、血管内膜卷缩、血压下降、局部组织压迫等促使血管断端血栓形成的因素有关。在清创探查中常可发现断裂的主干血管。

（二）血管部分断裂

创伤后血管有明显破裂伤但未离断。这种血管损伤自凝止血性较差，常造成严重大出血、休克，甚至死亡。局部多有明显血肿。早期漏诊未进行修复者，中后期可出现搏动性血肿和假性动脉瘤，在局部留下隐患。

（三）血管挫伤

创伤后血管管壁延续性尚好，但血管内膜或（和）管壁肌层组织由于挫伤而发生挫裂或分离，管壁组织内出血。轻度血管挫伤可不影响血管功能，严重者因内膜卷缩，管壁组织内出血致局部形成血栓或小栓子脱落引起远端小血管栓塞，造成血运障碍。静脉管壁较薄，受挫伤后易造成血栓形成，引起回流障碍。手术探查时可见局部管壁有挫伤痕，管壁饱胀，触之硬实，远端血管变细，搏动明显减弱。

（四）血管痉挛

由于动脉管壁受创伤刺激因素作用后，使动脉外膜中交感神经纤维过度兴奋，管壁肌层持续收缩。血管痉挛可限于受伤部位数厘米的长度，也可累及远端血管，甚至小动脉、毛细血管和远处的侧支循环。下肢易发生痉挛的动脉为股动脉的下 1/3、腘动脉和胫后动脉。下肢血管痉挛发生在腘动脉段以上者，可出现肢体远端明显缺血表现。血管痉挛持续时间长者可达 24 个小时以上，对血管痉挛有明显缺血表现者应予局部理疗及使用解除血管平滑肌痉挛的药物。

大腿部的主干血管（股动脉、股深动脉等）的损伤均应行即刻修复，重建血管的连续性。小腿由腘动脉分为三支主干血管，即胫前动脉、胫后动脉和腓动脉。虽然只要保留一条主干血管的完整性，就可维持小腿的血供需要，但在临床上，仍应争取修复每一条主干血管。血管伤的诊断，通过临床体检及清创术中的探查，多可确定，但也会存在血管受挫伤或钝击伤后的血管内膜损伤，未即刻表现肢体循环障碍，而是随血管内膜病变进一步加重，从而出现临床症状。血管损伤与骨筋膜间室综合征存在内在联系，骨筋膜间室综合征会加剧血管损伤，因此在下肢血管损伤的诊断中，还应对下肢创伤患者进行动态观察，肢体远端动脉搏动存在，并不能排除血管损伤的存在。血管损伤手术前、后的经皮动脉造影（CTA、PETCTA、MRA），可为诊断提供准确的依据。

五　下肢神经损伤

下肢严重创伤，常伴有较广泛的神经损伤，加之下肢神经干较长，伤后神经组织再生较困难，下肢神经损伤后电信号传导功能的恢复常不完全，但并不能因此而忽视下肢神经损伤的探查及处理。相反，应采取积极主动的措施，争取一期神经修复，以期获得术后良好的功能恢复。下肢神经损伤有三种情况：①伴发于下肢创伤。②继发于下肢缺血和骨筋膜间室综合征。③医源性损伤。由切割伤造成的神经损伤因其创面条件较好，应争取在 72 个小时内完成神经的吻接修复术，多可获满意的术后效果。严重创伤造成的神经损伤，在清创术后如无神经缺损，应行一期端端吻合。如有明显神经缺损（大于 4cm）需行神经移植修复时，应满足以下条件：神经损伤的确切范围，受损神经支配的终板完整，创面有良好的软组织覆盖，污染不严重。如不能满足这些条件，可将断端神经标记后，待二期处理。钝性伤后局部神经功能缺失，可在局部肿胀期后行探查术。一期神经修复术后，逾期未出现神经恢复征象时，应再次行探查术。少数在终板前离断的神经，可将神经近端直接置于终板区的肌肉内或皮下，也可获得一定的功能恢复。对继发性的神经损伤，则应以预防为主，及时排除病因争取早诊断、早治疗。下肢神经修复后，其感觉功能的恢复优于运动功能，在下肢神经修复时，应注意足底感觉功能的修复是必需的。

六　跟腱断裂伤

跟腱断裂伤分开放性和闭合性断裂两种：①开放性跟腱断裂，有局部创面，常合并其他肌腱、神经、血管、骨骼损伤。②闭合性跟腱断裂，多在跟腱退行性变基础上，足部突然发力，导致跟腱组织超负。在跟腱断裂确诊后，应立即行跟腱修复术，以免近端腱组织上移、挛缩，造成二期修复困难。常用修复方法有直接端端缝合术和肌腱瓣修补术。

1. 直接端端缝合术　是沿跟腱内侧做纵行切口，长约 10cm，充分显露跟腱断端，以利刀修齐，在屈膝位 30°、踝跖屈 20°位，用细线间断缝合（图 81-22），并以不锈钢丝加强缝合，术后屈膝踝跖屈位石膏固定 6 周。

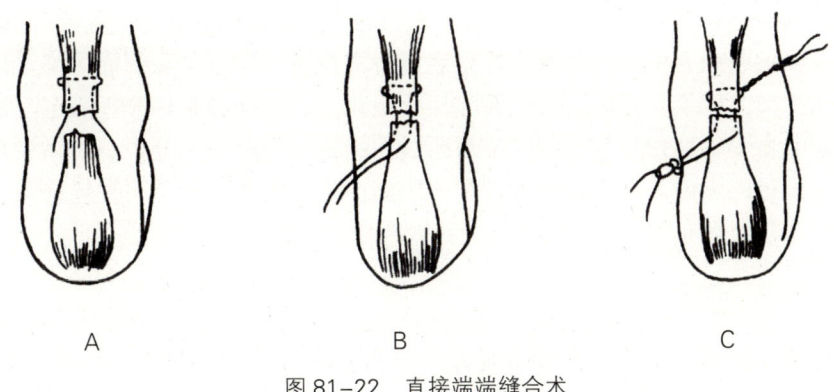

图 81-22　直接端端缝合术

2. 肌腱瓣修补术　手术从跟腱近端切取一蒂朝远端的腓肠肌肌腱瓣，其蒂基底距断端1～1.5cm，翻下后缝合至远端断端（图81-23），术后同样石膏固定6周。

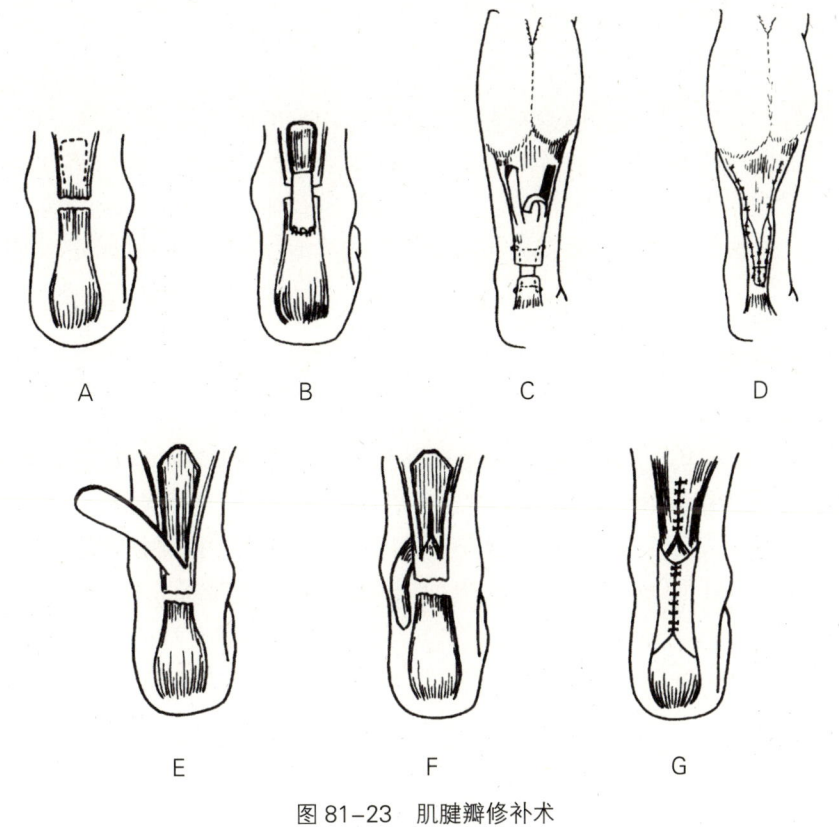

图 81-23　肌腱瓣修补术

七　下肢创伤并发症

由于长时间失血性休克未纠正、创伤后创面处理不当等，会导致下肢创伤后一些严重并发症。

（一）感染

常发生于严重组织损伤、创面严重污染、清创不彻底或撕脱伤直接原位缝合而发生继发性坏死的创面。局部感染不但加重局部组织损伤，而且影响肢体的功能恢复，重者可致感染性休克、急性肾功能衰竭而危及患者生命。对感染并发症应着重预防，注意清除创面污染及异物，术中严格无菌操作，避免交叉感染，相对彻底地清除坏死组织。根据创面条件合理决定一期修复或延期修复，特别要避免盲目一期修复封闭创面。对撕脱伤绝不可简单原位缝合。对污染重、局部坏死组织多而且修复困难的创面，进行延期处理并应用创面负压引流治疗是明智的选择。发生感染后加强局部外科处理并合理应用敏感抗生素，能有效控制感染。

（二）骨筋膜间室综合征

本病名称至今仍不统一，常用的有伏克曼（Volkmann）挛缩、缺血性肌挛缩、挤压综合征等。骨筋膜间室综合征临床主要表现为：创伤后，局部肿胀渐明显，血运受阻，逐渐出现肢体远端神经功能障碍症状，肢体持续疼痛，并逐渐加剧，晚期可发生肌肉广泛坏死、神经麻痹、急性肾功能衰竭等。Matsen提出筋膜间室内压6.0kPa为骨筋膜间室综合征发生的临界值。下肢严重创伤尤以合并主干血管损伤者易发生骨筋膜间室综合征，应及早行预防性间室筋膜隔切开减压术。Mubarak及Gelberman等主张间室内压超过4.0kPa时，应切开室筋膜减压，以防止骨筋膜间室综合征发生。

（三）急性肾功能衰竭

创伤后急性肾功能衰竭与多种因素有关，肢体挤压伤、失血性休克、低血压、清创不彻底继发感染、不适当的使用血管收缩药物等均可能引起创伤后急性肾功能衰竭。预防急性肾功能衰竭的措施，包括及时抗休克治疗、彻底清创、及时清除血肿及坏死组织、防治骨筋膜间室综合征及防治感染等。一旦出现急性肾功能衰竭，应给予正规内科治疗和加强局部坏死、感染病灶的外科处理。

（四）脂肪栓塞综合征

重症创伤患者，大面积脂肪组织坏死溶解，释放大量游离甘油三酯并吸收入血。游离甘油三酯聚集成微小脂滴，再聚集成大脂滴，即形成脂肪栓子，引起的脑部和肺部栓塞症状。以低氧血症为显著表现：呼吸困难、咳嗽、发绀、神志不清、谵妄和昏迷。上胸和颈根部可出现皮下瘀点。X线胸片可出现暴风雪样改变。痰和尿中可检出脂肪滴。治疗以对症处理为主，使用人工呼吸机，用低分子右旋糖酐500ml，一天2次，并应用激素和广谱抗生素。

（王炜　李江）

第三节　下肢瘢痕和瘢痕挛缩的后期修复

下肢瘢痕多由创伤、烧伤、电击伤等引起。大面积重度损伤愈后瘢痕增生、挛缩及关节畸形是难以避免的，所以，重度损伤后的瘢痕整形及功能重建是下肢外伤治疗的重要阶段。

大片瘢痕或长形条索状瘢痕，常有明显挛缩，影响下肢的活动功能，严重者可累及下腹和会阴部，给患者造成生活困难，精神痛苦。另外，由于瘢痕组织的防卫功能较差，在瘢痕区常出现反复磨损、糜烂、慢性溃疡，有时还伴有反复感染，甚至造成淋巴管炎及象皮肿。下肢瘢痕治疗的目的分为三个方面：①松解挛缩，恢复关节形态和功能；②行瘢痕切除，复位异位组织，改善局部形态；③切除伴有慢性疾病的瘢痕组织，消除炎性病灶和恶变的隐患。在大面积瘢痕处理中，常遇到供皮区不足的问题，此时应以功能修复为主，将皮肤质量较好的大张皮或游离皮瓣置于关节活动区，其余可用网状皮修复，也可根据情况分次手术治疗。随着皮肤扩张技术的临床应用，在改善下肢外观为目的的下肢瘢痕处理中有较好的临床应用价值，分次将充分扩张的皮肤软组织转移修复瘢痕区，能有效缩小瘢痕面积并松解瘢痕挛缩。

一 腹股沟区瘢痕

腹股沟区瘢痕常由烧伤或电击伤引起，儿童多由烫伤引起。瘢痕挛缩程度与烧伤深度和面积有关，严重者伴有下腹壁挛缩、脐明显移位、会阴部畸形和髋关节活动受限等。严重腹股沟部瘢痕，不但影响下肢功能，而且影响会阴区器官功能和妊娠能力。小面积轻度挛缩患者的治疗不困难。大面积严重挛缩患者的处理较为复杂，挛缩松解后的创面，在近腹股沟区，如果瘢痕只累及皮肤层而且面积较大，瘢痕充分松解后创面以中厚皮片移植修复，面积较小的创面用全厚皮片修复。创面深、有重要血管神经外露者，应以股外侧区皮瓣或游离皮瓣覆盖，以确保腹股沟部的功能恢复，皮肤扩张术也有良好的效果（图81-24）。

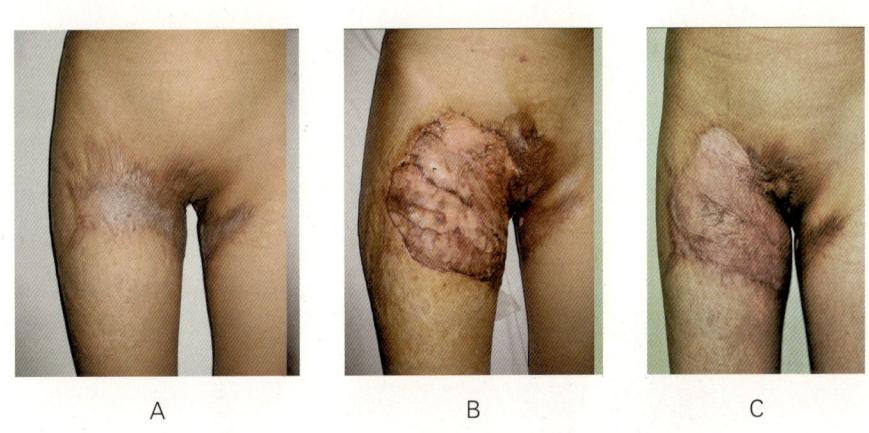

图 81-24　用大片头皮片拼接修复儿童腹股沟部瘢痕挛缩

二 腘窝瘢痕的治疗

腘窝在下肢解剖及功能活动中占重要地位，其瘢痕不仅影响膝关节的活动功能，还常伴有长期不愈的溃疡及反复感染，须予妥善处理。轻度条索状或蹼状瘢痕，可用Z成形术和五瓣成形术治疗。腘窝片状瘢痕松解后创面不深者，可行大张皮移植，移植时应注意避免创缘直线瘢痕。创面深伴有重要结构外露者，应以皮瓣移植修复。隐动脉皮瓣和小腿中、上段的皮瓣，可用于腘窝创面的修复，局部缺乏皮瓣供区时，可行游离皮瓣修复。常用的皮瓣有肩胛皮瓣、股前外侧皮瓣等。对严重的腘窝挛缩瘢痕，尤其是病程长者，其松解较困难，尤其是已有血管、神经挛缩者，宜采用瘢痕切开松解并持续牵引的方法治疗，创面可部分植皮或先用生物（猪）皮敷料覆盖。持续牵引在成年人多采用跟骨牵引，重量从1~2kg开始，待患者适应后重量可以逐渐增加，直至6kg，一般经过6~8周的牵引，可使膝关节达标（70°~175°）。儿童可用皮肤牵引，一般3~4kg即可将挛缩伸展。实际上，严重的腘窝挛缩瘢痕做松解加牵引治疗比较麻烦，也比较痛苦。患者可以在全麻下分次瘢痕松解复位并以管状热塑夹板固定，间隔5~7天，两次就可以将严重的膝关节屈曲畸形复位到175°~180°（图81-25）。

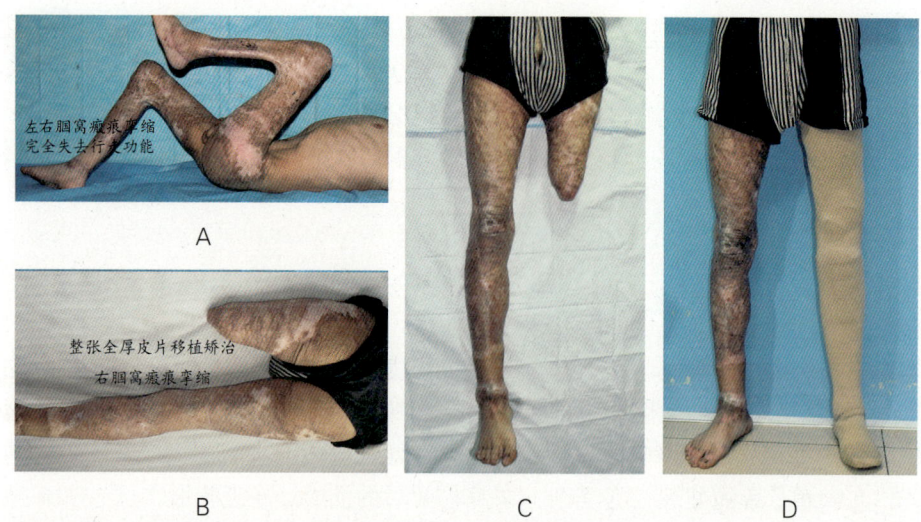

图81-25 腘窝部瘢痕挛缩整形患者烧伤后双下肢严重瘢痕挛缩，失去行走功能。右腘窝瘢痕挛缩完全松解后移植全厚皮片。左下肢失去整形条件，截肢后装义肢，恢复行走功能

三、非功能部位瘢痕

非关节部位的片状瘢痕，如果面积很大，全身正常皮肤面积有限，用植皮法选择性修复影响美观的局部严重增生性瘢痕和严重挛缩的带状瘢痕，使局部皮肤与瘢痕组织具有较好柔软度和移动度的区域。如果瘢痕面积不很大，外周有较丰富的正常皮肤，应首选皮肤扩张术治疗，最大限度地缩小瘢痕面积（图81-26）。

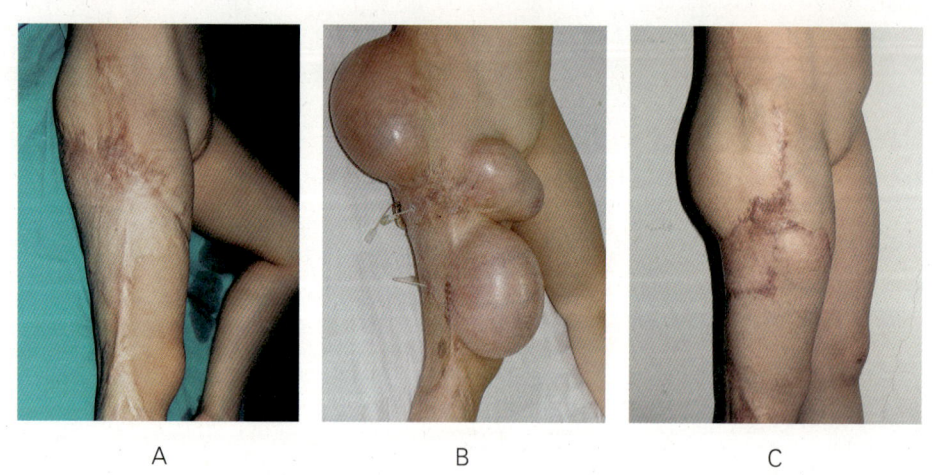

图81-26 非功能部位瘢痕用皮肤扩张术修复

第四节　足部软组织缺损的修复

足与手相似，是活动频繁而且延伸范围大的功能器官，容易受到伤害，应予重视。足包括足

背、足底、双侧足踝及跟腱区。足底面皮肤厚实，皮下软组织丰富，在皮肤于深筋膜之间，有致密的纤维小梁结构，保持足底面皮肤的稳定性。足底面分为负重区和非负重区两部分。负重区为足底功能区，非负重区位于足底跖弓间内侧部。足背皮肤有一定的滑动性，在足部功能活动中，其作用相对次要，修复要求不高。足踝及其后部的跟腱区，缺乏皮下组织，在功能活动中受摩擦影响较大，要求创面修复后有较好的稳定性。

一 足背部软组织缺损

足背为非主要功能区，其软组织修复的主要目的是创面覆盖，创面如无骨或肌腱外露，可以游离植皮修复创面。如创面存在不利于植皮的因素时，可考虑以足背皮瓣转移修复，或以远位皮瓣修复。临床常见的足背晚期瘢痕，常引起不同程度的足背挛缩和仰趾畸形，在行瘢痕切除、挛缩松解后，以游离植皮修复创面，创缘应做成锯齿状而避免直线瘢痕，为矫正仰趾畸形，需行克氏针内固定于趾屈位4~6周，术后可获得满意疗效（图81-27）。

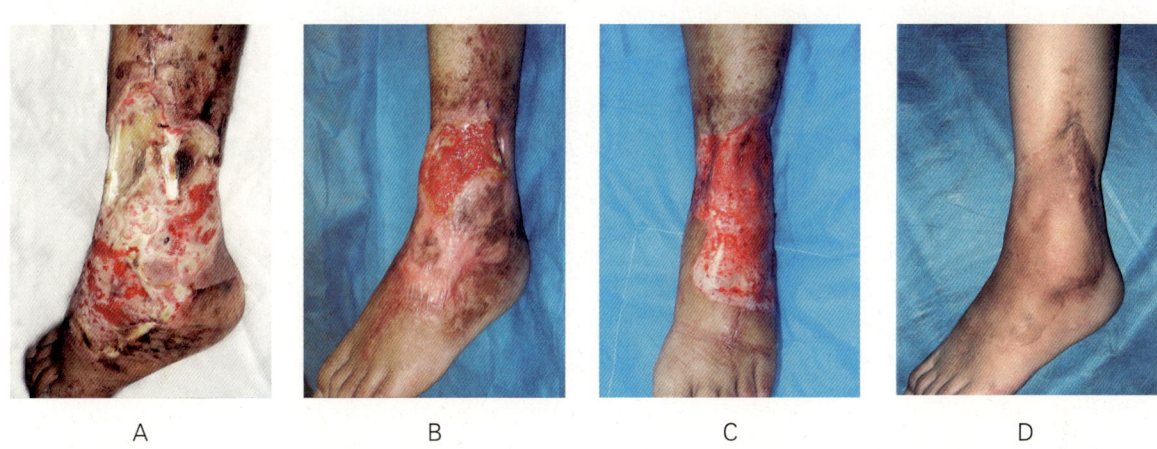

图81-27　足背部碾压伤皮肤软组织缺损、肌腱外露感染的修复创面延期处理，定型整张全厚皮片修复

二 足踝及跟腱区缺损的修复

足踝及跟腱区，在足部功能活动中张力较大，软组织缺损修复后，要求有较好的稳定性。在此区的瘢痕往往伴有反复磨损糜烂，形成慢性创面或慢性溃疡，影响足的功能活动，下肢静脉瘀血性溃疡和神经营养不良性溃疡，也往往累及此区，对该区软组织缺损的修复，应力争在去除病因的基础上，切除瘢痕组织或慢性溃疡，以小腿逆行皮瓣、足部皮瓣或跟外侧皮瓣等局部皮瓣修复。有时也可考虑以交腿皮瓣或游离皮瓣修复。

跟腱延长术在行跟腱区缺损修复的同时，有时需对挛缩的跟腱行延长术。手术在跟腱的内侧做纵行切口，游离跟腱后，在矢状面做Z形切断，胫侧半的跟腱在其抵止部，跟骨结节上方横行切开，腓侧半在肌腱与肌腹交界处切断，使踝关节背伸5°~10°位，缝合固定延长的跟腱，分层缝合创面。术后，足踝部石膏固定背伸5°~10°位6周（图81-28）。

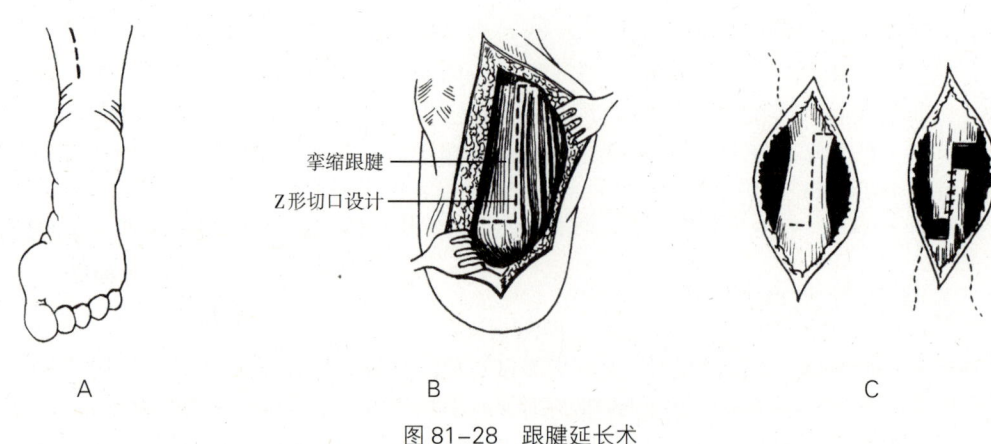

图81-28 跟腱延长术

三 足底软组织缺损的修复

足底面皮肤软组织的特殊解剖结构与其负重、耐磨的功能相适应，类似的解剖结构只有手掌部，而手掌的功能较足底重要得多。足底负重面的理想供区是跖弓间内侧区，这种供区是有限的，因此在修复中，无论是行岛状瓣移植，还是游离瓣移植，均应谨慎操作，以争取手术成功。如无足底内侧供区，可考虑以足背皮瓣、足底浅层肌瓣或其他游离感觉性皮瓣修复足底负重区的缺损。总之，在足底负重缺损的修复中，感觉的恢复是必需的。

第五节 下肢慢性溃疡

下肢皮肤出现经久不愈的伤口，伴有不同程度的炎症渗出，称为下肢慢性溃疡。引起下肢慢性溃疡的原因很多，主要有创伤、下肢循环功能不足、神经营养不良、感染、恶性肿瘤、糖尿病等，其中除因创伤引起的下肢慢性溃疡外，多与系统性疾病有关，因此下肢慢性溃疡的治疗多为综合性治疗，以局部对症处理+系统性疾病病因治疗为原则。对下肢恶性溃疡则应以广泛彻底切除为主，并行局部引流区淋巴结清扫。

一 创伤性溃疡

创伤性溃疡是机械性、物理性、化学性等因素所致的下肢慢性溃疡或在创伤性瘢痕基础上出现的慢性溃疡。放射性溃疡作为创伤性溃疡的一个特殊类型，有时因无明显的放射损伤史，而造成误诊。这类溃疡的临床表现为：愈合能力极差，溃疡边缘不规则，周围组织较坚硬，有色素沉着，夹杂色素消退斑，基底高低不平，呈黄褐色，深浅不定，累及深部神经干时伴有难忍的疼痛，治疗重点在局部处理。

二 静脉淤血性溃疡

由于下肢静脉淤滞，循环障碍造成局部营养不良，并在此基础上发生皮肤软组织损伤，所形成的溃疡称为静脉淤血性溃疡。这类溃疡占下肢慢性溃疡的多数，约为55%。溃疡伴有明显的下肢静脉曲张，溃疡浅，基底平坦，边缘不规则，周围皮肤萎缩，硬化，粗糙，乳突样增生及色素沉着，溃疡好发在小腿的下1/3，踝部有明显水肿。治疗首先要了解下肢静脉功能情况，可通过Brodie-Trendelenburg试验、Perthes试验及静脉造影，全面掌握下肢静脉功能情况及造成下肢静脉瘀血的具体原因。治疗以解决静脉淤滞的病因为主，单纯大隐静脉功能不良以大隐静脉剥除术治疗，深静脉栓塞可采用相应的再通处理，只要下肢静脉淤血得到改善，多数静脉淤血性溃疡可自愈。局部溃疡可行溃疡切除后的植皮或皮瓣移植修复（图81-29）。对一些轻症或不宜手术治疗的患者，也可采取保守治疗措施，包括抬高患肢、按摩、烘绑疗法、抗炎治疗及局部换药。值得强调的是，有下肢静脉功能性营养不良的患者，无论轻重，长期坚持下肢弹力套加压治疗或专用弹力绷带加压治疗，是简单有效的非手术治疗方法。下肢弹力套加压治疗或专用弹力绷带加压治疗也是静脉瘀血性溃疡手术后的配套治疗方法。

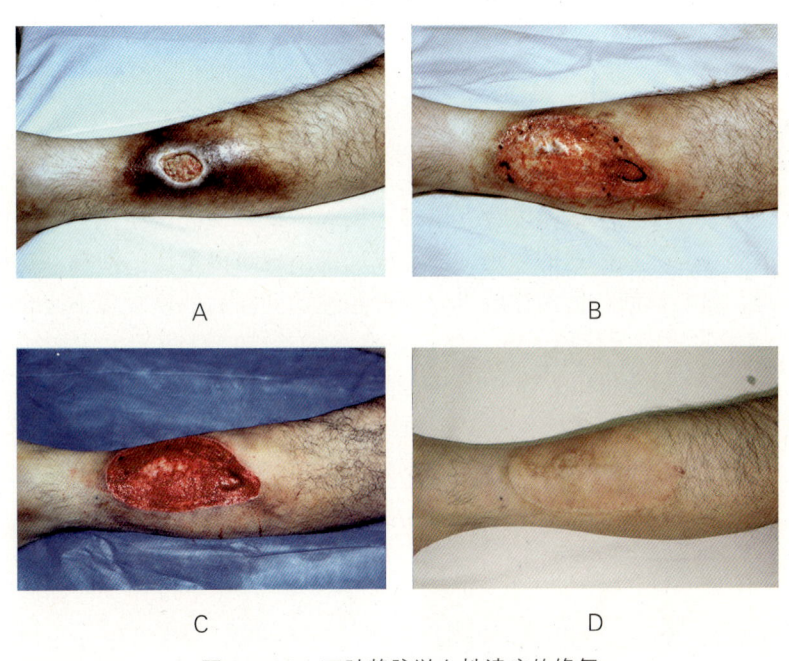

图81-29 下肢静脉淤血性溃疡的修复

三 动脉供血不足性溃疡

由于动脉功能障碍，发生动脉阻塞或痉挛，造成肢体缺血，在小腿或足部出现干性坏死性溃疡。常见病因有血栓闭塞性脉管炎、动脉硬化、雷诺病等。此类溃疡常伴有下肢静息痛、间歇性跛行、肢体远端皮肤粗糙，苍白严重者可出现肢体远端坏死，以上临床表现进行性加重（图81-30）。出现动脉供血不足临床表现的患者，有必要行下肢动静脉影像学检查，为诊断、治疗和医疗安全评价提供直接依据。治疗以保守治疗与手术治疗相结合为原则。保守治疗包括使用控制、改善疾病的药物及缓解动脉供血不足的药物，包括扩张血管、抗凝和溶栓药物。适当活动加局部理疗有利于改善下肢供血。手术治疗主要有旁路血管移植术、动静脉灌流术、腰交感神经切除术、单侧肾上腺切除术等。溃疡在循环改善后多可自愈。下肢动脉供血不足性溃疡也见于肢体远端动脉瘘患者、克-特-韦三氏综合征（Klippel-Trénaunay-Weber syndrome，KTWS）者，大量动脉血分流造成局部软组织严重缺血坏死。肢端远端皮肤已出现慢性溃疡或明显组织坏死者，特别是合并有严重静息性疼痛者，应予截肢（趾）治疗。

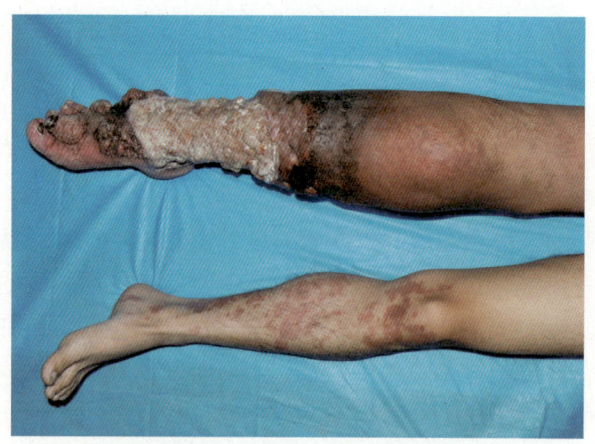

图 81-30　动脉供血不足性溃疡

四　神经营养不良性溃疡

神经营养不良性溃疡多见于截瘫患者。由神经疾病所致，支配区组织感觉障碍，神经营养不良，并在此基础上受外界致伤因素的影响，而造成局部出现难以愈合的溃疡。这种溃疡因伴有明显的神经功能障碍，容易诊断，但治疗困难。因神经组织受损后的恢复多不完全，或局部功能完全丧失，这使得溃疡的病因治疗较困难。对这类溃疡的治疗以预防为主，在神经组织出现病损（如截瘫）后，应力求早期诊断和有效治疗，争取最大限度恢复神经功能。加强对有神经病损患者的护理，下肢溃疡可切除后行皮瓣修复（图81-31）。

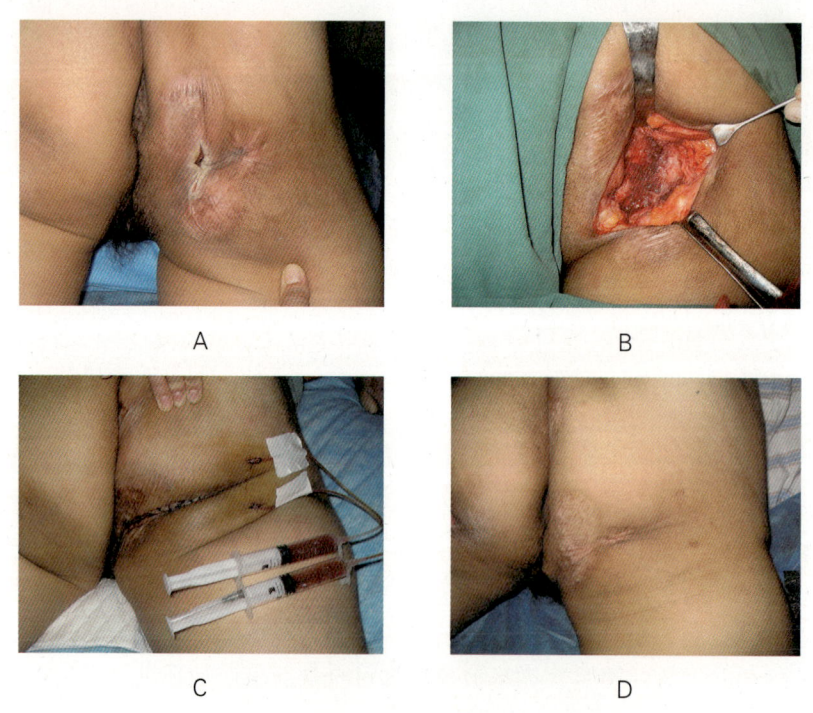

图 81-31　神经营养不良性溃疡（截瘫患者）

五 糖尿病性溃疡

糖尿病引发慢性溃疡的机制,目前认为有三方面的因素:①血管改变,引起动脉硬化;②神经组织变性,引起组织神经营养不良;③白细胞防卫功能改变,引起组织抗感染能力下降。糖尿病性溃疡临床表现较为特殊,溃疡多发生在足底负重区及小腿下1/2区域,表面痂壳较厚,痂下为潜行性液化坏死腔,多继发化脓性感染,溃疡较深(图81-32)。处理包括治疗糖尿病和溃疡处理。控制糖尿病,全身支持治疗,增强机体免疫力,加强局部护理,尽可能改善肢体血循环。局部溃疡处理,在控制血糖及尿糖转阴后,切除溃疡,创面进行真空负压引流治疗恢复创面活力,完成延期处理后行植皮或皮瓣移植修复。

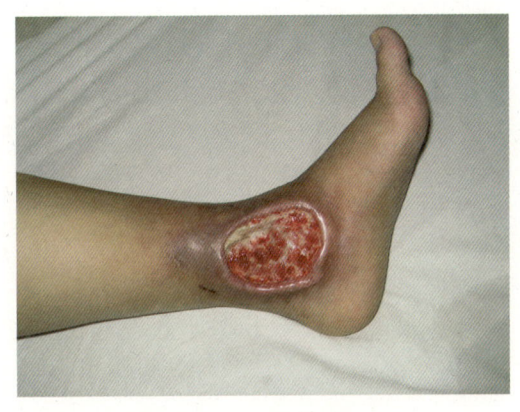

图81-32 糖尿病性溃疡

六 恶性溃疡

恶性溃疡包括原发癌的癌性坏死溃疡及慢性溃疡恶变。癌性溃疡常见的有基底细胞癌、鳞状上皮癌及黑色素瘤。溃疡恶变多发生在慢性溃疡经久不愈的基础上,溃疡恶变时限不定,差距较大,短者仅数月,长者达40~50年。恶性溃疡的诊断,需由病理检查确定。

皮肤鳞癌早期是红色硬结,以后发展成疣状损害。鳞癌进一步发展,呈菜花状生长。癌组织中央部位容易发生坏死形成溃疡(图81-33),产生很特殊的恶性臭味。癌细胞向深层发展则形成侵袭性生长。癌细胞也可向远处转移,形成继发肿瘤。活检时应注意多点取材,在病理上,鳞状上皮癌细胞分化程度不同。

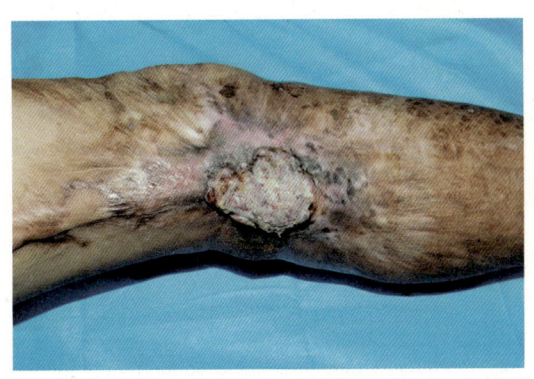

图81-33 恶性溃疡

基底细胞癌为低度恶性肿瘤，开始是一个皮肤色到暗褐色浸润的小结节，边缘高出皮肤，中央破溃不愈形成溃疡，向边缘及深部扩展蔓延，呈大片状侵袭性坏死灶，可以深达骨组织，此乃侵袭性溃疡。

多数恶性黑色素瘤均起源于正常皮肤的黑色素细胞，40%～50%发生于色素痣。先天性巨大色素痣转为恶性黑色素瘤的可能性较大。以下危险信号提示色素痣恶变：大小改变，颜色改变（如变红、变白、变蓝），色素沉着区向周围正常皮肤扩散，表面特征改变（如质地形状的改变），痣周围皮肤出现炎症反应，可能有出血、溃疡、瘙痒或疼痛等表现。

对于恶性溃疡，治疗方式选择应参考病理检查结果。局部彻底切除即可获得满意疗效。恶性病变部位应行扩大切除，加腹股沟淋巴结清扫术，术后辅以化疗或放疗以加强手术治疗效果。对恶性程度较高、病程长、患者恐癌心理负担重、自愿要求者可行高位截肢。

七 感染性溃疡

感染性溃疡多为结核、梅毒、真菌等所致，这类特异性感染溃疡，临床上已明显减少，诊断需行病理检查及实验室检查，治疗为病因治疗、抗感染药物加局部处理。

第六节 下肢断肢再植

Carrel和Guthrie（1906）以犬的后肢做了一些最早的再植研究与实践，Lapchinsky（1960）报道了一系列犬大腿中部水平的再植，显示了肢体长期存活和良好的功能恢复。1963年1月，陈中伟等成功地再植了一例右腕完全离断的肢体，成为世界上人类肢体再植手术中首先报道并获成功的实例。这极大地鼓舞了临床医师对肢体离断伤治疗的兴趣，并使这一领域得以迅速发展，此后不断有肢体离断伤成功再植的报道。1971年，浙江医科大学附属第二医院也成功地完成了1例双小腿离断伤后的交腿再植。肢体离断伤治疗的基本技术是显微外科技术，在我国这一技术已较广泛地普及。

下肢再植指征患者应为全身情况尚好，无危及生命的合并伤，失血性休克已纠正；如患者情况不允许，离断的肢体可暂时冷藏保存。离断的肢体应有一定的完整性，血管床未受严重的破坏，必要时行血管造影确定血管受损情况，这与创伤的性质有关。切割伤对组织破坏较小，再植条件较好，手术后有较好的功能恢复。再植肢体骨架缩短程度必须是在机体自身或其他措施所能代偿的范围内。组织再植的基本要求是在断肢后6～8个小时内（视气温、断肢保存方法，可适当调整）且在不可逆损伤发生之前，重建组织的血液循环。肌肉组织对缺氧的耐受性较差，常温缺血耐受时间在4～6个小时，低温保存可延长离断肢体再植时限，必要时可行离断肢体动脉的间段灌流，减少断肢缺氧改变。再植肢体应无严重的膝关节损伤，严重损伤的膝关节会致再植后的肢体膝强直，影响再植后肢体的功能恢复。离断伤肢体如伴有长段神经干缺损，将影响肢体再植后的神经功能恢复。由于假肢工业的发展和现代科技的医学应用，使得许多以往只能靠轮椅生活的患者重新恢复了行走能力。膝下性假肢已基本可满足下肢功能的需要，在行断肢再植价值评估时，应考虑假肢的作用。

一 骨支架重建骨支架

骨支架是下肢负重和行走的主要功能结构，在骨支架重建中，骨缩短不应超过8～10cm，内固定要简便迅速，稳定可靠，经关节离断者，可考虑早期关节融合术或行关节成形术，具体操作方法不在此赘述。

二 血循环重建血管的修复

血循环重建血管的修复必须尽快进行，修复一支主要的下肢动脉可维持下肢的存活，深、浅两组静脉必须修复，静脉与动脉的吻合比例应在1.5：1以上，当有血管缺损行游离血管移植修复后，局部应予良好的软组织覆盖，以减少局部感染和血栓的发生。术中不主张全身肝素化，局部可用12.5u/ml的肝素等渗盐水冲洗血管。

三 肌肉与肌腱修复

在同一骨筋膜室内缝合离断的功能肌群，缝合后，应注意各筋膜室的引流与减压，尽可能早地修复肌腱，以促进早期功能锻炼，肌腹与肌腱的缝合可用鱼口式缝合法，肌腱缝合可用改良Kessler缝合法。

四 神经修复原则

膝上性离断的肢体如有长段神经抽出或缺损时，不宜行再植术，坐骨神经必须修复，腓总神经、腓深神经、胫后神经和足底内、外侧神经应争取修复，其他神经在修复困难时可以不做一期缝合。

五 皮肤创面覆盖

锐性切割伤，皮肤软组织损伤小，不存在皮肤覆盖问题。复杂性离断伤以皮肤软组织覆盖创面修复。

六 术后处理

加强全身支持治疗，及时纠正水电解质、酸碱平衡，并特别注意防治急性肾功能衰竭。急性肾功能衰竭多为肢体大片肌组织坏死所致，一旦发生，应及时截除再植肢体，抬高患肢。选用广谱抗生素预防感染，使用抗凝解痉药物，予低分子右旋糖酐500ml，每12小时1次，托拉苏林50mg、罂粟碱30mg肌肉注射，每8小时1次，维持7天。对血循环危象的处理，要注意分清动脉性危象和静脉性危象，在扩充血容量、抗凝、解痉等保守治疗无效时，应及时行手术探查，再通血管，良好的术后处理可提高再植的成功率，亦有可能挽救出现循环危象的肢体，应予重视。

七 补救性再植

肢体离断伤在放弃再植后，治疗重点应是尽可能低位截肢，特别是争取保留膝关节，这关系到肢体是否能达到功能性康复的问题。补救性再植常用废弃足的部分游离组织瓣，覆盖那些膝以下肢体离断伤处的有较好的胫骨长度，但缺乏软组织覆盖的残端。包裹足的整块软组织可形成游离皮瓣，将足跟部的软组织垫置于骨残端底面，并可通过胫神经的吻合，使该组织垫富有良好的感觉，不易磨损。保留膝以下5cm以上的胫骨长度，通过假肢可基本恢复下肢功能，因此有时有效的补救性再植，就相当于保留了一部分下肢的功能。在某些双侧性下肢截断伤病例，也许可通过交腿再植，保留一侧较完好的下肢功能。

第七节 Klippel-Trénaunay综合征

1900年，法国医师Klippel和Trénaunay首次描述了一种带有血管变异的粗大肢体畸形病症，以后人们以他们的名字命名本类疾病为Klippel-Trénaunay综合征（KTS）。Klippel-Trénaunay综合征是一种比较少见的复杂脉管畸形，其主要特征有：毛细血管畸形（鲜红斑痣、葡萄酒色斑）、软组织和骨骼增生肥大、浅静脉大量增多并曲张畸形（图81-34）。此综合征的脉管组成及变化特别复杂，如果合并有动静脉瘘，则称为Parkes-Weber综合征（Parkes-Weber syndrome，PWS），也称为克-特-韦三氏综合征（KTWS）。

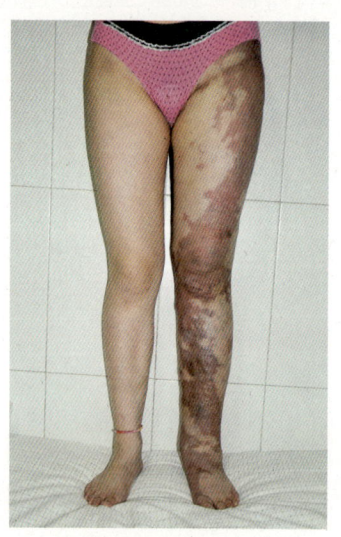

图81-34 典型Klippel-Trénaunay综合征表现

Klippel-Trénaunay综合征还可以合并淋巴管畸形或淋巴管瘤（图81-35）。KTS的类似病变可以发生在人体各个部位，如头部、上肢、下肢、臀部、躯干等，可同时侵犯多个部位，但以下肢多见。

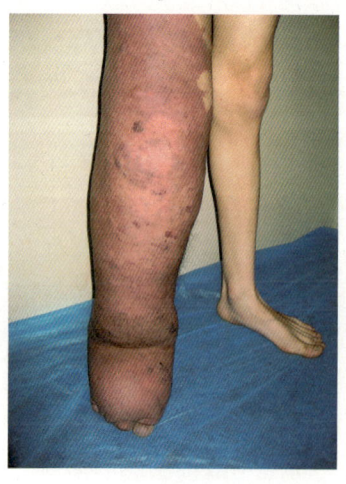

图81-35 Klippel-Trénaunay综合征合并淋巴管畸形

一 病因

KTS 是一种以脉管和皮下组织发育异常为主的疾病，同时伴有骨关节过大发育和巨大畸形发育。这种多层次组织畸形可能与胚胎期中胚层发育异常有关。在胚胎期，下肢的外侧面有一支由足部至腰部的粗长浅静脉，即坐骨静脉系统（胚胎源性静脉），正常情下2个月内坐骨静脉系统闭合，而 KTS 患者不闭合，形成下肢外侧浅静脉严重曲张畸形（lateral varicosity）。上述静脉畸形、皮下组织的肥厚发育和骨骼的巨大发育畸形很少有家族史。这种病症多为散发，没有遗传史。一般认为，基因突变在肢体多种组织成分畸形形成过程中发挥着重要作用，目前尚不知其突变的基因类型。

二 临床表现

KTS 发病率无明显性别差异，不同患者发生、发展过程及畸形表现差别很大。轻症患者在出生后，只能找到一个很小的皮肤红斑。发育到6岁以后，出现肢体轻微粗大，并结合血管成像才得以确诊。严重的患者，出生后不久即已形成典型的 KTS。多数患者是单侧发病，少数严重患者是双下肢及其他部位同时出现畸形。发育形成的典型 KTS 具有以下症状。

（一）皮肤鲜红斑痣（毛细血管畸形）

其组织学表现为表皮浅层扩张的毛细血管。分布范围和颜色深浅不相同，多边界清楚，皮肤表面可以有棘样增生，破损后易出血不止。

（二）不典型性静脉粗大曲张畸形

其形成与先天性静脉管壁薄弱、静脉瓣功能不全和继发静脉内高压有关。浅静脉异常包括浅层静脉网、下肢外侧浅静脉曲张（胚胎源性静脉）和大静脉畸形。深静脉异常包括动脉瘤样扩张、重复畸形、发育不良和萎缩等。多数患肢静脉曲张随年龄增长日益加重，储血腔隙大增，出现肢体沉重。

（三）皮下组织及骨关节粗大发育

有人认为它是肢体动脉供血增加引起的过度发育，但主要应是基因调控过度生长的结果，因为肢体粗大发育是不均匀的，皮下脂肪和骨骼过度发育，而肌肉系统容积无明显增加。皮下组织层和骨骼肥大发育形成巨大肢体。病变肢体整体粗大发育，患侧肢体长度大于健侧，差别可达10cm 以上。有的患者还伴有巨趾、多趾、并趾、马蹄内翻足等畸形。

三 病理解剖学与影像学特点

根据现代脉管病分类法，KTS 属混合性脉管畸形，包含四种异常脉管改变：微静脉（或毛细血管）改变、静脉改变、动脉改变和淋巴管改变。CTA 平片显示，患肢皮下组织不同程度增厚，肌肉系统容积和形态基本正常。血管三维成像显示，动脉系统解剖分支及分布基本正常，主要是管径粗（图81-36）。病变下肢皮下层分布有大量网状扩张的浅静脉，下肢深静脉系统也有不同程度的静脉增多及扩张表现。下肢全景片上，小腿外侧至大腿外侧浅静脉曲张（lateral varicosity）显示清晰，该胚胎性畸形静脉的存在是 KTS 的特征性表现（图81-37）。CTA 平片、三维成像和解剖学观察，静脉系统中静脉瓣膜缺失、缺少或功能障碍。深部动、静脉系统的外行穿支血管的解剖特征基本正常，无明显变异。肢体显著粗大发育的患者，还可以合并淋巴水肿，表现为淋巴回流障碍（图81-38）。CT三维成像显示，患侧骨骼系统呈粗大发育。足部存在一个或多个由巨大跖骨和趾骨共同构成的巨型跖趾畸形（图81-39）。

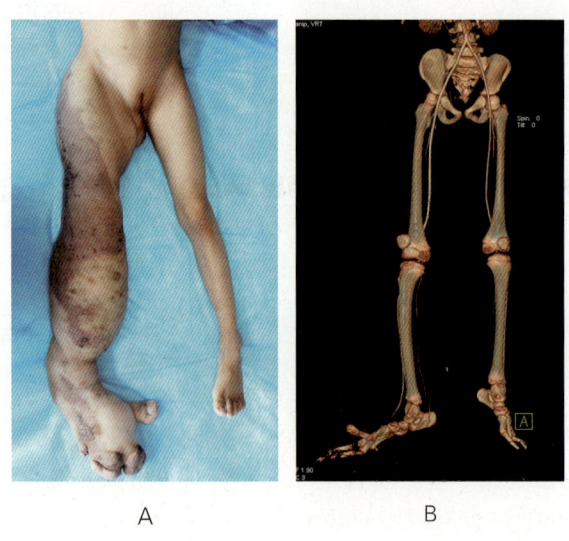

图81-36　KTS血管三维成像动脉结构

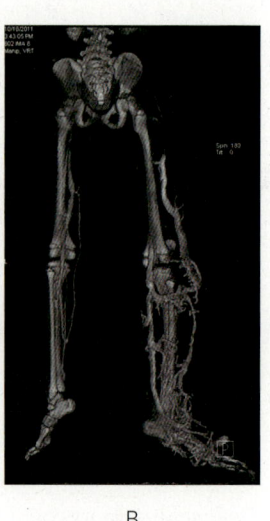

图81-37　KTS小腿外侧至大腿外侧浅静脉曲张

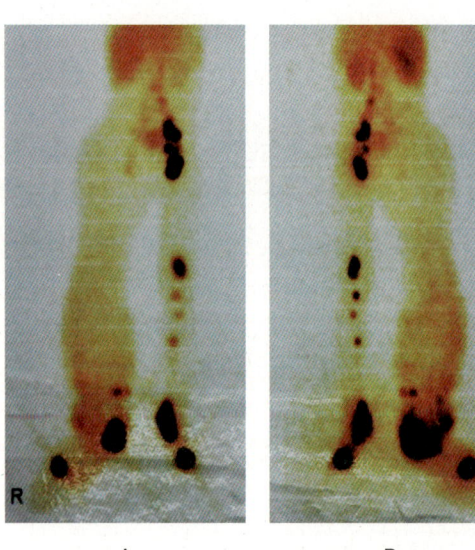

图81-38　KTS（右腿）合并淋巴回流障碍

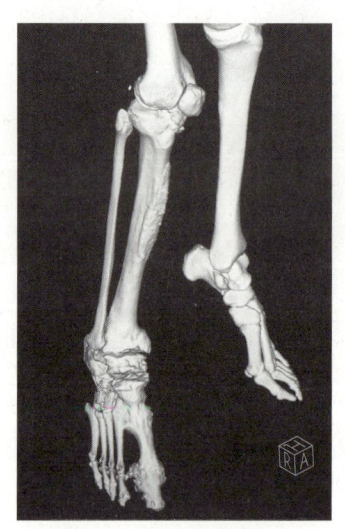

图81-39　巨大跖骨和趾骨共同构成巨型跖趾畸形

四　诊断

KTS的诊断主要依赖病史和临床表现，具备以下三个主要临床表现即可确诊：①毛细血管畸形（鲜红斑痣、葡萄酒色斑）；②皮肤皮下组织和骨骼增生肥大；③浅静脉大量增多并曲张畸形。

另外，影像学检查有利于对KTS进行精准诊断。有时，症状很轻的病例确诊困难。仔细观察能够发现皮肤有很小的鲜红斑痣和肢体轻微肥大，血管影像学检查可以发现皮下层静脉增多并曲张，仍然可以确诊。对KTS诊断有价值的影像学检查有数字减影血管造影（digital subtraction angiography，DSA）、CT、计算机断层扫描血管三维成像（CTA）、MRI及PET-CT血管三维成像。以上设备对KTS的解剖结构、血管和骨关节畸形都能做到准确显示。

五　KTS的鉴别诊断

（一）重度下肢静脉曲张

KTS的静脉曲张以下肢外侧为主，同时合并有较高部位的鲜红斑痣。重度静脉曲张也有较多的扩张静脉和肢体增粗。但是，静脉曲张分布以内侧为主，有皮肤色素沉着，没有肢体长度变化和骨关节畸形。

（二）Parkes-Weber综合征

Parkes-Weber综合征除了具有典型的KTS三联征外，在DSA时也有明显的动静脉瘘征象。

（三）普罗蒂斯综合征

此病也可以有KTS三联征，但它还有多发皮下脂肪瘤、肌肉系统的肌肉脂肪嵌合性病变，以及皮脂腺痣、脑回样痣、疣状痣等KTS没有的表皮痣。

六　治疗方法

目前没有能够彻底治愈KTS的方法。但有一些有效治疗手段，包括非手术治疗、介入治疗和手术治疗。

（一）非手术治疗

非手术治疗是针对减轻静脉扩张瘀血和促进血液回流而进行的，主要有：①弹力加压治疗。用弹力袜或弹力绷带加压治疗减轻瘀血，减轻下肢肿胀及沉重感，防止发生血栓性浅静脉炎。②射频治疗。对于皮肤表面血管反复破损出血的部位，用射频做热凝固治疗可以破坏局部血管，形成瘢痕愈合，达到止血作用。③抗凝治疗。适用于高血凝状态，常用低分子肝素或华法林抗凝治疗，有利于预防深静脉血栓形成。对于长期高血凝状态的患者，应按常规放置下腔静脉过滤器来预防肺栓塞的发生，从而降低病死率。④抗低血凝治疗。少数患者肢体内部有大量静脉曲张血管，有时会出现血小板减少和消耗性凝血异常［见于Kasabach-Merritt综合征（KMS）］，用糖皮质激素可以提高血小板数量，抑制血凝障碍。⑤硬化剂治疗。无水酒精和泡沫硬化剂聚桂醇是高效血管内皮细胞损伤药物，容易产生血管腔闭塞效果。但由于KTS的畸形静脉太多，硬化剂治疗很难取得满意疗法。⑥激光治疗。关于皮肤鲜红斑痣的治疗，选择铜蒸汽激光光动力疗法有效，其他激光治疗效果甚微。从实际情况看，皮肤鲜红斑痣是患者的次要问题，但治疗难度大，并不是本病治疗重点。⑦跛行矫治。对于两腿相差大于1.5cm，但小于5.0cm者，穿矫型鞋能有效改善跛行并预防脊柱侧弯。

（二）介入治疗

平阳霉素能较缓和地破坏血管内皮和致纤维化，混合超乳化碘油，制成平阳霉素碘油乳剂，用以破坏和栓塞患肢畸形的毛细血管网、静脉血窦和淋巴管，使病变血管床闭塞和纤维化。介入栓塞法也可以用于动静脉瘘的封堵。在肢体血流量过于丰富的部位，选择性栓塞正常动脉的较大分支是减轻症状的方法。介入治疗封堵血管是局部根治手术的前期准备性手术。

（三）手术治疗

手术治疗主要是针对重症表浅曲张静脉、局部急性静脉病变和严重骨关节畸形。

内镜下血管交通支离断术：在内镜下将深部主要穿支血管阻断，减免了深静脉血液向浅静脉反流，大大降低了静脉压力。同时减少了动脉血流量，能减轻肢体肿胀和静脉储血量，也有迟滞患侧肢体发育的作用。

曲张静脉切除术：严重扩张的下肢主干静脉高位结扎或局部曲张静脉切除，可以减少反流血液。减轻下肢坠胀感。但从长远上看，此手术增加远端静脉内压，导致远端静脉扩张，病情加重。

肢体过长整形术：在胫骨干骺端适当部位凿取横跨骺板的长方形骨块，然后将这骨块上下颠倒植入此骨槽内。此骨骺固定术有一定疗效，适合12岁以上儿童。笔者认为，KTS患者到达成年后才会有严重的肢体不等长，18岁后直接做小腿胫骨缩短手术更准确、更可靠。

骨关节畸形矫形术：严重KTS可以有踝关节畸形，常表现为马蹄内翻足或马蹄外翻足畸形。在局部条件较好的前提下，可以做截骨矫形术。

巨大跖趾切除整形：巨大跖趾畸形比较常见，影响穿鞋。通常用跖趾联合切除术治疗巨趾症，缩小全足体积。但对于第一巨大跖趾畸形，多是做单纯巨大踇趾切除术，保留第一跖骨头的负重和支点功能。

局部根治术：KTS治疗存在很大困难，上述对血管和巨趾的处理并没有解决广泛的肥厚皮下组织、大量的皮下层畸形静脉和可能存在的淋巴管畸形。对小腿和足背部肥厚皮下组织及广泛畸形脉管做根治性切除才能取得实质性疗效。小腿局部性根治术的基本方法是：在大腿根部上气囊止血带，在踝部和膝下部分别做环形切口，在小腿内侧做纵切口，将小腿皮肤、皮下组织层整块切除。分别结扎小腿所有穿支血管和踝部、膝下部纵向离断的血管。从离体小腿上切除健康的整张中厚皮片，回植在小腿创面上。大腿和足背部肥大畸形也如法治疗，分期完成治疗。大腿部肥大畸形不严重时，也可以做选择性外侧皮下组织加畸形静脉切除术。笔者的临床经验表明，局部性根治可行，远期效果优良，能从根本上改变肢体粗大畸形。

七 并发症

（一）皮肤色素沉着与慢性溃疡

由于下肢静脉长期处于高压状况，形成血液瘀积性皮炎，患肢皮肤出现色素沉着并进行性加重。发展到很严重的肢体，皮肤破溃后不易愈合，可能形成难愈性溃疡。

（二）深静脉血栓

深静脉血栓是血液高凝状态造成的。好发于长期肢体慢性炎症患者。此类患者血D-二聚体显著升高。血栓脱落造成肺动脉栓塞，年轻患者即可以发生，患者早死亡率高。

（三）Kasabach-Merritt综合征

Kasabach-Merritt综合征是血液低凝状态造成的。好发于下肢长期严重瘀血患者。患者血小板大量消耗，血浆纤维蛋白原浓度降低，纤维蛋白原更新加速，提示血小板减少可能是局部血管内凝血所致。患者皮肤破溃后出血不止，反复发生造成患者严重贫血。

(四)急性蜂窝组炎

该病常因不明原因出现局部感染、剧痛伴高热。局部感染经治疗后可以消退,也可能形成脓肿。

(五)急性淋巴管炎(丹毒)

该病好发于严重小腿粗大畸形患者。发病时小腿内侧皮肤鲜红色,皮温高,剧痛,炎症形成后向上发展。一旦发生急性淋巴管炎,今后的复发就是难免的,结果造成下肢淋巴水肿,而成为KTS的伴随病变。

案例:1例双下肢KTS治疗。

陈某某,女性,23岁,因双下肢巨大发育畸形进行性加重17年伴反复感染2年入院。患者出生时双足巨大畸形,双下肢广泛性皮肤红斑。随生长发育,双下肢呈巨肢畸形。从19岁开始,双下肢发生急性淋巴管炎,定期发作,频率逐渐增加,无法正常上学。查体:生命体征正常,体重74kg。双下肢皮肤广泛性鲜红斑痣,骨关节粗大发育,双侧小腿广泛性静脉增多并有曲张畸形,双侧巨足畸形合并巨大跖趾畸形。患者住院时间18个月,共完成6次手术。双小腿和双足背行病理性组织切除全厚皮片移植术,双大腿行病理组织部分切除术。

功能锻炼30天恢复行走功能。出院时体重61kg。术后2年随访双下肢外形保持良好,无急性淋巴管炎发作(图81-40)。

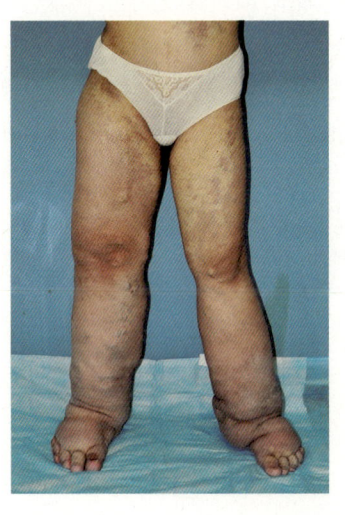
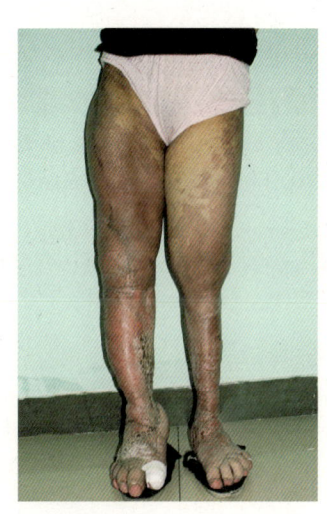

图81-40 KTS局部性根治手术

第八节 Proteus综合征

Proteus综合征(Proteus sydrome,PS)又叫普罗蒂斯综合征,由Cohen和Hayden于1979年最先描述了一种罕见的、外观变化多端、奇丑无比的人体怪病,1983年德国的一位儿科医师Wiedermann以"普罗蒂斯"(Proteus)的名字命名这种病。普罗蒂斯是希腊神话中的海神,相传能变形成不同的野兽和怪物。此病的命名是比喻这种疾病的临床表现就像海神普罗蒂斯一样变幻莫测。人们发现这种病引起的异常变化至少有56种，全世界文献已报道240余例，其中包括中国的16例。中国另有50例未在文献中报道。

一 病因

病因现在还不是很明确。Proteus综合征是非常罕见复杂的先天性畸形，Marjorie J. L. 研究认为，该病的发生机制是癌基因AKT1嵌合性激活突变引起的，导致组织失控性过度生长。这种先天性畸形在婴儿期，可能只有极轻微的过度发育畸形表现，有一些Proteus综合征被简单地误诊为脂肪瘤、肢体良性肥大或巨指（趾）症。随着生长发育，受累部位缓慢过度生长，逐步表现典型的巨大发育畸形。PTEN基因突变和Proteus综合征之间也可能存在一定联系，该基因的减少可能导致组织疯长且得不到抑制。

二 临床表现

Proteus综合征是一种极其罕见的散发的先天性错构瘤类畸形疾病，无遗传性。该病发生率不足百万分之一，有多种临床表现：

第一，畸形部位渐进性过度生长。所有Proteus综合征患者基本都有斑片状或马赛克图案的临床表型。不同患者之间的变形位置有显著不同。不同患者在严重程度上也有惊人的不同。Proteus综合征的组织过大发育可以包括身体的任何组织，如中枢神经系统、脾脏、胸腺、大肠、脂肪、肌肉、骨骼、血管、淋巴管等。这些组织的过度生长表现都是不对称的。

第二，畸形部位不对称、不成比例地过度生长。大多数Proteus综合征患者出生时没有显著的不对称性过度增长，但在6~18个月龄范围开始出现不对称、不成比例的过度生长现象。在过快生长的部位，病变肢体上或皮下深部有圆球样软组织包块形成，这种生长形式叫气球样生长；也可以有严重的骨骼变形，形成无法辨认的严重扭曲的变形骨骼。本病虽然在下肢多见（图81-41），但是发生在身体的其他部分的畸形特征是相似的。Proteus综合征在面部的特征是单侧颅颌面巨大发育畸形。

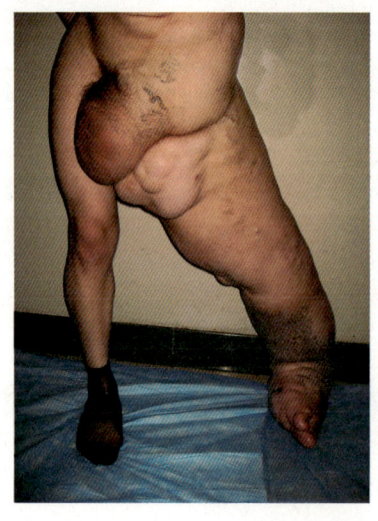

图81-41　Proteus综合征下肢表现

第三，脂肪组织失调。多数患者存在广泛分布的不能被控制的脂肪组织过度增生，这种情况类似于弥漫性脂肪瘤病。这些患者还可以存在身体其他局部区域的脂肪萎缩或不育发育，最常见于胸部。因此，Proteus综合征患者的这种脂肪组织异常变化称为脂肪组织失调，而不能简单地将它描述为脂肪瘤。

第四，斑片状分布的表皮痣。大多数患者出生时不存在，在1岁时皮肤开始加厚并变得暗黑粗糙，病变通常从暗棕色到几乎黑色，质地粗糙，参差不齐。也有一些患者在出生时就可能存在皮损，但很细微，婴幼儿时可能只是皮肤色斑。这种皮损是随时间的发展逐渐增厚，可以达到1cm或更厚。发育成熟的表皮痣可以是线性疣状痣、皮脂腺痣或脑回样结缔组织痣（CCTN）。

第五，一些良性肿瘤是Proteus综合征的组成部分。常见的有脂肪瘤、单形性腮腺腺瘤、卵巢囊腺瘤、脑膜瘤等。

第六，脉管畸形。最常见的是皮肤毛细血管畸形，但很多患者有静脉畸形，也有患者合并淋巴管畸形。但是，动脉血管畸形在Proteus综合征中是不常见的。

三 影像学检查

医学摄影和CT影像学都能显示患者畸形区域非对称性不成比例的巨大生长外观。多数患者有突出的或深部的气球样脂肪瘤（图81-42）。脂肪组织失调表现为皮下正常脂肪层不同程度增厚，瘤样脂肪团块大量出现。肌肉块与脂肪瘤相间分布，形成三明治样征（图81-43）。肌肉内出现大量脂肪组织，肌丝和脂肪组织相间分布，呈嵌合式生长，在CT断层片上呈斑马线样征（图81-44）。肌肉组织内大量的脂肪组织嵌合式生长，导致原肌肉形态消失。CTA显示，病变肢体的动静脉分支数量和走向特点没有明显变化，但受肿瘤巨大发育的影响，血管口径扩大，分支拉伸变长，呈柳枝样血管征（图81-45，图81-46）。静脉血管主要表现为静脉曲张，骨骼系统CT三维成像显示，畸形部位骨骼呈巨大发育和局部骨的巨大畸形发育。

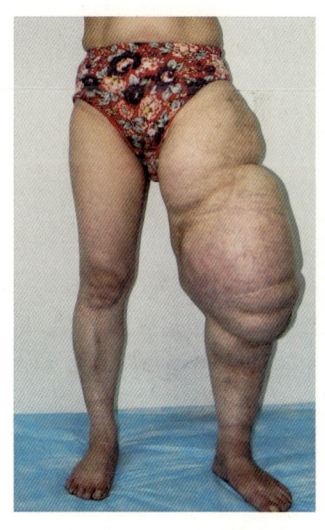 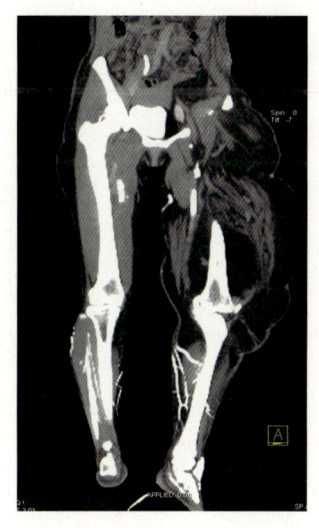

A　　　　　　　　　B

图81-42　Proteus综合征气球样脂肪瘤

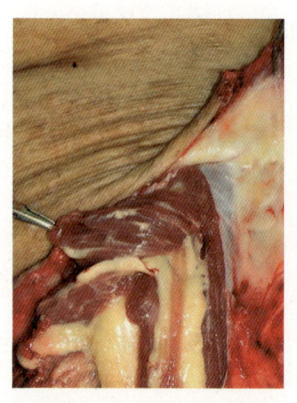

图 81-43 Proteus 综合征肌肉块与脂肪瘤相间分布，形成三明治样征

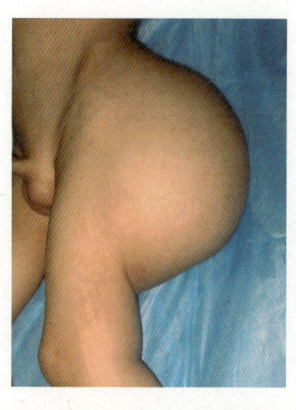 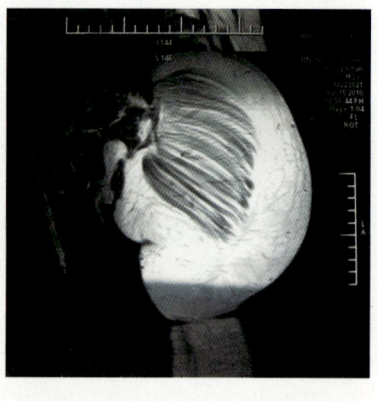

图 81-44 肌组织内嵌合式生长脂肪组织，表现为斑马线样征

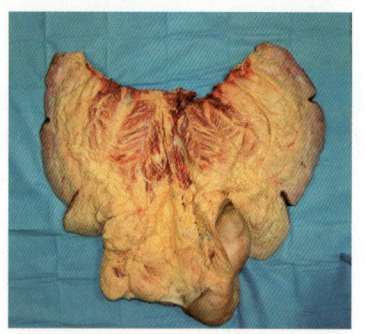

图 81-45 肌肉组织内大量的脂肪组织生长导致原肌肉形态消失（截肢的小腿剖面图）

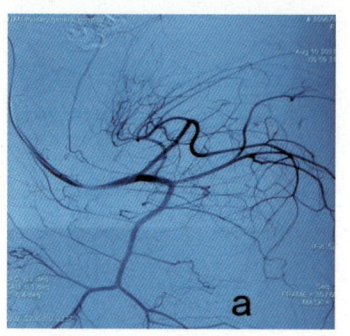

图 81-46 Proteus 综合征巨大瘤体内的动脉拉长，呈柳枝样血管征

四 病理解剖学

表皮痣经组织病理学检查分别诊断为线性疣状痣、皮脂腺痣、脑回样结缔组织痣或毛细血管畸形。手术中解剖和离体肢体解剖观察发现，皮下脂肪有四种存在形式：①皮下脂肪层为正常的薄层脂肪结构，也可以是异常增生肥厚的均质厚板样皮下脂肪。②皮下脂肪层深部，有数量不等、大小不等的有典型包膜和营养血管的脂肪瘤，分布在皮下层和肌肉间隙。典型膨胀生长的脂肪瘤呈球状，在 CT 片上叫气球样脂肪瘤。肌肉层与肌间隙脂肪瘤相间分布成三明治结构，与放射影像学中的三明治样征相互吻合。③肌肉脂肪镶嵌性病变。病变部位的多数肌肉出现假性肥大，表现为肌肉内部镶嵌式生长大量脂肪组织，肉眼可以见到红黄相间的纹理，也就是肌束组织与脂肪组织相间排列，形成镶嵌性病变。此特点在放射影像学中表现为斑马线样征。对肌肉脂肪镶嵌性病变组织进行病理切片检查发现，肌纤维与脂肪细胞也相间分布，呈嵌合式生长（图 81-47）。在病变肌肉内，有的部位以肌纤维为主，有的部位以脂肪细胞为主。在离体标本上观察，血管组织健康，结实而有弹性，抗拉能力强。骨骼呈粗长发育，手（足）和指（趾）有巨大发育畸形表现。患肢骨密度低，有钙沉积不足现象。

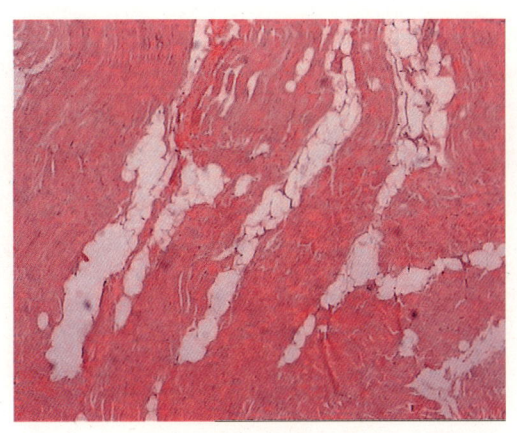

图 81-47　肌纤维中脂肪细胞嵌合生长，相间排列

五　治疗评价

在治疗上，尚找不到理想的治疗方法，常规方法仅限于巨大跖趾切除术和瘤体局部切除术。但在有些时候，瘤体部分切除后，会出现剩余瘤体的快速生长。用皮下脂肪抽吸术，也会出现脂肪组织快速生长。到目前为止，国际上还缺乏系统治疗巨大复杂Proteus综合征的方法和经验。

六　诊断

1983年，德国儿科医师Wiedemann首先提出了Proteus综合征的七条诊断标准：①巨手、巨足；②皮肤痣（表皮痣、疣状痣、皮脂腺痣、脑回样痣）；③偏侧肥大；④皮下肿瘤；⑤颅骨畸形；⑥过快生长发育；⑦内脏异常。他认为，具备上述特征中的四项，即可诊断为Proteus综合征。而在1989年和1994年，美国华盛顿陆军医学中心、美国斯坦福大学医学院先后对Proteus综合征的诊断标准进行了修订，根据该病的临床表现，提出了六条诊断标准，并分别以分值量化：①偏侧肥大和（或）巨指（趾）症5.0分；②足跖和（或）手掌脑回状增生4.0分；③脂肪瘤和其他皮下肿瘤4.0分；④疣状痣（表皮痣或皮脂腺痣）3.0分；⑤巨颅和（或）颅骨多发外生骨疣2.5分；⑥其他细小异常1.0分。上述六项分值合计≥13分，可确诊为Proteus综合征。

李江认为，以上诊断标准有两个重要缺陷：一是不能进行早期诊断，因为在小儿期，巨手或巨足畸形容易被发现，但较多其他体征还没表现出来，等到肢体出现明显不对称时才引起人们注意。二是容易将其他类似疾病诊断为Proteus综合征。为此，李江提出改良诊断标准，有三条主要标准：①组织病理学检查有肌肉脂肪嵌合性病变，或影像学检查肌肉内有斑马线样征或肌肉与肌间隙脂肪瘤三明治样征。②巨手（或足）、巨大掌指或巨大跖趾畸形；③先天性不对称、不成比例的过度生长发育畸形。还有四条次要标准：①皮下脂肪瘤、脂肪组织失调或其他肿瘤。②皮肤痣［表皮痣、疣状痣、皮脂腺痣、足跖和（或）手掌脑回状痣］。③多发外生骨疣。④毛细血管和静脉血管畸形。以上七条标准具备三条主要标准即可确诊，具备两条主要标准加两条次要标准也可以确诊。第一条主要标准是早期诊断的关键依据。

七　鉴别诊断

不对称过度增生，血管异常和皮肤病损这三大临床表现可能包括5～10个不同的疾病，除了Proteus综合征以外，还包括KTS、半侧颜面肥大增生、脂肪增多综合征（HHML）和一些未确定的单一综合征。因此，Proteus综合征与其他某些具有非对称性伴过度生长为特点的综合征存在重叠。

值得注意的是，存在较多血管畸形的Proteus综合征并不像KTS患者的临床表现那样严重。存在较多血管畸形的Proteus综合征必然存在肌肉脂肪嵌合性病变和脑回样结缔组织痣，这些特征可以和KTS相鉴别。以脂肪组织广泛增生为主的Proteus综合征有丰富的其他体征，可以和单纯性弥漫性脂肪瘤病相鉴别；Proteus综合征有多种临床特点，巨大掌指（跖趾）畸形是其特点之一，可以和单纯性巨指（趾）症相鉴别。

八 治疗

关于Proteus综合征的治疗，手术整形是目前唯一有效的治疗方法，个性化的分期手术方案可以获得较好的治疗效果，能使患肢畸形得到部分矫正，并能挽救患者的部分肢体功能。影像学检查是设计手术方案的重要依据。通过CT检查了解巨大肢体的内部结构。CTA可了解巨大肢体的内部血管分布情况。但从极少数患者来讲，手术不能从根本上改变巨大肢体的发展进程，反而诱导肢体加快过度生长。当前的治疗方法如下。

（一）过度增生组织选择性切除

在粗大发育的肢体上，存在不成比例过度生长的软组织肿块，影响肢体或躯干的整体外观并影响穿衣。行局部巨大组织块切除治疗，可以改善肢体的基本外形，并减轻不规则肢体对穿衣的影响。

（二）局部性脂肪抽吸术

在部分患者的肢体上，存在异常肥厚的脂肪组织，形成区域性膨隆肥厚区，造成肢体变形并影响穿衣。可以行局部吸脂可以减少组织容量，起到改善肢体外形的作用。

（三）巨大跖趾切除术

可以有1～3个巨大跖趾同时存在，造成整个足部体积增大，影响足部功能和外形。选择1～2个巨大跖趾完整切除，可以显著减小足部体积，并恢复部分足部功能。如果是第1跖趾巨大畸形，只完整切除踇趾部分，保留第1跖骨头的负重和支点功能。

（四）截肢整形术

对于过分粗大、严重变形并且出现功能障碍的巨大肢体，已经失去保守性整形手术价值。选择一期或分期截肢整形术，可以减轻肢体重量。安装义肢后可以恢复行走功能。

（五）超级巨大肢体分期切除整形

超级巨大肢体是指肢体异常粗大沉重，基本失去行走功能或已经失去行走功能，估计单肢体重量超过40kg。过分沉重的巨大肢体无法一期切除，只能分期大部切除。患者消除沉重肢体后，减少了营养分流，改善全身营养状态。术后患者可能用轮椅或拐杖活动。如果能保留较好的大腿残端，也可以装义肢行走。

（六）放射介入治疗

因为Proteus综合征有进行性过度生长的特点，所以通过放射介入方法做动脉血管堵塞减少营养供应是减缓肢体过度生长的可行方法。该方法也是巨大组织块切除术前的一种准备，通过术前动脉栓塞术可以减少术中出血量。

九 围手术期管理

术前准备：①要对患者健康状况进行全面评估，包括全身营养状况、重要脏器功能。②对患者入院时和手术前病变肢体皮肤表面或创面进行细菌学检查。③常规检查患者出凝血功能和D-二聚体（血栓监测指标），评估深静脉血栓和肺栓塞风险。④术前治疗，如果存在营养不良、软组织慢性感染、体表慢性溃疡、高血凝状态，应在术前进行纠正和治疗。⑤充分的手术前准备，血液制品、特殊手术器械和特殊包扎材料。

术后处理：①术后72个小时内实行生命体征监护。②复查出凝血功能和D-二聚体，及时治疗高血凝状态。③对手术部位进行定期观察，随时处理可能发生的异常出血情况。④术后3~10天，重点观察可能出现的感染并发症。⑤术后1个月内全程抗深静脉血栓护理，防止深静脉血栓和肺栓塞并发症。

十 并发症

（一）深静脉血栓和肺栓塞

深静脉血栓和肺栓塞是Proteus综合征患者最严重的并发症之一，可以在平时不觉察中发生，这很可能会导致患者过早死亡。手术可能成为深静脉血栓形成的诱发因素，成为手术重大并发症。如果是深静脉血栓脱落引起的急性肺动脉栓塞，救治几乎不可能成功。

（二）急性淋巴管炎

当肢体过度生长形成巨大肢体时，出现血液循环障碍。此时，极易并发急性淋巴管炎，而且可能反复发作，并最终导致肢体淋巴水肿，加重肢体粗大畸形。

（三）慢性溃疡

肢体巨大生长后，远端容易出现血液循环不良，皮肤破溃后难以愈合，一部分伤口转为慢性溃疡。这种病灶可能成为整个肢体长期慢性炎症的感染源。

（四）关节强直性畸形

肢体过度不成比例发育，导致关节变形。关节活动受限，活动范围越来越小，最终形成强直性关节畸形。

一例极重度Proteus综合征治疗介绍：林某某，女性，18岁，因左臀、左下肢巨大发育畸形进行性加重17年收入院。患者出生时左足稍大，6岁时出现左下肢过度生长变大，右乳房有肿块。17岁时左下肢形成巨肢畸形。查体：生命体征正常，体重111kg。极度营养不良状态。皮肤广泛存在色素沉着、表皮痣、疣状痣、足底脑回样结缔组织痣。右侧乳房为一巨大肿瘤，重量约2.0kg。脊柱侧弯畸形。左臀及左下肢极度肿大，重量约75kg。左侧巨足畸形。左膝关节强直。左腿比右腿长43cm。入院后接受营养支持治疗，血红蛋白和血浆白蛋白恢复正常后进行外科治疗。患者住院治疗26个月，进行14次整形手术治疗，切除瘤体总量105.0kg。总输血量（浓缩红细胞＋血浆）29000ml。住院期瘤体生长加正常身体增重共34.5kg（估计身体增长5.0kg，肿瘤增长29.5kg）。出院时体重40.5kg。完成手术后2个月安装义肢，功能锻炼60天恢复行走功能。术后3年随访，左大腿残端有缓慢组织生长现象，残肢延长10cm（图81-48~图81-50）。

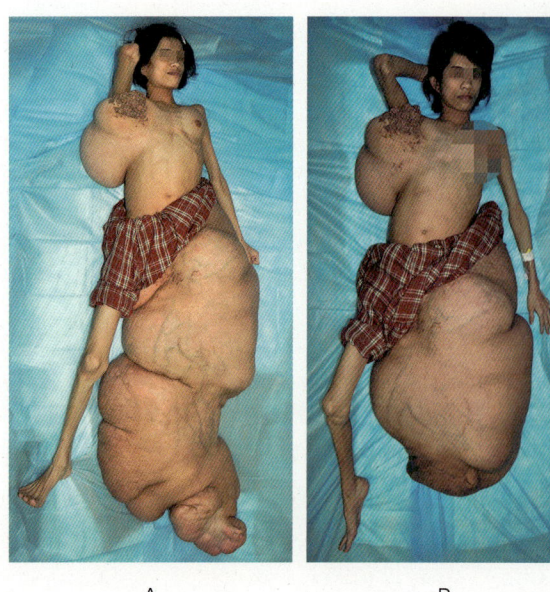

A　　　　　　　B

图 81-48　极重度 Proteus 综合征分期整形，首次手术切除左小腿

A. 术前　B. 术后

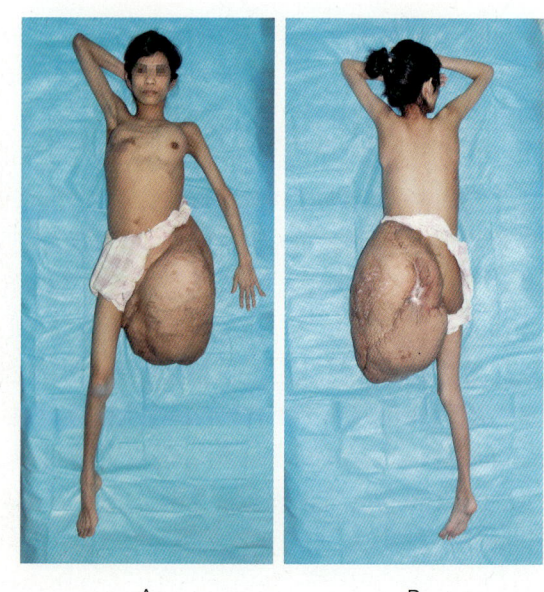

A　　　　　　　B

图 81-49　极重度 Proteus 综合征分期整形，瘤体大部切除

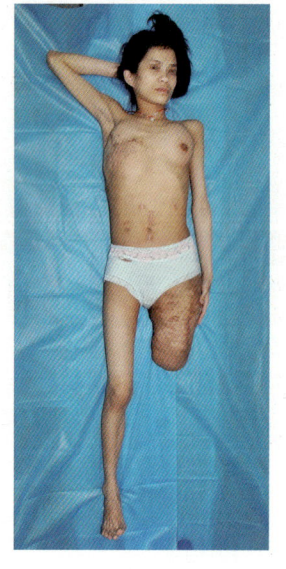

A　　　　　　　B

图 81-50　极重度 Proteus 综合征完成整形，装义肢行走

（李江　程健　马奇）

参考文献

[1] 毛宾尧. 足外科学[M]. 北京：人民卫生出版社，1993.
[2] 张肇祥，陈维佩. 实用创伤急救手术学[M]. 北京：人民军医出版社，1993.

[3] 黎鳌,杨果凡,郭恩覃. 手术学全集:整形与烧伤外科卷[M]. 北京:人民军医出版社,1996.

[4] 汪良能,高学书. 整形外科学[M]. 北京:人民卫生出版社,1989.

[5] 杨志明. 带血管蒂组织瓣移位术[M]. 重庆:重庆出版社,1988.

[6] 朱盛修. 现代显微外科学[M]. 长沙:湖南科学技术出版社,1994.

[7] Mccarthyetal E J. Plastic surgery: the trunk and lower extremity[M]. Ladelphia: W. B. Saunders Company,1990.

[8] James W S,Sherrell J. Grabb and Smith's plastic surgery[M]. 4th edition. London: Little,Brown and Company,1991.

[9] 张放鸣,何光麓,陈尔瑜. 足底肌瓣血管神经的巨微解剖[J]. 中华显微外科杂志,1987,10(2):92-95.

[10] 熊树明,张生贵,丁永善,等. 阔筋膜张肌皮瓣的血管和神经供给[J]. 解剖学研究,1982,2:143-148.

[11] 李世骐,吴求亮,杨明达,等. 旋髂浅、深血管解剖与临床应用体会[J]. 中华显微外科杂志,1986,9(3):153.

[12] 李吉,柏树令. 大腿前中区皮瓣游离移植解剖学基础[J]. 临床解剖学杂志,1986,3:152-154,189-190.

[13] 郭恩覃,邢新. 小腿内侧(胫骨滋养血管皮支)游离皮瓣[J]. 中华整形烧伤外科杂志,1994,10(2):89-91.

[14] 何明武,刘仁寿. 腘动脉外侧皮支岛状筋膜皮瓣修复下肢软组织缺损[J]. 中华整形烧伤外科杂志,1994,10(4):256-257.

[15] 李林,李柱田. 腓动脉穿支为蒂的腓肠外侧皮动脉逆行岛状皮瓣的应用解剖[J]. 中华整形烧伤外科杂志,1995,11(1):23-25.

[16] 王和驹,吕国坤. 带腓肠神经伴行血管蒂逆行岛状皮瓣的临床应用[J]. 中华显微外科杂志,1996,19(2):82-84.

[17] Yaremchuk M J,Brumback R J,Manson P N,et al. Acute and definitive management of traumatic osteocutaneous defects of the lower extremity[J]. Plast Reconstr Surg,1987,80(1):1-14.

[18] Moscona A R,Govrin-yehudain J,Hirshowitz B. The island fasciocutaneous flap; a new type of flap for defects of the knee[J]. Br J Plast Surg,1985,38(4):512-514.

[19] Barclay T L,Cardoso E,Sharpe D T,et al. Repair of lower leg injuries with fascio-cutaneous flaps[J]. Br J Plast Surg,1982,35(2):127-132.

[20] Amarante J,Costa H,Reis J,et al. A new distally based fasciocutaneous flap of the leg[J]. Br J Plast Surg,1986,39(3):338-340.

[21] Donski P K,Fogdestam I. Distally based fasciocutaneous flap from the sural region. A preliminary report[J]. Scand J Plast Reconstr Surg,1983,17(3):191-196.

[22] Shaw W W,Hidalgo D A. Anatomic basis of plantar flap design: clinical applications[J]. Plast Reconstr Surg,1986,78(5):637-649.

[23] 鲁开化,艾玉峰,郭树忠. 新编皮肤软组织扩张术[M]. 上海:第二军医大学出版社,2007.

第八十二章
姆外翻、足趾畸形和胼胝

第一节　简介

足踝部整形包括疾病、创伤、先天性畸形和年老变化（如姆外翻）整形，横跨整形外科和矫形外科两学科的医疗内容，可称为"足外科学"。足部软组织缺失的创伤畸形修复、软组织肿瘤切除后的修复重建，以及足趾和姆趾的先天性畸形的矫正属于整形外科的医疗范围。骨、关节的结构畸形矫正属于矫形外科。近年来，对足部形态的美化整形成为求美者的需求，特别是随着年龄增长和经常穿高跟鞋而产生的姆外翻畸形的整形，成为一项常见的整形美容医疗项目。足踝部创伤畸形的整形外科治疗原则和方法类似于四肢创伤畸形的整形，其治疗手段以皮瓣、肌皮瓣移植为主，在本书的四肢创伤整形、皮瓣和穿支皮瓣移植，以及显微外科在整形外科的应用等章节有所叙述，有关姆趾和足趾先天性畸形的治疗方法可参阅手及上肢先天性畸形章节，本章叙述的重点是姆外翻、足趾畸形、胼胝和鸡眼。

随着整体生活水平的提高，人们对外在美的要求也不断提高，美丽的双足是每个女性都希望拥有的。此外，由于职业或其他方面的需求，很多患者需要在一些场合下穿高跟鞋。长期穿尖头高跟鞋可能会引起姆外翻、锤状趾、槌状趾、爪形趾、胼胝和鸡眼等，引起患者的疼痛并影响裸足的美观，这些足部的畸形病变反过来又会使患者无法耐受这些职业着装。这对一些患者，特别是职业女性患者，造成了很大的痛苦。故患者有强烈的治疗愿望，成为整形外科一种常见的医疗需求。

姆外翻是常见的足踝部畸形之一。传统的矫形外科手术创伤大、恢复慢、切口瘢痕大，因此矫形外科的共识是不建议单纯因美容而手术治疗。随着外科技术的发展，微创手术成为姆外翻治疗的发展方向，也是足踝部整形美容的主要治疗领域。此外，锤状趾、槌状趾、爪形趾等其他足趾畸形，以及鸡眼、胼胝等继发改变，也渐渐成为足踝整形的常见治疗范围。

第二节　姆外翻

姆外翻（hallux valgus）是足部常见的畸形性疾病（图82-1）。以往的概念是指姆趾向外偏离第1跖骨及姆趾通过关节的纵轴线，局部形成向腓侧的成角畸形。然而，随着对足部解剖结构及姆外翻病因和发病机制了解的深入，认识到该疾病并非单一关节病变，而是涉及足部多处骨骼、关节、肌腱，常伴有其他足趾畸形和症状的足𝓂趾序列复合畸形。该病多见于女性，有资料统计，男、女之比可达1∶40。先前认为，轻者可无症状，不需治疗；重者不但因畸形影响外观和穿鞋，还因严重影响足部功能活动，只能选择手术治疗。近年来随着社会经济的发展，人们对足部美学认识和要求显著提高，很多无症状的𝓂外翻患者亦有较强求诊愿望。另外，根据𝓂外翻发病机制的研究，早期矫正轻度𝓂外翻有可能阻断其进行性加重的恶性循环，预防疾病的进展。在治疗方法上，除了传统的手术治疗方法外，一些非手术治疗和微创手术在临床上也有较广泛的应用，且已证明具有肯定的治疗效果。

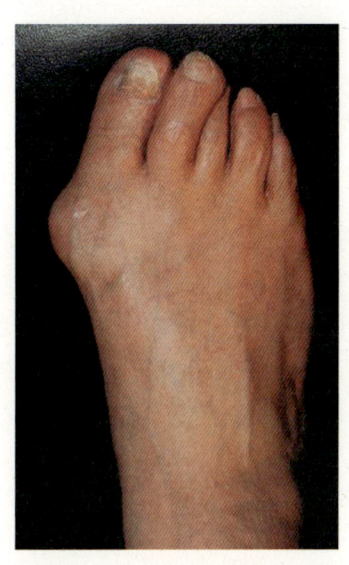

图82-1 典型𝓂外翻畸形：𝓂趾向外侧偏斜挤压其他足趾，前足增宽，第1跖骨头内侧明显骨赘形成

一 应用解剖

第1跖骨与近节𝓂趾形成关节，同时与跖骨头下的内侧、外侧籽骨形成关节。第1跖骨头为椭圆形或方形，与近节趾骨基底的凹形关节面形成杵臼关节。跖骨头的关节面向腹面延伸，被一纵行骨嵴分为内、外两条纵沟，胫、腓侧籽骨分别位于纵沟内形成滑车关节，组成一个跖骨籽骨滑车系统。骨嵴起固定并阻止籽骨横向移动的作用。两籽骨间由籽骨间韧带连接。

第1跖趾关节周围有6条肌腱通过或附着。背侧有2根肌腱通过第1跖趾关节。𝓂长伸肌腱止于远节趾骨基底背侧。𝓂短伸肌腱止于近节趾骨基底背侧。𝓂展肌腱止于近节趾骨基底内侧（胫侧），跖侧的肌腱则作用于籽骨。𝓂长屈肌腱通过籽骨间沟，向远侧止于远节趾骨基底。𝓂短屈肌腱在跖趾关节腹侧分为内、外侧腱，内侧腱与𝓂展肌相融合，外侧腱与𝓂收肌止点相融合，然后分别经籽骨止于近节趾骨基底内、外腹面。这些肌腱均附着于近节趾骨基底，跖骨头却无肌腱附着。一旦跖骨头移位，肌腱之间的平衡被损害，这些稳定第1跖趾关节的肌腱就会成为促使𝓂趾、跖趾关节脱位的牵引力量。

二 病因

𝓂外翻的发病涉及多种因素，大致分为遗传发育方面的内因和穿鞋行走等力学方面的外因。

关于哪种因素为主要病因争论已久，先前的观点认为力学因素是该病最重要的发病因素，认为穿着高跟尖头皮鞋是造成𬟽外翻的主要力学基础，因此本病多发生在女性。然而这无法解释在从不穿鞋的种族中也有𬟽外翻发病，并且有些长期穿高跟鞋的人终生不出现𬟽外翻。因此，并不能简单地将𬟽外翻归结于穿鞋不当引起的疾病。目前较为一致的观点是，遗传因素是𬟽外翻的主要发病因素。第一跖列在遗传上是不稳定的轴向排列，其平衡依赖于静态（关节囊、韧带和跖腱膜）和动态（腓骨长肌和足部肌肉）的稳定结构来维持其直线排列。在遗传易患个体中，骨性结构不成直线排列或静态稳定结构松弛，使肌肉间的力学平衡被破坏。穿鞋不当等后天力学因素在疾病发展进程中起到重要的推动作用，而职业、体重、行走等负重方面的因素也可能有一定的影响。此外，外伤、炎症（如风湿或类风湿关节炎等）等因素也可破坏第一跖列的平衡，从而导致𬟽外翻的发病。

三　发病机制

一般认为𬟽外翻通常是在一些诱发因素的基础上逐步发生的。这些步骤不一定是逐一序贯发生的，可能同时发生。第1跖趾关节唯一的内侧支撑结构是内侧籽骨和内侧副韧带，这两个组织结构的破坏是早期和必备的损害。随后跖骨头向内侧移位，籽骨滑脱脱位。倾斜或不稳定的跖趾关节可能促使这一过程发生。近节趾骨因基底部与籽骨、深部横韧带（通过跖板）和𬟽收肌肌腱相连，向外翻位移位。跖骨头压在内侧籽骨上并可侵蚀软骨和籽骨间嵴。外侧籽骨虽然实际上并未移位，但在外观上则是移位到跖骨间。跖骨内侧隆起部位覆盖的𬟽囊因穿鞋对内侧隆起部位的压迫而增厚。𬟽长屈肌腱和𬟽长伸肌腱在外侧形成弓弦状，增加近节趾骨的外翻移位并使其背伸。由于跖骨头籽骨脱位，因肌肉牵拉使跖骨旋前移位。正常情况下，𬟽展肌能够有力地对抗近节趾骨的外翻，但是，由于其内侧和跖侧附着点向下旋转而失去这一功能。𬟽收肌附着于跖面外侧，因此除约束趾骨底外，其有将趾骨牵拉旋前的趋势。薄弱的背侧跖趾关节囊未获得任何肌腱加强，随趾骨旋前而转到内侧，影响了跖趾关节稳定性。跖骨头抬高并向内侧移位使足底压力外移。相对活动的第5跖骨也可能会发生外展。

四　生物力学机制

足部是人体与地面接触的重要部位，在步行时足部所承受的地面反作用力达到身体重力的1.5倍，跑步时更是达到2～3倍。正常足依赖骨骼、关节、肌肉、肌腱组成的精巧结构协调承受压力。因此足部畸形均会影响足部正常负重状态。随着计算机技术和有限元理论的发展，人们对足部的生物力学研究不再局限于足底的生物力学测量。通过有限元模型仿真足部生物力学状况可以了解足内部的应力应变状态，可借以探索和研究一些复杂的足部功能的原理和足部疾病的病因。更进一步，通过对手术操作的仿真模拟，能够对手术参数的选择提供指导。

五　临床表现

𬟽外翻的典型临床表现有：第1跖骨内翻、𬟽趾外翻、𬟽囊炎形成、第1跖趾关节炎、鸡眼、胼胝、跖骨痛、一个或多个足趾的锤状趾。其中第1跖骨内翻和𬟽外翻是基本病变，其他表现多为不同严重程度的继发性改变。如𬟽外翻向外侧挤压其他足趾引起锤状趾畸形；第1跖骨内翻造成前足增宽，当鞋容纳足趾的前面部分较窄时，通常会形成鸡眼，并引起第1跖骨头内侧隆起与皮肤之间的滑囊增生（𬟽囊炎）；随第1跖趾关节外翻、半脱位，关节接触面受力摩擦不均衡，常继发骨关节炎；𬟽外翻、第1跖骨内翻破坏正常的前足弓结构，足底负重压力分布向外侧偏移集中，引起胼胝和跖骨痛。这些继发性改变多为患者就诊的原因，但并非所有患者都会出现全部上述表现，因此制订治疗计划时应全面检查患者整个前足。

六　辅助检查

常规拍摄双足站立位（负重）正侧位X线片能够直观测量踇外翻角（hallux valgus angle，HVA，第1跖骨和踇趾近节趾骨纵轴线的夹角）、跖间角（intermetatarsal angle，IMA，第1、2跖骨纵轴线的夹角）、趾间角（interphalangeal angle，IPA，近远节趾骨纵轴线的夹角）、近侧关节固角（proximal articular set angle，PASA，第1跖骨远侧关节面连线与其纵轴线垂线的夹角）、远侧关节固角（distal articular set angle，DASA，近节趾骨近侧关节面连线与纵轴线垂线的夹角）、跖楔角（metatarsal cuneiform angle，MCA，第1跖骨近侧关节面连线与第2跖骨纵轴线垂线的夹角）。上述各项指标的测量是踇外翻分度的主要依据。此外需观察是否存在第1跖趾关节半脱位、踇趾旋前及籽骨脱位。这些结果有助于判断畸形的严重程度，指导治疗方案的制订（图82-2）。

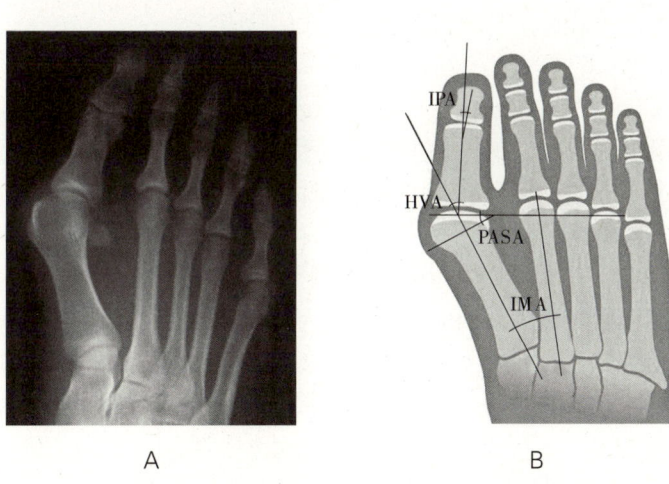

图 82-2　踇外翻 X 线正位片及测量参数

七　诊断和分型

踇外翻在国内外尚无统一的诊断标准。目前国内较为认可的诊断标准为：IMA≥10°，或HVA＞15°，并有明显踇外翻畸形，或伴有踇囊炎表现。以前对踇外翻的认识主要停留在跖趾关节畸形上，故主要根据HVA和IMA的大小分为轻（HVA＜20°且IMA＜11°）、中（20°≤HVA≤40°或11°≤IMA≤18°）、重（HVA＞40°且IMA＞18°）三度。这种分度方法虽能较好地描述踇外翻的严重程度，却忽略了踇外翻的内在发病机制和生物力学病理变化，对治疗方式的选择欠缺指导意义。桂鉴超等根据足第一序列（跖楔关节、第1跖骨、跖趾关节、近远节趾骨以及趾间关节）的测量研究，提出了六型分类法，临床上值得借鉴。具体如下：

Ⅰ型：以IPA增大为主，而PASA、IMA均在正常范围内。IPA≥22°，且踇趾和第2趾接触，产生临床症状者。

Ⅱ型：单纯HVA增大，而IPA、IMA、PASA均在正常范围。主要表现为跖趾关节的半脱位。

Ⅲ型：以PASA增大为主，IMA可正常或轻度增大，PASA≥11°，IMA≤15°。

Ⅳ型：以IMA增大为主。其又可分为两个亚型：Ⅳa型，10°≤IMA≤15°；Ⅳb型，IMA＞15°

而PASA在正常范围。

Ⅴ型：混合型，IMA＞15°，且PASA≥11°。

Ⅵ型：跖趾骨关节炎型。

八 治疗

（一）保守治疗

对于无法或不愿接受手术治疗的患者，适当的保守治疗能够缓解症状，减缓畸形的进展速度。治疗方法包括：减轻局部压力，穿宽松的鞋；使用非甾体类消炎止痛药物减轻症状；使用矫形辅具，如特制的矫形鞋垫、矫正夹板或硅胶分趾垫等，可减轻踇外翻，缓解疼痛；功能锻炼和活动调整。此外，有学者通过随机临床试验证明，使用肉毒毒素注射踇收肌、踇短屈肌和踇长伸肌这些对踇趾有向外牵拉作用的足内肌，可明显减轻踇外翻引起的疼痛和改善患足的功能，且效果能够维持。这些非手术疗法不但进一步证明了足内肌力的动态失衡在踇外翻发病中的作用，而且为不能耐受或不愿接受手术的患者提供了一种替代治疗方法。

（二）手术治疗

由于保守治疗适用范围有限，踇外翻主要通过手术来进行矫正。理想的手术方式应能够同时矫正HVA和IMA，恢复关节适合性，消除疼痛和保留一定的关节活动。目前已报告的术式有130余种。无论哪种术式，都含有下列手术的一种或多种：去除骨赘、切除滑囊、切断肌腱或转位、切除籽骨、部分或全部切除第1跖骨头、切除近节趾骨近端。经典的手术方式大体上可归为六类：

1. 第1跖趾关节成形术 以Keller和Mayo手术为代表。
2. 踇囊切除及软组织手术 代表术式有Silver和McBride手术。
3. 第1跖骨远端截骨术 以Mitchell、Chevron手术等为主要代表。
4. 第1跖骨近端截骨术 包括第1跖骨基底闭合式楔形截骨、Katzt描述的新月形截骨及Rethowan和Stamm描述的张开式楔形截骨术。
5. 近节趾骨截骨术 代表性手术为Akin术式。
6. 关节固定术 包括第1跖楔关节融合术和第1跖趾关节融合术。前者代表性手术是Lapidus术，后者以McKeever术为典型。

关于采用那个哪种术式，目前尚无统一的选择标准。虽然国内外文献中不同的手术医师采用不同类型的术式均有获得良好治疗效果的报告，但已形成的共识是术式的选择应以踇外翻的类型为依据。

既往根据HVA和IMA的分度选择治疗方法，轻度患者采取软组织手术，中度者采取第1跖骨远端截骨术，重度者采用第1跖骨近端截骨术或联合软组织手术。但是治疗中发现，伴有PASA或DASA异常，尤其是PASA明显异常的踇外翻患者，如单纯考虑HVA和IMA进行截骨矫形，术中强行扳直踇趾，强迫踇趾固定于矫正位，会牺牲跖趾关节的匹配性，使跖趾关节面处于半脱位状态，降低了关节的稳定性，术后复发或发生踇内翻的可能性较大。桂鉴超等根据其提出的六个分型，建议：Ⅰ型采用Akin手术等近节趾骨截骨术；Ⅱ型采用McBride手术或其改良术等软组织手术；Ⅲ型采用第1跖骨远端截骨术；Ⅳ型选用第1跖骨近端截骨术，其中Ⅳa型也可考虑第1跖骨远端截骨术；Ⅴ型应联合第1跖骨远端和跖骨近端截骨术；Ⅵ型选用Keller手术或人工关节置换术。此外，20世纪70年代起于美国的经皮跖骨远端截骨术，以切口小、软组织剥离范围小、手术创伤小、术后并发症少和能早期负重等优点，作为微创踇外翻矫正术，愈来愈受足外科医师的推崇。该术式于20世纪80年代初期引入中国，温建民等在陈宝兴教授经验的基础上，对术式进行了改良，将中医正骨手法与微创技术结合起来，扩大了该术式的手术适应证并提高了术后的优良率，并引起了整形外科医师的关注。笔者以这一术式为基础，治疗了中、重度踇外翻近千例，总优良率在95%以上。

根据上述分型，本节简单介绍一下各种踇外翻常用的传统术式，着重介绍微创踇外翻矫正术。

1. 传统术式　Akin手术是踇趾近节趾骨截骨术的代表性手术。其手术要点是在踇趾近节趾骨基底干骺端做内收楔形截骨，以矫正严重的IPA增大。踇趾及近节趾骨过长可导致踇趾外展外翻并增加矫正术后复发的可能性。故以后又有学者对手术做了改进，通过缩短趾骨纠正踇外翻时并存的踇趾过长。

McBride手术是软组织手术的代表性手术，至今仍得到广泛使用。其原理是去除踇趾外侧的因素，将踇收肌肌腱转移至第1跖骨头外侧，并将外侧籽骨和内侧跖骨头骨赘切除。不仅减少了一个将踇趾向外牵拉的力，同时又增加了对第1跖骨的向外的拉力，从而矫正内收畸形。此后不断有学者对该手术进行了改进，提出了改良McBride手术，主要区别在于踇收肌肌腱跨过第1跖骨颈，止于内侧籽骨韧带，保留外侧籽骨。改良McBride手术可为踇趾内侧关节囊及跖侧关节周围的结构提供使踇趾关节反转的固定点，有助于改善籽骨移位，矫正踇趾旋前畸形。

第1跖骨远端截骨术在所有踇外翻矫正技术中应用最普及。这类手术的一个主要特点是使跨过第1跖骨头、颈及跖趾关节的挛缩软组织松弛。截骨术可有效地减少跖骨头关节囊内部分的立体容量，而这种容量减少可消除踇趾关节跖外侧挛缩。另外远端截骨还可控制跖骨头位置，矫正跖骨头的旋转异位。Mitchell手术是一种经典的横断矫形截骨手术。手术要点为：切除跖骨头内侧骨赘；跖骨干远端横行截骨；截骨远端向外侧推移；内侧关节囊紧缩。Chevron截骨术是在其基础上进行改良的术式，将截骨位置改在第1跖骨头的关节囊内，并改为V形截骨。通过松质骨内截骨，不缩短跖骨，内在稳定性好，无须内固定；通过V形截骨，增加了对IMA的矫正程度。之后多名医师对Chevron截骨术进行了改良，通过改变截骨位置、长度和截骨远端推移量，进一步增加了对HVA和IMA的矫正程度，扩大了这类术式的适用范围。

第1跖骨近端截骨术是一种针对IMA过大的手术方式，尤其是IMA达到或超过30°者。目前主要的截骨方式是第1跖骨基底闭合式楔形截骨以及改良的张开式楔形截骨和新月形截骨三种方式。与跖骨远端截骨术相比，其优点有：截骨断面宽大且为松质骨，可加强早期的稳定性并促进愈合；截骨位置较小的变化可使跖骨远端的畸形产生较大的矫正效果；跖骨长度基本不会缩短；可矫正较大的IMA。其缺点是：需多个手术切口，更广泛地游离软组织，手术创伤更大，术后局部肿胀、疼痛和活动受限更严重。

对于畸形严重、跖趾关节或跖楔关节严重破坏的患者，关节功能难以保留，可选择跖趾关节成形术、跖趾关节融合术、跖楔关节融合术或跖趾关节置换术。Keller手术是经典的第1跖趾关节成形术。手术要点包括切除第1跖骨头内侧的骨赘和近端趾骨基底部的2/3，造成第1跖趾关节无痛性假关节，将关节囊及趾骨切除后所余的骨膜置于关节内，覆盖近节趾骨基底的截骨断面。该手术造成足负重转移至其他跖骨，引起其他跖骨痛或痛性胼胝，甚至应力性骨折。为减少这种不良后果，McGlamry等介绍了将趾短屈肌腱重新附着在近节趾骨残干上，尽可能重建踇趾的内在稳定性和功能。

第1跖趾关节融合术适用于矫正重度畸形、踇趾僵硬和进行性第1跖趾关节蜕变的患者。手术要点是切除跖骨和趾骨的关节面，行跖趾关节融合，以小钢板或螺钉固定。该术式维持了第1跖骨的长度，减少了外侧转移性跖骨痛的发生率，使其他趾免于发生进一步畸形。禁忌证包括远端趾间关节炎、跖楔关节炎、无知觉足。因为跖趾关节固定可加重趾间关节炎的症状。对于跖楔关节活动度较高和伴有跖楔关节炎的患者，适用于第1跖楔关节融合术。手术的关键在于将跖楔关节融合在轻度跖屈的位置，以防止外侧转移性跖骨痛。

2. 微创术式　微创第1跖骨远端截骨术是最早提出并在国外应用较多的踇外翻矫正术，国内的微创手术方式均以其为基础进行衍生改良。该术式的基本要点是通过足内侧跖骨头下微创切口行第1跖骨颈部线形截骨，单根克氏针固定，或螺钉辅助固定。采用不同方向的截骨面和截骨远端移位（外侧、背侧、跖侧、水平倾斜或旋转）来矫正畸形。广泛适用于轻、中、重度患者以及伴有跖趾关节脱位、PASA较大和轻度退行性关节炎的患者。禁忌证包括IMA超过20°的重度畸形、关节重度退行性变，以及跗楔关节、跖趾关节稳定性严重下降。严格来分该术式有经皮和小切口两种。经皮术式切口更小（3～5mm），以骨钻盲视下截骨，术中一般需要X线透视辅助。小切口术式切口为1～2cm，直视下截骨。由于两者手术效果无明显区别，前者技术要求更高，术者和患者有射线暴露，而后者可采用锯截骨，与骨钻截骨相比跖骨缩短量更少，因此本节主要介绍小切口术式。

（1）手术步骤

1）第1跖骨内侧颈部做1cm长切口（图82-3A）。

2）暴露第1跖骨颈部（图82-3B）。

3）采用气动锯行跖骨颈部截骨术（图82-3C）。

4）为维持或调整第1跖骨长度，截骨在冠状面上可采用不同的倾角（图82-3D）。

5）由近端至远端，紧贴趾骨将克氏针插入姆趾软组织，并穿出姆趾末端（图82-3E）。

6）继续穿出，至克氏针近端达截骨平面（图82-3F）。

7）将跖骨头向外侧移位以矫正畸形（图82-3G）。

8）克氏针插入跖骨的骨髓腔内，固定截骨位置（图82-3H）。

9）去除截骨近端明显的突起（图82-3I）。

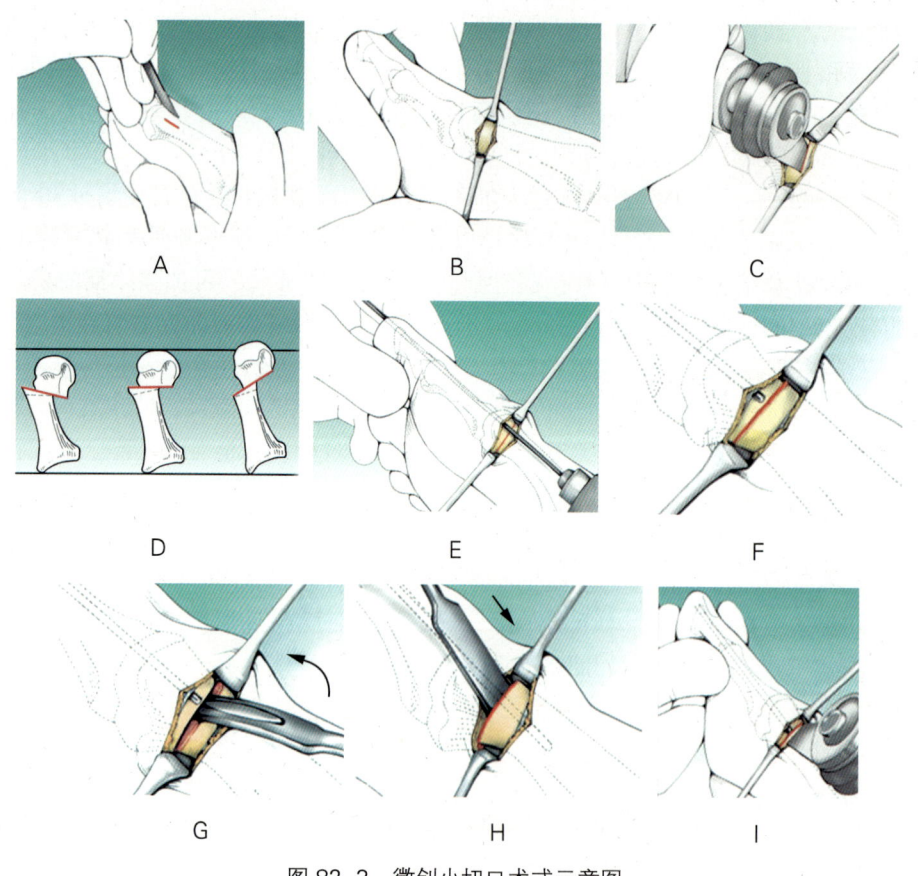

图82-3　微创小切口术式示意图

（2）术后处理：弹力绷带加压包扎，并拍摄术后即刻X线片。患者可立即下床行走，以足跟部为负重部位。克氏针固定能够提供一个稳定的弹性固定，有助于截骨面的愈合和早期负重。6周后去除敷料和克氏针，鼓励患者做骑行或游泳这类负重小的功能恢复锻炼。嘱患者穿舒适宽松鞋3～6个月，逐步恢复正常穿鞋。

（3）手术注意事项：该手术的关键点在于截骨面是自内向外、从背侧到跖侧均有一定的远端向近端倾斜，以使截骨远端向外侧和跖侧移位。根据需要矫正的PASA对跖骨头进行旋转和调整。如需保留第1跖骨的长度，则截骨面应与第2跖骨的长轴垂直；如需缩短第1跖骨或使跖趾关节减压，则截面自内向外由远端向近端倾斜；极为罕见的情况下，如需延长第1跖骨（第1跖骨较第2跖骨短或跖趾关节存在松弛），则截骨面自内向外由近端向远端倾斜。截骨面在背侧向跖侧方向上，建议远端至近端倾斜15°，以避免负重条件下跖骨头向背侧移位。调整克氏针在跗趾内的深浅和位置，通过杠杆原理可对跖骨头移位进行细微调整并矫正PASA。如第1跖骨明显缩短，通常根据缩短程度将跖骨头向跖侧推移数毫米以改善足底负重情况。如需矫正跖骨头的旋转复位，为避免跖骨头过多移位，一般采用水平截骨面。

3. 中西医结合微创截骨手法整复术　中西医结合微创截骨手法整复术是经皮跖骨远端截骨术引入国内后由温建民等改良创建的一种术式。手术广泛适用于轻、中、重度跗外翻患者。禁忌证是糖尿病患者（血糖高于8mmol/L）、急性感染性疾病患者、严重类风湿足者、严重神经损伤者、跗趾关节严重破坏而关节已融合者、有精神疾病及严重基础性疾病患者。

（1）手术步骤

1）麻醉：手术在全麻或局部浸润麻醉下实施，沿跗囊周围分层浸润麻醉。

2）松解外侧关节囊：根据术前检查，如跗趾较易扳到正常位置，表明外侧结构不紧张，无须处理；如很难达到正常位置，可在跗趾背外侧做一0.5cm长的切口，松解外侧关节囊、跖籽联合结构和跗收肌斜头。

3）削磨骨赘：在跗趾近节趾骨近端内侧做长约1cm的弧形切口，切开皮肤、皮下组织直达趾骨。以骨膜剥离器从远端向近端在关节囊和内侧跖骨头之间分离关节囊，用削磨钻磨去内侧跖骨头骨赘（宽不超过跖骨干内侧缘连线，不超过矢状沟），以骨锉锉平跖骨头内侧。对于单纯跗囊炎疼痛症状重，畸形不明显的轻度跗外翻，可单纯削磨骨赘。

4）截骨：在第1跖骨头颈内侧切开皮肤直至骨膜，切口长约0.5cm，以削磨钻做一斜行截骨。在水平面截骨线从远端内侧至近端外侧与第1跖骨轴线的夹角为10°～30°，在矢状面截骨线从远端背侧至近端跖侧与第1跖骨轴线夹角为5°～10°。

5）冲洗切口：盐水彻底冲洗切口，避免骨渣残留在关节腔内。

6）手法整复：将远端跖骨头由内向外约推开骨皮质厚度的距离，并使截骨远端不向背侧移位，跗趾置于内翻位（0°～5°）。

7）包扎固定：用绷带或纱布卷成直径约2cm的圆形夹垫，放于第1、2趾蹼之间，将绷带从第1、2趾蹼夹垫间通过踝关节做8字形包扎，将跗趾固定在内翻位（0°～5°）。之后以胶布从足背内侧通过第1、2趾蹼间，绕过足跖内侧到足背做8字形缠绕，加强跗趾的内翻固定。无须内固定或用其他外固定手段。

（2）术后处理：固定完毕后，X线透视，如位置不满意，可手法复位，直至位置满意。患者穿硬底前开口矫形鞋，可立即下床负重行走。出手术室后再次拍摄足正侧位X线片。

（3）手术注意事项

1）截骨角度方面：轻中度。水平面截骨线与第1跖骨轴线的夹角为10°～15°，矢状面截骨线与第1跖骨轴线的夹角为5°～10°。重度：水平面截骨线与第1跖骨轴线的夹角为15°～30°，矢状面截骨线与第1跖骨轴线的夹角为10°～15°。

2）手法整复方面：轻中度，截骨后将截骨远端向外约推移骨皮质厚度的距离，向跖侧约推移骨皮质厚度的距离。重度，截骨后将截骨远端向外约推移骨皮质厚度的距离，向跖侧推移

0.5cm或向背侧成角5°～15°。

3）骨赘处理方面：尽量避免过多切除骨赘，以免破坏跖骨头关节面；也要注意骨赘切除不足，可能引起畸形矫正不满意。

4）姆收肌处理方面：手术不应破坏其作用，必须保留或重建。因为姆收肌是维持前足弓稳定性的主要动力性结构，切断了姆收肌会破坏前足横弓结构，引起前足横弓塌陷，胼胝体加重。

5）内固定方面：此术式不做内固定，仅依靠绷带胶布外固定，且术后立即负重行走，截骨断面稳定性方面一直存在争议。经生物力学研究发现，只要不损伤姆长伸、屈肌，姆长、短伸肌腱，依靠截骨的二维角度，以及分趾垫和8字绷带外固定，截骨端之间位移小、应力适中，能使截骨端以软骨成骨方式愈合。

6）重度姆外翻的治疗方面：本术式能否治疗重度姆外翻这个问题在学术界存在一定争议。温建民认为该方法对重度姆外翻患者的治疗是可行的。治疗时不必过分强调必须矫正到正常角度，关键看患者症状的改善情况。

7）第1跖骨截骨缩短方面：第1跖骨截骨缩短过多，会影响其负重，产生转移性跖骨痛。通过大样本术前、术后随访和X线测量，发现跖骨短缩在0.5cm以内是可以接受的。而且很大一部分患者姆外翻发病与其第1跖骨过长有关，因此适度缩短跖骨也起到一定的矫正作用。

笔者以本术式为基础进行了部分改进，通过跖骨头下截骨切口入路同时处理骨赘，减少了一个手术切口，术后矫正效果及外观均较满意（图82-4）。对于重度姆外翻畸形，往往外侧关节囊挛缩明显，且姆展肌萎缩或移位明显，松解外侧关节囊时部分切断姆收肌肌腱有助于改善姆趾的动态平衡。

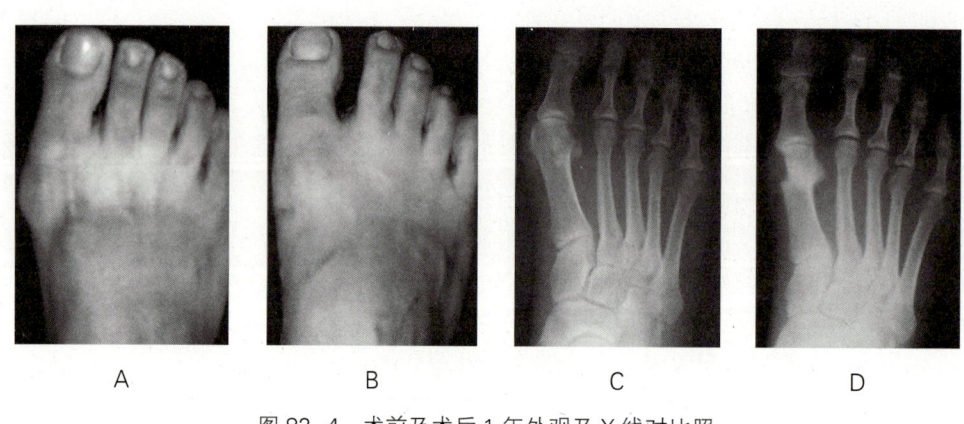

图82-4 术前及术后1年外观及X线对比照

九 疗效评价

姆外翻矫正效果的评价，一般采用美国矫形外科足踝协会（AOFAS）姆趾跖趾关节-趾间关节功能评分系统（表82-1）评价标准，通过症状、功能、外观上的累积分数，分为优、良、差，并以此为依据计算术后的优良率。

优：AOFAS积分≥90分。

良：AOFAS积分≥70分，且<90分。

差：AOFAS积分<70分。

表 82-1　AOFAS踇趾跖趾关节-趾间关节评分量表

项目		表现	评分
疼痛（40分）		无	40
		轻度疼痛或偶尔痛	30
		中度疼痛	20
		重度疼痛	0
功能（45分）	活动（10分）	不受限	10
		日常活动不受限，运动受限	7
		日常活动和运动部分受限	4
		日常活动和运动严重受限	0
	穿鞋（10分）	不受限	10
		只能穿舒适的鞋	5
		需要特殊的鞋或支具	0
	跖趾关节活动度（背伸或跖屈，10分）	正常或轻度受限（≥75°）	10
		中度受限（≥30°且<75°）	5
		重度受限（<30°）	0
	趾间关节活动度（跖屈，5分）	无明显受限（≥30°）	5
		严重受限（<30°）	0
	跖趾关节-趾间关节稳定性（5分）	稳定	5
		不稳定或脱位	0
	胼胝（5分）	无或无症状	5
		有症状	0
外观（15分）		无畸形	15
		轻度畸形，无症状	8
		严重畸形，有症状	0

十　并发症

踇外翻治疗的并发症是影响术后优良率的主要原因。多数并发症是由术前评估不足、术者对解剖不熟、手术方式选择不当、手术操作粗暴等引起的。但是，即使有长期的临床经验、术前细致的查体和X线检查评估、良好的手术操作及精心的术后处理，也无法保证不发生并发症。临床报告的术后并发症有以下几种：

（一）神经损伤

术中损伤足内侧皮神经分支，会造成踇趾内侧部分区域皮肤感觉麻木、痛性神经瘤形成。因不影响功能，多数无须处理，患者可逐渐自行适应，必要时可给予局部减压、理疗。

（二）截骨后延迟愈合或不愈合

这与周围软组织损伤过大、截骨后固定不确切、负重活动过早过多有关。此外使用激素、糖尿病、重度骨质疏松、营养不良等全身性因素也可导致延迟愈合。避免术中操作粗暴、术后早期适度活动能有效地预防。

（三）感染

感染包括切口感染和骨髓炎。表现为切口周围出现脓疱，可散发或连成片状，疱内见黄白色分泌物。患者自觉瘙痒，但手术切口无红肿、疼痛，患者常有足癣病史。处理方法是局部消毒后剪开脓疱，无须特殊换药。术前积极治疗足癣能起到一定预防作用。术前仔细评估患者全身及局部状况，术中注意无菌操作，细菌感染发生率很低。但也有术后 2 周切口周围真菌感染病例的报告。

（四）转移性跖骨痛

第 1 跖骨相对短缩和跖骨头背侧移位引起负重改变，其他跖骨负重增加，会出现跖骨头下的痛性胼胝。原有第 1 跖骨过短的患者慎重选择第 1 跖骨截骨术。术中将跖骨头适当跖移、跖屈可弥补跖骨缩短引起的内侧纵弓高度丢失。如发生转移性跖骨痛，可指导患者进行功能锻炼，增加足内肌肉力量，可缓解症状。也可使用横弓垫减少局部压力。非手术治疗无效时可在压力增高的跖骨头颈处做截骨抬高术，以达到前足弓重建和病变跖骨头减压的目的。此外，还可采用短缩跖骨的撑开延长术延长第 1 跖骨，更接近正常的解剖结构和力学特征。

（五）矫正不足或复发

矫正不足或复发是术后常见并发症，多见于重度踇外翻畸形。与手术方式选择不当、踇趾外侧结构松解不彻底、强行矫正牺牲跖趾关节匹配性等因素有关。根据患者的体征和 X 线表现，仔细分析其原因，采取相应手术治疗。

（六）踇内翻

可见于治疗踇外翻的几乎所有术式。原因包括：跖趾关节外侧结构完全松解同时内侧关节囊过度紧缩；内侧骨赘切除过多导致踇趾内侧失去骨性支撑；腓侧籽骨切除；止于腓侧籽骨的踇短屈肌外侧头松解；IMA 纠正过度等。踇内翻在 5° 以内一般无症状，可不处理。如出现穿鞋困难、疼痛、站立不稳、蹬地无力或跖骨痛，可先试用非手术疗法，如改变穿鞋、胶带固定踇趾、适当外翻固定等。如无效，手术矫正时应注意区分是静力性内翻还是动力性内翻，选择踇长伸肌腱转位、踇短伸肌腱固定、趾间关节融合、跖趾关节融合等方式进行矫正。

（七）第 1 跖趾关节活动受限或踇趾僵硬

第 1 跖趾关节活动受限或踇趾僵硬与术后关节长期不活动有关，直接影响治疗效果。跖趾关节功能减退和关节粘连可引起转移性跖骨痛等并发症。术后早期适度功能锻炼可有效防止这一并发症。

第三节　其他足趾畸形

　　踇趾外其他足趾的畸形通常是由正常解剖结构变化所致足内、外肌肉力量的失衡引起的。病因包括穿鞋不适、创伤、遗传、炎性关节炎、神经肌肉疾病和代谢性疾病等。典型畸形包括槌状趾（mallet toe）、锤状趾（hammer toe）、爪形趾（claw toe）、卷曲趾（curly toe）和交叉趾（crossover toe）。与踇趾相比，其他足趾畸形的症状和功能影响往往较弱，患者就诊意愿不强烈。但其他足趾畸形的发病率并不低，部分发达国家报告这些畸形的手术治疗例数占全部前足手术的28%～46%。Khalid Schirzad等根据跖趾关节（MTP）、近端趾间关节（PIP）和远端趾间关节（DIP）的畸形情况，将各典型畸形进行了区分（表82-2）。

表82-2　各类足趾畸形的区别

畸形类型	关节屈伸位置		
	跖趾关节	近端趾间关节	远端趾间关节
槌状趾	中立	中立	跖屈
锤状趾	背伸或中立	跖屈	背伸、中立或跖屈
爪形趾	背伸	跖屈	跖屈
卷曲趾	中立或跖屈	跖屈	跖屈
交叉趾	不稳（内偏或外偏）	中立或屈曲	背伸、中立或屈曲

一　病因

1. 长期穿不合适的鞋　如鞋跟过高、鞋过短或过窄等，迫使足趾长期处于屈曲位。
2. 第2跖趾序列过长　第2趾前端超出足尖平面，易受鞋前端推挤导致趾间关节屈曲。
3. 踇外翻畸形　外翻的踇趾占据第2趾位置，推挤第2趾向背侧顶起。
4. 足内神经肌肉病变　打破关节的受力平衡。
5. 创伤、结缔组织病　不赘述。
6. 先天性因素　不赘述。

二　发病机制

（一）槌状趾

　　表现为DIP屈曲畸形，最常见于第2趾，与第2跖趾序列过长有关（图82-5）。长期穿鞋不适，第2趾趾尖受到压力导致DIP弯曲。起初为可复性变形，解除压迫后可自行恢复。随时间推移，伸肌腱末端的伸趾作用逐渐减弱，而趾长屈肌使末节足趾屈曲，最终形成固定性畸形。此外DIP处趾长伸肌肌腱破裂或撕裂也可引起槌状趾。

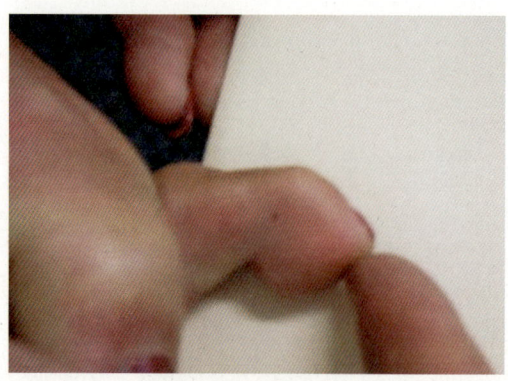

图 82-5 槌状趾

（二）锤状趾

典型表现为PIP的屈曲畸形，伴DIP背伸和MTP背伸或中立位，累及除踇趾之外的其他足趾（图82-6）。通常认为其发病原因包括长期穿不合适的鞋、第2跖趾序列过长、踇外翻畸形、创伤因素、先天性因素等。发病机制与槌状趾相似，也多是PIP长期处于被动屈曲位，病因持续存在引起足肌平衡失调，畸形加重并固定。

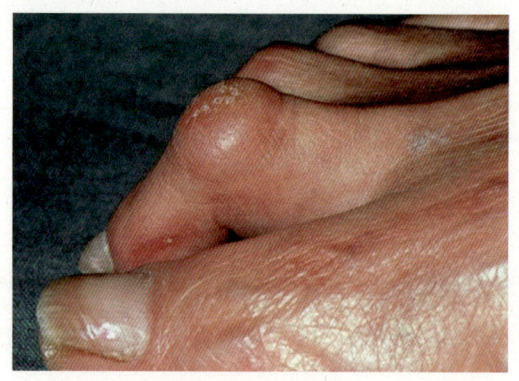

图 82-6 锤状趾

（三）爪形趾

爪形趾的特征是MTP背伸畸形，同时伴有PIP和DIP的屈曲畸形。爪形趾的畸形程度较锤状趾重，且一般累及包括踇趾在内的多个足趾（图82-7）。该畸形多与足弓畸形和神经肌肉疾病有关，如脊髓前角灰质炎、进行性肌萎缩、马尾神经疾病、高足弓畸形等。神经肌肉疾病导致足内肌（骨间肌、蚓状肌）功能障碍，足趾周围肌力失衡，此时趾长伸肌使MTP背伸，而趾长屈肌和趾短屈肌使PIP和DIP屈曲。

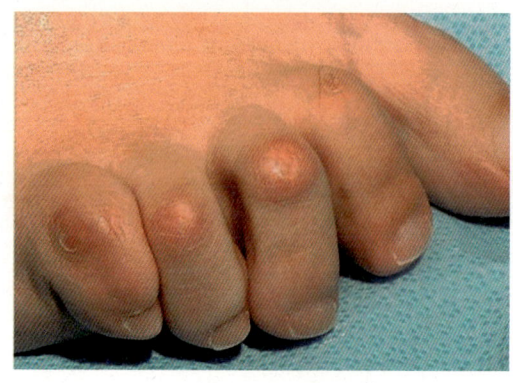

图 82-7 爪形趾

(四）卷曲趾

卷曲趾的特征是PIP和DIP屈曲，但MTP中立或屈曲。卷曲趾通常伴有一定程度的旋转畸形，多双侧同时发病，常见于第5趾，多见于儿童（图82-8）。卷曲趾是趾长屈肌和趾短屈肌的异常收缩引起的，其病因尚不清楚。

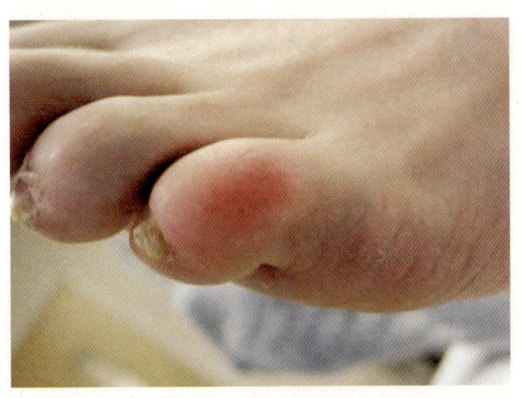

图 82-8　卷曲趾

(五）交叉趾

交叉趾是最常见的一种MTP在水平方向上的失衡，表现为足趾向内侧偏斜（图82-9）。其原因是MTP外侧副韧带薄弱，通常与姆外翻有关。此外，关节囊和跖板功能不全会导致MTP在垂直方向上失衡，常见于第2趾，多伴有锤状趾表现。引起MTP失衡的原因包括创伤、滑囊炎和关节炎。跖骨过长造成的机械应力会使MTP超负荷，引起滑囊炎并破坏关节囊和跖板。

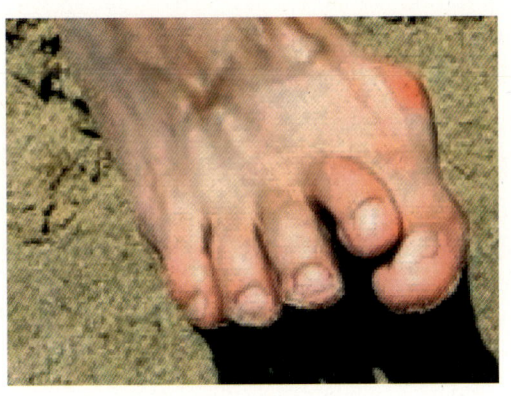

图 82-9　交叉趾

三　临床表现

足趾畸形一般会引起足趾或前足不同部位承受异常的压迫、摩擦和剪切力。相应部位长期受力会形成鸡眼和胼胝，靠近关节部位的胼胝可进一步引发滑囊炎等。患者有疼痛感，影响穿鞋和行走。如槌状趾引起趾尖和趾甲压迫、摩擦鞋底或地面，形成胼胝并造成趾甲畸形。而锤状趾的受压部位为PIP的背侧，受鞋面压迫、摩擦而形成胼胝。爪形趾因累及多个足趾，MTP背伸，足趾负重减轻，跖骨头下负重加重，同时跖脂肪垫因附着于近节趾骨而受牵拉异位，跖骨头下形成痛性胼胝，有时甚至出现皮肤溃疡；屈曲的趾间关节背侧因受鞋面压迫摩擦形成胼胝。畸形发生早期关节功能尚未明显损害，可被动复位，称为弹性畸形或非僵硬性畸形；随着病程延长，受累关节长期不活动而逐渐形成关节僵硬，外力无法使其复位，则称为僵硬性畸形。这在治疗方式的选择上具有重要的参考意义。严重的畸形通常也伴有关节半脱位或脱位，矫正时也需考虑到这一点。

四 治疗

（一）非手术治疗

非手术治疗的目的是减轻足趾的压力，包括用泡沫或硅胶衬垫、抬高足趾、穿大头低跟鞋、治疗胼胝。锤状趾和爪形趾的治疗方式相似，目的是减轻受压迫部位的压力。穿大头鞋、使用泡沫硅胶垫有助于减轻症状。

（二）手术治疗

一般而言，对于非僵硬性畸形，选择软组织手术方式治疗。包括肌腱切断＋关节囊松解术、肌腱平衡手术等。如为关节僵硬，无法被动活动者，则应选择截骨术、关节成形术和关节固定（融合）术等骨性手术。

第四节 鸡眼和胼胝

鸡眼（corn）和胼胝（callus）是足部常见的皮肤角质增生性疾病，是由皮肤反复或长期创伤引起的。因为这两种疾病的病因、发病机制和治疗方法接近，所以在同一节内介绍。

病因和病理：压力、摩擦和抵抗相邻趾、跖骨的摩擦或鞋的摩擦的剪切力是造成鸡眼和胼胝的直接原因。与鞋不合脚、深部组织解剖畸形、活动量大有关。皮损的严重程度和类型与局部刺激的程度和时间长短有关。所不同的是，鸡眼中心的形成是继发于局部最大应力点处的血管改变和纤维化。鸡眼的病理改变为一同心圆角质层围绕一个致密的角质物所形成的圆锥体，高出皮面，色泽深黄，状如鸡的眼睛，因而得名。圆锥尖部向内挤压真皮层，真皮层富含游离神经末梢，受到刺激后产生疼痛。鸡眼可分为软、硬两种。硬鸡眼多见于第5趾背外侧，也常见于足底跖骨末端，不合适的鞋是最常见的原因。软鸡眼是由于第5趾近节远端对第4趾近节皮肤组织的压力或第4、第5趾间趾蹼的浸渍引起的。与鸡眼相比，胼胝无中心核，仅表现为表皮角化增厚，颗粒层尤为明显，乳头变平，真皮内可有轻度炎症细胞浸润。

一 临床表现和诊断

鸡眼是境界清晰的小的角化过度皮损，中央有半透明的凹陷。形状为圆锥形，顶点指向该处组织。软鸡眼是趾蹼内较集中的淡白色肥厚皮损。触诊皮损，可触及质地坚韧的隆突。患者有持续的不适感或在负重下严重的刀割样疼痛。胼胝是境界欠清晰的弥漫性皮肤增厚，扁平或高出皮肤表面，呈半透明状，中央较厚，边缘不清。胼胝一般无自觉症状，部分在负重下有局部疼痛。

患者均有一种类似于穿鞋行走在卵石上的感觉。

二、治疗

(一) 病因治疗

解除引起局部压迫和摩擦的致病因素。包括穿宽松适脚的鞋，矫正局部骨关节的畸形，尽可能恢复足部生理形态和改善足底负重面的受力合理性。去除病因后，鸡眼和胼胝均可消失，但矫形手术治疗难度大，创伤大，并发症多，对于足部功能影响不甚严重的病例可考虑定期对症治疗。

(二) 对症治疗

通过简单的减小皮损可消除或改善局限性角化过度引起的不适。常用的方法有局部水杨酸制剂涂抹、温水浸泡软化角质，以刀片修剪切除。为彻底去除鸡眼中央核，确保治疗效果，可在局麻下操作。

三、注意事项

对于糖尿病患者的足部鸡眼和胼胝，治疗有引起局部感染、溃疡，引发糖尿病足的风险。但是，足底胼胝会显著增加足底压力峰值和压力持续时间，而压力增高是发生足溃疡的独立危险因素。因此，从长期来看，对于糖尿病患者的胼胝应采取积极的处理措施。

(赵延勇)

参考文献

[1] Terry S C, James H B. Campbell's operative orthopaedics[M]. 12th edition. Philadelphia:Elsevier,2012.
[2] 温建民. 中西医结合微创治疗踇外翻[M]. 北京:人民卫生出版社,2010.
[3] 桂鉴超,顾湘杰,侯明夫,等. 正常足与外翻足第一序列的测量及其临床意义[J]. 中华骨科杂志,2001,21(3):137-140.
[4] 陈宝兴. 踇外翻的治疗[J]. 中华骨科杂志,2001,21(3):133-133.
[5] 温建民,张连仁,等. 小切口翻修术治疗外翻术后复发畸形[J]. 中华骨科杂志,2001,21(3):143-144.
[6] Maffulli N, Oliva F, Coppola C, et al. Minimally invasive hallux valgus correction: a technical note and a feasibility study[J]. J Surg Orthop Adv,2005,14(4):193-198.
[7] Radovic P A, Shah E. Nonsurgical treatment for hallux abducto valgus with botulinum toxin A[J]. J Am Podiatr Med Assoc,2008,98(1):61-65.
[8] Magnan B, Samaila E, Viola G, et al. Minimally invasive retrocapital osteotomy of the first metatarsal in hallux valgus deformity[J]. Oper Orthop Traumatol,2008,20(1):89-96..
[9] Brogan K, Voller T, Gee C, et al. Third-generation minimally invasive correction of hallux valgus: technique and early outcomes[J]. Int Orthop,2014,38(10):2115-2121.
[10] Trnka H J, Krenn S, Schuh R. Minimally invasive hallux valgus surgery: a critical review of the evidence[J]. Int Orthop,2013,37(9):1731-1735.
[11] Giannini S, Faldini C, Nanni M, et al. A minimally invasive technique for surgical treatment of hallux valgus:

simple, effective, rapid, inexpensive(SERI)[J]. Int Orthop,2013,37(9):1805-1813.

[12] Menz H B, Gilheany M F, Landorf K B. Foot and ankle surgery in Australia: a descriptive analysis of the medicare benefits schedule database,1997—2006[J]. J Foot Ankle Res,2008,1(1):10.

[13] Saro C, Bengtsson A S, Lindgren U, et al. Surgical treatment of hallux valgus and forefoot deformities in Sweden: a population-based study[J]. Foot Ankle Int,2008,29(3):298-304.

[14] Shirzad K, Kiesau C D, DeOrio J K, et al. Lesser toe deformities[J]. J Am Acad Orthop Surg,2011,19(8):505-514.

[15] 吴志华. 现代皮肤性病学[M]. 广州:广东人民出版社,2000.

[16] 王正义. 足踝外科学[M]. 北京:人民卫生出版社,2006.

[17] Pataky Z, Golay A, Faravel L, et al. The impact of callosities on the magnitude and duration of plantar pressure in patients with diabetes mellitus. A callus may cause 18600 kilograms of excess plantar pressure per day [J]. Diabetes Metab,2002,28(5):356-361.

第八十三章
尿道下裂和尿道上裂

第一节 尿道下裂

尿道下裂（hypospadias）是一种较常见的前尿道发育不全的先天性男性生殖器畸形，表现为阴茎短小，向腹侧弯曲及尿道口异位。尿道口不是位于龟头的顶端，而是位于正常尿道口以近的龟头下、冠状沟、阴茎腹侧，严重时尿道开口于阴囊，甚至会阴部，酷似女孩；尿道口的位置越接近阴茎根部或阴囊，阴茎腹侧的短缩和阴茎下弯就越明显。Horton（1977）描述尿道下裂发生率较高，每300个存活男婴中就有1例发生，目前发病率报道为1/1000～5/1000。因尿道口异位，患儿常不能站立排尿而影响排尿，影响儿童的心理发育，以及因阴茎下弯畸形引起痛性勃起，发生无效射精、性交障碍，从而影响成年后的性生活及生育能力。

尿道下裂的发生机制：胚胎的性别区分及尿道形成始于妊娠8周，完成于15周。尿道发育过程中，可能是由于胚胎期性腺功能不足，尿道皱襞融合受到阻碍或融合迟缓、尿道板上皮层先行断裂而不融合以及泄殖腔底面的泄殖腔膜缺如，都会使阴茎腹侧尿道后壁有不同程度的缺陷，从而形成尿道外口异位开口于阴茎体腹侧及会阴不同部位，即产生临床上各种类型的尿道下裂。在异位尿道口远侧的尿道海绵体发育不良，形成纤维索带，使阴茎下弯。

一 临床表现及分类

临床表现主要为阴茎背侧包皮堆积、腹侧包皮缺乏、阴茎下弯及尿道口位置异常，临床症状的严重性取决于尿道口的位置和阴茎下弯的程度。

（一）阴茎背侧包皮富余、腹侧包皮缺乏

阴茎背侧包皮富余、腹侧包皮缺乏（图83-1），是绝大多数尿道下裂共有的特点。个别患者包皮完整，掩盖了异位的尿道口，只有当包皮后退时才显现出来，这类患者可能被误行包皮环切，因缺乏再造尿道的皮肤，给日后的尿道再造带来困难。

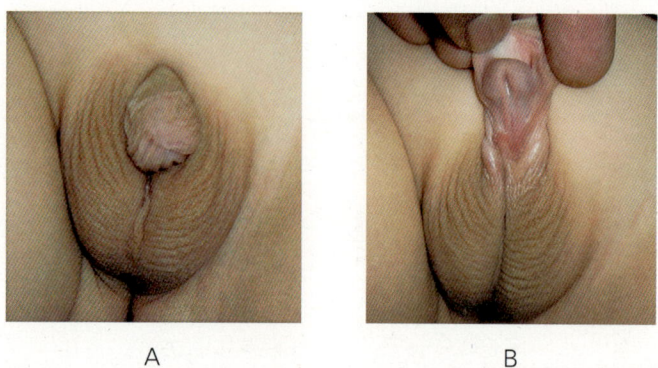

图 83-1　尿道下裂的阴茎背侧包皮富余，如披巾样，而腹侧包皮缺乏

（二）阴茎下弯

阴茎下弯的严重程度与异位尿道口的位置相关，即尿道开口越近，弯曲畸形越重（图83-2）。但个别冠状沟型尿道下裂可能具有严重的阴茎下弯，甚至有些尿道外口位置正常的患者，其阴茎也存在明显弯曲畸形。阴茎下弯可以通过人工勃起验证，阴茎勃起后弯曲通常更为明显。

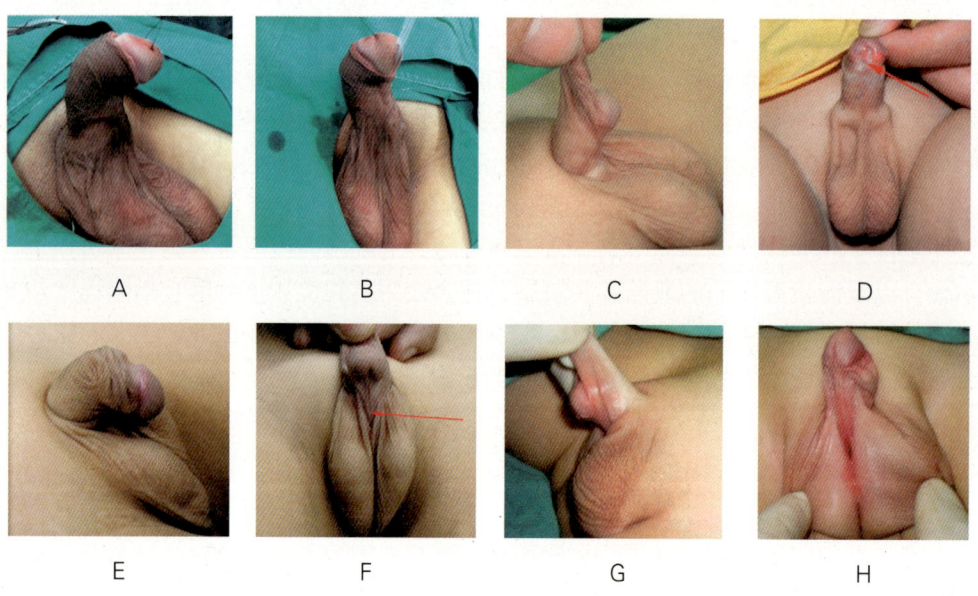

图 83-2　各种不同程度的阴茎下弯畸形

A、B. 阴茎明显下弯畸形，尿道外口位置正常，阴茎腹侧中远端可见膜状短缩尿道　C、D. 冠状沟型尿道下裂，阴茎轻度下弯畸形　E、F. 阴茎明显下弯畸形，尿道口位于阴茎阴囊交界处　G、H. 阴茎严重下弯畸形，尿道口位于阴囊远份

（三）尿道口位置的异常

尿道下裂的尿道口可以在龟头至会阴部的任何部位。以往是根据尿道口位置的不同将尿道下裂进行分型的，而目前主要根据阴茎矫直后尿道外口的位置进行分型（表83-1，图83-3）。对于阴囊型及会阴型这类患者，常伴有阴囊严重发育不良，阴囊分裂为二，形如阴唇，阴茎海绵体不发育致阴茎短小如阴蒂，伴有睾丸未降等，致使外生殖器酷似女性，严重者需与肾上腺皮质增生症引起的女性假两性畸形、真两性畸形相鉴别，必要时行染色体、17-羟、17-酮测定，及B超、

CT等检查，以了解是否有女性内生殖器官存在。

表83-1 根据阴茎矫直后尿道口的位置对尿道下裂的分型

分型	更进一步分型及解剖位置
前段型尿道下裂（65%）	龟头型（尿道口位于龟头的腹侧面，正常尿道口位置的近侧）
	冠状沟型（尿道口位于冠状沟，即龟头间沟的位置）
	阴茎远端型（尿道口位于阴茎体的远1/3）
中段型尿道下裂（15%）	阴茎中段型（尿道口位于阴茎体中1/3）
后段型尿道下裂（20%）	阴茎近端型（尿道口位于阴茎体近1/3）
	阴茎阴囊型（尿道口位于阴茎根部阴囊的前面）
	阴囊型（尿道口位于阴囊）
	会阴型（尿道口位于阴囊后方）

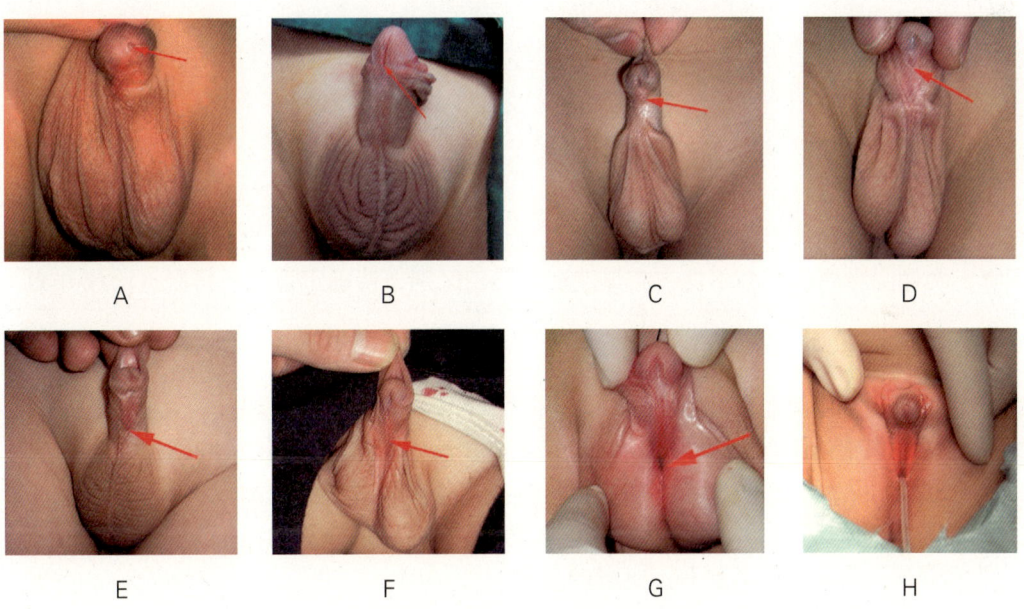

图83-3 尿道下裂分型

A. 龟头型　B. 冠状沟型　C. 阴茎远端型　D. 阴茎中段型　E. 阴茎近端型　F. 阴茎阴囊型　G. 阴囊型　H. 会阴型

（四）伴发外生殖器畸形

隐睾和阴茎阴囊转位是尿道下裂最常见的合并畸形，腹股沟疝及鞘膜积液亦不少见（图83-4）。Khuri等报道有9.3%的尿道下裂患者合并隐睾；Rose等（1959）报告隐睾或疝的发生率相似，均为16%；憩室在严重型尿道下裂中有较高的发病率。

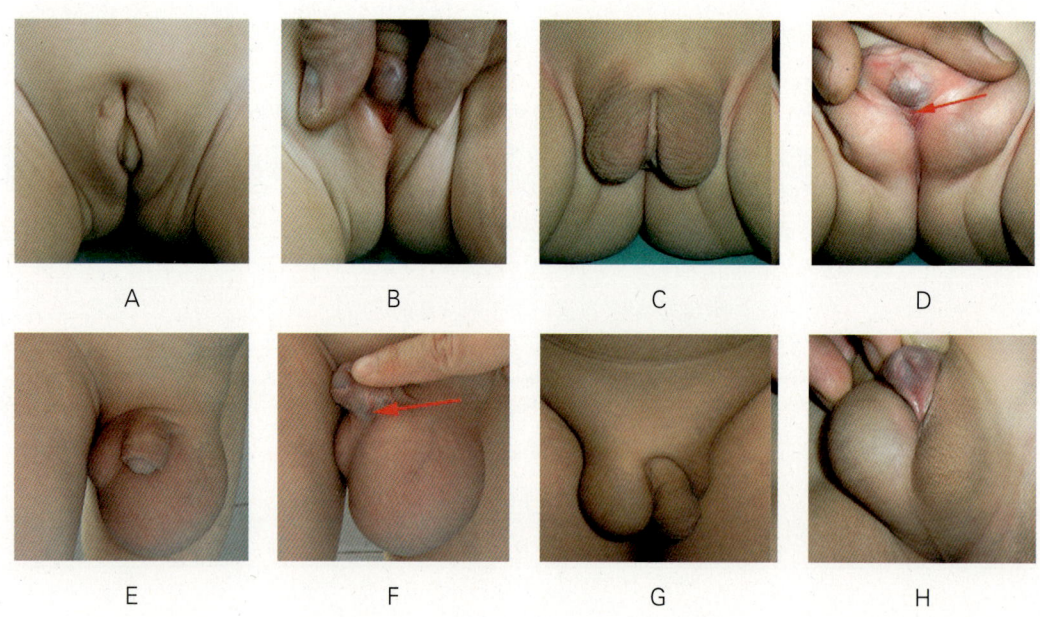

图 83-4 尿道下裂伴发相关外阴畸形

A、B. 会阴型尿道下裂并双侧隐睾畸形　C、D. 阴囊型尿道下裂,可见严重阴茎阴囊转位畸形　E、F. 阴茎近端型尿道下裂伴左侧明显腹股沟斜疝　G、H. 阴茎阴囊型尿道下裂伴右侧精索鞘膜积液

二 治疗

尿道下裂的治疗前提首先是确定患者的性别,特别是对阴囊型、会阴型尿道下裂,若伴有睾丸未下降,两侧阴囊严重发育不良,应与性别畸形相区别,待确定性别后再制订治疗方案。

(一) 治疗目的

1. 彻底矫直阴茎以满足性生活的需要。
2. 使尿道开口于龟头顶端,满足站立排尿之需,性生活时能将精液射入阴道。
3. 使尿道口径一致,无狭窄,无憩室,无尿道口狭窄和尿道口退缩。
4. 技术确实可靠,手术操作简便,尿瘘和尿道狭窄在可以接受的范围。
5. 外形美观,无明显的瘢痕和不光滑的皮赘。
6. 尽可能减少手术次数,以减少对患儿的心理和生理上的创伤。
7. 再造尿道光滑无毛,富有伸展性,抗尿液侵蚀能力强。

(二) 治疗内容

1. 阴茎矫直术　阴茎下弯是阴茎腹侧缺乏正常的结构所致,其促成的因素包括皮肤缺乏、肉膜纤维化、阴茎腹侧有挛缩的真性纤维带或阴茎海绵体不对称。通过充分的阴茎矫直术,让近端的尿道口移至适合的位置,可恢复阴茎的长度,避免痛性勃起发生,术中通过人工勃起试验可检测阴茎矫直是否充分。阴茎矫直后,可以分期进行尿道成形术,但目前大多数人主张一期进行尿道成形术。

2. 尿道成形 (urethroplasty)　阴茎矫直后,尿道外口退至近端,形成不同程度的尿道缺损,可以采用邻近皮瓣、带血管蒂包皮瓣、带血管蒂的阴囊纵隔皮瓣或游离组织等进行尿道再造术 (图 83-5,图 83-6)。

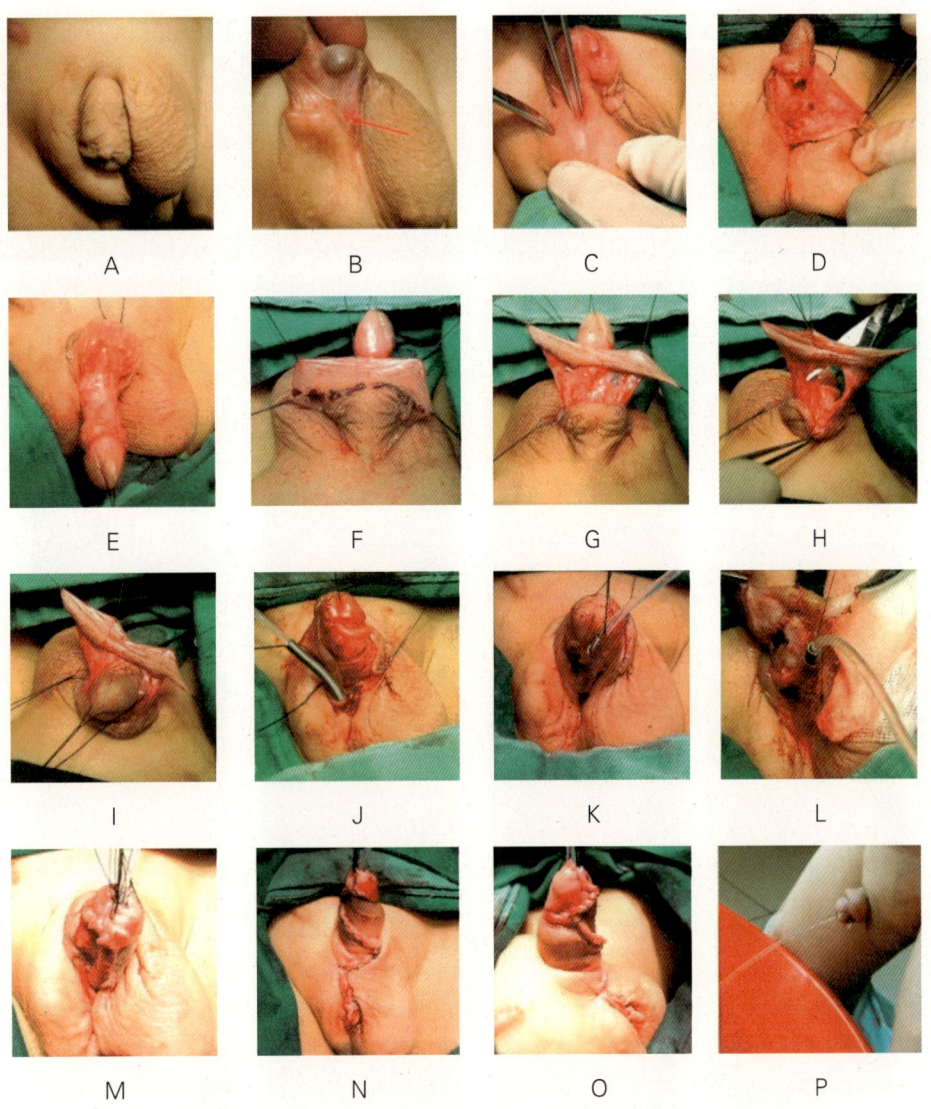

图 83-5 阴茎阴囊型尿道下裂予横行包皮瓣一期尿道下裂修复术

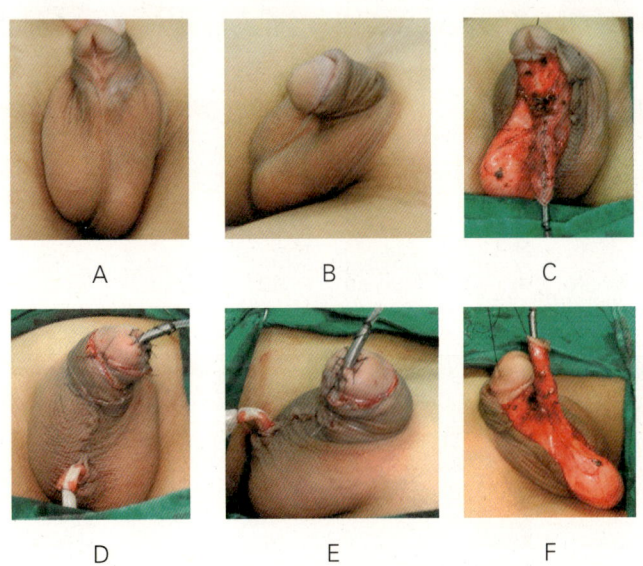

图 83-6 阴茎近端型尿道下裂予尿道口周蒂阴囊纵隔皮瓣一期尿道成形术

3. 尿道口与龟头成形术（meatoplasty and glanuloplasty） 尿道下裂修复的目标是使尿道开口于龟头顶端，满足站立排尿之需。在尿道成形后，通过龟头隧道法或切开形成三瓣的方法，用龟头组织覆盖新尿道远端部分，并将尿道末端定位于龟头顶端，接近正常的尿道口位置及外形，并让扁平的龟头充分抬起，使龟头外形更为完美。

4. 皮肤覆盖 阴茎矫直及尿道再造完成后，阴茎腹侧必然存在皮肤缺损，覆盖阴茎腹侧创面有几种方式。多数情况下可以通过将阴茎皮肤和包皮瓣转移到阴茎腹侧；可以将背侧包皮顺血管方向纵行劈开形成Byars瓣，绕阴茎两侧覆盖阴茎腹侧创面，还可以利用局部阴囊皮瓣或带蒂肉膜阴囊皮瓣进行创面修复（图83-7~图83-9）。

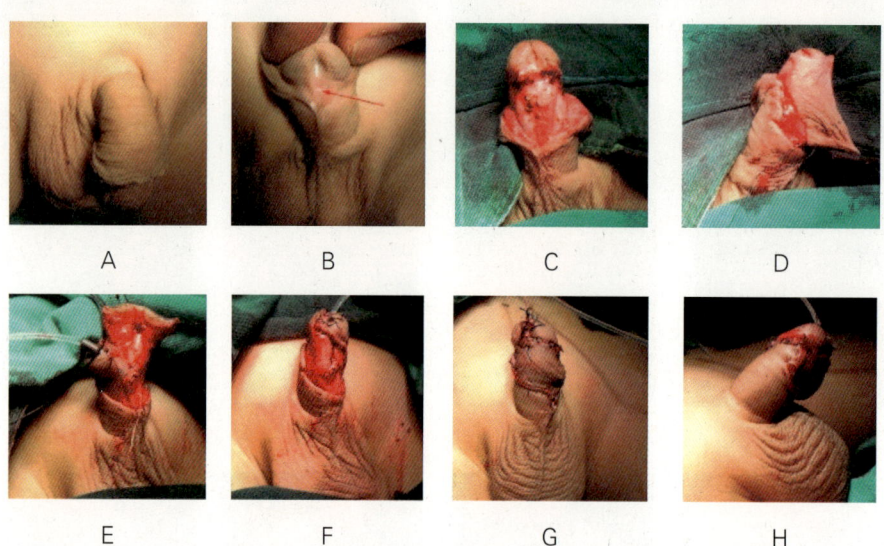

图83-7 阴茎远端型尿道下裂一期尿道成形术后予包皮瓣修复阴茎腹侧皮肤缺损

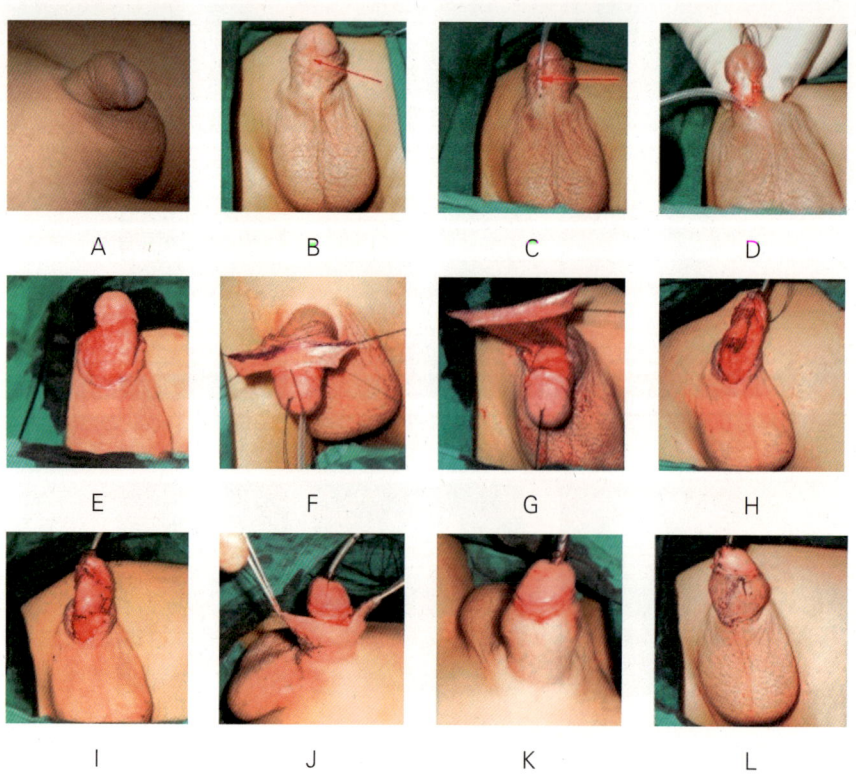

图83-8 阴茎中段型尿道下裂一期尿道成形术后予Byars瓣修复阴茎腹侧皮肤缺损

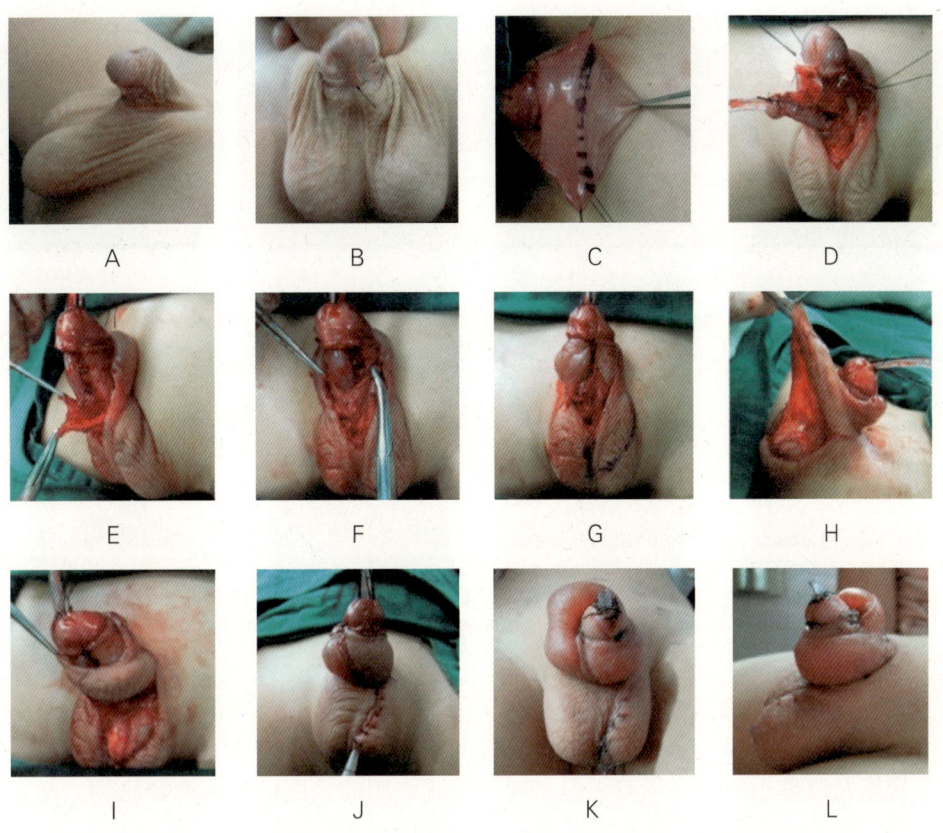

图83-9 冠状沟型尿道下裂一期尿道成形时予阴囊皮瓣修复阴茎皮肤缺损

5. 阴囊成形（scrotoplasty） 部分尿道下裂合并阴茎阴囊转位，阴茎陷入两叶阴囊中时需要行阴囊成形术，将阴茎上方的外侧阴囊延伸部旋转到阴茎下方，外侧皮缘向内朝阴茎推进即可完成。一般将尿道成形术与阴囊成形术分期进行，也可以一期完成（图83-10，图83-11）。

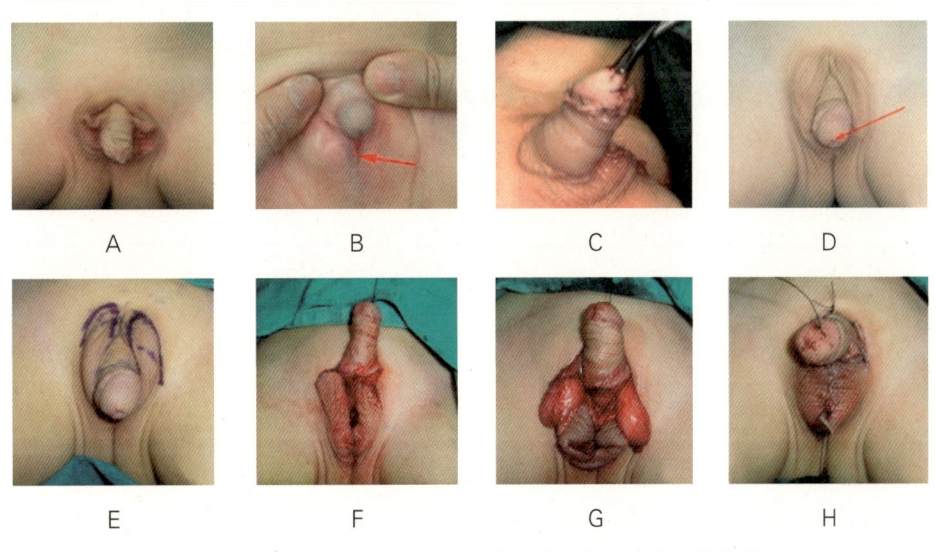

图83-10 会阴型尿道下裂并阴茎阴囊转位及隐睾予分期修复

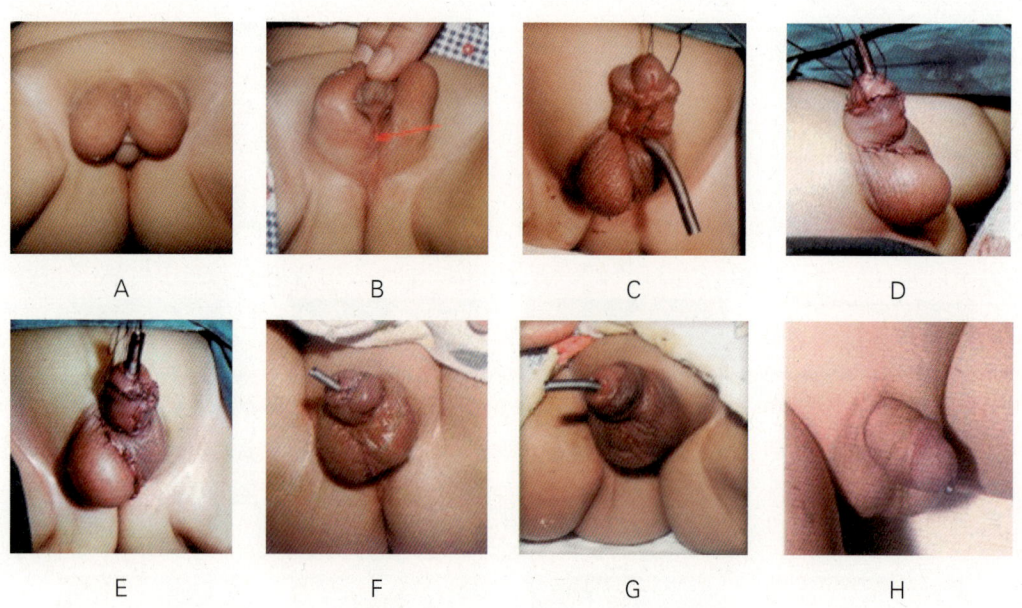

图 83-11　阴囊型尿道下裂合并阴茎阴囊转位一期修复

（三）手术年龄

尿道下裂修复的理想年龄必须兼顾尽量减少患儿心理的负面影响和麻醉风险。绝大多数术者认为尿道下裂修复术的手术效果与年龄有关系，年幼患者并发症要少于年长患者，主张尿道下裂最晚宜在学龄前完成全部手术，包括并发症修复术。美国泌尿外科研究协会建议尿道下裂修复的合适时间在 6~12 个月之间，6 个月龄后麻醉风险接近于大的儿童和成人；在这个时间之前进行尿道修复可以减少手术对患儿心理的影响及术后并发症的发生。我们的经验是，健康足月的婴儿，早在 3 个月龄时，即可手术修复，且可以获得良好的效果；在患儿 18 个月前，即当小儿有性知觉前，最好完成全部尿道下裂的修复手术。

（四）术前准备

患儿性别确认为男性；身体健康，没有严重先天性心脏病及严重肝、肾功能异常，术前无明显上呼吸道感染发生；术前检查无严重凝血功能障碍，血红蛋白不低于 100g/L；尿路感染者应予控制感染；局部有湿疹者应予治疗。对于重度尿道下裂合并阴茎短小患者，术前先行激素治疗促进阴茎及龟头发育，有利于提高术后效果。对于合并隐睾患者，可先行手术矫正再行二期尿道下裂修复或同期修复。

（五）麻醉选择

在婴幼儿时期手术宜采用气管内全身麻醉；6~7 岁以后或成年施行手术者，可采用全身麻醉或硬膜外麻醉。国外有学者应用静脉全麻加局部阻滞麻醉也获得不错的麻醉效果。术中用罗哌卡因进行阴茎背神经阻滞可减少全麻用药量，并减少患儿全麻苏醒后烦躁的发生，及减轻术后疼痛感。

（六）尿液引流

尿道下裂分期手术的一期手术，即阴茎矫直术，因不涉及尿道再造，可不必进行尿流改道，但为了术后护理方便，可酌情进行尿液引流；而尿道再造手术，绝大多数需要进行暂时性尿流改道或尿液引流。具有丰富经验的医师，现无须行暂时性尿流改道，而采用原尿道置导尿管或尿道支架，也获得良好效果。不同的尿液引流方法其目的都是形成暂时的尿液改道或引流，减少甚至避免新尿道及手术区域接触尿液而受其刺激，减轻组织反应，减轻甚至避免直接的排尿造成尿流对新尿道的侧壁张力而影响新尿道甚至周围组织的愈合。

尿流改道的方法包括：①耻骨上膀胱造瘘；②耻骨上套管膀胱造瘘；③会阴部尿道造瘘。由于尿流改道具有继发性创伤，且造瘘管常会阻塞，甚至有膀胱血块形成可能，引起再造尿道溢尿；造瘘管容易刺激膀胱壁，造成膀胱痉挛，患儿总有尿意不尽及不适的感觉，故进行尿流改道的应用逐渐减少。目前较多医师倾向于采用原尿道置导尿管或尿道支架的方法引流尿液。甚至有医师在进行远端型尿道下裂修复时不行尿液转流及放置尿道支架，术后早期即可自行排尿。

笔者在十余年的尿道下裂修复术中，均不用膀胱造瘘等尿流改道的方法，而采用新尿道内放置尿道支架（镍钛记忆合金或多孔的硅胶管），经尿道支架内插入硅胶引流管达膀胱进行尿液引流，待术后7天尿道愈合后，再拔除尿管而保留尿道支架自行排尿，术后效果良好。该方法创伤小、简便，并有利于尿道内分泌物的充分引流，减少感染及尿瘘的发生，尿道支架放置一段时间后还可起尿道支撑及扩张的作用，避免早期尿道狭窄、排尿困难的情况发生。

（七）术后护理

术后适量应用镇静剂及雌激素，以防止阴茎勃起。为防止术后排便时尿道溢尿，宜进流质饮食，并保持大便通畅。对于应用口腔黏膜移植尿道修复患者，术后应加强口腔护理。

（八）常用尿道再造术的种类及选择原则

尿道下裂修复主要包括阴茎矫直及尿道再造，而尿道再造是关键手术步骤。可分期手术，一期行阴茎矫直，二期行尿道再造术；但目前较多人主张一期即完成阴茎矫直和尿道再造术，手术成功率并无下降。

1. 尿道再造术的种类　尿道下裂手术方法很多，发展至今已达200种以上。较为实用的有下列几种：尿道外口前移龟头成形术（meatal advancement and glanuloplasty incorporated，MAGPI）、尿道板纵切卷管尿道成形术（tubularized incised plate，TIP）、Snodgrass法尿道成形术、Barca术式尿道成形术、翻转皮瓣法尿道成形术、埋藏皮条法尿道成形术、Koyanagi法尿道成形术、横行包皮岛状皮瓣尿道成形术（transverse preputial island flap，TPIF；Duckett术式）、阴囊皮瓣尿道成形术，以及膀胱黏膜、口腔黏膜、皮片等的技术方法等。

2. 尿道下裂修复方法的选择原则　同一种尿道修复方法可用于不同类型的尿道下裂；对于同一类型的尿道下裂，不同经验的术者则选择不同的手术方法。笔者根据十余年尿道下裂修复手术的临床经验，提出尿道下裂修复的手术方法选择原则如下。

（1）龟头型或阴茎体远端尿道下裂：可选用MAGPI、TIP法、Snodgrass法、尿道延伸术、翻转皮瓣尿道下裂修复术，以上方法均为一期修复手术。

（2）阴茎体部或阴茎阴囊型尿道下裂：对于阴茎中段型可选用Snodgrass法、埋藏皮条法、包皮岛状皮瓣尿道再造法，行一期阴茎矫直及尿道再造；而阴茎近端型或阴茎阴囊型，也可采用包皮岛状皮瓣或阴囊中隔岛状皮瓣尿道再造，行一期阴茎矫直及尿道再造。

（3）阴囊型、会阴型尿道下裂：可选用包皮岛状皮瓣尿道再造法行一期尿道下裂修复术，亦可选用阴囊中隔岛状皮瓣，或加用包皮岛状皮瓣一期尿道再造法或Koyanagi法尿道成形术，亦可应用游离组织移植尿道再造术。但对于阴囊型或会阴型等常合并阴茎阴囊转位的重度尿道下裂，分次手术矫正相应畸形亦不失为好的选择。这类患者可有阴茎短小甚至阴茎严重发育不良，治疗效果不佳，必要时成年后需进行阴茎再造术。

（4）游离植皮、膀胱黏膜、颊部黏膜移植尿道成形术：因影响移植物成活的因素较多，术后尿瘘发生较多，选择时宜谨慎考虑。这些方法一般应用于既往手术失败且可用于尿道再造的局部组织缺乏的患者；或者是重型的尿道下裂，单纯的带蒂组织瓣不足以修复整段尿道缺损的患者。

尿道瘘是尿道下裂手术后较常见的并发症，宜选择血运良好的包皮岛状皮瓣或阴囊岛状皮瓣进行尿道再造，并应用阴茎肉膜、阴囊肉膜或睾丸鞘膜组织加固覆盖新尿道，以减少尿瘘的发生。

三 阴茎矫直术

阴茎矫直术（correction of the chordee），亦名为痛性阴茎勃起矫正术。阴茎下弯是阴茎腹侧正常结构的缺乏所致，包括皮肤缺乏、肉膜纤维化，具有阴茎腹侧挛缩的真性纤维索带，或阴茎海绵体不对称。纤维化组织位于阴茎腹侧，从尿道口向冠状沟延伸。严重时纤维组织侵及阴茎深筋膜及海绵体之间。

尿道下裂可有不同程度的阴茎下弯，这类患者必须首先切除纤维化肉膜及纤维索带；如果所有的异常组织都已彻底切除，而阴茎下弯依然存在，可能是阴茎海绵体发育不对称，可以通过背侧白膜折叠术得到矫正（图83-12）。少数病例，阴茎腹侧白膜不足，此时必须切开腹侧白膜，延伸阴茎，植以真皮、睾丸鞘膜、人工血管补片或自体静脉片等材料。在阴茎矫直术后才能有效地进行尿道成形，目前主张阴茎矫直术与尿道再造一期完成。在分期修复术中以阴茎矫直术为一期手术，6个月后做二期手术（尿道成形术）。

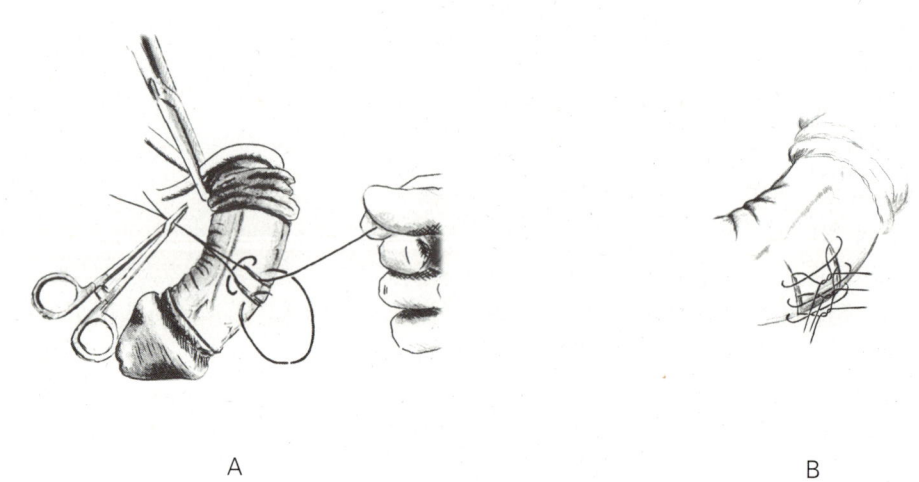

图83-12　改良的Essed折叠技术，做两个平行切口直达白膜

手术步骤如下：

1. 悬吊龟头　做龟头缝线悬吊牵引。

2. 切口　半环形切开冠状沟包皮，在阴茎腹侧皮肤做Z形切口，深达深筋膜下的白膜层，将阴茎包皮向根部脱套，显露阴茎腹侧皮下纤维束带和发育不良的筋膜，彻底切除纤维束带，直至白膜清晰可见、光滑，矫正阴茎下弯。

3. 人工勃起试验　为检查阴茎矫直的效果，必要时可进行人工勃起试验。在阴茎根部扎一根橡皮筋，用血管钳固定，通过龟头穿刺至海绵体，注入1∶200000肝素化盐水10ml左右，使阴茎膨胀勃起，检查是否伸直。如仍有下弯，可考虑在海绵体间沟处做白膜横行切开，或纵行切开中隔，使阴茎完全伸直。

4. 修复创面　进行阴茎皮肤Z成形缝合，如腹侧皮肤不足，可将阴茎背侧包皮转移至腹侧修复创面。

5. 术后处理　适当加压包扎阴茎，减轻包皮水肿，并保持伸直位，留置导尿1周。成人术后应服用镇静剂及雌激素，以减少阴茎勃起。

四　尿道口前移龟头成形术

尿道口前移龟头成形术，是将畸形的位置靠下的尿道口前移，使尿道口定位于龟头顶端或前上方中部，属于一期尿道成形术。Duckett（1981）首次报告了这种术式，并将尿道口前移龟头成形称为MAGPI术式。张涤生（1983）报道的前尿道延伸术一期治疗尿道下裂，是此类手术方法的发展。手术中连同部分尿道海绵体一并前移，手术适应证则更加广泛。

（一）适应证

该法适用于龟头型尿道下裂，或远端阴茎体型尿道下裂，伴有轻度阴茎下弯畸形或没有阴茎下弯畸形者。Duckett（1991）报道了以MAGPI术式修复尿道下裂1111例，在随访的12年中，1111例患儿中仅1.2%进行了二期手术。因此这一术式如选择恰当，是一良好的手术方法；如果适应证选择不当或过度，则易出现尿道外口回缩。

（二）手术方法与步骤

1. 悬吊龟头　用1号丝线悬吊龟头，检查有无阴茎下弯。
2. 留置导尿管　在尿道内，留置7～10F（儿童）、16～20F（成人）的硅橡胶导尿管（部分学者留置尿道支架管与静脉开方管）。
3. 切口设计　用亚甲蓝在冠状沟尿道外口周围做一环形切口设计，在环形切口两翼、冠状沟两侧延长，于尿道口下方做S形皮肤切口线。
4. 游离尿道　按设计切口切开皮肤，将尿道黏膜及其周围组织伴随导尿管在阴茎腹侧向阴茎根部游离。Duckett法（1981）只强调游离尿道黏膜，使尿道口前移。如果按张涤生法（1983）连同部分尿道海绵体一并分离，则可使尿道前移幅度增加。
5. 龟头尿道隧道制备及龟头整形　在龟头顶部的腹侧可见尿道沟，于沟顶部设计一蒂部位于冠状沟的倒V形切口，制造一小皮瓣。在皮瓣顶部，即龟头顶部，用直蚊式钳或粗的穿刺针穿过龟头，直通阴茎腹侧游离的尿道处，在此处制造隧道，以容尿道口前移。也可设计一正V形皮瓣，并使龟头腹侧纵行切开，使龟头成左、右两瓣敞开，安置移位尿道，并进行龟头整形。也可切开龟头部尿道沟，使其敞开，以安置前移的尿道。
6. 尿道口前移　将游离出的一定长度的尿道前移，前移的尿道可安放在敞开的龟头尿道沟内，将V形皮瓣插入前移的尿道口，增加尿道口直径；也可将游离出来的尿道，穿过龟头冠状沟上方的隧道，将尿道口移于龟头顶端。为了同时进行龟头整形，可将龟头切开制成两翼，容纳提升的尿道。用5-0或6-0可吸收缝线缝合前移的尿道口，并缝合皮肤，皮下置皮片引流（图83-13，图83-14）。

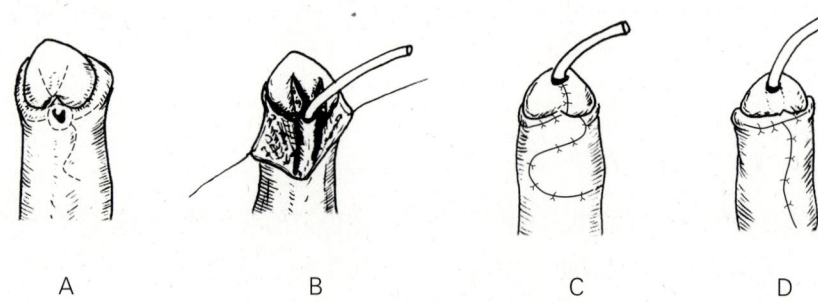

图 83-13 改良尿道口前移阴茎头成形
A. 阴茎腹侧 V 形切口、尿道口周环形切口、阴茎腹侧 S 形切口　B. 插入导尿管，游离尿道，龟头制成 V 形皮瓣　C. V 形皮瓣插入尿道口，尿道口前移，缝合阴茎皮肤　D. 前移尿道通过龟头隧道，尿道口前移，缝合皮肤

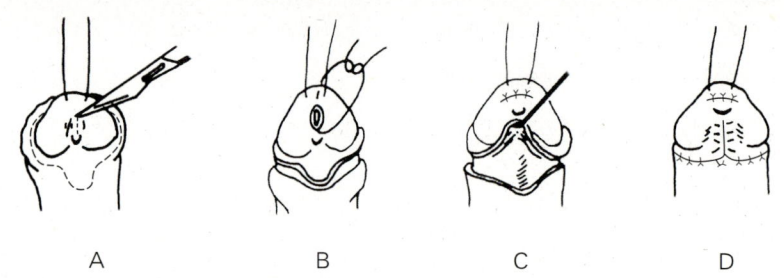

图 83-14　尿道口前移龟头成形（MAGPI 术式）
A. 尿道口背侧垂直切口　B. 用 6-0 可吸收线作横行缝合　C. 用单齿皮肤钩将冠状沟侧正中腹皮缘向龟头牵引，呈倒 V 形　D. 间断垂直褥式缝合倒 V 形两臂，并将背侧包皮转向腹侧间断缝合

（三）术后处理

术后 24~48 个小时拔除引流，7~8 天拔除导尿管，1~2 周拆线。如采用张涤生尿道延伸法，术后可不用留置导尿管。

五　翻转皮瓣尿道下裂修复术

翻转皮瓣尿道下裂修复术（flip-flap hypospadias repair），即利用尿道口下方的皮瓣翻转，修复阴茎远端尿道缺损，属一期尿道下裂修复术。Mathieu（1932）最早对该方法进行过报道。

（一）适应证

该法适用于尿道口位于冠状沟近端、阴茎体上的尿道下裂修复，常可能伴有轻度阴茎下弯，手术时可行阴茎矫直与尿道再造一期完成。

（二）手术方法与步骤

1. 悬吊龟头　同前。

2. 设计尿道基底翻转皮瓣切口　于尿道口近心端阴茎腹侧皮肤设计一舌状皮瓣，尿道口基底部为舌状皮瓣的蒂部，蒂宽约 1.0cm，皮瓣其他部分宽 0.6~0.8cm。该皮瓣构成再造尿道的腹侧壁。

3. 设计再造尿道背侧壁切口　在龟头及尿道口远端制造一平行切口，与尿道基底翻转皮瓣相连，宽0.6～0.8cm，准备与翻转皮瓣缝合。

4. 尿道远端成形　翻转皮瓣向远端掀起，与制造的尿道背侧壁切口缝合，形成新的尿道远端，儿童内置7～10F导尿管。可同时进行龟头成形，切开龟头制成两翼瓣，覆盖再造尿道的远端，方法同MAGPI术式。

5. 尿道向近心端分离　遇有阴茎下弯的患者，需先做尿道向近心端分离，去除纤维束。

6. 皮瓣转移　做皮瓣转移修复阴茎腹侧创面（图83-15）。

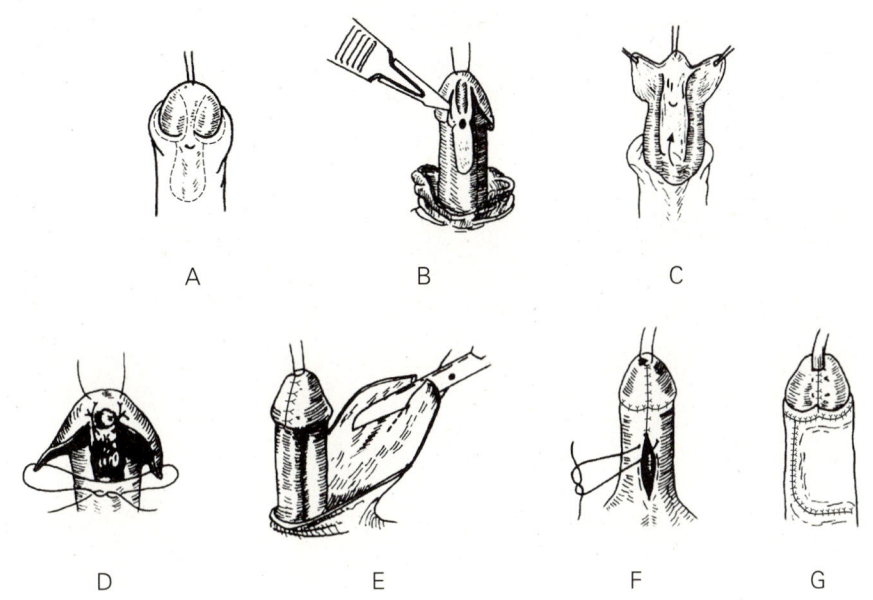

图83-15　翻转皮瓣尿道下裂修复术
A. 切口设计　B. 切开尿道口近端舌状皮瓣，并在龟头尿道口远端制造一平行切口　C. 游离尿道口基底皮瓣并翻转向远端，再造远端尿道　D. 龟头切开，形成两翼，包绕再造尿道远端　E～G. 包皮向腹侧转移，修复创面

（三）术后处理

同"尿道口前移龟头成形术"的术后处理。

六　埋藏皮条法尿道成形术

Danis Brown（1964）对此法进行了详细叙述，称之为Danis Brown埋藏皮条法尿道成形（Danis Brown Technique of Burying Medline Skin），即改良埋藏皮条法尿道成形。改良埋藏皮条法尿道成形是利用尿道远端阴茎腹侧皮肤卷成尿道，这是一类二期尿道成形术。

（一）适应证

该法适用于尿道下裂伴有严重阴茎下弯、阴茎体型尿道下裂、阴茎阴囊型尿道下裂、阴囊会阴型尿道下裂，以及某些手术失败病例的尿道再造。埋藏皮条法是修复尿道下裂的基本技术，但该术式利用血供较差的阴茎腹侧皮肤再造尿道，手术复杂、精细，且术后发生尿瘘的机会较多。虽然这是基本技术，但缺点较多，已较少应用于临床。目前采用的是各种改良的Danis Brown术式。

(二)手术方法与步骤

阴茎矫直术,参见本节的"阴茎矫直术"。

阴茎矫直后6个月可进行尿道再造。埋藏皮条法尿道成形术(改良Danis Brown法)的步骤如下。

1. 行尿流改道、膀胱造瘘 部分学者更倾向于不进行尿流改道。
2. 悬吊龟头 同前。
3. 切口设计 在阴茎腹侧环绕尿道口设计一宽1.3~1.4cm的皮条,到冠状沟区向一侧延长,可制成足够长度的皮条通过龟头隧道,到达龟头部尿道外口。
4. 尿道成形 按设计切口切开阴茎腹侧皮肤,Danis Brown术式是留置皮条不予处理,愈合后形成尿道;改良Danis Brown法是将阴茎腹侧皮条卷成尿道。留置7~10F(儿童)、14~16F(成人)的硅橡胶导尿管。将皮条两侧的皮肤掀起,尽可能保留真皮下血管网,并将尿道口周皮肤掀起,将两侧掀起的皮肤内翻卷成管状,用5-0可吸收缝线缝合皮肤及真皮下层,双层交错缝合。检查导尿管能否自由地插入及拔出。将卷成尿道的皮条穿过龟头隧道,或切开龟头腹侧埋置尿道。
5. 覆盖 设计相应皮瓣覆盖继发创面。
6. 包扎 留置引流条,加压包扎(图83-16)。

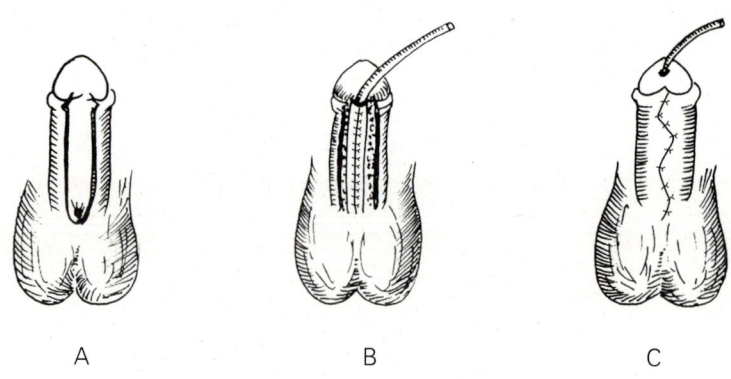

图83-16 改良埋藏皮条法尿道成形术
A. 埋藏皮条切口设计 B. 将皮条两侧皮缘掀起,卷成尿道 C. 做包皮游离松动,封闭阴茎腹侧创面

(三)术后处理

1. 如行膀胱造瘘患者术后进行膀胱冲洗。
2. 流质饮食、控制大便。
3. 应用雌激素及镇静药,减轻阴茎勃起。
4. 手术后24~48个小时拔除引流,7~8天拔除导尿管,1~2周拆线。

七 包皮岛状皮瓣尿道下裂一期整形

采用带血管的包皮岛状皮瓣(vascularized preputial island flap)修复是尿道下裂修复手术发展过程中的一大进步。Broadbent(1961)报道了利用带有血供的斜行包皮岛状皮瓣进行尿道一期成形术;Duckett(1980)首先报道横行包皮内板岛状皮瓣(transverse preputial island flap,TPIF)进行尿道下裂修复术以来，该方法得到多数术者的支持，并产生多种横行包皮瓣的改良方法，包括双面横行包皮瓣，同时利用该皮瓣进行尿道再造及阴茎腹侧创面的修复。由于包皮薄、顺应性好、取材及转移方便、抗尿液刺激能力强、血运丰富、与尿道口邻近、术后尿道狭窄少等优点，已成为尿道成形的良好材料。但该方法的缺点是操作要复杂些，其难度关键是皮瓣分离的操作，以获得血运良好的尿道再造材料（皮瓣）及阴茎皮肤，对术者要求相对要高。

（一）适应证

该法适用于绝大部分的尿道下裂患者的一期尿道修复术；对于阴囊型或会阴型等缺损较长的重度尿道下裂，可利用斜行包皮瓣联合横行包皮瓣的方法或横行包皮瓣联合阴囊皮瓣的方法进行一期修复尿道。

（二）手术方法与步骤

1. 悬吊龟头　同前。
2. 切口设计　距冠状沟约5mm环形切开包皮，以及尿道口以远的尿道板组织，于Buck's筋膜下层向阴茎根部脱套阴茎皮肤，阴茎矫直术参见本节的"阴茎矫直术"，让尿道外口充分回缩至正常位置。
3. 皮瓣切取　测量尿道口至龟头的距离作为再造的尿道的长度。在皮瓣的边缘吊牵引线（4～6针），将包皮舒展平坦，设计宽1.2～1.5cm的包皮内板，长度比测量的缺损尿道长1cm，以亚甲蓝标记。沿皮瓣近侧画线切开包皮至真皮下层，于真皮下血管网深面向阴茎根部分离皮瓣蒂部，蒂的长度以能无张力地将皮瓣转至阴茎腹侧为宜（图83-17）。

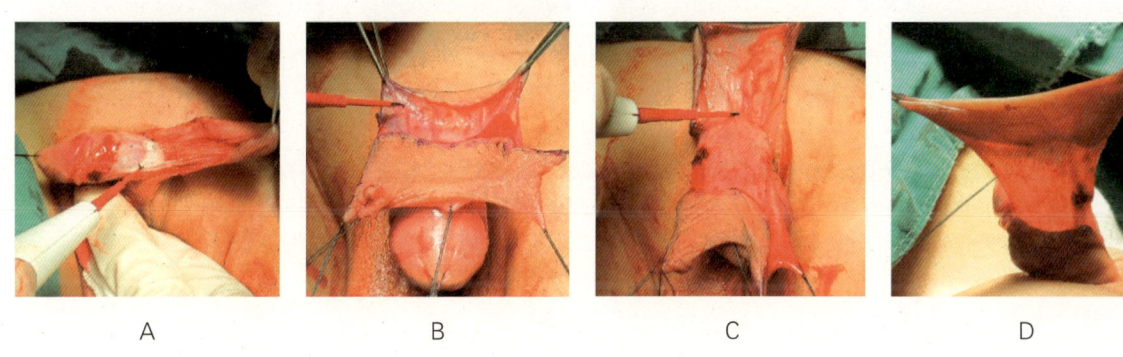

图 83-17　包皮岛状皮瓣的切取

A. 沿Buck's筋膜下向阴茎根部将包皮脱套　B. 切开皮肤后沿皮下浅层分离　C. 向阴茎根部分离蒂部　D. 形成以皮下肉膜血管为蒂部的横行包皮岛状皮瓣（由张金明教授病例照片提供）

4. 尿道成形术　原尿道口腹侧切开开大尿道外口，经尿道口插入8～10F尿管，或插入支架达尿道口近端2cm并经支架插入硅胶尿管达膀胱行尿液引流。将包皮瓣转移至阴茎腹侧，注意蒂部不可扭转，其近端与原尿道口吻合，继以尿道支架或Foley's导尿管为内衬，将包皮瓣内翻缝合成管状尿道。肉膜层加固覆盖新尿道吻合线，必要时切取鞘膜瓣加固覆盖，以减少尿瘘发生。
5. 龟头成形　将龟头从阴茎海绵体远端由腹侧向背侧掀起，彻底矫正龟头下屈畸形。于龟头腹侧呈三瓣切开龟头，或形成龟头隧道，将新尿道远端包埋于龟头内，末端置于龟头顶端并缝合固定形成新的尿道外口，同时将尿道支架缝合固定在龟头。
6. 设计相应皮瓣覆盖继发创面　于阴茎背浅血管间无血管区纵向切开阴茎背侧包皮，形成Byars皮瓣，向阴茎转移，无张力缝合皮肤覆盖创面，还可以利用局部阴囊皮瓣或带蒂肉膜阴囊皮瓣进行修复。

7. 留置引流条，加压包扎 如切取阴囊皮瓣时，局部应放置伤口引流片，术后纱布覆盖包扎伤口并予缝线固定（图83-18）。

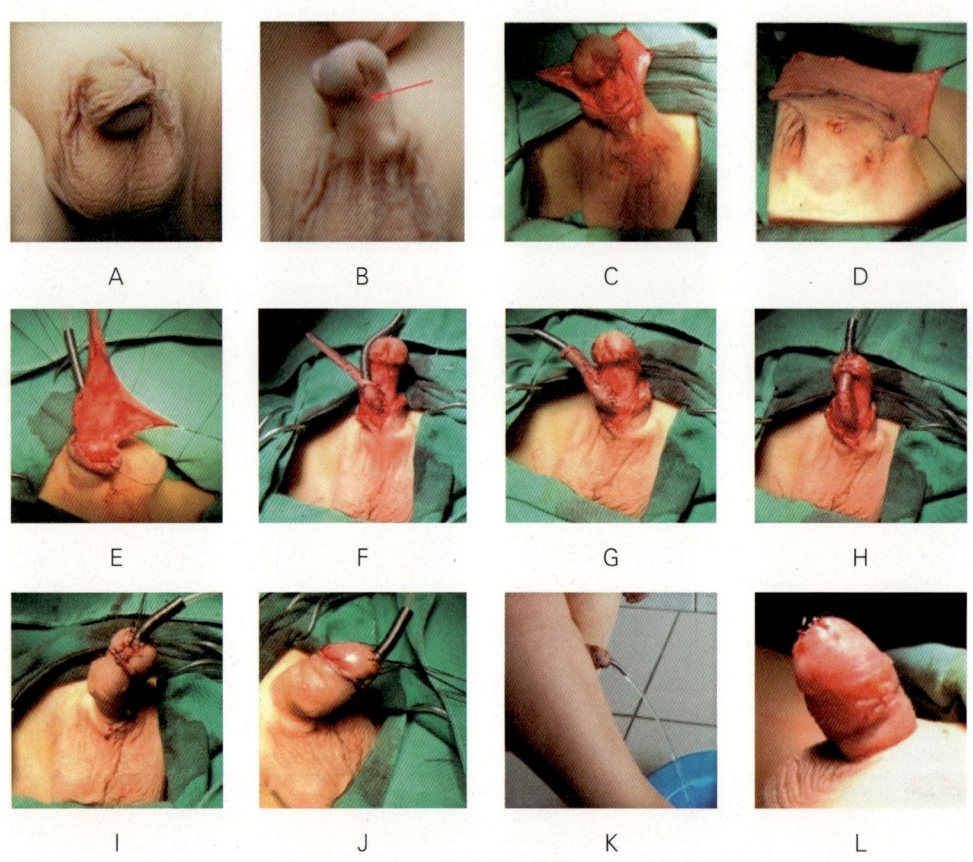

图 83-18 横行包皮瓣一期尿道下裂修复术

A. 术前外形 B. 可见尿道口位于阴茎远端 C. 阴茎矫直及包皮脱套 D. 设计横行包皮岛状皮瓣 E. 切取横行包皮岛状皮瓣 F. 包皮瓣转移至阴茎腹侧，包绕尿道支架与原尿道口吻合 G. 包皮瓣包绕尿道支架缝合成管状尿道 H. 尿道远段包埋于龟头内 I、J. 阴茎腹侧皮肤覆盖，术后即时正侧位观 K、L. 术后8天拔除尿管排尿通畅，未见尿瘘

（三）术后处理

1. 定期伤口敷料冲洗，定期尿道支架内冲洗，以减少尿道分泌物形成，减少感染及尿瘘的发生。
2. 流质饮食、控制大便。
3. 应用雌激素及镇静药，减轻阴茎勃起。
4. 应用抗生素进行抗感染5～7天。
5. 7～8天拔除导尿管排尿，1～2周拆线。

八 阴囊岛状皮瓣尿道下裂一期整形

阴囊皮肤与阴茎皮肤解剖位置相近，故阴囊岛状皮瓣（vascularized scrotal island flap）为尿道下裂一期修复术的常用材料。李式瀛教授则首先报道应用阴囊纵隔皮瓣，缝成管状修复尿道，一期完成尿道下裂修复术。阴囊岛状皮瓣因与受区相近，阴囊皮肤松弛，可切取较大的范围，取材丰富及方便，供区能直接缝合，且肉膜组织厚可减少尿瘘等并发症的发生，故得到较多学者的应用。由于阴囊纵隔血管束限制了纵隔皮瓣的掀起，笔者提出切断纵隔血管束，保留尿道口周围较宽的肉膜蒂，皮瓣也能成活，可避免纵隔血管束的牵扯，纵隔皮瓣得以有效利用并轻易达到龟头的顶端。

阴囊岛状皮瓣用于尿道下裂一期尿道再造时，因其肉膜组织及皮肤组织均偏厚，尿道再造术后阴茎显得臃肿，且阴囊区具有毛发生长，成年后尿道内容易有毛发生长，致尿道感染、尿道结石等发生；且阴囊皮肤易受温度变化产生收缩或松弛的活动，容易造成尿道不光滑且发生尿道狭窄。故现倾向于应用包皮瓣等组织进行尿道下裂的尿道成形术。

（一）适应证

该法适用于阴茎近端型、阴茎阴囊型尿道下裂、阴囊型及会阴型尿道下裂及其他手术失败的尿道下裂；尤其适用于成人尿道下裂包皮量相对不足、反复多次修复失败导致阴茎皮肤量不足的患者。对于尿道缺损长的重度尿道下裂，阴囊岛状皮瓣可结合包皮瓣等方法进行联合修复，可以达到一期修复的目的。

（二）手术方法与步骤

1. 悬吊龟头　同前。
2. 切口设计　距冠状沟约5mm环形切开包皮，以及尿道口以远的尿道板组织，于Buck's筋膜下层向阴茎根部脱套阴茎皮肤，阴茎矫直术参见本节的"阴茎矫直术"，让尿道外口充分回缩至正常位置。原尿道口腹侧切开并开大尿道外口，经尿道口插入8～10F导尿管，或插入支架达尿道口近端2cm并经支架插入硅胶导尿管达膀胱行尿液引流。
3. 皮瓣切取　测量尿道口至龟头的距离作为再造的尿道的长度。于尿道口近端的阴囊纵隔上，设计宽度1.5cm左右的尿道口周阴囊纵隔皮瓣，长度较尿道缺损长1cm，以亚甲蓝标记。沿皮瓣标记线切开皮肤至真皮下层，于真皮下血管网深面两侧分离阴囊肉膜组织，并切断阴囊纵隔纤维血管束，仅保留尿道口周围肉膜蒂，让阴囊皮瓣能无牵扯地贴近阴茎。
4. 尿道成形　掀起阴囊皮瓣，将阴囊纵隔皮瓣翻转贴向阴茎腹侧，其近端与原尿道口吻合，继以尿道支架或Foley's导尿管为内衬，将皮瓣内翻缝合成管状尿道，肉膜层加固覆盖新尿道吻合线。
5. 龟头成形　将龟头从阴茎海绵体远端由腹侧向背侧掀起，彻底矫正龟头下屈畸形。于龟头腹侧呈三瓣切开龟头，或形成龟头隧道，将新尿道远端包埋于龟头内，末端置于龟头顶端并缝合固定形成新的尿道外口，同时将尿道支架缝合固定在龟头。
6. 设计相应皮瓣覆盖继发创面　于阴茎背浅血管间无血管区纵向切开阴茎背侧包皮，形成Byars皮瓣，向阴茎转移，无张力缝合皮肤覆盖创面。如包皮量不足时还可以利用局部阴囊皮瓣或带肉膜蒂阴囊皮瓣进行阴茎腹侧创面修复。
7. 留置引流条，加压包扎　阴囊切口内放置伤口引流片，术后纱布覆盖包扎伤口并予缝线固定（图83-19）。

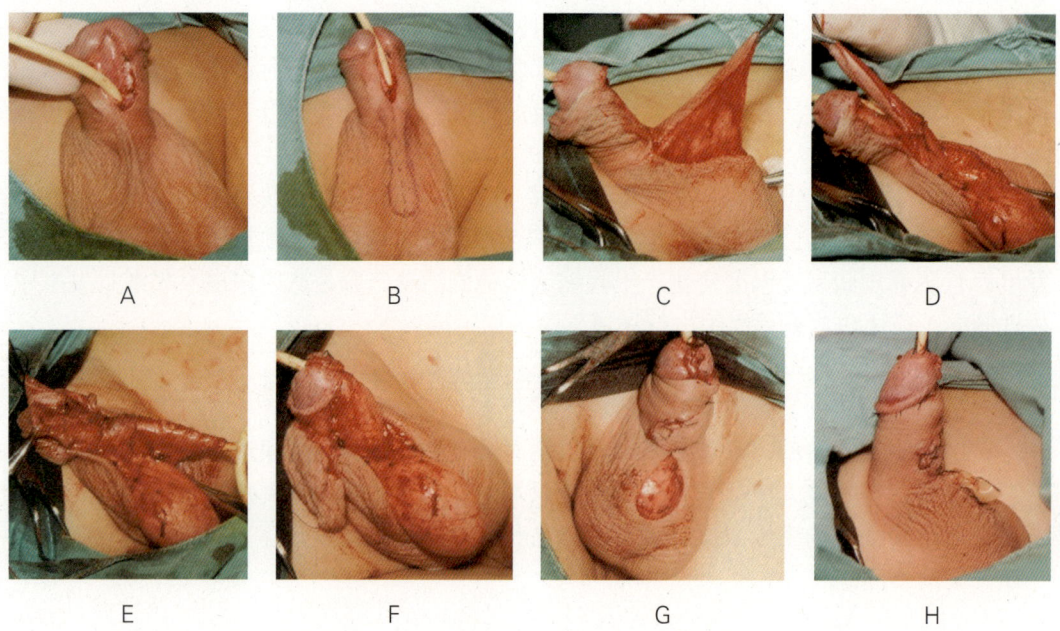

图 83-19 阴囊纵隔皮瓣尿道一期修复术

A. 开大尿道口,尿道口位于阴茎腹侧 B. 阴茎近端于阴囊中线上设计皮瓣 C. 阴囊纵隔皮瓣已掀起,但纵隔血管蒂限制皮瓣进一步向阴茎贴近 D. 切断阴囊纵隔纤维血管束,仅保留尿道口周围肉膜蒂,阴囊皮瓣无牵扯地贴近阴茎,达龟头 E. 皮瓣以导尿管为支架,皮面朝管腔缝合成尿道 F. 龟头切成三瓣,将缝合的尿道开口于龟头,将尿道肉膜组织与两侧的阴茎海绵体组织固定 G. 将阴茎皮肤转移到腹侧覆盖阴茎创面 H. 术毕,阴茎矫直,龟头上仰,阴茎阴囊角无牵扯

(三)术后处理

术后24～48个小时拔除阴囊内引流片,其余同"包皮岛状皮瓣尿道下裂一期整形"的术后处理。

九 游离组织移植尿道再造术

文献报道游离组织尿道再造方法较多,包括皮片、膀胱黏膜、口腔黏膜、脱细胞人工真皮、组织工程黏膜补片等,较为常用的为膀胱黏膜和口腔黏膜。最早是采用移植中厚皮片来形成管状尿道。这些方法适用于各型尿道下裂,自由度大,重建尿道材料丰富,操作比皮瓣重建尿道法操作简单,均可一期重建。但这些组织为不带血运的游离组织,故手术成功率受到影响,且并发症较多。这些方法较多用于无法采用带血运皮瓣转移修复的尿道再造的患儿。

(一)游离膀胱黏膜移植再造尿道

Memmelaar(1947)首先应用膀胱黏膜再造尿道一期修复尿道下裂,Marshall和Spellman(1955)报道了应用膀胱黏膜二期重建尿道治疗39例尿道下裂。由于并发尿道狭窄和尿瘘等问题,后逐渐被弃用。梅骅(1980)报道了一组用改良方法做膀胱黏膜一期尿道成形术的病例,其方法为:矫正阴茎下弯,切取膀胱黏膜片,并缝合成管状,将黏膜管的一端与尿道断端吻合,管的缝合侧固定在中线白膜上,黏膜管的另一端缝合于尿道外口的正常位置,缝合皮瓣覆盖尿道,取得满意的效果(图83-20)。

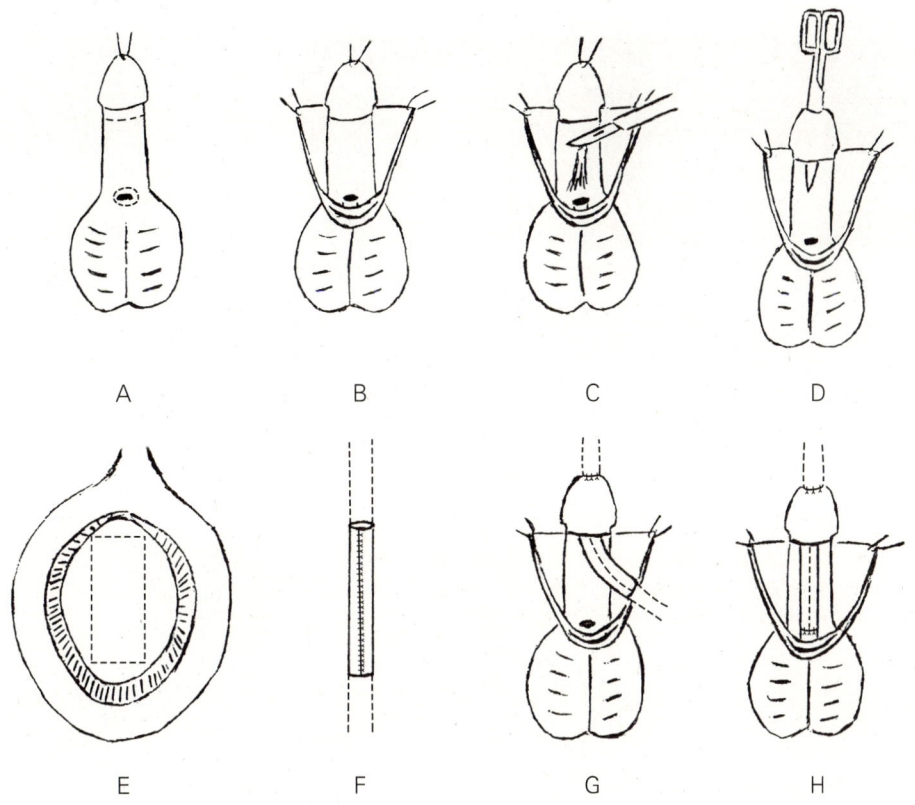

图 83-20 膀胱黏膜再造尿道
A. 冠状沟下 5mm 环行切开包皮，异位尿道口周边也环行切开　B. 将阴茎皮肤脱套　C. 切除索带，矫直阴茎　D. 形成龟头隧道　E. 切取膀胱黏膜　F. 将黏膜缝合成管　G. 将膀胱黏膜形成的管道的一端通过龟头隧道缝合于龟头顶端　H. 将另一端与近端尿道口吻合

因膀胱黏膜取材方便，再生能力强，易成活，不易形成瘢痕，对尿液刺激抵抗力强，符合生理解剖特点，适合各种类型尿道下裂的修复。过去十几年中，膀胱黏膜仍被广泛地应用于尿道下裂一期修复和尿道狭窄的修复。但手术较复杂，取材创伤大，不如带蒂包皮内板和带蒂阴囊纵隔皮瓣方便易行，且近端吻合口狭窄、尿瘘及尿道口黏膜腺体突出等并发症仍偏高，目前不是首选的尿道下裂修复方法。修复后尿道或尿道球部的狭窄时，膀胱黏膜移植则可取得满意的效果。

（二）游离口腔黏膜移植再造尿道

Humby（1941）首先描述了应用口腔黏膜重建尿道。口腔黏膜因暴露方便，切取简单，抗感染能力强，与潮湿的环境相容性好，上皮厚，固有层薄，允许早期的血管吻接，黏膜下有丰富的血管，可以促进黏膜片的新生血管的形成，故成活率较高，已成为理想的尿道再造的替代材料。

既往以分期颊黏膜移植尿道成形术者较多（图83-21），但目前更倾向于一期尿道成形术治疗尿道下裂。口腔黏膜移植的方法包括管形移植、背侧镶嵌移植、腹侧移植以及结合带蒂皮瓣联合移植等。管形移植由于没有充足的海绵体组织包裹，黏膜管的四周难以获得血运良好的组织覆盖，移植物不易完全成活。而背侧镶嵌移植由于黏膜片缝合固定于海绵体，得到尿道支架良好的支持和海绵体丰富血运供给，术后黏膜片成活率相对更高，且切取的黏膜量较管状尿道更少。由于新尿道不能缝合成管状，需要在尿道支架引导下，后期黏膜爬行愈合形成管状尿道（图83-22）。李森恺教授则报道应用口腔黏膜耦合皮瓣的方法修复尿道下裂，亦取得良好效果。

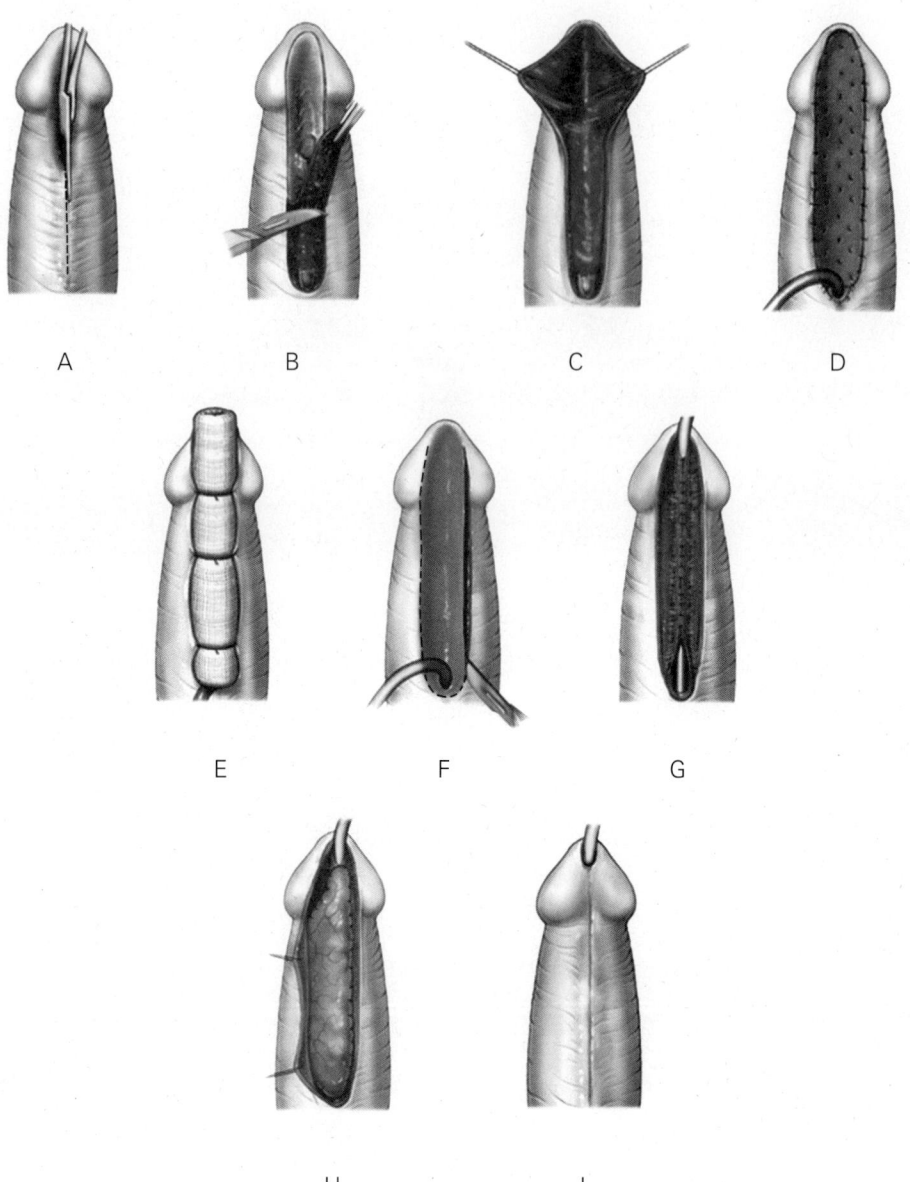

图 83-21 分期颊黏膜移植尿道成形术

A. 切开近端病变尿道直至正常的尿道组织　B. 切除阴茎腹侧的瘢痕组织及病变尿道　C. 切除龟头两翼瓣间的纤维组织，加深龟头尿道沟　D. 移植颊黏膜覆盖从近端尿道口至龟头顶端间的缺损　E. 包堆加压固定颊黏膜，防止移动，以利于颊黏膜地再血管化　F. 二期手术时设计 U 形切口，切开颊黏膜周边　G. 将 U 形颊黏膜条缝合形成新尿道，分两层缝合　H. 转移肉膜或睾丸鞘膜覆盖新尿道　I. 龟头成形，关闭切口完成手术

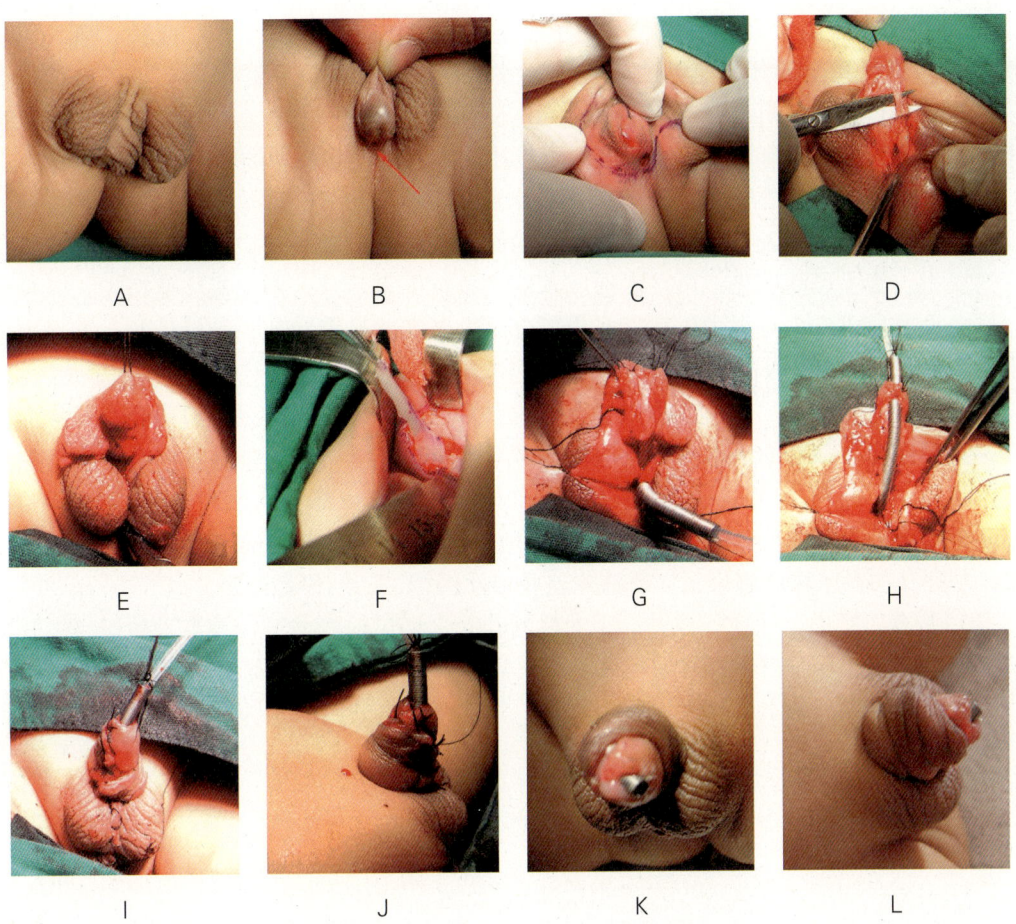

图83-22 会阴型尿道下裂并阴茎阴囊转位

A、B. 术前可见尿道口位于阴囊会阴交界处，阴茎下弯及阴茎阴囊转位明显 C、D. 切开阴茎腹侧皮肤及挛缩纤维条索以充分矫直阴茎 E. 包皮脱套 F. 颊部切取口腔黏膜片 G. 将黏膜补片移植于阴茎海绵体腹侧并缝合固定 H. 补片远端直达龟头，并行尿道口及龟头成形 I、J. 缝合伤口行阴囊成形，阴茎背侧皮肤转移至腹侧修复腹侧皮肤缺损 K、L. 术后11天拔除尿管，保留尿道支架进行排尿，排尿通畅，未见尿瘘

十 尿道下裂手术并发症

尽管尿道下裂修复术应用已超过150年以上，虽然有着技术水平的提高、方法的改良、经验的积累、器械和缝线及设备的改进、术后护理水平的提高，但尿道再造术后仍难以避免尿瘘、尿道裂开、尿道（尿道口）狭窄、尿道憩室等并发症的发生，文献报道并发症发生率3%～50%不等。术后并发症的发生与手术方法、术者的经验、尿道下裂的严重程度、包皮形态、包皮血管分布、患者手术年龄、既往是否接受过手术治疗、是一期还是分期手术、尿液转流方法、抗生素应用、缝线及缝合方法、肉膜瓣的加固覆盖、术后护理等有关。尿道下裂修复术后的并发症分为早期和晚期并发症两类。

（一）早期并发症

1. 膀胱痉挛　这是较难处理的并发症，它可引起患儿的哭闹及再造尿道频频溢尿，易造成术后尿外渗甚至尿漏，应积极处理。可通过调整导尿管或耻骨上造瘘等措施，必要时还可予口服药物或膀胱内药物冲洗来改善。

2. 血肿　阴茎血供丰富，尽管在术中止血很充分，但仍可能发生术后血肿。血肿可引起感染、伤口愈合不良甚至裂开，血肿的吸收可导致炎症反应、瘢痕、纤维化。小的血肿可保守处理，较少影响伤口愈合，可自行吸收消失。如广泛血肿引起的肤色青紫，则需重新探查，清除血肿和止血，并放置皮下引流条。术后适当加压包扎阴茎，对预防血肿的发生有一定作用。

3. 感染　阴茎有良好的血运，小儿阴茎手术后很少发生严重的感染。而血供差的皮瓣、皮片和受损伤的组织及血肿有发展为局部严重感染的倾向。感染会延长切口愈合时间并导致尿瘘和尿道狭窄的发生。为了预防感染，可在术前或术后给予抗生素治疗。术中操作要精细，减少组织的损伤，避免血肿形成。一旦发生，就需对伤口分泌物做细菌培养和药物敏感试验，选择应用合适的抗生素。加强局部引流及失活组织的清除是关键。

4. 阴茎皮肤血运障碍　阴茎皮肤缺血促使水肿和感染的发生，延迟切口愈合，导致局部组织纤维化，甚至尿瘘。细心的手术操作及适当的术后加压包扎能减少这种并发症的发生。如发生皮肤组织血运障碍，处理上首先采用保守方法。如阴茎皮肤仅少部分坏死和痂皮形成而无尿瘘者，缺损逐渐被新生的表皮取代；范围较大而无尿瘘者，可行局部阴囊皮瓣创面修复。如坏死组织范围较大，并存在明显尿瘘或感染者，需清除这些坏死组织，二期再行修复。

5. 切口裂开　感染、缺血、血肿、手术后的勃起、切口的张力过大等与术后切口裂开紧密相关。如果裂口较小并且没有感染及尿瘘者，伤口早期自行愈合。大的切口裂开通过切口闭合带拉拢，使切口接近闭合。如术后几天切口才裂开，并伴有严重的组织水肿，极有可能有感染和尿液外漏，需二期修复。

（二）晚期并发症

1. 尿瘘　尿瘘是尿道成形术后最常见的并发症，手术范围更广泛的尿道成形术有更高的发病率。对于重建的整段新尿道均存在尿瘘的发生机会，常发生于尿道吻合口或冠状沟处，部分尿瘘口如针眼大小，部分尿瘘口较大如裂开的尿道板；部分为单纯的尿瘘，部分为多发尿瘘，或合并尿道狭窄、尿道憩室、远端尿道裂开、阴茎矫直不全等并发症，甚至形成毁损性阴茎（图83-23）。

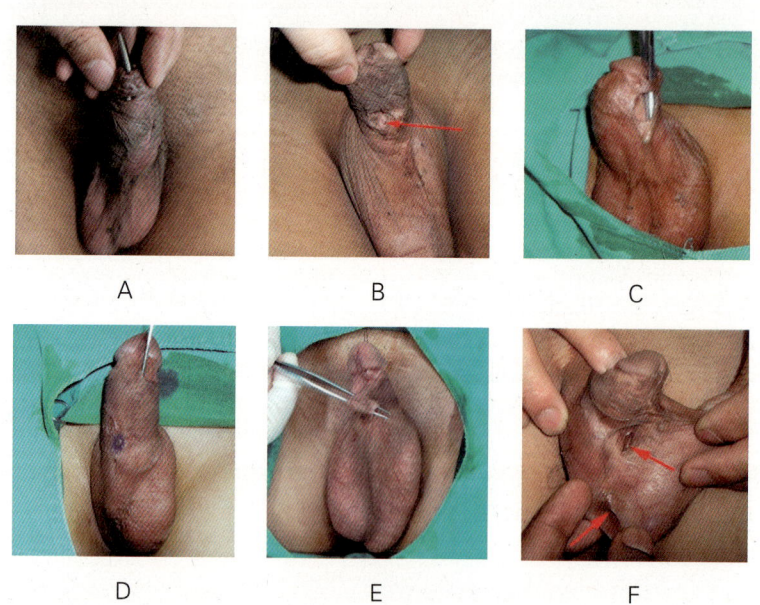

图83-23　尿道下裂术后尿瘘的特点
A. 冠状沟尿瘘　B. 阴茎中部尿瘘　C. 阴茎中部巨大尿瘘　D. 阴茎根部针眼样尿瘘合并远端尿道缺损　E. 阴茎腹侧巨大尿瘘合并远端尿道裂开，两者间形成皮条样组织　F. 阴囊区及阴茎腹侧均存在巨大尿瘘，合并阴茎段尿道缺如、瘢痕挛缩等畸形

依据大小、位置以及距手术的时间不同，尿瘘处理方式不同。在没有炎症反应或组织坏死时，围手术期1～2mm小的尿瘘，偶尔可以自行闭合；大的和超过几周的尿瘘需行二期手术修复。二期尿瘘修补术建议在6个月以后，待前一次手术损伤的组织完全愈合，即血管再生、炎症反应及水肿的消退。对于尿瘘复杂或者发生在多次手术的尿瘘患者，建议1年后待组织成熟后再次行修复手术。

二期修补术术前必须仔细检查阴茎体部皮肤以发现不明显的尿瘘，注射亚甲蓝来检查，并确定重建的尿道有无狭窄、活瓣、弯曲存在。小的尿瘘也可以直接闭合，大的瘘口可能需要邻近皮瓣进行尿道修复；尿瘘边缘上皮需切除，尿瘘缝合修补后建议予组织瓣（肉膜瓣或鞘膜瓣等）加固覆盖，并用阴茎岛状皮瓣或阴囊皮瓣覆盖，即采取多层组织覆盖及多种方法避免尿道和皮肤缝线重叠，以减少尿瘘的复发（图83-24）。

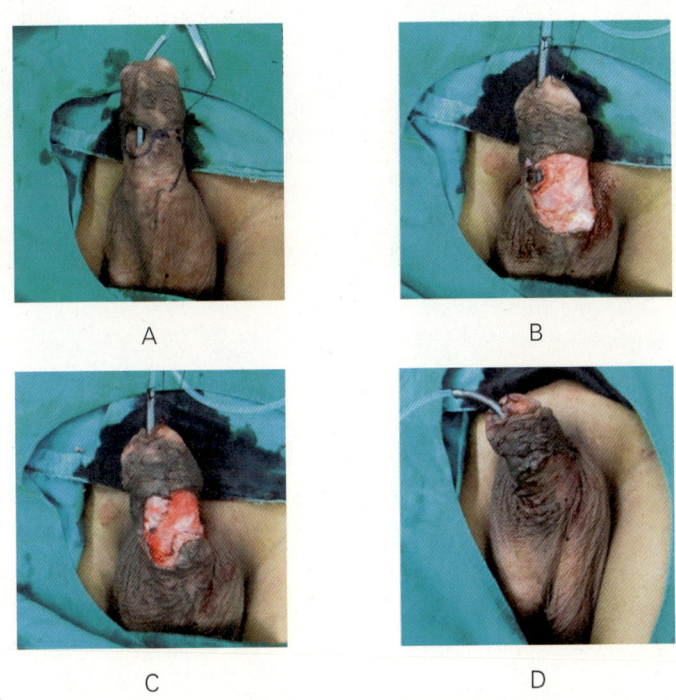

图83-24 尿道下裂术后尿瘘
A. 经远端尿道外口植入尿道支架及尿管，标记尿瘘口及皮瓣设计
B. 掀起皮瓣暴露尿瘘口周围组织　C. 尿瘘口去表皮后，闭合瘘口，并予局部肉膜瓣加固覆盖　D. 皮瓣对位缝合加固覆盖尿瘘口

2. 尿道狭窄　尿道狭窄的发生率仅次于尿瘘，最常发生在尿道近端吻合处。在术后早期发生，可能是炎症性水肿所致，可通过抗炎、消肿等非手术治疗控制。尿道狭窄一般在尿道下裂修复术后3个月内逐渐明显，表现为尿线无力、尿线细、排尿费力，甚至偶尔表现为尿潴留。引起尿道狭窄的原因包括缝合的管道口径过于窄小、缝线张力过大、组织缺血、损伤或感染导致炎症反应引起的瘢痕狭窄。

对大多数病例先行保守处理，行尿道扩张或单独行尿道内镜下切开是有效的。对早期尿道扩张没有效果的尿道狭窄，以及广泛狭窄的患者，需要再次行尿道修复术。前尿道狭窄初期可行尿道扩张术，如无效，行尿道内镜下切开或行狭窄段尿道纵切横缝，对短的狭窄环可做狭窄切除尿道吻合；长段狭窄可充分切开，选择全厚皮、膀胱黏膜、口腔黏膜作为补片移植，或整段切除后用局部皮瓣修复（图83-25）。

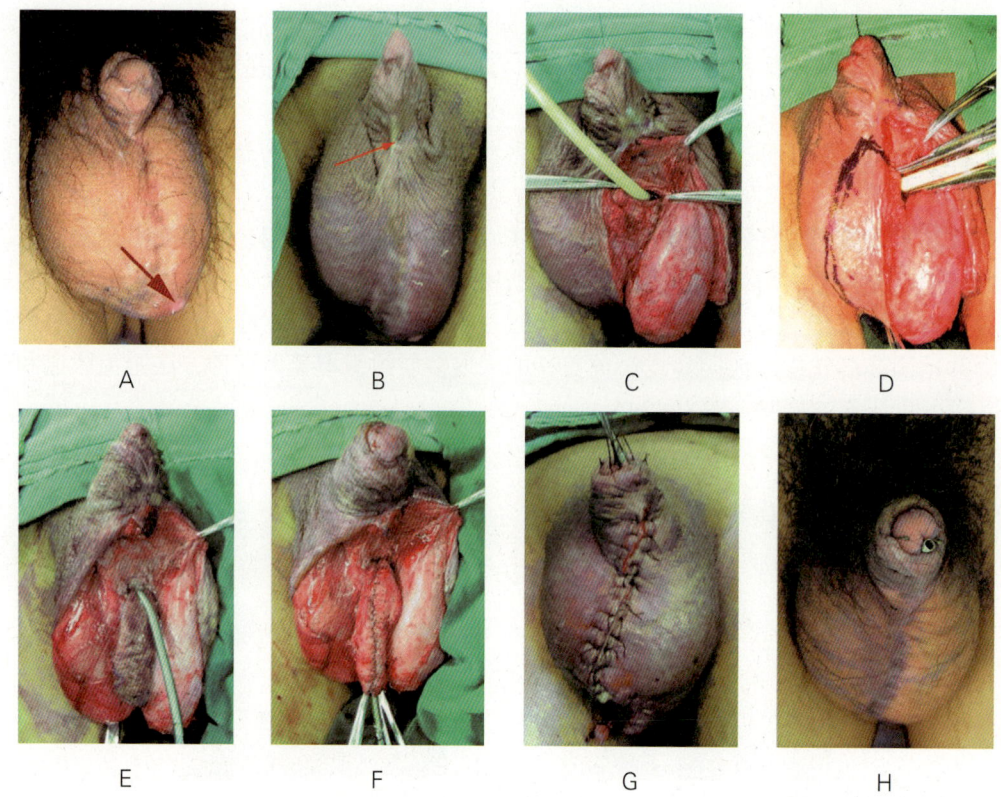

图 83-25　尿道下裂术后远端尿道狭窄及左侧慢性附睾炎，予阴囊皮瓣行远端尿道再造

3. 尿道憩室　尿道憩室一般出现在尿道修复术后6个月内。表现为尿线细、排尿后尿液滴沥、泌尿系统感染（UTI），偶尔会有血尿；排尿时可见阴茎腹侧有明显囊样膨出，或排尿后从阴茎段的尿道里挤出较多残余的尿液。远端尿道因为顺应性差或口径不足、尿道口狭窄、新尿道在龟头处扭结、吻合处口径有显著的落差，这些均导致远端尿道阻塞，易于形成憩室；同时重建过大口径的新尿道也是形成尿道憩室一个因素。当合并其余并发症如尿道狭窄、尿瘘时，尿道憩室才容易被发现。局部囊状憩室处理方法为，切除过多的憩室组织缝合成管状尿道，并重叠缝合肉膜层加固覆盖。由于憩室组织弹性及血运良好，可用于修复尿瘘和远端狭窄。

4. 尿道口并发症

（1）尿道口狭窄：由于龟头内隧道过窄，去除的龟头组织过少、外口缝合过小的皮瓣缺血或发生炎症反应，可加剧狭窄。早期可通过尿道口扩张来处理，效果不理想时以背部尿道外口切开术、Y-V成形术或腹侧皮瓣插入法等方法修复。

（2）尿道口退缩：因僵硬的尿道或尿道顺应性差导致新尿道后退到它原来的位置，而影响外观，如有明显的尿流分叉或偏斜，可行手术再次矫正尿道口位置。

（3）干燥性闭塞性龟头炎（balanitis xerotica obliterans，BXO）：表现为龟头处皮肤、腹侧皮瓣（或皮片）及尿道口的硬化。局部应用皮质激素容易复发，大多数患者需要切除受累的组织，用健康组织重建。

5. 毛石症　表现为尿道下裂修复术后多年，重建的尿道内有毛发生长，严重时毛发会从尿道口突出，偶可导致结石的形成或（和）反复发作的泌尿系统感染（图83-26）。其成因多为修复尿道缺损时应用了有毛发生长的阴囊皮肤。对大多数患者，可在膀胱镜下去除结石及激光脱毛，对于严重的或伴有反复感染的病例，应切除有毛发的尿道，应用没有毛发的岛状皮瓣或黏膜片进行修复。

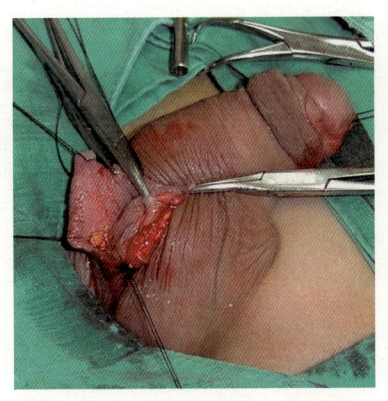

图83-26 尿道下裂予阴囊纵隔皮瓣行尿道成形术后15年,出现排尿困难表现,局部切开探查可见尿道内有毛发生长及结石形成

6. 毁损型尿道下裂(cripple hypospadias) 尿道下裂经多次修复手术后问题仍未得到解决,阴茎遍布瘢痕,组织缺乏弹性,局部缺乏用来再次尿道修复的血运良好的组织,一般伴有多种并发症需要处理,这些复杂的尿道下裂畸形处理起来比原始的先天性缺陷更棘手。

正确的处理方法是广泛而彻底的切除瘢痕,应用正常的组织,极度细心地修复重建。在尿道重建时,常采用局部皮瓣,但对于这类患者阴茎局部已缺乏充足的可供利用的组织和皮肤,这时应用口腔黏膜移植进行尿道重建被认为是理想的方法(图83-27~图83-30)。

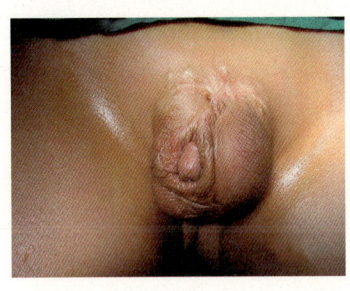
A

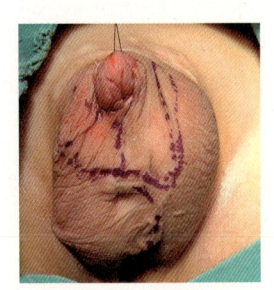
B

图83-27 患者,10岁,曾因尿道下裂进行两次手术失败
A. 阴茎埋于阴囊瘢痕中,仅龟头露出皮肤外 B. 尿道口位于阴囊中部,于阴囊上设计皮瓣,以备阴茎游离出来后覆盖阴茎创面用

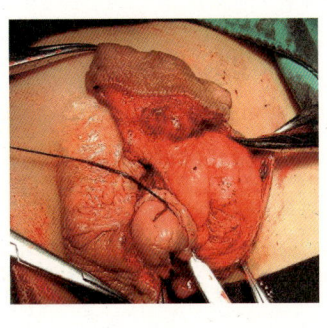
A

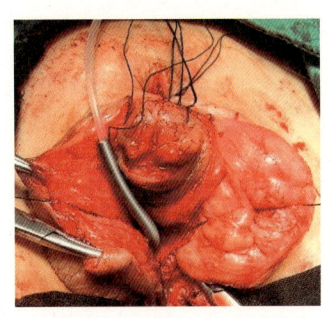
B

图83-28 将阴茎从阴囊内松解出来并准备阴囊瓣。松解阴茎后,尿道口位于阴囊后份,插入导尿管和镍钛尿道支架管

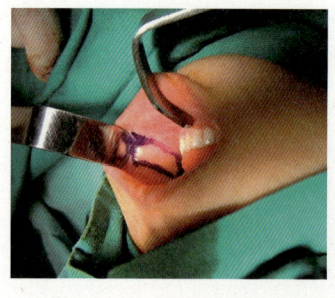
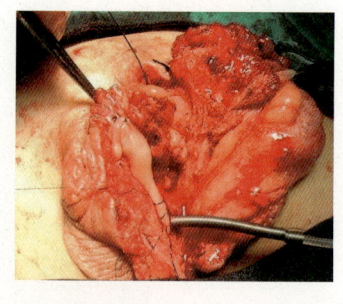

图83-29 于口腔右侧颊部设计将要切取的颊黏膜。将切取的口腔黏膜与近端尿道口缝合,平铺于阴茎海绵体上,口腔黏膜未缝合成管,仿埋藏皮条方式重建尿道

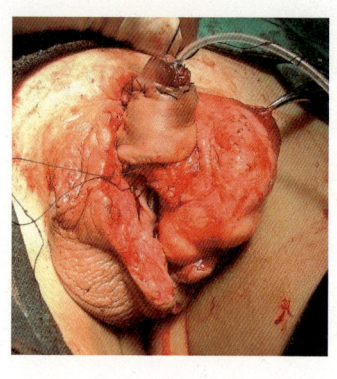
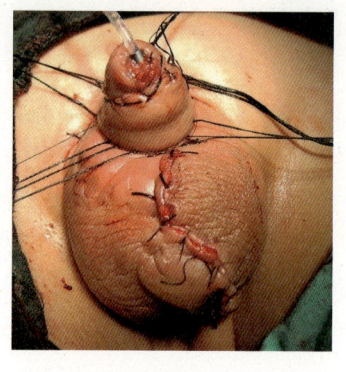

图83-30 转移预先准备的阴囊瓣覆盖阴茎部创面。阴囊成形,缝合手术切口,尿道开口于龟头顶端,完成手术,外形良好

(张金明 梁伟强 冀晨阳 陈宇宏 张佳琦 马奇 王炜)

第二节 尿道下裂李森恺经验

一 概述

尿道下裂是指男性尿道的开口不位于阴茎龟头远端中央,而是位于阴茎腹侧中线或阴囊、会阴中线的某一点。尿道下裂的词义来源于希腊语词汇"hypo"和"spadon",意思是指在下方的裂隙。

(一)发病率与病因

尿道下裂是常见的男性泌尿生殖系统的先天性畸形。尿道下裂的发生率较高,而且有逐年上升的趋势。中国人大约每出生125~600个男孩中就有一个尿道下裂患儿。其发病原因仍不清楚,目前的研究表明尿道下裂的发病既有遗传学的因素,亦有环境的原因。一般报道约有1/3的患者可查到直接病因,为原因不明的性分化不良,尿道下裂是二十余种性分化不良疾病的症状之一。

在动物学领域，泌尿与生殖系统大多密不可分，而且又都是被保护在一个安全的隐蔽部位。大自然对生物的选择是无情的，物竞天择，适者生存。生物本身都在顽强地繁衍着自己的后代，延续着自己的种系。因而，现存动物的泌尿与生殖系统是完善的，但同时又是极度脆弱的，容易受到外界的刺激和干扰而发生畸变，尤其是在环境污染日趋严重的情况下。据报道，由于环境污染，一些动物也出现了泌尿生殖系统的畸形，连远在北极的北极熊也出现了生殖系统畸形。

（二）尿道下裂学

对于尿道下裂的研究已经形成了一个系统的学科，涵盖了遗传性、环境因素影响致病，以及胚胎学、组织学、组织化学、解剖学、内分泌科学、外科学、临床流行病学、组织工程学，以及大白鼠尿道下裂动物模型的建立等基础研究等，可被称为"尿道下裂学"。

（三）尿道下裂的影响及治疗意义

尿道下裂患者主要表现为尿道外口异位，阴茎背侧包皮堆积。严重者阴茎下弯，不能站立排尿，成年后不能进行正常的性生活；轻度者虽无弯曲，但形态不佳。给患者的身心发育造成不良影响。病变处于羞于对人言的隐私部位，关系着男子汉的尊严，求治心切。

（四）强调综合系统治疗

对于尿道下裂的治疗，应该是综合系统治疗，一般治疗应包括：内分泌治疗、外科治疗和心理治疗。在内分泌科学专家的紧密合作下，外科医师应抛弃单纯的手术观点，适时适度地进行内分泌科学的干预与治疗，促进阴茎及其他外生殖器的发育，从而提高尿道下裂患者的医疗质量和效果。

（五）尿道下裂的成功治疗是极具挑战性的手术

到目前为止，文献记载的手术治疗尿道下裂的方法就有350种之多，这说明，尿道下裂的患者多，涉足尿道下裂治疗的医师也多，手术修复方法大多不完善。我们现在应用的修复尿道下裂的手术方法处处显示着先贤不断探索、追求成功、辛勤奉献的精神。

尿道下裂的成功治疗是极具挑战性的，其技术含量高，其手术并发症及失败率较高。这也就使得很多外科精英涉足该病的治疗，寻找机遇。每当人类遇到难题，处于两难抉择的境地时，总有哲学来指点迷津，继续发展之路。因此，我们从哲学的认识论角度来审视尿道下裂的手术治疗方法，发现：遵循整体论、综合系统集成的方法论和组合创新学原理，运用整形外科学的原则与技术，大大提高了手术成功率，减少了并发症。

（六）整形外科医师治疗尿道下裂的优势

从整形外科的角度看，尿道下裂疾病的本质是既有组织移位，又有组织缺损，而没有组织过多。整形外科的研究方向是组织移植，整形外科医师对于疾病治疗方案确定前的习惯性诊断思维方式，是首先要明确该疾病的本质是什么？是组织移位、组织缺损，还是组织过多？整形外科医师治疗尿道下裂是专业要求，理所当然，势在必行。整形外科技术操作保证了组织移植的科学性和合理性，能够保证带蒂转移的皮瓣成活，能够保证游离移植的黏膜或皮片成活。整形外科医师治疗尿道下裂，可以根据具体情况，采取多种不同部位来源的组织，遵循组合创新学原理，采用耦合法重建尿道。能够做到足量补充缺损组织，缺什么补什么，缺多少补多少，补了就能成活。这对于组织缺损严重，特别是反复手术失败后组织匮乏的尿道下裂患者来说，是有利的。尿道下裂诊治流程见图83-31。

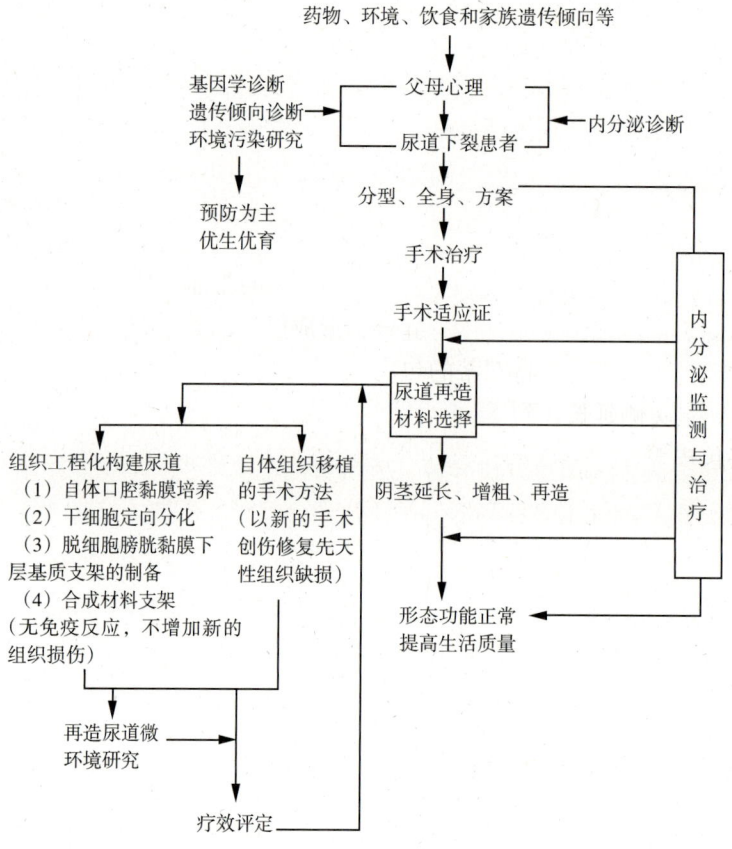

图 83-31 尿道下裂诊治流程

二、尿道下裂的治疗历史

尿道下裂是常见的小儿泌尿系统先天性畸形，修复的方法从有文献记载的18世纪末到如今已经有数百种方法，这表明了尿道下裂修复的复杂性和难度。

（一）尿道下裂修复的开端

公元1世纪，希腊外科医师Heliodorus和Antilus首次提到尿道下裂的治疗，他们手术时把患者捆绑在手术台上，用刀将异常尿道口以远的阴茎截断，然后用烧红的烙铁烧灼创面，进行止血，以后烧灼的创面瘢痕化和增生形成所谓的"龟头"。这种方法只能称为对尿道下裂修复的原始的探索，它的意义在于，它是人类对尿道下裂治疗最早的记载。以后，Galen在公元2世纪，Paulus在公元4世纪也提到了同样的情况和治疗方法。

（二）阴茎下弯的矫直

尿道下裂的真正治疗始于18世纪，对尿道下裂的治疗是伴随着人们对尿道下裂症状和表现的认识的深入理解进行的。尿道下裂一般包括阴茎下弯和尿道外口异常。Petit在1837年首先报道了造成阴茎下弯的病理学表现，以后他又进行了相关的尸体解剖，对阴茎下弯的表现和成因进行了进一步的阐述。Mettauer在1842年发表文章报道了在手术中切开发生阴茎下弯的阴茎局部组织所发现的情况。Duplay（1874）在总结了前人的经验后，首次报道采用手术方法矫直阴茎下弯的方法，手术在阴茎腹侧异常尿道外口远端横行切开皮肤，将造成阴茎下弯的纤维条索组织切断，然后将横行的切口进行纵行缝合。他对尿道下裂中阴茎下弯的矫正是现代尿道下裂修复史的真正开始，因为这个时期也是现代外科学的开始阶段，一系列外科理论的初步建立和技术的发展为尿道下裂的治疗提供了理论和实践的基础，同时只有将阴茎矫直后，重建尿道才变得有意义和有必要。Duplay 在 1874 年的方法是以后尿道下裂中阴茎矫直的原则和基础，就是要彻底去除造成阴茎下弯的纤维条索组织，封闭矫直阴茎腹侧的创面。阴茎矫直后阴茎腹侧创面的封闭采用将阴茎腹侧创面直接缝合的方法，但是阴茎矫直后，阴茎腹侧遗留创面过大，缝合困难，往往会愈合不良、切口裂开和遗留明显的瘢痕，造成阴茎下弯的再发和为以后形成尿道造成困难。1926 年，Edmunds 采用阴茎背侧包皮组织覆盖阴茎矫直后阴茎腹侧的创面。他介绍的方法分为两期，一期在阴茎背侧包皮内、外板位置切开后，相对缝合，形成以外侧为蒂的双蒂包皮内板瓣，待血运重建后进行二期手术，二期手术时，将双蒂的包皮内板瓣在中央位置切断，将包皮瓣展开，同时将切口沿着冠状沟向阴茎腹侧延长，到阴茎腹侧后再向异常尿道口端切开，将造成阴茎下弯的纤维条索组织去除，将包皮瓣向阴茎腹侧转移，覆盖阴茎腹侧创面。随着对包皮血供的熟悉和理解，发现包皮血运丰富，手术时可以不经过所谓的延迟就可保证转移皮瓣的血供。以后 Blair、Brown 和 Hamm 在 1933 年对 Edmunds 的方法进行了改进，一期完成阴茎的矫直手术，手术时矫直阴茎，同时将阴茎腹侧的包皮组织转移到阴茎腹侧，覆盖创面，这种方法成为阴茎矫直的经典方法，很多一期或二期的尿道下裂修复的方法均应用包皮组织覆盖阴茎腹侧创面。Nesbit 在 1941 年设计了一种包皮瓣转移覆盖阴茎腹侧创面的方法，他认为阴茎腹侧覆盖后形成的纵行切口愈合后发生挛缩会影响重建尿道，手术时首先将阴茎腹侧的纤维条索组织切除，矫直阴茎，然后将阴茎背侧位于冠状沟处的包皮切开，形成纽扣状切口，将龟头从切口位置拉出，这时背侧的包皮位于阴茎腹侧，做适当的修整后覆盖阴茎腹侧创面，这种方法由于减少了对转移包皮瓣血运的破坏，覆盖阴茎腹侧创面的皮瓣血运好，发生皮瓣坏死的概率小，成功率高，但是转移皮瓣由于是通过形成的纽扣状切口翻转下来，皮瓣没有很好地舒展开，皮瓣在阴茎背、腹侧有些堆积，形态欠佳，是其缺点，他所采用的包皮瓣翻转的原则成为一些尿道下裂修复方法的基础，一些尿道重建的方法也是通过包皮瓣形成尿道，然后通过翻转的方法转移到阴茎腹侧。

（三）局部皮瓣带蒂转移再造尿道

真正的尿道重建方法是 1837 年由 Dieffenbach 开创的，他将异常尿道口到阴茎远端的阴茎腹侧纵行切开两条，缝合形成尿道，然后在阴茎背、腹侧做减张切口，腹侧切口的两侧创缘缝合覆盖形成尿道，由于没有考虑阴茎腹侧弯曲和纤维条索的去除，手术并没有成功。1869 年，Thiersch 用该方法修复尿道上裂，手术获得成功，这种方法启发了 Anger，他应用 Thiersch 修复尿道上裂的方法，用于尿道下裂的修复，手术获得成功。Duplay 在 1874 年报道了 Anger 用来修复尿道下裂的方法，该方法类似于 Thiersch 设计的修复尿道上裂的手术方法，之后 Duplay 又进行了必要的改进，成为经典的修复尿道下裂的方法，目前仍然有些方法采用该方法的基本原理。该方法分为两期，一期将阴茎腹侧造成阴茎下弯的纤维条索去除，矫直阴茎，同时将阴茎背侧多余的包皮转移到阴茎腹侧，二期阴茎腹侧的皮肤卷管形成尿道。1951 年，Byars 对该方法做了进一步的改进，他将阴茎背侧的包皮从中央纵行剖开，将包皮尽可能多地转移到阴茎腹侧，这样尽可能多地提供包皮组织用于尿道的再造。在 6 个月后，将阴茎腹侧中央的皮肤纵行切开，卷管形成尿道，然后将两侧的皮肤做适当的游离，创缘缝合覆盖重建的尿道。在他早期的病例中，他没有将形成的尿道和原来的尿道进行吻接，而是在三期手术中吻接尿道；在他后期报道的病例中，他在二期重建尿道时，同时将尿道进行了吻接。他的方法的缺点是形成的尿道的外口没有位于阴茎的头端，同时没有对龟头进行必要的处理，龟头仍然是呈扁平状态。

阴囊皮瓣最早用于尿道狭窄的修复，Rochet（1899）采用在阴囊上形成的皮瓣，卷管形成尿道。首先在异常尿道远端位置横行切开，在阴茎皮下分离，形成到阴茎远端的皮下隧道，从异常尿道口端向阴囊平行的纵行切开阴囊皮肤，将皮瓣做适当分离，将形成的皮瓣以异常尿道口为蒂向阴茎远端掀起，包绕导尿管形成尿道，然后通过阴茎腹侧隧道从阴茎远端引出，阴囊创面直接缝合。这个方法由于形成尿道的是任意型皮瓣，血运不良，并没有得到广泛的应用，同时形成尿道的阴囊有毛发，重建尿道内由于毛发的生长，可能会发生结石，造成尿道狭窄或堵塞。

为了减少应用阴囊皮肤一期卷管形成尿道中皮瓣容易发生血运不良的缺点，1907年，Bucknall采用阴囊皮瓣两期重建尿道的方法。从阴茎龟头冠状沟处向异常尿道口平行切开，形成一条皮条，同时将切口向阴囊纵行延长，使阴囊形成的皮条的长度和阴茎的一致。将阴茎向阴囊牵拉，阴茎和阴囊皮条相对缝合，同时插入导尿管引流尿液，然后阴茎阴囊创面相对缝合封闭创面。3~4周后，将阴茎从阴囊上游离开，阴茎和阴囊遗留的创面分别缝合。为了减少阴茎阴囊皮肤粘连缝合后的不便和手术需要两期的缺点，Ombredanne（1911）设计了一种方法，和Bucknall（1907）采用的方法原理有些相似，但是他采用的是一期形成尿道。从异常尿道口向阴茎远端和近端平行的切开两条，将尿道口近端形成的皮瓣向远端掀起，与尿道口近端切开的皮条缝合，形成重建的尿道。Culp在1959年应用Bucknall阴囊包埋的原理和Duplay阴茎腹侧皮肤卷管形成尿道的方法，三期修复尿道，首先矫直阴茎，将阴茎背侧包皮转移到阴茎腹侧，二期采用阴茎腹侧皮肤卷管形成尿道，不直接缝合阴茎腹侧创面，而是将阴囊皮肤切开，形成一个囊袋，将阴茎腹侧和阴囊缝合固定，等一段时间后，阴茎和阴囊重新分离，并用一部分阴囊皮肤覆盖阴茎腹侧形成尿道。Wehrbein（1943）和Smith（1955）也采用阴囊皮肤覆盖阴茎腹侧创面，他们采用了两期的方法，在阴茎矫直时，首先在阴囊形成一皮管，二期再采用Duplay阴茎腹侧皮肤形成尿道，然后将阴囊处的皮管展开后覆盖阴茎腹侧创面。

Davis（1940）依照Rochet的设计思路，在阴茎背侧设计皮瓣，形成尿道。首先从异常尿道口向阴茎背侧设计斜行皮瓣，包绕异常尿道口形成管状尿道，矫直阴茎后，将重建尿道通过龟头的隧道引到阴茎远端，缝合阴茎创面覆盖重建尿道，如果覆盖皮肤较紧，可以在阴茎背侧切开，移植皮片。

1949年，Denis Browne介绍了他经常采用的方法，该方法成为当时的泌尿科医师常用的方法。在一期手术时，首先将阴茎腹侧纤维条索切除，行阴茎矫直；在6个月后进行二期手术，形成尿道，他所依据的原理是组织内埋置的皮条会形成管状，二期手术中，在阴茎腹侧从异常尿道外口到阴茎远端切开，在腹侧阴茎中央形成一皮条，皮条的宽度可根据形成尿道的内径来定。将皮条两侧的皮肤进行潜行剥离，然后对合，覆盖形成的皮条，缝合时，在缝线两侧串玻璃珠和小的橡胶小套来进行缝合处的减张处理，如果张力比较大，还可以在阴茎背侧做减张切口，同时在会阴区造瘘，进行尿液转流。这个方法有较高的尿瘘和尿道狭窄风险。

Mustardé在1965年设计以尿道口为蒂的翻转皮瓣修复尿道下裂，该手术方法适用于尿道外口位于阴茎中段以远、阴茎腹侧皮肤发育良好的病例。手术以尿道口为蒂在阴茎腹侧形成皮瓣，将皮瓣向上翻转缝合成管状尿道。该手术方法简单，阴茎外形好，但是只适用于阴茎腹侧皮肤发育好的轻型尿道下裂，对于阴茎近端型，设计皮瓣长，血运并不可靠，同时遗留阴茎腹侧创面过大，应用背侧包皮瓣转移覆盖困难的问题。Mathieu在1932年设计尿道口蒂皮瓣与阴茎腹侧尿道板瓦合形成尿道。以后多位学者对该方法做了一些改进，目前成为修复轻型尿道下裂的常用方法。手术在阴茎腹侧以尿道口为蒂设计皮瓣，将尿道口至龟头顶端尿道板外缘纵行切开，将皮瓣向远端掀起与切开的尿道板缝合形成尿道。该方法与尿道板瓦合，切取皮瓣的量少，创面覆盖容易，皮瓣翻转与尿道板瓦合，减小了对皮瓣蒂部的压迫，保证了皮瓣血运，尿道口和龟头外形更佳。该方法只适用于阴茎腹侧皮肤发育良好的不伴有阴茎下弯的轻型尿道下裂。

（四）黏膜或皮片游离移植再造尿道

Nove-Josserand在1897年首先采用皮肤游离移植形成尿道，他首先在异常尿道以远的阴茎腹侧皮下形成一隧道，然后用2cm宽的刃厚皮片在尿道探子上卷成管状插入隧道内，7天后将尿道探子取出，连续7个月每天坚持对形成的尿道进行扩张。之后很多人采用自体或异体的组织进行尿道的重建。Schmieden在1909年采用异体的输尿管游离移植进行尿道重建，Axhausen在1918年和McGuire在1927年采用自体和异体的游离移植阑尾进行尿道的重建，Legueu在1921年采用自体的输尿管进行尿道的重建，但是这些都没有获得成功。

Memmelar在1947年首先采用膀胱黏膜游离移植重建尿道来修复尿道下裂，1955年Marshall报道了采用膀胱黏膜修复尿道下裂中，大部分病例尿道吻合口和重建尿道外口出现狭窄，该方法就被废弃不用了。20世纪70年代，应用膀胱黏膜游离移植是国内泌尿外科常用的尿道下裂修复方法，80年代后，国内与国际学术交流增多，膀胱黏膜游离移植修复尿道下裂在国外重新得到重视。Keating指出膀胱黏膜同为泌尿系统上皮，耐受尿液，移行上皮结构与尿道黏膜相似，移植后膀胱黏膜代谢率低而再生能力强，上皮结构薄，能在移植后迅速与受植床建立血运联系，很适合曾经手术、局部瘢痕明显、血运不良的病例。1954年McCormark采用全厚皮肤游离移植重建尿道，Devine和Horton在1955年首先采用包皮游离移植一期重建尿道，取得良好的效果。并在1963年首次报道。Devine经过25年游离皮片移植再造尿道，认为手术后的效果是好的。如果正确准备和处理，全厚游离移植的皮片能很快与移植的受植床建立血运，稳定后能和正常的尿道相结合，正常生长，不会发生挛缩。经过长期随访，发现移植物能随着患者年龄增长而生长，特别是阴茎的移植物，手术分四步，将阴茎脱套，矫正阴茎下弯，重建尿道，皮肤的覆盖。从包皮内板上取全厚的皮肤，长度约大10%，宽度大30%~50%，允许重建尿道有一定程度的挛缩，他们认为应用游离移植与带蒂皮瓣转移有相同的效果，在外形上更佳，带蒂皮瓣转移需要将蒂部从阴茎的一侧转移至腹侧，会造成阴茎的扭转，阴茎的不对称和臃肿，游离移植无蒂，不存在这样的问题。Webster在1984年回顾了应用皮肤游离移植修复尿道下裂的22例病例，应用髂部、腹股沟、颈部、上臂的内侧皮肤，皮肤厚，再造尿道效果欠佳，包皮和阴茎皮肤薄，柔韧，容易采取和移植成活，术后再造尿道通畅，能随发育生长，比身体其他部位的皮片更适合尿道的重建，建议即使阴茎皮肤量不足，也应当应用阴茎皮肤重建尿道，用身体其他部位中厚皮片修复阴茎的创面。应用阴茎以外的皮肤重建尿道有很高的失败率，因为尿道与阴茎皮肤胚胎学起源一致，因而应用包皮重建尿道是合适的。即使阴茎皮肤量不足，应用阴茎皮肤重建尿道，然后应用大腿的中厚皮片游离移植修复阴茎的创面，也有成功的病例。1988年Stock回顾应用包皮游离移植和带蒂移植，未发现并发症的不同，许多人认为应用带蒂的皮瓣比游离移植提供更丰富的血运、更好的生长、更少的并发症，但是，游离移植比血运差的皮瓣有更好的成功率，长期的随访未发现尿道生长迟缓，造成尿道短缩，应用岛状皮瓣的缺点包括阴茎的扭转，蒂部的转移造成的不对称，覆盖尿道的皮肤坏死，应用游离皮片再造尿道在外形上更佳，更易裁剪，因为应用皮瓣，蒂部限制了皮瓣的转移，将背侧的包皮瓣转移到腹侧，帮助重建尿道的皮片重建血运，应用游离移植有较高的尿瘘和再手术率，术后的尿瘘需要进行修补手术。

英国整形外科医师Humby在1941年首次应用口腔黏膜游离移植修复尿道下裂，由于当时无抗生素应用，移植黏膜因感染坏死，该方法以后未再采用。Dessanti在1992年再次报道应用口腔黏膜游离移植修复尿道下裂，在采用膀胱黏膜游离移植修复尿道下裂中为防止再造尿道外口膀胱黏膜脱垂，应用口腔黏膜游离移植再造龟头端尿道，并与膀胱黏膜吻接，以后口腔黏膜又单独应用修复全段尿道下裂。Burger也在1992年报道口腔黏膜再造尿道的动物实验和采用口腔黏膜游离移植修复6名尿道下裂患者。在此之后应用口腔黏膜修复尿道下裂报道逐渐增多，Fichtner在1998年报道应用口腔黏膜与阴茎腹侧尿道板瓦合修复尿道下裂。Duckett在比较了口腔黏膜、皮肤和膀胱黏膜的组织学结构后，认为口腔黏膜毛细血管丰富、黏膜上皮层厚而黏膜下层薄，这样的结构在游离移植后，使得口腔黏膜更容易成活。口腔黏膜为角化复层扁平上皮，移植后不易挛缩、不会发生尿道口黏膜脱出，造成尿道外口狭窄，黏膜形成的尿道柔韧，抗尿液浸泡力强，术后并发症少。口腔黏膜一般采自上唇或颊部，成年人一侧颊部能取（2~2.5）cm×（5~6）cm的黏膜组织，创面可直接缝合，不会对张口功能和外观造成大的影响，采取的量足够一般情况下的尿道重建。目前应用口腔黏膜游离移植已经成为尿道下裂修复手术中的基本方法之一，不但在多次手术失败后局部组织缺乏的复杂型尿道下裂中应用，而且在其他各型尿道下裂的一期修复中应用。

（五）一期完成尿道下裂的治疗

Beck在1917年首先采用一期的方法修复尿道下裂，他认为对于轻型的尿道下裂，可以采用将尿道游离，然后将尿道口前移到龟头端的方法来修复。他在1922年报道了一部分一期修复的病例。1897年，Beck首次提出了尿道的前移来矫正尿道下裂，但是并没有游离尿道，以后相继有报道应用该方法矫正尿道下裂，目前主要将尿道部分游离，应用尿道的弹性前移来填补尿道的缺损。国内张涤生1983年报道治疗15例均获成功。1955年后采用一期修复尿道下裂的报道逐渐增多，Horton和Devine在1958年报道采用全厚皮片游离移植重建尿道。Desprez等在1961年采用阴茎腹背侧皮瓣重建尿道，Mustardé在1971年采用尿道口区为蒂的皮瓣修复尿道下裂。

（六）轴型皮瓣在尿道成形中的应用

1896年，von Hook首先应用包皮皮瓣修复尿道缺损，Broadbent和Woolf（1961）应用阴茎背侧皮肤包皮皮瓣用于尿道重建，同一年des Prez应用岛状的阴茎皮肤包皮皮瓣修复尿道下裂。以后在1970年Toksa和Hodgson应用纵行阴茎背侧带血管的包皮瓣重建尿道，Asopa在1971年首先应用横行的包皮内板轴型皮瓣修复尿道下裂，以后Standili、Hinderer、Duckett、Scuderi和Campus等进行了进一步的改进，使包皮瓣设计更加合理，包皮瓣广泛应用于尿道下裂的修复中。在近三十年，包皮瓣和远端阴茎皮瓣被应用于尿道下裂的修复。皮瓣可以从内板或外板采取，与阴茎的背侧相连，可为纵行或横行皮瓣，可以形成普通的皮瓣或形成岛状皮瓣，只有蒂部与皮瓣相连。几乎都可以一期手术完成，除了极其严重的，几乎适用于全部的尿道下裂患者。

Hodgson应用以阴茎背浅血管为蒂的纵行阴茎背侧皮瓣，在阴茎背侧形成纵行纽扣状切口，转移至腹侧重建尿道，该方法由于在阴茎背侧遗留明显的瘢痕，遗留创面大，往往需要移植皮片覆盖。

Hodgson在1970年应用包皮内外板一体转移修复重建尿道和覆盖阴茎腹侧创面，在包皮内板设计纵行皮瓣形成尿道并与外板相连，在阴茎背侧形成纽扣状切口，将包皮内外板通过切口翻转至阴茎腹侧，外板覆盖创面。由于手术会在阴茎腹侧侧面形成皮肤褶皱，他又将外板纵行切开，将双面皮瓣通过阴茎侧面转移至阴茎腹侧，消除了皮肤褶皱。国内学者陈绍基（1993）认为可将包皮内板从外板剥离，而不影响包皮的血运，他采用阴茎背侧纵行纽扣状切口将展开的包皮内外板转移至阴茎腹侧，中央部分重建尿道，边缘返折后覆盖腹侧创面。

Toksu和Hodgson在1970年采用纵行的包皮内板卷管形成尿道一期修复尿道下裂，首先在包皮内板中央形成纵行的包皮瓣，并卷管形成尿道，保留包皮内板和外板间的联系，再在包皮外板和内板交接处形成一个纽扣状的切口，将包皮通过切口转移到阴茎腹侧，形成的尿道和原尿道口吻接。

Duckett在1981年首先报道了应用横行岛状包皮内板瓣修复尿道外口位于阴茎近端的尿道下裂，以后他又将该方法推广至尿道外口位于阴茎近端的阴茎型尿道下裂，他认为大部分尿道下裂存有阴茎背侧包皮富余，富余的包皮内板组织量丰富，皮肤层薄得与尿道黏膜组织相近，是尿道重建的好材料，形成的内板皮瓣由阴茎浅血管供应，血运丰富，皮瓣的蒂部从包皮外板剥离后，形成岛状皮瓣向腹侧转移方便。应用岛状包皮内板皮瓣修复尿道下裂成为经典的手术方法，广泛应用于阴茎型或部分阴茎阴囊型尿道下裂的修复，对于较复杂的尿道下裂，它也是重建阴茎段尿道的常用方法。目前很多方法都是在此基础上改进形成的。

Duckett在1987年又报道了应用岛状包皮内板皮瓣与阴茎腹侧尿道板瓦合修复不伴有阴茎下弯的阴茎远端型尿道下裂。手术中将异常尿道外口至龟头远端的尿道板保留,将横行岛状包皮内板瓣向阴茎腹侧转移,并与尿道板瓦合形成尿道。之后该方法广泛应用于尿道板发育良好,不伴有阴茎下弯或轻度弯曲的阴茎型尿道下裂。

(七)多种组织复合应用的尿道成形术

2000年,李森恺教授根据整形外科的原理提出采用黏膜或皮片游离移植耦合阴茎或阴囊皮瓣带蒂转移的方法进行尿道成形,其基本原理在于:尿道成形需要的组织量较多,为了避免局部组织量的匮乏,可以将几种组织共同应用,如局部皮瓣、尿道板、口腔黏膜、游离皮片等材料的组合。该方法的优点在于可以提供充足的组织量重建宽敞的尿道,缺点在于手术比较费时,缝合的尿道存在数个吻接处。由于该手术是依据阴茎局部的解剖生理特点设计的,并有配套的专利器械和双弹力包扎方法等系统治疗方法配合应用,手术成功率较高,是严重型尿道下裂和组织匮乏的治疗失败的尿道下裂患者的良好选择。

三 尿道下裂的应用解剖学

尿道下裂患者由于其胚胎发育异常,不仅存在明显的解剖缺陷,还存在一定的组织移位和特有的解剖特点,但是有其规律性,对于这些特点的了解和规律性的认识,有利于进行更为合理的手术设计,提高手术的成功率。

(一)尿道下裂的病理表现

尿道下裂患者的病理表现主要有五个方面(图83-32):

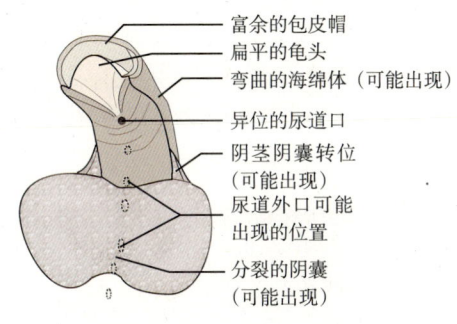

图 83-32 尿道下裂的常见病理表现

1. **尿道异常** 尿道外口位于阴茎阴囊腹侧中线的某一点,部分尿道海绵体缺乏或分叉,部分尿道非常薄弱呈薄膜状,有些存在尿道外口狭窄。
2. **阴茎异常** 龟头扁平,腹侧有类似尿道组织的尿道板或尿道沟出现,阴茎包皮腹侧缺乏,背侧堆积如头巾状。部分出现阴茎向腹侧弯曲,少数患者阴茎发育不良,有不同程度的阴茎短小,个别存在阴茎扭转。
3. **阴囊异常** 有些阴囊发育较差,甚至出现阴囊分裂;有些阴囊发育位置较高,表现为阴茎阴囊转位。
4. **睾丸异常** 有些有隐睾,有些存在睾丸发育不良,表现为睾丸成囊状或睾丸发育较小。
5. **其他异常** 有时伴有手部畸形、心脏畸形、乳房发育,以及斜疝和隐睾等身体其他部位的畸形。

（二）无阴茎下弯的尿道下裂——"尿道板"的解剖学及其成形尿道的临床意义

无阴茎下弯的尿道下裂的尿道外口远端，尿道缺损，代之以"尿道板"。也就是在尿道下裂患者腹侧存在着"应该发育成尿道的组织"，起自尿道外口，止于龟头。由于发育方面的原因，在青春期以前，这块组织可呈现板状，也有呈现沟状者，习惯上在文献中统称其为"尿道板"。实际上这块组织常常呈现沟状，故应该称其为"尿道沟"。

文献中所谓"尿道板"组织，没有论及两侧（左、右）宽窄的范围。

没有接受过手术治疗的无阴茎下弯的尿道下裂患者中，"应该发育成尿道的组织"即所谓"尿道板"组织，是没有尿道海绵体的正常纤维结缔组织，含有丰富的血管平滑肌、腺体和神经，其平滑肌和结缔组织具有很强的延展性。其中胶原纤维及弹性纤维含量正常，具有弹性，也有充足血运。由于尿道板血运丰富，保留利用尿道板做尿道成形的手术在无阴茎下弯的尿道下裂治疗中被广泛应用。这样，保持尿道板连续性可减少管状尿道成形后出现的高并发症。

（三）有阴茎下弯的尿道下裂患者——不存在尿道板组织

对于有阴茎下弯的尿道下裂患者，阴茎腹侧组织表面是由移位的龟头下皮肤组织与下裂的尿道外口黏膜连续构成，其深部组织是造成阴茎下弯的纤维条索，以挛缩的纤维结缔组织为主，是没有尿道海绵体的非正常纤维结缔组织，其中胶原纤维及弹性纤维含量比例低，弹性差，血运不良。必须彻底切除、松解，对移位的龟头下皮肤组织与下裂的尿道外口黏膜组织进行复位，以达到尿道下裂修复手术中的第一步——充分矫直阴茎。

（四）尿道海绵体分叉及其临床意义

正常情况下，尿道海绵体包裹着尿道，延续至龟头海绵体。尿道下裂患者，其完整的尿道海绵体部分终止在异位的尿道外口近心端，长度不定，约1cm。

1. 无阴茎下弯的尿道下裂——存在有分叉的尿道海绵体　其完整的尿道海绵体部分在尿道外口近心端，距尿道外口1cm处终止、分叉。两侧分叉的尿道海绵体粗细不完全对称，分叉后，在尿道板（沟）两侧前行至龟头海绵体，也有至冠状沟平面纤维化者，导致龟头下曲（图83-33）。

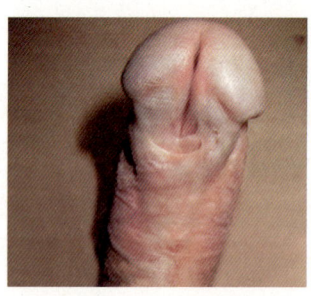

图83-33　无下弯的阴茎远端型尿道下裂，示尿道沟及分叉的尿道海绵体

2. 有阴茎下弯的尿道下裂——不存在分叉的尿道海绵体　有阴茎下弯的尿道下裂患者，不存在分叉的尿道海绵体，是没有尿道海绵体的非正常纤维结缔组织，代之以造成阴茎下弯的纤维条索，实际上是挛缩的纤维结缔组织，其中胶原纤维及弹性纤维含量比例低，弹性差，血运不良（图83-34）。

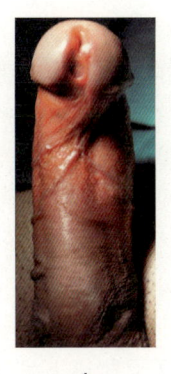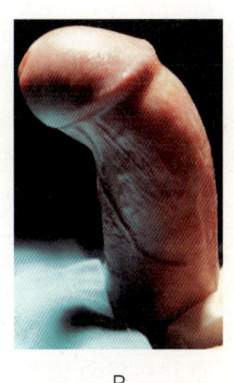

图 83-34　有下弯的阴茎远端型尿道下裂，无"尿道板（沟）"结构，无尿道海绵体分叉

但是在阴茎近端型、阴茎阴囊型尿道下裂患者的尿道外口旁有畸形的血管，推测应该是没有发育成熟的分叉的尿道海绵体，保护好后，可以供应阴茎腹部两侧皮瓣的血运，用于再造尿道。

3. 无阴茎下弯的尿道下裂患者——尿道板与分叉的尿道海绵体的联合应用　对于没有接受过手术治疗的无阴茎下弯的尿道下裂患者来说，尿道板的范围应该包含尿道外口远端的"尿道板（沟）"两侧的分叉的尿道海绵体及其深部组织，以及包含两侧分叉的尿道海绵体在内的浅层皮肤组织，向前延续至龟头下方。

无阴茎下弯的尿道下裂修复手术时，可以保护分叉的尿道海绵体，保留并联合利用"尿道板（沟）"全部皮肤瓣卷管，并拢分叉的尿道海绵体，成形尿道，完成解剖学修复。即保留利用"尿道板"的尿道成形术，这样就提高了尿道下裂修复手术的成功率。

对于没有接受过手术治疗的无阴茎下弯的尿道下裂患者来说，所谓板状的"尿道板"组织，也就是"应该发育成尿道的组织"，不应该只是通常现代文献中所描述的0.6～0.8mm宽度的组织。

（五）阴茎下弯充分矫直的必要性和重要性

尿道下裂修复手术中，阴茎下弯矫直的必要性和重要性是公认的、首要的，不可忽视，不可替代。不能采用阴茎背侧白膜折叠—短缩阴茎的方法来追求矫直阴茎腹侧下弯的目的，从而使得本来就发育不良的阴茎变得更为短小，无异于削足适履。因为我们已经有极其成熟的方法与技术保证，以及可利用的材料，充分矫直阴茎，并且能够再造阴茎充分矫直后的尿道。

采用阴茎背侧白膜折叠的矫直阴茎方法，有其严格的适应证选择，不可任意扩大应用范围。

有阴茎下弯的尿道下裂患者，运用整形外科学原则与技术，采用组织移植的方法——黏膜或皮片游离移植与皮瓣带蒂转移——两者耦合，或分别单独应用，在阴茎充分矫直后，进行缺损尿道的重建，已经有极其成熟的经验，完全可以达到满意的效果。

四　尿道下裂的治疗特点

（一）尿道下裂手术修复的治疗理念——顺势而为，"先复位，再重建，后移植"

尿道下裂的本质既有组织移位又有组织缺损，因此其治疗应先考虑将移位组织复位，利用移位组织重建尿道，如有不足，再考虑进行其他组织移植。

1. 顺势而为，"先复位，再重建，后移植"的依据　①阴茎包皮及皮肤堆积在龟头背侧，呈现头巾样改变；②无下弯类尿道下裂，异位尿道外口两侧分叉尿道海绵体的存在；③无下弯类尿道下裂，阴茎远端正中腹侧存在尿道板；④正常男人的阴茎于阴囊腹侧正中，存在中缝，那是胚胎发育期组织最后融合，形成完善的阴茎、阴囊的迹象。说明，胚胎期阴茎的发育形成是部分组织由背侧、两侧向腹侧转移的过程，由于受到某种因素的刺激，或是雄激素水平不足，而终止了完善的发育，形成尿道下裂畸形，但是包皮的发育并没有停止，就堆积在龟头背侧。

顺势而为，以"先复位，再重建，后移植"的理念修复尿道下裂，完成了文献描述中350余种尿道下裂修复术方法的"整合归纳，九九归一"，处处显示着先贤们为治愈尿道下裂而奋斗的精神。

2. 顺势而为，"先复位，再重建，后移植"的含义　尿道下裂患者出生后的手术修复理念应该是顺势而行，顺应自然——首先是通过手术帮助没有发育到位的组织，发育到位，也就是复位——把堆积在阴茎背侧，呈头巾样改变的阴茎皮肤-浅筋膜组织瓣，向腹侧转移。利用复位后的阴茎皮肤-浅筋膜组织瓣进行尿道与阴茎腹侧组织的修复与重建。

"先复位"是强调对于先天性移位组织，主要是龟头背侧堆积的头巾样"包皮帽"组织，在手术时向阴茎腹侧的整体复位。

"再重建"利用复位后的组织重建尿道和阴茎腹侧创面的覆盖。强调重建材料的血运，利用复位后血运不受破坏的包皮组织，重建新的成活的"器官"。

无阴茎下弯类尿道下裂患者，至此足矣，完全可以利用复位后的组织修复治愈。组织缺损不严重的有下弯类尿道下裂，如阴茎阴囊型尿道下裂，也可以利用复位后的组织修复治愈。

组织缺损严重的有下弯类各型尿道下裂，以及阴囊型、会阴型尿道下裂，就必须在"先复位，再重建"的基础之上，进行组织移植，即所谓"后移植"。

"后移植"强调运用整形外科原则与技术，运用组织移植的手段，进行再造尿道和阴茎创面缺损的覆盖。做到"缺什么，补什么；缺多少，补多少；补了，就能成活"，最终完成尿道下裂修复术。

有了上述思维和治疗理念，就不会再为文献中描述的治疗尿道下裂的方法众多，而让后来参与尿道下裂治疗的同行，在选择尿道下裂修复手术方法时无所适从，心情纠结；反而会感到顺应自然，理直气壮，一出手就有尿道下裂修复手术必然成功的信念。

（二）尿道下裂的内分泌治疗

1. 男性性激素分泌的调控特点　男性生殖内分泌系统主要由丘脑-垂体-睾丸轴组成，但其功能单位含有五种成分：①下丘脑外的中枢神经系统；②下丘脑；③垂体；④睾丸；⑤雄激素敏感周边器官。由神经介质、性激素、细胞因子组成一个复杂的神经-内分泌-免疫调节网络，它们相互影响，彼此协调地调节男性生殖系统的分化、发生、发育和成熟（图83-35）。睾丸是雄性激素分泌的主要器官，其中雄激素是由间质细胞（又称Leydig细胞）分泌，它的分泌主要受垂体LH的调控。睾丸中的另一类重要细胞称为支持细胞，又称Sertoli细胞，它分泌多种活性因子，与精子发生的启动和成熟过程密切相关。

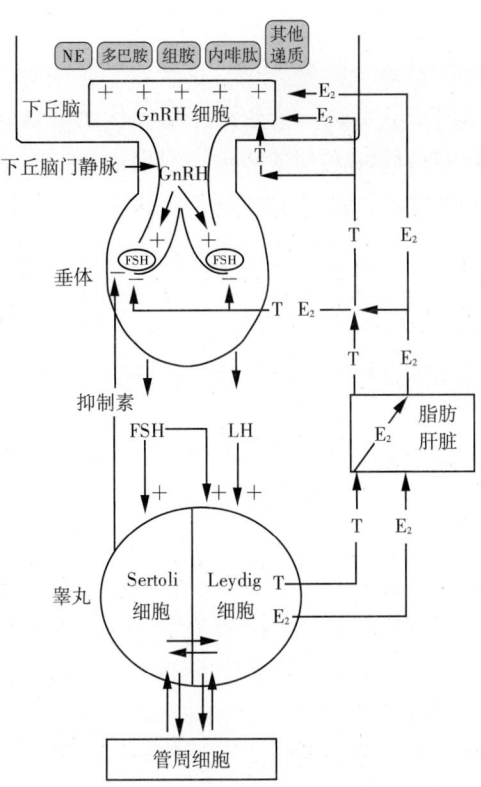

图 83-35　下丘脑-垂体-睾丸调节系统图解

(1) Leydig 细胞：主要分泌睾酮，它不仅具有雄激素的作用，还有显著的蛋白质同化作用。睾酮在滑面内质网内转化为胆固醇，转运到线粒体中形成孕烯醇酮，此反应受 LH 调控，孕烯醇酮回到细胞质合成雄激素。

(2) Sertoli 细胞：合成雄激素结合蛋白（androgen binding protein，ABP），与睾酮选择性结合，供雄激素的运转和储存。

2. 尿道下裂患者的内分泌异常　约在妊娠第 7 周，中性的原始生殖索开始分化为睾丸，男性外生殖器的男性化于 Wolffian 管分化开始不久，由两性外生殖器的共同始基——尿生殖结节（龟头、阴蒂）、尿生殖皱褶（阴茎体、小阴唇）和尿生殖隆突（阴囊、大阴唇）——开始发育。在胚胎第 10 周，外生殖器进入分化期，男性外生殖器分化时间较早，女性分化较迟，阴茎尿道的胚胎形成发生在排卵后 9～12 周，完整器官形成大约在 14 周完成。这个分化过程需要双氢睾酮的刺激，双氢睾酮是由胎儿睾丸分泌的睾酮在 5α-还原酶的作用下转化而来的。因此，胎儿的阴茎形成既受胎儿睾丸发育的影响，也受胎盘促性腺激素的影响。胎儿睾丸发育不全、雄激素作用失常导致"尿道沟"不能闭合或尿道皱襞的融合不完全，会引起阴茎或阴囊腹侧表面的尿道开放，从而形成尿道下裂（O'Rahilly，1992）。

对尿道下裂患者雄激素水平、5α-还原酶活性及雄激素受体结合力的研究，大多数未发现尿道下裂患者与正常人群对照组有明显的差别。但是发现在 hCG 刺激后，尿道下裂患者的增高反应明显低于正常对照组人群，提示尿道下裂患者的下丘脑-垂体-性腺轴不正常。研究表明，尿道下裂患者的雌二醇和雌酮的水平增加，这提示雌激素有拮抗雄激素作用，可引起尿道下裂。

(1) Ⅱ型 5α-还原酶活性降低：5α-还原酶分两型，Ⅱ型主要存在于外生殖器组织中，它控制着睾酮（T）向双氢睾酮（DHT）转变，而后者的生物活性远高于前者，对于男性外生殖器的分化和发育具有重要的作用。我们在研究中发现，部分尿道下裂患者存在Ⅱ型 5α-还原酶基因的突变，可能造成该酶的表达异常和功能降低。

(2) 雄激素受体表达异常、结合力降低：雄激素的作用不但依赖血浆和局部组织中 T、DHT 的水平，而且依赖雄激素受体的数量和质量，如果雄激素受体的数量和质量下降，则引起组织对雄激素不敏感，造成男性化不完全。尿道下裂患者中常见的雄激素受体异常主要表现为雄激素受体表达水平降低、雄激素受体结构缺陷和功能异常。在我们的研究中发现少数尿道下裂患者存在雄激素受体的基因突变。如果雄激素受体功能完全丧失，可表现为隐睾、幼稚型女性外阴和部分性阴道残存。

(3) 雌激素和转化生长因子α（TGF-α）水平增高：雌激素具有对抗雄激素的作用，如果雌激素水平增高，可引起男性外生殖器分化受阻，转化生长因子α（TGF-α）可加强雌激素的影响。雌激素过量，可引起多种异常，可能致畸或致癌，其部分机制可能涉及一些由雌激素调节的基因的形成和调节，如 EGF 等。雌激素形成不足可以引起女性尿道下裂，如芳香酶活性异常。

(4) 雄激素水平降低：雄激素水平的高低是保证男性外生殖器正常分化的关键一环，各种因素引起的雄激素水平降低，均可能造成外生殖器的分化和发育不良，部分患者表现为尿道下裂。

(5) MIS 及其受体异常：尿道下裂患者有时伴有 Mullerian 管残留，据研究认为，可能是由于 Mullerian 抑制物质（Mullerian inhibiting substance，MIS）或者其受体功能异常引起。

3. 尿道下裂患者的内分泌治疗　尿道下裂常伴有性分化发育不良，表现为阴茎、睾丸发育较小，男性性征发育不良。为了让患者能够在一种均衡的内分泌环境下生长，使男性性征能够尽量完善地发育，有些患者应该进行内分泌治疗。生殖内分泌激素类药物是指作用于下丘脑-垂体-性腺轴或者性器官的激素类药物。这个轴的主线是下丘脑分泌的促性腺激素释放激素（GnRH），通过门脉血流到达腺垂体，控制其促性腺激素（LH、FSH）的分泌；后者经血循环到达性腺，调节性腺的活动。反之性腺分泌的激素也经血循环到达下丘脑和垂体，发挥其调节作用；垂体促性腺激素也反作用于下丘脑进行反馈调节。

男性尿道下裂患者常用的激素治疗可以分为三类，即补充促性腺激素释放激素、补充促性腺激素或者直接补充雄性激素。他们分别适用于不同的患者。

(1) 促性腺激素释放激素（GnRH）

1) GnRH 的来源、结构与衍生物：促性腺激素释放激素（Gonadotropin-releasing hormone，GnRH）是 1971 年分别由 Schally A. V. 和 Cuillemin R. 从下丘脑组织中提取的能够刺激垂体前叶释放 LH 和 FSH 的活性物质。GnRH 的基因编码在 8 号染色体的短臂上，主要由下丘脑内侧基底部的弓状核内的 GnRH 细胞产生。猪、羊和人类的 GnRH 化学结构相同，它是一个十肽链，其氨基酸顺序为：PGlu（焦谷）-His（组）-Try（色）-Ser（丝）-Tyr（酪）-Gly（甘）-Leu（亮）-Arg（精）-Pro（脯）-Gly（甘）-NH_2。通过改变 6、9 位氨基酸可以获得中、高效的促性腺激素。释放激素激动剂（GnRH-Ag），通常应用于临床的有戈那瑞林（gonadorelin，500μg）、丙氨瑞林（alarelin，25μg）、那法瑞林（nafarelin，20mg×10ml）和布舍瑞林（buserelin，500μg）等，它们的活性*可以相差上百倍。

2) GnRH 的生理作用：GnRH 的主要作用是促进垂体促性腺激素分泌细胞合成 LH 和 FSH，并促进垂体产生更多的 GnRH 受体，静脉点滴 GnRH 可引起血浆 LH 明显升高和 FSH 轻度的升高。GnRH 可以引起生长激素的分泌，具有自我激发作用（self-priming effect），可以提高垂体促性腺细胞对 GnRH 的敏感性。GnRH 可直接作用于性腺，大剂量 GnRH 对性腺轴有抑制作用。

3) GnRH 的作用机制：GnRH 与特定的受体（GnRHR）结合，通过 G 蛋白活化，激活磷脂酶 C 和磷酸胆碱酯酶 D，使第二信使——二酰基甘油和肌醇三磷酸增加，通过细胞膜上钙离子迁移，与钙调蛋白结合，激活磷脂酶 A，使胞膜上的磷脂水解，释放花生四烯酸，从而刺激 LH 的释放（图 83-36）。

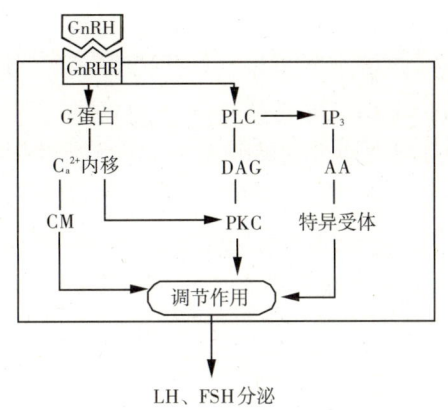

图 83-36　GnRH 作用机制模式图
PLC 为磷脂酶 C；DAG 为二酰基甘油；IP_3 为肌醇三磷酸；AA 为花生四烯酸；PKC 为蛋白激酶 C；CM 为钙调蛋白

4）GnRH 的释放与反馈：GnRH 的分泌呈脉冲式释放（pulsatile release），垂体对 GnRH 的反应是先升高，随后逐步降低，可能是由于 GnRH 持续作用，使垂体细胞上的受体活性下降、数量减少等。性激素小剂量能诱导 GnRH 的合成与分泌，大剂量则抑制。

5）GnRH 的给药方式及不良反应：脉冲式或小剂量注射 GnRH-Ag，对垂体性腺有刺激作用，长期则有抑制作用；GnRH 激动剂口服不易吸收，一般肌注、皮下注射或经鼻给药。主要不良反应为局部皮肤刺激及垂体抑制，可由于甾体激素降低而引起潮红、夜汗、性欲降低等。刺激垂体前叶分泌促性腺激素，引起性激素分泌增加。

GnRH 主要用于小儿隐睾症：最好在 1~2 岁间应用，一次 0.2mg，一天 3 次，鼻腔喷用，共 4 周。喷鼻剂一瓶 10g 溶液，含 20mg 纯品。长期应用可以造成垂体促黄体激素释放激素（LHRH）分泌减少，阻止睾酮和雌激素的作用。

（2）促性腺激素 LH、FSH 和 hCG

1）促性腺激素的来源和结构：1927 年 Ascheim 和 Zondek 发现孕妇尿中有促性腺活性物质，后证实是人绒毛膜促性腺激素（hCG），1959 年首次从羊垂体中分离出黄体生成素（LH），20 世纪 60 年代分离和纯化了羊、牛的卵泡刺激素（FSH），20 世纪 70 年代测出 LH、FSH 的氨基酸序列。LH 和 FSH 共存于大多数垂体促性腺细胞中，有些小细胞则仅分泌单种促性腺激素，其总数占垂体细胞数的 7%~15%。hCG 是胎盘合体滋养层细胞分泌的一种糖蛋白激素，各种滋养层细胞、正常睾丸、卵巢和许多其他组织也可产生 hCG。LH、FSH、hCG 都是 2 个亚单位组成的糖蛋白，只有 α，β-二聚体才有生物活性。三者 α-亚单位氨基酸序列相同，有 89 个氨基酸，重约 14kD，但 β-亚单位各有特异性，有 115 个氨基酸，LH 分子量为 14kD、FSH 分子量为 19kD、hCG 分子量为 23kD。LH-β 和 CG-β 除 C 末端外，高度同源，有 80% 的相似，仅 CG-β 在羧基端多 30 个氨基酸。

2）促性腺激素合成和释放的调控：促性腺激素的合成和分泌受下丘脑和性腺反馈两重调节。下丘脑主要通过 GnRH 的脉冲释放调控垂体促性腺激素细胞的功能，GnRH 脉冲刺激垂体的最适频率对于维持适当的血浆 LH 和 FSH 水平是必要的，一般来说，GnRH 脉冲频率高则有利于 LH 分泌，低则有利于 FSH 的分泌，当频率过低或者过高时，会引起循环的促性腺激素下降。脉冲性 GnRH 可以增加其受体的表达，持续性 GnRH 则减少其受体数和敏感性。雌二醇可以引起 GnRH 脉冲频率增加，导致 LH 释放增加；而孕酮可以引起 GnRH 的脉冲频率下降，有利于 FSH 的合成。

促性腺激素合成与分泌受两个性腺反馈系统的调节，即性腺甾体系统和激活素（activin）-抑制素（inhibin）-卵泡抑制素（follistatin）系统。两者均影响GnRH的脉冲刺激，总效应为抑制性。性激素在生理上为抑制LH、FSH，尤其是LH，这是一种负反馈调节。性腺甾体少量时有一定的正反馈作用，尤其在女性月经中期，大量则起明显的负反馈作用。激活素由垂体促性腺细胞分泌，刺激局部FSH的合成与分泌；睾丸曲细精管可以产生抑制因素，选择性地抑制FSH的分泌。抑制素通过对激活素的干扰抑制垂体FSH的分泌；卵泡抑制素则是通过与激活素结合而抑制其作用。如果曲细精管中没有生殖细胞，由它产生的抑制物质减少，就会造成FSH升高而LH正常。

3）促性腺激素在雄性中的作用：FSH主要靶器官是睾丸的支持细胞，促使生精上皮发育和精子的成熟，另外尚可产生性激素结合蛋白（androgen binding protein，ABP），促进雄激素在睾丸内的运转和增加曲细精管内睾酮含量，有利于生精和副性器发育；LH主要靶器官是睾丸的间质细胞，促进睾酮生成；hCG刺激胎儿睾丸，使之分泌雄激素以维持男性胎儿早期性分化，出生后hCG可以刺激睾丸间质，使之产生睾酮。

4）促性腺激素的作用机制：促性腺激素通过与靶器官表面的糖蛋白激素受体结合，激活细胞膜相关的G蛋白偶联的信号系统，由cAMP的增加激活蛋白激酶A，通过特异的丝氨酸和苏氨酸残基的磷酸化而发挥其生物学作用（图83-37）。

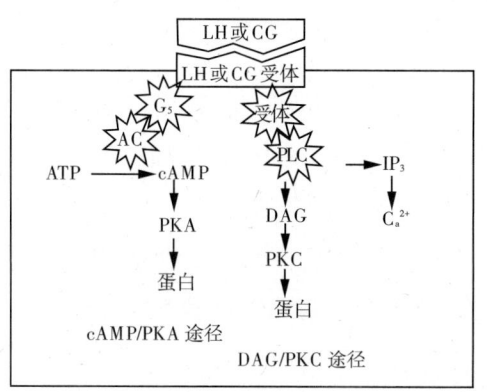

图83-37　LH或CG作用机制模式图
PLC为磷脂酶C；DAG为乙酰基甘油；IP$_3$为肌醇三磷酸；PKA为蛋白激酶A；PKC为蛋白激酶C；

5）临床用药方式及副作用：临床应用的促性腺激素是由绝经期妇女尿中提取的人绝经期促性腺激素（human menopausal gonadotrophin，HMG），含有等量的FSH和LH。肌内注射HMG后LH达峰需4个小时，FSH需8个小时；FSH的半衰期为24个小时。临床剂型有FSH和LH均为75IU和150IU。目前已经利用DNA重组技术生物合成高纯度的FSH，适合皮下注射，半衰期为36个小时。

目前尚无LH制品，由于hCG和LH的化学结构和生物学特性相似，临床上均以hCG替代LH。hCG是从孕妇尿中提取并纯化，本品各规格分别含有hCG 500IU、1000IU、2000IU、3000IU、5000IU，可以肌内注射或皮下注射，本品吸收好，6个小时达峰，生物半衰期为8个小时，10%以原型从尿排出，主要在肝脏代谢。hCG作用于睾丸间质细胞的LH受体，引起LH活性改变，刺激睾丸产生比睾酮浓度高的雌二醇，可使男性患者产生乳房发育。hCG用法：2000IU，一周2～3次，肌内注射或皮下注射，共6～12周。

促性腺激素主要用于：男性性征发育不良、男性精子缺乏和性功能减退。长期应用可抑制垂体促性腺功能，应用前应做皮试，以排除过敏。在生殖系统炎症和无性腺时禁用。青春期前伴有低促性腺激素性性功能减低的患者常需要 hCG 或 HMG、FSH 治疗，后两者为启动精子生成所必需。

（3）雄性激素

1）雄性激素的来源和结构：1849年，德国 Berthold 发现雄鸡睾丸中有一种维持雄性特征的因子。1931年 Butenandt A. F. 从男性尿中提纯出一种激素并称之为雄酮。1935年，David K. 从牛睾丸中获得睾酮结晶，1968年采用标记睾酮的方法发现睾酮在前列腺中转变成为 5α-双氢睾酮，1969年在前列腺组织中提取出雄激素受体。1988年，Liao S. 和 Wilson E. M. 分别测出睾酮的 cDNA 序列，1996年发现雄激素受体有 A、B 两型。雄激素主要由睾丸间质细胞（leydig cell）合成和分泌，肾上腺和卵巢也有少量分泌，天然雄激素中以睾酮活性最强。睾酮的化学结构是 17β-羟基雄甾-4-烯-3-酮丙酸酯，C-3 和 C-17 位的氧是雄激素活性所必需的。

2）雄激素的合成和分泌的调控：睾酮主要通过两条途径合成，即乙酸酯转化成胆固醇后，在线粒体中通过细胞色素 P450，转变成孕烯醇酮，然后形成睾酮。前一个环节受 LH 的调节，LH 通过影响睾酮合成的限速步骤——20，22裂解酶的活性，使胆固醇向孕烯醇酮的转变增加。正常青年血浆睾酮范围为：$2\sim10\mu g/L$，日分泌量 $5\sim7mg$。也是以脉冲方式分泌的。青春早期睡眠分泌，成人全天分泌。早8点最高，晚6点最低。双氢睾酮水平为：$0.3\sim0.6\mu g/L$。睾酮的合成受下丘脑和垂体的调节：LH 刺激睾丸间质细胞合成睾酮，并分泌到血中，睾酮血浓度高时，可通过负反馈抑制垂体 LH 和下丘脑 GnRH 的释放。

3）雄激素的作用：雄激素以睾酮（T）或者双氢睾酮（DHT）形式与受体结合而起作用，睾酮主要作用于睾丸曲细精管上皮细胞，刺激生精过程，5α-双氢睾酮主要刺激附睾和副性器官的生长发育，雄烷二醇能刺激精囊分泌。概括起来雄激素的作用主要有三个方面：①促进男性生殖器官的形成和第二性征的发育，大剂量补充睾酮可以抑制下丘脑及垂体分泌促性腺激素，进而抑制睾丸内雄激素的合成和精子发生。②可以促进蛋白质的合成代谢，能促进生长，促进骨骼、肌肉的发育，减少尿素的排出。在青春期，睾酮使身高、体重迅速增加，加速骨骺的融合，刺激骨骼成熟。③较大剂量雄激素可以刺激骨髓造血功能，能通过引起肾脏红细胞生成素增多而刺激骨髓，促使红细胞生成。

4）雄激素的代谢、给药途径和不良反应：血中98%睾酮为结合型，40%与白蛋白结合，58%与性激素结合球蛋白（SHBG）结合；血中游离睾酮仅占2%，具有生物活性，半衰期为 $10\sim20$ 分钟，大部分经肝脏代谢从尿中排出。睾酮具有高脂溶性，胃肠道吸收差，一般口服无效，多用其油剂肌内注射。睾酮的酯化物和烷基化衍生物混悬液肌内注射，释放缓慢，可实现长效补充作用。睾酮可从生殖器皮肤吸收，可做成皮贴剂使用。给正常男性正常量的睾酮无不良作用，未成年男孩大量应用雄激素则可产生多种不良反应。男性应用雄激素治疗可以产生女性形乳房，可能系肝功能不良使得雄激素清除不足，雄激素在外周转变成雌二醇而引起（Sertoli 细胞使睾酮芳香化为雌二醇，约占 E_2 的15%，其余主要由以脂肪组织为主的周围组织转化）。另外，大量雄激素可以造成水钠潴留，17α-烷基衍生物对肝脏有一定的毒性。

临床常用的睾酮类药物有：17β-羟基酯化、17α-烷基化、改变雄酮环的睾酮衍生物、十一烷酸睾酮和睾酮原型的皮贴剂。

17β-羟基酯化睾酮衍生物：均是在肝脏中水解，释放出睾酮而发挥作用。①短效的常用丙酸睾酮（testosterone propionate），其注射剂规格有 10mg/ml、25mg/ml、50mg/ml，每天一次用药。②长效最常用十一烷酸睾酮（testosterone undecanoate TU），如安雄（即 Pantestone）口服有效，可经淋巴吸收，口服后 $2\sim6$ 个小时达峰，$10\sim12$ 个小时恢复，胶囊规格为 40mg，注射液规格有 100mg、250mg，为肌注长效雄激素，作用可以维持2周到70天。主要用于：a. 男性功能减退。按每月肌注 250mg，4次为一个疗程。b. 再生障碍性贫血。安雄首次1克，以后每次 500mg，一个月2次。长效 17β-羟酯睾酮、庚酸睾酮和环戊丙酸睾酮也是目前有效而常用的雄激素，肌注 200mg

可使睾酮在1~2天内达到人血清正常高限，并能维持在正常范围约2周。口服制剂肝毒性较大。③另外，尚有混合制剂，如复方睾酮脂，1ml含十一烷酸睾酮150mg、丙酸睾酮20mg、戊酸睾酮80mg，其作用可以维持4周，常用于睾丸切除或更年期。复方睾酮脂：每2~4周肌注50~100mg，6~8周为一个疗程。

睾酮皮贴剂：可经生殖道皮肤直接吸收，目前的皮贴剂睾酮释放率为每24个小时3.6mg，2个小时后达峰，20个小时内逐渐下降。当阴茎发育太小时，一般主张在儿童期局部应用睾丸激素油膏3~6个月，促进阴茎的发育。

17α-烷基化睾酮衍生物：属于口服类雄激素，但是由于对肝脏毒性较大，应用受到限制。临床应用的有两种：①甲基睾酮（methyltestosterone），口服有效，但毒性较大，已经不用；②氟羟甲基睾酮（fluoxymesterone），雄激素活性比甲基睾酮高5倍，每天口服2~30mg。

改变雄酮环睾酮衍生物：达那唑（danazol）药理剂量下有较弱的雄激素活性及抗雌激素、孕激素活性。可以与甾体类激素的核受体结合，竞争性抑制它们的活性，可以直接抑制子宫内膜，并抑制垂体-卵巢轴，导致下丘脑-垂体-性腺轴功能的降低。口服吸收好，每次用药400mg，2个小时达峰，半衰期约5个小时，主要在肝脏代谢。

（4）其他与雄激素作用相关的药物：临床上有时根据患者的需要应用一些与雄激素相关的药物。常用的有两类：①同化激素，以增加蛋白的合成作用为主，具有一定的雄激素样作用，如苯丙酸诺龙（nandrolone phenylpropionate）每次10~25mg，肌内注射，一周1~2次；葵酸诺龙（decadurabolin）每次25mg，每3周肌内注射一次。②抗雄激素类药物，通过与靶受体结合竞争性地抑制性激素的活性，或者通过其他途径抑制雄激素、促性腺激素合成和释放。抗雄性激素对治疗皮肤痤疮、多毛症、男性脱发和男性喉癌有一定效果。常见的副作用有精子形成异常、性欲减退、乳房肿大等，常用的有醋环丙孕酮（cyproterone acetate，每片50mg）、氟他胺（flutamide，每片25mg）、非那雄胺（finasteride，每片5mg）和螺内酯等。

4. 内分泌治疗的程序及其注意事项

（1）确认新生患儿的性别：当一个患儿出生后，外生殖器形态表现为间性状态不能确认时，笔者认为应该由儿科医师、内分泌科医师、妇科医师、泌尿外科医师、遗传学者和有经验的心理学家共同进行会诊，以确定患儿的性别。患儿父母在适当的诊断确立以前，最好不要由患儿的表现任意赋予患儿一种性别，因为对于一个家庭来说，变更患儿性别要比最初性别诊断后的延迟判断要困难得多。为了确立性别诊断，必要的实验室检查可能需要几天，在此期间，笔者建议家长以中性的态度和词语来称呼患儿和与亲友交流，这样一旦性别诊断确立，大家会更容易接受。

笔者推荐患儿在最短的时间内尽快完成下列检查：

每天：给患儿称量体重并检查血清电解质和血糖。

第1天：抽抗凝血检查染色体核型（karyotype）。

第2天：检测血浆睾酮、双氢睾酮和雄烯二酮（androstenedione）。

第3天：检测血浆17-羟孕酮、17-羟孕烯醇酮和雄烯二酮。

第4天：超声波检查性腺和子宫，检查生殖器部位的声像（genitogram）是否有异常。

第5天：重复检测血浆17-羟孕酮、17-羟孕烯醇酮和雄烯二酮。

染色体核型是患儿性别判断的重要生物学依据，根据核型类别，如"46，XX""46，XY"或其他嵌合类型，可以初步判断性别类型。由于雄激素在第2天时可以下降到正常血浆浓度，雌激素在出生后第3天升高到正常血浆水平，因此后者检测应该稍推后，以便能够正确地判断这些激素的水平。超声波和genitogram检查均可以采用物理的手段判断是否存在Mullerian管系统和Wolffian管系统（Wolffian duct system），判断它们的位置。在有些患儿尤其是出生3个月以后，有必要进行hCG刺激试验，以便确定性腺甾体类激素的自然分泌情况。在第5天时，将综合判断前几天所获得的试验数据，并对患儿的性别给予一个合理的诊断。每天检测患儿的体重、电解质和血糖水平是非常重要的，因为由此可以判断患儿是否会出现新生儿肾上腺危象，这是性别分化不良患者经常出现的一种严重的内分泌紊乱。

(2) 确认较大患儿的性别：较大的患儿已经作为某一性别生活了一段时间，这时最好继续他们原有的性别判断，因为生存18个月以上的患儿变更性别是非常困难的。笔者认为，在出生第一个月内，当医师和家人有充足的理由需要改变患儿的性别时，是非常容易的，对于成年患者，只有当患者本人要求时，才应变更其原有的性别。在出生3个月以后到青春期之前，笔者经常应用hCG刺激试验，即按照一定的要求给予一系列的hCG注射，来决定患儿性腺能否分泌雄性激素。

(3) 尿道下裂患者中内分泌治疗的目的：当尿道下裂患儿确立为男性时，内分泌治疗的目的是促进雄性性征的发育，相应地抑制雌性性征的发育。例如，补充雄激素可以增加阴茎的体积、毛发分布和肌肉发育。当尿道下裂患儿确立为女性时，内分泌治疗的目的是促进雌性性征发育，抑制雄性性征的发育。例如：补充雌激素可以促使乳房发育和月经出现。另外，当患儿有先天性肾上腺增大时，也可以适当摄入糖皮质激素和盐皮质激素。糖皮质激素有助于维持对于身体压力的正常反应和抑制雄性性征发育。

(4) 尿道下裂患者内分泌治疗的疗程：尿道下裂患者的内分泌治疗可以分为两类，一类是暂时性短期治疗，一类是长期的治疗。前者主要适用于幼儿时外生殖器发育不良，后者主要适用于青春期后的性征发育不良和激素水平过低。

在幼儿期如果患儿的阴茎、阴囊发育不良，与同龄男孩相比明显短小，可以短暂性地给予促性腺激素或者雄激素治疗。通常主张给予hCG治疗，因为单纯的雄激素替代疗法副作用较多，可以抑制睾丸的功能，对发育也有较大的影响，而hCG可以促进睾丸间质细胞的功能，对发育的影响相对较小。hCG一般每次500~1000u，肌内注射，一周2次，10~20次为一个疗程，必要时可以追加一个疗程，但不宜应用时间过久，以免抑制垂体功能，引起广泛的内分泌紊乱。有人主张直接应用雄激素，以十一烷酸睾酮为宜，有人偏爱局部用药，认为应用睾酮皮贴剂对全身的影响较小。但是有资料报道局部用药后血睾酮浓度同肌内注射后相似，由于用药量难以控制，也不宜长期应用。

青春期以后，如果外生殖器发育、性功能等方面仍表现为严重的缺陷，需要长期补充性激素或肾上腺皮质激素，具体的用药方案应该依据实验室检查并征求内分泌专科医师的意见后再予拟订。但是，不论患者应用的是雄性激素、雌性激素，还是肾上腺皮质激素，要强调的是这种用药均需维持终生。因为这些激素对人体均有重要的功能，如成人需要雄激素维持雄性性征，雌性激素可以使人避免骨质疏松和心血管疾病，肾上腺激素可以对抗血糖过低和许多与压力相关的疾病。

(三) 尿道下裂的心理治疗

尿道下裂发病在会阴外生殖器区域，属于个人隐私，患者及其家人均讳莫如深，极力避免这个话题。为了避开他人的注意，往往离群独处，甚至必须回家才能大小便，很容易造成患儿的人格扭曲和性心理障碍。为了保证患儿身心发育正常，在采用外科手段治疗尿道下裂的同时，还必须辅以适当的心理引导。正确的心理引导来自对性心理发展过程以及常见性心理障碍深刻的理解，在此笔者简单介绍一些相关知识，以帮助读者把握尿道下裂心理治疗过程。

1. 正常儿童的性教育　儿童性观念的形成对于个体健康性心理的形成是一个重要的基石，适当而及时的性教育可以帮助他们形成有益的性观念，进而保证性心理的正常发展。因此，儿童的性教育应该及早着手，性观念一旦形成，再予改变则非常困难。儿童的性教育应该从引导和知识性介绍入手，不宜过分抑制和恐吓。

(1) 婴幼儿：婴幼儿的性引导主要是由家长完成。应该注意以下几个问题：①正确而恰当的性别同一性，如取名、打扮、玩具、游戏等，应按性别加以引导。②防止性抑制。如孩子玩弄抚摸时，不宜恐吓训斥，而应用讲故事、做游戏的方式吸引开他们的注意力，对于其行为最好装作不知道。③正确回答婴幼儿的问题，如"我是怎么生出来的"，不宜欺骗和恐吓，以免形成性是丑陋的、神秘的、荒诞的、淫秽的等观念。

（2）少年期：应该提前给予正确的性知识方面的教育，对于儿童的性游戏要适当引导，不宜过分关注或者严加抑制，任其自然发展不失为明智的选择。

（3）青春期：12～17岁，是性知识教育的关键阶段，应明确讲授生殖器系统的解剖性及生理功能，使他们能够正确认识青春期将会出现的一些现象，如手淫、遗精、早恋等情况。

（4）青年期：18～35岁，此时个体的性生理已经发育成熟，应重点指导恋爱、择偶、婚姻、性生活、生育等方面的知识和应该采取的态度。

2. 自尊与性心理的完善　自尊心的确立是人格完整的必要组成部分，也是健康性心理的一个重要基石。在儿童的性教育的同时，必须帮助他们树立强大的自信和自尊，才可能保证他们形成完善的性心理。自尊即自尊心及自尊需要，是指一个人希望在社会中占有一定地位、享有一定的声誉、赢得好的口碑的心理愿望，自尊可以使人具有很强的积极向上的态度。自尊感降低即自卑，容易使人妄自菲薄、自暴自弃。拥有自尊者更容易表现外向和自信，具有较强的进取心，更能意识到自己的性要求和性感受。自卑者却对自己的一切感到失望，没有信心，他们从不愿意在伴侣面前更衣，除非关灯，否则绝不在异性面前裸体。自卑者想象力差、没信心、被动，在性活动中总是把伴侣放在首位，充满对性的畏缩，不爱主动发起性活动，抑郁日渐加重，甚至可能引起阳痿，形成心理性的性功能障碍。

3. 尿道下裂患者性心理引导的特点　尿道下裂患者本身具有外生殖器的畸形，总感觉自己的阳刚之气不足，患者的家人和本人常常有意识地掩盖其病情，使患儿本能地感觉到自己的病很不体面，进而推论到自己本身也低人一等，长期压抑的环境很容易导致患儿内向、自卑、羞涩和畏惧。随着年龄的增长，如果不能得到有效引导和治疗，会进一步发展成为性格孤僻、缺乏自尊、人格不健全和性心理扭曲，甚至会形成偏执、抑郁和精神分裂。尿道下裂的手术治疗对于患者的心理健康发展极为重要，尿道下裂男性患儿由于无法站着排尿，常常受到同学的讥笑，会引起许多儿童心理障碍，如自我评价、男性认同、身体形象等。尿道下裂的成人可能为了同样的原因而避免性活动。

对于中、重度的尿道下裂，如果不进行有效的治疗，对于患者的性功能和性行为均有影响，可能由于异常的解剖缺陷的心理反应和生理的原因，例如阴茎发育不良、阴茎下弯、尿生殖道发育异常、性激素分泌量不足等因素，可能影响阴茎的勃起功能。

（1）赋予患儿正确的性别：患儿出生后，一定要及早进行必要的检查，确定患儿的性别，了解其睾丸发育情况和生殖内分泌水平，进而大致判断其性征发育状态和发展方向。确定性别后，赋予患儿正确的性别概念，包括名字、打扮、玩具称呼和习惯引导，使患儿具有正确的性别认同。

（2）及早手术矫治，创造一个良好的开端：患儿应该在性心理萌芽之前，即18个月到3岁半完成尿道下裂的矫治手术，使得患儿性心理的形成能拥有一个良好的开端。一般而言，如果患儿的阴茎阴囊发育接近正常，出生后10～12个月就应实行阴茎矫直和尿道成形术。这样，当患儿逐渐长大时，就可能不太注意到自己与周围人群的不同，从而保证他们性心理能够顺利发展。

（3）心理支持，开放性引导：临床上经常见到一家祖孙三代陪着一个尿道下裂的孩子来看病，仿佛这孩子肩负着几代人的希望，其实过分的重视无疑也是一种沉重的负担，对于孩子的心理发展并不合适。应该从开始就向患儿灌输一种概念，即你是一个正常的男孩，所患的尿道下裂只不过是千万种疾病中极为普通的一种，既不必对其感到自卑和羞涩，又不必对未来过分担心，因为大多数尿道下裂患者均可以发育成接近正常的男性，过上正常的家庭生活。患儿家人一方面要积极地为孩子治疗，争取尽早摆脱该病对孩子的影响，另一方面也不必过分注意或者避讳孩子的畸形。最好是坦然对待，使孩子感觉到他是一个正常的男人，纵然有些缺陷，也不过如此而已。

（4）综合性治疗，维持正常的性征：正常的性征发育是正常性心理发展的基础，很多尿道下裂患儿由于性激素的作用不够充分，造成性征混淆，如阴茎、阴囊发育较小和乳房发育等。患儿应该在适当的年龄，阶段性地补充性激素，促进性征以接近正常的水平顺利发育。这样，男性患儿就不会由于总感觉到自己不像个男人而自卑、自叹、离群索居。

（5）开朗生活，慎重择医：许多尿道下裂患者由于种种原因未能在幼儿期完成治疗，一直到青少年期甚至成人阶段仍需反复地手术治疗，这对他们无疑是一个沉重的负担。每天面对家人的忧郁和心底深处的自卑，很容易导致患者的心理扭曲，对其人格和心理均造成严重的损害。家人一定要鼓励他们坦然、开朗地生活，在事业的建树上重塑久违的自尊。另外，慎重地选择就医单位，争取尽早结束治疗，减少患者的肉体和精神负担，给患者一个明确的希望，对患者的心态和自尊实有莫大的抚慰效果。

4. 性心理咨询　性心理学是一门专业性很强的学科，患者及其家人一般难以全面地把握患者的发育状态及其性心理引导，以及内分泌、外科等治疗的时机。这时最好的选择就是求助于专业人员，进行详细的性生理、病理和心理的咨询。

（1）什么人需要接受心理咨询服务：笔者认为，所有性征模糊的患者和家庭成员均应该慎重对待这种心理咨询。咨询可以由儿科医师、内分泌医师、心理医师、精神治疗医师、牧师、遗传学顾问或者其他适当的人员提供。然而必须强调的是，提供咨询服务的人员必须非常熟悉性征发育不良的诊断和治疗结果。另外，如果被咨询的人员拥有性治疗和性咨询的经验无疑对咨询效果的保证是有帮助的。一般在咨询中涉及的话题常会有关于患者的状态、治疗方法、是否不育、性别取向、性功能和遗传性等。其实，换一个角度讲，这些问题往往终生烦扰这些患者及其家人，通过这类咨询，常可使他们获得巨大的益处。

（2）患者和家人每隔多久需要进行性心理咨询：每个患者由于情况不同，对咨询的需要也有所不同。笔者认为，患者的这类咨询终其一生均是有益的，但是在不同的发育阶段需要的程度有所不同。例如，在孩子年幼时，其父母可能频繁地进行这类咨询，随后则更多地关心孩子的发育状态。另外，患者可能会发现，一旦他们决定进行性活动，这种咨询会显得帮助甚大。

五　尿道下裂的分型诊断

尿道下裂由于表现比较复杂，传统上为了诊断和治疗方便，要根据尿道外口位置进行分型，如龟头型、冠状沟型、阴茎阴囊型、阴囊型和会阴型，有时可根据治疗难度不同将前三种分成远端型或轻型，后三种称为近端型，阴囊和会阴型称为重型尿道下裂。但是这种分类方法对于治疗方法的选择参考价值较小，根据多年的临床治疗经验，笔者感觉阴茎下弯与否对于治疗方法的影响较大，因此，倡导首先将尿道下裂分成有阴茎下弯类和无阴茎下弯类，在此基础上再根据尿道外口的位置进一步细分为龟头型、冠状沟型、阴茎远端型、阴茎近端型、阴茎阴囊型、阴囊型和会阴型，以方便临床分型和手术治疗方案的选择。

（一）尿道下裂的临床分型诊断的重要性

临床分型应该立足于有利于手术治疗方案的选择，是为了治疗而诊断分型，以便于在手术前做好充分的准备，而且应该雅俗共赏，医家与患者都能从临床诊断分型中了解手术修复的难度。

而依据尿道外口在不同位置的表象来分为不同类型的传统分型方法，不能够准确提示手术治疗方案的选择，因而实际临床应用价值较小。因为尿道外口位置正常的单纯阴茎下弯患者实际上也是尿道下裂的一种临床表现形式，必须首先确定其阴茎下弯的程度，然后决定用什么方法再造尿道。

无阴茎下弯的尿道下裂，其手术治疗方案比较简单。伴有阴茎下弯的尿道下裂相对比较复杂。其诊断应该书写为"尿道下裂　无阴茎下弯类　阴茎远端型""尿道下裂　有阴茎下弯类　阴茎阴囊型"等。

（二）阴茎下弯的存在与否的初步判定方法

对于尿道外口异常的尿道下裂患者，应该采用无创的医疗手段检查，刺激，观察其勃起状态，首先判断有无阴茎下弯（图83-38，图83-39）。

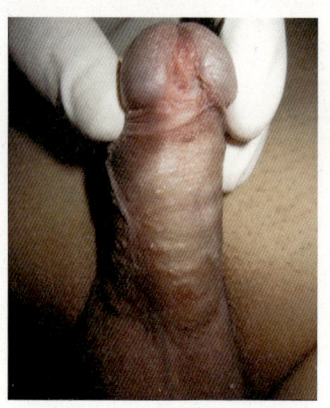

图 83-38　无阴茎下弯的阴茎远端型尿道下裂

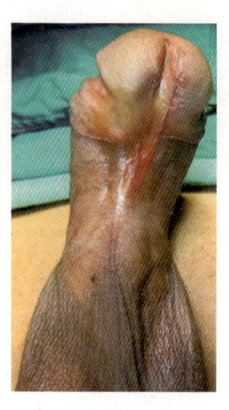 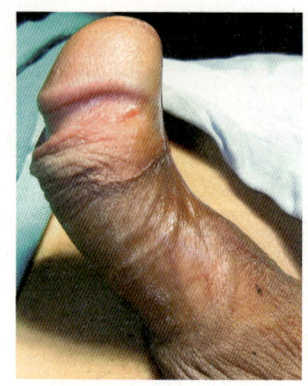

　　A　　　　　　　　B

图 83-39　有阴茎下弯的阴茎远端型尿道下裂

等待其阴茎自然勃起时，观察。或听取家长及本人的描述。

借助于触诊——检查者以食、中指触压阴囊部海绵体至耻骨联合处，使阴茎呈现轻度勃起状态。可以勃起，但不坚挺。能够初步判断有无阴茎下弯。

手法刺激，令阴茎自动勃起，然后判断有无弯曲。

（三）尿道下裂临床分型诊断与手术适应证选择

尿道下裂临床分型诊断与手术适应证选择，见图83-40。

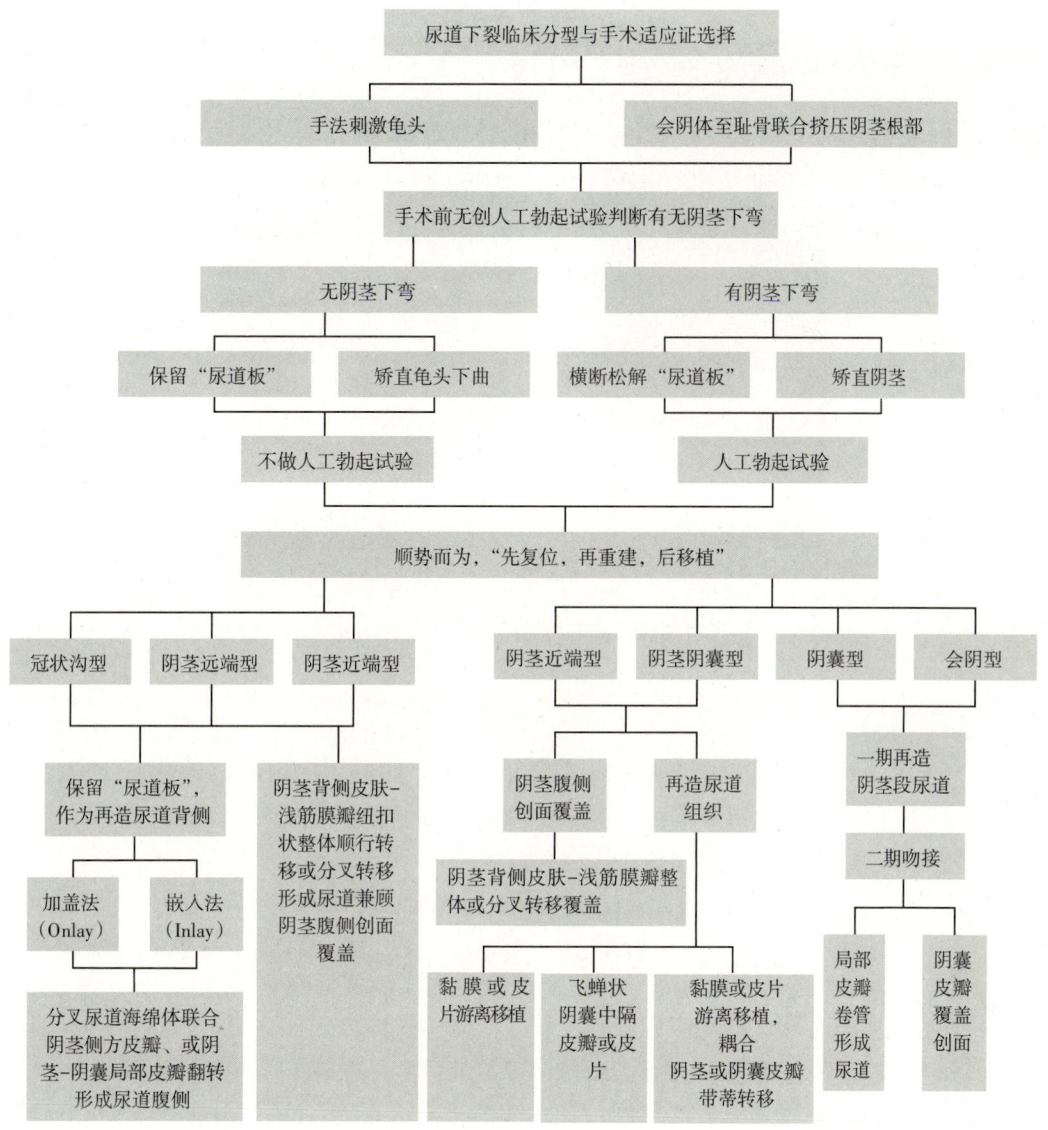

图 83-40　尿道下裂临床分型诊断与手术适应证选择

六　尿道下裂初治手术

尿道下裂在初期治疗时，其畸形表现和组织结构具有一定的特点，其治疗也可以规范为一系列的定式手术。但当手术治疗失败时，临床表现则千差万别，治疗需要根据患者的表现特点和医师的经验，个性化地制订治疗方案。下面简要介绍尿道下裂初治时常用的尿道成形术。

（一）无阴茎下弯的尿道下裂修复手术

原则——保留、利用"尿道板"，形成尿道。无阴茎下弯尿道下裂包括大口型、冠状沟型、阴茎远端型、阴茎型，常伴有龟头下曲。通过龟头翼状组织瓣掀起，可以同时矫正龟头下曲，并同时形成龟头及尿道外口。

1. "尿道板"直接卷管形成尿道　无阴茎下弯的尿道下裂初治患者，采用"尿道板"直接卷管形成尿道手术时，要求其有一定的宽度，足以形成标准的尿道，不能过窄。在1岁以后的婴幼儿，其最小宽度以6mm为妥。其参考标准是当成形的尿道内的支撑导尿管为6F时，可以自由插入、拔出，而无阻力。随着年龄的增加，宽度适当加大，均以自由通过相应年龄段的导尿管为标准，以免再造后的尿道狭窄。

（1）包含一侧或两侧皮瓣的"尿道板"直接卷管形成尿道（图83-41）

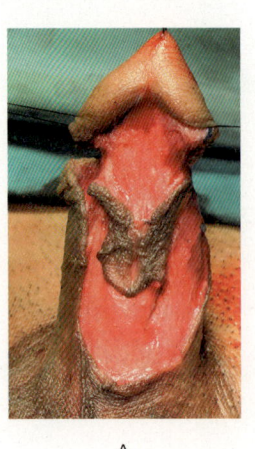
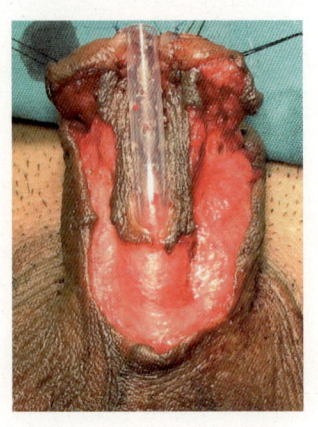

图83-41　包含两侧皮瓣的"尿道板"包绕在塑料管外形成尿道

方法：平行纵行切开"尿道板"皮肤，在尿道外口近端横行切开皮肤，两侧皮肤瓣内含有分叉的尿道海绵体，可以在白膜浅层松解、掀起，向中线翻转，接续原尿道外口。以皮肤瓣形成尿道的方式缝合。

（2）"尿道板"中央镶嵌包皮内板皮片或口腔黏膜片形成尿道

方法：在"尿道板"中央纵行切开松解后的创面，镶嵌采自口腔唇、颊或舌黏膜的黏膜片或包皮内板皮片，以游离移植方式褥式（门钉）缝合、固定。然后卷管再造尿道：平行纵行切开"尿道板"皮肤，在尿道外口近端横行切开皮肤，两侧皮肤瓣内可能含有分叉的尿道海绵体，可以在白膜浅层松解、掀起，向中线翻转，接续原尿道外口。以皮肤瓣形成尿道的方式缝合。

2. 保留"尿道板"，加盖法重建尿道　加盖法是指无阴茎下弯的轻型尿道下裂初治病例，可以保留"尿道板"作为尿道的背侧，采取局部带蒂皮瓣转移、翻转，形成尿道的腹侧，与"尿道板"共同重建完整的尿道。对于手术失败后，已经矫直阴茎，重建了"尿道板"的患者，也可以采取局部带蒂皮瓣转移、翻转，形成尿道的腹侧，与已经重建的"尿道板"共同重建完整的尿道。

（1）尿道口蒂纵行岛状皮瓣翻转加盖法

1）适应证：①没有做过手术的原发尿道下裂病例，适合尿道缺损较短的龟头型、冠状沟型尿道下裂。②已经做过尿道下裂修复手术，尿道外口复裂，且尿道开口在龟头或冠状沟者，阴茎皮肤不缺少，有松动度（图83-42）。

2）方法：尿道口蒂翻转岛状皮瓣的血供，来源于尿道外口两侧及其下方阴茎腹侧的筋膜血管蒂，可靠。联合脱套的阴茎皮肤袖筒状整体前移修复尿道下裂。翻转加盖的尿道外口下方阴茎纵行岛状翻转皮瓣与整体前移的脱套的袖筒状阴茎皮瓣之间不做剥离。

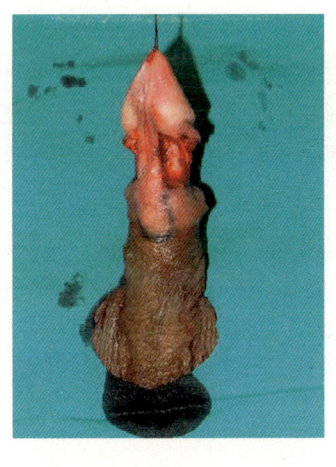 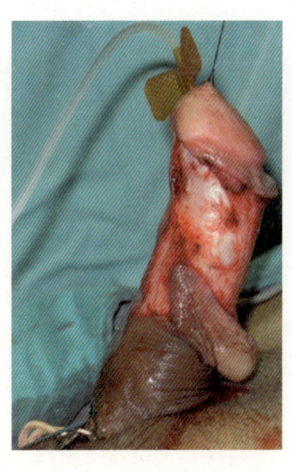

图 83-42　尿道口蒂纵行岛状皮瓣翻转加盖法再造尿道修复无下弯的冠状沟型尿道下裂

（2）尿道口蒂侧方皮瓣横行翻转加盖法

1）方法：尿道口蒂翻转岛状皮瓣的血供，来源于尿道外口两侧及其下方阴茎腹侧的筋膜血管蒂，来源可靠。尿道口黏膜与其一侧的侧方皮瓣之间不做表皮切开。联合脱套的阴茎皮肤袖筒状整体旋转，覆盖创面，修复尿道下裂。翻转加盖的尿道外口侧方阴茎岛状翻转皮瓣与整体旋转脱套的袖筒状阴茎皮瓣之间不做广泛剥离。

2）皮瓣选择：是取尿道口蒂侧方岛状皮瓣，还是取尿道口蒂纵行岛状皮瓣翻转加盖，形成尿道，须依据局部皮瓣质量、切取方便程度和便于阴茎整体皮瓣对创面的覆盖面积而定。

（3）包皮内外板整体皮瓣旋转加盖法

1）适应证：适合没有做过手术的阴茎近端型、龟头型、冠状沟型原发尿道下裂初治病例，且包皮量较充裕者。

2）方法：只因采用单纯尿道板再造尿道的材料不足，阴茎皮肤及包皮内外板皮肤量较多，可以充分利用。用于再造尿道腹侧而加盖的岛状内板皮瓣，与阴茎皮瓣及外板皮瓣形成一个整体，仅做真皮下松解，不做广泛剥离，外板皮瓣顺势旋转覆盖阴茎腹侧创面，完成尿道下裂修复。保证了血运不受影响，也没有漏尿的缝隙。

（4）阴囊中缝皮肤岛状皮瓣翻转加盖法

1）适应证：适合没有做过手术的原发阴茎近端型、阴茎阴囊型尿道下裂初治病例，且阴茎皮肤量相对较少者。

2）方法：采用单纯尿道板再造尿道的材料不足，如果扩大形成尿道的皮瓣，阴茎腹侧创面的覆盖材料就显得不足。借助于阴茎根部-阴囊中缝岛状皮瓣翻转加盖形成尿道，就解决了材料不足的问题。阴茎阴囊中缝岛状皮瓣的血运来源是阴茎阴囊的浅筋膜蒂。阴茎阴囊中缝岛状皮瓣的掀起，只是松解切断中缝深部的纤维条索隔。

（二）有阴茎下弯的尿道下裂修复手术

其原则是阴茎充分矫直后，组织移植，再造尿道。

1. 飞蝉状阴囊中隔皮瓣和皮片联合再造尿道一期完成尿道下裂修复术

（1）适应证：①没有做过手术的原发阴茎阴囊型尿道下裂初治病例，伴有阴茎下弯者，阴囊发育良好，矫直后即刻同时一期完成尿道下裂修复手术。②做过手术的阴茎阴囊型尿道下裂再治病例，已经矫直者，尿道下裂修复手术虽然失败，但阴茎皮肤保留较多，阴囊发育良好者。

（2）缘起：已故著名整形外科学专家李世瀛1982年报告，阴囊中隔血管神经蒂岛状皮瓣再造尿道一期完成尿道下裂修复手术，从此大大提高了尿道下裂修复手术的成功率。其缺点是再造尿道内有毛发生长而出现再造尿道结石等并发症。但是，应用阴囊中隔血管神经蒂岛状皮瓣再造尿道一期完成尿道下裂修复手术，确实是一种可靠的选择，对于再造尿道材料严重匮乏者，有其适应证。况且在手术前，可先采用整形美容外科的电解脱毛技术，再进行尿道下裂的修复手术，可以避免其并发症发生。李森恺运用整形外科学的原则与技术，把阴囊中隔的皮肤形成飞蝉状阴囊中隔皮瓣（蝉体）联合皮片（蝉翼）再造尿道，也是耦合法再造尿道思维的延续。这是学生（李森恺）承袭老师（李世瀛）的学术思想，继续开拓创新的典范；是学生对于老师培养的最好的感恩回报，也是一代又一代学人学术传承发展的典范。在当今的学术环境中，具有示范意义。

（3）方法：通过整形外科学的原则与技术，把没有毛囊的阴囊中隔的皮肤形成带有血管蒂的皮瓣，再造尿道的腹侧，而阴囊中隔皮瓣两侧带有毛囊的阴囊皮肤，经过整形外科学技术的修剪，形成中厚皮片，不再含有毛囊（毛囊被保留在阴囊供区原位），再造尿道的背侧，紧贴阴茎腹侧白膜。这样形成的阴囊中隔皮瓣联合皮片，展开后，状如飞蝉，中隔皮瓣如蝉体，两侧皮片如蝉翼。再造尿道后，可以完整成管（图83-43）。经过整形外科学技术的缝合包扎处理，能够保证成活。其优点是：①再造尿道内不会再有毛发生长及其引起的并发症，因其阴囊中缝皮肤及其深层肉膜无毛囊，故无阴毛生长，阴囊中缝两侧皮肤的毛囊在阴囊浅筋膜（肉膜）层，因其位置较深，一般激光不能脱毛，而手术刀剥离全厚皮片的操作可以保证不带毛囊。②因为不是采用全部、全层连续的阴囊浅筋膜（肉膜）瓣再造尿道，所以再造的尿道不臃肿。③再造尿道的阴囊浅筋膜不再连续成管型尿道，因而不会随着天气的寒冷而收缩，导致排尿不畅。④一次性手术成功率高。

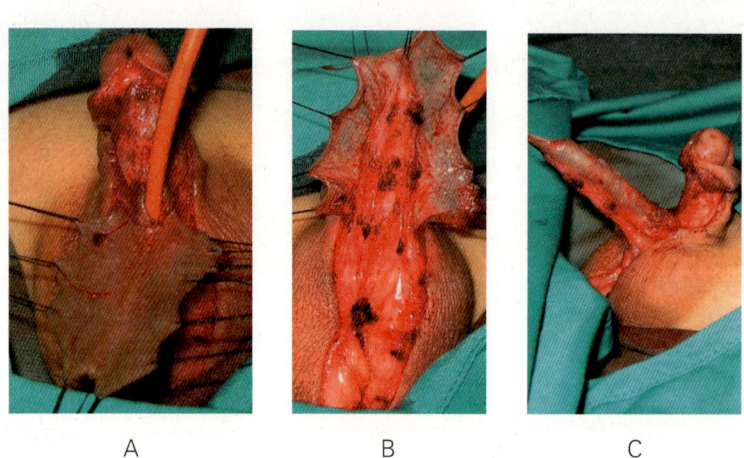

图83-43　飞蝉状阴囊中隔皮瓣和皮片联合再造尿道一期完成尿道下裂修复术

2. 黏膜或皮片游离移植再造尿道修复尿道下裂一期完成或二期吻接。

（1）适应证：比较广泛，适合再造尿道材料不足的各型尿道下裂。但是其条件要求严格，就是阴茎皮瓣要完整，无瘢痕，或是瘢痕已经软化。诸如：①伴有阴茎下弯的会阴型及阴囊型尿道下裂初治患者，在矫直阴茎的同时，再造阴茎段尿道，二期吻接。②各型尿道下裂患者的分期手术，二期吻接。③伴有阴茎下弯的各型尿道下裂的初治患者。④已经矫直阴茎，阴茎皮肤完整的再治患者，通过阴茎腹侧皮瓣下隧道再造尿道，二期吻接。⑤能够而授黏膜或皮片游离移植技术者，一期完成尿道下裂修复手术。

（2）黏膜皮片供区：①黏膜。口腔黏膜（如唇、颊、舌黏膜等）、膀胱黏膜。②皮片。包皮内板皮片、阴囊皮片、耳后皮片。

（3）方法：将黏膜或者皮片的皮肤面包裹软弹多孔的尿道支持管，采用5-0可吸收缝线缝合两侧使之成管状，肉面朝外，以形成尿道。在阴茎腹侧皮下做隧道，直达龟头顶端。将预制的尿道置入隧道中，其远端与龟头皮肤缝合，近端与近端尿道或阴茎皮肤缝合。对于二期吻合者，远端尿道的预制也可以将黏膜或皮肤包裹抗生素纱条制成（图83-44）。

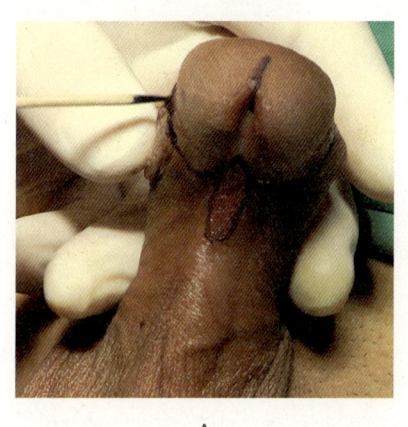
A
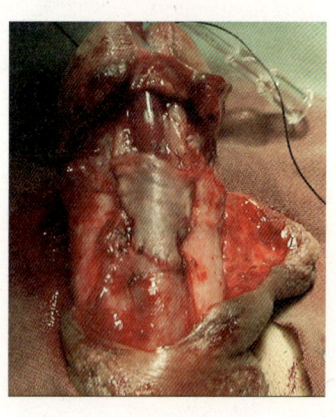
B

图83-44　口腔黏膜游离移植再造尿道修复有下弯的阴茎远端型尿道下裂

保证黏膜或皮片游离移植成活的关键技术是：再造尿道内用软、弹并带侧孔的硅胶管支撑，阴茎体外用高弹管型网状绷带持续双弹力包扎。

3. 耦合法再造尿道一期完成尿道下裂修复术　口腔黏膜或内板皮片游离移植耦合阴茎（或阴囊）局部皮瓣带蒂转移再造尿道，修复尿道下裂。

（1）常用黏膜、皮片的供区：①口腔黏膜。唇、颊、舌黏膜。②皮片。包皮内板皮片、阴囊皮片。

（2）常用局部皮瓣：①包皮内板岛状皮瓣。②阴茎侧方畸形血管蒂皮瓣。③阴茎侧方纵行皮瓣。④阴囊中隔皮肤瓣。

（3）方法：充分矫直阴茎后，黏膜或皮片游离移植，其皮肤面向上平铺在阴茎海绵体腹侧白膜或筋膜上，近端与原尿道外口缝合，远端与龟头再造尿道外口缝合，中间采用"门钉缝合"，使黏膜或皮片的肉面与受植床固定，然后转移局部皮瓣与游离组织耦合形成一个完整的尿道，其中间置入尿道支持管和尿液引流管。常用耦合方法如下：①口腔黏膜或皮片游离移植耦合阴茎侧方（或纵行）岛状局部皮瓣带蒂转移再造尿道，修复尿道下裂；②口腔黏膜或皮片游离移植耦合阴囊中隔岛状局部皮瓣带蒂转移再造尿道，修复尿道下裂等（图83-45）。

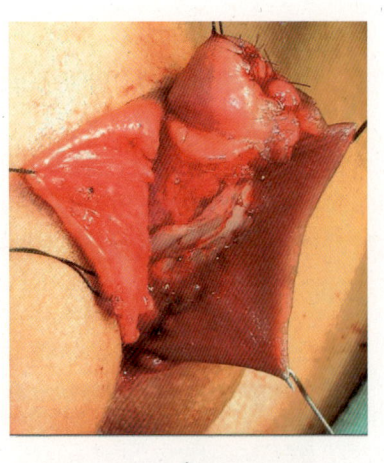
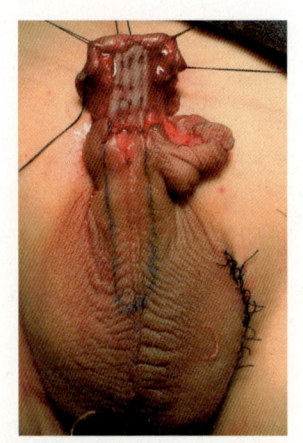

图 83-45　包皮内板皮片游离移植耦合阴茎侧方蒂纵行皮瓣和阴囊中隔皮瓣再造尿道，修复尿道下裂

七　重度尿道下裂的治疗

重度尿道下裂主要包括阴囊型尿道下裂和会阴型尿道下裂，其手术修复存在一定的困难。该型尿道下裂一般存在比较严重的阴茎下弯，尿道缺损量较多，阴囊常呈分裂状，有时伴有阴茎阴囊转位、周围皮肤组织发育不良。该型尿道下裂的治疗需要从会阴或阴囊到龟头新建很长的一段尿道，要同时矫治阴茎下弯和阴茎阴囊转位。对于单纯性重度尿道下裂，治疗原则是分期进行手术，关键是充分矫直下弯的阴茎，促进阴茎发育，然后再行尿道的重建。

（一）重度尿道下裂患者的性别确定

由于尿道下裂是十余种疾病的临床表型之一，对于重度尿道下裂患儿，外生殖器发育不良，性别难以识别，需要与内分泌学、遗传学和病理学专家等合作做全面检查，只有当其性别决定基因（SRY）、染色体等检查确定其本质性别为男性时，根据详细的检查预测孩子的性发育潜力，协助家长决定患儿的抚养性别，才可以按照男性尿道下裂进行分期修复手术。同时与内分泌学专家协商制订手术治疗与适时药物干预治疗的方案。

（二）重度尿道下裂常见的合并症

尿道下裂常见的合并症有腹股沟斜疝、隐睾、阴茎阴囊转位、前列腺囊、阴茎扭转及小阴茎、蹼状阴茎、重复尿道及上尿路畸形等，少数的尿道下裂患者合并肛门直肠畸形。尿道下裂越严重，合并症的发生率也越高。对于尿道下裂合并症，有时需要请小儿外科或泌尿外科学专家进行治疗。

（三）外科手术的时机

作为男孩喂养时，如果患儿存在隐睾，最好在初次进行性腺活检时就同时使其下降到阴囊。男孩的阴茎下弯和尿道下裂的矫治一般在孩子出生后10～18个月开始进行。可以一期或分期完成其尿道成形术。当孩子成年后如果阴茎发育较小，可考虑行阴茎延长、增粗术。当阴茎过小，难以实现性交时，也可以在成年后考虑进行阴茎再造术。

(四)手术治疗原则

1. 阴囊型尿道下裂的手术治疗　阴囊型尿道下裂根据阴茎阴囊发育水平和原始尿道口位置，可以分为阴囊近端型和阴囊远端型尿道下裂两大类。阴囊远端型尿道下裂尿道外口位于阴囊前端，阴茎阴囊的发育还比较正常，阴囊近端型尿道下裂其尿道外口位于阴囊后端，阴茎明显弯曲，常伴有阴茎、阴囊的发育不良，有时睾丸也存在发育不良情况。因此阴囊型尿道下裂的治疗必须注意两个方面：一是阴茎的发育，一是充分矫直阴茎的前提下进行尿道重建。

对于阴囊近端型尿道下裂，阴茎阴囊发育不良者，多主张分期进行手术，即一期手术完成阴茎矫直和远端尿道预制，二期手术将远、近端尿道进行吻接。这样一方面可以在阴茎矫直后应用一段时间的hCG，以促进阴茎、阴囊的发育，同时也可以简化手术过程，提高手术成功率。

2. 会阴型尿道下裂的手术治疗　会阴型尿道下裂是尿道下裂中最为严重的一种类型，也是所占比例较少的类型，其尿道外口位于阴囊后方的会阴处，一般伴有明显的阴囊分裂和明显的阴茎、阴囊发育不良，患者多半伴有阴茎短小表现，个别患者伴有隐睾、疝气等症状。会阴型尿道下裂的治疗最困难，因为其组织匮乏最为严重，且需要再造的尿道组织最长，经常出现手术失败和并发症。尽管有些学者尝试进行一期尿道成形术，但是对于会阴型尿道下裂，分期手术才是比较明智的选择。

分期手术的意义有五重：①充分矫直阴茎，补充足够的再造尿道组织材料；②在矫直阴茎后，可以应用hCG等药物做内分泌治疗，促进阴茎、阴囊的发育；③用药后观察局部移植物的生长状态，如果二期手术时发现其生长速度较慢，造成阴茎下弯复发，可以再次进行阴茎矫直，并补充移植组织，以保证阴茎的正常发育，达到最大功能的发挥；④把复杂难治的手术简单化，保证了每步手术的成功；⑤当治疗尿道下裂的临床经验不多时，分期手术是最为明智的选择。

八　尿道下裂修复常用技术

尿道下裂的修复手术是一种比较复杂的手术，由于局部条件有限，手术成功率较低，一般报道，国家级尿道下裂治疗中心的手术成功率在90%左右。为了提高尿道成形手术的成功率，人们总结出一些行之有效的手术技术。

(一)阴茎皮肤浅筋膜瓣脱套

阴茎皮肤浅筋膜瓣脱套是尿道下裂修复手术的第一步重要操作。共同点是阴茎背侧的脱套操作，均距离冠状沟缘3～5mm处环形切开，在Buck氏筋膜浅层，剥离、脱套至阴茎根部，注意保护，不伤及血管。腹侧由于尿道下裂分型不同，脱套操作各异。

无阴茎下弯的尿道下裂，准备尿道板卷管形成尿道者，除去卷管用的"尿道板"皮瓣外，腹侧在尿道外口近端，尿道海绵体浅层，掀起阴茎皮瓣，至阴茎根部。

无阴茎下弯的尿道下裂，准备加盖法组建尿道者，必须保护好加盖用的阴茎或阴囊岛状皮瓣源自阴茎或阴囊的浅筋膜血管蒂，与"尿道板"相连接的皮肤不予切开。

有阴茎下弯的尿道下裂，必须彻底切除、松解阴茎腹侧挛缩的纤维条索，充分矫直阴茎下弯和龟头下曲。

(二)阴茎腹侧创面覆盖

阴茎腹侧创面必须选用皮瓣覆盖。原因在于，避免阴茎下弯复发，防止尿瘘发生。

1. 初治手术阴茎创面的覆盖　脱套的阴茎皮肤浅筋膜瓣整体向腹侧旋转（图83-46）。脱套的阴茎皮肤浅筋膜瓣背侧正中远端剪开，使之分叉，形成皮肤浅筋膜瓣，分别向腹侧旋转、包裹阴茎。通过脱套的阴茎皮肤浅筋膜瓣纽扣孔向腹侧翻转。阴囊皮肤浅筋膜瓣局部带蒂转移覆盖阴茎腹侧创面。

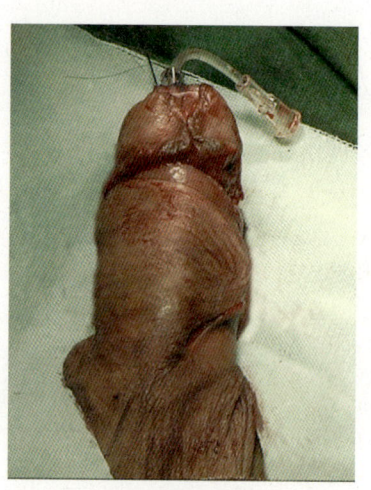

图 83-46　脱套的阴茎皮肤浅筋膜瓣整体横行向腹侧旋转

2. 反复手术，治疗失败，阴茎皮肤量匮乏者　阴茎背侧皮肤正中全长纵行切开、松解，皮片游离移植，覆盖阴茎背侧创面，阴茎两侧皮瓣向腹侧转移，包裹阴茎。阴茎腹侧皮肤缺损创面与新形成的阴囊皮瓣创面贴合，皮肤缘缝合，封闭创面（图83-47）。带蒂转移腹股沟皮瓣，覆盖阴茎腹侧创面。

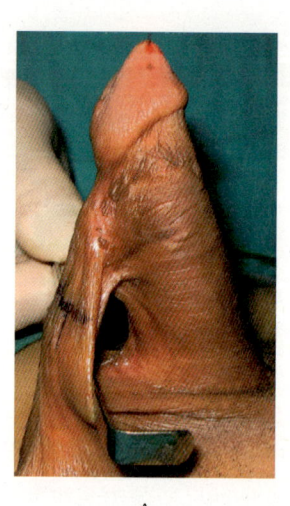
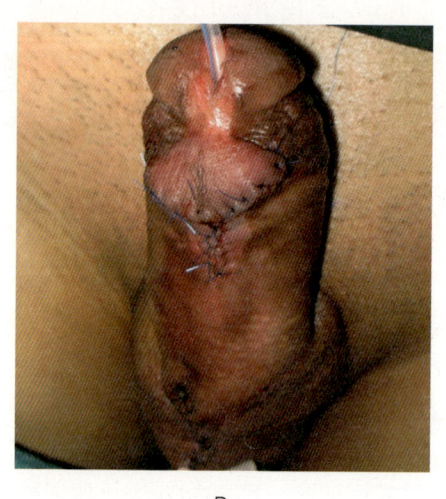

A　　　　　　　　　　B

图 83-47　多次手术失败后阴茎皮肤量匮乏——阴囊皮瓣包埋阴茎创面

阴囊形成阴囊皮瓣带蒂转移后，阴囊皮瓣的血运常常出现障碍，甚至出现阴囊皮瓣坏死。其原因是受"阴囊为多重血液供应"研究结论的影响，而忽略了其特殊性，另外就是忽略了手术后的包扎、固定，任其睾丸、阴囊向下牵拉，阴茎勃起上翘，从而影响了阴囊皮瓣的血运。阴囊双蒂皮肤浅筋膜瓣（桥形皮瓣）推进，对于阴茎体近端创面的修复具有可靠的实用价值。

(三) 防瘘尿层

尿瘘是尿道下裂术后最常见的并发症，尿瘘形成的本质是再造尿道覆盖材料不足，或者不可靠。为了减少尿瘘的发生，我们根据临床经验总结出三个要点，即在保证局部组织血运的前提下，要减少缝合张力、错位缝合、增加防瘘尿层。减少张力有两个方面，一是成形的尿道足够宽敞，能适应排尿的需求，一是尿道长度和覆盖能适应阴茎勃起的需要。错位缝合指成形的尿道与覆盖组织的缝合，在矢状轴上应相互错开。而防瘘尿层则是要在成形的尿道和覆盖组织之间增加一层血运较好的组织瓣。

1. 防瘘尿层材料来源

（1）阴茎皮肤浅筋膜去除多余的内板皮片，尽量保留浅筋膜，与阴茎皮肤一起整体向腹侧转移（图83-48）。

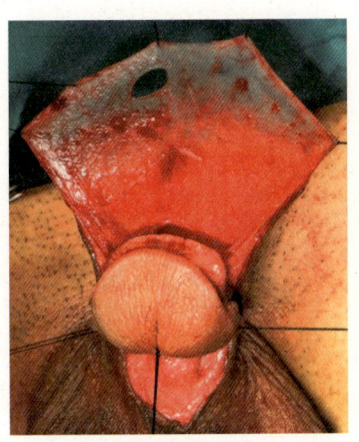

图83-48 包皮远端去内板皮片，保留浅筋膜层，转移至腹侧覆盖再造尿道来防瘘

（2）睾丸鞘膜瓣转移，见图83-49。

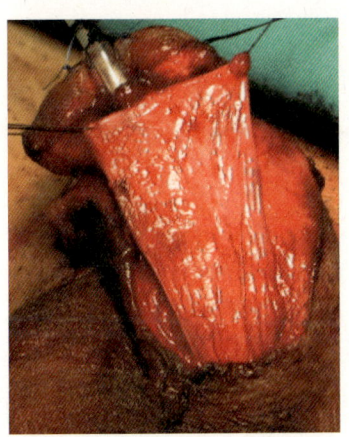

图83-49 睾丸鞘膜瓣覆盖再造尿道以防瘘

(3) 阴囊筋膜瓣转移。

2. 防瘘尿层缝合法　上述筋膜瓣或鞘膜瓣全层、全长覆盖再造尿道，特别注意尿道成形缝合线的完整覆盖。在再造尿道皮瓣、皮片或黏膜与阴茎腹侧覆盖皮肤瓣之间嵌入，以支持线牵拉的上述筋膜瓣或鞘膜瓣的远端，至尿道外口水平，在阴茎皮肤垫片与尿道支撑管之间，以尼龙线做三明治式贯穿褥式缝合，皮肤外垫以外科缝合线扣，以减张，21天后拆线。

九　耦合法再造尿道与双弹力包扎

耦合法再造尿道是2000年由李森恺提出的一种组合式尿道成形方法，该方法将游离移植和皮瓣转移结合在一起，共同形成尿道，在一定程度上解决了成形尿道材料匮乏的问题，尤其适用于尿道成形失败局部组织不足的患者。双弹力包扎则是由李森恺同期提出的一种尿道下裂术后包扎方法，它一方面强调再造尿道的弹性支撑和引流，一方面倡导阴茎外部的弹力包扎，从而减少再造尿道各层组织间的渗液和肿胀，并实现移植组织之间的有效固定，是一种良好的术后处理方法。对于保证尿道成形术的成功有一定帮助。

（一）耦合法尿道成形术

1. 概念　耦合法再造尿道是指对于全尿道缺损，将黏膜或皮片游离移植于阴茎腹侧白膜，形成新的再造尿道的背侧半，采取阴茎或阴囊局部皮瓣带蒂转移，形成新的再造尿道的腹侧半，黏膜、皮片与阴茎、阴囊局部皮瓣之间的两侧缘缝合，形成新的完整的管状尿道。

2. 优点　传统的尿道再造方法，要么采取黏膜或皮片游离移植，要么采取阴茎或阴囊皮瓣的带蒂转移再造缺损尿道，材料的使用各有其优缺点，但是属于单一思维，其手术后并发症较高，因为提供的材料有限，不足以形成正常宽度的尿道，对于供区也会造成继发性的形态畸形或者功能障碍。而耦合法再造尿道，采取黏膜或皮片游离移植形成尿道的背侧半，贴服于阴茎白膜，采取阴茎或阴囊皮瓣的带蒂转移形成尿道的腹侧半，增加了阴茎腹侧组织厚度，减少了尿瘘的发生。

3. 哲学思维基础　对于组织缺损严重，甚至组织匮乏的尿道下裂患者，沿袭传统方法，不能形成足够宽畅的再造尿道。遵循哲学的互补方法论及组合创新学原理、运用整形外科学原则和技术。把两种不同结构、不同来源的组织材料合而为一，形成新的事物，执行新的功能，组合成新的尿道，从而完善地修复尿道下裂，保证了尿道下裂修复手术的成功，扬利抑弊，体现了"1+1＞2"的组合创新思维和哲学理念。

（二）双弹力包扎

1. 尿道下裂修复手术后包扎的重要性与特殊性　包扎是保证外科手术成功的一个重要环节，不当或错误的包扎常导致手术的失败，阴茎部位手术后的包扎更为重要。

尿道下裂手术后包扎的特殊性：阴茎的生理特性是勃起状态和疲软状态交替进行，而且勃起和疲软时的阴茎长度和粗细相差甚大，这就给阴茎手术后的包扎增加了难度。

2. 尿道下裂手术后包扎的目的与包扎敷料的必备条件

（1）包扎的敷料有一定的弹性，使阴茎内手术创面紧密贴合，形成持续均匀的压力包扎，在阴茎生理性勃起时，给予阴茎体积的涨大有充分的余地；采用双面黏性的软聚硅酮伤口接触层敷料，结合高弹管型网状绷带进行自阴茎根部至龟头部的压力递增梯度包扎。

（2）形成自龟头向阴茎根部逐渐递减的压力梯度，不影响动脉供血，利于静脉与淋巴回流，减少术后包皮肿胀，并有利于渗出液的引流。防止阴茎皮肤缝合处因张力过高而裂开。

（3）敷料带有黏性，包扎确实可靠，不随阴茎的生理性勃起和疲软状态的交替进行而脱落。

（4）包扎敷料不能过厚，便于手术部位的观察。

3. 尿道下裂修复手术后的双弹力包扎

（1）概念：双弹力包扎是指尿道下裂修复手术后，在手术重建的尿道腔内放置了软弹带侧孔的硅胶支撑管，形成由再造的尿道管腔向阴茎体组织内的持续均匀的弹力支撑，手术后阴茎体皮肤外采用美皮贴——高弹性管型网状绷带联合包扎，形成由阴茎体皮肤外向阴茎体组织内的持续均匀的弹性压力。

（2）作用：内、外两层弹性力量相互作用，共同实现了尿道下裂修复手术后，对于重建的尿道、防瘘层的筋膜覆盖、阴茎的皮瓣覆盖各个重建组织之间持续均匀的压力，使各个组织之间贴合紧密，没有无效腔，没有瘀血，没有错动，这也是黏膜或皮片游离移植成活的必需条件，从而保证了完善的愈合，同时，由于内、外均方便引流，减少了感染的机会，保证了尿道下裂修复手术的成功。

对于阴茎的圆柱状外露部分，在修复尿道下裂时，除了阴茎海绵体之外，均经过手术进行了组织结构的重组。通过双弹力包扎，依附于阴茎海绵体，使之愈合成为有功能的整体阴茎（图83-50，图83-51）。

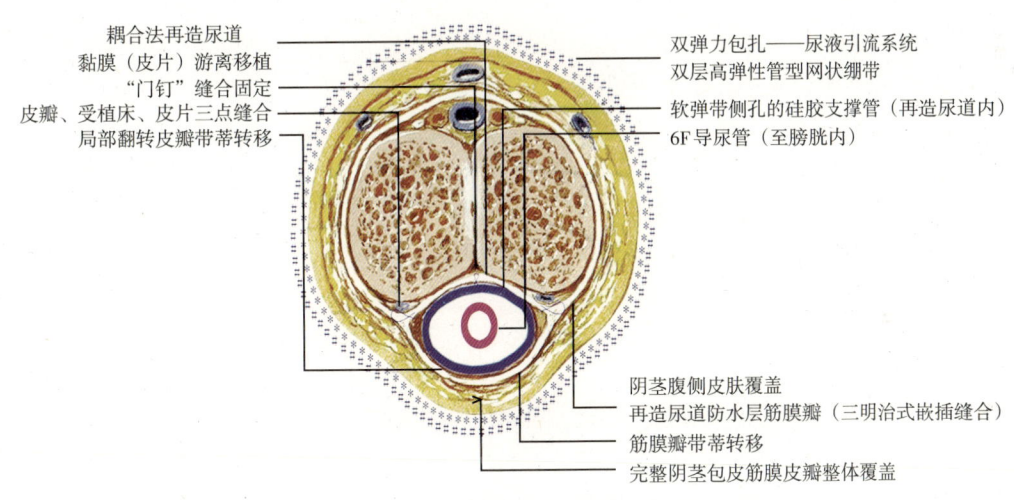

图 83-50　耦合法尿道成形术双弹力包扎截面示意图

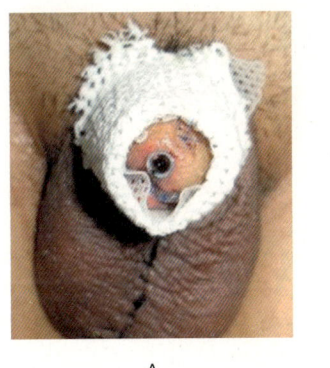
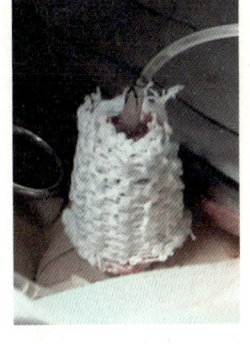

A　　　　　　　　B

图 83-51　双弹力包扎

十　手术后处理

尿道下裂术后的处理主要包括两个方面：一是尿液引流，二是包扎换药。一般来说如果手术涉及尿道成形，术后多需要一定时间的尿液引流，传统上建议术后进行膀胱造瘘，实现尿流改道，以避免尿液污染术区。但是近十年来，这种观念已经过时，目前的观点认为，通过导尿管进行尿液引流也能达到相似的结果。因此临床上已经较少因尿道成形而进行造瘘。尿道下裂术后目前比较倡导应用弹性材料包扎和换药，以减少组织水肿和渗出。

（一）尿液引流

现在主要采用导尿管进行尿液引流，膀胱造瘘、尿流改道一般不需要。除非是反复手术失败、局部愈合条件差、尿路感染机会多及再次手术后需要膀胱-尿路经常灌洗者。

1. 早期排尿的意义　根据再造尿道手术后细菌微生态的研究，造成感染的细菌首先是原驻菌，细菌繁殖的最高峰是在术后的第4天，成人感染机会最高，小儿皮肤比较清洁，感染机会较少。再造尿道手术后，在再造尿道内都会存留渗出的血液，是细菌的最好培养基，应该及时清除。清除的方法就是由内向外自主排尿。手术后3天之内，不宜排尿，以免尿液沿缝合切口外渗，此时需要经尿道自膀胱内引流出尿液。待组织内的纤维蛋白渗出到达切口内，变成纤维蛋白原弥合切口后，再排尿，就不会造成尿外渗。

2. 带支撑管排尿（图83-52）　支撑管是由医用硅胶材料制成、质软而富有弹性、中空带侧孔、与尿道腔径相匹配的特制薄壁软管，放置在再造尿道内对其起支持作用。管腔可容纳6～10F导尿管或由头皮针管制作的导尿管通过以允许术后早期的留置导尿而避免膀胱造瘘。尿道内分泌物可通过侧孔排至管腔，继而随尿流排出体外。支撑管的外向弹力与阴茎外弹力网套的内向收缩力合力使各层组织紧贴，以消除无效腔，有利于愈合。

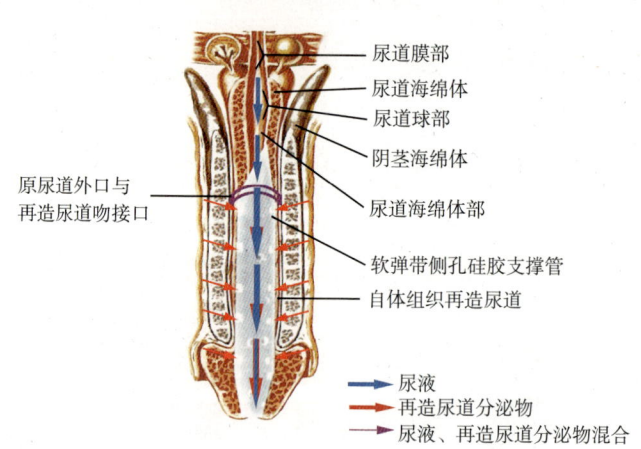

图83-52　带支撑管排尿示意图

拔除在支撑管内放置的导尿管后，带支撑管排尿，既保证了排尿的通畅有效，在尿液高速排出时，对于支撑管外、再造尿道内形成了负压虹吸作用，又有利于引流出再造尿道内存留的血液、分泌物等（图83-53）。

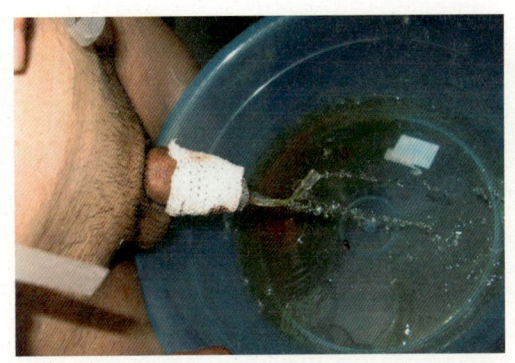

图 83-53 带管排尿自尿道内冲洗出的分泌物及陈旧渗血

因而,带支撑管早期排尿是手术后尿液引流的最佳方式。

小儿(<12岁):术后5天拔除导尿管,带支撑管自行排尿。

成人(>12岁):术后3天,带支撑管自行排尿。

采用皮瓣再造尿道者,术后10天拔除支撑管;采用黏膜、皮片或其微粒游离移植再造尿道者,术后21天拔除支撑管,以保证对游离移植的黏膜或皮片组织持续受到压迫,以促进愈合。

(二)包扎及换药

由于阴茎发育情况不同和局部不利于固定,尿道下裂术后的包扎比较困难。目前常用的尿道下裂术后包扎有多种,但弹性包扎是比较理想的选择,可以减少渗出、水肿,增进各层组织之间的贴合,但是要避免影响血运,笔者通常采用双弹性包扎。如果没有游离组织移植和明显的渗血,一般术后2~3天首次更换敷料,拔出引流条。如果存在游离组织移植,更换敷料时间应推迟到1周以后。对于出血明显或包扎不可靠者,如有必要,可以提前更换敷料。

十一 尿道下裂修复手术的并发症防治

由于局部组织学特点和功能特点,尿道下裂修复术后,可出现多种并发症,一般按照出现的早晚,可以分为围手术期出现的早期并发症和出院后出现的晚期并发症。

(一)尿道下裂修复手术的早期并发症

常见的早期并发症包括出血、血肿、皮瓣坏死、尿外渗、手术野感染、尿路感染等。

早期并发症的减少和避免,关键在于预防,在于手术操作中操作细节的到位。本文的操作细节中,每一步操作都注明对于早期并发症的预防作用,在此不再赘述。一旦出现早期并发症,均应积极处理,不可侥幸等待,坐失最佳处理时机。

1. 出血与血肿 表现为局部渗血和肿胀疼痛,一般靠止血药不能奏效,可适当压迫观察,对进行性出血与血肿,必须打开创口,清除血肿,找到出血点,有效止血。

2. 尿外渗 表现为排尿时有尿液自缝合的伤口处流出,发现尿外渗后,对于儿童没有感染迹象者,要及时进行尿流改道及尿液的有效引流,使得局部创口可以痊愈,如果为成人,存在一定程度的局部感染,要充分实现局部的引流,可拆除少量缝线,充分引流以控制感染后才可考虑进行二期缝合,但对于局部组织存在明显坏死者,要保留局部瘘孔,以避免再造尿道出现狭窄。

3. 手术野感染 加强手术野创口的引流及局部处理,及时清洗与更换敷料,伴有发热时全身应用抗生素,同时将伤口部分拆开,充分引流感染灶。同时要关注睾丸的血运,以免感染危及精索血运,而出现睾丸坏死。

4. 尿路感染　主要成因为排尿不畅、尿液残留诱发逆行感染。当表现为尿急、尿痛伴发热时,全身应用抗生素。碱化尿液,增加尿量。保证尿路通畅,鼓励自主排尿。

5. 皮瓣坏死　主要由血运不良造成,表现为局部发暗,指压反应不明显,后期则表现为皮瓣坏死和局部伤口裂开、漏尿等。一般发现皮瓣坏死不急于处理,需观察、等待其自行脱落。或当界限清楚时,予以清创处理。待创面愈合半年后,再遵照外科学原则与技术要求进行整治移植。成形的尿道的皮瓣部分坏死时,可能导致尿道狭窄、尿瘘等问题,处理坏死感染的同时,要注意预防尿道的其他并发症。

6. 尿瘘　是最常见的并发症之一,表现为排尿时尿液自缝合的伤口处漏出。对于单纯的小尿瘘——滴尿或是细线状漏尿,在没有合并感染和组织坏死,且没有再造尿道狭窄的情况下,可以进行尿瘘单纯缝合手术。方法是:选择适当麻醉,刮除瘘孔边缘的表皮,应用6-0单丝尼龙线和皮肤垫片贯穿缝合,10天后拆线。常常可以避免二次住院,修复尿瘘。对于多发性或较大的尿瘘则建议半年后行专门的尿瘘修补术。

(二) 尿道下裂修复手术的晚期并发症

晚期并发症主要包括:尿道狭窄、阴茎下弯。这也是天天给患者带来痛苦,使患者及其家庭最反感的两个并发症。

1. 尿道狭窄

(1) 预防措施:①再造尿道材料首选带血运的皮瓣;②单一材料再造尿道直径不足时,采用耦合法;③运用整形外科学技术保证移植组织的成活;④再造尿道内放置组织相容性好的硅胶支撑管。

(2) 治疗:尿道狭窄可以治愈。尿道扩张不是最佳方法,痛苦!采用组织移植的方法,再次手术,加宽尿道周径,一般是游离移植口腔黏膜。单纯狭窄,一期手术完成。合并感染者,可以先行狭窄尿道近端造瘘,狭窄段尿道矫治,二期吻接尿道。

2. 阴茎下弯

(1) 预防措施:①尿道下裂患者初治时,彻底矫直阴茎,不要忽略龟头下曲的矫治;②由于组织缺损造成的阴茎下弯,必须以组织移植的方法解决,自体睾丸鞘膜带蒂转移或是自体真皮游离移植;③使用不收缩的皮瓣材料再造尿道,要有足够长度;④单纯阴茎背侧白膜折叠矫直阴茎下弯,效果不可靠。

(2) 治疗:较困难。查明原因,采取相应治疗方案。如松解、切除瘢痕,加长尿道,补充阴茎腹侧组织缺损等,同时配合阴茎背侧白膜折叠。

十二　失败的尿道下裂再修复

尿道下裂修复手术成功率较低,很多患者都面临着手术失败后再修复的问题。一般而言,再次修复的手术难度要比初治的手术高,而且失败次数越多,再修复的难度越大。其最核心的问题是组织匮乏的情况下,如何兼顾外形和功能,进行合理的组织移植。

(一) 失败的尿道下裂再修复时机

失败的尿道下裂一般在手术半年后,才能再次进行修复。再造尿道的狭窄,导致排尿困难的急诊引流尿液不在此列。

由于手术者水平参差不齐,尿道下裂患者手术后,失败的表现形式多种多样。本文仅就具有代表性的临床表现及其治疗方式进行探讨。

（二）失败的尿道下裂一般的表现形式

1. 阴茎、阴囊局部没有多余的材料可以用来再造尿道。
2. 阴茎腹侧满布瘢痕，尿道外口仍然在原来的位置。
3. 阴茎下弯没有被矫直，弯曲到不能被接受的程度。
4. 再造的尿道狭窄，影响正常排尿。常见的是吻合口狭窄、再造尿道外口狭窄以及再造的全尿道狭窄。
5. 尿瘘，单个或多个。
6. 再造尿道存在憩室（"第二膀胱"）。

（三）治疗措施

1. 阴茎阴囊局部没有多余的材料可以用来再造尿道　首选口腔黏膜（如舌、颊、唇黏膜），次耳后皮片、膀胱黏膜等。

2. 阴茎腹侧满布瘢痕，尿道外口仍然在原来的位置　12岁以下儿童，阴囊皮片和（或）阴囊侧方皮片游离移植，预制尿道板，准备卷管形成尿道。青春期后成人进行阴囊皮瓣转移，恢复阴茎腹侧完整皮瓣，准备形成隧道，隧道内移植黏膜，再造尿道。也可以将阴茎背侧及两侧的皮瓣向阴茎腹侧转移，在阴茎背侧的创面进行皮肤游离移植，皮片来源于隐蔽部位的体皮。

3. 阴茎下弯没有被矫直，弯曲到不能被接受的程度　这是尿道下裂修复手术中，首先要解决的关键问题。通常的治疗方式有：

首先是彻底切除松解阴茎腹侧挛缩的纤维、瘢痕。如果已经形成尿道，是由于再造尿道过短造成的阴茎下弯，则应该再采取组织移植的办法加长尿道。

如果采用上述方法后仍有明显的弯曲，可以采用阴茎背侧白膜折叠的方法，通过调整阴茎背侧和腹侧白膜的长度，实现阴茎的矫直，主要适用于阴茎腹侧白膜发育不足造成的阴茎下弯。

要严格掌握阴茎背侧白膜折叠的方法，矫直阴茎，没有充分切断阴茎腹侧的挛缩纤维组织就采用阴茎背侧白膜折叠的方法，试图矫直下弯的阴茎，是不可取的！因为那无异于削足适履。

阴茎背侧白膜折叠矫直下弯的阴茎需严格选择适应证。应该是：阴茎有一定的长度，阴茎海绵体腹侧白膜及海绵体瘢痕较重，阴茎海绵体不对称，采用其他方法已经不能完全矫直阴茎。

（四）整形外科学原则与技术的应用是失败性尿道下裂再修复成功的保证

尿道下裂治疗的难点在于组织匮乏，局部血运受限，而整形外科的核心技术是组织移植，实现可靠的组织补充。因此，不论是在初治型尿道下裂的治疗中，还是尿道下裂治疗失败后的修复中，只要涉及组织量的补充问题，均需要整形外科原则和技术的指导，以保证移植组织的成活和尿道成形的成功。

由于运用了整形外科学的原则与技术，经过多次手术失败的尿道下裂都仍可以再次修复，恢复功能。即使是海绵体断裂者，也可以修复。因此不再存在"尿道下裂残废"之说。当然，失败的尿道下裂患者的再次修复，需要多次组织移植手术，不可能一次完成。

1. 通过整形外科原则分析尿道下裂矫正术失败的原因后再修复

（1）初治失误：阴茎下弯矫直不足，包皮帽切除过多，阴茎腹侧满布瘢痕。

（2）遗留问题处理：阴茎再矫直，覆盖健康组织，腹侧瘢痕切除（图83-54）。

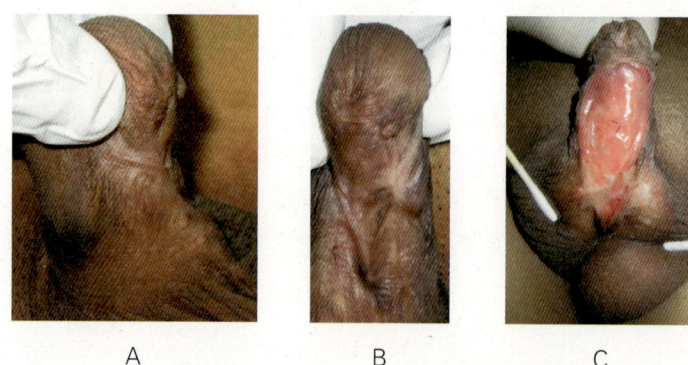

图 83-54 多次手术失败的尿道下裂：阴茎腹侧满布瘢痕、仍有下弯、尿道外口仍位于阴茎阴囊交界处，且尿道口狭窄严重，切除腹侧瘢痕，行口腔黏膜游离移植以备卷管再造尿道

（3）组织缺损：如阴茎腹侧组织缺损、阴茎皮肤缺损、尿道组织缺损。

（4）分期分步组织移植

1）重建尿道板：可用口腔黏膜、包皮内板全厚皮片、阴囊全厚皮片、耳后全厚皮片。

2）腹侧皮瓣覆盖：阴囊带蒂皮瓣转移、阴茎背侧皮肤-浅筋膜瓣纵切松解并向腹侧转移＋阴茎背侧植皮，覆盖创面，准备二期形成隧道。

3）黏膜移植组织尿道：舌、唇或颊黏膜游离移植、镶嵌黏膜以备卷管再造尿道（图 83-55）；黏膜是半开放、半封闭和潮湿的，不适合用来覆盖阴茎腹侧创面，只能用来卷管再造尿道。

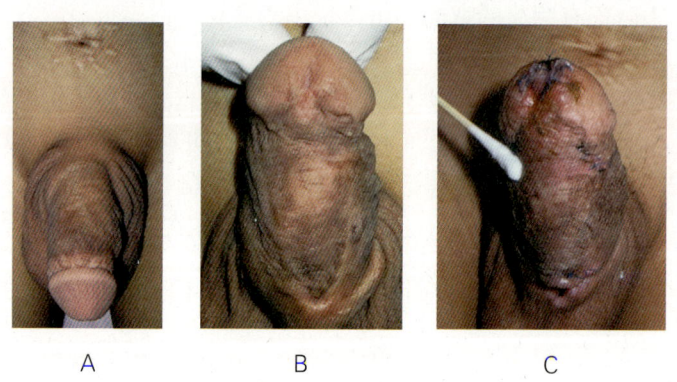

图 83-55 尿道下裂术后，阴茎腹侧皮瓣完整，以口腔黏膜游离移植重建阴茎段尿道，二期再行尿道吻接

2. 应用阴囊带蒂皮瓣修补阴茎腹侧尿道缺损（图 83-56） 阴囊由于临近尿道缺损的部位，色泽接近，弹性好，且有一定的组织松动性，在一定程度上可以进行组织移植，是尿道下裂修复术中组织移植的重要来源之一。然而阴囊的血供特点和功能特点要求，阴囊的组织移植必须保证血供的可靠建立，同时移植的阴囊组织较多时，必须对阴囊皮肤组织进行补充，以免挤压睾丸，影响睾丸的功能。

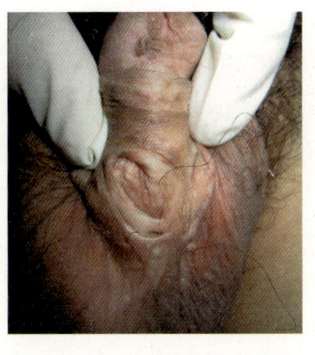 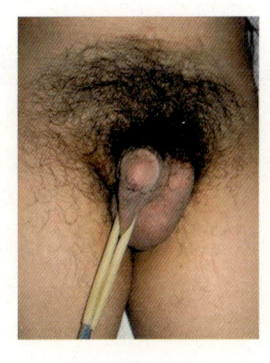

图 83-56 阴茎腹侧巨大尿瘘，以阴囊皮瓣包埋修复，皮瓣断蒂前需夹蒂训练

（1）适应证：再治病例，阴茎远端尿道腹侧缺损，阴茎腹侧巨大尿瘘，含二期吻接的病例。阴茎皮瓣量不足以覆盖阴茎腹侧创面。

（2）阴囊带蒂皮瓣的成形与转移：针状刀头电解破坏阴毛后，阴囊皮肤-肉膜组织全层切开，形成阴囊岛状皮肤-肉膜瓣，作为再造尿道的腹侧半，阴茎沿已经存在的再造尿道背侧半边缘切开，阴囊皮肤-肉膜瓣覆盖阴茎缺损尿道后，阴茎与阴囊创缘贴合，间断缝合，内侧皮肤-肉膜瓣组建尿道，外侧皮肤-肉膜瓣封闭创面。阴囊皮肤-肉膜瓣仍然由阴囊前、后动脉供血。

（3）阴囊带蒂皮肤-肉膜瓣的夹蒂训练与断蒂：手术1周后，夹蒂训练，以手指捏压阴囊侧皮肤-肉膜瓣，每次10分钟，每天一次。以阻断阴囊侧供血，令阴茎侧向成形尿道的阴囊皮肤-肉膜瓣供血。7天后，如阴囊皮肤-肉膜瓣无血运障碍，则进行夹蒂试验：延长夹蒂时间，严密观察阴囊皮肤-肉膜瓣有无血运障碍，逐步增加夹蒂时间，至夹蒂4小时，阴囊皮肤-肉膜瓣仍无血运障碍时，即可以进行二期手术断蒂，切断掀起阴囊侧阴囊皮肤-肉膜瓣，从而完成了阴囊皮肤-肉膜瓣向阴茎腹侧的转移。

（五）整形外科学原则与技术在尿道下裂修复手术中的应用

1. 整形外科学治疗尿道下裂的原因与优势　从整形外科的角度看，尿道下裂疾病的本质是既有组织移位，又有组织缺损，而没有组织过多。整形外科的研究方向是组织移植，整形外科医师对于疾病治疗方案确定前的习惯性诊断思维方式，是首先要明确该疾病的本质是什么。是组织移位、组织缺损，还是组织过多？因此，整形外科医师治疗尿道下裂是专业要求，理所当然，势在必行。如果不能足量补充缺损组织，彻底矫正组织移位，即使能够勉强重建尿道，也不可能获得良好的形态和功能。整形外科技术操作能保证组织移植的科学性和合理性，整形外科治疗尿道下裂，可以根据具体情况，采取多种不同部位来源的组织进行成功的移植。能够做到缺什么补什么，缺多少补多少，补了就能成活。成功的组织移植保证了尿道下裂畸形矫正的彻底性，是手术成功的关键。

2. 整形外科医师具备精细手术的素质　尿道下裂表现的部位太小，需要精细准确的无创操作，整形外科医师经历了这方面严格的基本训练，具备这方面的素质要求。而且手术时习惯于带着手术放大镜进行操作，能够做到万无一失。

3. 整形外科治疗尿道下裂没有年龄限制　整形外科收治患者没有年龄限制，整形外科治疗着从出生到成人各个年龄段的尿道下裂患者，因而整形外科医师有机会观察尿道下裂患者治疗的全过程，掌握各个年龄段的尿道下裂患者对治疗成败反馈的信息，掌握其心理变化，从而能够不断地反省、反馈，矫正自己的治疗方案和技术弱点。同一患者从儿童到成人都可以在整形外科接受综合序列的治疗，有利于进行长期疗效的评价与信息反馈。

4. 整形外科医师具备多学科综合训练基础　整形外科的治疗内容包含了从头到脚的身体各个部位，治疗的疾病常常与其他学科交叉，整形外科医师善于向各科医师学习，汲取其优点。整形外科涉及多学科的基础和临床知识，从而可以相互借鉴、相互启发，可以广泛地整合相关学科的知识、技能，丰富自我，创新和发展手术技术与方法，解决尿道下裂治疗的难题。

5. 从单一组织再造尿道的尴尬嬗变到耦合法再造尿道的成功是哲学思维的进步

（1）尿道下裂手术修复的根本问题是缺损尿道的再造：常用于再造尿道组织材料的选择。根据"物以类聚，同源相济"原则，再造尿道的材料首选会阴局部的组织，如阴茎及阴囊皮肤、包皮和尿道板等，因为其中雄激素受体的分布较高，终生接受雄激素的调控，生长潜力好，最适合修复与重建尿道，如果是带有血管蒂的局部皮瓣，可以实现与阴茎同步发育。其次为口腔黏膜组织，包含唇、颊、舌黏膜，这类组织移植易成活，成活后弹性佳，有利于尿道功能的重建；而且供区隐蔽，切取后，无继发性的形态畸形和功能障碍。其他部位的皮肤也可以采用。鉴于会阴局部组织量有限，单一组织再造尿道常有不足，多种组织组合应用是一种良好的选择。

（2）尿道下裂修复手术的瓶颈是采取单一组织再造尿道时的组织量不足：当今学术界再造尿道时，普遍采用传统治疗方法，要么是局部皮瓣带蒂转移再造尿道，要么是黏膜、皮片游离移植再造尿道修复尿道下裂，均是单一求同思维。单一组织供区常难以提供充足组织材料以形成宽敞通畅的再造尿道，组织切取后供区的继发性形态畸形和功能障碍等问题使手术实施者无可奈何。因此，单一组织再造尿道的材料来源不足为尿道下裂修复手术的瓶颈。即使单一组织供区可提供充足的组织量，要保证皮肤或黏膜游离移植形成管状尿道的成活，也需要深谙整形外科游离移植技术；局部皮瓣带蒂转移平铺形成管状尿道时，其张力的增加和血流动力学的改变，对再造管型尿道的血液循环有影响。以单一组织如局部皮瓣带蒂转移、皮肤或黏膜游离移植等再造尿道修复的尿道下裂患者，并发症发生率较高，如尿瘘、尿道狭窄、憩室等，甚至导致手术失败。

（3）耦合技术是整形理念在尿道下裂治疗中的典型体现：局部皮瓣带蒂转移耦合皮肤、黏膜游离移植再造尿道修复各型尿道下裂，是基于整形外科学原则、技术和组合创新学原理的新型治疗方法，缘于综合集成思维，其鲜明的优点是解决了尿道下裂手术修复中缺损尿道再造材料组织量来源不足的根本问题。局部皮瓣带蒂转移耦合皮肤或黏膜游离移植再造尿道是以整形外科学基本技术为支撑，将两种来源不同、结构相近的组织材料（局部皮瓣带蒂转移、皮肤或黏膜游离移植）耦合在一起，形成功能、目的一致的新事物——新的再造尿道，充分体现了"1+1＞2"的系统论原理。

（六）整形外科技术在尿道下裂治疗中的应用

1. 促进再造尿道组织愈合的技术

（1）再造尿道组织的愈合特点：再造尿道不易愈合，不但与局部细菌含量高、容易受性腺分泌液或尿液污染、组织疏松容易水肿等因素相关，而且与局部组织的缝合特点相关。一般来说对合的创缘两侧组织接触面越厚、组织血供越好、覆盖组织量越多、缝合组织张力越小，就越容易愈合。创缘组织损伤越小，组织愈合机会越大，因此尿道下裂修复术不提倡使用高频电刀，首选普通手术刀或射频电刀。

（2）再造尿道的三维立体缝合技术：缝合尿道时应增加创缘两侧组织接触面厚度，预防尿瘘，将再造尿道组织进行三维定位，进行三维立体缝合，可以分别划定X轴、Y轴和Z轴（图83-57）。为了增加愈合机会，避免尿瘘出现，应该增加Z轴的组织缝合接触量，鉴于再造尿道组织的厚度是有限的，应该适当拉动X轴的筋膜组织，通过缝合使之转变成为Z轴的组织，以增加创缘两侧组织的接触量。

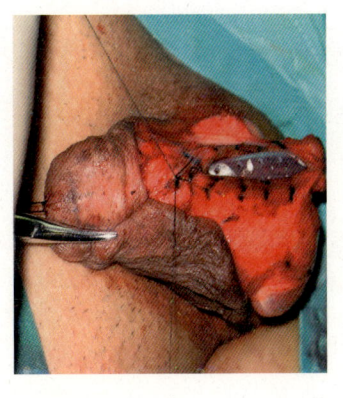 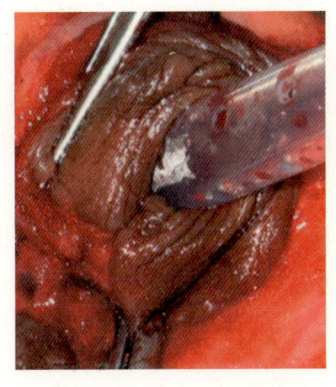

图 83-57 三维缝合技术

（3）皮片或黏膜片游离移植耦合局部皮瓣带蒂转移形成尿道的四点缝合法：采用皮片或黏膜片游离移植耦合局部皮瓣带蒂转移再造尿道时，必须注意其缝合方法，才能保证皮片或黏膜片的成活和预防尿瘘的产生。其具体操作要领就是要强调"四点"缝合法，即进针应该顺序穿过以下"四点"：皮片或黏膜片——阴茎白膜——皮瓣的皮下浅筋膜——皮瓣的皮肤。

（4）再造尿道的三维立体缝合线的提拉捻压打结法：尿道内壁的缝合要求对合严密，以增加其防水性能，除了适当地减小针距和三维立体缝合以外，进行 X-Z 轴缝合线的 Y 轴提拉捻压打结法，可以保证两侧皮肤创缘的外翻对合。

2. 有助于提高尿道下裂修复手术成功率的措施总结　笔者团队通过大量的临床实践发现，尿道成形的成功，关键在于局部组织的成活、组织防水性的保障和感染问题的恰当解决。组织成活需要良好的血供、较低的组织张力和可靠的固定包扎；组织的防水性依赖于良好的缝合技术、多层次的覆盖；感染的解决方案关键在于充分的引流，可以采用术前充分消毒、术中经常冲洗、术后早期尿液引流——内冲洗疗法、再造尿道支架引流、早期排尿冲刷尿道和合理应用抗生素等措施。创口全长的无创引流条放置和有效彻底引流，防止诱发感染的积液与血肿形成。

（李森恺　李强　陈文　周传德　李峰永　周宇）

第三节　尿道上裂和膀胱外翻

尿道上裂（epispadias）和膀胱外翻（vesical extrophy）是罕见的畸形，发病率约为 1/30000，男性发病率是女性的 3~4 倍。此类畸形主要表现为阴茎背侧、下腹壁和膀胱前壁发育不正常。

一　临床分类

（一）龟头型

男性尿道开口于龟头背侧，称为龟头型；女性尿道开口于分裂的阴蒂间，称为阴蒂型，因无显著的生理影响，求治者较少。

（二）阴茎型

尿道开口于阴茎体背侧，海绵体分裂，致龟头、阴茎体扁平，阴茎短小、上弯。

（三）完全型

完全型又称阴茎耻骨型。尿道完全开口于阴茎背侧耻骨联合处，阴茎短小，向上贴伏于耻骨联合前，多伴有尿失禁，严重者有耻骨分离、膀胱外翻（图83-58，图83-59）。

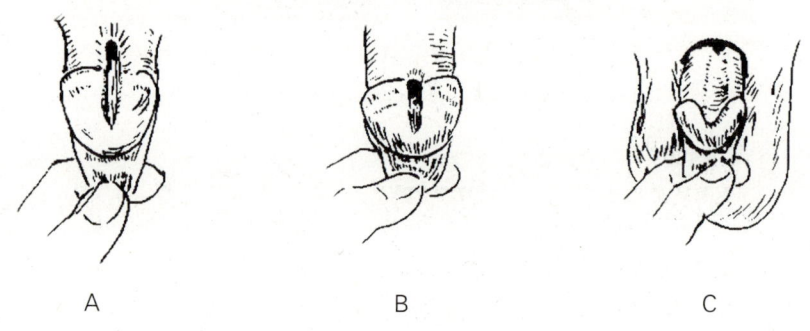

图83-58 尿道上裂的分类
A. 龟头型尿道上裂　B. 阴茎型尿道上裂　C. 完全型尿道上裂

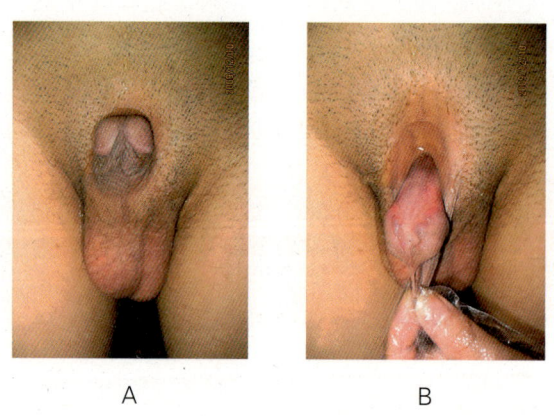

图83-59 完全型尿道上裂
A. 阴茎短小，向上贴伏于耻骨联合前　B. 尿道完全开口于阴茎背侧耻骨联合处

二、治疗

由于存在尿道短、阴茎海绵体分离且短、阴茎上弯及皮肤缺乏等四个问题，术前要综合考虑，手术应争取一期修复成功，再次手术易失败。如阴茎短小，可给予庚酸睾酮250mg肌内注射，1个月1次，共3个月，以促进阴茎发育。

（一）远端型尿道上裂的手术治疗

远端型尿道上裂（包括龟头型及阴茎型）的治疗术式与远端型尿道下裂一样，只是尿道再造及安放的位置相反，尿道上裂重建的尿道是在阴茎的背侧。对于近端的尿道上裂，多采用阴茎腹侧面全厚包皮瓣重建尿道。重建的尿道需通过全线切开阴茎海绵体间隔，使再造的尿道向阴茎腹侧转移复位（图83-60）。

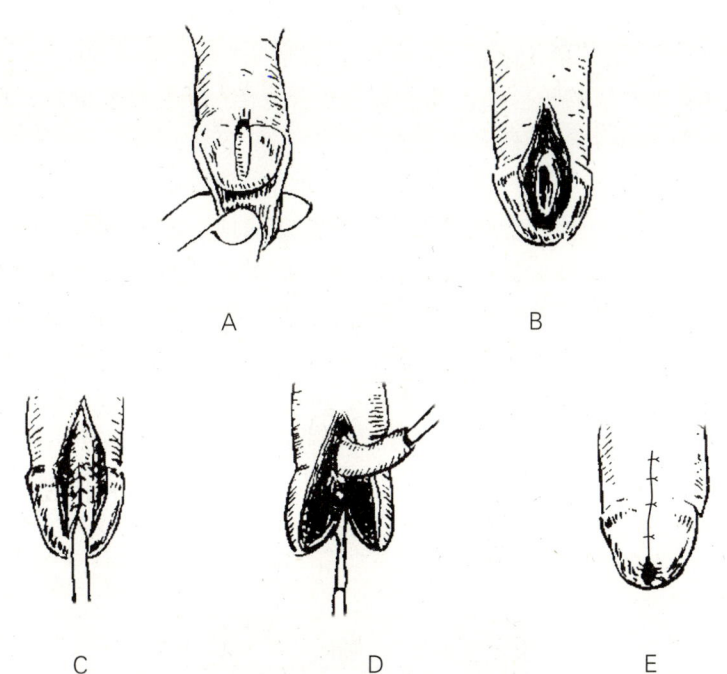

图 83-60 远端型尿道上裂（包括龟头型及阴茎型）的治疗
A. 龟头型手术前 B. 游离尿道黏膜 C. 龟头部尿道再造 D. 切开阴茎海绵体，将尿道移植至阴茎腹侧 E. 缝合阴茎背侧皮肤及龟头

（二）完全型尿道上裂的手术治疗

尿道重建和复位与阴茎型的治疗相同。如果尿道上裂一直延伸至膀胱颈并伴有尿失禁，为使括约肌功能恢复，可切开耻骨联合处，暴露膀胱，楔形切除膀胱颈前壁，做该部浆膜肌层内翻缝合，以延长尿道 3~4cm，该部分尿道合拢后，再将周围纤维韧带组织交叠缝合，加强尿道括约功能。如膀胱容量不够大，或输尿管进入膀胱的位置较低，则在不损伤输尿管的情况下，把输尿管重新植入膀胱的较高位置。严重时，可用部分结肠带蒂移植来代替，以增大膀胱容积。尿失禁患者重建完全有功能的膀胱是必要的（图 83-61）。

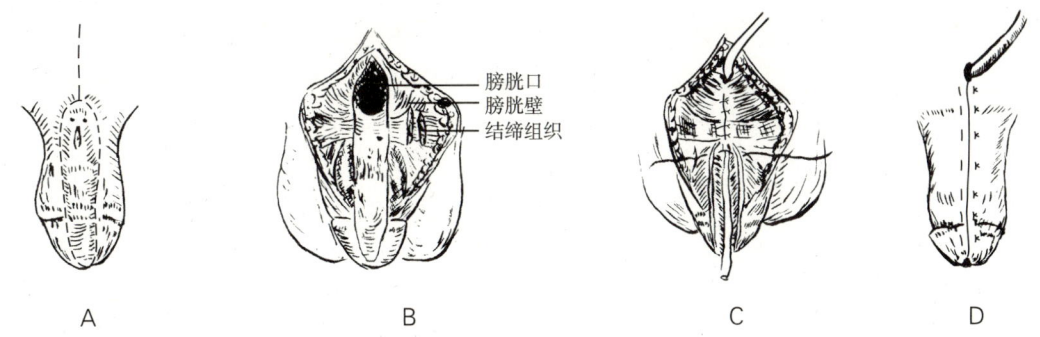

图 83-61 Snyder 完全型尿道上裂手术治疗的二期手术（仿 McChaty《整形外科学》(1979)中一期手术是将阴茎腹侧皮肤移植到阴茎背侧）
A. 皮肤及尿道黏膜切口设计 B. 分离耻骨间韧带 C. 缝合膀胱颈及耻骨间韧带，安放膀胱造瘘管，缝合尿道黏膜 D. 关闭创口

(三) 膀胱外翻的手术治疗

膀胱外翻是一种更加严重的畸形，表现为耻骨联合分离、下腹壁有缺损、膀胱前壁缺失、膀胱外翻（图83-62），这种畸形可伴有上尿路发育不全，可导致感染、输尿管扩张、肾功能衰竭而夭折。膀胱外翻常可导致膀胱癌。关于膀胱外翻的治疗方法，尚有争议，主要有二：一类建议做尿流改道，进入回肠或结肠，切除膀胱，修补腹壁缺损，或把输尿管移植于乙状结肠。外生殖器畸形的纠正可以同期进行或稍后进行。另一类建议进行膀胱的功能恢复、重建一定程度的排尿功能、预防下尿路梗阻及膀胱输尿管返流。但对这种先天性异常的治疗，没有一种方法令人完全满意。通过输尿管结肠吻合的尿路转向，可使患者有一定的控尿能力，但半数左右的膀胱外翻患者有大便失禁（这种失禁在婴儿时无法预计）。此种术式的远期效果欠佳，不少患者早期死于感染和并发症。回肠或结肠襻转向是膀胱功能重建的一个改进，因其对肾脏有更好的保护作用，但此方法需要一个外在的收集装置。乙状结肠尿路转向术式在年轻患者中比在老年患者中效果要好。

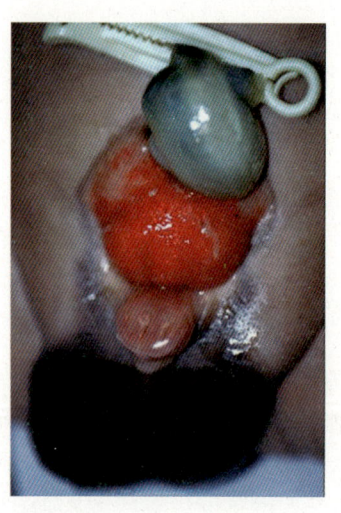

图83-62 新生儿男性典型的膀胱外翻，表现为尿道背侧壁缺如、尿道板短、阴囊扁平

近几年来，主张重建膀胱外翻患者的"功能"。这种手术在新生儿时做较为理想。有人建议做双侧髂骨切开，使耻骨联合在中线处合拢，以减少腹壁缺损，使其闭合简单化，但这并不是必需的，因为外翻的膀胱与腹壁的附着点无任何粘连，而且边缘常常是双层闭合。腹壁逐层缝合，可以提供前壁支持。外生殖器的任何畸形可同时修补，也可二期修补。如腹部缺损较大，可用双侧腹股沟皮瓣转移来修复缺损。在这些重建膀胱的患者中，膀胱输尿管返流是常见的。在一期修补术或以后的手术中，常需做一个纠正返流的手术。由于膀胱壁的扭曲及黏膜的不规则，较迟做手术效果较好。如果期望一期完成，输尿管的再种植需采用膀胱内加强术。手术后，耻骨上引流需放置6～8周，以避免因膀胱内压力升高而损伤修补的输尿管。

Snyder等人报道的一种术式中，建议把乙状结肠襻近端附着于膀胱后壁的远端以作为一个尿容器，保持与正常输尿管膀胱壁的连接，可以降低因返流而引起并发症的可能性，被横切的乙状结肠的远端，可通过正常肛门后的肛门括约肌提供节制。但远期效果并不如所期望的那样满意。在所有膀胱外翻的患者中，自控的程度被认为依赖于患者的性别。在功能恢复术后，男性患者不易自控，女性患者则较好。所有患者常会发展为尿路感染，因此必须用预防尿路感染的抗生素维持。到目前为止，还没有一种治疗膀胱外翻的方法在所有患者中均有效。必须强调的是，保护肾功能是治疗的主要目的，而其他所有目的都是次要的。

（张金明　张佳琦　马奇　陈杭）

参考文献

[1] Canon S, Mosley B, Chipollini J, et al. Epidemiological assessment of hypospadias by degree of severity[J]. J Urol, 2012, 188(6): 2362-2366.

[2] Hynes P J, Fraher J P. The development of the male genitourinary system: II. the origin and formation of the urethral plate[J]. Br J Plast Surg, 2004, 57(2): 112-121.

[3] Lambert S M, Snyder H R, Canning D A. The history of hypospadias and hypospadias repairs[J]. Urology, 2011, 77(6): 1277-1283.

[4] Weber D M, Schonbucher V B, Gobet R, et al. Is there an ideal age for hypospadias repair? A pilot study[J]. J Pediatr Urol, 2009, 5(5): 345-350.

[5] 刘新海, 李养群, 李森恺, 等. 尿道下裂修复术中阴茎腹侧创面的修复[J]. 中国美容医学, 2007, 2: 180-182.

[6] Abdelrahman M A, O'Connor K M, Kiely E A. MAGPI hypospadias repair: factors that determine outcome[J]. Ir J Med Sci, 2013, 182(4): 585-588.

[7] Snodgrass W T. Snodgrass technique for hypospadias repair[J]. Bju Int, 2005, 95(4): 683-693.

[8] Emir L, Erol D. Mathieu urethroplasty as a salvage procedure: 20-year experience[J]. J Urol, 2003, 169(6): 2325-2326, 2326-2327.

[9] Jr Duckett J W. Transverse preputial island flap technique for repair of severe hypospadias. 1980[J]. J Urol, 2002, 167(2 Pt 2): 1179-1182, 1183.

[10] 张金明, 陈小萱, 杨斌, 等. 尿道口周蒂阴囊纵隔皮瓣一期修复尿道下裂[J]. 中华整形外科杂志, 2002, 18(1): 43-45.

[11] Hayashi Y, Kojima Y, Mizuno K, et al. The modified Koyanagi repair for severe proximal hypospadias[J]. Bju Int, 2001, 87(3): 235-238.

[12] 李式瀛, 黄金井, 林子豪, 等. 应用阴囊纵隔血管蒂皮瓣修复尿道下裂[J]. 中国医学科学院学报, 1984, 6(1): 25-27.

[13] 张娜, 张潍平, 孙宁, 等. 带蒂管状岛状包皮瓣尿道成形术在尿道下裂修复中的应用[J]. 中华小儿外科杂志, 2010, 10: 757-760.

[14] 梁伟强, 张金明, 潘淑娟, 等. 颊黏膜片背侧镶嵌法尿道成形术在尿道下裂中的应用[J]. 中华损伤与修复杂志(电子版), 2009, 4(5): 40-42.

[15] Ozturk H, Onen A, Otcu S, et al. The outcome of one-stage hypospadias repairs[J]. J Pediatr Urol, 2005, 1(4): 261-266.

[16] Marrocco G, Vallasciani S, Fiocca G, et al. Hypospadias surgery: a 10-year review[J]. Pediatr Surg Int, 2004, 20(3): 200-203.

[17] 吕军, 金玉明, 聂海波, 等. 尿道下裂矫治术支架引流方式的改良[J]. 中华医学杂志, 2011, 91(46): 3278-3280.

[18] 张金明, 陈小萱, 潘淑娟, 等. 镍钛尿道支架管在尿道下裂修复术中的作用[J]. 中国修复重建外科杂志, 2006, 20(3): 223-225.

[19] Aigrain Y, Cheikhelard A, Lottmann H, et al. Hypospadias: surgery and complications[J]. Horm Res Paediatr, 2010, 74(3): 218-222.

[20] Inouye B M, Massanyi E Z, Di Carlo H, et al. Modern management of bladder exstrophy repair[J]. Curr Urol Rep,2013,14(4):359-365.
[21] 李养群,潘焕丽,唐勇,等. 阴茎型尿道上裂的解剖学修复[J]. 中华整形外科杂志,2011,27(6):424-426.

第八十四章
外生殖器、会阴缺损

第一节 断离阴茎再植

断离阴茎再植（replantation of penis）是指在阴茎断离早期急诊进行的截断阴茎再植。常见的阴茎断离是由切割伤、爆炸伤、火器伤、车祸等导致的。在切割伤阴茎断离的患者中，有被切割伤和自残两种病因，对于后者的阴茎再植需严密注意患者的精神状况，只有当精神状况恢复正常时方可考虑进行再植手术。

断离的阴茎再植应争取在热缺血的6个小时内完成，遇有患者全身状况不佳，需延迟再植时，应将断离阴茎低温保存，并尽早完成断离阴茎再植。

一、适应证

全身状况良好，截断的阴茎头或阴茎体没有严重的挤压伤，血管及血管床良好，可进行断离阴茎再植。患者及监护人同意并要求进行阴茎再植。停止吸烟。

二、麻醉

连续硬膜外麻醉或气管内插管麻醉。

三、断离阴茎再植

（一）清创

剃毛，用软肥皂水和1∶2000苯扎氯铵溶液分别前后洗涤断离阴茎体和身体的阴茎残端，局部消毒。清除失活组织。为争取尽早完成再植手术，特别是断离时间超过6个小时以上，宜分两组进行，一组做受区移植床的尿道口及血管、神经清创和分离，另一组做断离阴茎的血管、神经、尿道口的清创和准备，以争取时间尽早恢复断离阴茎的血供。

（二）阴茎的局部解剖

阴部内动脉、静脉及阴部神经分布于会阴及生殖器，阴部内动脉前行至尿生殖膈后缘时发出会阴动脉和阴茎背动脉。阴茎背动脉走行于阴茎深筋膜与白膜之间，并在尿生殖膈处发出一阴茎深动脉，经阴茎脚进入阴茎海绵体。阴茎背动脉在阴茎体背侧走行于阴茎深筋膜与白膜之间，其深面及浅面有阴茎背浅静脉及阴茎背深静脉，两侧有阴茎背神经（图84-1）。详见第八十五章第一节的"二、阴茎延长术"。

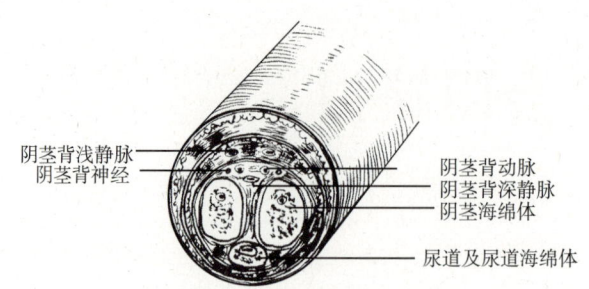

图84-1　阴茎血管神经解剖

（三）吻接血管神经及尿道准备

在两断面寻找并分离出阴茎背浅静脉、阴茎背动静脉及阴茎背神经，并做标记。

再植顺序及方法：再植顺序是由内向外，由腹侧至背侧。

对断离阴茎进行血管及神经解剖。彻底切除断离阴茎损伤端失活的组织，分离阴茎背动脉、阴茎背浅静脉、阴茎背深静脉、阴茎背神经及尿道。

（四）吻合尿道

用5-0尼龙线将断离阴茎的白膜悬挂于会阴部，在无张力的情况下安置导尿管，吻合尿道，采用5-0可吸收缝线缝合，尽可能勿将缝线存留在尿道腔内，为防止尿道吻合口术后狭窄，吻合口可进行Z成形，并注意断离阴茎的尿道口与会阴部的尿道口紧密无间隙对接吻合。

（五）吻接断离阴茎体

用5-0尼龙线或可吸收缝线缝合海绵体、阴茎白膜，使离断阴茎接合。

（六）吻合血管

在手术显微镜下，吻接动脉、静脉和神经，先吻合静脉，再吻合动脉和神经，一般选择吻合一条动脉、两条静脉和神经，对于多余出血的动脉予以结扎。在阴茎背动脉、静脉及神经吻合完成后，同期在全身静脉内输注扩血管药物和抗凝药物，以利于阴茎再植后的血供重建，密切观察再植阴茎血供良好后，按层缝合阴茎白膜及皮肤。

（七）再植阴茎包扎

用松软纱布包扎，阴茎头暴露以便观察血供，阴茎敷料外方用半管状支架包扎，防止再植阴茎扭曲下垂，影响吻接血管的血流畅通。

四　术后处理

1. 同一般显微外科手术处理。常规应用血管活性药物扩张血管，防止血管吻合口栓塞。
2. 应用镇静剂及雌激素1周，以防止阴茎勃起。
3. 预防性应用抗生素。

（王炜）

第二节 阴茎再造

一 概述

男性生殖器包括阴茎、阴囊及阴囊内的睾丸和输精管。阴茎是男性外生殖器的排尿和性交器官，阴茎缺损由先天性或后天性的因素导致，阴茎的缺损致使患者不能直立排尿和性交，造成巨大的心理和肉体创伤，阴茎缺损的再造是整形外科器官再造中一项较为复杂的修复重建外科手术。

阴茎缺损的病因有先天性性器官发育障碍、外伤性阴茎缺损、阴茎癌手术切除后阴茎缺损等，由于阴茎缺损的男性不能进行性生活，造成患者精神身心的创伤，使患者自卑、丧失男性特征，从而影响患者的精神和社交生活，影响其生存质量以及社会角色与分工。阴茎再造是治疗上述病态的主要手段。

再造阴茎要素：①再造一个双管状的悬垂器官；②具有近似正常外观；③能站立排尿；④能完成性生活；⑤具有一般感觉及性感觉功能；⑥最好能一期手术完成。

二 阴茎再造术演变及评估

（一）适应证

阴茎再造包括：①后天性阴茎缺损阴茎再造；②先天性阴茎缺损，两性畸形，选择男性阴茎缺损再造；③先天性阴茎发育不良，如包埋阴茎和短小阴茎等；④变性术阴茎再造。

阴茎再造术至今已有80余年的历史。自Bargoras于1936年首次报道应用腹部皮管成功完成阴茎再造术以来，各种皮瓣及不同的设计方法被相继报道应用于阴茎再造，迄今已有数十种之多。阴茎缺损再造或阴茎发育不良阴茎再造一直是整形外科领域的难题，这是由于再造一个有功能的阴茎需要五大要素：①有足够长的悬垂的皮管；②在皮管内需要包绕7～9mm直径的尿道；③需要有代替勃起功能的支撑物；④再造的阴茎有龟头、冠状沟和阴茎体的外形；⑤具有一定程度的触感和性感。在显微外科用于泌尿生殖器官再造之前的很长一段历史时期，采用分期带蒂皮瓣移植阴茎再造术，治疗周期长，成功率较低，术后形态不佳，尿道狭窄和感觉缺失等缺陷常有出现。

20世纪60年代陈中伟断指再植成功以后，组织器官的游离移植开始了新的历史时期，20世纪70年代后期，宋儒耀提出并实现了器官缺损一期再造的理念和实践，选用腹壁皮瓣带蒂移植一次再造阴茎取得成功，于1981年报告。1979年，杨果凡、王炜、张涤生在同年将前臂桡动脉游离皮瓣应用于临床，1980年，在无锡梅园召开的医学百科全书显微外科部分的编著，陈中伟、张涤生、高学书等参会，王炜在报告前臂游离皮瓣的临床应用中提出前臂游离皮瓣可用于鼻再造、阴茎再造和颈部食管再造。1981年6月12日，高学书等在临床上应用前臂桡动脉游离皮瓣移植，成功地进行了缺损阴茎的一期再造，并于1982年报告在《第二军医大学学报》上，1984年张涤生在美国《整形外科杂志》上报告了前臂桡动脉游离皮瓣阴茎再造，同年高学书在美国《显微外科杂志》上报告了前臂桡动脉游离皮瓣再植阴茎再造，这是在阴茎缺损再造上中国学者做出的杰出贡献的开端，其后何清濂、袁相斌等报告了下腹壁皮瓣、髂腹股沟皮瓣、阴股沟皮瓣等带蒂移植一次再造阴茎取得了成功。袁相斌（1999）报告了112例6种皮瓣移植一次阴茎再造，颜玲、钟世镇、徐达传等报告了上腹壁皮瓣或脐旁皮瓣联合肋缘软骨瓣阴茎再造——一个新术式的解剖学研究，中国整形和解剖学界的同道们在阴茎一次再造实践中积累了大量的经验。

阴茎再造术是整形外科器官再造术中较为成功的手术之一，全世界创造了几十种阴茎再造的术式，数以千计的阴茎再造术报告于文献之中，但至今较少有阴茎再造术后长期随访的评估报告。Morrison S. D.（2016）查阅了719篇文献，综述数以千计的阴茎一期再造术术后评估，较多地反映了当今世界阴茎再造术的概况（表84-1）。

表84-1 Morrison S. D.（2016）阴茎再造术后评估综述

皮瓣	尿道长度（cm）	直径（cm）	周径（cm）	触觉	排尿功能	性功能
腹股沟皮瓣		3.7～16	9.5～12	3例（75%）有触觉；1例（25%）无触觉	41例（37.3%）直立排尿	20例（19.6%）能性交
背阔肌肌皮瓣	7～17	3.5	10～20	17例（100%）有触觉	17例（100%）直立排尿	9例（14.8%）；3例（4.9%）不能性交；2例（3.3%）能性交
腹股沟皮瓣	7.5～15	4～5		2例（100%）有触觉	9例（100%）直立排尿	5例（100%）能性交；1例（20%）使妻子受孕
股前外侧皮瓣	10	3.5		4例（75%）有触觉	2例（66.7%）直立排尿	3例（60%）能性交；3例（60%）有性欲
股薄肌皮瓣	4～15	6～10		1例（100%）有触觉	3例（100%）直立排尿	1例（100%）能性交
腓动脉皮瓣	12	未报告		1例（100%）有触觉	9例（90%）直立排尿	15例（51.7%）能性交；1例（3.4%）能勃起
前臂桡动脉皮瓣	7～14			611例（98.4%）有触觉	704例（97.5%）直立排尿	115例（21.1%）能性交；389例（71.4%）有性欲
变性手术	9.1～14.2	4～10		82例（100%）有触觉，5例（22.7%）需再手术	348例（94.1%）直立排尿	82例（100%）能勃起

（二）分期阴茎再造术

传统阴茎再造是利用邻近会阴部位的组织形成皮瓣或皮管，经单次或多次断蒂转移后形成阴茎，如利用腹部斜行皮管、腹中部皮瓣、大腿内侧皮管、股薄肌皮瓣及腹股沟皮管等，其中比较有代表性的是Bargoras（1936）用腹部皮管进行阴茎再造，Morales与宋儒耀等（1956）应用大腿斜行皮管进行阴茎再造，Orticochea（1972）应用股薄肌肌皮瓣加对侧腹股沟内翻皮管进行阴茎再造。这些都是20世纪40—70年代常用的手术方法，都是一些耗时长、风险大、需要多次手术才能完成的阴茎再造术，其中每一次手术的失败都可能造成前功尽弃、全盘皆输的后果。因此在现代阴茎再造方法出现以后，已逐渐被摒弃不用，但其设计理念及在阴茎再造历史发展中的作用仍值得后人借鉴与尊重。

（三）一期阴茎再造术

20世纪70年代，宋儒耀在临床上提出了一期阴茎再造术。随着对皮瓣成活机制研究和认识的不断深入及显微外科的蓬勃发展，轴型皮瓣的应用日益广泛，各类轴型皮瓣如岛状皮瓣、肌皮瓣、游离皮瓣等均被应用于阴茎再造，将阴茎再造由经验时代推进到理性时代。

可以进行游离移植、岛状移植或轴型移植阴茎再造的皮瓣和方法有：①前臂皮瓣游离移植阴茎再造；②脐旁岛状皮瓣移植阴茎再造；③下腹部岛状皮瓣移植阴茎再造；④髂腹部岛状皮瓣移植阴茎再造；⑤阴股沟皮瓣移植阴茎再造；⑥大腿内侧皮瓣游离或岛状移植阴茎再造；⑦股前外侧岛状皮瓣移植阴茎再造；⑧节段背阔肌肌皮瓣游离移植阴茎再造；⑨阔筋膜张肌肌皮瓣游离移植阴茎再造；⑩上臂外侧皮瓣游离移植阴茎再造；⑪股薄肌肌皮瓣游离移植阴茎再造；⑫腓骨骨皮瓣游离移植阴茎再造；⑬游离肩胛皮瓣移植阴茎再造等。

三 阴茎相关解剖

详见第八十五章第一节的"二、阴茎延长术"。

四 一期阴茎再造术

（一）前臂游离皮瓣移植阴茎再造

1. 适应证
(1) 外伤性阴茎缺损：有阴茎外伤性次全或全缺损。
(2) 阴茎短小，包埋阴茎，严重发育不良。
(3) 变性术阴茎再造。
(4) 两性畸形选择男性者等。

2. 术前一般准备
(1) 精神健康的成年男性，并有监护人支持请求阴茎再造者。
(2) 选择男性变性的阴茎再造就医者，需具备相关法规程序请求和批准记录。
(3) 心、肝、肺、肾功能正常，全身状况良好，没有血液疾病。
(4) 没有吸烟嗜好或禁烟1个月以上。
(5) 具备良好供区和受区。
(6) 完整病史、影像、请求和同意记录。

3. 术前供区准备
(1) 前臂皮瓣供区多半选择非优势手一侧作为供区。
(2) 皮肤健康，没有毛发，没有炎症，前臂尺、桡动脉良好，Allen试验证明手掌的深浅动脉弓存在，可安全地切取桡动脉游离皮瓣。
(3) 同时进行季肋部、阴部和耻骨区备皮。

4. 麻醉　气管内插管全身麻醉。

5. 手术方法与步骤　手术分两组进行。一组切取肋软骨，做受区准备，另一组切取前臂皮瓣。如选用银丝硅胶作为再造阴茎的支撑物，则可避免切取肋骨（图84-2）。

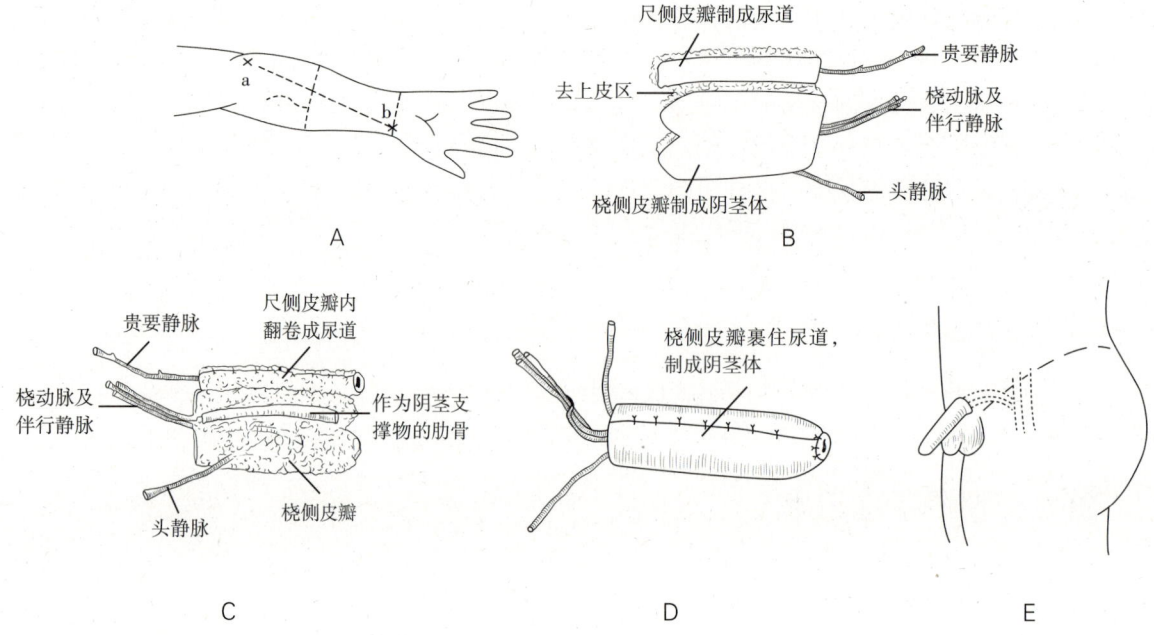

图 84-2　前臂皮瓣游离移植阴茎再造
A. 前臂皮瓣设计　B. 阴茎再造皮瓣的设计　C. 阴茎体预制，尺侧皮瓣皮肤向内翻转，制成尿道，植入阴茎支持物
D. 阴茎体预制准备移植　E. 阴茎再造完成

（1）切取、雕刻肋软骨：在右侧胸部切取1~2根肋软骨，长9~11cm，宽1.5cm，备用，做适当雕刻拼接后作为阴茎支撑物，为了再造阴茎的龟头将肋软骨的碎片包裹在移植肋软骨的末端制成膨隆的伞状备用。

（2）前臂皮瓣设计：在肱骨外上髁设计点。点a桡动脉与腕横纹相交处设计点b，a、b连线构成前臂皮瓣的纵轴。画出桡动脉及头静脉的体表标志，阴茎再造的皮瓣设计在纵轴两侧，将桡动脉及头静脉包括在皮瓣之内。

（3）阴茎再造皮瓣的设计及阴茎体预制

1）阴茎再造皮瓣的设计：阴茎再造包括阴茎体再造、尿道再造。将前臂皮瓣分为三部分：尿道再造设计于皮瓣的尺侧部分，宽3.0~3.5cm，长13~14cm，尺侧部分蒂部最好留有一条贵要静脉。阴茎体再造：在皮瓣的桡侧部分，设计宽10~12cm，长12~14cm，皮瓣蒂部有桡动脉、桡静脉及头静脉，作为阴茎体再造的皮瓣。桡、尺侧皮瓣之间留有宽0.5~1cm的去除表皮的区域。

2）切取皮瓣形成阴茎：按设计线切取前臂皮瓣，并游离支配皮瓣的桡动静脉及头静脉血管蒂。将尺侧皮瓣皮肤向内翻转，包绕16F到18F到16F的导尿管制成尿道；将桡侧皮瓣皮肤外翻，使尿道包埋在桡侧皮瓣内，并将肋软骨包埋在皮瓣内，制成阴茎体部。等待会阴部受区完成后，前臂皮瓣断蒂移植至受区。前臂创面以断层游离皮片移植修复。

（4）受区准备：解剖尿道口及前臂皮瓣的移植床，在右下腹沿着腹股沟韧带中点及肚脐的连线方向逐层切开皮肤、皮下，以及腹直肌前鞘及后鞘等，解剖腹壁下动静脉及腹壁浅静脉，分别与桡动、静脉及头静脉进行端端吻合。如有可以利用的阴茎背神经或髂腹股沟神经，需予以分离、解剖，并与前臂皮神经吻合，有利于再造阴茎感觉功能的恢复。

（5）预制阴茎体移植阴茎再造：将前臂皮瓣预制的阴茎体游离移植到会阴部，将皮瓣蒂部的血管通过隧道到达右下腹。先进行预制阴茎体与会阴部定位缝合，安插导尿管，再吻合动、静脉，证明血管吻合良好后，吻合尿道，将阴茎支撑物与会阴部组织缝合固定，然后缝合皮肤。

阴茎再造可选择前臂桡动脉游离皮瓣，也可以选择前臂尺侧动脉游离皮瓣移植再造阴茎，再造的尿道可设计在皮瓣的边缘，也可设计在皮瓣的中部，并可考虑同时设计龟头和冠状沟（图84-3）。

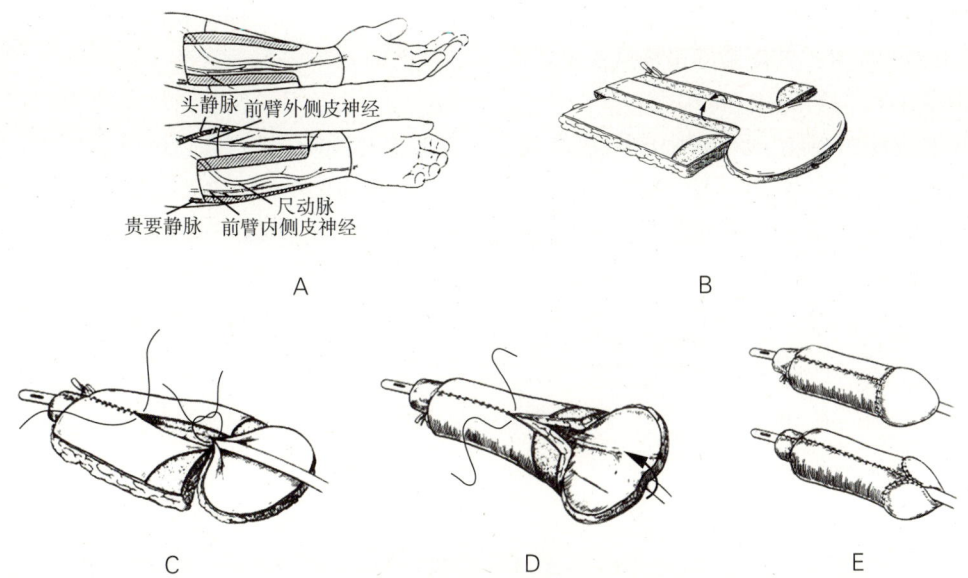

图84-3 前臂皮瓣游离移植阴茎再造

A. 在过去20多年，显微前臂再造阴茎皮瓣已改进为采用尺侧皮瓣中间3cm×12cm作为尿道，两侧1.5cm×12cm为去表皮条状皮瓣，更外侧的7cm×12cm的两块外板皮瓣，远端重建的新龟头皮瓣（4cm×8cm）是新尿道远端的延续　B、C. 皮瓣取下后，就开始塑形，将用于重塑尿道的皮瓣卷曲后，腹侧及管腔间皮肤及皮下组织对应缝合（共四层），再包绕30F导尿管来完成　D. 将前臂皮瓣翻转，缝合背侧皮瓣，新的龟头通过向近端返折至外板远端的去表皮皮瓣来形成　E. 重塑好的阴茎用显微外科技术转移到受区

6. 术后处理　同一般显微外科手术处理。常规应用血管活性药物扩张血管，防止血管吻合口栓塞。进食流质或无渣半流质饮食，防止粪便污染伤口。

（二）龟头前置皮瓣游离移植阴茎再造

1. 概述　龟头前置皮瓣游离移植阴茎再造适用于先天性发育不良，由于短小不能站立小便和缺少性能力而要求做阴茎再造者。在先天性短小阴茎的阴茎再造中，少数案例的阴茎体短而瘦小，而龟头发育较好，可考虑做游离皮瓣移植以延长阴茎体，而切下的龟头再植于皮瓣远端，使再造的阴茎存留有原龟头，龟头前置皮瓣游离移植以阴茎再造术术后在形态及性功能上具有优势。

龟头前置皮瓣游离移植阴茎再造移植皮瓣的供区选择需具有以下条件：①皮瓣的近端有动静脉能与会阴部的阴茎残端的动、静脉进行吻接；②游离皮瓣的远端的动、静脉可以和龟头的动、静脉吻接；③游离皮瓣是带有神经的皮瓣，其神经可吻接阴部神经和龟头神经，以重建龟头的感觉。具有神经血管的游离皮瓣有下列几种供区可供选择：桡动脉前臂游离皮瓣、尺动脉前臂游离皮瓣、腓动脉游离皮瓣、胫前动脉游离皮瓣、小腿内侧游离皮瓣、胸外侧游离皮瓣、腹壁皮瓣、肋间皮瓣等。程开祥、王善良、黄文义等报道了前臂游离皮瓣龟头再植阴茎再造术，该术式使短小阴茎一期就得到了延长，一次再造了阴茎和尿道，并将龟头再植于再造阴茎皮瓣的远端，同期将阴茎背神经、前臂皮神经与龟头上存留的神经进行吻合。刘阳等的研究证明再造的阴茎术后龟头的两点分辨觉能达到10～14mm。

阴茎再造一般包含两类需求：第一类是外伤性阴茎缺损和医源性阴茎缺损修复；第二类是先天性阴茎短小发育不良，阴茎长度只有1～2cm，需要进行阴茎再造以恢复其功能。对于第二类的阴茎发育不良的再造手术，手术者需考虑将发育不良的龟头存留再植，在短小的阴茎根部与龟头之间移植游离皮瓣作为中段阴茎再造，这是一项较为复杂的显微外科缺损器官再造术，要求再植的龟头发育尚可，断离的龟头近心端存有能够吻接的血管和神经，选择带有神经的游离皮瓣移植再造阴茎体及其尿道，其皮瓣的最佳选择是前臂桡动脉游离皮瓣带有前臂桡侧皮神经，也可选择大腿外侧游离皮瓣等再造阴茎的中段。

应用龟头再植前臂游离皮瓣中段阴茎再造的手术，再造的阴茎具有逼真的形态、感觉功能，如果发育不良小阴茎的近端存有一定量的海绵体，还可以使再造的阴茎存有部分的勃起功能，显然该术式较其他手术为优。但也因为适应证局限及技术难度高，所以有一定的局限性（图84-4）。

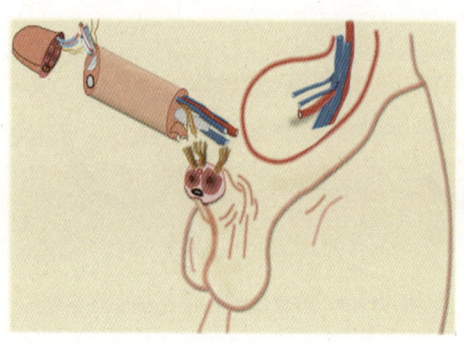

图84-4　龟头再植皮瓣游离移植阴茎再造示意图

2. 适应证　先天性小阴茎龟头发育尚可者、阴茎外伤性截断不能进行原位再植者、阴茎手术切除后龟头可以进行再植的患者。

3. 麻醉　全身麻醉。

4. 术前准备

（1）选择身体和精神健康的成年男性。

（2）没有吸烟嗜好，或禁烟1个月以上。

（3）心、肝、肺、肾功能良好。

（4）前臂皮瓣供区没有毛发，或有少量毛发但已经过了有效的脱毛治疗。

（5）患者和监护人对于手术的选择及其可能产生的意外充分理解，并有文字和图像记录。

（6）供区选择非优势手侧的前臂。

（7）在前臂设计阴茎体及足够宽度的尿道，将前臂外侧皮神经包含在皮瓣以内，并以记号笔标记，其手术设计和切取、预制阴茎体等基本同前臂皮瓣游离移植阴茎再造术。

5. 技术要点

（1）在解剖前臂皮瓣预制阴茎体的过程中留意桡动、静脉远端血管的细小分支及前臂皮神经的远端，分别予以标记及保留，留待与离断的阴茎背血管及神经进行吻合。

（2）在10～20倍显微镜下解剖支配残留阴茎体或小阴茎龟头的阴茎背血管及神经，依据显微镜下血管的搏动情况判定动脉及静脉，并予以明确标记。

（3）将离断的龟头或阴茎体残端移植到前臂预制阴茎体的远端，显微镜下吻合血管、神经。判断离断龟头再植血供良好后，静置10分钟左右，待阴茎根部受区血管神经解剖完成后，于前臂皮瓣近心端离断血管蒂，移植到受区，并切取肋骨或采用硅胶条作为阴茎再造的支撑物（图84-5）。

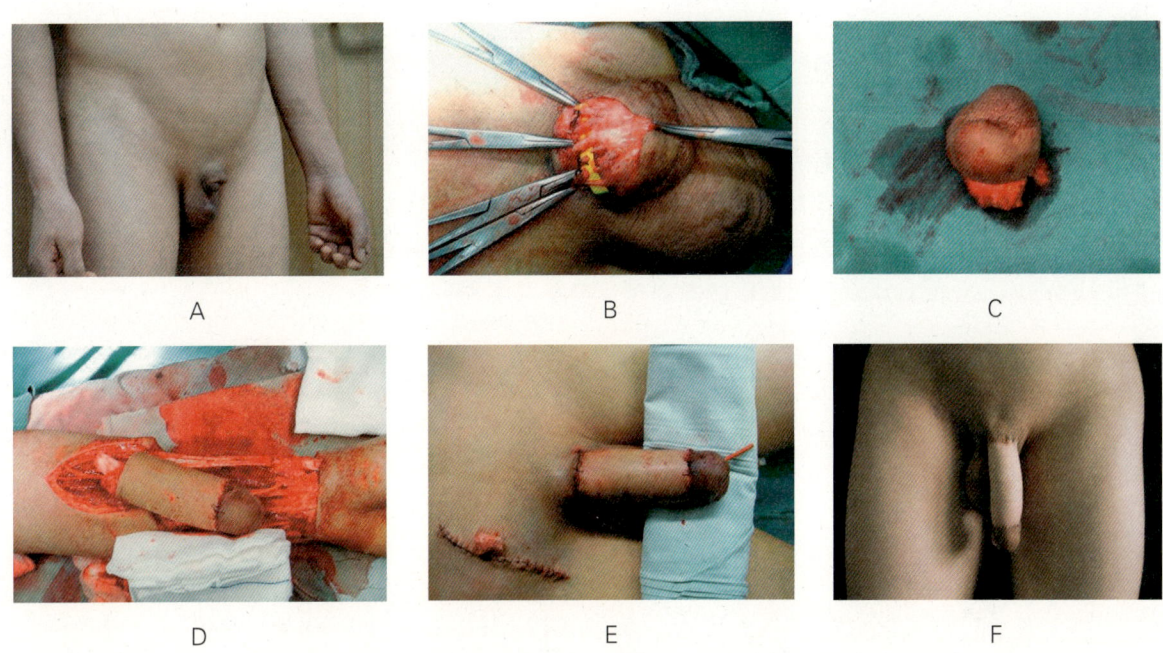

图 84-5　男性，32 岁，外伤后阴茎缺损，残留海绵体长度 3cm
A. 术前　B. 显微镜下解剖阴茎背血管、神经束，并予以标记　C. 离断残留阴茎，准备移植到前臂再造阴茎体远端
D. 离断的阴茎残端与前臂皮瓣再造阴茎体吻接再植完成　E. 手术完成　F. 术后 1 年

（三）带蒂岛状皮瓣移植阴茎再造

带蒂岛状皮瓣移植阴茎再造是一良好选择，手术过程中不用吻合血管，更有利于推广应用。它包括下腹部岛状皮瓣移植阴茎再造、脐旁岛状皮瓣移植阴茎再造、髂腹部岛状皮瓣移植阴茎再造、阴股沟皮瓣移植阴茎再造、大腿内侧岛状皮瓣移植阴茎再造，以及股前外侧岛状皮瓣移植阴茎再造等。现以下腹部岛状皮瓣移植及髂腹部岛状皮瓣移植阴茎再造为例，介绍如下：

1. 适应证　该法适用于阴茎全缺损或次全缺损、腹壁浅及旋髂浅动静脉没有损伤、皮瓣供区皮肤健康、不肥胖、腹壁脂肪不肥厚的患者。

2. 术前准备　下腹部皮瓣和髂腹部皮瓣供区皮肤应健康而没有炎症。术前用多普勒超声血流仪检查腹壁浅血管状况和旋髂浅动脉状况良好。做右季肋部和耻骨区皮肤准备，宜按照显微外科术前准备，避免一切可能造成局部感染、血管痉挛和损伤的因素，术前局部的彩色超声波检查和激光多普勒检查有利于手术者了解腹壁浅动脉、旋髂浅动脉的状况，判断是否有手术适应证。

3. 麻醉　气管内插管全身麻醉。

4. 手术方法与步骤

（1）切取肋软骨或髂骨：在胸部切取肋软骨，长 9.0～10.5cm，宽 1.5cm，作为阴茎支撑物备用。也可取髂腹股沟皮瓣带血管的髂骨移植。

（2）下腹部皮瓣设计或髂腹部皮瓣设计：用亚甲蓝画出多普勒超声血流仪测定的腹壁浅动脉及旋髂浅动脉的走向，皮瓣设计在血管分布的范围内。皮瓣设计包括四部分，即皮瓣蒂部、尿道部、阴茎体部和去上皮部。皮瓣蒂部设计：于左下腹设计一球拍样皮瓣，球拍柄为蒂部，位于腹股沟韧带下方的股动脉跳动区，作为皮瓣旋转移植的蒂部，内含轴型血管。球拍柄蒂长度以腹股沟韧带股动脉区到会阴部的距离为准，并比该距离长 2～3cm，长约 10cm，宽 3.5～4.0cm。尿道部皮瓣设计：宽 3.0～4.0cm，长 12～14cm。阴茎体部皮瓣设计：长 12～14cm，宽 10～12cm。在尿道部皮瓣与阴茎体部皮瓣间有宽 1cm 的去上皮区域。

（3）皮瓣的切取：先在皮瓣设计线内侧切开皮肤，直达腹外斜肌表面，再次证实腹壁血管良好。可按皮瓣设计线切取皮瓣，将皮瓣去上皮，沿皮瓣设计线切开皮瓣，在皮瓣蒂部注意血管分布，防止损伤。当皮瓣从腹部游离而仅有皮肤蒂及广泛筋膜蒂部相连时，检查皮瓣血管及血供良好后准备阴茎体预制。

（4）阴茎体预制：将尿道部分皮瓣内翻缝合，卷成尿道，植入阴茎支撑物，将阴茎体部分皮瓣卷在再造尿道皮瓣外面，完成阴茎体的预制。

（5）阴茎再造：在皮瓣预制成阴茎后，于皮瓣蒂部的内侧方做皮肤皮下组织切开，容皮瓣蒂部安放，将预制的阴茎体带蒂转移到会阴部，进行阴茎再造。先做软组织固定，再进行尿道口吻合和支撑物固定，缝合皮肤。腹部供区游离植皮修复（图84-6）。

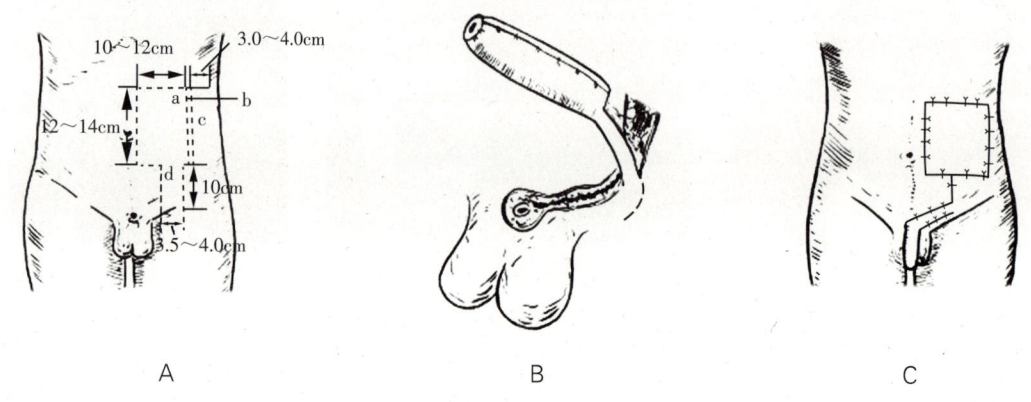

图84-6　下腹部岛状皮瓣移植阴茎再造
A. 皮瓣设计。a为阴茎体部，长12～14cm，宽10～12cm；b为去上皮部，宽1.0cm；c为尿道部，宽3.0～4.0cm，长12～14cm；d为球拍柄为蒂部，长约10cm，宽3.5～4.0cm　B. 阴茎体预制准备移植　C. 下腹部皮瓣阴茎再造完成

5. 术后处理　同前臂皮瓣阴茎再造。

髂腹部岛状皮瓣移植阴茎再造的手术设计、步骤及注意事项，与下腹部岛状皮瓣移植阴茎再造相类似，只是皮瓣血管借助于旋髂浅及旋髂深血管供血。

五　并发症及其处理

（一）皮瓣全部或部分坏死

皮瓣全部或部分坏死的发生率并不高，但后果严重。应当加以注意并严格防范。首先，术前可通过超声多普勒血流探测仪、CTA等了解皮瓣血供情况及血管走向。其次，术中获取、游离皮瓣时要保证血管蒂的完整并防止血管穿支的损伤。术后严密观察，及时发现血管危象，并予以相应处理。

前臂皮瓣的部分坏死往往发生在前臂背侧靠近尺侧的部分，原因可能在于这一部分皮瓣的血供多来自骨间背血管的穿支，术中予以结扎后靠桡动脉血管蒂发出的穿支血供不足以充足支配这一区域的血供需求。因此可考虑先对前臂皮瓣骨间背血管支配区域进行延迟后，再行阴茎再造术。

（二）尿道狭窄、尿漏及尿道结石

1. 防治术后尿道狭窄　阴茎再造术后尿道狭窄的发生率相对较高，文献报道在10%～20%。尿道狭窄主要是由尿道吻合处的瘢痕增生挛缩和局部毛囊炎反复刺激造成的。因此在阴茎再造手术过程中应注意以下几个环节，以减少尿道狭窄的发生：

（1）吻合口两端皮瓣应有足够的宽度，能安置从14F到18F的导尿管，保证尿道畅通无阻。

（2）尿道皮瓣对合缝合，采用5-0可吸收缝线分段准确对合，进行皮内缝合。

(3) 吻合口吻合时一定要做到无张力严密缝合，避免吻合口出现裂口、伤口延期愈合、瘢痕增生。

(4) 为防止尿道吻合口狭窄，游离皮瓣的尿道口与会阴部尿道口吻接时需避免吻合口狭窄，必要时采取Z成形法扩大尿道吻合口。

(5) 吻合口两端皮瓣皮面上的毛发尽可能清除彻底，减少毛发在尿道内的刺激及毛囊炎症。

(6) 用于形成尿道部分的皮瓣如毛发较重，应在术前进行激光脱毛等治疗。而对于已经发生的尿道狭窄、尿道结石等者，则可以通过尿道切开取石、狭窄段尿道瘢痕松解、局部皮瓣转移等修复，而对于大段的尿道狭窄予以清除后的残缺尿道，则需要通过口腔黏膜等移植来修复（图84-7）。

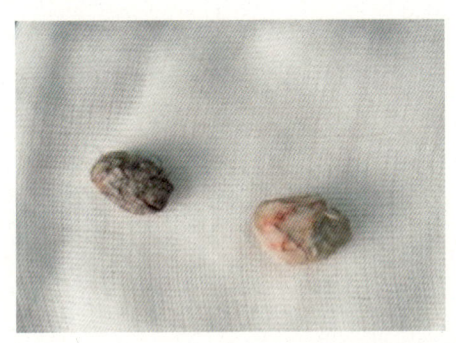 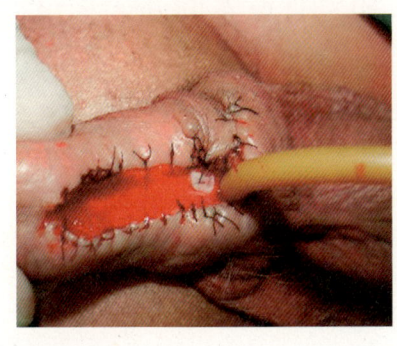

A　　　　　　　　　　　　　　B

图 84-7　尿道结石及尿道狭窄
A. 从再造阴茎尿道内取出的尿道结石　B. 严重尿道狭窄的患者切除狭窄段尿道后移植口腔黏膜预制尿道

2. 防治术后尿漏　尿漏的发生多在早期，主要原因是尿道缝合不严密及用于再造尿道部分的皮瓣血供不良，导致缝合面愈合不良及术后肿胀而引起伤口裂开等。因此，保障皮瓣有良好的血供及适度的严密缝合（过于严密会导致创缘血供障碍，产生愈合不良）、控制术后组织水肿等，可以有效防止尿漏的发生。对于已经发生的尿漏，可以在组织水肿消退以后通过荷包缝合、局部皮瓣转移等修复。

（三）支撑体折断、弯曲和外露

再造阴茎支撑物采用游离肋软骨移植，或带有银丝的硅胶棒移植，再造阴茎支撑体折断多发生在远期，而软骨外露在早、晚期均可发生。软骨支撑体折断的现象并不常见，软骨支撑体的断裂会影响患者性生活。需要尽快处理，通常可通过植入多孔钢板使折断的软骨重新连成一个整体（图84-8）。

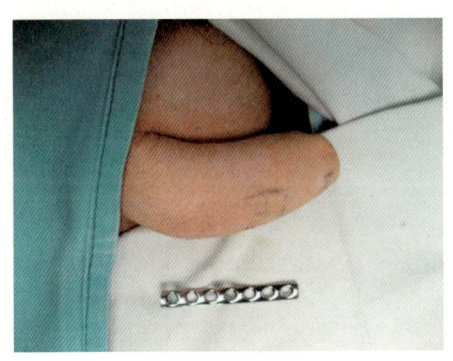 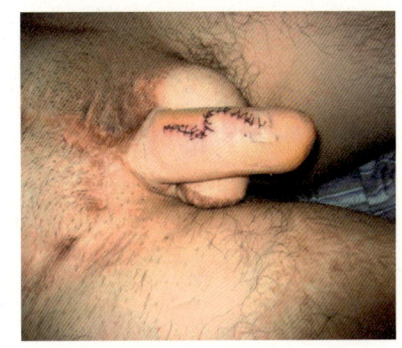

A　　　　　　　　　　　　　　B

图 84-8　植入多孔钢板矫正软骨支撑体折断
A. 矫正术前　B. 矫正术后即刻

早期发生的软骨外露多与伤口愈合不良、感染等有关，一旦发生往往不能挽回，因此术后严格控制感染、保障伤口一期愈合是预防软骨外露发生的关键，而一旦发生伤口愈合不良或感染、软骨外露等，就需第一时间取出植入的软骨，将其埋置于远离再造部位的腹部或大腿等的皮下，留待二期使用。而取出软骨后也有利于伤口尽早愈合。

晚期发生软骨外露的情况并不常见，在排除感染的情况下，可以通过适当修剪软骨长度后直接缝合伤口来消灭创面。

六　阴茎再造术的几个关键问题

（一）皮瓣的选择与设计

皮瓣供区的选择需要综合考虑患者的体形、皮下脂肪厚度、肢体健全情况、患者的社交需求及个性化的偏好等众多因素，并对不同供区感觉功能的差异及造成的供区损害情况等进行综合评估后决定（图84-9）。

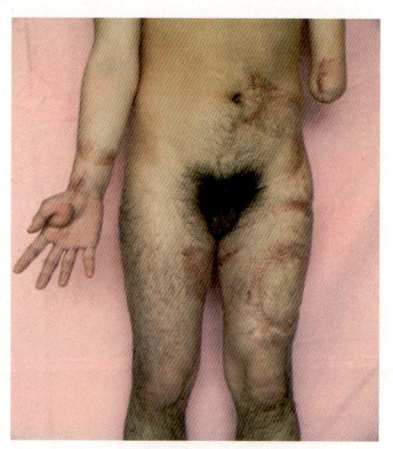

图84-9　电击伤后肢体残缺，综合评估后认为供区有限

1. 前臂皮瓣　因其血供可靠、感觉神经相对丰富、并发症相对较少等成为阴茎再造的经典方法和首选供区。但对于部分肢体残缺、生活在高海拔寒冷地区或注重社交需求而不愿意暴露前臂的患者，则需要首选身体其他供区。对于前臂毛发较重的患者，需要提前进行激光脱毛治疗或选取其他毛发较少的皮瓣形成尿道，以避免毛石症堵塞尿道。对于前臂周径小于15cm或者前臂皮瓣过薄（皮肤及皮下脂肪厚度小于5mm）的患者，单纯前臂皮瓣不足以形成再造阴茎，或形成的阴茎过于细小，也需要寻找其他合适的供区或者采用复合皮瓣进行阴茎再造。如应用足背＋前臂串联皮瓣，分别用足背皮瓣形成尿道，用前臂皮瓣形成阴茎体，以及用髂腹股沟皮瓣＋前臂皮瓣、股前外侧皮瓣＋前臂皮瓣等不同的皮瓣组合方式进行复合皮瓣阴茎再造（图84-10）。

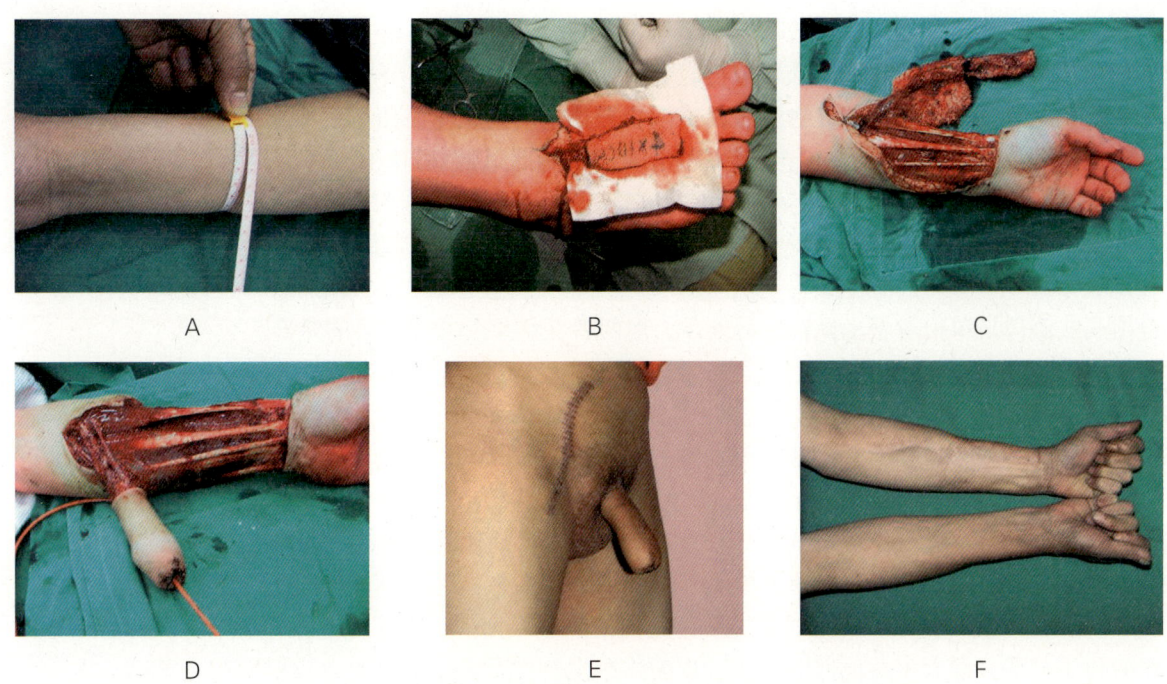

图 84-10　应用足背＋前臂串联皮瓣进行复合皮瓣阴茎再造

A. 左前臂周径细小，皮下脂肪过薄，单纯利用前臂皮瓣不足以形成再造阴茎　B. 利用足背皮瓣形成尿道　C. 与前臂皮瓣串联　D. 形成再造阴茎体　E. 再造完成　F. 游离前臂皮瓣阴茎再造术后供区恢复情况

2. 股前外侧皮瓣　股前外侧皮瓣阴茎再造因为可以不用吻合血管、供区损伤容易被服装遮盖而隐藏等优势而越来越受欢迎。朱晓海等曾报道利用黏膜或皮片移植预制尿道的股前外侧皮瓣进行阴茎再造；Monstrey等报道应用扩张的股前外侧皮瓣行阴茎再造术并使得供区创面可以用扩张的皮瓣直接拉拢缝合，使得股前外侧皮瓣在阴茎再造方面的应用更为频繁。但对于体形肥胖及皮下脂肪肥厚的患者则需要慎重选用该皮瓣。股前外侧皮瓣再造阴茎的感觉功能恢复比前臂皮瓣差，这点也需要在选择皮瓣供区时予以综合考虑。

3. 下腹部岛状皮瓣及髂腹部岛状皮瓣　其优势都在于不用吻合血管、供区易隐藏，但也存在感觉功能差及血管支配欠恒定的劣势，同时也不适用于肥胖及皮下脂肪肥厚的患者。

（二）支撑体的选择与植入

为使再造阴茎获得足够的硬度以满足性交功能的需要，往往需要在再造阴茎体中植入支撑物。这涉及支撑物材料的选择及植入时间的选择。

1. 支撑物植入时间　多数学者主张二期植入支撑物，原因有二：

（1）阴茎再造半年以上才能获得保护性感觉功能的恢复，在再造阴茎感觉功能建立以前植入支撑体，容易导致支撑体摩擦皮瓣使皮瓣变薄、磨破、创面感染、假体外露等。

（2）阴茎一期再造时植入支撑体会使皮瓣发生肿胀、感染及坏死的风险增加，因此主张一期再造时不植入支撑体。

2. 支撑体材料

（1）自体材料：如肋软骨、骨等。Bargoras报道世界首例阴茎再造时应用了患者自体肋软骨作为支撑物，之后得到多数学者的效仿。Hage J. J. 曾在1993年针对公开发表文献中软骨作为支撑体的64例阴茎再造进行统计，其中33例报道成功，11例发生了软骨弯曲、吸收、折断、外露等并发症。自体骨材料如髂骨、腓骨、桡骨骨质等也曾被报道用于阴茎再造，但其吸收程度更甚于软骨，加之取材相对困难、供区有限等而不如自体肋软骨在阴茎再造领域应用广泛。

（2）人工材料：如银丝硅胶棒、可膨胀植入式阴茎假体等。在人工材料方面，国内何清廉等曾利用银丝硅胶棒作为阴茎植入体取得较好的效果，其优点在于不存在供区损伤、价格低廉、组织相容性好等。缺点是仍有异物反应及感染、外露情况的发生。Hobeke报道了迄今为止最大的一组应用可膨胀植入式阴茎假体作为支撑物的病例，在35例患者中10例植入了单根可膨胀阴茎假体，另25例因为单根可膨胀阴茎假体在1997年退出市场后而选用了3根可膨胀阴茎假体进行植入。其中28例患者术后恢复顺利，7例发生了感染、假体外露等并发症，4例经治疗后再次植入假体获得成功，仅1例因导致再造阴茎部分坏死而失去假体再植入的可能。作者同时指出虽然3根植入式假体较单根者手术操作更为困难，但两者在结果上并无明显的差异。

3. 支撑体对再造阴茎外形的影响　笔者单位迄今已积累了30余年阴茎再造术的临床经验。植入自体肋软骨作为再造阴茎支撑物一直沿用至今，而在此过程中，笔者发现植入的自体肋软骨作为支撑物不仅可以使再造阴茎获得足够的硬度以完成性交，还会对再造阴茎远期良好外形的维持起到积极或消极的作用。笔者曾比较直条状自体肋软骨（图84-11）、T形自体肋软骨（图84-12）及蘑菇状自体肋软骨（图84-13）作为支撑体对再造阴茎远期外观形态的影响，发现直条状和T形支撑体作为再造阴茎内的支撑体用以维持龟头的形态和丰满程度是不够的。除了组织量不够外，还有继发的变化。术后早期的形态变化较小是因为组织水肿尚未完全消退，皮瓣去感觉神经变化不显著。随着术后时间的延长，皮瓣内感觉神经部分不能恢复，皮瓣即出现萎缩，而在支撑体远端组织量相对较少的情况下，再造阴茎龟头开始出现表面松软、没有丰满度的情况。如果再造阴茎腹侧的切口瘢痕出现挛缩，可进一步导致尿道外口后退，龟头形态变小变尖，甚至出现鲨鱼头样变（图84-14），但没有相对的尿道狭窄和排尿困难。采用蘑菇状支撑体植入，再造的阴茎内因为有足够的组织量维持龟头的形态，避免了远期出现龟头皮瓣因失神经而导致形态变化。蘑菇状肋软骨植入龟头后还可对抗切口瘢痕挛缩而造成的尿道口后退。再造阴茎外形较植入直条状及T形肋软骨者明显改善（图84-15）。

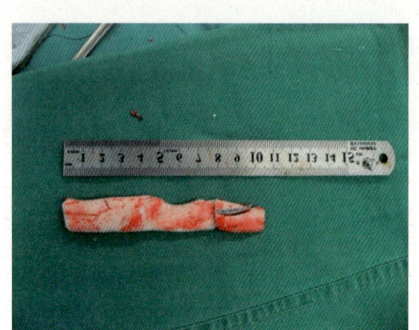

图84-11　直条状肋软骨支撑体

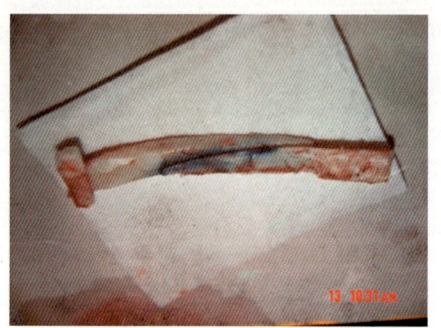

图84-12　T形肋软骨支撑物

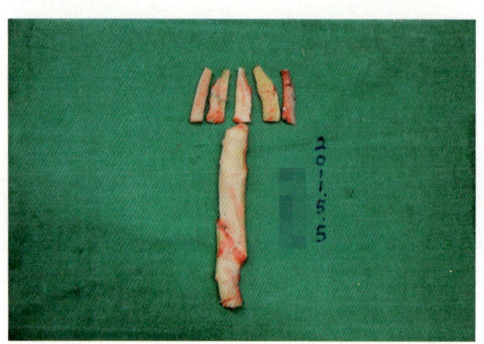

图84-13　蘑菇状肋软骨支撑体

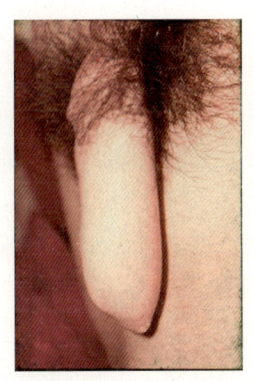

图 84-14 植入直条状肋软骨支撑物远期再造阴茎外形呈鲨鱼头样变畸形

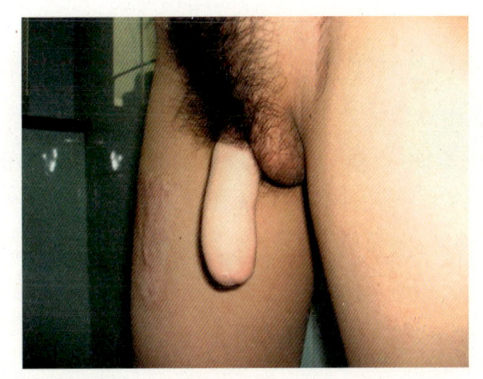

图 84-15 植入蘑菇状肋软骨支撑物再造阴茎外形稳定，龟头饱满

(三) 感觉功能的重建

阴茎作为性器官，除具有一般的痛觉、温度、触觉、压觉、震动觉及本体感觉外，还有特殊的性感觉功能。因海绵体、龟头及包皮等组织结构的特殊性，目前再造阴茎所用替代组织都难以复制正常阴茎所具有的性感觉功能。但在阴茎再造的过程中，努力重建再造阴茎的感觉功能仍是阴茎再造术中非常重要的环节，术后再造阴茎感觉功能重建的程度也是衡量再造阴茎质量优劣的重要指标之一。

历史上，曾有报道应用包含感觉神经的皮瓣作为供区带蒂转移形成阴茎，使再造阴茎恢复了不同程度的感觉。在显微外科技术应用于阴茎再造术后，文献报道将游离皮瓣内的感觉神经与受区神经吻合，可以使再造阴茎恢复良好的感觉功能。但是上述研究存在以下问题：①病例数不够多，多为个案报道；②缺乏对感觉神经功能恢复的统一客观检测指标。因此很难具有普遍的指导意义，不能说明再造阴茎感觉功能恢复的客观规律与影响因素。

麻苏香等对45例行游离前臂皮瓣再造阴茎的患者进行长期随访，平均随访时间为9.1年。患者平均年龄为26.4岁（18～48岁）。其中28例皮瓣保留了感觉神经支配，而17例没有。在保留感觉神经支配的皮瓣再造阴茎时进行了阴茎背神经和前臂外侧皮神经的端端吻合。对再造阴茎感觉功能评价的检测指标包括痛觉、温度觉、震动觉及静态两点分辨觉等，均按照标准单盲法进行测试。结果发现再造阴茎术后的痛觉及震动觉恢复在再造阴茎的近端无显著性差异，在远端则是神经支配组显著好于无神经支配组（$P<0.01$）。无神经支配组表现为感觉功能由远端向近端逐步恢复，而神经支配组则表现为同时恢复。温度觉和静态两点分辨觉无论是在近端还是远端，支配组都好于无神经支配组。通过上述研究，作者指出用含有感觉神经支配的游离前臂皮瓣再造阴茎，有利于再造阴茎感觉功能的恢复。如果受区可以找到感觉神经，则前臂皮瓣在切取时都应该保留感觉神经支配。

尽管影响移植皮瓣内感觉功能恢复的因素可能众多，如供区提供感觉神经的条件状况，是否有条件桥接供、受区内的感觉神经，受区内感觉神经末梢向移植皮瓣内长入的速度与范围，以及受区内感觉神经对应于大脑皮质内的面积等。笔者认为应该尽可能选取感觉神经支配相对丰富的皮瓣作为再造阴茎的供区，同时术中进行供、受区感觉神经吻合对再造阴茎感觉功能的重建都是至关重要和大有裨益的。

（四）再造阴茎的形态再造

阴茎再造术后外形主要受供区皮下组织多少的影响。皮下组织和脂肪过厚或过薄都不适合作为单一阴茎再造的供区。除此之外，肢体单薄细小的供区因提供组织量不足也不能作为单一供区。阴茎再造术后直径小于2.5cm和大于5.5cm，都不能视为优良的外形。上、下腹部或腹前外侧皮瓣皮下组织和脂肪常比较肥厚，再造阴茎术后外形较粗大臃肿。如果手术时上述皮瓣皮下组织和脂肪适中，但术后随着体重的增加、皮下脂肪增厚，再造阴茎直径也会随之增加。而前臂皮下脂肪和足背皮下脂肪动态变化很小。小腿外侧皮瓣和肩胛皮瓣的皮下组织和脂肪比上、下腹部或腹前外侧皮瓣略胜一筹，但与前臂和足背皮瓣相比又不能作为首选供区。如果选用皮下组织和皮下脂肪偏厚的皮瓣作为供区，还必须扩大切取皮瓣的宽度。否则阴茎成形时缝合张力过高，造成内部挤压，切口极易裂开，甚至出现再造尿道坏死和皮瓣边缘坏死。其次，内部张力过高还可导致术后排尿困难。相反，供区皮瓣皮下组织过薄（皮下脂肪厚度小于6mm），再造阴茎外形显得单薄、细小，阴茎体组织也十分松软。总之，无论再造阴茎外形是过于粗大、臃肿，还是过于细小、单薄，患者都不能获得满意的性生活。

再造阴茎的形态除了依赖供区皮瓣皮下组织厚薄之外，还取决于皮瓣的设计。一块皮瓣再造阴茎在龟头形态成形上显得较困难，过度的塑造形态对皮瓣血供有影响。而两块不同来源的复合游离皮瓣再造阴茎在龟头成形和结构塑形上受限较少，必要时还可随意增减皮瓣血供也不会出现障碍。这种塑形的便利性对再造阴茎的形态有很大的帮助。

程开祥等根据正常男性阴茎的解剖形态提出基于亚单位结构的阴茎再造术，首次利用两块皮瓣分别形成再造阴茎的体部和龟头部，获得良好的外形（图84-16）。

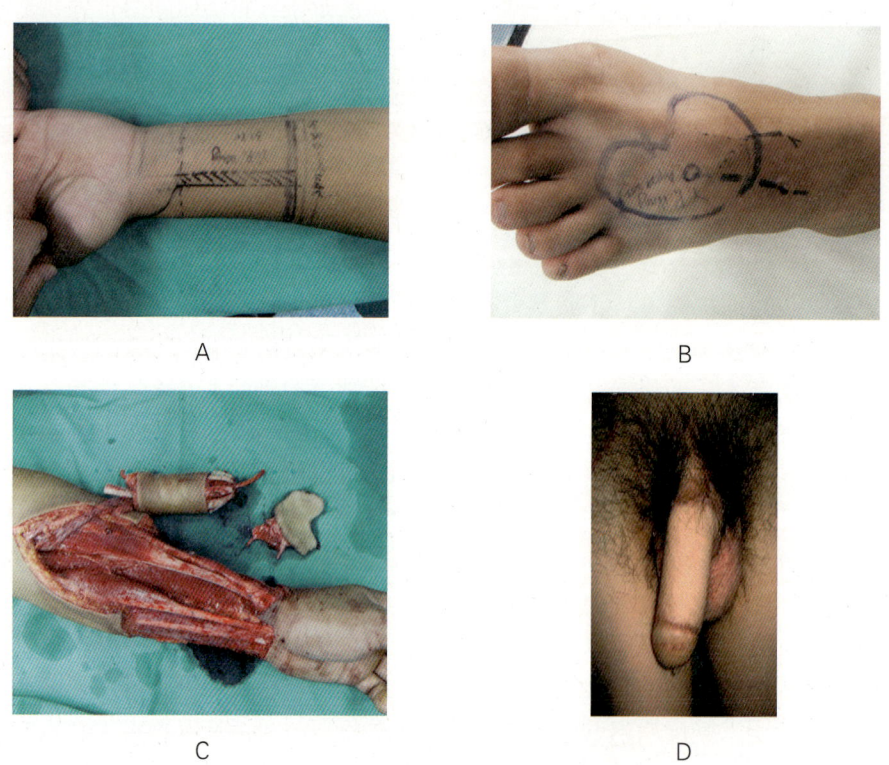

图84-16　基于亚单位结构的阴茎再造术

A. 前臂皮瓣形成再造阴茎的体部　B. 足背皮瓣形成再造阴茎的龟头部分　C. 用串联皮瓣的方式，将足背皮瓣移植到前臂皮瓣的远端，形成龟头　D. 术后1年再造阴茎外形逼真，功能良好

七 阴茎再造技术及供区评估

1981年6月，上海第二军医大学附属长征医院首次运用吻合血管的前臂游离皮瓣移植一期阴茎再造获得成功。

1999年袁汀斌又报告了多种皮瓣移植阴茎再造技术，包括腹壁浅及旋髂浅动脉双血管蒂腹壁岛状皮瓣37例，以阴部外动、静脉为蒂的阴股沟瓣及皮管32例，以腹壁下动脉为蒂的脐旁岛状皮瓣23例，吻合血管的前臂皮瓣11例，以旋髂浅动、静脉为蒂的髂腹部岛状皮瓣9例，吻合血管的足背皮瓣1例。

（一）腹壁浅及旋髂浅动脉双血管蒂腹壁岛状皮瓣再造阴茎

1. 皮瓣设计　在一侧腹股沟韧带下方以股动脉搏动处为起点，垂直向上设计皮瓣，蒂长10cm，蒂宽3cm。皮瓣长10～11cm，近端宽14cm，远端宽13cm。皮瓣分三部分：A瓣宽3.5cm，远端比B瓣长出1cm，近端设计一小三角形皮瓣；B瓣宽10cm；C瓣宽0.5cm，去除表皮（图84-17）。先切开皮瓣远端及外侧缘，分离到下腹部时，通过透光观察血管走行，根据血管走行重新调整血管皮肤蒂。皮瓣下缘及皮肤蒂两侧切开深度仅达皮下脂肪浅层，并向两侧分离，其下形成带有腹壁浅及旋髂浅动脉双血管筋膜蒂的皮瓣。遇有腹壁浅血管有变异或缺如不能作为血管蒂时，可改用以腹壁下动脉及脐旁穿支为蒂的岛状皮瓣完成阴茎再造。但在开始分离皮瓣时，在皮瓣的内侧应有意保留脐旁穿支备用。待证实腹壁浅血管可作为血管蒂时，再切断脐旁穿支。

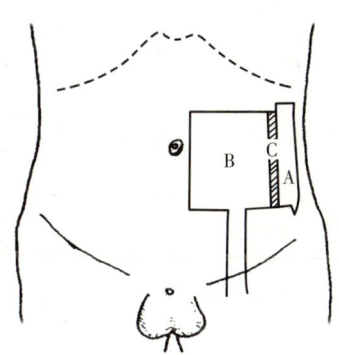

图84-17　腹壁双血管蒂岛状皮瓣设计

为准确了解皮瓣血管解剖，术前应做腹部皮瓣供区超声多普勒检查或彩色超声检查，以探查局部血管状况，便于准确进行皮瓣设计。

2. 尿道及阴茎体形成　皮瓣A皮面朝内翻卷与C瓣内侧缘缝合形成尿道。B瓣皮面朝外包绕尿道与C瓣外侧缘缝合形成阴茎体。阴茎远端两侧各切除1.0cm的V形皮肤，呈圆锥状缝合，再将尿道远端长出部分向外反折与阴茎体远端缝合形成龟头。

3. 阴茎体转移至受区完成阴茎再造　距残留尿道口0.5cm处的皮肤做环形切开，造成创面，将阴茎体转移至原阴茎根部，再造尿道与残端尿道口吻接，最后缝合皮下组织及皮肤，完成阴茎再造。

（二）腹壁下动脉为蒂的脐旁岛状皮瓣再造阴茎

以脐下3cm、旁开腹中线2cm处为起点，以脐部至肩胛下角的连线为轴设计皮瓣。皮瓣分为四个部分，A、B、C瓣大小同双血管蒂腹壁岛状皮瓣，在皮瓣近端设计三角形瓣称D瓣（图84-18）。这样可使丰厚的脐周皮下组织及所携带的前鞘和肌袖包含在D瓣内，可将用以形成尿道及阴茎体的皮瓣向外侧推移，皮瓣外侧较内侧薄。再造阴茎的外形不会过于粗大。尿道及阴茎体形成同双血管蒂腹壁岛状皮瓣。

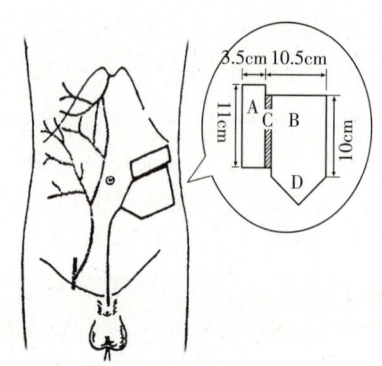

图84-18　脐旁岛状皮瓣设计

（三）旋髂浅动脉为蒂的髂腹部岛状皮瓣再造阴茎

以旋髂浅动脉为轴向髂部方向设计皮瓣，蒂长度稍长于从股动脉起点到阴茎根部的距离，皮瓣位于髂部及侧腹部。可将髂骨条带到皮瓣上作为阴茎支撑体。本组有1例皮瓣带髂骨条。

（四）阴股沟皮瓣再造阴茎

以阴部外动脉为轴，沿阴股沟左右两侧各设计一个长15~18cm、宽7~8cm的皮瓣（图84-19）。5cm作为蒂部长，11~12cm作为尿道长及阴茎体长。因皮瓣较长，为确保皮瓣远端血供良好，先做一次皮瓣延迟或形成皮管，二期再行阴茎再造。用一侧皮瓣内侧3.5cm宽皮面卷成尿道，转移至受区吻接尿道，外侧部作为阴茎体的一部分，再将另一侧皮瓣转移至受区包绕尿道，完成阴茎再造。两侧阴股沟皮瓣供区直接缝合。

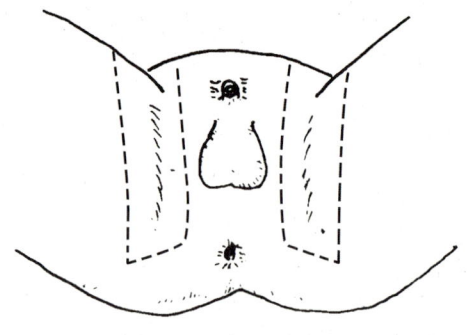

图84-19　阴股沟皮瓣设计

（五）各种皮瓣再造阴茎的评估

1. 腹壁双血管蒂岛状皮瓣再植阴茎　优点：具有双重血管供血，血供范围大，手术简便，转移方便，供区隐蔽。缺点：腹壁浅血管变异或缺如有一定发生率，给手术带来困难；腹部脂肪较厚者形成的阴茎较粗大，过于肥胖者不能应用此皮瓣。

2. 脐旁岛状皮瓣再植阴茎　优点：血管解剖位置恒定，口径粗，皮瓣血运较前者更可靠，手术成功率高，血管蒂长，转移方便，供区隐蔽，由于皮瓣位置较腹壁双血管蒂皮瓣偏向外侧，皮瓣相对较薄，有利于手术成功。缺点：皮下脂肪过厚者形成的阴茎仍较粗大。

3. 髂腹部岛状皮瓣再造阴茎　优点：旋髂浅血管恒定，血供可靠，解剖容易，操作简单方便，皮瓣还可同时携带有血供的髂骨条作为阴茎支撑体。该皮瓣较前两种皮瓣薄，再造阴茎外形佳，一般不出现过于粗大的情况。

4. 阴股沟皮瓣再造阴茎　优点：皮瓣较薄，即使是肥胖者，再造的阴茎也不会粗大。皮瓣内含有髂腹股沟神经的皮支，半年内再造的阴茎即有完好的神经感觉，而有些用腹部皮瓣及前臂皮瓣再造的阴茎术后5～10年仍无感觉。阴股沟皮瓣供区创面可直接缝合，部位最隐蔽。缺点：皮瓣在转移过程中要消耗5cm作为蒂部，皮瓣要相应加长，为确保手术成功，需一期进行皮瓣延迟或形成皮管，二期将皮瓣掀起，完成阴茎再造手术需两次。

5. 前臂皮瓣再造阴茎　优点：皮瓣薄，血供好，形成的阴茎体适中，还可将小阴茎的龟头吻接到阴茎体的前端，形成带有感觉的龟头。缺点：前臂皮瓣需要吻接血管，手术操作复杂，有失败的可能性，前臂供区有碍美观，但在体胖或其他皮瓣不能选用时，应用此皮瓣再造阴茎还是值得的。

6. 足背皮瓣再造阴茎　因足背皮瓣可切取的面积有限，不适用于尿道及阴茎体的再造手术。只能单纯用于重建尿道或单纯阴茎体外层覆盖。

（六）阴茎支撑体材料的选择及放置时机

由于再造的阴茎没有勃起功能，在阴茎体内必须放置支撑体。可作为支撑体的材料有肋软骨、硅胶棒及髂骨等。肋软骨远期易发生弯曲变形或折断，不是理想的支撑体。目前应用较多的是硅胶棒，硅胶棒含有银丝，有一定硬度和弹性。可根据需要任意改变弯度，但在阴茎根部及阴茎远端不能放置过浅，否则会刺破皮肤最终只能被取出。髂骨条作为支撑体有一定硬度，不易折断，最好是带有血供者，不会被吸收，不带血供的骨条远期效果有待观察。

阴茎再造的同时能否放支撑体，应视皮瓣的厚薄而定：若皮瓣较薄，卷成阴茎体后较松弛，可在术中将支撑体放置在尿道与阴茎体之间；若皮瓣较厚，卷成阴茎体较紧，则不宜在术中放置支撑体，以免因张力大及术后组织肿胀影响皮瓣血运，而导致阴茎坏死或部分坏死。可在术后半年再放置支撑体。

（七）选择哪种皮瓣为佳

笔者认为体瘦或一般体形者可首选腹部皮瓣，其选择的优先级顺序为髂腹部岛状皮瓣、脐旁岛状皮瓣、腹壁双血管蒂皮瓣。经十多年的随访观察，腹部皮瓣再造的阴茎远期远端有增粗现象，阴茎还可因腹部肥胖而增粗。对于体胖、腹壁脂肪较厚者不宜选用腹部皮瓣，可选用双侧阴股沟皮瓣或前臂皮瓣。虽然前臂皮瓣需吻合血管，手术操作复杂，前臂会有一定损失，但还是值得的。

（八）尿瘘及吻合口狭窄的预防

尿瘘多发生在尿道吻合口部位，少数发生在阴茎体。预防尿瘘应将尿道吻合口与阴茎根部皮肤吻接处相互错开，避免在一个平面吻合，可大大减少尿瘘的发生。尿道狭窄多发生在尿道吻合口部位，最好的预防办法是将尿道残端纵行剪开，形成一个小三角裂隙，再将尿道皮瓣近端设计的小三角形皮瓣嵌入该裂隙处，扩大尿道吻合口的周径，从而防止吻合口狭窄所致的尿瘘。

八　肩胛皮瓣再造阴茎

肩胛皮瓣游离移植再造阴茎是一种手术操作简便、术后形态功能良好、供区无明显继发畸形的良好方法。该术式曾被报告于《中华整形外科杂志》，是一个可供选择的术式。2000年3月以来，笔者应用肩胛皮瓣行阴茎再造术6例，获得良好效果。

（一）应用解剖

肩胛皮瓣主要由旋肩胛动脉皮支供应，是肩胛下动脉的一个分支，出三边孔后在肩胛骨缘分为深、浅两支；浅支为肌间隙筋膜皮动脉，分布于肩胛冈下部的筋膜皮肤，可分为升、横、降三支，主要营养肩胛背部皮肤和筋膜，并有分支分布于肩胛骨外侧缘。

（二）手术设计

术前在肩胛背部、肩胛骨外侧缘，相当于三边孔的体表投影部位，应用多普勒血流探测仪测定并标记旋肩胛动脉的走行。绘制旋肩胛动脉横支、降支走向，以旋肩胛动脉及其分支为轴设计长10~12cm、宽14~16cm的皮瓣，皮瓣共分为三部分，宽3.0~3.6cm的一侧用于再造尿道（A瓣），中间部分（宽0.5~1.0cm）成为去表皮区（B瓣），另一侧（宽9~14cm）用于再造阴茎体（C瓣）（图84-20）。

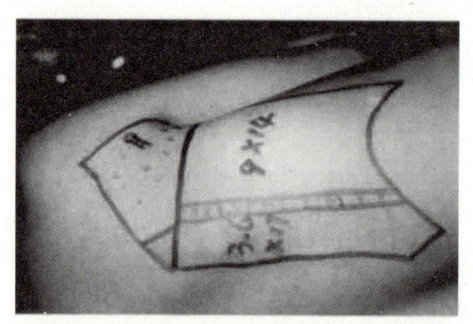

图84-20　皮瓣设计

按设计全层切开皮瓣四周皮肤至深筋膜下，从筋膜与肌膜之间的疏松组织层掀起皮瓣，逐渐向三边孔方向推进，分离皮瓣至三边孔，牵拉三边孔并切断主干血管至周围肌肉及肩胛骨的分支，形成带有旋肩胛动脉及两条伴行静脉的肩胛背部皮瓣，蒂长约7cm。供区以游离皮片覆盖。处理尿道口及肩胛皮瓣的移植床，解剖受区血管（腹壁下动、静脉）。结扎切断血管蒂，注意保留足够长度的受区血管。结扎切断血管蒂，注意保留足够长度的受、供区血管蒂，以利于吻合。

切除尿道皮瓣与阴茎体皮瓣间的表皮组织约1cm（B瓣去表皮），作为再造尿道和阴茎体成形的缝接部，将尿道皮瓣皮肤面向内翻转缝合形成尿道（A瓣形成尿道），并将阴茎体皮瓣包裹尿道并卷成筒状，缝合形成阴茎体（C瓣形成阴茎体）。尿道皮瓣远端外翻，与阴茎体皮瓣缝合，形成尿道外口，阴茎体远端两侧切除1~2cm的V形皮肤，缝合后呈圆锥状，形似龟头，并一期或二期行龟头下0.5cm处切开，游离移植约1.5cm×10cm的中厚皮片再造冠状沟。

将阴茎部尿道与原尿道一期吻合或二期吻合，放置14号气囊导尿管。将直径为0.5cm、长10cm的银丝棒硅胶假体插入残存的阴茎海绵体之间，近端用钢丝缝合固定于耻骨联合部的骨膜上，远端置入预制的阴茎体内，再将再造阴茎与残留阴茎皮肤缝合。将旋肩胛动、静脉与一侧腹壁下动、静脉（动脉1条、静脉2条）通过皮下隧道应用显微外科技术进行吻合。缝合切口，阴茎再造完成。术后密切观察皮瓣血运，发现动、静脉危象后应及时探查；术后嘱患者卧床休息2周，并用可塑形塑料或印模胶作为阴茎托，抬高阴茎体45°左右，并保持尿管通畅。术后应用抗生素，以预防感染。

(三)临床资料

本组共6例,年龄21~36岁,其中3例为自残性阴茎缺损,3例为电击伤致阴茎缺损,均应用肩胛皮瓣和银丝棒硅胶假体置入一期完成阴茎、尿道再造,术后6例患者皮瓣全部成活,再造阴茎形态功能良好,手术效果满意。

典型病例一:患者男,30岁。因电击伤致阴茎全缺损2年,阴囊基本完整,睾丸、附睾及精索无损伤,尿道开口在耻骨联合下方,周围瘢痕已软化。于全麻下应用肩胛皮瓣和银丝棒硅胶假体置入一期完成阴茎再造。术后随访1年,患者排尿通畅,外形满意,随访时尚未结婚(图84-21)。

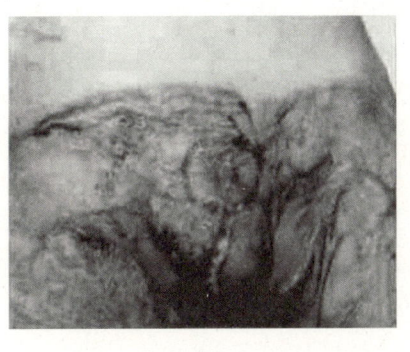
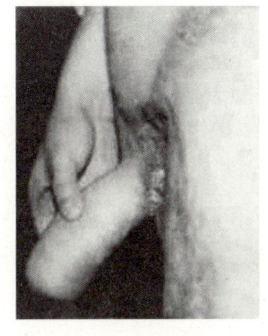

图84-21 典型病例一
A. 术前　B. 术后

典型病例二:患者男,21岁。因心理障碍自残致阴茎全缺损2年,阴囊完整,睾丸、附睾及精索无损伤,尿道开口在耻骨联合下方。入院后在全麻下应用肩胛皮瓣和银丝棒硅胶假体置入一期完成阴茎再造。术后随访半年,患者排尿通畅,外形满意,皮瓣感觉良好,随访时尚未结婚(图84-22)。

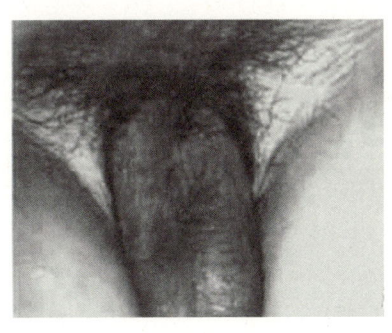
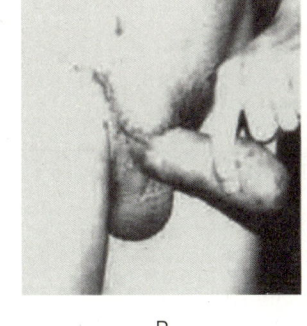

图84-22 典型病例二
A. 术前　B. 术后

(四)讨论

1. 此皮瓣的优缺点及注意事项　肩胛皮瓣是肩胛背部一理想的大型皮瓣供区,具有供区组织量充足、血管走行恒定、术后继发畸形少、皮瓣血供丰富等特点，且肩胛骨外侧缘是较理想的骨移植供区，血供丰富，可作为阴茎再造的骨支架一期完成阴茎再造。但由于术中骨成形较困难，影响术后效果，笔者仍主张采用银丝棒硅胶阴茎假体置入为好。腹壁下动、静脉血管恒定，血管蒂长，管径较粗，是理想的血管受区，术中可通过皮下隧道与移植皮瓣血管吻合。尿道再造是阴茎再造中较复杂而困难的问题，术后并发症也多与此有关，由于皮瓣血运丰富，再造尿道与原尿道口可一期吻合，也可二期修复。术中应严格执行无菌操作，防止感染发生，一旦发生感染，将意味着手术失败。

肩胛皮瓣的感觉神经主要为第2～4胸神经后支的内侧支，不与血管束伴行，且分散为多支，难以形成带有感觉的神经血管蒂皮瓣，但经临床观察，皮瓣移植6个月后能恢复感觉功能。如何形成可供吻接的神经血管蒂肩胛游离皮瓣，有待于进一步的研究。

2. 此方法与其他手术方法的比较　前臂皮瓣阴茎再造术是目前国内外普遍应用的一种方式，其方法与肩胛皮瓣再造阴茎方法相似。应用前臂游离皮瓣再造阴茎，皮下组织较薄，供区组织量有限，再造阴茎较细，并牺牲了前臂一条主干血管而使前臂的肌力有不同程度的降低。另外对于一些毛发较重的患者，不适合用此皮瓣再造尿道。但前臂皮瓣很易形成带有感觉的神经血管蒂皮瓣，吻合神经后感觉恢复较肩胛皮瓣再造阴茎快。髂腹股沟外侧复合骨皮瓣阴茎再造是应用以旋髂浅动、静脉为蒂，带有髂骨骨片的腹股沟复合组织瓣一期再造阴茎。此方法供区也较隐蔽，且手术方法相对简单，不需显微外科血管神经吻合技术，在临床已广泛应用。但旋髂浅动、静脉有一定的变异，皮瓣血供较游离皮瓣差，尤其是对于肥胖者，临床常见皮瓣液化、感染、骨外露而导致阴茎再造失败的情况。

九　上腹部皮瓣或脐旁皮瓣联合肋缘软骨瓣阴茎再造解剖学研究

各种皮瓣移植行阴茎再造已有很多报道，但关于阴茎支撑体采用自体肋软骨、骨植入还是代用品植入等方法较少讨论。由于缺乏血运，常存在吸收变形、感染等情况。1984年，Boyd通过腹壁下动脉墨汁灌注观察到肋缘软骨可以染色，但缺乏详细解剖学研究。笔者在解剖中观察到第8肋间血管和腹壁上血管之间存在吻合，同时各自发出直接骨膜支或肋缘骨膜支至肋缘软骨。为了在获得皮瓣的同时获得有血运的骨骼支撑体，笔者在解剖学研究基础上设计了上腹部或脐旁皮瓣联合血管化肋缘软骨瓣转位一期进行阴茎再造的新术式，为临床应用提供解剖学基础。

（一）研究方法

30侧经动脉灌注红色乳胶的成人常规防腐固定的标本，解剖腹前外侧壁及肋弓的层次结构，对腹壁上、下血管来源、走行、分布以及两者关系进行解剖学观测；对肋缘软骨的血供来源、分布及与脐旁皮瓣解剖学有关的要点。其中一具2侧标本模拟术式进行操作。

（二）研究结果

1. 肋缘软骨血供

（1）腹壁上动脉：腹壁上动脉为胸廓内动脉的直接延接，于第6肋软骨处，于剑突下3.3 ± 0.4cm（$x\pm s$，下同），经剑突与肋弓之间下行达腹直肌后方穿入肌质，在脐水平上方与腹壁下动脉分支吻合。起点外径：1.5 ± 0.2mm，一般有2条伴行静脉。腹壁上动脉穿出肋弓后紧贴着肋弓缘，相距0.4 ± 0.2cm，在腹直肌外缘1.1 ± 0.3cm，于剑突下4.1 ± 0.8cm，距其起点0.8 ± 0.6cm直接发出骨膜支40%（12侧）或发出肋缘支60%（18侧）与第8肋间血管吻合后同时发出骨膜支至肋弓软骨。

（2）第8肋间动脉：第8肋间动脉大约于肋弓中点附近距剑突9.0 ± 1.0cm，距肋弓中点偏下

0.9±0.7cm为93.3%（28侧），中点偏上0.5±0.1cm为6.6%（2侧），自肋下缘穿出，发出粗大肋缘骨膜支或直接骨膜支与腹壁上动脉的肋缘骨膜支或直接骨膜支相吻合。其主干斜行走行在腹横肌和腹内斜肌之间，越过腹直肌外缘，走向腹直肌后方并与腹壁上动脉吻合，走行长度为8.5±1.2cm。根据腹壁上动脉与第8肋间动脉吻合及在肋弓软骨血供分布的规律，可分成以下六型：

Ⅰ型：占40.0%（12侧），腹壁上动脉主干发出细小骨膜支分布于第8肋缘，第8肋间血管与神经伴行呈30°～50°角向前内侧走行，于腹直肌深面与腹壁上血管吻合。第8肋间血管自第8肋缘、第9肋尖或第9肋前端的下缘穿出，发出骨膜支至第8肋和第9肋，两者的骨膜支在骨膜上形成血管网。

Ⅱ型：占20.0%（8侧），腹壁上动脉分出较粗的肋缘支，沿途发出细小的骨膜支；第8肋间动脉主干或分出较粗大的肋缘支沿肋缘走行，与腹壁上动脉肋缘分支或主干吻合，沿途发出骨膜支。

Ⅲ型：占13.3%（4侧），腹壁上动脉分出较粗大的肋缘分支，其分支沿途发出细小骨膜支，第8肋间动脉在穿出肋缘时发出直接骨膜支。

Ⅳ型：占10.0%（3侧），腹壁上动脉发出1～2支细小骨膜支，而第8肋间动脉分出较粗大的肋缘支，沿肋缘向前内上走行，沿途分出数支细小骨膜支。

Ⅴ型：占10.0%（3侧），第8肋间动脉除与腹壁上动脉吻合外，各自发出明显的骨膜支，走行较长距离，并相互吻合。

Ⅵ型：占6.7%（2侧），第8肋间动脉和神经一起沿肋缘向前内上走行，与腹壁上动脉吻合，沿途发出细小的骨膜支。

2. 腹壁下动脉及脐旁穿支　腹壁下动脉多数起于髂外动脉，经腹股沟韧带内2/5与外3/5交界处，斜向内上经腹直肌外缘至肌的后方，沿腹直肌与后鞘之间上行，沿途发出分支供养腹膜、腹直肌及其上的皮肤。其中最为粗大的为脐旁穿支，外径为0.9±0.2mm。腹壁下动脉起点外径2.3±0.3mm。腹壁下动脉起点至耻骨联合的距离为9.1±0.8cm，起点至脐的距离为12.6±1.6cm（图84-23）。

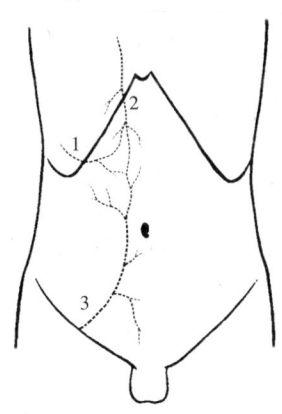

图84-23　肋缘软骨血供和腹壁上、下血管系统示意图
1为第8肋间血管；2为腹壁上血管；3为腹壁下血管

3. 腹壁上、下动脉的吻合情况　腹壁上、下动脉吻合80%（24侧）介于第9肋和第10肋间血管神经束之间入腹直肌处，与其吻合后，分支在腹直肌内吻合，该吻合处距腹直肌外缘1.7±0.2cm（1.5～2.5cm），吻合直径较细小，为0.5～0.6mm。吻合位于脐上2.4±1.2cm，吻合长度2.9±0.7cm。第10肋间血管在腹直肌外缘位于脐上1.1±0.7cm（0～1.8cm），第9肋间血管在腹直

肌外缘的脐上位置6.1±0.9cm（4.6～7.6cm）。腹壁上、下动脉以缩窄的细小血管或螺旋小动脉吻合。其吻合数量，多为1～2支（图84-24）。

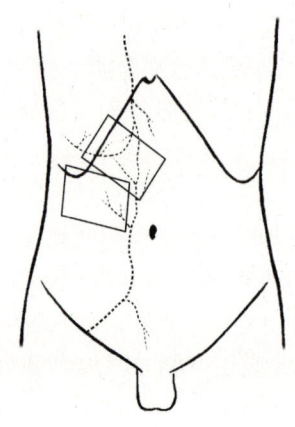

图84-24 上腹部或脐旁皮瓣设计示意图

（三）临床应用提示

1. 上腹部或脐旁皮瓣联合肋缘软骨瓣阴茎再造的解剖学基础

（1）腹壁下血管起点外径为2.3±0.3mm，起点至脐的距离为12cm左右，而起点至耻骨联合的距离为9cm左右，上述两者相比较，若以腹壁下血管为蒂携带腹壁上血管分支营养的肋缘软骨瓣和上腹部皮瓣或脐旁穿支供养的脐旁皮瓣转移阴茎再造，其蒂就够长，口径就够粗。

（2）肋缘软骨可由腹壁上动脉通过吻合支与第8肋间动脉分支共同营养，因此可以形成腹壁上动脉为蒂的肋缘软骨瓣。

（3）腹壁下动脉的脐旁穿支恒定、粗大，穿出腹直肌前鞘后，在深筋膜中走行约3cm后浅出皮下，并与第8～10肋间动脉形成丰富吻合支。以腹壁下动脉为蒂的脐旁皮瓣可作为阴茎体和尿道重建的供体。

（4）腹壁上、下血管在脐水平上方腹直肌内较恒定形成吻合弓，因此以腹壁下动脉为蒂切取脐旁皮瓣联合肋缘软骨瓣有解剖学上的可行性。

2. 临床解剖学要点

（1）以腹壁下血管为蒂携带肋缘软骨瓣时，必须备注经过腹壁上、下血管在脐水平上方形成吻合区，但该区动脉较细小，即所谓"缩窄的吻合弓"（chokeanastomasis system），故必须带上该处的腹直肌来保护，不能将吻合区血管游离出来，以防损伤吻合弓或引起严重痉挛。根据本文结果，该吻合区（80%）位于第9和第10肋间动脉之间的区域，且多位于腹直肌1/3。因此，分离时，最好能保留位于第9和第10肋间动脉之间的腹直肌外1/2。此外，还可根据超声多普勒血流探测仪探测吻合区的位置，以确定所要携带的腹直肌情况。

（2）根据第8肋间血管在肋下缘的位置距剑突、腹直肌和腹壁上动脉的距离，可协助手术切取有血运的肋缘软骨瓣。切取肋缘软骨瓣时，从肋弓中点下，距剑突约9cm处朝剑突方向斜行切开皮肤、皮下及深筋膜，沿肋缘上方切开腹外斜肌，于腹内斜肌、腹横肌之间分离第8肋间血管，在肋弓中点附近的肋下缘结扎第8肋间神经血管束。仔细保护第8肋间血管和腹壁上血管的连接及它们的骨膜支。向剑突方向截取肋软骨时，可带上肋弓上方的部分腹外斜肌，以保护肌骨膜支。

（3）腹壁上动脉直接骨膜支或肋缘骨膜支自起点不远处，距起点0.8±0.6cm，距肋弓0.4±0.2cm，紧贴肋弓发出。切取肋弓软骨瓣在此处分离时，需特别小心，以免损伤骨膜支血管。沿肋弓距剑突下3～4cm做腹直肌外缘直切口，分离腹直肌外缘并向内掀起，暴露腹壁上动脉，在其起点处结扎切断。

（4）为防止腹壁上、下血管之间吻合区过于细小而致肋缘软骨血供不足，术中在结扎腹壁上血管之前，可采用血管夹夹住该血管，检查腹壁下血管能否营养该区域。当发现腹壁上、下血管吻合区血管过于细小，腹壁下动脉供血不足以通过吻合区而营养肋弓时，可考虑将腹壁上血管或第8肋间血管与受区血管吻合来加以补救，以保证皮瓣及肋软骨瓣血运安全可靠。

（5）分离皮瓣的同时，可将第8、9、10肋间神经前支与会阴神经吻合，使再造阴茎体和尿道的皮瓣较好地恢复感觉。

3. 新设计术式特点

（1）优点

1）脐旁皮瓣的血管蒂走行恒定，径粗，蒂长，分离容易，穿支多且粗大，切取皮瓣面积大，血运好，易成活，操作方便，设计应用灵活，可修薄成真皮下血管网皮瓣，应用范围广泛；部位隐蔽，易被患者接受。

2）皮瓣联合肋缘软骨瓣，均以腹壁下血管为蒂，携带有血供的上腹部皮瓣或脐旁皮瓣和肋缘软骨瓣，既解决了阴茎体及尿道软组织替代问题，又同时解决了支撑物问题，且肋软骨瓣有血供，作为阴茎支撑体可免于吸收变形之虞，且为自身组织，不存在异物反应。肋缘软骨切取较容易，损伤小。

3）该术式在同一术野内同时进行皮瓣和骨瓣的切取，操作相对较容易，损伤小，不影响功能。避免了切取骨块或软骨块的另一供区创伤。

4）该方法为带蒂转移，不需吻合血管，手术风险相对较小，易成功。

5）脐旁皮瓣可以携带第10、11肋间神经前支与受区的会阴神经吻接，可以促进皮瓣再造阴茎后的感觉功能的恢复。

（2）缺点

1）腹部肥胖者，皮瓣较厚，需修薄或二期手术修薄。

2）如果腹壁上、下血管吻合区过于细小，有可能需吻合腹壁上血管或第8肋间血管，以确保肋缘软骨的血供。

3）与会阴神经吻合的肋间神经前支分布于皮肤的范围较小，感觉恢复可能较慢。

（王炜　刘阳　袁湘斌　杨明勇　李森恺　李养群　李强　黄渭清　周传德　唐勇　颜玲　钟世镇　徐达传　高建华　彭田红）

第三节　女性外阴畸形及阴道损伤的整复

一　阴蒂肥大

阴蒂肥大在确诊前必须与男性假两性畸形（有睾丸组织，性染色体为XY，性染色质为阴性；阴茎女性化似肥大的阴蒂，大阴唇皮肤有皱褶如阴囊，阴道深浅不一，有盲端，无女性内生殖器官）及女性假两性畸形（有卵巢组织，性染色体为XX，性染色质为阳性；阴道狭小，有男性体征，如阴蒂肥大、肌肉发达、有喉结、皮肤粗糙、男性面容、上唇有须、无月经等）相鉴别。阴蒂肥大常与遗传基因有关，为胚胎发育期在遗传基因控制下生殖结节发育异常所致；后天获得性则常与内分泌紊乱有关，即雄性激素相对增高。一旦性别确诊为属女性，或男性性腺和性器官发育不良且长期以女性生活者，可按女性治疗。对肥大的阴蒂宜行部分阴蒂切除术。

（一）术前准备

手术不应在月经期或妊娠期进行。术前3天每晚清洗外阴，手术前一天剃除阴蒂周围阴毛，并服用甲硝唑（灭滴灵）片。

（二）手术方法与步骤

1. 阴蒂切除术　于局麻下将阴蒂牵引，切开阴蒂包皮并分离阴蒂海绵体，从阴蒂根部切断，创面直接缝合。由于阴蒂的神经、血管及大部分海绵体均已切除，术后阴蒂的性刺激反应敏感度明显降低，影响性快感。虽然手术简单，但会给患者造成终生痛苦。

2. 阴蒂阴唇成形术　取截石位，行局部麻醉，于阴蒂背侧皮肤做工字形切口。将皮瓣向两侧剥离，显露阴蒂背侧神经和血管，分离阴蒂背侧神经血管束。切除肥大的阴蒂海绵体，并楔形切除肥大的阴蒂头部，以缩小阴蒂。缝合阴蒂头楔形创面，并将阴蒂头缝合固定于阴蒂根部，阴蒂皮肤自身折叠，缝合形成部分小阴唇。这样不仅形成了正常形态的女性外生殖器，还保留了阴蒂头的性敏感度（图84-25）。

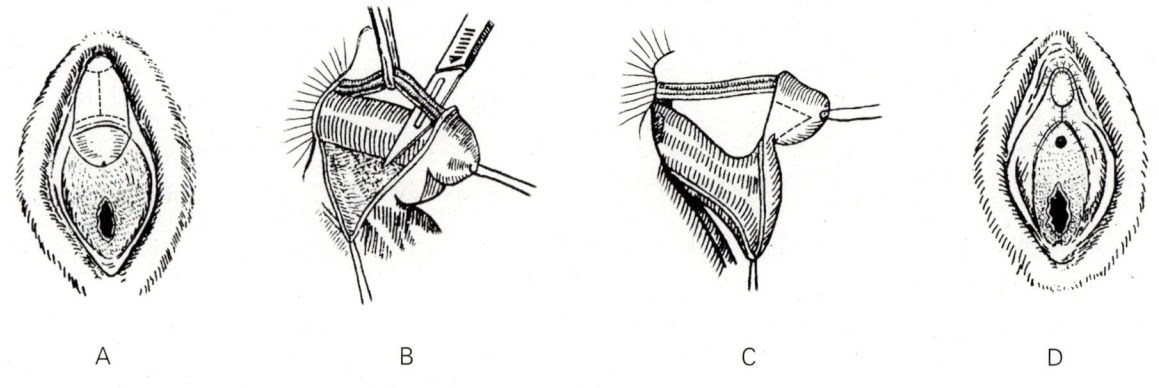

图 84-25　阴蒂阴唇成形术（阴蒂肥大缩小术）
A. 阴蒂背侧做工字形皮肤切口　B. 剥离出神经血管束，拟切除阴蒂海绵体　C. 缩小阴蒂　D. 阴蒂阴唇成形

二　小阴唇肥大

小阴唇位于尿道外口及阴道外口的两侧，具有保持阴道口湿润、防止外来污染、维持阴道自净的作用。

小阴唇的正常宽度一般为1.5~2.0cm。站立位时两侧小阴唇贴拢于两侧大阴唇之间，微微显露。若小阴唇肥厚或肥大，外露甚为明显，超出大阴唇在1.0cm以上，行走时阴唇摩擦不适，影响尿流或尿流方向，甚至影响性生活时，可考虑做阴唇缩小术。

手术方法：两侧大阴唇并拢，以两阴唇缘接近的高度为基线，在小阴唇上画出高出大阴唇0.5cm的平行切口线，内侧切口线高于外侧切口线0.5~1.0cm，致使切口线位于小阴唇外侧。术后创缘暴露，切口外涂抗生素软膏，以保持外阴洁净干燥。

三 处女膜闭锁

（一）临床表现

青春期女子月经不来潮，并有周期性下腹痛，下腹正中可触及包块，阴道积血过多时可压迫尿道及直肠。会阴检查可见膨胀而鼓起的处女膜，呈紫蓝色。

（二）发病机制

因生殖道上皮增生的下界即处女膜褶发育旺盛，使阴道口不能与外阴前庭贯通而呈闭锁状态。于处女膜膨隆处穿刺，若抽出不凝的褐色或黑红色血液便可确诊。

（三）治疗

如在月经来潮后发现症状，应行急诊手术治疗，放出经血。治疗不宜过晚，以免造成宫腔积血，甚至输卵管积血。在局麻下将处女膜做X形切开，放出经血，剪除多余黏膜，使处女膜呈圆环状，慎勿损伤尿道口。潴留的经血要尽量排出并保持切口通畅，以免引起继发感染。术中不做双合诊，以免增加感染机会或使经血倒流或使输卵管血肿破裂。

术后应用抗生素，保持外阴清洁，进流质饮食3~5天，减少大便次数，以防止污染、损伤。

四 处女膜破裂

未婚女性处女膜意外破裂，本人迫切希望通过手术修复者，可行处女膜修复术。性交引起的处女膜破裂而未生育者，破裂处多位于4点和8点位置；外伤导致的处女膜破裂多不规则。

手术不应在月经期及妊娠期施行。术前2天每天冲洗阴道。

手术方法：取截石位，于局麻下用小剪刀剪除破裂的处女膜缘，形成新的创面。用5-0肠线或8-0尼龙线在手术放大镜下进行缝合，处女膜孔以能通过一小指尖为度。处女膜破裂较重者，宜剥离阴道口两侧的部分黏膜，以便将处女膜向阴道口中心拉拢缝合，中心留出处女膜孔。创面暴露，外涂抗生素药膏以预防感染。

五 阴道松弛

阴道与肛门由肛门括约肌、肛提肌和球海绵体肌呈8字形环绕，这些肌肉可维持肛门及阴道的收缩作用。由于分娩或外伤，可使这些肌肉撕裂或变薄，致使阴道收缩力下降、性快感减弱。

阴道外1/3段及阴道口周围黏膜集中了丰富的感觉神经末梢，而阴道外1/3段的肌肉对阴茎围裹作用较强，因此阴道紧缩术应侧重阴道外1/3肌肉的修复。

手术不应在月经期及妊娠期施行。术前3天每天冲洗阴道，并按肠道手术准备，以防损伤肠道而造成严重污染。

手术方法：取截石位，于6点处做一菱形切口，远端达阴道中段。切除一块菱形阴道黏膜和裂伤的部分会阴部瘢痕皮肤，分离出断裂的肛提肌、球海绵体肌。缝合撕裂的肌肉，恢复这些肌肉的收缩力，同时缝合阴道后壁肌层组织（图84-26）。若肛门括约肌也见部分断裂，亦应重新拉紧缝合，同时缝合撕裂的会阴后联合，以增加阴道口的紧缚力（图84-27）。

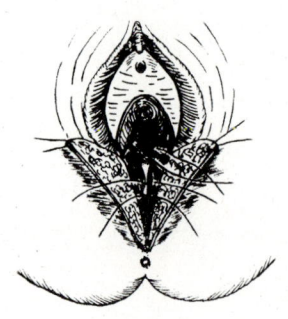
图84-26　缝合阴道后壁撕裂的肌肉

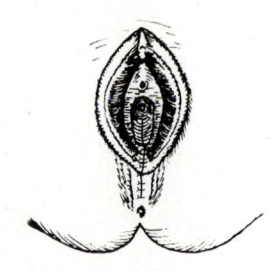
图84-27　修复阴道后壁及会阴后联合

术毕用抗生素溶液冲洗阴道，并用碘仿纱条填塞阴道。1周后取出纱条并拆除皮肤缝线。保持会阴部清洁，禁止性生活2个月。

（龙道畴）

第四节　阴道缺损、闭锁与阴道再造

一　阴道发育异常

（一）先天性无阴道

先天性无阴道（congenital absence of the vagina）又称先天性阴道缺失，是指由于副中肾管（Müllerian duct）发育异常，女性先天性缺乏上段大部分或全部阴道结构。在人体胚胎发育过程中，中肾管和副中肾管为两对纵行排列的原基。副中肾管的头段纵列部分衍化为输卵管，中段的横列部分衍化为子宫底和体部，尾段的纵列部分衍化为子宫颈及阴道上段。两侧合并的副中肾管的最尾端在尿生殖窦背面相互伸展接触，于胚胎第3个月时突起成为中肾旁结节。两侧中肾旁结节相连，形成圆柱状实体，称阴道板。阴道板由上向下穿通，形成阴道腔即阴道的下段。先天性无阴道系阴道上段发育异常，即双侧副中肾管会合后未向尾端伸展。其发病率为1/10000～1/5000。多见于Mayer-Rokitansky-Kuester-Hauser（MRKH）综合征，临床表现为尿道与直肠间仅有些疏松组织，缺少阴道，阴道前庭无阴道外口或仅有一浅的凹陷，系泌尿生殖窦所演变的部分阴道。因副中肾管也参与子宫的形成，患者通常合并子宫未发育或仅有始基子宫、双角残留物；少数患者存在发育较好的子宫，可表现为青春期后的周期性腹痛。卵巢一般发育正常，第二性征良好，染色体核型检查为"46，XX"。

（二）阴道闭锁

阴道闭锁（obliteration of the vagina）指胚胎发育期间双侧副中肾管会合后的尾端与尿生殖窦相接处发育停滞，导致阴道上、下端不能贯通。阴道闭锁系阴道中下段的发育异常，根据闭锁程度，临床上可分为两型。

1. 完全阴道闭锁　阴道管腔完全闭锁，子宫及卵巢发育不良，无生殖功能，须做阴道再造术。

2. **部分阴道闭锁**　仅阴道下段闭锁，上段为正常阴道，子宫、卵巢发育良好，功能正常。一般在月经初潮后出现周期性下腹痛，肛诊可触及因积血而形成的包块。宜行部分阴道再造术。

3. **处女膜闭锁**　处女膜闭锁（imperforate hymen）是尿生殖窦发育不良的一种类型，主要畸形表现为形成的阴道未能与体表贯通。对于副中肾管发育正常的女性，如果尿生殖窦发育受阻或细胞凋亡受限，可以表现为不同程度的阴道发育障碍，重度者阴道大部分或完全不发育，中度者表现为阴道下端部分不发育，这两类均划分为阴道闭锁，轻度者仅生殖道上皮增生的下界（即处女膜褶）发育旺盛，使阴道口不能与外阴前庭贯通而呈闭锁，表现为处女膜闭锁或者处女膜肥厚。

2012年，意大利的Ruggeri G.根据167例接诊患者的临床表现，将阴道发育不良分为六种，十型：

Ⅰ阴道发育不全：Ⅰ$_A$伴有尿道发育不全、Ⅰ$_B$单纯性。

Ⅱ阴道闭锁：Ⅱ$_A$近端型、Ⅱ$_B$远端型。

Ⅲ阴道闭锁伴有尿道阴道瘘-尿生殖窦：Ⅲ$_A$近端瘘-高位窦、Ⅲ$_B$远端瘘-低位窦。

Ⅳ阴道闭锁伴有横隔：Ⅳ$_A$横隔膜型、Ⅳ$_B$处女膜闭锁型。

Ⅴ副中肾管融合紊乱：Ⅴ$_A$重复阴道、阴道纵隔。

Ⅵ泄殖腔发育不良。

一般认为，处女膜闭锁是最为轻度的阴道发育障碍，表现典型，处理简单。然而有时处女膜闭锁只是一系列发育不良中的一种表现，可以同时伴有子宫颈发育不良、阴道隔膜、尿道阴道瘘等畸形，因此临床表现也存在多样性，治疗也需多方面考虑。

（1）临床表现：青春期女子月经不来潮，并有周期性下腹痛，下腹正中可触及包块，阴道积血过多时可压迫尿道及直肠，引起排尿不畅、便秘等症状，有时甚至引起急性尿潴留、急性腹痛或腰骶部不适。

会阴检查可见膨胀而鼓起的处女膜，呈紫蓝色。肛诊可以发现阴道积血形成的包块，B超提示有阴道和宫腔的积液。于处女膜膨隆处穿刺，若抽出不凝的褐色或黑红色血液便可确诊。

处女膜闭锁的新生儿有时出生即存在子宫阴道积液伴有尿液潴留和肾盂积液，甚至会继发肾盂积脓、结石、肾衰等。这种患儿可在产前检查时通过B超发现，产后B超检查也可提示该问题，对这类患儿，需要早期行处女膜切开。

如果存在尿道阴道瘘，周期性腹痛和阴道积血表现可以不明显，经血可经过瘘口自尿道排出，往往到婚育期因性交困难就诊，进行外阴检查可见处女膜闭锁。

（2）外科治疗

1）治疗原则：要提高医师和公众对阴部畸形的认识的重视程度，阴道闭锁其实是在女婴出生时就已经存在的一种先天性畸形。早期发现早期治疗是至关重要的。

要将闭锁的处女膜切开，放出淤积的经血，保持经血排出畅通。如在月经来潮后发现症状，应行急诊手术治疗，放出经血。一般而言治疗不宜过晚，以免造成宫腔积血，甚至输卵管积血。

2）手术时机：从新生儿到成人，一经诊断，即可考虑择期行处女膜切开手术。如出现急性腹痛、尿潴留等问题，可以急诊手术切开。有些阴道下端的闭锁处理与之类似，但宜等经血适量淤积后切开。这样可以借助经血的张力使阴道外口处的组织变薄，阴道内黏膜组织扩张，有利于阴道创面的覆盖。

3）手术方法：常用处女膜切开手术分为两类，一种是直接切开，一种是保留处女膜的切开。前者是在局麻下将处女膜做X形切开，放出经血，剪除多余黏膜，缝合阴道口部创面，使处女膜呈圆环状，慎勿损伤尿道口。保留处女膜的切开手术则强调切开不要到达处女膜基部，而是要保留3～5mm的膜状组织，经修剪缝合后，使保留处女膜的形态和大小与正常相似。潴留的经血要尽量排出并保持切口通畅，以免引起继发感染。术中不做双合诊，以免增加感染机会或使经血倒流，或造成输卵管血肿破裂。

4）术后处理：应用1/5000的高锰酸钾溶液坐浴7~10天，保持外阴清洁，进流质饮食3~5天，减少大便次数，防止污染伤口。

（三）阴道狭窄

阴道狭窄（coleostenosis）指由于先天或后天因素的影响，引起阴道的内径明显小于正常者。根据病因可分为先天性阴道狭窄和后天性阴道狭窄两种。先天性阴道狭窄是两中肾旁管汇合后最下端仅部分贯通所致。后天性阴道狭窄多发生于严重创伤之后，如骨盆骨折所致的复合性损伤、产伤、肿瘤切除后的放疗性损伤、阴道手术后增生瘢痕挛缩等。阴道狭窄者，经血可流出，但阴道壁僵硬，放置窥阴器和性交困难。可根据不同病情分别予以治疗。

1. 阴道内扩张法　主要分为扩张囊扩张和模具扩张两类，前者主要应用于先天性狭窄者，通过不断注水扩张，使原有的阴道内腔增大至正常范围；后者主要适用于轻度瘢痕挛缩者。阴道再造术后在阴道置入硅胶模具，可预防其挛缩。增生性瘢痕在模具的持续压力作用下，胶原排列逐渐被拉长而与皮肤平行，顺应性增加，阴道黏膜或皮肤弹性增加，并逐渐扩张，以达到恢复性交及经血流畅的目的。

2. 微粒移植法部分阴道成形术　将阴道狭窄部黏膜或皮肤切开，使之达到正常内径，形成的创面铺上口腔黏膜或皮肤微粒，在模具的支撑下，完成部分阴道成形术。这是一种难以预测治疗效果的选择，不被临床推荐，只在别无选择时考虑选用。

3. 局部改形术　适用于阴道口狭窄、蹼状畸形等，可通过V-Y成形、Z成形及局部皮瓣转移等技术，扩大阴道外口。

4. 长段瘢痕性阴道狭窄治疗　遇有外伤性、肿瘤切除或感染引起的较长段的阴道外口狭窄，在治疗上先切除挛缩的瘢痕，阴道外口黏膜缺损区采用局部皮瓣移植修复，如小阴唇皮瓣、阴股沟皮瓣等。遇有严重外伤性阴道缺损则需进行阴道再造术。

二、阴道再造术

（一）阴道再造的历史

1898年，Abbe采用中厚皮片游离移植的方法，首次获得阴道再造的成功，标志着现代外科方法阴道再造的起点。之后，随着现代外科学的进展，涌现了数十种可行的阴道再造方案。总体来说，现代外科阴道再造方法主要由两个部分组成，即造穴和腔穴创面的上皮覆盖。各种手术的造穴方法基本相似，均是遵循Dupuytrin技术（1817），在直肠和膀胱、尿道之间分离间隙以形成新阴道的腔穴，它们的区别主要在于覆盖新阴道创面的组织各有不同。

比较有代表性的阴道再造方法有六大类：①游离移植法阴道再造，如皮肤（McIndone，1938）、黏膜（李森恺，2006）、羊膜（Louros，1953）、异体皮（Carranza-Lira，1999）等；②肠管法阴道再造，如结肠（Ruge，1914）、回肠（Baldwin，1904）等；③前庭黏膜扩张法阴道再造，如顶压法（Frank，1938）、牵引法（Vecchietti，1969）等；④腹膜法阴道再造，如盆腔腹膜（Rothman，1972）等；⑤皮瓣法阴道再造，如局部皮瓣（宋儒耀，1963）、远位皮瓣法（陈宗基，1986）或邻位皮瓣（Wee，1989）；⑥肌皮瓣法阴道再造，如股薄肌皮瓣（McCraw，1976）、腹直肌皮瓣（Tobin，1988）等（表84-2）。

表84-2 阴道再造术各类方法的发展历史

手术方法	作者	时间	报道内容
1. 古典记录	Realdus Columbus	1573	首次报道阴道发育不良
	Felixplatter	1594	试行阴道成形手术失败
	Dupuytrin	1817	创用了膀胱与直肠间隙造穴的方法
2. 扩张前庭黏膜法阴道成形术	Frank	1938	模具顶压形成人工阴道(非手术方法)
	Vecchietti	1969	改良Frank的方法,牵引黏膜顶压法阴道成形术
	Ingram	1981	自行车坐凳顶压法阴道成形(非手术方法)
	Gauwerky	1992	借助于内镜实施Vecchietti的方法
3. 游离移植法阴道成形术	Abbe	1898	首先提出将中厚皮片套在填满碘仿纱布的橡胶囊上,植入直肠膀胱间隙再造阴道
	McIndoe和Banister	1938	将皮片法阴道成形术进行了推广
	Louros	1953	采用羊膜进行阴道成形术
	Apuct	1956	用羊膜移植替代皮片行阴道再造
	葛秦生	1957	国内报道中厚皮片阴道成形术
	胡信生	1959	国内用羊膜移植替代皮片行阴道再造
	Wilflingseder	1975	用自体小肠黏膜肌层游离移植再造阴道
	Morley	1991	报道使用全厚皮再造阴道
	Jackson	1994	应用可吸收纤维素膜片(interceed absorbable adhesion barrier)再造阴道
	Carranza-Lira	1999	应用培养的异体皮片(cultured allogenic epidermal sheets)再造阴道
	Hockel等	2003	取头部皮肤移植来治疗先天性无阴道患者
	Lin等和Yesim等	2003	首先用人颊黏膜再造阴道取得成功
	李森恺等	2006	首先提出口腔黏膜微粒游离移植阴道成形术
	李森恺等	2006	倡导网状植皮结合多孔硅胶模具法阴道成形术
	Altchek	2009	应用培养双层异体皮阴道成形
	李强等	2010	提出网状脱细胞异体真皮结合口腔黏膜小阴唇皮肤微粒游离移植阴道成形术
4. 肠管移植法阴道成形术	Baldwin	1904	描写采用回肠进行阴道再造
	Ruge	1914	首次报道乙状结肠法人工阴道成形术成功
	Conway和Stark	1953	采用直肠进行阴道再造
	赵耀忠等	2002	在国内倡导腹腔镜辅助下带血管蒂回肠袢移植阴道成形术肠代阴道手术
5. 腹膜移植法阴道成形术	Rothman	1972	提出腹膜做腔壁衬里,进行阴道成形
	Davydov		采用腹阴联合或阴部术式将腹膜阴道成形术在临床上进行了推广
	朱志洁等	1978	国内报道腹膜法阴道成形术
	Soong	1996	借助腹腔镜进行腹膜法阴道成形术

续表

手术方法	作者	时间	报道内容
6. 皮瓣法阴道成形术	Heppner	1872	首次描述了采用阴唇进行阴道再造
	Frank 和 Geist	1927	大腿皮管（管状皮瓣）转移再造阴道
	Davis	1928	报道利用单蒂小阴唇皮瓣再造阴道
	Brady	1945	用会阴皮瓣再造阴道后壁、小阴唇皮瓣重建前壁和侧壁
	宋儒耀	1963	在国内首次提出两侧小阴唇瓣阴道再造术
	McCraw	1976	用股薄肌皮瓣转位再造阴道
	黄文义	1984	用小阴唇皮瓣辅以皮片移植再造阴道
	Hatch K.D.	1984	用球海绵体肌皮瓣形成阴道
	陈宗基等	1986	首先提出应用含有腹壁浅血管及其分支的左腹壁皮下蒂皮瓣再造阴道
	熊世文等	1987	设计腹壁下动静脉蒂上腹部岛状皮瓣阴道成形术
	Tobin	1988	报道采用船桨状腹直肌皮瓣进行阴道成形
	Wee 等	1989	首先提出阴股沟皮瓣阴道成形术
	何清廉	1990	国内首先报道运用阴股沟皮瓣再造阴道
	Belloli G.	1997	扩张阴唇皮瓣进行阴道再造

（二）适应证

1. 先天性无阴道或阴道闭锁。
2. 两性畸形选择女性身份者。
3. 睾丸女性化综合征。
4. 男-女变性手术。
5. 各种原因导致阴道严重狭窄或切除者。

（三）术前准备

1. 术前按肠道手术准备，手术前一天进流质饮食并备皮，手术前一晚和术晨做清洁灌肠。
2. 术前3天每天清洁会阴皮肤。
3. 术前一天服广谱抗生素。

（四）术后处理

1. 术后留置 Foley 氏导尿管 1～2 周，应尽量设法控制小便不污染创口，导尿管可在术后当时或术后 1～2 天拔除。
2. 流质或无渣半流质饮食 5～7 天，术后减少大便次数，保持大便通畅，防止创口污染，如果采用肠移植阴道再造则需禁食 5～7 天，然后进流质饮食 2～3 天，最后由无渣半流质饮食改为普通饮食。
3. 阴道内填塞的碘仿纱布于术后 7～14 天（依据填塞方法而定）取出，并更换敷料，待皮片或皮瓣完全成活后拆线清洗阴道，放置阴道模具。根据需要戴一定时段的阴道模具，6 个月后可以考虑结婚。
4. 如采用肠管移植阴道再造术后密切观察移植肠段阴道再造的血供，并维持胃肠减压 5～7 天。

(五) 术式与步骤

1. Abbe-McIndoel 中厚皮片移植阴道再造　Abbe-McIndoel 阴道再造是上海第九人民医院和美国同行常选用的术式，在临床上笔者做了一定的改进。

（1）术前：制备阴道模具，采用低温热塑板制成阴道模具3～3.5cm 直径，长8～10cm，术后备用，也可用斯腾（Stant）印模胶或硅胶制成阴道模具备用。

（2）麻醉：全身麻醉或硬膜外麻醉。

（3）留置导尿管：插入 Foley 氏导尿管。

（4）体位：根据手术方法的选择决定体位，采用 Abbe-McIndoe 手术方法可先平卧位切取皮片，后改为膀胱截石位。采用腹壁皮瓣进行阴道再造，先平卧位，在皮瓣切取完成后改为膀胱截石位；用局部皮瓣（包括阴股沟皮瓣、大腿内侧肌皮瓣），采用膀胱截石位；用游离皮片移植阴道再造，先平卧位切取皮片，然后取膀胱截石位。

（5）中厚皮片切取

1）评估：①手术操作方便；②供区损害较小；③再造的阴道管腔移植皮片成活率高，可达到100%；④再造的阴道壁光滑平整；⑤皮片移植阴道再造术后会产生术后挛缩，因此术后必须戴阴道模具6个月以上，对于未婚者需长期穿戴；⑥再造的阴道会缺少分泌物。

2）皮片切取：在制造阴道腔穴之前，患者取平卧位切取厚中厚皮片，皮片的供区多半在大腿外侧，也可以取腹部或背部皮肤，皮片厚度为0.41～0.51mm，切取皮片厚度依据供区皮肤厚度而变化，选择中厚皮片阴道再造以减少术后挛缩，切取皮片面积10cm×12cm，该面积的移植皮片可制造长约9.5cm，直径为3.8cm的阴道管腔。

3）移植皮片制成管状：将移植皮片反向包裹在10cm长、直径3.5～4cm的湿纱布卷上，或有弹性并能透气的有引流作用的模具上，用3-0可吸收 PLA 或 PGA 缝线将移植皮片围绕纱布卷缝合，为防止术后直线缝合的瘢痕挛缩，可在直线对合的皮片上做1～2处Z成形。覆盖在纱布卷上的游离皮片远端用可吸收缝线予以缝合封闭备用。在纱布卷的表面安置一定数量的碘仿纱条，以增强术后抗菌效果。

（6）阴道腔穴制造

1）阴道原点设计：在尿道口和肛门之间中点定点为阴道原点，该原点与两侧小阴唇的距离相等，用记号笔标记，手术者触摸阴道原点，感觉是一个空虚的低张力区域。

2）切口设计：遇有小阴唇肥大或下垂者，宜将小阴唇缝合固定于大阴唇皮肤上，显露外阴前庭。于处女膜痕迹中心处设计X形或Y形皮肤切口，用记号笔标记。

3）注射肿胀液：在X形和Y形切口中点注入肿胀液，或0.25%的利多卡因加1:200000肾上腺素的盐水溶液，由浅入深在抽取无回血区域注入肿胀液。

4）阴部前庭切口：用11号刀片按切口线切开阴道前庭皮肤，用18cm的细长剪刀深入阴道腔隙部位，逐步由浅入深分离，术者左手食指插入肛门直肠内做引导，以判断阴道腔穴制造的深度及层次，由于局部已注入肿胀液，使分离过程安全，较少出血，在用剪刀分离形成阴道空隙过程中防止损伤直肠和尿道，在用剪刀锐性分离制造阴道腔隙3～5cm深后，采取钝性和锐性结合分离，手术者可用长血管钳夹持花生米粒大小坚实的纱布小球继续向深层分离，更换左手手套，双手食指深入再造的阴道腔隙内，缓缓地向两侧扩张和向深部分离，深度在8～10cm。遇有出血时及时应用双击电凝止血，对于局部渗血应用温热的盐水纱布卷加压填塞，确认再造阴道腔穴止血完成后，用温热湿纱布填塞，准备进行皮片或皮瓣的覆盖。

5）直肠和尿道的保护：再造阴道腔穴的过程中，密切防止损伤尿道和直肠。用左手食指插入肛门直肠内，右手食指插入再造阴道腔穴内，双手食指双合诊仔细检查和评估阴道后壁与直肠之间的安全距离，再更换左手手套，用左手食指仔细评估腔穴上壁与尿道之间的安全距离。腔穴制造完成后，仔细止血，用温热生理盐水冲洗再造的阴道腔，用湿纱布卷填塞空腔备用。

6）对少数扩穴有困难的病例，须采用锐性分离和钝性分离相结合的剥离方法，切断部分肛提肌束才能扩大腔穴。对阴道近心端1/3侧壁的子宫动脉阴道支，在分离腔穴的过程中，若能明显触及且妨碍分离腔穴时，则宜切断缝扎。一般情况下，由于率先注射了肿胀液，分离过程创伤降低，并减少了出血。

7）阴道腔穴制造完成后可采取皮瓣移植，皮片移植或代用品移植覆盖创面。

（7）中厚皮片移植阴道再造：在阴道腔穴制成后，取出止血填塞纱布，确认再造阴道的深度在8～10cm，仔细检查和止血，并用生理盐水或抗生素溶液冲洗腔穴创口，将反向包裹的厚中厚皮片的纱布卷插入再造的阴道腔内。

（8）阴道外口的缝合：将阴道口的三角形皮瓣插入移植皮片，缝合皮片和阴道前庭的皮肤，留长线打包加压包扎，注意打包加压的纱布略高于阴部的前庭区，外置松软的敷料，并用塑料薄膜隔离尿道口和阴道再造的敷料，以防术后导尿管拔除后尿液污染阴道再造的外敷料。丁字形绷带跨过阴部系于腰部。

（9）术后处理：全身处理按常规预防性使用抗生素，术后饮食宜摄取少纤维易消化食物，以减少可能产生的排便对移植皮片成活的影响。留置导尿管安放48～72个小时后予以拔除，减少下身活动，每天观察外阴部外敷料有无污染或出血，如果局部清洁干燥，在手术后12～14天拆线打开加压包扎，取出阴道充填纱布卷，检查皮肤成活状况，如果完全成活，就用有消毒作用的油纱布卷包裹阴道模具，并插入再造的阴道腔，继续安放有消毒润滑油的阴道模具，并注意术后每天进行清洁和消毒处理（图84-28）。

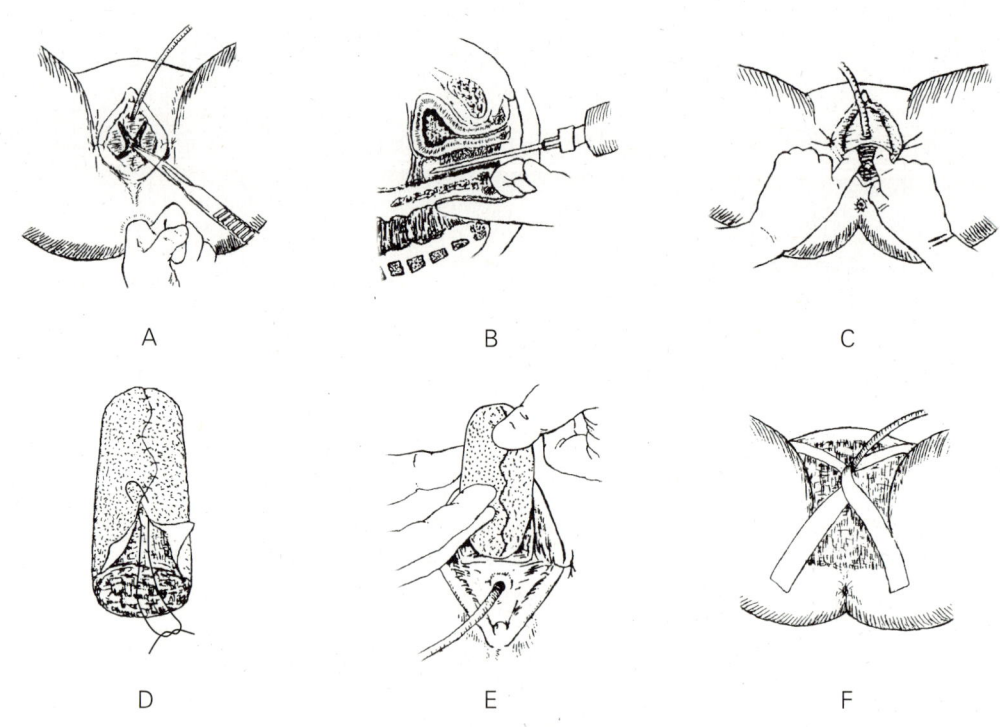

图84-28 皮片移植阴道成形术

A. 切口设计，食指引导，切开前庭　B. 液压法造穴　C. 双指扩大阴道腔穴　D、E. 将包裹皮片的纱布卷塞入阴道腔穴中　F. 皮片移植后加压包扎固定

2. 全厚皮片打孔移植阴道成形术　采用全厚皮片或网状皮片覆盖阴道腔穴，以全厚网状皮片结合多孔硅胶模具效果较佳，供皮区以臀沟处（比较隐蔽）为主，术后有一定的挛缩倾向。

阴道腔穴制备和注意事项同中厚皮片移植阴道再造。

于再造阴道腔穴内填塞纱布条压迫止血：将切取的全厚皮片［(10～12)cm×(10～14)cm］以尖刀均匀打孔，使之略呈网状，用可吸收线反缝于多孔硅胶模具上，塞入已形成阴道的腔穴内。将干纱布或碘仿纱条充填到硅胶模具中。将已形成的阴道口与植入皮片外缘缝合，然后在阴道口外加压包扎固定。10～14天后拆包换药，观察阴道内皮片成活情况，若移植皮片已成活，为防止阴道腔穴挛缩，术后应于阴道内放置阴道模具。由于皮片移植挛缩，甚至在1年后仍见挛缩，因此放置阴道模具的时间至少应在1年以上；或在婚前3～6个月行阴道再造术，以缩短阴道模具的放置时间（见图84-28）。

3. 腹膜移植阴道成形术　腹膜具有分泌黏液的功能，有助于进行性生活。目前，可以借助腹腔镜进行本手术，明显降低了本手术的创伤。其不足之处是：术后阴道腔穴易粘连、挛缩，必须长期放置阴道模具，直至结婚。

从耻骨上切开或借助腹腔镜进入腹腔，于盆腔正中偏直肠侧的横行腹膜皱襞上缘，将腹膜切开4～6cm，将腹膜提起，与膀胱、直肠、两侧盆腔组织做钝性分离，形成一筒状腹膜腔穴，并游离盆底腹膜，以能牵拉到阴道口为度。另外在膀胱、直肠间的反折处，切开盆底腹膜皱襞，使其与阴道腔穴相通，并将筒状腹膜牵引至阴道腔穴中。

将筒状腹膜缘与阴道口皮肤对应间断缝合：在筒状腹膜顶端，用肠线将直肠前方、膀胱后方及两侧盆腔腹膜缝合，其外加固缝合一层封闭腹膜，以防肠疝。阴道内置抗生素纱布卷填塞，缝合小阴唇，以防纱布卷脱出（图84-29）。

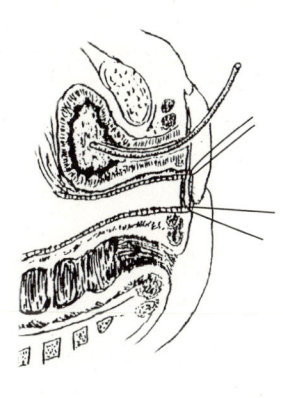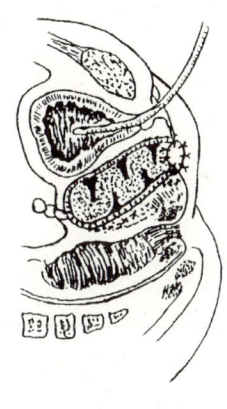

A　　　　　　　　　　　　　　　　　B

图84-29　腹膜移植阴道成形
A. 将腹膜引入阴道腔穴中　B. 封闭阴道顶

4. 口腔黏膜微粒移植阴道成形术　即采取部分口腔黏膜和小阴唇皮肤，剪成微粒状，贴敷在阴道腔穴创面上再造阴道。该方法手术简单、供区畸形小、再造阴道湿润光滑。其不足在于口腔黏膜供区有限、术后挛缩较明显、模具依赖性较强，该术式较少被选用。

（1）黏膜-皮肤微粒制备：自口腔颊部及上下唇，按照点阵分布多点采取口腔黏膜，自小阴唇外侧及部分顶端适当采取小阴唇皮肤，用小剪刀在小量杯中将黏膜和皮肤剪成微粒状（直径0.7～1mm），将微粒均匀铺在数块明胶海绵等载体上备用。

（2）微粒植入：将多孔硅胶模具置入充分止血的阴道中，以两金属条夹持铺有微粒的载体，均匀置入模具外侧与阴道腔穴之间的间隙中，使其载有微粒的一面朝向腔穴创面。

（3）固定：将干纱布和碘仿纱条间隔塞入硅胶模具中，将其撑大，使周边的黏膜微粒得以可靠地固定在阴道腔穴创面上形成阴道，采用粗线，将模具缝合在外阴皮肤上，同时打包固定填塞敷料（图84-30）。

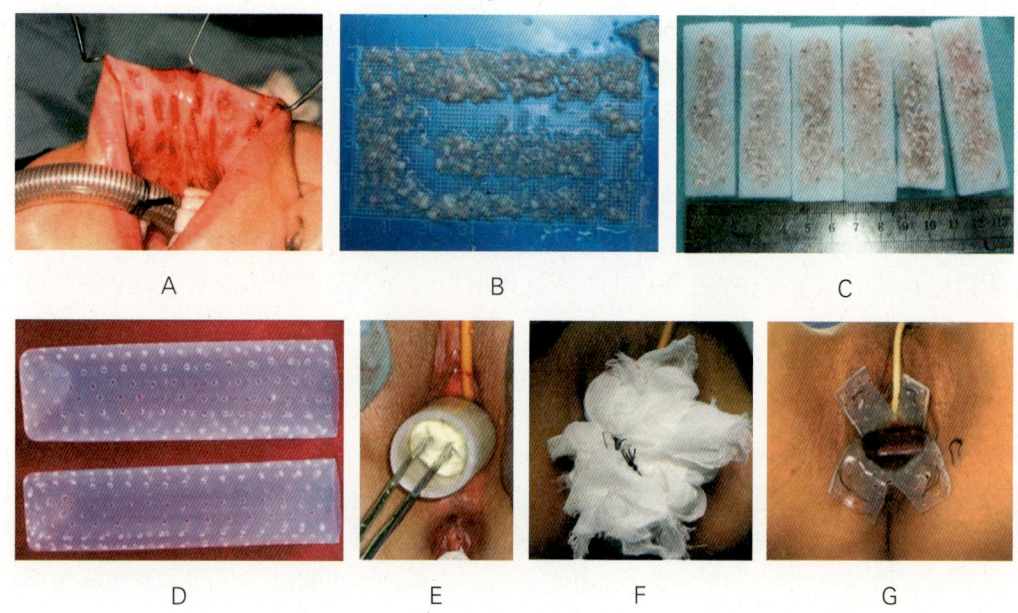

图 84-30　口腔黏膜微粒游离移植阴道成形术

A. 采取口腔黏膜　B. 制成口腔黏膜微粒　C. 黏膜微粒均匀铺在载体上　D. 使用多孔硅胶弹性模具　E. 将模具置入阴道腔穴，将黏膜微粒置于模具和阴道创面之间，黏膜朝向创面　F. 缝合模具，打包固定　G. 术后1周更换敷料

5. 异体脱细胞真皮移植阴道成形术　可单独采用脱细胞异体真皮或采取网状脱细胞异体真皮结合口腔黏膜微粒移植，覆盖阴道腔穴创面。优点是手术简单，风险较小，阴道比较光滑，不足是花费较高，有较重的挛缩倾向，模具依赖性强。

（1）整张脱细胞异体真皮成形阴道：将合适大小的异体真皮（可以在皮片上打成些小孔）创面朝外，包绕模具缝合成袋状，共同置入剥离好的阴道腔穴中，将外侧皮缘和阴道口前庭部黏膜缝合，打包固定2周。

（2）网状脱细胞异体真皮结合口腔黏膜微粒阴道成形术：采用上法制备黏膜-皮肤微粒，以黏膜微粒载体（一般选用融化较慢的止血纱布）包绕多孔硅胶模具，将网状脱细胞异体真皮创面朝外、缝合在包绕载体的模具上，将制备的黏膜-皮肤微粒均匀地平铺在真皮网孔中。然后将整合后的模具塞入阴道腔穴中，最后在模具中填塞纱布条并缝合固定（图84-31）。

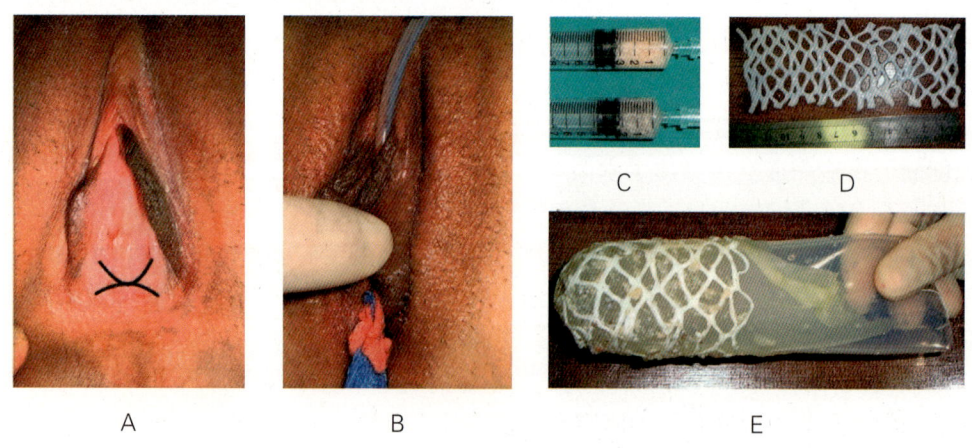

图 84-31　网状脱细胞异体真皮结合口腔黏膜微粒阴道成形术

A. 阴道前庭设计X形切口　B. 剥离阴道腔穴，切取小阴唇皮肤　C. 将口腔黏膜和小阴唇皮肤均制成微粒　D. 将脱细胞异体真皮打成网状　E. 制成模具＋微粒载体＋网状真皮＋黏膜或皮肤微粒复合物，植入阴道腔穴中，打包固定

6. 小阴唇-前庭三瓣法阴道成形术　即应用双侧小阴唇皮瓣及前庭皮瓣移植进行阴道再造。应用小阴唇制成皮瓣阴道再造手术操作方便，机体创伤较小，术后再造阴道较少挛缩，并且再造的阴道较游离植皮湿润，尚有一定的感觉存在。缺点是移植的组织量有限。黄文义曾添加植皮阴道再造，用小阴唇皮瓣再造阴道会对外阴的形态造成较大的破坏，是该手术的缺陷。

(1) 手术设计三个皮瓣，即两侧小阴唇皮瓣和前庭后皮瓣。

(2) 先切开并掀起前庭后皮瓣，然后在前庭部做X形切口，经液压法或直接以双示指钝性分离出阴道腔穴，用盐水纱条填塞阴道腔穴，压迫止血。

(3) 按设计线切开双侧小阴唇，直达阴道腔穴口，阴道口处为皮瓣远端，阴唇外侧为皮瓣蒂部。

(4) 自皮瓣远端将阴唇内外两面的转折处展平，形成小阴唇瓣。

(5) 将形成的三个皮瓣缝合成袋状。

(6) 将袋状皮瓣内翻送入已形成的阴道腔穴内，填塞纱布条或碘仿纱条，填塞压力不能过大，以皮瓣创面与阴道腔穴面贴合为宜（图84-32）。

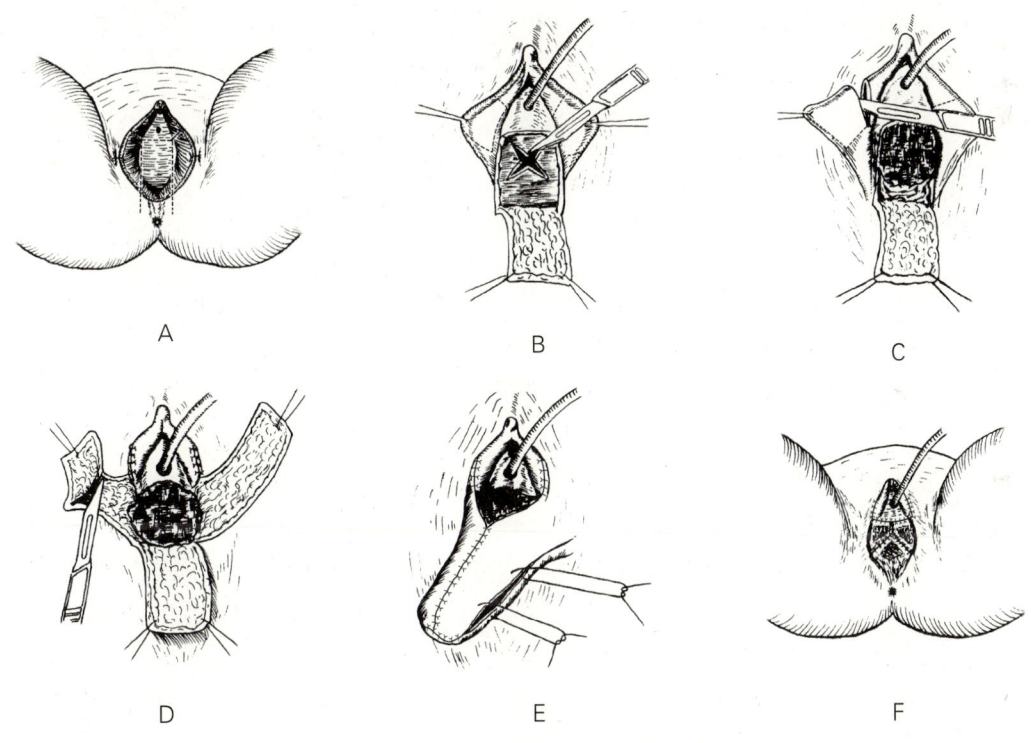

图 84-32　小阴唇-前庭三瓣法阴道成形
A. 皮瓣设计　B. 掀起前庭后皮瓣　C. 切开阴唇瓣　D. 分离阴唇皮瓣　E. 将三瓣缝合成袋状　F. 袋状皮瓣内翻送入阴道腔穴中，形成阴道

阴唇瓣法阴道再造术只适用于小阴唇发育较大的患者，特别适合小阴唇肥厚者，对于小阴唇发育欠佳者不适用。

7. 阴股沟皮瓣阴道成形　即应用阴股沟皮瓣带蒂移植进行阴道再造。阴囊或阴唇外侧至股内侧的无毛区，称为阴股沟区。阴股沟区的上界为腹股沟，下界为臀股沟，内侧为会阴，外侧为股内侧皱襞其血供主要来自阴部外浅动脉的降支、阴部内动脉发出的阴唇后动脉、闭孔动脉和会阴横动脉相互间的吻合支。采用阴股沟皮瓣行阴道再造时，其血管蒂为阴唇后动脉和会阴横动脉。阴唇后动脉外径为1.0～1.5mm，在大阴唇后端沿途发出2～4个分支至皮肤。大多数动脉分支有静脉伴行。

（1）皮瓣设计：阴唇后动脉的体表投影线是从耻骨联合与耻骨结节连线的中点，到肛门中央与坐骨结节点连线的中点，连接两个中点，连线中上2/3即为阴唇后动脉的体表投影线。由于部分患者该皮瓣的血流分布有一定的变异，术前必须用超声多普勒血流探测仪确定皮支的浅出点及行程，以此为中轴设计一蒂在下方的皮瓣，每侧皮瓣长10～12cm，宽6～8cm，皮瓣蒂部设计3cm的去表皮区，以便形成皮下组织蒂。

（2）按设计线切开皮肤，并在蒂部切除三角形上皮，露出3cm长的皮下组织蒂。

（3）在深筋膜下层自上而下或自外而内做皮瓣分离，形成包括阴唇后动、静脉及会阴神经分支的皮下蒂岛状皮瓣。在大阴唇下端皮下由外侧向内侧分离，形成可容纳皮下蒂通过的阴唇下隧道。两侧皮瓣通过阴唇皮下隧道转移至阴道口。

（4）两皮瓣皮面朝内、边缘互相对合，间断缝合皮瓣边缘形成袋状。

（5）从剥离好的阴道腔穴中取出纱布条，将袋状皮瓣内翻送入阴道腔穴中，使皮瓣组织面与腔穴组织面相互紧贴而成为阴道。

（6）两蒂部a、b、a'、b'四个三角瓣与X形切口形成的四个三角瓣交叉对合，形成b、b'及a、a'。用可吸收线间断缝合成四个锯齿状，以防止阴道口环形狭窄。阴道内用碘仿纱条填塞，阴道口缝合数针，行包堆式包扎，使阴道内置敷料不脱出。皮瓣供区创面直接缝合。创面愈合后，其切口瘢痕与阴股沟皱襞相重合，难以看出切口瘢痕，不会对外阴形态有大的影响（图84-33）。

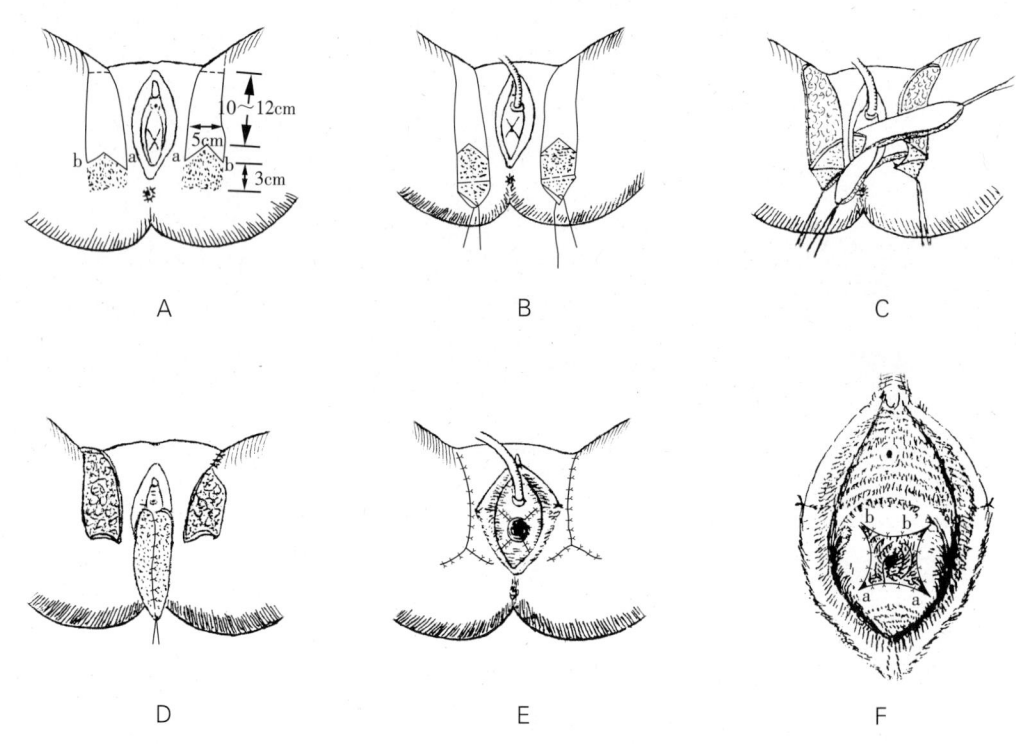

图84-33　阴股沟岛状皮瓣阴道成形

A. 皮瓣设计　B. 按设计线切除上皮　C. 皮瓣通过皮下隧道转移至阴道口　D. 将皮瓣翻卷缝合成袋状　E. 将袋状皮瓣内翻送入腔穴中形成阴道　F. 四个三角瓣交叉对应缝合，形成不易挛缩的阴道口

8. 下腹壁皮瓣阴道成形术　即应用下腹壁皮瓣带蒂移植进行阴道再造。腹壁浅动脉起始于股动脉与腹股沟韧带交点下约1.5cm，向上越过腹股沟韧带，上行分为内侧支朝向脐部，外侧支与旋髂浅动脉分支吻接。

（1）皮瓣设计：从腹股沟韧带与股动脉交点处向上方9～10cm，设计长8～10cm、宽10～

11cm的菱形皮瓣。皮瓣底边有9～10cm长的筋膜血管蒂，蒂愈宽，血供愈佳。在皮瓣远端同时设计一个半径3cm的圆形皮瓣，以此瓣封闭阴道顶端。

（2）按设计线从深筋膜下切取皮瓣，皮面朝里，将皮瓣缝合成管状，皮瓣底边与半圆形皮瓣缘对拢缝合，封闭阴道顶端以成盲端。

（3）在腹壁皮瓣蒂部的内侧，将腹股沟韧带附着在耻骨结处的纤维做部分切断，沿耻骨结节及其上支内侧面向阴道方向做钝性分离，形成能容皮管通过的隧道。将预制的皮管引入隧道，再经阴道腔穴引至阴道外口，皮下蒂留在隧道内。经检查确定皮管进入阴道腔穴的方位合适、蒂无扭转或过紧。将蒂部组织（避开血管）与耻骨膜（或韧带边缘）缝合固定数针，以避免蒂部组织受重力牵拉而过紧。切断的部分韧带原位缝合。皮管口边缘与阴道口创缘缝合，阴道内置碘仿纱条，并做阴道口对应缝合固定，防止内置敷料脱出（图84-34）。

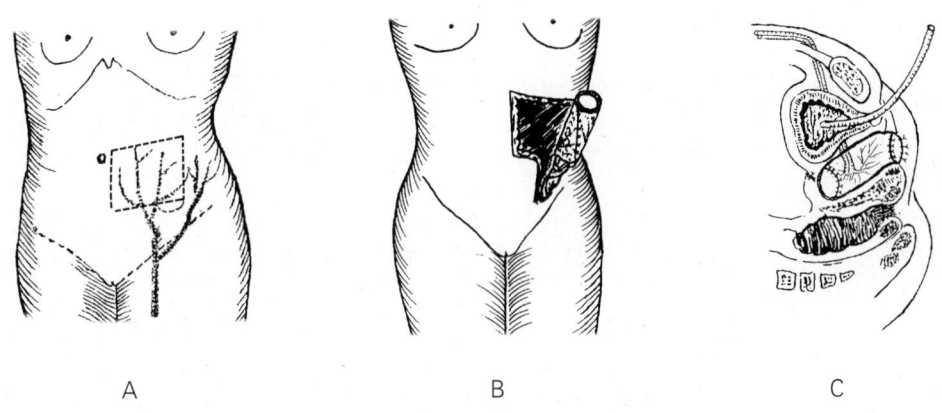

图84-34　下腹壁岛状皮瓣阴道成形
A. 皮瓣设计　B. 将皮瓣翻卷缝合成管状并封闭阴道顶端　C. 将管状皮瓣通过耻骨后隧道转移至阴道腔穴中形成阴道

9. 上腹壁岛状皮瓣阴道形术　即应用脐旁皮瓣移植进行阴道再造（参见第十五章"皮瓣移植和穿支皮瓣"及第十七章"肌瓣和肌皮瓣移植"）。

（1）解剖基础：腹壁下动脉自髂外动脉起始后，经腹股沟韧带中、内交界处，斜向内上抵达腹直肌外侧缘，于半环线的前方进入腹直肌鞘，向上走行于腹直肌后鞘与腹直肌之间，平脐部有分支与腹壁上动脉吻合。腹壁下动脉从始发部至入肌点的间距为10.8mm，在向上走行途中发出分支穿过前鞘的内外两侧，在深筋膜下层与来自第7～12肋的肋间动脉和腹壁上动脉的属支吻合，再通过浅筋膜和真皮下血管网供养上腹部和腹外侧皮肤。腹壁下动脉起始部外径为2.36mm，伴行静脉为2.5mm。

（2）皮瓣设计：于腹壁一侧画出腹直肌体表投影线，于脐上2cm旁开2cm设计长8～10cm、宽10～11cm的皮瓣。在皮瓣下缘内侧设计长2cm、宽3cm的半圆形皮瓣，用以封闭阴道顶部。皮瓣上缘设计两个宽3cm的等边三角形皮瓣，用以深入阴道口缝合，以防止阴道口挛缩狭窄。

（3）岛状皮瓣形成：经腹直肌旁皮肤切口切开腹直肌前鞘，在腹直肌后方解剖出腹壁下动静脉主干，沿血管主干上行，延长腹部切口抵达皮瓣下缘。在分离形成血管蒂时，应将血管入肌点以上长约5cm的一条腹直肌包含在内形成肌袖，以免损伤血管主干及分支。然后，按皮瓣设计线自上而下掀起，形成以腹壁下动脉为蒂的上腹壁岛状皮瓣，并将其翻卷缝合成筒状。

（4）阴道成形：将筒状皮瓣和血管蒂通过耻骨后隧道转移至阴道腔中形成阴道，封闭阴道顶和腹膜，同时将皮瓣缘与腔穴口缝合形成阴道口（图84-35）。

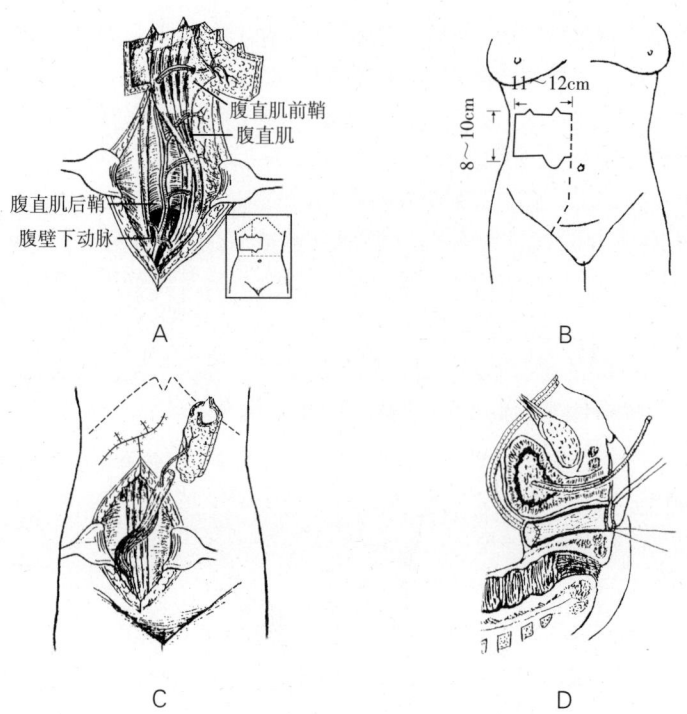

图 84-35　上腹壁岛状皮瓣阴道成形
A. 腹壁下动脉走向　B. 皮瓣设计　C. 将岛状瓣翻卷缝合成筒状　D. 阴道成形并封闭阴道顶

10. 股薄肌肌皮瓣阴道成形术

（1）股薄肌呈长带状，起于耻骨结节和耻骨下支，止于胫骨粗隆内侧面。肌皮瓣血管为股深动脉分支及伴行静脉，距耻骨结节下约8cm，支配皮瓣的神经为闭孔神经前支。

（2）皮瓣设计：患者取仰卧位，供区大腿取外展外旋位，先画出耻骨结节至胫骨粗隆内侧面的连线，在耻骨结节下4cm处设计与连线平行的皮瓣，长16～18cm，宽6～7cm，两侧股部相同。

（3）按设计线切口皮肤掀起皮瓣，分离出股深动脉分支及血管神经蒂。

（4）分离皮下隧道至腔穴口，将岛状肌皮瓣通过皮下隧道转移至阴道腔穴口，并翻卷缝合成管状。

（5）将管状肌皮瓣内翻送入腔穴中，并与腔穴口缝合，形成阴道（图84-36）。

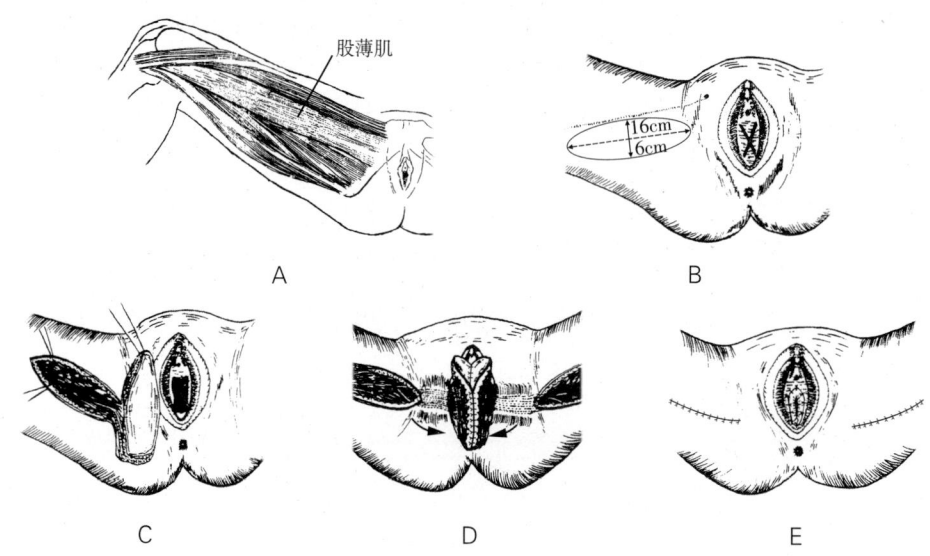

图 84-36　股薄肌肌皮瓣阴道成形
A. 股薄肌肌皮瓣解剖结构　B. 皮瓣设计　C. 掀起股薄肌肌皮瓣　D. 皮瓣转移至腔穴口，并翻卷缝合成管状　E. 管状皮瓣内翻，形成阴道

11. 模具支撑阴道再造术（参见并发症段落）　对于先天性阴道闭锁尚存有腔穴痕迹者可应用阴道模具穿戴逐步挤压扩张，模具由小变大，由浅变深，24小时一直戴着，局部挤压成形，也是阴道缺损阴道再造的选择之一，该方法需要长期坚持才能达到目的。

12. 肠段移植阴道再造术　可选用结肠、回肠作为移植物，需要多科协作才能完成该术式，用腹腔镜切取一段带有长蒂的回肠或结肠，经后腹膜下进入直肠和膀胱之间，到再造的阴道腔穴之中，以再造阴道。该术式再造的阴道有分泌物是其优点，但是分泌物过多也很遗憾。由于该术式需进腹腔切取肠段，手术后的围手术期护理需密切预防切取肠段所带来的并发症。

（六）术后并发症及阴道再造评估

1. 围手术期常见并发症

（1）出血：原因是会阴部血供丰富，盆底肌肉众多，再造阴道的腔穴分离时易出血，以近阴道外口的两侧更为明显。防治：分离阴道腔穴时，先经皮注入1∶200000肾上腺素盐水，可控制出血；分离腔穴时注意肌层的血管处理，可以应用双极电凝器止血、缝扎止血、用含肾上腺素盐水纱条填塞止血或局部应用止血药，如凝血酶等。

（2）皮瓣（或肠管）血运障碍：原因是应用皮瓣（或肠管）再造阴道时，损伤皮瓣或肠管的供血血管；皮瓣或肠管蒂部过短，在转移时受到牵拉或皮瓣蒂部在隧道内受压而出现皮瓣血运障碍。表现：皮瓣或肠管出现坏死或部分坏死，再造阴道出现伤口延迟愈合，继发阴道狭窄或变浅。防治：手术前采用超声多普勒探测轴型血管的走行、皮瓣合理设计、手术中操作的精细是使皮瓣蒂部成形的关键。宽的皮下隧道和足够长的皮瓣是皮瓣成活的重要步骤。

（3）植皮坏死：在游离皮片移植时，由于出血、皮片固定不良或感染，可导致移植皮片坏死。防治：严密止血、充分引流、严格的无菌操作、可靠的固定、适当的包扎压力是移植皮片成活的关键。

（4）尿道损伤：原因是偶有手术中操作不当而导致尿道壁损伤，变性患者阴道造穴时容易出现，多为形成阴道腔穴时锐性剥离所致。预防：预先在尿道中插入导尿管作为标记，术中有意识地避开尿道，以免损伤。处理：对于小的损伤，采用皮瓣或肌皮瓣再造阴道时，再造阴道手术可继续进行，局部尿道缝合后，尿道内留置导尿道管10~14天即可。对于游离移植法再造阴道者，最好改变手术方案，以免形成尿道阴道瘘。

（5）再造阴道外口形态不佳：多出现在应用皮瓣再造阴道的病例中，由于皮瓣蒂部组织较厚，一期修薄会影响皮瓣血运，常会出现皮瓣蒂部在阴道口处形成突起的"包块"，不能被小阴唇覆盖。处理：阴道再造术半年后进行阴道外口皮瓣修整。尽可能地避免应用损坏外阴部形态的术式进行阴道再造，如应用小阴唇皮瓣的术式等。

2. 阴道模具应用　阴道再造术后中远期，最常面对的问题是阴道挛缩狭窄，不论采用何种方法，都有产生阴道狭窄甚至闭锁的可能。因此，常规性地术后应用阴道模具是保证手术效果的重要措施。不同的手术方法，需要应用模具的时间不同。随着阴道再造手术的进展，应用的阴道模具也有相应的进步，目前常用的阴道模具主要有四类。

（1）随机填塞扩张型阴道模具：在硅胶模中或直接在再造阴道腔穴中，随机填入碘仿纱条、抗生素纱条或泡沫塑料等内容物，扩张其容积，使得再造阴道内的移植组织可以可靠地固定在阴道腔穴中。优点：准备简单，操作方便。缺点：没有固定的形态，更换困难。用途：主要用于术中和术后早期。

（2）容积固定型阴道模具：采用塑料、橡胶、玻璃、玉石、金属或软木等，根据阴道的容积，做成合适的固定形态，用于阴道内容积的保持。优点：使用简单，可自主操作，效果可靠。缺点：体积不能变化，不能恰当地给予移植组织适当地压力，不方便引流。用途：主要用于阴道再造术后容积的维持。

(3) 可膨胀型阴道模具：采用密封的硅胶囊和压力连接管系统，做成容积、压力均可调节的阴道模具。优点：容积、压力可调，可实现移植组织的有效固定。缺点：制造复杂，携带不便，不利于引流。用途：可用于阴道狭窄的矫治和游离移植阴道再造的术中。

(4) 多孔弹性硅胶模具：根据正常阴道的容积，做成一定形态的阴道硅胶模具，其表面均匀分布有多个小孔，可方便引流。其内容中空，可根据填入的纱布多少来调节容积和压力。优点：操作方便、固定可靠、引流充分、换药简单。缺点：表面小孔中可形成小肉芽，自我操作比较烦琐。用途：可用于各种阴道成形术中和术后短期。

3. 阴道再造的时机　一般建议在青春期以后，有性行为需求时进行阴道再造术，国人多建议在婚前半年到一年进行手术，因为术后较早的性行为，有利于改善阴道成形的效果。如果在儿童时期需要进行肛肠、泌尿生殖系统手术，如果方便，也可同时进行阴道再造。对子宫发育良好者，青春期后出现周期性腹痛，应及早进行阴道成形术，以方便经血的流出。

青少年进行阴道再造一般采用肠道带蒂转移的方法形成阴道，据报道，儿童时期应用肠道再造阴道，有半数左右的患者到成人后可以实现比较满意的性生活，近1/3患者出现明显的狭窄，须再次手术矫治。青春期后也可以采用皮瓣或全厚皮形成阴道，但出现挛缩狭窄的比例较大。

4. 再造阴道的组织学变化　阴道再造后移植组织的性状不发生明显的变化。采用前庭扩张的方法再造阴道，其内环境与正常阴道非常相似。植皮法阴道成形后，其角化程度有所减轻，但性状不变。口腔黏膜微粒再造阴道后，其组织学表现仍呈现黏膜结构，并有一定的分泌。肠道转移形成的阴道仍保持其分泌特征，部分患者术后可出现分泌减少现象。如果阴道内存在经久不愈的伤口或不稳定瘢痕，则数十年后可有成瘤倾向，个别患者可能癌变，因此对于阴道成形术后的患者，要定期进行复查。

5. 阴道再造的发展方向　目前流行的六大类阴道成形方法各有优劣，各有适应证，运用最多的为植皮法和肠管移植阴道成形术。阴道再造的主流发展方向是创伤小、功能良好、外形美观、操作简单、性能可靠。植皮法成功率高，操作方便，但是术后挛缩并缺少分泌。肠管移植阴道再造手术操作和围手术期处理较为复杂，术后分泌物过多。对于先天性的阴道缺损，以游离组织移植法创伤最小，腹腔镜辅助下的腹膜移植也是一个不错的选择。如果能够克服阴道挛缩问题，那么组织工程学再造阴道将可能成为比较理想的选择。对于组织器官切除后的阴道再造，需要补充组织量，肠管、皮瓣或肌皮瓣的应用往往难以避免。肠管法的效果更为理想，只是严重并发症的潜在风险较大，腹腔镜辅助下操作可以减少创伤，是肠管移植法阴道成形术的主流发展方向。皮瓣法、肌皮瓣法可以提供较大的组织量，且血供比较丰富，是肿瘤术后放疗后阴道重建的主要选择。

（李强　王炜　龙道畴）

第五节　尿道狭窄、尿瘘及阴道直肠瘘

一　尿道狭窄

尿道狭窄是比较常见的疾病之一，多见于男性，青壮年居多，女性发病率占3%左右。

（一）应用解剖

1. 男性尿道　男性尿道从膀胱颈内口至阴茎头的尿道外口，长16～22cm，在松弛状态下呈S形曲折状，尿道内腔平时呈闭合裂隙状，成人可通过从16F到24F的尿道扩张器。尿道全长分为三部分。

（1）前列腺部：长约3cm，自膀胱颈内口穿过前列腺达尿生殖膈上筋膜（三角韧带），管腔呈梭形，是尿道最宽的部分，周径约4.5cm，内腔底部有一纺锤样隆起称为精阜，前列腺管、射精管均开口于精阜。精阜远近端黏膜形成的皱襞叫尿道嵴。

（2）膜部：长1～2cm，位于尿生殖膈两层筋膜之间，为尿道外括约肌所包绕，是尿道最固定和最狭窄的部位。

（3）海绵体部：长约15cm（11～14cm），位于两个阴茎海绵体的腹侧。自尿生殖膈下层筋膜到尿道外口，通常分为3部分：①阴茎头部尿道。起自尿道外口至阴茎冠状沟平面，尿道外口开口于阴茎头部顶端。尿道外口是尿道最狭窄部位，其后方扩张处称为舟状窝。②悬垂部尿道，又称阴茎部尿道。阴茎体近端由悬韧带固定于耻骨上，该处形成尿道的第一弯曲，阴茎上提时，此弯曲可变直。③球部尿道。起于耻骨下，止于尿生殖膈下筋膜，位于会阴部。该部尿道海绵体膨大，比较固定，血液循环丰富，可因会阴部骑跨于硬物上而损伤。尿道球腺开口于球部尿道的末端。

前列腺部尿道和膜部尿道合称为后尿道，海绵体部尿道称为前尿道。

2. 女性尿道　长3～4cm，短而粗，富有弹性，分为三部分。

（1）骨盆部：此部与整个膀胱颈都有内括约肌环绕，括约作用较强。

（2）膜部：为上1/3尿道，是尿道通过尿生殖膈的部分，被外括约肌环绕。

（3）阴道部：无肌肉，只有纤维组织。

由于女性尿道短且靠近阴道，手术操作时容易损伤括约肌，影响术后排尿功能，故应谨慎操作。

（二）病因及分类

1. 先天性尿道狭窄　为尿道先天性发育障碍或畸形，较少见，主要包括先天性尿道外口狭窄、尿道有瓣膜或黏膜横膈、精阜肥大、尿道管腔先天性缩窄等。

2. 炎症性尿道狭窄　常由特异性感染、非特异性细菌感染或留置导尿管不当导致。

（1）特异性感染：以淋病性尿道狭窄为主，其次为尿道结核和梅毒。

（2）非特异性感染：如包皮、阴茎头反复炎症引起的尿道外口及阴茎部尿道狭窄。尿道结石嵌顿后亦可发生感染。

（3）留置导尿管不当引起的炎症性尿道狭窄：仅见于男性，可能与以下因素有关。①男性尿道细长，在生理弯曲和狭窄部位易受导尿管压迫而缺血坏死，原因可以是导尿管过粗过硬、留置时间过长或插管时损伤。②有人研究证实，尿道对全身血流动力学改变特别敏感，因此行体外循环手术的患者留置导尿管容易发生尿道狭窄。③导尿管的质量。Edwards等（1983）的动物实验证实，橡胶导尿管可引起严重炎症渗出和出血，乳胶管引起中等程度炎症，硅胶管仅引起轻度组织水肿。橡胶管引起炎症性尿道狭窄的比例最高，乳胶管次之，硅胶管最少。此类尿道狭窄可发生于尿道任何部位，但多见于海绵体部尿道，尤其是阴茎阴囊交界处。这类尿道狭窄治疗效果不良，关键在于预防。

3. 外伤性尿道狭窄　多为尿道严重损伤（如骨盆骨折、骑跨伤），初期处理不当或处理不及时所致。狭窄部位与损伤部位一致。医源性尿道狭窄随尿道内器械操作增多而明显加重。如尿道扩张、膀胱镜检查、开放性前列腺摘除术、经尿道前列腺电切（TURP）、压力性尿失禁膀胱颈悬吊等术后引起的尿道狭窄，多位于前尿道阴囊阴茎交界处至球或膜部尿道之间。

4. 尿道成形术后尿道狭窄　尿道下裂、上裂或由各种原因导致的尿道缺失的患者，往往需要进行尿道成形，而新成形的尿道可能会在术后不同时期出现尿道狭窄。这类尿道狭窄多发生在新建尿道或吻合口处。常见引起术后尿道狭窄的原因为：

（1）成形尿道组织成活不良，局部瘢痕增生，引起再造尿道狭窄。

（2）用于成形尿道的组织量过少，伴随局部的炎症、感染和增生，可致再造尿道的狭窄。

（3）瘢痕体质者，局部瘢痕增生压迫可致尿道狭窄。

（4）尿道内不光滑，存在折叠、毛发或结石，刺激局部反复形成炎症，可引起尿道狭窄。

（三）病理

尿道狭窄的病理改变，就创伤而言，黏膜层及黏膜下层受损时，尿道肌层及其周围筋膜组织呈现充血水肿和出血改变，受损组织纤维性变，瘢痕挛缩，管腔狭窄甚至闭锁。病理表现因病因、损伤程度及病程长短而有所不同，轻者仅呈膜部尿道狭窄，重者尿道管腔完全闭塞。瘢痕组织累及深度亦不一致，有的局限于黏膜层，有的侵及黏膜下、海绵体、尿道全层，甚至尿道周围组织。狭窄长度不一，短者呈薄片状，长者可累及整个尿道。多数为一处狭窄，亦可呈节段性及多发性狭窄。急性尿道炎时，黏膜下层与腺体周围组织受到炎症浸润，在慢性阶段，炎症逐渐被吸收，代之以纤维性变。

狭窄形成后，近端尿道因高压而扩张，扩张的尿道内出现残留尿，因引流不畅加上尿道黏膜血供差，容易发生感染。在高压排尿时可引起尿道黏膜破损，导致尿液外渗，进而发生尿道周围炎、尿道周围脓肿，脓肿穿破形成尿瘘。瘘管部位视狭窄部位而异，前尿道狭窄所致者多在会阴部或阴囊部，后尿道狭窄所致尿瘘可在股内侧出现，亦可形成尿道直肠瘘。尿道周围感染及尿外渗必然使狭窄进一步加重。尿道狭窄还可发生继发性尿道憩室、尿道结石、前列腺炎、前列腺脓肿、睾丸炎、附睾丸炎等。不少病例并发膀胱炎及上尿路感染。长期尿道梗阻可导致上尿路积水，最终出现慢性肾功能衰竭。

假道是尿道狭窄病变中的另一并发症，主要由医源性因素造成，大部分是因为不适当的尿道扩张术。狭窄部位瘢痕组织坚硬，管腔狭小，尿道扩张时用力过猛，探子绕过瘢痕进入管腔之外的勃起组织内，长此以往假道内壁可上皮化，致使经久不闭。假道使患者症状复杂化并增加了治疗上的困难程度，有时甚至在手术中也很难鉴别真假尿道，导致将尿道吻合于假道上，使手术失败。

为了便于治疗尿道狭窄，根据尿道狭窄的病理变化，参照 Turner Warwick（1977）的意见，将尿道狭窄分为单纯性和复杂性两大类。

1. 单纯性尿道狭窄　是指无并发症，球部尿道狭窄长度在3cm以内、后尿道狭窄长度在2cm以内的尿道狭窄。

2. 复杂性尿道狭窄　凡有以下表现之一者就可诊断为复杂性尿道狭窄。①球部尿道狭窄长度超过3cm、后尿道狭窄长度超过2cm；②有两个以上狭窄区；③伴有结石、憩室、炎症性息肉、尿道炎（或尿道周围炎）、尿瘘等；④有假道并存；⑤尿道括约肌功能发生障碍；⑥有严重骨盆畸形；⑦并发耻骨骨髓炎；⑧存在接近膀胱颈的高位后尿道狭窄。

（四）临床表现

1. 排尿困难　是尿道狭窄的主要症状。轻者表现为尿线变细、排尿费力、排尿时间延长；重者尿不成线，滴沥，甚至不能排尿。

2. 膀胱激惹及膀胱失代偿　主要表现为尿频、尿急、排尿不尽、遗尿等。若膀胱的代偿功能丧失，可导致残余尿，最终出现尿潴留，尿急症状逐渐消失，进而发生充溢性尿失禁。

3. 并发症状　尿道狭窄常可并发尿道周围感染、上尿路感染及生殖系统感染，急性期时伴有全身寒战、高热及白细胞增加。尿道周围蜂窝组织炎表现为会阴部红肿、压痛。形成脓肿后可自行穿破形成尿瘘。尿瘘位于外括约肌远端者仅排尿时瘘口有尿液溢出，位于近端者尿液持续溢出，可并发急性睾丸炎、附睾丸炎、阴囊红肿疼痛及全身症状。长期排尿困难可并发腹股沟疝、直肠肛门脱垂等。

（五）诊断

尿道狭窄的诊断仅根据病史、临床表现及体格检查即可确定。患者的排尿时间和尿线情况是判断尿道狭窄程度的重要指标。为了明确狭窄部位、长度、程度，以及有无假道、憩室、结石、瘘管等，必须做以下各项检查。

1. **尿道触诊**　沿尿道可触及狭窄部位呈硬条索状及其长度，了解有无压痛、炎症和尿瘘。

2. **肛门直肠检查**　可了解前列腺及后尿道情况。

3. **尿道探子检查**　可确定狭窄的部位、程度和长度。于尿道外口插入探子至狭窄处受阻，即可确定狭窄部位。探查时切忌过分用力，以免形成假道。有膀胱造瘘口者，经造瘘口插入探子至后尿道口内，以协助确定尿道狭窄的近端位置，同时从尿道外口再插入一根探子，俗称"会师术"，两探子分别受阻的部位即狭窄的部位，"会师检查"的两探子间距即狭窄长度。尿道探子应由大号（18F号）开始逐渐换小，必要时可用尿道探丝引导，能通过狭窄部位的号数即为狭窄的宽度，借以判断狭窄的程度。

4. **尿道造影检查**　尿道造影（逆行尿道造影和排尿性膀胱尿道造影）能清晰而准确地显示狭窄部位、程度、长度和各种并发症。造影剂能通过狭窄部位时，做逆行尿道造影即可。逆行造影的造影剂不能通过狭窄部位时，应进行排尿性膀胱尿道造影，使狭窄近端尿道得到充盈。两种方法同时使用能获得更为满意的显示，可见到狭窄段造影剂变细或中断。

5. **B超检查**　是一项非侵入性、无创伤、无碘剂、对尿道无刺激的诊断手段，能清晰地辨明尿道管腔、海绵体组织及尿道周围组织的层次，因此能明确诊断出尿道狭窄的长度、程度以及尿道狭窄周围瘢痕组织的厚度。对于前尿道，只需向尿道内注入20～30ml生理盐水充盈管腔，探头在会阴部尿道表面就可进行检查，患者毫无痛苦。检查后尿道，则将探头置于直肠内。B超诊断尿道狭窄的长度比尿道造影更为准确。

6. **尿道镜检查**　是一种简单、有效的检查方法，主要用于逆行检查，如果有膀胱造瘘口，也可以考虑顺行检查，以充分了解尿道狭窄的长度。通过光导检测，能明确尿道腔病变情况，对于膜部狭窄等合适的患者，可同时进行腔内手术。该检查的限制在于不易确定狭窄的范围。

7. **尿流动力学检查**　采用敏感的检测元件，检查尿流状态，形成尿流曲线，对患者排尿功能进行客观评估，对于轻度尿道狭窄的确诊有一定帮助。

8. **其他检查**　CT、MRI检查，对明确诊断和排除其他病变有一定意义，但一般通过上述其他检查，绝大多数患者都能得到准确诊断，这也是临床上一般不用CT、MRI检查尿道狭窄的一个原因。疑有上尿路病变者，应行静脉尿路造影。

（六）尿道狭窄的手术治疗

尿道狭窄可能严重危害患者的健康，临床上一旦确诊，应该积极处理。对于急性尿道狭窄、排尿困难、尿潴留者，应按照急症处理。首先要解决患者的尿潴留状态，可采用耻骨上膀胱穿刺、尿道扩张或耻骨上膀胱造瘘暂时缓解尿潴留，再进一步解决尿道狭窄的问题。

1. **术前准备**　对于尿道狭窄程度轻、病程短的患者，一般不需要特殊准备。对狭窄程度重、病程长、需多次手术的复杂病例，手术前应注意以下几点：①有无心血管、呼吸系统疾病及肾功能障碍和糖尿病，有无水、电解质平衡紊乱，有无营养不良或贫血，有无泌尿系统感染。术前应细致检查、治疗和纠正；②对于先天性尿道畸形者，应了解是否同时存在泌尿系统其他部位的畸形，应做上尿路和生殖系统的检查；③做尿道成形术者，术前连续2天进行皮肤准备，用1：1000

苯扎溴铵液清洗手术部位皮肤；④瘢痕严重者，可先等待3～6个月，或用皮质激素等治疗，待瘢痕软化后再行手术。

2. 手术方法与步骤　由于尿道狭窄病变的复杂性，目前尚无单一的治疗方法，只能根据不同情况，采取个性化的治疗手段。

（1）尿道扩张术：尿道扩张术利用机械扩张和按摩，促进局部血液循环、瘢痕软化和浸润吸收，从而达到预防和治疗炎症性、外伤性及尿道手术后尿道狭窄。狭窄较轻者，尿道扩张术多可奏效。有感染者不能施行尿道扩张，以免导致感染扩散，甚至发生败血症。对于明显瘢痕增生者，单纯尿道扩张多半无效。对于经常依赖扩张以维持排尿的病例，应进一步明确诊断，并考虑进一步治疗的可能性。

（2）尿道外口切开术：适用于尿道外口狭窄，常见于包皮龟头炎、部分阴茎截除术后或尿道下裂修补术后的患者。常用的尿道外口切开有两种技术：①在尿道外口腹侧纵行切开，横行缝合，或做Z成形。该方法的优点是简单有效，缺点是使得尿道外口向阴茎腹侧近端迁移，人为形成尿道下裂。②在尿道外口背侧做部分纵向切开，分离到正常口径的尿道，并在创面上移植口腔黏膜。该方法仅适用于很短的尿道外口狭窄。优点是尿道外口位置不变，缺点是适用范围小且操作比较困难（图84-37）。

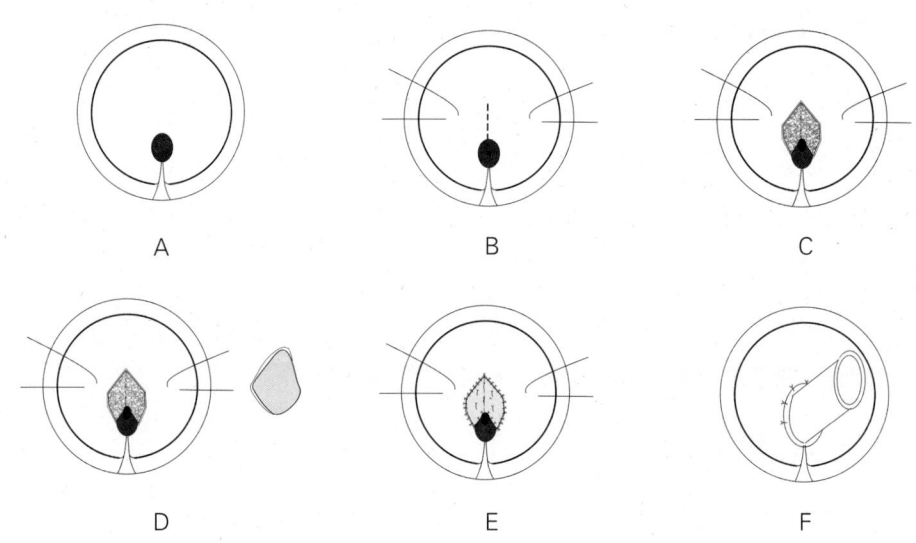

图84-37　尿道背侧切开矫治尿道外口狭窄
A. 矢状位观尿道外口狭窄　B. 缝牵引线，设计外口背侧切口　C. 切开皮肤及部分海绵体
D. 彻底切开狭窄外口并取颊黏膜片　E. 黏膜游离移植　F. 植入支架管支撑

（3）尿道内切术：由泌尿科医师使用尿道镜结合激光技术完成，对于膜状尿道狭窄效果较好。

（4）尿道内假体植入法：尿道内植入组织相容性较好的金属、硅胶或其他材料的网状支架管，可治疗一些反复发作的难治性尿道狭窄。做硬膜外麻醉，可先行尿道扩张或尿道内切开，根据尿道狭窄段长短选择假体的大小和长度。用尿道镜将假体送到狭窄段尿道。目前主要使用的是用记忆合金制作的网状支架管，送入前置于4℃的冰水中，植入尿道内复温后支架管膨胀而固定在狭窄段。手术放置假体仅在个别情况下施行，作为长段复杂性尿道狭窄的治疗，是一种可选择的方法。该手术操作的缺点在于假体本身可损伤尿道壁，加重局部的瘢痕增生，且可诱发局部炎症和结石形成。

（5）尿道狭窄段切除对端吻合术：不能做尿道内切开的病例可选择此法，因为良好的暴露能更有效地切除狭窄段及其周围瘢痕组织。严密止血，在无张力的情况下用可吸收缝线做尿道两断端间断外翻缝合，创面彻底引流，术后留置导尿管，3周左右拔除。尿道狭窄段切除对端吻合，适用于尿道的小段狭窄，尤其是后尿道狭窄。

1）经耻骨后尿道吻合术：劈开或切除部分耻骨联合部后，能在直视下切除狭窄尿道的瘢痕并吻合尿道。这对于以前多次手术失败、后尿道狭窄段较长、会阴部瘢痕严重的病例是有利的，但术中易伤及前列腺静脉丛及痔下静脉丛，有引起大出血和术后发生尿失禁的可能，又因为操作较为复杂，所以要注意选择。

行硬膜外腔阻滞麻醉。显露耻骨联合后，在其下缘切断阴茎悬韧带及阴茎背浅静脉，使阴茎根部与耻骨联合分开。游离耻骨联合，劈开或切除部分耻骨联合，在远近端尿道内探子的引导下，游离并切除瘢痕狭窄段，游离两断端尿道，以吻合无张力为准。如狭窄段长，操作有困难，可按经腹会阴尿道吻合术操作步骤进行。如吻合有张力，可将两阴茎海绵体间剪开（边缘缝合止血），如此吻合的尿道在走行上会变直，吻合口无张力。

尿道缺损长，吻合有张力，可通过血管（如颈内静脉）移植、带蒂皮瓣移植或膀胱黏膜移植，缝制成管状尿道，与尿道两断端吻合（图84-38）。

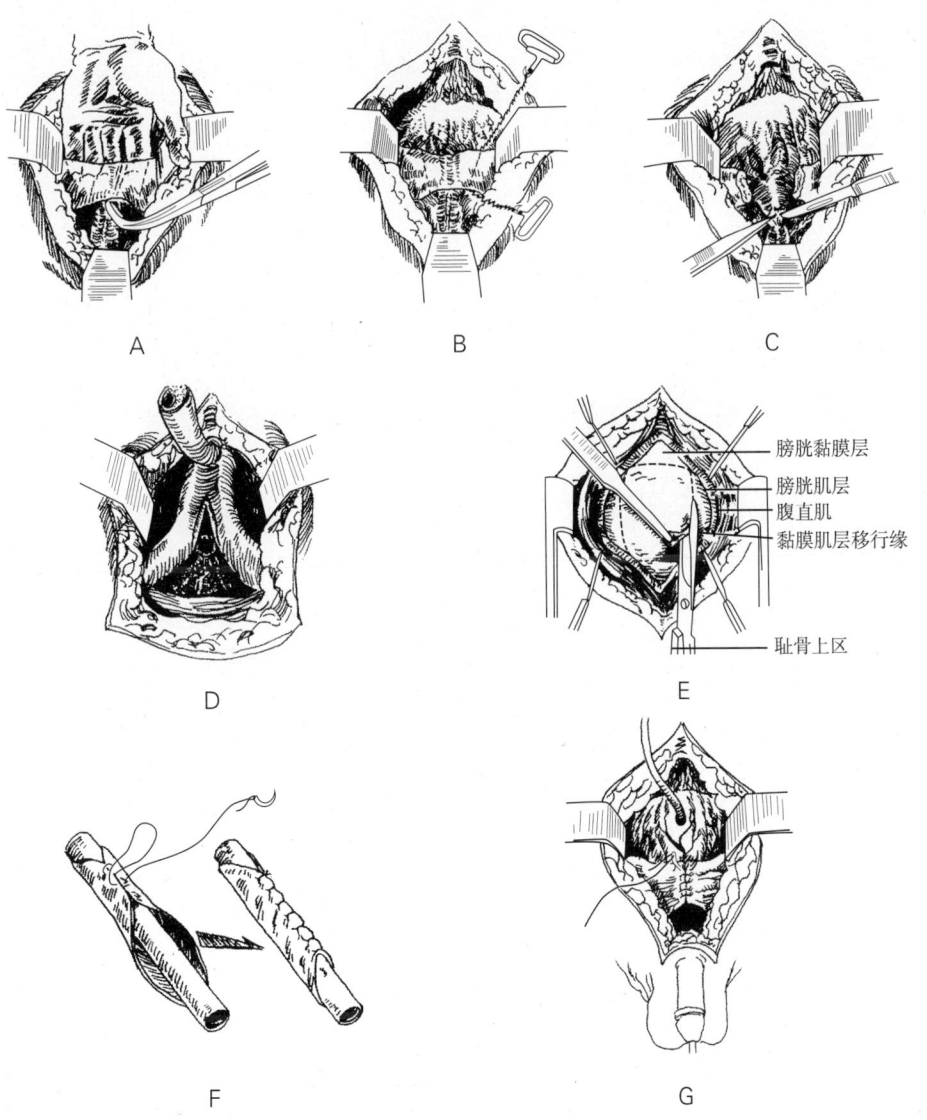

图 84-38　经耻骨后尿道吻合术

A. 暴露耻骨　B. 截断耻骨　C. 切除尿道瘢痕区　D. 分离出健康的供吻合的尿道　E、F. 取膀胱黏膜移植，制成尿道　G. 手术完成术中既要彻底切除瘢痕组织，又要尽量减少对周围组织的损伤，以免术后形成更多的瘢痕或造成阳痿。为了减少吻合口张力，可游离远侧尿道，甚至达冠状沟处，但近侧尿道不宜游离过长。

2) 经腹会阴后尿道吻合术：适用于球或膜部尿道狭窄者。

做会阴部弧形切口或直切口，显露球海绵体肌、中心腱、会阴浅横肌。纵行切开球海绵体肌，游离尿道，在尿道探子受阻处切断尿道，拔出探子，插入导尿管，从尿道断端牵出，提起尿道远端，游离3～4cm长，以做吻合之用。从膀胱切口或造瘘口经后尿道口插入金属探子至狭窄处，并将狭窄处向会阴部切口顶出，围绕探子切开尿生殖膈，游离尿道狭窄瘢痕段。从膀胱切口尿道探子顶端切断狭窄段，用剪刀环绕近端尿道游离出1cm长，为吻合做准备。将导尿管自近端尿道口插入膀胱，尿道远、近端以可吸收线间断吻合。如后尿道狭窄，切除吻合困难，可用长直针在经腹会阴创口中进行吻合。尿道缺损长，吻合有张力，可通过血管（如颈内静脉）移植或带蒂皮瓣移植或膀胱黏膜移植，缝制成管状尿道，与两断端尿道吻合（图84-39）。

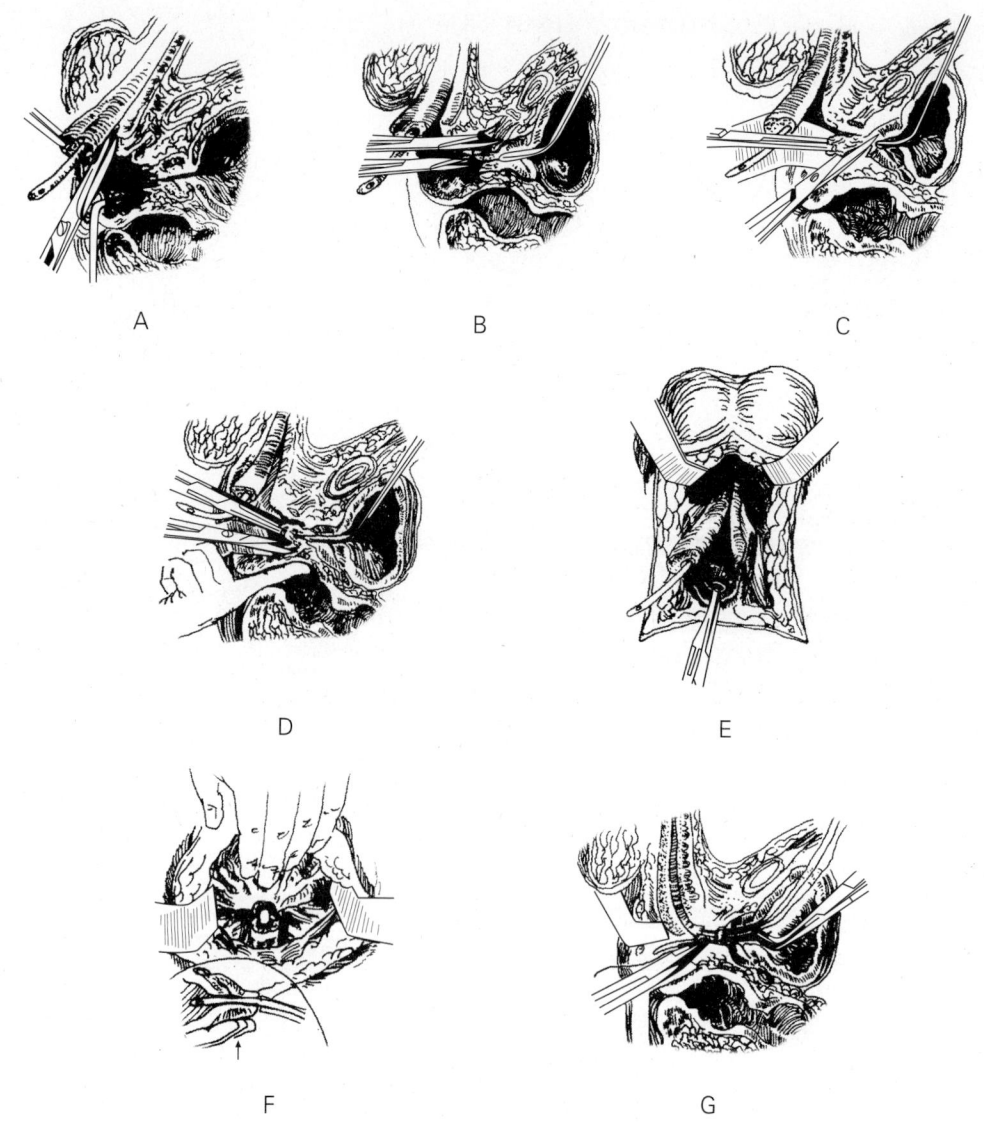

图84-39 经腹会阴后尿道吻合术

A. 游离狭窄远端尿道　B. 探查狭窄近端尿道　C. 切断狭窄尿道部分　D、E. 制造尿道移植床　F. 暴露尿道狭窄近端吻合口　G. 进行尿道吻合或再造尿道移植

3）尿道拖入术：用于治疗后尿道狭窄，长期以来一直被国内外广泛采用。该手术操作简单，虽然疗效报道不一，但只要掌握手术要领，就能取得较好的疗效。儿童尿道狭窄，不宜采用此法治疗。该法治疗复杂性长段后尿道狭窄较为适合，优点是仅需切除尿道狭窄瘢痕段，不需游离尿道近端，不做尿道吻合，把远端尿道用一可吸收线固定在导尿管上拖入膀胱，使两端对合，并固定导尿管做支架，以达到对合的目的。

4）球部尿道吻合术：切开皮肤及皮下组织，游离显露球海绵体肌（图84-40A）。纵行切开该肌后即显露球部尿道，再沿尿道海绵体表面向两侧及上下将尿道从球海绵体肌中游离出来。提起尿道狭窄段，用剪刀在尿道海绵体和阴茎海绵体之间分离，但勿损伤两者的包膜。如损伤，则应用细线缝合止血，切勿钳夹（图84-40B）。在尿道内探子尖端受阻处的正常尿道上横行切断，近端也如此切断，移去狭窄段尿道。尿道远、近两断端靠拢，在无张力的情况下，以可吸收线行间断端端吻合（图84-40C）。

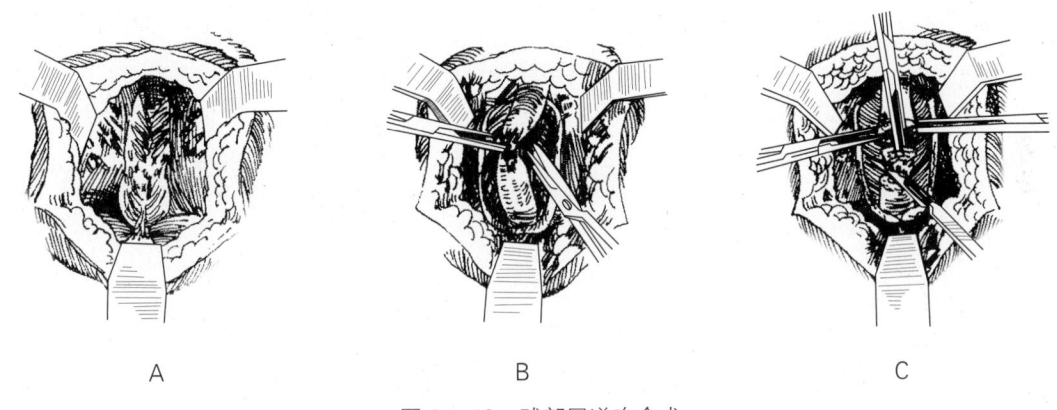

图 84-40　球部尿道吻合术
A. 显露球海绵体肌　B. 分离尿道狭窄段　C. 移去狭窄段尿道做端端吻合

（6）尿道成形术：对于复杂性尿道狭窄，特别是长段狭窄、多次手术、尿道缺损、瘢痕严重且其他方法不能奏效者，可通过多种方法做尿道成形术，如用阴茎、阴囊、背部、股部及会阴部皮肤（或带蒂皮瓣），以及膀胱黏膜、口腔黏膜等组织移植做尿道成形术，尿道切开和成形可一期完成，亦可分两期进行。这类方法主要适用于远段尿道狭窄的治疗，对于近段的尿道狭窄，也可以考虑适当选用。

1）狭窄尿道造瘘、二期尿道成形术：切开狭窄段尿道，两端切至正常尿道处，用24F到20F的探子探查尿道无狭窄后，将尿道切缘与皮肤切缘间断对位缝合，尿道造瘘。将尿道远端与阴囊根部皮缘间断缝合成远端尿道造瘘口。3～6个月后行二期尿道成形术。将尿道远近两个造瘘口用会阴部皮肤或阴囊岛状皮瓣制造的尿道来吻合。

2）颊黏膜移植尿道增宽术：对于阴茎部尿道狭窄，将阴茎皮肤脱套，对于阴囊部或近端型尿道狭窄，则直接切开局部覆盖组织，在尿道探子的引导下，切开狭窄段尿道，达正常尿道部，取相应长度的全厚颊黏膜，黏膜面朝向尿道，作为补片移植到尿道缺损区，从而增宽尿道至正常管径，尿道内植入相应粗细的硅胶支架管，新建尿道外覆盖血运良好的皮瓣组织，适当固定1～2周，保留尿道支架管3～6个月（图84-41）。

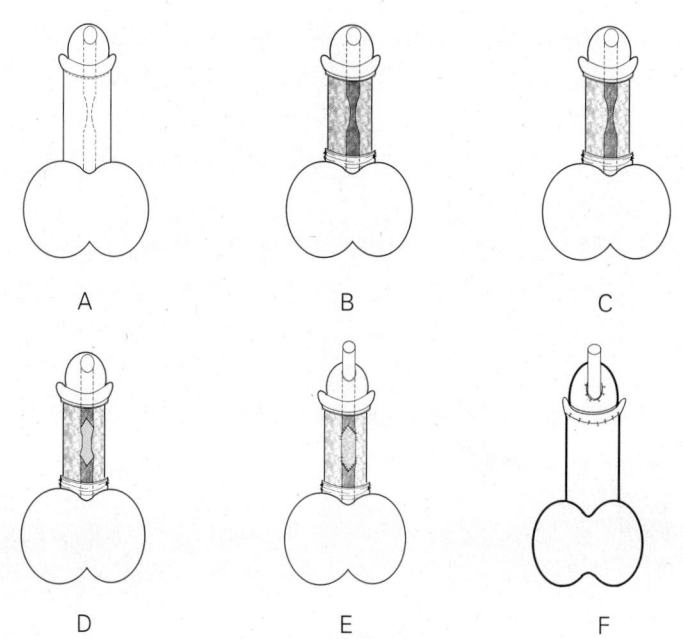

图 84-41 颊黏膜移植尿道增宽术
A. 确认存在阴茎段尿道狭窄　B. 冠状切口阴茎皮肤脱套　C. 显露尿道狭窄部分　D. 切开尿道狭窄部分至正常尿道　E. 口腔黏膜移植增宽尿道　F. 置入支架管并复位包皮

3）局部皮瓣转移尿道成形术：在尿道探子的引导下选取尿道最为薄弱的区域切开皮肤及狭窄尿道，达正常尿道宽度。设计血运良好的局部皮瓣翻转移植到尿道缺损区，使尿道恢复到正常的内径。内置适当口径的硅胶支架管，然后转移局部皮瓣分层覆盖到新成形的尿道上，缝合伤口，尿道支架管保留2~3周（图84-42）。

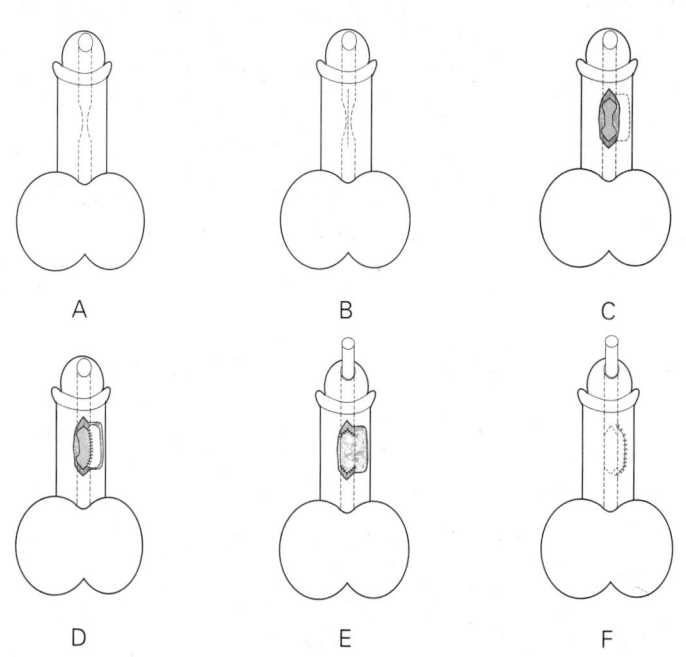

图 84-42 局部皮瓣转移尿道成形术
A. 确认尿道狭窄部位　B. 沿尿道切开狭窄至正常尿道　C. 设计并掀起局部皮瓣　D. 局部皮瓣的内侧缘与剖开尿道的一侧缘缝合　E. 翻转皮瓣增宽尿道　F. 转移局部皮瓣覆盖重建段尿道

(7)后尿道狭窄合并尿道直肠瘘的手术治疗:后尿道狭窄合并尿道直肠瘘时,往往伴有感染,尤其是合并较大的直肠瘘时,感染往往更为严重。要保证手术成功,必须注意以下几点:①先期行结肠造瘘和膀胱造瘘,待炎症消退3~6个月后再行手术治疗;②术前1周起加强抗感染治疗;③做术前常规肠道准备;④术前清洁灌肠,灌肠后直肠内保留0.1%新霉素液50~100ml。

手术方法与步骤:切口及游离后尿道狭窄的方法同经腹会阴后尿道吻合术。在直肠与后尿道之间切断瘘管,待狭窄段尿道完全游离后,将两者一并移去(图84-43A)。彻底切除尿道与直肠瘘口处的瘢痕后,行尿道对端吻合,直肠创面以可吸收线间断内翻缝合,用丝线缝合肌层,放置负压引流管,按层次缝合切口各层(图84-43B)。

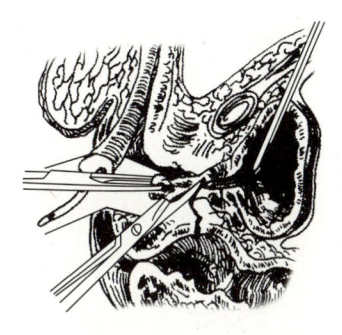 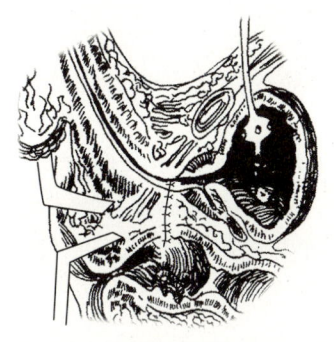

A　　　　　　　　　　　　B

图84-43　后尿道狭窄合并尿道直肠瘘成形

尿道直肠瘘口较大,局部瘢痕组织切除后,可用带有血供的大网膜、转移带蒂皮瓣及其他软组织移植于尿道吻合口与直肠瘘口修补处之间,使两者隔开,不留无效腔,这对手术的成功极有意义。

尿道缺损长,吻合有张力,可用静脉移植或转移带蒂皮瓣或膀胱黏膜移植,缝制成尿道,与两断端尿道吻合。

术后2周内避免灌肠。排尿正常后关闭膀胱造瘘口,再关闭结肠造瘘口。

(七)术后处理、并发症及防治

1. 导管的处理　泌尿系统手术后用于引流的导管比较多,这在保证手术成功方面具有重要意义。因此,要固定好导管,始终保持导管的通畅,及时清除导管周围的液体及分泌物。具体应做到:①负压引流管在引流液小于每天10ml时拔除。②皮片一般在48~72小时拔除,渗液多,可推迟皮片拔除时间。③耻骨上膀胱造瘘管在能自行排尿通畅时拔除。④导尿管拔除时间因不同的手术方式和手术部位而不同,一般在1~4周内拔除。对于后尿道狭窄,切开造瘘,当导尿管周围缺乏有效的上皮覆盖时,导尿管要经常更换,保留较长时间,可保留3~6个月,甚至更长,以免造瘘口再次狭窄封闭。⑤尿道内支架管保留的时间与手术方式有关。对于转移皮瓣形成尿道者,可保留2~4周。对于游离移植再造尿道者,可保留3个月左右。对于单纯的狭窄段支撑对抗瘢痕挛缩者,可以更长时间放置,只是诱发局部炎症、瘢痕和形成结石的可能性有所增加。

2. 术后用药　术后5~7天内继续口服己烯雌酚2mg,一天3次;地西泮5mg,一晚1次。可防止因阴茎勃起而导致的吻合口出血,并可减轻疼痛。

3. 清洁尿道　挤压排出尿道内分泌物及清洁尿道口分泌物,一天2次。必要时可应用抗生素生理盐水做尿道内灌洗,能起到预防尿道及吻合口感染的作用。在使用尿道支架管的情况下,可以适当提前自主排尿时间,以充分利用尿道的自洁作用。

4. 预防感染　尿道手术失败,感染是其中一个重要因素。因此,除了积极治疗术前潜在感染(如尿道及尿道周围小脓肿、感染性窦道、瘘管、膀胱的慢性感染等)外,术中止血彻底,防止血肿形成，以及有效的引流、切口周围局部注射抗生素等，均能有效地预防切口感染。另外，建议患者多饮水，以减少因导管插入而引起的尿路感染。一旦发生上、下尿路、生殖系统其他部位及切口的感染，应做尿的培养和细菌药物敏感试验，选择有效抗生素，同时拔除导尿管，改做耻骨上膀胱造瘘，减少尿外渗，拆除切口部分缝线以利于引流。

5. 继发性出血的处理　继发性尿道出血多发生在术后5～7天内。主要是因尿道吻合口张力大、局部血液循环障碍，而导致缺血性坏死、阴茎勃起及感染等。处理方法为：加强抗炎及止血治疗，局部加压包扎、冷敷，清除反流入膀胱内的血块，保持导尿管通畅，尿道内可用气囊尿管扩张压迫止血。

6. 尿道瘘的防治　尿道瘘主要发生在尿道成形术后，多因切取的皮瓣太薄，或游离不够，缝合后张力过大，局部血液循环较差，感染及阴茎勃起也是影响切口愈合的因素之一。及时清除炎性坏死组织、线头及尿道腔内的脓性分泌物，小的瘘口可自愈；不能自愈的瘘口待3～6个月后再行瘘口修补术。

7. 继发性尿道狭窄的处理　继发性尿道狭窄为尿道吻合或成形术后的常见并发症。术后感染、出血或手术技术不当是常见原因。成形尿道组织成活不良，局部瘢痕增生活跃也常引起狭窄复发。轻者行间断尿道扩张即可，重者则需再次手术治疗。

二　尿瘘及阴道直肠瘘

尿液从尿道外口之外的异常通道流出称为尿瘘（urethral fistula）。尿瘘可分为先天性和后天性两类。

女性中常见的有以下几种类型：①膀胱阴道瘘；②膀胱子宫颈阴道瘘；③膀胱尿道阴道瘘；④尿道阴道瘘；⑤膀胱阴道直肠瘘；⑥输尿管阴道瘘。

男性尿道瘘更为常见，主要可以分成先天性尿道瘘和后天性尿道瘘。

先天性尿道瘘包括：①前尿道瘘，多发生在阴茎部；②后尿道瘘，又可分为尿道直肠瘘伴发肛门直肠闭锁、H形尿道直肠瘘和后尿道会阴部瘘三类。

后天性尿道瘘包括：①阴茎部尿道瘘；②会阴部尿道瘘；③直肠尿道瘘，是其中比较复杂的一种。

（一）病因

1. 先天性病因　在胚胎第6～7周时，尿直肠膈将泄殖腔分隔成尿生殖窦及直肠。如果泄殖腔分隔不全，则形成尿生殖道与直肠间瘘；亦可由于尿生殖窦与直肠间相通的泄殖管前部闭合，而后部向下伸展，形成直肠与膀胱、尿道或会阴部的瘘。如男性阴茎头部或阴茎阴囊交界处尿道瘘，多为在胚胎时阴茎头部尿道与阴茎部尿道未能连接起来或尿道沟未能融合所致。在女性，由于中肾旁管沿着尿生殖窦后壁向下伸展，可形成直肠阴道瘘或会阴瘘。先天性低位肛门直肠畸形并发直肠阴道瘘的瘘口多在阴道后壁下段，高位者瘘口则在阴道后壁上部。后尿道瘘主要为尿直肠膈缺损，严重者为穴肛残留，这种病例多伴发其他脏器的畸形，死亡率极高。先天性尿道瘘（尤以前尿道瘘）极为少见，偶见于带环妊娠时，节育环压迫前尿道，致局部发育薄弱者。

2. 感染　由于晚期膀胱结核、尿道结核、尿道憩室炎、尿道周围脓肿、肛门周围脓肿等穿破而形成瘘管，较为少见。

3. 癌肿　尿道恶性肿瘤、子宫颈癌、阴道癌、膀胱癌晚期或直肠癌，均可因肿瘤浸润破溃或放疗而引起尿（粪）瘘。

4. 机械性因素　异物、膀胱结石、尿瘘修补术后丝线在创口残留，或憩室形成结石，损伤压迫组织，均可引起尿瘘复发。其中外伤引起者最为常见。

（1）骨盆骨折，如外阴骑跨伤、粗暴性交损伤等。

(2) 阴道前壁手术、尿道手术、尿道憩室切除手术等时损伤，子宫脱垂治疗不当，误将硬化剂注入膀胱壁或尿道壁，可使组织坏死形成尿瘘。

(3) 分娩时损伤最为常见，分为坏死和创伤两型，其结果可导致尿瘘的发生。

5. 尿道成形术后尿瘘　是最常见的一种男性尿瘘，成因可能与感染、局部组织血运不良、出血、覆盖组织薄弱、阴茎勃起牵拉、远端尿道狭窄尿流冲击、尿液外渗等相关。

（二）分类

尿瘘的分类较为复杂，目前尚无公认而统一的分类法。参照1979年我国尿瘘科研协作会的分类，从瘘口性质上可分为：

1. 简单尿瘘　包括：①膀胱阴道瘘口小于3cm；②尿道阴道瘘口小于1cm；③膀胱宫颈阴道瘘，宫颈活动，瘘口较易暴露；④阴道瘢痕较轻，容易暴露；⑤无合并症，未做过手术修补。

2. 复杂尿瘘　可分为：①瘘口大于上述标准，瘘口隐蔽，暴露较困难，或尿道有断裂或缺损；②瘘口大于上述标准，为尿粪联合瘘或多发性瘘；③尿瘘合并瘢痕或合并阴道重度瘢痕狭窄或闭锁；④修补手术失败后，有会阴部严重撕裂或合并有膀胱结石；⑤因癌症、结核或放疗损伤导致的尿瘘；⑥多发性尿瘘，多见于男性前尿道成形术后覆盖组织薄弱，沿着尿道形成多个瘘口。

（三）临床表现

尿瘘的症状因不同部位及病理变化而异，如合并有漏粪，阴道除有漏尿外，尚有粪便排出。

1. 漏尿（粪）　部分或全部尿液自瘘口处排出，因瘘口所在部位不同，表现漏尿方式各异。如膀胱子宫颈瘘，站立时可无漏尿，平卧位则漏尿不止。若瘘口小，周围肉芽组织增生或为曲折的小瘘管，在膀胱充盈时才会出现漏尿；瘘口位于侧壁，则在健侧卧位可暂无漏尿。

尿道阴道瘘者，平卧位膀胱未充盈时可无漏尿；如瘘口在尿道下1/3段，一般能控制排尿，但排尿时，小便大部或全部经阴道排出。

单侧输尿管阴道瘘，除能自主排尿外，同时阴道中有尿液间歇性排出。未婚或无阴道分娩史者，平卧并夹紧大腿时，尿液可暂时潴留在被扩张的阴道内；如大腿分开或站立时，尿液立即从阴道排出，即所谓的"阴道膀胱征"。

尿道阴道瘘与阴道直肠瘘同时存在时，阴道漏出的尿液中混有粪便及气体。

男性尿瘘出现在后尿道时，尿液可自肛门或会阴区排出，在前尿道则会自瘘口处排尿；多发性尿瘘时，排尿可成喷壶样表现。

2. 尿湿疹　由于尿液及粪便浸渍，患者外阴、大腿内侧，甚至肛门及臀部皮肤因此而形成皮炎、红肿增厚、丘疹，甚至有浅表性溃疡和脓肿，外阴瘙痒且灼痛，严重影响了患者的日常生活。少数患者因合并阴道狭窄及因卵巢感染及精神创伤出现性生活障碍或闭经时，会伴有抑郁症，甚至厌世。

（四）诊断

通过病史、临床表现和体检结果，一般即可诊断，但对一些复杂的病例，则需在特殊检查后才能明确诊断。

手术或外伤后即出现阴道滴尿，难产在数天后出现尿失禁，先天性畸形儿出生后即出现漏尿，有泌尿系统结核病史或膀胱尿道肿瘤、直肠癌、肛门周围脓肿者，突然出现尿（粪）失禁，以及放疗后出现漏尿，往往提示尿（粪）阴道瘘的存在。

1. 体格检查

(1) 阴道检查：通常采用阴道镜、双合诊和三合诊的方法。

患者取膝胸位，以单叶阴道拉钩牵引阴道后壁，可观察到宫颈、阴道前壁及阴道膀胱瘘、阴道尿道瘘及阴道直肠瘘口。对于位置高而难以窥见的小瘘口，可嘱患者咳嗽，此时能发现隐蔽的瘘口中有尿液流出。须注意瘘口的位置、大小、周围瘢痕组织性状及阴道有无炎症和狭窄。用金属导尿管或子宫探针从瘘口或尿道外口插入，小的瘘口可于瘘口处触到或看到；若瘘口较大，探子可经瘘口进入阴道，瘘口远端尿道有狭窄、闭锁或断裂，则探子受阻。靠近侧穹隆的小瘘口常为输尿管阴道瘘。难产所致者常为膀胱阴道瘘或膀胱宫颈阴道瘘，尿液由颈管流出，有时可合并阴道前壁缺损。有时在巨大尿瘘或宫颈裂伤近宫颈的瘘口边缘或外露的膀胱黏膜处，可找到输尿管口。

（2）肛门指诊：可以明确阴道直肠瘘、尿道直肠瘘或膀胱直肠瘘的位置、大小及其周围瘢痕情况，以及有无直肠狭窄。

2. 辅助检查

（1）膀胱镜检查：比较适合高位尿瘘患者，可了解膀胱与瘘口、输尿管口及尿道内口的关系，了解瘘口的大小、多少和位置，以及膀胱的容量，有无结石、憩室或炎症。必要时插入输尿管导管或做靛胭脂试验，可以确定输尿管位置。因尿瘘患者膀胱往往不能充盈，可采用张国良推荐的用避孕套前端的小囊紧套膀胱镜前端，充水后隔极薄的膜观察膀胱的方法。

（2）X线检查：有外伤史者，应拍骨盆X线片。静脉尿路造影可了解上尿路病变情况和输尿管瘘的位置。

（3）肾图检查：对明确肾功能变化及有无输尿管梗阻有一定意义。

（4）亚甲蓝试验：对于女性尿瘘患者，以生理盐水稀释亚甲蓝，取100～200ml经导尿管注入膀胱或直接注入尿道后夹管，扩开阴道观察。有以下几种情况：①清亮的尿液继续流入阴道为输尿管瘘；②蓝液自宫颈管流出为膀胱宫颈瘘或膀胱子宫瘘；③蓝液自阴道壁流出为膀胱阴道瘘；④无清亮液体或蓝液自阴道流出，而在拔尿管后或咳嗽后流出，则可能为尿失禁；⑤对疑有小而迂曲的瘘管的患者，在阴道的顶端放置干棉球或纱布，让患者起床活动20分钟，此时棉球蓝染为膀胱阴道瘘，棉球湿而无蓝染则为输尿管阴道瘘；⑥由尿道直接注入蓝液从阴道流出者为尿道阴道瘘。

对于男性尿瘘，将用生理盐水稀释的亚甲蓝自尿道外口逆行注入尿道，并压住尿道近端，可显示远段尿道的瘘口位置，对于近段尿道的尿瘘，可根据亚甲蓝自会阴流出的位置，或肠镜观察直肠蓝染的部位，来帮助诊断。

（5）靛胭脂试验：静脉注射靛胭脂5ml，5～7分钟后蓝液从瘘口流出，则极可能是先天性输尿管开口异位或输尿管瘘。

（五）治疗原则及方法

对于尿道成形术后数天出现的尿瘘，如果局部组织比较丰富，无明显感染迹象，可于术后7～10天尝试局部减张褥式缝合，部分患者可以治愈或缩小尿瘘口径，有利于进一步的治疗。对长期尿（粪）瘘患者，病程较长，多半已失去早期非手术治疗的机会，因此绝大多数患者需要择期手术治疗。手术与否、选用何种方法，应根据瘘管的位置、大小、形态、时间、阴（尿）道情况以及患者全身状况来决定。

1. 非手术治疗　对分娩损伤、手术损伤、术后1周出现的输尿管阴道瘘，可通过保留导尿管和插入输尿管导管来处理，部分患者可能自愈。对年老体弱不能耐受手术或反复手术修补失败者，可采用集尿器以减少患者终日漏尿的痛苦。

2. 手术治疗原则

（1）感染引起的瘘，需待炎症消退后进行治疗。

（2）肿瘤引起的瘘，切除范围要广，要充分考虑肿瘤的类型、病理分级与预后的关系。

（3）尿、粪瘘同时存在时，原则上应一次手术修复。如有困难，可先修补阴道直肠瘘，以后再修补膀胱（尿道）阴道瘘。

总之，尿瘘出现半年后，月经结束后5～7天是尿瘘修补手术的适宜时机。手术引起的瘘应及时发现，及时修补，但放疗引起的阴道直肠瘘，需在结肠造瘘后1年再行瘘管切除、大网膜或股薄肌移植修复。手术成功的关键是：①充分的术前准备；②恰当的术式选择；③足够的瘘口周围分离；④适当的创缘瘢痕修剪；⑤良好的组织血液供给；⑥准确而无张力的创缘缝合；⑦牢靠的创口覆盖"屏障"；⑧畅通的尿液引流。

3. 女性尿瘘修复常用手术方法

（1）耻骨上膀胱内阴道瘘修补术

1）适应证：瘘口较小，位于膀胱三角区或底部，或阴道顶部。

2）术前准备：①外阴有湿疹者，以1∶5000高锰酸钾溶液清洗会阴部；②术前3天每天用1∶2000苯扎溴铵溶液冲洗阴道2次，清洗外阴4次；③术前3天留置导尿，以庆大霉素生理盐水液或1∶2000呋喃西林溶液做膀胱灌洗，一天3次；④做尿细菌培养、计数及药物敏感试验，选用敏感的抗生素控制感染；⑤手术前晚进半流质饮食，手术前晚及术晨各清洁灌肠1次。

3）手术步骤：做硬脊膜外腔阻滞麻醉或低位椎管内麻醉。患者取平卧位或膀胱截石位。阴道内填塞无菌纱布以便于显露瘘孔。

做下腹部弧形切口或正中切口。切开腹壁，向上推开膀胱顶部腹膜，切开膀胱，显露瘘口。如瘘口靠近输尿管膀胱移行部，须插入输尿管导管，以免分离时误伤输尿管。为使瘘口显露得更清楚和便于操作，可将灭菌的带线乒乓球、木球或纱布块塞入阴道内，将丝线通过瘘口进入膀胱轻轻牵引，使瘘口抬起，便于游离等操作（图84-44）。

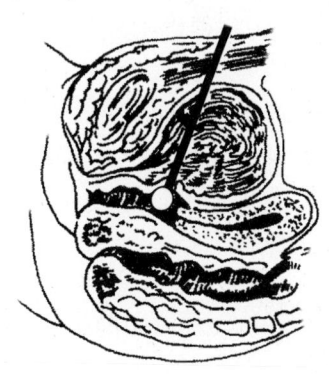

图84-44 带线乒乓球暴露法

找到膀胱和阴道或子宫颈间分离平面，沿瘘口边缘（1.5~2cm处）切开膀胱壁，分离膀胱壁与阴道黏膜，再用解剖剪刀伸入两层之间逐步分离，修剪瘘口边缘的瘢痕组织，切除瘘管。

对于高位、比较大的膀胱阴道瘘，需先游离膀胱底部，到瘘口附近切开膀胱壁，再延长切至瘘口边缘，分离膀胱与阴道、子宫，达瘘口周围1.5~2cm处，环形切开并游离瘘管，切除瘘管。

输尿管位于瘘口边缘，手术中损伤时，要在修补的同时行输尿管膀胱再植术。截断球上丝线，从阴道退出小球或纱布块。

缝合阴道壁：冲洗阴道后，用2-0可吸收缝线做纵行间断（或褥式外翻）全层缝合。缝合膀胱后壁：用丝线或2-0可吸收线间断缝合膀胱后壁肌层，用3-0可吸收线或Dexon线间断缝合黏膜及浅肌层。

瘘口较大者，可用带蒂大网膜膀胱阴道瘘修补法，即切取一片带蒂大网膜，经膀胱后壁隧道拖入膀胱与阴道壁之间的瘘口处，折叠3~4层，用4-0可吸收线将大网膜间断缝合固定在瘘口切口边缘的膀胱壁上（膀胱壁及阴道壁瘘口先缝合），再将带蒂大网膜的腹腔段缝合固定在前腹壁上，以防止术后内疝形成。用3-0可吸收线或Dexon线间断缝合膀胱切口黏膜及浅肌层，用丝线缝合肌层。

瘘口较大者，为检测手术修补成功与否，可向膀胱内注入亚甲蓝液，观察阴道内有无亚甲蓝液漏出。经尿道膀胱留置三腔导尿管，膀胱后间隙放置负压管引流，缝合腹部切口。

（2）经阴道膀胱（尿道）阴道瘘修补术：全身麻醉，俯卧位。首先通过亚甲蓝灌注确定瘘口在阴道中位置，置入一个16号硅胶导尿管，在瘘口周边1~2cm切开阴道黏膜，向膀胱侧翻转并以4-0可吸收线内翻间断或连续缝合，关闭膀胱（尿道）侧瘘口。以3-0可吸收线缝合膀胱肌层，加固瘘口处的缝合。在附近设计一个阴道黏膜瓣，转移覆盖到瘘口阴道侧，或者直接褥式缝合关闭瘘口阴道侧黏膜。尿液转流2~3周。该方法优点是简单、损伤小，缺点是尿瘘容易复发。

（3）膀胱壁尿道重建术：尿道及膀胱颈完全缺损，而阴道无狭窄，阴道壁缺损不严重，膀胱容量正常者，可考虑用膀胱壁瓣行尿道重建术，但疗效仍有不尽如人意之处，且有一定的并发症，因此应严格掌握手术指征。

1）手术禁忌证：对有下列情况之一者应禁用该术式。①神经源性膀胱；②挛缩性膀胱；③膀胱肌肉菲薄、萎缩；④巨大膀胱尿道阴道瘘，膀胱后壁及尿道缺损严重，估计术后有发生膀胱容量过小或阴道壁大片缺损而无法修补者。

做持续硬膜外阻滞麻醉。患者取膀胱截石位，臀部垫高。

2）手术方法：①膀胱前壁瓣重建尿道。因为膀胱前壁有环形肌，其重建的尿道在控制尿液的作用上比后壁强，故应作为首选。②膀胱后壁（膀胱三角区）瓣重建尿道。适用于膀胱前壁有缺损，或膀胱前壁经多次手术，瘢痕过多时。该法的不足之处是：用后壁重建尿道，需行输尿管膀胱重吻合术，比用前壁重建尿道相对复杂些，且改变了输尿管膀胱连接处的生理状态，上尿路并发症多于膀胱前壁重建者，因此仅作为一种替补方法来选择。

3）手术步骤：手术可分两组进行，上组做下腹部正中切口或耻骨上弧形切口，暴露膀胱前壁；下组切开前庭部，沿耻骨联合深面及阴道前壁的浅面分离、切除瘢痕组织，使两切口相通，将膀胱颈及尿道分离出来。

对于膀胱尿道阴道瘘，应将膀胱三角区部分游离并将瘘口边缘完全游离。在分离前应行双输尿管插管，以免术中误伤。

将膀胱颈及瘘管由腹部切口牵出，切除瘘管及其周围瘢痕组织。在膀胱前壁正中，由膀胱颈前缘起，垂直向上，切一长5.0cm、宽3.0cm的全层膀胱壁瓣（基底部与膀胱相连），在导尿管支撑下用可吸收线及丝线双层缝合卷成"尿道"（图84-45A~C）。

若用后壁重建尿道，先行双输尿管膀胱重吻合术（手术方法参见"耻骨上膀胱内阴道瘘修补术"），然后游离膀胱下部，切一块与前壁瓣大小相仿的膀胱后壁瓣做成"尿道"。

重建的尿道管经耻骨后与阴道之间的通道牵出，置于尿道床的部位，尿道口与前庭黏膜以3-0可吸收线间断全层缝合，阴道前壁覆盖在尿道上，阴道前壁裂口用2-0可吸收线间断缝合（图84-45D）。

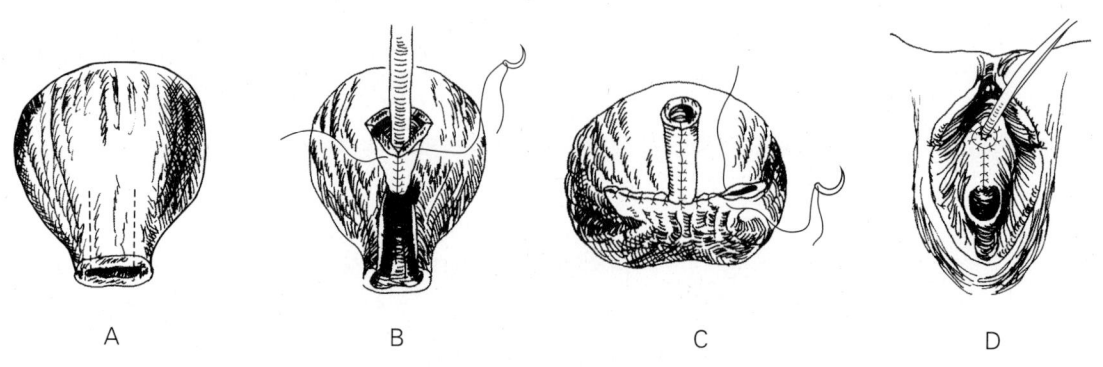

图84-45　膀胱壁尿道重建术
A. 切口设计　B. 卷成尿道　C. 修复膀胱壁　D. 缝合阴道前壁

做耻骨上膀胱造瘘,耻骨后间隙置负压引流管,关闭腹部切口。

4)术后处理:①导尿管10天后拔除;②耻骨上造瘘管必须保持通畅,术后2周试排尿良好者拔除造瘘管;③术后定期行尿道扩张。

4. 男性尿瘘修复常用手术方法 男性先天性尿瘘极为少见,手术修补方法大多与后天性尿瘘相同,故仅做一简单描述。后天性尿瘘大多数为外伤、感染、肿瘤、压迫、尿道手术等因素引起的。尿道成形术后尿瘘是男性尿瘘最常见的一种类型。

(1)术前准备:①凡因创伤、手术或感染所致者,须在炎症控制后且无尿道狭窄的情况下方可手术;②术前3天以1:5000高锰酸钾溶液坐浴;③术前1天及术晨用1:2000苯扎溴铵溶液或稀释碘伏液灌洗尿道。

(2)手术方法:对于后尿道的复杂性尿瘘,可用带蒂长收肌转位修补或带蒂大网膜瓣修补,效果较好。简单的尿瘘有以下几种治疗方法。

1)会阴部尿瘘修补术:环绕瘘口做梭形切口,游离瘘管,在其根部切除瘘管,用可吸收线做内翻缝合修补尿道,或做瘘口皮下荷包缝合,再用皮瓣覆盖,分层缝合切口各层组织。插入导尿管引流尿液或做耻骨上膀胱穿刺造瘘。

2)阴茎部尿瘘修补术:先插导尿管。手术方法类似会阴部尿瘘修补术。

阴茎皮瓣修补术:在阴茎的近心端设计一个以瘘口为蒂部、稍大于瘘口的舌形皮瓣,切开皮瓣,游离瘘管的两侧及远心端,掀起近心端皮瓣时须注意保留血液供应,使皮瓣厚而无张力,翻转皮瓣盖在尿瘘口处,以可吸收线内翻缝合修补尿瘘口,设计并转移局部皮瓣覆盖在修补的瘘口处,以5-0可吸收线分别缝合皮下组织及皮肤切口。

睾丸鞘膜瓣转移多个尿瘘修补术:以每一个瘘口为中心,设计小圆形皮瓣,皮瓣宽度以能够无张力覆盖尿瘘口为度,游离瘘管,将皮瓣翻转,内翻缝合修补尿道的瘘口。取一侧的睾丸鞘膜形成长方形鞘膜瓣,在皮下做隧道,将鞘膜瓣覆盖到所有瘘口的表面并予以固定。缝合阴茎皮肤创口,弹力加压包扎(图84-46)。

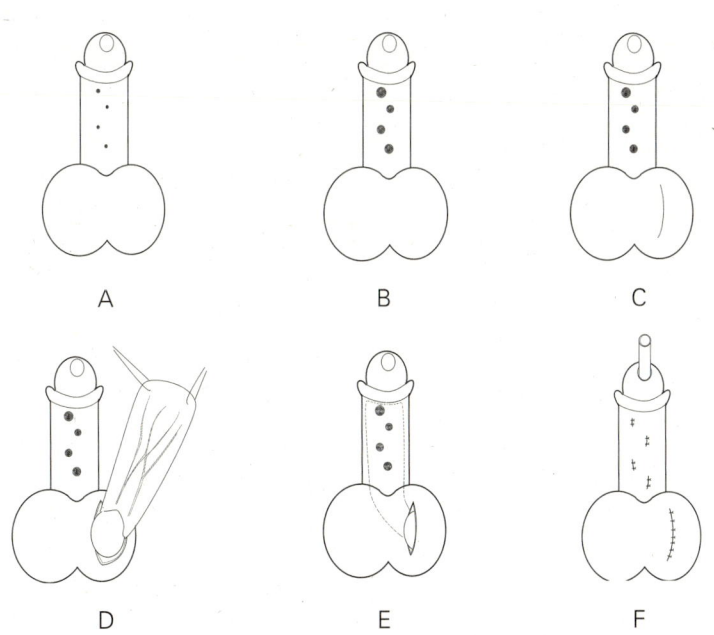

图84-46 睾丸鞘膜瓣转移多个尿瘘修补术

A. 尿道注射亚甲蓝液确认瘘口部位 B. 以瘘口为圆心设计并形成圆形皮瓣 C. 翻转皮瓣并缝合修补瘘口尿道面 D. 分离一侧鞘膜瓣使其长度可达最远瘘口部 E. 做隧道转移鞘膜瓣,在皮下覆盖所有瘘口 F. 直接缝合创口阴囊皮瓣转移远端尿瘘修补术：对于接近冠状沟部位较大的尿瘘，如果局部组织匮乏，可以在瘘口周围设计皮瓣，翻转缝合修补尿道瘘口，并将阴茎下曲，使创面埋藏在掀起的阴囊皮瓣中，术后3个月断蒂修整。对于接近阴囊处的尿瘘，局部皮瓣翻转修补尿瘘后，可转移阴囊皮瓣直接覆盖修补后创面（图84-47）。

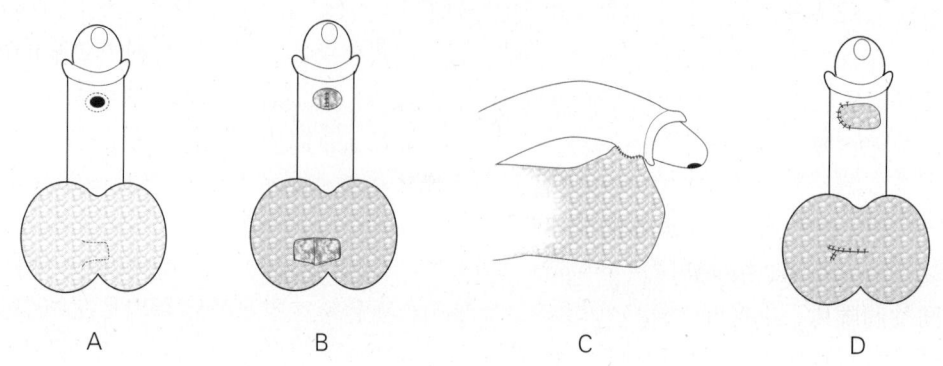

图84-47　阴囊皮瓣转移修补尿瘘
A. 设计瘘口周围圆形皮瓣和阴囊皮瓣　B. 掀起并翻转瘘口周边皮瓣修补瘘口尿道侧　C. 将阴茎创面与阴囊皮瓣处创面缝合　D. 3个月后断蒂修整

对大的尿道皮肤瘘，可采用颊黏膜片游离移植修补，也可采用阴囊岛状瓣及包皮岛状瓣修复。术后可给予雌激素及镇静剂，以防止阴茎勃起而影响创口愈合。2周后拔除造瘘管，如切口未愈，则应延长造瘘时间。

5. 阴道（尿道）直肠瘘的治疗

（1）尿道直肠瘘并发肛门直肠闭锁的治疗：需做结肠造瘘，必要时加膀胱造瘘。待患儿年长能耐受较大手术时，经下腹部切口将直肠与尿道分开，修补瘘口，直肠由会阴部拉出，做肛门成形术。

（2）阴道直肠瘘修补术：术前准备。①有炎症或瘘口较大时，先做结肠和膀胱造瘘，待炎症消退3～6个月后再手术；②做术前常规肠道准备；③术前清洁灌肠，直肠内保留0.1%新霉素液50～100ml。

手术步骤：

1）高位阴道直肠瘘：做下腹部切口，在阴道与直肠间分离至瘘口处，切除瘘管及其周围的瘢痕组织，以2-0可吸收线分别间断内翻缝合阴道与直肠的创口（两切口应避免缝合在同一平面上），用1-0丝线缝合肌层，放置负压引流管。瘘口较大而愈合欠佳者，可取带蒂大网膜组织片移植于阴道直肠间，促进创口愈合。

经阴道切口，将直肠子宫陷凹切开，分离阴道与直肠，切除瘘管，缝合修补直肠创口。将阴道切口下缘缝合在直肠切口的上缘肠壁上，相互错开覆盖创口，有利于创口愈合。

对于反复修复失败的高位阴道直肠瘘，可以分离直肠和阴道瘘口后，采用腹直肌皮瓣夹在两者之间，以增加手术的成功率；也可以通过延迟，动员超长的阴股沟皮瓣转移到阴道中协助修补瘘口。

2）低位阴道直肠瘘：瘘口位于直肠环以下，切除瘘管后可用肛周皮瓣修补，或让创口敞开，让其自行愈合。瘘口位于直肠环以上，手术方法包括：①瘘口小而瘢痕少的患者，可经阴道环形切除阴道与直肠的瘘管，分别缝合修补阴道及直肠创口。也可另做阴道壁黏膜组织瓣滑行或旋转修复，目的是使两条缝合线不在同一平面上。②经会阴沿瘘管走向切开皮肤及瘘管，彻底切除瘢痕组织，用可吸收线分别缝合阴道及直肠黏膜，以丝线间断褥式缝合括约肌，缝合皮肤。③瘘口大而瘢痕多者，在阴道与肛门间做一横切口，此切口正好位于瘘管的后壁，常因瘢痕粘连，很难分离。在横切口的两端各做一纵切口，并向深部分离，在瘘管的两侧向深部前进，超越瘘管后，阴道直肠间由深而浅地逆行分离。为防止损伤直肠，可将左手伸入直肠内进行引导。切除瘘管，切开括约肌，分别缝合直肠和阴道切口。游离阴道和直肠，使两者前后分开3cm，分别逐层缝合直肠和阴道间的两侧软组织；亦可用患者自身软组织块垫在阴道与直肠之间，使阴道与直肠完全分隔，消灭无效腔。缝合括约肌、皮肤、阴道黏膜及肛门皮肤。④挂线疗法。放射状切开瘘口部位的皮肤层，在探针引导下将弹力线从瘘管内引出，收紧弹力线打结，通过弹力回缩的作用逐渐切割组织，伤口自行愈合。此法适用于低位阴道直肠瘘，优点是对肛门括约肌功能无影响。⑤阴股沟筋膜瓣转移低位阴道直肠瘘修补。对于距离阴道外口3cm以内的阴道直肠瘘，可以首先在阴道和直肠之间进行分离，暴露阴道直肠瘘管，切除瘘管后，以3-0可吸收缝线分别修补直肠和阴道的黏膜，同时设计一个长度足够的阴股沟筋膜瓣（详见本章第四节），切开皮肤掀起筋膜瓣后，检查远端血运可靠，在剥离腔穴和筋膜瓣近蒂部创面之间做隧道，将筋膜瓣引导转移到直肠与阴道之间的间隙中，4-0可吸收缝线固定，缝合皮肤及黏膜切口（图84-48）。如果局部瘘口较大，可以形成岛状阴股沟皮瓣或者同时动用两侧的阴股沟皮瓣进行修补。该方法的优点是可以明显增大会阴体的厚度，从解剖上到接近正常的外观，同时由于充填组织的血运较好，可以明显增强修补的成功率。缺点是手术比较复杂，且对外阴的形态有一定的损害。⑥远位肌皮瓣转移修复严重的低位阴道直肠瘘，对于外伤或肿瘤等原因造成外阴组织明显畸形的严重型阴道直肠瘘，可以转移腹直肌皮瓣、股薄肌皮瓣等远位肌皮瓣，在修补瘘口的同时重建外阴形态。

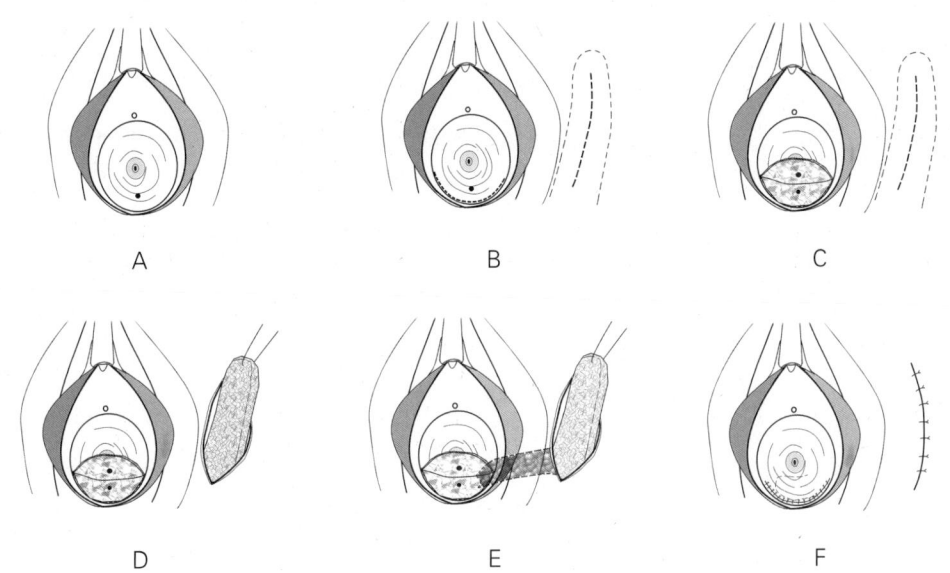

图84-48　阴股沟筋膜瓣转移修补低位阴道直肠瘘
A. 显示阴道直肠瘘口　B. 做阴道下方切口并设计阴股沟筋膜瓣　C. 剥离阴道瘘口　D. 掀起阴股沟筋膜瓣　E. 做隧道准备转移筋膜瓣　F. 转移筋膜瓣后闭合切口

（李强　邢新　唐来坤）

第六节　会阴部烧伤瘢痕挛缩畸形

一　特点与分类

由于会阴部较为隐蔽，烧伤较少发生。会阴部烧伤多发生于儿童和部分大面积烧伤的成人。其发生率占烧伤瘢痕畸形总数的1.5%~2.6%。

会阴部皮肤松软、凹凸不平，毛囊和汗腺较为丰富，烧伤后容易发生瘢痕挛缩畸形，造成肛周组织及外生殖器畸形，影响大小便的排泄和性功能。严重烧伤瘢痕挛缩畸形患者，两下肢不能外展，人无法蹲坐。根据瘢痕挛缩程度和范围的不同，可分为以下两种类型。

（一）周围型

瘢痕主要累及会阴周围、大腿内侧、臀部和阴阜等处。少数患者累及骶尾纵沟，影响排便，有的表现为外生殖器移位畸形。该型会阴中央常保留有较正常的皮肤，可发生会阴前后横蹼，使会阴部形成一喇叭口形，造成外生殖器或肛门假性闭锁，给女性患者月经的卫生处理带来不便和痛苦。

（二）中心型

中心型瘢痕挛缩畸形多为烧伤源直接烧伤会阴部所致，常造成肛门或外生殖器开口的闭锁或缺损。特别是由于高压电或放射性损伤时，多伤及深部组织，瘢痕形成或组织缺损较为严重。一般会阴部烧伤累及范围较广，但多限于皮肤损伤，修复亦较容易。若为会阴后区严重烧伤，常可发生肛门瘢痕性狭窄，并常伴有臀部骶尾纵沟、大腿后内侧蹼状瘢痕挛缩畸形。女性外生殖器由于部位特殊，一般烧伤时，发生瘢痕挛缩仅限于阴道前庭区，常因瘢痕牵引而变形，很少引起瘢痕性阴道狭窄，偶尔发生大、小阴唇粘连，形成假性阴道闭锁。

二　治疗原则与方法

（一）治疗原则

治疗会阴部瘢痕的目的是松解瘢痕，矫正肛门及外生殖器畸形或缺损，恢复外生殖器的正常位置，恢复大小便排泄和性功能，解除患者肉体上和精神上的痛苦。

（二）术前准备

由于瘢痕凹凸不平，污垢易沉积于凹陷缝隙处，一般难以清除干净，宜在术前2天用微型耳匙逐一刮出，并以乙醇清洗干净。

对于全身营养不良的患者，应待改善其全身情况后再进行会阴部切瘢修复术。术中应备血。手术时于瘢痕下注射肾上腺素盐水液，以减少术中渗血。

若排尿不畅，术后宜留置导尿管，防止术后尿液污染手术野和敷料。特别是女性患者，应留置导尿管1~2周。

大便排泄不畅者,术前须做肠道准备。术前3天进无渣饮食。服用新霉素、庆大霉素(或卡那霉素)、甲硝唑片。手术前晚及术晨做清洁灌肠,以期达到术后5~7天不排便的目的。

(三)手术方法与步骤

由于瘢痕挛缩程度、范围及引起器官移位的不同,治疗方法也因人而异,但原则上均应以手术切除瘢痕并彻底松解挛缩后使器官复位为目的。创面的处理应根据不同情况,采用皮片移植或局部皮瓣转位修复。

1. 蹼状瘢痕的整复 在会阴前或会阴后缘形成的萎缩性蹼状瘢痕,影响两腿分开时,可行五瓣成形及Z成形术矫正。

2. 皮片移植法 用于广泛瘢痕挛缩切除后的创面修复。瘢痕切除后充分松解受牵拉的组织,使移位器官复位,采用中厚皮片分区移植于创面,打包加压固定,术毕用蛙式石膏固定(图84-49)。

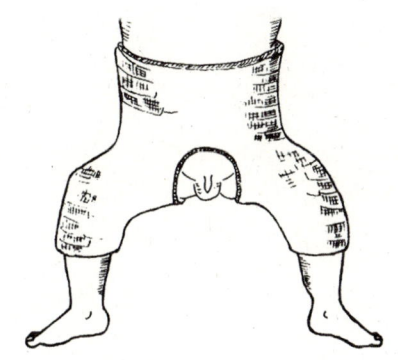

图84-49 会阴部植皮术后蛙式石膏固定

3. 阴股沟皮瓣转位修复法 阴股沟区的主要血供来自阴部外浅动脉的降支和阴唇后动脉及会阴横动脉,其间相互有吻合支吻接。上蒂阴股沟皮瓣以阴部外浅动脉降支为蒂,下蒂阴股沟皮瓣以阴唇后动脉及会阴横动脉为蒂(图84-50)。

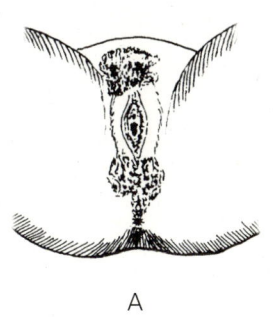 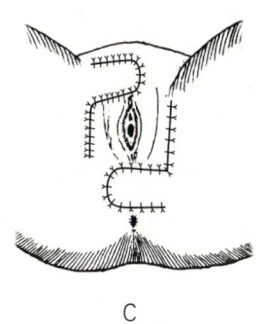

A   B   C

图84-50 阴股沟皮瓣修复法
A. 术前 B. 皮瓣设计 C. 手术结束

4. 腹股沟岛状皮瓣法 阴茎皮肤及阴茎背根部周围的增生性瘢痕,当瘢痕切除后,若用皮片移植,日后可出现皮片收缩而影响阴茎的勃起功能。由于皮瓣弹性好,只有用皮瓣修复阴茎皮肤缺损创面,才有利于恢复阴茎的勃起功能。当阴茎大部分被烧毁时,可通过阴茎海绵体延伸术使其延长5~8cm，阴茎海绵体皮肤缺损创面可用腹股沟岛状瓣修复，此法常能使延长的阴茎具有正常的勃起和感觉功能。

5. 双大腿内侧旋转皮瓣法　女性外生殖器烧伤后形成增生性瘢痕，使外生殖器变形，有的可引起尿道口或阴道口狭窄。瘢痕切除后，用双侧大腿内侧旋转皮瓣修复，能较好地解决尿道口或阴道口狭窄问题（图84-51）。

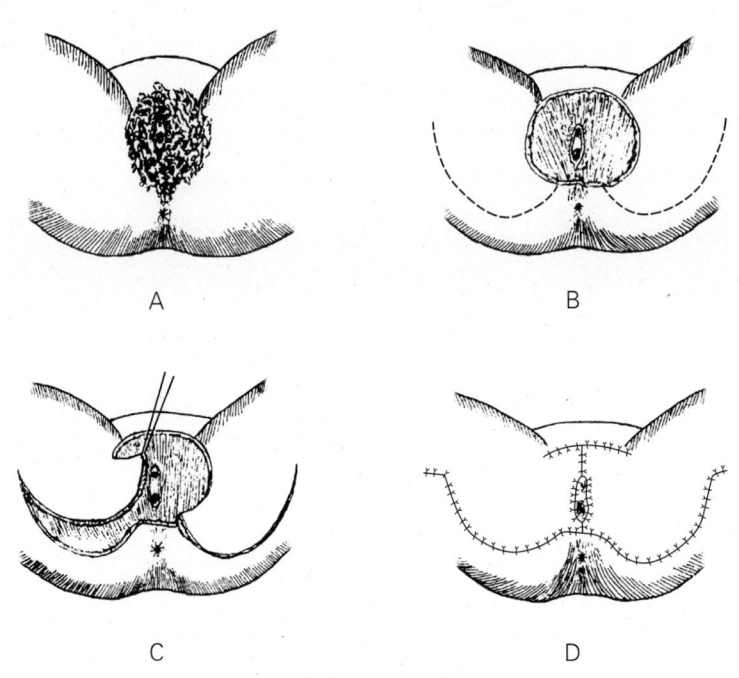

图84-51　双大腿内侧旋转皮瓣法
A. 术前　B. 皮瓣设计　C. 皮瓣移植　D. 手术完成

6. 肛门瘢痕性狭窄的修复　肛门烧伤后瘢痕狭窄，可分为假性肛门狭窄和真性肛门狭窄，其主要症状为排便困难，多伴有周围型或会阴前区的中央型瘢痕挛缩畸形。肛门管口周围尚残存正常皮肤者为假性肛门狭窄，用钡剂或碘油经瘢痕狭窄口注入肛管内进行X线造影，可见狭窄口与管口间尚有一憩室。若无憩室存在，则为真性肛门狭窄。采用八字形皮瓣转位或八字形皮瓣加皮片移植修复肛门狭窄，常能取得较好的疗效（图84-52）。

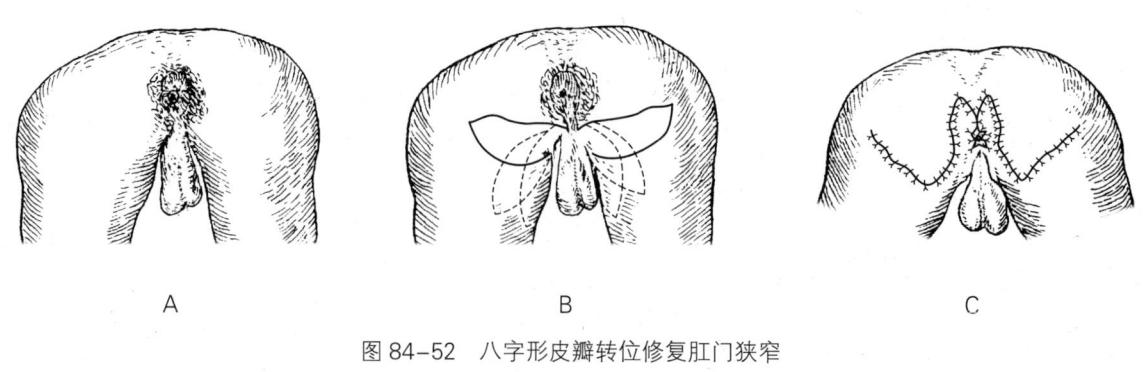

图84-52　八字形皮瓣转位修复肛门狭窄
A. 术前　B. 皮瓣设计　C. 手术完成

(四)术后处理

术后处理很重要,关系到手术的成败。其重点是便后清洗,保持外阴洁净,防止敷料潮湿和创面感染,做蛙式石膏固定,争取皮片或皮瓣全部成活。具体措施如下。

1. 两大腿外展60°,用蛙式石膏固定,术后处于俯卧位,以便清洁与护理肛门。
2. 术前清洁灌肠,术后进无渣流质饮食7~10天,并内服阿片酊控制大便,10天后内服液体石蜡通便。
3. 常规留置导尿管,有助于防止敷料潮湿,避免感染。男性患者置管3~5天,女性患者置管10~14天。
4. 预防性应用抗生素5~7天。

(龙道畴)

参考文献

[1] Gilbert D A, Schlossberg S M, Jordan G H. Ulnar forearm phallic construction and penile reconstruction[J]. Microsurg, 1995, 16(5): 314-321.

[2] Cheng K X, Zhang R H, Zhou S, et al. Cheng's method for reconstruction of a functionally sensitive penis[J]. Plast Reconstr Surg, 1997, 99(1): 87-91, 92.

[3] Gilbert D A, Horton C E, Terzis J K, et al. New concepts in phallic reconstruction[J]. Ann Plast Surg, 1987, 18(2): 128-136.

[4] Hage J J, De Graaf F H. Addressing the ideal requirements by free flap phalloplasty: some reflections on refinements of technique[J]. Microsurg, 1993, 14(9): 592-598.

[5] Monstrey S, Hoebeke P, Selvaggi G, et al. Penile reconstruction: is the radial forearm flap really the standard technique?[J]. Plast Reconstr Surg, 2009, 124(2): 510-518.

[6] Chang T S, Hwang W Y. Forearm flap in one-stage reconstruction of the penis[J]. Plast Reconstr Surg, 1984, 74(2): 251-258.

[7] Cheng K X, Hwang W Y, Eid A E, et al. Analysis of 136 cases of reconstructed penis using various methods[J]. Plast Reconstr Surg, 1995, 95(6): 1070-1080, 1081-1084.

[8] Hage J J, de Graaf F H, Bouman F G, et al. Sculpturing the glans in phalloplasty[J]. Plast Reconstr Surg, 1993, 92(1): 157-161, 162.

[9] Doornaert M, Hoebeke P, Ceulemans P, et al. Penile reconstruction with the radial forearm flap: an update[J]. Handchir Mikrochir Plast Chir, 2011, 43(4): 208-214.

[10] Morrison S D, Shakir A, Vyas K S, et al. Phalloplasty: a review of techniques and outcomes[J]. Plast Reconstr Surg, 2016, 138(3): 594-615.

[11] Ma S, Liu Y, Chang T, et al. Long-term follow-up of sensation recovery of the penis reconstructed by Cheng's method[J]. Plast Reconstr Surg, 2011, 127(4): 1546-1552.

[12] Santanelli F, Paolini G. Glans, urethra, and corporeal body reconstruction by free osteocutaneous forearm flap transfer[J]. Ann Plast Surg, 2003, 50(5): 545-549.

[13] Gottlieb L J, Levine L A. A new design for the radial forearm free-flap phallic construction[J]. Plast Reconstr Surg, 1993, 92(2): 276-283, 284.

[14] Lee K C, Brock G B. Strategies for maintaining penile size following penile implant[J]. Transl Androl Urol, 2013, 2(1): 67-73.

[15] Hage J J, Bloem J J, Bouman F G. Obtaining rigidity in the neophallus of female-to-male transsexuals: a re-

view of the literature[J]. Ann Plast Surg,1993,30(4):327-333.

[16] Hoebeke P,de Cuypere G,Ceulemans P,et al. Obtaining rigidity in total phalloplasty: experience with 35 patients[J]. J Urol,2003,169(1):221-223.

[17] Cheng K,Cheng C,Chen F,et al. Comment on world's first baby born through natural insemination by father with total phalloplasty reconstruction[J]. Ann Plast Surg,2017,78(3):360-361.

[18] Hoebeke P B,Decaestecker K,Beysens M,et al. Erectile implants in female-to-male transsexuals: our experience in 129 patients[J]. Eur Urol,2010,57(2):334-340.

[19] Neuville P,Morel-Journel N,Maucourt-Boulch D,et al. Surgical Outcomes of erectile implants after phalloplasty: retrospective analysis of 95 Procedures[J]. J Sex Med,2016,13(11):1758-1764.

[20] Ma S,Cheng K,Liu Y. Sensibility following innervated free radial forearm flap for penile reconstruction[J]. Plast Reconstr Surg,2011,127(1):235-241.

[21] Ma S,Cheng K,Liu Y,et al. A new surgical procedure for penile reconstruction by combined free radial forearm flap and dorsalis pedis flap[J]. Urology,2016,97:232-237.

[22] 袁相斌. 阴茎再植及再造的临床经验[J]. 中华显微外科杂志,1999,22(1):19-21.

[23] 颜玲,钟世镇,徐达传,等. 上腹部皮瓣或脐旁皮瓣联合肋缘软骨瓣阴茎再造——一个新术式的解剖学研究[J]. 中国临床解剖学杂志,2000,18(4):327-329.

[24] 袁相斌,汤荣发. 阴茎离断再植1例报告[J]. 解放军医学杂志,1985,10(2):112.

[25] 高学书,高建华,刘麒,等. 应用前臂游离皮瓣一次完成阴茎再造[J]. 中华医学杂志,1984,64:470-471.

[26] 何清濂,章慧兰,袁湘斌,等. 腹壁双血管带筋膜皮瓣一次完成阴茎再造[J]. 中华外科杂志,1986,24(4):216-218.

[27] 袁相斌,林子豪. 岛状皮瓣轴型皮瓣体表器官再造评价[J]. 中华显微外科杂志,1996,19(1):50-51.

[28] 宋儒耀,黄金中. 应用下腹部皮瓣一次完成阴茎再造[J]. 整形外科医院学报,1981,1(1):12.

[29] Boyd J B,Taylor G I,Corlett R. The vascular territories of the superior epigastric and the deep inferior epigastric systems[J]. Plast Reconstr Surg,1984,73(1):1-16.

[30] 郑举卫,杨家骥. 髂腹岛状皮瓣带髂骨条一期阴茎再造[J]. 中华整形烧伤外科杂志,1991,7(2):97-98.

[31] 裴国献,李坤德. 采用带旋髂深血管髂骨为支撑体的阴茎再造[J]. 中华显微外科杂志,1989,12(3):138-140.

[32] 颜玲,钟世镇. 带肋间神经外侧前支脐旁感觉皮瓣的应用解剖[J]. 中国修复重建外科杂志,1999,13(4):213-216.

[33] Gilbert D A,Williams M W,Horton C E,et al. Phallic reinnervation via the pudendal nerve[J]. J Urol,1988,140(2):295-299.

[34] Akbas H,Ustun C,Guneren E,et al. The use of an extended groin flap for vaginal reconstruction[J]. Plast Reconstr Surg,2002,110(6):1601-1603.

[35] Akn S. Experience with neovaginal construction using the full-thickness skin graft in vaginal agenesis[J]. Ann Plast Surg,2004,52(4):391-396,397.

[36] Altchek A,Hanflik A,Deligdisch L,et al. Cultured bilayered skin allograft for vaginal construction[J]. J Pediatr Adolesc Gynecol,2010,23(1):e5-e8.

[37] Borkowski A,Czaplicki M,Dobronski P. Twenty years of experience with Krzeski's cystovaginoplasty for vaginal agenesis in Mayer-Rokitansky-Kuster-Hauser syndrome: anatomical, histological, cytological and functional results[J]. Bju Int,2008,101(11):1433-1440.

[38] Cai B,Zhang J R,Xi X W,et al. Laparoscopically assisted sigmoid colon vaginoplasty in women with Mayer-Rokitansky-Kuster-Hauser syndrome: feasibility and short-term results[J]. BJOG,2007,114(12):1486-1492.

[39] Casey W R,Tran N V,Petty P M,et al. A comparison of 99 consecutive vaginal reconstructions: an outcome study[J]. Ann Plast Surg,2004,52(1):27-30.

[40] Ciftci I,Tastekin A,Annagur A,et al. Early abdomino-perineal pull-through vaginoplasty[J]. Afr J Paediatr

Surg,2013,10(2):188-191.

[41] Coskun A, Coban Y K, Vardar M A, et al. The use of a silicone-coated acrylic vaginal stent in McIndoe vaginoplasty and review of the literature concerning silicone-based vaginal stents: a case report[J]. BMC Surg, 2007,7:13.

[42] Crouch N S, Creighton S M. Long-term functional outcomes of female genital reconstruction in childhood [J]. Bju Int,2007,100(2):403-407.

[43] De Filippo R E, Yoo J J, Atala A. Engineering of vaginal tissue in vivo[J]. Tissue Eng,2003,9(2):301-306.

[44] Dekker J J, Hage J J, Karim R B, et al. Do histologic changes in the skin-lined neovagina of male-to-female transsexuals really occur?[J]. Ann Plast Surg,2007,59(5):546-549.

[45] Dorin R P, Atala A, Defilippo R E. Bioengineering a vaginal replacement using a small biopsy of autologous tissue[J]. Semin Reprod Med,2011,29(1):38-44.

[46] Evans T N, Poland M L, Boving R L. Vaginal malformations[J]. Am J Obstet Gynecol,1981,141(8):910-920.

[47] Fedele L, Bianchi S, Frontino G, et al. Laparoscopic findings and pelvic anatomy in Mayer-Rokitansky-Kuster-Hauser syndrome[J]. Obstet Gynecol,2007,109(5):1111-1115.

[48] Fedele L, Bianchi S, Frontino G, et al. The laparoscopic Vecchietti's modified technique in Rokitansky syndrome: anatomic, functional, and sexual long-term results[J]. Am J Obstet Gynecol,2008,198(4):371-377.

[49] Frost-Arner L, Aberg M, Jacobsson S. Split skin graft reconstruction in vaginal agenesis: a long-term follow-up[J]. Scand J Plast Reconstr Surg Hand Surg,2004,38(3):151-154.

[50] Gauwerky J F, Wallwiener D, Bastert G. An endoscopically assisted technique for construction of a neovagina [J]. Arch Gynecol Obstet,1992,252(2):59-63.

[51] Ghanbari Z, Dahaghin M, Borna S. Long-term outcomes of vaginal reconstruction with and without amnion grafts[J]. Int J Gynaecol Obstet,2006,92(2):163-164.

[52] Giannesi A, Marchiole P, Benchaib M, et al. Sexuality after laparoscopic Davydov in patients affected by congenital complete vaginal agenesis associated with uterine agenesis or hypoplasia[J]. Hum Reprod,2005,20(10):2954-2957.

[53] Goldwyn R M. History of attempts to form a vagina[J]. Plast Reconstr Surg,1977,59(3):319-329.

[54] Gu Y, Zhang X, Kong B, et al. Neovagina constructed with the peritoneum of the anterior abdominal wall[J]. J Obstet Gynaecol Res,2010,36(3):651-655.

[55] Hatch K D. Construction of a neovagina after exenteration using the vulvobulbocavernosus myocutaneous graft[J]. Obstet Gynecol,1984,63(1):110-114.

[56] Hockel M, Menke H, Germann G. Vaginoplasty with split skin grafts from the scalp: optimization of the surgical treatment for vaginal agenesis[J]. Am J Obstet Gynecol,2003,188(4):1100-1102.

[57] Idrees M T, Deligdisch L, Altchek A. Squamous papilloma with hyperpigmentation in the skin graft of the neovagina in Rokitansky syndrome: literature review of benign and malignant lesions of the neovagina[J]. J Pediatr Adolesc Gynecol,2009,22(5):e148-e155.

[58] Ingram J M. The bicycle seat stool in the treatment of vaginal agenesis and stenosis: a preliminary report[J]. Am J Obstet Gynecol,1981,140(8):867-873.

[59] Ismail I S, Cutner A S, Creighton S M. Laparoscopic vaginoplasty: alternative techniques in vaginal reconstruction[J]. BJOG,2006,113(3):340-343.

[60] Ismail-Pratt I S, Bikoo M, Liao L M, et al. Normalization of the vagina by dilator treatment alone in Complete Androgen Insensitivity syndrome and Mayer-Rokitansky-Kuster-Hauser syndrome[J]. Hum Reprod, 2007,22(7):2020-2024.

[61] Izumi K, Terashi H, Marcelo C L, et al. Development and characterization of a tissue-engineered human oral mucosa equivalent produced in a serum-free culture system[J]. J Dent Res,2000,79(3):798-805.

[62] Kapoor R, Sharma D K, Singh K J, et al. Sigmoid vaginoplasty: long-term results[J]. Urology,2006,67(6):

1212-1215.

[63] Karim R B, Hage J J, Dekker J J, et al. Evolution of the methods of neovaginoplasty for vaginal aplasia[J]. Eur J Obstet Gynecol Reprod Biol, 1995, 58(1): 19-27.

[64] Khen-Dunlop N, Lortat-Jacob S, Thibaud E, et al. Rokitansky syndrome: clinical experience and results of sigmoid vaginoplasty in 23 young girls[J]. J Urol, 2007, 177(3): 1107-1111.

[65] Kim S W, Kim D Y, Oh D Y, et al. Use of a silicone gel sheet vaginal mold in McIndoe vaginoplasty[J]. Arch Plast Surg, 2013, 40(5): 652-655.

[66] Kuohung W, Thompson S R, Laufer M R. Use of acellular human dermal allograft for vaginoplasty in Mayer-Rokitansky-Kuster-Hauser syndrome: a case report[J]. J Reprod Med, 2007, 52(9): 864-867.

[67] Kwun K S, Hoon P J, Cheol L K, et al. Long-term results in patients after rectosigmoid vaginoplasty[J]. Plast Reconstr Surg, 2003, 112(1): 143-151.

[68] Lankford J A, Haefner H K. Modification of the Ingram bicycle seat stool for the treatment of vaginal agenesis and stenosis[J]. Int J Gynaecol Obstet, 2008, 102(3): 301-303.

[69] Laufer M R. Congenital absence of the vagina: in search of the perfect solution. When, and by what technique, should a vagina be created?[J]. Curr Opin Obstet Gynecol, 2002, 14(5): 441-444.

[70] Lima M, Ruggeri G, Randi B, et al. Vaginal replacement in the pediatric age group: a 34-year experience of intestinal vaginoplasty in children and young girls[J]. J Pediatr Surg, 2010, 45(10): 2087-2091.

[71] Lin T W. An alternative method of skin grafting: the scalp microdermis graft[J]. Burns, 1995, 21(5): 374-378.

[72] Lin W C, Chang C Y, Shen Y Y, et al. Use of autologous buccal mucosa for vaginoplasty: a study of eight cases[J]. Hum Reprod, 2003, 18(3): 604-607.

[73] McQuillan S K, Grover S R. Dilation and surgical management in vaginal agenesis: a systematic review[J]. Int Urogynecol J, 2014, 25(3): 299-311.

[74] Metro M J, Wu H Y, Snyder H R, et al. Buccal mucosal grafts: lessons learned from an 8-year experience[J]. J Urol, 2001, 166(4): 1459-1461.

[75] Michala L, Cutner A, Creighton S M. Surgical approaches to treating vaginal agenesis[J]. BJOG, 2007, 114(12): 1455-1459.

[76] Morley G W, DeLancey J O. Full-thickness skin graft vaginoplasty for treatment of the stenotic or foreshortened vagina[J]. Obstet Gynecol, 1991, 77(3): 485-489.

[77] Motoyama S, Laoag-Fernandez J B, Mochizuki S, et al. Vaginoplasty with Interceed absorbable adhesion barrier for complete squamous epithelialization in vaginal agenesis[J]. Am J Obstet Gynecol, 2003, 188(5): 1260-1264.

[78] Nadarajah S, Quek J, Rose G L, et al. Sexual function in women treated with dilators for vaginal agenesis[J]. J Pediatr Adolesc Gynecol, 2005, 18(1): 39-42.

[79] Nielsen A L, Lassen M, Nielsen I M, et al. The fate of the split thickness skin graft in neovaginas. A pathologic study of 21 cases and a review of the literature[J]. Int J Gynecol Pathol, 1988, 7(2): 173-181.

[80] O'Connell C, Mirhashemi R, Kassira N, et al. Formation of functional neovagina with vertical rectus abdominis musculocutaneous (VRAM) flap after total pelvic exenteration[J]. Ann Plast Surg, 2005, 55(5): 470-473.

[81] Oakes M B, Beck S, Smith Y R, et al. Augmentation vaginoplasty of colonic neovagina stricture using oral mucosa graft[J]. J Pediatr Adolesc Gynecol, 2010, 23(1): e39-e42.

[82] Panici P B, Bellati F, Boni T, et al. Vaginoplasty using autologous in vitro cultured vaginal tissue in a patient with Mayer-von-Rokitansky-Kuster-Hauser syndrome[J]. Hum Reprod, 2007, 22(7): 2025-2028.

[83] Roberts C P, Haber M J, Rock J A. Vaginal creation for mullerian agenesis[J]. Am J Obstet Gynecol, 2001, 185(6): 1349-1352, 1352-1353.

[84] Seccia A, Salgarello M, Sturla M, et al. Neovaginal reconstruction with the modified McIndoe technique: a review of 32 cases[J]. Ann Plast Surg, 2002, 49(4): 379-384.

[85] Selvaggi G, Monstrey S, Depypere H, et al. Creation of a neovagina with use of a pudendal thigh fasciocutaneous flap and restoration of uterovaginal continuity[J]. Fertil Steril, 2003, 80(3):607-611.

[86] Siddique S A. Vaginal anatomy and physiology[J]. Pelvic Me dicSugr, 2003, 9(6):2632-2672.

[87] Simman R, Jackson I T, Andrus L. Prefabricated buccal mucosa-lined flap in an animal model that could be used for vaginal reconstruction[J]. Plast Reconstr Surg, 2002, 109(3):1044-1049, 1050-1051.

[88] Soong Y K, Chang F H, Lai Y M, et al. Results of modified laparoscopically assisted neovaginoplasty in 18 patients with congenital absence of vagina[J]. Hum Reprod, 1996, 11(1):200-203.

[89] Subrahmanyam M. Amniotic membrane as a cover for microskin grafts[J]. Br J Plast Surg, 1995, 48(7):477-478.

[90] Thomas J C, Brock J R. Vaginal substitution: attempts to create the ideal replacement[J]. J Urol, 2007, 178(5):1855-1859.

[91] Tillem S M, Stock J A, Hanna M K. Vaginal construction in children[J]. J Urol, 1998, 160(1):186-190.

[92] Wee J T, Joseph V T. A new technique of vaginal reconstruction using neurovascular pudendal-thigh flaps: a preliminary report[J]. Plast Reconstr Surg, 1989, 83(4):701-709.

[93] Yesim O G, Ozcan M. Neovaginal construction with buccal mucosal grafts[J]. Plast Reconstr Surg, 2003, 111(7):2250-2254.

[94] Zhao M, Li P, Li S, et al. Use of autologous micromucosa graft for vaginoplasty in vaginal agenesis[J]. Ann Plast Surg, 2009, 63(6):645-649.

[95] Zhao Y Z, Jiang H, Liu A T, et al. Laparoscope-assisted creation of a neovagina using pedicled ileum segment transfer[J]. World J Surg, 2011, 35(10):2315-2322.

[96] 陈谦明,周曾同. 口腔黏膜病学[M]. 第3版. 北京:人民卫生出版社,2008.

[97] 陈宗基,高国兰,马福顺,等. 闭孔动脉跨区供血的长型股薄肌肌皮瓣[J]. 中华整形外科杂志,2005,21(1):5-7.

[98] 陈宗基,陈美云,熊邦初,等. 腹壁轴型皮下蒂皮瓣阴道成形术——一个新的阴道再造法[J]. 中华整形烧伤外科杂志,1986,2(3):161-164,232.

[99] 成令忠. 组织学与胚胎学[M]. 第4版. 北京:人民卫生出版社,2000.

[100] 董丽霞,陈娜. 腹腔镜改良Vechitti阴道成形术9例报告[J]. 中国微创外科杂志,2004,4(3):253.

[101] 冯凤芝,朱兰,郎景和,等. 78例先天性无阴道的临床分析[J]. 实用妇产科杂志,2005,21(4):238-240.

[102] 何清濂,林子豪. 阴股沟皮下蒂皮瓣Ⅰ期阴道成形术[J]. 中华整形烧伤外科杂志,1998,14(1):3-5.

[103] 乐杰. 妇产科学[M]. 第5版. 北京:人民卫生出版社,2001.

[104] 雷永红,付小兵,袁方,等. 骨髓间充质干细胞促进"创面"愈合的实验研究[J]. 感染、炎症、修复,2008,9(2):72-76.

[105] 刘元波,李森恺,李养群,等. 阴股沟皮瓣应用解剖学研究[J]. 中华整形外科杂志,2001,17(5):272-275.

[106] 柳琪林,邓诗琳,王玉莲,等. 重组人生长激素促进烧伤病人创面愈合机制初探[J]. 中华烧伤杂志,2000,16(1):22-25.

[107] 孙永华,张明良,周一平,等. 自体微皮和自体上皮异体真皮混合皮浆移植修复大面积三度烧伤[J]. 中华损伤与修复杂志(电子版),2007,2(1):10-13.

[108] 田雪红,张智莹,吴姝媛,等. 九种人工阴道成形术的远期效果评价[J]. 白求恩医科大学学报,2001,27(4):416-417.

[109] 王明乾,林蓓. 先天性无阴道的治疗现状[J]. 中国实用妇科与产科杂志,2004,20(9):569-570.

[110] 王炜. 整形外科学[M]. 杭州:浙江科学技术出版社,1999.

[111] 王先成,乔群. 应用腹壁下动脉穿支皮瓣再造阴道[J]. 中国修复重建外科杂志,2006,20(5):537-539.

[112] 王先成,乔群,Andrew Burd,等. 应用腹壁下动脉穿支皮瓣再造阴道[J]. 中国修复重建外科杂志,2006,20(5):537-539.

[113] 席晓薇,万小平,谢培珍,等. 腹腔镜乙状结肠代阴道术[J]. 中华妇产科杂志,2002,37(10):626-627.

[114] 谢永林,邓礼辉,罗岳西. 热凝树脂在阴道模具中的临床应用[J]. 川北医学院学报,2006,21(5):435-435.

[115] 熊世文,程新德,展望.腹壁下动脉蒂上腹部岛状皮瓣阴道成形术[J].中华整形烧伤外科杂志,1991,7:177.

[116] 熊世文.阴道再造的手术进展[J].实用美容整形外科杂志,1999,10(6):320-322.

[117] 徐惠成,梁志清,陈勇,等.腹腔镜下腹膜代阴道治疗先天性无阴道的疗效分析[J].第三军医大学学报,2004,26(22):2015-2016.

[118] 闫金凤,郝建民.胎儿皮肤移植阴道成形术13例分析[J].河南预防医学杂志,1997,8(6):343-344.

[119] 杨滨,张淑兰,王明乾.乙状结肠代阴道手术治疗先天无阴道经血潴留17例分析[J].中国妇产科临床杂志,2004,5(3):192-193.

[120] 张励,刘建华,陈鸣,等.Frank压迫法阴道成形术治疗先天性无阴道[J].上海交通大学学报(医学版),2006,26(12):1384-1386.

[121] 张明良,汪昌业,常致德,等.皮肤微粒播散移植的实验研究和临床应用[J].中华外科杂志,1986,24(4):207.

[122] 赵耀忠,仇明,江道振,等.腹腔镜下带血管蒂回肠段移植阴道成形术(附2例报告)[J].第二军医大学学报,2002,23(6):684-685.

[123] 周佳,刘伟,刘德伍.组织工程技术在阴道再造中的应用[J].中国美容医学,2005,14(3):366-368..

[124] 周佳,刘伟,刘德伍.阴道黏膜上皮细胞的分离培养和鉴定[J].组织工程与重建外科,2005,5:272-274.

[125] 汪良能,高学书.整形外科学[M].北京:人民卫生出版社,1989.

[126] 张金哲.女婴后天性直肠外阴瘘的临床研究[J].中华小儿外科杂志,1984,5(1):35-36.

[127] 张涤生.整复外科学[M].上海:上海科学技术出版社,1979.

[128] 王炜.整形外科学[M].杭州:浙江科学技术出版社,1999.

[129] 李森恺.尿道下裂学[M].北京:科学出版社,2008.

[130] 李强,李森恺,周传德,等.鞘膜瓣转移矫治尿道下裂术后阴茎段多发性尿瘘[J].中华整形外科杂志,2011,27(1):1-3.

[131] Abdel-Kader M S, Gadelmoula M, Elderwy A, et al. Long anterior urethral stricture: reconstruction by dorsally quilted penile skin flap[J]. Urol Ann, 2013, 5(3):163-166.

[132] Ballek N K, Gonzalez C M. Reconstruction of radiation-induced injuries of the lower urinary tract[J]. Urol Clin North Am, 2013, 40(3):407-419.

[133] Hayashi Y, Mizuno K, Moritoki Y, et al. Can spongioplasty prevent fistula formation and correct penile curvature in TIP urethroplasty for hypospadias?[J]. Urology, 2013, 81(6):1330-1335.

[134] Hechenbleikner E M, Buckley J C, Wick E C. Surgical treatment of acquired rectourethral fistulas: our experience with posterior transrectal transsphincteric approach. Author reply[J]. Dis Colon Rectum, 2013, 56(7):e347.

[135] Jung H S, Kim J W, Lee J N, et al. Early experience with a thermo-expandable stent (memokath) for the management of recurrent urethral stricture[J]. Korean J Urol, 2013, 54(12):851-857.

[136] Karakus O Z, Ates O, Tekin A, et al. Tubularized incised plate urethroplasty for the treatment of penile fistulas after hypospadias repair[J]. J Pediatr Urol, 2014, 10(3):455-458.

[137] Macedo A R, Almeida S H, Rodrigues M A, et al. Endoscopic use of cyanoacrylate glue in the treatment of urethral fistula[J]. Int Braz J Urol, 2013, 39(4):602-603.

[138] Negro C L, De Stefanis P, Bosio A, et al. Transvaginal repair of neobladder vaginal fistula[J]. Urologia, 2010, 77(Suppl 16):11-15.

[139] Solomon M J, Tan K K, Bromilow R G, et al. Bilateral puborectalis interposition repair of rectourethral fistula[J]. Dis Colon Rectum, 2014, 57(1):133-139.

[140] Thiry S, Gorduza D, Mouriquand P. Urethral advancement in hypospadias with a distal division of the corpus spongiosum: outcome in 158 cases[J]. J Pediatr Urol, 2014, 10(3):451-454.

[141] Xu Y M, Feng C, Sa Y L, et al. Outcome of 1-stage urethroplasty using oral mucosal grafts for the treatment of urethral strictures associated with genital lichen sclerosus[J]. Urology, 2014, 83(1):232-236.

第八十五章 生殖器美学整形

第一节 男性生殖器美学整形

一 阴茎增大术概述

阴茎增大术（penile enlargement）包含阴茎增粗和阴茎延长两方面。成年后究其阴茎发育不良（阴茎勃起时，其长度和周径不超过10cm）的原因，主要是胎儿发育障碍，睾酮生成受限。当然还有后天因素，如包茎、包皮过长及隐匿性阴茎等，均阻碍阴茎和睾丸的生长发育。在此提醒广大的家长和有关医师，应关注儿童生殖器的生长发育。若在5岁左右，儿童的阴茎和睾丸小于同龄儿童，应探究其原因，及时解除束缚阴茎发育的一切因素。如为包皮过长、包茎，可在学前做包皮环切术，便于龟头外露生长发育。争取在3~5岁切除阴茎皮下肥厚增生的筋膜，便于阴茎海绵体自由生长，使隐匿性阴茎恢复常态。手术做完后观察6~12个月，仍未见阴茎增大，检查血睾酮，若睾酮较低，可适当补充丙酸睾丸素或hCG等，以提高血睾酮水平，促进睾丸和阴茎的发育增大。

阴茎短小在形态上的差异，常造成患者心理上的障碍，他们羞于在集体浴池洗浴，30~40岁还不敢谈婚论嫁。婚后有的由于性生活不和谐而离散。为了改善其形态和功能宜做阴茎延长和增粗术，以便提高性生活质量。阴茎延长和增粗术根据情况可以一次手术完成也可分次手术完成，下面分别叙述。

（一）下腹壁岛状真皮瓣转位阴茎增粗和延长术

下腹壁岛状真皮瓣转位阴茎增粗和延长术见图85-1。

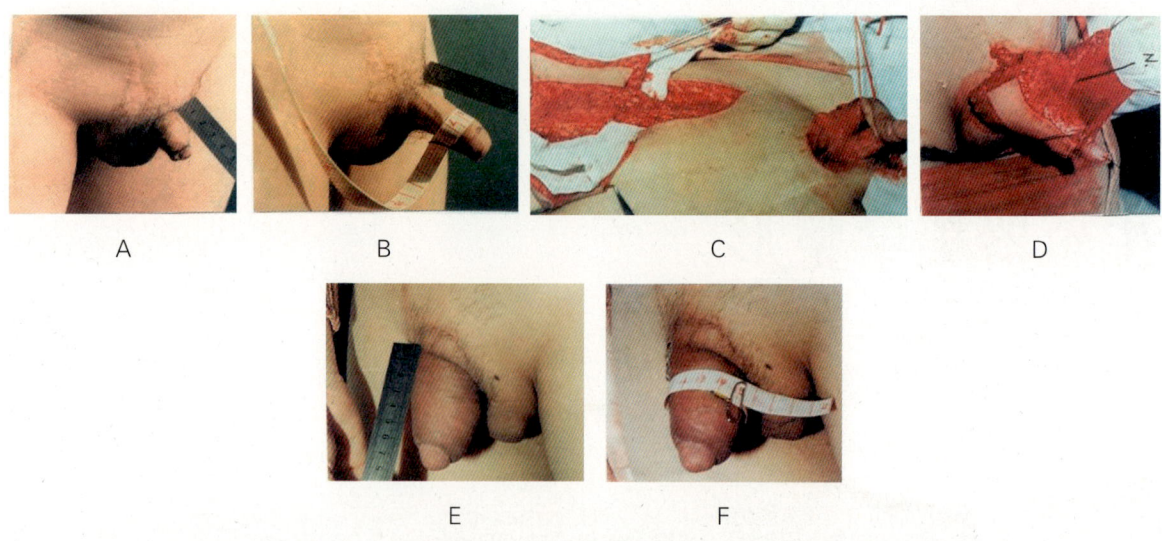

图 85-1　皮瓣增粗和延长术

A. 术前阴茎常态下阴茎长 3.0cm　B. 勃起时长 5.5cm，周径 7.1cm　C. 下腹壁真皮瓣及阴茎皮肤分离　D. 真皮瓣转位包绕海绵体　E. 阴茎皮肤与真皮瓣的皮肤缝合　F. 术后阴茎长度 7cm，周径 14.0cm

（二）小阴茎畸形行阴茎再造并用股前皮神经移植改善阴茎感觉功能

小阴茎畸形行阴茎再造并用股前皮神经移植手术过程见图 85-2。

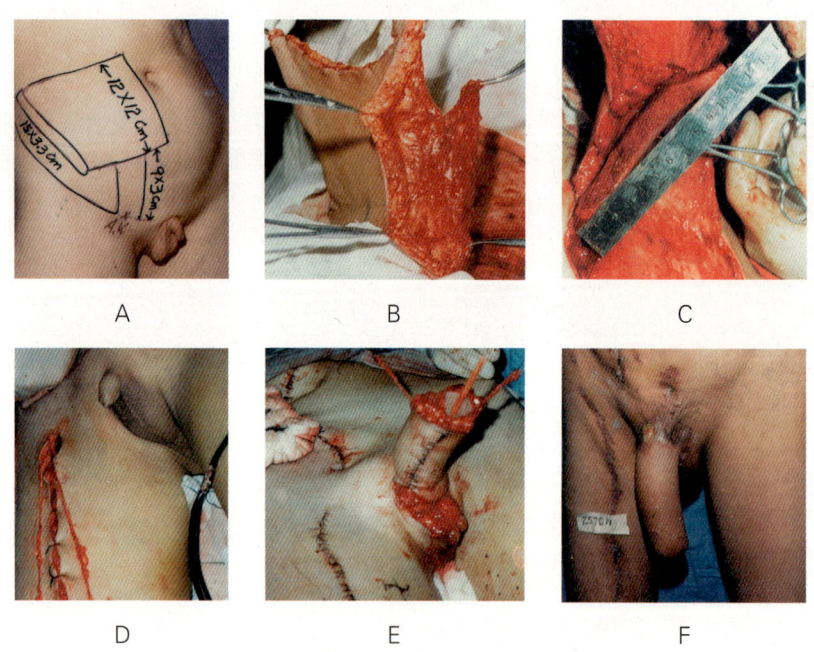

图 85-2　阴茎再造并用股前皮神经改善阴茎的感觉功能

A. 术前阴茎再造设计　B. 再造阴茎皮瓣分离　C. 切取带血运的髂骨嵴 11cm　D. 分离出股前内、外侧皮神经　E. 再造阴茎组装（包括尿道，髂骨嵴）　F. 术后 3 周

（三）阴茎发育不良症，行阴茎延长术

阴茎发育不良症，行阴茎延长术前、后对比见图 85-3。

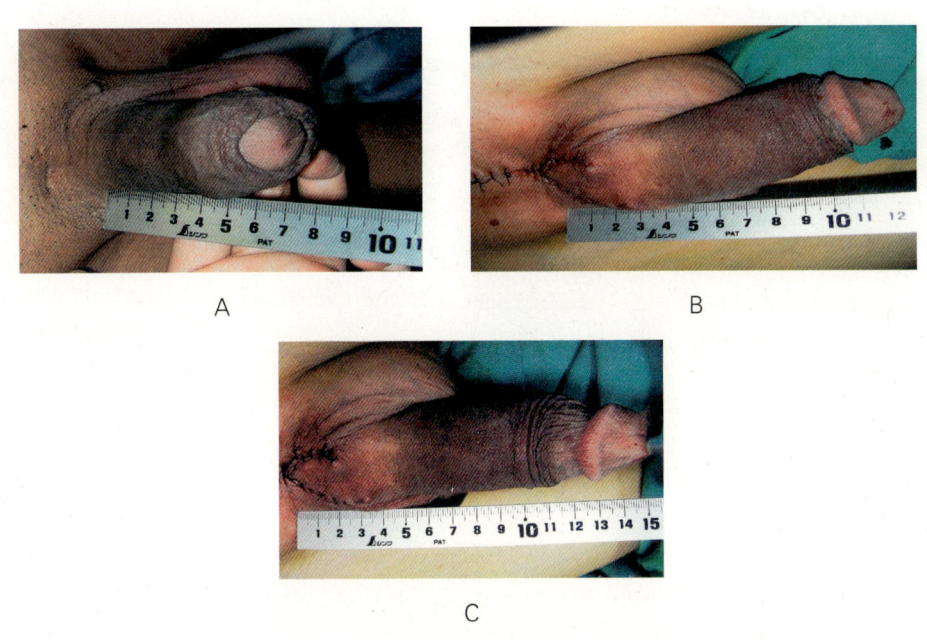

图 85-3 阴茎延长术
A. 术前阴茎长 7cm　B. 术后阴茎长 12cm　C. 牵拉长 15cm

二　阴茎延长术

（一）阴茎相关解剖

1. 阴茎的正常形态和结构　阴茎由三个海绵体组成，根部由两个阴茎海绵体脚将其固定在耻骨弓和两侧耻骨坐骨支，尿道海绵体位于两个阴茎海绵体腹侧。尿道海绵体分为球部、体部及龟头部，前端膨大呈蘑菇状物称为龟头。后端膨大物为尿道球。男性尿道全长 18～22cm，分为前列腺部（长约3cm）、膜部（长约2cm）、海绵体部（长约15cm）。尿道海绵体部称为前尿道，尿道在尿生殖膈以上的部分称为后尿道。正常成人阴茎长度（活动部分）于常态下为 4.5～11.0cm，平均为 7.1±1.5cm；周径为 5.5～11.0cm，平均为 7.8±0.7cm。勃起时长度为 10.7～16.5cm，平均为 13.0±1.3cm；周径为 8.5～13.5cm，平均为 12.2±1.2cm。阴茎的皮下组织疏松、无脂肪，皮肤有很大的伸展性和滑动性。

2. 阴茎白膜和海绵体　三个海绵体外周分别被一层致密纤维结缔组织包绕而构成白膜。阴茎海绵体白膜较厚，其厚度在 0.5～2.0mm 之间。白膜分两层：表层为纵行胶原纤维，内层为环形弹力纤维，纤维向海绵体伸入形成间隔，尿道海绵体的白膜较薄且富有弹性，阴茎海绵体内由平滑肌纤维，弹力纤维和自主神经纤维组成许多小梁，围绕成不规则间隙，即窦状隙。外面为致密而坚实的白膜包裹，每侧海绵体脚附着于耻骨弓及同侧耻骨坐骨支，被坐骨海绵体肌所覆盖。尿道海绵体从尿生殖膈下面前行，在腹侧面有球海绵体肌覆盖形成尿道球部。

3. 阴茎筋膜和悬韧带　阴茎的皮下组织为一薄层疏松结缔组织，不含脂肪，含少量平滑肌纤维。紧贴皮肤的称阴茎浅筋膜，该筋膜是腹壁浅筋膜深层的延续。在阴茎浅筋膜与白膜之间有阴茎深筋膜，深筋膜紧贴白膜，并伸入尿道海绵体与阴茎海绵体之间，在前端止于冠状沟，在后部至三个海绵体相聚合处逐渐消失，不与其他的深筋膜相续。阴茎背浅静脉在浅、深筋膜间走行，阴茎背动脉、神经和阴茎背深静脉位于阴茎深筋膜和白膜之间的阴茎背侧面沟内。阴茎背侧沟是两阴茎海绵体背侧接合区的凹陷处，阴茎浅、深两层筋膜均包绕三个海绵体（图85-4）。

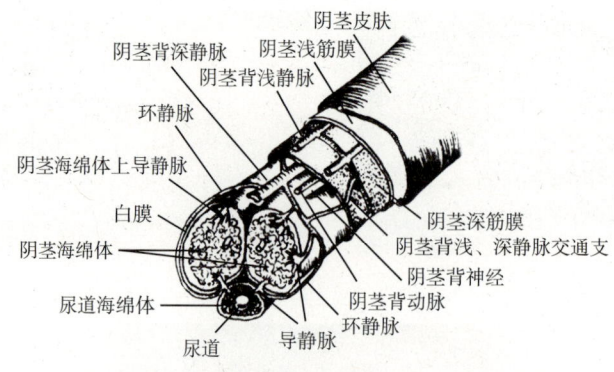

图 85-4　阴茎浅、深筋膜包绕三个海绵体

阴茎悬韧带：阴茎除了阴茎脚固定于耻骨弓及同侧坐骨支、球部附着于尿生殖膈下面以外，尚借助阴茎悬韧带固定于耻骨联合及腹白线的下部，阴茎浅悬韧带实际上是阴茎筋膜在耻骨联合处增厚的结果，笔者通过阴茎尸解和40例手术时的阴茎悬韧带活体组织测量，发现阴茎浅悬韧带宽1.2～2.0cm，厚1.0～1.8cm。距阴茎浅悬韧带深面1.4～1.8cm，有阴茎深悬韧带呈底朝下的三角形，起自耻骨联合前面下半部，移行于阴茎深筋膜和海绵体白膜。该韧带强韧而短，与阴茎体之间的间距为0.8～1.3cm，越向深处间距越窄（图85-5），切断阴茎浅、深悬韧带后，可使埋藏于耻骨联合前方的海绵体延伸3～5cm。

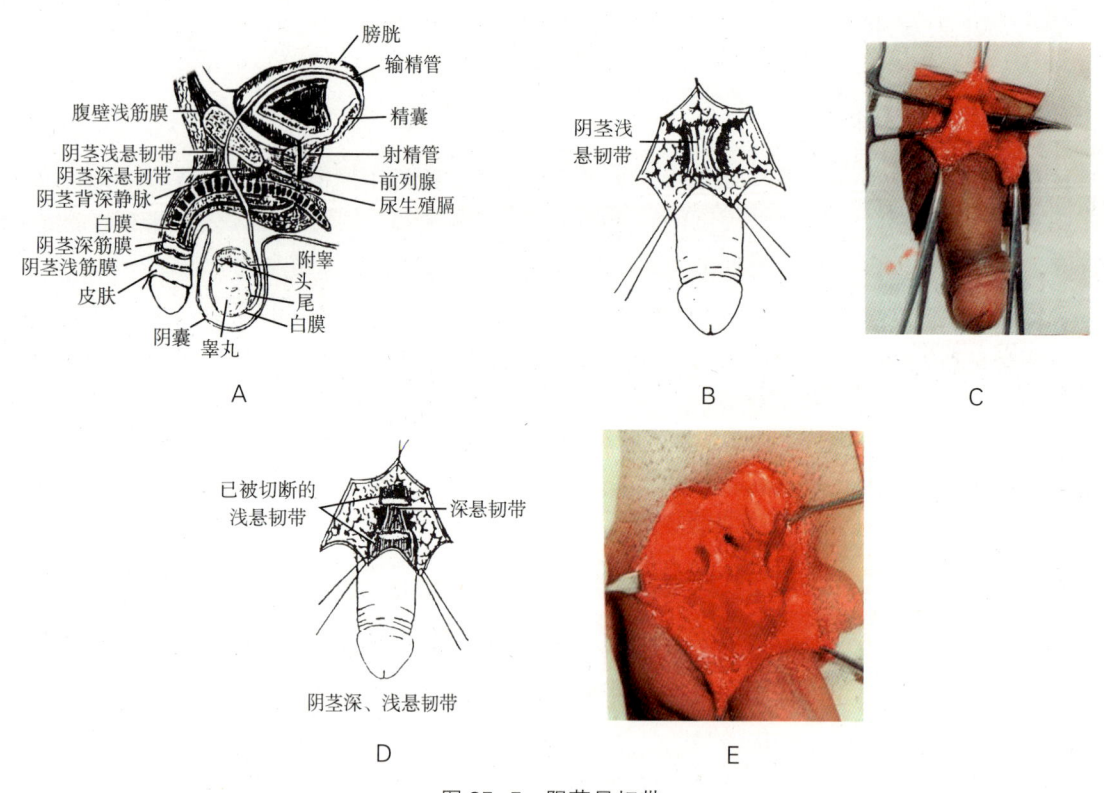

图 85-5　阴茎悬韧带

4. 阴茎动脉血液循环

（1）阴茎背浅动脉：为阴茎部外浅动脉升支的终末支，左、右各一支，位于阴茎背面的皮下组织中，主要供血给阴茎皮肤与阴茎背动脉及对侧的背浅动脉，相互之间有吻合支（图85-6）。

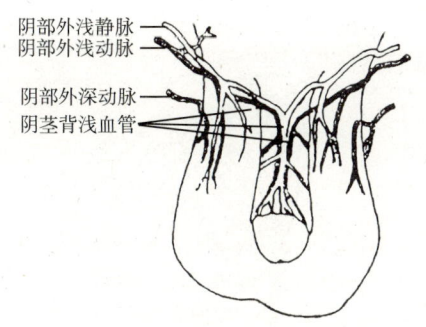

图 85-6　阴茎背浅血管解剖

（2）阴茎动脉：髂内动脉的分支——阴部内动脉，从阴部管穿出，经尿生殖膈分出会阴浅动脉及会阴横动脉，会阴浅动脉分出阴囊后动脉，供应阴囊血运；会阴横动脉向内横行至会阴体与对侧横动脉吻合，供血给会阴部附近的组织，阴部内动脉的延续支为阴茎动脉，阴茎动脉发出四条终末支，即球动脉、尿道动脉、阴茎海绵体动脉（阴茎深动脉）和阴茎背动脉（图85-7）。

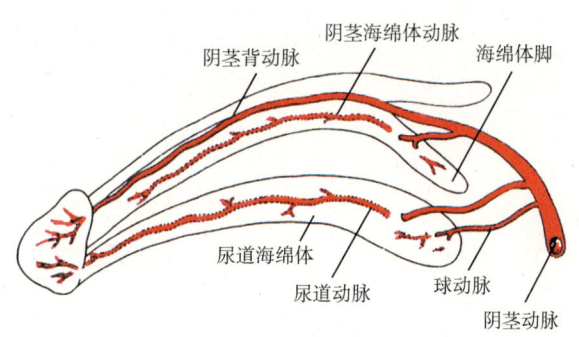

图 85-7　阴茎动脉血液供应

1）阴茎背动脉：阴茎动脉在接近耻骨弓处分为阴茎海绵体动脉和阴茎背动脉。阴茎背动脉在阴茎海绵体脚与耻骨联合之间，绕到阴茎背部，在阴茎静脉的两侧前行至龟头，沿途发出小支分布于阴茎皮肤和筋膜，同时发出分支与阴茎海绵体动脉及尿道动脉吻接。

2）球动脉和尿道动脉：球动脉是一支短而较粗的动脉，供应球部尿道及球海绵体。尿道动脉进入球海绵体后，在尿道腹侧走行，终于龟头，供血给尿道、球海绵体及龟头。

3）阴茎海绵体动脉：阴茎海绵体动脉从阴茎脚内侧进入海绵体内，经海绵体中央前行达前端，与对侧海绵体动脉、尿道动脉和阴茎背动脉吻合（见图85-7）。

海绵体动脉在海绵体内分出微小分支沿小梁前行，其间有吻合支。分支血管为许多迂曲微动脉。在血管内膜下由结缔组织和平滑肌构成纵行嵴突入管腔，使呈螺旋状，称为螺旋动脉（图85-8）。

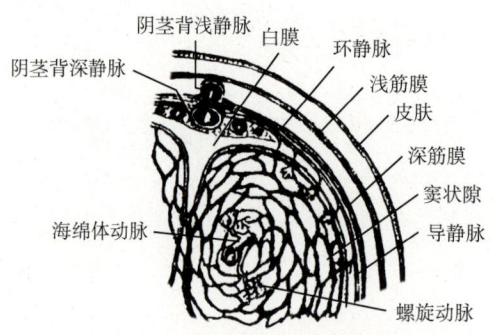

图 85-8　海绵体动脉横断面解剖

螺旋动脉开口于海绵体内的窦状隙，而窦状隙中的血流经导静脉，由多支导静脉出白膜后组成环静脉，两侧环静脉中的血回至阴茎背深静脉，汇入前列腺静脉丛。另外，在螺旋动脉与导静脉之间尚有许多直接的交通支——动静脉短路（图 85-9）。

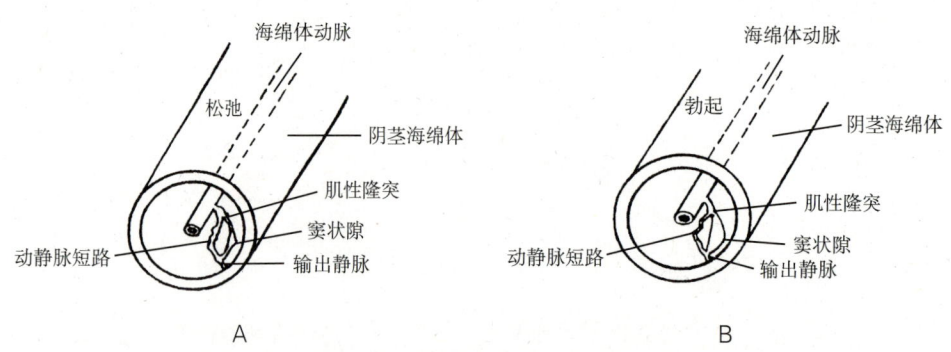

图 85-9　血流动力学勃起示意图
A. 阴茎松弛窦状隙内空虚　B. 阴茎勃起时窦状隙内充满血液

在动脉小分支的管壁上，有突向管腔内纵行排列的肌性小隆突，起着瓣膜作用，在隆突内有纵行的平滑肌束，正常时平滑肌呈收缩状态，使小隆突变厚，阻塞管腔，致使流入窦状隙的血量减少。当性冲动时，支配小动脉分支的副交感神经兴奋性增加，平滑肌松弛，动脉管腔开放，大量的血液由海绵体动脉分支直接注入窦状隙，小静脉和动静脉短路同时闭合，窦状隙内的血量大增，海绵体因充血而膨胀，由于海绵体外周有坚韧的白膜限制，不能无限膨大，阴茎变粗变硬而勃起。当性兴奋消退时，交感神经兴奋性增加，动脉小分支内的小隆突增厚，分支的螺旋动脉管腔关闭，小静脉和动静脉短路开放，不但使注入窦状隙的血量减少，而且使血量流出增多，窦状隙内的血量减少，阴茎变软恢复至常态。

5. 阴茎静脉系回流　阴茎静脉系起源于窦状隙形成的微静脉。这些微静脉走行于窦状隙的小梁，在形成导静脉前先形成白膜下静脉丛。导静脉是引流阴茎海绵体的最小静脉，无数导静脉垂直或斜行穿过白膜，数支导静脉汇合成一支环静脉，在阴茎以远 2/3 处出现的环静脉有 3~10 条，在白膜表面走行，汇入背深静脉、阴茎静脉系回流。可分为浅、中、深三层（图 85-10）。

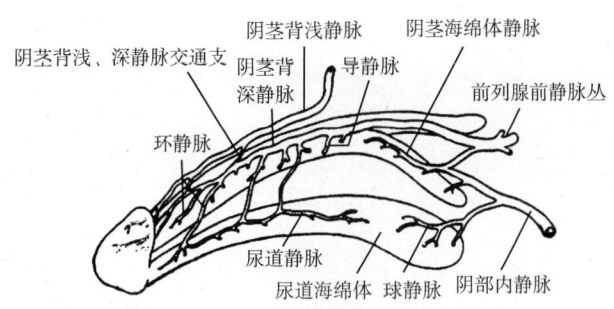

图85-10 阴茎静脉系回流

（1）表层静脉回流：由数条位于阴茎背侧浅筋膜和深筋膜之间的浅静脉组成1～2支主干，流入一侧或分别流入两侧的阴部外浅静脉，并汇入大隐静脉。也通过阴茎根部以2～3支流入腹壁浅静脉。

（2）中层静脉回流：龟头的多支小静脉在冠状沟后方形成冠后静脉丛，静脉丛再汇集成1～2支，形成阴茎背深静脉的起始部，再接收阴茎海绵体血液，至阴茎根部行经阴茎深悬韧带过耻骨弓状韧带进入前列腺静脉丛，最终流入髂内静脉。中层静脉包括阴茎背深静脉和环静脉，接收龟头和阴茎海绵体的血液。

（3）深层静脉回流：由阴茎近端1/3的导静脉汇合形成阴茎海绵体静脉（深静脉），在阴茎脚内侧离开阴茎海绵体形成阴部内静脉的起始部，沿途接收阴茎海绵体脚静脉、环静脉、阴囊静脉及直肠静脉，进入盆腔后汇入髂内静脉。

这三层静脉回流，以阴茎背深静脉为轴心，相互间有很多吻合支使血液回流彼此沟通，加上静脉内瓣膜、海绵体内的动静脉短路和窦状隙内的一些特殊装置，在体神经和自主神经的调节下，动静脉间的循环非常完善。

6. 阴茎神经　阴茎根部背外侧的皮肤由髂腹股沟神经分布。阴部神经穿出尿生殖膈后缘分为会阴神经和阴茎背神经。阴茎背神经在尿道海绵体与坐骨海绵体肌之间，上行穿过阴茎深筋膜及深悬韧带到达阴茎背面，在阴茎深筋膜与白膜之间前行，位于阴茎背动脉的外侧走向龟头。在行程中分支走向腹侧及阴茎皮肤，支配阴茎皮肤感觉。尿道的神经来自会阴神经的深支，由环部进入，部分神经纤维直接到达龟头，在龟头皮肤及包皮的真皮乳头层内有触角小体，其深层及尿道黏膜内有生殖小体，在龟头深层和海绵体白膜下有环层小体。所有这些小体均受机体神经和自主神经支配。阴茎勃起时接受来自盆腔丛的副交感神经纤维（S2～S4）支配。此神经丛穿过尿生殖膈至阴茎背侧，与阴茎背神经相互吻合，发出小支进入尿道海绵体；大的分支进入阴茎海绵体。当副交感神经受刺激兴奋时，引起螺旋动脉伸展扩张而充血，白膜紧张而静脉回流淤滞，阴茎便勃起。交感神经兴奋时使血管收缩而中止勃起。球海绵体肌及坐骨海绵体肌受会阴神经支配，当性兴奋时肌肉收缩压迫阴茎静脉回流，对勃起起辅助作用。

7. 阴茎的淋巴回流　阴茎皮下有淋巴管起自包皮内的淋巴管毛细管网，伴随阴茎背浅静脉注入腹股沟下浅淋巴结，龟头的淋巴管向冠状沟腹侧集合，在包皮系带的两侧淋巴管丛，此丛发出的淋巴管绕至阴茎背侧，与阴茎背深静脉伴行，至阴茎根部由三个途径分别注入腹股沟下深淋巴结。

8. 阴茎脚　阴茎海绵体延伸于阴茎脚，而双侧阴茎脚分别附着于耻骨坐骨支，其上有坐骨海绵体肌和腱膜覆盖固定，在腹侧面还有球海绵体覆盖，加强了阴茎的稳定性，当阴茎干充血勃起时，阴茎脚也充血勃起变硬，巩固了阴茎的稳定性（图85-11）。

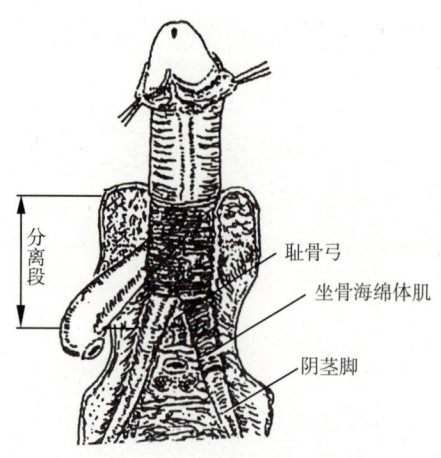

图 85-11 阴茎脚附着于耻骨、坐骨支

(二) 阴茎延长术的性生理基础

1. 女性性兴奋敏感区　女性外生殖器受机体神经和自主神经丛的支配。分布于阴蒂的神经有机体性阴蒂背神经和自主性阴蒂海绵体神经丛。阴唇腹侧部有髂腹股沟神经分布；背侧受阴部神经分支及股后皮神经分支支配，自主神经纤维来自膀胱丛及阴道丛，在阴道的子宫阴道神经丛以副交感神经纤维较多；也有交感神经纤维，一部分来自腹下丛，另一部分来自交感丛的骶部，阴道丛分出的纤维分布于阴道中部及上部的阴道壁内，形成神经丛和网状结构，其中有许多小的神经节。阴蒂和小阴唇内含有许多生殖感受器，这种感受器经阴部神经传入脊髓。阴蒂及阴唇的无髓神经纤维分布于阴蒂及阴唇的血管壁和腺体上。

阴蒂、阴唇及阴道口由机体神经支配，为性刺激的高敏感区。自主神经虽然没有定位感觉，但当宫颈和穹隆受刺激时，通过S2～S4神经丛的反射也能出现性快感。如果在性交活动中能反复从子宫颈滑动达穹隆，这无疑对男女双方都是一种强烈的性快感刺激。要想达到这种刺激，除了有正常的性功能外，阴茎的长度在勃起时不得短于13cm，否则将达不到这种效果。

1944年，德国妇产科博士欧内斯特·格拉芬伯革首先发现阴道内有一个"敏感的动情区"她命名为"G兴奋点"，也称"格拉芬伯革点"。这个G点究竟在阴道内什么部位，格拉芬伯革博士经过反复测试研究，定位于阴道前壁邻近尿道和膀胱基底部，在2～3in（1in＝2.54cm）深处，即子宫颈与耻骨之间，突出于阴道腔内像小软垫。当受顶压摩擦刺激时，该区兴奋分泌多量的稀薄液体，人称"女性前列腺"。对于G点解剖结构和生理功能有待进一步探索和研究。

2. 分娩前后阴道的变化　成年妇女阴道的长度略有差异。阴道前壁长一般为7～9cm，后壁长9～12cm。以后随着生育次数的增多及年龄的增长，阴道也随之延伸。每分娩1次，阴道前壁延伸0.5～1.2cm，后壁增长1.0～2.0cm。在分娩时由于产道的损伤，常发阴道及会阴撕裂，累及会阴体及附着于此处的组织（如尿生殖膈、球海绵体肌、肛提肌等）。有时阴道黏膜及皮肤皆无明显撕裂伤，但深部的肌肉、筋膜及神经纤维断裂，阴道及阴道外口的支持组织减弱而松弛。有的须做阴道前、后壁修补。因此，已育女性在性交活动中仅刺激阴蒂、阴唇及阴道口，难以达到性满足，而常要求同时配合刺激子宫颈和穹隆，才能促进性高潮的到来。在我们已做的阴茎延长的病例中，已育者占92%，年龄30～50岁。多数患者认为育前性生活尚和谐，但育后则难以使女方达到性满足。

当前国内外某些医师对阴茎延长术（penile lenthening）持有不同的观点，他们认为性敏感区是阴蒂、阴唇和阴道口，只要上述性器官受到性刺激就会得到性满足，而与阴茎的粗细长短无关。然而事实并非如此，笔者12年内已完成的1275例阴茎延长病例中，有一位患者夫妻结婚8

年，妻子每年体检处女膜均未破裂，男性阴茎勃起时长和周径仅有6cm，双方感情甚好，但最终只得痛苦离散。由于阴茎短小，出现夫妻性生活不和谐导致家庭破裂的现象时有发生。当然也不是说阴茎越长越粗越好，超越一定的标准亦可能对女性性器官造成损伤。

3. 阴茎发育障碍的常见因素

（1）小阴茎：妊娠第6周开始出现原始性腺，第8周原始性腺分化成功能性睾丸，具备了分泌睾酮的功能。性器官进一步分化的方向取决于胎儿在发育过程中有无一定的睾酮水平，即便是男胎儿，也必须要有适量的睾酮，才能保证胎儿性器官朝着男性分化发育。人体中含有46个染色体，22对常染色体和2个性染色体。X染色体配合X染色体则发育为女性；X染色体配合Y染色体则发育为男性。如果在胎儿发育过程中（第12周前），因母体服用某些药物或患慢性疾病，可使胎儿性器官发育受到抑制，如原发性曲细精管发育不全征（Klinefelter综合征）的小阴茎。但这也可能是某种遗传基因的影响，常有一条额外的"X"染色体（47，XXY），其发生率约为男性婴儿的1/500。这种阴茎在解剖上是正常的，只是阴茎、睾丸都特别小，并伴有不育和性欲低下。睾酮缺乏的患者长期应用睾酮治疗后，可使患者性欲增强、性交能力改善且自信心增强。但在儿童期，如过多地使用雄激素治疗，可引起骨骺过早愈合，甚至影响以后的长骨生长。成年后可行阴茎再造或阴茎延长和加粗手术，以进一步改善性功能。在儿童期可试用hCG肌注，一周2次，每次1000u，连续治疗2~3个月，以观后效。

（2）睾丸女性化综合征：是一种罕见的胎儿发育障碍综合征，为男性"46，XY"。尽管睾丸分泌睾酮的数量正常，但是因为胎儿的组织细胞对分泌的睾酮不敏感，从而引起男性外生殖器在胎儿期就朝着女性方向发育，形成阴唇、阴道和阴蒂。由于此征的睾丸能分泌正常数量的活性中肾旁管抑制物质，因此，原始的内生殖结构不能形成子宫、子宫颈和输卵管；因阴道1/3的胚胎发育起源于中肾旁管系统，故而阴道明显缩短。另一方面，因为睾丸分泌的睾酮对任何组织细胞都不能产生相应的激素效应，所以华非氏管系统也同样不能分化发育成正常的男性内生殖器。这种男性胎儿在出生时很像女婴，他们具有一个真正下降不全的功能性睾丸。因此女婴出现腹股沟肿块时，常常暗示存在着睾丸女性化综合征的可能。如果能够早期检查性染色体以证实为"46，XY"，则可确诊为睾丸女性化综合征。但是，在婴幼儿中常易被漏诊，一般要等到青春期无月经时才能明确诊断。睾丸女性化综合征存在一些体征不严重的亚型，如家族性5α-还原酶缺乏，因为5α-还原酶是睾酮转化成双氢睾酮所必需的一种酶。由于患者一生中都对雄激素不敏感，他们并不出现男性青春期的特征，又因为睾丸分泌的雌激素和体内睾酮代谢转化而来的雌激素共同刺激引起乳房女性化发育，从而形成女性外貌。对这类患者的治疗，不宜进行阴茎延长和加粗手术，因性欲极度低下，也不宜做阴茎再造，应该切除睾丸行阴道再造或阴道延长手术。

（3）Turner综合征：亦称先天性卵巢发育不全，是受精后有丝分裂缺陷产生的结果。发病于女性，发病率约为1/2700。第二性征发育差，生殖器未发育，阴道窄小，无子宫或呈片状，原发无月经。染色体数量异常，为"45，XO"，为一种嵌合体。雌激素水平低下。

治疗：若要结婚，宜手术扩大延长阴道，口服女性激素提高性欲。

（4）17β-还原酶缺陷症：该病是由于17β-还原酶缺陷，致使脱氢表雄酮（DHA）不能转化为雄烯二酮及睾酮，造成体内DHA堆积，可表现不同程度的男性体形，如阴毛、阴茎等得到相应发育，在腹股沟区或阴囊内可触及发育不全的睾丸组织。阴茎形态欠佳，有发育较长的阴蒂，多伴有尿道下裂。盆腔内无子宫及卵巢。染色体核型检查为"46，XY"，X染色质为阴性。血清雌二醇及睾酮浓度均表现明显低下。在治疗方面可试用hCG，一周1次，每次1000u连续注射5周，观其后效。

（5）5α-还原酶缺陷症：5α-还原酶缺陷症是一种染色体隐性遗传病，男性生殖器官发育不全，正常时睾酮进入前列腺的细胞内，在5α-还原酶作用下先转变成双氢睾酮（DHT）成为真正的性激素。胎儿在妊娠第20周左右发育形成前列腺、阴茎与阴囊，当缺乏5α-还原酶时，不能将睾酮转化为双氢睾酮，前列腺等男性器官不发育。临床表现酷似阴蒂样的阴茎，长1～2cm。呈会阴型尿道下裂，睾丸很小，常位于腹股沟内，盆腔内无子宫和卵巢。青春期开始发育时，睾丸分泌增多，男性体征明显增长，阴茎长大，并能勃起，但前列腺不见发育长大，无胡须。染色体核型为"46，XY"，X染色质为阴性，血睾酮常正常。

（6）后天发育迟缓：出生后在性器官发育期间，由于患慢性疾病致全身性营养不良，造成全身发育迟缓，性器官发育也受到抑制，成年后阴茎发育稍差，但功能正常。另一种是肥胖儿童，由于血睾酮含量稍低，阴茎发育迟缓，与同龄儿童相比差异明显。从13岁起适当给予小剂量睾酮，提高血睾酮浓度，有利于性器官的发育，与此同时必须节食，并加强身体锻炼减肥。成年后若阴茎发育稍差，同时影响夫妻性生活时，可做阴茎延长术。

（7）包茎或包皮过长：学龄前儿童仍为包茎或包皮过长时，将阻碍阴茎的正常发育。据统计，在青壮年阴茎发育不良的647例患者中，曾患包茎或包皮过长者462例。阴茎的发育分几个阶段：胎儿分化发育；出生后至6岁为幼儿期发育；6岁后至12岁阴茎发育基本停滞，至13岁进入青春期发育阶段；20岁阴茎发育成熟。家长应密切观察孩子阴茎的发育增长情况，并定期进行测量以作为观察阴茎发育数据的参照。若在12～18岁期间，阴茎仍未见正常发育，应当给予小剂量丙酸睾酮25～50mg，一周2次，每年治疗2～4个疗程（2个月），以促进阴茎的发育。若注射两个疗程仍无效时，应检查性染色体、血睾酮、促卵泡成熟素、黄体生成素、24小时尿17-酮类固醇及孕三酮的含量，以便排除Klinefelter综合征或性别畸形。成年后或阴茎勃起短于10cm时，宜行阴茎延长术。

（三）阴茎延长术的原理和关键技术

1. 阴茎延长术的原理　通过阴茎尸解可见，当切断阴茎浅、深悬韧带后可使阴茎延伸3～5cm（图85-12）。

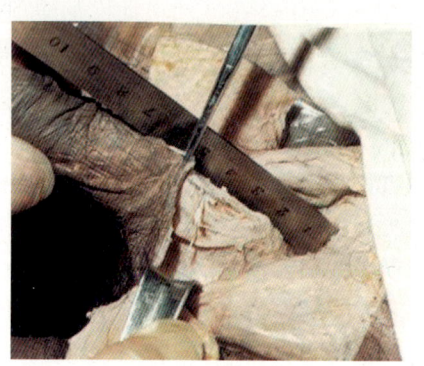

图85-12　尸解显示阴茎可延长3～5cm

耻骨联合的高度为4～6cm，这是与阴茎延长相关的解剖学基础（图85-13）。

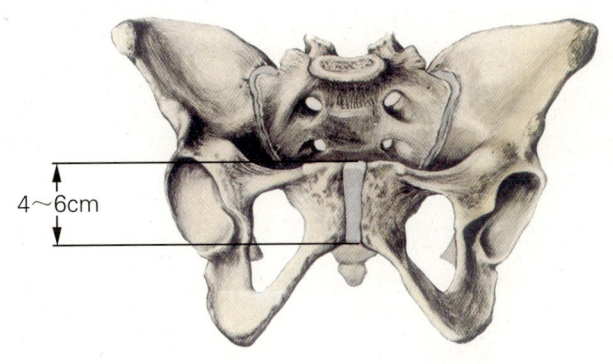

图 85-13 耻骨联合高度

当阴茎悬韧带被完全切断并分离至耻骨弓处时，原固定于耻骨联合和耻骨下支前方的阴茎段得以游离，从而增加了阴茎体的长度，由于保留了阴茎海绵体脚的完整性，且有阴茎海绵体肌及腱膜覆盖固定，当阴茎体和海绵体脚勃起时，仍能保持阴茎强度和稳定性。在切断阴茎深悬韧带时可显露阴茎背深静脉，应小心分离避免损伤，若切断背深静脉，也不会引起阴茎静脉回流障碍，因为还有其他两层静脉系代偿而使血液回流，只是在术后，阴茎冠状沟特别是系带处的皮下组织水肿明显，消肿时间也会更长些，有时长达2～3周。

2. 保持阴茎延长效果的关键技术　曾有于耻骨联合处做十字形或H字形切口，切断阴茎浅悬韧带，在其断端间填塞一块脂肪组织后原位缝合切口。浅悬韧带切断后，由于该处皮肤未延长，韧带断端间距较窄，日后脂肪机化，纤维组织增生，断端重新粘连，这样阴茎延长的长度又恢复至术前的长度。阴茎延长后如何保持已延长的长度，不使韧带切断后的创面再粘连，这是阴茎延长术的关键。目前国内外已逐渐开展这种手术，但疗效不一，差的仅能延长1～2cm，这主要取决于对延长手术机制的理解和采取的相应缝合技巧。浅深悬韧带切断后，将耻骨弓两侧的结缔组织和带血运的脂肪组织瓣拉拢缝合衬垫于耻骨弓的最低处，然后将阴茎根部两侧的阴囊皮肤缝合固定于耻骨弓处的脂肪垫上，以防止韧带切断后的创面再度粘连。术后5天开始将龟头向前下方牵拉，开始轻拉，7天后逐渐加重，由于皮肤向深处缝合，术后可见皮肤下凹，但3个月后凹陷消失，变得平整自然，毛发生长后难以看出切口线。

3. 阴茎长度的测定　阴茎延长术前、后长度的变化是衡量手术疗效的重要指数。由于常态下阴茎长度受患者精神、体位、室温以及外界环境的影响，而有1.1±0.5cm的差异，准确测量阴茎的长度应该是以勃起时的长度为准，为减少误差，测量时应注意以下几个方面。

（1）反复测量，使患者熟悉环境和适应测量操作，取测量的平均值为所测长度。

（2）测量时取站立位，室温在25℃左右。室内不得超过两人，特别要避免异性刺激。

（3）测量时以从阴茎根部腹壁反折处至龟头尿道外口的长度（过长的包皮不计入数据内）为阴茎长度。阴茎与腹壁或垂直位或下垂位，但术前、术后应一致。

（4）固定专人测量，一般应测定术前、术后常态下和勃起时两种状态下的长度和周径，以便进行术前、术后疗效的对比。

（四）手术适应证

1. 根据阴道解剖和女性性生理特征及中国成年男子阴茎正常长度测量，常态下为7.1±15cm，勃起时为13.0±1.3cm。若阴茎发育不良，勃起时阴茎长度不足10cm，西方人不超过12cm且不能满足女方性要求者，可做阴茎延长术。

2. 阴茎大部分缺损，勃起时长度一般仅为1～5cm，既往常规做阴茎再造术，然而再造的阴茎目前尚无正常的勃起和感觉功能。采用阴茎海绵体延伸术，切断阴茎浅、深悬韧带至耻骨弓处，使埋藏于耻骨联合前方的海绵体成为游离部分，从而增加阴茎的有效长度，再用腹股沟岛状皮瓣或阴囊前壁皮瓣修复海绵体被延长后的皮肤缺损创面，这种术式不但可使阴茎延伸至接近正常的长度，而且具有正常的勃起和接近正常感觉功能。

3. 小阴茎勃起时，其长度和周径在4～6cm，睾丸体积大于8ml时，在阴茎增粗术的同时做阴茎延长术，有利于使阴茎的形态接近正常。

4. 先天性阴茎异位畸形，可根据病情采用阴茎延长术，使阴茎延长并复位。

5. 对阴茎静脉瘘性阳痿，在做阴茎背深、浅静脉结扎的同时做阴茎延长术，常能取得更好的疗效。

6. 尿道上裂阴茎上弯且短，在修复尿道时，同时做阴茎延长术，可增长阴茎2～3cm。

（五）手术方法与步骤

1. 阴茎残端延伸法　阴茎大部分损伤后造成阴茎残端瘢痕畸形，为使阴茎残端皮肤延伸、瘢痕松解，采用阴茎根部皮瓣转位，使阴茎残端延伸。

（1）术前设计：于阴茎残端根部做环形切口，基部两侧各设计一方向相反的三角形皮瓣，两个三角形皮瓣的面积等于延长阴茎皮肤缺损范围的面积。

（2）阴茎根部做环形切开并松解瘢痕，将阴茎海绵体牵引出。

（3）切开并分离两侧三角形皮瓣。

（4）将两个三角形皮瓣分别包绕阴茎海绵体创面，使残端稍有延伸（图85-14）。

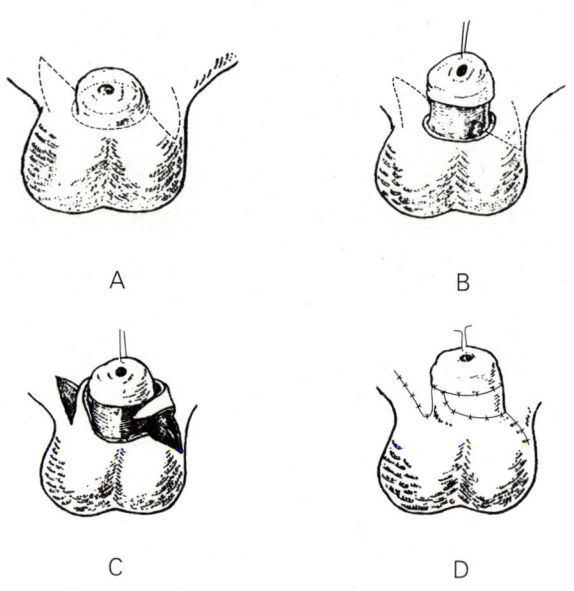

图85-14　阴茎残端延伸法
A. 切口设计　B. 延长阴茎根部　C. 皮瓣转移　D. 缝合皮肤

2. 切断阴茎浅悬韧带脂肪块填塞法

（1）于阴茎根部做"＋"或"＋＋"字形皮肤切口。

（2）分离筋膜，切断阴茎浅悬韧带，取耻骨联合处脂肪瓣填塞浅悬韧带断端间隙，防止切断的韧带再粘连。

（3）原位缝合皮肤切口，脂肪块血运差常使脂肪坏死液化而粘连。

3. 耻骨弓前阴茎海绵体延长法　自1984年创立此种术式后，至2008年共行阴茎延长6000余例，术后阴茎延长3～4cm者占78%。手术未涉及阴茎背神经和背动脉，术后未见性功能受损。

又因术中结扎部分阴茎背浅静脉，多数患者于术后勃起强度和性功能均有不同程度的增强。在切口设计方面，根据不同患者的情况又进行了多次改进，以尽可能使切口缝合完善。

（1）切口设计的改进和完善

1）于耻骨联合处做M形切口，切口行Y、Z形缝合或X形缝合（图85-15）。

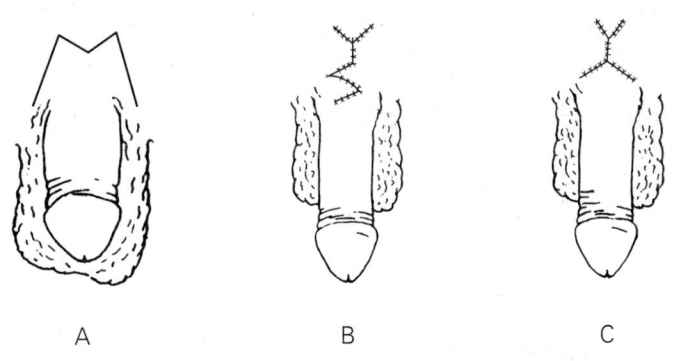

图85-15　M形切口，Y、Z形或X形缝合
A. M形切口设计　B. Y、Z形缝合　C. X形缝合

2）笔者于1987年改用舌形瓣切口倒Y形缝合。此种切口，便于手术操作和切口缝合，有利于延长阴茎（图85-16）。

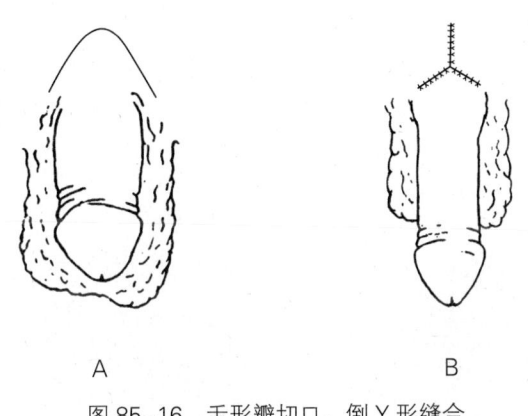

图85-16　舌形瓣切口，倒Y形缝合
A. 舌形瓣切口　B. 倒Y形缝合

（2）手术方法与步骤：①按切口线切开皮肤、悬韧带后和筋膜结缔组织；②切断悬韧带至耻骨弓，若显露背深静脉，可缝扎切断；③皮肤切开后，因深悬韧带被切断，耻骨弓下留下间隙。将耻骨弓两侧带血运的结缔组织和脂肪组织瓣向中央拉拢缝合，衬垫于耻骨弓的最低处，并将阴茎根部两侧的阴囊皮肤缝合固定于耻骨弓处的脂肪垫上，这样不但可以防止韧带切断后的再度粘连，而且也是延长阴茎的最佳缝合方法。倒Y形缝合由于切口在阴茎根部，毛发生长后难以看出术后切口线（图85-17）。

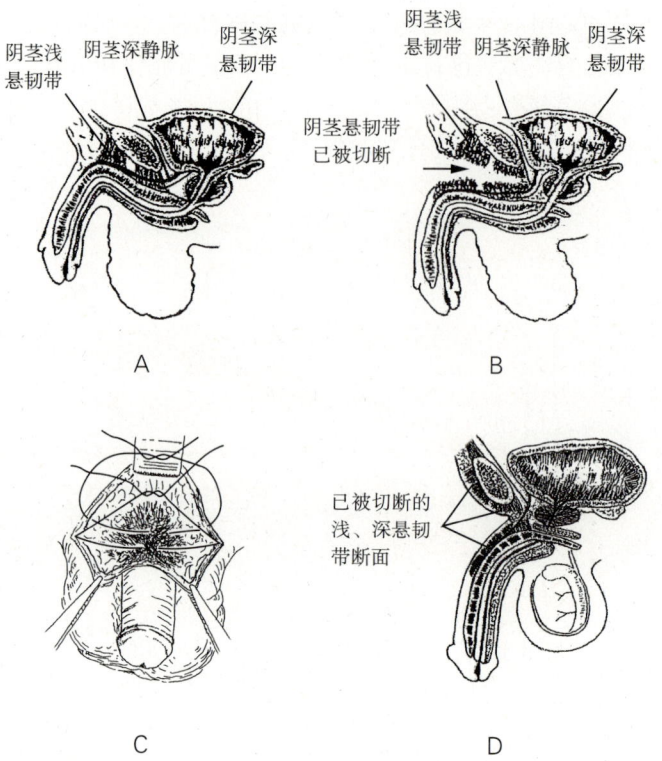

图 85-17 龙氏阴茎延长术示意图
A. 矢状位阴茎会阴解剖 B. 切断悬韧带，分离耻骨弓 C. 将两侧皮肤缝合数针固定于耻骨弓前间隙 D. 缝合切口

（六）阴茎延长相关病例介绍

阴茎延长的相关病例介绍，见图 85-18～图 85-24。

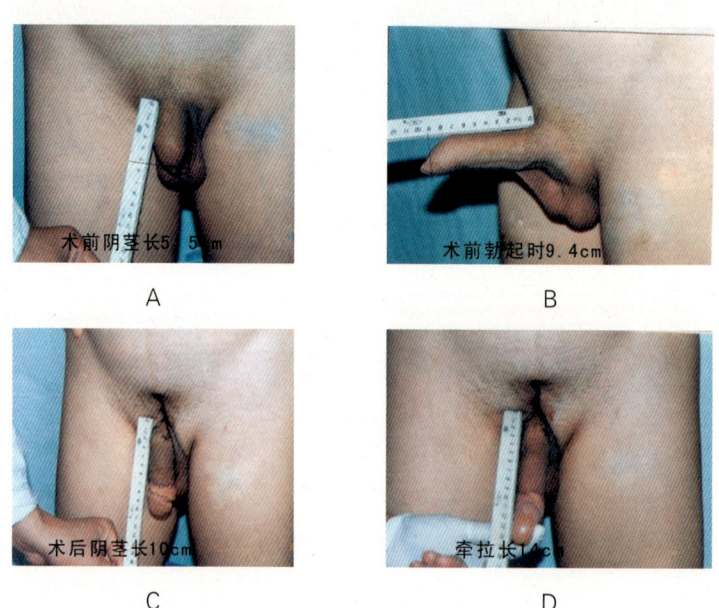

图 85-18 成人包茎可同期做阴茎延长，否则将影响健康和阴茎发育
A. 术前未勃起时长 5.5cm B. 术前勃起时 9.4cm C. 术后未勃起时长 10cm D. 术后牵拉长 14cm

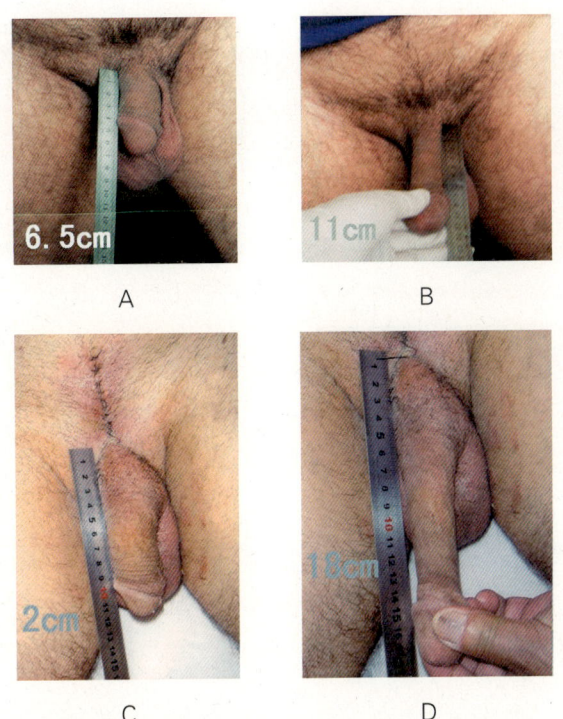

图 85-19 术后阴茎长 12cm，术后阴茎较术前延长 6cm（加拿大人，52 岁）
A. 术前未勃起时长 6.5cm B. 术前牵拉长 11cm C. 术后未勃起时长 12cm D. 术后牵拉长 18cm

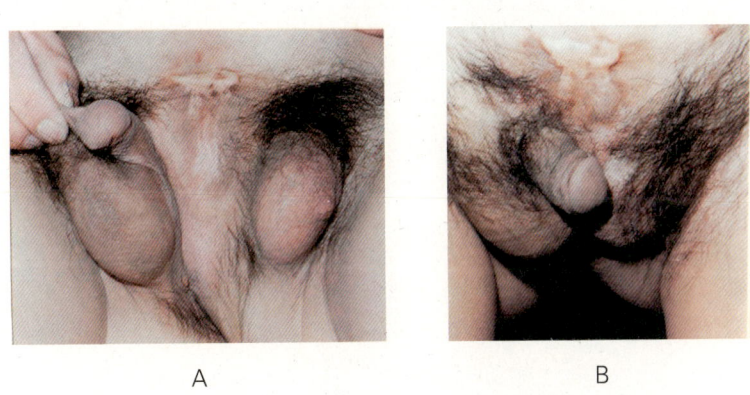

图 85-20 阴茎异位畸形。先天性阴茎位于右侧腹股沟，延长后复位 2 年后已结婚生子
A. 术前 B. 术后 2 年

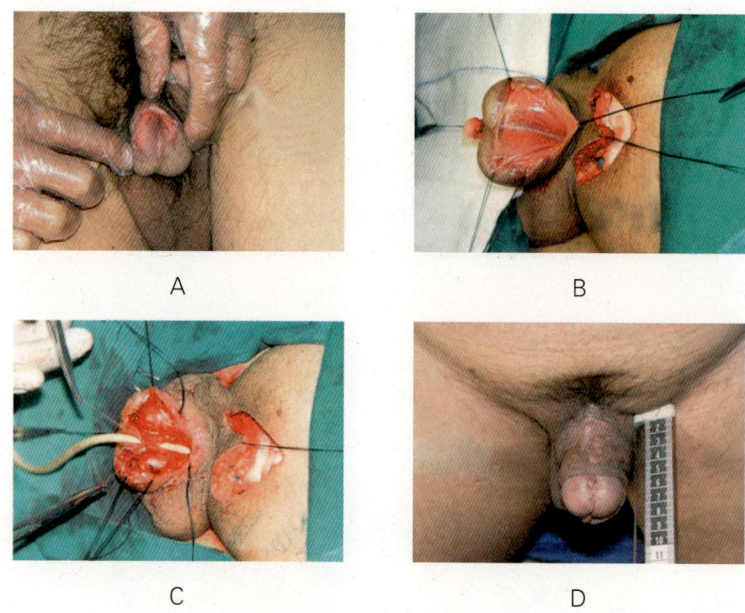

图 85-21 尿道上裂修复。尿道上裂的修复与阴茎延长术一次手术完成，阴茎延长 2~3cm

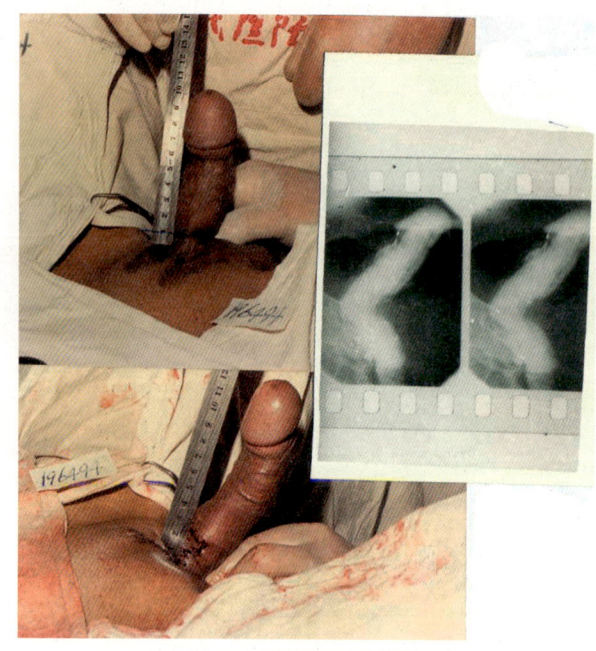

图 85-22 阴茎静脉瘘性阳痿。阴茎背深静脉结扎与阴茎延长一次手术完成，勃起改善

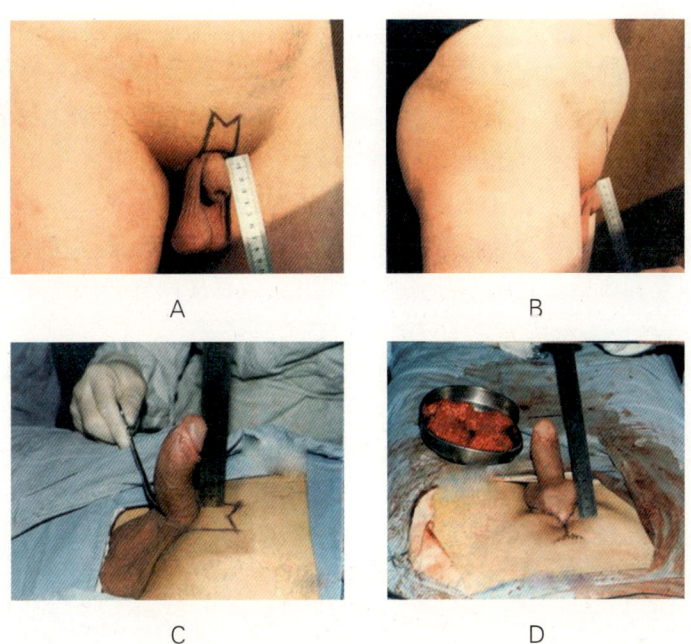

图 85-23　下腹壁肥胖症。肥胖者的阴茎延长须切除耻骨联合处部分脂肪

A. 术前未勃起时长 3cm，设计耻骨联合处切口　B. 3cm　C. 术前勃起时长 7.5cm　D. 术后勃起时长 12cm

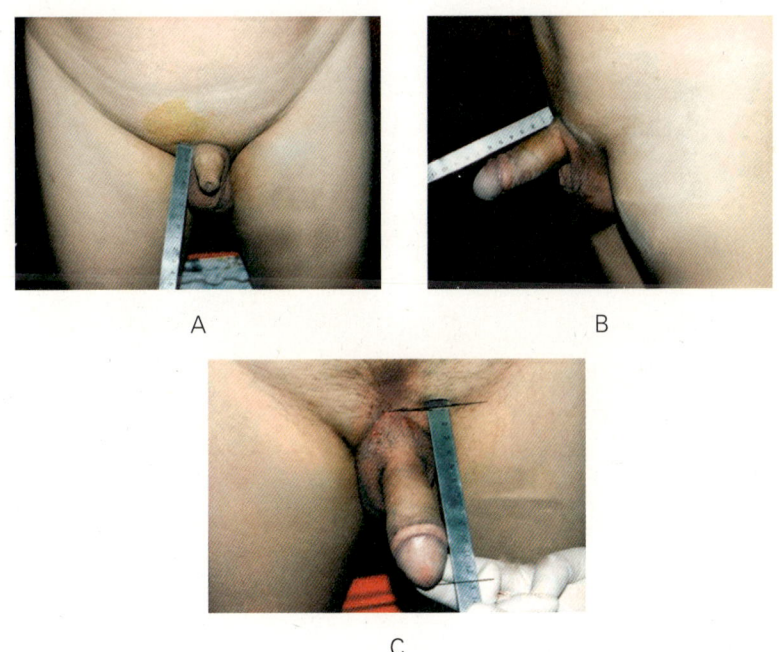

图 85-24　阴茎发育不良症。阴茎发育不良若合并包皮过长时同期做包皮环切术

A. 术前未勃起时长 4cm　B. 术前勃起时长 8.5cm　C. 术后勃起时长 12cm

（七）用阴茎延长术重建有感觉和勃起功能的阴茎

腹股沟岛状皮瓣修复阴茎大部分缺损：因阴茎烧伤或外伤性离断或阴茎癌做阴茎大部分切除后，可造成阴茎大部分缺损。一般残留阴茎常态下 0.5～3cm，勃起时 3～5cm。既往对大部分缺损

阴茎是通过阴茎再造完善其功能的，然而再造的阴茎目前尚无完好的勃起功能，采用阴茎海绵体延长术，可使大部分缺损的阴茎海绵体延长6～8cm，并使短缺的阴茎恢复至接近正常的长度和形态，而且具有正常的勃起功能，手术后数月，由于阴茎海绵体神经末梢爬行生长至皮瓣内，能逐渐恢复阴茎皮肤的感觉功能。术后能进行正常性生活，不需要再行阴茎再造。

术前常态下阴茎长0.5～3cm，在相当于阴茎冠状沟处模拟龟头做一环形切口，保留阴茎前端皮肤神经和血管。按切口设计线切开皮肤和筋膜，近端皮肤回缩至阴茎根部，切断阴茎浅、深悬韧带，显露阴茎背神经和血管。将阴茎前端皮肤切口缘做真皮内缝合固定于阴茎深筋膜，以免皮肤向阴茎尖端滑移。

根据阴茎海绵体延长后皮肤缺损创面，切取腹股沟岛状皮瓣，若腹股沟脂肪太厚，可用阴股沟岛状皮瓣或阴囊皮瓣修复阴茎皮肤缺损面。将岛状皮瓣通过皮下隧道转位于阴茎根部，修复阴茎缺损创面。阴茎皮肤切口设计和阴茎海绵体切断分离（图85-25）。腹股沟岛状瓣切口设计和皮瓣分离（图85-26，图85-27）。

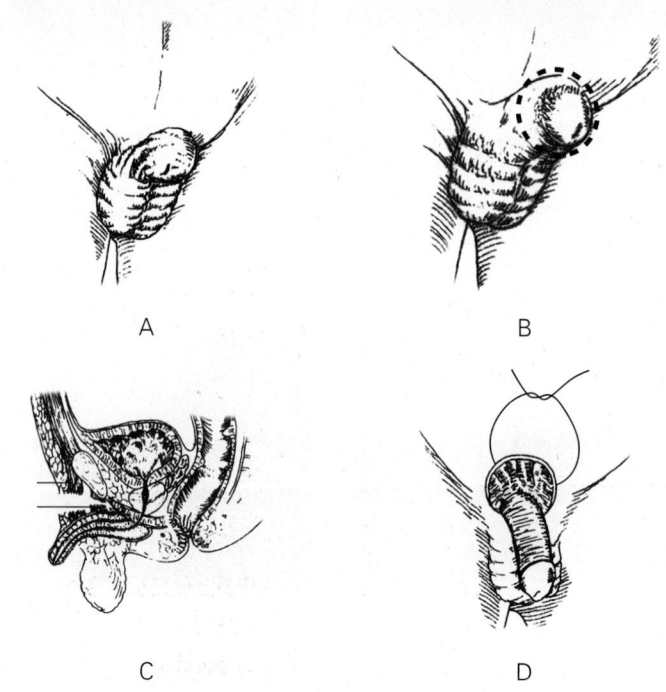

图 85-25 腹股沟岛状皮瓣修复海绵体创面

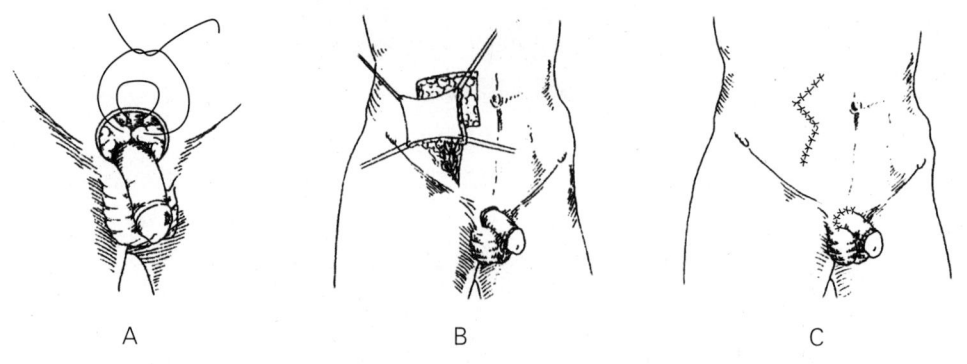

图 85-26 腹股沟岛状切口和皮瓣分离

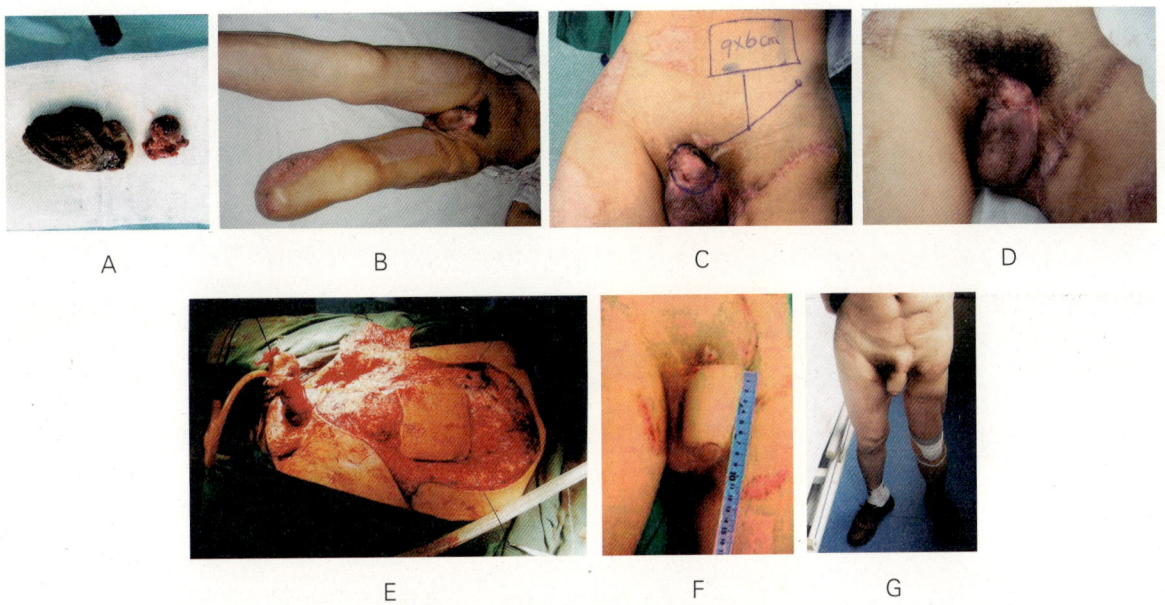

图 85-27　右下腹股沟岛状瓣修复阴茎皮肤缺损：男性，28岁，高压电烧伤阴茎坏死切除
A. 切除的坏死组织　B. 左小腿截肢　C. 设计左下腹股沟岛状瓣　D. 残留阴茎仅0.5cm　E. 分离出阴茎海绵体和左下腹壁岛状瓣　F. 皮瓣愈合后阴茎长8cm　G. 皮瓣愈合，安装左小腿和左足义肢

（八）阴囊岛状皮瓣重建有功能的阴茎

微波仪热烧伤致阴茎坏死，可经阴囊岛状皮瓣重建有功能的阴茎如图85-28、图85-29。

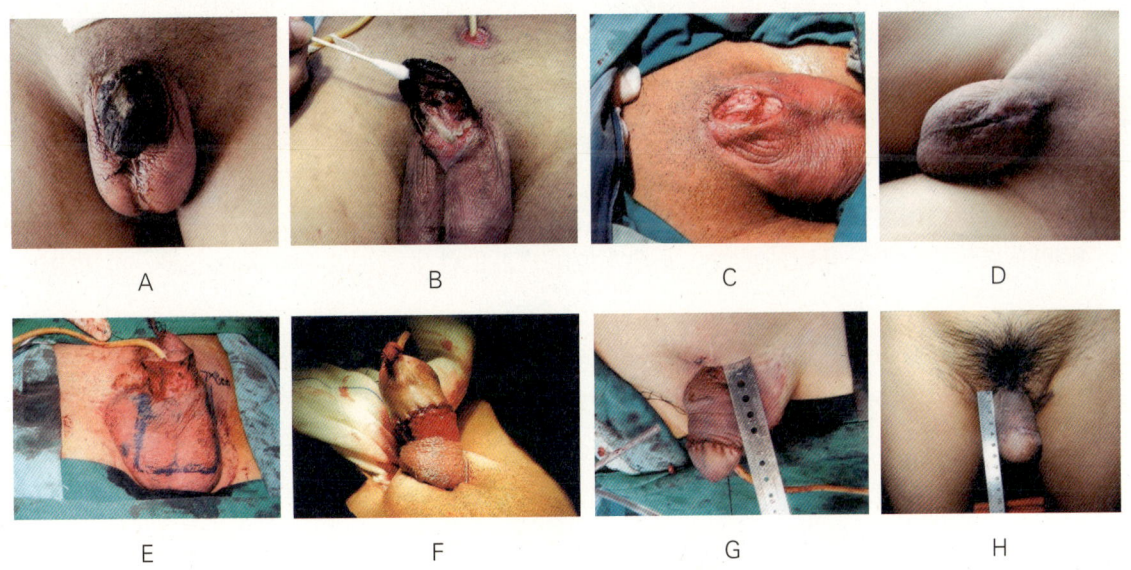

图 85-28　阴茎被微波仪热烤伤以阴囊岛状皮瓣功能重建
A. 微波仪热烧伤致阴茎坏死　B. 包皮环切术后用微波仪热烤至阴茎坏死　C. 切除坏死阴茎　D. 创面愈合　E. 分离并延长阴茎海绵体，设计阴囊皮瓣　F. 将阴囊皮瓣转移至海绵体背侧　G. 术后阴茎长7cm，勃起时9cm　H. 半年后复诊阴茎形态示意

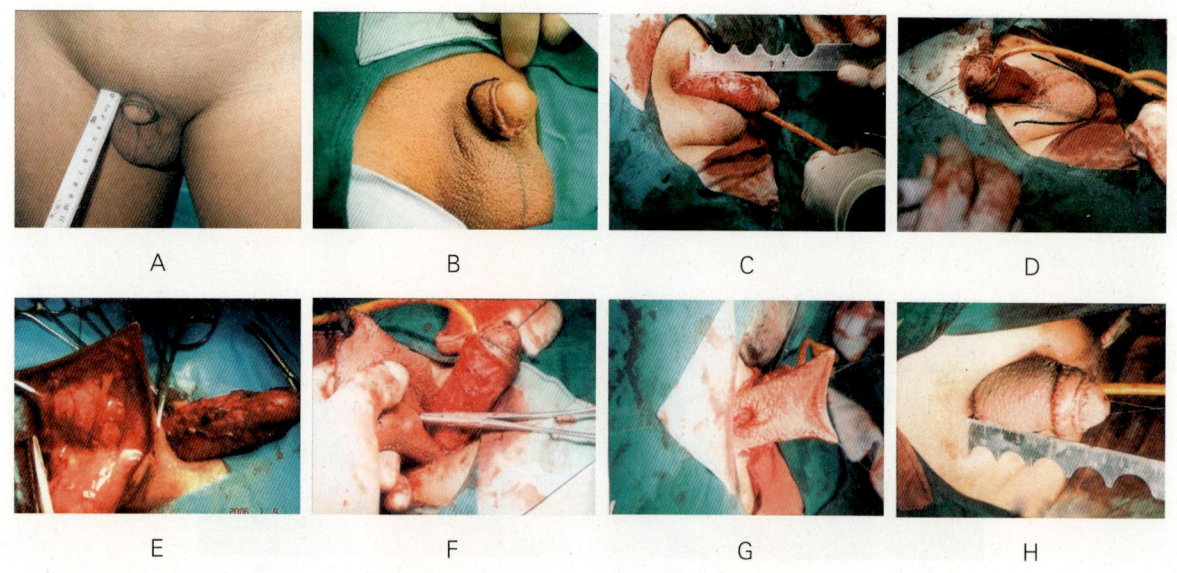

图85-29 术后阴茎具有勃起和感觉功能

A. 术前阴茎长1.5cm B. 模拟龟头于阴茎根部环形切口 C. 分离出海绵体8cm D. 阴囊皮瓣设计 E. 显露阴囊纵隔血管和海绵体 F. 阴囊穿洞 G. 阴囊皮瓣转移至海绵体上方 H. 手术结束时阴茎长8cm

（九）手术并发症的防治

M形切口，行Y、Z形缝合，由于Z切口在阴茎背根部，少数患者可产生增生性瘢痕，增生瘢痕较硬，偶尔影响性生活，对有瘢痕增生倾向者或切口炎症易引起切口瘢痕增生者应及时处理，或选择其他方法缝合切口（如X形缝合法）。

倒V形切口，由于其三角瓣为逆行三角瓣，如三角瓣设计过长，高、底的比例超过1.5∶1时，偶尔会发生三角瓣尖端缺血性坏死。若坏死面积未超过1.0cm，可通过换药令其愈合，否则宜做清创缝合或用阴囊上部带蒂皮瓣转位，修复坏死组织缺损创面。为防止三角瓣坏死，改为舌形瓣切口，两边不宜太宽，最好不超过阴茎外侧1.0cm，尽可能避免误伤阴部外浅动脉至阴茎皮肤的分支。三角瓣的脂肪太厚时，可修剪部分脂肪，但不宜超过浅筋膜。另外，缝合三角瓣尖端时置入一小橡皮片，以引流韧带切断分离后的组织渗液，可能避免产生分离腔隙积液而增加三角瓣张力，影响其血运。至于三角瓣的毛发，一般不影响日后的性生活，若有碍其形态美，可用去毛机除去。

术后若出现蹼状阴茎，应在延长后3个月分离矫正。手术须小，术中应彻底止血，避免术后阴囊血肿。

瘢痕增生者，应在切除瘢痕缝合创面后的次日放疗，防止瘢痕再增生（图85-30）。

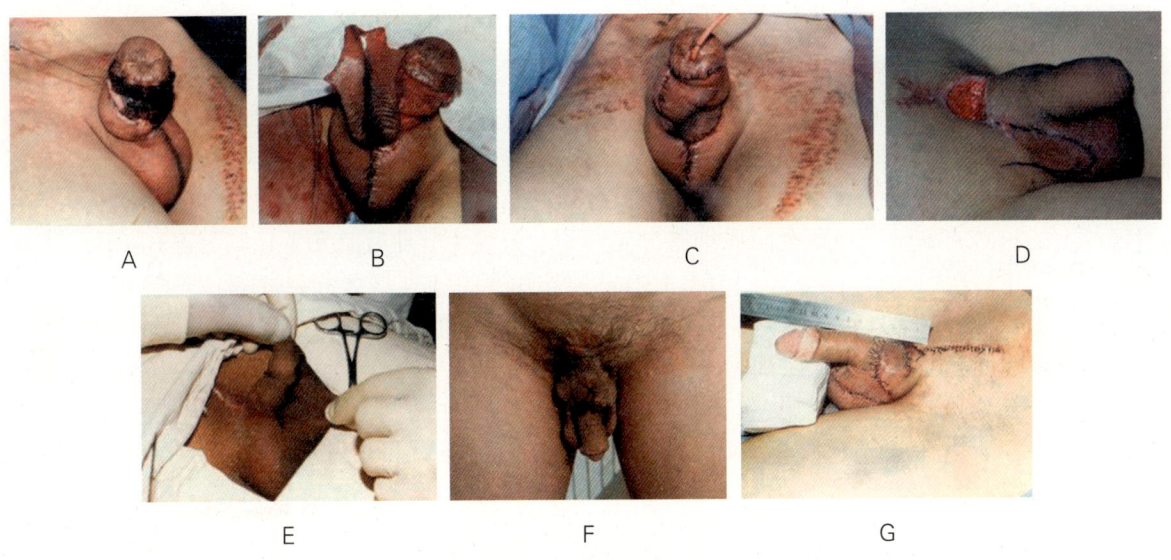

图 85-30 手术并发症的防治
A～C. 阴茎部分皮肤坏死，用阴囊纵隔皮瓣转位修复　D. 清创后用阴囊皮瓣转位修复　E. 蹼状阴茎矫正 Z 成形缝合
F、G. 切除增生瘢痕及时放疗

（十）术前准备与术后处理

1. 术前准备　阴囊由于皱褶密集又邻近肛门，容易被肠道菌污染，加之会阴部组织汗腺多，比较湿润，有利于细菌繁殖生长，做会阴部手术时应重视术前准备，术前 2 天每晚洗澡并清洗外阴；术前 1 天剃毛（备皮），并用 1∶2000 的苯扎溴铵溶液或洁尔阴液坐浴，清洗外阴部，以尽可能减少外阴部的细菌量。与此同时，必须对患者及其家属交代术中和术后可能发生的事情以及相关知识，特别是要解除患者心理上的自卑和压抑情绪，使其密切配合治疗，早日康复。

2. 术后处理　手术切口设计成沿阴茎根部的舌形瓣切口，术中切断部分阴茎背浅静脉和部分淋巴管，有的甚至需切断阴茎背深静脉，造成部分淋巴液回流和部分静脉血回流受阻，常出现包皮水肿，特别是腹侧系带处水肿最为明显，因此，术后应尽可能平卧，以便于阴茎静脉血及淋巴液回流，促进水肿消退，也可用弹力绷带包扎阴茎，减轻阴茎水肿，若出现三角瓣尖端皮肤坏死，应将切口的血痂用过氧化氢溶液、抗生素盐水清洗后，换药使其愈合，也可用活血化瘀药如丹参片、迈之灵片等内服去瘀消肿。

三　阴茎增粗术

（一）小阴茎

1. 概述　小阴茎（micropenis）常常由于睾酮水平低，或阴茎对睾酮不敏感，不能刺激阴茎发育生长，常与小睾丸同步存在，也称小睾丸小阴茎综合征。发病原因不明，但应与胚胎期睾丸功能不全有关；睾丸、阴茎多受脑垂体、下丘脑、肾上腺皮质等器官调控。至于怎样才算是小阴茎，学术上有几种意见：①阴茎的大小=阴茎长度×阴茎直径。学龄前儿童<1.5cm×0.8cm，学龄儿童<3.0cm×1.0cm。②小阴茎外观正常，但阴茎长度小于正常阴茎平均值 2.5 个标准差以上的长度。③尽量将龟头向前方水平位牵拉阴茎海绵体，测量耻骨联合至龟头尿道口的长度（过长的包皮不计算长度）。成人牵拉的长度小于 7cm 是真正的阴茎短小症。④阴茎的长度较同龄人明显短小的先天性疾病，一般新生儿（男性）阴茎长平均为 3.75cm，而阴茎长仅 1～2cm 者也认为是

短小阴茎。这种小阴茎常伴发双侧隐睾、睾丸发育不良（或睾丸缺如）、前列腺小、性腺功能减退、两性畸形、垂体功能减退、肥胖、智力发育异常等。患者通常体格高大，但男性第二性征发育不全。常伴发脑部发育异常，如嗅觉不灵、视觉差、多指（或并指等畸形）、性染色体异常，如Reifenstein综合征、Klinefelter综合征。

2. 阴茎的胚胎发育和实验室检查　胚胎发育到第7～8周生殖腺逐渐分化成睾丸（男性），在胎盘产生的hCG的刺激下，睾丸间质细胞分泌睾酮。妊娠4个月后胎儿下丘脑分泌GnRH，刺激垂体前叶产生LH及FSH，在hCG、LH及FSH共同作用下，睾丸持续分泌睾酮，睾酮又在5α-还原酶的作用下转化成DHT，刺激阴茎逐渐增大。小阴茎多为激素缺乏所致。

正常阴茎发育在胚胎的前12周完成，经历三个阶段。第一阶段为生殖结节期，生殖结节逐渐延长类似小丘，长8～15mm。第二阶段为阴茎体期，在DHT的刺激下阴茎继续生长发育成圆柱状，长16～38mm，尿道沟延长至龟头。第三阶段阴茎长度为38～45mm，阴茎、尿道发育完成。

（二）发病机制

1. 脑组织结构异常或染色体、基因异常会导致各种综合征，而内分泌代谢异常会导致促性腺激素释放激素、黄体生成素等缺乏，以及睾酮分泌减少。

2. 在妊娠晚期睾丸出现退行性变，睾酮分泌减少，由于负反馈作用导致促性腺激素分泌增多，它的病变在睾丸。有的睾丸组织黄体生成素受体异常，以至于不能分泌足够的睾酮。

3. 少部分原发性小阴茎的患者，青春期过后才启动阴茎发育，且阴茎可发育正常。病因不清楚，可能与胚胎晚期促性腺激素刺激迟钝、一过性睾酮分泌下降有关，也有少部分患者雄激素受体异常或原始生殖结节异常。

4. 实验室检查包括：①常规检测染色体核型；②测定血电解质（含钾、钠）、血糖；③测定LH、FSH、睾酮及性激素全套；④甲状腺功能测定。

5. 进行hCG或GnRH刺激试验；先做hCG刺激试验测定睾丸功能，然后再做GnRH刺激试验来测定脑垂体前叶功能，出生后6个月内正常男孩血清睾酮、LH、FSH值较高，血清睾酮正常高于3.5nmol/L。LH、FSH增高而血清睾酮低下时，要考虑原发性睾丸功能低下，通过hCG刺激试验可确定。方法：隔天肌肉注射hCG一次，每次500u，共5次，在最后一次注射后24～48个小时内查血清睾酮，如低于3.5nmol/L，则证实睾丸功能低下，而LH、FSH正常，说明垂体前叶分泌功能正常。内分泌功能检测正常，脑垂体前叶发育正常，可认为小阴茎的病因在于下丘脑。

6. B超检查，了解肾及肾上腺发育状况、形态、大小，了解有无增生、结节、肿块等。

7. 头颅磁共振检查，了解有无下丘脑或垂体的畸形或肿瘤。

8. 必要时腹腔镜下或直视下手术进行隐睾探查术。

（三）诊断标准

用手尽量牵拉阴茎海绵体，测量耻骨联合至龟头顶端的尿道口距离为阴茎长度，阴茎长度比正常阴茎长度平均值小2.5个标准差以上时，即可诊断为小阴茎，正常阴茎长度参考值见表85-1。

表85-1　正常男性阴茎长度参考值

年龄	平均值±标准差(cm)	低于2.5个标准差界值
新生儿(30周)	2.5±0.4	1.5
新生儿(40周)	3.0±0.4	2.0
0～5个月	3.9±0.8	1.9
6～12个月	4.3±0.8	2.3

续表

年龄	平均值±标准差(cm)	低于2.5个标准差界值
1~2岁	4.7±0.8	2.6
2~3岁	5.1±0.9	2.9
3~4岁	5.5±0.9	3.3
4~5岁	5.7±0.9	3.5
5~6岁	6.0±0.9	
6~7岁	6.1±0.9	
7~8岁	6.2±1.0	
8~9岁	6.3±1.0	
9~10岁	6.3±1.0	
10~11岁	6.4±1.1	
成人	13.3±1.6	

（四）治疗

治疗需处理原发性疾病及内分泌治疗，它包括非手术和手术治疗两种。

1. 内分泌治疗　小阴茎内分泌治疗原则上应早诊断、早治疗，但早期要慎用雄激素。McMahon等认为青春前期治疗可引起阴茎早熟，且成年后阴茎又产生萎缩短小，青春期或青春后期治疗阴茎发育正常。故认为儿童过早接受雄激素治疗，有导致成年后阴茎萎缩短小的危险，一般而言，患儿应在3~6个月时接受正规内分泌治疗。

（1）睾丸功能低下者可外用5%的睾酮霜或小剂量睾酮替代治疗。每3周1次，每次25mg，肌内注射，共4次。

（2）促性腺激素分泌不足的性腺机能减退，最常用的药物是hCG，首次治疗即为hCG刺激试验。第二疗程为每5天肌内注射hCG1次，每次500u，共3个月。使用两个疗程后要休息观察一段时间，再确定下次的治疗方案。下丘脑功能异常的患儿，使用GnRH疗效较好。

2. 手术治疗　对于小阴茎的治疗要从儿童开始，尽早解除妨碍阴茎发育的因素，如包茎、包皮过长、隐匿阴茎矫治术，使龟头外露，便于阴茎生长发育。家长要关注儿童的睾丸和阴茎的发育生长大小，特别是青春发育的初期阶段（12~16岁）是阴茎发育的"黄金时期"，睾丸的发育常被忽视，因为睾丸装在阴囊中难以一目了然，必须用手触摸，即使是有经验的医师也必须反复触摸才能有一个初步的了解。阴茎的发育受睾丸分泌的睾酮调控，应重视睾丸的生长发育，若睾丸发育正常，阴茎也会得到相应增长。内分泌治疗无效者应考虑整形手术，包括隐睾固定术、阴茎整形及变性手术。对睾丸下降不全的患儿可施行睾丸下降固定术。阴茎特别细小，激素治疗无效，没有治好可能的患儿，可在青春发育后做变性手术。做变性手术时，可同时行阴蒂缩小成形术及睾丸探查切除术，而阴道成形术则等至青春期后进行。不愿做变性者，则只能进行阴茎再造术，但要跟患者及家属讲明，再造阴茎的形态和功能和正常阴茎有很大的差异。

我们对大多数内分泌治疗效果不佳的患者，采用阴茎延长及阴茎增粗的手术方式，使患者阴茎的大小有明显的改善，其性生活能力大大提高，能满足患者结婚成家的要求，是目前临床上较为有效的治疗手段。它既避免了做变性手术给患者及家庭带来烦恼与困扰，又避免了再造阴茎。

包茎和儿童隐匿性阴茎的治疗，这两者对阴茎的生长发育均有影响，前者限制阴茎向外生长；后者因增厚的纤维筋膜束缚阴茎，一般都在5岁左右，做包皮环切解决对阴茎的束缚作用。

（五）Devine 术式行隐匿性阴茎矫正术

Devine 术式行隐匿性阴茎矫正术见图 85-31。

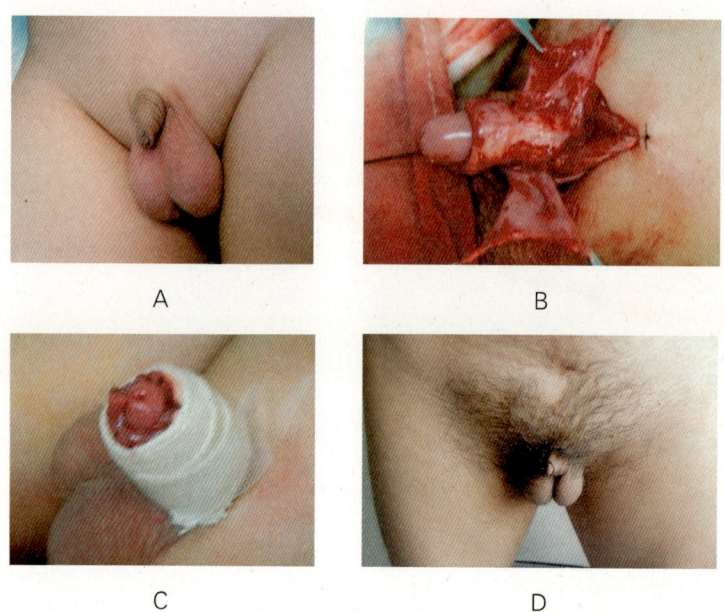

图 85-31　Devine 术式行隐匿性阴茎矫正术：男性患儿，9 岁
A. 术前　B. 分离增厚的筋膜和纤维索并切除　C. 缝合并包扎切口
D. 术后

（六）小阴茎和阴茎发育不良的治疗

小阴茎的治疗方法很多，但疗效很不令人满意，有的曾试用过一段时间，效果不甚好的被淘汰了。目前还在临床使用的治疗方法有以下几种。脂肪细胞移植阴茎增粗术（penile girth enhancement）、经过特殊处理的异体脱细胞真皮片阴茎增粗术、下腹壁或阴股沟真皮瓣移植阴茎增粗术。

手术适应证包括：

1. 小阴茎勃起时长度和周径在 5～8cm 者，可用腹股沟真皮岛状瓣或阴股沟真皮瓣转位增粗阴茎，而小于 4cm 者宜做阴茎再造术。

2. 在做阴茎延长后，同时可用阴囊纵隔真皮瓣，去阴囊表皮后转位于阴茎背侧，将其缝合固定于阴茎浅筋膜，再缝合阴茎皮肤，以达增粗阴茎的目的。

（七）脱细胞异体真皮片移植行阴茎增粗术

脱细胞异体真皮片移植行阴茎增粗术见图 85-32。

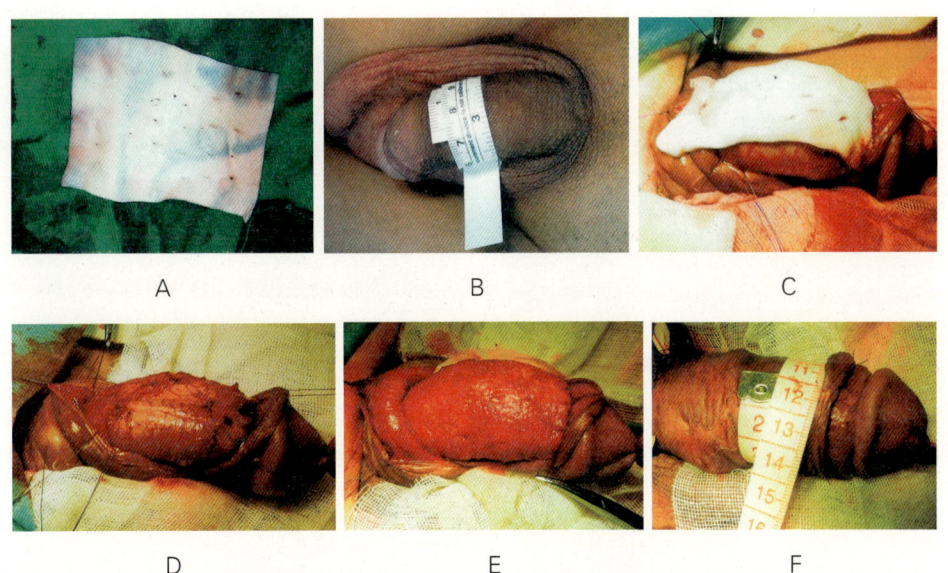

图 85-32　脱细胞异体真皮片移植行阴茎增粗术

A. 异体脱细胞真皮片　B. 术前阴茎周径 7.4cm　C. 皮片打洞后平铺于阴茎背侧　D. 包皮环形切口，皮肤脱套　E. 缝合固定于阴茎筋膜　F. 术后阴茎周径 11cm

（八）阴股沟皮瓣转位行阴茎增粗术

阴股沟皮瓣转位行阴茎增粗术见图 85-33。

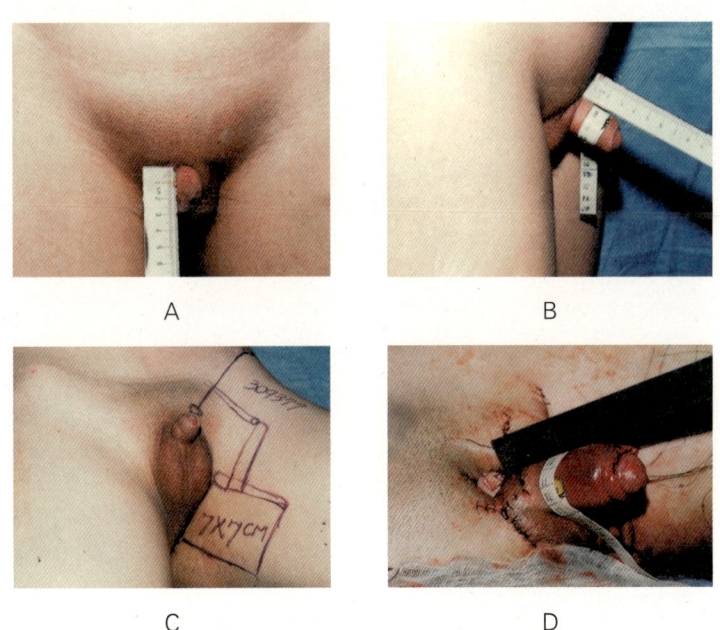

图 85-33　阴股沟皮瓣转位行阴茎增粗术

A. 术前阴茎长 2.0cm　B. 术前勃起时长 4.0cm，周径 7.0cm　C. 阴股沟皮瓣设计　D. 术后阴茎长 9.0cm，周径 11.0cm

四 阴茎-阴囊蹼状皱襞矫正术（correction of peno-scrotal webbing）或蹼状阴茎矫正术（correction of webbed penis）

（一）病因

蹼状阴茎又名阴茎阴囊融合，指阴囊中缝皮肤与阴茎腹侧皮肤相延伸融合，使阴茎与阴囊未完全分离。多是先天性畸形，少数继发于包皮环切术后或其他手术切除阴茎腹侧皮肤过多。大多数无尿道发育异常。约3.5%的尿道下裂并发本畸形。

先天性者发病原因不明，可能为阴唇阴囊隆突相互靠拢，发育成阴囊时未与阴茎皮肤分离，而继续向阴茎延伸发育所致，通常阴茎无弯曲，尿道发育无异常，极少数患者可同时合并尿道下裂。

（二）诊断

患儿除外观异常外无其他不适，成人患者可造成性交痛或性交困难。根据体检时阴茎腹侧皮肤与阴囊中缝皮肤融合而呈蹼状的特殊外观，可诊断。

（三）手术方法

术前应在勃起状态下进行评估，术中可以用药物（例如注射前列腺素 E_1）诱导勃起进行标记，轻度患者可以在阴茎、阴囊之间的蹼状皮肤上做横切纵缝，可做V-Y成形术、Z成形术及五瓣成形术等，术中可以根据需要适当切除多余的皮肤。如果是重度的患者，则应尽量保留皮肤，使用单Z、双Z或连续Z成形术将蹼状皱襞进行松解，达到修复的目的。

五 阴囊缩小术（reduction of the scrotum）

适用于各种原因所致阴囊淋巴水肿，可在阴囊正、侧位设计切口线，切除阴囊病变组织，小心分离精索、睾丸，并将睾丸鞘膜翻转或切除，最后缝合阴囊切口，并留置引流。

六 隐匿性阴茎矫正术

（一）病因

隐匿性阴茎是一种阴茎体因缺乏恰当的皮肤鞘而埋藏于周围皮肤组织下方，致使外观上阴茎体只有很少一部分可见的解剖异常。先天性隐匿性阴茎系在胚芽期正常延伸至生殖器结节的尿生殖窦远端发育不全，以至于阴茎隐匿于皮下，国内报道发病率约为0.68%。解剖特点是肉膜发育不良，变成弹性较差的条索状组织，阴茎肉膜与Buck筋膜不能疏松附着，两者分离，导致阴茎不能较好地在皮下自由滑动，阴茎伸缩受到限制。

（二）临床表现与诊断

隐匿性阴茎主要依据临床表现加以诊断，即部分或全部阴茎隐匿于耻骨前皮肤内，而阴茎体大小正常。本病应与阴茎体比正常人群小2.5倍标准差以上的小阴茎相鉴别。

（三）手术指征与时机

隐匿性阴茎对患者阴茎的发育和心理都会产生影响，因此多数人认为早期手术治疗对于患者的生理和心理发展都有重要意义。儿童和成人隐匿性阴茎的成因有所区别，其手术指征也有一定的差异。儿童的隐匿性阴茎不合并包茎者随发育多可自行矫正，一般无须手术。针对儿童的手术指征探讨主要集中在手术时机的选择上。Redman认为早期手术可以获得良好的手术效果，Perger等认为各个年龄段均可进行手术治疗，Eroglu等通过观察发现隐匿性阴茎可能在成长过程中自愈，特别是能走路之后，他建议应在3岁后进行手术。也有学者建议应根据是否引起阴茎海绵体的结构和功能变化来决定手术的最好时机，因为有研究显示，隐匿性阴茎的阴茎海绵体是正常的，只是被埋藏在了软组织中，因此需要有充分的证据确定在青春期阴茎不能完全露出方可选择在青春期前手术治疗。一般不建议5岁之前的手术，以避免因矫形不满意而行二次手术。

（四）手术方法

经典的隐匿性阴茎矫正术（correction of hidden penis）有Shiraki's术式，他通过将覆盖龟头部的包皮组织的内、外板分别纵向切开三个约1cm长的切口并游离皮下而形成三角瓣后，内、外板皮瓣嵌插缝合以暴露龟头，还可以选择性的固定阴茎体。此术式不但没有松解肉膜结构，而且皮瓣的游离很容易引起皮肤的坏死而导致二次手术。Johnston's术式注重处理耻骨上脂肪垫对阴茎隐匿的影响，故将开口选择于阴茎根部，环形切开阴茎根部皮肤组织并分离至白膜后，清除部分耻骨上脂肪垫，将皮肤缝合于白膜上，暴露龟头部。此术式切口隐蔽，适合肥胖且耻骨上脂肪垫较多者，但此术式极易引起静脉血和淋巴回流受阻，术中亦有损伤阴茎背血管、神经的风险，同时和Shiraki's术式一样不能解决肉膜发育异常引起的阴茎体牵拉异常或伸直不理想等问题。

Devine's术式是较为成熟的手术方式，近期的多种手术方式，借鉴了该术式针对肉膜纤维索带发育异常等病因而采取的阴茎脱套技术，该术式在阴茎背侧纵行切开包皮内、外板，翻转包皮形成横向创面后向两侧延伸环切包皮，随后脱套阴茎体至阴茎根部，清除耻骨上脂肪垫组织，将阴茎根部固定于白膜。此术式针对隐匿性阴茎的病因进行了手术，收到很好的治疗效果，但因此术式切口过小，阴茎根部未予固定，因此在此术式基础上又发展出各种处理阴茎脱套和切口选择的不同替代手术方法。

20世纪末期，Maizels等人通过纵切横缝技术来解决包茎问题，同时在Johnston's术式基础上将下腹部皮下固定于耻骨骨膜上，阴茎包皮内板下的浅筋膜固定于阴茎根部的白膜上，解决了阴茎根部固定问题。随着经典术式改良手术方式的不断革新，在此基础上逐渐形成了阴茎脱套技术。手术方法为在包皮黏膜与皮肤交界处环形切开皮肤，腹侧正中切开皮肤至阴茎根部，在接近阴茎体部彻底锐性切断包皮组织肉膜与阴茎体白膜之间的纤维索带，阴茎体全部脱套，包皮组织形成扇形结构。阴茎体脱套至背侧的耻骨水平和腹侧的阴茎阴囊结合部水平，部分切断阴茎悬韧带，在阴茎体背侧10点、12点和2点方向缝合白膜于耻骨前筋膜上，腹侧则于4点、6点和8点方向将白膜固定于皮肤上，至此，阴茎体得到延长，更重要的是阴茎体位置的固定使得阴茎皮肤更贴近于阴茎体。去除多余的包皮组织，缝合包皮环形切口，创面加压包扎。相比之前的手术方式，此术式较彻底地解决了影响阴茎隐匿的肉膜牵拉问题，同时此切口对血管及淋巴管影响甚微，由于分离部位贴近阴茎体，精索组织不会受到损伤，且缝线的位置可以较牢固地固定住阴茎海绵体。但此术式在阴茎脱套过程中，腹侧离尿道较近，需注意避免损伤尿道。

在Devine's术式的包皮环形切口基础上，对外板进行两侧纵行切口，内板在腹侧和背侧做纵行切口，脱套和固定阴茎体后，依据外板皮肤缺损程度修剪内板皮肤来形成皮瓣，通过两个V形或多个齿状吻合，利用脱套技术整复阴茎隐匿的同时，解决了包茎问题。而对于阴茎根部固定缝线的方式，有人还提出两点固定技术，即在3点和9点方向上只固定两点，同样能够取得较好的效果。

经过进一步改进，在包皮环形切口的基础上进行阴茎体的脱套，之后通过在阴茎腹侧的阴茎、阴囊交界处纵向切一小口至脱套腔，将阴茎体自小口内穿出，随后进行阴茎体根部的固定，固定方法同上，固定完成后将阴茎体通过小口还纳，修剪包皮组织后缝合切口，这样可以有效地减轻术后包皮组织的水肿程度（图85-34，图85-35）。

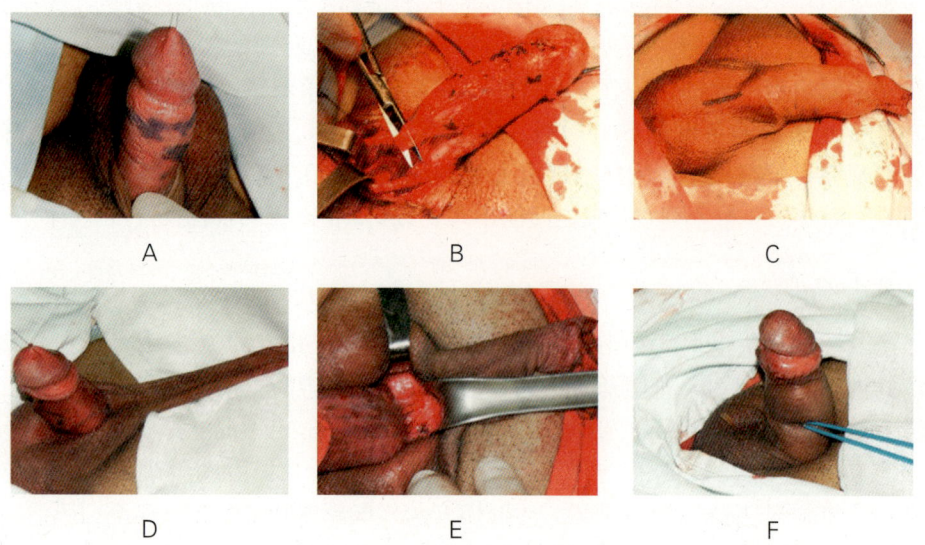

图85-34　阴茎脱套技术结合阴茎阴囊角开口矫正隐匿性阴茎手术方式

A. 龟头部做牵引线，将阴茎体牵拉出体外，沿包皮内、外板结合处或以处理包茎方式设计环形切口　B. 在白膜浅层离断附着的纤维索带及筋膜组织，脱套阴茎皮肤至阴茎根部，离断部分阴茎悬韧带　C. 设计阴茎阴囊角纵向切口，与阴茎脱套腔相通　D. 将脱套的阴茎体自阴茎阴囊角开口牵出　E. 暴露阴茎背侧根部周围，直视下将阴茎背侧根部白膜缝合于耻骨区近端肉膜组织，确切固定阴茎根部　F. 还纳阴茎体至脱套腔，直视下固定阴茎腹侧根部，并对阴茎阴囊角塑形，修整缝合包皮组织，在阴茎腹侧根部留置引流条于脱套腔内

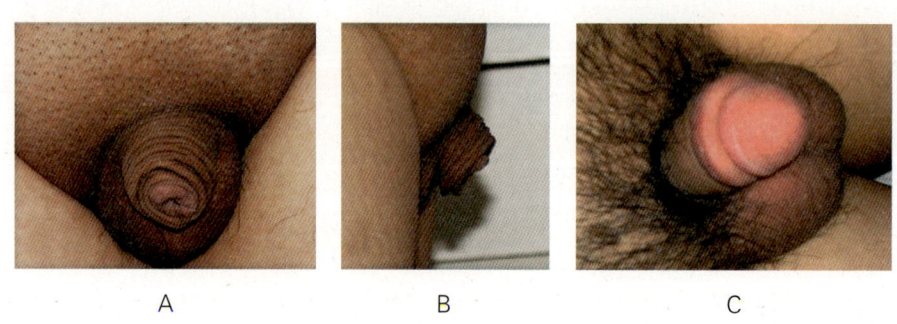

图85-35　成人隐匿性阴茎的手术治疗

A. 术前成人隐匿性阴茎体正面观，见包皮组织富余，阴茎体几不可见　B. 术前侧面观，见阴茎短小、耻骨区脂肪组织隆起　C. 矫正术后3个月，外观上阴茎隐匿得到矫正，阴茎体及龟头外露

（龙道畴　龙云　王松山　薛春雨　邢新）

第二节　女性生殖器美学整形

在人们开始更加重视生活质量的今天，外阴的形态和功能被越来越多的女性关注。女性会阴

部的美学目前没有统一标准，但是可以基本达成的共识是：①小阴唇对称，范围不超出大阴唇1cm；②阴蒂大小适中，没有过多的褶皱；③大阴唇不过度肥厚，也没有多余松垂的皮肤；④阴阜丰满但穿着内衣时没有明显突出。通过回顾性调查发现，涉及女性外生殖器美容手术的原因主要有：①美容性因素。自我感觉外阴部分组织结构过多、两侧不对称或外阴形态不美观。②功能性因素。主要包括由于外阴部分组织的明显突出而导致局部皮肤炎症、衣服摩擦引起的不适感、性交或运动时疼痛以及局部清洁卫生的不便。③期望增强阴道、阴茎的摩擦力及对阴茎的挤压力，改善性生活的满意度。④希望术后能提高患者的自信心与自我受尊重感。因此近年来，越来越多的女性希望通过整形美容的方法，获得外生殖器美容性和功能性的改善，增强自信，提高生活满意度。

一 阴唇成形术（labioplasty）

（一）小阴唇缩小成形术

1. 病因　小阴唇位于大阴唇内侧，是一对较薄的皮肤皱襞，表面光滑无毛。小阴唇的前端形成两个皱襞，两外侧者会合形成阴蒂包皮，两内侧者会合向上连于阴蒂，形成阴蒂系带。两小阴唇的后端彼此会合形成阴唇系带。小阴唇具有保持阴道口湿润、防止外来污染、维持阴道自净的作用。在人群中，小阴唇的宽度变化范围很大，并无一个明确的正常范围标准，一般认为正常的小阴唇立位时贴拢于两侧大阴唇之间，微微显露，宽度为1.5～2.0cm。Friedrich认为在轻轻向侧面牵拉的状态下宽度小于5cm为正常。

小阴唇肥大（hypertrophy of labia minora），是一种较为常见的女性外阴畸形，可引起局部刺激，妨碍经期及便后局部卫生的保持，影响性生活，还可引起骑自行车、行走时的局部不适。此外，目前人们可以通过多种途径了解外阴部位的结构形态，以及对女性外阴部形态美学上的评价，过于肥大及不对称的小阴唇亦被认为是一种畸形，给患者心理上造成压力，影响其正常生活。

小阴唇肥大通常是先天性的，使用过雄性激素、局部持续牵拉、长期慢性炎症刺激、过度手淫或性交等也可引起。通常为双侧弥漫性增大。也可仅限于一侧，范围可从阴蒂包皮至阴唇系带。

2. 手术适应证　我国女性小阴唇正常范围：长度，左侧最长30.055mm，右侧最长29.677mm；宽度，左侧最宽9.911mm，右侧宽度可为10.20±2.95mm。立位时两侧小阴唇贴拢于大阴唇之间，微微显露。Rouzier等认为只有小阴唇的宽度大于4cm时才有手术指征。笔者认为小阴唇的宽度不是主要指征，只有当小阴唇肥厚肥大或外露甚为明显，超出大阴唇1cm以上，行走时摩擦引起不适，影响尿流方向，甚至影响性生活或引起心理问题后，才可考虑手术治疗。

在临床实际工作中，大多数患者有她们自己的理想尺寸标准，就医时会明确地提出，如无损于功能，即可按其要求施行手术。但从形态和功能角度考虑，保留的小阴唇宽度至少应为1cm。

3. 治疗方法　小阴唇缩小术较常用术式有四种，即直线切除缝合法、楔形切除法、中央去表皮缝合法和小阴唇边缘W形切除法，这些方法各有优缺点与适应证（图85-36～图85-43）。

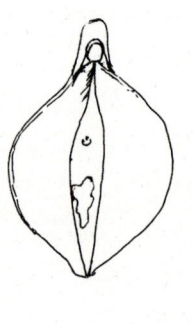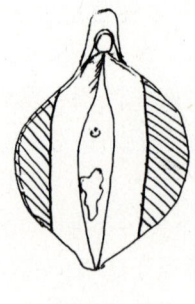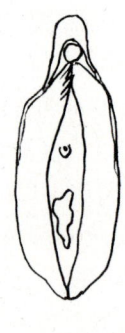

图 85-36　直线切除缝合法示意图
A. 肥大的小阴唇　B. 阴影部分为拟切除区域　C. 术后

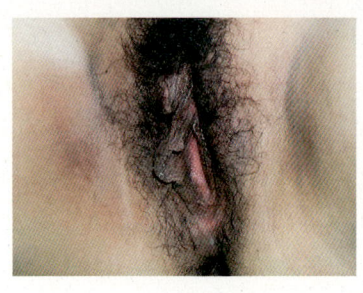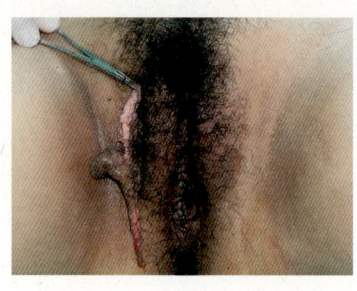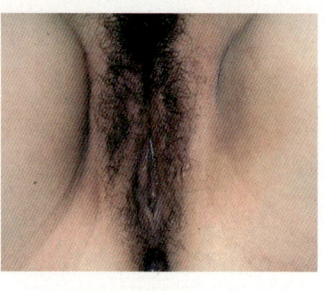

图 85-37　直线切除缝合法右侧小阴唇缩小成形术矫正小阴唇不对称
A. 两侧小阴唇不对称，右侧较大，术前　B. 右侧小阴唇缩小成形术后即刻　C. 术后 10 天

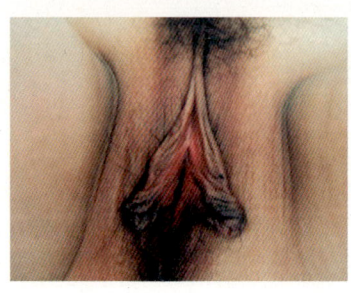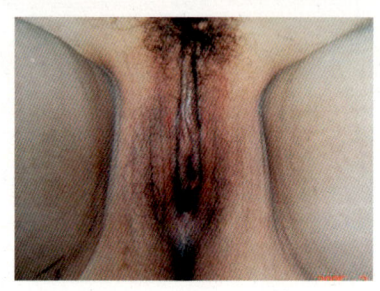

图 85-38　直线切除缝合法小阴唇缩小成形术矫正双侧小阴唇肥大
A. 术前　B. 术后 14 天

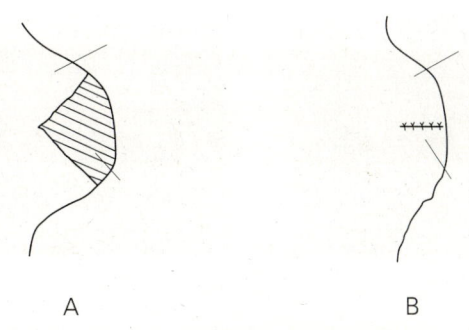

图 85-39　楔形切除法示意图
A. 阴影部分为拟切除区域　B. 缝合后

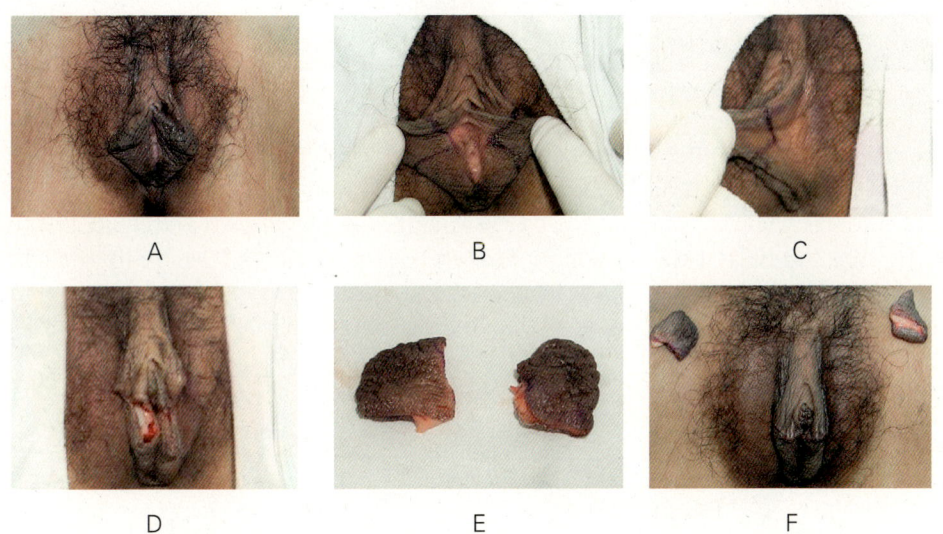

图 85-40　楔形切除法双侧小阴唇缩小成形术矫正双侧小阴唇肥大
A. 术前　B. 设计的楔形切口，内面观　C. 设计的楔形切口，外面观　D. 局麻下沿设计线楔形切除部分小阴唇，创面彻底止血　E. 切下的小阴唇组织　F. 分层缝合切口，完成手术

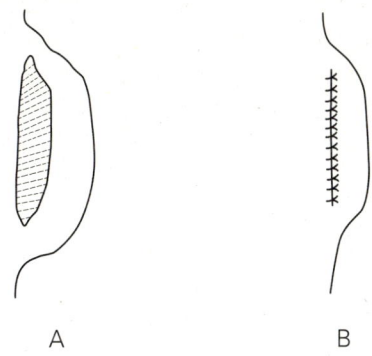

图 85-41　中央去表皮缝合法示意图
A. 小阴唇内侧面，阴影部分为拟去表皮部分　B. 缝合后

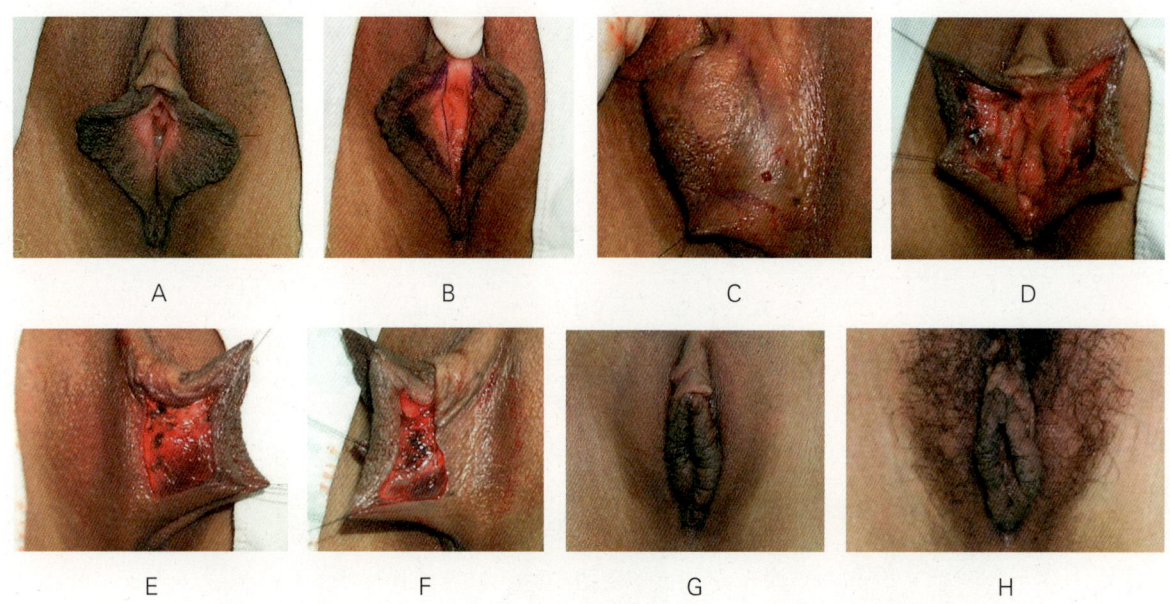

图 85-42　中央去表皮缝合法双侧小阴唇缩小成形术矫正双侧小阴唇肥大

A. 术前　B. 设计小阴唇内侧面去表皮区，画线标记　C. 设计小阴唇外侧面去表皮区，画线标记　D. 局麻下，按设计范围切除小阴唇内侧面的表皮组织，创面彻底止血　E. 按设计范围切除右侧小阴唇外侧面的表皮组织，创面彻底止血　F. 按设计范围切除左侧小阴唇外侧面的表皮组织，创面彻底止血　G. 分别间断缝合小阴唇内、外侧面切口　H. 术后 1 个月

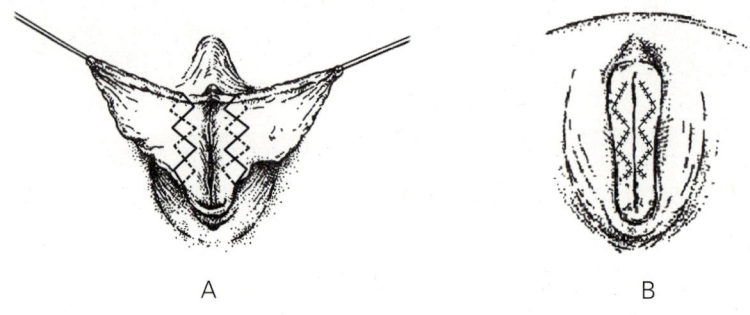

图 85-43　小阴唇边缘 W 形切除法示意图

A. 切口设计，将小阴唇向侧方轻轻牵开，于其内侧面和外侧面分别画出锯齿形切口线，内侧面和外侧面的切口线应相互对应互补　B. 切除与缝合，由助手将小阴唇展平，沿切口线切除肥大的小阴唇边缘，彻底止血，用 6-0 可吸收线将内、外侧切口缘交错对位缝合，缝合后的切口线呈锯齿状

上述方法各有优缺点与适应证。笔者的体会是：①直线切除缝合法的优点是简单易行，对于小阴唇肥大严重，尤其是小阴唇肥大由局部慢性感染或淋巴管阻塞等病变引起者，小阴唇肥大部分的组织已发生明显的病理变化，特别适合失去原有柔软特性的患者，在小阴唇缩小手术的同时也切除了病变的组织，是最佳选择。如果小阴唇肥大为先天性者，该手术的缺点是原来柔软、有一定轮廓曲线和色素沉着的小阴唇边缘被一条薄的、僵硬的切口瘢痕取代，此瘢痕常引起局部刺激，在走路时甚至会有不适感。直线瘢痕有挛缩的倾向，短缩的瘢痕会将阴唇系带向前牵拉，遮盖部分阴道开口。另外小阴唇边缘色素沉着的部分被切除，术后小阴唇的外观不自然。②小阴唇边缘 W 形切除法，由 Maas 于 2000 年首先报道，是对直线切除缝合法的一种改进，理论上其优点是小阴唇边缘上的瘢痕是"之"字形的，无长的直线瘢痕，可防止产生纵向的瘢痕挛缩，同时该

术式还保留了小阴唇边缘圆润的轮廓。其缺点也是正常的色素沉着部分被切除，因此未能保留小阴唇边缘正常的颜色。③楔形切除法由Alter于1998年提出，该法的优点是操作简单易行，保留了小阴唇边缘正常的颜色、质地和轮廓。缺点是遗留从小阴唇基底到边缘的直线瘢痕，瘢痕收缩后可能引起小阴唇的卷曲或边缘上的凹陷。另外，Maas曾指出，此方法虽保留了小阴唇边缘有色素沉着的部分，但由于小阴唇前部色素沉着浅，而后部色素沉着重，该手术切除了中间颜色过渡的部分，色素深、浅两部分在切口线两侧有明显的分界，很不自然。如切除过度，容易发生术后伤口裂开，还可造成阴唇系带前移，阴道口绷紧，可引起性交时牵拉不适。④中央去表皮缝合法由Choi和Kim于2000年首先报道，该术式的优点是很好地保留了小阴唇边缘圆润的轮廓、柔软的组织及正常的色素沉着部分，去表皮的操作未伤及其下通过的血管神经，故术后不会发生小阴唇边缘坏死、感觉消失等并发症。其缺点有三点：一是小阴唇组织较薄，无皮下脂肪，而仅有少量平滑肌组织和血管窦，在内、外两侧去表皮的操作比较困难，如果不仔细操作，常可将小阴唇薄弱的皮下组织损伤，造成内、外侧洞穿；二是因为保留了小阴唇边缘全长的组织，而中央去表皮缝合法小阴唇缩小术后，小阴唇边缘缩小，全部保留的较长的边缘会皱缩在一起，不美观；三是在横向上，小阴唇去表皮部分皱缩在皮下，新形成的小阴唇比较厚。

以上每种术式都有其优点和缺点，调查发现，小阴唇线性切除重塑缝合术和改良V形切除术是最常用的两种方法。小阴唇线性切除重塑缩小术的优点是术后形成一个相对较小的、直线状的小阴唇，收缩在大阴唇的下方，并因切除了小阴唇边缘着色较深的皮肤而形成一新的着色较淡的（淡红色）边缘皮肤，视觉上更具年轻化；其缺点则是术后小阴唇的边缘偶尔会因瘢痕挛缩而呈扇贝样畸形或小阴唇的边缘过度敏感。正是由于线性切除术有这些并发症，才有了各种皮瓣技术和楔形切除技术的发展，这些技术声称能形成一个更符合自然外观的小阴唇边缘，而更少发生瘢痕和过度敏感的情况。然而这些皮瓣技术和楔形切除技术在小阴唇缩小成形后的最大风险是容易导致修复后小阴唇部分或全部组织的分离。而线性切除重塑缩小术和改良V形切除术的比较研究结果表明，两种方法的治疗效果在短期随访中没有明显区别。

（二）大阴唇缩小成形术（reduction labioplasty of the labia majora）

1. 病因　大阴唇的肥厚往往是脂肪堆积造成的，而大阴唇松垂是由于先天性皮肤过多、产后松弛、减肥或衰老等。

2. 治疗　大阴唇的肥厚可以做脂肪切除或抽吸。大阴唇松垂通过手术切除多余的皮肤即可。术前标记应取站立位和截石位进行观察标注切除范围，一般是于两侧标记V形切除范围，切除的组织量应相对保守，这样可以防止术后张力过大或阴道口外翻、干燥，对于皮肤松弛伴有肥厚的患者应同时去除脂肪。也有Z成形缩小术，同样可以取得良好的效果。

（三）大阴唇增大成形术（augmentation labioplasty of the labia majora）

1. 病因　衰老、快速消瘦等原因会引起大阴唇皮下脂肪、真皮胶原及透明质酸过度丢失，而导致大阴唇体积缩小、出现褶皱、皮肤色泽变化、皮肤弹性下降。过度萎缩的大阴唇因其太小而使小阴唇看上去过大而不美观，小阴唇也会因过度暴露在外而易干燥。

2. 治疗　大阴唇增大隆起成形术主要是通过自体脂肪的移植来增加萎缩了的大阴唇的体积、外形、轮廓、硬度，维持两侧的对称性。也可以与手术切除过多的大阴唇皮肤相配合，达到更加平滑的大阴唇外观。

二 阴蒂成形术

（一）阴蒂包皮缩小成形术

1. 病因　病因为阴蒂包皮过多，被包裹受限的阴蒂影响性交、锻炼及局部的清洁卫生，同时可能存在局部皮肤炎症。也有一些女性希望通过缩小阴蒂包皮和暴露更大范围阴蒂组织来增强性的快感。

2. 治疗　阴蒂包皮缩小成形术（clitoral hood reduction）主要是切除阴蒂周围多余的皮肤，手术的目的是缩短阴蒂包皮的长度，减少突起，减小厚度或切除多余的褶皱。还有一些阴蒂包皮缩小成形术经典的方法包括将楔形切除小阴唇缩小成形与楔形切除双侧阴蒂过多的包皮进行配合。手术时应注意避免阴蒂过度暴露，以免引起过度敏感的症状，另外手术的风险是，若神经损伤，会导致快感缺失。其他方法则是双侧半圆形、梭形或椭圆形切除多余的阴蒂包皮，切口需设计在大、小阴唇的交界处且平行于阴蒂的长轴，这样能更充分有效地暴露阴蒂且保持阴蒂中间的位置。

（二）阴蒂缩小术（clitoral reduction）

1. 病因　阴蒂是女性外生殖器的一个重要组成部分，有丰富的神经末梢，为性敏感区，在产生女性性快感和性高潮中起着重要的作用。正常成年女性阴蒂总长度为1.76cm，可视部分长度为1cm左右，阴蒂头的宽度为0.5cm左右。

阴蒂肥大常与遗传基因有关，是胚胎发育期生殖结节在遗传基因控制下发育异常所致，临床常见于女性假两性畸形；后天获得性则常与内分泌紊乱有关，即雄性激素相对增高。

2. 治疗原则与方法　由于肥大的阴蒂影响了女性外阴的形态及功能，20世纪30年代就有学者提出对女性假两性畸形患者肥大的阴蒂行整复术，且建议在患者性心理形成之前的婴幼儿期进行为宜。此后，阴蒂肥大整复技术逐步应用到抚养为女性的真两性畸形、男性假两性畸形患者的会阴部整复及男转女的易性癖患者转性术中的阴蒂再造方面。随着对阴蒂的解剖结构和功能的了解，阴蒂整复术式不断演变和改进，从最初简单的阴蒂切除术发展到目前既考虑外阴的美学效果又考虑到阴蒂功能的术式，从最初单一的阴蒂整复术发展到目前的外阴联合整复术。

阴蒂缩小术的方法有多种：阴蒂全部或部分切除、阴蒂退缩成形术、阴蒂隐藏术与保留阴蒂背侧血管神经束、阴蒂头退缩成形术等。

（1）阴蒂全部或部分切除：随着20世纪50年代类固醇激素的使用，使肾上腺皮质增生致男性化的女性患者更趋女性化，并能形成月经，但肥大的阴蒂未因激素的治疗而退缩，这种状况刺激了阴蒂整复术的盛行，并得以有大量病例报道。但此时阴蒂整复术式主要以阴蒂切除术为主，阴蒂切除术大致有两种术式："阴蒂大部分切除留少许阴蒂根部、残端直接缝合"及"包括阴蒂脚的整个阴蒂海绵体全部切除"。随着对阴蒂功能的了解及大量病例的术后随访，到20世纪70年代人们逐步认识到阴蒂切除术是一个致残性手术，不符合生理学特点，干扰了女性性唤起的区域，如行部分切除留有一段阴蒂海绵体残端，则术后性兴奋时易有痛感，明显影响性功能，其术式的弊端日渐显现。目前已基本不采用此术式行阴蒂整复。

（2）阴蒂退缩成形术：为了使阴蒂整复术后外阴的形态进一步改善，符合正常女性外阴的美学特点，并保留阴蒂的性唤起功能，20世纪60年代末，Goodwin建议行阴蒂退缩成形术，并得到Spence和Shaw的肯定和响应。Spence于20世纪70年代详细报道了切除阴蒂海绵体和阴蒂脚，阴蒂头向后退缩固定的阴蒂整复术。其手术方法有两种，首先报道的方法是在阴蒂腹侧做一纵向切口，分离切除阴蒂海绵体及阴蒂脚，保留阴蒂头并使之与背侧阴蒂包皮相连，将阴蒂头向后退缩，缝合固定于耻骨联合下方，但由于该术式保留了阴蒂背侧皮肤，术后在新阴蒂头上方形成一较大的冠状皱襞，其外形不尽如人意。为改善此术式的缺点，Spence又提出在阴蒂背侧做切口，楔形切除背侧多余皮肤，再分离切除阴蒂海绵体及阴蒂脚，保留阴蒂头，并使之与腹侧阴蒂包皮相连，将阴蒂头向后退缩，缝合固定于耻骨联合下方，术后外形较前明显改善。此种术式操作亦相对简单、方便，且无论是术后外阴部形态还是保留的阴蒂头功能均较阴蒂切除术前进了一步，较为符合生理、解剖学特点。但由于这两种术式均切断了阴蒂头的背侧血管神经束的支配，阴蒂头只依靠与之相连的软组织间接血供来存活，血供不足，易引起阴蒂头的部分或全部缺血坏死，且残留的阴蒂头失去了阴蒂背神经的支配，其感觉功能近乎丧失，性敏感性明显降低。此术式的另一缺点是术后新形成的阴蒂位置过高及体积过大。对于这种术式目前也较少采用。

（3）阴蒂隐藏术：为了使肥大阴蒂整复后既能改善外阴的形态，又不影响阴蒂的感觉等生理功能，Lattimer R. N.于1961年报道了隐藏并重置肥大阴蒂的术式，此术式的最大优点是不干扰阴蒂本身，使阴蒂的感觉功能得以完全保留。此术式的主要步骤是去除阴蒂干皮肤、松解悬韧带，修剪阴蒂头至正常同龄人大小，在尿道口上方小阴唇联合处向上做皮下隧道至阴蒂根部，将肥大的阴蒂隐藏于皮下隧道内、阴蒂头暴露于尿道口上方。此术式操作简单、方便，术后外形满意，同时保留了阴蒂头的感觉功能，在前述的方法上又前进了一大步。此后，Pellerin T. S.、Randolph T.和Fonkalsrad又分别报道了去除多余阴蒂包皮、折叠阴蒂海绵体、将折叠后阴蒂海绵体隐藏固定于耻骨联合下方、修剪阴蒂头周围组织或楔形切除阴蒂头中间部分组织、缩小阴蒂头至正常大小的术式，术后外阴的形态均较满意，且阴蒂头仍有较好的感觉功能。阴蒂隐藏术不干扰阴蒂本身，可保留阴蒂头的感觉功能，相对符合生理学特点，是其一大优点。但阴蒂海绵体本身有勃起功能，将之隐藏固定于一局限性区域，外阴部易出现一突起，且性兴奋时阴蒂海绵体的勃起功能受限，特别是折叠固定后阴蒂海绵体的勃起功能受限更明显，易产生痛感。如阴蒂肥大明显，体积过大，则隐藏较为困难，术后外形改善不明显，此术式亦较少采用。

（4）保留阴蒂背侧血管神经束的阴蒂头退缩成形术：Bafinka等在研究了阴蒂的解剖结构后，认识到阴蒂头主要由行于阴蒂背侧深筋膜与白膜之间的血管神经束支配，阴蒂在性唤起和性高潮中扮演着重要角色，于1968年提出了不仅符合美学更符合生理功能、解剖的一种术式，即保留阴蒂背侧血管神经束的阴蒂头退缩成形术。该术式的主要方法是在阴蒂背侧分离并保护阴蒂背侧血管神经束，将增生的阴蒂海绵体从根部附着处切断并与阴蒂头分离，而将阴蒂干大部分切除，保留受阴蒂背侧血管神经束支配的阴蒂头，将阴蒂头向后退缩，缝合固定于阴蒂海绵体残端，使阴蒂头位于阴道口上方。多余阴蒂包皮同期用于小阴唇重建，进一步改善外阴形态。此种术式较前述几种术式无论在外形上还是在功能上都有较大改进，切除了肥大的阴蒂干，使阴蒂体积明显缩小，形态更加正常；多余的阴蒂包皮用于重建小阴唇，使外阴的形态趋于女性化；保留的阴蒂头有血管神经束支配，阴蒂头不致缺血坏死并保留有感觉功能；阴蒂头处于阴道口上方的位置，对于引起性高潮十分重要。因为当时大部分人对于阴蒂的解剖结构和功能都不甚了解，加之此术式操作难度相对较大且费时，所以未被广泛采用。直到20世纪80年代Mollard报道了类似的术式后，保留阴蒂背侧血管神经束的阴蒂头退缩成形术才被大部分人接受和采用，并逐渐流行起来。此后，Rajfer、Snyder T.、Kogan T.、Bellinge R.、邢新、Papageorgiou T. 均报道了利用此术式行阴蒂整复可形成符合美学和功能要求的新阴蒂，随访结果均较满意，并对此术式做了部分改良，如可修剪阴蒂头至正常大小，及保留阴蒂多余包皮同期行小阴唇重建或（和）阴道再造，进一步改善外阴部形态和功能，将此术式应用于男转女转性术中的阴蒂再造中，扩大了此术式的应用范围。Lee在回顾过去50年阴蒂整复史后，亦认为在众多阴蒂整复术式中，保留阴蒂背侧血管神经束的部分阴蒂头阴蒂成形术（clitoroplasty）既符合组织形态学要求，又可获得良好的感觉功能（图85-44，图85-45）。

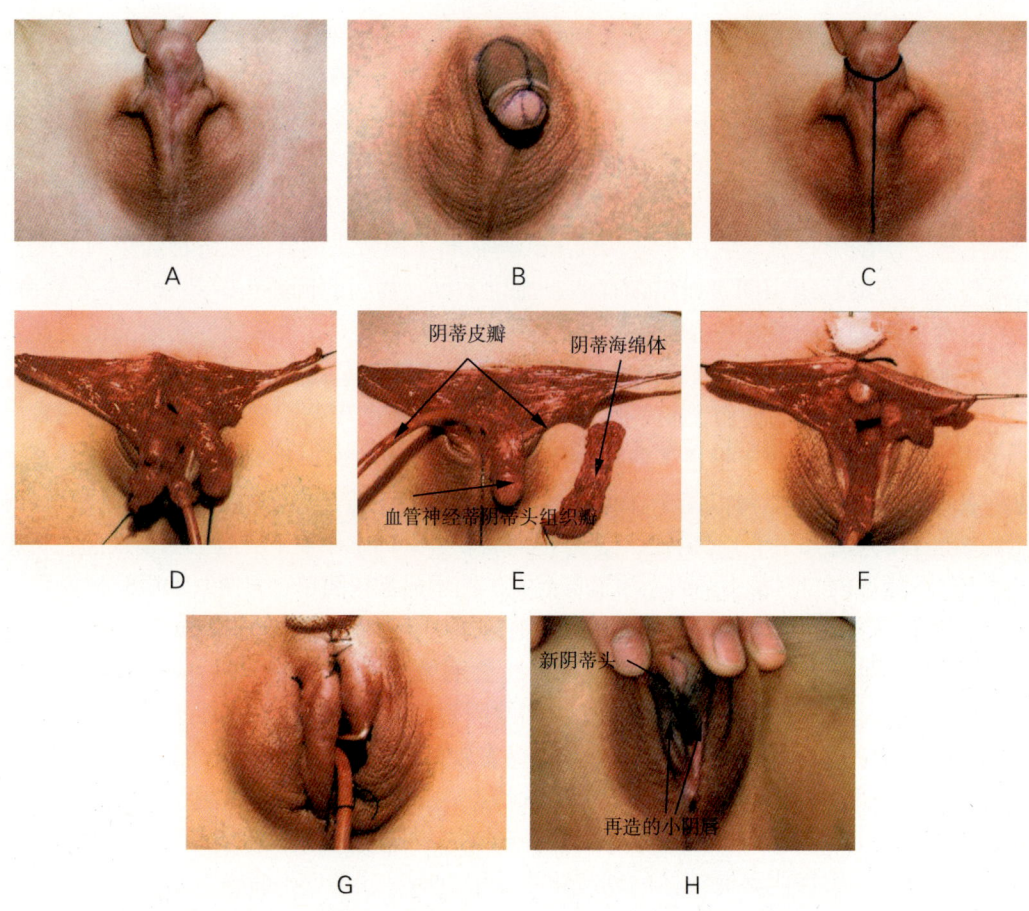

图 85-44 典型病例一：女性假两性畸形患者，阴蒂肥大，似小阴茎；大阴唇融合，尿道开口于阴蒂根部，似阴茎阴囊型尿道下裂

A. 术前　B. 设计阴蒂背侧皮肤切口及血管神经蒂阴蒂头组织瓣　C. 设计阴蒂腹侧及大阴唇切口　D. 沿设计线切开皮肤，剥离皮瓣，形成血管神经蒂阴蒂头组织瓣　E. 切除阴蒂海绵体　F. 将阴蒂皮瓣固定于耻骨联合前下方　G. 切除多余的尿道，重置尿道开口于缩小的阴蒂的下方，并用两侧阴蒂包皮再造小阴唇　H. 术后第 10 天

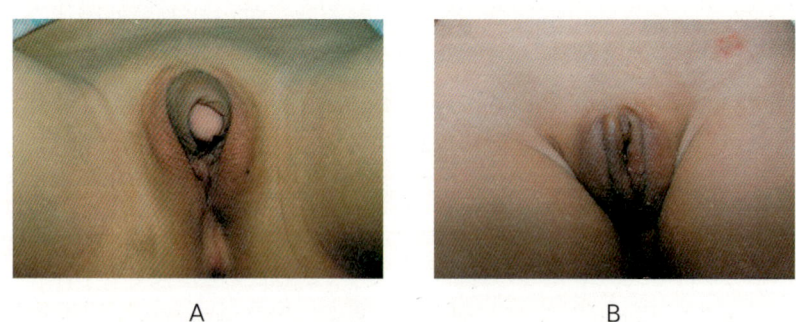

图 85-45 典型病例二：女性假两性畸形患者，行保留阴蒂背侧血管神经束的阴蒂头退缩成形术

A. 术前　B. 术后第 7 天

三 会阴成形术

会阴成形术（perineoplasty）主要包括对会阴部、阴道前庭、阴道开口和阴道远端的重塑，通

过对瘢痕和多余组织的切除，在中线部位对松弛的阴道开口、撕裂的会阴联合和肛提肌进行重塑以恢复正常。会阴成形术的目的是通过阴道口加强盆底的力量、提升会阴中心腱、适度收紧阴道口，这样可消除由于阴道后壁薄弱导致的阴道膨出、重塑并恢复向下的阴道角。术后盆底肌肉的强化锻炼能提升手术效果，目前已表明盆底肌肉的训练能增加肌肉的容量、关闭提肌的空隙、缩短肌肉的长度等，这些都有助于维持手术的长期效果。

四 处女膜成形术（hymenoplasty）

（一）病因

处女膜为阴道外口膜性组织，有环状、筛状、伞状和唇状等类型。除性交外，下肢的剧烈运动、非正规妇科检查、骑跨伤、不正确使用药物及卫生巾等均可造成损伤。求治者大多为未婚青年，思想负担往往很重，在患者迫切希望修复的情况下可行手术修补。临床检查可发现处女膜有两条以上裂口，有的残片和阴道壁粘连呈不规则状。一般外伤导致的处女膜破裂不规则，而性交导致处女膜破裂一般在截石位的4点、8点处。

（二）手术方法

取截石位，局部浸润麻醉。轻度裂伤者，用剪刀将破裂处的处女膜剪出整齐的创缘，再用尼龙线或者可吸收缝合线缝合，让处女膜仅留通过一指尖为宜。对于处女膜破裂较为严重者，则需要剥离阴道口的部分黏膜以便拉拢缝合。术前要全面进行妇科检查，如有其他感染性疾病应暂缓手术（图85-46）。

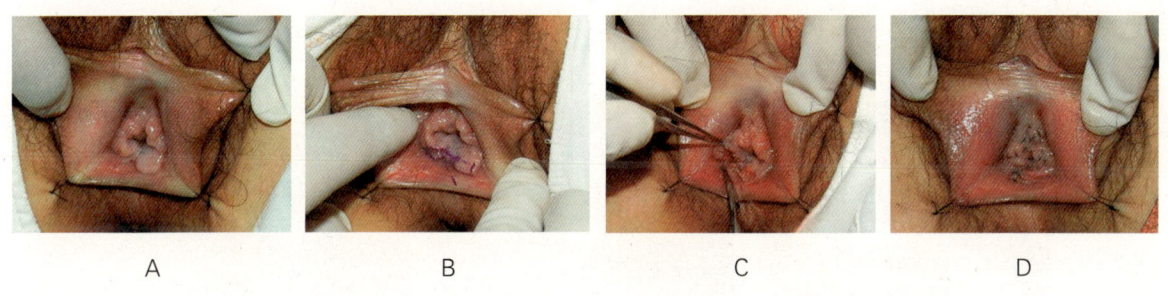

图85-46 典型病例

A. 患者取截石位，局麻下将小阴唇做4针牵引缝合以便显露处女膜。该患者处女膜在3、6、9及12点处破裂　B. 在6点破裂处两侧的黏膜上设计切口，右侧拟切除处女膜内面黏膜，左侧拟切除处女膜外面黏膜　C. 6点破裂处两侧的处女膜上标记的黏膜组织被切除　D. 将6点破裂处两侧的处女膜黏膜面瓦合后用5-0可吸收线缝合。同法处理其他三处，使修补后的处女膜口可纳小指尖通过

（三）术后护理

术后涂少许抗生素软膏，每天用0.1%的苯扎溴铵溶液或者高锰酸钾液稀释清洗外阴部以预防感染。1个月内禁止骑车或者做骑跨动作，避免再次撕裂。

五 阴道松弛症

（一）病因

正常阴道前壁长7~9cm，后壁长9~12cm，直径约2.5cm。周围有球海绵体肌、肛提肌、尿生殖膈、阴道括约肌等环绕，维持其正常的括约功能。阴道壁有许多黏膜皱襞。阴道松弛症（vaginal tightening procedures）多由产伤引起，如会阴撕裂、会阴切开等，若早期处理不当均会造成此症。此外经产妇及一些老年妇女因阴道周围肌力减弱，韧带张力变低也可出现此症。阴道松弛症患者阴道括约肌功能减弱，黏膜皱襞变少变浅，性交或运动时，空气出入阴道腔失去控制，常会有不自主吸气与排气现象，从而影响正常生活及性快感，并造成心理压力。

（二）治疗方法

对阴道松弛患者可行阴道成形术，主要是针对阴道口、阴道腔和阴道黏膜上皮的整形手术，主要的方式包括：阴道前壁修补术、高位后壁修补术、侧壁阴道黏膜的切除或这些手术操作联合，所有这些手术操作的目的是收紧阴道腔、阴道口和会阴部，增加性交时的摩擦力。据报道侧壁黏膜切除法行阴道缩紧术较其他几种方法产生更少的瘢痕，但是它不能充分修复盆底的薄弱缺陷。有时阴道成形术可通过解剖分离阴道后壁的黏膜上皮组织并修剪以达到理想的阴道腔直径；直肠阴道肌肉的折叠同样能达到传统阴道缩窄术后阴道腔较窄的效果；有时也可折叠肛提肌，但此法容易导致明显性交困难，不推荐常规使用。另外还有利用注射自体脂肪、透明质酸和其他充填剂技术来缩紧阴道的，但这些方法仍然处于实验阶段，需谨慎选择。通常要求手术后阴道口可容纳2指，术后2个月内禁止性生活。

1. 阴道黏膜菱形切除法　典型病例见图85-47。

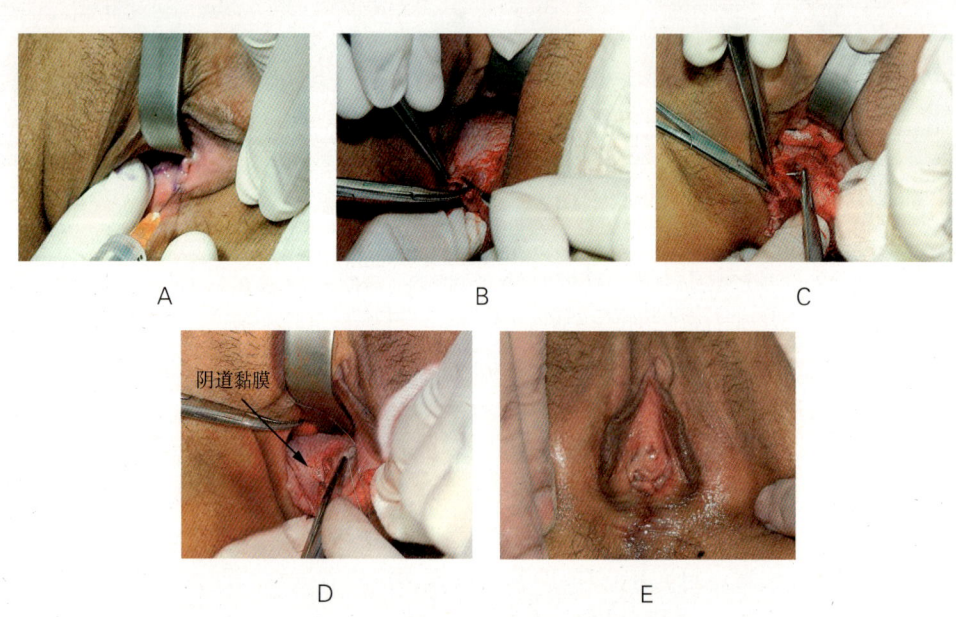

图85-47　阴道黏膜菱形切除法典型病例

A. 在阴道后壁设计菱形切口，行局部浸润麻醉　B. 沿设计线切开黏膜，行黏膜下剥离，切口内的菱形阴道黏膜切除　C. 用3-0尼龙线缝合黏膜下层　D. 用5-0可吸收线缝合黏膜层　E. 术后即刻

2. 阴道黏膜三角形切除、肛提肌缩紧术 典型病例如图85-48和图85-49。

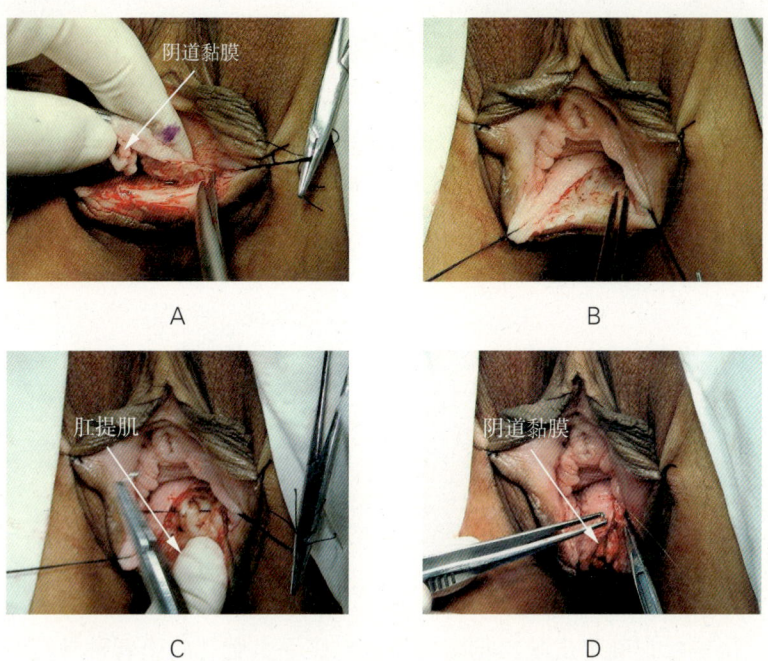

图85-48 阴道黏膜三角形切除、肛提肌缩紧术典型病例一
A. 在阴道后壁设计等腰三角形黏膜切口，底边位于阴道口处。局麻下，按设计范围切除阴道后壁三角形黏膜组织 B. 折叠缝合肛提肌，使之缩紧 C. 创面彻底止血 D. 分层缝合黏膜下层和黏膜层

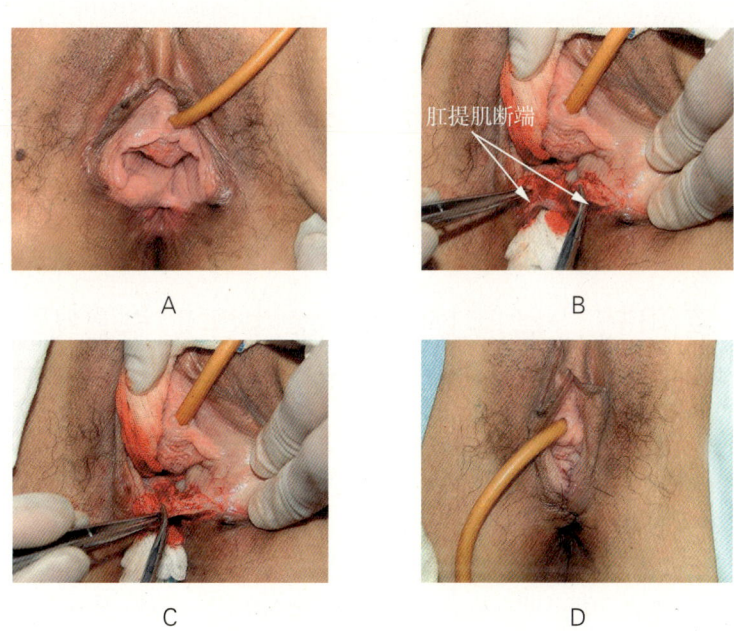

图85-49 阴道黏膜三角形切除、肛提肌缩紧术典型病例二
A. 分娩时会阴撕裂伤致阴道松弛 B. 腰麻下，自阴道后壁切除一块三角形黏膜组织，分离、找出肛提肌断端 C. 将肛提肌断端拉拢，牢固缝合。分层缝合黏膜下层和黏膜层 D. 术后即刻

六　G点放大（增敏）术

G点在阴道前壁靠阴道口3.5～4cm处（阴道从外向内的2/3处），是阴道前壁周围的区域，围绕着尿道，也是尿道海绵体的一部分，当受到刺激时，能够引起高度性兴奋。不过，对于G点是否存在，直到现在还未达成共识，切勿被商业操作盲目运用。G点放大术（G-spot amplification）可以将充填材料（真皮、胶原等）注入膀胱和阴道前壁的组织下，以增加G点的大小和敏感度。

第三节　阴阜下垂与脂肪堆积矫正术

一　阴阜提升术或阴阜成形术（pubic lifting or monsplasty）

患者应在站立位置标记确定皮肤及脂肪切除量，该手术肥胖的患者常常需要腹壁与大腿内侧整形，如果患者同时接受了大腿内侧脂肪切除和提升，则可能造成阴阜血供不足。因此这种情况下，应该分次接受手术。

二　阴阜脂肪抽吸术（pubic liposuction）

单纯的阴阜肥厚不需要去除皮肤，通过双侧腹股沟切口抽吸脂肪即可。如果同时伴有多余松垂的皮肤，则需要配合手术切除。

（薛春雨　邢新）

第四节　盆底功能与女性性功能障碍

女性性功能障碍（female sexual dysfunction，FSD）在发达国家普遍存在，影响了25%～60%的女性。女性性功能障碍与年龄增长特别是与绝经期密切相关，但是性功能障碍在绝经前女性甚至是一些非常年轻的女性也高发。FSD往往伴随着盆底功能紊乱（pelvic floor disorders，PFDs）。PFDs的发生主要是因为盆底肌肉组织和结缔组织的弱化，导致了不同程度的盆底器官在解剖上的支持功能的丧失。近年来的研究证明，女性PFDs与性功能障碍有着密切的关联。

一　女性性功能障碍的定义

近年女性性功能的深入研究揭示女性性功能障碍是由生物、心理和社会因素相互影响的。女性性功能障碍分为：①性欲缺乏；②性兴奋障碍；③性高潮障碍；④性交疼痛。引起FSD的风险因素可以分为两类：①器质性因素。包括解剖、生理、血管、神经和激素的因素等。盆底肌肉有助于女性性高潮的到达，如果盆底肌肉张力减退将影响性高潮。最常见的器质性因素是阴道松弛。②情感和心理因素。包括生活压力、过去性经历和心理健康问题，如存在焦虑和抑郁。

二 女性性功能障碍的病理生理

（一）盆底的支持结构在性反应中的重要作用

女性盆底由封闭骨盆出口的多层肌肉和筋膜组成，有尿道、阴道和直肠贯穿其中。盆底肌肉群、筋膜、韧带及其神经构成了复杂的盆底支持系统，它们互相作用，承托并保持子宫、膀胱和直肠等盆腔脏器的正常位置。盆底前方为耻骨联合下缘，后方为尾骨尖，两侧为耻骨降支、坐骨升支及坐骨结节。盆底支持系统主要包括盆底肌和盆底结缔组织。

1. 盆底肌在盆底支持系统中的作用　肛提肌是封闭骨盆出口的一组骨骼肌，是盆底最重要的支持结构。两侧肛提肌之间的裂隙称为尿生殖孔。肛提肌发育良好者肌束粗大密集，发育较差者肌束薄弱稀疏，甚至出现裂隙。该肌按纤维起止和排列不同可分为四部分，由前内向后外依次为耻骨阴道肌、耻骨直肠肌、耻尾肌、髂尾肌（图85-50），其中耻骨直肠肌（poborectalis）是肛提肌中最强大的部分。它是一条强有力的U形"吊带"，起自耻骨，向后环绕直肠、阴道和会阴体，将其牢固地悬吊在耻骨上。这一肌性吊带的收缩可将尿道、阴道和直肠拉向耻骨并收缩尿生殖裂孔，保证了正常情况下尿生殖裂孔的关闭。

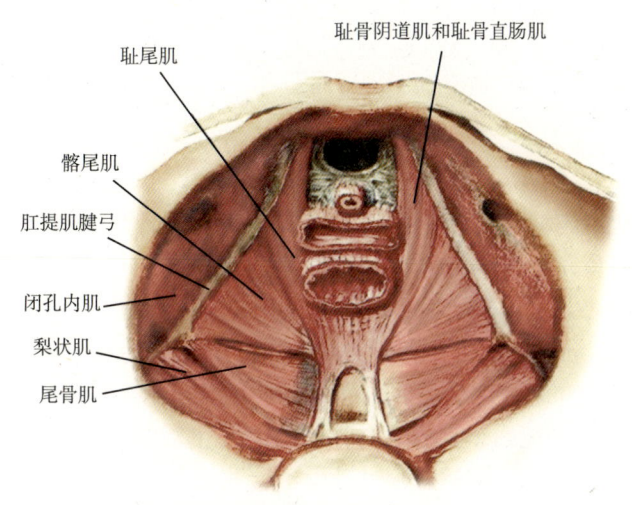

图 85-50　盆底肌肉及尿生殖孔（内面观）

肛提肌不仅在盆腔脏器支持方面非常重要，还能主动收缩而参与维持脏器的正常功能。肛提肌在正常情况下比较强大，其紧缩阴道的功能较强，是维持阴道正常功能增加性快感的重要因素。肛提肌形成盆膈，其内有尿道、阴道和直肠穿过称尿生殖孔。肛提肌从两侧加固尿生殖裂孔，如图85-50所示。尿生殖裂孔的增大与阴道松弛、盆腔器官脱垂程度正相关。肛提肌损伤参与了阴道松弛的发生。

在盆底肌群中，还有一些解剖学上定义的小肌束，即球海绵体肌、会阴浅深横肌及肛门括约肌等，这些肌束都是痕迹性的，故对骨盆几乎不起支持作用（图85-51）。

2. 盆底结缔组织在盆底支持系统中的作用　盆腔器官的另一主要支持结构是盆内筋膜及各种

韧带，包括盆腔内筋膜、盆腔韧带及会阴隔膜，参与将子宫和阴道悬吊并固定在盆腔侧壁，同时能够完成贮尿、贮便、性交、排尿和排便功能。盆腔内筋膜特殊部位的增厚形成了盆腔韧带，对盆腔脏器有很强的支持作用，盆底的主要支持韧带见图85-52：①尿道外韧带（EUL）；②尿道下阴道（吊床）；③耻骨尿道韧带（pubourethral ligament，PUL）；④盆腱弓筋膜（arcus tendineus facia pelvis，ATFP）；⑤耻骨宫颈筋膜（pubocervical fascia，PCF）；⑥子宫颈环（cervical ring），关键弹性区（zone of critical elasticity，ZCE）是膀胱颈部；⑦子宫骶骨韧带（uterosacral ligament，USL）；⑧直肠阴道筋膜（rectovaginal fascia，RVF）；⑨会阴体（perineal body，PB）。

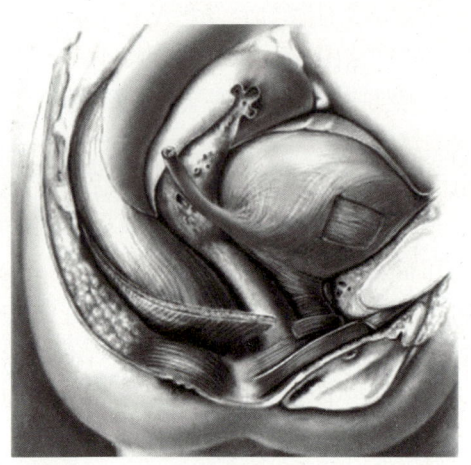

图85-51 盆底肌肉解剖侧面观（为了方便显示盆腔结构，耻骨直肠肌不显示）
BC为球海绵体肌，CU为尿道膜部括约肌，D为逼尿肌，LA为肛提肌，US为尿道括约肌，UVS为尿道阴道括约肌

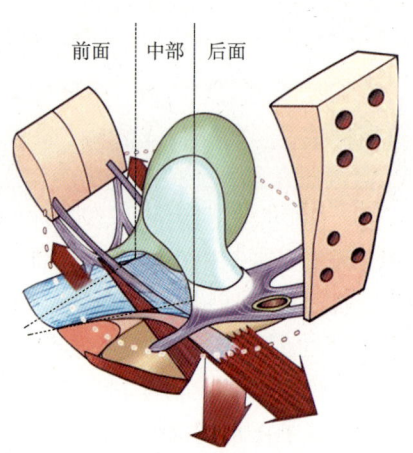

图85-52 盆底的主要支持韧带

盆底结缔组织可以因妊娠激素的软化作用、妊娠时子宫变重、分娩过程中支持结构的伸展和撕裂、慢性咳嗽、慢性便秘和重体力劳动、衰老及雌激素缺乏而伸展变薄。

会阴体（perineal body，PB）被认为是骨盆支持组织的"瓶颈口"和盆腔器官脱垂的最后一道防线。会阴体具有弹性，并与阴道、直肠（含肛门）的活动相一致，有惊人数目的神经节和神经纤维控制会阴体的活动性和顺应性。盆底一些重要的结缔组织纤维和横纹肌肌束于各个角度与其相连，使其成为核心部位，犹如车轮的轴与辐的关系。正常解剖时，阴道的下1/3是与会阴体融合的，会阴体的厚度为3～4cm。阴道分娩过程中，胎儿娩出时的强大拉伸力，直接损伤了会阴体腱与盆底诸肌间的完整性，如图85-53。

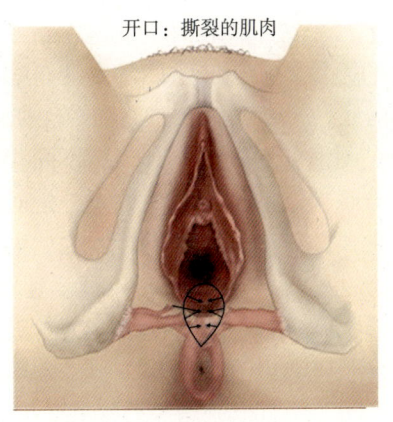

图 85-53　会阴体撕裂示意图

（二）完整的盆底功能由盆底肌性-弹力系统完成

盆底是一个密切联系的整体，完整的盆底功能是在盆底肌、盆底结缔组织及盆腔器官的密切配合下完成的，是支持系统与括约肌系统的协同统一。盆底存在肌性-弹力系统，这个系统由筋膜、韧带和肌力组成。其中，筋膜是用来加强和支持器官的，韧带是用来悬吊器官、锚定肌肉的，肌力的牵拉使器官获得一定的形状、形态和强度。盆底的肌性-弹力系统是盆底动力和功能形成的机制。

肛提肌群被称为下支持系统，而盆腔结缔组织和韧带被称为上悬吊系统，盆腔支持和悬吊系统相互交错，共同维持盆底支持功能。

盆底肌肉薄弱，如神经病理性损伤或机械性损伤，肛提肌无法维持其水平位置，尿生殖孔打开，使得支持盆腔脏器的责任都落在盆底结缔组织上。随着时间推移，持续性张力将使筋膜及韧带的连接处被拉伸，变得薄弱，断裂，导致器官正常解剖位置丧失。

Shafik 等的研究表明坚固的盆底有助于女性性功能：①阴道的肌张力对于性生活是重要的。当性兴奋时，它会收缩，构成了对阴茎的紧箍作用，使夫妻生活达到和谐的境界。在性交中，肛提肌（包括耻尾肌和髂尾肌）的收缩可以提高性器官反应，从而促进性高潮的到达。肛提肌无力或受损，会减少阴道摩擦，从而影响性快感。②坐骨海绵体肌与阴蒂相连，对于性兴奋和性高潮的到达是非常关键的。

盆底的支持结构尤其是肛提肌、相关韧带及会阴体在性反应中有至关重要的作用。

（三）阴道松弛的致病因素及相关的盆底解剖与病理

正常阴道前壁长 7.0～9.0cm，后壁长 9.0～12.0cm，阴道直径 2.5cm，阴道壁有许多横纹皱襞及弹力纤维，伸展性较大。有多种原因可以造成阴道松弛，减少阴道黏膜皱襞的摩擦力，从而减弱性交过程中的性快感。美国妇产科协会曾报道了一组数据：约20%妇女有阴道松弛症状。阴道松弛的成功修复必须正确理解阴道松弛的致病因素、相关盆底解剖与病理，成功的关键是通过手术恢复阴道支持结构的正常解剖。如果对阴道松弛的病理解剖认识不足，就会存在很多问题和隐患。

阴道松弛的致病因素有：妊娠、分娩损伤、腹压增加、先天性缺陷、衰老、长期负重等。这些因素造成了盆腔支持组织（如韧带、筋膜、肌肉和神经组织）的损伤，进而导致阴道松弛的发生。

1. 分娩及妊娠损伤

（1）妊娠期子宫力量导致盆底韧带、筋膜、肌肉和神经损伤的发生：整个妊娠期，子宫重量随着妊娠期的进展而逐渐增加，子宫在盆、腹腔的位置也逐渐变垂直，到妊娠晚期子宫几乎变成了一个垂直的器官，从而使更大的力量直接压向盆底的支持组织。上述变化可直接导致压向盆底支持组织的力量增加，从而导致盆底韧带、筋膜、肌肉和神经损伤的发生。

（2）阴道分娩导致盆底损伤：阴道分娩尤其是难产能不同程度地损伤盆底支持组织，这些损伤将引起阴道松弛，且随着阴道分娩次数的增加而加重。分娩时间延长，尤其是滞产、第二产程延长，以及胎头和胎肩径过大，造成的难产、器械助产，如胎吸、产钳使用不当，粗暴、强制性地剥离胎盘等，均能对盆底造成伤害，发生会阴裂伤或过度延伸，至盆腔内筋膜和肛提肌撕裂，盆底组织被削弱或缺损，造成阴道松弛。当然急产时的产力过强、盆底软组织不能及时充分扩张也可造成盆底损伤。肛提肌是盆底最重要的支撑结构，也是盆底损伤的重要原因，其损伤既可以是因机械牵拉而直接导致肌源性损伤，又可以是两侧肛提肌的分离或半脱位。

1）肌源性损伤：初产妇分娩时对血管造成的压力，肛提肌肌纤维易被撕裂和拉长。MRI和超声显示20%阴道产的初产妇有肛提肌的撕裂伤。损伤多发生于耻骨直肠肌，耻骨直肠肌损伤多表现为单侧或双侧部分缺损。肛提肌损伤表现为肌肉萎缩、变薄和纤维化。纤维化的肛提肌HE染色如图85-54所示。阴道产的次数与肛提肌被纤维组织替代的程度是密切相关的。

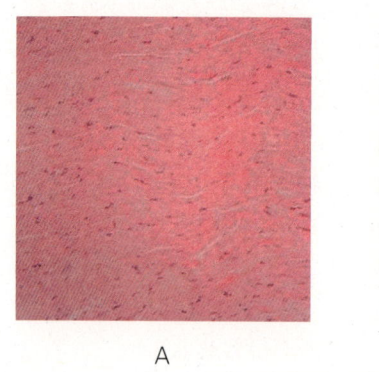
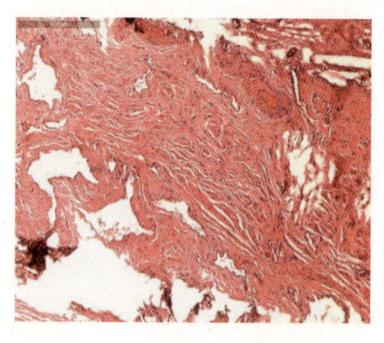

图 85-54　肛提肌组织 HE 染色示意图
A. 正常肛提肌　B. 纤维化的肛提肌

2）神经源性损伤：妊娠和分娩时，胎头对盆底的压迫和牵拉，也可以引起神经的过度拉伸和损伤。James等在相关研究中通过计算机模型等手段研究认为，胎儿娩出过程盆底肌组织及神经分别被拉伸为3.3倍及33%。分娩会导致神经支配减少，使盆底肌肉发生去神经化退行性变。分娩是肛提肌及其支配神经损伤的重要原因。产后2个月有80%的产妇存在肛提肌支配神经的去神经化病变和盆底肌的收缩功能减弱。阴道产后5年仍可测得去神经损伤，而且随着产次增加神经损伤程度还会累加。此外，多产、产钳助产、第二产程延长、Ⅲ度会阴裂伤和分娩巨大儿均为增加阴部神经损伤的高危因素。另一项研究也得到类似结果，证实42%～80%的阴道分娩存在耻尾肌和肛门外括约肌复合体的去神经损伤。肛提肌损伤可导致尿生殖孔的增大，引起阴道松弛。

3）肛提肌的分离和半脱位：妊娠和分娩会导致两侧的肛提肌分离甚至半脱位。通过肛提肌肌动描记法，Berglas和Rubin证实存在子宫脱垂的患者，尿生殖孔的前后径和左右径都增加了。通过阴道检查和阴道超声也可以发现尿生殖孔的增宽。肛提肌分离的程度越大，尿生殖孔越大，尿生殖孔的宽度与阴道松弛的程度成正相关。

（3）阴道分娩导致会阴体损伤：阴道分娩过程中，会直接损伤会阴体，特别是在靠近阴道口处，与会阴体相连的肌组织体积相对小，扩展空间受限，即使有保护措施，产程中损伤、撕裂的情况也难以避免，小肌块因受伤而出现退行性变几乎无法避免。其对应的解剖变化即为阴道松弛和阴道口松弛。

1）阴道松弛通常合并阴道口的松弛：大多数患者都存在会阴体塌陷，并与阴道口连续，同时伴随缩肛乏力，阴道口收缩时可探及后壁沟隙，实际上即为会阴体结构部分缺失。将拇指放入阴道，同时将示指放入肛门内可以清楚地了解会阴体的薄弱程度。临床上笔者发现阴道松弛大多伴有阴道口的松弛，而且阴道口松弛大多是由产伤所致的会阴裂引起的。

2）阴道口松弛的指征有：①阴道口敞开，阴道口达三指（6cm）或三指以上；②处女膜环上方2～3cm的阴道解剖变形；③会阴体塌陷；④阴道口收缩时可探及后壁沟隙——会阴体结构部分缺失；⑤有的甚至合并肛门变形，缩肛无力。有的病例看不出会阴体裂伤缺陷，但仍存在阴道口松弛，这种情况的发生多是由于分娩会阴受保护虽未使会阴体表撕裂，但实际上深部肛提肌、会阴体已经受损。

2. 遗传因素　妊娠及分娩并非阴道松弛的必要条件，盆底组织的强度以及力量的恢复个体差异很大，有些有多次分娩史的妇女并没有发生阴道松弛。由此推测阴道松弛可能在一定程度上由先天性盆底组织发育不良或某些遗传因素造成。

3. 衰老、性激素水平异常　阴道松弛随年龄增加逐渐增加和加重，研究表明雌激素是保持盆底组织结构、张力、胶原含量、血供以及神经再生所必需的重要因素之一。绝经后妇女体内雌激素分泌迅速减少，生殖道支持组织分解代谢后，因局部血供差、神经营养不良，局部组织不能有效修复，盆底的支持组织因此变得薄弱，张力减低并失去弹性，这些变化将加重先前已有的妊娠分娩等因素造成的损伤。此时如同时合并有其他高危因素，如营养不良、便秘、慢性咳嗽或其他腹压增加的情况，则极易发生阴道松弛。近年研究还证实，在阴道壁组织、膀胱阴道筋膜、肛提肌筋膜、子宫主韧带、宫骶韧带，以及肛提肌的成纤维细胞、平滑肌细胞中，都存在雌激素受体，说明盆底支持组织是雌激素作用的靶器官，临床有报道激素替代治疗可能影响结缔组织代谢和功能，增加盆底肌肉力量。

4. 机械性腹压增加　追踪部分患者的发病原因，慢性呼吸道疾病和长期慢性咳嗽有可能是其致病因素之一。

三　盆底功能障碍与女性性功能的关系

盆底在给盆腔器官提供支持并保证膀胱和直肠受控制之外，在女性的性功能方面也起着至关重要的作用。盆底功能障碍除了与下尿路功能障碍、盆腔器官脱垂、低位肠道症状密切相关外，还与性功能密切相关（表85-2）。

表85-2　盆底肌肉功能障碍引起的症状

下尿路症状	肠道症状	阴道症状	性功能障碍	疼痛
尿失禁	排便障碍	盆腔器官脱垂	性感不快	慢性盆腔痛
尿频和尿急	功能性便秘			
尿流缓慢、不连续、变形	大便失禁		性高潮障碍	盆腔疼痛综合征
不能完全排空的感觉	直肠或肛门脱垂			

张力性尿失禁（stress urinary incontinence，SUI）患者较盆底功能正常的妇女肛提肌退化的比例升高，阴道最大挤压力和盆底肌厚度降低。在下尿路症状的患者中，有40%～46%的妇女同时合并性功能障碍。膀胱过度活动症（overactive bladder，OAB），不管是否有尿失禁，都会消极地影响女性的性健康，会降低性欲并影响达到性高潮的能力。因此，有泌尿道问题的患者必须关注

她们的性功能。

盆腔器官脱垂（pelvic organ prolapse，POP）的患者有1/3合并性生活障碍。解剖程度上更为严重的脱垂（Ⅲ～Ⅳ级）的妇女更容易伴有罕见的性高潮而不是其他的性问题。仅轻度脱垂不会引起性功能障碍。年龄、教育、更年期、阴道干涩、对性伴侣缺乏激情并不会混淆相关的盆底障碍与性功能的关系。阴道松弛可以认为是盆底功能减弱的其中一个表现。

四 阴道紧缩术的手术进展及评价

（一）阴道松弛患者的术前评估

阴道松弛患者除了有性生活障碍，还可能合并排尿和排便的异常。其分娩会阴损伤有的是可见的，有的是看不见的。有的经修复而功能恢复，有的恢复不全而留有某些功能紊乱。而且随着年龄增加，盆底组织松弛加重，部分患者还会出现更严重的盆底松弛和盆腔器官脱垂。阴道松弛是盆底功能减弱的其中一个表现。因此，施术者应该获取完整的病史，特别是产科分娩史或会阴手术史，之后出现的症状和体征，并认真地进行体格检查，做好术前评估。在体格检查方面，应仔细进行会阴、阴道的检查，如会阴体是存在还是消失；肛门是完整还是松弛；肛门括约肌、肛提肌的收缩力量、对称性；是否伴有阴道壁膨出、子宫脱垂、尿失禁等情况。建议采用问卷调查的方式对患者进行一个全面评估。表85-3是个可以借鉴的阴道松弛患者的术前评估问卷调查表。

表85-3 阴道松弛问卷调查表

项目	项目
年龄_____岁	生产年龄_____岁
绝经_____	会阴手术史_____
孕_____次	人流_____次
阴道产_____胎	有无侧切史_____
胎儿_____kg	胎头过大_____
肩难产_____	急产_____
产钳术_____	阴道口_____指
阴道_____指	性欲缺乏_____
性兴奋障碍_____	性高潮障碍_____
性交疼痛_____	阴道干涩_____
阴道皱襞存在情况_____	性生活时阴道排气_____
会阴体高度_____	会阴体裂伤_____度
子宫下垂_____	慢性盆腔痛_____
阴道前壁膨出_____	张力性尿失禁_____
阴道后壁膨出_____	有无排便困难_____
肛门松弛变形_____	稀便失禁_____
肛门排气不能自控_____	肛门完全失禁_____
肛门括约肌、肛提肌的收缩力量_____	肛门括约肌、肛提肌的对称性_____
尿瘘、粪瘘_____	情感和心理因素_____

一般阴道松弛的程度与怀孕、人流、阴道产的次数、胎儿体重、胎头大小、急产、肩难产、产钳助产等是密切相关的，无会阴侧切史的容易并发会阴撕裂，阴道皱襞消失提示阴道黏膜下筋膜的断裂，性生活时阴道排气提示有阴道松弛。如果有尿失禁、尿频、尿急、尿不尽，以及尿流缓慢、不连续、变形，提示有下尿路症状。

张力性尿失禁、膀胱过度活动症、盆腔器官脱垂的患者会合并性生活障碍。

存在阴道松弛合并张力性尿失禁的患者。单纯性阴道紧缩术甚至有可能引起张力性尿失禁，有的阴道松弛可能合并隐匿的肛门括约肌的损伤，如果能同时给予肛门括约肌的重建，将会提高手术效果和患者的满意度。阴道松弛有的合并尿瘘和粪瘘，单纯行阴道紧缩术不能改善。有的性功能障碍是由情感和心理引起的，这种患者不适合手术。

阴道松弛是盆底功能障碍性疾病的其中一个表现，有着它的复杂性和多样性，阴道松弛的成功修复必须进行术前评估，从而正确理解患者的相关盆底病理解剖，以提高手术安全性和术后效果。

（二）手术方法

所有的病例术前都应确保阴道清洁，无炎症，在月经干净1周左右后施术；做肠道准备1～5天，如无渣半流质饮食、术前清洁灌肠等。取硬膜外麻醉，因为硬膜外麻醉可以较好地松弛盆底，有利于手术操作。

1. 确定阴道口部位　用两把组织钳钳夹处女膜环下缘后向中线牵拉合拢，以合拢后阴道口能通过两指宽（约4cm）为宜（图85-55）。

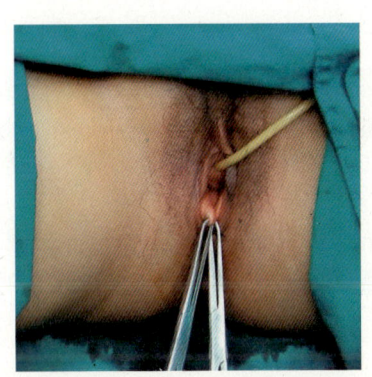

图85-55　确定阴道口部位

2. 会阴切口　在会阴与阴道后壁交界处，切一长3～5cm的弧形切口，并切除瘢痕组织（图85-56）。

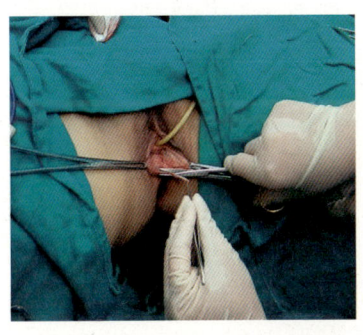

图85-56　会阴切口

3. 注射水垫　30ml含1%肾上腺素的利多卡因和30ml生理盐水注入阴道后壁深面、两侧的直肠和直肠旁间隙。注意准确注入分离层面，不要过浅地注射在黏膜下，也要避免注射过深，特别是在直肠侧面注射时。

4. 游离阴道直肠间隙　分别向两侧牵拉组织钳暴露术野，用脑膜剪刀在阴道黏膜下行锐性分离，间隙找准的表现是组织疏松，剪刀易于前进而不出血。用剪刀自阴道口向阴道深部锐性分离约6cm（图85-57）。

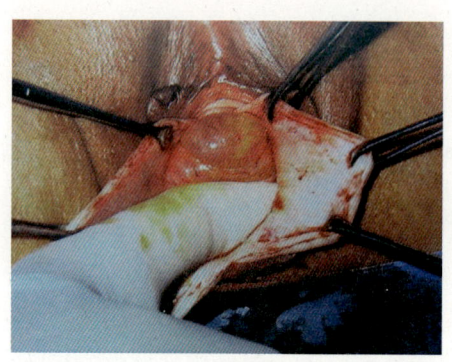

图85-57　游离阴道直肠间隙

5. 显露肛提肌　从直肠侧沟最上端（截石位右侧8点处，左侧4点处）开始打开，用手指贴着直肠两侧钝性分离，扩大直肠窝直至肛提肌（图85-58）。

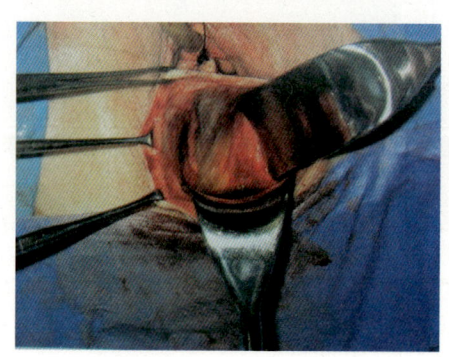

图85-58　显露肛提肌

6. 合并肛门括约肌损伤者重建肛门括约肌　如果合并肛门括约肌的损伤，用组织钳分别自肛门左、右两侧凹陷处置入，寻夹肛门外括约肌断端，并向中线拉拢缝合。

7. 缝合肛提肌　用2-0可延迟吸收缝线间断缝合两侧肛提肌，两侧向中线靠拢的距离需要参考缝合后阴道的大小，一般以能通过两指（4～5cm）为宜，不可过小，也不能过大。切除过多的阴道黏膜。

8. 重建会阴体　两侧黏膜下及肌层用2-0可吸收线做阶梯褥式间断拉拢缝合，由阴道内向外逐一拉回因受力而离开的筋膜、肌肉等，使其在正中重新愈合，以达到加固会阴体高度的目的，使成形后阴道宽度约容纳两指。

9. 检查直肠完整性　直肠指诊检查缝线不穿透直肠。

10. 术后处理　术后阴道内填塞碘仿纱布，于术后48个小时后取出。伤口外涂红霉素眼膏。术后7天拆线，避免大便干燥。2个月内禁止性生活，并指导患者进行肛提肌训练。

(三) 阴道紧缩术必须重视加强盆底支持

阴道松弛的主要病理解剖是盆底支持功能的减弱，尤其是肛提肌损伤和会阴体缺陷。因此，肛提肌缝合术和会阴体重建术是阴道松弛修复的关键。

肛提肌在正常情况下比较强大，其紧缩阴道的功能较强，是维持阴道正常功能、增加性快感的重要因素。当肛提肌因分娩时产伤或随年龄增长而力量减弱时，生殖裂隙增大，筋膜结构和连接结构逐渐变薄弱，阴道壁逐渐失去支持，两侧肛提肌之间间距增宽，阴道括约肌力量不足，性生活时失去紧缩感，从而使性生活质量下降，除了阴道松弛外，重者可引起直肠、膀胱膨出及子宫脱垂等合并症。阴道紧缩术的关键之一是肛提肌缝合术，缩小尿生殖孔，使阴道的松紧度及弹性得到改善。在引起性高潮的因素中，阴道的弹性和松紧度起着非常重要的作用。肛提肌缝合术符合解剖、生理原理，疗效确实。

会阴体重建术可以修复以会阴体为中心的相关肌肉、肌腱等组织之间的联系，使因各种原因受损而退缩至阴道侧壁的原会阴体结构，又回归至接近理想位置，修复局部塌陷，会阴体高度得以增加，阴道后、侧壁紧张而富有弹性，阴道腔较原来明显缩小，恢复了患者正常的性心理，有利于提高夫妻双方的性快感，使夫妻性生活更加和谐。而且会阴体重建后，恢复了原有的解剖结构，肛门与阴道的间距增加，减少了阴道受肛门污染的机会，减少了反复的泌尿和生殖系统的感染。Goodman等通过一个多中心的针对阴道紧缩术的研究表明：会阴成形术（perineoplasty，PP）可以重建阴道的下段，切除瘢痕和多余的组织，收紧开放的阴道口，将会阴浅横肌、肛提肌向中线靠拢。PP还可以加强盆底、提高会阴体、适度紧缩阴道口、消除后室缺陷、重建阴道轴向、重建阴茎对阴蒂复合体的压力（通过性交抽动把阴蒂复合体推向耻骨）。会阴成形术是伴随着肛提肌力量的加强而成功的。术后如果有一个合格的盆底物理治疗师来指导，就可加强联系，提高效果。Goodman等针对阴道松弛的多中心研究表明患者和她们的性伴侣一般对术后效果是满意的，并且没有大的并发症，有些小并发症都是可以接受的。盆底肌肉康复的作用是增加肌肉体积，关闭提肌裂孔和缩短肌肉长度。

(1) 病例一：因"阴道松弛合并大便失禁5年"入院。

1) 查体：阴道内部及阴道口容四指，会阴体基本消失，肛门松弛变形。

2) 术式：首先重建肛门括约肌，接着矫正肛提肌，最后矫正会阴体重建。

3) 术后效果：肛门失禁纠正，会阴体高度3.7cm，阴道及阴道口容两指（图85-59）。

(2) 病例二：因"阴道松弛3年"入院。

1) 查体：阴道内部及阴道口容三指，会阴体高度1.8cm，无肛门松弛变形。

2) 术式：首先做肛提肌缝合术，然后做会阴体重建术。

3) 术后效果：会阴体高度3.6cm，阴道及阴道口容两指。箭头示重建的会阴体（图85-60）。

(3) 病例三：因"阴道松弛8年"入院。主诉只是阴道松弛，未述大便失禁。医师术前评估发现会阴体基本消失，反复追问病史，患者述"硬大便不失禁，稀大便失禁"。逢稀便一有便意必须立即上厕所，以避免大便失控。查体：阴道口及阴道容四指，肛门松弛，肛门括约肌收缩力量减弱，考虑有肛门括约肌的损伤。术中证实肛门括约肌部分断裂并重建了肛门括约肌，进行了肛提肌缝合术和会阴体重建术。术后不完全性肛门失禁得到纠正，阴道及阴道口容两指。箭头示重建的会阴体（图85-61）。

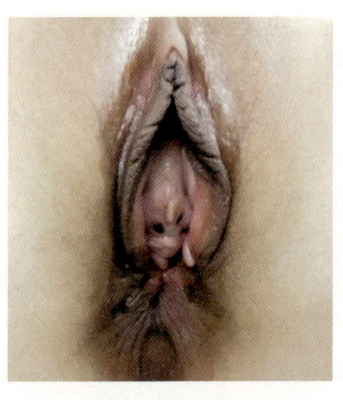 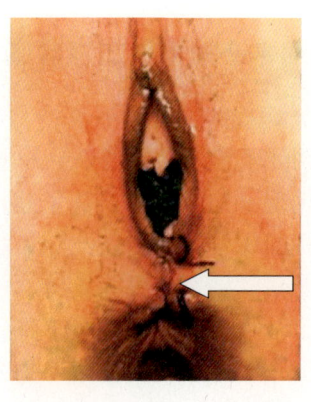

图 85-59 阴道松弛典型病例一
A. 术前可见阴道口松弛，可容四指，会阴体基本消失，肛门松弛变形
B. 术后肛门括约肌恢复完整性，阴道口缩小至可容两指，会阴体高度增加。箭头示重建的会阴体

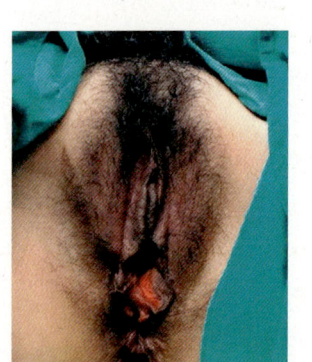 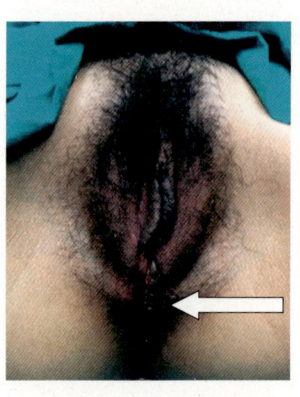

图 85-60 阴道松弛典型病例二
A. 术前　B. 术后

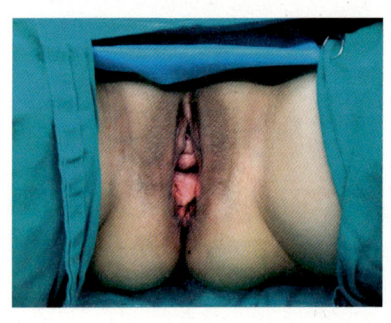 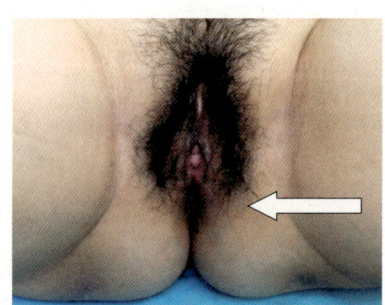

图 85-61 阴道松弛典型病例三
A. 术前　B. 术后 80 天

（四）可能产生的并发症及处理

1. 阴道口过紧　术后有的患者感觉阴道口过紧，经过一个短暂的时期（1～3个月）都恢复

了。为避免阴道口过紧，要注意在术中会阴体重建时，阴道口在硬膜外麻醉状态下的宽度大约在两指半，麻醉消失后阴道口的宽度大约为两指。另外鼓励患者早期（一般在术后2个月左右）进行性生活。

2. 阴道后壁成嵴畸形　为避免阴道后壁成嵴畸形，不能像传统的阴道缝合术那样过度地将肛提肌靠拢，肛提肌不需要在中线部位折叠。

3. 阴道干涩　为避免阴道干涩，阴道黏膜不能过多切除。

笔者的经验认为阴道松弛成功修复的关键是通过手术加强盆底支持，恢复阴道支持结构的正常解剖，通过肛提肌缝合和会阴体重建，达到阴道紧缩、盆底支持加强的效果。

女性盆底功能与阴道松弛的关系是一个新的研究方向，它需要多学科的密切合作，具备多学科的知识和技能，有关理论尚待深入研究。

（胡葵葵）

参考文献

[1] 张涤生. 整复外科学[M]. 上海：上海科学技术出版社，1979.

[2] 高景恒. 美容外科学[M]. 第2版. 北京：北京科学技术出版社，2012.

[3] 宋儒耀. 美容整形外科学[M]. 北京：北京出版社，1990.

[4] 龙道畴，何宜新. 阴茎大部分缺损的修复[J]. 中国修复重建外科杂志，1996，10(2):121-121.

[5] 龙道畴，吴小蔚，余墨声，等. 阴囊皮瓣修复阴茎缺损的临床应用[J]. 中国美容整形外科杂志，2007，18(2):96-97.

[6] 陈灿，王志军，刘伟，等. 比较不同处理方法对脱细胞真皮渗透性的影响[J]. 中国美容整形外科杂志，2008，19(4):303-306.

[7] 龙云，朱辉，崔永言，等. 阴囊皮瓣结合阴茎延长术修复阴茎部分缺损[J]. 中华医学杂志，2010，90(20):1408-1410.

[8] 龙云，朱辉，崔永言，等. 改良阴茎延长术的解剖学研究和临床应用[J]. 中华整形外科杂志，2010，26(2):116-119.

[9] 钟世镇，陶永松. 阴囊皮瓣的显微外科应用解剖学[J]. 解剖学通报，1981，4(2-3):228-230.

[10] 李森恺，刘元波. 阴囊前动，静脉血管蒂阴囊岛状皮瓣修复尿道下裂[J]. 中华整形外科杂志，2000，16(5):277-280.

[11] 龙道畴，陕声国. 阴茎延长术的临床研究[J]. 中华整形烧伤外科杂志，1990，6(1):17-19.

[12] Kenney J G, Fairbanks D W, Berman D E. The dartos musculocutaneous island flap in urethral reconstruction[J]. Ann Plast Surg, 1990, 24(1):63-67.

[13] Mouriquand P D, Mure P Y. Current concepts in hypospadiology[J]. Bju Int, 2004, 93(Suppl 3):26-34.

[14] 朱辉，蔡志明，龙云，等. 应用阴囊筋膜血管网皮瓣的尿道再修复[J]. 中国实用美容整形外科杂志，2004，15(4):179-180.

[15] 肖强，张盈帆，潘银根，等. 异种脱细胞真皮基质作为软组织填充物的生物相容性研究[J]. 中国美容整形外科杂志，2009，20(4):236-239.

[16] Alter G J. Correction of penoscrotal web[J]. J Sex Med, 2007, 4(4 Pt 1):844-847.

[17] Zaontz M R. Surgical management of the concealed penis with a penoscrotal web[J]. Dial Pediatr Urol, 2006, 28(2):8-9.

[18] 梁朝朝，王克孝. 合肥地区5172名男性青少年外生殖器疾病的流行病学调查[J]. 中华医学杂志，1997，77(1):15-17.

[19] Shiraki I W, Shirai R S. Congenital micropenile skin sleeve[J]. J Urol, 1975, 114(3):469-472.

[20] Frank Hinman J R. 泌尿外科手术图谱[M]. 第2版. 关志忱, 梅骅, 主译. 北京: 人民卫生出版社, 1996.

[21] Maizels M, Zaontz M, Donovan J, et al. Surgical correction of the buried penis: description of a classification system and a technique to correct the disorder[J]. J Urol, 1986, 136(1 Pt 2): 268-271.

[22] Brisson P, Patel H, Chan M, et al. Penoplasty for buried penis in children: report of 50 cases[J]. J Pediatr Surg, 2001, 36(3): 421-425.

[23] Frenkl T L, Agarwal S, Caldamone A A. Results of a simplified technique for buried penis repair[J]. J Urol, 2004, 171(2 Pt 1): 826-828.

[24] Borsellino A, Spagnoli A, Vallasciani S, et al. Surgical approach to concealed penis: technical refinements and outcome[J]. Urology, 2007, 69(6): 1195-1198.

[25] 徐建国, 吕川, 王宇翀, 等. 改良阴茎脱套固定术治疗隐匿阴茎[J]. 中国美容整形外科杂志, 2013, 24(9): 523-526.

[26] Bramwell R, Morland C, Garden A S. Expectations and experience of labial reduction: a qualitative study[J]. BJOG, 2007, 114(12): 1493-1499.

[27] Miklos J R, Moore R D. Labiaplasty of the labia minora: patients's indications for pursuing surgery[J]. J Sex Med, 2008, 5(6): 1492-1495.

[28] Koning M, Zeijlmans I A, Bouman T K, et al. Female attitudes regarding labia minora appearance and reduction with consideration of media influence[J]. Aesthet Surg J, 2009, 29(1): 65-71.

[29] Crouch N S, Deans R, Michala L, et al. Clinical characteristics of well women seeking labial reduction surgery: a prospective study[J]. BJOG, 2011, 118(12): 1507-1510.

[30] Yurteri-Kaplan L A, Antosh D D, Sokol A I, et al. Interest in cosmetic vulvar surgery and perception of vulvar appearance[J]. Am J Obstet Gynecol, 2012, 207(5): 421-428.

[31] Michala L, Koliantzaki S, Antsaklis A. Protruding labia minora: abnormal or just uncool?[J]. J Psychosom Obstet Gynaecol, 2011, 32(3): 154-156.

[32] Tepper O M, Wulkan M, Matarasso A. Labioplasty: anatomy, etiology, and a new surgical approach[J]. Aesthet Surg J, 2011, 31(5): 511-518.

[33] Goodman M P, Placik O J, Benson R R, et al. A large multicenter outcome study of female genital plastic surgery[J]. J Sex Med, 2010, 7(4 Pt 1): 1565-1577.

[34] Alter G J. Management of the mons pubis and labia majora in the massive weight loss patient[J]. Aesthet Surg J, 2009, 29(5): 432-442.

[35] Alter G J. Central wedge nymphectomy with a 90-degree Z-plasty for aesthetic reduction of the labia minora[J]. Plast Reconstr Surg, 2005, 115(7): 2144-2145, 2145.

[36] Felicio Y A. Labial surgery[J]. Aesthet Surg J, 2007, 27(3): 322-328.

[37] Salgado C J, Tang J C, Desrosiers A R. Use of dermal fat graft for augmentation of the labia majora[J]. J Plast Reconstr Aesthet Surg, 2012, 65(2): 267-270.

[38] Goodman M P. Female cosmetic genital surgery[J]. Obstet Gynecol, 2009, 113(1): 154-159.

[39] Alter G J. Aesthetic labia minora and clitoral hood reduction using extended central wedge resection[J]. Plast Reconstr Surg, 2008, 122(6): 1780-1789.

[40] Hunter J G. Considerations in female external genital aesthetic surgery techniques[J]. Aesthet Surg J, 2008, 28(1): 106-107, 107.

[41] Rosenbaum T Y. Pelvic floor involvement in male and female sexual dysfunction and the role of pelvic floor rehabilitation in treatment: a literature review[J]. J Sex Med, 2007, 4(1): 4-13.

[42] Braekken I H, Majida M, Engh M E, et al. Morphological changes after pelvic floor muscle training measured by 3-dimensional ultrasonography: a randomized controlled trial[J]. Obstet Gynecol, 2010, 115(2 Pt 1): 317-324.

[43] Dobbeleir J M, Landuyt K V, Monstrey S J. Aesthetic surgery of the female genitalia[J]. Semin Plast Surg, 2011, 25(2): 130-141.

[44] Adamo C, Corvi M. Cosmetic mucosal vaginal tightening (lateral colporrhaphy): improving sexual sensitivity in women with a sensation of wide vagina[J]. Plast Reconstr Surg,2009,123(6):212e-213e.

[45] Ostrzenski A. Vaginal rugation rejuvenation (restoration): a new surgical technique for an acquired sensation of wide/smooth vagina[J]. Gynecol Obstet Invest,2012,73(1):48-52.

[46] Kent D, Pelosi M A III. Vaginal rejuvenation: an in-depth look at the history and technical procedure[J]. AJCS,2012,29(2):89-96.

[47] Moore R D, Miklos J R. Vaginal reconstruction and rejuvenation surgery: is there data to support improved sexual function?[J]. AJCS,2012,29(2):97-113.

[48] Grimaldi E F, Restaino S, Inglese S, et al. Role of high molecular weight hyaluronic acid in postmenopausal vaginal discomfort[J]. Minerva Ginecol,2012,64(4):321-329.

[49] Puppo V, Gruenwald I. Does the G-spot exist? A review of the current literature[J]. Int Urogynecol J,2012,23(12):1665-1669.

[50] Bachelet J T, Mojallal A, Boucher F. Female genital surgery, G-spot amplification techniques——state of the science[J]. Ann Chir Plast Esthet,2014,59(5):344-347.

[51] Alter G J. Management of the mons pubis and labia majora in the massive weight loss patient[J]. Aesthet Surg J,2009,29(5):432-442.

[52] 邢新. 美容与再造整形手术实例彩色图谱(头颈分册)[M]. 沈阳:辽宁科学技术出版社,2008.

[53] 邢新. 皮瓣移植实例彩色图谱[M]. 第2版. 沈阳:辽宁科学技术出版社,2011.

[54] 邢新. 美容与再造整形手术实例彩色图谱(躯干、四肢与会阴分册)[M]. 沈阳:辽宁科学技术出版社,2009.

[55] Aschkenazi S O, Goldberg R P. Female sexual function and the pelvic floor[M]. Hagerstown: Obstetrics and gynecology,2009.

[56] Basson R, Berman J, Burnett A, et al. Report of the international consensus development conference on female sexual dysfunction: definitions and classifications[J]. J Urol,2000,163(3):888-893.

[57] 朱兰. 女性盆底结构功能障碍性疾病专题讨论——女性盆底结构解剖新观念[J]. 实用妇产科杂志,2005,21(3):129-130.

[58] 朱兰,郎景和. 女性盆底学[M]. 北京:人民卫生出版社,2008.

[59] Barber M D, Bremer R E, Thor K B, et al. Innervation of the female levator ani muscles[J]. Am J Obstet Gynecol,2002,187(1):64-71.

[60] Ashton-Miller J A, DeLancey J O. Functional anatomy of the female pelvic floor[J]. Ann N Y Acad Sci,2007,1101:266-296.

[61] Shafik A, Sibai O E, Shafik A A, et al. A novel concept for the surgical anatomy of the perineal body[J]. Dis Colon Rectum,2007,50(12):2120-2125.

[62] Stein T A, DeLancey J O. Structure of the perineal membrane in females: gross and microscopic anatomy[J]. Obstet Gynecol,2008,111(3):686-693.

[63] Soga H, Nagata I, Murakami G, et al. A histotopographic study of the perineal body in elderly women: the surgical applicability of novel histological findings[J]. Int Urogynecol J Pelvic Floor Dysfunct,2007,18(12):1423-1430.

[64] Voorham-van Z P, Lycklama A N G, Elzevier H W, et al. "Diagnostic investigation of the pelvic floor": a helpful tool in the approach in patients with complaints of micturition, defecation, and/or sexual dysfunction[J]. J Sex Med,2008,5(4):864-871.

[65] Barber M D, Visco A G, Wyman J F, et al. Sexual function in women with urinary incontinence and pelvic organ prolapse[J]. Obstet Gynecol,2002,99(2):281-289.

[66] Handa V L, Harvey L, Cundiff G W, et al. Sexual function among women with urinary incontinence and pelvic organ prolapse[J]. Am J Obstet Gynecol,2004,191(3):751-756.

[67] Coyne K S, Margolis M K, Brewster-Jordan J, et al. Evaluating the impact of overactive bladder on sexual

health in women: what is relevant? [J]. J Sex Med,2007,4(1):124-136.

[68] Pauls R N,Berman J R. Impact of pelvic floor disorders and prolapse on female sexual function and response [J]. Urol Clin North Am,2002,29(3):677-683.

[69] Shafik A. The role of the levator ani muscle in evacuation, sexual performance and pelvic floor disorders[J]. Int Urogynecol J Pelvic Floor Dysfunct,2000,11(6):361-376.

[70] Graber B,Kline-Graber G. Female orgasm: role of pubococcygeus muscle[J]. J Clin Psychiatry,1979,40(8):348-351.

[71] Chambless D L,Sultan F E,Stern T E,et al. Effect of pubococcygeal exercise on coital orgasm in women[J]. J Consult Clin Psychol,1984,52(1):114-118.

[72] Hay-Smith E J,Bo B L,Hendriks H J,et al. Pelvic floor muscle training for urinary incontinence in women [J]. Cochrane Database Syst Rev,2001,1:1407.

[73] DeLancey J O,Kearney R,Chou Q,et al. The appearance of levator ani muscle abnormalities in magnetic resonance images after vaginal delivery[J]. Obstet Gynecol,2003,101(1):46-53.

[74] Casey B M,Schaffer J I,Bloom S L,et al. Obstetric antecedents for postpartum pelvic floor dysfunction[J]. Am J Obstet Gynecol,2005,192(5):1655-1662.

[75] 王毅,龚水根,张伟国,等. MRI对分娩并发肛提肌损伤的评价研究[J]. 中华放射学杂志,2006,40(10):1075-1078.

[76] 王毅,龚水根,张伟国,等. 正常女性肛提肌解剖与功能的MRI研究[J]. 医学影像学杂志,2005,15(1):10-12.

[77] Fornell E U,Matthiesen L,Sjodahl R,et al. Obstetric anal sphincter injury ten years after: subjective and objective long term effects[J]. BJOG,2005,112(3):312-316.

[78] Berglas B,Rubin I C. Study of the supportive structures of the uterus by levator myography[J]. Surg Gynecol Obstet,1953,97(6):677-692.

[79] Kahn M A,Stanton S L. Techniques of rectocele repair and their effects on bowel function[J]. Int Urogynecol J Pelvic Floor Dysfunct,1998,9(1):37-47.

[80] DeLancey J O L. Functional Anatomy of the Female Lower Urinary Tract and Pelvic Floor[M]. Hoboken: John Wiley & Sons,2007.

[81] 金玲,王建六. 女性盆底结构功能障碍性疾病基础研究现状[J]. 实用妇产科杂志,2005,21(3):130-132.

[82] Nichols C M,Gill E J,Nguyen T,et al. Anal sphincter injury in women with pelvic floor disorders[J]. Obstet Gynecol,2004,104(4):690-696.

[83] Zahariou A G,Karamouti M V,Papaioannou P D. Pelvic floor muscle training improves sexual function of women with stress urinary incontinence[J]. Int Urogynecol J Pelvic Floor Dysfunct,2008,19(3):401-406.

[84] Braekken I H,Majida M,Engh M E,et al. Morphological changes after pelvic floor muscle training measured by 3-dimensional ultrasonography: a randomized controlled trial[J]. Obstet Gynecol,2010,115(2 Pt 1):317-324.

[85] Rosenbaum T Y. Pelvic floor involvement in male and female sexual dysfunction and the role of pelvic floor rehabilitation in treatment: a literature review[J]. J Sex Med,2007,4(1):4-13.

[86] 刘新民,万小平. 妇科阴道手术学[M]. 北京:人民卫生出版社,2009.

[87] Cosson M,Querleu D,Dargent D. 经阴道手术学[M]. 熊光武,主译. 福州:福建科学技术出版社,2008.

[88] 钱定国,黄文义. 阴道松弛症的整形外科治疗[J]. 中华整形外科杂志,2004,20(1):15.

第八十六章
先天性直肠肛门发育畸形与肛门失禁

一 先天性直肠肛门发育畸形

先天性直肠肛门发育畸形包括先天性肛门闭锁（congenital imperforate anus）、直肠阴道瘘、直肠尿道瘘及直肠膀胱瘘等。其发病率在新生儿中为1/5000～1/1500，占消化道畸形的第一位。一般男婴较女婴稍多。其中，男婴中最常见的畸形是直肠尿道瘘，其次是直肠会阴瘘、直肠膀胱颈瘘。女婴最常见的畸形是直肠前庭瘘，其次是直肠会阴瘘。

（一）胚胎学基础

肛门直肠的发育，发生在胚胎第4周到胚胎6个月。胚胎在第4周时，尿囊与后肠相连通形成泄殖腔，借泄殖腔膜与体外隔离。泄殖腔开始分成两部分：背侧部形成直肠，腹侧部为尿生殖窦。在泄殖腔两侧，各有相对称的嵴状凸起，为尿直肠膈，使得尿生殖系统与肠道系统分开。从第5周开始，外胚层的原肛发育形成肛凹，肛凹向体内延伸与直肠相遇，其间有一膜状隔称为肛膜。于胚胎6～7周时，尿直肠膈继续向下生长，将尿生殖窦与尾肠完全分开。前者发育成为尿生殖系统，后者向会阴部伸展发育成为直肠。胚胎第八周时肛膜破裂，原肛与直肠肛门贯通，即形成正常的直肠与肛管。在胚胎第4个月时，会阴向前后方向增长，使肛门移到正常位置。

肛门直肠畸形和瘘管的产生主要发生在胚胎7～8周时。尾肠、原始肛道发育障碍，可导致直肠闭锁、直肠肛门闭锁等。泄殖腔尿生殖膈发育不全，则导致直肠与尿生殖系之间各种瘘管的形成。

（二）病理分类

先天性肛门直肠畸形的分类方法繁多。1970年，国际分类法以直肠盲端与肛提肌和耻骨直肠肌的关系来区分，在骨盆的侧位X线片上，从耻骨体中点至骶尾关节之间的连线，即耻尾线（PC线）作为耻骨直肠肌位置的标志，将肛门直肠畸形分为高位、中间位、低位。此法十分全面，几乎包括全部肛门直肠畸形。但是，由于此分类法过于复杂，在一定程度上影响了临床应用。因此，1984年小儿外科医师会议重新讨论了肛门直肠畸形的分类，以国际分类法为基础，制订了简化的方案。新方案按性别分成男、女两组，每组仍以PC线划界，分为高、中间、低位三型。

1. 男性分类

（1）高位型

1）肛门直肠发育不全：①直肠前列腺尿道瘘。瘘管开口于后尿道，无肛门，内、外括约肌不明显，盲端位于PC线上（图86-1）。②无瘘。盲端与尿道间可有纤维索带连接，无肛门内括约肌，仅有外括约肌痕迹，盲端平或高于PC线。

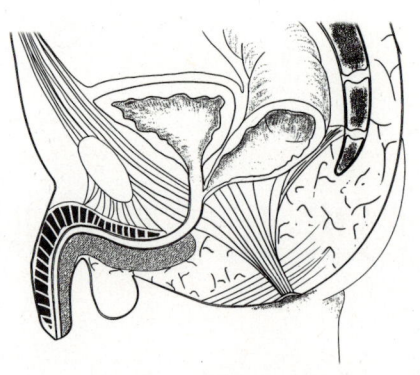

图 86-1　直肠前列腺尿道瘘

2）直肠闭锁：直肠盲端止于不同高度，肛门及肛管正常，有肛门内、外括约肌及肛提肌，且与肛管保持正常关系。

（2）中间位型

1）直肠尿道球部瘘：直肠盲端位于尿道球部海绵体肌之上，耻骨直肠肌包绕直肠盲端瘘口，肛门内括约肌缺如，直肠盲端位于PC线与I线（通过坐骨嵴画一与耻尾线平行的线）之间（图86-2）。

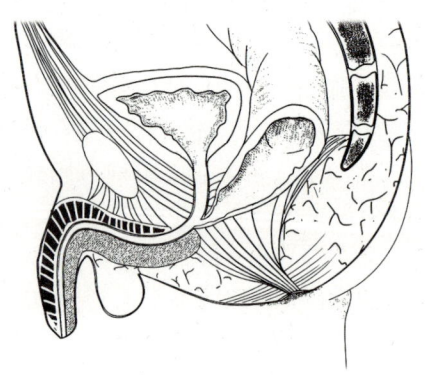

图 86-2　直肠尿道球部瘘

2）肛门发育不全、无瘘：直肠盲端终于尿道球部海绵体肌之上，耻骨直肠肌环绕直肠盲端，肛门内括约肌缺如，外括约肌仅见痕迹，直肠盲端位于PC线与I线之间。

（3）低位型

1）肛门皮肤瘘：瘘管开口于肛门至尿道背部正中线上的任何部位，以阴囊部居多。肛管呈瓣状，瘘管被菲薄的皮肤掩盖（图86-3）。

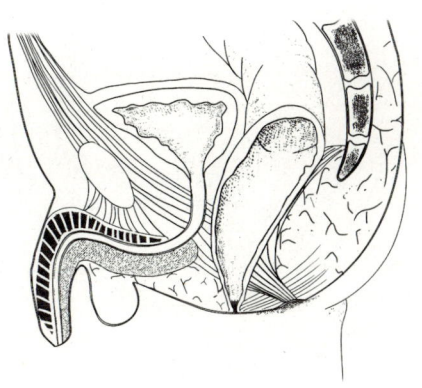

图 86-3 肛门皮肤瘘

2）肛门狭窄：肛门及内、外括约肌正常。
(4) 罕见畸形。
2. 女性分类
(1) 高位型
1）肛门直肠发育不全：①直肠阴道瘘。直肠盲端开口于阴道后壁中部（图86-4）。②无瘘。

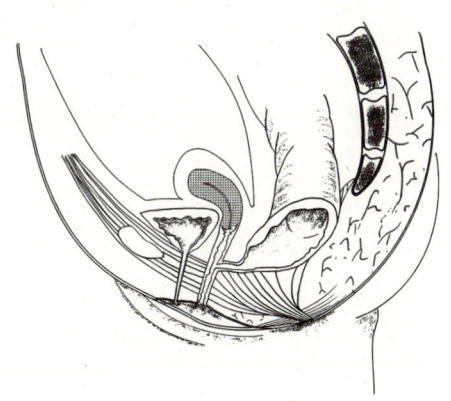

图 86-4 直肠阴道瘘

2）直肠闭锁。
(2) 中间位型
1）直肠前庭瘘：直肠盲端位于PC线上或稍下，瘘管长1~2cm，通过耻骨直肠肌，沿阴道后壁开口于阴道前庭窝。
2）直肠阴道瘘：瘘管开口于处女膜上方，耻骨直肠肌环绕直肠盲端与瘘管。
3）肛门发育不全、无瘘：直肠盲端终止于阴道下端平面，尿道及阴道正常。直肠盲端位于I线或其下。
(3) 低位型
1）肛门前庭瘘：瘘管甚短，直肠与阴道紧密相邻。耻骨直肠肌正常，有肛门内括约肌痕迹。肛门外括约肌有时存在，瘘口位于阴道前庭部，瘘口周围为黏膜（图86-5）。

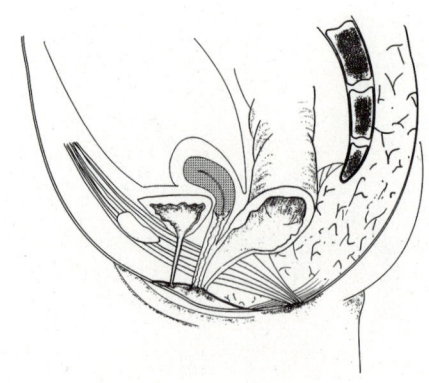

图 86-5 肛门前庭瘘

2）肛门皮肤瘘。
3）肛门狭窄。
4）泄殖腔畸形：一种较少见的肛门直肠畸形，即直肠、阴道、尿道共同开口在一个腔。

(4) 罕见畸形。

（三）临床表现

1. **肛门外形异常** 先天性直肠肛门发育畸形患儿出生后即可发现无肛门、肛门位置异常或肛门外口狭小。

2. **低位肠梗阻** 婴儿出生后24个小时内无胎便排出，就应及时检查。无瘘或瘘管狭小患儿，出生后早期即有急性肠梗阻表现，出现呕吐，呕吐物含有胆汁或胎粪样物，出生后24个小时不排便。肛门狭窄或合并各种较大瘘管的患儿，不一定会出现急性肠梗阻症状，而在几周、数月甚至几年后出现排便困难（便条很细）、腹胀，在左下腹可触及大团粪块，继而出现慢性肠梗阻症状。

3. **尿道外口排气排粪** 是直肠泌尿系瘘的主要症状。膀胱瘘时因胎粪进入膀胱与尿混合，患儿在排尿的全过程中呈绿色尿，压迫膀胱区时则见胎粪和气体排出更多，不排尿时，由于膀胱括约肌的控制，无气体排出。直肠尿道瘘时，仅在排尿开始时排出少量胎粪，不与尿混合，而后的尿液则是透明的。

4. **泌尿生殖系统感染** 女婴往往伴有阴道瘘，开口于阴道后壁穹隆部，粪便经常从瘘口流出，易引起生殖道感染。直肠前庭瘘也较为多见，因瘘孔较大，婴儿早期通过瘘孔基本能维持正常排便，可引起阴道炎或上行性感染。男婴常伴有泌尿系瘘，从尿道口排出气体和胎便，可反复发生尿道炎和上尿路感染。

5. **其他器官发育畸形** 在先天性直肠肛门畸形病例中，约40%伴有其他器官发育畸形，特别是泌尿系的伴随畸形较为多发，在术前应仔细做全身检查。

（四）诊断

先天性直肠肛门发育畸形的临床诊断不难。除了明确诊断外，还应确定畸形的类型、瘘管的位置及是否合并畸形，这对选择合适的治疗方法甚为重要。

1. **肛门直肠检查** 用最小号的金属导尿管或探针沿尿道后壁缓缓插入，通过瘘管进入直肠，用手指触摸肛门部可触及探针的尖端，大致明确瘘管的走行、长度和宽度，并可粗略估计直肠盲端与皮肤的距离。

2. **X线平片** Wan-Gensteen 和 Rice（1930）设计了倒立位摄片法诊断直肠肛门畸形。在确定直肠盲端位置时，一般须在出生12个小时后摄片，如时间过早，则出生后吞下气体尚未到达直肠，容易有误差。摄片时提前将患儿倒立数分钟，髋关节屈曲，双侧坐骨影重叠。X线片上从耻骨联合中心至骶尾关节做一连线，即PC线。然后将坐骨骨化阴影最下缘定为I点。通过I点画一线与PC线平行，即为I线。最后在PC线与I线之间画一虚线称为M线。直肠盲端位于PC线以上称为高位，未通过耻骨直肠肌，手术必须经骶会阴或腹骶会阴，术后容易发生排便控制不良或失禁。直肠盲端位于I线以下为低位，已通过耻骨直肠肌环，可经会阴部肛门成形，手术预后良好。盲端位于两线之间，通过部分肛提肌，可行骶会阴肛门成形术。中间位又可根据M线分为中间偏高或中间偏低，以便预计手术之难度及术后的效果（图86-6）。

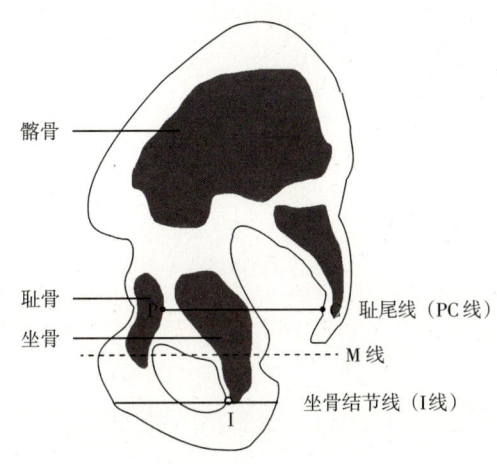

图86-6　X线摄片法诊断直肠肛门畸形

3. 瘘管造影　瘘管造影可显示瘘管的位置、走行、长度和宽度等。结直肠与尿道双重造影可显示直肠瘘管与尿道的关系。阴道造影可显示阴道与直肠的关系。

（五）先天性直肠肛门发育畸形的手术治疗

先天性直肠肛门发育畸形病理解剖复杂，根据直肠盲端位置的高低、合并瘘管与否、瘘管位置与粗细，对于手术时间和方式的选择亦有不同。因此，患儿出生后若考虑先天性直肠肛门发育畸形，需即刻利用各种手段确定直肠盲端的位置及合并瘘管的情况，然后根据检查情况决定手术时间和方式（图86-7，图86-8）。

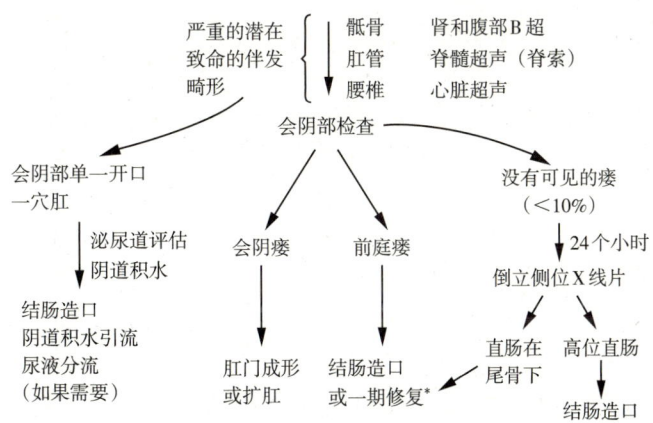

图86-7　新生儿女婴肛门直肠畸形的处理原则
*根据外科医师的经验和患者的一般情况

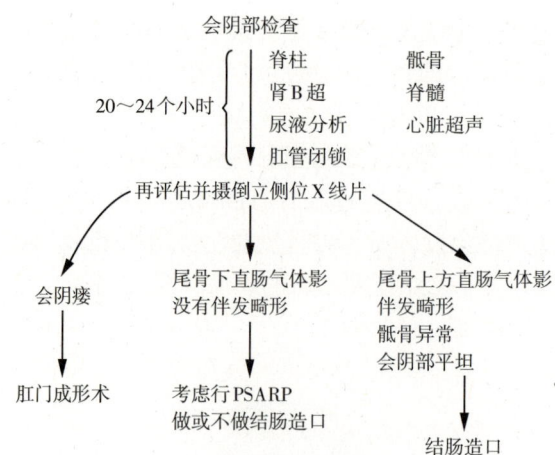

图 86-8 新生儿男婴肛门直肠畸形的处理原则
PSARP 为后矢状位切口肛门直肠成形术

1. 手术时间选择

（1）各种类型肛门闭锁且无瘘管，或合并细小瘘管有急性肠梗阻表现者，如肛门膜状闭锁、直肠高位闭锁等，应行急诊手术治疗。

（2）合并瘘管细小，有排便但排便困难欠通畅者，如多数男性高位畸形合并瘘管，应择期行手术治疗。

（3）合并粗大瘘管，排便通畅者，常见于女性直肠肛门畸形合并瘘管，可于6～12个月后择期手术治疗。

2. 手术方法与步骤

（1）直肠肛管狭窄扩张术：适用于肛门狭窄，肛门内、外括约肌正常者。

用特制的金属扩张器或子宫口扩张器，反复扩张狭窄部，一天1次，留置15分钟，一天1次改为隔天1次或一周2次。一般持续扩张6个月，直至能通过示指为度。

如扩张法扩肛效果不佳时，可将肛门狭窄环做放射状切开1cm，并分离少许直肠黏膜层。将黏膜与切口的肛缘横向缝合，必要时可切开多处，但勿损伤肛门括约肌。

（2）肛门膜状闭锁切开术：适用于肛门括约肌正常，仅末端肛门膜状闭锁者。

患者取截石位，于肛膜处做十字形切口，切口两端勿超过括约肌边缘，以免损伤肛门括约肌。肛膜切开后，待有胎粪涌出后，吸净胎粪，用止血钳扩张分离，然后用手指扩张（图86-9）。

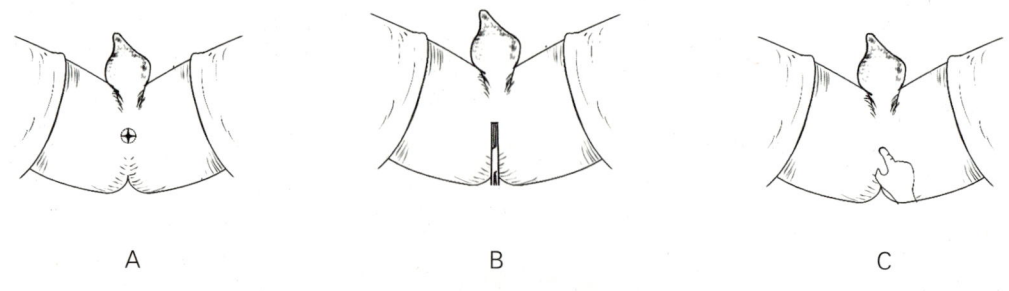

图 86-9 肛门膜状闭锁切开术
A. 肛膜处做十字形切口　B. 用止血钳扩张分离切口　C. 用手指扩张肛口

（3）会阴肛门成形术：适用于直肠盲端距会阴皮肤在2cm以内的低位肛门闭锁。

男婴放置导尿管（女婴阴道内放细肛管）作为手术中指示标志，在肛门隐窝处做十字形或花瓣形切口，分离肛提肌和外括约肌直达直肠盲端，充分分离直肠壁。盲端呈深蓝色，当小儿啼哭或压腹时可见其冲动膨出，有时因术野较小，不能肯定为直肠盲端或难以决定向何处分离时，可以穿刺抽吸胎粪以确定盲端位置。穿刺后用细针缝合穿刺孔，以防漏粪污染。沿盲端周边钝、锐性结合进行分离，边分离边触摸尿道内的导尿管以防损伤。当直肠盲端充分游离后，无张力地拖动直肠与肛门吻合。在盲端四周与肌肉固定数针，然后与皮下间断缝合一圈，以防止术后直肠回缩。将显露的直肠盲端呈X形切开，吸尽肠内容物，直肠壁切开，瓣向四周翻开，依次插入皮肤切开间隙，全层间断缝合。吻合后呈花瓣形，这一花瓣形缝合，使吻合口有足够的伸展长度以免术后狭窄（图86-10）。

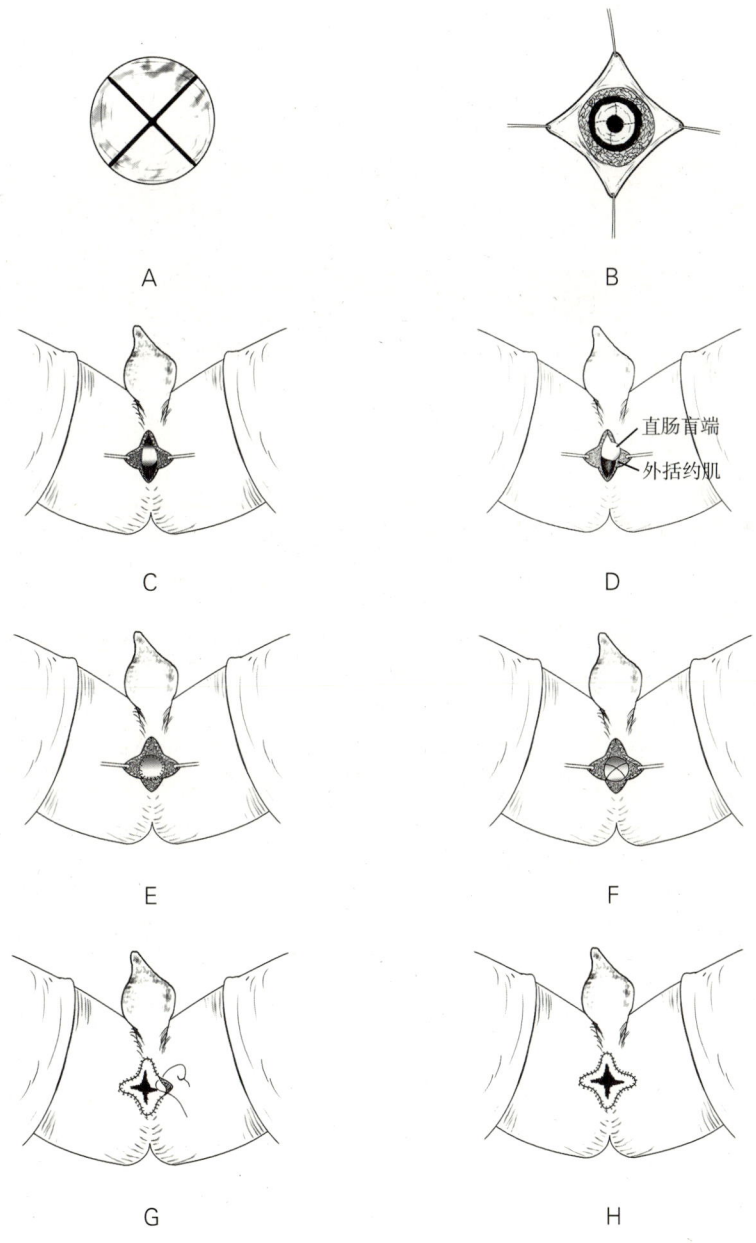

图 86-10　会阴肛门成形术
A. 皮肤切口　B. 直肠盲端切口　C. 暴露直肠盲端　D. 游离直肠　E. 直肠与肌肉缝合固定　F. 切开直肠盲端　G. 直肠壁与皮肤梅花形缝合　H. 吻合完成

（4）直肠瘘管移位肛门成形术：适用于直肠会阴瘘、直肠舟状窝瘘和低位直肠阴道瘘。

在瘘管内置导尿管作为标志，于肛门中心处做皮肤切口，皮肤切开后，将皮下组织与皮瓣一并游离，找到外括约肌，采用电刺激在其中心点分开。沿瘘口周围切开皮肤，分离瘘管。当瘘管完全分离后，从肛门切口处通过外括约肌中心隧道钳夹瘘管，使瘘管从肛门切口处拉出。切除瘘管口，将直肠与肌肉固定数针，与皮瓣做交叉缝合。分层缝合原瘘管转位后的创面（图86-11）。

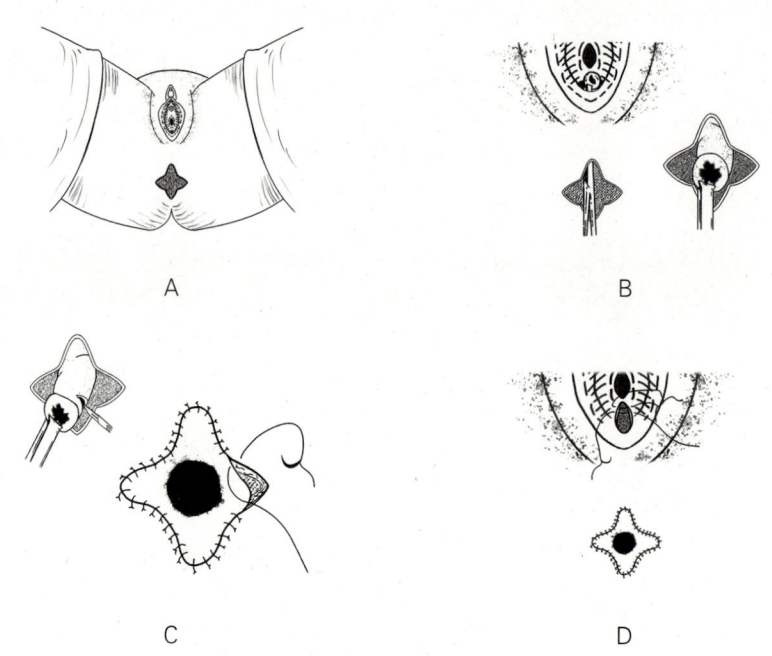

图86-11　直肠瘘管移位肛门成形术
A. 于肛门处做皮肤切口　B. 将瘘管从肛门切口处拉出　C. 瘘管复位后与皮肤缝合　D. 修复原瘘管转位后的创面

（5）后矢状入路骶会阴肛门成形术（Pena手术）：适用于中高位肛门闭锁或合并直肠尿道瘘、直肠阴道瘘。

切口自臀沟顶端沿正中线向下至肛门隐窝处。皮肤切开后继续沿中线向深部切开，肌肉分向两侧。纵行劈开尾骨。在电刺激器的指引下，从正中纵行切开肛门外括约肌浅层及肛提肌，向下方切开肌肉复合体。当肛提肌已切开并拉向两侧后，在深部常可看到隆起的直肠，此时应根据术前已知的直肠盲端高低寻找直肠。找到直肠盲端，在中间切开直肠至其盲端，切口四周缝线牵引，此时可清楚地发现前壁下端的瘘口，沿瘘口周围切开，将瘘管口从肠壁上剔除。小心钝性分离直肠，首先游离直肠后方及两侧，再分离前方，直至游离出足够长度，使直肠在无张力下拖至肛门吻合为止。游离直肠盲端时应紧贴直肠，防止因损伤骶前神经丛而在术后引起排尿障碍。全层缝合瘘管口。直肠远端做尾状整形，因直肠壁扩张、肥厚，难以通过肌肉复合体。将直肠远端做倒V字形切口，切除一部分肠壁，然后全层缝合直肠壁。直肠修剪后，用电刺激找出外括约肌、肛提肌的前方界限，并给予修补缝合。将直肠置于肌肉之中，缝合直肠后肌肉，在电刺激下找出各肌肉纤维的断端，一一对端缝合，缝合时应对齐完整修复，缝针应穿过直肠肌层，前后左右用可吸收缝线，以固定直肠，防止直肠术后回缩及脱垂。将直肠远端与肛门做全层间断缝合，肛门仅保留直径1cm，以防止直肠黏膜外翻。肛门的正常口径待日后经扩肛获得。肛门前方多余皮肤切口自行缝合，骶部切口逐层缝合（图86-12）。

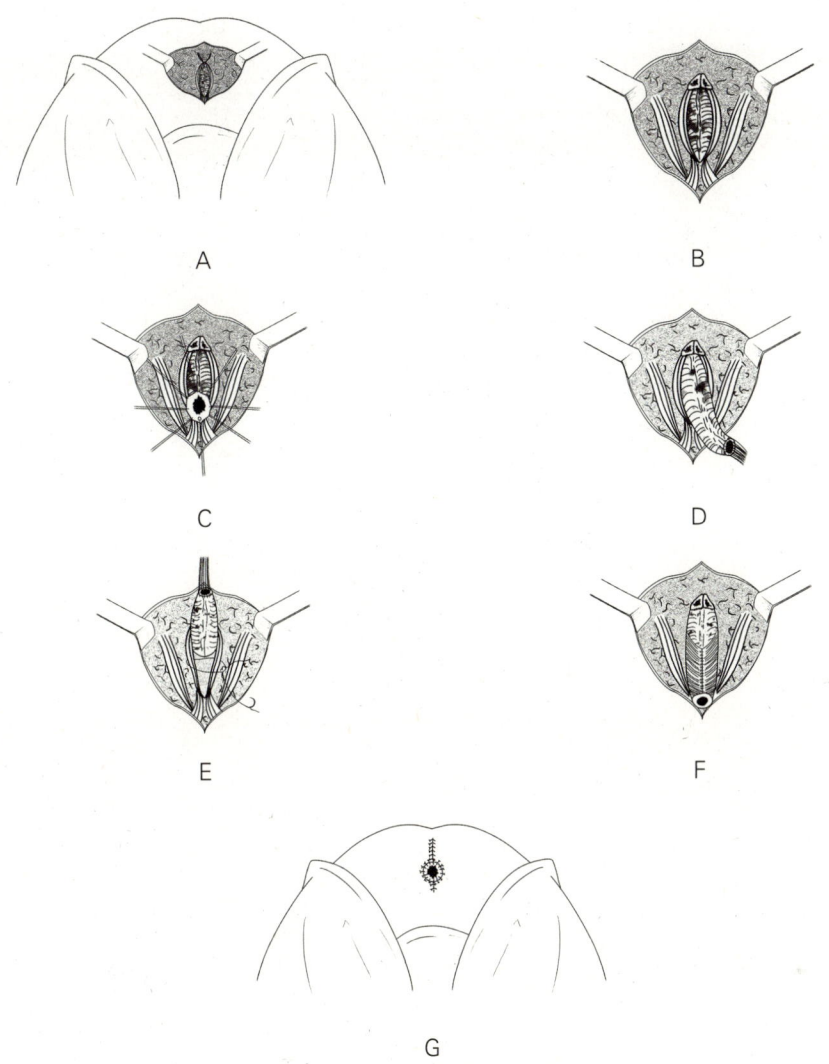

图 86-12　后矢状入路骶会阴肛门成形术（Pena 手术）
A. 骶尾部纵行正中切口　B. 切开尾骨　C. 切开直肠显露直肠尿道瘘口　D. 修剪扩大的直肠　E. 游离直肠，缝合直肠前肌肉　F. 逐层缝合直肠后肌肉　G. 肛门成形

（6）骶会阴肛门成形术（Stephens 手术）：适用于中间位肛门闭锁。高位者在出生后先行结肠造口，并需加腹部切口，游离直肠、乙状结肠，即腹骶会阴手术。此手术的优点是使被拖行的直肠经过耻骨直肠肌环及外括约肌，加强排便控制能力，减少术后肛门失禁。

自骶部纵行切开，肛门隐窝处做十字形切开。用电针刺激找出外括约肌收缩最强的点，在此点用血管钳向深部分离，此括约肌环即为拟分离的通道的下端。横行切断尾骨，将附着于尾骨的肛提肌一并向尾侧推开。将耻骨直肠肌由尿道后逐渐分开，慎勿撕断肌纤维或暴力扩张，而造成术后瘢痕及收缩无力。用直角钳将耻骨直肠肌轻轻拉开。直角钳向下进入外括约肌通道，将橡皮管由此通道拖入。经肛门切口、外括约肌、耻骨直肠肌环，然后由骶部切口拉出。仔细游离直肠末端，分离直肠远端的瘘管，瘘管分清后在距尿道 0.5cm 处结扎切断。用宫颈扩张器在薄橡皮管内逐渐扩大，至直肠可顺利通过肌环即可。将长血管钳通过橡皮管，夹住直肠残端缝线徐徐通过扩大了的通道，将直肠拖出肛门切口。缝合肛尾筋膜，逐层缝合骶部伤口。直肠尾端黏膜与皮肤插瓣缝合形成肛门（图 86-13）。

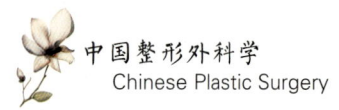

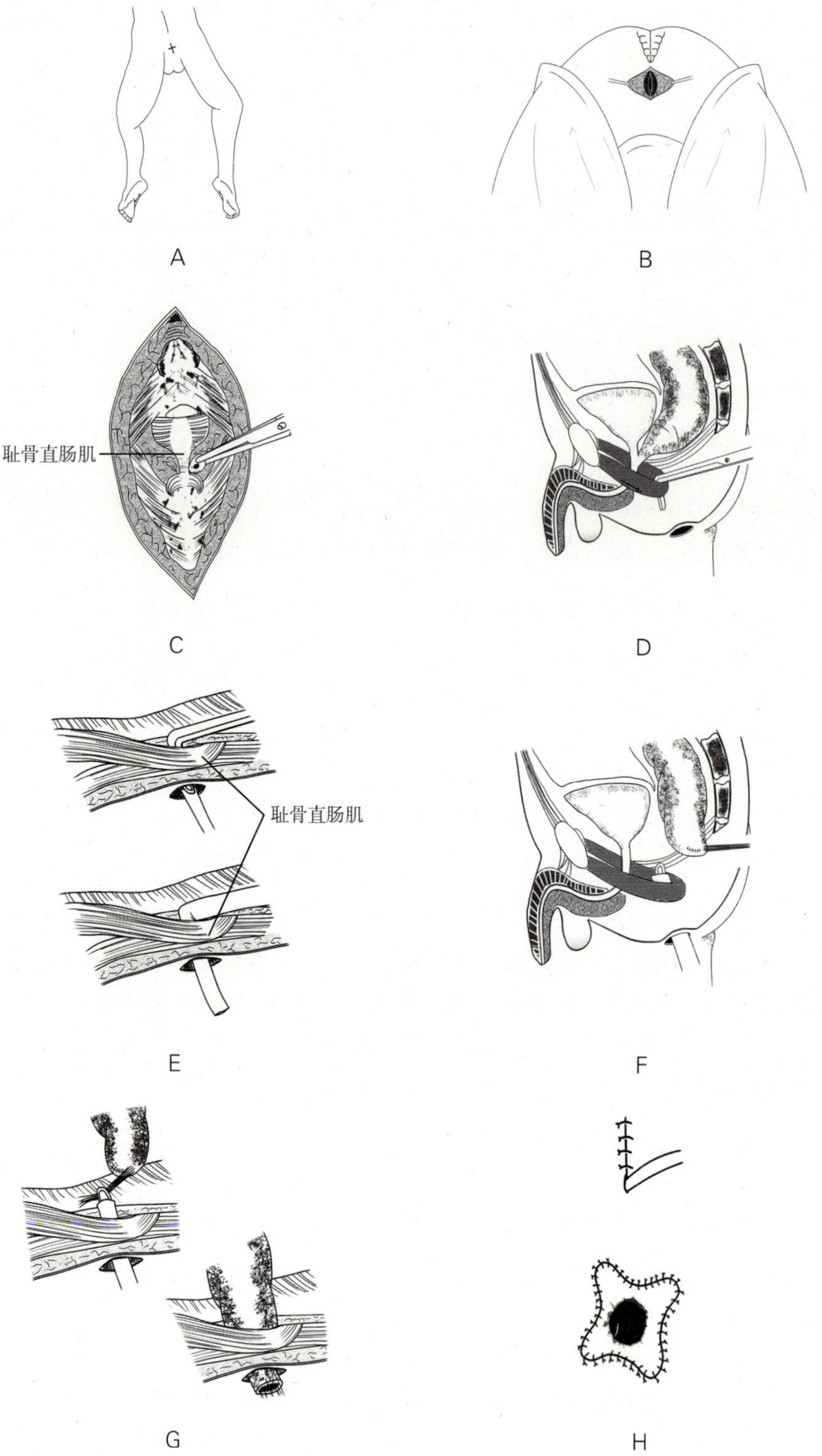

图 86-13　骶会阴肛门成形术（Stephens 手术）
A. 手术切口　B. 显露外括约肌　C. 显露直肠尿道瘘　D. 分离耻骨直肠肌　E. 经耻骨直肠肌、外括约肌通道拖入橡皮套　F. 扩张肌肉通道　G. 直肠由肌肉通道内拖出　H. 肛门成形

二　肛门失禁

肛门失禁（anal incontinence）是指肛管对直肠内液态和固态内容物以及气体的蓄控能力丧

失，排便功能紊乱的一种症状。患者肛管失去括约肌控制功能，粪便不自主地从肛门流出，妨碍工作和社会活动，给患者带来极大的身心痛苦。

（一）病因

正常的排便机制：当粪便积聚于乙状结肠内，便刺激结肠产生自律收缩，将粪便推入直肠，刺激直肠感觉神经，反射性产生便意。在神经支配下，肛门括约肌松弛，直肠及结肠收缩，粪便排出。在成人，有时虽有便意，但无排便条件时，大脑皮层抑制排便中枢，肛门括约肌收缩力增强，乙状结肠舒张，直肠内粪便退回乙状结肠，于是便意消失。肛门外括约肌具有自主控制肛门的作用，直肠肛门环能有效地关闭肛门，加上肛提肌的收缩，能有效地控制排便，因此，能破坏排便反射过程中某一环节（如肛门括约肌损伤）的任何原因，均可导致肛门失禁。

1. 先天性疾病　先天性肛门内括约肌缺如、外括约肌发育不良，以致直肠肛门环失去收缩力，可导致肛门失禁。若发生先天性腰骶裂并发腰骶神经缺如，无排便反射，括约肌呈无神经支配的松弛状态时，也会发生肛门失禁。

2. 肛门括约肌损伤或功能障碍　肛门的松缩和排便功能是由受神经支配的内、外括约肌和肛提肌来维持的。肛门直肠脓肿、肛瘘、直肠癌等手术切断或切除括约肌可引起肛门失禁。肛门局部感染、烧伤、外伤或手术引起大面积瘢痕，也会影响肌肉功能，导致肛门失禁。老年人患有某些疾病也可引起肌肉萎缩性肛门失禁。在女性肛门失禁病因中，产后创伤占了很大比例。阴道分娩可损伤骨盆底和括约肌，从而引起肛门失禁。

3. 神经源性疾病　胸、腰、骶椎段压迫损伤脊髓或脊神经造成的截瘫，可引起肛门失禁；此外，直肠靠近肛门处黏膜切除后、直肠壁内感觉神经缺损、智力发育不全等均可造成肛门失禁。

（二）程度

1. 完全失禁　失禁症状严重，患者完全不能随意控制排便，排便无固定次数，随时都可有粪便或肠液流出。肛门周围潮湿、糜烂、瘙痒，或肛门周围皮肤呈湿疹等皮肤病改变。

2. 不完全失禁　粪便干时无失禁现象，便稀则不能控制，出现肛门失禁现象。

3. 感觉性失禁　肛门不会流出大量粪便，而当粪便稀时，在排便前不自觉有少量粪便溢出，腹泻时更严重，常有黏液刺激皮肤。

（三）诊断与鉴别诊断

1. 直肠指诊　肛门松弛，收缩肛管时括约肌及直肠肛门环收缩不明显或完全消失，外伤性肛门失禁者肛门部可扪及瘢痕组织。

2. 内镜检查　直肠镜检查可观察肛管部有无畸形，肛管皮肤黏膜状态，肛门闭合情况。纤维肠镜检查可观察有无结肠炎、克罗恩病、息肉、癌肿等原发疾病。

3. 肛管测压　可测定内、外括约肌及耻骨直肠肌有无异常。失禁患者肛管基础、收缩压降低，内括约肌反射松弛消失，直肠感觉膨胀耐受容量减少。

4. 排粪造影　可测定肛管括约肌、肛管、直肠部形态解剖结构，动力学功能状态的X线钡剂检查可观察有无失禁及其严重程度。

5. 肌电图测试　可测定括约肌功能范围，确定随意肌、不随意肌的神经损伤及恢复程度。

（四）肛门失禁的手术治疗

重建肛门括约肌功能是治疗肛门失禁的关键。根据肛门失禁的病因和程度，应选用不同的治疗方法。在术前应做指诊或内镜检查，以了解肛门失禁的程度和病因。术前按肠道手术进行准备，手术前一天及术晨清洁灌肠。

常用的手术方法如下。

1. 肛门括约肌修复术　因肛门括约肌或直肠肛门环受损，其受损范围不超过周径1/3者，可行肌肉断端瘢痕切除＋肌肉断端缝接，以恢复括约肌功能。

（1）患侧肛旁做W形皮肤切口。

（2）解剖出受损括约肌的两断端，并切除瘢痕组织。

（3）缝合括约肌两断端。

（4）切除肛周皮肤瘢痕，分层缝合切口组织（图86-14）。

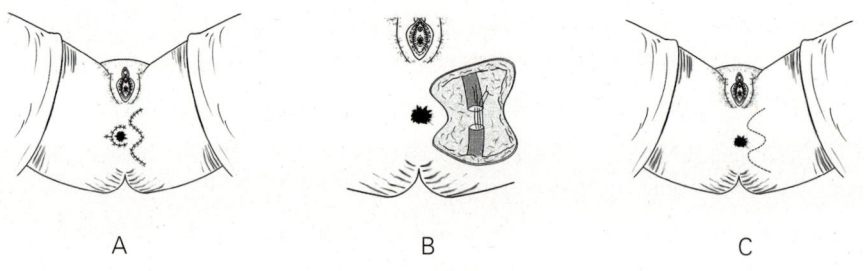

图 86-14　肛门括约肌修复术
A. 肛旁W形皮肤切口　B. 缝合括约肌两断端　C. 切除肛周皮肤瘢痕，缝合切口

2. 肛门括约肌折叠术　肛门括约肌没有断裂，但因括约肌松弛，收缩力减弱，可致肛门失禁。对女性患者，可在肛门前做半圆形切口，显露括约肌，将肌肉折叠缝合，其折叠的长度以缝合后肛门可通过一小指为度。对男性患者，则取肛门后切口行括约肌折叠缝合。

3. 肛门括约肌成形术　股薄肌肌瓣转位行肛门括约肌成形术适用于肛门括约肌广泛性缺损、神经损伤引起的括约肌功能丧失所致的肛门失禁。

（1）显露股薄肌，该肌起始于耻骨结节及其下支的闭孔前缘，止于胫骨粗隆内侧。肌肉营养血管为股深动脉分支及伴行静脉。

（2）于股薄肌表面做三条皮肤切口。

（3）股薄肌肌瓣切取后，在直肠肛门皮下隧道环绕一圈。

（4）股薄肌肌腱绕直肠肛门一圈后，缝合固定于对侧坐骨结节及肛提肌上（图86-15）。

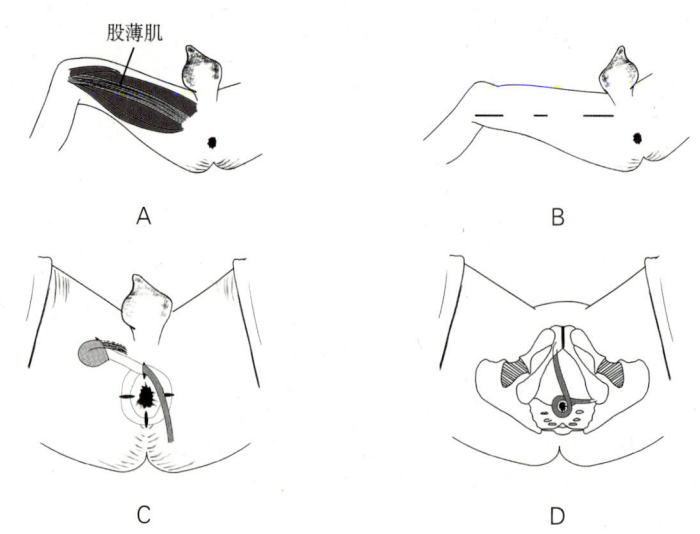

图 86-15　股薄肌肌瓣转位肛门括约肌成形
A. 股薄肌位置　B. 股薄肌皮肤切口设计　C. 股薄肌肌瓣环绕直肠肛门一圈　D. 股薄肌肌腱缝合固定于对侧坐骨结节上，完成括约肌成形术

4. 臀大肌瓣肛门括约肌再造（王炜用于成人术式）　患者俯卧，在右侧臀部，以髂后上棘、尾骨尖部及股骨大转子三点构成三角形的体表投影，取此三角形上、中1/3交界线作为皮肤切口部位。做一弧形切口，切开皮肤，暴露臀大肌肌腹，在臀大肌肌腹下1/3部位分离2～2.5cm宽的臀大肌肌束，远端到臀大肌的止点——股骨大转子处。在臀大肌止点处切下部分髂胫束，倒转掀起该束臀大肌瓣，使其向近心端分离，但注意保护好伸向该肌瓣的血管神经束。在肛门口周6点及12点处（截石位）分别做一个小切口，使其与切取臀大肌瓣的切口以皮下隧道相通。将臀大肌瓣通过隧道，然后把臀大肌肌瓣的远端与残留于肛周1/3的括约肌缝合，并于肛提肌及会阴中隔缝合数针以加固之。肌瓣缝合时保持一定的张力，使肛门口可松松地通过术者的示指。手术至此结束。术后伤口一期愈合。2周后开始进行肛门再造括约肌的功能训练，定期进行灌肠试验，历时2个月，再造肛门括约肌逐步地产生了随意控制的功能。

患者第二次手术术后两个多月，进行钡剂灌肠，见钡剂在肠腔内滞留良好，拔除肛管后，未见钡剂从肛门外流，说明再造括约肌具有控制大便的功用，后在腰部硬膜外麻醉下做横结肠造瘘关闭手术，术后伤口一期愈合。在术后最初的一个多月里，大便溏薄时有控制不完善的现象；术后3个月，大便控制自如，即使腹泻也无失去控制的现象，再造的肛门括约肌功能至今良好（图86-16，图86-17）。

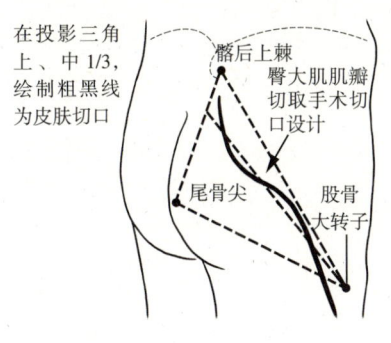

图86-16　臀大肌切口设计

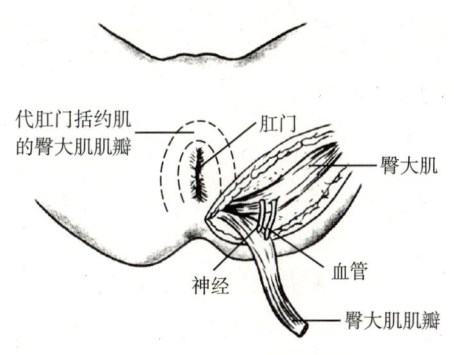

图86-17　臀大肌瓣切取

5. 双蒂肛门括约肌重建（直肠癌根治原位肛门括约肌再造）　持续硬膜外麻醉，截石位，用特制支架充分抬高两下肢，垫高臀部。手术分上、下两组同时进行。

上组按Mile术式经腹操作，直肠腔内注射氟尿嘧啶1000mg，充分游离乙状结肠、降结肠或结肠脾区，使结肠松动而能充分下移，并要求血供良好。

下组的任务包括：①在肛周4cm处经皮切开肛周各层组织，与上组"会师"于盆底，将直肠及结肠牵至会阴切口外，完全彻底切除肿瘤组织及部分肠管，同时将结肠在距肛周皮肤边缘上3cm处套叠缝合约1cm，做内括约肌成形。②解剖一侧臀大肌。从股骨臀肌粗隆到坐骨结节后上方2～4cm（臀大肌下缘）做一纵行切口，在臀大肌下缘分离一条宽3～5cm的肌束，充分游离，使其保留长约14cm的血管神经束。在股骨臀肌粗隆与髂胫束处切断肌束的止点，远端分为两束备用。③外括约肌动力再造。将带有血管、神经的双束臀大肌瓣通过皮下隧道牵至会阴切口内，一束按顺时针方向绕结肠一圈，固定于对侧坐骨结节上，以形成外括约肌；另一束按逆时针方向绕结肠一圈，固定于骶尾关节处，并把肌束前部固定在两侧耻骨下支上，以形成肛提肌与肛直角。④骶前负压双腔管引流，外置肠管2～4cm（图86-18）。

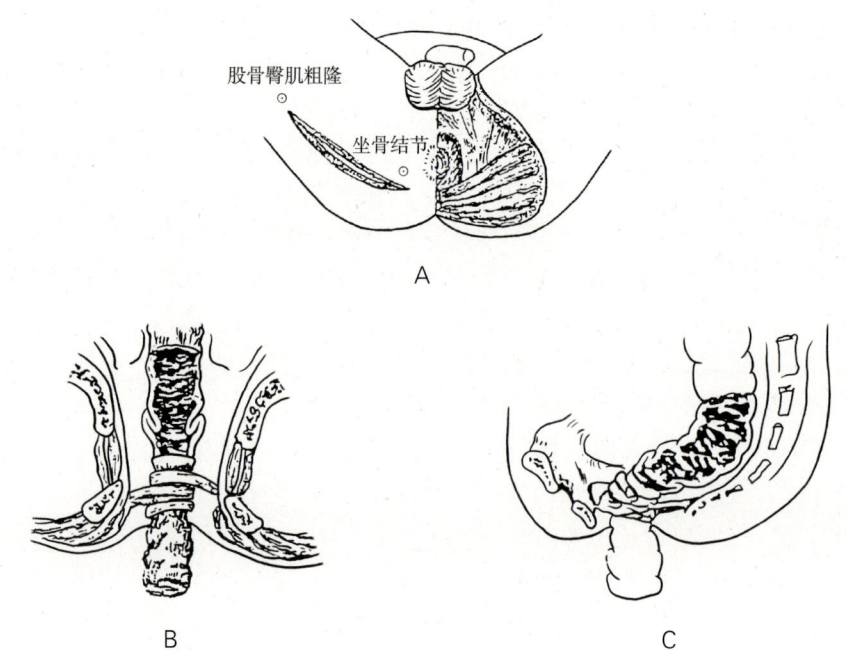

图 86-18 双蒂肛门括约肌重建
A. 臀大肌切口　B. 结肠套叠形成内括约肌，臀大肌肌瓣转移形成外括约肌与肛提肌
C. 形成肛提肌前端，固定于耻骨下支，后端固定于骶尾关节处，形成肛直角

6. 人工括约肌植入术　人工括约肌装置包括三个部分，即闭合箍带、控制泵、储液囊。会阴部做弧形切口，游离肛管，选择大小合适的闭合箍带环绕肛管植入。腹部取耻骨上横切口，纵行切开腹白线，游离腹直肌及膀胱前间隙。使用探针将与闭合箍带相连的导管经皮下隧道引入下腹部，将液体注入储液囊，连接闭合箍带和储液囊，平衡压力后，重新注液。连接控制泵。将储液囊置于膀胱前，控制泵经皮下隧道后置于大阴唇或阴囊部。逐层关闭切口（图86-19）。

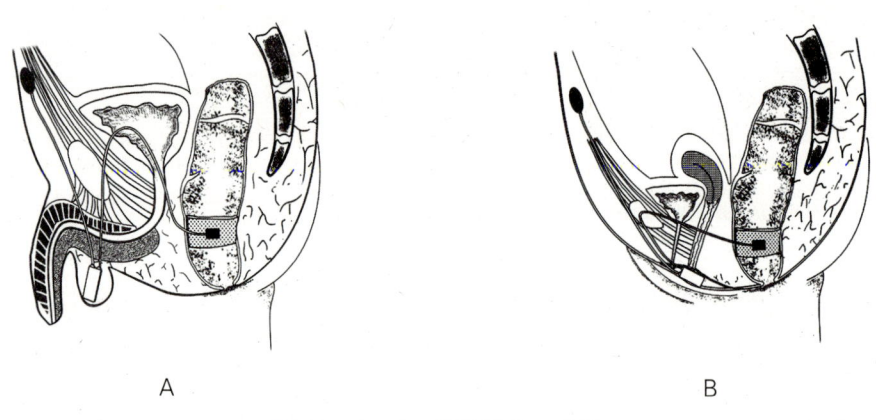

图 86-19 人工括约肌植入术后
A. 男性　B. 女性

注：本章图片由浙江大学医学院附属第一医院整形外科孙佳琦医师绘制。

（徐靖宏　于一佳　黎冻　王炜　龙道酬）

参考文献

[1] Spitz L,Coran A G. 小儿外科学图谱(第6版)[M]. 吴晔明,顾松,主译. 北京:北京大学医学出版社,2012.

[2] 王果,李振东. 小儿外科手术学(第二版)[M]. 北京:人民卫生出版社,2010.

[3] 王常林,李正,陈炽贤,等. 耻骨直肠肌的X线定位标志及其临床意义[J]. 中华小儿外科杂志,1982,3(2):84-86.

[4] 董其刚. 介绍先天性肛门直肠畸形的新分类[J]. 中华小儿外科杂志,1988,9(5):302-304.

[5] 李正. 先天性肛门直肠畸形基础及临床研究进展[J]. 中华小儿外科杂志,1996,17(1):1-2.

[6] Rickham P P,Lister J,Irving I M. Neonatal surgery[M]. 2nd ed. London:Butterworths,1978.

[7] Smith E D. Classification, identification, and assessment of surgical treatment of anorectal anomalies[J]. Pediatr Surg Int,1986,1:200-205.

[8] Santulli T V,Kiesewetter W B,Bill A J. Anorectal anomalies: a suggested international classification[J]. J Pediatr Surg,1970,5(3):281-287.

[9] 童尔昌,季海萍. 小儿腹部外科学[M]. 北京:人民出版社,1991.

[10] Chittawatanarat K,Koh D C,Seah A A,et al. Artificial bowel sphincter implantation for faecal incontinence in Asian patients[J]. Asian J Surg,2010,33(3):134-142.

[11] 王炜. 整形美容外科研究和创新探索[M]. 杭州:浙江科学技术出版社,2015.

[12] 王炜,黄文义,徐春扬,等. 用带蒂臀大肌瓣作肛门括约肌的重建(一例报告)[J]. 上海第二医学院学报,1982,4(1):69-70,92.

[13] 吴凌云,王炜,韩玉娟等. 双束臀大肌瓣重建原肛位括约肌用于低位直肠癌与肛肠癌[J]. 中华外科杂志,1988,26(8):503-507.

第八十七章
性发育障碍及性别认同障碍

性是指内外生殖器的解剖学结构，以及与之相关的遗传、分化、代谢等生物学特征，而性别是指性的差别，特别是指与性相关的心理学和社会学行为差异的认知和认同。因此，性是性别的基础。本章中性与性别是同义词，都是表达性在生物学和社会学上的差别。性别在生物学上包括染色体性别（遗传学性别）、性腺性别、外生殖器性别等，在社会学上包括心理性别、公民性别、抚养性别、自认性别等。这些性别概念既相互区别又相互联系。对于某一个体而言，生物学性别特征协调一致是性别正常形成的生物学基础，而心理及社会因素对性别的巩固和完善也有重要影响。当生物学性别的某方面出现异常并与其他方面相矛盾时，就会导致性发育障碍，而个体对自身生物学性别的坚决不认同，即为性别认同障碍。

性发育异常或发育障碍（disorders of sex development，DSD），是由于患者在胚胎时期性别的决定和分化受到干扰而出现的一组遗传性或先天性疾病。性发育涉及一系列复杂的事件，其中包括转录因子、信号分子和激素的相继激活等。近几十年来，对该领域的研究极大地丰富了人们对性发育障碍的认知，使我们对这种特殊疾病的发病原因和机制、病理诊断和分类、临床干预和治疗有了更多的见解。

性别认同障碍，也称易性病或异性癖。把它定义为"病"，体现了对这一类患者的人文和医学关怀。与性发育障碍不同的是，患者的生物学性别是正常的，即其染色体性别、内外生殖器、血清性激素水平都是正常且相互一致的，但患者对自己的生物学性别坚决不认同，坚信自己属于与自身生物学性别相反的性别群体，而与生俱来的生物学性别是错误的。他（她）们强烈要求改变躯体的性征，使其类似或完全变为另一性别的躯体，从而实现成为"心身合一"的完整个体的目标。目前，我们对性别认同的机制还所知甚少，易性病的成因和机制更是难解之谜。尽管社会上对易性病及其治疗存在广泛和尖锐的争议，但它作为一个客观存在的疾病，受累人数亦不少，现代医学必须认真加以研究，探索干预和治疗方案。

第一节　性发育障碍

一　性别

正常情况下，性别的判定是一件非常简单的事，但当出现出生后外生殖器性别特征模糊或男女混淆、或青春期第二性征与性腺性别或（和）染色体性别不相符合、抚养性别已发生错误等情形时，性别的甄别与判定则是一项极其复杂而困难的工作，因此需要对性别的分化、发育及形成进行深入的研究与全面的认识。人类对性别决定机制的研究历史很长，但真正取得突破性进展却只是近半个世纪的事。现在人们已经可以从多个层次研究与理解性别了。

(一) 遗传学性别

1. 染色体　它们是细胞核中易被碱性染料深染、大小和长短不一、呈线状或杆状的物体，在细胞周期的不同阶段呈现不同的形态特征。染色体的典型特征在细胞有丝分裂期时才出现，而在细胞间期则表现为团块状或丝网状结构，称为染色质。染色体由DNA、蛋白质和少量RNA组成，而基因即是DNA分子上的功能片段，每个基因包括的碱基对数量不等，但都包含许多遗传密码。性别包含非常复杂的生物学信息和机制，一定是由数量巨大且功能强大的基因所控制，尽管迄今所知有限，但可以肯定的是，这些基因绝大多数是以染色体作为载体的，因此将性别的遗传学特性用染色体性别来描述和研究是适合的。

正常体细胞染色体数目是稳定不变的，共有46条（23对）。其中44条（22对）为常染色体，2条是性染色体；男性的性染色体为X和Y染色体，女性的性染色体为两条X染色体。这种男女性染色体的差别就是染色体性别。男女染色体分别记录为"46，XY"和"46，XX"，即核型，其中前面的数字为染色体总数，后面的字母为性染色体构成。

同体细胞一样，成熟的生殖细胞（精母细胞和卵母细胞）因具有成对的染色体而称为二倍体。但经过减数分裂形成精子或卵子时，它们具有的染色体数目只有二倍体的一半，称为单倍体。其中，卵子的染色体组只有一种，即"22+X"，而精子的染色体组有两种，分别为"22+X"和"22+Y"。染色体组为"22+X"的精子与卵子结合即形成"46，XX"的女性受精卵，若染色体组为"22+Y"的精子与卵子结合即形成"46，XY"的男性受精卵。因此胎儿的性别最初依赖于父亲起作用的精子是带X染色体还是带Y染色体。

染色体数目和结构发生畸变时即导致胎儿发育异常。染色体数目异常可见多倍体、非整倍体、嵌合体（体细胞含有两种或以上的细胞系）及异源性嵌合体等形式，而染色体结构畸变是由于基因片段断裂，继而形成包括缺失、倒位、易位、重复及等臂染色体等畸形结构。性染色体畸变可直接影响性分化和发育而导致性别错乱，而常染色体的畸变也可以通过影响性激素代谢等机制导致性发育的异常，但它们影响的性质和程度会存在很大的差异。

2. X性染色体　①除决定性别的作用外，它所包含的基因还对卵巢的形成和睾丸管道的发生起重要支配作用。②两条X性染色体必须同时存在才能使原始生殖腺分化为卵巢，如果缺1条X性染色体（如XO核型），或其中1条X性染色体有严重缺损时，卵巢母细胞会逐渐衰退消失并被间质细胞替代，形成索状卵巢。③男性胚胎在早期发育过程中，X性染色体上的Tfm基因为睾酮的靶细胞准备受体，否则睾丸的管道系统与外生殖器不能发育生长，个体将表现为睾丸女性化。④XXX核型女性的生殖腺极易衰退，而XXY核型男性的睾丸生殖细胞也会不断退化或缺失，因此过多X的性染色体对于男女两性生殖腺的形成都是很有害的。⑤两条X性染色体中，1条X性染色体因缺陷而变小，X性染色质小体也较小，或1条X性染色体因错裂而变大，X性染色质小体也变大，均可导致生殖腺发育不全和智力降低。⑥X染色体有抑制H-Y抗原表达的基因等。

3. Y性染色体　①含有支配睾丸形成的基因，位于短臂中心节周围，因此长臂的丢失或缺损并不影响睾丸的形成，但睾丸的完全分化还有赖于第6号常染色体MCL基因，以促成支持细胞受体的形成。②支配睾丸形成的基因以细胞H-Y抗原的表达起作用，所以只要H-Y抗原能够表达出来，即使找不到Y性染色体，也能形成睾丸，因此存在"46，XX"男性表型。③Y性染色体支配身高发育的基因位于长臂上。④Y性染色体如果没有X性染色体的配对，胚胎不能存活。⑤Y性染色体的长度增加，并不影响胚胎的发育。⑥Y性染色体如果与2条以上的X性染色体配对会影响男性化的表达。

4. H-Y抗原　1955年Eichwald等用纯系小鼠进行异体皮肤移植试验，发现雄鼠的皮片移植给雌鼠时发生排斥反应，雌鼠的皮片移植给雄鼠却不发生，提示雄鼠具有雌鼠所不具有的特异性抗原。鉴于雌、雄小鼠间的遗传物质只有Y染色体的差别，由雌鼠对雄鼠皮片的不相容性，推测这是由一种与Y染色体密切相关的雄性特有移植抗原引起的，这一抗原被称为组织相容性抗原Y（histocompatibility antigen Y），即H-Y抗原。在哺乳动物中，H-Y抗原是雄性动物所特有的细胞表面蛋白质。H-Y抗原基因曾经被认为是睾丸决定基因，但后来的研究显示，H-Y抗原基因位于Y染色体长臂的近着丝粒区，与睾丸决定基因位于短臂上的说法相矛盾。更重要的是，一些雄性小鼠和"46，XY"的男性虽然有睾丸，但H-Y抗原为阴性，而一些H-Y抗原阳性的"46，XY"患者表现为无性腺综合征。因此，现在多数学者认为H-Y抗原基因不是真正的睾丸决定基因，但它可在生精小管的形成中发挥作用。

5. SRY基因　SRY基因（sex-determining region of Y chromosome），即性别决定基因。在染色体技术问世之前，人们一直错误地认为决定睾丸发生的基因在常染色体上。后来发现，不管X染色体的多少（如"46，XX""45，X"），只要含有Y染色体（如"46，XY""47，XXY"），人体均发育为男性，证明决定睾丸发生的基因在Y染色体上。进一步研究发现，Y染色体长臂缺失或短臂末端缺失均不影响睾丸的形成，而短臂缺失到着丝粒时则影响睾丸发生，因此认为睾丸决定基因位于Y染色体短臂近着丝粒区。1990年，Sinclair等人在Y染色体短臂上克隆出一个21kb的基因，位于Y染色体的Yp11.3区域，是一个单拷贝基因，含有6696bp的开放阅读框架，编码蛋白含有204个氨基酸，其中有一个由79个氨基酸构成的HMG（high mobility group）盒，提示其可与DNA结合。该基因被命名为Y染色体性别决定区（即SRY），同时在小鼠Y染色体相应区域找到了类似基因SRY（图87-1）。

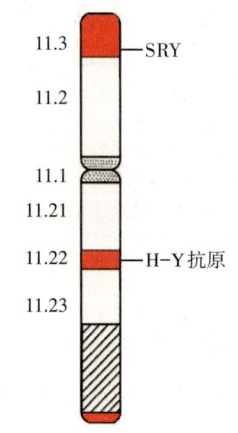

图87-1　Y染色体模式图

经过SRY转基因小鼠实验及对SRY表达特征和保守性的分析，以及对性反转患者多年的研究，现在证实SRY基因的产物即为睾丸决定因子（testis-determining factor，TDF）。TDF是一个转录因子，能激活下游一系列基因的级联表达，从而决定未分化性腺的命运。在TDF的影响下，未分化性腺发育形成睾丸；缺乏TDF，则未分化性腺向卵巢方向分化发育。

（二）性腺性别

性腺性别是在性腺水平上表现的性的差别，女性性腺是卵巢，男性性腺是睾丸。睾丸间质细胞在黄体生成素（LH）的作用下不断产生一定量的雄激素，经血液循环输送至靶器官。它在胚胎发育期能维持男性胎儿进行正常的性分化；青春期刺激睾丸及副性器的生长发育并促进第二性征的出现；成年期对促进和维持男性性功能起决定性作用，保证精子生成和成熟。卵巢的颗粒膜细胞在卵泡刺激素（FSH）作用下，在排卵前产生了雌激素的第一个高峰，排卵后在LH作用下，卵泡膜细胞除分泌大量的孕激素外，也分泌一定量的雌激素，产生雌激素的第二个高峰。雌激素通过血液循环，输送至靶器官，如乳腺、子宫内膜、阴道上皮等发挥其功能效应，在胚胎期对性分化发育则无明显影响。

尽管睾丸和卵巢的作用泾渭分明，但在胚胎的最初阶段，它们都来自一个共同的结构——双潜能原基（生殖嵴或原始性腺）。双潜能原基含有可分化为睾丸细胞和卵巢细胞的原始生殖细胞，强大的遗传信息网络控制着它们未来的命运：在胚胎第4～5周，XY核型的原始生殖细胞定位于性腺的髓质部，XX核型的原始生殖细胞定位于性腺的皮质下，分别改称为精原细胞或卵原细胞；胚胎第6周，男性较早地开始了睾丸形成的过程，如不尽早完成这一过程，此后不久胎盘雌激素的作用会对睾丸形成造成严重干扰。在这一过程中，H-Y抗原及SRY基因主导精原细胞向睾丸间质细胞的分化，至7～8周时睾丸基本成形且可被辨识。H-Y抗原及SRY基因不仅主导男性原始性腺形成睾丸，还促进睾丸间质细胞发育，使它在人绒毛膜促性腺激素（hCG）的作用下分泌睾酮，促进中肾细管和中肾管向睾丸附属结构分化。女性胚胎原始性发生分化的时间稍晚，在第7周时性皮质才开始形成皮质生殖索，至第8周多后卵巢也初具规模。过去认为卵巢的分化和发育是自然而被动的事件，但事实是，此过程至少必须排除Y染色体的干扰，否则正常的卵巢便不能如期形成。

XY性腺中男性通路的启动是由睾丸通路的激活和卵巢通路的同时抑制驱动的，而XX性腺对女性通路的启动则只依赖于女性化基因的持续激活，只要不出现H-Y抗原及SRY基因的干扰即可。睾丸和卵巢的同源性特征，导致在复杂致病因素作用下，极易导致性腺、内外生殖器出现双重性征的混淆状态。

（三）激素性别

在生殖系统的分化与形成过程中，生殖管道、外生殖器及出生后第二性征的发育成长，都需要有关激素特别是性激素的调控作用。性激素主要来源于性腺，性别不同，所具性腺不同，体内的性激素水平差异巨大，因此正常情况下我们也可以根据体内激素水平判断个体的性别，这就是激素性别。除性腺外，肾上腺也是生理条件下性激素的重要来源。性激素包括雄激素、雌激素和孕激素。

雄激素是含有19个碳原子的类固醇激素。具有雄激素活性的类固醇有多种，重要的有睾酮、雄烯二酮、脱氢表雄酮和雄酮四种。睾酮的活性最高，其功能包括刺激精子形成、促进男性第二性征的发育、促进合成代谢、促进和支持胚胎男性化。

雌激素是含18个碳原子的类固醇激素，与其他类固醇的不同之处是其结构环为酚，故具有酸性。在体内的重要的雌激素有雌二醇、雌三醇和雌酮三种，其中雌二醇的活性最高，雌酮次之，雌三醇最弱。雌二醇的作用包括：控制月经周期、促进女性第二性征的发育。

孕激素不仅能抑制子宫平滑肌收缩，降低子宫的紧张度和子宫肌肉对缩宫素的敏感性，还能使子宫内膜充血、增厚，腺体分泌增加，为受精卵着床做准备。孕激素的作用必须在雌激素作用的基础上才能发挥。

性激素、糖皮质激素和盐皮质激素来源于共同的原料——胆固醇，都属于类固醇激素，除11-羟化酶和21-羟化酶只存在于肾上腺皮质，17-氧化还原酶和5α-还原酶只存在于睾丸外，参与合成的其他酶在睾丸、卵巢和肾上腺皮质中都是共有的（图87-2）。

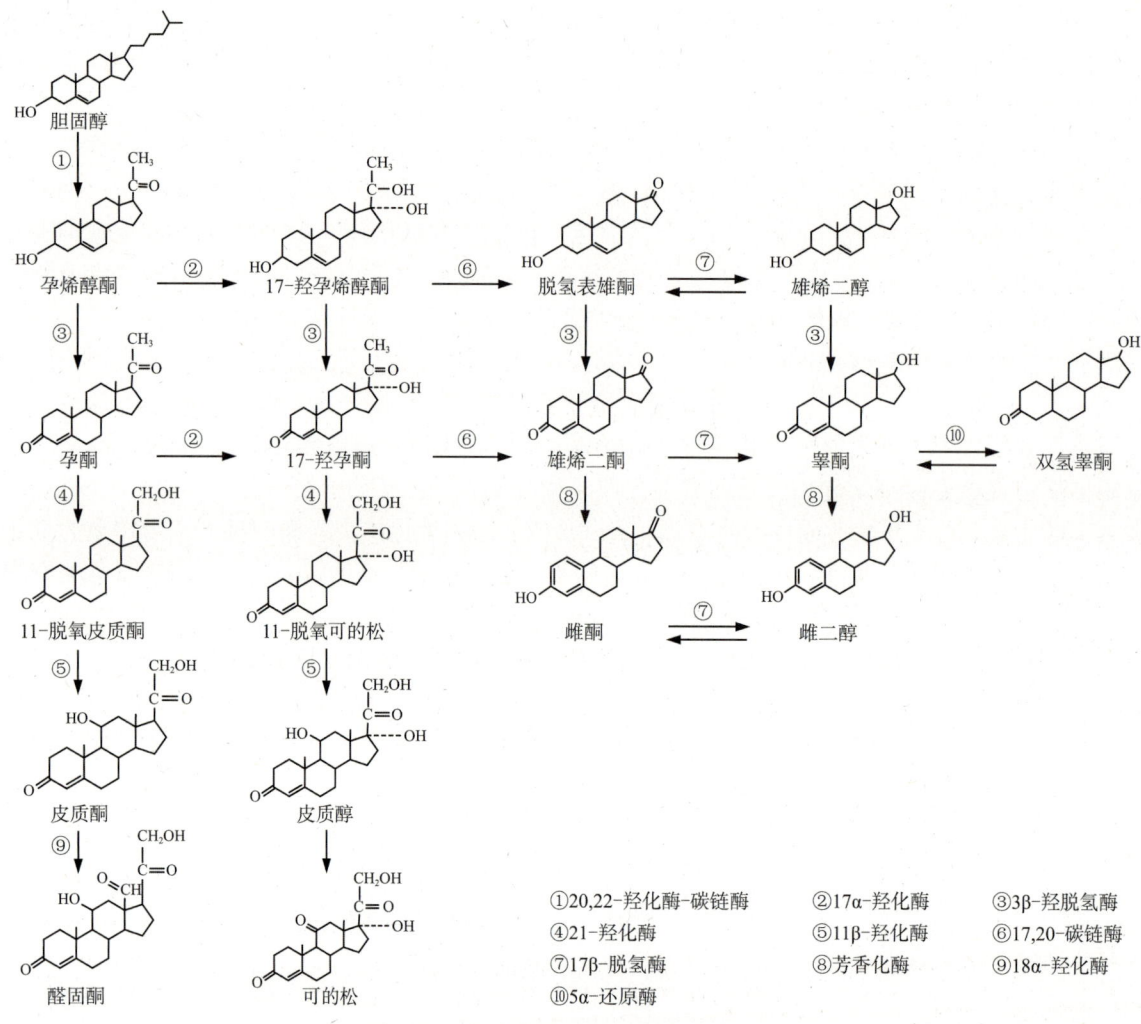

图 87-2 类固醇激素生物合成示意图

氢化可的松是人体最主要的糖皮质激素,由17α-羟孕酮合成而来。醛固酮是主要的盐皮质激素,由孕酮合成而来。睾酮和雌二醇是主要的性激素,由17-羟孕烯醇酮合成而来,且雌二醇是在芳香化酶的作用下由睾酮合成而来。氢化可的松对下丘脑和垂体分泌促皮质激素发挥负反馈调节作用,任何原因造成氢化可的松合成减少都可通过负反馈调节机制刺激促皮质激素分泌增多,刺激上述所有类固醇激素的合成反应。若存在酶功能缺陷,负反馈调节作用的结果不但不能导致这一酶促反应产物的增加,反而使这一反应的底物进一步堆积。堆积的底物一方面可能会产生直接的生物效应,另一方面会使化学反应向其他代谢方向进行,造成该方向的皮质激素异常增多,而异常增多的雄激素会严重干扰女性胚胎或幼儿生殖系统的分化和发育。

(四)生殖器性别

生殖器官包括内生殖器及外生殖器两部分,男女截然不同。因此,人们通常靠外生殖器形态来判定婴儿的性别,一般都不致发生错误。性分化异常患者存在不同程度的内、外生殖器畸形,其中外生殖器的异常最容易被直观发现。由于男女两性的外生殖器都来源于共同的始基,畸形外生殖器的形态会既像男性又像女性,或者既不像男性又不像女性,或者男性女性外生殖器特征都具备又都不清晰,造成性别特征混淆和抚养性别错误。这也是传统上称为两性畸形的原因(图87-3)。

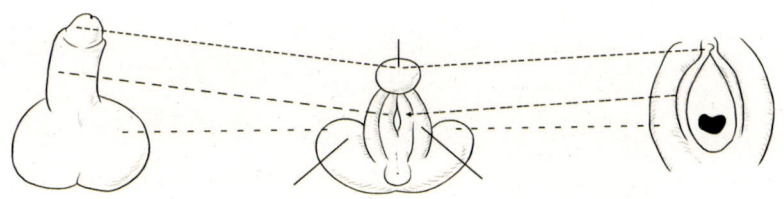

图 87-3　男女外生殖器分化与发育的同源性示意图

(五) 脑性别

中枢神经系统某些部位也有男女性别上的差异，即所谓脑性别。关于脑性别的研究资料不多，但不同性别的脑生物学行为颇受关注。如女性丘脑下部存在促性腺激素释放激素（GnRH）的两个中枢，一个是"持续中枢"，另一个是"周期中枢"。周期中枢是女性所特有的，它控制卵巢周期和月经周期，而男性则只有持续中枢；中枢神经系统在其发展过程中，丘脑下部、视前区、杏仁核及大脑边缘系统等特定部位均有雄激素受体，其意义有待研究揭示；研究发现人脑分化的时间发生在外生殖器分化完成以后。总之在不同性别的个体，人脑有不同的结构与功能，在性别分化过程中，它也打上了性别的烙印。相信随着研究的不断深入，有关脑与性别的关系会逐渐被阐明。

(六) 社会性别

婴儿出生，接产医护人员认定性别，填写出生证，向公安户籍管理部门登记的性别为公民性别；在成长过程中，父母按认定的性别抚养其成人的性别为抚养性别；从懂事起，对自我确认的性别为自认性别。公民性别、抚养性别、自认性别三者通常是一致的。亦有父母按自己的偏爱抚养，如男孩当女孩抚养或女孩当男孩抚养，发型、服饰、环境均与公民性别不一，长期的这种错误抚养或多或少会对性别认定产生误导。自认性别甚为重要，一旦确定，再难改变，若想改变则会在精神、心理上造成极大负担，患者难以新的性别适应生活。因此，对于性分化异常患者，应尽早（最好在2~3岁）给予正确的诊断，做出合理的性别再认定。

二、性别的形成

性别的决定和形成包括生殖系统的发生、形成、发育与成熟等多个环节。在父母两组染色体的结合，特别是性染色体的结合后，生殖细胞的起源与演变、性的形成、生殖管道的形成、外生殖器的发生与形成，以及在此基础上的进一步发育成熟是性别形成的序列、完整的过程。胚胎性器官分化发育的时相如图87-4。

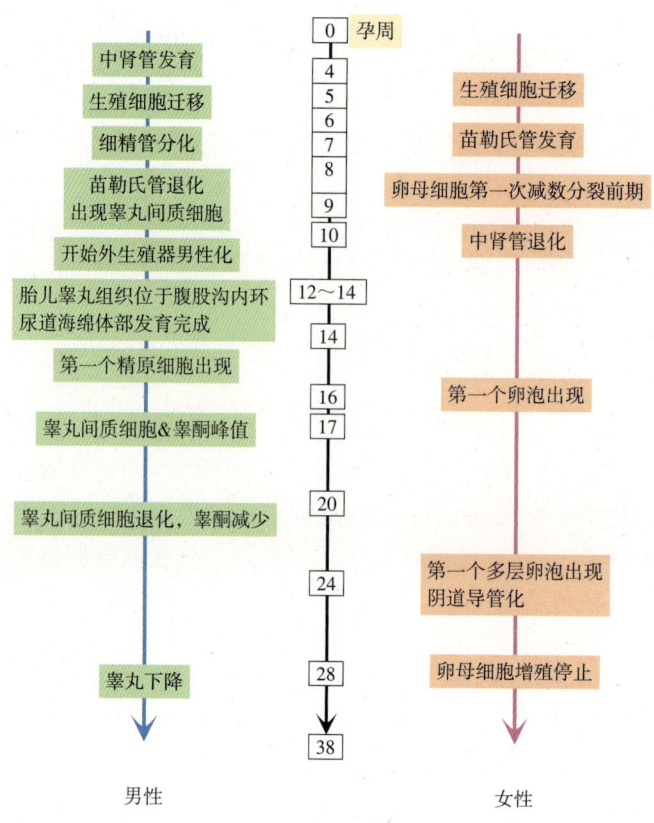

图 87-4　胚胎性器官分化发育的时相

生殖系统起源于两类细胞——生殖细胞及体细胞。这两类细胞完全不同，但都来源于同一个受精卵。它们是如何分化并扮演不同的角色的，还有待于更多的研究加以揭示。目前已知它们在胚胎早期分别出现在卵黄囊后壁和胚腔背壁两侧，会合在一起，形成原始生殖嵴。原始生殖细胞可能起源于卵黄囊后壁的内胚细胞，它们进入生殖嵴，成为精原细胞或卵原细胞；体细胞以尿生殖细胞堆的形式出现在胚腔背壁的间叶中，以后逐渐分化形成生殖管道、泌尿器官，以及外生殖器及其附属器官，最后形成完整的包括内、外生殖器在内的生殖系统。性染色体不同，上述原始生殖细胞进入原始生殖嵴的分布会有所不同：在"46，XY"胚胎中，原始生殖细胞进入生殖嵴深部，参与髓质的构成；而在"46，XX"胚胎中，原始生殖细胞沿生殖上皮分布，参与构成皮质。尽管如此，在妊娠第6周之前，生殖嵴在结构上还未开始分化，属于未分化的双潜能性腺，且同时存在沃尔夫氏管和苗勒氏管。在特定因子作用下，双潜能性腺分化为睾丸或卵巢，此后沃尔夫氏管和苗勒氏管会走上不同的道路，分别形成男性、女性内生殖管（图87-5）。

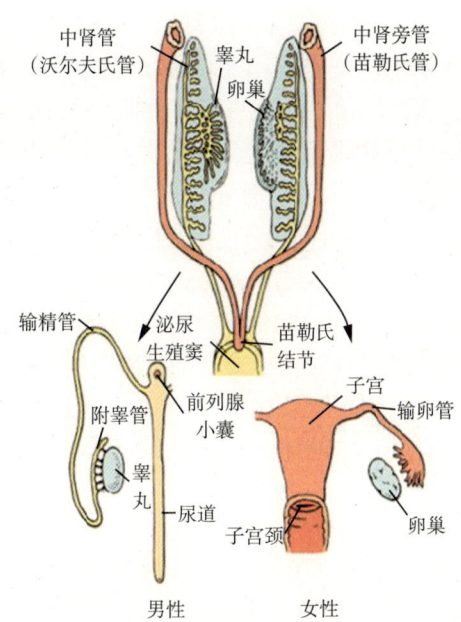

图 87-5　孕 6~7 周时未分化的性腺系统，前体结构和发育成熟的结构同色显示

性染色体是最初的和决定性的因素，而 SRY 基因或 H-Y 抗原是这一决定因素的物质基础，它们触发下游的许多基因，并启动和促进"46，XY"双潜能性腺向睾丸分化。其次，睾丸开始发育后，其间质细胞分泌的睾酮引导沃尔夫氏管发育为男性内生殖器（附睾、输精管和精囊）、刺激支持细胞产生抗苗勒氏管激素（AMH）引起苗勒氏管结构的退化。另外，睾酮在 5α-还原酶作用下转化为双氢睾酮（DHT），引导外生殖器的男性化发育，如促进尿道皱襞融合形成尿道海绵体和阴茎，促进生殖结节发育为阴茎海绵体，促进阴囊皱褶融合形成阴囊。而"46，XX"分化发育的过程自然而简单，过去普遍认为只要没有 SRY 或 H-Y 抗原的干扰，没有支持细胞产生的抗苗勒氏管激素的抑制，没有间质细胞分泌睾酮的影响，且在 X 染色体不存在缺陷的前提下，双潜能性腺就会自然向卵巢方向分化，苗勒氏管结构会自然地继续发育形成女性内生殖管（输卵管、子宫、阴道上 1/3 部），外生殖器结构发育成阴蒂、阴道和阴唇的女性结构。

以下是 Y 染色体及 SRY 结构示意图（图 87-6）。

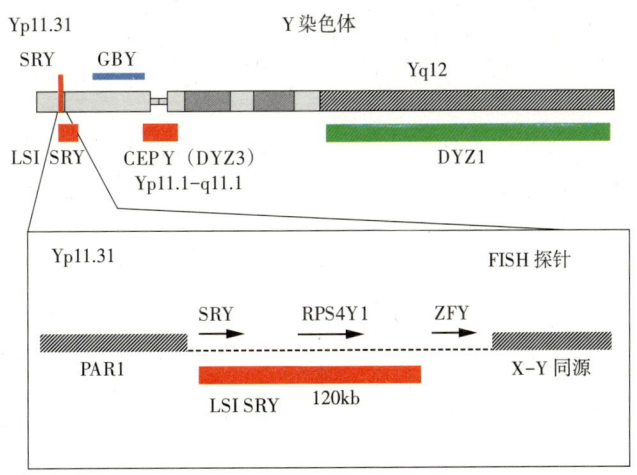

图 87-6　显示 Y 染色体上 SRY 基因的位置
（虚线区表示 X 和 Y 染色体相同的 DNA 序列；黑色箭头表示 Y 染色体特有基因 SRY、RPS4Y1 和 ZFY）

自1990年SRY基因被发现以来，许多基因被证明参与了性腺分化，以互相拮抗的机制来驱动和调节睾丸和卵巢的发育。SRY基因的正常作用是促进睾丸特异性途径的平衡，任何关键性腺基因的突变都可以破坏这种平衡，从而导致性腺发育异常和相关的DSD，这在第一节中已经介绍。

性腺发育过程中复杂的基因网络将是未来受到密切关注的领域。目前所知的影响睾丸发育的主要基因除SRY外，还有SOX9，SOX9也是一种重要的早期胚胎发育相关基因。SOX（即SRY-like HMG box containing）基因家族是一组含有HMG盒的基因，在性腺中表达的有SOX3、SOX8和SOX9基因等，其中SOX9已被证实与性分化有关。SOX9基因定位于染色体17q24.3～25.1区段内，所编码的蛋白中也含有一个由79个氨基酸残基构成的HMG盒，它的结构和编码产物与SRY基因相似，同源性达71%。研究还证实，SOX9是男性性腺发育所必需的另一个性别决定基因，SRY基因可能必须与SOX9基因协同才能发挥作用。SOX9对睾丸分化发育的调节作用包括：促进支持细胞的发育和功能，促进间质细胞的前体细胞分化为间质细胞，进而分泌睾酮等。

类固醇生成因子-1（steroidogenic factor-1，SF-1）基因，位于人染色体9p33，含有7个外显子，属于核内受体超家族成员。SF-1在胚胎期的表达有明显的性别差异，在性分化阶段，雌性胚胎SF-1低表达，而雄性胚胎则为高表达；研究进一步显示，SF-1能调节细胞色素P450酶系和3β-羟类固醇脱氢酶基因的转录，从而影响雄激素的合成。

WT-1基因即Wilm's瘤抑制基因（Wilms' tumor suppressor gene），位于人染色体11p13，编码一个转录因子。研究发现，WT-1基因缺失或突变可导致Denys-Dresh综合征，表现为肾和性腺组织发育异常；敲除WT-1基因的小鼠出现性腺不发育，提示WT-1是性腺发育相关基因。

这类基因还包括：DMRT1基因（double-sex and mab-3-related transcription factor 1），DM区人类雄性特异转录因子DMRT1；FGF9（fibroblast growth factor 9），广泛参与胚胎发育过程中细胞增殖、存活、迁移和分化等一系列活动；CBX2（chromobox homolog 2）基因，它的突变可能是某些女性不育的遗传学基础。卵巢发育的主要相关基因有：Wnt4基因（wingless-type MMTV integration site family, Member 4），Wnt基因家族编码的蛋白质，在一系列发育过程中起关键作用的局部信号分子；R-Spondin1为Wnt信号通路激动剂；β-连环蛋白（β-Catenin）通过破坏下游关键目标SOX9来抵消SRY的影响；FOXL2基因，即叉头框转录因子，是一种有翅的螺旋或叉头转录因子，FOXL2可能通过抑制SOX9的促睾丸作用，在维持卵巢方面发挥持续的作用，因此这个藏在人类体内的"变性基因"，正常时让人类保持性别特征，而出现异常时可使女性长出睾丸及胡子。这一发现推翻了人类性别是与生俱来的传统思维。

卵巢开始分化的时间比睾丸晚约1周。过去一般认为，宏观上卵巢的分化是一个默认的途径，只要不存在睾丸决定因子的干扰即可（前述）。而新的研究表明，这一过程也是一个需要特定的正向和负向因素调节的过程。Wnt4抑制发育中卵巢颗粒前细胞SOX9的表达，协同RSPO1促进β-连环蛋白在细胞核内的积累，并与LEF1相互作用促进其他基因的转录。FOXL2是另一种对卵巢分化及维持至关重要的卵巢转录因子和核蛋白，它和β-连环蛋白也抑制SOX9的表达。Wnt4通路上调了卵泡抑素，抑制激活素B并阻止睾丸特异性管道系统的形成。

三 性发育障碍

患儿因为外生殖器混淆在出生时即被发现，或在以后出现女性男性化或男性的男性化不足、青春期延迟、不孕不育时才被发现。据报道，生殖器混淆出现的概率在1∶5000～1∶2000。由于发病机制和临床表现十分复杂，有报道认为，先天性肾上腺皮质增生症是性发育障碍的最主要病因，约占此类病例总数的50%，混合性腺功能不全次之。迄今还没有一种分类方法能得到广泛认同且方便理解和使用。临床医师寄希望于以临床特征为依据，按性别进行分类，但这类疾病的临床特征信息与病因病理之间缺乏固定的对应关系，在临床实践中，我们也很难仅凭已掌握的医学证据就得出患者属于男性还是女性的诊断或结论。"性发育障碍"是以发病机制的新认知为基础提出的新命名，它以染色体构成为主要依据，以性腺发育、内分泌状态等为次要依据进行分类，这样既表达了它们属于遗传性疾病的病因和本质，又显示了性腺和内分泌障碍的病理和病理生理状态，对于专业人员和患者都较为清晰明了，同时避免使用对患者可能产生负面感觉的术语，如"阴阳人""雌雄同体"等（表87-1）。

表87-1 性发育障碍的染色体分类

类型	特征
性染色体异常	45, X, Turner综合征及其变异 47, XXY, Klinefeler综合征及其变异 46, XX/XY, 异源嵌合体（真两性畸形） 47, XXX, 三体综合征 48, XXYY综合征
XX型	雄激素过剩 　①胎儿：3β-羟脱氢酶、21-羟化酶、11β-羟化酶、糖皮质激素受体突变 　②胎盘：芳香化酶缺陷、氧化还原酶缺陷 　③母体：母男性化肿瘤（如黄体瘤）、雄激素类药物 性腺（卵巢）发育异常 　性腺发育不全（卵睾性、睾丸性） 其他 　泄殖腔异常、苗勒氏管退化或发育不全、子宫畸形、阴道闭锁、阴唇闭合
XY型	雄激素合成及功能障碍 　①雄激素合成障碍：3β-羟脱氢酶、17α-羟化酶、17,20-裂解酶、17β-羟脱氢酶、5α-还原酶 　②雄激素功能障碍：雄激素不敏感综合征（睾丸女性化综合征）、药物与环境调节 性腺（睾丸）发育异常 　性腺发育不全、卵睾性睾丸退化 其他 　男性生殖发育异常综合征、苗勒氏管永存综合征、双侧无性腺综合征、尿道下裂、先天性促性腺激素低下性性腺功能减退、隐睾症、环境影响
畸形综合征	CHARGE综合征、手-足-生殖器综合征、MRKH综合征、MURCS综合征、McKusick-Kaufman综合征、Aphallia先天性无阴茎泄殖腔或膀胱外翻、单纯性尿道下裂阴茎阴囊转位

（一）性染色体构成异常型

1. Turner综合征　因Turner于1938年首先发现而称Turner综合征（图87-7），又称先天性卵巢发育不全，其发病率为女性新生儿的1/2500。发病原因系生殖细胞在减数分裂后，父亲丢失了性染色体Y的配子与卵子结合，或母亲丢失了性染色体的配子与含父亲X染色体的精子结合，形成染色体总数为45，性染色体只有1条X，核型为"45，XO"的个体。其中，性染色体X有75%为母源性，25%为父源性，因此发病多与父亲丢失性染色体有关。这些病例中，约50%的核型为XO，25%的核型为嵌合体XO/XX，其余为X染色体结构异常（如染色体长臂或短臂缺失），可同时伴其他类型嵌合体，如XO/XY、XO/XXY、XO/XYY、XXX/XX/XO等。

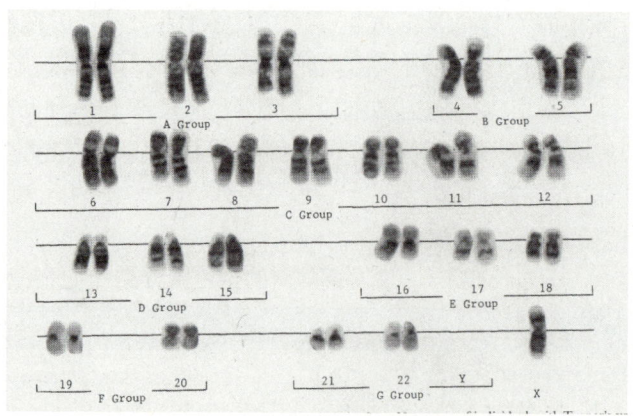

图87-7　60%的Turner综合征患者性染色体为XO

约95%在胚胎期即已死亡,幸存者从出生直至青春期前都难以发现。临床表现为:身材矮小,颈蹼,生殖器官与第二性征不发育。身体其他方面的异常表现多而复杂:智力低下;全身皮肤纹理改变,无腋毛和阴毛;全身骨骼异常改变,主要为骨质疏松、骨骺延期愈合、骨龄小于年龄;发际低,耳畸形或耳位置低于正常,上颌狭,下颌小而内缩;盾状胸,乳房间距增宽,乳头和乳腺发育不良;肘外翻,贯通手,手与脚背面有淋巴管扩张性水肿,指甲发育不良,第4、5掌骨短小等。10%~20%有先天性心脏畸形,以主动脉缩窄最常见。

外生殖器为女性幼稚型,前庭黏膜发红、薄弱,阴道窄小且短浅;无子宫或表现为小三角形片状子宫,原发性闭经;手术探查显示无卵巢,或可见未发育的卵巢,或仅见一条白色细长坚韧的结缔组织带,内含旋涡状排列的类似卵巢皮质细胞,无卵泡,无生殖细胞或颗粒细胞。

2. Klinefelter综合征　1942年,Klinefelter等首先发现患者细胞核中有X小体,其睾丸萎缩如花生米大小,无生精功能的一组综合征患者,故名Klinefelter综合征,也称先天性睾丸发育不全综合征。其发病率在男性新生儿中为1/2000。发病多因生殖细胞在减数分裂时,常染色体分离而性染色体不分离,含有两个或以上性染色体的卵子与精子结合,导致受精卵染色体总数和X性染色体数多于正常。常见核型为"47,XXY"(占80%,图87-8),其他为各种嵌合体,如"47,XXY/46,XY""47,XXY/46,XY/45,XO"等。

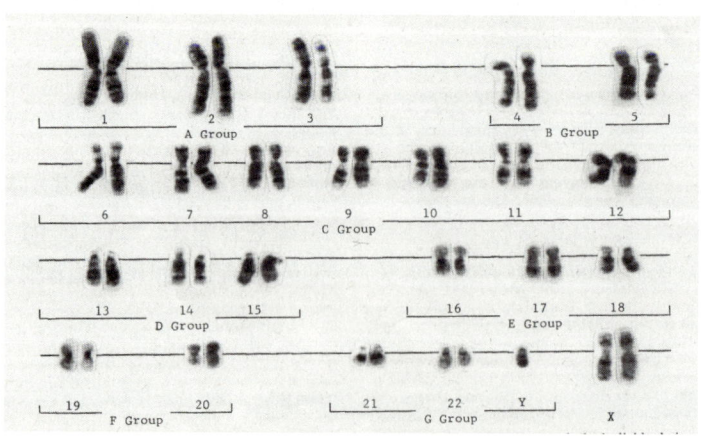

图87-8　80%的Klinefelter综合征患者性染色体为XXY

患者青春期前同一般男性无异样,青春期后才发现异常。临床症状复杂且缺乏特征性,不易被临床医师所重视和认知。就诊的原因或为不育症、质疑睾丸太小、男性乳房肥大等。

青春期及成年后出现异常,典型表现为:身材高、四肢长、指距大于身高的特殊身材,但劳动力差;双肩窄骨盆宽、乳房异常发育增大等部分女性化体型;体毛少,皮肤嫩,脂肪多;外生殖器短小如小儿,睾丸小而硬(图87-9);性功能却可近乎正常。非典型者可以表现为身材矮小、体型肥硕、有脂肪堆积等。患者可表现不同程度的智力低下,且X性染色体数量越多症状越严重,也可伴甲状腺功能异常和糖尿病。

检查显示精液中无精子,尿液内可有大量促性腺激素。血液卵泡刺激素(FSH)降低、黄体生成素(LH)升高,睾酮(T)降低。

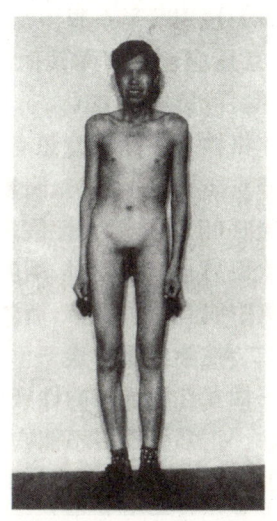

图87-9 先天性睾丸发育不全男性瘦高身材,手距大于身高,睾丸小而硬,阴茎短而小,体毛(须)少

3. 真两性畸形　同时具有睾丸及卵巢两种性腺的性别畸形,称为真两性畸形。在真两性畸形中,性腺有三种形式:睾丸、卵巢和卵睾(同一个性腺内含有两种性腺组织者称为卵睾)。尽管构成异常,但它们都具备腺体结构的完整性,即睾丸具有曲细精管、间质细胞及生殖细胞,卵巢具有各种卵泡并存在卵细胞生长现象。其中某一种性腺只具有残留组织者,不可归为真两性畸形。性腺分布的组合方式有多种,两侧均为卵睾者占20%,一侧为卵睾而对侧为卵巢或睾丸者占40%,两侧分别为睾丸与卵巢者占40%。性腺一般存在于它相应的正常解剖位置。卵睾内卵巢和睾丸组织多分别位于性腺两端,彼此分界清楚。

真两性畸形的染色体核型有多种,有报道统计58%为XX,13%为XX/XY,17%为XY,其余为嵌合体。嵌合体的核型繁多,如XX/XXYY、XXX/XXY、XO/XY、XO/XX、XX/XXY/XXYYY、XX/XXX、XX/XY/XXY等。

导致真两性畸形发生的染色体异常的原因非常复杂,有多种推测。对于XX核型者,有人设想1个精子的性染色体X携带易位的SRY基因与卵子相结合,形成XX^{Y}的受精卵,细胞分裂后含X^{Y}的生殖细胞便分化为睾丸,而含X的生殖细胞便分化为卵巢。对于XY核型者,可能是X上的性基因易位于Y染色体上,从而形成XY^X,受精卵早期分裂过程中,如Y^{X}失活,X指导性腺形成卵巢;如X失活,Y^{X}指导性腺形成睾丸;两者都不失活,则形成卵睾。XX/XY核型者同理比较容易想象,而对于嵌合体者,XX生殖细胞占多数时分化为卵巢,XY生殖细胞占多数时分化为睾丸，两者相等时分化为卵睾。但这些都只是推测，尚无科学依据。

真两性畸形患者具有男、女两种性腺，可能同时具有两性的体型表现，但在临床上，除生殖器官的畸形外，并无其他特殊体征被发现。表型性别为男性者约75%，多有尿道下裂及阴囊不完全融合，其中外生殖器正常者不足10%；表型性别呈女性者约25%，多表现有阴蒂肥大和尿生殖窦。内生殖管道类别与邻近性腺一致。附睾邻近睾丸，但无完整输精管；近卵睾的生殖道2/3为输卵管，1/3为输精管。卵睾中睾丸成分越多，形成输精管的可能性就越大。卵巢通常在正常位置，睾丸与卵睾可位于睾丸下降过程中的任何位置，常合并斜疝。睾丸组织可存在阴囊、腹股沟管或腹腔内，其概率各占1/3。大多数病例有发育不良的子宫。

青春期约70%的患者可出现乳腺增大明显，24.5%发育欠佳，5.5%不发育。50%有月经来潮，男性者表现为周期性血尿。25%~50%的患者有排卵现象，仅1.2%有精子生成。

对于真两性畸形，大部分患者仅根据临床表现与染色体检查（一个标本一次检查不能发现嵌合体）不能进行诊断。由于两侧性腺结构不同，往往需要行两侧性腺探查与活检才能完成鉴别。

（二）XX型性发育障碍

在胚胎发育过程中，受内源性或外源性雄激素的作用，外生殖器会表现不同程度的男性化畸形或异常。共同特点是：性染色体为XX，性染色质阳性，有卵巢和子宫，但外生殖器具有不同程度的男性化特征。根据发病时间可以分为先天性和后天性两类，先天性者多与肾上腺皮质增生症有关，占这类发育障碍的大部分；其次为先天性卵巢发育不全或苗勒氏管发育不全；后天性者多与医源性激素有关，另外孕期胎盘绒毛膜促性腺激素分泌过多，也能促使分泌雄激素，在一定程度上起到男性化的作用。

1. 先天性肾上腺皮质增生症　肾上腺皮质类固醇激素，包括糖皮质激素可的松及其衍生物、盐皮质激素醛固酮，以及雄激素和雌激素。它们是在肾上腺皮质中，通过一系列完整的激素合成系统，并在关键酶的作用下完成生物合成的。由于常染色体基因突变致肾上腺组织中某种关键酶缺陷，有关的皮质激素就不能正常合成，皮质激素产物的减少通过负反馈调节机制使下丘脑和垂体分泌促肾上腺素ACTH，刺激肾上腺皮质增生，以产生更多的皮质醇或皮质酮，企图补偿不能正常合成的皮质激素。结果这种代偿性的过度增生并未恢复皮质醇或皮质酮的合成，代谢过程受阻于缺陷关键酶阶段，造成代谢反应的底物堆积。过多的底物有的本身可直接产生异常生物学效应，有的则通过无酶缺陷的旁路代谢途径过量产生其他激素，导致相应的代谢和功能异常。容易受影响的酶包括：21-羟化酶、11β-羟化酶缺乏造成的性发育障碍伴糖皮质激素和盐皮质激素合成障碍的疾病，而17α-羟化酶缺乏会引起醛固酮合成过多。若同时发生雄激素合成过多和雌激素合成障碍，对女性胚胎内外生殖器的分化和发育就会产生错误影响。先天性肾上腺皮质增生症是一组病因为常染色体基因突变，临床上以肾上腺皮质增生为病理机制的全身性代谢异常性疾病，整形外科医师面对的XX型性发育障碍仅仅是先天性肾上腺皮质增生症的部分病理表现（图87-10）。

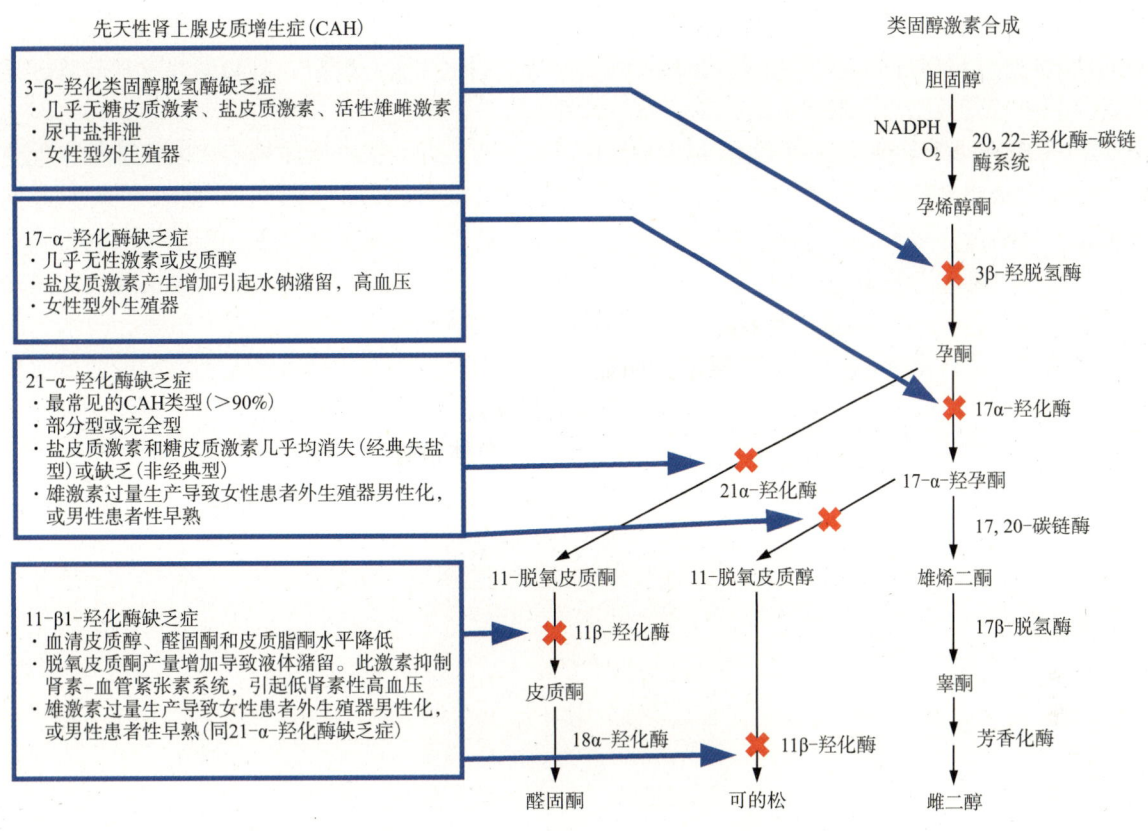

图 87-10 肾上腺皮质酶缺陷及其影响

（1）21-羟化酶缺乏：21-羟化酶（CYP21A2）缺乏是造成先天性肾上腺增生症的最常见病因，约占90%。21-羟化酶缺乏时，孕酮不能合成11-脱氧皮质酮，导致醛固酮合成障碍；17α-羟孕酮不能合成11-脱氧皮质醇，导致可的松合成障碍。同时，堆积的17-羟孕酮和17-羟孕烯醇酮在17α-羟化酶的作用下大量合成雄激素。若女性胚胎患病则由于雄激素过多，刺激外生殖器不同程度地向男性化方向发育（图87-11）。

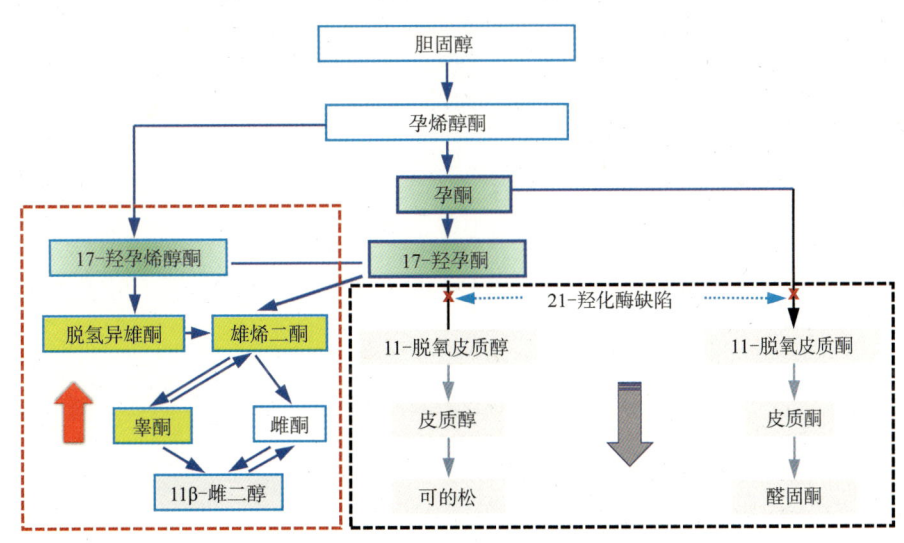

图 87-11 21-羟化酶缺陷代谢异常示意图

因此，女婴出生时常表现为女性阴蒂肥大和生殖窦型外阴，或酷似男婴的会阴型尿道下裂、双侧阴唇融合似睾丸未下降的阴囊。婴儿及幼儿期可见阴毛生长、痤疮、骨龄偏大及骨骼肌过早发育（而患有先天性肾上腺增生的男婴一般外生殖器形态正常）。

21-羟化酶不完全缺陷症（肾上腺增殖增生症单纯型）肾上腺皮质球状带和束状带所产生的皮质激素合成虽有障碍，但在ACTH刺激作用下代偿性合成增加，皮质醇和醛固酮缺乏现象并不明显，而网状带性激素合成分泌过剩比较突出，因此主要表现为女性胎儿外生殖器的男性化。

21-羟化酶完全缺陷症（肾上腺增殖增生症失盐型），往往因水盐丢失过度而早期死亡。患儿虽出生时无异常发现，但出生后1周甚至更晚开始表现为喂养不良、发育不良、嗜睡、脱水、低血压、低钠血症、高钾血症等，当诊断延迟或漏诊时后果是致命的。此型患儿外生殖器的男性化也是非常明显的（图87-12）。

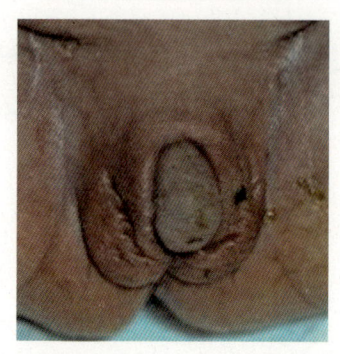

图87-12　21-羟化酶缺陷症的外阴表现：色素沉着，"阴囊"内无睾丸

（2）11β-羟化酶缺乏：11β-羟化酶（P450c11）包括两个同工酶CYP11B1和CYP11B2，存在于线粒体内，其中含量较多的CYP11B1，可以将11-脱氧皮质醇和11-脱氧皮质酮转化为皮质醇和皮质酮。CYP11B2能促进脱氧皮质酮转化为皮质酮并最终转化为醛固酮。11β-羟化酶缺乏症，占先天性肾上腺皮质增生症的5%～8%，它导致的皮质醇合成减少，通过负反馈作用使ACTH分泌增多，ACTH的催化反应又导致11-脱氧皮质醇、11-脱氧皮质酮及雄激素的蓄积增多（图87-13）。而脱氧皮质醇和脱氧皮质酮同样具有可的松和醛固酮的生理效应。

典型表现有：

1）高血压：约见于2/3的该病患者，多为轻至中度高血压，是11-脱氧皮质酮分泌过多造成水钠潴留和血容量扩张所致。

2）皮肤色素沉着：比CYP21缺乏患者的轻，与ACTH水平增高有关。

3）男性化：女性患者表现为阴蒂肥大、不同程度的阴唇融合，多毛和（或）痤疮。

4）生长加速：身体的直线生长加速，骨骺成熟加快，骨龄提前。这些都是雄激素刺激所致。

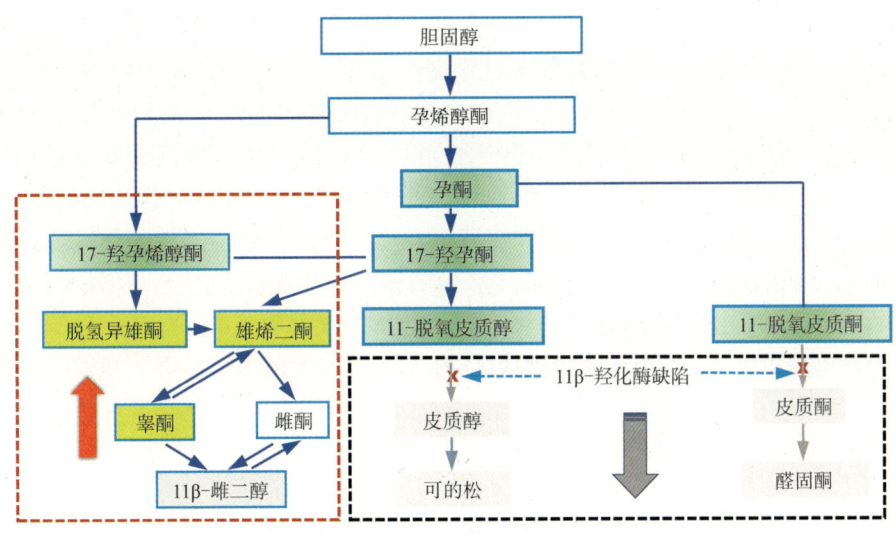

图87-13　11β-羟化酶缺陷代谢异常示意图

（3）17α-羟化酶缺乏：17α-羟化酶（P450C17）存在于内质网，它同时具有17α-羟化和C-17和C-20裂解作用，从而使孕烯醇酮和孕酮经17α-羟基转化成17-羟孕烯醇酮和17-羟孕酮，再经裂解作用催化转化为脱氢表雄酮。此酶缺乏引起性激素（包括雄激素和雌激素）、皮质醇及糖皮质激素合成障碍，而醛固酮合成增多。

由于胚胎期女性外生殖器的发育并不需要性甾体激素的刺激作用，出生时外生殖器可为正常女性型，但成年后外生殖器呈幼稚型，原发性闭经，无第二性征发育，无阴毛；皮质醇产生明显不足引起的糖皮质激素缺乏症状；而孕酮、皮质酮、醛固酮产生过多，引起钠潴留，同时合并高血压和低钾性碱中毒（图87-14）。

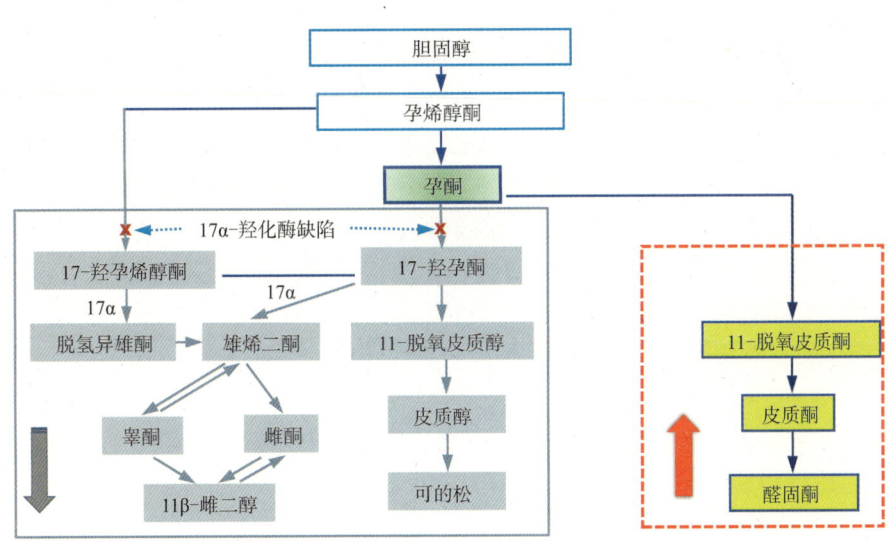

图87-14　17α-羟化酶缺乏症代谢改变示意图

（4）3-脱氢酶缺乏：3-脱氢酶缺乏会导致可的松、醛固酮、睾酮和雌二醇合成障碍，脱氢表雄酮合成过多。醛固酮不足会导致严重低钠和高钾等失盐症状，而合成增多的脱氢表雄酮会刺激女婴阴蒂增大。由于脱氢表雄酮活性不如睾酮，故对女性外生殖器的男性化作用不如其他酶

3815

缺陷。

(5) 芳香化酶缺乏：芳香化酶将雄激素底物雄烯二酮、睾酮和16α-羟雄烯二酮催化脱去19位碳并使A环芳构化，分别形成雌酮（E_1）、雌二醇（E_2）和雌三醇（E_3），是雌激素生物合成的最后一步限速酶。由编码芳香化酶的基因（CYP19A1）突变所致的芳香化酶缺乏症，是一种罕见的先天性雌激素缺乏综合征。女性患儿（46，XX）出生时外生殖器男性化明显；儿童时期体型肥胖、身材高大；出现青春期发育滞后、高促性腺激素性性功能减退、多囊卵巢、骨龄成熟滞后及高胰岛素血症等。年龄和酶活性决定这些临床表现的种类和严重程度。

2. **医源性激素过多** 妊娠，特别是在孕早期，母体如服用孕激素、雌激素、雄激素均可能使女性胚胎或胎儿出现男性化改变。影响的程度依赖于：激素的种类与剂量、孕期的早晚、胎盘的通透性、胎儿对激素的敏感性，以及母体和胎儿对医源性激素的降解能力等。妊娠期母体功能性肿瘤，也会造成女性内外生殖器的男性化。

孕激素使胚胎男性化的概率比雌激素和雄激素高。可能的机制是，合成孕激素可能具有雄激素的部分功能；合成孕激素的生物活性比自然黄体酮强10倍以上；合成的孕激素排泄慢；孕酮也是睾酮合成的底物。外源性雌激素可以刺激胎儿肾上腺合成雄激素，而雄激素促使女胎男性化的机制无须过多解释。

医源性激素过多所致女婴男性化，主要表现为外生殖器男性化，且严重程度远不及其他原因所致的性发育障碍。

3. **先天性卵巢功能不全** 卵巢发育不良和卵巢早衰发生在SF-1缺乏、性染色体存在非整倍性的可能性较大，也有存在嵌合体的可能性。若外周血未发现非整倍体核型，有必要进行性染色体微阵列分析，这有助于检测X染色体的缺失和重排畸形。单纯的XX型性腺发育障碍可能并不多见。卵巢发育的条件要求比睾丸相对低，对调节因子的要求较少，发生卵巢功能不全的可能性也较小。

（三）XY型性发育障碍

XY型性发育障碍的病理机制雄激素合成障碍和雄激素功能障碍，病因在睾丸分化异常、睾酮合成受阻、睾酮功能受损等环节。这组病例包括了传统意义上的男性假两性畸形，在遗传学上属于男性，具有双侧睾丸，但外生殖器部分性或完全性地发生女性化改变。从激素性别和性腺性别的角度来描述，则属于肾上腺功能减退和性腺发育不良。按病因和发病机制则可分为睾酮合成障碍、双氢睾酮合成障碍、雄激素功能障碍、苗勒氏管退化障碍及睾丸发育不良等。

这组畸形最易误诊和误治。对于部分严重病例，因具有明显的女性化外生殖器外形，龟头过小而酷似阴蒂，尿道开口于隐匿性阴茎体腹侧状如阴道外口，阴囊无内容物且外形酷似大阴唇，乳房似女性型，出生时常常被误认为女性；青春期至成年，第二性征也以女性为主，个别病例甚至因阴道有一定深度，乳房发育接近正常女性，与男性结婚后也可适应生活。在临床上，不同亚型畸形的患者因同时具有男性和女性生殖器官的复杂组合，极易混淆。然而，尽管临床表现似乎无规律可循，但它们必定具备这些特点：性染色质阴性，性染色体为XY，尿17酮水平正常（以此鉴别肾上腺皮质增生症），无月经。

1. **先天性睾丸功能不全** 继发于"46，XY"核型、睾丸发育不全的男性化缺陷，常伴有染色体异常。可分为完全性性腺发育障碍（Swyer syndrome）、不全性性腺发育障碍（WT1、SOX9、SF-1基因突变）、睾丸退化和卵睾性性发育障碍。

睾丸生殖细胞向支持细胞（Sertoli cells）和间质细胞（Leydig cells）分裂分化的过程出现混乱就会导致性腺发育异常。这一发育过程涉及发育基因的序贯联动性激活。由于我们对人类睾丸发育的整个过程还不完全了解，目前还无法确定所有受累个体的致病性功能障碍基因。因此，性腺发育异常的诊断往往依赖于临床特征，此时重度障碍患者比较容易确认，而轻症患者的临床表现很容易与雄激素代谢轻度障碍者混淆。极其严重的性腺发育异常者会形成小睾丸，其雄激素产生能力差，因缺乏足够的AMH而导致苗勒氏管结构残存。另外，因原发性性腺功能障碍，从青春期开始即出现促性腺激素水平异常升高。

除了分子病因学之外，解剖学表现常被用来对这一类型的DSD进行分类：部分性腺发育不良（PGD）、混合性腺发育不良（MGD）和完全性腺发育不良（CGD）。

"46，XY"部分性腺发育不良和混合性腺发育不良患者，由于出生时外生殖器有一定的男性化表现，睾丸应该有一定程度的发育。混合性腺发育不良者性腺发育明显不对称，一侧为发育不良的睾丸，另一侧为条状性腺。这不仅可以发生在非整倍体DSD混合性性染色体患者，还可以发生在"46，XY"核型者。男性化程度从弱到强，与支持细胞功能的强弱相对应，也或多或少地存在苗勒氏管结构（图87-15）。由于MIS/AMH通过局部外分泌作用于同侧，在混合性腺发育不良中也可能存在不对称的苗勒氏管结构，如半子宫。

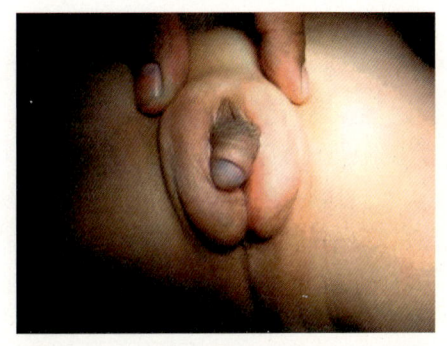

图87-15　XY型性腺发育不良，早期雄激素不足致阴囊裂和阴茎弯曲，但妊娠后期雄激素产生增多使阴茎有所增长

"46，XY"完全性腺发育不良者，只有条性腺发育，外生殖器表现为女性表型，可检查到发达的苗勒氏管结构。常因青春期发育迟缓或在出生前常规进行产前染色体核型检查时发现。部分性腺发育不良或混合性腺发育不良的原因包括睾丸性别决定相关基因功能的缺失和卵巢性别决定相关基因功能的增强两种。

2. 雄激素合成障碍　睾酮是主要的雄激素，还包括雄烯二酮、脱氢表雄酮和雄酮。雄激素支持男性生殖器的正常发育、精子形成、第二性征的发育、身体合成代谢等。雄激素合成障碍致其血浓度低下，外生殖器缺乏雄激素刺激呈现一定程度的女性化，甚至表现为生殖器模棱两可；生殖管缺乏雄性激素刺激，即使抗苗勒氏管因子产生正常，也可能造成抗苗勒氏管系统各种形式的结构残留、中肾管（沃尔夫氏管）及其衍生物的发育不足；双氢睾酮的生理活性比睾酮强，胎儿在约第20周，泌尿生殖窦需在它的作用下发育为前列腺、阴茎、尿道与阴囊，当5α-还原酶缺陷时，睾酮不能转化为双氢睾酮，也会导致前列腺和外生殖器的分化不良、患者的男性第二性征不明显、成年男性精子形成能力差等。

雄激素的合成在睾丸和肾上腺皮质内进行，合成的化学反应也基本相同。除睾丸发育不良雄激素合成能力减弱外，肾上腺皮质功能紊乱也是雄性激素合成障碍的原因。与XX型性发育障碍一样，肾上腺皮质内性激素的代谢异常可能也会同时存在糖皮质激素和盐皮质激素的代谢异常，而生殖器畸形的程度与其他激素代谢的异常与否取决于酶缺陷的类型和程度。肾上腺皮质增生症的多种酶缺陷对男性性发育影响不大，甚至无影响，这是由于酶的缺陷引起雄激素合成增多，仅对女性内外生殖器的影响是负面的，对男性则不是。对XY个体性别发育有负面影响的酶缺陷包括：20α-羟化酶缺陷、3β-脱氢酶缺陷、17α-羟化酶缺陷、17，20-碳链（裂解）酶缺陷、17-还原酶缺陷等。

3. 雄激素功能（受体）障碍　此症属于X连锁隐性遗传性代谢性疾病，与X染色体上决定雄激素受体位点上的基因发生突变有关。患者在胚胎发育过程中，因雄激素未与靶细胞受体结合，血清中足量甚至超量的雄激素并不能诱导患儿的第二性征向男性化方向发展，而且体内积聚的睾酮在芳香化酶的作用下转变为雌激素。由于缺乏雄激素生物活性的竞争，即使小量的雌激素与雌激素受体结合，也会促使外生殖器分化为女性，青春期后也能使乳房发生女性化的发育，毛囊、附睾和输精管也因为缺乏5α-还原酶而不能将睾酮转变为作用更强的双氢睾酮（DHT），使本应向男性发育的性别特征异常地向女性方向发展，成为性染色体为XY，性腺为睾丸，外生殖器完全女性化的一种个体，故名睾丸女性化综合征，本质上则是一种较为常见的男性假两性畸形。

受体完全缺失的突变会导致完全性雄激素不敏感综合征（CAIS），受体部分缺失的突变只在一定程度上降低雄激素功能，导致部分性雄激素不敏感综合征（PAIS）。这两种类型虽然都有遗传性，但一个家族中只会产生一种类型的缺陷。完全型者对外源性雄激素完全不敏感，因而其第二性征完全向女性方向发展，表现为完全的女性化；不完全型者对雄激素有很低的敏感性，因而其第二性征女性化程度低，外生殖器及第二性征甚至存在一定程度的男性化（如阴蒂增大）。

本病患者出生时被认定为女性，青春期呈现女性第二性征，常以原发闭经、不孕而就诊。典型者呈女性体态，乳房发育，但乳腺组织较正常女性为少，代之以脂肪组织，乳头稍小，乳晕淡，无腋毛。完全型者皮肤细腻，身材同一般女性，外阴形态与正常女性几乎无区别，但无阴毛（故也有称无毛女），阴道口发育良好，深度也可近乎正常，但阴道顶部为盲端。无宫颈，盆腔空虚，睾丸大多位于腹股沟内；不完全型者皮肤粗糙，身材高于一般女性，外阴发育呈现不同程度男性型改变，阴蒂增大，有少许阴毛，睾丸位于阴唇内，阴道短浅或呈泌尿生殖窦，盆腔空虚（图87-16，图87-17）。

病理学检查：光镜下完全型者曲细精管发育良好，偶见精母细胞，未见支持细胞和精子细胞。基底膜无增厚及玻璃样变，间质细胞量少，分散或呈小簇状分布；不完全型者曲细精管萎缩，退变严重，管腔闭锁，支持细胞和生殖细胞消失，基底膜增厚，玻璃样变，间质细胞呈大片状增生。口腔黏膜检查染色质阴性，核型为"46，XY"。血睾酮水平正常，甚或高于正常男性；雌激素水平相当于卵泡期，阴道脱落细胞为卵泡期改变。盆腔充气造影、B超、腹腔镜及MRI检查显示盆腔无子宫及卵巢。

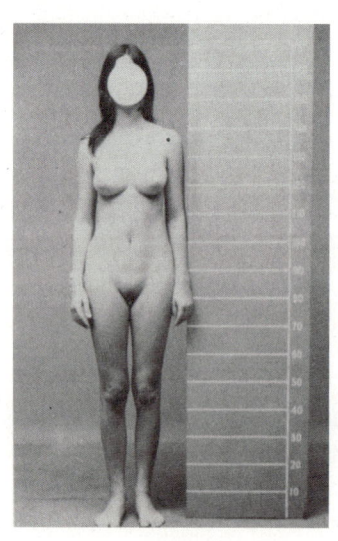

图87-16　睾丸女性化完全型

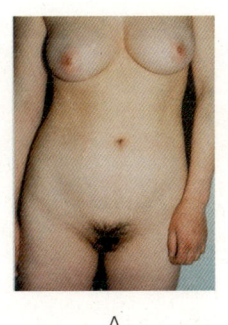
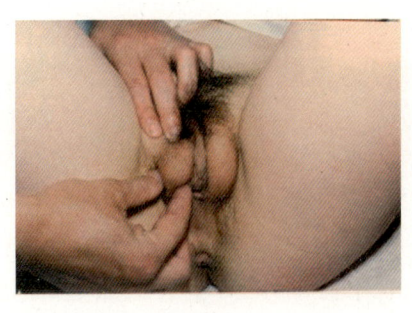

图 87-17 睾丸女性化不完全型
A. 女性体态，身材高于一般女性，乳房发育 B. 少许阴毛，双侧大阴唇内睾丸；阴蒂增大，短浅的阴道与尿道共同开口于泌尿生殖窦

4. 苗勒氏管退化障碍 苗勒氏管退化障碍综合征（PMDS）是一种罕见的常染色体隐性疾病，大多与 AMH 或 AMHR2 突变有关。由于缺乏苗勒氏管退化因子，男性患者体内长期存在苗勒氏管。虽然染色体核型为"46，XY"，且阴茎发育和睾丸功能都显示正常，但可见单侧隐睾，另一侧可见腹股沟疝或阴囊疝，疝囊手术探查可见子宫、输卵管及睾丸。血浆睾酮正常，双氢睾酮转化亦正常，但外生殖器的男性化大多不完全。

（四）泌尿生殖系统畸形

有些患者最初表现与 DSD 患者相似，有明显的泌尿生殖道发育障碍，畸形的表现包括尿生殖窦或膀胱外翻。据报道，子宫畸形的患病率从 5.5% 到 9.8% 不等，包括完全发育不全、融合缺损和间隔吸收缺损。相关的发现还包括肾、脊柱和心脏异常。子宫异常可能与 MODY5 糖尿病、肾囊肿和 HNF1B 基因突变有关。HOX 基因突变与子宫异常有关，HOXA13 基因突变的特征是男、女的肢体畸形和泌尿生殖系统异常。除 HOX 基因外，与子宫异常相关的基因还包括 WNT 基因、GATA3 基因、FRAS1 基因、FREM 基因等。这些畸形是否是 DSD 的一部分或表现形式之一，常常很难判断。

（五）XX 和 XY 性别逆转与卵睾型紊乱

这是一类发病率非常低、发病机制非常复杂、目前还找不到遗传学或性腺组织学规律、很难被认识、只能在分子遗传学基础上才能诊断的性别发育障碍类型。SRY 作为一个分子开关，在性别决定中具有重要的调控作用，这点已经得到最广泛的认可，但是 SRY 可能并不是性别决定的唯一基因。例如，部分人类家族性 XX 性反转个体，其 X 性染色体上并不存在 SRY 基因，但仍能发育为男性，亦有报道少数 XY 性反转个体的 Y 染色体上 SRY 基因是正常的，但表现型为女性。现在也初步了解到，除 SRY 基因之外，还有一系列基因，如 WT1、SF1、SOX9 等，可能也参与了性别决定的过程。

XX 性别逆转患者可分为两大类：一类为 SRY 阳性，SRY 基因易位到 X 染色体或常染色体的 XX 男性；另一类为 SRY 阴性的 XX 男性。对于 XY 性反转，可能与含 DAX1 基因的 X 染色体 Xp21.2 区域的重复有关；此区域的缺失与先天性肾上腺发育不良有关，它的微缺失与 XX 性别逆转有关，说明这个区域或位点在遗传学上的意义是非常重要的，在生理功能上是异常复杂的，有待更深入的研究加以揭示。

卵睾型障碍的定义是患者同时存在卵泡和曲细精管。表型表达的特殊性依赖于相关基因的表达模式、性腺的功能状态、激素分泌状态等多种因素。组织学检查可以显示卵巢、睾丸、卵睾或这些腺体发育不全等多种异常形态。XX（SRY 阴性）个体卵睾功能障碍的潜在机制可能包括 SRY 缺失情况下睾丸特异基因的激活和（或）前卵巢体与抗睾丸基因表达不足。SOX9 基因位点与SOX9潜在调控元件的复制与XX睾丸型及XX卵睾型的DSD发病。其他相关的基因还包括NR5A1、SOX3、SOX10、WNT4和RSPO1等。XX卵睾功能障碍患者在性别分配方面的机制与其他DSD患者相似，但患者如存在足够的卵泡和卵巢组织可能被允许受孕。

（六）性腺发育障碍

性腺发育障碍的特征是胚胎性腺在发育过程中原始生殖细胞逐渐丧失，纤维组织构成的性腺（条索性腺）极度发育不良和功能障碍。按照基因构成进行DSD分类的方法，每一类都包含性腺发育障碍内容，如不集中进行讨论很容易引起理解的混乱。

生殖系统的发生从性腺形成开始，性腺包含着生殖细胞，可以分泌性激素和抗苗勒氏管激素，用以诱导生殖管道分化、促进外生殖器生长、维持性功能及第二性征、参与维持机体的新陈代谢。性腺的异常一定会造成生殖管道、内外生殖器及第二性征等的一系列的生殖器官异常。而性腺发生异常的原因绝大部分是性染色体核型异常或染色体构成缺陷，常染色体激素的异常次之。影响因素发生得越早，影响结果越严重，畸形越严重。

1. 性染色体核型异常　性染色体的变异干扰正常性腺的发育。在诸如嵌合体"45，X/46，XY"的性腺组织中，"46，XY"细胞的比例最终决定睾丸发育的程度，表型性别则可以从女性Turner综合征、外生殖器两重性，到无生育能力的男性均有。镶嵌现象在不同组织中存在不同比例，血样中可能并不存在，有时只存在于性腺中。包括：Turner综合征（单纯性腺发育不良，先天性性腺发育不全XO型及其嵌合体）、克氏综合征（输精管发育不良，先天性性腺发育不全多X型及其嵌合体）、真两性畸形（混合性腺发育不良和卵睾性DSD）等。

2. 染色体结构异常　X性染色体结构异常包括X等长臂及嵌合体、X等短臂、短臂丢失及其嵌合体、长臂丢失及其嵌合体、环状X性染色体及其嵌合体。这些染色体结构或单基因的缺陷会造成不同程度的卵巢功能障碍。Y性染色体结构出现异常的情况比X性染色体者少，但一旦出现，对分化发育的影响很严重。如在XO/XY嵌合体中，Y性染色体末端的荧光显带和异染色质的C带不显，H-Y抗原阴性，都说明Y性染色体结构上的缺陷，对睾丸的发育成熟影响巨大。

3. 单纯性腺发育异常或退变　胎儿性腺受到损坏引起性激素缺乏，但后来在母体激素的干扰下，内、外生殖器都向女性方向发育。青春期无月经、无性功能、幼稚型女性外生殖器、性腺不发育且无生殖细胞，甚至无性腺。

四　性发育障碍的诊断

性发育异常的临床表现千变万化，非常复杂，目前还没有找到既快速又准确的诊断方法。根据外生殖器畸形及第二性征异常的表现，诊断性发育障碍常常是不难的，但要通过一系列鉴别方法去明确患者性发育障碍的类型却是非常困难的。而只有明确患者的发病类型及病因，根据他（她）们的生物学性别（即性别角色）特征，结合可能已经形成的性别取向或意愿，为其提出最合理的性别认定建议，再通过一系列的医学和心理学方法完成所选性别的内外生殖器和第二性征等生物学特征，指导和帮助他（她）们适应与这一性别相适应的各项社会活动。正确的诊断是完成这一系列艰巨任务的条件，也是医师、家长和患者共同面对的难题，但同其他疑难病症的诊断过程一样，详尽地了解病史，细致的体格检查，各种生物、物理、化学等辅助技术的应用，以及手术探查和性器官组织病理学检查等常规方法，都会提供有益的信息。然而，在鉴别诊断的各个层面和各个环节，它们体现的意义是不同的，抓住重点才能找准方向。

（一）病史

1. 了解家族中有无其他DSD患者、青春期延迟或停滞的情况、生育史、月经史（是否有月经、是否过早停经)。

2. 父母生育治疗史；母体孕期雄激素暴露及服用性激素药物情况；过多痤疮；嗓音加粗；阴蒂增大；多毛症；羊膜穿刺术（NIPT）检查提示胎儿表型性别与染色体性别的差异。

（二）体格检查

1. 性征与性器官的检查　乳晕、阴唇阴囊皱襞色素沉着过多，提示先天性肾上腺皮质增生；如在阴唇阴囊皱襞或阴囊内有性腺时，可排除女性假两性畸形（因卵巢下降至阴囊内很罕见），一般睾丸质地较软，卵巢则较硬，如性腺一部分软而另一部分硬时，则为卵睾的可能性较大；鉴别尿道下裂的阴茎与阴蒂肥大（>1cm），阴囊分裂、小阴唇融合，可用以判断雄激素是过多暴露还是缺乏；鉴别尿道下裂的阴茎与肥大的阴蒂可根据系带来区别：通常阴茎腹侧中有一条系带，而阴蒂腹侧中线两侧各有一条系带。

2. 其他检查　不论是常染色体还是性染色体异常导致的性发育障碍，除内外生殖器的畸形外，泌尿生殖系统受累产生畸形的可能性也很大，需要对泌尿生殖系统进行系统细致的检查才能有更全面的发现，这对性发育障碍的鉴别诊断是必不可少的。同时，染色体的异常，有可能对身体其他系统器官的结构、形态和功能造成不同程度的影响，在体格检查中要有目的性地加以关注和排除。有些性发育障碍的类型存在各式各样的畸形综合征。这些综合征比较少见，容易被忽视，如颅融合和其他滑膜病、Smith-Lemli-Opitz综合征腭裂合并第2~3趾并指畸形、WT1或WNT4突变中的肾脏异常或功能障碍、Turner综合征的心脏异常、混合性腺发育不良或GATA4突变、SLO与NR5A1（SF-1）突变的肾上腺功能不全、POR缺乏或先天性肾上腺增生或发育不良、DHH突变引起的多神经病、HHAT突变中的软骨发育不良、FOXL2突变中的上睑下垂等。

（三）生化与免疫学检查

明确是否雄激素过多、雄激素合成缺陷或雄激素作用缺陷。监测睾酮、AMH抗苗勒氏管激素、促性腺激素、其他类固醇的检查以排除类固醇代谢障碍。还可以行垂体兴奋试验、促肾上腺皮质激素兴奋试验来评估下丘脑-垂体-肾上腺轴和下丘脑-垂体-性腺轴的功能。

H-Y抗原血清免疫学检查是男性决定基因的一种较敏感的试验。因为正常男性的染色体和生殖细胞均存在H-Y抗原，而女性的染色体和生殖细胞不含这种物质。若细胞内未发现染色体Y，而H-Y抗原为阳性，则存在男性决定基因易位于其他染色体上的可能性。这一项免疫学检查具有遗传学意义。

（四）影像学评估

除了临床检查和基因学标志物，影像学检查在评估性别方面也有着非常重要的作用。它可以通过评估正常结构的存在与否、可能存在的任何异常结构来协助确定内部生殖器的具体状况，如评估子宫存在与否、肾上腺是否异常等。超声波辅助生殖器造影对DSD也具有非常实用的价值。影像学的临床适应证包括：小阴茎、大阴蒂、尿道下裂、隐睾、性别模糊等。因此对性器官不明的新生儿应该积极地进行腹部盆腔超声和生殖器造影，这些结果常常在出生后24个小时内就可获得，对初步评估非常有帮助。

1. 生殖器造影　下泌尿生殖道的影像学检查（生殖器造影或生殖窦造影）对诊断和确定手术计划有重要意义。生殖器造影是插管后通过导管注射造影剂使膀胱和阴道的轮廓在透视下显影。

生殖窦或生殖器造影技术应执行无菌操作。首先确定会阴开口的数量，再用小导管插入尿道，然后用非离子造影剂填充膀胱，以评估膀胱位置、膀胱与周围结构的联系，瘘管、残留的苗勒氏管或沃尔夫氏管结构、膀胱输尿管返流和膀胱上可能的子宫凹陷。造影通常会发现泌尿生殖窦，它是前尿道和后阴道囊的共同终通道。排泄检查可以勾勒所有结构；如果仍不清楚，则应再使用其他技术使阴道和泌尿生殖窦显影。患者排尿时评估尿道长度，确定泌尿生殖窦的存在与否，及其与阴道的连通情况。如果阴道显影，就可以记录阴道大小，有时可以对比显示子宫内腔或输卵管。

如没有排尿或阴道无充盈，就先用其他方法使生殖道显影：放置第二根导管，尝试将其置入阴道，然后将造影剂注入阴道以勾勒出其轮廓；在缓慢抽出第一根导管的同时注射造影剂使阴道显影。

逆行检查，将导管从尿道远端置入并注射，可以观察到造影剂以逆行方式通过尿道并填充膀胱及其他结构。该检查可能会显示子宫膀胱上的压痕。如果阴道充盈不足或子宫非常小，宫颈印就有可能不存在，小的苗勒氏管残迹和小的阴道残余均可被勾勒，泌尿生殖窦可能很短或很长。泌尿生殖窦的长度和阴道插入泌尿生殖窦的水平是判断男性化程度的良好指标，在会阴上放置金属标记可以辅助估计尿道或泌尿生殖窦的长度；这对性别的判断可能不是决定性的，但对手术计划的制订很有帮助。

2. 磁共振（MRI） 由于CT对骨盆结构的分辨率有限，通常不使用CT。MRI成像的优点包括无须辐射就能在多个平面成像、软组织的高对比度及相对无创的扫描。这种模式可以评估一个（或多个）子宫、功能性子宫内膜组织、阴道阻塞（或重复、缺失）、卵巢描绘并识别肾脏。通用检查方案须注意：①相控阵或表面线圈允许最高分辨率。②冠状T_1和T_2全景，包括肾脏和卵巢。③FSE序列T_2（矢状面）对于子宫和阴道的解剖，以及确定它们与直肠和膀胱的关系都是非常好的。④轴平面用于卵巢、子宫下段和子宫颈。⑤阴道在T_2轴向的切片上看得最清楚。新生儿期因为有来自儿童性腺的雌激素刺激，所以阴道通常大于子宫颈，子宫内膜将有高T_2信号。4~6周后，这些特征恢复到青春期前的正常外观。新生儿阴道上皮是发育良好的厚结构，T_2序列上可用高信号。多平面图像可以确认子宫缺失，并显示腹内或腹股沟睾丸。睾丸和未成熟的非囊性卵巢在T_1上都有中间信号，在T_2上有高信号。性腺通常显示中等强度信号的外缘，这有助于将它们与淋巴结区分开。MRI也可以显示男性外生殖器，以及正常卵巢、输卵管和子宫。子宫阴道积水也可被观察到。对于"45，X"或者"46，XY"性腺发育不良患者，MRI成像可能有助于检测发育不良的性腺及其内部结构。

3. 超声检查 超声检查应用广泛，具有无电离辐射、易操作、结果容易解读和理解的优点。超声检查的主要作用是识别正常结构，这些结构包括膀胱、肾脏、肾上腺、子宫、卵巢（或睾丸），以及辨别它们的位置。经腹部影像应以横位和矢状位获得。9~13MHz的线性探测器会产生很好的骨盆结构影像。有研究显示在新生儿期，超声扫描检测子宫的敏感性为94%，特异性为98%。子宫的平均长度为3.2±0.5cm，厚度为1.4cm，体积为3.0ml。98%的患者有子宫内膜条纹。经验丰富的操作者可以提高准确性。超声波检查对肾上腺皮质增生或肿瘤的排查具有非常重要的意义。

婴儿早期阶段由于母体和胎盘激素仍然存在，这些激素导致新生儿的子宫和卵巢相对较大，因此早期阶段相对更容易显影，宫颈的长度和宽度通常是宫底的2倍。婴儿晚期，宫颈与子宫体的比例变成1∶1。直到青春期前，子宫的形状才变成管状。一个正常的男性超声扫描将显示膀胱处于前方，直肠处于后方，无子宫在轴面显现。

（五）腹腔镜检查

腹腔镜技术在性发育异常的患者中应用有限，因为更多患者无须通过直接看到内生殖器来诊断。例如，先天性肾上腺皮质增生症就很少需要腹腔镜检查，内生殖器也是正常的，这可通过超声检查证实。外生殖器的重建是通过会阴完成的，也无须腹腔镜的帮助。当然，在有些特殊情况下，腹腔镜仍然具有一定意义：①腹腔内生殖器解剖结构存疑；②活检或切除含有Y染色体的发育不良的性腺；③作为单一的操作或作为会阴重建的一部分，切除（或切断）内生殖器。

在诊断不明确时，应尽可能做性腺活检。当性腺为异质性时，应考虑卵巢-睾丸性发育不全或继发性肿瘤的可能性，尽可能进行多次冰冻切片活检。如果性腺组织与抚养的性别不一致，或腹腔内含有Y染色体的性腺组织，则需要切除性腺。在性发育障碍中，作为男性抚养的儿童，腹腔镜切除其女性内生殖器一般是必要的，但如果能延期至个体的性别身份基本明确，且本人知情并同意后再切除，则更好。在抚养为女性的儿童中，残留的中肾管也需要腹腔镜切除。

（六）组织学检查

性腺组织学检查可以定性睾丸或卵巢，在鉴定和确认卵睾性DSD时意义非凡。如发现有正常子宫残留组织，则可考虑为"46，XY"完全性腺功能不全、"46，XX"完全性腺功能不全、"46，XX"雄激素暴露（如肾上腺皮质增生症男性化）或Turner综合征等。而不存在子宫组织的情况，可在雄激素合成缺陷和雄激素作用缺陷的XY型DSD、"46，XX"睾丸性性发育障碍AMH暴露等畸形中发生。

（七）遗传学检查

染色体的研究分析包括：总数、性染色体、异常染色体等。目前最常用的材料为周围血液的白细胞。为了避免遗漏嵌合体，除白细胞外，皮肤、口腔黏膜、骨髓、睾丸等多种组织的染色体检查也常常是必要的。利用荧光显微镜检测Y染色体是更准确更快速的方法，但要注意排除假阴性。染色体微阵列分析（chromosomal microarray analysis，CMA）通过高通量特异性核酸探针对染色体全基因组进行高分辨率检测，可检出染色体不平衡的拷贝数变异，尤其对染色体微缺失微重复综合征诊断具备优势，其分辨率较传统核型分析大大提高，是一种精确、快捷的染色体分析技术，也可以在性染色体异常的分析与鉴定中发挥独特作用。对于SRY、LHR、WT1、Wnt-1、SF、SOX9、DAX-1，以及5α-还原酶、StAR、P450c17、3β-HSD和17β-HSD3基因等，均可以通过基因测序的方式检测基因突变，从分子水平明确病因。

正常女性细胞核的性染色质可在口腔黏膜细胞、阴道细胞、尿沉渣细胞、皮肤组织等处查到，称为性染色质阳性，而正常男性为性染色质阴性。这种方法的假阳性与假阴性率高，临床意义有限。

（八）结果的分析方法与意义

取得以上检查和检测结果后，首先以染色体核型和内生殖器情况为依据做出初步的临床诊断，然后在实验室检查和试验结果基础上对拟定的诊断进行确认。虽然遗传学检测结果是病因与病理学诊断以及畸形分类的金标准，但有关性发育障碍的遗传学理论和方法却仍处在不断完善之中。检查结果分析步骤如图87-18。

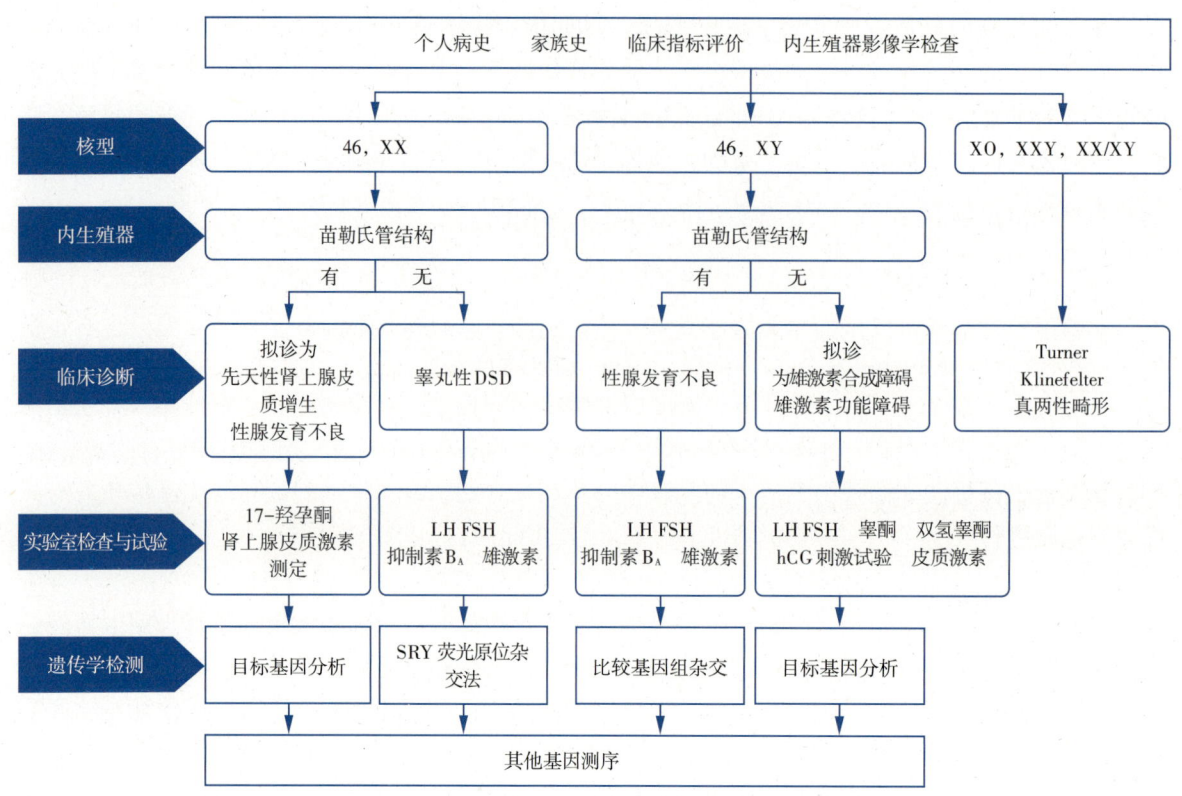

图 87-18　性发育障碍检查结果分析步骤建议参考图

五　性发育障碍的治疗

性发育异常的治疗包括：协助指导患者进行性别的认定和再认定，确认性别取向；内外生殖器的切除、保留与重建；第二性征的改变与维持等；心理治疗。

（一）性别认定和再认定

所有的性发育异常都存在性别认定和再认定问题，即选择为男性还是女性的问题。新生儿出生时即被发现外生殖器模棱两可时，医师和父母要对其性别进行认定。当一些患者长大后才发现或怀疑当初错误地选择了性别时，就需要对其进行性别再认定。正确或合理的性别认定，是制订治疗方案的前提。对于外阴表现有异常的婴儿，应及早（一般在2岁以内）做出病因诊断和性别认定，这有利于合理的性心理发育与性别角色的形成。

性发育障碍的分类就是性发育异常情况下患者的生物学性别分类。我们应用前述的一系列诊断方法，从染色体和基因，到病理解剖结构、性相关的内分泌环境、生殖能力等多方面的信息和数据进行综合、归纳和分析，做出生物学性别的诊断，这是性别认定的基础。性别角色认同虽是另外一个层面的问题，同样非常重要，它受心理和社会等多种因素影响，经过十分复杂且未知的机制产生，对性别的认定发挥巨大的能动作用，也是性别认定的重要依据。我们进行性别认定，就是要力争使生物学性别和社会学性别、性别角色与性别认同达到最大限度的和谐统一，使之具有最合理的性别取向。

在性别认定过程中，医师团队和家长患者的共同参与是必不可少的。家长或患者可以提供具体的性别体验和期待，而医师团队可以提供更详尽的生物学依据，并将治疗过程、结果、疗效评估等信息告知家长及患者，以便共同做决定。

医疗技术及其进步也是医师团队必须要考虑并且必须与家长和患者共享的信息。比如，性激素的治疗可以在一定程度上加强男性化效果；以前因为手术技术有限，男性器官的再造不能完成，所以医师不管生物学性别如何都建议选择女性化手术；因为谈及染色体检查技术，越来越多的患者很重视染色体性别，如"46，XY"患者在青春期经过同工酶治疗试验完成足够的男性化后大多要求从女性（抚养性别）变为男性，而按男性抚养者鲜有要求改为女性等。

（二）内分泌治疗

对于因先天性肾上腺增生引起的男性化（女性假两性畸形），应用糖皮质激素治疗，可使患者向正常女性发育，甚至可以恢复月经来潮及生育能力。除此之外的性发育异常，在性腺切除后，当表现与既定性别相应的性激素产生不足时，都必须给予适当的内分泌补充治疗。

虽然大多数DSD患者在其一生中的某个时候需要激素治疗，但婴儿期和儿童期的治疗是最为重要的，因为激素治疗会产生与任何外科治疗类似的不可逆的效应。对于儿童，需要告知激素治疗的重要性，因为激素治疗与否对即将到来的青春期发育状态及对性别的接受程度密切相关。当患者拒绝激素替代治疗时，需要明确告知发生骨骼健康不良等事件的可能性。

（三）手术治疗

1. 内生殖器官的切除

（1）性腺切除：切除性别发育异常患者性腺的作用，一是预防性腺恶变，二是引导第二性征的定向发育。

性腺恶变的风险取决于性腺所处的位置和年龄。含Y染色体的患者性腺恶变的风险随年龄增大而增加，易患精原细胞瘤、无性细胞瘤。位于腹腔内的性腺恶性风险最高，发生率可达15%~50%；而完全性雄激素不敏感综合征和卵睾性性别发育异常患者的性腺恶变率仅为2%~3%；介于两者之间的是发育不良的性腺、部分睾丸女性化综合征患者位于阴囊内的性腺。

性腺切除对青春期第二性征形成有重要的影响。在性别确定后，应将另一性的性腺尽早切除，如5α-还原酶缺乏患者在青春期前切除性腺，可阻止其进一步男性化；如外生殖器为混合型或为男性型，再认定为女性性别，则应尽量在童年切除睾丸；或保留性腺，以维持介导男性化或女性化作用，直至发育比较完全后再切除相反的性腺，如睾丸女性化综合征等，青春期前不应切除性腺，以免影响雌激素介导的第二性征发育；在真两性畸形，如一侧为睾丸另侧为卵巢时，尽早切除相反的性腺是合理的，但卵睾的两部分很难进行分离并切除其中的一部分，这时如女性化较为明显，则也应保留睾丸至青春期女性化比较完全时再设法切除睾丸部分。

（2）其他内生殖器官切除：与所认定性别不相适应的结构，如输卵管、子宫、输精管等，最好在剖腹探查时将其切除，对部分患者，这还是性别选择的决定性步骤。这一手术应尽可能在2~3岁时施行。阴道切除是一项难度较大的手术，一般可待成年时再做，届时可利用阴道黏膜作为阴茎再造术中后尿道成形的材料。

隐睾未下降的程度可分为：异位、下降中停滞、可伸缩（睾提肌活动度过大）。影响睾丸下降的因素可能有：原发性睾丸功能不全、促性腺激素分泌不足、下降通道机械性阻塞等。

使睾丸下降至阴囊内的可选方法包括激素治疗和睾丸固定术。应用绒毛膜促性腺激素治疗是以胚胎期睾丸缺乏足够刺激假说为理论基础的。一般情况下，双侧隐睾效果比单侧隐睾的效果更好，前者可达38%，后者为16%。一周3次，每次1000u，用药10次即可显示明显效果。睾丸固定术的关键是对精索与精索筋膜进行仔细的分离和松解。对无恶变可能的隐睾，在条件许可时，可适时进行睾丸固定术。单纯从美容角度考虑，可以在比较空虚的阴囊内植入硅胶睾丸假体。

2. 外生殖器的整形　外生殖器官的重建要达到的主要目的是，使外阴具有与所认定性别相近的形态，并具有足够好的性功能。重要的外生殖器官重建手术包括阴茎再造术、阴道再造术及阴蒂整复术等。

（1）阴蒂成形术：阴蒂成形术是女性化手术的重要环节，目的主要包括切除不必要的勃起组织和保留阴蒂头的性感觉。对阴蒂肥大者，可在1岁以后施行阴蒂成形术，包括阴蒂切除术、阴蒂后缩术、阴蒂体切除术。阴蒂在性行为中发挥重要作用，因此，应该将阴蒂海绵组织大部分切除，将顶端部分组织做成带神经血管蒂的组织瓣加以保留，使之既有灵敏的感觉，又能勃起，从而保证阴道再造后良好的性功能。

（2）尿道下裂的处理：尿道下裂修复术是男性化手术的重要环节，具体操作技术参见相应章节的介绍。

（3）阴茎再造术：现代阴茎再造术的可选方法较多，可与患者协商选用前臂游离皮瓣、腹壁皮瓣、上臂皮瓣、股薄肌肌皮瓣等；尿道部位可以选用皮瓣、皮片、肠道黏膜、膀胱黏膜、口腔黏膜、阴道黏膜等；阴茎支撑体可以选用硅胶假体、自体肋软骨等。具体方法参见相应各章节。

（4）阴道再造术：阴道再造的方法很多，以回肠和结肠为供体的肠管移植最好，方法成熟，术后效果好。另外，皮片移植、皮瓣移植等方法也可以达到较好效果。这些方法的术后效果各有其优缺点，应针对具体病例的具体情况结合患者的特殊意愿，以及医师团队的经验，在这些方法中选择最合适的方法。

3. 附属性器官的整形

（1）乳房整形术对认定为男性性别但存在乳腺发育时，应将乳腺切除，并通过适当整形手术使乳房男性化。乳房男性化手术绝不是简单的乳房切除术，而是要求术后具备接近正常男性乳房外貌，切口隐蔽，不存在女性乳房的球状突起和下垂，无凹陷畸形，乳头和乳晕大小合适。

（2）喉结整形术对已认定为女性但有异常喉结发育时，需要进行喉结整形术。喉结整形术的切口可选择喉结部横行切口或颏颈交界部的横行切口，前者手术可以在直视下进行，操作方便安全，后者除切口瘢痕较隐蔽外，操作不方便，手术难度大，缺乏足够多经验者不宜选择。一般采取V形切除适量软骨并做对位缝合即可。在做喉结整形的同时，通过对声带紧张度进行调节以改变声调，但这一手术的具体操作方法及其有效性尚未得到肯定。

（杨松林　何清濂）

第二节　性别认同障碍

在第一节中，我们介绍了由于基因突变导致的性发育障碍，患者的生物学性别在染色体、性腺、内分泌、内外生殖器的结构与功能等多方面出现异常，性别角色不清，需要在医学和心理学的帮助下完成生物学性别与社会性别最大限度的和谐统一。而本节所介绍的性别认同障碍，是指用目前的医疗技术手段没有发现其染色体、性腺、性激素、内外生殖器结构及第二性征出现任何与性别角色相关的异常，但患者在心理上不认同自己与生俱来的生理性别，相信自己应该属于另一种性别。可能从幼时起萌发错误的性别体验，至青春期更明确地感受到性别角色与性别认同之间存在巨大的冲突，强烈而执着地渴望通过手术改变原有的生理性别，使自己成为另一性别的人。这种异常或疾病称为性别认同障碍（gender identity disorder），中国医师习惯将其称为易性病（transsexualism），改变性别的手术名称为变性手术或性别再赋手术（sex reassignment），患病个体称为易性者（transsexual），俗称变性人。较具权威性的易性病定义是：作为成年人，长期、持久地期待抛弃他们与生俱来的第一和第二性征，并努力通过装扮、激素治疗和性别再赋的外科手术等手段尽可能多地获得异性性别特征的性别认同异常性疾病。

过去易性病称为异性癖，与诸如同性恋、异装癖、恋物癖等一道归类为精神异常性疾病。通过对此病的病因病理、心理行为和社会学等多方面的观察和研究，国内外越来越多的学者更愿意把它归类为性别认同障碍性疾病。我国易性病治疗的先驱何清濂教授最早在其丰富的临床实践和研究基础上提出了这一命名，他认为只有这样才能科学地面对这一疾病，人道地对待这群患者，与精神分裂症区别开来，与道德败坏区别开来，有利于促进医学研究，有利于保障患者人身权利，有利于社会的文明进步。

性偏差、性心理障碍、改变性别等描述在历史上的许多阶段都有记载，如古希腊希罗多德的著作里，罗马皇帝卡利古拉和埃拉伽巴路斯的生活里，莎士比亚的文学作品里，法国外交官德恩骑士的记载里。有关易性病的医学文献最早出现在1830年的德国，1870年威斯特法尔医生描述过"性倒错"。Norman Hair报道，1921年德国的Magnus Hirschfeld医师为1例患者开展变性手术，直至1930年才结束，成功实现生殖器的再赋。1930年，Hirschfeld指导了第二次生殖器再赋手术，并在同行评审的杂志上详细报道。1923年，Hirschfeld引入"transsexualismus"（德语）一词，之后，David Oliver Cauldwell在1949年和1950年将transsexual和transsexualism两词引入英语文献。Cauldwell似乎是第一个用这个词来指代那些希望改变生理性别的人。Harry Benjamin在1953年12月的一次公开演讲中，声称自己是第一个使用"transexual"一词的人，在1966年的著作 *The Transsexual Phenomenon* 中，他进一步推广了这个词，并用三个强度水平来分类变性人。在欧美国家，也有不少患者更喜欢用"transgender"来定义他（她）们所患的疾病，因为这个词更多地强调患者的性别认同。1964年，J. Hoenig概括易性病的四个特征：①深信自己的内在属于异性；②声称自己是异性，但身体不是；③期待通过医学手段改变现在的身体为异性，以达到身心统一为自己所认定的性别；④希望社会能接受自己所认定和体验的性别。从此易性病的临床特征和诊断标准就逐渐明确起来。

迄今我国没有易性病方面的权威统计数据可查。有国外资料统计称，要求男变女和女变男的易性病发病率是不同的，男变女约为1∶11900，女变男约是1∶30400，男变女比女变男的比例要高几倍。这种差别可能与男变女的手术比较容易成功有关。而在我国似乎要求男变女的病例数偏多，这可能与男性的性别优势较强的文化传统有关。

一 病因

易性病发病的原因十分复杂，目前对此进行的科学研究资料很少，运用医学科学原理进行分析和推测的理论如下：

（一）遗传因素

一般认为遗传因素可能与易性病的发生有关，但目前尚无充分资料加以证明。随着遗传学研究方法和技术的不断更新和发展，遗传学依据的发现一定是值得期待的。

（二）内分泌因素

有报告称男性易性病患者血浆睾酮水平偏低，女性患者偏高。也有报告称男女易性病患者血浆中睾酮水平未发现异常。日常临床资料显示，男变女易性病患者在施行性腺切除后血浆睾酮水平发生比较明显的改变，但患者的易性病症状并没有随之发生改变，这至少可以说明易性的症状与血中雄激素水平并无直接关系，因此推测血中性激素水平的变化并非易性病发生的主要原因。

（三）外生殖器大小与形态

由于外生殖器与性身份有着密切关系，有学者提出外生殖器的大小和形态可能与易性病的发生有关。但目前的临床资料并未显示男性易性病患者存在性器官大小和形态的异常，也未显示女性易性病患者外生殖器形态特征（如阴蒂肥大等）的异常。

（四）环境和心理因素

人们习惯上认为，产生易性病的原因一定与父母将幼小儿女按异性打扮或抚养，或任其在异性群体中成长有关。女性易性病患者中可能有部分个体存在对男性刚强性格和独立生活能力的崇拜和向往，但这不足以成为改变性别的理由。现实中的例子很多，如演员扮演与自己性别相反的角色在演艺界十分普遍，却从来没有听到他（她）们关于要求改变自身性别的故事；很多性发育障碍患者，虽在幼年期睾丸和阴茎被切除，同时按女孩习惯打扮、抚养、教育，努力使他们成为"真正"的女性，但至青春期也难培养出女性的个性特征，相反在了解自己的身世后仍强烈要求恢复男性性别。可见环境和心理作用在性别认同方面的影响是有限的。

（五）性别中枢功能异常

有学者认为，决定性别的中枢在下丘脑，随着年龄的增长，这种决定作用愈加明显，青春期就基本能够完成向既定性别的发育。既然性别角色认同与脑的功能密切相关，我们就可以大胆推测，性别角色认同障碍可能与脑的功能异常有关。我们不能局限于认为易性病的产生只是心理异常所致，寻找它发病的生物学证据才是正确的研究方向。

二　症状

发病年龄：典型的易性病患者，3～4岁似乎开始比别的小孩更在意性别，随年龄的增长这种意识逐渐加强，到青春期对性别身份的认同发生剧变，确信自己属于另一性别的人。

临床表现：否认自己的生理性别；衣着、举止、爱好、志向都出现异性化；回避生理性别的生活方式；持续而强烈地要求通过医学手段去除现在的错误的性别特征，重建期待的正确的性别特征。

由于其变态的心理与行为属于非强制性，故不易为人察觉。日常生活和工作与常人无异，有些还具有过人才智。部分患者随年龄增长，因意识到自己的想法难以得到家人、同事、朋友的支持，治疗找不到方向，隐私得不到保护和理解，失望的心理负担加重，会影响学业和工作。患者大多生性内向，但自尊心强，希望通过学习和工作的优秀赢得认可并缓解内心的矛盾冲突。有些患者因习俗影响试图通过结婚缓解压力，轻症者对婚后生活也得过且过，重症者不能忍受与其认同性别相矛盾的性生活。

男性易性病患者崇尚女性的生活方式，自幼喜爱针线活，稍大后偷着女装、胸罩，涂脂抹粉，对镜自赏，迷恋美容，喜欢别人对其以女性称呼；行为举止高度女性化。嫌弃胡须喉结等第二性征，把阴茎和阴囊（睾丸）等当成累赘。部分病例持续烦躁不安，反感自己的容貌和外生殖器，极端者有自残、自戕现象。

女性易性病患者幼时即表现有男性化行为趋向，喜欢踢球、爬树等男孩的游戏。青春期后，好以男性自居，用喝酒、抽烟、打抱不平等行为树立男子汉形象。排斥穿裙子、留长发等女性形象，厌恶月经和丰满的乳房。为使乳房不显形，不惜用铁片或砖头重压、刀片切割等极端方式损害乳房。

三　诊断和鉴别诊断

易性病的诊断依据主要是患者本人的主诉和病史，而物理、化学、生物学检查对于鉴别诊断目前并无实际意义，因此与患者进行反复多次、手段多样的沟通交流以获得准确的主诉和病史信息，对确立诊断和制订治疗计划是非常重要的。医患之间的沟通与信息的准确性显著受患者的年龄、性格、文化程度、生活和工作经历、成长环境等影响，应引起重视。以下特性几乎每一条都具备才能做出易性病的基本诊断，另外，还必须确信每一条信息都是通过应用不同方法和途径采集得来，且经过综合分析证明是客观可信的才行。

1. 深信自己是真实的异性，终身感受是异性中的一员。
2. 声称自己是异性，但躯体发育并非异性，更非两性畸形。
3. 厌恶自身的生理特征和生殖器官，如乳房、月经、阴茎、睾丸等。
4. 强烈要求通过医学手段改变躯体，从而符合"应该"的属性。
5. 着同性装束感觉痛苦，着异性服装感到满足。
6. 不满别人把自己视为现有性别，对认同自己是异性感到宽慰。
7. 不以单纯追求性行为作为变性的目的。
8. 精神卫生中心医师排除患者有精神障碍类疾病。

易性病需与易装症、同性恋及精神分裂症等相鉴别，它们在发病原因与行为表现上有某些方面的共同之处，有时不易鉴别而当成同类，但它们在本质上是完全不同的。

异装症即异性装扮癖，也称为"恋物性异装症"，是恋物症的一种特殊形式，表现对异性衣着特别喜爱，反复出现穿戴异性服饰的强烈欲望并付诸行动，由此可引起性兴奋和达到性满足。异装症可以从有时穿戴一两件，直至完全的装饰打扮。一般始于童年后期，且至少在初期与产生性唤起有关。患者性身份辨识没有问题，即其本身对自己的生物学性别持肯定态度，并不希望成为异性，而且其性取向也正常，是指向异性成员的，而只是一种性行为手段方式异常。而易性病者着异性服装的目的是希望自己以他（她）们认定的性别来打扮，也让社会按这样的性别对待自己，与性爱行为无关。

同性恋，又称同性爱，是指只对同性产生爱情和性欲的人，具有这种性取向的个体被称为同性恋者。在人类以外的其他动物中，也普遍存在同性性行为，但这与基于高级情感的人类同性恋不可相提并论，这也是人类多元化发展的一种具体表现。同性恋者对自己的生物学性别深信不疑，即他（她）们的性别身份取向并无障碍，但他（她）们对性爱对象的认识出现了偏差。与同性恋者相比，易性病虽然在别人看来也是寻找"同性"为性爱对象，但他（她）们的基本目标是寻求医学手段把自己改成异性，以完成自己内在与躯体的统一，而性爱对象不是追求的全部，更不是第一。

精神分裂症患者有的也有变性妄想，妄想自己成为异性成员，把易性手术视为一种有魔力的治疗方法。他们避免去正视自己与社会的现实，有的男性偏执地妄想变性后能生儿育女，有的妄想成为出名的歌唱家，有的为消除胡子而要求切除睾丸。他们不存在性身份认定问题的心理冲突，亦无一贯性的病史，成天想入非非，对工作学习无所适从，当得不到变性满足时会失去理智动手打骂亲人，扬言杀人，呈现精神分裂症妄想症的表现。

四 易性术

易性病的诊断并不依据客观指标，而一旦明确诊断下一步就是计划行易性术（变性术）。手术实施后，患者人生的许多方面即发生颠覆性的改变，与此同时，以患者为中心的家庭和社会成员关系也随之发生难以想象的改变，并成为大家必须共同面对的挑战。一旦手术选择错误，将会对患者及其社会关系圈造成严重的打击。因此严格和准确地掌握手术适应证，是这项工作的重中之重。

（一）手术治疗管理规范

易性病手术的适应证在很大程度上存在相对性，掌握起来困难很大，与从业医师的经验和水平有密切关系；手术治疗的结果也只是患者要求的部分解剖学性征的改变，并未达到患者真正要求的在生理上完全改变为另一性别的个体；手术治疗包括原有性别器官的切除和新性别器官的重建，创伤大，技术难度高，手术过程一旦启动，一切都将是不可逆的。因此，医患双方必须慎之又慎。

2009年，国家卫生部组织制定了《变性手术技术管理规范（试行）》。该规范为技术审核机构对医疗机构申请临床应用变性手术技术进行技术审核的依据，明确了医疗机构及其医师开展变性手术的基本要求和易性病患者术前需提供的材料和应当满足的条件。

1. 医疗机构基本要求

（1）医疗机构开展变性手术技术应当与其功能、任务相适应。

（2）三级甲等综合医院或整形外科医院，有卫生行政部门核准登记的整形外科诊疗科目。

（3）医院设有管理规范、运作正常的由医学、法学、伦理学等方面专家组成的变性手术技术临床应用伦理委员会。

（4）设置整形外科10年以上，床位20张以上，有较强的整形外科工作基础；能独立完成整形外科各种手术，包括器官再造和组织移植；病房设施便于保护变性手术患者隐私和进行心理治疗等。

（5）有至少2名具备变性手术技术临床应用能力的本院在职医师，有经过变性手术相关知识和技能培训并考核合格的、与开展的变性手术相适应的其他专业技术人员。

2. 手术人员基本要求

（1）手术组由以整形外科医师为主的人员组成，必要时可有其他相关科室医师参与。

（2）手术者：取得医师执业证书的本院在职医师，执业范围为整形外科，具有副主任医师及以上专业技术职务任职资格；从事整形外科临床工作10年以上，其中有5年以上参与变性手术临床工作的经验，曾独立完成10例以上的生殖器再造术。

（3）第一助手：从事整形外科临床工作5年以上的整形外科医师，或者其他相关科室具有主治医师以上专业技术职务任职资格的医师。

3. 患者的基本要求

（1）手术前患者必须提交的材料有：①当地公安部门出具的患者无在案犯罪记录证明。②由精神科医师开具的易性病诊断证明，同时证明无其他精神状态异常；经心理学专家测试，证明其心理上性取向的指向为异性，无其他心理变态。③患者本人要求手术的书面报告并进行公证。④患者提供已告知直系亲属拟行变性手术的相关证明。材料须纳入病历资料。

（2）手术前患者必须满足的条件有：①年龄大于20岁，是完全民事行为能力人；②变性要求持续了5年以上，无反复；③术前接受心理、精神、药物等治疗1年以上无效果，以异性角色生活1年以上且可适应的；④非在婚状态；⑤无手术禁忌证。

（二）手术方法

易性术（sex reassignment surgery）是指通过整形外科手段（组织移植和器官再造）使易性病患者的生理性别与其心理性别相符，即切除其原有的性器官并重建新性别的体表性器官和第二性征，患者原来自觉性别与生物学性别之间的矛盾缓解，心理得到平衡，性功能恢复正常，术后可以结婚组成家庭，但无生育能力。其标志手术是男变女的阴道再造术、女变男的阴茎再造术。

1. 男变女易性术的手术方法　男变女手术最重要的是重塑女性外生殖器，手术包括双侧睾丸切除、阴茎尿道海绵体切除、尿道外口移位、阴道再造、阴蒂阴唇重建，其他还包括乳房增大（乳头、乳晕重建）、面部整形、喉结缩小整形等辅助性手术。其中以阴道再造最为关键，也是男变女易性术的标志。

理想的再造阴道应有足够的深度和宽敞度，即能满足性生活的要求，阴道腔壁宜光滑、无毛、湿润，并有一定的感觉和美观的外阴。阴道再造的方法主要包括游离皮片移植法、肠管移植法和皮瓣移植法等三类。

游离皮片移植再造阴道方法简便，在早期得以广泛应用，但术后皮片常发生挛缩导致阴道狭窄，且需要长期佩戴阴道模具，目前这种方法已较少被采用。

肠管移植法是带系膜血管蒂的有蒂器官移植，再造的阴道光滑、无毛且湿润，而且肠管深度可达15cm以上，是目前效果最好的阴道再造方法。肠管可以选择乙状结肠，也可以选择回肠，后者直径太小，但这可以通过相邻两段回肠的游离缘切开并相互缝合拼接的方法解决。手术为腹腔与会阴联合手术，肠管的采取和处理可以在腹腔开放条件下进行，也可以在腹腔镜下操作完成，可根据医院条件与医师擅长的领域或医师的偏好来选择，两种术式各有优缺点。过去不少专家不主张肠管移植法再造阴道，主要原因之一是认为术后再造阴道会长期有恶臭，而临床观察的结果并不是这样，肠管移植后，此段肠腔内的环境尤其是菌群发布情况发生了根本性的变化，术后1个多月后，原有的不良气味可逐渐消失完全。而我们重点要关注的是回肠或结肠吻合口质量及肠管损失对肠管功能的影响。

皮瓣移植法是整形外科医师比较喜欢的方法：首先是由于整形外科医师自身擅长皮瓣移植术，对手术的成功比较有信心。其次是由于会阴周围可选用的皮瓣比较多，如阴唇瓣、腹壁浅动脉与旋髂浅动脉皮瓣、腹壁下动脉皮瓣、阴股沟筋膜蒂皮瓣、阴囊皮肤瓣、阴茎皮肤瓣等。皮瓣移植法虽然克服了皮片法和肠管法的一些缺点，如供区额外损伤小、术后可以不用模具扩张等，但皮脂腺分泌物在新的潮湿环境下也会产生臭味，且易与皮肤上生长的毛发粘连在一起形成结石等都是它的不足。在设计手术方案时，皮瓣的供区应尽量选择隐蔽部位，手术后的切口瘢痕也应最大限度地安置在隐蔽区域或身体轮廓线上。

男变女易性者可尽可能利用拟行切除的阴茎、阴囊皮肤，术前就把它们设计成皮瓣用于阴道再造术和外阴其他结构的成形。阴茎阴囊皮瓣血运丰富，组织弹性好，舒展性强，在不增加创伤的前提下为再造阴道和外阴成形提供了充足的组织材料，应是男变女易性术再造阴道和外阴成形的首选方法。缺点是这些器官表面的皮肤及皮下组织均较松弛，容易形成皮肤皱褶及皮肤脱垂，应引起注意。

2. 女变男易性术的手术方法　女性转变为男性的易性手术较为复杂，难度大，常常需要分（或多）次手术才能完成，疗程长。主要手术包括：乳腺切除、乳房男性化术、内生殖器的切除（包括卵巢、输卵管、子宫和阴道的切除）、阴茎再造（包括尿道形成、支撑组织植入、阴茎体成形）。

阴茎再造是女变男手术最重要的环节，也是其标志性的手术。理想的再造阴茎应符合以下特点：手术一期完成，能站立排尿，外形逼真，植入假体后尺寸接近勃起阴茎，具有触觉及性感觉，并发症少。阴茎再造手术的基本手术是带血管蒂皮瓣移植术，可选择的皮瓣较多，如前臂皮瓣（含桡动脉或尺动脉及其伴行静脉）、腹壁皮瓣（含旋髂浅、腹壁浅血管或腹壁下血管）、阴股沟皮瓣（含阴囊后或阴唇后血管）、股前外侧皮瓣（含旋股外侧动脉降支）、上臂外侧皮瓣（含上臂外侧动脉及其静脉）、带腓骨小腿后外侧皮瓣（含腓动脉及其静脉）等。

运用血管吻合的前臂皮瓣移植阴茎再造术是中国专家发明、至今仍被国内外同行普遍运用的方法，它在供区皮肤面积和厚度、蒂血管长度和口径、血供保证范围、带有可供移植的感觉神经等多方面的解剖特点，比其他方法更好地满足了阴茎再造在皮瓣的血液供养、血管与受区血管的匹配、同时形成尿道和阴茎体的"管包管"结构、阴茎皮肤的感觉重建等多方面的需求。

阴股沟皮瓣是带血管的筋膜皮肤组织瓣，1989年何清濂教授将其应用于女变男易性者的阴茎再造。皮瓣位于阴股沟区，即会阴部与股部的交界区。解剖学研究证实，该区皮肤为多源性血供、神经分布，如阴部外动静脉与髂腹股沟神经、闭孔动脉皮支和旋股内动脉皮支、阴唇后动静脉及同名神经、股后皮神经会阴支等，这些血管神经相互吻合形成丰富的血管神经网。首先，在此区域形成的阴股沟皮瓣具有良好的感觉功能是其他手术方式难以实现的；其次，供区为全身最隐蔽区域，常常不需植皮就可直接缝合，无功能和美容障碍；如果设计皮瓣的长宽比例过大，可应用皮瓣延迟术解决可能出现的血供障碍。由于男性易性者（female to male）肥胖者居多，选择肥厚的皮瓣不利于阴茎体和尿道的形成，术后也易因缺血而并发脂肪液化及坏死，因此，阴股沟皮瓣适用于性别畸形、易性病和阴茎缺损患者的治疗，特别是易性病中女变男的阴茎再造。

易性病患者如经历雄激素治疗发生阴蒂肥大时，阴蒂释放式阴茎再造术也可以作为一种选择，但缺点是再造的阴茎长度仅在4cm左右。这需要与患者进行深入沟通，结合患者的真实意愿来取舍。

（三）激素辅助治疗

激素辅助治疗的目的是改变患者的第二性征，减轻原生理性别特征所产生的焦虑，促使患者身体发育与新的性别相近。目前还没有易性病激素治疗方案的共识或指南。在实践中我们可以根据患者的需求和目标、相关的医疗条件、社会因素和经济条件给予适当的个性化治疗意见。

1. 女性化激素治疗　对男变女易性者的女性化激素治疗包括提高雌激素水平（17β-雌二醇）和拮抗雄激素作用（螺内酯、非那雄胺）两个途径。具体方法如表87-2所示。雌激素直接与靶组织的受体结合而发挥作用；雄激素拮抗剂则是通过抑制促性腺激素释放激素以减少睾酮的产生，或干扰雄激素与其受体的结合以抑制睾酮发挥作用。

表87-2　男变女易性病患者的女性化激素治疗方案

项目	雌激素		雄激素拮抗剂	
种类	17β-雌二醇		螺内酯	非那雄胺
给药方式	透皮	口服	口服	口服
手术前	每24小时0.1mg起始，一周2次；逐渐增加到每24小时0.2mg，一周2次	每天1～2mg起始，逐渐增加到最大剂量每天4mg	每天50～100mg起始；每月增加50～100mg，达到每天200～300mg（最大剂量每天500mg）	每天2.5～5.0mg
手术后	每天0.1～0.375mg，一周2次	每天1～2mg	每天25～50mg	每天2.5mg

女性化激素治疗的主要作用有：胸部发育、身体脂肪再分布、肌肉体积及强度降低、皮肤变细腻、面部和躯体毛发变稀变细、精子产量减少、睾丸体积减小和勃起减少等。

女性化激素治疗可能发生的副作用有：血栓形成，有诱发心肌梗死和脑梗死的可能性；乳汁分泌、乳房胀痛、乳腺结节，诱发乳腺癌；血压升高、肝功能减退；恶心、呕吐、腹泻等胃肠道症状；性欲降低。

2. 男性化激素治疗　女变男易性者男性化激素治疗方法与治疗男性性腺功能减退方案类似，即睾酮补充治疗。通过每周25～40mg（或每2周50～80mg）肌内注射睾酮制剂，让体内的睾酮逐渐增加，直到血睾酮达到正常男性水平。睾酮可导致阴蒂增大、毛发生长、肌肉增强、脂肪减少、声音变粗、性欲增加等反应。而体内睾酮水平过高则会导致如红细胞增多、肝功能损害、高血压、肥胖等不良反应。

易性病患者在手术前后的激素治疗存在危害身体的潜在风险,因此在给予激素治疗前后医患双方应在以下五方面达成共识:

(1) 进行初步身体评估,包括病史、体检和相关的实验室检查,高血压病、糖尿病、高脂血症患者及肝肾功能不全者慎用。

(2) 要告知在使用雄性激素或雌性激素过程中可能出现的副作用和健康风险。

(3) 确认患者能完全理解这些治疗可能带来的风险。

(4) 告知患者相关的医学常规标准。

(5) 定期对患者进行医疗监测,包括体格检查和实验室检查。

(杨松林　赵烨德)

参考文献

[1] 刘燕明. 性偏离及其防治[M]. 天津:天津科学技术出版社,1990.

[2] 肖凤云. 男女生殖系畸形[M]. 北京:人民卫生出版社,1990.

[3] 汪良能,高学书. 整形外科学[M]. 北京:人民卫生出版社,1989.

[4] 王炜. 整形外科学[M]. 杭州:浙江科学技术出版社,1999.

[5] Serafin D, Georgiade N G. Pediatric plastic surgery[M]. St. Louis:The C. V. Mosby Company,1984.

[6] Snyder C C. Hermaphroditism[J]. Clin Plast Surg,1980,7(2):179.

[7] Barbaro M, Wedell A. Nordenstrom[J]. Seminars in Fetal & Neoatal Medicine,2011,16:199-127.

[8] Anna B L. Control of sex development[J]. Best Practice & Research Clinical Endocrinology & Metabolism, 2010,24:163-186.

[9] Hutson J M, Warne G L, Grover S R. Disorders of sex development:an integrated approach to management [M]. Berlin:Springer,2012.

[10] Hiort O, Birnbaum W, Marshal L, et al. Management of disorders of sex development[J]. Natuare Reviews Endocrinology,2014,10:520.

[11] Ferrier D R. Biochemistry[M]. Philadelphia:Lippincott Williams & Winkins,2014.

第八十八章 康复治疗在整形外科的应用

康复医学是一门基于功能需求而发展起来的医学学科，它与保健医学、预防医学和临床医学共同组成全部医学。在临床上，有些整形美容手术虽然做得十分成功，但是由于术后未得到有效的康复治疗，不仅可能影响手术的效果，还可能遗留不同程度的功能障碍或残疾。因此随着医学模式的转变与人们对康复的强烈欲望和要求，功能康复疗法已经成为整形美容治疗中的重要组成部分。

第一节　康复医学概述

一　康复

（一）定义

康复（rehabilitation）是指综合、协调地应用医学的、工程的、教育的、社会的、职业的各种措施，以最大限度地减少病、伤、残者的身心社会功能障碍，使他们重新走向生活，重新走向工作，重新走向社会。

（二）内容

康复不仅针对疾病，更着眼于整个人，从生理、心理、社会各方面进行全面康复，包括医疗康复、教育康复、职业康复和社会康复等，其最终目标是提高残疾人生活质量，恢复独立生活、学习和工作的能力，使残疾人能在家庭和社会中过上有意义的生活。为达到全面康复，在方法上不但涉及医学科学技术，而且涉及社会学、心理学、工程学等方面的技术和方法。

二　康复医学

（一）定义

康复医学（rehabilitation medicine）是现代医学的一个重要分支，是促进病、伤、残者康复的医学学科。它通过研究有关功能障碍的预防、评定、治疗和训练等问题，以消除或减轻功能障碍，帮助残疾人发挥残留功能，恢复其生活和工作能力，使其重返社会。

（二）对象

康复医学的对象主要是由于损伤、急慢性疾病，以及老龄引起功能障碍的病伤残者和先天性发育障碍者。

康复医学的对象由残疾人扩展到有功能障碍的各类患者，与临床各学科的结合越来越紧密，贯穿于疾病的整个过程。在疾病早期介入，能预防可能出现的功能障碍。在功能障碍出现后，进行康复治疗，以减轻和改善功能障碍的程度。

（三）康复评定

康复评定（rehabilitation evaluation and assessment）是对患者的功能状态及潜在能力进行评定，以确定患者目前的功能障碍程度或残存功能及潜力，为制订治疗计划、判断疗效提供依据。康复评定是康复治疗的基础，没有评定就无法规划治疗、评价治疗。

康复评定不同于诊断，但比诊断更详尽细致。康复评定不是寻找疾病的病因和诊断，而是客观地、准确地评定功能障碍的原因、性质、部位、范围、严重程度、发展趋势、预后和转归，为康复治疗计划提供依据，对康复治疗效果进行评定。康复评定至少应在治疗的前、中、后期各进行一次，以根据评定结果，制订、修改治疗计划和对康复治疗效果和结局进行客观的评价。可以这样说，康复医疗始于评定，止于评定。

（四）康复治疗技术

康复治疗技术是促进患者康复的主要治疗手段，目前常用的康复治疗方法包括物理治疗、作业治疗、康复工程、言语治疗、心理辅导和治疗、中国传统疗法、康复护理和社会服务等。

1. 物理疗法 是康复治疗的重要手段，它应用电、光、声、磁、冷、热、水、力等物理因子和通过各种运动形式治疗疾病、恢复与重建功能。

2. 作业疗法 是应用有目的的、经过选择的作业活动对病伤残者进行训练与治疗，增进其适应环境的能力，使其最大限度地恢复、改善躯体、心理和社会活动能力的一种技术或方法。

3. 康复工程 是利用工程学原理和手段，通过代偿或补偿的方式来预防、矫正畸形、弥补功能缺陷的方法，主要包括假肢、矫形器和其他辅助器具。

4. 心理辅导和治疗 是对心理、精神、情绪和行为有异常的患者进行个别或集体心理调整或治疗。

5. 康复护理 是通过包括体位处理、心理支持、膀胱护理、肠道护理、辅助器具的使用指导等，促进患者康复、预防继发性残疾。

6. 中国传统疗法 是指利用我国传统中医针灸、按摩、推拿等疗法，促进康复。

三、康复医学的地位和作用

康复医学在现代医学体系中占有十分重要的位置。康复医学提出的"提高功能，全面康复，重返社会"的指导原则，符合当前社会对医学治疗的要求。

在临床实践中，康复医学与临床医学不能机械地划分，而是并列的、相互联系和渗透的。临床医学处理疾病，治愈疾病；而康复医学处理功能障碍，以恢复功能，提高患者的独立生活能力，帮助患者回归社会。

一方面，临床医学的迅速发展，促进了康复医学的发展，并为康复治疗提供了良好的基础及可能性；由于临床医疗救治水平的提高，许多严重损伤、重症患者被成功抢救，慢性病患者、残疾人、老年患者增多，因此他们躯体的、心理的、社会的及职业的康复需求增加，促使了康复医学的发展；由于显微外科、影像诊断学及急救学的迅速发展，使许多外伤、急性病得到及时诊断和恰当治疗，这就为后期康复提供了可能性。

另一方面，康复医疗贯穿在临床治疗的整个过程，在临床早期处理中就引入康复治疗，以加速患者恢复，预防或减轻残疾的发生。如"爪形手"松解植皮术后，进行手部的功能锻炼等康复治疗，可以大大地减少术后皮片的挛缩，维持和提高手术的矫正效果，促进功能康复。康复医师应与临床医师组成康复治疗协作组，参与疾病的治疗和患者的康复。把康复护理列为临床常规护理内容之一，以利于患者身心功能障碍的防治。

第二节　康复评定

一　概论

（一）定义

康复评定是指对患者的功能状态及潜在能力进行评测，以确定患者目前的功能障碍程度或残存功能及潜力，为制订治疗计划、判断疗效提供依据。康复评定是康复医学的重要组成部分。康复评定贯穿康复治疗的全过程，即评定→治疗→再评定→再治疗……出院时的最后评定。

（二）内容

康复评定的内容比较多，大体上可分为三个层次（与障碍相对应）。

1. 单项评定（器官水平——形态功能障碍）　如肌张力、肌力、关节活动度评定，感觉功能评定，心肺功能，医学心理学检查，语言交流能力评定（听力、言语能力、书写能力等），神经肌肉电生理学检查（电诊断、肌电图、神经传导速度测定、诱发电位等）。

2. 个体评定（个体水平——个人生活能力障碍）　主要是日常生活活动能力评定，如Barthel指数、步态分析等。

3. 全面评定（社会水平——社会生活能力障碍）　包括社会生活能力评定、职业能力评定等。

（三）程序

1. 收集资料　通过面谈、观察、检查测定等方法进行。①一般情况：姓名、性别、年龄、婚姻、诊断等。②临床资料：与临床有关的情况，如病历摘要、与康复有关的治疗方法、合并症等。③运动功能评定：肌张力、肌力、关节活动范围、平衡能力、动作协调性、行走和步态等。④感觉功能评估：浅感觉、本体觉、实体觉、视觉、听觉等。⑤智能评定（认知能力）：注意力、觉醒程度、记忆力、判断力、抽象推理能力、解决问题能力、学习接受程度和行为等。⑥日常生活活动能力评定：进食、穿脱衣服、个人卫生、如厕和转移等。⑦家务活动能力评定：备餐、清洁、家具布置和财务管理等。⑧心理状况：是否伴有情绪、心理障碍，如紧张、不安、抑郁、焦虑、悲观和失望等。

2. 分析研究　将以上几个方面的情况进行分析整理，找出患者存在的主要问题及产生的原因，并逐个分析，研究其改善的可能性。

3. 设定目标　通过对患者存在问题的分析，提出康复的有利条件（残存能力）、不利条件（阻碍恢复的因素），从而对今后可能发生的变化和康复程度进行预测。康复目标分为短期和长期两种。①短期目标：是指治疗2~3周后将达到的效果，可以根据康复治疗的不同阶段进行调整。②长期目标：是指治疗结束时将要达到的效果。

4. 制订治疗方案　根据各专业评定的结果提出具体治疗方案。

二　肌张力评定

（一）定义

肌张力是指肌肉组织在静息状态下的一种不随意的、持续的、微小的收缩，是维持身体各种姿势和正常活动的基础。评定时以触摸肌肉的硬度及屈伸肢体时感知的阻力作为判断依据。

（二）肌张力异常

肌张力异常包括肌张力增高、肌张力低下和肌张力障碍。临床以肌张力增高最常见，是中枢神经系统受损的重要表现，表现为肌痉挛和强直。①痉挛：在被动屈伸其肢体时，起始阻力大，终末突然阻力减弱，又称折刀现象，为锥体束损害表现。②强直：屈伸肢体时始终阻力增加，它跟弯曲铅管的感觉类似，又称铅管样强直，为锥体外系损害表现。

（三）肌张力的评定方法

肌张力评定的方法除临床常规的检查方法外，评定痉挛最常用的方法是修订的Ashworth痉挛评定量表（表88-1）。

表88-1　修订的Ashworth痉挛评定量表

级别	标准
0级	无肌张力的增加
Ⅰ级	肌张力轻度增加,受累部分被动屈伸时,关节活动范围(ROM)之末突然卡住,然后释放或出现最小的阻力
Ⅰ+级	肌张力轻度增加,被动屈伸时,在ROM后50%范围内突然卡住,当继续把ROM检查进行到底时,始终有小的阻力
Ⅱ级	肌张力较明显增加,通过ROM的大部分时,阻力均较明显地增加,但受累部分仍能较容易地移动
Ⅲ级	肌张力严重增高,进行PROM检查有困难
Ⅳ级	僵直,受累部分被动屈伸时呈现僵直状态,不能活动

三　肌力评定

（一）定义

肌力是指肌肉收缩的力量。肌力测定是肌肉功能评定的重要方法。肌力测定的主要目的是：判断有无肌力低下及肌力低下的范围与程度，发现导致肌力低下的原因，为制订训练计划提供依据，检验训练的效果。

（二）肌力评定的方法

肌力评定的方法包括徒手肌力检查（manual muscle testing，MMT）和器械检查。徒手肌力检查简易有效，广泛使用。检查时，根据受检肌肉或肌群的功能，让患者处于不同的受检位置，然后嘱患者在减重、抗重力或抗阻力的状况下做一定动作，并使动作达到最大的活动范围。根据肌肉活动能力及对抗阻力的情况，按肌力分级标准来评定受检肌肉或肌群的肌力级别（表88-2）。

表88-2　MMT肌力分级标准

级别	名称	标准	相当正常肌力的比例(%)
0	零(zero,0)	无可测知的肌肉收缩	0
1	微缩(trace,T)	有轻微肌肉收缩，但不能引起关节活动	10
2	差(poor,P)	解除重力的影响，能完成全关节活动范围的运动	25
3	尚可(fair,F)	能抗重力完成关节全范围运动，但不能抗阻力	50
4	良好(good,G)	能抗重力及轻度阻力，完成关节全范围运动	75
5	正常(normal,N)	能抗重力及最大阻力，完成关节全范围运动	100

四 关节活动范围的检查

（一）定义

关节活动范围（range of motion，ROM）是指关节运动时所通过的运动弧，常以度数表示，亦称关节活动度。关节活动范围分为主动关节活动范围和被动关节活动范围。前者是由患者肌肉主动收缩，引起关节运动时的活动范围；后者由外力帮助，引起关节运动时的活动范围。

（二）主要目的

发现关节活动范围障碍的程度；根据整体的临床表现，大致分析可能的原因；确定关节活动受限的程度；确定合适的康复治疗目标；判定可能康复的程度；为选择适当的治疗方法提供客观依据。客观测量关节活动范围的进展情况，以评定康复治疗的效果。

（三）测量方法

1. 测量工具　关节活动范围的测量工具有多种，如量角器、电子角度计、皮尺等。其中量角器最常用，广泛用于四肢关节活动范围的测量。

2. 测量方法　测量时，量角器的轴心（中心）应对准关节的运动轴中心；固定臂与构成关节的近端骨的长轴平行，移动臂与构成关节的远端骨的长轴平行。如测量膝关节活动范围时，量角器轴心位于股骨外髁，固定臂与股骨纵轴平行，移动臂与胫骨纵轴平行。

3. 测量体位　通常采用解剖学体位，即在测量时以解剖学"0"位为起始位，来测量关节活动时的度数，表示关节的活动范围。测量旋转时则选正常旋转范围的中点作为起始点。测量时要让患者处于舒适的体位，不影响关节的活动范围。

五 日常生活活动的评定

(一) 定义

日常生活活动（activities of daily living，ADL）是人在独立生活中反复进行的必需的基本活动。

ADL评定是康复医学评定的重要内容之一，它完全从实用的角度进行评定，要求全面了解患者在生活方面能做多少活动，是如何进行的，因此它是对患者综合活动能力的测试。一般日常生活活动能力评定应包括床上活动、衣着、起坐、个人卫生、餐饮、步行、使用厕所、大小便控制、转移和轮椅使用等几项主要内容。

ADL评定对确定患者能力、制订和修订训练计划、评定治疗效果、安排返家或就业都十分重要。

(二) 评定方法

目前常用的ADL评定方法是Barthel指数分级法。Barthel指数分级法是1965年由美国的Barthel发表的，是美国康复医疗机构常用的方法（表88-3）。Barthel指数评定简单，可信度高，灵敏度也高，使用最广泛。

表88-3 Barthel指数计分法

ADL项目	自理	稍依赖	较大依赖	完全依赖
进食	10	5	0	0
洗澡	5	0	0	0
修饰(洗脸、梳头、刷牙、刮脸)	5	0	0	0
穿衣(包括系鞋带等)	10	5	0	0
控制大便	10	5	0	0
控制小便	10	5	0	0
用厕所(包括擦、穿衣、冲洗)	10	5	0	0
床椅转移	15	10	5	0
平地走45m	15	10	5 (用轮椅)	0
上、下楼梯	10	5	0	0

(三) Barthel指数评分结果分析

Barthel计分法将ADL能力分为四级：①最高分是100分，60分以上者为良，有轻度功能障碍，生活基本自理；②40~60分者为中度功能障碍，生活需要帮助；③20~40分者为重度残疾，生活依赖明显；④20分以下者为完全残疾，生活完全依赖。Barthel指数40分以上者康复治疗效益最大。

第三节 物理疗法

物理疗法（physical therapy，PT）是采用电、光、声、磁、冷热等物理因子，应用躯体运动、按摩、牵引、机械设备训练等力学因素等来预防和治疗疾病的一大类治疗方法。物理疗法无创、无痛苦、舒适，一般无不良反应，无毒副作用，对许多疾病、伤残的病理过程和功能障碍都有良好疗效，而且设备价格不高，操作简便，便于设置，易为患者接受。

一、直流电疗法和直流电药物离子导入疗法

（一）概述

直流电是一种电流方向不随时间变化的电流。利用低电压平稳的直流电流治疗疾病的方法称直流电疗法（galvanization；direct current therapy），这是最早应用的电疗法之一。借助直流电将药物离子导入人体以治疗疾病的方法，称为直流电药物离子导入疗法（iontophoresis）。

（二）直流电的治疗作用

在直流电场作用下，机体体液中的电解质成分可发生电离和电解，胶体分散体系会发生电泳和电渗，这是直流电产生生理作用和治疗作用的生物物理学基础。

1. 改变细胞膜通透性，促进局部小血管扩张，改善局部营养和代谢　在直流电作用下，由于电解、电泳和电渗的作用，细胞通透性改变，微量组织蛋白分解，释放血管活性肽或组胺，直接或间接扩张小动脉，并使微血管渗透性升高。此外，离子浓度的变化也刺激感觉神经末梢，经过轴突反射和节段反射引起血管扩张，渗透性增加。直流电有改善营养、加强再生、软化瘢痕和松解粘连的作用。这种作用在阴极下更为明显。

2. 影响组织兴奋性　当通以弱或中等强度的直流电时，阴极下组织兴奋性升高，阳极下兴奋性降低，在生理学上将前一种变化称为阴极电紧张，将后一种变化称为阳极电紧张。

直流电对中枢神经系统的影响，因作用极性的不同会引起兴奋或抑制。例如，上行电流通过脊髓（阳极置腰骶部，阴极置后颈部），可使反射过程的兴奋性升高，而下行电流（阳极置后颈部，阴极置腰骶部）可使反射过程的兴奋性降低。

直流电能调节自主神经紧张度，使之趋向平衡。直流电刺激皮肤或黏膜的感觉神经末梢和内脏感受器，经相应节段到达自主神经高级中枢，或通过节段反射途径，使远隔部位、内脏组织发生功能性变化。

3. 促进静脉血栓皱缩，血管再通　较大剂量的直流电对静脉血栓有溶解皱缩作用。组织学研究发现，直流电作用后2天，成纤维细胞已经开始增殖，接着在内膜和内膜下层的表面形成肉芽，5天后毛细血管和成纤维细胞自内膜长入血凝块中，最后血栓机化，体积皱缩，离开阳极侧，退向阴极侧，结果血管重新变通畅。

4. 影响骨折愈合　有研究表明，10～20μA阴极直流电有促进骨折愈合的作用，而阳极多无效。电极位置以阴极在骨折线内最好，其愈合情况显著优于对照组。且电刺激的成骨作用与正常骨的生长发育相同。

(三）直流电药物离子导入疗法的治疗作用

直流电药物离子导入疗法既具有直流电的治疗作用，又具有导入药物的治疗作用。在直流电场的作用下，按照电学同性相斥的原理，将药物离子通过皮肤的汗腺管口、皮脂腺管口、毛孔或黏膜、伤口的细胞间隙导入皮下，发挥导入药物自身的治疗作用。

直流电导入人体的药物离子量不多，大分子药物离子导入更少，一般在皮下1cm以内的深度形成离子堆，局部浓度较高，可存留数小时至数天，故主要作用于局部组织，但作用表浅而缓慢。导入的药物也可随血液、淋巴进入远隔部位产生治疗作用，或通过刺激神经末梢或穴位经络产生治疗作用。

（四）治疗技术

直流电疗法采用直流电疗机，治疗技术需根据患者治疗的部位选择。

1. 衬垫法 用于体表较平整的部位。治疗使用两个铅片电极或导电橡胶电极，外包由绒布制作的厚1cm的吸水衬垫。治疗前先用温水将衬垫浸湿透。治疗时，缓慢增加电流强度至$0.03\sim0.1mA/cm^2$，通电时电极下可有轻度针刺感。每次治疗15~25分钟，每天或隔天1次，10~15次为一个疗程。

进行药物离子导入时，应根据药物离子的极性，将药液洒在滤纸上，放在同性的电极和衬垫下，再放在患处皮肤上，作为作用极；另一个衬垫和电极为辅极，与作用极对置或并置。治疗时要将电极与衬垫固定稳妥，电极与导线夹不得直接接触皮肤，以免酸、碱性电解产物引起烧伤。

2. 电水浴法 用于四肢远端凹凸不平的部位。治疗使用陶瓷或塑料盆（槽）。碳棒电极或铅片电极置于盆壁，盆内盛温水。

进行药物离子导入时，在盆内加入药液。患肢放入盆水内，另一片状电极与衬垫置于患肢近端或相应节段。单个肢体治疗时（单槽浴）电流强度可至10~15mA，也可2个以上肢体同时治疗（多槽浴）。其余方法与衬垫法相同。

3. 直流电导入药物的选择 用于离子导入的药物应是：①易溶于水，易电离、电解；②导入的药物离子有明确的极性；③成分纯，不得同时应用几种药物，也不得应用单味、多味中草药煎剂，或阴、阳极交替导入；④局部应用有效。离子导入常用药物见表88-4。

表88-4 直流电药物离子导入疗法常用药物

药物名称	浓度(%)	导入离子	极性	主要治疗作用	主要适应证
氯化钙	2~10	钙	+	保持神经肌肉的正常兴奋性，提高自主神经张力，降低细胞膜通透性，脱敏，消炎	神经炎、神经根炎、神经痛、过敏性疾病、神经功能性疾病、功能性子宫出血、结核病
硫酸镁	2~5	镁	+	缓解平滑肌痉挛，舒张血管，降低血压，利胆	高血压、冠心病、肝胆炎症
硫酸锌	0.25~2	锌	+	降低交感神经兴奋性，收敛，杀菌，促进肉芽组织及上皮生长	慢性炎症、慢性溃疡、瘘管、溃疡病
碘化钾	1~10	碘	−	促进慢性炎症消散，软化瘢痕，松解粘连	慢性炎症、神经炎、神经根炎、术后浸润、术后粘连、瘢痕增生、动脉硬化
氯化钠	2~10	氯	−	促进慢性炎症消散，软化瘢痕，松解粘连	慢性炎症、关节炎、神经炎、瘢痕增生、术后粘连、动脉硬化

续表

药物名称	浓度(%)	导入离子	极性	主要治疗作用	主要适应证
溴化钾	3~10	溴	−	增强大脑皮层抑制过程	神经症、失眠、高血压
盐酸利多卡因	1~2	利多卡因	+	镇痛	各种疼痛、局部麻醉
维生素C	2~5	维生素C	−	促进伤口愈合,增强抵抗力	慢性溃疡、角膜炎
维生素B_1	1~2	维生素B_1	+	保持神经系统与消化系统功能	多发性神经炎、周围神经损伤
透明质酸酶(以pH为5.2的醋酸缓冲液作为溶剂)	5~10U/ml	透明质酸酶	+	提高组织通透性,促进渗出物吸收	瘢痕增生、硬皮病、创伤后肿胀
硫酸黄连素	0.5~1	黄连素	+	抑制革兰阳性菌及某些革兰阴性菌	浅部组织感染、化脓性伤口
草乌总生物碱	0.1~0.3	草乌	+	镇痛,消炎	关节痛、神经痛

注：碱性药物、生物碱药物的有效药物离子一般带正电荷,酸性药物、黄酮类药物的有效药物离子一般带负电荷。

（五）适应证

其适应证包括瘢痕增生、术后粘连、术后浸润、注射后硬结、神经炎、神经根炎、神经痛、自主神经功能紊乱、偏头痛、颈椎病、肩关节周围炎、关节炎、慢性炎症感染、慢性溃疡、血栓性静脉炎、慢性盆腔炎、功能性子宫出血、颞下颌关节功能紊乱等。

（六）禁忌证

其禁忌证包括急性化脓性炎症、急性湿疹、局部皮肤破损、局部金属异物、心脏装有起搏器、恶性肿瘤（电化学疗法时除外）、高热、意识障碍、出血倾向、孕妇腰腹部、对直流电过敏者。

二 低频脉冲电疗法

应用频率在1000~2000Hz以下各种波形的脉冲电流治疗疾病的方法，称低频脉冲电疗法。其特点是：①电压低，频率低，可调节。②一般都有极性，电极下可产生电解产物。③有止痛作用，但热作用很弱。④对感觉、运动神经有较强的刺激作用。

常用的低频脉冲电疗法有：神经肌肉电刺激疗法、经皮神经电刺激疗法和功能性电刺激疗法等。

（一）神经肌肉电刺激疗法

以低频脉冲电流刺激神经或肌肉以促进功能恢复的方法，称为神经肌肉电刺激疗法（neuromuscular electrical stimulation，NMES），又称为电体操疗法（electrogymnastic therapy）。

1. 治疗作用

（1）维持肌力：通过刺激运动神经，激活较多肌纤维，促进肌肉收缩，以维持肌力。

（2）防止肌肉变性、萎缩：电刺激后肌肉发生节律性收缩，肌肉收缩的泵效应可增强肌肉的血液循环，减轻水肿，改善营养，延缓或减轻肌萎缩的发生，防止纤维化和挛缩。

（3）保持肌肉性能与质量：刺激失神经支配肌肉，维持肌肉收缩，以保持肌肉质量和性能，有利于运动功能的恢复。

2. 治疗技术　失神经支配后第1个月，肌萎缩最快，因此宜及早进行电刺激。失神经后数月，仍然有必要施用电刺激治疗，但是效果已不肯定。此时，虽然不一定能延迟肌肉萎缩的进程，但是对防止纤维化仍然有效。

治疗时一般以阴极为刺激电极。将点状刺激电极置于患肌或患肌的运动点上，另一个较大的辅极置于肢体近端或躯干，电极下均应放置衬垫。刺激电流的强度以能引起肌肉明显可见收缩而无疼痛为度，避免波及邻近肌肉或引起过强收缩。肌肉收缩的次数以不引起过度疲劳为度。每天或隔天治疗1次。

3. 适应证　周围神经损伤的失神经肌肉、废用性肌萎缩等。

（二）经皮神经电刺激疗法

经皮神经电刺激疗法（transcutaneous electrical nerve stimulation，TENS）又称周围神经粗纤维电刺激疗法，是采用特定低频脉冲电流作用于人体一定的体表部位，以减少或消除疼痛的方法。

由于TENS有较好镇痛作用，现已成为控制疼痛的常规治疗方法，在临床上得到广泛应用。其主要优点是：仪器小巧，电池供电，操作简单，安全易学，无损伤性及其他明显副作用。

1. 治疗作用
（1）镇痛是其主要治疗作用。其机制仍不完全清楚，可能因电刺激引起神经冲动传入脑和垂体，引起脑内啡肽释放，产生镇痛效果。较高频率的脉冲电流刺激皮肤后，神经冲动传到脊髓，通过"闸门控制机制"产生镇痛效应。
（2）增强外周血液循环，改善组织供血。
（3）降低偏瘫患者的肌张力，缓解痉挛。

2. 治疗技术　目前所采用的治疗仪输出的电流有三种类型：①较低频率（1～10Hz）、较宽波宽（150～500μs）的电针型；②较高频率（75～100Hz）、较窄波宽（10～150μs）常规型；③较高频率（150Hz）、较宽波宽（<300μs）的短暂强烈型。

治疗时将两个电极对置或并置于痛点、扳机点、穴位或相应神经节段；根据患者的病情及个人耐受性选择电流类型与强度，每次治疗20～30分钟，每天1～3次。

3. 适应证　适用于各种急慢性疼痛，如神经痛、头痛、关节痛、肌痛、软组织扭挫伤后痛、术后伤口痛、分娩宫缩痛、截肢后残端痛、幻痛、癌痛等，骨折后骨连接不良、慢性溃疡等。

4. 禁忌证　植入心脏起搏器者以及正颈动脉窦区等。

三　中频电疗法

（一）概述

应用频率1000～100000Hz的脉冲电流治疗疾病的方法称中频电流疗法。

1. 中频电流的特点　中频电流的特点包括：①双相无电解作用。②有镇痛作用和促进血液循环作用。③对神经肌肉有兴奋作用。④能克服组织电阻，作用到更深的组织。⑤低频（0～1500Hz）调制的中频电流具有低、中频电流的特点。

2. 分类　临床上常用的有等幅正弦中频电疗法（音频电疗法）、干扰电疗法、正弦调制中频电疗法等。

（二）等幅正弦中频电疗法

应用频率为1～20kHz等幅正弦电流治疗疾病的方法称为等幅正弦中频电疗法，通常称为等幅中频电疗法（undamped medium frequency electrotherapy），习称为音频电疗法。

1. 治疗作用

（1）软化瘢痕、松解粘连：手术后早期应用音频电疗法有预防瘢痕形成的作用。经十数次治疗后，瘢痕的痒痛可显著减轻或消失，瘢痕可变软、变薄、缩小。

（2）改善局部组织血液循环，消炎，消肿。

（3）镇痛、止痒：对手术后或烧伤后瘢痕的疼痛、剧痒有较好的治疗作用。

2. 治疗技术　采用等幅中频电疗机，电极放置的原则是使电流通过病变部位，电极大小（长度）应不超过病变区。表面不平的表浅病变，电极可置于病变两侧的健康皮肤上。表面平坦、面积较大的病变，电极可置于病灶上。部位较深的病变，如附件炎、肠粘连，电极应对置。

治疗时以电极下有明显的震颤感，电极周围有轻度的紧缩感为宜。由于患者对等幅中频电流刺激易产生习惯性，其局部震颤感逐渐减弱，故在治疗过程中需随时增加电流强度，以保持应有的刺激感觉。一般以患者能耐受为准。每次治疗20~30分钟，每天1次，10~20次为一个疗程，可连续进行两个疗程。

3. 适应证　瘢痕、术后粘连、关节纤维性挛缩、注射后硬结、骨关节炎、肱骨外上髁炎（网球肘）、肩关节周围炎、风湿关节炎、类风湿关节炎、肌纤维组织炎、周围神经损伤、神经痛、神经炎、带状疱疹后神经痛、术后尿潴留、术后肠麻痹等。

4. 禁忌证　急性化脓性炎症、恶性肿瘤、出血倾向、局部有金属异物。心脏区、眼睑区和孕妇下腹部不宜行音频电治疗。

（三）干扰电流疗法

干扰电流又称交叉电流疗法（interferential electrotherapy）是将两种频率不同（一般为4000Hz和4000±100Hz）的等幅中频正弦电流用4个电极交叉地输入人体，电力线在交叉处发生干扰而形成干扰场，在干扰场中产生一个由0~100Hz低频调制的中频电流，利用这种内生性的低频调制中频电流治疗疾病的一种方法。因此，它含有中频电流及低频电流两种成分。

1. 治疗作用

（1）镇痛作用：干扰电流的镇痛作用显著。100Hz的固定差频和0~100Hz或90~100Hz的变动差频，能明显提高皮肤痛阈。

（2）促进局部血液循环：干扰电流有较明显的促进局部血液循环作用。50Hz的固定差频和50~100Hz的变动差频改善血循环效果明显。当干扰电流作用于颈或腰交感神经节时，亦可引起相应肢体皮肤温度升高，血流量增加。

（3）刺激运动神经，促进骨骼肌收缩：干扰电流作用较深，可在体内产生低频电流，因此能刺激神经和肌肉。人体对干扰电流的耐受比低频三角波为好，可应用较大的电流强度，刺激骨骼肌收缩。

（4）提高内脏平滑肌张力：能调节支配内脏的自主神经功能，改善内脏的血液循环，提高内脏平滑肌的张力，改善其收缩功能。因此，临床上常用于治疗胃下垂、习惯性便秘、术后尿潴留、膀胱张力低下等疾病。

2. 治疗技术　治疗时负压电极吸附于治疗部位上，可产生有规律的抽吸按摩感。治疗分为固定法、移动法和吸附固定法。治疗时务必使病变部位处于两路电流交叉的中心。电流强度一般以患者能耐受为准，每次20~30分钟，每天1次，15~20次为一个疗程。

3. 适应证　颈椎病、肩周炎、关节炎、扭挫伤、肌纤维组织炎、坐骨神经痛、术后肠粘连、肠麻痹、胃下垂、弛缓性便秘、尿潴留、压迫性张力性尿失禁、废用性肌萎缩、雷诺病、骨折延迟愈合等。

4. 禁忌证　急性化脓性炎症、恶性肿瘤、出血倾向、血栓性静脉炎等。

四 高频电疗法

(一) 概述

频率高于100000Hz的交流电称高频电流。应用高频电流作用于人体以治疗疾病的方法称高频电疗法(high frequency electrotherapy)。

1. 高频电流的特点

(1) 无电解作用：高频电流是一种正弦交流电，用于治疗时皆以全波形式出现，无半波(整流)形式，因此高频电流没有电解作用。

(2) 对神经肌肉无兴奋作用：由于引起神经、肌肉兴奋的电刺激持续时间不应低于0.5ms和1ms，高频电流作用不能引起神经肌肉兴奋，即使连续多个周期刺激，也不会引起肌肉的收缩反应。

(3) 能产热，具有热效应和非热效应：高频电流通过机体组织，在组织中发生损耗(欧姆损耗、介质损耗)，电能转变为热能而产热。高频电流在组织中除可产生热效应外，还产生非热效应。

(4) 治疗时电极可能离开皮肤：由于高频电疗时，通过电极(辐射器)、以电磁感应方式和电磁波辐射的方式作用于人体，因此电极可以离开皮肤，方便治疗。

2. 治疗作用

(1) 改善血液循环：通过热效应，使局部血管扩张，血流加速，改善血液循环。

(2) 镇痛：通过温热作用，降低感觉神经的兴奋性，改善血液循环，加强组织血供，加速炎症产物和代谢产物的清除，缓解肌肉痉挛，缓解疼痛。

(3) 消炎：通过热效应和非热效应，改善血液循环，增强免疫功能，使吞噬细胞数量增多，吞噬能力增强，使抗体、补体、凝集素、调理素增多，使水肿消散、炎症产物排除，均有利于炎症的控制。

(4) 加速组织修复：中小剂量高频电流的温热作用，改善血液循环，促进成纤维细胞增殖，肉芽组织、结缔组织生长加快，促进组织修复愈合。

(5) 降低肌张力：中等剂量高频电流治疗时的温热效应可降低神经兴奋性，使骨骼肌、平滑肌的痉挛缓解，张力下降。

(6) 治疗肿瘤作用：大剂量高频电流所产生的高热有治疗肿瘤的作用。

3. 分类　高频电疗可按波长、频率、波形、作用方式等进行分类。目前最常用的是按波长分类，依次分为长波、中波、短波、超短波、微波五个波段。目前临床上应用较多的是短波疗法、超短波疗法和微波疗法。

(二) 短波疗法

应用波长10~100m(频率3~30MHz)的高频电流作用于人体以治疗疾病的方法，称短波电疗法(shortwave electrotherapy)。由于短波和超短波利用高频电磁场通过组织时感应产生涡流使组织产热，故又称感应透热疗法。但两者的作用深度不同，前者可达肌层，后者可达深部肌层与骨。

1. 治疗作用　短波作用于人体时可产生明显的温热效应，可扩张血管，促进血液、淋巴循环，增强组织代谢，降低中枢和周围神经系统兴奋性，增强白细胞的吞噬功能，因此有止痛、解痉(解除胃肠平滑肌痉挛)、消炎(亚急性、慢性炎症)、促进组织病理产物吸收等作用，并可以通过对自主神经的作用调节脏器的功能。

2. 治疗技术

（1）电极和放置方法：目前国内短波疗法常用波长22m的短波电疗机，主要采用电感法治疗。电极有电缆电极、盘状电极、涡流电极等，治疗时应根据病变的性质、部位、范围等因素选择适合的电极和放置方法，治疗时电极可以离开皮肤。

（2）治疗剂量和疗程：短波疗法的治疗剂量按患者温热感觉程度分为四级：①无热量；②微热量；③温热量；④热量。

每次治疗15～20分钟，对某些慢性病，每次治疗时间也可增加至30分钟，每天或隔天治疗1次，10～15次为一个疗程。

（3）注意事项：①机器的输出电缆不能交叉，否则交叉点会发生短路使电缆烧毁。同时电缆不应打圈，因电缆打圈就构成线圈对高频电产生感抗，影响治疗。②治疗床应用绝缘物质构成，不能用金属结构弹簧床作为治疗床，因为金属会影响电场的正常分布，也会在高频磁场的作用下产生涡流和高热而易燃。③作用区不能有金属异物。④若患者有痛、温觉障碍，治疗时应谨慎，以免发生烫伤。⑤禁止身穿潮湿衣服或金属丝织物进行高频电疗。⑥患者肢体戴有石膏绷带不妨碍高频电疗（高频电磁场能穿透石膏绷带），但湿敷料必须除去。⑦头部治疗剂量不宜过大，以免引起头晕。⑧每次治疗时必须调节调谐旋钮，使机器在谐振状态工作，治疗剂量强弱以电极与患者空气间隙大小或电子管阳极电压高低调节，不允许以调谐旋钮调整剂量。

3. 适应证　各种亚急性和慢性炎症；肌纤维组织炎、肌肉劳损；颈椎病、腰背肌筋膜炎、腰椎间盘突出症、神经痛、肌肉痉挛、内脏平滑肌痉挛；骨关节退行性疾病；血肿、关节积血、关节积液、血栓性静脉炎恢复期。

4. 禁忌证　恶性肿瘤（中小剂量时）、活动性结核、出血倾向、局部有金属异物、植有心脏起搏器、心肺肝肾功能不全、颅内压增高、青光眼、妊娠。

（三）超短波疗法

应用波长1～10m（频率30～300MHz）的超高频电场作用于人体以治疗疾病的方法称超短波疗法（ultrashort wave electrotherapy）。应用范围很广，是最常用的物理疗法。

1. 治疗作用　超短波疗法除了温热效应外，还有较明显的非热效应，以提高免疫力、消散炎症、镇痛、促进组织再生。

2. 治疗技术　超短波治疗主要采用电容场法。在超短波电容场治疗时，由于皮下脂肪接近体表，其电介常数、导电率都低于邻近组织，血管分布也不丰富，血循环散热差，脂肪组织所产生的热量因不易散热而升温过高，特别是在高频局部透热治疗肿瘤时（大功率作用），这个问题更突出。常规超短波治疗时，为减轻皮下脂肪过热，增加超短波的有效作用深度，常采用增加电极与体表的距离，以使超短波作用更深，更均匀。但增加电极与体表的距离会使作用于人体的高频电场电压降低而影响高频电场对人体的作用强度，为保持足够的作用强度，必须增加机器输出电压。

（1）电极和放置方法：电极有大小不同的长方形、圆形板状和体腔电极3种。板状电极放置的方法有对置法和并置法两种（很少采用单极法）。①对病变部位较表浅的病例，一般采用并置法（两电极在同一平面上），使电力线能通过病变部位，但两电极间的距离不得小于电极板的直径，以免两电极间电力线过度集中。②对病变较深的部位采用对置法，电极置于病灶两侧。治疗深在的病变时，电极板与患者皮肤的间隙应加大（间隙4～5cm），同时应加大机器的输出功率，以保证超短波电场有足够的功率作用于深部病变。③体腔电极根据治疗需要，选择直肠或阴道电极放入相应的体腔内，另一板状电极置于下腹部或腰骶部，这样电场可以密集于子宫附件或前列腺。

（2）剂量与疗程：根据病变的性质、治疗要求和患者情况采用不同的剂量。治疗急性伤病时采用无热量,每次5~10分钟,每天1~2次,5~10次为一个疗程;治疗亚急性伤病时采用微热量,每次10~20分钟,每天1次,15~20次为一个疗程;儿童一般只限于采用无热量和微热量。

(3) 注意事项:参见短波疗法。

3. 适应证 主要适用于炎症和伤病的急性期与亚急性期,也适用于慢性期。如:软组织和五官的感染;气管炎、支气管炎、肺炎、胸膜炎;胃肠功能紊乱、胃炎、肠炎;肾炎、肾盂肾炎、膀胱炎;盆腔炎;风湿性关节炎、痛风;扭挫伤、骨折、溃疡、注射后硬结、血管痉挛、静脉曲张、雷诺病、静脉炎、痔疮、淋巴管炎、乳腺炎、滑囊炎、腱鞘炎、骨髓炎、退行性骨关节炎、肩周炎、慢性阑尾炎;神经痛、神经炎、神经麻痹、神经根炎、周围神经损伤、脑脊髓外伤、脊髓炎等。

4. 禁忌证 出血倾向、恶性肿瘤(中小剂量时)、活动性肺结核、严重动脉硬化和心肌病变、心力衰竭、对超短波不能耐受者、脑脊液压力过高、青光眼、妊娠、关节结核和植有心脏起搏器者。

(四) 微波疗法

应用波长从1mm到1m(频率300~300000MHz)的特高频电磁波治疗疾病的方法,称微波疗法(microwave therapy)。

根据波长不同又将微波分为三种:①分米波(波长从10cm到1m,频率300~3000MHz);②厘米波(波长1~10cm,频率3000~30000MHz);③毫米波(波长1~10mm,频率30000~300000MHz)。分米波与厘米波属于特高频波段。

1. 治疗作用 微波疗法的治疗作用与短波疗法相类似,有热效应和非热效应。由于频率特别高,非热效应更明显。治疗作用包括改善组织血液循环、镇痛、消散亚急性与慢性炎症、加速组织再生修复、缓解骨骼肌与平滑肌痉挛、调节神经功能。高热可抑制或杀灭肿瘤细胞。分米波作用可达深层肌肉,厘米波作用只达皮下脂肪与浅层肌肉。

2. 治疗技术

(1) 微波辐射器:微波疗法多采用微波辐射器进行治疗。一般理疗的微波辐射器按作用方式可分为3类:①非接触辐射器。有多种形状,辐射治疗时辐射器不接触皮肤,微波在空间反射、散射较大(亦称漏能);②接触辐射器。又称聚焦辐射器,辐射治疗时辐射器与皮肤接触,漏能较少。③体腔辐射器。辐射治疗时将辐射器放入体腔内(直肠、阴道、外耳道等),漏能较少。

(2) 剂量与疗程:基本同短波与超短波疗法。

(3) 注意事项:①开机前,必须检查输出电缆各接头是否已经拧紧,接头接触不良会在接头处产生高热导致接头烧坏,甚至会烧坏磁控管。②不准无负荷开机,不准用金属板或金属网阻挡辐射器的微波辐射,否则会烧坏磁控管。③治疗区域内应无金属物品。④治疗时皮肤不必裸露,但必须脱除潮湿的衣服、敷料、金银饰物。⑤睾丸由于血液循环散热较差,对微波辐射特别敏感,当微波辐射使睾丸温度高于35℃时,精子生成受到抑制,大功率的微波辐射,会使精曲小管发生局灶性坏死、萎缩及间质水肿,精子生成减少。大功率微波辐射动物卵巢,可使卵巢受到损伤而失去生殖功能,故微波辐射治疗会阴部或下腹部时应注意对睾丸和卵巢的防护。⑥眼球是富含水分的多层界面的组织,而且血液循环散热差,容易产生热积聚,大功率或长期微波辐射会引起玻璃体或晶体混浊。行面部微波辐射治疗者和操作人员应注意对眼睛的防护。⑦老年、儿童慎用,骨和骨骺生长期禁用大剂量微波辐射治疗。⑧由于腹腔脏器含水量大,对微波辐射吸收率高,胃肠等空腔脏器的散热调节机能又很差,因此禁止在腹部进行大剂量微波辐射治疗,否则会发生胃肠道损伤甚至发生坏死。大剂量微波辐射对肝脏也有损伤作用。⑨治疗部位有严重血液循环障碍、感觉减退或丧失者慎用。⑩短时、中小剂量微波辐射能加强大脑兴奋过程,长期、大剂量微波辐射则增强抑制过程,并引起脑电图和条件反射的改变。长期接受微波辐射的人员,有中枢神经系统机能紊乱表现，如头痛、头晕、易疲劳、记忆力减退、工作能力减弱、睡眠障碍、心动缓慢、心律不齐、多汗等症状。故长期从事微波治疗工作的人员应注意个人防护。

3. 适应证　神经炎、神经根炎、神经痛、肌炎、腱鞘炎、颈椎病、风湿关节炎、类风湿关节炎、退行性关节病、关节和软组织损伤、肺炎、支气管肺炎、支气管炎、胃十二指肠溃疡、胆囊炎、胸膜炎、喉炎、中耳炎、副鼻窦炎、疖、痈、湿疹、神经性皮炎等。

4. 禁忌证　出血倾向、恶性肿瘤、活动性肺结核、孕妇下腹部、局部严重水肿。避免在眼、小儿骨骺、睾丸部位治疗。

五　超声波疗法

（一）概述

每秒振动频率在20000Hz以上的声波属于超声波。通常治疗采用的超声波频率为100～10000kHz，一般多为800～1000kHz。超声波是一种机械振动波，能在固体、液体和气体中传播，传播时在不同介质的分界面上发生反射、折射和聚焦，产生行波和驻波。超声波作用于人体时，在行波与驻波场交替出现正压和负压机械作用，使组织产生压缩、伸张和加速度，从而产生以下作用。

1. 微细按摩作用　超声的机械作用可使组织产生压缩、伸张和加速度，而使细胞容积、细胞运动发生微细变化，引起细胞浆运动（胞浆微流或环流），胞浆颗粒旋转，质点颤动，并刺激细胞膜，使其通透性增强，提高细胞的代谢功能，改善血液和淋巴循环，这种微细按摩作用又称细胞按摩作用。

经临床观察证实，超声波能使坚硬的瘢痕结缔组织延长、变软。利用超声波的机械按摩作用，在治疗局部血液循环障碍病症，营养不良性溃疡、瘢痕、挛缩、硬结，均有一定的治疗效果，并可使药物易于透过细胞膜，进入细胞内。

2. 温热作用　人体组织吸收声能后，由于介质的内摩擦、细胞的压缩、不同介质分界面的反射、液体的空化而产热，超声产生的热是一种组织内生热过程。

超声温热效应可促进血液循环，加强代谢，改善局部组织营养，增强酶的活力，降低肌张力，缓解痉挛及减轻疼痛，同时又可降低感觉神经兴奋性，起到镇痛作用。

3. 理化作用　超声的机械效应和温热效应均可促发若干物理化学变化。①弥散作用：超声可提高生物膜的通透性，增强其弥散过程，促进物质交换，继而加速代谢，改善组织营养，对病理改变的组织有促进恢复的作用。超声对生物膜的作用可使药物更易进入病原体内，增强药物的杀菌效能。②触变作用：超声作用下可使凝胶转化为溶胶状态。超声对肌肉、肌腱的软化作用和超声对一些与组织缺水有关的病理改变，如关节韧带退行性变，以及瘢痕的软化作用等。③对高分子化合物的聚合作用：超声波可引起化学反应的加速或抑制，可使高分子化合物聚合，酶的活性变化，促使某些化合物的形成，也可促使某些大分子化合物破坏。

（二）治疗作用

1. 镇痛作用　神经组织对超声非常敏感。小剂量超声波能使神经兴奋性降低，神经传导速度减慢，因而有明显的镇痛作用。常用于整形美容术后的消肿止痛。

2. 软化瘢痕、松解粘连　超声波可提高结缔组织的弹性，使结缔组织和胶原纤维束分散，增生的结缔组织软化延长，松解粘连、挛缩，使瘢痕组织变细而松软。

3. 改善血液循环　超声可使皮肤充血，加强血液循环，改善皮肤营养，促进真皮再生。

4. 促进骨痂生长　中小剂量超声波可促进骨痂生长。

（三）治疗技术

1. 接触法　病变部位皮肤上涂少量耦合剂，将超声探头置于皮肤上保持紧密接触，其间不得有任何细小的空气间隙或小气泡。分为：①固定法。用于较小的病变部位或痛点的治疗，超声探头固定在治疗部位，所用剂量较小，一般在0.6W/cm²以下。②移动法。超声探头在治疗部位均匀移动，用于较大面积的治疗，是最常用的治疗方法。超声强度在移动法为0.5~2.0W/cm²。此法可应用较大剂量，但在治疗中不得停止超声探头的移动。

2. 间接法　用于治疗部位表面高低不平的情况。①水下法：系在水中进行超声治疗的一种方法，声头应有防水装置。适用于体表不平或有局部剧痛而不易直接接触的部位，如四肢远端、开放性创伤、溃疡等。②水囊法：又称水枕法。将温开水注入薄乳胶囊中，囊内不得有气泡，囊外或治疗部位皮肤上涂少量耦合剂，使水囊紧贴皮肤。常用于面部、颈部、关节和眼等部位的治疗。

3. 治疗剂量和疗程　超声治疗的剂量是决定治疗成败的关键。适当的超声剂量既要求起治疗作用，又要求不损害人体。超声治疗的剂量，包括每次治疗的强度和时间；总的治疗次数，即疗程。

4. 注意事项　①注意保护超声探头，切忌碰撞与空载，否则易引起晶片破裂或过热损坏。②避免患者烧灼伤。患者如感觉局部有烧灼感、疼痛或其他不适时，应立即关机，在未查明原因前，不得继续治疗。③操作人员不得直接手持超声探头。超声探头握柄应有橡胶或塑料外套保护，应戴好双层手套后再开始操作。④注意机器散热。机器连续工作1小时后，可根据季节、室温及机器散热情况，暂停一段时间后再继续使用。

（四）适应证

瘢痕增生、皮肤皮下粘连、关节纤维性挛缩、注射后硬结、血肿机化；软组织损伤、狭窄性腱鞘炎、骨关节炎、肩关节周围炎、肱骨外上髁炎、骨折后连接不良、慢性溃疡、压疮、坐骨神经痛等。

（五）禁忌证

恶性肿瘤、活动性肺结核、化脓性炎症、出血倾向、孕妇下腹部、植有心脏起搏器患者、小儿骨骺部。X线、镭及同位素治疗期间及随后的半年内。头、眼、心脏、生殖器（卵巢、睾丸）等部位应避免应用中大剂量超声波，以免造成损伤。

六　磁疗法

应用磁场作用于人体以治疗疾病的方法称为磁疗法（magnetotherapy），简称磁疗。

（一）概述

磁场作用于人体，对体内生物电流分布、电荷运动状态的影响是产生磁生物效应的基础。

1. 作用机制　①磁场作用于人体时可能改变人体生物电流的大小和方向，并可感应产生微弱的涡电流，影响体内电子运动方向和细胞内外离子的分布、浓度和运动速度，改变细胞膜电位，影响神经的兴奋性。②磁场可改变细胞膜的通透性，影响细胞内外物质交换和生物化学过程，从而影响组织和器官的代谢和功能。③磁场还可改善血液循环，促进致痛物质迅速消除，清除体内自由基，激活内分泌素。

2. 磁场的类型　恒定磁场、交变磁场、脉动磁场、脉冲磁场。

（二）治疗作用

1. 软化瘢痕作用　磁场能抑制成纤维细胞生成及纤维化，并能改善血液和淋巴液循环，使局部组织反应性降低，对各种原因引起的早期硬结、早期瘢痕有促进软化作用。

2. 抗炎、消肿作用　磁场促进局部微血管扩张，血流加快，从而促使渗出物吸收和消散，并能提升机体免疫力，增强白细胞吞噬功能，故有抗炎、消肿作用。

3. 镇痛作用　磁场降低皮肤感觉神经兴奋性，改善局部血液循环和组织营养，促进炎性渗出物吸收或消散，消除炎性肿胀对神经末梢的压迫。临床上磁疗止痛作用迅速。

4. 镇静作用　磁场对中枢神经有镇静作用，可改善睡眠状态，延长睡眠时间，增加睡眠深度。

5. 降压作用　磁疗能改善血管紧张度和血液黏滞度，并通过对经络和自主神经的调节作用，使动、静脉毛细血管管径扩大，从而使血压下降。

（三）治疗技术

1. 治疗方法　磁疗的治疗方法可分为静磁场疗法和动磁场法两类。

（1）静磁场疗法：应用恒定磁场治疗，多采用磁片法。①直接敷磁法：最常用，治疗时将磁片敷贴于体表病变部位或穴位。一般每个部位可敷贴1~2片，同名极并列或异名极并列，最多6片。一般每天连续贴敷。本法适用于软组织损伤、软组织炎症、关节炎、神经痛等的治疗。②间接敷磁法：是将磁片缝在衣服、纱布、薄布、塑料等材料内，制成磁疗用品，如磁性降压带、磁性腰带、磁性腰腹带、磁疗乳罩、磁疗护膝、磁帽、磁短裤、磁袜、磁背心、磁鞋等进行治疗。本法适用于对胶布、伤湿止痛膏、磁片过敏者，或需要较长时间敷磁法治疗的慢性病患者。常用于乳腺小叶增生、腰背肌筋膜炎、胃肠功能紊乱、关节炎等。

（2）动磁场疗法：采用电磁治疗仪进行治疗。①电磁疗法：采用电磁治疗仪，选用合适的磁头直接对准病变局部进行治疗。每次20~30分钟，每天1次。②旋转磁场疗法：采用旋磁治疗机，将磁头直接对准病变局部、痛点及选定的穴位上。治疗病变局部每次10~20分钟，痛点或穴位每次5~15分钟，每次总的治疗时间不超过30分钟，每天1次。③脉动电磁法：采用脉动电磁疗机，将磁头直接作用于病变局部，一般每次治疗20~30分钟，每天1~2次。④脉冲电磁法：采用间歇振荡器电路通电后产生的脉冲磁场。脉冲频率为40~100次/分钟，磁感应强度为0.1~1T。可根据病情需要选用波形、频率、磁感应强度，每次治疗时间一般为10~20分钟，每天1次。适用于各种慢性病、疼痛性疾病和骨折患者。

2. 治疗剂量和疗程

（1）治疗剂量：按磁感应强度分为三级。①小剂量：磁感应强度为0.1T以下，适用于头、颈、胸部及年老、年幼、体弱者。②中剂量：磁感应强度为0.1~0.3T，适用于四肢、背、腰、腹部。③大剂量：磁感应强度大于0.3T，适用于肌肉丰满部位及良性肿瘤患者。

（2）疗程：根据病情与治疗方法决定疗程。一般每次20~30分钟，每天1次。①动磁法：急性疾病，6~12次为一个疗程。慢性疾病，20~30次为一个疗程。②敷磁法：0.5~3个月为一个疗程。必须按疗程治疗，疗程间应至少间隔7~10天。

3. 注意事项　①根据病情选择磁疗方法：如急性炎症早期、急性扭挫伤、外伤性新鲜血肿、局限性疼痛等多采用旋磁法；慢性炎症、外伤后遗症等多采用电磁法、脉动电磁法、脉冲电磁法；腹泻、体表良性肿瘤多采用敷磁法；对某些病情重、对磁疗不敏感的患者，多采用综合法。②掌握循序渐进的治疗原则：对初次接受磁疗的患者，尤其是婴幼儿和年老体弱者，应从小剂量、短时间开始，如无不良反应，再逐渐增加磁感应强度及治疗时间，逐渐增加磁片的贴敷数量。③根据治疗部位选择磁感应强度：头、面、颈、胸腹部等部位，对磁疗较敏感，宜用小剂量，作用时间宜短。腰背部及四肢用中等剂量。肌肉丰富的部位，如臀部、大腿，对磁疗不如上述部位敏感，可用大剂量、较长时间。④根据疾病种类选择磁感应强度：顽固性疾病、剧烈疼痛可选用中大磁感应强度，治疗时间宜长。神经官能症、高血压病、心脏病等宜选用低磁感应强度。

（四）适应证

急慢性扭挫伤、网球肘、肩周炎、腱鞘炎、滑囊炎、肋软骨炎、跟骨骨刺、颈椎病、骨关节炎、骨折、截肢后幻肢痛、瘢痕（早期）、注射后局部反应及早期硬结、乳腺小叶增生、静脉炎、血栓闭塞性脉管炎、急性淋巴腺炎、乳腺炎、丹毒、前列腺炎、痔、泌尿系统结石症、胆结石症等。

（五）禁忌证

出血或出血倾向者，体质极度衰弱者，患有严重心、肺、肝及血液疾病者，一般不要进行磁疗。头颈部不宜用强磁场。男性睾丸部慎用。

（六）不良反应

少数患者磁疗时会发生副作用，一般在磁疗中或磁疗后1~2个小时发生。主要表现为头晕、嗜睡、心慌、恶心、纳差、疲乏、无力，个别反应较重者表现全身发冷、出冷汗、低烧、血压下降或波动等，局部表现有局限性皮炎、水疱等。

副作用出现后，轻者不需要处理，可以继续磁疗，几天后就会逐渐减轻、消失。重者一般于减少所敷的磁片、减弱磁感应强度或停止磁疗后，副作用即可消失，无后遗症。

七 石蜡疗法

利用加热熔化的石蜡作为温热的介质，将热能传至机体，达到治疗作用的方法称为石蜡疗法（paraffin therapy）。石蜡疗法是一种良好的传导热疗法，临床应用广泛。

（一）治疗作用

1. 温热作用　石蜡的热容量大、蓄热能大、导热性小，由于其中不含水分及其他液体，不呈对流现象，能使皮肤耐受较高温度（60~70℃）。此外，由于涂在皮肤表面表层的薄蜡，能迅速冷却凝固结成一层薄膜，可阻止热量的迅速传递，可在其上部涂敷厚层的高温石蜡，能保持长时间的温热作用。

温热作用是石蜡疗法的主要治疗作用。多用于治疗初期炎症或肌肉软组织挫伤，以防止组织内淋巴和血液渗出，减轻组织水肿，并促进渗出液吸收。由于局部血液循环和营养过程得到改善，因而有助于炎症的消散吸收，并具有止痛和加强再生的效果。还有缓解肌肉痉挛、降低纤维组织张力、增强其弹性的作用。

2. 机械作用　石蜡有良好的可塑性、黏滞性和延展性，能与皮肤紧密接触。这不仅能促进温热向深部组织传递，同时随着温度降低、冷却凝固、体积缩小，能对组织呈现机械压迫作用，可促进水肿消散。

3. 润滑作用　石蜡中的油质对皮肤有滑泽作用，能使皮肤保持弹性和柔软，防止皮肤过度松弛或形成皱褶；对瘢痕组织及肌腱挛缩有软化松解作用。

（二）治疗技术

熔化石蜡多采用石蜡机。如果用石蜡锅，则应采用隔水加热的间接加热法，不能将石蜡锅直接放在炉上加热，以免破坏蜡质。石蜡可重复使用，但需清除其中汗、泥和脱落的皮屑、毛发等杂物，并加热到100℃ 15分钟进行消毒。

常用石蜡疗法有以下几种：

1. 蜡饼法 将已熔化的石蜡倒入搪瓷或铝制浅盘中，其厚度为2~3cm。待表层石蜡冷却凝结之后（表层温度50~55℃，内层温度高4~5℃），用刀将石蜡与盘边分开，取出置于治疗部位上。盖上胶布，再用床单、棉被或毛毯包好保温。

治疗时间20~30分钟，每天或隔天治疗1次，每个疗程20~30次。蜡饼法操作简单、迅速，蜡温恒定，温热作用较强，适用于躯干和四肢。

2. 浸蜡法 石蜡完全熔化后冷却至60℃左右时，患者手足浸入蜡液后立即提出，形成一层软蜡壳之后再反复浸提数次，蜡在手足表面凝成手套样或袜套样膜，厚度达1cm左右，再持续浸入蜡液中治疗。此法适用于四肢远端手足部。

治疗时间20~30分钟，每天或隔天治疗1次，每个疗程20~30次。浸蜡法的优点是保温时间长。但不能用于躯干部。

3. 刷蜡法 用排笔浸蘸加热到55~65℃的石蜡，在治疗部位的皮肤上迅速而均匀地涂抹几层薄蜡。

治疗时间20~30分钟，每天或隔天治疗1次，每个疗程20~30次。此法适用于躯干和面部。

应用刷蜡法多为加强石蜡的机械压迫作用。急性外伤（挫伤、扭伤等）常用此法。该法的缺点是在大面积刷蜡时颇费时间，石蜡容易冷却，此外石蜡容易从排笔上滴下而沾污床单和胶布。

4. 蜡布法 将浸蜡的纱布垫冷却到皮肤能耐受的温度，放在治疗部位上，再用较小的浸有60~65℃高温石蜡的纱布垫放在第一层纱布垫上，用油布或胶布盖好，然后用床单、棉被或毛毯包好保温。

治疗时间20~30分钟，每天或隔天治疗1次，每个疗程20~30次。

（三）适应证

肌肉、肌腱和韧带扭伤和挫伤、术后粘连、瘢痕增生、慢性与亚急性关节炎、腱鞘炎、滑囊炎、术后或外伤后浸润、骨折或骨关节术后关节纤维性挛缩等。

（四）禁忌证

恶性肿瘤、高热、急性化脓性炎症、急性损伤、皮肤感染、结核、出血倾向、开放性伤口等。

第四节 运动疗法

一 概述

（一）定义

运动疗法（exercise therapy）是指为了治疗和预防疾病的目的，根据疾病的特点和患者的功能状况，借助医疗器械和（或）治疗者的手法，以及患者自身的参与，应用各种形式的主动和

（或）被动运动，进行具体操练，以提高患者身体素质，促使患者功能康复的一类治疗方法。

（二）运动疗法的特点

1. 治疗的方式　是一种积极治疗，需要患者主动参与，进行积极主动训练、自我治疗，才能达到最好的治疗效果。
2. 治疗的手段　主要治疗手段是各种形式的主动运动或被动运动。
3. 治疗的目标　治疗的目标是功能恢复。通过各种形式的训练，尽量改善和恢复患者的机体功能、劳动能力或独立生活能力。
4. 预防作用　运动疗法不仅能对疾病起到治疗作用，还能防止一些疾病可能发生的并发症或不良后果。

二　运动的基本类型

运动疗法的方式、方法很多，其共同点是必须通过身体某些部位的肌肉收缩和关节运动来完成，因此可以按照肌肉收缩的形式和主动用力程度，把它们归纳为几种基本类型。

（一）按完成动作的主动用力程度分类

1. 被动运动（passive movement）

（1）定义：是指肌肉完全放松、不做主动收缩活动，完全由外力来完成的运动。

（2）被动运动的力源：被动运动的外力可以来自人力，如治疗师、旁人和家属，也可来自器械，如连续被动运动仪（continuous passive motion，CPM）。亦可由患者自己健肢的力量进行。

（3）作用：被动活动使关节在其活动的范围内运动，同时牵伸相应的肌肉、肌腱、韧带和关节囊，促进血液循环。其治疗作用包括：①维持和恢复关节活动范围。②维持肌肉、软组织静息时的长度和弹性，防止关节粘连和挛缩。③改善肢体血液循环，防止或消除水肿。被动运动使肢体受到反复屈伸，能促进血液、淋巴回流，防止或消除肢体肿胀。④增强本体感觉，刺激屈伸反射，放松痉挛肌肉，为主动运动创造条件，从而促使有可能恢复神经支配或控制的瘫痪肢体恢复主动运动能力。

（4）应用：主要用于各种原因引起的肢体运动功能障碍，如瘫痪、关节功能障碍，以及需要保持关节活动范围，但是不能或不宜进行主动运动的情况。如手、足瘢痕挛缩松解植皮术后，应尽早进行被动运动，防止关节僵硬和挛缩。

（5）注意事项：①患者处于舒适或自然的体位，肢体充分放松，并将身体不参与活动的部分适当支托固定好。对骨折或肌腱缝合术后，要在充分固定和保护下进行。②要确定被动运动的顺序是从肢体近端至远端，还是从远端至近端，前者常用于瘫痪患者，后者则用以促进肢体血液、淋巴回流，改善血液循环。③对于要活动的关节，应固定或支托好肢体近端，远端重量完全由操作者支持，使活动充分自由。在该患者正常活动的整个范围内进行。④被动运动的动作应缓慢、柔和、平稳、有节律地进行，活动范围逐步增大，避免冲击性动作，切忌暴力，以免造成新的损伤或引起反射性痉挛。⑤操作一般应在无痛范围内进行，用于增大关节活动范围的被动运动可能出现疼痛，但以能忍受、不引起肌肉关节反射性痉挛或事后持久疼痛为度。

2. 主动助力运动（assistive movement）

（1）定义：是指在外力辅助下，通过患者主动收缩肌肉来完成的运动。通常是由物理治疗师支托住患肢远端或用滑轮重锤悬吊起肢体的远端，抵消肢体本身重力的牵拉后，使患者能在这种情况下进行主动活动。这种运动通常是从被动运动通向主动运动过渡的形式。

（2）助力运动的力源：①徒手的助力运动。由治疗师或患者的健肢提供。优点：不需机械和设备，在床边、家里均可进行。缺点：治疗师一次只能辅助一名患者，对治疗师来说，耗费时间和体力较多。②通过器械或某种装置的助力运动。如用悬吊装置将运动部位吊起，以减轻自身重力，然后在水平面上运动。③利用水的浮力。利用水对肢体的浮力或加上漂浮物（肢体运动方向与上浮力一致）来减轻重力的影响进行辅助的自主运动，通常在温水槽式水池内实施。因同时具有温热疗法的作用，所以特别适合伴有疼痛的患者。最常用于近端关节如髋关节、肩关节、躯干等。

（3）作用：助力运动的作用主要为增强肌力，保持和增大关节活动度。

（4）应用：常用于肌肉已能开始主动收缩，但肌力较弱，不能完成主动运动的部位，以逐步增强肌力，建立起协调动作的模式。多用于患肌肌力小于3级的患者。

（5）注意事项：①进行助力运动时，患者要以主动用力为主，助力为辅，助力应与主动用力相一致，避免以助力代替主动用力。②在运动中应防止健肌代偿，重点训练肌力弱的肌群。③给患者的助力，要随患者肌力的增强而逐渐减少。④助力常主要施加于肌肉开始收缩或者肌肉收缩即将结束时，前者为了帮助克服静力影响，肌肉常需做较大的功，后者是当肌肉收缩至一定程度后，肌力有所减退，以使助力发挥最大效益。

3. 主动运动（active movement）

（1）定义：亦称自由运动，即运动时不需要助力，亦不用克服外来阻力，整个动作通过患者主动收缩肌肉来完成。

（2）作用：①可进一步增强肌力；②可维持关节的活动范围（对骨折错位影响小）；③改善神经、肌肉的协调性；④发展肌肉的速度和耐力；⑤锻炼心肺功能，活跃新陈代谢。

（3）应用：主动运动在运动疗法中应用很广泛，是大多数运动治疗方式、方法的主要成分，如太极拳、医疗体操等。主要用于患肌肌力达3级及以上的患者。

（4）注意事项：只要不是进行速度训练，在主动运动时，动作应较缓慢，有节律。

4. 抗阻运动（resistive movement）

（1）定义：是指在动作进行过程中，需克服外来阻力才能完成的运动，又称为负重运动。

（2）抗阻运动的阻力来源：①徒手给予。由治疗师或旁人，可感觉出阻力增减的细小变化，便于调节阻力大小，不过治疗师易疲劳，少用。②用重物做抗阻力运动。直接用手拿重物或把重物系在身体某部位进行练习。如哑铃、杠铃、铅带、肩挂重带等。③用重锤、滑轮做抗阻力运动。用重锤作为阻力，用滑轮改变方向。④用弹簧做抗阻力运动。可单用弹簧，也可与滑轮连用。⑤水中抗阻力主动运动。对抗浮力的运动就会成为抗阻力，可在四肢末端拴上浮子，再向下方运动。在水中急速活动手脚时，水的流体阻力就会妨碍运动，从而形成阻力。

（3）作用：①增加肌力和耐力。能更有效增强肌力，并使肌肉纤维增粗，使受训肌肉肥大起来。②去脂肪作用。能消除局部脂肪的聚集。

（4）应用：多用于肌肉的力量训练和耐力训练。例如，四肢骨折或周围神经损伤后，利用哑铃或沙包训练肌肉力量，利用下肢训练椅训练股四头肌肌力。

（5）原则：①增加肌力。采用大负荷、少重复次数（或短时间）的原则。②增加耐力。中等负荷，多次重复的原则。

（二）按肌肉收缩的形式分类

1. 等张运动（isotonic exercise）

（1）定义：是指肌肉收缩时肌张力基本保持不变，但肌纤维长度缩短或延长，由此导致关节发生肉眼可见的运动，又称为等张收缩或动力性收缩。

（2）分类：根据肌肉收缩时起止点是互相靠近还是互相分开，等张运动可分为两类。①向心性等张运动：收缩时肌肉起止点互相接近，肌纤维的长度变短，又称为向心性缩短。如屈肘时的肱二头肌收缩，伸膝时的股四头肌收缩。②离心性等张运动：肌肉收缩时，肌肉的两端距离逐渐分开，肌纤维被拉长，又称为离心性延伸，如伸肘时肱二头肌收缩，下蹲时股四头肌收缩等。

（3）作用：增强肌力、耐力和运动的协调能力。

（4）应用：等张运动是临床治疗中应用最广泛的一类运动形式。助力主动运动、自由主动运动、抗阻力主动运动等均属于等张运动。如用手握哑铃做屈伸肘活动进行锻炼就是等张运动。

在等张抗阻练习中，通常由负重的大小、重复次数的多少来决定其效应。一般大负荷、少重复次数的练习有利于发展肌力，中等负荷、重复次数多则有利于发展肌耐力。

2. 等长运动（isometric exercise）

（1）定义：肌肉收缩时肌肉的张力明显增加，但肌肉的长度保持不变，不产生关节运动，又称为等长收缩或静力性收缩。

（2）作用：增强肌力、维持姿势。

（3）应用：主要用于骨科疾患的康复治疗，特别适用于骨折、关节炎、疼痛等关节需保持静止的情况下，做肌力增强训练。用于早期康复。做等长练习时，要用全力或接近全力使肌肉收缩，一般持续6秒，一次收缩时间并非越长越好。

（4）优点：①用较少的时间、较少的能量获得满意的效果。②对场地和器械要求低，在家里亦可练习，尤其适合卧床患者。③在骨关节损伤早期就可进行。

（5）缺点：①所获得增强的肌力仅出现在该姿势练习的关节角度。②用力时要屏气，对高血压病患者不利。

3. 等速运动（isokinetics）

（1）定义：是指在肌肉收缩过程中，关节运动的速度是固定的，但阻力是变化的，它需要特殊设备来设定和完成，如赛百斯（Cybex）。

（2）作用：增强肌力。

（3）应用：由于在整个运动过程中所产生的阻力与所作用的肌群力量成正比，即肌肉在运动过程中任何一点都需要产生最大的力量来克服最大的阻力，因此训练效果最佳，是很好的增强肌力的方法，能在短时间内较快增强肌力。

三 运动疗法的作用

运动疗法主要是通过生物力学作用、神经反射、神经体液因素等途径，对人体产生影响和作用。

（一）维持和改善运动器官的形态和功能

人体器官的形态与功能是相互依存的，尤其是运动系统需要功能活动来发育和维护。功能活动不足或缺乏，就会导致神经营养过程的变化，逐渐引起运动器官形态和结构上的退变，如肌肉废用性萎缩、关节僵硬挛缩、骨质疏松等。因此，功能锻炼对维持和改善运动器官的形态和功能具有重要作用。运动治疗可以促进全身血液循环，增加骨骼肌肉系统的血液供应，促进关节滑液的分泌，牵伸挛缩和粘连的软组织，维持和改善关节活动范围，增强肌肉的力量和耐力，改善平衡和协调能力，预防和延缓骨质疏松。

（二）提高代谢能力，改善心肺功能

运动时由于肌肉需要做功，消耗体内能源物质，促进器官新陈代谢，其水平高于休息水平几倍、几十倍，增加的程度与运动的强度成正比。运动时，大量血液流向肌肉，心肺的功能活动也相应地增强，以适应机体的需要。例如，心率加快，心肌收缩力加强、心输出量增加；呼吸加

深、加快，胸廓和横膈的活动幅度增大，使呼吸容量增加，改善O_2吸入和CO_2排出，胸廓的顺应性改善，可改善肺组织的弹性和顺应性。通过长期锻炼，人体的代谢能力和心肺功能都会得到改善。

（三）促进代偿功能的形成和发展

对于因伤病丧失或损害一些解剖结构而无法恢复原有功能的患者，可通过适当的反复训练，发挥未受损器官或肢体的代偿作用，以补偿丧失的功能。

（四）提高神经系统的调节能力

运动是一系列生理性条件反射的综合，适当运动可以保持中枢神经系统兴奋性，大脑皮质将建立更多的暂时性联系和条件反射，从而改善神经系统反应性和灵活性，维持正常功能，提高对全身各个脏器的调整和协调能力。

四 常用的运动疗法

增强肌力和耐力的训练

1. 训练原理　肌力训练是根据超量负荷的原理，通过肌肉主动收缩来改善或增强肌肉的力量。在训练中要达到疲劳，但又不能过度疲劳，还需要经过多次反复训练，才能达到增强肌力的目的。

2. 训练方法　增强肌力的训练方法很多，根据肌肉的收缩方式可以分为等长运动和等张运动；根据是否施加阻力分为非抗阻力运动和抗阻力运动。非抗阻力运动包括主动运动和主动助力运动，抗阻力运动包括等张（向心性、离心性）、等长、等速抗阻力运动。

（1）主动助力运动：根据助力来源分为两种。①徒手助力运动。当肌力为1级或2级时，治疗者帮助患者进行主动锻炼。②悬吊助力运动。利用绳索、挂钩、滑轮等简单装置，将运动肢体悬吊起来，以减轻肢体的自身重量，然后在水平面上进行运动锻炼。悬吊助力运动适合肌力2级或稍低。

（2）主动运动：当肌力3级或以上时，让患者将需训练的肢体放在抗重力的位置上，进行主动运动。

（3）抗阻力运动：是克服外加阻力的主动训练方法，常用于肌力已达到3级或以上。根据肌肉收缩类型分为：

1）等张抗阻力训练：肌肉在抵抗阻力收缩时，长度缩短（向心性）或被拉长（离心性），关节发生运动。①抗徒手阻力训练：治疗者施加阻力的方向与运动肢体成直角，施加阻力的大小、部位与时间应根据肌力大小、运动部位而变化。②抗机械阻力训练：阻力可以用沙袋、哑铃、墙壁拉力器或专用肌力练习器等。重物可以直接固定在关节远端，或通过滑轮、绳索固定，这种方法一般用于肌力4级或4级以上的肌力训练，重量中等，重复次数多有利于发展肌肉耐力。

2）渐进抗阻力训练：采用负荷量逐渐增加，或者大负荷、少重复次数的原则。因小负荷、多重复的方法只能训练耐力，而大负荷、少重复的方法才能训练肌力。最大负荷的确定：是测定需训练的肌肉或肌群在规定的运动范围内能举起10次的最大重量（10 repetition maximum，10RM），作为最大负荷。

3）等长抗阻力训练（isometric resistance exercise，IRE）：等张抗阻力训练需要有一定的设备，花费的时间亦较多。而等长抗阻力训练所需设备少，费时亦少。研究证明，等长抗阻力训练是增强肌力的最迅速的方法。

4）等速运动（isokinetics）：是训练肌力的最好的方法。适用于脊柱和四肢肌肉的力量测试和训练、运动系统损伤的辅助诊断和预防、康复训练的疗效评定等。

3. 注意事项　由于人体各关节的每一次运动，都是由几组肌群分工合作，而不是由一块肌肉单独收缩完成，因此康复治疗的肌力训练通常是训练肌群。训练中需要注意以下事项：

（1）心血管反应：等长抗阻力训练，特别是抗较大阻力时，具有明显的升压反应。因此，患有高血压、冠心病或其他心血管疾病者，应禁忌在等长抗阻力训练时过分用力或闭气。

（2）选择适当的训练方法：增强肌力的效果与选择的训练方法是否恰当直接有关。训练前，应先评估训练部位的关节活动范围和肌力是否受限及其程度，根据肌力等级选择运动方法。

（3）阻力施加及调整：阻力通常加在需要增强肌力的肌肉远端附着部位，以较小的力量产生较大的力矩。例如，增强三角肌前部肌纤维的力量时，阻力应加在肱骨远端。但在肌力稍弱时，也可靠近肌肉附着的近端。阻力的方向总是与肌肉收缩使关节发生运动的方向相反。每次施加的阻力应平稳，非跳动性。

（4）掌握好运动量：肌力训练的运动量以训练后第二天不感到疲劳和疼痛为宜。根据患者全身状况（体质、体力）和局部状况（关节活动、肌力强弱）选择训练方法，每天训练1~2次，每次20~30分钟，可以分组练习，中间休息1~2分钟。

五　运动疗法的适应证

（一）适应证

1. 整形外科疾病　包括瘢痕增生、瘢痕挛缩、四肢各关节和颈部植皮术拆线后、整形美容手术后某些长期卧床所致的肌肉萎缩、手部各种肌肉神经移植再植等的康复期。

2. 神经系统疾病　包括脑血管意外、颅脑外伤、脑性瘫痪、脊髓损伤（或炎症）、周围神经损伤、神经衰弱、老年痴呆、帕金森病等。

3. 运动器官疾病　包括四肢骨折（或脱位）、脊柱骨折、关节手术后、颈肩腰腿痛、脊柱畸形、关节炎、骨质疏松等。

4. 内科疾病　包括高血压病、冠心病、动脉硬化、支气管炎、肺气肿、支气管哮喘、内脏下垂、消化性溃疡、内脏手术后等。

5. 代谢障碍性疾病　包括糖尿病、高脂血症、肥胖等。

（二）禁忌证

1. 植皮术后未拆线前的包扎固定期和整形手术后初3~5天内。
2. 发热。体温大于38℃，如感冒、急性化脓性感染。
3. 传染病。
4. 恶性肿瘤未根治或手术后有转移者。
5. 病变急性期全身症状严重。
6. 创伤后未明确诊断和处理者。
7. 骨折或创伤未愈时，受伤局部应禁止活动。
8. 血管内栓子有脱落危险者。
9. 运动过程中有可能产生严重合并症，如动脉瘤，以及血管、神经干附近有异物等。

第五节 作业疗法

一、概述

(一) 定义

作业疗法（occupational therapy）是应用有目的的、经过选择的作业活动，对于身体上、精神上、发育上有功能障碍或残疾的患者进行治疗和训练，以恢复、改善和增强患者的日常生活活动能力、学习能力和劳动能力，帮助患者回归社会的一类治疗方法。

(二) 特点

作业治疗着眼于帮助患者恢复或取得正常、健康、有意义的生活方式和能力，其重点在于强调恢复手的灵活性、眼手的协调性，对动作的控制能力和工作能力，解决的是生活、工作和社交中所遇到的功能障碍，有以下几个特点。

1. 用于治疗的作业是经过选择的、有目的的活动　在选择作业活动时，要以患者的需要为中心进行作业的选择，以改善患者个人生活、家庭生活、社会和职业生活等方面存在的功能障碍。

2. 每一次作业活动都有其重点和目标　完成一项作业活动，常需协调地、综合地发挥躯体、心理、情绪、认知等的因素的作用。因此，应根据患者训练和治疗的重点目标，来选择是以躯体运动为主的作业，以情绪调节为主的作业，还是以认知训练为主的作业。

3. 重视辅助器具的应用　对残疾人的作业治疗，应重视应用各种辅助器具，以补偿功能的不足，通过辅助器具来改善、提高患者的日常生活能力和劳动能力。

二、治疗作用

用于治疗的作业活动，不同于一般的作业活动，它以治疗为目的，其主要治疗作用如下：

1. 增加躯体感觉和运动功能　通过应用感觉和运动功能的作业训练，改善和提高患者躯体的活动能力，如增加关节活动度、增强肌力和耐力、改善身体协调性和平衡能力等。

2. 改善认知和感知功能　通过认知和感知作业的训练，提高脑的高级功能的能力，如定向能力、记忆力、认知能力、注意力和计算能力等。

3. 提高独立生活活动能力　通过日常生活活动能力的训练、自助器具的使用，提高患者日常生活活动能力、适应环境及工具使用能力等，如起坐、行走、穿衣、进食、洗浴、如厕和家务劳动的能力。

4. 改善社会和心理功能　通过作业活动可以改善患者进入社会和处理情感的能力，如自我概念、价值、兴趣、人际关系、自我表达、应对能力等，并且调动患者的情绪和积极性，增强进入社会和重返社会的能力。

三 作业疗法的分类

1. **按作业疗法的目的和作用分类**　①用于减轻疼痛的作业。②用于增强肌力的作业。③用于增强耐力的作业。④用于改善关节活动范围的作业。⑤用于增强协调能力的作业。⑥用于调节精神和转移注意力的作业。
2. **按作业名称分类**　①木工、金工、皮工作业等。②编织作业。③黏土作业。④制陶作业；⑤日常生活作业。⑥手工艺作业。⑦认知作业。⑧书法、绘画。

四 作业疗法的工作内容

活动分析如下：

1. **活动的基本分类**　①维持日常生活和工作所必需的活动。②能创造价值的工作活动。③消遣性的作业活动。④知识和教育活动。⑤职业性活动，如家务活、工作疗法、就业咨询、职业技巧训练、家居环境咨询。⑥辅助器具、矫形器、夹板的制作和使用。
2. **作业活动的技能成分**　①运动方面的技能和素质，如协调性、肌力、耐力、肌张力、关节活动度、粗大运动（姿势反射、头的平衡、坐、立、爬、走等）、精细运动（手指各种精细动作，如抓握、对指持物等）和关节柔韧性。②感觉方面的技能和素质，如视觉、听觉、触觉、本体感觉、感觉运动觉、实体觉和平衡觉。③智能方面的素质，如记忆力、注意力、语言交流、理解能力、判断力、组织能力、解决问题的能力、安排和利用时间的能力、综合分析的能力。④心理方面的素质，如独立性、顺应性、积极性、现实感、自制力和自尊心。⑤社交方面的素质，如集体精神和合群性、合作共事精神。
3. **生活环境及作业活动能力的评估**　①居住条件评估。②上肢情况评估。③躯干及下肢情况的评估。④感知觉能力的评估。⑤智能评估。⑥ADL评估。⑦家务活动能力评估。⑧个人兴趣。⑨心理状况。⑩使用矫形器及辅助器具的情况。

五 作业疗法的训练与方法

（一）作业疗法的功能训练方法

1. **运动功能的训练**　包括增加关节活动范围的作业训练、增强肌力的作业训练、改善协调平衡功能的作业训练、增强体力耐力的作业训练等。
2. **感觉功能的作业训练**　如手部感觉的作业训练、其他感觉的作业训练等。
3. **知觉功能的作业训练**　如失认症、失用症等作业训练。
4. **认知功能的作业训练**　包括定时定向力、注意力、记忆力、理解能力、表达能力、计算能力、判断力、自知能力等。
5. **改善心理状态的作业训练**　包括转移注意力的作业训练、镇静情绪的作业训练、增加兴奋的作业训练、宣泄情绪的作业训练、减轻罪恶感的作业训练、增强自信心的作业训练等。
6. **增强社会交往的作业训练**　如集体劳动、集体文娱活动、集体体育活动等。

（二）作业疗法的技能训练

1. **日常生活活动能力训练和指导**　①床上训练。良好体位、翻身训练、坐起训练。②转移训练。床与轮椅间、轮椅与座椅间、轮椅与马桶、浴盆、汽车座位间的转移。③进食训练。吞咽动作训练、摄食动作训练。可配合使用辅助器具。④洗漱动作训练。可配合使用辅助器具。⑤穿衣动作训练。⑥家务训练和指导。

2. 职业技能训练和指导　木工作业、黏土作业、编织刺绣作业、缝纫作业、办公室作业等。

3. 休闲活动训练和指导　如业余爱好活动、文娱活动、游戏活动、体育活动等。

4. 使用康复辅助器具的训练和指导　如手杖、拐杖、助行器、矫形器、假肢训练。

5. 改造生活、工作环境的指导　如大门、通道、楼梯、坐便器、洗手池、浴盆、地板、扶手、楼层等。

6. 就业咨询与就业前训练。

六　作业疗法处方

作业疗法处方应由康复医师根据对患者性别、年龄、职业、生活环境、个人爱好、身体状况、残疾程度的评定，制订作业治疗计划或阶段性实施方案。它包括患者的一般情况、治疗目标、治疗项目、治疗量、治疗持续时间（分钟）、治疗频度（"次/天"或"次/周"）、治疗总次数及注意事项。

（一）进行评定

确定问题、确定解决问题的先后次序。

（二）制订目标

包括短期治疗目标和长期治疗目标。

（三）指定治疗项目、治疗时间及频度

治疗项目根据治疗目标而定；治疗时间一般20~40分钟，每天1次，以不引起患者疲劳为原则。

（四）注意事项

患者必须主动积极参与，制订处方需因人而异，治疗方式因地制宜，密切观察，随时调整。

七　作业疗法的适应证

作业治疗的适应证非常广泛，凡需要改善手的运动功能（特别是日常生活活动和劳动能力）、身体感觉、知觉功能、认知、情绪及其他心理状态者，凡需要适应住宅、职业、社会生活条件者，都适宜用作业疗法进行训练。

（一）手外科、整形外科、骨科等外科疾病

包括截肢术后、断指再植、断肢再植、骨关节损伤功能障碍、手外伤、肌腱损伤、神经损伤和烧伤等。

（二）神经科疾病

包括颅脑外伤后遗症、脊髓损伤、脑血管意外后遗症、周围神经损伤等。

（三）儿科疾病

包括脑瘫、小儿麻痹后遗症、先天性畸形等。

（四）内科疾病和老年病

包括类风湿性关节炎、冠心病、糖尿病、高血压、慢性阻塞性肺气肿、老年性认知减退和帕金森病。

（五）精神科疾病

如抑郁症、精神分裂症、情绪障碍等。

八 禁忌证

意识不清、病情危重、心肺肝肾严重功能不全、有活动性出血者等。

第六节 烧伤瘢痕的康复治疗

烧伤是以火焰、热水、水蒸气、热油、电流、激光、放射线、酸、碱等因子作用于人体皮肤和黏膜造成的损伤。近年来，随着烧伤基础与临床治疗的深入研究，大面积深度烧伤的救治率明显提高，但严重烧伤患者存活下来后都会出现不同程度的残疾，如肢体缺失、瘢痕挛缩、关节功能障碍、毁容等，因此开展康复治疗是烧伤救治的一个重要部分，是与重症护理和外科手术相辅相成的。在烧伤治疗中，常采用治疗小组的形式，由烧伤外科医师、整形外科医师、康复医师、作业治疗师、理疗师、营养师、护士、心理学家、社会工作者和文娱治疗师组成治疗小组，对烧伤患者进行救治和康复治疗。

烧伤瘢痕的康复是一个连续的过程，应从患者到达烧伤治疗中心就开始，持续到患者最后康复的整个过程，常常需要持续数年。为此应制订患者康复的短期和长期目标。短期目标包括控制疼痛、促进创面愈合及减轻水肿、防止挛缩和畸形、保持关节活动度、维持肌力。长期目标包括尽可能减少瘢痕形成，以及增强肌力、耐力和协调性，通过矫形器等代偿和补充肢体功能，提高患者独立生活的能力和生活质量，以适应社会并重返社会。

一 烧伤早期的康复治疗

在成功抢救的前提下，应尽早开始康复治疗。早期康复治疗的目的是防止感染、减轻水肿、促进创面愈合、减轻瘢痕、维持关节的活动度、维持肌力、促进患者康复。

（一）创面处理

早期创面处理的要点是清创、切痂植皮和随后的皮肤护理，以保护创面、减少感染、促进肉芽组织生长。根据烧伤创面情况，可选用冷疗、水浴、光疗和超短波治疗等物理治疗。创面疼痛剧烈、坏死组织或脓多、肉芽生长不良时，选用紫外线照射治疗，以减轻疼痛、消炎和促进创面愈合。创面渗出物多，选用红外线光浴，以促进创面干燥结痂。局部深度烧伤创面，选用超短波治疗，以促进坏死组织分离、干燥、脱落。

（二）物理治疗

包括冷疗、光疗、超短波治疗、高压氧治疗和水浴等。

1. 冷疗　轻度烧伤后立即用冷水对创面进行冲洗、浸泡、冷敷，以减轻疼痛，防止继续发生热损伤并减少渗出。水温以5~10℃为宜，时间在30~60分钟。

2. 紫外线照射　感染性创面，用Ⅲ~Ⅳ级红斑量局部照射，可促使坏死组织脱落，具有消炎、镇痛及杀菌作用。当创面清洁、分泌物减少、肉芽基本长平、肉芽组织新鲜而不水肿时，小剂量紫外线照射可以加速创面上皮化而愈合。此时可用亚红斑量或红斑量，每天照射1次，不用增加剂量，直到创面愈合。

3. 红外线照射　小面积烧伤，应用红外线照射，可以促进渗出吸收，减轻水肿和感染，使创面干燥，照射时间在30~60分钟，每天1次或多次。大面积烧伤可持续全身照射，既减少渗出，使创面干燥，又能保持体温，避免受凉。

4. 超短波治疗　主要用于小面积烧伤的治疗，可以促进坏死组织分离、干燥和脱落，具有较好的消炎、镇痛和促进组织再生的作用。采用并置法或对置法，用微热量，每天1~2次，每次15~20分钟。

5. 高压氧治疗　有利于创面愈合，提高植皮的成活率，减少增生性瘢痕形成。每天1次，每次60分钟，12~15次为一个疗程。

6. 水浴　水浴可以清除创面分泌物、敷料和坏死组织，减轻感染，有利于创面愈合。清创后可借助水的浮力，在水中做肢体的被动和主动运动，防止肌肉萎缩和关节活动功能障碍。四肢烧伤可做局部浸浴，全身严重烧伤用蝶形浴槽（Hubbard浴槽）做全身浸浴。水温38~39℃，治疗时间30~60分钟，每天1次。治疗中要注意患者的心血管功能，如出现头晕、心慌、恶心等症状应停止治疗。

（三）体位摆放

患者为了缓解烧伤后的疼痛，常处于舒适的屈曲体位，如颈屈向胸前，肢体屈曲，内收。在这一体位下，会很快出现关节挛缩。因此，应及时进行正确的体位摆放。其方法包括牵引、夹板或用毛巾垫与枕头等。正确体位如下：

1. 头　仰卧位使头居中位，避免耳部受压。俯卧位使头居中，吊带悬吊前额以支持头重，而颜面悬空。头侧偏则每30分钟交替一次，以免面颊萎缩。

2. 颈　应用毛巾圈或过伸垫。颈前部烧伤时，应使颈置于过伸位或伸展位。

3. 肩　用枕或肩外展支架，使肩保持外展90°和外旋位。

4. 肘　一般情况或肘屈侧烧伤，均使肘保持伸直位。伸侧烧伤则可屈肘90°。

5. 腕与手　适宜体位是腕背伸20°~30°，掌指关节屈曲90°，指间关节均处于伸直位。拇指则应处于外展和对指位（掌指关节外展，指间关节屈曲），防止近端指间关节过伸。

6. 髋　应处于伸展位和中立位。为防止髋屈曲挛缩，可取俯卧位。大腿内侧烧灼伤则应将髋外展15°~30°。

7. 膝　处于全伸位。烧灼伤如仅在膝前方，可取轻度屈曲位。

8. 踝　处于旋中背伸位，以防止跟腱挛缩，要特别注意防止足内翻或足外翻。

（四）矫形器的应用

当患者不能维持正确体位，出现关节挛缩倾向时，及时应用矫形器是固定体位、防止挛缩的有效措施。矫形器可以保持关节的正常位置和活动范围，防止严重畸形的发生。颈部、腋窝和四肢是最常发生挛缩畸形的部位。最常见颈部前屈挛缩、肩关节内收屈曲挛缩。典型的手部畸形是掌指关节呈过伸位、指间关节屈曲、拇指内收和伸展、掌横弓消失。尽早应用矫形器可以有效防止或减轻这些畸形的发生。如颈部矫形器（图88-1）、肩外展支架（图88-2）、腕手矫形器（图88-3）等，可以有效防止上述部位的挛缩畸形。

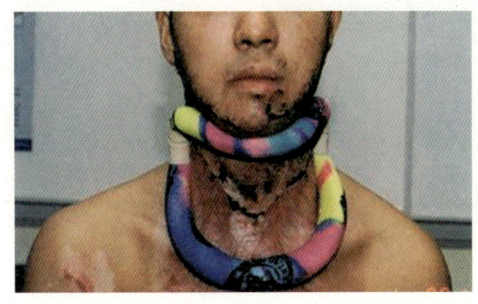 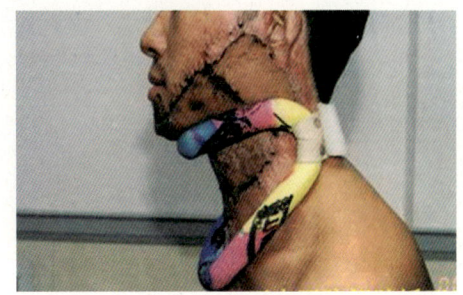

A　　　　　　　　　　　　　　B

图88-1　颈部矫形器

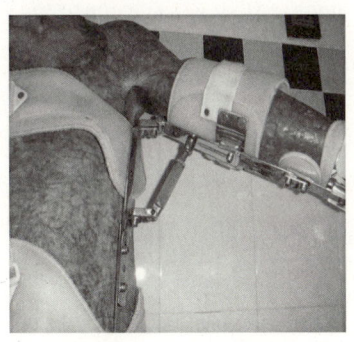 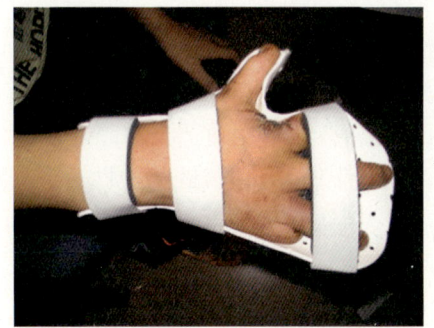

图88-2　肩外展支架　　　图88-3　腕手矫形器

下肢烧伤后常见髋内收、屈曲、外旋，膝屈曲，跟腱变短。应尽早应用相应矫形器来防止关节挛缩畸形。如应用膝关节伸直位矫形器，可以防止膝关节屈曲挛缩（图88-4），踝足矫形器可以防止跟腱挛缩等（图88-5）。

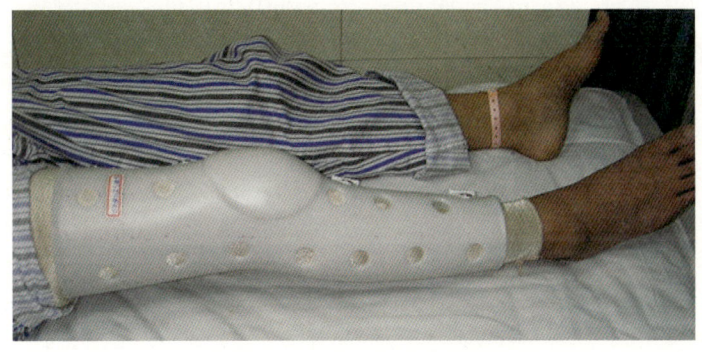

图88-4　膝关节伸直位矫形器

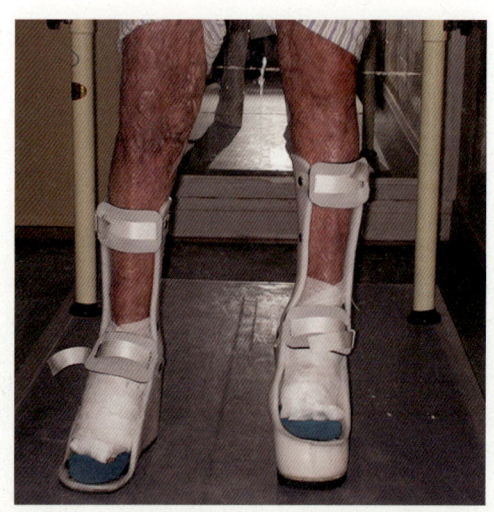

图 88-5 踝足矫形器

应用矫形器时，每天应除去数次，做被动或主动活动，并观察创面愈合情况，防止创面受压和关节僵硬。

矫形器常用低温热塑材料制作，这种材料只要置于80℃的热水中，即可根据需要制成符合各种关节外形的矫形器。在室温下，数分钟内即定型。所有矫形器的边缘要做成圆形，以防损伤组织，影响烧伤创面的愈合。塑料矫形器可用肥皂水或乙醇进行清洗和消毒。随着病情的变化，应随时校正矫形器的外形，使之更适合被固定部位，因为肢体常因肿胀或消肿而有所改变。

目前除了制作用于固定体位的静力性矫形器外，在创面皮肤成活良好，允许活动时，还可制作动力性矫形器。动力性矫形器是在静力性矫形器上加弹簧或牛筋一类的有弹性装置，使患者戴上矫形器后能够进行活动并完成功能锻炼。

（五）运动疗法

运动疗法是烧伤康复的一个重要部分。运动疗法包括被动运动、助力运动、主动运动、抗阻运动、牵伸运动和关节活动范围练习（ROM）。由于烧伤后挛缩和功能障碍出现早，因此应尽早进行运动治疗，并根据烧伤位置和程度确定运动的类型和强度。深Ⅱ度以上的烧伤，常出现严重瘢痕挛缩和关节功能障碍，应重点进行受累关节的运动治疗，尤其是ROM。

烧伤后早期，运动疗法的主要目的是保持肌力、维持关节活动度、防止关节挛缩。应根据患者全身情况和创面情况，选择主动运动、助力运动或被动运动。主要进行主动运动或助力运动，只有在患者不能主动运动时，才进行被动运动。在运动中应注意运动的时间、强度和范围，并按循序渐进的原则，逐渐增大运动强度和范围。

烧伤后早期，一旦病情稳定，就尽早进行ROM。ROM能有效减轻水肿，维持关节活动度。当患者不能主动参与ROM时，应由治疗师进行各关节全范围的被动ROM。未受累关节每天行2次各关节全范围的被动ROM，受累关节应根据创面情况、植皮情况，确定进行ROM的时间和范围。一般在植皮后7~10天开始被动ROM，以不影响创面愈合为原则，先从小范围关节活动度开始，根据治疗反应逐渐增加活动范围。在治疗过程中，动作应轻柔，避免创面撕裂而影响创面愈合。

二 烧伤后中晚期的康复治疗

烧伤后中晚期，患者已经度过了休克、感染及肾功能衰竭等全身反应阶段，移植皮肤已开始成活，康复治疗成为治疗的重要手段。中晚期康复治疗的目的是预防或减轻瘢痕形成，防止瘢痕挛缩和关节功能障碍，增强肌力、耐力和协调性，提高患者独立生活能力和生活质量，通过矫形器等代偿和补充肢体功能，适应社会，重返社会。

（一）物理疗法

1. 直流电药物离子导入疗法　在瘢痕治疗中，最常用的是直流电碘离子导入法，有软化瘢痕和松解粘连的作用，用于早期瘢痕的治疗。将5%的碘化钾溶液，均匀地撒在面积与衬垫大小相等的滤纸或纱布上，再将滤纸或纱布放于直流电的负电极衬垫上，置于治疗部位，阳极衬垫不放任何药物，置于阴极治疗部位的对侧或远离部位（即对置或并置法），分别用沙袋或固定带固定好后，即可进行治疗。电流密度是指衬垫上1cm^{2}的电流强度，一般为0.05～0.1mA/cm^2。每次20分钟，每天1次，10～15次为一个疗程。此外，还可导入丹参、透明质酸酶和胰蛋白酶来治疗瘢痕。近年来有导入胶原酶治疗瘢痕，取得一定效果的报道。四肢远端部位瘢痕增生可用电水浴法治疗。

2. 等幅中频正弦电流疗法　又称为音频电疗法。对烧伤和创伤后瘢痕有镇痛、止痒和消炎、消肿作用，有较好软化瘢痕和松解粘连的作用，常用于瘢痕的早期治疗。一般用条状电极，两电极分别置于瘢痕的两侧，电流强度以患者能耐受为度，每次20分钟，每天1～2次，20～30次为一个疗程。

3. 超声波疗法　超声波作用于人体后产生机械作用和温热作用，具有软化瘢痕的作用。在瘢痕形成早期应用超声治疗，可取得一定的疗效。治疗方法分为接触移动法和水下辐射法：①接触移动法，用于体表较平坦部位，超声探头与治疗部位的皮肤垂直接触，加耦合剂后，做缓慢往返运动或做圆圈式均匀移动，连续输出功率为0.75～1.5W/cm^2，时间5～15分钟，视瘢痕面积大小而定，每天2次。②水下辐射法，在煮沸后的温水中进行治疗，适用于肢体远端如手、腕、足、踝，瘢痕小并有骨骼突出部位。此外，还可利用超声波将药物经皮肤导入体内进行治疗，即超声药物透入疗法。治疗瘢痕时可透入激素、丹参等。有文献报道用超声波透入胶原酶治疗瘢痕取得较好效果。

4. 激光疗法　激光的生物学作用较广泛，如光化学作用、热作用和生物刺激作用等。处理创面和治疗瘢痕主要应用低能量激光。低能量激光作用于生物组织，可产生生物刺激作用，能加速创面愈合，缩短愈合时间，减轻瘢痕增生。低能量激光照射多采用He-Ne激光照射，每次照射5～10分钟，每天1次。许多文献报道用0.1mJ/cm^2 He-Ne激光照射烧伤局部，每次5～10分钟，共10次，可使创面肉芽组织和移植皮肤迅速生长。有研究发现，低能量He-Ne激光照射后成纤维细胞分裂增加，Ⅰ型及Ⅲ型前胶原mRNA表达增高。

5. 石蜡疗法　石蜡具有温热作用、机械压迫和化学作用，从而软化瘢痕、松解粘连。常用蜡饼法，蜡温47～49℃，时间20分钟，每天2次，20～30次为一个疗程。手、足还可用浸蜡法治疗。石蜡与患手或足接触充分，温热感强，蜡收缩后对患部的机械压迫作用较大，对瘢痕有一定的软化作用。

（二）加压疗法

加压疗法是指以弹性压力持续作用于创面愈合部位，以达到预防和减轻瘢痕增生的方法。持续性压力可使瘢痕内血管数量减少，血管管腔变细，造成瘢痕组织内缺血缺氧，抑制成纤维细胞增殖，胶原合成减少，并使胶原纤维重新排列。

加压疗法治疗的关键是一早、二紧、三坚持，即在创面刚愈合或接近愈合时就开始治疗。因为机械压迫对瘢痕增生的预防比其治疗更有效。对刚愈合创面施以压迫，可以使其胶原纤维排列趋于正常，瘢痕不增生或增生程度较轻。一般来说，伤后10天以内愈合的烧伤不需预防性加压包扎，10～21天愈合的烧伤应预防性加压包扎，而21天以上愈合的烧伤必须进行预防性加压包扎，已行切痂植皮的深Ⅱ度、Ⅲ度烧伤应预防性加压。

加压治疗应注意压力适当，以相当于毛细血管内压（3.33kPa；25mmHg）水平为宜。压力过大容易发生组织缺血而坏死，形成溃疡，而过小则起不到压迫作用。加压治疗必须持续进行，除了洗涤、涂润滑剂、进食等外，每天需加压治疗23小时，持续0.5～3年，直至瘢痕成熟、变白、柔软、平坦。过早停止使用会造成回弹。

常用加压疗法如下：

1. 弹力绷带　可用于身体各部位，尤其以四肢最为适用。创面刚愈合或不待完全愈合即可开始。绑扎四肢时应露出指（趾）端以观察末梢血运。压力应均匀，近侧端压力要小于远侧端。

2. 弹力套　采用弹力布缝制而成，依部位缝制成面罩、手套、袜、裤等。由于量体裁制，穿戴合身，与病损部位紧密贴合，治疗效果较好。使用弹力套时，要避免过松或过紧，防止关节活动部位产生褶皱而挤压局部瘢痕皮肤造成破溃，并以能不限制关节活动为宜。还应根据创面病情的变化，及时调整弹力套的松紧，以维持弹力套的压力，这样才能取得良好的治疗效果（图88-6）。

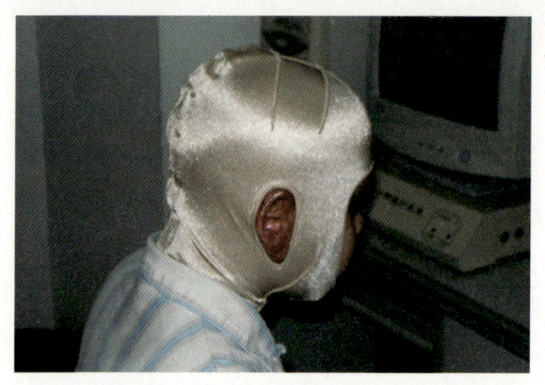

图88-6　弹力套

对于高低不平的部位，如鼻周、唇周、指蹼、腋窝及乳房周围等，需使用轻、薄、可塑的材料，制成与体表形态相适应的形态。如硬性透明面具用于鼻和口周，弹性透明面具用于额、颞、下颌，面部烧伤极易发生小口挛缩畸形，在佩戴面罩时，还需使用防小口矫形器。"飞机夹板"用于腋窝，宽胸罩用于胸背加压，背架用于腰部加压。支具下的缝隙部位可垫以可塑的弹性物，以保持均匀、持久的加压。此外，有学者根据人体局部解剖及计算机辅助设计，制作了全接触式烧伤面具，用于预防和治疗面部烧伤瘢痕。这种全接触式烧伤面具采用计算机成像和数据处理，制作的精度高，更加符合面部轮廓，能提供分散性良好的压力，能在面部烧伤瘢痕阶段持续使用，取得了较好的治疗效果。

（三）运动疗法

中晚期的运动疗法是早期运动疗法的延续，其目的是维持并改善肌力、耐力，改善肢体关节活动度，以提高患者独立生活的能力。烧伤中晚期时患者创面已基本愈合，但肌力和耐力差。有研究表明，大面积烧伤患者在烧伤数年后股四头肌肌力仍较差。运动疗法可采用被动运动、助力运动、主动运动、抗阻运动等方法，但应以患者的主动运动为主。肌力在4级以上时，应进行抗阻运动，以增强患者的肌力和耐力。只有肌力差，不能主动完成肢体活动时，才进行被动运动和助力运动。上肢应强调肩关节周围肌群的肌力训练，下肢应注意股四头肌的肌力训练。

中晚期的ROM，根据创面情况，可选择被动ROM、助力ROM或主动ROM进行训练。主动ROM有助于维持关节活动范围，被动ROM用于改善瘢痕挛缩引起的关节功能障碍。在进行被动

ROM时，被动活动应达关节活动最大范围，动作要缓慢、柔和，避免暴力，注意疼痛反应，防止损伤。近年来，上、下肢及手的连续被动运动仪（CPM），已经应用于改善烧伤后关节功能障碍，通过对受累关节的连续被动运动，改善和维持关节的活动范围。助力ROM和被动ROM的关节牵伸活动对因关节瘢痕挛缩导致的多关节功能障碍极为有效，目的是牵拉跨越关节而挛缩的瘢痕组织，改善关节功能，但应注意避免创面撕裂，影响创面愈合。

（四）作业疗法

当烧伤创面已经愈合，经得起碰压后，可以开始作业治疗，包括治疗性作业疗法、过渡性作业疗法和日常生活训练等。

1. 治疗性作业疗法　根据患者的功能障碍，选择相应的作业疗法。如改善肩关节和上肢功能和协调性的打锤作业、砂磨板作业，增强肌力和协调性的拉锯作业，用于改善手和手指屈伸、捏握和灵巧性的木钉板作业、硅胶土作业、拧螺母螺钉作业和镶嵌作业等。

2. 过渡性作业疗法　根据患者烧伤前职业性质或新的职业要求，进行与职业近似的操作能力和技巧训练。如木工训练锯木，脑力劳动者训练书写、电脑操作、绘画，妇女训练织毛衣等编织作业。

3. 日常生活活动训练　①床上活动：大面积烧伤创面愈合后，要训练患者翻身、仰卧、俯卧、侧卧、床上起坐。训练仰卧位向俯卧位翻身时，先训练仰卧位挺胸和抬臀动作，再训练向床边移动身体，然后训练翻转身体。训练由俯卧位向仰卧位翻身时，先练俯卧撑抬起上半身，并向床边移动，然后再由外向里翻成仰卧位，训练抬臂和床上移动。训练床上起坐时，先双手支撑为半卧位，再坐起。进行床上活动时，应注意避免损伤创面。②进食和个人卫生活动：当手烧伤愈合，肘关节能屈曲时，应要求患者自己洗漱、进食、穿衣及自理个人卫生。训练进食时，先训练患手握匙、握刀和叉吃饭，再训练用筷子吃饭。必要时可应用一些矫形器帮助患者进食和管理个人卫生。③如厕训练：对于有下肢烧伤的患者，如厕往往难以自理，需要训练。训练中先用高座椅，逐渐改为低座椅，直到能蹲下如厕。

4. 步行训练　大面积烧伤创面愈合后，应鼓励患者尽早下床活动。早期下床活动可促进下肢运动，肌力和耐力的恢复，防止下肢挛缩。下床活动前，对有创面或植皮患者，局部宜使用适当的药物和敷料处理，小腿、股部及膝关节分别用弹力绷带包扎。下床时先将下肢下垂在床边，适应几天后开始站立和步行训练。长期卧床的患者，站立前需进行斜板床站立训练，从30°开始，逐渐增加倾斜角度，直到患者能完全直立。

对于有植皮的患者，应在植皮术后半个月逐步开始床旁摆腿、站立和步行的训练。先在床旁行走，以后在平行杠上行走，行走时需密切注意并矫正步态。每次站立或行走后，应注意观察下肢和创面情况，有无水肿和出血。站立和步行不应引起下肢水肿和出血等不适，行走时应抬高下肢。

5. 心理治疗　烧伤是一个严重的突发事件，极大地改变了患者的生理及心理。有研究表明，超过50%的烧伤患者有严重的心理问题，因而了解烧伤各期患者的生理与心理过程，有助于为患者提供一种有益的整体治疗方案，心理治疗能有效地帮助患者应付烧伤后所要面对的一切问题，并促进康复的过程。

烧伤后早期的心理特点是极度恐惧、烦躁不安。由于突然的烧伤及疼痛，心理平衡被破坏，随之患者出现震惊、焦虑、恐惧、失望和烦躁不安等表现。因而产生抵触、不配合治疗的行为。此期医护人员应千方百计安慰患者，想办法使患者从高度紧张的应激状态放松下来，避免情绪激动，主动配合治疗。

烧伤后中期的心理特点是抑郁、悲观绝望。经过烧伤早期的治疗，患者病情好转，但因治疗费用昂贵，治疗及康复过程相对较长，可能部分或全部丧失自理能力，不同程度地出现瘢痕等后遗症，此时患者容易出现焦虑、抑郁、记忆减退、注意力不集中、对外界麻木不仁、悲观绝望、对前途失去信心。此期应积极进行心理疏导，使患者树立信心、配合治疗。同时要力争取得较好的治疗效果，以改善其心理状态。

烧伤后期的心理特点是自卑，对前途失去信心。此期创面已愈合，由于瘢痕增生和挛缩，关节活动功能障碍，尤其是出现面部烧伤而毁容等情况时，患者出现抑郁、情绪低落、自卑，对生活和工作失去信心，甚至厌世。此时应及时进行安抚、心理疏导和行为矫正治疗。用残疾人自强不息的事例鼓励他们，使他们不断调整自己的心态，下决心去适应新环境，持之以恒地加强功能锻炼，更好地面对未来的生活和工作。

三 关节瘢痕挛缩的康复治疗

烧伤愈合后瘢痕增生和关节挛缩是影响患者康复的主要原因，因此烧伤患者康复的重点就是尽量减少瘢痕形成，预防和治疗关节挛缩畸形，维持肢体的正常功能，提高患者的生活质量。

（一）增生性瘢痕

增生性瘢痕是烧伤最常见的后遗症。深达真皮的烧伤创面愈合后，必然伴有增生性瘢痕的形成。

增生性瘢痕早期呈粉红或淡红色，稍高出皮面，质地较软，在光镜下，胶原纤维呈涡轮状或结节状排列，内含大量成纤维细胞和丰富的毛细血管。随后瘢痕显著增生，颜色变深变紫，质地变硬。在光镜下，表皮和真皮增厚，表皮乳头层及网状层已不易区分，真皮中含大量排列致密的胶原纤维，胶原纤维呈涡轮状或结节状，形成胶原结节，结节中出现大量肌成纤维细胞。肌成纤维细胞具有显著的收缩特征，是引起瘢痕挛缩的重要因素。

增生性瘢痕是烧伤创面修复过程中的必然产物。关节部位的瘢痕增生和挛缩常产生关节严重畸形，影响关节活动，导致肢体功能障碍。在面部等暴露部位还妨碍美容，成为影响烧伤患者康复的重要原因。因此，烧伤康复治疗不是创面愈合后才开始，而应始于烧伤之后。康复治疗应贯穿于整个治疗过程中，直到患者康复。

1. 增生性瘢痕的预防　对瘢痕的预防主要是指烧伤创面开始愈合时，采取一切措施，去除各种造成瘢痕增生的因素，减少瘢痕增生，预防瘢痕对机体造成的畸形和功能障碍。主要包括创面清创、抗感染，尽早切痂植皮覆盖创面。局部应用生长因子，可促进创面愈合。有报道在烧伤早期应用碱性成纤维细胞生长因子（bFGF）可促进创面愈合，减轻瘢痕形成。透明质酸刺激因子应用于早期烧伤创面，可以提高创面渗出液中透明质酸的含量，减轻瘢痕的形成。

在创面愈合后，尽早采取加压疗法，并应用夹板固定关节于功能位，可有效减少瘢痕增生和挛缩。此外，采用光疗、超短波治疗、高压氧治疗和水浴等物理疗法处理创面，也有一定的预防瘢痕增生的作用。

2. 增生性瘢痕的治疗

（1）物理疗法：增生性瘢痕的物理治疗包括直流电离子导入法、音频电疗法、超声波疗法、激光疗法和石蜡疗法等。

（2）加压疗法：加压疗法是目前预防和治疗瘢痕较为有效的方法，早期、持续使用压力疗法，可以减轻瘢痕，促使瘢痕成熟，且有减轻痒痛的作用。

（3）硅胶治疗：硅胶因其光滑柔软、无刺激性，早期被用于加压疗法的衬垫，以后发现单独使用硅胶对增生性瘢痕有明显治疗作用，可使瘢痕变软变薄。使用方法是将硅胶膜紧密贴敷于需治疗部位，每天持续12个小时以上，最短1个月显效，一般2~3个月后有明显疗效，可使瘢痕变软变薄。

由于硅胶使用持续时间较短，可应用于人体各部位（如关节活动部位、面部等），易于推广使用。硅胶的临床使用及实验研究是目前受到广泛关注的问题。

(4) 放射治疗：浅层X射线和β射线均能破坏细胞的分裂，减少胶原合成，使胶原合成和降解趋于平衡，故在瘢痕形成早期有一定效果。常采用放射性核素敷贴法治疗瘢痕，用 ^{32}P 或 $^{90}Sr-^{90}Y$ 贴敷瘢痕区，每次1.25～5.0Gy，以略超过红斑剂量较理想，总剂量在20Gy内有预防作用，剂量不超过40Gy有治疗作用，分4～5次贴敷，成人治疗一次不超出200cm^2，儿童不超出100cm^2。有文献报道，采用放射性核素贴敷法治疗瘢痕，有效率达66.8%，但也有报道效果欠佳的。放射疗法仅适用于小面积瘢痕的治疗，不宜用于治疗大面积增生性瘢痕，否则会产生全身性副作用，如色素过度沉着、局部痒、疼痛、感觉异常，以及有诱发恶性肿瘤发生的可能，儿童接受10～20Gy的照射可能发生皮肤萎缩和骨发育不良。

(5) 药物治疗：许多影响胶原合成的药物都曾被试用于治疗增生性瘢痕，但由于效果不肯定，或毒副作用大，未能广泛在临床有效应用。

1) 类固醇激素：类固醇激素是最常用于治疗瘢痕的药物，常用去炎舒松瘢痕内注射，剂量依年龄及瘢痕面积而定，一般每个注射点用量在20mg以内，成人每次总量不超过60mg。每周1次，4次为一个疗程。为减少疼痛，注射时可加入利多卡因。注射药物显效则可见局部变软变薄。类固醇药物注射治疗仅能应用于较局限的瘢痕，且有一定的副作用，副作用与每次用药量大小有关。常见副作用为局部萎缩、色素缺失，但库欣综合征较少见。也有人应用类固醇软膏涂搽增生性瘢痕进行局部治疗，未发现有明显临床疗效，仅能改善局部瘙痒及压痛症状。康宁克通-A为丙酮缩去炎舒松无菌混合液，近年来已较广泛应用于瘢痕的治疗。每次用量为80～120mg，每周1次，6～8次为一个疗程。

2) 钙通道阻滞剂：盐酸维拉帕米是钙通道阻滞剂。研究发现它能影响成纤维细胞骨架，使细胞变圆，并抑制胶原合成。给裸鼠移植增生性瘢痕内注射盐酸维拉帕米，可使瘢痕变薄变软。有文献报道采用局部注射盐酸维拉帕米的方法治疗增生性瘢痕，取得了一定的治疗效果。

3) 胶原酶：增生性瘢痕的本质是胶原合成与降解平衡失调后胶原过度沉积的结果。因此，可以应用胶原酶降解胶原治疗瘢痕。目前治疗用的胶原酶多为细菌性胶原酶。已有研究表明，使用胶原酶治疗的创面发生瘢痕增生的概率显著下降。用从溶组织梭状芽孢杆菌提取的胶原酶处理Ⅲ度烧伤创面，可以明显减少瘢痕的形成和收缩。给裸鼠移植增生性瘢痕局部注射细菌性胶原酶，也可导致胶原纤维降解，瘢痕变小变软，提示局部注射胶原酶可能是治疗增生性瘢痕的一个较好方法。尽管局部使用外源性胶原酶处理创面和治疗瘢痕已显示了独特的效果，但仍有许多问题需要进一步研究。

4) 生长因子：生长因子不仅与伤口愈合和瘢痕形成相关，对其治疗也有重要作用。其中研究较多的是转化生长因子β（TGF-β）、碱性成纤维细胞生长因子（bFGF）、γ干扰素（IFN-γ）、α肿瘤坏死因子（TNF-α）、白介素等。但生长因子对瘢痕作用的研究大多数为实验性的，临床应用报道较少。研究发现，在成年大鼠创面愈合过程中加入TGF-β多克隆中和抗体，结果瘢痕形成明显减少。同时应用TGF-$β_1$、TGF-$β_2$中和抗体具有更强的抗瘢痕形成作用。给移植于裸鼠的增生性瘢痕注射IFN-γ和TNF-α也发现瘢痕变小。随着对生长因子与创面修复、瘢痕形成机制的进一步研究，生长因子有望成为促进创面修复、治疗瘢痕的新途径。

5) 其他药物：实验表明，秋水仙素能减少胶原从成纤维细胞中释放，促进胶原酶的活性，抑制伤口收缩。青霉胺能使胶原合成交联受阻，有报道秋水仙素与青霉胺联合应用治疗增生性瘢痕取得一定的疗效。

(6) 手术治疗：手术治疗增生性瘢痕常用方法有瘢痕切除植皮和瘢痕松解。瘢痕松解可缓解瘢痕挛缩，改善关节功能。瘢痕切除植皮则要求达到美容、恢复或改善功能的目的。手术治疗仅适用于由于挛缩而严重影响关节功能和生长发育的瘢痕，但应注意手术切口对皮肤的损伤可以再次引起增生性瘢痕的形成。

(二) 关节挛缩

关节挛缩是烧伤愈合后常见的后遗症，是跨越或围绕关节的支持结构（如肌肉、肌腱和关节囊的结缔组织）缩短的结果。

1. 烧伤后关节挛缩原因　①继发于增生性瘢痕的挛缩：增生性瘢痕收缩是烧伤后引起关节畸形、肢体功能障碍的主要原因。②继发于体位放置不良的挛缩：在烧伤治疗中，将未烧伤的部位放置在不适当的体位，或忽略了放在抗重力的位置，可能造成肢体的挛缩和畸形。长期仰卧位的患者，忽视了将足保持于中立位，会造成踝部与烧伤无关的跖屈挛缩。③继发于创面和移植皮片收缩的挛缩：移植皮片和皮肤的收缩可形成永久性挛缩。最常见的是颈前瘢痕和移植皮片收缩，可造成颈部屈曲挛缩。④舒适体位所致的挛缩：烧伤的愈合过程是痛苦的，如果所处体位能避免创面或新近植皮部位的紧张，就可将不适减轻到最低限度，由此会形成关节挛缩。

2. 关节挛缩的预防和治疗　烧伤后及时按正确的体位摆放，在烧伤制动后及治疗中应经常检查各关节活动度，每天行 ROM 可以有效防止关节挛缩。预防是最好的治疗。出现关节挛缩后再进行治疗，不但给患者带来痛苦，治疗时间长，而且达不到很好的治疗效果。

(1) 被动运动：被动运动是矫治关节挛缩的基本方法，其作用主要是利用软组织的可塑性，也可能有松解粘连的作用。被动运动的基本原则是每次运动要达到关节的最大活动范围，用力程度以轻度痛感为限。每个挛缩的关节每天上、下午各活动 1 次。每次使关节屈伸均达极限，共 10 个来回。

(2) 牵引：持续牵引也是治疗关节挛缩的常用方法。轻中度挛缩行短时间持续牵引，每次 20~30 分钟，每天 2 次。严重挛缩行长时间牵引，每次 30 分钟或更长。牵引前用蜡饼法给关节加热，以减少组织的黏滞性和紧张性，再进行牵引，治疗效果会更好。

行关节远端牵引 (terminal stretch) 时，关节近端应通过用体位或其他方法固定好，外力通过滑轮作用于挛缩关节的远端，牵引多为持续性。髋、肩等大关节常需用大力经滑轮牵引。力的方向垂直于被牵引骨的走向，这是与骨折治疗的牵引不同之处。

(3) 牵引夹板：手的牵引常不需使用滑轮和重力砝码，只需使用橡皮条或弹簧。此类夹板的力点与支点均在前臂或手，相当轻巧而方便。

(4) 系列塑形夹板：特别适用于手臂等小关节挛缩。作用原理是当被动运动达到运动极限时，用石膏或塑形夹板维持活动范围，等待 2~3 天后挛缩组织已蠕变时，再行第二次被动运动，增加关节活动范围，然后重塑夹板。如此反复进行。石膏夹板较为经济，使用比较方便，但是牢固度不好，有时需用钢板等加强，也不太美观，不便于清洁。塑料夹板的材料特殊，加工需一定技巧，但是比较轻巧美观，是比较先进的技术。

(5) 其他方法：关节周围按摩可以改善局部血液循环和挛缩组织的弹性，并松解部分粘连。温水浴包括旋涡浴、水下运动等，是简便而有效的方法。热水可以明显增加挛缩组织的弹性，旋涡本身可以起到按摩作用，水下运动能利用浮力，以减轻运动的重力和阻力。

（武继祥　李世荣　陶灵）

参考文献

[1] 缪鸿石. 电疗与光疗[M]. 第2版. 上海：上海科学技术出版社，1990.
[2] 赵彼得. 临床电疗与光疗[M]. 北京：人民军医出版社，1992.

[3] 周士枋,范振华. 实用康复医学[M]. 南京:东南大学出版社,1998.
[4] 缪鸿石. 康复医学理论与实践[M]. 上海:上海科学技术出版社,2001.
[5] Grabois M, Garrison S J, Hart K A, et al. Physical medicine, rehabilitation: the complete approach[M]. Maiden, MA: Blackwell, 1999.
[6] Roques C. Pressure therapy to treat burn scars[J]. Wound Repair Regen, 2002, 10(2):122-125.
[7] 南登昆. 康复医学[M]. 第4版. 北京:人民卫生出版社,2008.
[8] 蔡景龙. 现代瘢痕学[M]. 第2版. 北京:人民卫生出版社,2008.
[9] Wolfram D, Tzankov A, Pulzl P, et al. Hypertrophic scars and keloids—a review of their pathophysiology, risk factors, and therapeutic management[J]. Dermatol Surg, 2009, 35(2):171-181.
[10] Juckett G, Hartman-Adams H. Management of keloids and hypertrophic scars[J]. Am Fam Physician, 2009, 80(3):253-260.
[11] Delisa J A, Gans B M. Rehabilitation medicine, principles and practice[M]. 5th ed. New York: Lippincott Williams & Wilkins, 2010.
[12] Viera M H, Amini S, Valins W, et al. Innovative therapies in the treatment of keloids and hypertrophic scars[J]. J Clin Aesthet Dermatol, 2010, 3(5):20-26.
[13] Procter F. Rehabilitation of the burn patient[J]. Indian J Plast Surg, 2010, 43(Suppl):S101-S113.
[14] Gauglitz G G, Korting H C, Pavicic T, et al. Hypertrophic scarring and keloids: pathomechanisms and current and emerging treatment strategies[J]. Mol Med, 2011, 17(1-2):113-125.
[15] Holavanahalli R K, Helm P A, Parry I S, et al. Select practices in management and rehabilitation of burns: a survey report[J]. J Burn Care Res, 2011, 32(2):210-223.
[16] 武继祥. 假肢与矫形器的临床应用[M]. 北京:人民卫生出版社,2012.

第八十九章 手部检查及诊断

手部检查和诊断与人体其他部位相同，包括病史、体格检查和特殊检查等项目。有的检查和诊断内容已在功能解剖中提到，以下重点介绍与手部伤病相关性较大的问题。

一 病史

外科医师和康复科医师对患者的整个病史要有一个清晰的了解，尤其是手外伤或疾病在身体、精神和经济上对患者的影响，要充分把握，这样才能保证整个治疗过程顺利进行。

（一）畸形

首先应分清是先天性还是后天性，在多数情况下易分别，但某些病例易混淆。如产伤所致颈5、6神经根损伤（上臂丛神经损伤，Erb瘫）形成的"受贿手"，或颈8、胸1神经根损伤（下臂丛神经损伤，Klumpke瘫）形成的"爪形手"，在出生后即可发现，但属于产伤类的后天性损伤；先天性拇指腱鞘狭窄的"扳机手"出生后不易发现，当1~2岁注意到时，并不能认为是后天性因素所致。此外，出现畸形到就诊时间的长短，直接影响手术的难易和治疗效果。对先天性畸形的诊断常不能只看到表面现象（如关节屈曲挛缩），而应考虑到内在结构（血管、神经等）也可能有问题，以免一次矫形过度而引起血管神经损伤。指甲和皮肤的改变往往和肾脏、肝脏及呼吸系统等慢性疾病有关。

（二）疾病

手部疾病以关节炎症和良性包块多见，不同年龄、性别和病程有一定的鉴别意义。如男性拇掌指关节反复、骤发的关节炎，可能是痛风的关节表现之一；中老年女性近侧指间关节、掌指关节对称性炎症以类风湿多见；老年人远侧指间关节慢性炎症，出现Heberden结节，则是骨关节病的特征。手部良性包块以腱鞘囊肿多见，但在手指掌侧的腱鞘囊肿常较小而硬，易误诊为纤维性结节。指甲附近或甲下痛性结节可能是血管球瘤。沿肌腱蔓延生长的包块可能是腱鞘巨细胞瘤或结核性滑膜炎。指骨膨胀性破坏以内生性软骨瘤较多见等。

（三）创伤

外伤是手部损害中最常见、最复杂的问题，诊断较容易，治疗和功能重建却较为困难。在病史采集中需详细了解致伤原因，这里值得强调的是应对高压注射伤、动物咬伤（特别是人咬伤）和绞肉机损伤，这类小型伤口处理不当极易发生难以控制的感染、组织坏死和致伤环境，包括污染程度、污染物性质和初期处理过程，以及从受伤到接受治疗的时间等。此外，尚应了解伤员有无影响组织愈合或存在易感因素的疾病，如糖尿病、动脉硬化、类风湿病、结核病及慢性肝病等。笔者曾比较有无全身性疾病的手外伤患者的术后感染率，发现伴有全身性疾病者高达25%。

二 检查

(一) 休息位的异常

休息位是手部内在肌和外在肌张力相对平衡的位置。休息位的异常表示这种平衡失调，通常发生在某一肌腱断裂、肌组织麻痹、关节僵直或者周围神经损伤等情况下。

(二) 畸形

1. "爪形手"（claw hand） 尺神经病损所致的"爪形手"局限在环指、小指，且被动活动正常，伴手部尺侧感觉异常；前臂缺血性肌挛缩（Volkman挛缩）的"爪形手"可累及全部手指，包括掌指关节甚至腕关节在内，被动活动也无法改善畸形；烧伤所致"爪形手"掌面瘢痕明显，且病史清楚。

2. "铲形手"（spade hand） 正中神经、尺神经两者低位损伤后，大、小鱼际肌均萎缩，掌指关节伸直，指间关节屈曲，掌弓消失，手掌变得平坦。此种畸形与手部伸直位管型固定过久的肌肉萎缩、关节伸直位僵直表现类似，但两者病因有明显不同。先天性发育不良引起的"铲形手"易与外伤后"铲形手"区分。

3. 手指鹅颈畸形（swan neck deformity） 近侧指间关节过伸和远侧指间关节屈曲畸形。常是手内在肌挛缩的典型表现，多数发生在骨筋膜室综合征、脑性瘫痪、类风湿关节炎时掌指关节向尺侧偏斜、骨间肌被动牵张等情况下；也可以是多种原因使指总伸肌腱张力增加或指浅屈腱、近侧指间关节掌板破裂失去关节平衡所致。拇指的鹅颈畸形多由拇长伸肌腱止点断裂、拇短伸肌腱过度牵拉所引起。手背烧伤后畸形也是引起手指鹅颈畸形的常见原因。

4. 手指钮孔畸形（boutonniere deformity） 近侧指间关节屈曲和远侧指间关节过伸畸形。指背腱膜的中央腱断裂或侧腱向掌侧滑脱，即产生钮孔畸形。外伤、烧伤是常见病因。有时因类风湿关节炎累及伸指结构，使其松弛也可出现这种畸形。

5. "槌状指"（mallet finger） 指背腱膜远侧止点断裂或远节指骨背侧基底部撕脱性骨折引起远侧指间关节屈曲畸形，常伴有近侧指间关节轻度过伸表现。

6. 拇内收畸形 虎口瘢痕挛缩、正中神经损伤、拇外展肌麻痹等，均可发生拇内收畸形。过去最常见的情况是在合谷穴注射药物，使拇内收肌缺血性挛缩所致，严重者因第1背侧骨间肌亦萎缩，而同时出现示指向桡侧偏斜。目前这种注射法引起的拇内收畸形已较少见。

7. 猿手 低位正中神经损伤后，大鱼际肌萎缩，拇指对掌功能消失，只能屈指，如"猿猴手"的外观和动作。

(三) 肿胀

手掌急性炎症肿胀明显，掌侧较硬且压痛剧烈，手背肿胀较手掌重，呈凹陷性水肿，但压痛较轻。腱鞘感染呈带状压痛特征。拇指与小指可分别通向桡侧滑膜囊和尺侧滑膜囊，并蔓延至腕部。与炎性肿胀相比，手部腱鞘囊肿多数质地较硬，小而局限，特别是腕背部有时误诊为骨性包块。结核性滑膜炎可经腕管至掌心或前臂呈葫芦状，在挤压时可感到包块内有不规则粒状物滑动。鱼际部的静脉畸形（海绵状血管瘤），皮肤可见淡蓝或蓝紫色凸起包块，边界不清，触之柔软，在压缩感，皮温不高，无搏动或震颤，深部病灶范围常较表面所见范围大。类风湿结节多在指背皮下，质硬，有一定活动度。手部植入性囊肿多与皮肤粘连，质地中等，原损伤处常有色素沉着。

（四）关节活动

手指、腕关节的活动范围与个人工作性质有关，精细工作者活动范围较大，而粗重劳动者活动范围较小。因此，不同书籍记载的手部关节正常活动范围略有差别。对每一个患者来说，评定伤手关节活动的障碍程度，最佳标准是与健侧手相同关节比较，只有在双手受伤时才参考有关的正常平均值（表89-1）。

表89-1 手部各关节活动范围平均值

关节	屈	伸	内收	外展
腕关节	70°~80°	60°~70°	20°~40°	10°~20°
近侧指间关节	80°~90°	0°	0°	0°
远侧指间关节	70°~80°	0°	0°	0°
掌指关节	80°~90°	0°~20°	30°	30°

注：①中指掌指关节无内收、外展功能；②腕关节的内收、外展是上肢处于解剖位（手掌向前）判断；③掌指关节的内收、外展是以靠近或离开中指为标准判断。

1975年，Eaton所提出的测量关节活动范围，是判断肌腱修复后效果的关节主动活动总测法，也是关节功能判断的一种良好方法。过去测定指尖到掌心距离的方法虽然简单，但是存在手指屈曲挛缩畸形时，指尖虽然距掌心很近，但是两关节功能很差的问题，总测法就完全排除了这种因素。总测法内容包括：

主动屈曲范围（total active flexion，TAF）＝掌指关节和近、远侧指间关节主动屈曲度数的和。

主动伸展缺失（total extension lack，TEL）＝掌指关节和近、远侧指间关节伸直不足度数的和。

主动运动范围（total active motion，TAM）。

TAM＝TAF－TEL。

TAM%＝（患侧TAM÷健侧TAM）×100%（等于100%为优，大于75%为良，大于50%为可，小于50%为劣）。

（五）特殊体征

1. Allen试验　是检查腕部尺、桡动脉及其形成的掌弓有无阻塞或先天性缺陷的手法。检查时令患者紧握拳以驱出手部血液，然后检查者用双拇指压迫腕部尺、桡动脉，此时再令患者伸指，可见手部变得苍白。如检查者放松尺或桡动脉，手掌全面恢复红色表示尺动脉或桡动脉干及掌弓均通畅；如检查者放松对桡动脉的压迫，手掌未变红润，表示腕部桡动脉有阻塞，如仅桡侧手部红润，则提示掌弓阻塞或缺陷。同样，仅放松对尺动脉的压迫，则是检查尺动脉和掌弓是否通畅（图89-1）。Allen试验同样可以用来检测单根手指，方法同上，只是需要压迫和放松指固有动脉。

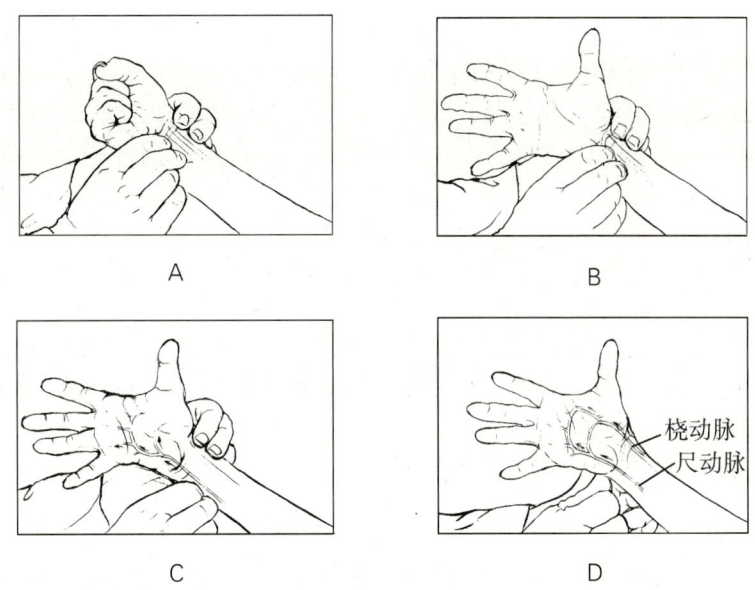

图 89-1　Allen 试验

2. Finkelstein 试验　也叫握拳尺偏试验。令患者屈拇指后握拳，腕关节尺偏，此时桡骨茎突处疼痛为阳性，提示了拇屈短肌腱和拇外展长肌腱在桡骨茎突处的腱鞘炎（图89-2）。为便于区分拇长展肌腱和拇短伸肌腱是否同时患有腱鞘炎，有学者对这一方法进行了改良，即首先腕关节保持尺偏位置，被动屈曲第1腕掌关节，使拇长展肌腱紧张，如果桡骨茎突处锐痛，说明拇长展肌腱患有腱鞘炎。保持第1腕掌关节屈曲位，被动屈曲拇指的掌指关节，如果桡骨茎突处锐痛，说明拇短伸肌腱患有腱鞘炎。

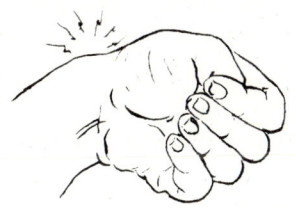

图 89-2　Finkelstein 试验

3. Froment 试验　尺神经损伤后，由于拇内收肌麻痹，患者利用拇长屈肌收缩来代偿部分内收功能，又因拇短屈肌及拇外展短肌部分麻痹，使拇掌指关节不稳而呈过伸状态，故令患者用拇、示指做侧方捏持或指腹捏持一小物体时，出现患侧拇指指间关节屈曲、掌指关节过伸现象（图89-3）。

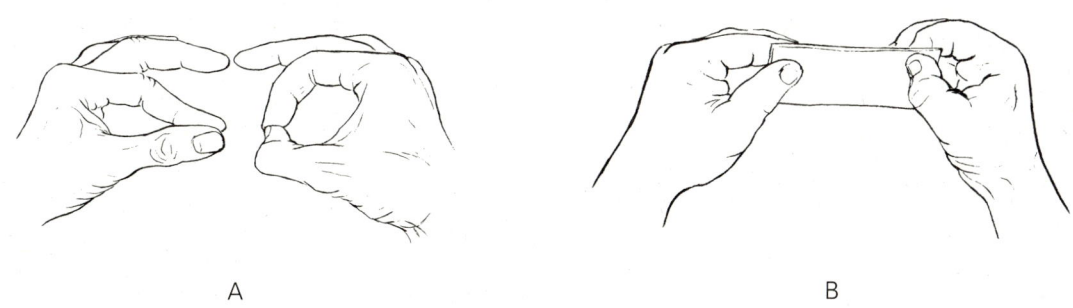

图 89-3　Froment 试验
A. 右手 Froment 试验阳性，左手正常　B. 拇、食指捏纸，右手 Froment 试验阳性，左手正常

4. Wartenberg's 征阳性　当手指伸直时，小指处于外展位，不能内收。其产生机制为尺神经损伤后，手内在肌麻痹，小指丧失主动内收和外展功能。小指固有伸肌腱止点偏于小指尺侧，当伸直小指时，出现被动外展畸形。此征阳性说明尺神经运动支出现病变，但并不能定位尺神经损伤的具体位置。

5. Phalen 试验　是检测腕管综合征的可靠方法。患者双腕对称性屈曲，如一例有腕管综合征，则因腕管容积变小而进一步压迫正中神经，在 2 分钟内出现手部正中神经支配区麻木或针刺样异常感觉（图 89-4），尤其是中指部位。当维持此位置 60 秒而不出现感觉异常，可认为正中神经是正常的。

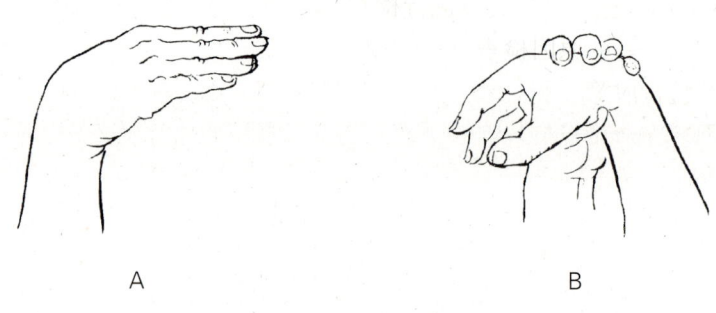

图 89-4　Phalen 试验

6. Tinel 征　在神经损伤点进行叩击，如出现向该神经支配区的放射痛为阳性。其意义有两点：一是判定神经再生所到达部位及再生速度；二是了解神经瘤的位置。Tinel 征在损伤的 4 个月内检测尤为重要，如果在损伤水平 Tinel 征持续阳性，而在损伤水平的远端并不出现 Tinel 征，则损伤神经未向远端再生；如损伤水平的远端 Tinel 征弱阳性，则神经再生质量差；只有当 Tinel 征强阳性并向远端不断推进时，才能证明神经再生是令人满意的。

7. 掌短肌放射　用力压迫腕部豌豆骨桡侧，刺激尺神经引起掌短肌收缩，小鱼际皮肤出现散在凹陷。如尺神经在腕部近侧损伤，则无此现象。

8. 两点鉴别试验　是了解皮肤精细感觉的方法，可反映感觉小体等的分布密度，特别是对神经损伤后恢复程度的评估有重要参考价值。分为静态两点辨别觉和动态两点辨别觉。手指是人体皮肤最敏感的部位之一，分辨两刺激点距离的能力最强，最小分辨距离仅 2mm。在检查时用 Dellon Disk-Criminator 两点辨别觉测试盘，亦可用双足圆规（钝的末端）等代替，其两端同时轻触皮肤，且两刺激点连线最好与手指纵轴平行（避免神经交叉分布带来的影响）。正常两点辨别觉不同人、不同职业者差异较大，故应采用自身健指来对比。神经损伤后，两点辨别能力随神经恢复而加强。

9. 茚三酮试验　是检查手部皮肤是否出汗，以反映自主神经功能情况的试验。先将检查手在强白炽灯下照射数分钟，然后将指腹压在涂过茚三酮药液的试纸上，如出现清晰的指纹，则表明手指汗腺功能正常，即自主神经功能正常。也可用碘酊涂患指，待干燥后再撒上一层面粉，然后把手指置于强光下照射加温，如出汗则见面粉变蓝色，否则不变色。后者简单、易行，对缺乏相应设备的医疗单位更为实用。

三　特殊检查

（一）X 线、CT 及 MRI

X 线平片是检查腕部、手部各骨及关节形态、结构和位置的基本方法，有关书籍均有详细介绍，这里想强调的是重视X线投照位置。手指可通过正、侧位片充分显示出来，而掌骨在侧位片上重叠较多，需行掌侧和背侧斜位摄片方可分别显示。舟骨的轴位片是了解全貌的良好办法。腕背伸位45°投照可显示钩骨钩，这种投照方式是诊断钩骨钩骨折的唯一选择。CT也用于腕部检查，对明确隐蔽的腕部骨折、骨折块移位、骨折愈合及骨不连等都有重要作用，特别是对评估远侧尺桡关节脱位和半脱位有帮助。MRI是观察和明确软组织损伤的金标准，特别对于腕关节韧带、三角纤维软骨盘、肌腱损伤和腱鞘炎等诊断很有帮助。不过，安装心脏起搏器和人工耳蜗的患者，不能进行MRI检查。

（二）关节镜

应用1.5~3mm的关节镜可对腕关节进行检查。可通过关节镜了解关节软骨情况和有无三角软骨破裂；进行腕关节不稳的原因检查，了解是否有腕骨间韧带损伤；并可进行滑膜观察和活检等。此外，通过关节镜行肘管、腕管切开减压，腱鞘炎所引起的粘连的松解，并可注入药物防止粘连，以及行桡骨下端关节内骨折块直视下复位，同时经皮克氏针固定等治疗。由于腕关节腔比较小，操作难度较大。

（三）超声多普勒

超声多普勒是一种无损伤性的血流检查法。由于仪器制作水平的提高，可查出手指小血管的通畅度、血流速度，以及鉴别动、静脉等。

（四）发射型计算机断层扫描

发射型计算机断层扫描（ECT）能早期发现手部骨骼有无病变，较X线检查可提早诊断3个月左右。此外，尚可协助诊断手部血管瘤和淋巴管瘤。利用核素行血管造影对尺、桡动脉较有效，而手部小血管则欠清晰。

（五）B超

高频探头B超可分辨手部包块的物理性质、毗邻关系，有助于鉴别诊断和术前手术方案的准备。还可显示血管形态、走行方向，以及在超声监控下行包块诊断性穿刺。由于对患者无损害，易重复，是一种实用且易普及的方法。近些年出现的三维彩色超声技术还可以立体定位血管的口径、走行和方向，对于各种皮瓣的设计很有帮助。

（六）电生理检查

1. 肌电图　用于鉴别肌肉收缩功能障碍是神经源性、肌源性、神经-肌接头性，还是心因性，也可作为神经损害治疗后疗效判定的重要方法。肌电图检查结果与操作者的神经肌肉解剖知识关系较大，患者能否充分配合检查也是一个重要因素。必要时临床医师应参与检查，并向操作者详细介绍临床体检情况，相互配合以便得出准确结论。

2. 神经传导速度　包括运动神经传导速度（MCV）和感觉神经传导速度（SCV）两种。运动神经传导速度（m/s）等于近端潜伏期减去远端潜伏期除以两刺激点之间的距离，感觉神经传导速度等于刺激点到记录点的潜伏期除以刺激点到记录点的距离。同一神经近端传导速度较远端快，青壮年比小儿和老年人传导速度快。神经损伤后，其传导速度减慢，这是一种特异性病理表现，不受患者主观因素的影响。在神经受到粘连或压迫时，有时运动神经传导速度可在正常范围内，但感觉神经传导速度已减慢，刺激后的潜伏期延长，波幅变低，诊断意义较大。

3. 体感诱发电位（SEP）　是躯体感觉系统的某一点受到刺激后，在该系统的特定通路上任何部位均能检测出的生物电反应。周围神经损伤后，SEP将出现一些特征性表现：①神经断裂后感觉神经动作电位不能测出。如为不完全性损伤，即使少数轴索与中枢保持联系，也可记录到一级体感皮层原发电位。②当神经损伤大部分恢复时，可做出基本正常的神经传导速度和肌电图，但此时做跨越原损伤点的SEP，也能发现感觉神经动作电位消失。③在神经损伤恢复期，跨越损伤点的感觉神经动作电位测不到，而相应的一级体感皮层原发电位能记录到，这是感觉神经纤维已经再生的证据。这可作为判断神经再生、了解神经再生速度的方法。④当神经为压迫性损伤时，在受压点以远刺激相应的神经支配区，可见一级体感皮层原发电位波幅降低、潜伏期延长和时程增宽。刺激压迫点近侧，SEP则在正常范围。

（安洪　韩冬）

第九十章
手部功能评定

近年来我国手外科发展较快，断指再植、拇指再造，以及肌腱、肌肉、神经和骨与关节重建等各种手术都广泛开展，并有较高水平，但对各种手术的疗效如何评价，按什么标准评判则意见不一。长期以来，国内缺乏统一的手部功能评定标准，而采用美国Swanson及AMA法，这一方法尚不能完全代表我国。1989年，我国手外科学会在广州举行手部功能评定标准专题研讨会，同时决定由笔者所在科室于1990年进行国人正常手部测量，提出国人手部形态及手指、手腕关节活动正常值，为国人手部功能评判提供正常参考值。中华医学会手外科学分会于2000年提出了上肢功能的评定标准，并发表在《中华手外科杂志》2000年9月第16卷第3期上，在全国范围内试行。无论使用何种评定方法，获得的数据都要保证准确可靠，这就要求功能评定设备简单易用且有效，方法易行，可重复性强，才能达到检测目的。

各种评定方法都有自身局限性，比如年龄因素很难从复杂的影响因素中单独剥离出来，但它确实影响着最终结果；患者的依从性和认知能力也影响结果的准确性；疼痛是个很难准确评估的因素，尤其是那些患有相关疾病的患者，如神经相关的疾病，评定方法本身很难解决。

现将我们测量的结果和美国Swanson、AMA手部功能评定及DASH（Disability of the arm shoulder and hand，DASH）评定方法选择介绍如下。

一 评判方法

上肢的功能评定包括手部解剖、外观、功能等几方面，以确切反映患者手部功能的状况。上肢的解剖损害的评判来源于病史和对患者的仔细检查，外观评判是关于患者及社会对其伤情的反应。功能评判包含的内容较多，也是最重要的，它反映了功能情况和从事日常生活活动的能力。

对每个患者来说，一份检查全面而又记录完整的手术前和手术后随访检查记录表（前者是治疗程序的选择依据，后者是疗效评定的依据），是医务工作者总结经验教训不可缺少的宝贵资料。为了使功能评判标准统一，故在制订标准的同时，有必要对有关疾病和外伤的检查与记录有个统一的格式，以便使其逐步标准化与规范化，表90-1、表90-2可供参考使用。该表格包括患者一般情况、诊断、病史、实验室检查和治疗概要的记录；并列出各种试验和测量，画出手掌侧和背侧损伤情况的草图。表中的条目用于记录各关节的活动范围和力量、握拳的式样、进行日常生活活动能力以及活动状况，常见的临床异常，列名并标以数码作为备注及索引。其中关于左利手和右利手的记录，对于功能评定和康复有着重要意义。

拍摄一套标准的照片，包括手指屈、伸、抓、捏时手的各面观。连续的图片或各种功能试验有助于评判患者对日常生活功能需要的适应性。

标准的X线片检查是记录的一部分，包括手和腕关节的后前位、侧位及斜位片。这些摄片必须是3个月以内的。为了显示畸形程度，能摄解剖放大片最好，但不必强求。X线电影照相术有助于显示手指和腕关节的活动范围。

表 90-1　手部疾病术前或术后检查记录

姓名：＿＿＿＿　　性别：□男 □女　　日期：＿＿＿＿　　出生年月：＿＿＿＿
地址：＿＿＿＿　　职业：＿＿＿　　优势手：□左 □右　　医院：＿＿＿　　检查者：＿＿＿
诊断：＿＿＿＿＿＿＿＿＿＿＿＿＿＿＿＿＿＿＿＿＿＿
治疗计划或手术方案：＿＿＿＿＿＿＿＿＿＿＿＿＿　　手术日期：＿＿＿＿
发病日期：＿＿＿＿＿＿＿
发作部位：＿＿＿＿＿＿
检查下列是否都齐全：□X线　□照片　□电影　□放射电影图像
〔运动幅度(ROM)使用中立位＝0〕
（代号1～25表示观察和测量到的异常）
（严重程度用a、b、c表示轻、中、重；进而用代号1～25表示种类）

拇指	拇指使用代号：1、2、3、9、14、19、22	外展(第1、2掌骨间的角度)内收(指末节靠近第5掌指关节横纹的距离)对掌(指末节远离第3掌指关节横纹的距离)				
	代号		关节	ROM		
	右	左		右	左	
			外展			
			内收			
			对掌			
			MP			
			IP			

手指代号：3～15、19、22～25		ROM	
示指	MP		
	PIP		
	DIP		
DIP屈纹到掌横纹距离(cm)			
中指	MP		
	PIP		
	DIP		
DIP屈纹到掌横纹距离(cm)			
环指	MP		
	PIP		
	DIP		
DIP屈纹到掌横纹距离(cm)			
小指	MP		
	PIP		
	DIP		
DIP屈纹到掌横纹距离(cm)			

腕	代号：3、7～14、19、20、22、23		
	屈		
	伸		
	尺偏		
	桡偏		

抓握模式：检查是否有能力		右	左
抓			
圆柱体	2.5cm		
	5cm		
	7.5cm		
	10cm		
球形体	5cm		
	7.5cm		
	10cm		
	12.5cm		

力量：□Lb(磅) □kg □kPa		右	左
指腹捏	示指		
	中指		
	环指		
	小指		
侧捏或匙捏			
夹			

肌力测定

桡N　肱桡M_　桡侧腕长短伸M_　旋后M_
　　　指总伸M_　尺侧腕伸M_　拇长展M_
　　　拇短伸M_　拇长伸M_
　　　示指固有伸M_　小指固有伸M_
正中N　旋前圆M_　旋前方M_　桡侧腕屈M_
　　　长M_　指浅屈M_　拇长屈M_
　　　指深屈M_　拇短展M_　拇指对掌M_
　　　拇短屈M_　第3、4蚓状M_
尺N　尺侧腕屈M_　指深屈M_　拇收M_
　　　小指展M_　小指短M_　小指对掌M_
　　　拇短屈M深头_　蚓状M_　骨间掌侧M_
　　　骨间背侧M_

感觉损害或截断手指平面

临床异常的代号：
1. 拇指鹅颈畸形
2. 拇指纽扣指
3. 半脱位-脱位
4. 手指鹅颈畸形
5. 手指纽扣指
6. 手内肌紧张
7. 尺偏
8. 桡偏
9. 关节强直
10. 不稳定
11. 肌腱断裂
12. 缩窄性腱鞘炎
13. 滑膜肥大
14. 运动时弹响
15. 伸肌腱半脱位
16. 内翻角
17. 外翻角
18. 旋转畸形
19. 糜烂
20. 关节间隙狭窄
21. 软骨下硬化
22. 关节活动时疼痛
23. 神经压迫
24. 血管炎
25. 结节

掌面右　　　掌面左

注：MP代表掌指关节；IP代表指间关节；PIP代表近节指间关节；DIP代表远节指间关节。

表 90-2　手外伤术前或术后手功能检查记录

姓名：_____　年龄：_____　日期：_____　优势手：_____
职业：_____　X线_____　照片：_____
病史：

肩关节：左　右	腕关节：左　右	周径：左　右
向前_____	背屈_____	肱二头肌_____
向后_____	掌屈_____	前臂_____
外展_____	桡偏_____	前臂：旋前_____
内收_____	尺偏_____	旋后_____
内旋_____	肘关节：屈_____	握力：左_____
外旋_____	伸_____	右_____

		MP	IP		功能损害%
拇指	屈			外展（第1、2掌骨间的角度）	
	伸			内收（末节靠近第5掌指关节的距离）	
	关节强直			对掌（末节远离第3掌指关节距离）	

		MP	PIP	DIP	指腹屈纹到中间掌横纹	
示指	屈					
	伸					
	关节强直					
中指	屈					
	伸					
	关节强直					
环指	屈					
	伸					
	关节强直					
小指	屈					
	伸					
	关节强直					

代号：　　　　　　　　　　　　　　　　　　总计%_____
1. 截肢　　　　　　　　　　两点分辨觉
2. 瘢痕　　　　　　　　　　茚三酮实验（发汗试验）
3. 皮肤-皮下组织缺损　　15. 握
4. 甲床损伤　　　　　　　　　　抓
5. 主要神经缺损：R.M.U　　捏——指腹
6. 指神经束损　　　　　　　　指尖
7. 神经瘤　　　　　　　　　　指侧
8. 疼痛和肌腱　　　　　　钩——远端
9. 骨损伤　　　　　　　　　　　近端
10. 关节损伤　　　　　　　　摇
11. 屈肌腱缺损　　　　　16. 最大改善
12. 伸肌腱缺损　　　　　17. 康复需要
13. 韧带损伤　　　　　　　18. 进一步治疗
14. 感觉——拣物实验　　19. 分类
注：运动程度按左/右记录

　　　　　　　　　　　　　　　　　右手背面或　　左手背面或
　　　　　　　　　　　　　　　　　左手掌面　　　右手掌面

（一）解剖检查

检查应包含对整个肢体和其全部结构，包括皮肤、甲床、神经血管结构、肌肉、肌腱、骨和关节，及两侧肢体环状面的测量。手指检查包括拇指、示指、中指、环指和小指，对每一关节的状况，了解有无滑膜炎，有无骨关节不稳定、半脱位、僵硬、挛缩、侧偏畸形及其程度等。

（二）活动范围

测定关节活动范围应设置关节活动中立位为 0° 的原理，所有关节活动的测量都从 0° 为起始位，关节活动的角度测量有助于判断关节运动度。主动活动由全部屈肌或伸肌肌力获得；被动活动的测量则要克服正常软组织对运动的阻力，在指关节大约为 0.5kg 的力。

伸是指反向于屈曲朝向 0° 起始位的运动，可见于手指、肘、膝关节的伸直运动中，如果伸超过 0° 起始位则称为过伸，用正号表示过伸度数。从某一屈曲位不能完全伸至 0° 起始位，为伸直运动缺陷，用负号表示角度。例如：一手指有 15°～45° 屈曲挛缩，记为 −15°～45°。手指关节过伸 15° 至屈曲 45°，记为 +15°～45°。

手指各关节运动的测量应该用表格形式记录，并用角度表示其运动范围。当测量远侧关节时，近侧关节应置于中立位或伸直位。指距和其强度也要测量。

拇指运动的测量包括桡侧外展、内收、屈、伸、对掌、前移和后移。

腕关节运动的测量包括背伸、掌屈、桡偏和尺偏活动，有些评定方法亦增加旋前和旋后等运动的测量。

肘、肩关节运动的测量包括屈、伸、旋前、旋后、外展、内收、前屈和后伸及旋转的活动范围（图 90-1～图 90-6）。

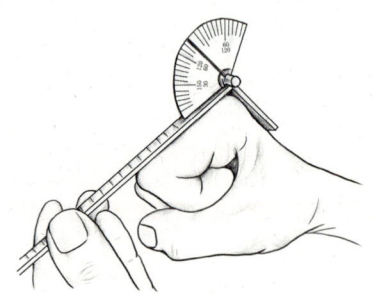

图 90-1 用测量尺测量握拳时掌指关节的屈曲活动范围

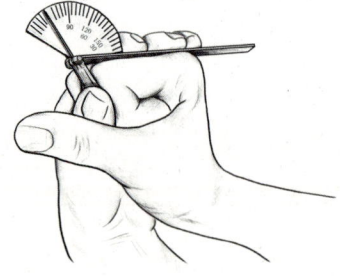

图 90-2 用测量尺测量握拳时近侧指间关节的屈曲活动范围

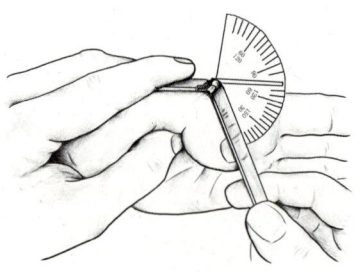

图 90-3 用测量尺测量拇指指间关节的活动范围

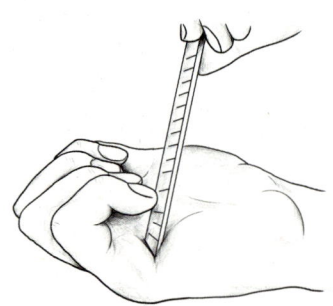

图 90-4 用测量尺测量主动活动和被动活动时指腹与远侧掌横纹之间的距离

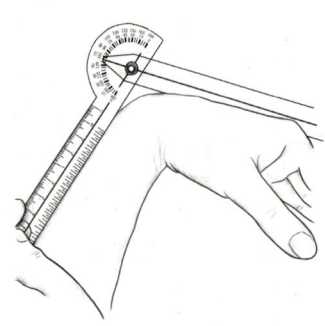

图 90-5 用测量尺测量腕关节屈曲时的活动范围

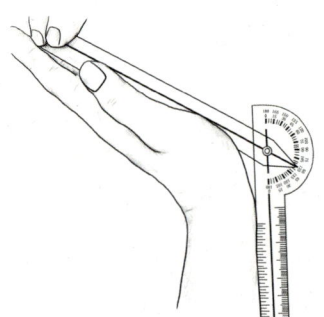

图 90-6 用测量尺测量腕关节背伸时的活动范围

（三）握和抓的力量检查

握和抓的力量可以利用测力仪检查，也可以采取与检查者自己的力量对比来测量前臂和手力量（图90-7～图90-10）。对一只力量虚弱的手也许要改用血压计。血压计的袖带卷成直径5cm的圆柱形，并充气至6.6kPa（50mmHg），当握紧袖带时，超过6.66kPa的部分就记录为下抓的力量。年龄、营养状况、疼痛、疲劳、一天内不同的时间以及患者合作情况等，都可成为影响抓握力量的因素。

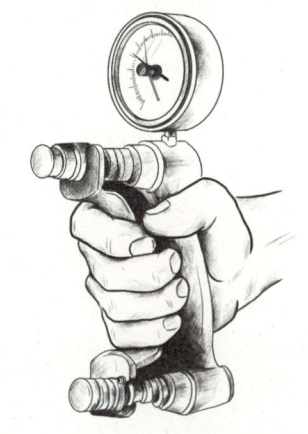

图 90-7 用液压原理的测力仪测量手的握力，结果精准可靠

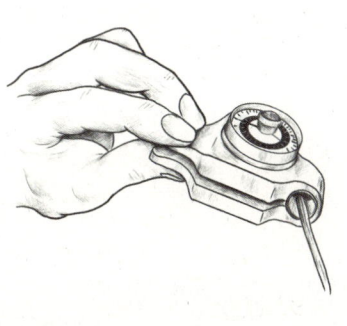

图 90-8 三指捏力测试

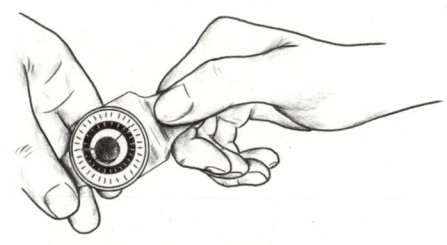

图 90-9 拇指和示指侧面捏力测试

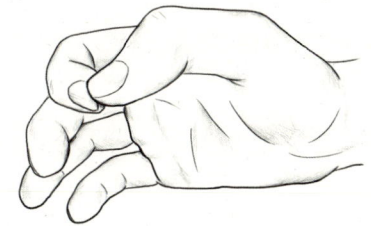

图 90-10 指尖捏力测试

以上4种检测方式对评定手功能力量十分重要，这些检查与完成日常生活的各种动作密切相关。

（四）肌力检查

患者的肢体往往需要康复1～2年，肌力检查的结果才会反应最终状态。

如果患者的肢体存在运动受限、疼痛和部分截肢时，则不能进行肌力测试，因为其结果往往是不准确的。医师进行肌力检查，要明确是否存在肌力下降，下降的原因是什么。

1912年，Lovett根据肌肉收缩时对抗阻力的大小，将肌力以百分率表示分成6级。

100%：5级，表示正常肌力。

75%：4级，表示肌肉能对抗部分阻力时带动关节运动。

50%：3级，表示肌肉能对抗肢体地心引力的运动，但不能对抗阻力。

25%：2级，表示在排除地心引力的情况下，肌肉能带动关节运动。

10%：1级，表示肌肉仅能作微弱收缩，无关节运动。

0%：0级，表示肌肉无任何收缩。

将运动功能分为 M_5、M_4、M_3、M_2、M_1 和 M_0 6级，是评定运动功能恢复最常用的方法。

在手功能评定中，国外学者对手握力及指捏力量测定的平均值，对手功能的评定有参考价值（表90-3～表90-7）。

表90-3　握力与职业的关系（100例，Swanson）

职业	握力（kg）			
	男性		女性	
	正手	反手	正手	反手
技术工作	47.0	45.4	26.8	24.4
坐着工作	47.2	44.1	23.1	21.1
手工工作	48.5	44.6	24.2	22.0
平均	47.6	45.0	24.6	22.4

表90-4　握力与年龄的关系（Swanson）

年龄	握力（kg）			
	男性		女性	
	正手	反手	正手	反手
20	45.2	42.6	23.8	22.8
20～30	48.5	46.2	24.6	22.7
30～40	49.2	44.5	30.8	28.0
40～50	49.0	47.3	23.4	21.5
50～60	49.9	43.5	22.3	18.2

表90-5　三指捏力与职业的关系（100例，Swanson）

职业	握力（kg）			
	男性		女性	
	正手	反手	正手	反手
技术工作	7.3	7.2	5.4	4.6
坐着工作	8.4	7.3	4.2	4.0
手工工作	8.5	7.6	6.1	5.6
平均	7.9	7.5	5.2	4.9

表90-6　不同手指的指肚捏力（100例，Swanson）

手指	握力（kg）			
	男性		女性	
	正手	反手	正手	反手
示指	5.3	4.8	3.6	3.3
中指	5.6	5.7	3.8	3.4

续表

手指	握力(kg)			
	男性		女性	
	正手	反手	正手	反手
环指	3.8	3.6	2.5	2.4
小指	2.3	2.2	1.7	1.6

表90-7 指侧捏力与职业的关系（100例，Swanson）

职业	握力(kg)			
	男性		女性	
	正手	反手	正手	反手
技术工作	6.6	6.4	4.4	4.3
坐着工作	6.3	6.1	4.1	3.9
手工工作	8.5	7.7	6.0	5.5
平均	7.5	7.1	4.9	4.7

（五）感觉检查

手的感觉是手功能极为重要的部分，手没有感觉，犹如人没有眼睛一样。手的综合感觉能识别物体、传播情感，双目失明者还可用手读书、识字等。

交感神经和感觉神经在手上的行程近似，当神经损伤后，感觉丧失的区域和交感神经功能障碍的区域相近，因此常把交感神经功能和感觉神经功能检查结合到一起，结果更为精确可靠。但在神经部分损伤或者神经再生不完全的情况下，交感神经的功能有可能得以恢复，而感觉功能却持续障碍。临床医师在检查时可观察手指饱满度和是否有汗，凡是手指陷落及干燥者，均为神经损伤的表现。

1. **手体积试验** 这是测定手神经断裂修复后饱满程度变化的试验。末节手指的体积测量是通过排水试验（图90-11），以末节手指指间关节的屈侧及背侧横纹为界测定排水量。该方法较麻烦，而且不够准确，较少应用。

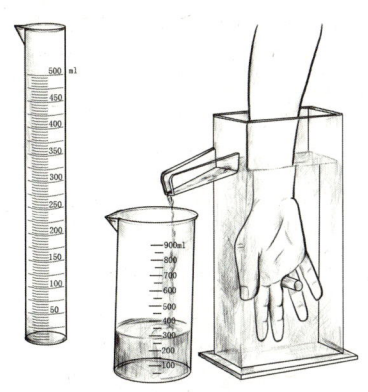

图90-11 手的排水试验

2. **汗泌试验** 这是检查神经有无损伤的方法，也是检查神经康复与否的早期证据。汗泌试验有两种方法，即碘淀粉试验及显微镜放大下观察泌汗情况。

3. 两点分辨觉及移动两点分辨觉测定　两点分辨觉，特别是移动两点分辨觉测定是检查手指感觉简单易行而且有效的方法。这种检查方法是纯粹感觉检查法。其他如闭眼拣物试验及活动时间测定法，虽然同是检查感觉的方法，但都是以运动功能良好为依据的。

两点分辨觉可用Disk-Criminator或者圆规来检测（图90-12）。运动两点分辨觉则可应用回形针，弯成两只脚，将其尖端粗糙的倒刺磨平，调节回形针两脚间的距离，即可进行测定。先将回形针两只脚并拢，沿着手指的一侧由近心端向远心端滑动，询问患者是一点在移动还是两点在移动；然后将回形针两脚间的距离分开5~8mm，由近心端向远心端移动，询问患者感觉。当患者知道这种检查方法后再从另一手指正式开始检查，先从5~8mm开始，然后缩小距离，直到2mm为止。有时患者不能清楚地回答是一点移动还是两点，则可重复试验数次，直到多数回答相类同时为止。

移动两点分辨觉的正常值：李迪仁（A.Lee Dellon）对32名4~83岁的39只正常手进行测定，拇指指腹移动两点分辨觉为2.0mm左右，正手与反手并没有区别；手指尺侧与桡侧类同，与性别及年龄没有明显的关系。该试验常用于神经修复后的效果检查，也可用于神经压迫症候群的诊断依据。

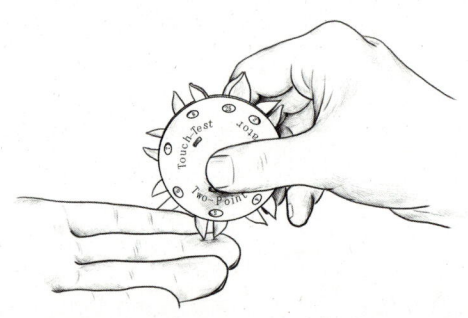

图90-12　Disk-Criminator检测两点分辨觉

4. 其他检查　尚有触、痛、冷、热觉检查及音叉检查等。

神经的检查可依据运动及感觉的缺乏状况决定神经损伤的程度。神经感觉的测定包括触痛、过敏、灼痛等，发汗试验（茚三酮试验）是测定神经功能的重要方法，两点分辨觉是测定触觉灵敏度的有效手段。正常的拇指分辨觉在1~4mm之间，两点分辨觉大于20mm时，应考虑为触觉完全消失。闭眼拣物试验是手指综合性感觉功能的测试方法。检查时让患者闭眼，用手辨别物体，检查患者闭眼时有无识别回形针、大头针、塑料制品、螺钉螺帽等物品的能力，两点分辨觉在12mm以内，则有分辨物体能力（表90-8~表90-12）。

表90-8　AMA手指感觉功能损伤两点分辨觉测试标准（AMA，第六版）

两点分辨觉	神经损害
<6mm	0
7~15mm	50%
>15mm	100%

表 90-9 手指掌面两点分辨觉正常值（mm）

作者	手指掌面			
	末节手指	有老茧手指	中节手指	近节手指
Moberg	2～4	4～6		4～6
Parry	0.5～4		1～6	4～6
Gellis, Pool	2～4			5.5
Millesi, Rinderer	1.5～6			4.7

表 90-10 手指背面两点分辨觉正常值（mm）

作者	手指背面		
	末节	中指	近节
Parry	1～6	1～8	1～12
Gellis, Pool		2～7	1～6

表 90-11 手背和手掌两点分辨觉正常值（mm）

作者	手背		手掌		
	手背	虎口	大鱼际区	中部	小鱼际区
Moberg	8～11				
Parry			4～11	4～15	5～9
Gellis, Pool		5～15	4～8	4～15	4～8

表 90-12 拣物试验识别物体的平均时间（parry）

被识别物体	平均识别时间(秒)	被识别物体	平均识别时间(秒)
小硬币	2	钥匙	2
大硬币	3	回形针	2
塑料块	4	软木塞	2
小木块	5	火柴棒	2
砂纸	2	螺丝钉	2
橡皮筋	1	安全别针	2

手部感觉功能是手功能的一半。第二次世界大战期间，将感觉分为 0～5 级。1954 年，英国医学研究会将该法加以修改完善，制定了 0～4 级的分级法（S_0、S_1、S_2、S_2^+、S_3、S_3^+、S_4）。该法已被多数学者采纳，成为目前常用的感觉评定方法。

S_0：感觉缺失。

S_1：深感觉缺失。

S_2：部分浅痛觉和触觉恢复，可保护伤指免受损伤。

S_2^+：同 S_2，但有感觉过敏现象。

S_3：浅痛觉和触觉恢复，无皮肤感觉过敏现象。

S_3^+：同 S_3，有良好的定位能力，两点分辨觉接近正常。

S_4：感觉正常。

（六）疼痛的评估

慢性疼痛的评估是非常困难的。疼痛可以定义为：由传入神经刺激引起伴随个体感情状态的，并被其过去的经验、诱导和精神状态所修饰的一种不舒适的感觉。其基础是许多不同成分的复合物。检查可以确定疼痛是由于解剖异常，还是与神经功能失调的其他病症有关，或者是假装的。疼痛所致的持久性功能损害的确定，要在最适当的物理调整和最大的医疗恢复后才可决定。与近中枢脊神经病变有关的疼痛，可以按其对完成动作的干扰情况而分级：①最弱（0～25%），即是否不适？②轻微（26%～50%），即是否干扰活动？③中度（51%～75%），即是否阻碍活动？④重度（76%～100%），即是否阻碍活动并引起苦恼？疼痛或不适所致功能减损的百分率，可以与评判该部位感觉缺失或截指时功能减损类似而进行分级（例如有严重诱因的患者可以100%丧失肢体的实用价值）。AMA对复杂的区域性疼痛综合征（complex regional pain syndrome，CRPS）的诊断进行了分级，对临床工作的诊断和治疗有借鉴意义（表90-13）。

表90-13　复杂的区域性疼痛综合征损害标准（AMA，第六版）

诊断分级	0	1					2					3					4				
损伤范围（占上肢百分比）	0	1%～13%					14%～25%					26%～49%					50%～100%				
存在触发点数		≥4					≥6					≥8					≥8				
严重程度		轻微					中等					严重					十分严重				
分级	0	A	B	C	D	E	A	B	C	D	E	A	B	C	D	E	A	B	C	D	E
	阴性诊断	1	3	7	11	13	14	17	20	23	25	26	32	38	44	49	50	06	70	80	90

（七）手的外观检查

手的外观检查含有被动和主动的成分。休息时正常手的体位可作为被动外观，该体位是通用的人工手模仿的形态，而当手在空间运动时的体位是主动外观。一般按手休息和做动作时的体位来评价手的外观，如瘢痕、僵硬、关节不平衡、旋转畸形等，也应记录在手的外观检查中。

二、评判标准

首先介绍AMA对于肢体损害程度的分级和定义，这有助于对其他评定标准的理解和阐释（表90-14）。

表90-14　AMA对于肢体损害程度的分级和定义（AMA，第六版）

分级	存在问题	损害程度	
		占整个上肢(%)	占整个身体(%)
0	无	0	0
1	轻微	1～13	1～8
2	中等	14～25	8～15
3	严重	26～49	16～29
4	非常严重	50～100	30～60

(一)截肢(指)损害评判

整个上肢的截肢或100%的上肢缺失,被定为整个人体功能丧失60%。肘部肱二头肌远端附着处水平截肢,一侧上肢的功能丧失95%;掌指关节近侧水平的截肢,一侧上肢的功能丧失90%(图90-13)。

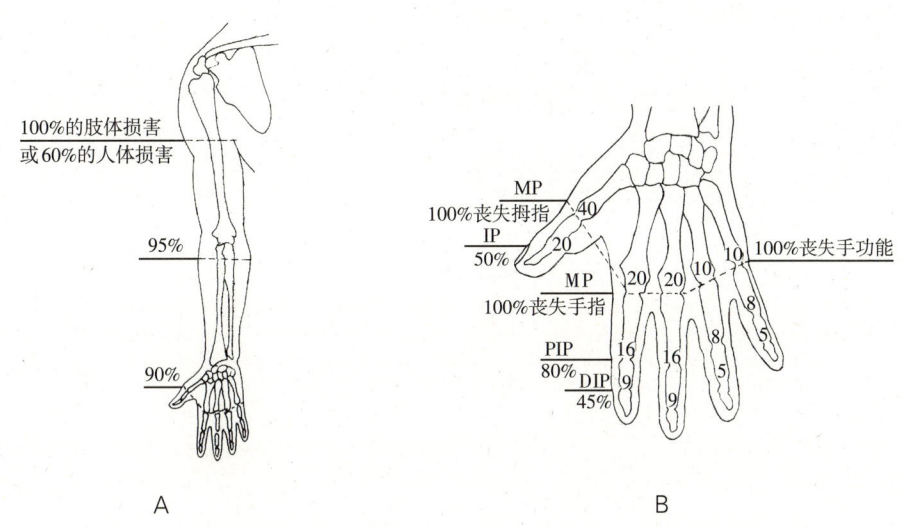

图90-13 不同截肢平面对手指、手、单侧上肢及上肢功能损害百分比图解

手指和拇指截指,一侧手的功能丧失100%,或一侧上肢的功能丧失90%,因为一侧上肢的缺失相当于整个人体功能丧失60%,所以当一侧上肢的功能丧失90%时,等于整个人体功能丧失54%。通过这种计算方法,可以计算出手各部分缺损,对于上肢甚至是整个人体损害及功能丧失的关系。

手的拇指及手指的功能关系如下:在整个手功能中,拇指占40%;示指及中指各为20%;环指和小指各为10%(见图90-13B)。

手指各部所占整个手指的功能百分比如下:拇指的近节和远节各占拇指功能的50%,其他手指的远节和中节各占该指功能的40%,近节占该指功能的20%(图90-14)。

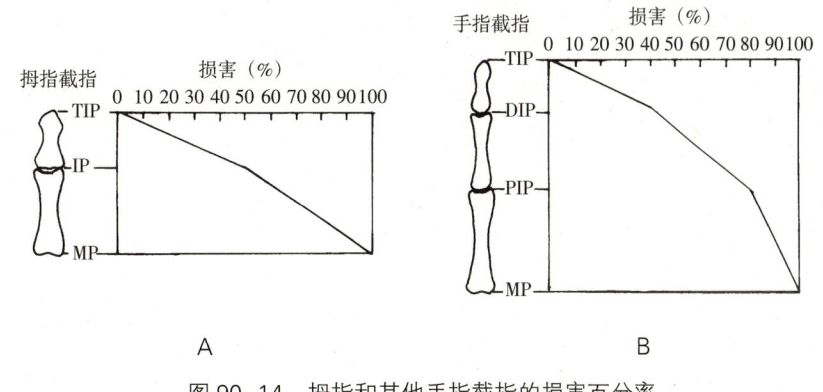

图90-14 拇指和其他手指截指的损害百分率

根据手指各部所占整个手指的功能百分比,可以计算出手指各部分缺损,对于整个手、上肢甚至整个人体损害及功能丧失的关系。例如:示指完全性缺损,表示该手缺失功能20%;示指

PIP截指，表示示指功能缺失80%，相当于整个手功能缺失16%（80%×20%）；遇有多个手指的缺失时，将各部分功能缺失相加，计算得出总和，可反映出整个手功能缺失的程度。例如：一侧拇指完全性截指，该缺损等于一侧手功能缺失40%，伴有示指DIP水平截指，该示指手功能缺失40%，而示指功能占手功能的20%，也就是示指DIP水平截指，造成一侧手功能缺失8%（40%×20%），所以一侧拇指完全性截指，加示指远节指间关节水平截指，造成整个手功能丧失48%。

AMA对于截肢损害的评定制定了一系列表格，可以根据表格直接查找损伤造成手、上肢及整个身体功能缺失的程度。表90-15是截肢损害的诊断标准。

表90-15　截肢损害的诊断标准（AMA，第六版）

诊断标准	0级	1级					2级					3级					4级				
损害范围	0	1%~13%（占上肢百分比）					14%~25%（占上肢百分比）					26%~49%（占上肢百分比）					50%~100%（占上肢百分比）				
分级		A	B	C	D	E	A	B	C	D	E	A	B	C	D	E	A	B	C	D	E
拇指							18	18	18	20	22	36	36	36	38	40					
							指间关节					掌指关节									
												37	37	37	39	41					
												1/2掌骨									
												38	38	38	40	42					
												腕掌关节									
示指或者中指		8	8	8	9	10	14	14	14	16	18										
		远侧指间关节水平					近侧指间关节														
							18	18	18	20	22										
							掌指关节														
							19	19	19	21	23										
							1/2掌骨														
							20	20	20	22	24										
							腕掌关节														
环指或者小指		5	5	5	6	7															
		远侧指间关节																			
		7	7	7	8	9															
		近侧指间关节																			
		9	9	9	10	11															
		掌指关节																			
		11	11	11	12	13															
		1/2掌骨																			
		12	12	12	13	13															
		腕掌关节																			

续表

诊断标准	0级	1级				2级				3级				4级				
损害范围	0	1%~13%（占上肢百分比）				14%~25%（占上肢百分比）				26%~49%（占上肢百分比）				50%~100%（占上肢百分比）				
手														54	54	54	58	58
														除拇指外所有手指在掌指关节				
														90	90	90	92	94
														所有手指在掌指关节				
														92	92	92	94	96
														肱二头肌止点到掌指关节				
臂														92	92	92	94	96
														从三角肌止点到肱二头肌止点				
														100	100	100	100	100
														三角肌止点以近				
肩														100	100	100	100	100
														肩关节处				

（二）感觉损害评判

任何由感觉障碍、疼痛、不适所致的功能缺失必须是不含糊的和持续的。手指背侧的感觉丧失不是致残性的，手指掌侧的感觉丧失才对手指的功能起致残性作用。

1. 感觉完全丧失的评判　掌侧感觉的完全丧失被认为减损功能的50%。例如：拇指两侧的末梢神经功能丧失，可以认为是该指功能丧失了一半（图90-15），由于拇指功能占手功能的40%，因此拇指感觉完全丧失，即可造成手功能丧失20%（50%×40%）。以此类推，示指、中指感觉完全丧失，各自造成手功能丧失10%，而环指、小指感觉完全丧失，各自造成手功能丧失5%。表90-16和表90-17是Swanson制定的各指神经损伤后的功能评定标准，可以根据损伤情况直接在表格中查找评定结果。

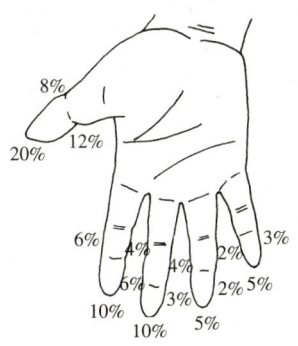

图90-15　感觉损害：手指感觉完全丧失对整个手的损害值，感觉丧失按截指损害的50%计算（Swanson）

2. 节段性（横向性）感觉丧失　用手指各部分所占手功能的百分比来计算。例如：拇指 IP 的感觉丧失，相当于从 IP 关节截指，功能丧失一半（50%×50%），即拇指功能丧失 25%，或相当于整个手功能丧失 10%（25%×40%）。

3. 纵向性感觉丧失　因手指两侧感觉功能的相对重要性不同，其感觉丧失所造成的手功能损害也不同（见图 90-15）。拇指桡侧半的感觉丧失，造成拇指感觉功能损害的 40%，而尺侧为 60%；其余手指尺侧半为 40%，小指除外，因为小指尺侧半的感觉更重要；然后将这些减损转算成与整个手的关系。例如：拇指感觉完全丧失相当于该手功能减损 20%，而拇指尺侧纵向感觉丧失相当于拇指感觉减损 60%，即减损该手功能的 12%（60%×50%×40%）。

表 90-16　拇指和小指神经损伤后的功能评定（Swanson）

占手指长度百分比	手指损伤的百分比					
	横向缺失		纵向缺失			
	双侧指神经		尺侧指神经		桡侧指神经	
	全部	部分	全部	部分	全部	部分
100	50	25	30	15	20	10
90	45	23	27	14	18	9
80	40	20	24	12	16	8
70	35	18	21	11	14	7
60	30	15	18	9	12	6
50	25	13	15	8	10	5
40	20	10	12	6	8	4
30	15	8	9	5	6	3
20	10	5	6	3	4	2
10	5	3	3	2	2	1

表 90-17　示、中、环指神经损伤后的功能评定（Swanson）

占手指长度百分比	手指损伤的百分比					
	横向缺失		纵向缺失			
	双侧指神经		尺侧指神经		桡侧指神经	
	全部	部分	全部	部分	全部	部分
100	50	25	20	10	30	15
90	45	23	18	9	27	14
80	40	20	16	8	24	12
70	35	18	14	7	24	11
60	30	15	12	6	18	9
50	25	13	10	5	15	8
40	20	10	8	4	12	6
30	15	8	6	3	9	5
20	10	5	4	2	6	3
10	5	3	2	1	3	2

（三）运动损害评判

手的运动功能丧失是各种手部疾患的最终临床表现，其原因可以是关节、肌腱、肌肉、神经、血管的各种疾患所致。在临床上，若对上述因素逐一进行单项指标的评定，则有的实在困难且又不现实。因此，手的运动失能影响因素很多，不少学者一直在探索临床的综合评定。

多少年来，有关手的运动失能，Boyes、Litchmon、Paslay、Vant、Heiple、White、Tubiana等提出了不同的评定方法。一般认为，Swanson提出的AMA，即"四肢和腰背持续性损伤评判"的基础上，结合Boyes的直线测量法提出的公式"$A\%+B\%\times(100\%-A\%)=A\%+B\%$的复合值"的评定方法较为系统和实用，且为国际手外科学会所认可。我国亦推广使用该方法。

手指功能损害评判的"$A=E+F$"方法　按照AMA指导，关节强直和屈曲损害值的计算，是假定正常的背伸在MP和IP关节都是0°。Swanson提出了一种对背伸能力评判的补偿方法，他对MP关节正常的向上20°过伸作了特别补偿。

一个关节运动的幅度，是从最大背伸到最大屈曲运动所构成的角度总和。在确定运动幅度时，测量极度运动可用大写字母V表示如下：$V_屈$（Vflex）＝可达到的最大屈曲；$V_伸$（Vext）＝可达到的最大背伸。

掌指关节运动幅度（V）：MP关节正常的运动幅度为0°～90°，计值为$V_屈$＝90°和$V_伸$＝0°，表示没有运动损害。对正常MP关节的过伸将在后面讨论。

关节屈曲丧失度（F）：计算关节屈曲度减少时丧失的屈曲度用F表示，相当于理论上最大的$V_屈$减去测量到的$V_伸$值（图90-16）。对一个伸0°、屈60°的MP关节，屈曲丧失度可表示为：$F=90°$（最大$V_屈$）$-60°$（测量到的$V_屈$）$=30°$。

关节背伸丧失度（E）：如果有背伸20°的缺失，则$V_伸$＝20°（图90-17）。丧失的背伸运动用E表示，相当于测量到的$V_伸$值减去理论上最小的$V_伸$值。对于一个缺少20°背伸的MP关节，其背伸丧失可表示为：$E=20°$（测量到的$V_伸$）$-0°$（最小$V_伸$）$=20°$。

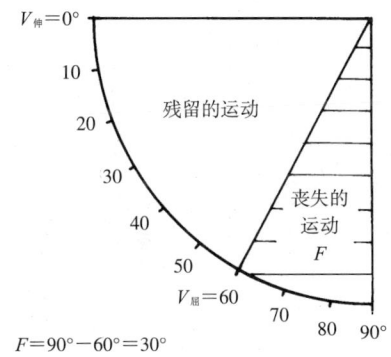

图90-16　一个具有伸0°到屈60°运动范围的MP关节，丧失的屈曲程度（F），相当于理论上最大屈曲角度（90°）减去测量到的屈曲角度（$V_屈$=60°），即$F=90°-60°=30°$

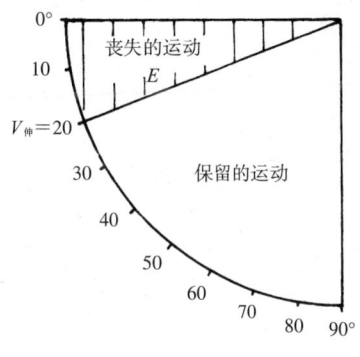

图90-17　MP关节丧失的背伸程度（E）相当于测量到的背伸角度（$V_伸$=20°）减去理论上的最小背伸角度（0°），即$E=20°$

关节强直（A）：屈曲度减少时，$V_屈$减小，而背伸损害时，$V_伸$增大。这两个值最终可停留在同一角度点上，即$V_伸=V_屈$，此时关节强直（图90-18）。关节运动完全丧失用A表示。这并不是指关节强直发生在这一运动角度，而是表示由此强直而引起的背伸度减少（E）和屈曲度减少

（F）的总和。关节运动的完全丧失可表示为：$A=E+F$。如果关节强直于40°，$V_伸=V_屈=40°$；E（背伸丧失）$=40°$；F（屈曲丧失）$=90°-40°=50°$，A（整个运动丧失）$=40°+50°=90°$。

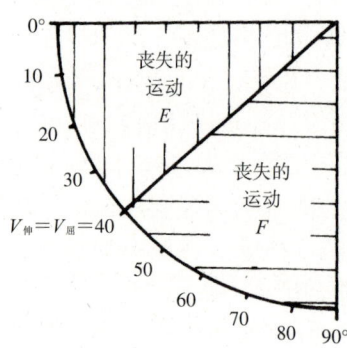

图90-18　关节强直时的运动完全丧失（A）相当于背伸丧失（E）40°加屈曲丧失（F）50°，即$A=90°$

应该注意到，A值反映了关节运动总的丧失，并且总是与该关节正常运动幅度的角度数相等。对MP关节，无论强直发生在运动弧的什么地方，只要$V_屈$等于$V_伸$，A总是等于90°；强直在30°位，$A=30°$（E）$+60°$（F）$=90°$；强直在80°位，$A=80°$（E）$+10°$（F）$=90°$。

手指功能损伤，可以由背伸的缺失（E）和（或）屈曲的缺失（F），或关节功能完全丧失（A）引起。这样，手指功能损害的百分比可以分别称作I_E、I_F、I_A，这些是在检查时测得的关节运动幅度，即角度V的功能。I_E为伸直损害，I_F为屈曲损害，I_A为强直损害。更专业化一点，损伤的百分率可表示为：I_E是$V_伸$（测量到的最小背伸角度）的功能，当$V_伸$达到其理论最小值（例如MP关节为0°）时，I_E为0%；I_F是$V_屈$（测量到的最大屈曲角度）的功能，当$V_屈$达到其理论最大值（在MP关节为90°）时，I_F为0%；当$V_屈=V_伸$时，$I_A=I_E+I_F$。

功能损害用百分率表示，并且将受影响部分的功能丧失反映到100%刻度上，AMA指导提供了屈曲功能缺失（F）和关节强直（A）所致MP关节从0°~90°手指功能损害的百分值（表90-18、表90-19）。这一百分值也可用图表示（图90-19，图90-20）。根据公式$A=E+F$（也可写成$E=A-F$）我们可以按公式$I_E=I_A-I_F$得到在某一角度的背伸功能损害（I_E）。例如，关节强直于30°位，根据AMA表格（表90-19），I_A等于45%，而I_F等于37%（表90-18），这样就可以得到I_E值：45%（I_A）$-37%$（I_F）$=8%$（I_E）。此步骤同样可用于从0°~90°运动弧上每一角度，从而获得各自的I_E值（图90-21）。如果关节伸损伤40°，$I_E=54%$（I_A）$-31%$（I_F）$=23%$。I_E是$V_伸$的功能，并且当$V_伸=0°$或$E=0°$时达0%。但是AMA指导没有考虑MP关节的过伸值，所以我们将AMA指导（表90-18）的I_F值稍加改良，以计算被认为也是正常的MP关节过伸20°的值（图90-22）。这样关节强直于30°位时，I_F就由33%替换了表90-18中的37%，按上述公式$I_E=I_A-I_F=45%-33%=12%$。

表90-18　从中立位起MP关节不同屈曲位功能丧失所致的手指功能减损百分率

屈曲角度	丧失的运动（F）	功能损害（%）
0°	90°	55
10°	80°	49
20°	70°	43
30°	60°	37

续表

屈曲角度	丧失的运动(F)	功能损害(%)
40°	50°	31
50°	40°	24
60°	30°	18
70°	20°	12
80°	10°	6
90°	0°	0

表 90-19　MP 关节不同强直位引起的手指功能损害百分率

关节强直角度	功能损害(%)
0°	55
10°	52
20°	48
30°	45
40°	54
50°	63
60°	72
70°	82
80°	91
90°	100

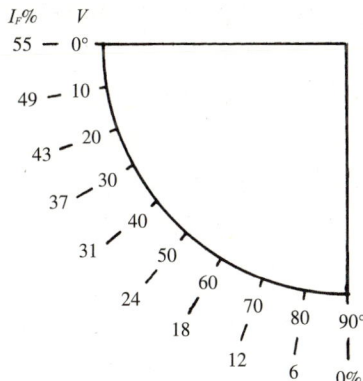

图 90-19　屈曲功能丧失（F）引起的手指功能减损百分率用 I_F 表示，现将 AMA 的 I_F 值（表 90-18）转换成弧形运动。如果 $V_{屈}=40°$，$F=50°$，相应的 $I_F=31\%$。I_F 是 $V_{屈}$ 的功能，并且当 $V_{屈}=90°$ 或 $F=0°$ 时达到 0%

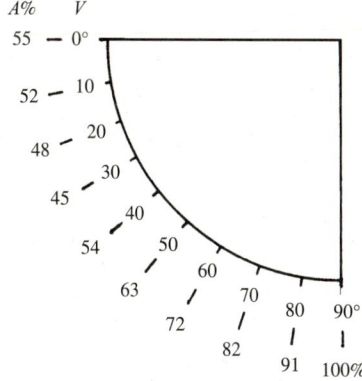

图 90-20　关节强直（A）引起的手指功能减损百分率用 I_A 表示，现将 AMA 的 I_A 值（表 90-19）转换成弧形运动。如果关节强直在 40° 位，$A=E(40°)+F(50°)=90°$，$I=54\%$

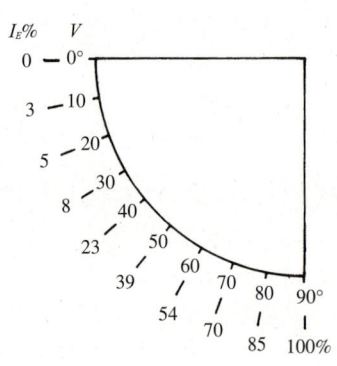

图 90-21 I_E 按公式 $I_A = I_E + I_F$ 或 $I_E = I_A - I_F$，得出各角度的值

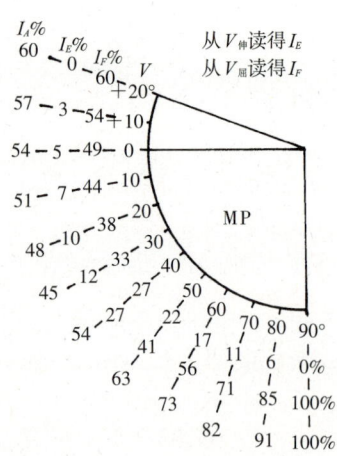

图 90-22 MP 关节功能损害百分率，I_A 在 30°或其功能位时最低（45%）。图中包括了过伸位畸形的功能损害百分率

I_E 的衍生是十分重要的，它提供了 I_E 和 I_F 两者的数值，以便正确估价功能损伤的百分率，这不仅是反映了运动丧失的度数，更重要的是反映了在手指运动弧中失能的位置。

举例：一个 MP 关节有 30°的活动幅度，假设从伸-10°到屈 40°，其功能损害没有伸-50°到屈 80°时严重。伸-10°到屈 40°的 MP 关节，$I_E = 7\%$，$I_F = 27\%$，总的损害为 34%；而伸-50°到屈 80°的 MP 关节，$I_E = 41\%$，$I_F = 6\%$，总的损害为 47%。MP 关节强直在 30°位，也就是功能位，I_A 达最低值：12%（I_E）+ 33%（I_F）= 45%；若强直在 80°位，损害程度就严重得多：85%（I_E）+ 6%（I_F）= 91%（I_A）（见图 90-22）。

手指、拇指、腕、肘和肩关节的功能丧失损害图表，都由上述基本公式衍生而出。

示、中、环、小指功能损害评判：在图 90-22、图 90-23、图 90-24 中，表示每个指关节（MP、PIP、DIP）3 种不同的功能损害（I_A、I_F 和 I_E）。每一关节的功能位取自 AMA 指导并加上过伸的资料。在一个正常的手，MP 关节可以有过伸 20°，丧失这一过伸功能，只标出了很小的损害百分率，MP 关节在伸 0°位时，$I_E = 5\%$（见图 90-22）。PIP 和 DIP 关节正常伸时为 0°，所以这些关节在伸 0°位时，$I_E = 0\%$。将这些关节的过伸角度考虑进去，可以使我们在关节强直发生于过伸位时定出屈曲功能损害率，例如：PIP 关节强直于 30°位定为 80% 的功能减损。

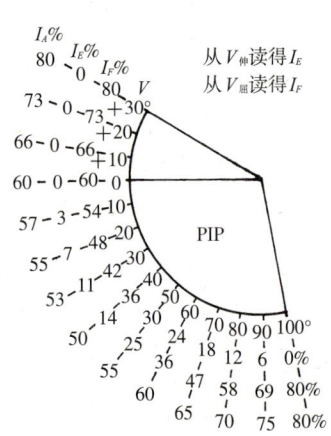

图 90-23 PIP 关节功能损害百分率，PIP 关节的功能位是 40°，在此角度 I_A 最低（50%）。图中包括了过伸位畸形的损害值

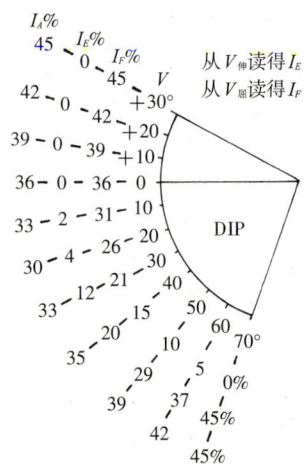

图 90-24 DIP 关节功能（包括过伸位）损害百分率，DIP 关节的功能位是 20°，此角度 I_A 达最低（30%）

关节强直的功能减损（I_A）：每个关节强直所致的功能减损（I_A），在功能位角度达最低值。MP关节I_A在30°时等于45%；PIP关节I_A在40°时等于50%；DIP关节I_A在20°时等于30%。

图90-22可用作测量运动幅度，并对其功能减损进行评价。例如-20°~60°的MP关节活动，这一角度的背伸损害在I_E标志的一行查看，即I_E为10%的背伸损伤；屈曲损害要在I_F标志的一行查看，即I_F为17%；这一病例的功能损害总计为10%+17%=27%。

拇指功能损害评判：拇指占整个手功能的40%，并有3个方面的功能所组成：①MP和IP关节的屈、伸功能；②内收、外展功能；③对掌功能。内收功能的测量是以拇指最大限度的内收位时，测量拇指IP关节掌侧纹到第5掌骨远侧掌横纹的最小距离，以厘米计算。对掌功能的测量是在拇指最大限度的掌侧外展时，拇指IP关节掌侧纹到第3掌骨远侧掌横纹之间的最大距离，用厘米计算。这3个方面的功能占整个拇指功能的百分比为：MP和IP关节的伸与屈共占拇指运动功能的20%，内收外展占拇指运动功能的20%，对掌占拇指运动功能的60%。

拇指内收和对掌功能的损害：从图90-25、图90-26显示，整个拇指功能的损害，是通过将拇指每一功能值相加而获得。拇指内收功能的测量是从拇指IP关节掌侧纹到远侧掌横纹与小指MP关节处的直线距离。在图90-25中，曲线表明内收功能减损百分率与这一内收功能有关，而不是与整个拇指的功能有关。内收占拇指全部功能的20%，故图中的损害百分率要乘以20%才能得到整个拇指功能减损的百分率，见表90-20。拇指对掌功能的测量是从拇指IP关节掌侧纹到远侧掌横纹与中指MP关节处的最大距离。在图90-26中，曲线表明损害百分率与对掌功能有关而不是与整个拇指功能有关。对掌占拇指全部功能的60%，故图中的损害百分率要乘以60%才能得到整个拇指功能减损的百分率，见表90-20。

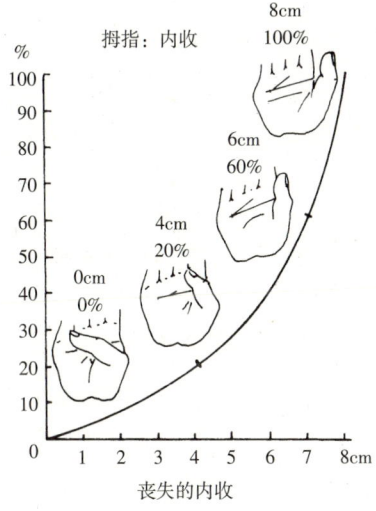

图90-25　拇指内收功能损害的测量

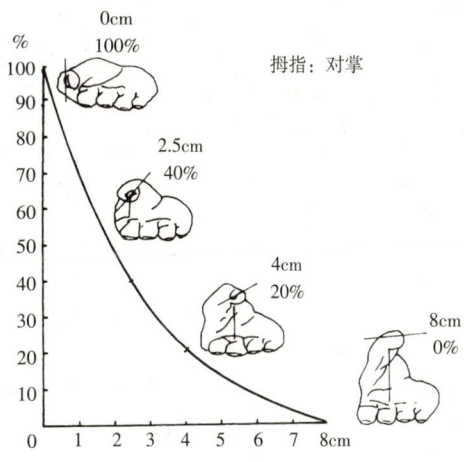

图90-26　拇指对掌功能损害的测量

表90-20　内收和对掌损害对整个拇指功能减损的百分率
（采用了内收和对掌分别占拇指功能的20%和60%的概念）

距离(cm)	拇指内收功能损害值(%)	拇指对掌功能损害值(%)
0	0	60
1	0	42
2	1	29
3	3	19

距离(cm)	拇指内收功能损害值(%)	拇指对掌功能损害值(%)
4	4	12
5	6	7
6	8	3
7	13	2
8	20	0

拇指屈和（或）伸或者关节强直功能的损害：因丧失屈和（或）伸或者关节强直所致的MP和IP关节损伤百分率由图90-27和图90-28表明，这些功能占拇指全功能的20%，拇指MP和IP关节功能位确定为屈20°，因此其I_A值在此角度最低，为7%的强直损害。

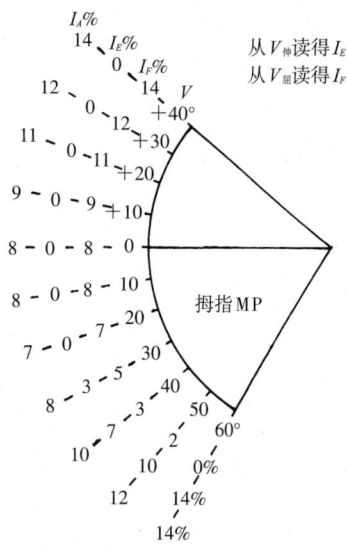

图90-27 拇指MP关节丧失屈、伸功能或强直时对手功能损害的百分率，功能位定在20°

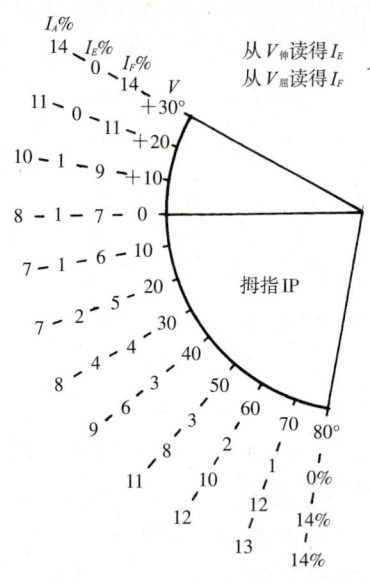

图90-28 拇指IP关节丧失屈、伸功能或强直时对手功能减损的百分率，功能位定在20°

在实际使用中，每部分功能可以按图90-25～图90-28和表90-20评判，确定每一个直接损害值对整个拇指功能的影响，然后将这些个别的值直接相加得出拇指的全部功能减损，而不用复合表。表90-21是AMA对包括肘和腕在内的运动功能损害评定表格，可以直接查询应用。

表90-21 AMA运动功能损害指导标准（AMA，第六版）

部位	指标	运动损害	
		<10%损害	>10%损害
肘关节	屈曲度数	≥120	<120
	伸直度数	≥-40	<-40

续表

部位	指标	运动损害	
		<10%损害	>10%损害
腕关节	旋后度数	20	<20
	旋前度数	≥45	<45
	屈曲度数	≥45	<45
	伸直度数	≥45	<45
	桡偏度数	≥10	<10
	尺偏度数	≥20	<20
拇指	外展度数	≥40	<40
	内收距离(cm)	≤2.5	>2.5
示指	掌指关节屈曲度数	≥70	<70
	掌指关节伸直度数	≥-10	<-10

（四）DASH上肢功能调查表

1996年，Hudak等首次使用了DASH调查表评价患者肩、臂、手功能缺陷，从那以后，DASH问卷越来越被世界范围内的临床医师所重视。DASH问卷调查表包括30个选项，主要是评估和日常活动密切相关的功能情况，以及由此产生的症状。每个选项采用1～5的评分制，分数越高，功能缺陷越严重。对于运动员和音乐人，还有附加选项进行评估。尽管DASH调查表称不上完美，但其简单易用，可靠性及重复性强，适用范围广泛，因而被译成多种语言，在多个国家广泛使用。

该调查表分成A、B及C三部分，A部分用于了解上肢的功能活动情况，B部分用于调查上肢的不适症状，C部分用于调查运动员和音乐人的上肢功能。大部分患者仅应用A和B两部分即可。其计算方法是将A、B两部分所有选择数字相加，然后按照以下公式计算：

DASH功能障碍/症状得分=[（n个作答得分的平均分）-1]×25，n代表已答题目的数量。DASH值为0时，表示上肢功能完全正常；DASH值为100时，表示上肢功能严重缺陷。

附：DASH量表

DASH量表在于了解您上肢的症状及从事日常活动的能力。请根据上一周内的活动情况，在以下项目相应等级的数字上画圈（1～5），并请您务必回答每一个问题。如果您在上周没有机会从事该项活动，请您设想一下，哪个项目最相符您的上肢情况，并在相应的数字上画圈。

请您注意，不论是用哪只手完成的下列活动，也不分是如何完成的，只要求根据相应的能力进行回答。

A部分，请您评估在上一周内进行下列活动的能力，并请在相应等级的数字上画圈（表90-22）。

B部分，请您评估在上一周下列症状的严重程度，并请在相应等级的数字上画圈（表90-23）。

C部分，调查您的肩、臂及手功能障碍对您从事音乐或体育活动的影响。如果您使用多种乐器或者从事多项体育活动，请您写出您认为最重要的乐器以及体育活动项目。请根据上一周的活动能力，在相应等级的数字上画圈（表90-24）。

表 90-22 调查上肢功能活动情况的表格（A 部分）

项目	活动能力				
	无困难	有点困难	明显困难但能做到	很困难	不能
1. 拧开已拧紧的或新的玻璃瓶盖	1	2	3	4	5
2. 写字	1	2	3	4	5
3. 用钥匙开门	1	2	3	4	5
4. 准备饭菜	1	2	3	4	5
5. 开一扇大门	1	2	3	4	5
6. 将物品放入头部上方的小柜子里	1	2	3	4	5
7. 繁重的家务劳动（擦地板、洗刷墙壁）	1	2	3	4	5
8. 花园及院子的劳动（打扫卫生、松土、割草、修剪花草树木）	1	2	3	4	5
9. 铺床	1	2	3	4	5
10. 拎购物袋或文件箱	1	2	3	4	5
11. 搬运重物（超过5kg）	1	2	3	4	5
12. 更换头部上方的灯泡	1	2	3	4	5
13. 洗发或吹干头发	1	2	3	4	5
14. 擦洗背部	1	2	3	4	5
15. 穿毛衣	1	2	3	4	5
16. 用刀切食品	1	2	3	4	5
17. 轻微体力的业余活动（打牌、织毛衣等）	1	2	3	4	5
18. 使用臂部力量或冲击力的业余活动（使用锤子、打高尔夫球、网球）	1	2	3	4	5
19. 灵活使用臂部的业余活动（如羽毛球、壁球、飞盘）	1	2	3	4	5
20. 驾驶、乘坐交通工具	1	2	3	4	5
21. 性功能	1	2	3	4	5
22. 影响您同家人、朋友、邻居以及其他人群社会交往的程度	1	2	3	4	5
23. 影响您的工作或其他日常生活	1	3	4	5	5

表 90-23 调查上肢不适症状的表格（B 部分）

项目	症状严重程度				
	无	轻微	中度	重度	极度
24. 休息时肩、臂或手部疼痛	1	2	3	4	5
25. 活动时肩、臂或手部疼痛	1	2	3	4	5
26. 肩、臂或手部麻木、针刺样疼痛	1	2	3	4	5

项目	症状严重程度				
	无	轻微	中度	重度	极度
27. 肩、臂或手部无力	1	2	3	4	5
28. 肩、臂或手部僵硬	1	2	3	4	5
29. 肩、臂或手部疼痛对睡眠的影响	1	2	3	4	5
30. 肩、臂或手功能障碍使您感到能力下降、缺乏自信	1	2	3	4	5

表90-24 调查肩、臂及手功能障碍对从事音乐或体育活动影响的表格（C部分）

项目	活动能力				
	无困难	有点困难	明显困难但能做到	很困难	不能
31. 用以往惯用的方式演奏乐器或进行体育活动	1	2	3	4	5
32. 肩、臂或手部疼痛影响演奏乐器或进行体育活动	1	2	3	4	5
33. 可以达到您要求的那样演奏乐器或进行体育活动	1	2	3	4	5
34. 能像以往那样长时间演奏乐器或进行体育活动	1	2	3	4	5

DASH功能障碍/症状得分＝[（n个作答得分的平均分）－1]×25，n代表已答题目的数量。如果有3个以上遗漏项目，DASH分数不予计算。

选填模块分数计算法：每道题目分数之和，除以4（题目数），减去1，乘以25。如果有任意一题被遗漏，选填模块分数不予计算。

遗漏项目：如果有超过10%的题目（即超过3题）不作答，DASH功能障碍/症状分数不能根据本规则计算分数。同理（即不作答题目不能超过10%），在高表现体育、表演艺术或工作模块中，因为仅由4题组成，所以必须作答每一道题。本遗漏项目"规则"适用于原始和修订版评分方法。

（侍德 王炜 韩冬 陈博 姚建民）

参考文献

[1] Hudak P L, Amadio P C, Bombardier C. Development of an upper extremity outcome measure: the DASH (disabilities of the arm, shoulder and hand) [corrected]. The upper extremity collaborative group (UECG)[J]. Am J Ind Med, 1996, 29(6): 602-608.

[2] Davis A M, Beaton D E, Hudak P, et al. Measuring disability of the upper extremity: a rationale supporting the use of a regional outcome measure[J]. J Hand Ther, 1999, 12(4): 269-274.

[3] McDowell I, Newell C. Measuring health: a guide to rating scales and questionnaires[M]. 2nd ed. Oxford: Oxford University Press, 1996.

第九十一章
先天性手及上肢畸形

第一节 手及上肢的胚胎发育学、病因学和病理学

胚胎发育期主要是指从卵子受精起到机体的主要结构形成结束的这一段时期。对人而言，从受精后直至第8周末都是胚胎发育期。肢体的发育期基本是和身体其他器官发育期相一致的，其时间跨度从胚胎期的第4～8周开始。

一 体轴的形成及分化

肢体的发育是一个三维过程，发生在近远轴、前后轴（尺桡轴）和背腹轴。胚胎发育早期，同源异形盒（HOX）转录因子介导颅-尾轴启动体节的分化。大约在发育的第4周，上肢的生发区域确立，启动了T-box（TBX5），无翅型MMTV（WNT）及成纤维细胞生长因子（FGF）的表达，肢体的生长开始。覆盖着菲薄的外胚层表层的上肢芽自侧板中胚层膨出（图91-1）。肢芽诱导失败（tetra-amelia综合征，四肢缺如），与WNT3及FGF10突变有关。TBX4和TBX5分别与下肢与上肢的发育相关联。TBX5突变（Holt-Oram综合征、手-心畸形综合征）导致一系列上肢畸形。随着肢芽的形成，发育在3个轴向上进行：远近（远心-近心）轴，前后（桡侧-尺侧）轴以及背-腹（背部-腹部）轴（图91-2A～D）。

远近轴：每个轴向的发育与分化由一群细胞控制，传送发育信息给局部细胞及组织，称为信号中心。中胚层的FGF10，与外胚层的R-FNG在背腹边界的顶端连接，使外胚层增厚，形成远近轴的信号中心，又称为顶端外胚层嵴（AER）。AER能产生WNT3及一些FGF（FGF4，8，9及17），维持中胚层FGF10的表达，而FGF10可以促进AER下区的细胞增殖，这些区域叫作进展区。进展区内的中胚层细胞受信号中心调控，以决定其最终分化。外胚层和中胚层FGF/WNT之间的相互作用，维持着远近轴的发育生长。人类有4个HOX基因簇，分别标记为A、B、C、D。鼠类相似的基因，以小写字母代替（hoxall）。在发育中的肢体，HOX基因家族以一种复杂的重叠方式顺序表达，这种顺序方式是由近及远的正序表达。HOX9在肱骨出现的时候表达，HOX11在前臂区域表达，HOX12在腕部区域表达，HOX13在手部表达。在小鼠，敲除hoxa11或者hoxd11基因对小鼠肢体的发育并没有明显的影响，这样看来在基因系统中有一些多余的结构。然而，敲除hoxa11或者hoxd11基因在一个鼠系中导致了桡骨和尺骨的缺失。对于HOX基因的级联表达，部分由外胚层顶嵴分泌的FGFs调节，同时也受SHH信号路径的影响。

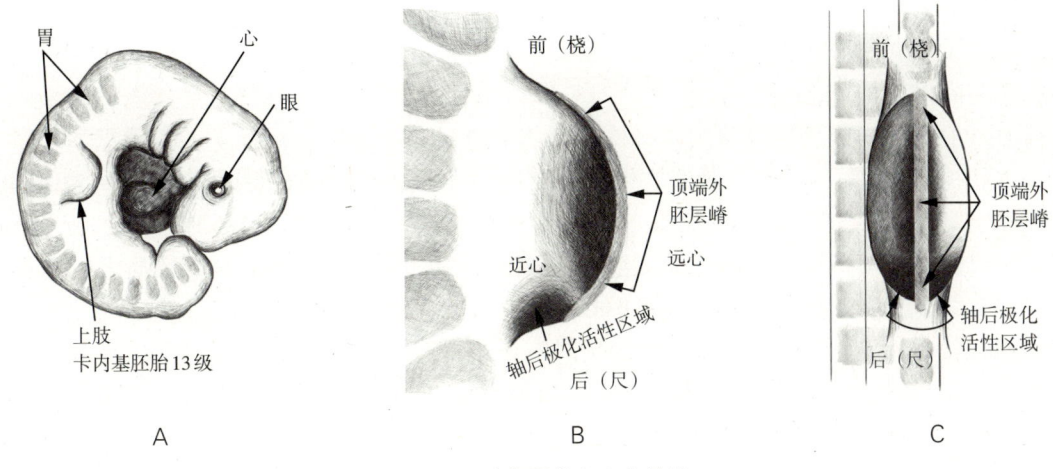

图 91-1 肢芽调节中心和体轴

前后轴：研究表明，把肢芽的轴后一小块区域移植到肢芽的轴前，将使轴前的手板发育方向轴后化，从而出现镜影手畸形。这是因为肢芽轴后组织的极化影响，使前轴处变成了轴后极化活性区域（ZPA）。前-后（桡-尺）轴的发育与分化受控于中胚层后方的极化区（ZPA）。ZPA增加肢体的宽度，使之向后（尺）方发育。极化活性区域的早期活性因子之一可能是维甲酸，因为移植维甲酸珠可以复制移植ZPA的效果，但是后来的研究表明，维甲酸并不能在肢体的正常发育中扮演生物学角色。ZPA活性通过形态发生素——音猬因子（sonic hedgehog，SHH）来实现。AER和ZPA通过反馈回路紧密联系，维持生长过程中AER远端后（尺）方边界区SHH的表达（图91-2）。

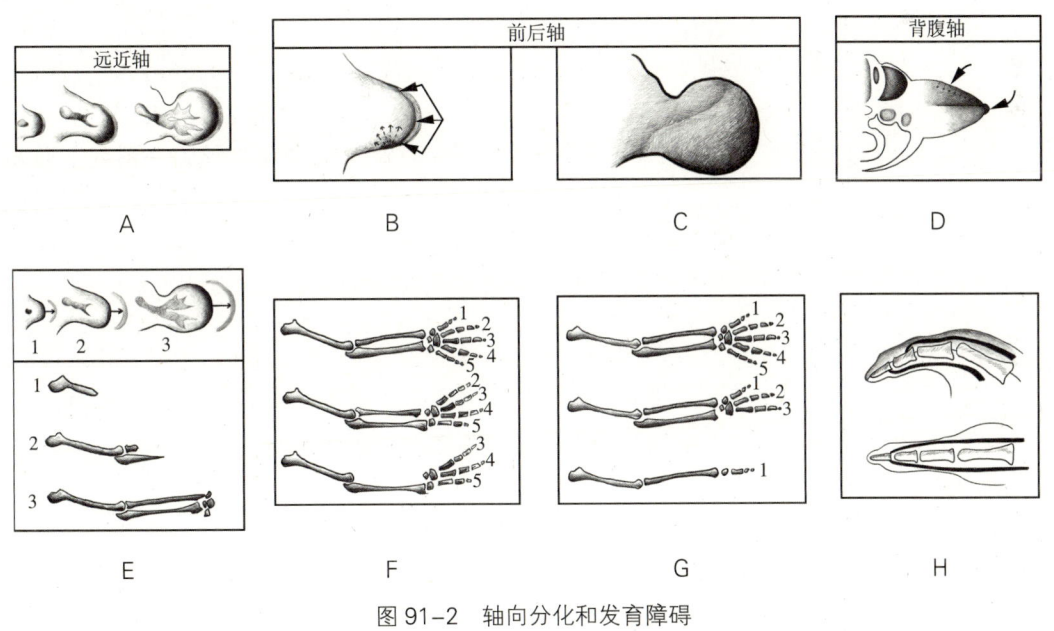

图 91-2 轴向分化和发育障碍

背腹轴：早期肢芽清楚地分成两部分，即背侧和腹侧。发育过程中并没有细胞越过背腹侧的边界。覆盖肢芽的外胚层对背腹轴的分界面有一定影响，因为切割分离外胚层并使其背腹侧换位，将导致肢体发育背腹侧的位置逆转。Engrailed（En1）蛋白的表达严格限制在腹侧室内，En1受一个或多个骨形态发生蛋白的控制。骨形态发生蛋白通过En1发挥其生物学效应，En1抑制

Wnt7a在腹侧室内的活性。Wnt7a通过诱导Lim同源盒转录因子LMX1B使下层的肢中胚层向背侧生长。Wnt7a的缺陷也会导致肢体尺侧生长发育的障碍，提示Wnt7a的另一个重要作用在于维持与ZPA相关的SHH的产生。

信号中心也同样能够通过常规及特殊的、不对称的分子通路，调控下游靶组织如骨骼、血管、肌肉和神经的生发。比如，骨骼的生发需要几种因子在合适的时机和部位发挥调控作用，包括性别决定区Y相关的高迁移率族蛋白9（SOX9），使骨原基浓集；WNTs和生长分化因子5（GDF5）调控关节发育；类甲状旁腺素（PTHLH）、印度刺猬因子（IHH）、胰岛素样生长因子（IGFs）、成骨蛋白（BMPs）、WNTs、FGFs以及成骨特异性转录因子2（RUNX2）促进骨原基生长及后来的软骨内骨化。此外，矮小同源盒基因2（SHOX2）在近心侧软骨膜得到上调表达，促进了肱骨的延长。同时，前臂软骨膜诱导SHOX以调节桡、尺骨的生长。因此，下游通路的正确诱导对于各轴向的完全分化至关重要。

二 肢芽的形成

大约在胚胎发育的第26天，于胚胎两边的腹外侧壁上，近颈节根部，相当于第5～8颈椎处，各出现一个中胚层隆起，外覆以外胚层，此即上肢肢芽（upper limb buds），上肢的肢芽也就是著名的Wolff顶部。到第28天，上肢肢芽可被明显看到（图91-3，图91-4）。

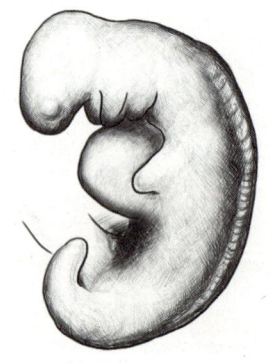

图91-3　胚胎第26天左右，长3.5mm，在腹侧出现了上肢肢芽的痕迹

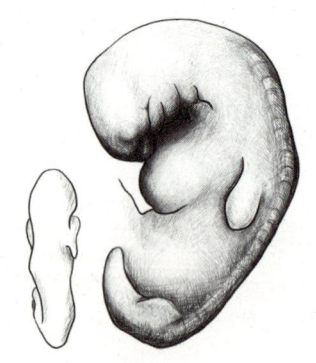

图91-4　胚胎第28天，长4～5mm，上肢肢芽已明显可见

肢芽由中胚层的间充质组织及其外表的一层外胚层构成。在肢芽出现的早期，肢芽顶部的外胚层形成顶端外胚层嵴。不少研究证明，外胚层嵴直接影响并控制着肢体的发育及分化。有些肢体畸形，最早就是由于顶端外胚层嵴的分化不全或损伤等因素而起始的。

三 肢体的发育

肢体的发育是按近端向远端的顺序发展的（图91-5）。

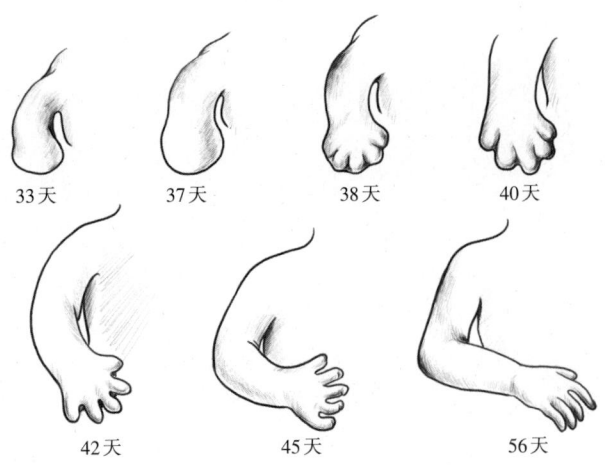

图 91-5　胚胎第 5~8 周，上肢各段顺利发生

胚胎第 28~30 天，上肢肢芽增粗，并向体侧弯曲（图 91-6）。第 31~32 天，上肢肢芽可分辨出圆柱形的近端及扁平的远端部分，后者称手板。在第 33 天，上肢肢芽已能区分出上臂、前臂及手板，而且在手部可分别看出手的分段结构，即手腕、手板及指板，但此时各手指之间没有任何分指迹象（图 91-7）。

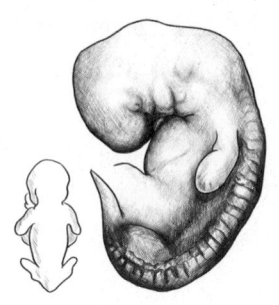

图 91-6　胚胎第 28~30 天，长 6~7mm，上肢肢芽已有分节

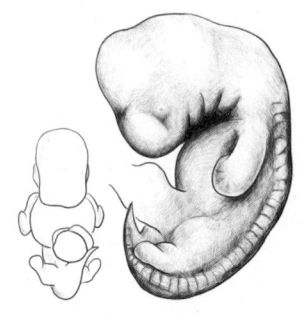

图 91-7　胚胎第 33 天，长 8~11mm，上肢肢芽可区分出上臂、前臂及手板，下肢肢芽也呈现分段结构

胚胎第 35 天左右，上肢肢芽指板出现了手指间隔痕迹，中胚层组织在肢芽中已可见到形成肌肉及骨组织，但是，在这阶段还不能对骨及肌肉组织进行区别（图 91-8）。到胚胎的第 37 天左右，上肢肢芽的发育经过鳍状、浆状，发育成有痕迹手指，其外观如蹼状，称为蹼状手指，并出现了肘部（图 91-9）。

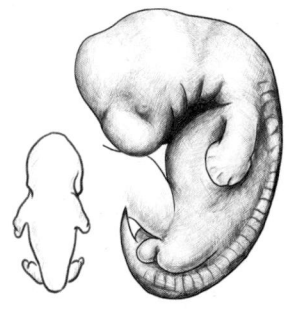

图 91-8　胚胎第 35 天左右，长 11~14mm，上肢肢芽的手板有分指痕迹

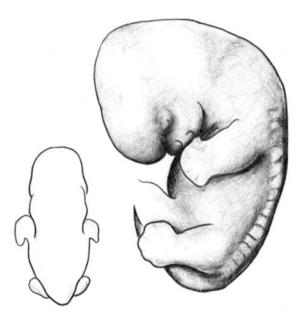

图 91-9　胚胎第 37 天，上肢肢芽的手板已有明显的分指，呈蹼状手指

胚胎第39天,手掌面面相对(图91-10),至第40～45天,手指开始分化,增大成形,此时神经从脊髓进入肢芽的间充质组织中,而且肌肉成分也明显可见,其余间充质组织先演变成软骨组织雏形,再骨化成骨(图91-11)。第56天,胚胎上肢发育成形(图91-12)。

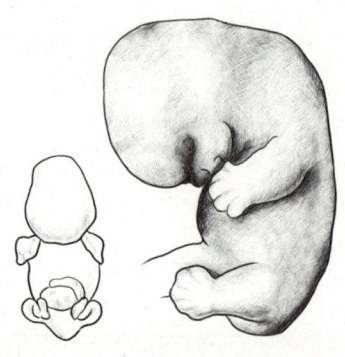

图91-10　胚胎第39天左右,长17～20mm,手掌呈相对位置

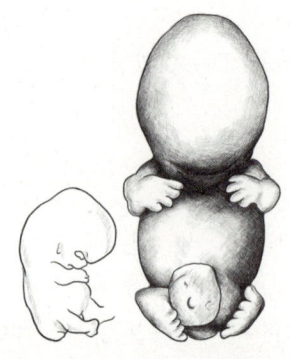

图91-11　胚胎第40～45天,长21～23mm,手指分指已完成

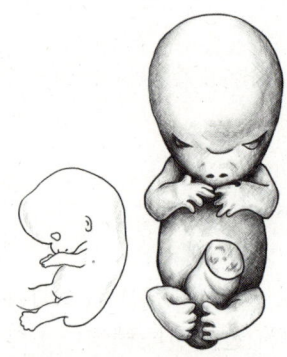

图91-12　胚胎第56天,长25～27mm,上、下肢的外表发育已成形

随着肢体长度的增加,骨骼逐渐形成,成肌细胞聚集,然后分化成肢体的肌群,这些肌群分为背侧的伸肌群和腹侧的屈肌群。在胚胎第7周,肢体的大部分结构均已形成,并出现了关节,特有的肌群及个别肌肉也能够被分辨出来。肢体由向胚胎腹侧方向开始向相反方向旋转,最初肢体的屈肌面向胚胎的腹侧,伸肌面向胚胎的背侧。无论是上肢肢芽或是下肢肢芽,都有头侧及尾侧之分。头侧是近胚胎头部的一侧,尾侧是近胚胎尾部的一侧,前者在肢体长轴的前缘,称轴前缘,后者称轴后缘。因此,轴前缘面向头端,轴后缘面向胚胎尾端(图91-13)。

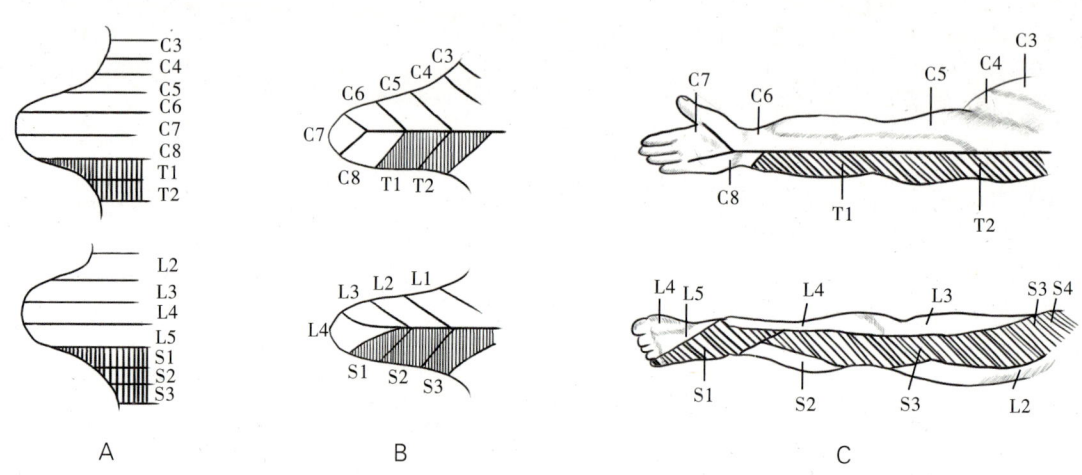

图91-13　成人上、下肢皮神经支配分布及胚胎时期神经发育过程的关系

四 骨骼的发育

在肢体形态发生的初期，肢芽内的间充质变得致密，约在胚胎第6周初，出现成软骨细胞，包埋于嗜碱性的基质中，并逐渐呈现透明软骨的特征，进一步以软骨内成骨的方式生发骨组织。

四肢骨包括肩带骨、盆带骨和上、下肢的游离骨。它们出现骨化中心的时间和数量不同，锁骨为最早出现骨化的骨，开始于胚胎第7周，含两个骨化中心，两端为软骨内成骨，中部为膜内成骨。肩胛骨的肩峰和肩胛冈有一骨化中心，在喙突又有一骨化中心。盆带骨的髂骨化中心比耻骨和坐骨出现早，但均于青春期才完成骨化，并在14～16岁时相互愈合而成为髋骨，上肢骨化中心出现的顺序是：肱骨（先后出现8个骨化中心）、桡骨（3个）、尺骨（3个）、远侧指节骨（2个）、掌骨（2个）、近侧指节骨（2个）、中指节骨（2个），每个腕骨（1个）。一般来说，胎儿四肢长骨的生长速度若以肢体长度做比较，前臂骨和小腿骨具有相同的生长速度，远侧节段的生长速度较近侧节段稍快，下肢较上肢的相当节段为快。女性的骨化中心比男性的骨化中心出现早。

五 肌肉的发育

根据胚胎学和成体神经支配的追踪观察，一般认为，四肢的肌肉是由颈部和腰部的生肌节向腹侧伸入肢芽所形成。然而哺乳类胚胎追踪不到肢体肌肉的体节来源，因而目前大多数学者认为哺乳动物四肢肌不来自体节。随着肢芽的伸长和肢芽中骨骼的形成，在第7周时，由相应区段体壁中胚层间充质细胞演变来的成肌细胞在局部聚集，并在肢芽内分化为成肌细胞，成肌细胞逐步转化为肌细胞。以骨为纵轴，可分为肢体背面的轴后肌（伸肌群）和腹面的轴前肌（屈肌群）。上肢肌出现略早于下肢肌，肢体近端肌先于远端肌，伸肌先于屈肌。胚胎第7周初，四肢向腹侧延伸，至发育后期，上肢沿其长轴向外旋转90°，使未来的肘突向背侧，伸肌群移到背外侧，屈肌群移到腹内侧；下肢则向内侧旋转近90°，使未来的膝突向前方即腹外侧，伸肌群转向腹侧，屈肌群转到背侧。一般于胚胎第8周，四肢的主要肌肉已接近成形。

六 血管的发育

肢体的动脉起源于肢芽发生的相应体节的节间动脉，节间动脉的外侧分支构成血管丛，它们沿着肢体的长轴生长，形成肢体的轴动脉，肢体的动脉来自轴动脉及其分支。上肢轴动脉的来源左、右侧略有不同，左侧轴动脉起源于颈部左侧第7节间动脉，而右侧起源于颈部右侧第7节间动脉及第4动脉弓。轴动脉形成锁骨下动脉，向下延伸进入上肢，靠近正中神经下行，到达前臂骨间膜前面。在其行进过程中，血管发育成腋动脉、肱动脉、骨间掌侧动脉及掌深弓动脉，而尺动脉及桡动脉则出现较晚。

肢体的浅静脉由上肢肢芽的边缘静脉形成。随着上肢肢芽手指的分化而成为指排列时，上肢轴前缘的边缘静脉，即上肢头侧的静脉发展成为头静脉，而轴后缘的边缘静脉，即上肢尾侧的静脉则发展成为贵要静脉。在成人，其静脉的位置证明了肢体在胚胎发育过程中有过旋转的阶段。

七 神经的发育

随着胚胎体壁（外胚层及体壁中胚层）的发育，脊神经也随之进入肢体。成年人肢体的皮肤感觉是严格按照不同脊神经的来源而分区的，即按皮节分布，每一个皮节界限的划定，是依每一个分区脊神经及相应的交感神经支配而确定的。

肢体的神经来自各自的神经丛，进入上肢的臂神经丛由来自颈下段及胸上段的脊神经前支所构成。这些神经在向肢体行进过程中重新分束组合，构成不同的神经干及神经束。它们既是解剖学上的单元，又是一定的功能单位，如臂丛神经的内侧束及外侧束以支配屈肌群为主，而臂丛神经的后束则以支配伸肌群为主，不过也有例外情况，如肱肌的神经支配，既有来自支配屈肌群的肌皮神经，又有来自支配伸肌群的桡神经。

（徐靖宏　陈加亮　王炜　王斌）

第二节　手及上肢先天性畸形的病因、发病机制、病理学和遗传学

一　手部先天性畸形的病因

手部先天性畸形的病因十分复杂，其确切的致畸原因和机制仍不是十分清楚。致畸原因大致可概括为两种：一种为内因，即遗传因素；另一种为外因，即胚胎时期受外界因素影响而发生的畸形。

（一）遗传因素

遗传因素包括：①染色体异常：是指染色体数目或结构异常。这种情况大多数会导致流产、死产，故临床病例并不多见。②基因突变：10%~15%的先天性畸形由基因突变引起，但大多数基因突变并不引起先天性畸形。基因突变分为多基因突变和单基因突变。多基因突变可产生多种先天性畸形，但单基因突变有时也可产生多种缺陷，如由单一显性基因引起的尖头并指（趾）畸形。

基因突变与先天性畸形关系密切，p63基因是p53基因家族成员之一，p63基因在结构上可分为反式激活区（TAD）、DNA结合域（DBD）、寡聚区（OD）和SAM结构域（SAM）（图91-14）。其编码产物为多种具有不同活性的异构体，可分成两大类：①从外显子1开始转录且具有反式激活区的异构体称为TA异构体；②从另一个位于外显子3和4之间的转录起始位点开始转录的没有反式激活区的异构体称为ΔN异构体。同时，由于3′端剪切方式的不同而产生α、β和γ等3种C端不同的异构体。现已证实，p63基因在各种上皮组织的发育、分化和形态发生以及胚胎形成过程中起重要作用。p63基因在人体组织中广泛表达，食管、肺、皮肤、肌肉、乳腺、脾、淋巴细胞、神经组织、消化系统和泌尿生殖系统等都有不同程度的表达，但在这些组织细胞中的构成和亚细胞定位却有所不同。p63基因表达于肢芽AER，p63基因突变导致AER不能完成分化而保留其结构的完整性。目前已发现p63基因突变存在于先天性缺指（趾）-外胚叶发育不全-唇/腭裂（EEC）综合征，手足裂（SHFM）和紫癜-外胚层缺陷-唇裂/腭裂（AEC）综合征。p63基因的杂合突变主要与外胚层发育不全、口面裂畸形和肢端畸形有关。迄今为止，EEC综合征患者中已发现31个突变，包括5个突变热点（R204、R227、R279、R280和R304），位于p63基因的DNA结合域，影响p63基因与DNA的结合，造成其转录活性的降低（图91-15）。SAM结构域在组织发育和分化过程中参与蛋白质之间的相互作用，因此推测发生于此结构的突变会抑制特异性蛋白质之间的相互作用。

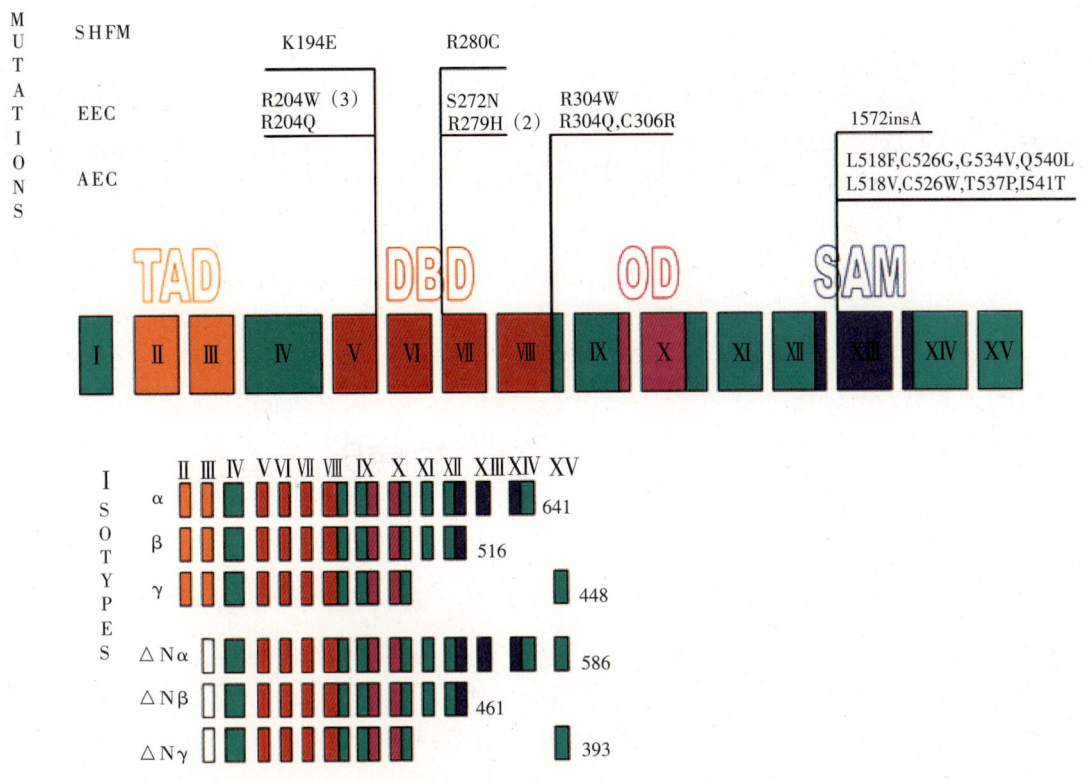

图 91-14 p63 基因的 SHFM、EEC、AEC 突变热点

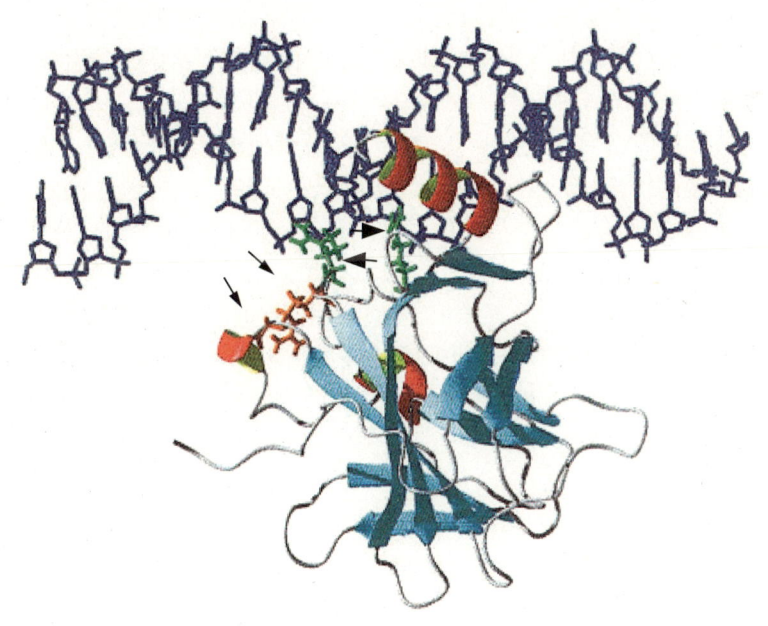

图 91-15 p63 基因 DNA 结合区条带图
细箭头表示 SHFM 中突变的氨基酸残基（K194 和 R280），粗箭头表示 EEC 中突变的氨基酸残基（R279 和 R304）

通过细胞染色体中的遗传因子，将畸形遗传给下一代，是先天性畸形发病的主要原因。遗传在先天性畸形中起着重要作用，据统计，大约5%的手部畸形是由遗传所致。由于血缘关系，在有畸形家族史的家庭成员中，其畸形发生率是正常人群的25倍。手部畸形的发生大多为单基因遗

传，遗传方式有常染色体显性遗传或隐性遗传和伴性遗传，常见的为常染色体显性遗传。其遗传规律如下：

1. 致病显性基因在第1~22对常染色体中的某一对上。遗传与性别无关，家族中男女患病的机会均等。

2. 每代都可有患者出现，家族中常见连续几代患病。

3. 患者与正常人结婚，所生子女的患病概率为50%。如果配偶双方均为患者，子女患病概率高达75%。

4. 存在着不同的表现度，即同一基因型的不同个体虽然都有发病，但发病的严重程度有所不同，如并指患者，并指的严重程度不同。

显性遗传常见的畸形有并指、短指、分裂手、多指等。隐性遗传常无明显家族史，性连锁隐性遗传表现为男性发病，女性为致病因子携带者。

近亲结婚也是畸形发生的主要原因，一般非近亲结婚子女畸形发生率为1‰，而在近亲婚配中，子女畸形发生率达25%~50%，是正常情况下发生率的250~500倍。

(二) 外界因素

这类手部畸形在患者以后的几代中不再出现，因为畸形的发生是在胚胎时期受外界某些因素的影响所致，而这种影响并不涉及染色体中的遗传因子，所以不发生畸形遗传。影响胚胎发生畸形的关键时期是妊娠前3个月，可能与下列因素有关。

1. 营养因素　动物实验研究表明，小鼠母体饮食中缺乏维生素C时，小鼠肢体可发生弯曲畸形。Warkany和Nelson给大白鼠喂饲缺乏核黄素的饲料后出生的484只小鼠中，有189只(39.05%)发生各种先天性畸形，其中一半为前爪畸形。缺乏维生素A，可影响胚胎软组织的发育，如心、眼、横膈膜及泌尿生殖器等器官。

在人体中，母体缺乏营养的机会很少，但某些胎盘的病变，影响其对胎儿的营养供应，从而影响胚胎的发育，导致手部畸形的发生。

2. 药物因素　许多药物都有致畸作用，如反应停及其他许多镇静剂、多数抗癌药、口服避孕药等。动物实验证实，皮质激素、锥虫蓝（台盼蓝）、芥子氮等均能使动物胚胎产生肢体畸形。Kosenow和Pfeiffer（1960）报道了海豹手畸形（上肢短，手直接连于肩部），其原因与孕妇在怀孕早期服用沙利度胺（反应停，酞胺哌啶酮）有关，其发病率达20%以上。沙利度胺曾在1957—1961年间导致欧洲几千名儿童产生无肢、短肢等畸形，此事件也推动了对先天性畸形的病因及病理研究。

同一种药物，因其剂量、使用途径、吸收和代谢等的不同，其发生畸形的类型也不相同。

3. 放射因素　放射线对胚胎的遗传特征具有决定性的影响，甚至可使发育停止。对大白鼠进行X线照射，发现胎鼠的爪部有水疱、血疱、血肿。胎鼠出生后形成缺肢、缺指、分裂手、多指、并指等多种畸形，同时还发生眼和肾的畸形。第二次世界大战后，随机抽查胚胎前半期受过原子弹爆炸影响的205名儿童，发现其中28名有畸形，占13%以上，此发生率远比一般人群高。

4. 内分泌因素　Daraiswami在孵育追踪的鸡蛋壳下注入少量胰岛素，可使孵出的雏鸡产生多种畸形。但如果再注入一些烟酰胺及维生素B_2，即烟酰胺及维生素B_2与胰岛素一同注入，则可防止畸形的发生。临床上，糖尿病患者的后代畸形发生率较一般正常人高5~7倍。

5. 疾病因素　母体在妊娠的前3个月患某些疾病，感染风疹病毒、巨细胞病毒、弓形体、单纯疱疹病毒、亚洲流感病毒、流行性腮腺炎病毒、梅毒螺旋体等时，可导致胎儿畸形。Greeg（1941）发现妊娠的前2个月患风疹的孕妇，其胎儿可能发生各种先天性畸形，如白内障、听力下降、心脏畸形、骨发育障碍等。这可能是由于病毒通过胎盘直接影响胚胎的发育所致。也有人认为，母体的健康情况可能是对已具有某种畸形遗传因子的胎儿诱发畸形的一种辅助因素。此外，母体糖尿病、慢性酒精中毒等都可导致胎儿畸形。也有报道地中海贫血造成指动脉栓塞，产生先天性截指的病例。

6. 创伤因素 有人认为在胚胎早期，胚胎上的血肿可抑制胚胎某部分的发育，造成畸形。在怀孕后期，胎儿生长迅速，而羊水逐渐减少，同时腹腔、盆腔压力逐渐增长，特别是双胎或子宫畸形、子宫肌瘤等，都会使胎儿肢体受到压迫，活动受限，从而使胎儿肢体屈曲，发生畸形。此外，胎儿在宫内被羊膜束带或纤维环束缚，也可产生宫内截肢（指）。

7. 环境化学因素 Jones（1973）将乙醇中毒孕妇所生婴儿的头颅、颜面、四肢、心脏及外生殖器异常，伴有全身发育障碍、精神呆滞的综合征，命名为胎儿乙醇综合征。此后有数百例以上的相关报道，所以孕妇中等度的饮酒已被警告对胎儿有一定的危险性。此外，低体重儿与孕妇吸烟有关，平均体重减少150~250g。也有报道指出，吸烟可导致流产率与围产期死亡率上升。与不吸烟的孕妇相比，吸烟孕妇的子女产生畸形的危险性要比不吸烟的子女高2~3倍。此外，有机汞杀虫剂等环境因素也是重要的致畸因子。

二、发病机制、病理学

（一）发病机制

对上肢先天性畸形真正的发病机制还知之甚少。目前有两种观点：一种观点认为，发育过程从一开始就是被基因编程好的；另一种观点认为，发育是序列的生物化学和物理作用的结果，并且受到四维时空的影响。这在畸形的发生上就导出了基因决定论和环境决定论。然而更多的资料表明，多数畸形是两种因素共同作用的结果，环境因素影响的意义更大。笔者更相信有些手及上肢畸形是一开始被基因编程好的，如指屈曲畸形、指侧屈畸形、分裂手和一些并指畸形等，常常有明显的家族遗传倾向。另外，环境因子可导致基因突变或改变基因的正常表达，桡侧球棒手可能属于这一类，基因的缺陷在一定环境因素的作用下才会出现畸形。

（二）病理学

胚胎发育的全部过程都是在基因调控下表达的。各组织细胞的发生，按照一定的遗传信息在分化发育中相互制约。通过组织细胞的繁殖、分化、局部生长与退化、吸收等不同机制形成各器官的原基。应该指出，"发育区"是胚胎中的一个区域或一组细胞，可作为一个整体对内源性或外源性刺激做出反应。"发育区"缺陷的发病原因与原始细胞的功能紊乱、多种组织间的相互作用有关。如嘴侧的中胚层发育失调，可引起头面部的多发畸形；下丘脑或血管组织的失调，可引起生殖器和心脏的畸形。胚胎发育过程中，任何水平上的干扰、障碍，都会出现各种发育不良、功能障碍，导致各种先天性畸形、异常，甚至发育终止而死亡。在发育的各个水平上所产生的异常表型包括：①代谢障碍：可能为常染色体隐性或显性遗传病。②组织发生障碍：若影响2~3个胚层及其衍化的组织结构，则表现程度较重；反之，临床表现较轻，遗传方式也可能为显性或隐性。③器官形成障碍：出现器官结构的发育和功能上的缺陷，可出现各种先天性畸形，占新生儿的2%~7%。1%的新生儿有多发畸形。④变形障碍：通常发生在受孕3个月以后的胎儿期，在身体有关部位的正常形状和结构发生明显改变，主要为局部受累，如前所述形成原因是胎儿期，不论是一卵双胎或二卵双胎均可因胎儿受挤而导致变形；这类变形占新生儿的2%，变形可以在出生后通过矫正而治疗。

先天性畸形的发生机制：Wilson根据大量实验资料，从理论上把致畸作用机制归纳为9类：基因突变、染色体畸变、干扰有丝分裂、核酸功能与合成过程改变、蛋白质和酶生物合成前体物质缺乏、能量供应受阻、酶活性抑制、自稳功能紊乱及细胞膜特性改变。Beckman和Brent从临床角度出发，将人类致畸的作用机制分为细胞死亡、有丝分裂延迟和细胞周期延长、分化迟缓、强迫体位和血管供应不足、组织发生障碍、细胞迁移抑制等作用机制。

根据胚胎发育的规律，以及不同发生方式所产生的各种畸形，Patten曾提出6种方式：①生长过少；②吸收过少；③吸收过多；④在错误的部位吸收生长；⑤在异常位置上正常生长；⑥组织或结构的过度生长。Arey提出类似的9种方式：①不发育；②发育不全；③发育受阻；④相邻原基粘连；⑤生长过度；⑥错位；⑦错误迁移；⑧不典型；⑨反祖。根据Cohen（1981）所列畸形发生方式见表91-1。

表91-1 胚胎形态发生异常所致先天性畸形

类型		畸形举例
形态发育不全（incomplete morphogenesis）	1. 发育缺如（absence of development）	无臂、无鼻、肾不发育、无肛
	2. 发育不全（hypoplasia）	软骨发育不全、头畸形、小颌畸形
	3. 关闭不全（incomplete closure）	腭裂、唇裂、虹膜缺损
	4. 分隔不全（incomplete separation）	并指（趾）、动脉干永存
	5. 迁移不全（incomplete migration）	泄殖腔外翻（睾丸下降不全）
	6. 旋转不全（incomplete rotation）	肠旋转不全（内脏转位）
	7. 消退不全（incomplete resolution）	鼻后孔闭锁、Meckel憩室
	8. 早期位置保留（persistence of early location）	低位耳、隐睾
形态发生过多（redundant morphogenesis）		多指（趾）、巨指（趾）、大耳垂
形态发生迷乱（aberrant morphogenesis）		纵隔甲状腺、睾丸旁脾

三 遗传学

（一）单基因遗传

基因在染色体上按直线顺序成对地排列于同源染色体上的等位基因，分显性与隐性；显性基因通常以A表示；隐性基因以a表示。同源染色体上，每对等位基因的性质相同，如共为显性（AA），或共为隐性（aa）即为纯合体；相反，每对等位基因的性质不同，如为Aa，即为杂合体。一对等位基因中有一个基因存在，呈杂合体（Aa），即可表现为遗传性状或遗传病者，称为显性基因。若一对等位基因呈纯合体（aa）方可表现遗传性状或遗传病者，称为隐性基因。隐性致病基因呈杂合体（Aa）时，由于有正常的显性基因A，使隐性致病基因a的作用不能表达，此种杂合体不发病，即表型正常但能将致病基因a传给后代，称为致病基因携带者（简称携带者）。故单基因遗传病分显性与隐性两类，由于单基因位于常染色体上或性染色体上，又分为常染色体显性、隐性遗传与性染色体显性、隐性遗传。

1. 常染色体显性遗传　一种遗传性状或致病基因位于第1~22对常染色体上，等位基因呈杂合体（Aa）即可表现遗传性状或致病的遗传方式，称为常染色体显性遗传（autosomal dominant inheritance），简称常显遗传（AD）。其传递方式为：基因型为杂合体（Aa）即可发病，若为纯合体（AA）则病情更重；每次生育的子代发病概率为1/2；男女患病机会相等；每代均有发病者；若父母无病，子代有发病，可能为基因突变或外显率不全。先天性分裂手（或足）畸形中，SHFM1（7q21.2-22.1）（61，62），SHFM3（10q24-25）（37-40）、SHFM4（3q27）为常染色体显性遗传，由p63基因突变引起。

常见遗传性疾病与先天性畸形：并指、多指、成骨发育不全、软骨发育障碍（不全）、软骨发育低下、先天性脊柱骨骺发育不全、多发性骨骺发育不良、马方综合征、神经纤维瘤。

2. 常染色体隐性遗传　一种遗传性状或致病基因位于1～22对染色体上，等位基因呈纯合体（aa）方可表现遗传性状或致病的遗传方式，称常染色体隐性遗传（autosomal recessive inheritance），简称常隐遗传（AR）。其传递方式为：基因型为纯合体（aa）方可发病，子代有发病者，父母均为杂合体（Aa）表型正常的携带者；每次生育的子代有1/4的概率发病，2/4为携带者，1/4为正常人；男、女均可发病；一般散在发病，近亲婚配者的子代发病率明显增高。

3. X染色体遗传（性连锁遗传）　一种遗传性状或致病基因位于性染色体上，其中多数位于X染色体上，故又称X连锁遗传。例如SHFM2（Xq26）即为染色体遗传位。于X染色体上的致病基因有显性与隐性之别。显性者基因组合呈杂合体（Aa）即可发病，此种遗传方式称为X连锁显性遗传。隐性者基因组合呈纯合体（aa）方可发病，杂合体（Aa）为携带者，此种遗传方式称X连锁隐性遗传。男性性染色体只有一条X染色体，Y染色体较小，与X染色体无相应的等位基因，只有成对的等位基因中的一个基因，称为半合子。因此男性不可能有纯合体，尽管致病基因是隐性的，只要男性有一致病基因呈半合子即可发病，所以性染色体隐性遗传，多为男性发病，女性常为携带者。若一种遗传性状或致病基因位于Y染色体上，X染色体上缺少相应的等位基因，此种基因将随Y染色体传递，由父传子，再传孙，女性没有Y染色体，不能传递有关基因。Y染色体上定位的基因较少，其中最重要的是睾丸决定因子Yp11.3（Y短臂1区1带3亚带），精子缺乏基因位于Yq11（Y长臂1区1带），身材因子（STA）位于Yq12（Y长臂1区2带）齿形大小基因位于Yq11。

（二）多基因遗传

多基因遗传，在诊断上除依据各病的临床表型外，不同于单基因病的诊断。

许多遗传性状，如身高、体形、智力、血压、寿命等数量性状及多种遗传性疾病，控制他们的遗传基础不是1对基因，而是2对以上的多对基因，称为多基因遗传。确定某种病是否有多基因遗传基础，必须先调查该病在群体中的发病率和一级亲属的发病率，如有明显差异，提示有遗传基础，可依此做出是否为多基因遗传病的诊断依据之一。

多基因遗传病的病因较复杂，近年来对其易感基因的定位和遗传分析是目前研究的新热点。国内外研究者从改进实验技术和分析方法等方面开展研究，包括连锁分析、受累同胞分析和受累家系成员分析、关联研究和动物模型的多基因分析等取得了一些进展，使多基因遗传病易感基因的定位和克隆得以开展，对多基因遗传病的基因诊断和治疗将成为可能。

（徐靖宏　陈加亮　王炜）

第三节　手及上肢先天性畸形的分类

手及上肢先天性畸形纷繁复杂，建立手及上肢先天性畸形分类系统，有利于临床治疗的规划设计，有利于畸形病因的研究和相关知识的传播。

关于手及上肢先天性畸形的分类，至今尚没有一个完善的分类系统。当今世界手外科学界医师们所推荐的手外科学会联合会（international federation of society for surgery of hand，IFSSH）IF-

SSH-Swanson手及上肢先天性畸形分类系统，是较为完善的分类方法，虽然没有包罗万象，但它能涵盖大部分手及上肢先天性畸形。这种分类方法在相当程度上体现了先天性上肢畸形胚胎学、病因学、解剖学的特点，并根据形态学和结构上的特点进行分类，因此是较为系统和详尽的分类方法，现介绍如下（括号内的注释是笔者所加）。

I 类：肢体形成障碍（limb formation disorder）

  A. 横向型肢体缺损（transvevse limb defects）（先天性断肢）

    1. 肩水平　无肢畸形。

      （1）肩以下上肢缺失（先天性无肢症）。

      （2）锁骨以下上肢缺失。

    2. 上臂水平（先天性断上臂）　臂以下上肢缺失。

      （1）肘上高位肢体缺失。

      （2）肘上低位肢体缺失。

    3. 肘水平（先天性断肘）　肘以下前臂缺失。

    4. 前臂水平（先天性断前臂）　前臂以下上肢缺失。

      （1）肘下高位肢体缺失。

      （2）肘下低位肢体缺失。

    5. 桡腕关节水平（先天性断腕——桡腕关节水平）　腕以下缺肢畸形（无手症）。

    6. 腕骨水平（先天性断腕——腕骨水平）　腕骨以下缺手畸形。

      （1）近排腕骨下缺手畸形。

      （2）远排腕骨下缺手畸形。

    7. 掌骨水平（先天性断掌）　无指畸形。

    8. 指骨水平（先天性断指）　手指缺指畸形。

      （1）近节缺指畸形。

      （2）中节缺指畸形。

      （3）远节缺指畸形。

  B. 纵向型肢体缺损（longitudinal arrest）

    1. 桡侧纵列缺失（轴前）（radial ray deficiency）　桡侧纵列缺损畸形（桡侧球棒手）。

      （1）正常桡骨型：①拇指发育不良（功能型）；②拇指发育不良（无功能型）；③拇指缺失。

      （2）桡骨发育不良（桡骨细小，但完整）：①拇指发育不良（功能型）；②拇指发育不良（无功能型）；③拇指缺失；④Madelung畸形；⑤其他。

      （3）桡骨部分缺失（远端缺失）。

      （4）桡骨完全缺失。

      （5）其他：①大鱼际发育不良或缺失；②拇伸肌发育不良或缺失；③拇屈肌发育不良或缺失。

    2. 尺侧纵列缺失（轴后）（ulnar ray deficiency）　尺侧纵列缺损畸形（尺侧球棒手）。

      （1）正常尺骨：①掌骨、指骨发育不良；②掌骨发育不良，指骨缺失；③掌骨、指骨均缺失。

      （2）尺骨发育不良（尺骨细小，但完整）：①掌骨、指骨发育不良；②掌骨发育不良，指骨缺失；③掌骨、指骨均缺失。

      （3）尺骨部分缺失：①掌骨、指骨发育不良；②掌骨发育不良，指骨缺失；③掌骨、指骨均缺失。

      （4）尺骨完全缺失：①掌骨、指骨发育不良；②掌骨发育不良，指骨缺失；③掌骨、指骨均缺失。

(5) 尺骨缺失，合并肱桡关节融合。
(6) 小鱼际肌缺失或发育不良。
(7) 伸肌缺失或发育不良。
(8) 屈肌缺失或发育不良。

3. 中央纵列缺失（central ray deficiency） 中央列缺损畸形（分裂手）。

(1) 典型性分裂手：①掌骨存在，指骨发育不良；②掌骨发育不良，指骨缺失；③掌骨、指骨均缺失。

(2) 非典型性分裂手：①并指型分裂手；②多指型分裂手；③单指型分裂手；④其他。

4. 中空性发育受阻（居中节段纵向性缺损）

(1) 海豹手：①近端型（上臂缺失）；②远端型（前臂缺失）；③完全型（上臂前臂缺失）。

(2) 其他。

Ⅱ类：肢体分化分离障碍（limb dysdifferentiation）

A. 罹及软组织

1. 多部位散发性 多发性关节弯曲（含先天性多关节屈曲畸形）。
(1) 重度。
(2) 中度。
(3) 轻度。

2. 肩水平
(1) 耸肩畸形（肩未下降，Sprengel肩）。
(2) 胸肌缺失（含Poland综合征）：①胸大肌缺失；②胸大小肌缺失；③其他。

3. 肘和前臂水平 肌畸变（aberrant muscle）。
(1) 手长屈肌畸变。
(2) 手长伸肌畸变。
(3) 手内肌畸变。
(4) 其他。

4. 腕和手水平
(1) 皮肤性并指（完全性及不完全性）：①桡侧型（第1指蹼）；②中央型（第2、3指蹼）；③尺侧型（第3指蹼）；④联合型（①+②或③）。
(2) 先天性屈曲畸形（先天性指屈曲畸形）：①小指；②其他指。
(3) 掌心拇指畸形。
(4) 非骨性偏指畸形（肌肉韧带关节囊发育不良致关节松弛），桡或尺侧：①单独指偏斜；②尺侧偏斜（"风吹手"畸形）；③其他。
(5) 先天性扳机指。
(6) 其他。

5. 皮肤和附属器
(1) 翼状腋蹼肘蹼畸形，又称翼蹼状综合征。
(2) 皮肤发育不良。
(3) 杵状指甲畸形。
(4) 长甲畸形。
(5) 其他。

B. 罹及骨（含掌侧指甲-反甲畸形）

1. 肩水平
   (1) 先天性肱骨内弯。
   (2) 其他。
2. 肘水平　肘关节融合。
   (1) 肱骨桡骨骨融合。
   (2) 肱骨尺骨骨融合。
   (3) 肘部完全性骨融合。
3. 前臂水平
   (1) 近端桡-尺关节融合：①有桡骨小头脱位；②无桡骨小头脱位。
   (2) 远端桡-尺关节融合。
4. 腕和手
   (1) 腕骨骨融合：①月骨-三角骨；②头骨-钩骨；③舟骨-月骨；④其他。
   (2) 掌骨骨融合：①环指-小指掌骨骨融合；②其他。
   (3) 指骨骨融合：①桡侧型（第1、2指）；②中央型（第2、3指或第3、4指）；③尺侧型（第4、5指）；④铲形手（含Apert综合征）；⑤其他。
   (4) 指关节融合：①远侧指间关节融合；②其他。
   (5) 先天性指侧屈畸形　原发性指侧屈畸形（骨性）：①小指（包括三角指骨畸形）；②拇指（包括三角指骨拇指畸形）；③其他指。
   (6) 多节畸形：①三节指骨拇指畸形；②其他。

C. 先天性肿瘤致畸
1. 脉管系
   (1) 血管瘤。
   (2) 脉管畸形。
      1) 毛细血管类畸形：①葡萄酒色斑；②其他。
      2) 静脉性畸形。
      3) 静脉淋巴管畸形。
      4) 动脉性畸形（含A-V瘘）。
      5) 淋巴性。
      6) 其他。
2. 神经源性
   (1) 神经纤维瘤。
   (2) 神经母细胞瘤。
   (3) 其他。
3. 结缔组织源性
   (1) 幼稚腱膜纤维瘤。
   (2) 其他。
4. 骨骼（不含过度生长综合征）
   (1) 骨软骨瘤病（包括多发性遗传性外生骨疣）。
   (2) 内生软骨瘤病。
   (3) 纤维结构发育不良。
   (4) 骨骺异常。
   (5) 其他。

Ⅲ类：孪生畸形（twin deformity）

1. 整个肢体（赘生手）。
2. 双肱骨。
3. 双桡骨。
4. 双尺骨
   (1) 镜影手。
   (2) 其他。
5. 多指　多指畸形。
   (1) 桡侧（轴前壁，拇指多指或复拇畸形）。
   (2) 中央。
   (3) 尺侧（轴后壁，小指多指）。
   (4) 复合性（同时存在上述两者之一）。
6. 骨骺重复（多余骨骺畸形）
   (1) 拇指纵列。
   (2) 示指纵列。
   (3) 其他。

Ⅳ类：生长过度（overgrowth）
1. 整个肢体
   (1) 半身发育过度。
   (2) 伴有脉管畸形。
   (3) 其他。
2. 部分肢体
   (1) 伴有脉管畸形。
   (2) 其他。
3. 手指　巨指畸形。
   (1) 伴有脉管畸形。
   (2) 伴有神经纤维瘤。
   (3) 伴有骨软骨骨疣。

Ⅴ类：低度发育（low development）
1. 整个肢体。
2. 前臂及手低度发育。
3. 手
   (1) 全手发育不良。
   (2) 部分手发育不良。
4. 掌骨　掌骨短小畸形。
   (1) 第5掌骨。
   (2) 其他。
5. 手指
   (1) 短指并指畸形：①伴有胸肌缺失（Poland综合征）；②无胸肌缺失。
   (2) 短指畸形：①中节指缺失（中节短小短指畸形）；②两节或多节指骨缺失；③近节或远节指骨缺失；④其他。

Ⅵ类：环状缩窄综合征（ring constriction syndrome）
1. 局灶性坏死
   (1) 缩窄带（部分或一周）：①伴有淋巴水肿；②无淋巴水肿。

（2）指端并指。
　2. 宫内截肢（指）
　　（1）手腕。
　　（2）手掌。
　　（3）手指。
　　（4）伴有手腕＋手掌或手掌＋手指。
　　（5）其他。
Ⅶ类：全身性骨骼畸形和综合征（sgstemic skeletal deform : ties and syndromes）
　1. Holt-Oram综合征。
　2. 口哨面形综合征。
　3. 颅面体综合征。
　4. 眼齿指综合征。
　5. 口面指综合征。
　6. Arskog综合征。
　7. Teebi-Shalfout综合征。
　8. Robinow综合征。
　9. CHARGE综合征。
　10. Gordon综合征。
　11. 外胚层缺指唇裂综合征。
　12. Shprintzen-Gordberg综合征。
　13. Fryns综合征。
　14. Klippel-Frenaunay综合征。

　　IFSSH-Swanson手及上肢先天性畸形分类系统，是当今较为实用的分类方法，但它还不是尽善尽美的，De Smet L.等（1997）分析了上肢先天性畸形650个病例，925只手，涉及1013个手部畸形，合并畸形的有26.7%，能纳入分类的有86%，难以分类的占6.6%，无法分类的有7.8%。虽然如此，这个分类方法仍是当今被整形外科医师、手外科医师、骨科医师最为推荐的分类方法。

第四节　手及上肢先天性畸形的治疗时机选择

一　手术治疗时机选择的原则

　　手及上肢先天性畸形早期矫正畸形是重要原则。但是，早期手术除应考虑外科手术技术的可能性、安全性和有利功能再造最佳疗效外，尚应考虑患儿免疫系统及其他重要脏器发育状况对手术的影响。

　　1. 争取在婴幼儿时期进行手及上肢先天性畸形的矫正，有利于患儿的心理发育、手及上肢功能发育，有利于家长身心健康，有利于减少手术后局部瘢痕残留。

　　2. 手及上肢先天性畸形常伴有心血管、消化道、泌尿系统及呼吸系统的畸形存在。这对麻醉及手术的安全性会带来影响，在婴幼儿时期手术，宜选择矫正主要脏器畸形为先。

　　3. 婴幼儿时期的手术应考虑到手及上肢畸形的组织结构细小，将给修复手术带来困难。如具备显微再造外科设备和技术能力，可在婴幼儿时期进行手术。

4. 选择婴幼儿时期进行矫正手术，是否会影响手及上肢先天性畸形术后的正常发育，是让医师们困惑的主要内容。应根据不同病种选择不同时机进行手术，同时又要权衡各类畸形对患儿手功能及身心发育的影响程度，以决定是否早期手术。

5. Netscher（1990）总结了60余位作者有关手及上肢先天性畸形手术时机选择的论述，提出婴幼儿免疫系统发育不全，需推迟手术。笔者及同伴从数以万计唇裂、腭裂及手及上肢先天性畸形整形的经验中发现，出生后数小时到数月进行手术矫正，并不因为患儿"免疫系统发育不全"而影响手术的安全。因此，婴幼儿时期手术因"免疫系统发育不全"而推迟手术的理论需要更多观察。

6. 有些先天性畸形随着生长发育会减轻，可以延期手术矫正，例如先天性扳机指等。对于纵向型形成障碍、手指孪生畸形、先天性肿瘤致畸、环状狭窄综合征，以及一些低度发育的畸形等，都可以在出生后6个月左右进行手术矫正。

有些先天性畸形需要进行手术前康复治疗，例如并指畸形，宜在婴幼儿时期手术，手术前应有3～6个月的指蹼按摩，以增加并指间皮肤的宽度和长度。《坎贝尔矫形外科学》的作者建议并指手术安排在学龄前完成，目的是增加并指之间皮肤的松弛度。笔者相信，中国的父母是不能接受的，他们希望儿女的畸形矫正手术在第一次见到客人之前就完成。特别是全手并指、多指畸形，这类患儿常常是双手蹼状手畸形。笔者建议在患儿出生后，父母就应对其双手进行按摩和牵张。患儿的抓握动作在3个月时就已出现，即应给予分次分指和拇指再造手术。对于并指畸形，后来还需要进一步矫正。

有些挛缩性畸形病例需先用夹板，如尺侧偏斜手，宜在手术前进行支架牵张治疗，然后再进行手术治疗。

二 手术治疗时机的选择

1. 在出生后3～6个月内进行的手及上肢先天性畸形的整形　①因严重的手及上肢先天性畸形影响手及上肢的功能或危及肢体存活的患儿，如严重的肢体环状狭窄，推迟手术可造成患肢狭窄远端严重淋巴水肿，甚至因并发症而产生坏疽。②手及上肢先天性畸形病情很轻，只需进行简易手术即能矫正畸形改善功能的，如第7型复拇指畸形、没有其他手部关节畸形的桡侧多指或尺侧多指畸形。③能在2～4小时以内矫正的手部畸形，如分裂手畸形、部分移位生长的赘生手畸形、单纯性并指及部分手发育不良、拇指发育不良，甚至包括镜影手等需要做拇指再造等复杂手术的病例，笔者也选择在患儿出生后7个月具有抓捏、握持功能时，进行矫正手术。

2. 在2岁以内进行的手及上肢先天性畸形的整形　这是手及上肢先天性畸形手术治疗的主要时机，许多先天性畸形都应争取在这一阶段做第一次整形手术，或完成整个畸形的矫正，包括拇指发育不良的整形，拇指再造、拇内收畸形的肌腱转移修复矫正，复杂的复拇指畸形的修复，复杂的并指畸形、多指畸形、镜影手的手术治疗，桡侧球棒手或尺侧球棒手的整形，复杂的分裂手的整形，较轻的肢体环状狭窄整形，以及部分经过夹板矫正的"风吹手"的整形等。

但需注意，如果是可能引起骨骺破坏或者影响其部分血供的手术，则宜推迟整形手术时期。

3. 2岁以后进行的手及上肢先天性畸形的整形　包括骨、关节融合的畸形，巨指（肢）畸形，"风吹手"畸形，指屈曲或侧屈畸形，复杂的赘生手畸形，短指（肢）畸形等。先天性腱鞘狭窄也宜在2岁以后进行，因为很多先天性腱鞘狭窄在2～3岁前有自愈的可能。

第五节　先天性拇指发育不良

一　先天性拇指发育不良发生率和病因

拇指发育不良/发育障碍（thumb dysplasia/aplasia）和先天性拇指畸形，是手及上肢先天性畸形中最为多见的。

先天性拇指畸形包括先天性拇指发育不良、缺损或畸形，是泛指先天性手及上肢畸形伴有拇指畸形，其形态、结构、位置、数量、运动范围、幅度、力量，以及第1指蹼位置、深浅的异常，均属于先天性拇指畸形或发育不良。

Entin（1959）报道，在加拿大地区上肢先天性畸形中，拇指畸形的发生率为16%。Tay SC（2006）等报道，拇指畸形在上肢先天性畸形中的发生率也为16%。拇指畸形在上肢先天性畸形中的发生率高，是由于几乎每一部分先天性上肢畸形分类学均可伴有拇指畸形，在众多综合征中也常常伴有拇指先天性发育不良。根据笔者临床所见，Upton J.（2006）报道的拇指畸形在上肢先天性畸形的发生率为37%，比较符合实际。

拇指发育不良的病因和其他手及上肢先天性畸形一样，原因不明，可能和孕母妊娠早期患有疾病、外伤、服用致畸药物有关，也常和遗传因素有关。

有人观测到在胚胎发育过程中，可能由于胚胎肢芽形成缺陷所致，其发病机制与桡侧球棒手相似，也可能是肢芽在发育过程中分化障碍所引起。几十年前，沙利度胺（反应停）作为一种镇静药物在市场上销售，妊娠妇女服用后，导致许多手及上肢先天性畸形的婴儿降生。

二　先天性拇指发育不良分类

（一）Blauth 拇指发育不良改良分类

Blauth（1967）将拇指发育不良分为5度，但是不够完全，目前较多作者采用改良Blauth拇指发育不良分类法（表91-2）。

表91-2　Blauth拇指发育不良改良分类

类型	临床表现
Ⅰ型	拇指小、短、窄,拇指的所有结构都存在,轻度手部肌肉发育不良,拇指功能基本存在
Ⅱ型	拇指明显发育不良,形态及功能不全,大鱼际肌发育不良,拇指内收,虎口狭窄,掌指关节侧副韧带松弛,稳定性较差,拇指骨的结构存在,但较小
Ⅲ型	大鱼际肌缺失,手外肌发育异常,因第1掌骨发育不良程度不同,将Ⅲ度拇指发育不良分为a、b两级
Ⅲa型	Ⅱ度拇指发育不良＋第1掌骨发育不良,拇伸腱发育不良,掌腕关节稳定
Ⅲb型	Ⅱ度拇指发育不良＋第1掌骨明显发育不良,拇伸腱发育不良,腕掌关节不稳定
Ⅳ型	浮动性拇指,拇指如蚕样浮动。拇指末端骨存在,但严重发育不良,掌骨缺失,软如蚕样的拇指仅以很小的皮桥与手相连。在皮桥内存有神经和血管,浮动性拇指功能完全缺失
Ⅴ型	拇指完全缺失
五指手	有五指,在掌侧一个平面展开,拇指外形功能缺失

(二) Bayne (1982) 拇指发育不良的分类 (表91-3)

表91-3 Bayne 拇指发育不良的分类

类型	临床表现
Ⅰ度	短拇指畸形
Ⅱ度	拇指内收畸形
Ⅲ度	拇指外展畸形
Ⅳ度	浮动性拇指
Ⅴ度	拇指完全缺失

(三) Manske (1995) 拇指发育不良的分类 (表91-4)。

表91-4 Manske 拇指发育不良的分类

类型	临床表现
第一类	拇指小、短、细
第二类	拇指虎口狭窄,鱼际肌发育不良,掌指关节不稳定
第三类	除了第二类表现外,尚表现为:①手外肌腱异常,掌骨发育不良,腕掌关节稳定;②手外肌腱异常,部分掌骨发育不良,腕掌关节不稳定
第四类	浮动性拇指
第五类	拇指缺失

(四) Upton J. (2006) 拇指发育不良和缺失的分类

该分类方法中的1~5类拇指发育不良类似于Blauth拇指发育不良改良分类。笔者又增加了5种拇指发育不良的分类补充,见表91-5。

表91-5 Upton J. 拇指发育不良的分类补充

类型	临床表现
Ⅵ型	中央纵列发育不良
Ⅶ型	先天性环状狭窄
Ⅷ型	五指手拇指缺失
Ⅸ型	桡侧多指畸形,拇指缺失
Ⅹ型	综合征短拇指畸形

(五) 笔者的先天性拇指发育不良分类

笔者积累千例以上拇指先天性发育不良的治疗,提出改进分类如下(表91-6)。

表91-6 先天性拇指发育不良的分类(王炜)

类型	临床表现
Ⅰ型	轻度拇指发育不良,拇指略短小,功能尚好

续表

类型	临床表现
Ⅱ型	中度拇指发育不良，拇指发育不良，伴有大鱼际肌或拇伸、屈肌发育不良
Ⅱa型	拇指中度发育不良+大鱼际肌发育不良
Ⅱb型	拇指中度发育不良+拇伸肌发育不良
Ⅱc型	拇指中度发育不良+拇屈肌发育不良
Ⅱd型	拇指短小、内收，拇指指骨、掌骨及其稳定结构中度发育不良+手内肌、手外肌发育不良
Ⅲ型	重度拇指发育不良，伴有拇指动力结构、骨支持结构、稳定结构和外形重度发育不良
Ⅲa型	Ⅱ度拇指发育不良+第1掌骨重度发育不良
Ⅲb型	Ⅱ度拇指发育不良+第1掌骨和第1腕掌关节重度发育不良
Ⅲc型	Ⅱ度拇指发育不良+第1掌骨发育不良+腕掌关节重度发育不良，外展畸形，又称外展性拇指发育不良
Ⅳ型	浮动性拇指，拇指未发育
Ⅴ型	拇指缺失型拇指发育不良
Ⅵ型	多指型拇指发育不良
Ⅶ型	拇指缺失并指、多指畸形—蹼状手畸形
Ⅷ型	全手发育不良型拇指发育不良
Ⅸ型	分裂手拇指发育不良
Ⅹ型	环状狭窄综合征拇指发育不良

三 先天性拇指发育不良的病理和临床表现

（一）Ⅰ型拇指发育不良（拇指轻度发育不良）

命名和特征：轻度拇指发育不良，拇指略短小，功能尚存。

病理及症状：较正常侧短、小、窄或伴有轻度内收或外展畸形，功能损害轻。拇指的支持结构及动力结构存在，虽然有不同程度的发育不良，但是拇指功能——屈，伸，外展，内收，旋转，对掌功能基本存在，可能力量减弱，是功能不全短拇指畸形。因此这类畸形常常无须治疗（图91-16）。

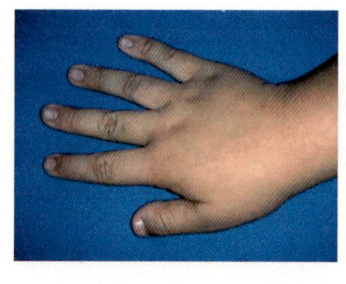
A

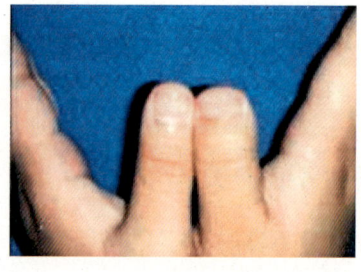
B

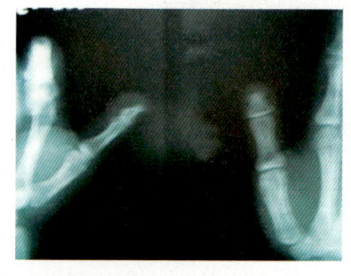
C

图91-16　Ⅰ型拇指发育不良：男孩，6岁，右拇指轻度发育不良，拇指略短小畸形，拇指近节指骨粗壮，末节指骨短小，X线片显示右拇指轻度发育不良，末节和近节指骨发育不良。祖母有同样畸形。拇指运动幅度和肌力近正常，无手术治疗适应证

(二) Ⅱ型拇指发育不良（拇指中度发育不良）

命名和特征：拇指发育不良，伴有拇指鱼际肌或拇伸、屈肌发育不良，明显损害拇指的动力功能，或有指骨、掌骨骨支持结构轻度到中度发育不良，但是后者没有明显损害拇指支持结构的功能。

病理及症状：拇指明显发育不良，形态、结构及功能有较明显损害。具体表现为：①拇指短小，或伴拇指内收，虎口狭窄；②动力结构发育不良，大鱼际肌或拇伸、屈肌不同程度发育不良；③支持结构发育不良，包括指骨、掌骨、掌指关节、腕掌关节有轻度到中度发育不全，掌指关节侧副韧带松弛，腕掌关节结构稳定性较差，但是拇指骨、掌骨的结构存在，存有轻度到中度畸形；④拇指屈、伸、外展、内收、旋转、对掌功能和肌力发育不全，拇指的对指捏力、指侧捏力、三指捏力、握力明显下降。因畸形表现不同，该型又分几种亚型：Ⅱa、Ⅱb、Ⅱc和Ⅱd型拇指中度发育不良。

1. Ⅱa型拇指发育不良

命名和特征：Ⅱa型中度拇指发育不良——拇指发育不良＋大鱼际肌发育不良。

病理及症状：拇指内收，虎口狭窄，大鱼际肌明显发育不良，拇指对掌、对指功能不良，握力、对指捏力、指侧捏力、三指捏力明显降低。拇指指骨、掌骨、掌指关节、腕掌关节支持结构虽有发育不良，但是结构存在，关节稳定性尚可（图91-17，图91-18）。

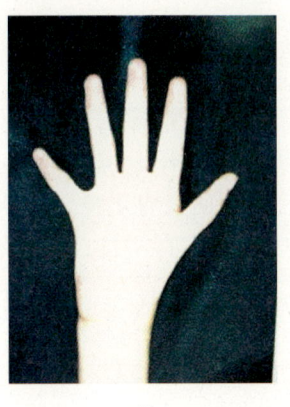
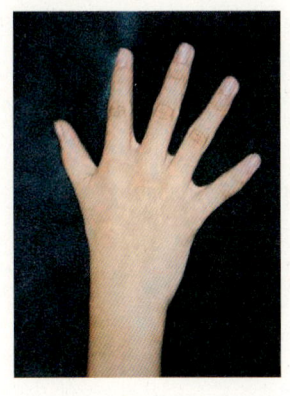

图91-17　右手Ⅱa型拇指发育不良（内收型）

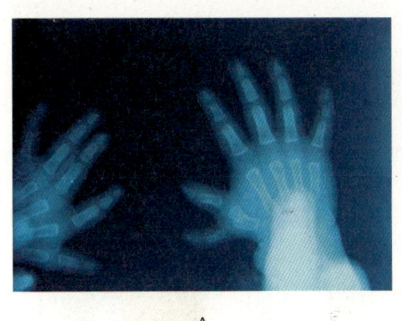
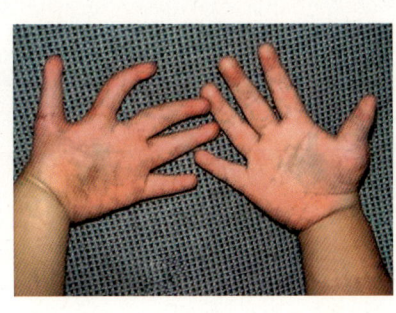
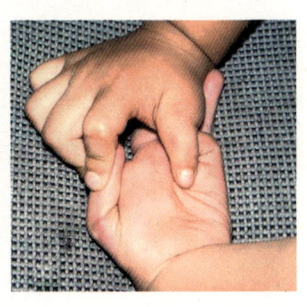

图91-18　患儿男，2岁，Ⅱa型左拇指发育不良
A. X线片示右手复拇指畸形，左手Ⅱa型发育不良　B. 患儿右手复拇指畸形矫正术后　C. 左拇指Ⅱa型发育不良，手术前患儿需要用右手协助才能完成拇指对掌活动

2. Ⅱb型拇指发育不良

命名和特征：拇指发育不良＋拇长伸肌发育不良。

病理及症状：拇指短小，细，虎口狭窄，拇指内收，拇伸肌、手外肌发育不良，有或无鱼际肌发育不良，拇指末节或掌指关节屈曲。可伴有轻度或中度指骨、掌骨支持结构发育不良，掌指关节侧副韧带松弛，稳定性较差，但基本结构存在。拇指伸展功能缺失或明显减弱是这类畸形的特征，如伴有鱼际肌发育不良，拇指外展、内收、对掌功能均不良。在这类发育不良中，又有不同表现（图91-19）。

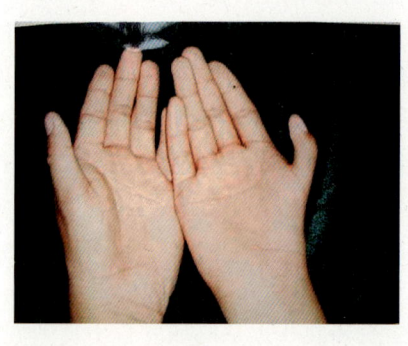
A

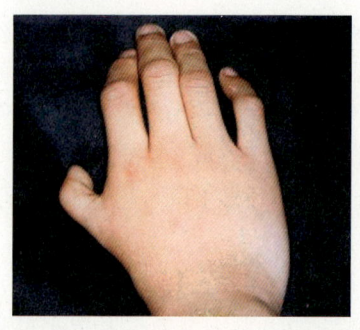
B

图91-19　Ⅱb型中度拇指发育不良

右侧拇指中度发育不良，拇伸肌腱发育不良＋大鱼际肌发育不良。表现为右侧拇指细小，内收，虎口狭窄，指间关节屈曲，第1掌骨区皮下空虚，但是拇指指骨、第1掌骨发育不良，掌指关节和腕掌关节存在，稳定性差

3. Ⅱc型拇指发育不良

命名和特征：拇指中度发育不良＋拇长屈肌发育不良。拇指内收，虎口狭窄，拇指发育不良，伴有手指发育不良。Ⅱc型拇指发育不良，以拇屈肌发育不良为特点。

病理及症状：拇指短小，拇指内收，虎口狭窄，拇屈肌发育不良，有或无鱼际肌发育不良。拇伸肌功能不同程度地存在。拇屈肌腱发育不良，表现为发育不良，或（和）止点位置异常迷路。可伴有支持结构轻度到中度发育不良，拇指的骨支持结构存在，但较小，包括指骨、掌骨。掌指关节、腕掌关节形态、解剖结构发育不全，掌指关节侧副韧带松弛，稳定性较差，轻度骨支持结构发育不良者无须手术修复。拇指功能——屈曲功能受限或无，或侧向屈曲、外伸、外展、内收、旋转，对掌功能和肌力发育不全。

Ⅱc型拇指发育不良畸形中，以先天性拇长屈肌腱发育不良为特征，或短屈肌发育不良。在Lister G.（1985）的报道中以及笔者的临床工作中也有类似病例（图91-20）。

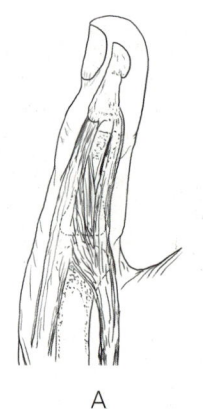
A

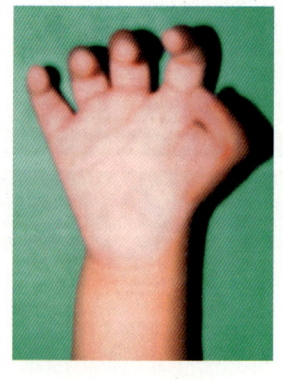
B

图91-20　Ⅱc型拇指中度发育不良，拇长屈肌腱发育不良

拇指短小，内收畸形伴拇长屈肌腱止点异常，拇长屈肌腱分为两部分，分别止于拇指的屈侧和伸侧，屈肌腱止于背侧，表现为膜状屈肌腱止于指间关节远端，并且发育不良

4. Ⅱd型拇指发育不良

命名和特征：这类畸形未见文献报道，表现为拇指短小、内收，拇指指骨、掌骨及其稳定结构中度发育不良＋手内肌、手外肌发育不良。拇指功能不全，肌力降低，伴有较明显的骨支架发育不良，但是没有达到重度发育不良。

病理及症状：表现为拇指动力结构——手内肌或手外肌发育不良，特征是X线片显示伴有指骨或掌骨、掌指关节、腕掌关节明显中度发育不良。

拇指和小指短小，拇指内收畸形。大、小鱼际肌发育不良，拇伸肌发育不良，伴有近节指骨及第1掌骨、掌指关节畸形。拇指伸、屈、内收、外展功能及对掌功能不全。下图病例X线片显示：右拇指短小，拇指指骨和第1掌骨较细小，是手指型掌骨；骨骺在掌骨远端，掌指关节畸形，两节指骨，近节指骨畸形，掌指关节轻度畸形。虽然手术有可能改进畸形拇指功能，但是拇指功能基本存在。在病情分析和治疗方案讨论告知家属后，患方选择非手术治疗（图91-21）。

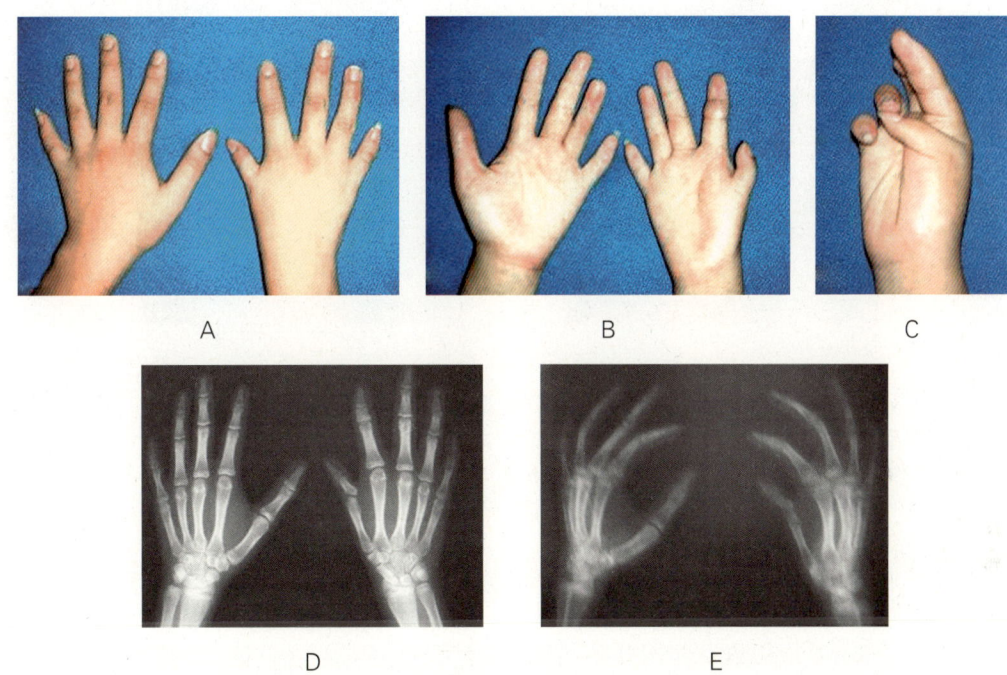

图91-21　患儿女，5岁，右手Ⅱd型中度拇指发育不良—右拇指、小指发育不良
A、B. 拇指小指短小，屈曲、内收畸形。大、小鱼际肌发育不良，拇伸肌发育不良，伴有近节指骨及第1掌骨掌指关节畸形，拇指功能不全。拇指畸形，功能大部分存在　C. 畸形拇指对掌功能不全，不能触及小指，但能触及环指，拇指的对指捏力较差　D、E. X线片显示右拇指短小，拇指指骨和第1掌骨较为细小，是手指型掌骨，骨骺在掌骨远端，掌指关节畸形，两节指骨，近节指骨畸形，患方选择非手术治疗

（三）Ⅲ型拇指发育不良（拇指重度发育不良）

命名和特征：拇指的骨骼支持结构和拇指动力结构，以及拇指稳定结构严重发育不良，其特点是：Ⅱ型中度拇指发育不良＋拇指支持结构——第1掌骨、掌指关节严重发育不良。

病理及症状：重度拇指发育不良是拇指动力结构和支持结构均重度发育不良，表现为拇指内收，不同程度的大鱼际肌发育不良，手外肌发育异常，特别是拇长伸肌发育不良。拇指指骨、掌骨重度发育不良。掌指关节，或（和）腕掌关节结构部分或大部发育不良。拇指位于对掌位，但是第1掌骨有时为手指型掌骨，骨生发中心位于掌骨远端，骨骺位于掌骨远端。也可能有指骨发育不良，或三节指骨，三角形指骨畸形等。Ⅲ型拇指发育不良，拇指功能严重不全，因为发育不

良的表现不同,可分为Ⅲa、Ⅲb和Ⅲc三种亚型。

1. Ⅲa型拇指发育不良

命名和特征:Ⅲa型重度内收型拇指发育不良——Ⅱ型中度拇指发育不良＋第1掌骨重度发育不良。

病理及症状:Ⅱ度内收型拇指发育不良＋第1掌骨重度发育不良。拇指短而细小,内收畸形,大鱼际肌发育不良,伸拇肌发育不良。拇指指骨、掌骨重度发育不良,但是腕掌关节存在。也可能是三节指骨拇指,或表现为三角形中节指骨畸形。拇指伸、屈、内收、外展、旋转功能及对掌功能明显受损,肌力明显降低。与Ⅲb型重度拇指发育不良的区别是Ⅲb型有明显的第1腕掌关节重度发育不良,拇指支持结构和动力功能严重损害(图91-22)。

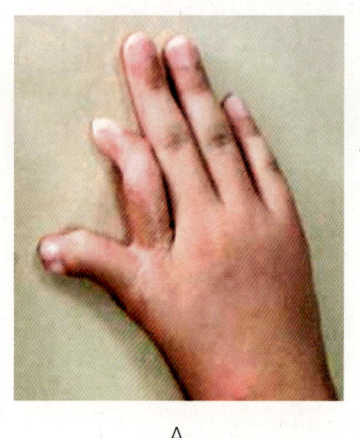
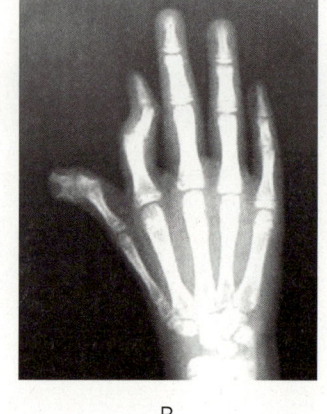

A　　　　　　　　　　B

图91-22　右手Ⅲa型拇指发育不良

内收型拇指发育不良,大鱼际肌发育不良,拇伸肌发育不良。拇指指骨、掌骨重度发育不良,中节指骨为三角形指骨,拇指明显短于其他手指。拇指伸、屈、内收、外展、旋转功能及对掌功能明显不良,肌力明显降低

2. Ⅲb型拇指发育不良

命名和特征:Ⅲb重度拇指发育不良——Ⅱ型中度拇指发育不良＋第1掌骨发育不良＋第1腕掌关节严重发育不良。

病理及症状:拇指短小,细窄,内收畸形,拇指的骨支持结构和动力结构发育不良。该类型以第1掌骨明显发育不良或部分缺失,腕掌关节发育不良或缺失为特征,其腕掌关节不稳定,常常伴有伸肌腱发育不良,是拇指支撑结构和动力功能严重发育不良的表现。

Ⅲ型拇指发育不良可以发生在同一患者身上,双手表现为不同表现的畸形,例如:患儿,拇指重度发育不良,右手为Ⅲa型拇指发育不良,表现为拇指严重发育不良,其第1掌骨和第1腕掌关节也严重发育不良,关节结构缺失,左手为Ⅲb型拇指发育不良,拇指三节指骨畸形,三角形中节指骨、第1掌骨明显发育不良,伸肌腱发育不良,腕掌关节不稳定,大鱼际肌和伸肌腱发育不良,表现功能严重障碍性短拇指畸形(图91-23)。

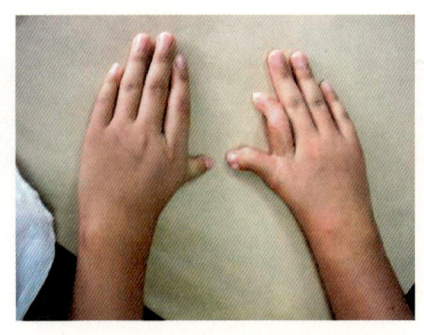
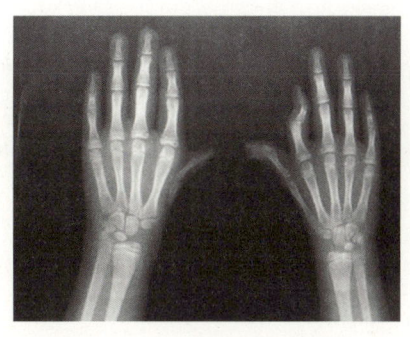

图 91-23　右手Ⅲa型拇指发育不良，左手Ⅲb型拇指发育不良

在Ⅲb型拇指严重发育不良的案例中，有的案例表现为拇指细小、短软、鱼际肌发育不良、第1腕掌关节严重发育不良，其功能状况类似于浮动性拇指畸形，但是拇指的外形尚存，指骨、掌骨存在，不能归类于浮动性拇指畸形（图91-24）。

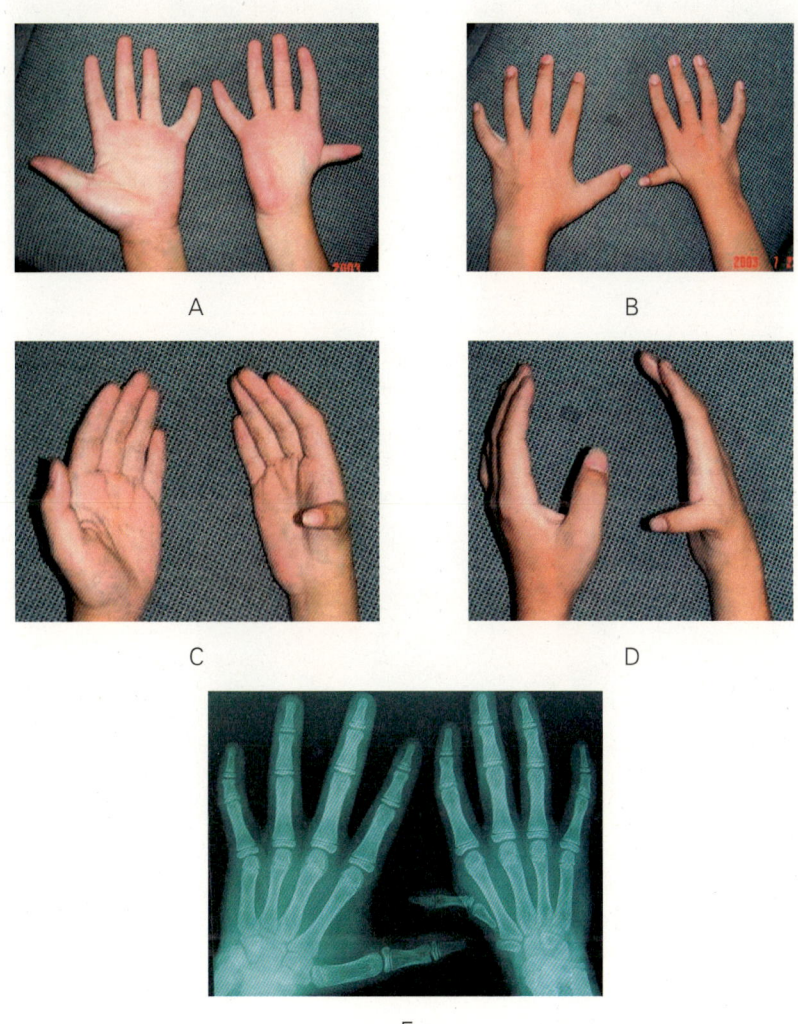

图 91-24　Ⅲb型拇指严重发育不良

右手Ⅲb型拇指严重发育不良，拇指鱼际肌严重发育不良，拇指细小、短软，拇指指骨、掌骨、掌指关节严重发育不良，第1腕掌关节严重发育不良，拇指没有张力支撑，近似于浮动性拇指畸形

3. Ⅲc型拇指发育不良

命名和特征：Ⅲc型拇指发育不良又称外展性拇指发育不良，系重度拇指发育不良之一。拇指指骨发育不良，第1掌骨发育不良，腕掌关节发育不良，以及第1腕掌关节位置异常。外展性拇指发育不良属于严重拇指发育不良的一类，有人将其单独列一类，为"外展型拇指发育不良"。这类拇指发育不良的骨关节支架存在，但是位置异常，影响手的正常功能的出现；该型拇指发育不良，常常以腕掌关节位置异常，形态、结构、动力功能异常，严重影响手功能，这种严重的拇指发育不良难以包容在Ⅲa型或Ⅲb型拇指发育不良中，笔者认为将这类外展性拇指发育不良命名为Ⅲc型较为合适。

病理及症状：Ⅱ度拇指发育不良＋指骨、掌骨发育不良，掌指关节、腕掌关节异常发育，位置异常，拇指外展畸形，位置、形态及功能严重损害（图91-25～图91-28）。

外展性畸形的拇指形态、结构、功能状况表现是多样的，轻者只要做形态和动力的修复和再造，严重者需要完全切除，再造拇指。

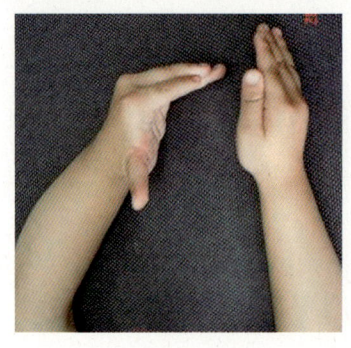
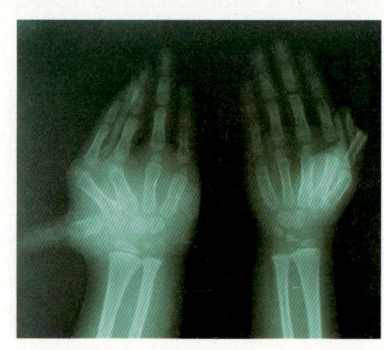

A　　　　　　　　　　　　B

图91-25　病例一：Ⅲc型拇指发育不良
外展性拇指发育不良，拇指的指骨、掌骨发育不良，腕掌关节位置异常

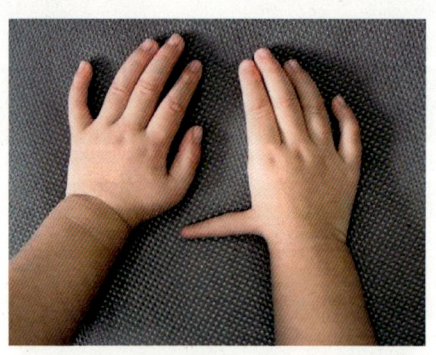

图91-26　病例二：Ⅲc型拇指发育不良
外展性拇指发育不良，拇指的指骨、掌骨发育不良，腕掌关节位置异常

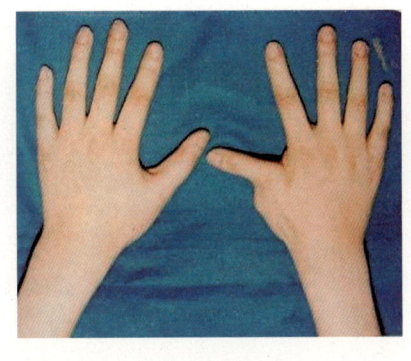
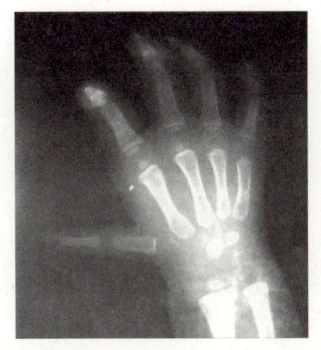

图 91-27　病例三：Ⅲc 型拇指发育不良
外展性拇指发育不良，拇指的指骨、掌骨发育异常，腕掌关节位置异常

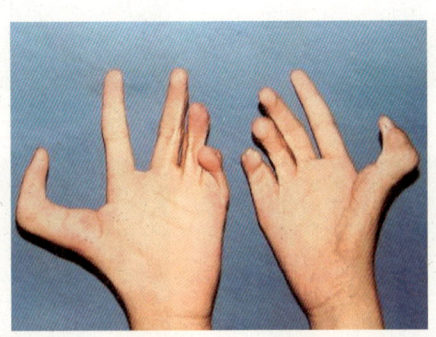

图 91-28　病例四：Ⅲc 型拇指发育不良
外展性拇指发育不良，拇指的指骨、掌骨
发育异常，腕掌关节位置异常

（四）Ⅳ型拇指发育不良（浮动性拇指）

命名和特征：浮动性拇指（floating thumb）。

病理及症状：浮动性拇指是拇指的指骨、掌骨、腕掌关节非常细小，严重发育不良或不同程度地缺失，存留拇指如同一个浮动的肉赘，附着在手的桡侧边缘（图91-29）。

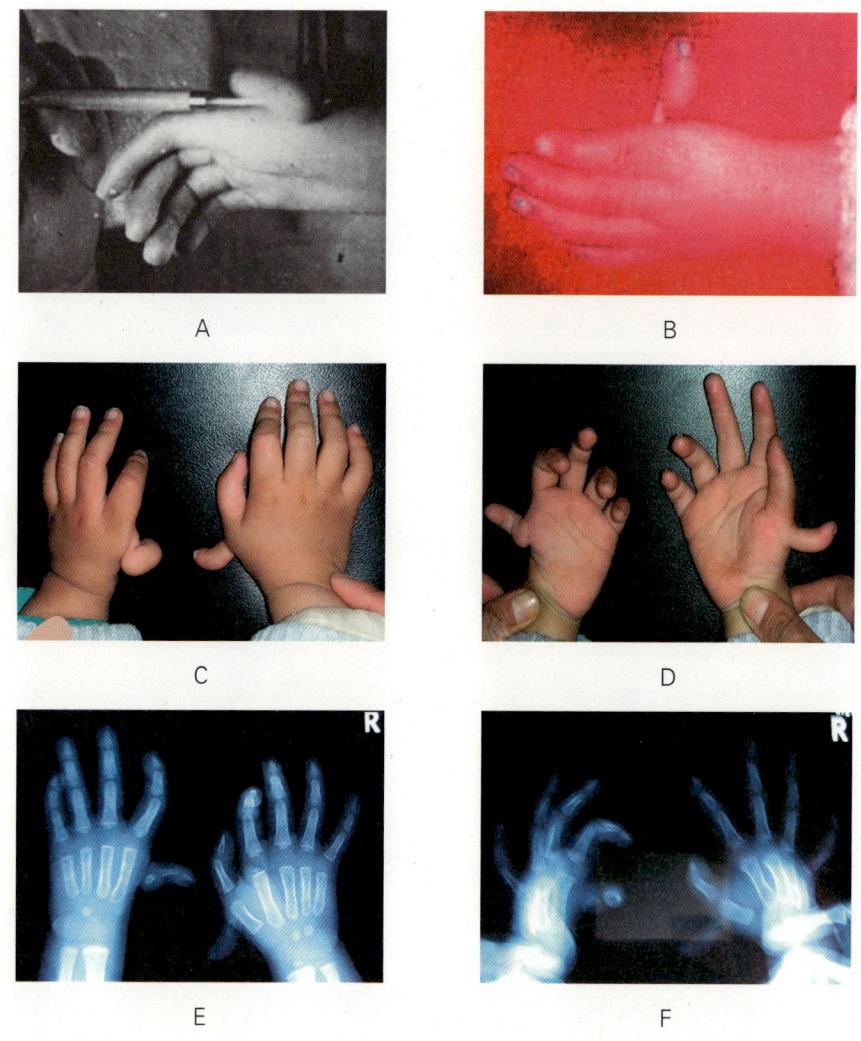

图91-29 不同类型的浮动性拇指畸形

（五）Ⅴ型拇指发育不良（先天性拇指缺失拇指发育不良）

命名和特征：先天性拇指缺失拇指发育不良。

病理及症状：四手指手，缺少对掌位拇指，四手指发育良好，手指外形、解剖支持结构、动力结构及功能常常良好，是拇指先天性发育不良中最为典型的畸形。拇指完全缺失，包括拇指近、远节指骨，第1掌骨，掌指关节，腕掌关节缺失，大鱼际肌缺失。无论是在结构上或是在形态上，均表现为拇指先天性完全缺损。

Abdel-Ghani H.（2004）等报道中，将只有四手指的桡侧球棒手也纳入Ⅴ型拇指发育不良。虽然伴有桡骨缺损的四手指畸形桡侧球棒手和单纯四手指拇指缺损是同源于桡侧纵列发育不良，但是较多人还是将Ⅴ型拇指发育不良与桡侧纵列缺损分别进行描述（图91-30）。

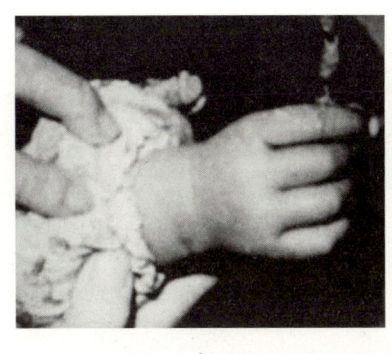 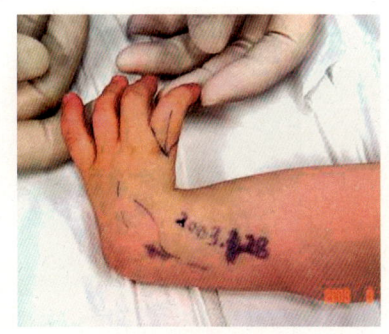

图 91-30　V型拇指发育不良
A. 先天性拇指缺失拇指发育不良　B. 桡侧球棒手

（六）VI型拇指发育不良（先天性多指拇指发育不良）

命名和特征：多指拇指发育不良，含五指及五指以上拇指缺失。文献中将"五手指手"命名为VI型拇指发育不良，而六、七指手拇指缺失列入另类，这有失准确。Abdel-Ghani H. 等（2004）报道：仅仅将"五手指手"列入"VI型拇指发育不良"，对于六指以上的拇指缺损没有描述。Upton J.（2006）将"五手指手"分类为VIII型拇指发育不良，而将六手指拇指缺损分类为IX型拇指发育不良，称为桡侧多指。笔者相信，不管五指手，或六指手等，均应属于"多指拇指发育不良"，这是因为其病因和治疗原则均属于一类。笔者在临床上发现，"五手指手"拇指缺失，六指、七指多指拇指缺损可以单独在患儿或其家族不同人当中出现同一遗传特征。其二，桡侧多指包含第1掌骨存在的桡侧多指，被分类于复拇指畸形，而第1掌骨发育不良的桡侧多指，则属于多指拇指发育不良。其三，在同一患儿，可出现一手五指手拇指发育不良，另一手六指手拇指发育不良，也可见患儿六指手拇指发育不良，患儿父亲或母亲五指手拇指发育不良，因此将五指以上的多指拇指发育不良均命名为"VI型拇指发育不良——先天性多指拇指发育不良"。

病理及症状：先天性多指拇指发育不良，包括五手指，或在一手包含有六、七手指拇指缺损。

先天性多指拇指发育不良，没有拇指，但是其他手指形态功能常常良好，遇有六指以上的多指拇指发育不良，可以出现多种手指发育畸形和发育不良。VI型拇指发育不良，手部有5个以上的手指，所有手指从尺侧到桡侧，生长在同一平面，缺少对掌位的拇指，桡侧的多余的掌骨为手指掌骨，骨骺位于掌骨远端。由于这类畸形主要特征为拇指缺损，其治疗原则是以拇指功能和形态再造为主要目的，因此笔者从20世纪80年代初期开始，就将这类畸形归纳在拇指发育不良中予以叙述，这是和复拇指畸形的六指或七指手的区别。1984年，笔者曾收治一名5岁男性患儿，双手六指手畸形，拇指缺损。双手尺侧四手指形态、结构、功能发育良好，拇指缺损，患儿的母亲、外祖母均是双手五指手拇指缺失发育不良，显然，这是显性遗传。笔者在临床实践中发现，这类畸形常常表现有家族遗传倾向，故将五指手和六、七指手拇指发育不良一起分类为"多指拇指发育不良"较为合适（图91-31）。

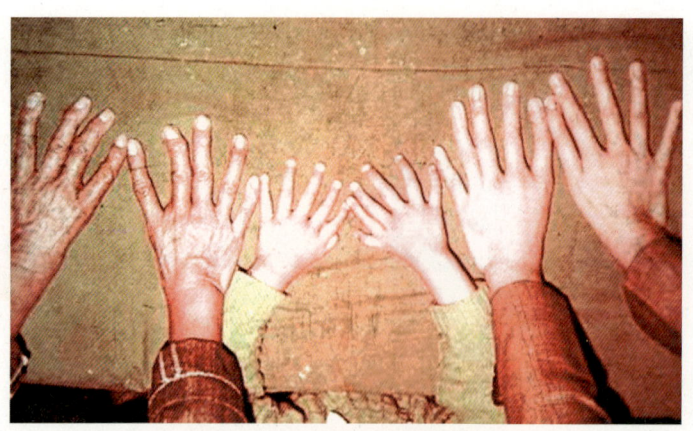

图 91-31　Ⅵ型拇指发育不良
家族性多指拇指发育不良，图中央为 5 岁男性患儿，六指手拇指缺失拇指发育不良。两侧分别是患儿的母亲和外祖母，为五指手拇指缺失拇指发育不良

Ⅵ型拇指发育不良可分为多个亚型：Ⅵa 型拇指发育不良为五指手拇指发育不良，Ⅵb 型拇指发育不良为六指手拇指发育不良，有家属遗传倾向，可出现六、七手指以上的拇指发育不良。

1. Ⅵa 型拇指发育不良　拇指完全缺失，五指性拇指缺失，拇指发育不良。

在这类五指性拇指发育不良中，又可区分为：①Ⅵaa 型——手指发育良好型五手指拇指发育不良，即五指性拇指发育不良（图 91-32）；②Ⅵab 型——五手指发育不良型拇指发育不良，表现为五手指存在，全手或尺侧手指短小，常常见于综合征性短拇指畸形（图 91-33）。

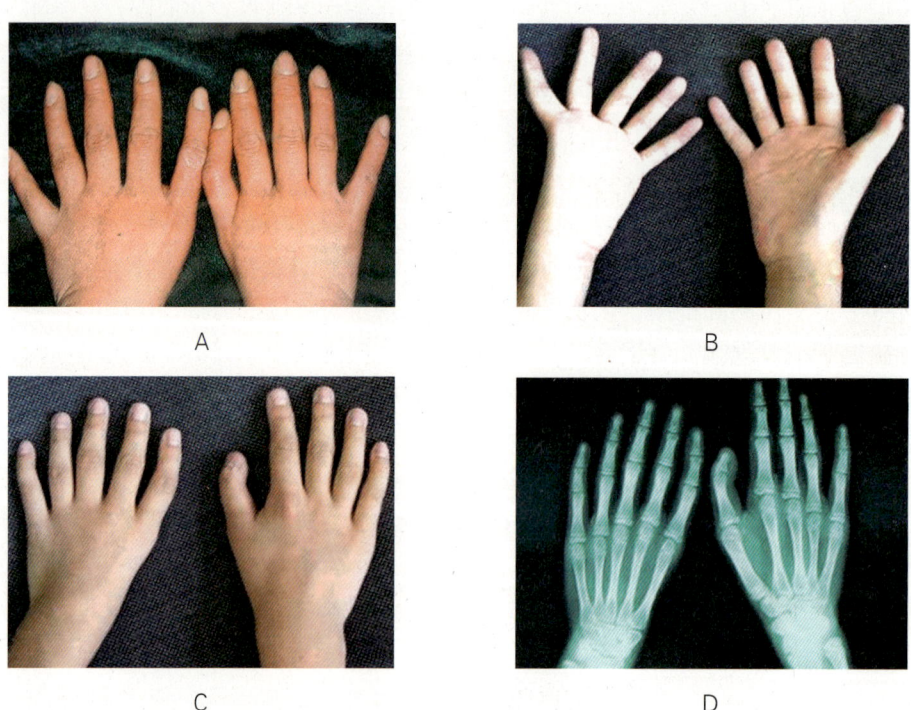

图 91-32　Ⅵaa 型拇指发育不良：拇指完全缺失，五指性拇指发育不良，尺侧四手指发育基本良好，属于手指发育良好型五手指拇指发育不良
A. 双手 Ⅵaa 型拇指发育不良　B、C. 左手 Ⅵaa 型拇指发育不良，右手拇指中度发育不良
D. X 线片

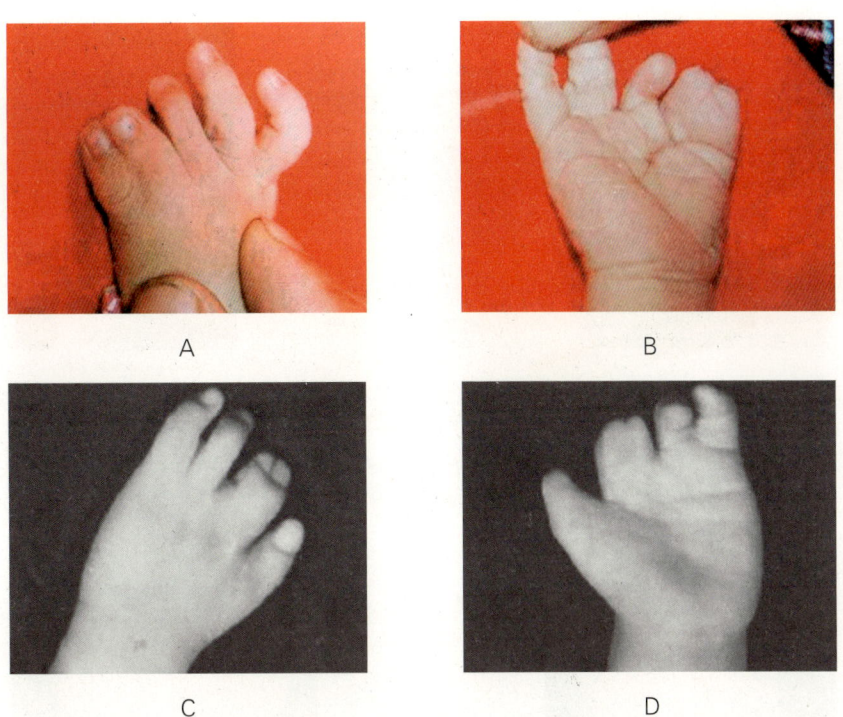

图 91-33　Ⅵab 型拇指发育不良：拇指完全缺失，五指性拇指缺失性拇指发育不良，手指也严重发育不良。属于手指发育不良型拇指发育不良。这类畸形和综合征性拇指发育不良类似，但是没有综合征特征
A、B. 案例一　C、D. 案例二

2. Ⅵb 型拇指发育不良　Ⅵb 型拇指发育不良：六指性拇指缺失或六指以上拇指缺失，尺侧四手指往往发育良好（图91-34）。这类拇指发育不良和Ⅵa型拇指发育不良类似，有时表现为显性遗传，例如母亲和外祖母是Ⅵa型拇指发育不良，患儿是Ⅵb型拇指发育不良。

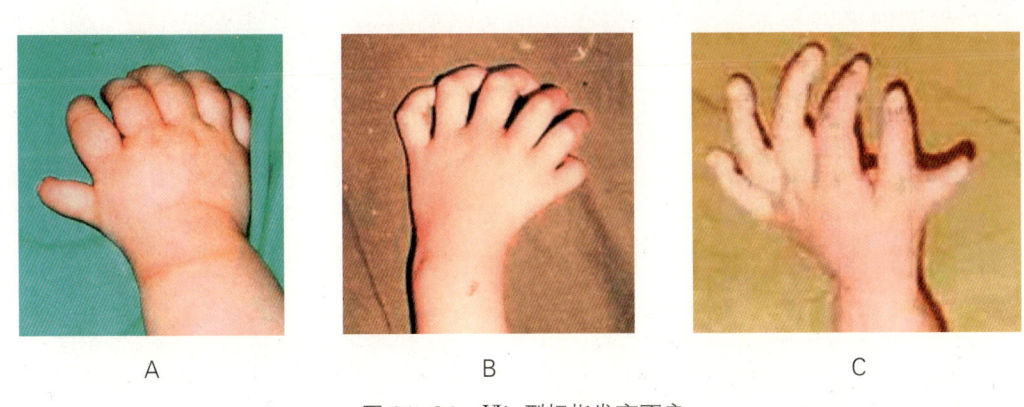

图 91-34　Ⅵb 型拇指发育不良
六指性拇指缺失，拇指发育不良

在Ⅵb型拇指发育不良中，即六手指或七手指拇指发育不良，Ⅵba型多手指拇指发育不良，表现为手指发育良好，拇指缺损；Ⅵbb型多手指拇指发育不良，手指发育不良。一手含有七指以上拇指发育不良属于多指拇指发育不良，这有区别于复拇指畸形拇指发育不良，后者有一个较短于手指的拇指，处于对掌位，有第1掌骨，有宽阔的虎口，或有大鱼际肌存在（图91-35，图91-36）。

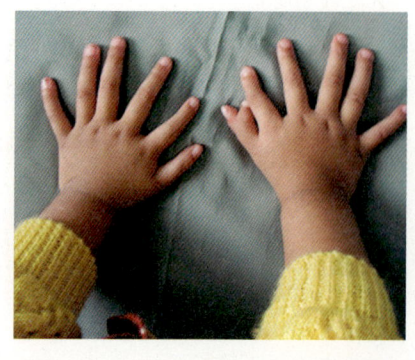
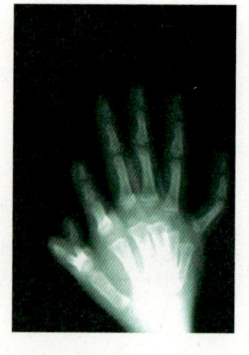

图 91-35 拇指发育不良和复拇指畸形的区别诊断
A. 左手Ⅵba型拇指发育不良,右手七指复拇指畸形 B. X线片显示右手拇指发育不良,第1掌骨存在,虎口狭窄,诊断为Ⅲ型复拇指畸形,拇指近节指骨分叉

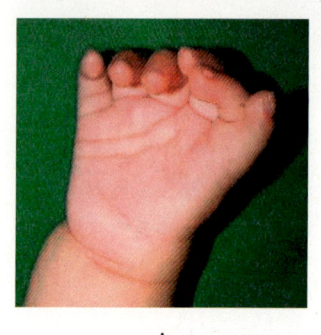
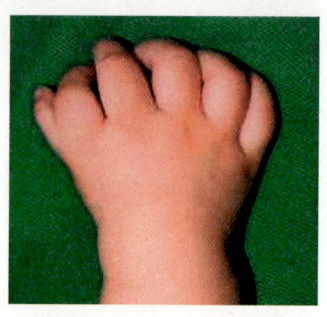

图 91-36 Ⅵbb型拇指发育不良
多指拇指发育不良,右手为六指,拇指缺失,大鱼际肌严重发育不良,无论是从形态上或是结构上,均表现为拇指完全缺失,多指畸形,拇指发育不良

(七) Ⅶ型拇指发育不良（拇指缺失并指多指畸形——蹼状手畸形）

命名和特征：拇指缺失并指多指畸形——蹼状手畸形。这类拇指发育不良在有些文献中分类于并指畸形，由于拇指缺损，治疗以拇指功能结构和形态再造为第一要素，故分类于此。又可分类为Ⅶa型蹼状手——一般屈曲型和Ⅶb型蹼状手——严重屈曲型。

病理及症状：并指和（或）多指，手指屈曲畸形，拇指缺失发育不良，整个手的形态似鹅掌，称为蹼状畸形手，每只手包含5~8个手指（图91-37~图91-39）。

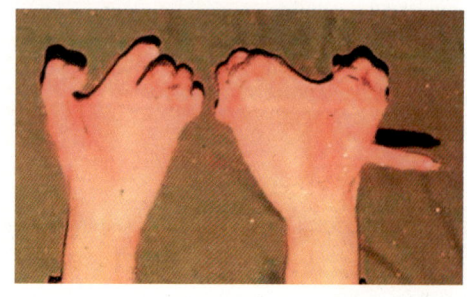
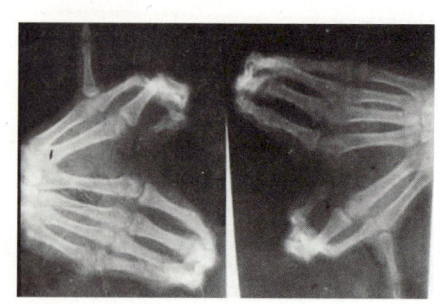

图 91-37 病例一：Ⅶa型拇指发育不良（一般屈曲型）
双手拇指缺失并指多指畸形，蹼状手畸形，右手镜影样畸形，伴有双足畸形

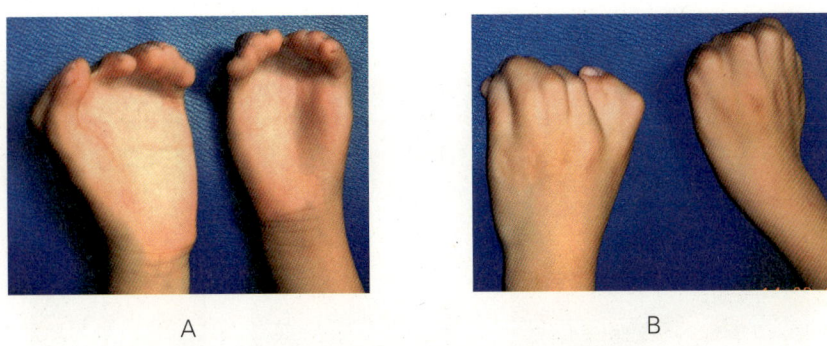

图91-38 病例二：Ⅶa型拇指发育不良（一般屈曲型）双手拇指缺失，并指多指屈曲，蹼状手畸形

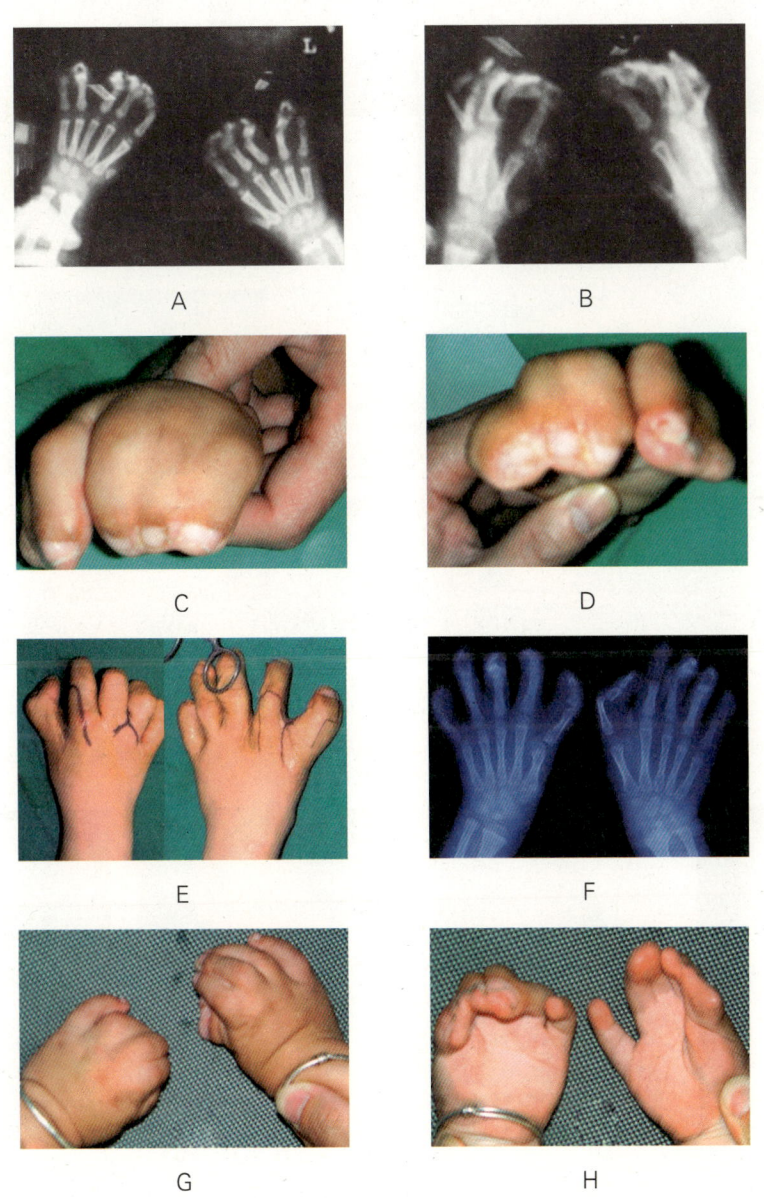

图91-39 病例三、四、五：Ⅶb型拇指发育不良——蹼状手（严重屈曲型），双手拇指缺失并指多指畸形
A～D. 病例三　E、F. 病例四　G、H. 病例五

（八）Ⅷ型拇指发育不良

命名和特征：全手发育不良型拇指发育不良。

病理及症状：全手发育不良，拇指发育不良，包括众多综合征的拇指发育不良，包括综合征的短拇指、Apert综合征、Poland综合征等（图91-40～图91-42）。

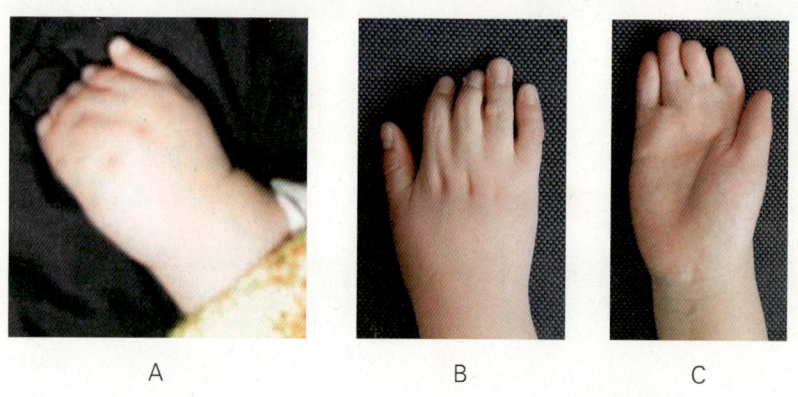

图91-40　Ⅷ型拇指发育不良，Apert综合征

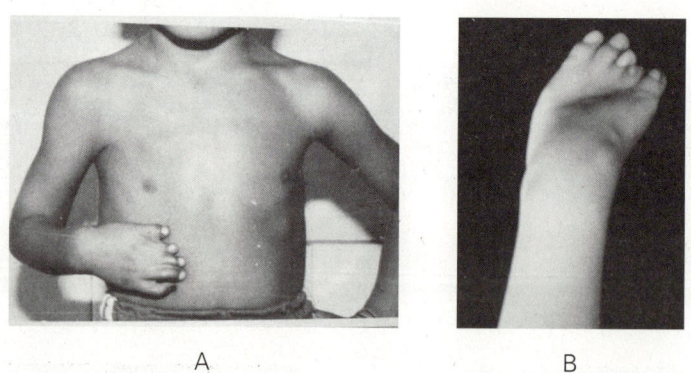

图91-41　Ⅷ型拇指发育不良，并指短指畸形，三指性拇指缺失拇指发育不良，Poland综合征

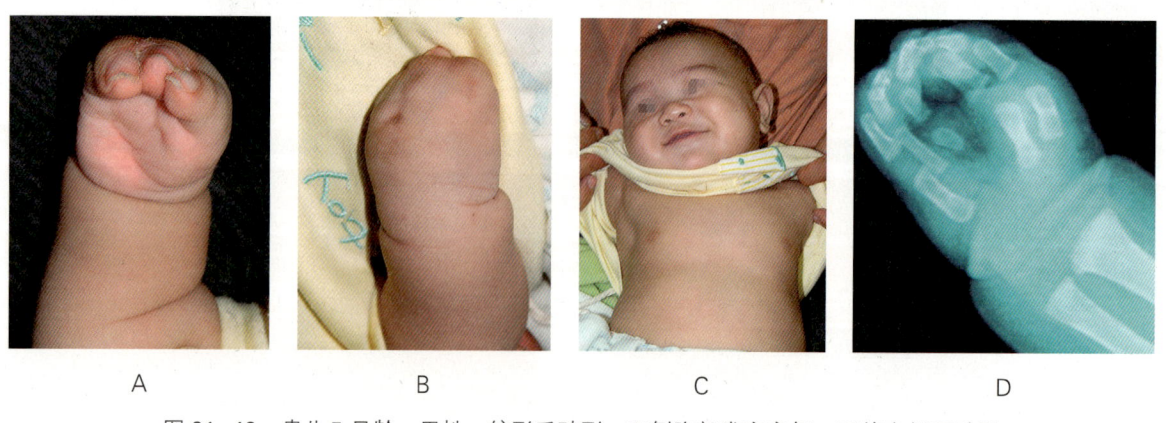

图91-42　患儿5月龄，男性，铲形手畸形，双侧胸部发育良好，不伴有颅面畸形

(九) Ⅸ型拇指发育不良（分裂手拇指发育不良）

命名和特征：分裂手拇指发育不良。

病理及症状：中央纵列缺损拇指发育不良，拇指完全缺失或畸形，包含四指分裂手拇指缺损，三指分裂手拇指缺损，二指分裂手拇指缺损，一指分裂手拇指缺损。

1. Ⅸa型拇指发育不良　四指分裂手拇指发育不良（图91-43）。

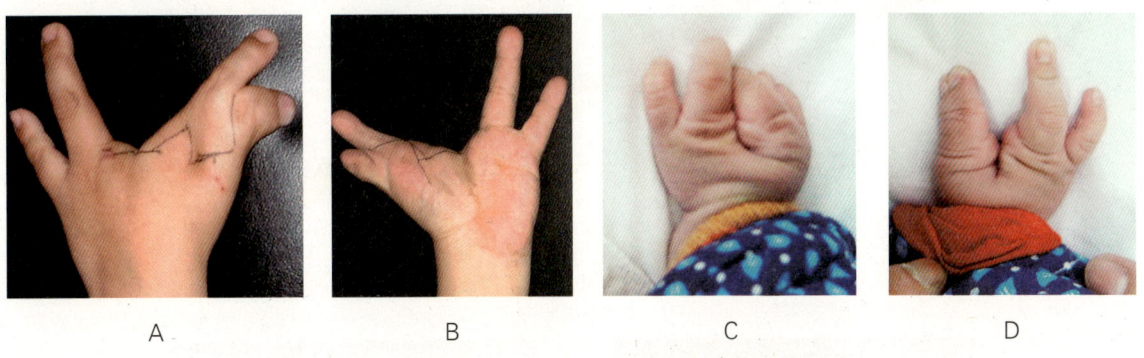

图91-43　Ⅸa型拇指发育不良，四指分裂手拇指发育不良

2. Ⅸb型拇指发育不良　三指分裂手拇指发育不良（图91-44）。

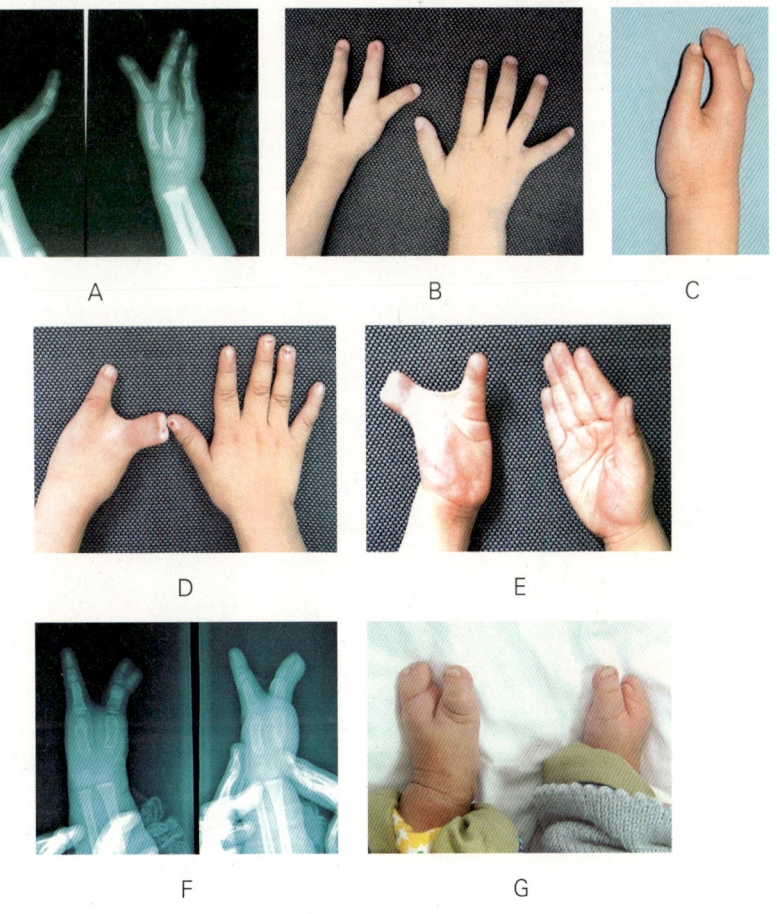

图91-44　同类型的Ⅸb型拇指发育不良，三指分裂手拇指发育不良

3937

3. Ⅸc型拇指发育不良　二指分裂手拇指发育不良（图91-45）。

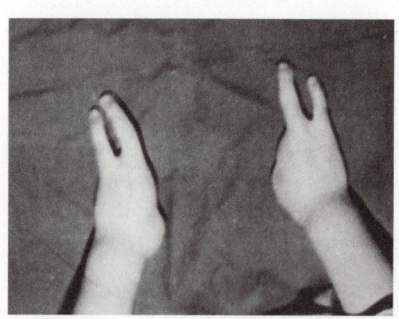

图91-45　Ⅸc型拇指发育不良（二指分裂手拇指发育不良）

4. Ⅸd型拇指发育不良　一指分裂手拇指发育不良（图91-46）。

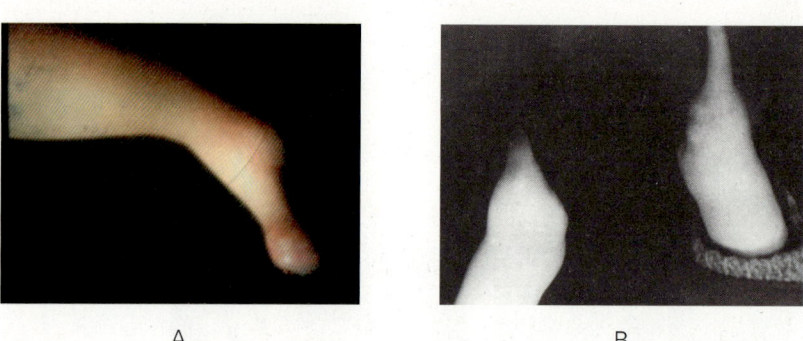

图91-46　Ⅸd型拇指发育不良（一指分裂手拇指发育不良，A图为1982年收集于美国路易维尔手外科中心）

（十）Ⅹ型拇指发育不良（环状狭窄综合征拇指发育不良）

命名和特征： 环状狭窄综合征拇指发育不良。

病理及症状： 拇指短小，远端缺损，环状狭窄，先天性拇指断指或部分短指畸形或环状狭窄畸形（图91-47）。

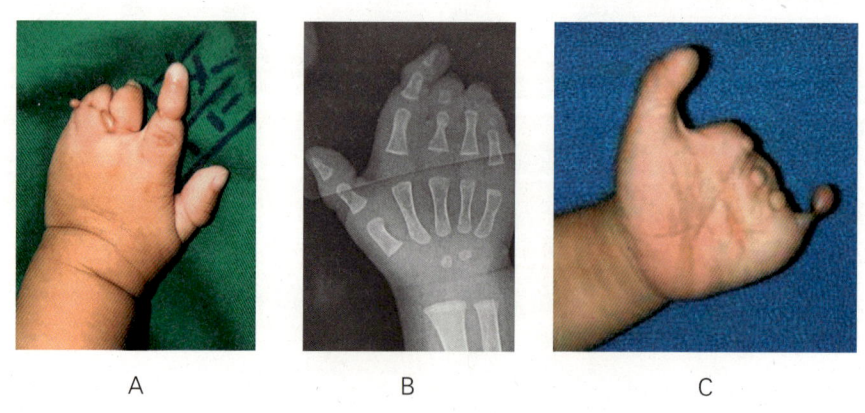

图91-47　不同类型的Ⅹ型环状狭窄综合征拇指发育不良

四 先天性拇指发育不良的治疗

先天性拇指发育不良的治疗目的是重建和再造拇指结构、功能和外形。

先天性拇指发育不良的治疗方法有：第1指蹼再造，即虎口再造；拇指延长，第1掌骨指化；外形美学修整；指甲修复重建；动力功能再造；掌指关节、腕掌关节结构的稳定性修复再造；在拇指再造中，包括示指或桡侧手指拇指化拇指再造；足趾移植拇指再造，以及皮瓣、植骨拇指再造等。

（一）拇指缺失分类及再造

拇指缺损包括先天性缺损和后天性拇指缺损，先天性拇指发育不良的修复和再造的基本治疗原理类同于相关的拇指再造的方法。

笔者将拇指缺失分成六类：

Ⅰ类拇指缺损：拇指远节不全缺损。
Ⅱ类拇指缺损：拇指指间关节远端完全缺损。
Ⅲ类拇指缺损：拇指近节指骨区拇指缺损。
Ⅳ类拇指缺损：拇指掌指关节远端缺损，拇指完全缺损。
Ⅴ类拇指缺损：包含第1掌骨部分缺损的拇指缺损。
Ⅵ类拇指缺损：在腕掌关节平面拇指缺损（图91-48）。

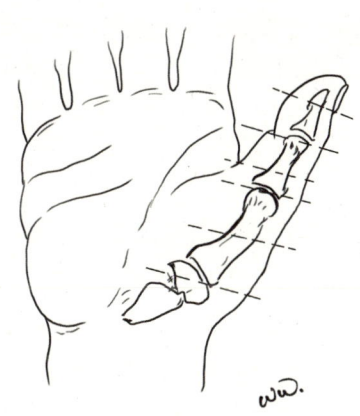

图91-48　拇指缺损的六类分类法（王炜分类）

（二）先天性拇指发育不良的拇指整形和美学再造基本原则

先天性拇指发育不良的拇指再造，因患儿手术年龄幼小，手部可能伴有血管、神经、骨、关节、肌肉、肌腱、韧带、筋膜、腱膜等多处、多种组织发育不良和畸形。因此，在手术方法的选择上以拇指的功能形态的美学再造为主。手指拇指化为首选的手术方案，在手指拇指化的手术设计中，包含示指拇指化、桡侧手指拇指化、桡侧手指掌骨指化、虎口加深拇指延长等。足趾移植也是可选择的手术方案，足趾移植先天性拇指缺损再造，随访结果令人满意，证明其功能良好，移植的足趾能随年龄增长而生长。但是，足趾移植拇指再造对于拇指先天性缺失，不应是首选的手术方法，而是一种可考虑选择的手术方法。除了先天性拇指发育不良可能伴有血管、神经、骨、关节等多种畸形外，还因为足趾移植拇指再造的最佳适应证是在局部没有可替代的拇指功能再造的供区时，选用游离移植足趾拇指再造或游离移植"废用手指"拇指再造。

在先天性拇指发育不良的畸形的治疗中，不仅仅是治疗拇指缺损，除了全身性发育畸形以外，较多的病例还伴有不同程度的手部皮肤、皮下组织、肌肉、肌腱、骨、关节、神经、血管畸形，以及韧带、筋膜结构的发育不良。手术医师必须在手术前仔细检查，对于患手的形态、结构、功能状况做出全面和准确的评价，对全身健康状况有深刻认识，只有这样，才能较完善地进行先天性拇指发育不良的拇指再造。

（三）各类先天性拇指发育不良的治疗原则

1. Ⅰ型拇指发育不良　治疗原则：一般不用治疗，也可选择拇指美学再造，拇指延长术，拇指成角畸形矫正以及指甲畸形矫正等。

2. Ⅱ型拇指发育不良　治疗原则：①拇指内收矫正，狭窄虎口开大；②大鱼际肌发育不良的治疗包括拇指对掌功能再造，常采用环指指浅屈肌腱转位移植或小指指浅屈肌腱转位移植等，对掌功能再造，腕屈肌、肱桡肌等也可作为动力再造的肌肉供区；③拇指屈曲畸形矫正；④拇伸功能再造，采用桡侧腕长伸肌转移加掌长肌腱移植，示指固有伸肌转移，拇指拇伸功能再造等；⑤拇指指间关节屈曲矫正，检查其原因，由于拇长屈肌止点和拇长伸肌腱融合者，做拇长屈肌止点重建修复，或拇指指间关节融合等；⑥拇指支持结构修复重建，包括掌指关节侧副韧带松弛、腕掌关节结构稳定性修复重建。由于骨支持结构畸形造成指间关节畸形者，做相应的畸形矫正。

3. Ⅲ型拇指发育不良　治疗原则：①Ⅲa型拇指发育不良。虎口开大，手指成角畸形矫正，包括三角形畸形矫正，遇有屈伸功能不全者做相应动力缺损功能再造。②Ⅲb型拇指发育不良。由于拇指功能基本丧失，常常需要考虑做拇指再造，切除无功能拇指，示指转移拇指再造，这类手术选择需要和患儿监护人深入讨论和阐明利弊。如果是单纯腕掌关节发育不良，可考虑采用显微外科跖趾关节移植再造手术。③Ⅲc型拇指发育不良。外展性拇指发育不良，外展畸形矫正和相应关节功能再造或外展手指切除，手指拇指化治疗、拇指再造等。

4. Ⅳ型拇指发育不良（浮动性拇指）　治疗原则：浮动性拇指切除，示指拇指化治疗为首选。

5. Ⅴ型拇指发育不良　治疗原则：示指拇指化治疗为最佳选择。

6. Ⅵ型拇指发育不良　治疗原则：①桡侧手指缩短，移植，拇指再造；②多指切除，桡侧手指缩短，移植，拇指再造；③多指切除，虎口加深，桡侧手指移植，拇指再造；④切除手指的岛状皮瓣移植，对再造拇指的体积增大和形态再造。

7. Ⅶ型拇指发育不良　治疗原则：多指切除，并指分指，拇指再造和屈曲手指畸形矫正，指伸功能动力再造等。

8. Ⅷ型拇指发育不良　治疗原则：采取并指分指手术，和桡侧手指转位拇指再造，桡侧手指掌骨截骨，旋转，对掌位拇指再造，以及虎口加深等。

9. Ⅸ型拇指发育不良　治疗原则：分裂手矫正，拇指再造，详见分裂手章节。

10. Ⅹ型拇指发育不良　治疗原则：环状狭窄矫正，根据畸形状况作拇指修复重建和手指再造。

（四）先天性拇指发育不良的手术和时机选择

早期手术治疗是必要的，只要患儿全身状况良好，选择在出生后6～7个月进行拇指再造，有利于再造拇指的功能重建。Buck-Gramcko曾报道为仅11周的婴儿进行这类手术。只要具有麻醉安全的条件，在婴儿早期进行手术矫正是应该的，但笔者一般选择在患儿6～7月龄时进行拇指再造，此时拇指对掌活动发育较为充分。

先天性拇指缺失的手指拇指化手术，肌腱、血管、神经都十分细小，需借助手术放大镜或手术显微镜，这也是整形和美学再造手术。

（五）Ⅳ型、Ⅴ型拇指发育不良的治疗——桡侧手指拇指化基本技术举例

笔者的手术步骤如下：

1. 手指转位拇指再造的皮瓣设计——桡侧指转位再造拇指 桡侧指缩短、旋转成对掌位，其手术要点有五：①再造拇指存两指节，长短、粗细、横径、前后径比例和指甲形态接近正常拇指；②再造拇指位于对掌位，有一个宽阔的虎口；③具有稳定的第1腕掌关节、掌指关节和指间关节；④能有效完成展、收、屈、伸和旋转功能；⑤伸、屈、收、展、旋转功能肌力达到4＋级肌力，争取5级。

为达到上述效果，具体设计如下：

（1）再造拇指长度设计

1）根据健侧拇指长度设计再造拇指长度，测量从拇指尖到拇指腕掌关节的距离。

2）测量从示指腕掌关节中心到示指近节指间关节掌侧横纹处的距离，是确定拇指再造的长度的参考值。对于一个1～4岁的儿童，拇指长度在5.5～8cm。

设计再造拇指的长度点ab，a点位于指尖，b点位于手背，相当于转移手指掌指关节近端，即再造拇指的腕掌关节中点的位置（图91-49）。

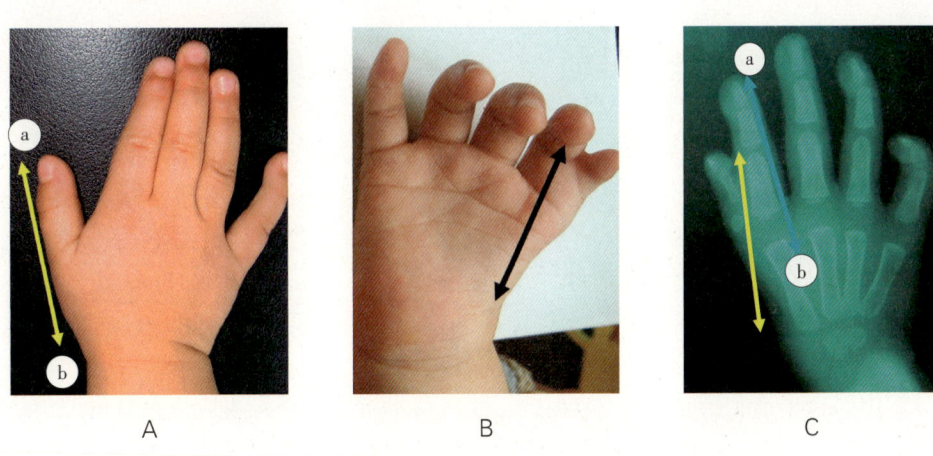

图91-49 手指拇指化拇指再造，拇指长度设计方法
A. 根据健侧拇指长度设计再造拇指长度，测量从拇指尖a到拇指腕掌关节b的距离 B. 测量从示指腕掌关节中心到示指近节指间关节掌侧横纹处的距离 C. 再造拇指的切取长度，即ab连线

（2）再造拇指的第1腕掌关节定位：在手掌桡侧边缘，相当于第1腕掌关节部位，设计再造拇指腕掌关节处定点C，作为再造的第1腕掌关节的基底部位。

（3）设计示指对掌位旋转的皮瓣——设计皮瓣1和皮瓣2：拇指在转移手指背近侧指间关节近端，设计皮瓣1、2，为逆行皮瓣，以手指背近侧指间关节横纹部为蒂，皮瓣1的宽度略大于皮瓣2。示指背侧皮瓣1、2的宽度在于控制转移手指的旋转角度，皮瓣1的宽度宽大，再造的拇指向手掌旋转的角度较大，皮瓣1、2骑跨在皮瓣3之上，皮瓣2转位后，构成再造拇指的鱼际肌皮肤，皮瓣1转位，构成再造拇指的手背部分。

（4）设计再造第1腕掌关节基底部皮瓣——皮瓣3：在手掌桡侧边缘设计皮瓣3，为一个等腰三角形皮瓣，等腰三角形皮瓣的底边中点是再造拇指腕掌关节的桡侧中点，也是再造拇指的桡侧缘的基底部。皮瓣3的大小根据再造拇指的大小而定，皮瓣3的三角形皮瓣的底边约为再造拇指周径的1/2。皮瓣3的边长等于皮瓣1、2长，该三角形皮瓣的尖端插入皮瓣1、2之间。

（5）设计虎口再造皮瓣之一：在手指掌侧面设计皮瓣5，用于再造虎口。皮瓣5适宜大一点，将构成再造拇指的虎口有足够宽度。

（6）设计虎口再造皮瓣之二：设计皮瓣4。在转移示指指间关节掌侧横纹近端设计皮瓣4，皮瓣4的远端边缘距转移手指近节间关节掌侧横纹下0.5～1.0cm。该皮瓣参与构成第1指蹼，即再造拇指近端掌侧缘的基底移行部，构成再造拇指基底向虎口皮肤移行（图91-50）。

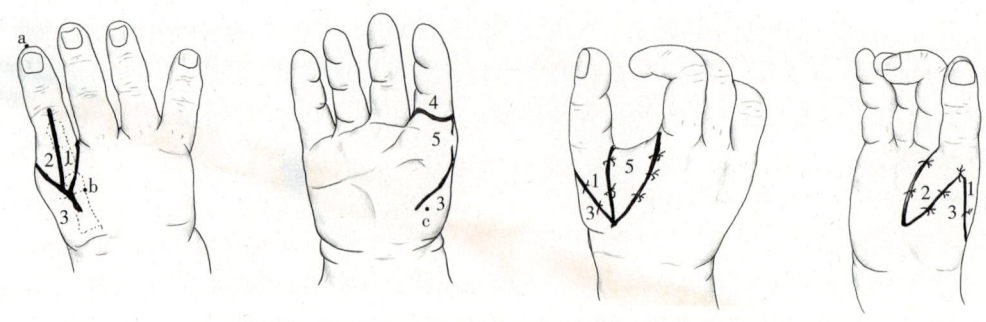

图91-50　桡侧第1示指转位，拇指再造，皮瓣设计

2. 第1腕掌关节再造和早期固定　Buck-Gramcko对此设计做出了贡献。笔者应用和改良Buck-Gramcko技术将桡侧手指掌骨缩短，第1腕掌关节再造，虎口再造，拇指屈、伸、收、展、旋转动力再造。

手术要点是：缩短掌骨，将活动幅度大的掌指关节改造成稳定的第1腕掌关节，示指近节指骨再造为第1掌骨，示指的近节指间关节成为再造的拇指掌指关节。

（1）第1掌骨再造：转移手指的近节指骨重建为拇指的第1掌骨。部分截除桡侧手指第1掌骨（或示指掌骨），在手背的皮肤切口下掀起皮瓣1、2，在切断指总伸肌腱后，标志后留在手术后期再吻合修复和缩短断离的伸肌腱。暴露示指掌骨干，牵开手背静脉，保护其不受损伤，用4～6mm骨凿或来复锯，在桡侧手指第1掌骨（或示指掌骨）掌指关节近端约8mm处，即在掌骨颈部截断，仅保留第1掌骨头，截除第1掌骨干的近心端，连同骨膜一并切除，直达腕掌关节处，在形成的这一空间中可容纳再造的第1掌骨和腕掌关节。

（2）对掌位拇指再造和第1腕掌关节再造：使转移示指的掌骨头改造为大多角骨，并加长了再造的第1掌骨。由于移植的第1掌指关节的掌板较松弛，其屈伸的幅度达115°～120°，形成再造拇指的腕掌关节不稳定，必须进行腕掌关节稳定性改造使第1掌骨头旋转过伸90°，关节侧副韧带及掌板紧缩，掌指关节变成稳定的腕掌关节。将示指掌骨头向背侧旋转，用3-0尼龙线缝合固定，矫正松弛的掌板和紧缩关节侧副韧带。缝合时，要使再造的拇指旋转处于有效对掌位（图91-51）。

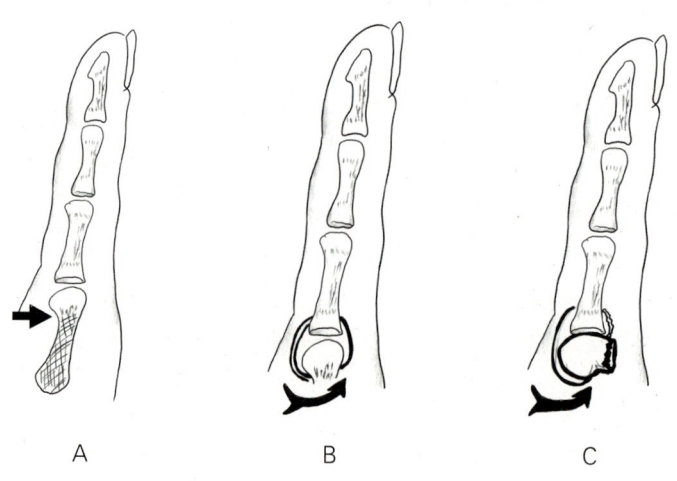

图91-51　第1腕掌关节再造示意图
掌骨颈部截断，将第1掌骨头向背侧旋转90°，用3-0尼龙线缝合固定

（3）再造拇指的腕掌关节术后固定：在手背皮肤切开处，即皮瓣3的基底部，用静脉拉钩拉开手背静脉，暴露手掌C点，用细钢丝或3-0尼龙线，将掌骨头缝合固定到相当于大多角骨的位置，固定牵引线在腕横纹近端张力牵引，并在腕部皮肤处固定3~4周（图91-52）。

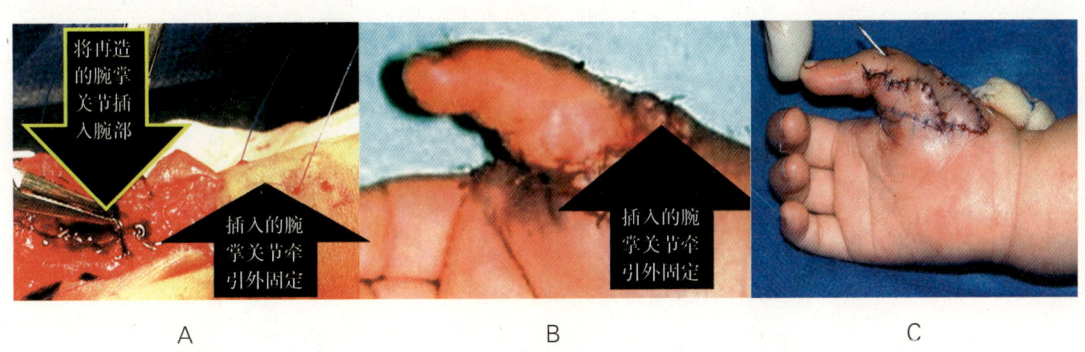

图 91-52　第 1 腕掌关节再造及术后固定方法

3. 拇指化手指对掌位重建　拇指化手指再造的腕掌关节需使再造的拇指处于对掌位。再造拇指外展80°~90°，并使再造拇指的指腹冠状位平面旋前，和示指冠状面之间形成45°~60°夹角，使再造的拇指仍与其他手指完成对掌活动。

4. 手指拇指化的动力重建　这是拇指再造的重要环节，转位示指（或手指）的屈指肌腱转移后成拇长屈肌及拇短屈肌，原指屈肌腱转位后，任其术后自然短缩。但是指伸肌腱转位后需要切断，使其缩短缝合，行使拇长伸肌功能，示指固有伸肌改向固定在近节指骨底部，行使拇长展肌功能。背侧骨间肌与转位手指的伸肌腱桡侧束缝合，变成拇短展肌。掌侧骨间肌与伸肌腱尺侧束缝合，行使拇收肌功能。手术方法是：在手指背分离出示指指伸肌腱的腱帽，将其在近节指骨的近心端切断，将切断的肌腱远端分成三束，中央一束与示指指总伸肌腱近端缝合，内、外两束分别与再造的拇内收肌及拇短展肌腱缝合，示指固有伸肌改向固定在近节指骨底部，改造成拇长展肌。拇指化手指的动力重建，应用显微外科技术。无论是夹持、切断肌腱，或是缝合肌腱，均采用显微外科微创技术，采用显微外科器材，在手术放大镜或手术显微镜下操作，用6-0~7-0的尼龙线缝合肌腱。笔者采用的肌腱缝合方法是用贯穿编织加固缝合，和环绕肌腱做准确的腱膜显微外科缝合（图91-53）。只有良好的动力装置再造，才能使再造拇指取得最佳的精细完全的运动功能。

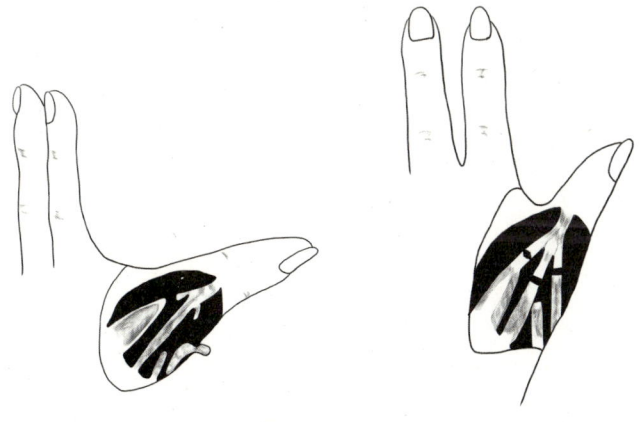

图 91-53　拇长伸肌、拇收肌、拇长掌肌和拇短掌肌的功能重建

5. 术后支具及功能训练　拇指对掌位支架固定，手指掌指关节的屈伸功能保持自由，第1腕掌关节固定缝线2～3周拆除，再造的第1腕掌关节不够稳定，并且肌腱转移后的愈合需要一定的时间，因此术后宜用静力支具保持拇指对掌位，维持5～6周，以后进行再造拇指功能训练。

6. Ⅴ型拇指发育不良手术治疗举例　男童，2岁。Ⅴ型拇指发育不良，拇指完全缺失，四指性拇指缺失，拇指发育不良。桡侧第1手指转位拇指再造（图91-54）。

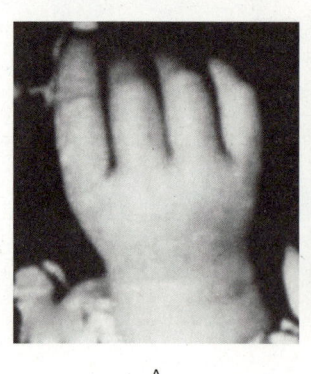 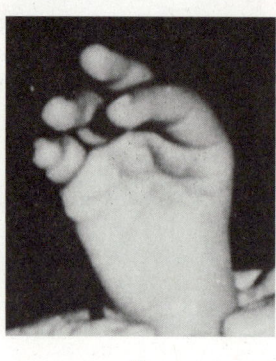 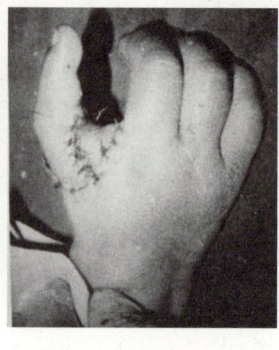 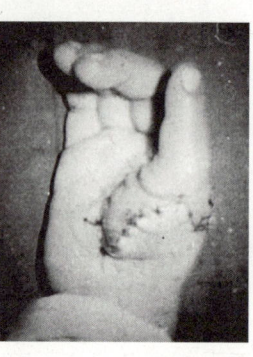

A　　　　　　　　　B　　　　　　　　　C　　　　　　　　　D

图91-54　Ⅴ型拇指发育不良拇指再造术前和术后

（六）Ⅵ型拇指发育不良，多指拇指发育不良，拇指全缺损的治疗

1. 桡侧手指缩短，移植，第1掌骨缩短，第1腕掌关节再造，拇指手外肌动力功能重建和拇指手内肌功能重建，适用于五手指拇指缺损、手指发育良好的案例。手术方法类同上述Ⅴ型拇指发育不良拇指再造，由于畸形手有五手指，再造拇指和手的外形和功能能取得较好效果。

2. 第1掌骨截骨缩短和对掌位转位，腕掌关节再造，虎口再造，以及手内外肌动力功能重建。

3. 如遇六手指以上拇指发育不良的拇指再造，可采取多指部分切除，制造多指的岛状皮瓣，留作再造拇指指腹的形态的美化和再造。

Ⅵ型拇指发育不良再造的手术方法类同于Ⅴ型拇指发育不良。由于Ⅵ型拇指发育不良具有多余的手指，所以在拇指再造过程中可运用多余手指的组织瓣美化再造拇指的形态，其余的手指转位、手指长短设计、第1掌骨和腕掌关节的再造，以及拇指动力功能的再造方法和Ⅴ型拇指发育不良拇指再造的方法类似。

关于再造拇指美学形态的重建，应用切除手指的岛状血管神经皮瓣移植，制成皮瓣6，用于加大存留拇指，即再造拇指的丰满度和形态美化、功能改善（图91-55，图91-56）。

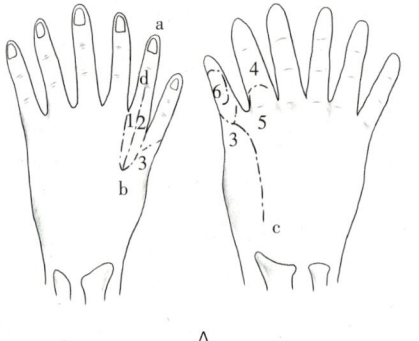 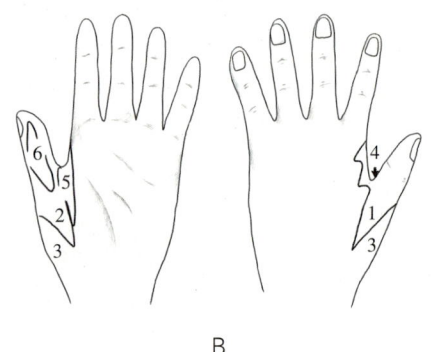

A　　　　　　　　　　　　　　　　　B

图91-55　六手指多指拇指发育不良，拇指再造手术皮瓣设计和桡侧第2手指转对掌位拇指再造，桡侧第1手指指腹血管神经岛状皮瓣移植，再造拇指扩大和美化

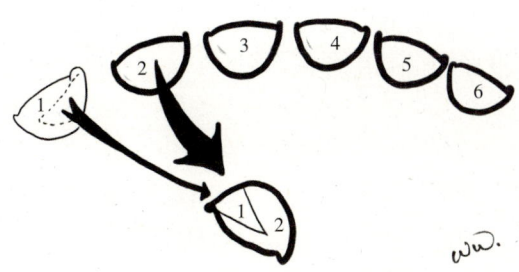

图91-56 六手指多指拇指发育不良,拇指再造手术设计标志,桡侧第2手指截骨旋转再造对掌位拇指,取手指1皮瓣,加大再造拇指

Ⅵb型拇指发育不良(六手指拇指发育不良)治疗举例:

患儿5岁,男性,双手Ⅵb型拇指发育不良:拇指完全缺失,六指性拇指缺失,拇指发育不良。有明显的家族遗传病史。外祖母是五手指拇指发育不良,为Ⅵa型拇指发育不良,母亲也是五手指拇指发育不良,Ⅵa型拇指发育不良,于1984年入院治疗。由于该情况出现在同一家族中,因此,笔者将先天性五手指拇指缺损从多指畸形中分类为拇指发育不良,即是根据该病例的特点及受家族史的启发。有文献报道,五手指拇指缺失分类为Ⅷ型拇指发育不良而六手指拇指发育不良分类为Ⅸ型拇指发育不良,是有失准确的;其实多指拇指发育不良,包括五手指,或六手指,或七、八手指拇指发育不良,应属于多指拇指缺损拇指发育不良,而不能属于多指畸形。手术采用多指切除,桡侧第2或第3手指转位拇指再造,并将切除手指的部分指腹制成神经血管岛状皮瓣,用以加大再造拇指,辅助再造拇指的形态和功能再造。手术后再造的拇指形态及功能几乎和正常没有区别,医师和患儿家属对手术效果表示满意(图91-57)。

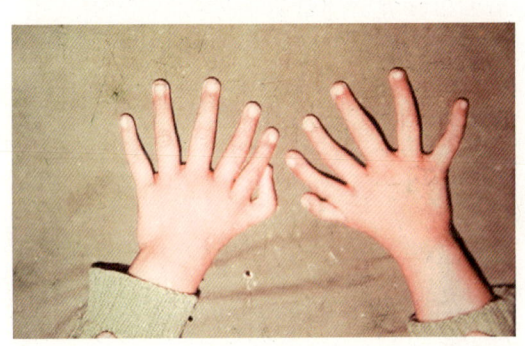

图91-57 患儿5岁,男性,双手Ⅵb型拇指发育不良:拇指完全缺失,六指性拇指缺失,拇指发育不良,有明显的家族遗传史。外祖母和母亲均是五手指拇指发育不良。

(七)拇指内收畸形虎口狭窄矫正,局部皮瓣移植常用手术选择

拇指内收畸形矫正包括:虎口开大,矫正虎口狭窄;拇指屈曲畸形矫正;拇指拇伸肌腱和拇展肌腱动力再造等。在矫正拇指内收畸形中,虎口开大是常用和首要的基本技术,具体手术方法如下:

1. 示指背或拇指背旋转皮瓣移植虎口开大术 对于先天性手畸形的严重虎口狭窄,不易取局部Z成形手术达到矫正目的者,采用示指或拇指背皮瓣旋转移植修复,是临床上最先选择应用的手术方法。虽然可采用远处皮瓣带蒂移植或游离移植,但是较少被选用。

示指背或拇指背旋转皮瓣制备,在示指或拇指背侧,设计皮瓣长宽比例为2:1,或2.5:1,

或3∶1皮瓣（图91-58），沿切口设计线切开皮肤，直达指伸肌腱腱膜表面，使皮肤和皮下的静脉保留在皮瓣内，在手掌侧设计切口（虚线部分），将制备的指背皮瓣旋转到虎口和手掌，达到扩大虎口的目的。

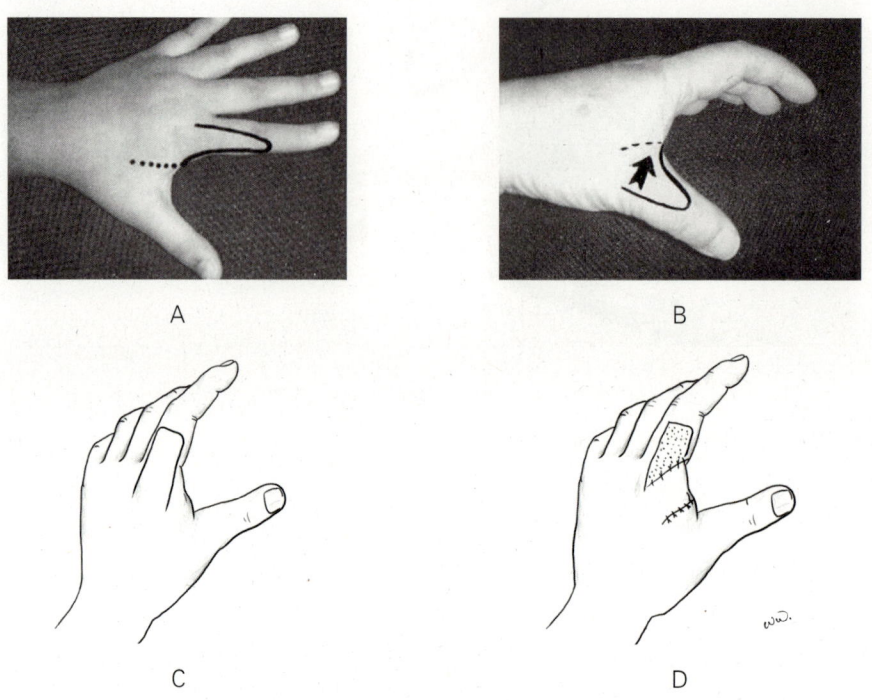

图91-58　示指背或拇指背旋转皮瓣，修复虎口狭窄

2. Z形对偶三角皮瓣移植虎口开大　通常称为Z成形虎口开大术（图91-59）。设计1、2两个三角形皮瓣，两个皮瓣的中轴位于拇指和示指手掌手背相连处，皮瓣角度宜为45°～60°之间。切开皮瓣时，直达皮下深筋膜，勿伤及指神经和血管，对偶交叉移植，达到扩大虎口的目的。

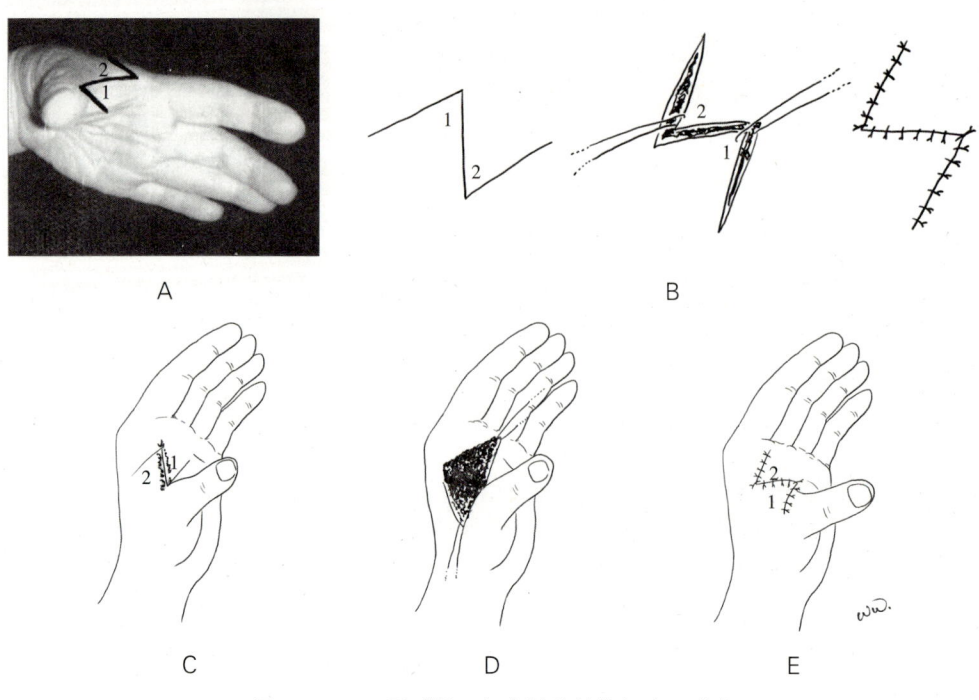

图91-59　Z形对偶三角皮瓣移植修复虎口狭窄

3. 四瓣法虎口开大术　四瓣法虎口开大是Z形对偶三角皮瓣移植虎口开大的延伸。四瓣法修复虎口狭窄有两种设计方案，即双Z形皮瓣对偶转移和四皮瓣交叉转移移植。按设计切开皮肤皮下组织，松解筋膜，做1、2三角形皮瓣对偶交叉转移，3、4皮瓣对偶交叉转移或1、3皮瓣对偶交叉转移，2、4皮瓣对偶交叉转移。皮瓣角度宜为30°～45°之间或再大一点的角度。若皮瓣夹角过大，皮瓣旋转移植缝合时，容易产生缝合张力不等（图91-60，图91-61）。

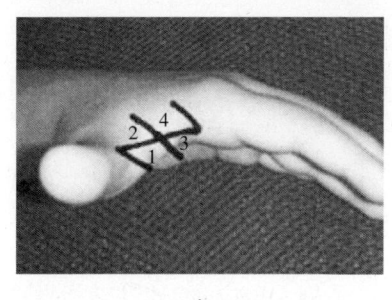
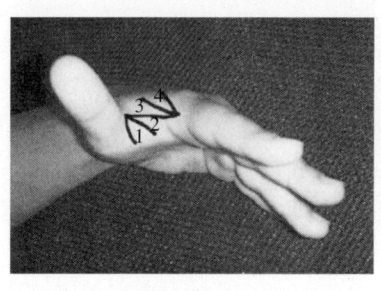

图91-60　双Z形皮瓣对偶转移矫正虎口狭窄
A. 1、2皮瓣对偶交叉移植，3、4皮瓣对偶交叉移植　B. 1、3皮瓣交错移植，2、4皮瓣交错移植

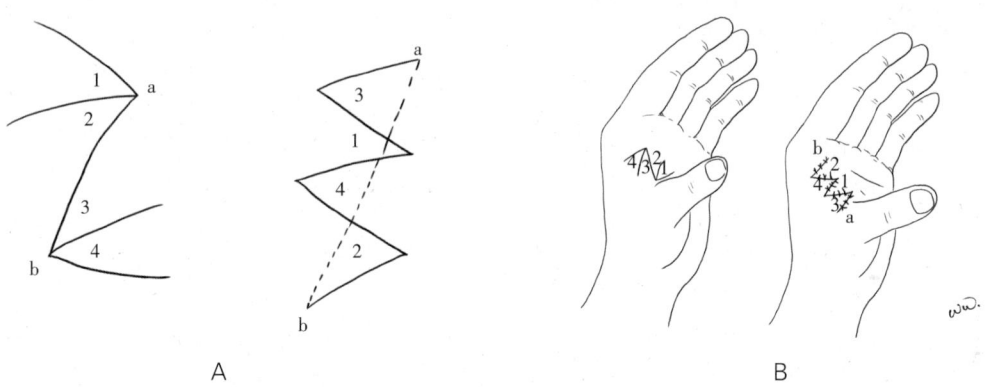

图91-61　四皮瓣交叉转移移植修复虎口狭窄

4. 五瓣法修复虎口狭窄　即V-Y皮瓣整形，加双Z形三角皮瓣移植，皮瓣设计宜在45°～60°之间（图91-62）。

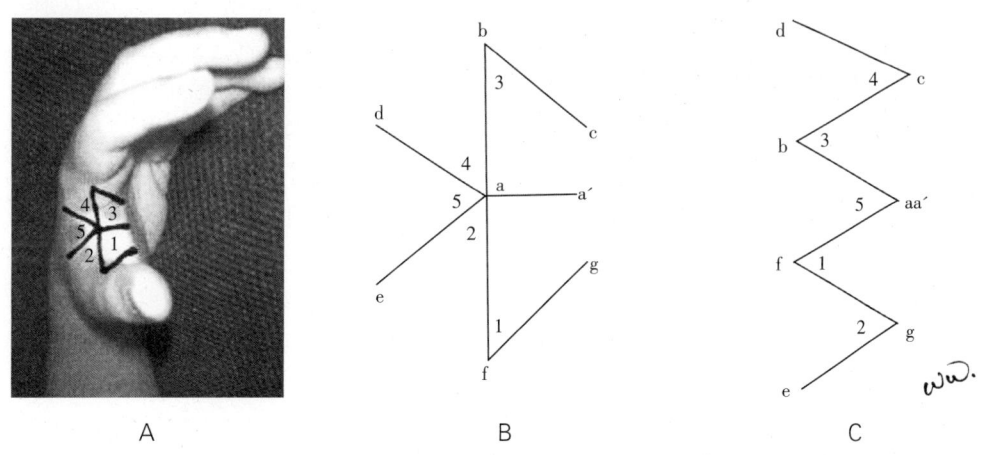

图91-62　五瓣法修复虎口狭窄，即V-Y皮瓣整形加双Z形对偶三角皮瓣转移整形

第六节　先天性拇指内收和屈曲畸形

先天性拇指内收、屈曲畸形，通常称先天性拇指内收畸形（the congenital adducted thumb），是以拇、示指间指蹼狭窄或过浅为主要特征，拇指的内收、屈曲、外展、对掌功能不同程度地发生障碍。其病因至今不明，可能是由于拇伸肌腱发育不良，或拇屈肌腱挛缩，或由于手内肌挛缩所致，也可能是整个拇指发育不良，以拇指内收畸形为特征。

先天性拇指内收和屈曲畸形中，拇指的狭窄性腱鞘炎也以先天性拇指内收和屈曲畸形为特征，但常在做被动伸展时，拇指内收和屈曲畸形被矫正。

Bayne（1982）将拇指内收畸形划入拇指发育不良的系列。Bayne叙述的拇指发育不良拇指内收畸形，伴有拇指发育不良，或伴有大鱼际肌发育不良，也有人称此类畸形为握拇畸形（Thumb-clutched-hand），或称为掌心拇指畸形。其实这是先天性拇指发育不良内收畸形的一种，笔者将这类畸形归入拇指先天性发育不良类。尚有拇指先天性屈曲畸形，伴有其他四手指屈曲畸形。这类畸形不宜划入先天性拇指内收畸形，笔者称此为"风吹手"或"柳条手"，即手 Windblown 畸形、尺侧偏斜手畸形，将在另外章节叙述。

一　临床表现

新生儿出生后，均表现为一定程度的拇指内收，拇指握于手掌之中，呈握拇状，一般在1岁以后消失。

先天性拇指内收畸形表现为虎口狭窄，静态时拇指呈屈曲、内收状。拇指外展能力降低或消失，第1、2掌骨间隙变窄，虎口间皮肤、皮下组织、筋膜紧缩，缺少外展松弛的余地，并伴有拇指手内肌或手外肌发育不良或迷路。有时还可能伴有拇指指骨、掌骨、掌指关节、指间关节、掌腕关节发育不良及关节韧带松弛等。由于病理解剖及临床表现不同，笔者将先天性拇指内收、屈曲畸形分为下列几类：①拇伸肌腱发育不良性拇指内收畸形；②拇短屈肌挛缩性拇指内收畸形；③第1背侧骨间肌挛缩性拇指内收畸形（笔者案例，未见文献报道）；④拇指发育不良性拇指内收畸形；⑤先天性扳机拇指畸形。

1. 拇伸肌腱发育不良性拇指内收畸形　由于拇长伸肌和（或）拇短伸肌发育不良所致，其程度不同，畸形状况有所区别。拇长、短伸肌腱可能完全缺失，但常常表现为肌腱发育不良，为一层薄的膜状组织，以致伸肌无力，这是握拇畸形的一种；也可表现为拇指内收、掌指关节屈曲畸形，第1、2掌骨间隙狭小。在国外文献描述的拇指内收畸形中，以这类畸形为主。笔者虽然也医治了多例这类拇指内收畸形，但相对多见的是由于拇短屈肌挛缩引起的先天性拇内收畸形。除了拇长伸肌和（或）拇短伸肌发育不良引起拇指内收畸形外，还可伴有指伸肌腱发育不良，造成指屈曲畸形（图91-63）。

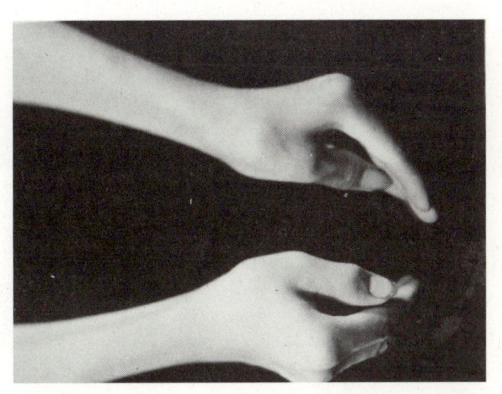

图91-63 拇长伸肌和拇短伸肌发育不良，引起拇指内收畸形，伴有指伸肌腱发育不良，造成指屈曲畸形

2. 屈肌挛缩性拇指内收畸形 表现为第1指蹼狭窄、过浅，拇指掌指关节屈曲，拇指位于手的掌面，也表现为握拇畸形。将内收的拇指拉向外展位时，有较大的抵抗力。拇长、短伸肌常常发育良好，也可能薄弱。拇指主动与被动外展功能受限，但鱼际肌发育良好。这类畸形在病理上主要表现为拇短屈肌挛缩，且多半仅表现为拇短屈肌深头的挛缩，有时深、浅两头均挛缩，可同时伴有拇收肌挛缩，而后者多半是继发的（图91-64）。

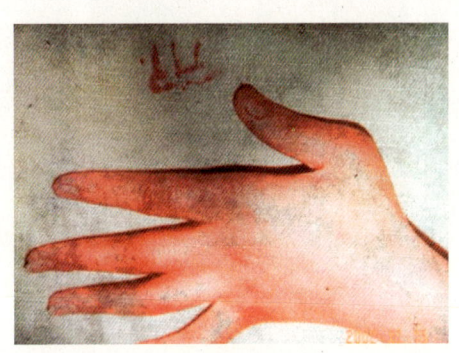

图91-64 屈肌挛缩性拇指内收畸形，拇指屈曲、内收，拇指轮廓形态正常，大鱼肌发育良好

3. 第1背侧骨间肌挛缩拇指内收畸形 这是一类罕见的先天性拇内收畸形，尚未见文献报道。在后天性拇内收畸形中，我国较为常见的是由于合谷穴注射药物，或其他外伤造成第1背侧骨间肌坏死，瘢痕挛缩引起。笔者曾见到2例先天性第1背侧骨间肌挛缩性内收畸形患者，出生后即有拇内收畸形，没有第1背侧骨间肌损伤病史，也没有第1指蹼药物注射史，其特点为：第1指蹼狭窄、过浅，第1、2掌骨间隙狭窄，示指呈外展位，处于桡侧偏斜位，其内收时有明显的张力感。拇指掌指关节微屈，拇伸、屈肌及鱼际肌正常。手术中发现，第1背侧骨间肌肌腹软，色红润，没有瘢痕坏死的征象，但肌腱粗短，光泽良好（图91-65），被动内收，使其恢复正常中立位时，有明显的阻力。

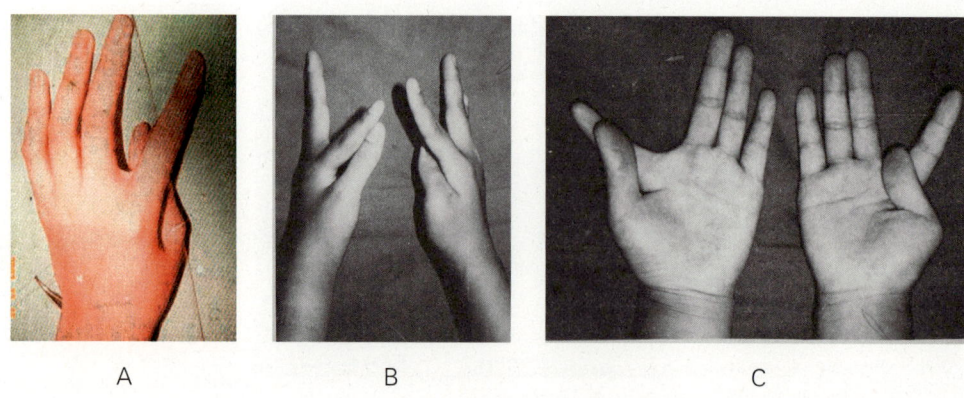

图 91-65　2 例先天性拇指内收畸形
A. 病例一　B、C. 病例二，双手先天性拇指内收畸形，病因是由于第 1 背侧骨间肌挛缩，示指外展，拇指内收畸形

4. 拇指发育不良拇指内收畸形　先天性拇指内收畸形伴有功能不全的短拇指畸形，第 1 掌骨及拇指近、远节指骨、掌指关节存在。以第 1 指蹼狭窄或过浅为主要表现，常同时伴有拇指短、小、细，第 1 掌骨及拇指指骨发育不良，鱼际肌发育不良，掌指关节不稳定，以及拇长屈肌腱止点变异，造成拇指指间关节屈曲不完全或没有屈曲功能，拇伸肌腱多正常（图 91-66）。

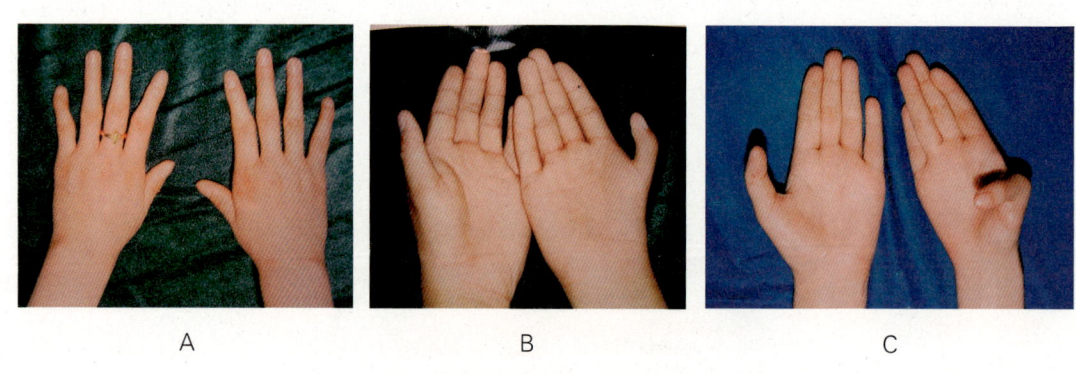

图 91-66　几种类型的拇指发育不良拇指内收畸形

5. 先天性扳机拇指畸形　表现为一时性拇指内收畸形，属于另一类拇指畸形。

二　治疗

（一）治疗时机的选择

先天性拇指发育不良的拇内收畸形宜在婴幼儿时期手术。其他的先天性拇指内收畸形，为避免误诊，常在 1 岁之后进行，例如扳机指，因为 1 岁以内的婴儿拇指内收是正常现象。婴儿时期的拇指内收屈曲畸形，常表现为屈肌挛缩，可采用夹板支具治疗。手术前应确诊是否为真正的先天性拇指内收畸形。先天性扳机指畸形，也可呈现拇指屈曲及轻度内收畸形，呈握拇状况，应予区别，而先天性扳机指有自愈的可能。

（二）拇指内收畸形虎口挛缩的治疗方法

先天性拇指内收畸形虎口挛缩的治疗，是指拇指软组织的功能修复，包括两方面，即开大虎口，包括皮肤、皮下组织缺损的修复和肌肉、肌腱、筋膜、腱膜、关节韧带挛缩的矫正，以及动力功能的重建。

1. 虎口开大，皮肤、皮下组织缺乏或挛缩的矫正　修复方法首选的是第1指蹼区Z字成形，即对偶三角皮瓣转移，其次是示指背侧皮瓣转移，也是较好的选择，尚有选用骨间背侧动脉岛状皮瓣移植等。

2. 挛缩肌肉矫正和动力功能重建　为加深虎口，有时需要切断拇收肌的横头，如仍不能矫正，可切断拇收肌的部分斜头。如拇长屈肌或拇长伸肌发育不良，可选用环指指浅屈肌腱或示指固有指伸肌腱转移。掌指关节不稳定或挛缩者，可行掌指关节侧副韧带的修复或重建（详见拇指发育不良章节）。

（三）拇伸肌腱发育不良的拇指内收畸形的治疗

其治疗为开大虎口，皮肤、皮下组织缺损的修复及伸拇指动力重建。

1. 开大虎口及软组织缺损修复。
2. 拇指伸展动力功能重建　可采用示指固有伸肌腱转移、肱桡肌转移加游离肌腱移植、桡侧腕长伸肌转移加游离肌腱移植等方法。

（四）屈肌挛缩拇指内收畸形的治疗

主要是切断或延长挛缩的拇短屈肌腱，轻者只需切断拇短屈肌的深头，即可矫正畸形。严重者需切断或延长拇短屈肌的深、浅头，或合并进行挛缩的拇收肌部分止点切断，以扩大第1指蹼，可达到满意的效果（图91-67）。

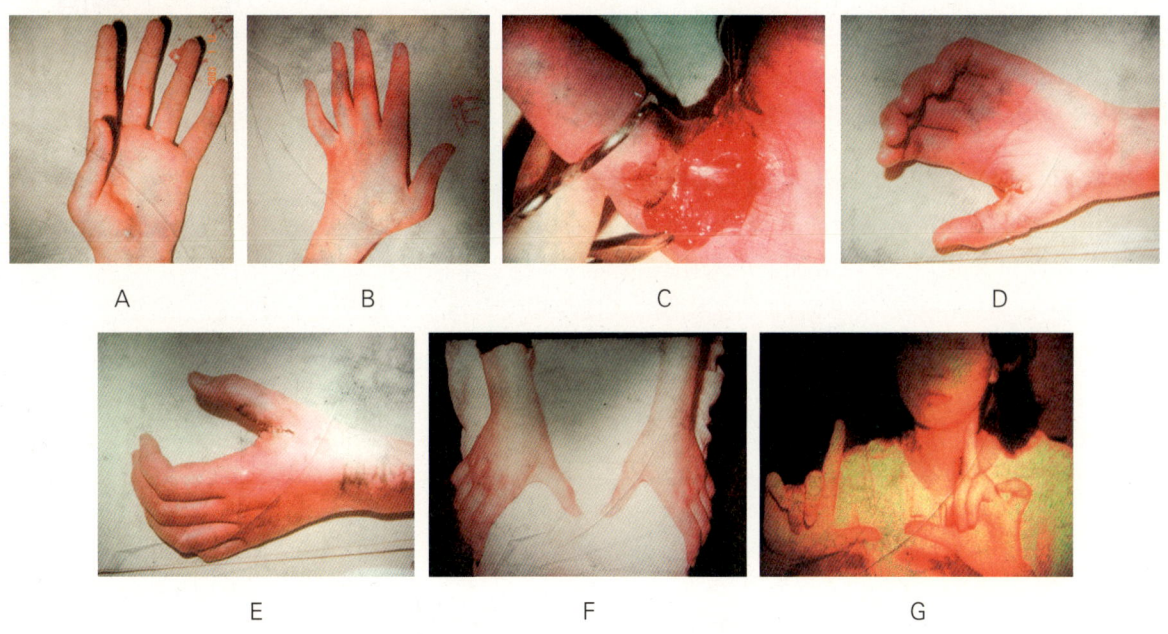

图91-67　屈肌挛缩拇指内收畸形的治疗
A、B. 手术前手外观　C. 手术中切断拇短屈肌腱深头　D、E. 手术后的手外观　F、G. 术后功能恢复良好

（五）屈肌挛缩拇指内收畸形的非手术治疗

婴儿时期的拇指内收屈曲畸形，常常表现为屈肌挛缩，可采用夹板支具治疗。婴儿在6个月以内，拇指为屈曲和内收，呈握拇状态，如果到1岁时拇指屈曲内收状态不改善，可采用支具矫

正，使第1指蹼扩大。支具使第1掌指关节处于外展伸直位，夹板支具应根据畸形被矫正的状况进行调整，可每6周更换一次，维持3～6个月。如果毫无改善，可采取手术矫正。如果夹板支具应用后症状改善，可继续使用支具维持数月。

（六）第1背侧骨间肌挛缩拇指内收畸形的治疗

这种畸形较少见，术前的准确诊断是前提，治疗内容主要是解除挛缩。

在示指掌指关节桡侧做一个S形切口，暴露挛缩的第1背侧骨间肌，在肌腱上做Z形切口，延长肌腱，矫正示指桡侧偏斜畸形。一般情况下，第1背侧骨间肌延长后，拇指内收畸形即被矫正。如果在肌腱延长后仍存在示指桡侧偏斜，则可做示指掌指关节侧副韧带松解，矫正畸形，术后用克氏钢针暂时固定掌指关节2～3周。遇有因皮肤、皮下组织短缺造成虎口狭小者，则做相应的Z字成形术或皮肤移植（图91-68）。

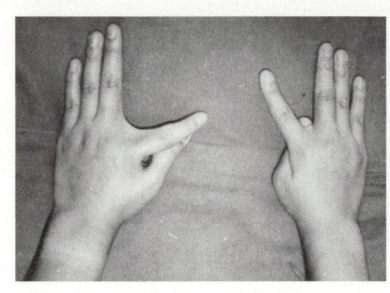
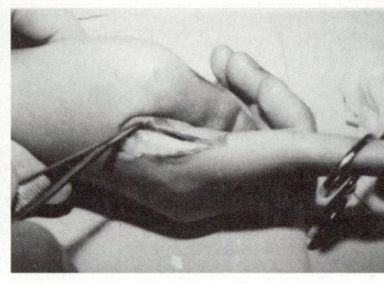
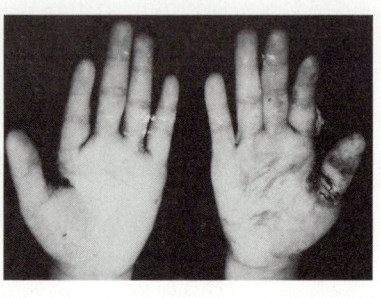

图91-68 第1骨间背侧肌挛缩性拇指内收畸形的治疗
A. 术前手外观　B. 术中暴露挛缩的第1骨间背侧肌肌腱，并进行延长　C. 虎口开大，皮瓣转移，皮肤移植术后

（七）拇内收畸形矫正的术前术后处理

拇内收畸形是由手内肌挛缩或手外肌发育不良所致，手术矫正后常有第1指蹼回缩的倾向。为防止畸形复发，严重的拇内收畸形可用克氏钢针架于第1、2掌骨间，维持3～4周，然后应用支具扩大虎口3周。但一般情况下可采用夹板支具维持手术治疗的效果，以防止畸形复发。支具维持3周，3周后如果效果不良，可白天活动，夜晚用支具维持，应用3个月左右。夹板支具不仅是术后防止畸形复发的工具，也可作为术前准备，扩大第1指蹼，以提高手术效果。

（王炜）

第七节　扳机指

一、概述

Notta（1850）最先描述了扳机指畸形，又称先天性拇指或手指腱鞘狭窄。扳机指（trigger finger）以扳机拇指畸形最为常见。由于拇长屈肌腱或指长屈肌腱纤维鞘壁相对狭窄，造成拇长屈肌腱或指长屈肌腱在相对狭窄的腱鞘内滑动时受阻，拇指或手指掌指关节、指间关节伸直时，有枪械扳机样阻挡感，故称之为扳机指，久之，滑动受阻的屈肌腱近端肥大呈结节样。

小儿扳机指是一种较常见的畸形，关于其成因，目前尚未明确，学界对其为先性还是获得性仍存在争议，但近来的研究支持该病症是获得性的。Flatt（1977）、Ger（1991）统计先天性扳机指的发病率为0.5‰。国内报道发病率为0.05%～0.3%，约占所有小儿上肢畸形的2.2%。扳机拇指与扳机指多为单独发生，也可能是既有扳机拇指又有扳机指，多半为单独性，个别患儿为多发性。Steenwerckx（1996）报道的41例先天性扳机拇指及扳机指畸形中，33例为扳机拇指（其中10例是双侧性的，10例为右拇指，13例为左拇指），7例为扳机指，1例为多发性扳机指。Rodgers（1994）报道的一组病例中，73例儿童有89个拇指扳机指，其中5例儿童中有11个手指患扳机指，1例儿童一侧拇指及3个手指扳机指，另1例儿童有多发性手指扳机指。在笔者所医治的十多名患儿中，几乎都是只有一只手或双手扳机拇指畸形，很少伴有扳机手指畸形的病例。

二　病因与病理

许多学者认为，先天性狭窄性腱鞘炎的病因不同于成年人。从发病的病理机制来看，主要是由于拇长屈肌腱的肌腱与腱鞘的病理改变引起的。主要表现在：①拇长屈肌腱：结节样增厚，也被称作Notta结节；②腱鞘，在A1滑车水平的腱鞘狭窄；③两种情况都存在。也可能第1掌骨头较粗大或腱鞘开口狭窄等。肌腱在跨越关节处，如转移角度或滑动幅度较大者，都有坚强的腱鞘将其约束在骨膜上，因此，腱鞘和骨形成弹性极小的"骨纤维管道"。拇指的情况更为特殊，在掌指关节处有一对籽骨，拇长屈肌腱在两籽骨间通过。桡侧籽骨有拇短展肌和拇短屈肌腱止于其上。拇收肌腱止于尺侧籽骨上。此处骨纤维管道骨性成分更多、更狭窄，并且三面都是硬的骨质。Errol提出，儿童拇长屈肌腱的原始病理变化是胶原退变，肌腱经常在A1滑车处滑动，使滑膜破裂，增生狭窄。腱鞘先天性肥厚，拇长屈肌腱在掌指关节处腱鞘呈环状肥厚，引起狭窄压迫，拇长屈肌腱出现凹陷和沟痕，两端粗大，限制拇长屈肌腱在腱鞘内自由滑动。少数学者认为，病因是拇长屈肌腱掌指关节处肌腱结节形成，其通过掌指关节处相对狭窄的腱鞘时必然有障碍，一旦通过又难于回复，所以在结节两侧形成双道凹痕。

病理切片检查见腱鞘结节及肥厚的腱鞘呈胶原、纤维组织紊乱，有轻度玻璃样变性，掌板韧带肥厚，有轻度炎性细胞浸润，可能与反复磨损有关。拇长屈肌腱腱鞘狭窄变厚，偶尔有腱鞘囊肿在第1滑车内近端。慢性炎症也常见，如果在2.5岁以后消退，则不会有固定挛缩。随着拇指指间关节绞锁时间的延长及年龄的增长，拇指指间关节将发生不同程度的皮肤及关节囊继发性挛缩，甚至使拇指末节发生尺偏畸形。

三　临床表现

拇指或手指屈伸活动时，在A1滑车处有一种逸脱的感觉，即检查者用手指扪及A1滑车处，有一种阻挡物突然通过的感觉。严重时，拇指或手指不能主动伸直，被动地拉直拇指或手指时，有结节滑动及逸脱感觉，或者屈曲的拇指难以被动伸直，甚至伴有拇内收畸形。

扳机指畸形被家长发现的时间是各有区别的，有的新生儿于生后十几天即可被发现有扳机指畸形，但大部分患儿的扳机指畸形是在1岁之后才被发现的。临床多见父母发现患儿拇指不能伸直而来就诊。多发生于单侧，少数可见于双侧，较少合并其他手指的扳机指畸形。表现为拇指屈伸受限，指间关节呈屈曲状。当试图被动伸直时出现疼痛，局部皮肤变白。有的被动拉伸也不能伸直，有的伸直后又不能屈曲。掌指关节过伸位可扪及结节，压痛不明显。如果小儿发现拇指屈曲畸形，掌指关节处扪及结节，无明显压痛，则可诊断为狭窄性腱鞘炎。长期屈曲挛缩使掌指关节过伸半脱位,还可能影响拇指的发育,并且因反复磨损而呈恶性循环。一旦明确诊断,如果不及时治疗的话,会影响患儿的手指骨、关节的发育,影响手的外形和功能。扳机指畸形有时有家族遗传病史。

四 辅助检查

拇指(手指)扳机指的诊断主要是凭借病史与体格检查。除非严重病例,X线片不能发现异常,而超声检查能清晰显示拇长屈肌腱及滑车的增厚情况,可用于小儿拇指扳机指的辅助诊断。近年来随着超声探头频率的不断提高,对浅表组织的分辨力不断提高,超声检查已成为浅表组织小关节及肌腱病变的主要检查方法。小儿拇指扳机指的病理改变主要是拇长屈肌腱局限性增粗及滑车增厚,超声检查能清晰显示掌指关节处的滑车及屈肌腱改变。国内有学者对71例小儿拇指扳机指的超声检查,见拇长屈肌腱在掌指关节处显示明显的局限性增粗,不同年龄组患儿患侧掌指关节处拇长屈肌腱截面积明显大于正常侧掌指关节处拇长屈肌腱截面积,差异有统计学意义。而患侧与正常侧拇长屈肌腱截面积在大鱼际中点水平测值比较无明显差异,这与其病理表现即拇长屈肌腱于掌骨头处结节性增厚是一致的。此外,拇指扳机指掌指关节水平增厚的滑车也是拇指扳机指的特征性超声表现,这可能与拇长屈肌腱增厚引起滑车水肿、增厚有关。

五 鉴别诊断

先天性屈指畸形:小儿扳机指多表现为手指伸直受限,指间关节固定于屈曲位,伸直指间关节时发生弹响,或指间关节交锁于屈曲位不能伸直。掌指关节过伸时,于掌指关节处掌面可触及结节,压痛不明显,要与先天性屈指畸形鉴别。先天性屈指是临床少见的手部畸形,主要表现为近侧指间关节屈曲挛缩,常于出生后1岁内发病,常累及小指,环、中、示指次之,拇指很少累及,双侧多见。当先天性扳机指绞锁于屈曲位时需与之鉴别,扳机指绞锁时掌指关节过伸,掌面可触及结节,有助于鉴别。

六 治疗

扳机指治疗的关键点是早期发现,要告知患儿家属每隔3~6个月复诊,同时需嘱咐患儿家长不要自行搓揉局部。

(一)非手术治疗

早期Baek的研究发现扳机拇指自发缓解率>75%,因而认为大多数的患儿是可以推迟或避免的。应进行观察和轻柔手法治疗,指骨间关节伸直位支具固定,并予以夹板固定。如果症状没有自行缓解,可先行鞘内注射类固醇激素,但通常对疗效不佳,而且通常会发生较重的药物反应或肌腱脆化甚至断裂。如果患儿超过2.5岁,症状持续存在没有手术的话,将造成拇指骨关节发育异常,影响手功能,故笔者一般选择2.5岁后手术治疗。

(二)手术治疗

对2.5岁以上患指屈伸活动障碍者,应手术治疗。手术可在全麻下进行,在拇指掌指关节掌侧皱褶处做一个横切口,长约1.0cm,注意保护指神经,显露拇长屈肌腱及其腱鞘,可见腱鞘增粗,肌腱连续性存在,周围有纤维结缔组织粘连,寻找第1滑车的近端边缘,予以直视下尖刀刃指向远端、由近端向远端垂直切断腱鞘,并分离与纤维结缔组织粘连部分的腱鞘,然后活动患指，见其伸屈活动自如、弹跳感消失。此时狭窄的腱鞘已被纵行切开，膨大的肌腱可以自由通过，予以皮肤缝合，包扎固定。术后需加强患指伸屈功能的锻炼，避免粘连复发。

（王炜　王斌　姚旺祥　姚建民　丁晟）

第八节　复拇指畸形-桡侧多指畸形

一　概述

定义：复拇指畸形（thumb duplication）表现为拇指孪生，或拇指桡侧或拇指尺侧多指，属于多指畸形，是一种较为多见的手部先天性畸形，在分类学上被划入"孪生畸形"或"多指畸形"。孪生的拇指，多半存在不同程度的拇指发育不良。

多指畸形和综合征：多指畸形是上肢先天性畸形中较为多见的，其发病率为新生儿的5/10000～19/10000，多指畸形可能是单纯存在的，或是多种综合征的症状之一。如Beckwith-Wiedemann综合征、Bloom综合征、Ellis-Van Creveld综合征、Holt-Oram综合征，以及Klippel-Trenaunay-Weber综合征等。

复拇指畸形的命名：复拇指畸形又称桡侧多指（radial polydactyly）、轴前多指（Pre-axial Polydactyly）等，将它划为多指畸形，虽不确切，但常见于文献之中。笔者同意较多作者的观点，将其称为复拇指畸形较为确切。

1. 复拇指畸形以拇指畸形为主，例如Ⅰ型复拇指畸形，仅仅表现为拇指指甲宽阔，其他结构、形态和功能如同正常拇指。

2. 大多数复拇指畸形都有发育较好的鱼际肌群，又常伴有宽阔的虎口。

3. 绝大多数复拇指畸形的第1掌骨存在，而且属于拇指型掌骨，即骨骺位于掌骨的近心端。

4. 大多数复拇指畸形的指骨是拇指型的两节指骨，只是表现为不同程度的发育不良，而手指型指骨的复拇指畸形多见于本文复拇指畸形分类的Ⅵ型和Ⅶ型。

5. 复拇指畸形的五个手指，有一手指短于其他手指，位于对掌位。因此，将复拇指畸形从多指畸形中分离出来，专列一节予以论述是必要的。显然，在桡侧多指畸形中，将存有拇指形态、结构、功能的桡侧多指称为复拇指畸形更为确切。

复拇指畸形的发生率报告相差较大，有报道为0.08‰，也有报道为0.18‰、0.33‰，而多指畸形发生率的报道为（包含足）1.4‰。

复拇指畸形隶属于孪生畸形和多指畸形，但在形态、结构、诊断和治疗方法上是有差别的（图91-69）。

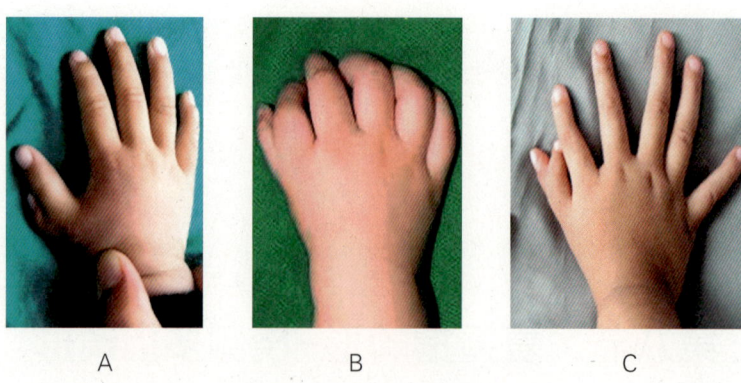

图 91-69　复拇指畸形和多指畸形
A. 六手指多指畸形——复拇指畸形　B. 六手指多指畸形——Ⅵ型拇指发育不良　C. 七手指多指畸形——多指畸形

二　临床症状和分类

复拇指畸形是在手桡侧拇指的部位赘生一个以上的拇指或手指。可仅在一手出现，也可发生在双手，有时在一个家族中会有多人发生类似畸形程度不同的复拇指畸形。

复拇指畸形的临床表现变化多端，但有一定的规律性，有对掌位拇指存在，拇指赘生，其他手指结构、形态、功能尚可。

（一）复拇指畸形的部位和结构

复拇指畸形可在拇指的桡侧或尺侧，或拇指两侧赘生，有两个拇指，或三个拇指不等大，可有不同程度的发育不良和畸形。可为二节指骨的拇指，也可能为三节指骨多指或有三角形指骨的拇指。

（二）复拇指畸形的几个称谓——"存留拇指"和"赘生拇指"命名

复拇指畸形的治疗是拇指结构、功能和外形再造。笔者将复拇指畸形的两个拇指不等大，称为"主次型复拇指畸形"；一个较大的拇指，其大小、形态、结构、功能接近正常，从治疗方法的选择上考虑，功能较全的拇指被称为"存留拇指"（主干拇指），另一个拟被切除的较细小的拇指，被称为"赘生拇指"。两个大小、形态相似的孪生拇指，被称作"镜影拇指"。两个拇指伴有指间关节、掌指关节的侧屈、掌屈或成角畸形，其形态犹如龙虾钳样，称作"龙虾钳复拇指"畸形。存有三指节称为"三节指复拇指畸形"。

（三）复拇指畸形的分类

复拇指畸形的分类方法较多，Wassel（1969）将复拇指畸形分类为7型。笔者深感其分类难以概括临床见到数百例复拇指畸形的复杂和变化，故笔者在早年将复拇指畸形分为12型，类似Wassel分型，加上后来Wood（1978）的分型，将其又分为几种亚型，弥补了Wassel分类之不足，即Wassel-Wood复拇指畸形分类法。

王澍寰将复拇指畸形分为5型：①远节指骨型（完全分裂型、不完全分裂型）；②近节指骨型（完全分裂型、不完全分裂型）；③掌骨型（完全分裂型、不完全分裂型）；④三节指骨型；⑤漂浮拇指型。其方法是以解剖部位畸形来分类。笔者认为，Wassel和Wood的补充，虽然不能涵盖复拇指畸形的全部，但是基本上涵盖了复拇指畸形的类别（图91-70，图91-71）。

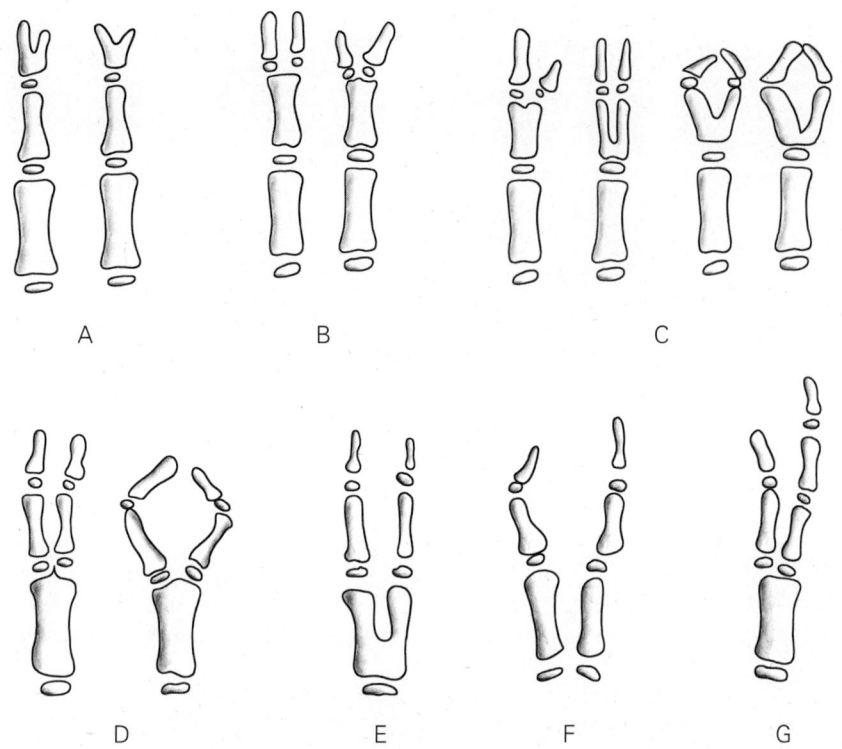

图 91-70　复拇指畸形 Wassel 分类（1969）
A. Ⅰ型　B. Ⅱ型　C. Ⅲ型　D. Ⅳ型　E. Ⅴ型　F. Ⅵ型　G. Ⅶ型

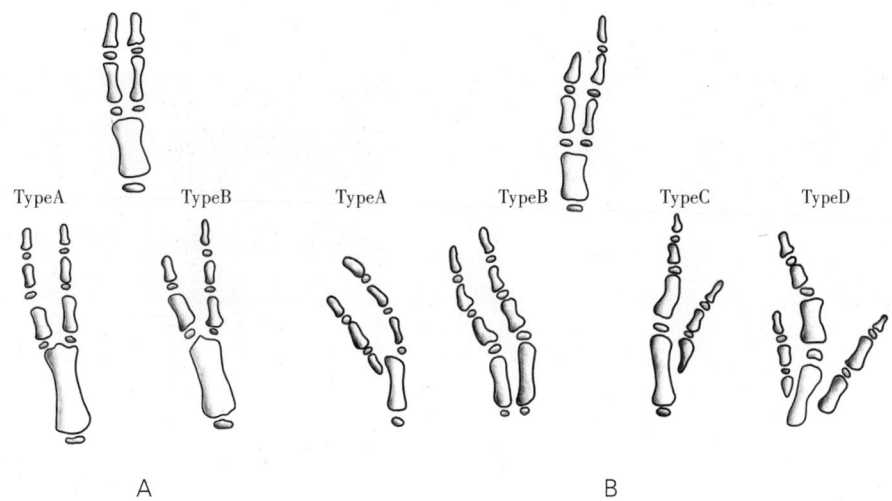

图 91-71　复拇指畸形亚型，摘自 Wood 多指及三节指骨拇指（1978）
A. Ⅳ型亚型　B. Ⅶ型亚型

1. Ⅰ型复拇指畸形——末节拇指不完全分裂型　Ⅰ型复拇指畸形是末节拇指不完全分裂。末节指骨分叉，远端孪生为二，近端融合为一的复拇指畸形（图91-72）。

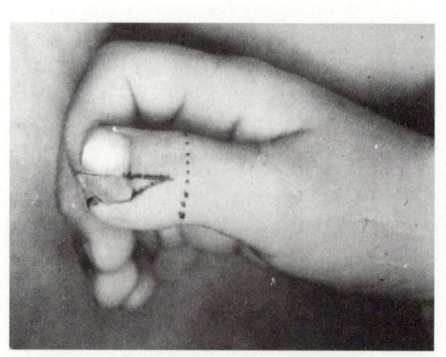

图 91-72　右拇指 I 型复拇指畸形，末节拇指分叉，不完全分裂。末节指骨远端不完全分裂，近端融合。拇指末节增宽，双指尖及指甲合并为一，有裂槽，尺侧拇指指甲狭小，桡侧指甲发育较好，拇指尺侧指甲增宽，向背侧旋转

2. Ⅱ型复拇指畸形——末节指骨孪生型　Ⅱ型复拇指畸形也是末节指骨孪生成对的复拇指畸形。拇指末节指骨分裂为二，和拇指近节指骨形成两个指间关节。

Ⅱ型复拇指畸形有两个指尖，两指甲间明显分开。两个拇指可能等大，也可一大一小。X线片显示拇指末节指骨完全分裂为二，与一个近节指骨构成两个指间关节，近节指骨的指间关节面中央有突出的嵴，使两个分裂的远节指骨分离。构成拇指有两个指间关节，只在指间关节的桡侧及尺侧有侧副韧带，两个分离的指骨相邻面没有侧副韧带，相邻的两个远节指骨基底部也可能呈现有关节存在（图91-73）。也可能在近节指骨侧面构成指间关节。

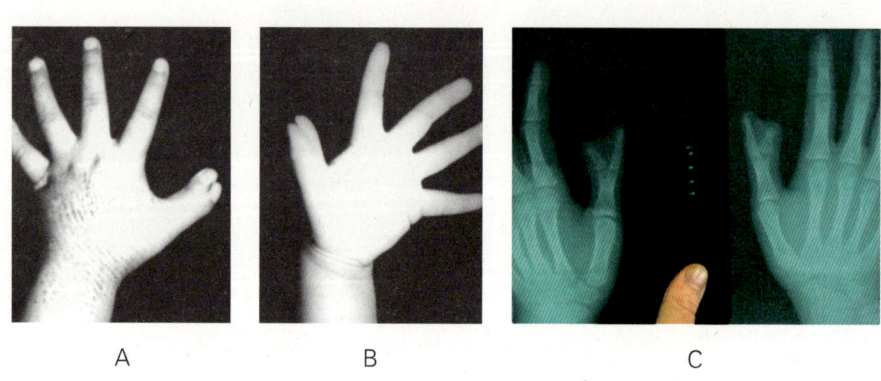

图 91-73　左拇指Ⅱ型复拇指畸形，末节指骨孪生型复拇指畸形，左拇指末节分裂为二

在末节指骨孪生型复拇指畸形中，Dror Y.（1998）报道了罕见的末节复拇指畸形伴有Shwachman-Diamond 综合征（SDS），表现为胰腺外分泌功能不全，不同程度的全血细胞减少和干骺端软骨发育不全（metaphyseal dysplasia）。

3. Ⅲ型复拇指畸形——末节指骨成对　为末节指骨成对，近节指骨分叉孪生型复拇指畸形。拇指末节指骨分裂为二，近节指骨远端分裂，近端相连，呈Y形，与掌骨形成一个掌指关节。

Ⅲ型复拇指畸形的两个拇指可能等大，也可能不等大，指骨发育的程度也不一，两拇指生长方向可能沿拇指中轴方向，也可能两个拇指的指间关节外展，互相成角相对，复拇指形态类龙虾钳状，两拇指发育程度也不一样，伴有拇指拇伸、屈肌腱畸形（图91-74）。

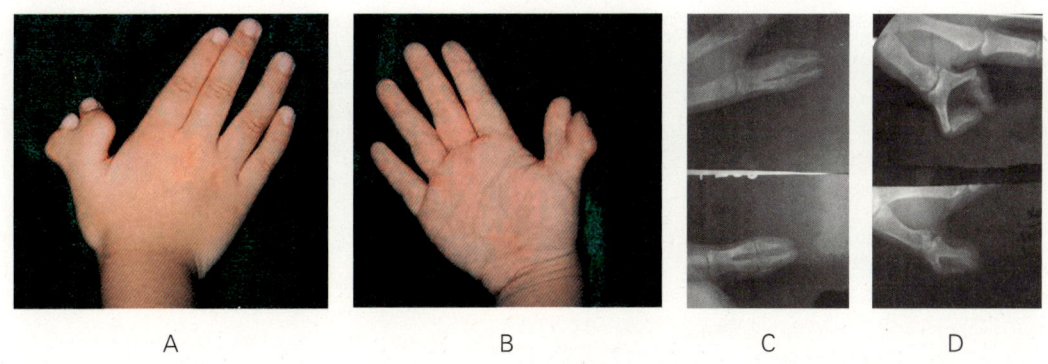

图 91-74　右拇指Ⅲ型复拇指畸形

A、B. 末节指骨成对，近节指骨分叉孪生型复拇指畸形，两拇指分裂为二，两拇指指间关节成角畸形，呈龙虾钳状　C、D. 不同类型Ⅲ型复拇指畸形 X 线片

4. Ⅳ型复拇指畸形——近节和远节拇指指骨成对孪生型　Ⅳ型复拇指畸形，为近节和远节拇指指骨成对孪生复拇指畸形（图 91-75）。

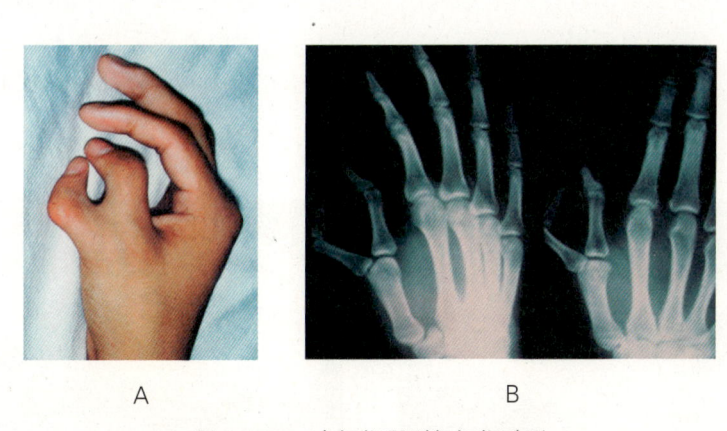

图 91-75　右拇指Ⅳ型复拇指畸形

复拇指畸形中，Ⅰ～Ⅳ型是复拇指畸形中最为多见的。

5. Ⅴ型复拇指畸形——末节、近节指骨分裂，第 1 掌骨不全分裂型　Ⅴ型复拇指畸形，拇指末节、近节指骨均分裂为二，孪生成对，第 1 掌骨不完全分裂，掌骨远端分裂为二，近端相并，为指骨和掌骨分裂型复拇指畸形。

Ⅴ型复拇指畸形有两个掌指关节，两个指间关节，近端掌骨构成第 1 腕掌关节，两个拇指均发育不良，大小不一，或两拇指平行生长，或呈龙虾钳状（图 91-76）。在Ⅴ型复拇指畸形中，有时第 1 掌骨远端没有分裂为二，但是赘生拇指和第 1 掌骨形成的掌指关节位于第 1 掌骨的侧方，有时第 1 掌骨中线位置垂直，有时第 1 掌骨中线成角畸形。

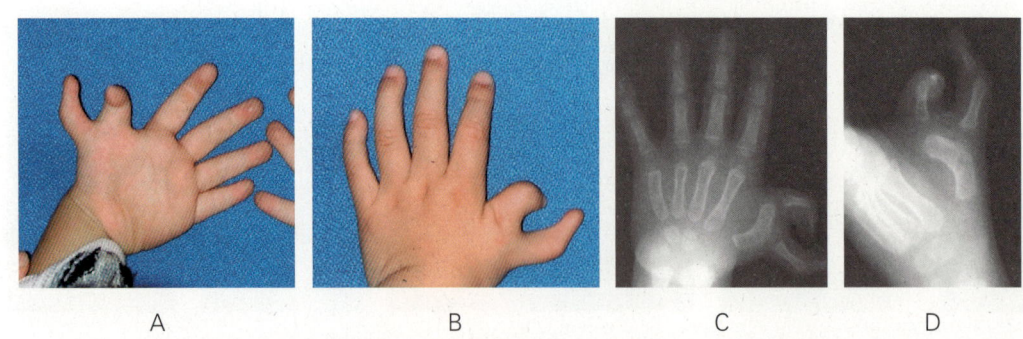

图 91-76 Ⅴ型复拇指畸形：拇指末节、近节指骨均分裂为二，第1掌骨虽然没有分裂，但是拇指近节指骨和第1掌骨形成的掌指关节是在第1掌骨的不同平面上

6. Ⅵ型复拇指畸形——指骨及掌骨成双型　Ⅵ型复拇指畸形是两个拇指独立存在，有4个指骨和2个掌骨，两拇指皮肤、皮下组织、肌腱、韧带、关节均发育不良。两个复拇指的形态及组织结构变化多样，可能两拇指成对存在，也可能一大一小，可能平行存在，也可能侧屈相对（图91-77）。

Ⅵ型复拇指畸形外观上虽然是六手指畸形，但是患手有对掌位的拇指形态和结构存在，并有大鱼际肌存在，这有别于Ⅵ型拇指发育不良畸形，后者虽然也是六手指畸形，但是后者没有对掌位的拇指，没有虎口，实际是先天性拇指缺失。Ⅵ型拇指发育不良为多指伴拇指缺失，有别于Ⅵ型复拇指畸形（图91-78）。

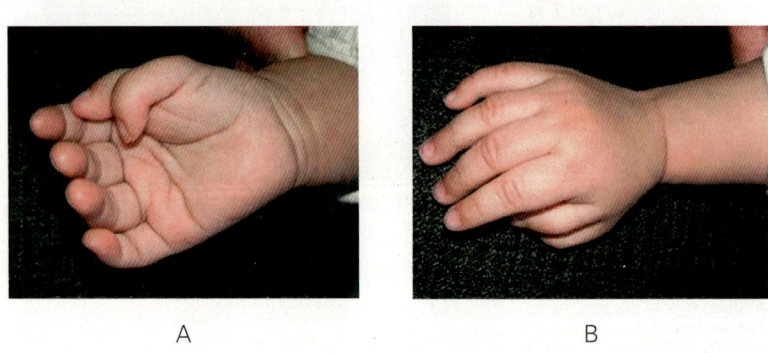

图 91-77　右手Ⅵ型复拇指畸形：指骨及掌骨均存在，为指骨和掌骨分裂型复拇指畸形，双拇指发育不良，但是双拇指为对掌位拇指，虎口发育良好，大鱼际肌存在

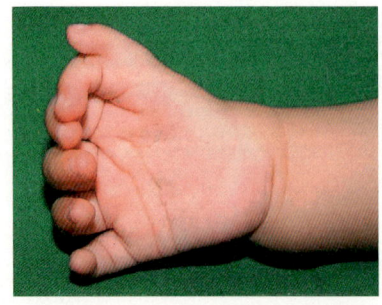

图 91-78　Ⅵ型拇指发育不良畸形：有别于Ⅵ型复拇指畸形，虽然也是六手指畸形，但是没有对掌位的拇指，没有虎口，为多指拇指发育不良

7. Ⅶ型复拇指畸形——拇指不规则赘生型　Ⅶ型复拇指畸形为Ⅰ～Ⅵ型复拇指畸形无法包容的复拇指畸形。这类复拇指畸形的指骨、掌骨不规则分裂，不规则赘生。

（1）复拇指有三节指骨拇指畸形，或在拇指部位出现三拇指样手指。

（2）有2个或3个对掌位的拇指存在，不全的掌腕关节可能超过1个。

（3）全手有6或7个手指，虽然拇指发育不良，但是有对掌位的拇指存在，表现为拇指位于对掌位，有一宽阔的第1指蹼（虎口），大鱼际肌存在，有别于Ⅷ型拇指发育不良，后者对掌位的拇指缺失，大鱼际肌缺失（图91-79，图91-80）。

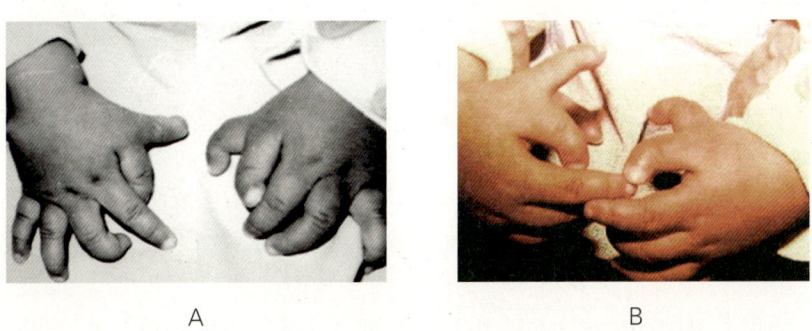

图91-79　Ⅶ型复拇指畸形：复拇指的指骨和掌骨孪生，不规则赘生，桡侧拇指类似于外展型拇指，呈桡侧多指样，复拇指的内侧拇指为内收型，指骨、掌骨孪生，拇指侧屈存有三角形指骨，有宽阔的虎口，拇指对掌良好，有大鱼际肌，内侧拇指指间关节成角畸形

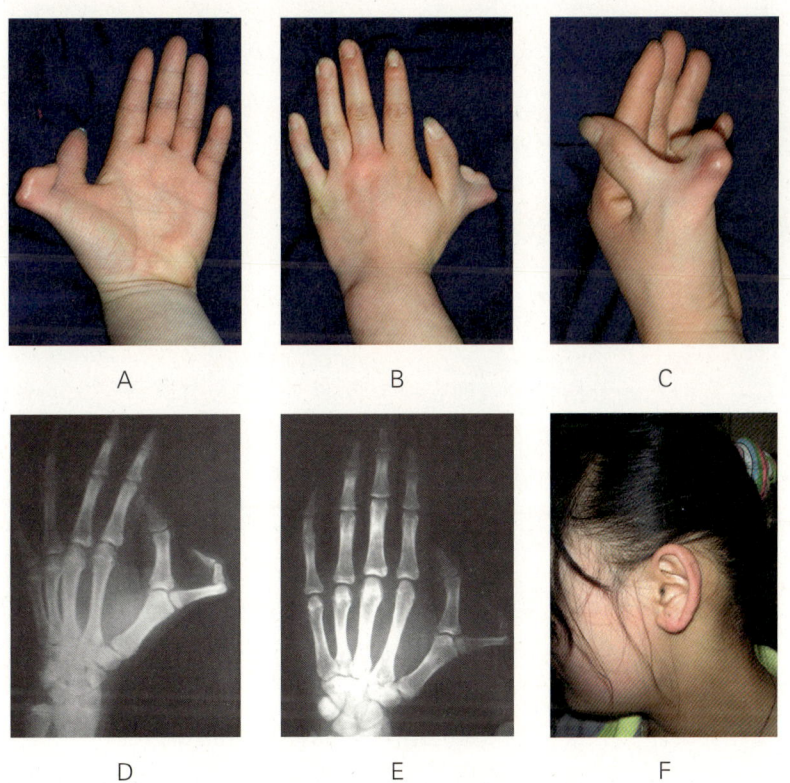

图91-80　左手Ⅶ型复拇指畸形伴双侧外耳郭畸形：女性，桡侧拇指三节指骨畸形，尺侧拇指两节指骨

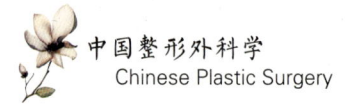

三 复拇指畸形临床病理表现和功能评定

复拇指畸形临床病理表现和功能评定是选择准确治疗时机的基础，也是评定手术治疗效果的依据。由于赘生拇指的各组织成分的畸形变化，复拇指畸形临床表现呈多样性。

（一）复拇指畸形造成功能障碍的评定

复拇指畸形是一种拇指发育异常的畸形，影响拇指的功能，造成外形缺陷，影响人的心理发育和社会交际，大部分复拇指畸形患者，能完成日常生活所必需的手功能的应用，但是，由于拇指畸形，患者不愿意使用患手，手应用功能受到限制。例如一46岁男性著名工程师，右手复拇指畸形，两拇指呈龙虾钳状，一直没有治疗，显然患手功能使用"良好"，直到20世纪70年代后期需要和西方同业人员交往时无法握手，才要求治疗。笔者为他进行了手术治疗后，才正常使用右手。

手部外形畸形是一种明显损害，当今手部功能评定只限于感觉和运动功能的评定，缺少形态评定，因此较多国内外学者描述和报道复拇指畸形及其治疗时，常常认为复拇指畸形，特别是Ⅰ～Ⅳ型复拇指畸形，复拇指的屈、伸、内收、外展、旋转、对掌功能基本良好，对指捏、指侧捏、握力也存在，或代偿功能近乎正常，手指感觉良好，忽视了对形态畸形的评定。

1. 笔者主张将形态缺陷作为复拇指畸形手功能缺陷的评定内容，将复拇指畸形手术前后外形缺陷评定分为三类：

（1）轻度畸形，拇指轻度形态、大小异常，掌指关节成角<15°。

（2）中度畸形，拇指明显形态、大小异常，畸形明显可见，掌指关节成角>15°。

（3）重度畸形，拇指严重形态、大小异常，形态丑陋，或掌指关节成角>30°。

2. 这三种外形缺陷对手功能评定的影响分别为：

（1）轻度畸形，外形缺陷造成手功能缺失10%。

（2）中度畸形，外形缺陷造成手功能缺失20%。

（3）重度畸形，外形缺陷造成手功能缺失30%。

（二）复拇指畸形的结构异常

1. 指骨及指间关节结构异常

（1）指骨异常：复拇指畸形指骨的病理表现为数量、形态及其联合结构的异常。有两节指骨拇指，也可能存在三节指骨。在三节指骨中，可能是形态如手指指骨的三节指骨，也可能是中节指骨为三角形指骨；有细小的指骨、短扁指骨或增粗的指骨，也可有不同程度的融合。

（2）指间关节结构异常：指间关节的关节面可以是正常的铰链式，也可能是不同程度的偏斜、移位、成角、脱位等。

2. 掌骨及掌指关节结构异常　复拇指畸形的掌骨可存在数量、形态及其联合结构的异常改变。

3. 肌肉及肌腱的结构异常

（1）鱼际肌发育不良：手指型掌骨的复拇指畸形常伴有鱼际肌缺失。

（2）手外肌发育不良：复拇指畸形的拇长伸肌腱及拇长屈肌腱远端分裂为二，拇长伸肌腱及拇长屈肌腱的止点位置异常，不是位于末节指骨的中央，而是分别止于桡侧复指及尺侧复指末节指骨的相邻侧。由于拇长伸肌腱及拇长屈肌腱移位，偏向复拇指的相对侧，还可使两个拇指指间关节或掌指关节向相对侧侧屈。拇长伸肌腱与拇长屈肌腱间的异常腱联合，成为复拇指畸形指侧屈、掌屈或指扭曲畸形的解剖基础。同时产生拇指伸、屈功能受限，或伸屈力量不平衡。这类肌腱结构的异常，久而久之也是造成复拇指指间关节或掌指关节结构异常的继发性原因，这也是笔者推荐在婴儿时期手术治疗的重要原因。在整复手术时需注意矫正，宜将异常联合结构切断或切除，移位或选择动力重建。

四　复拇指畸形的治疗

（一）治疗时机的选择

笔者主张，只要患儿没有严重心血管等脏器严重畸形，身体一般情况良好，没有手术禁忌证，复拇指畸形的矫正手术就应争取在拇指对掌功能发育时期前完成，即在出生后16个月内完成复拇指矫正的第一次手术，但需要保护好拇指的骨关节骨骺。继发性畸形的治疗一般也应争取在学龄前完成，而要对患手做出手术前功能的较为准确的测定，常常需要2岁以上的儿童才能合作进行。

（二）Ⅰ、Ⅱ型复拇指畸形的治疗

1. 复拇指合二为一整形术　即将两个拇指合并，通常称为Bilhaut手术，是由Bilhaut M.于1889年在法国的一次学术报道中提出的。

适应证：用于Ⅰ、Ⅱ型复拇指畸形中镜影拇指畸形，部分Ⅲ、Ⅳ型复拇指合二为一整形术。

风险提示：复拇指畸形的合并手术是一项复杂而效果多变的手术。不做精心的设计和操作很难取得良好效果。这是因为合并的两拇指大小、形态、结构常常不一，合并后常见指腹、指甲的形态、弧度、甲皱不能达到正常形态，指间关节活动和功能可能受损，难以达到正常水平，手术者在术前必须与患者进行充分的沟通。

手术操作：复拇指畸形的合并手术包含两拇指中央多余组织切除，切除多余的皮肤、指甲、指骨、关节面、肌腱，将剩余结构合二为一，并使再造的拇指在形态和功能上达到正常，这是一项较为复杂的拇指美学再造的手术过程。

以Ⅰ、Ⅱ型复拇指畸形合二为一整形术为例。

（1）皮肤及指甲切口设计：在指甲的最突出处即中央区，从甲缘到甲根做纵形切口，甲根部拇指背侧皮肤做三角形切口，以矫正拇指末节宽大畸形。指腹做Z形或锯齿形皮肤切口，切除宽大的拇指腹侧，皮肤切口直达指骨，切除皮肤时应保留较多的皮下组织，使整形再造的指腹形态饱满，并注意保护指神经血管和指纹中心螺纹（图91-81）。

（2）指骨截骨：解剖远节指骨，在指骨纵轴中线截除桡侧拇指远端指骨的尺侧半，以及尺侧拇指远节指骨的桡侧半，用细钢丝或尼龙线将两远节指骨结扎，合二为一，或用两根克氏钢针横向准确固定，或选用微型钢板固定。注意使桡侧拇指指骨轻度旋向掌侧10°~15°，尺侧拇指指骨轻度旋向背侧10°~15°，并使两侧合并拇指指骨骨面紧密对合，以使再造拇指指甲弧度良好，指间关节面平整。

（3）皮肤缝合：使两个切除一半的拇指相对缝合，使形成的新拇指有饱满的指腹，并使两片指甲形成自然弧度延续，尽可能避免指甲存留中央凹沟畸形（图91-82，图91-83）。

（4）肌腱及关节韧带修复重建：Ⅱ型复拇指畸形采用复拇指整合手术时，应行指间关节侧副韧带整形，以达到指间关节的稳定。拇指伸、屈肌腱也需合二为一。

某些Ⅲ、Ⅳ型复拇指治疗也可采用此术式，但是术后指间关节和掌指关节面受到损害，容易造成手术后关节屈、伸不良。

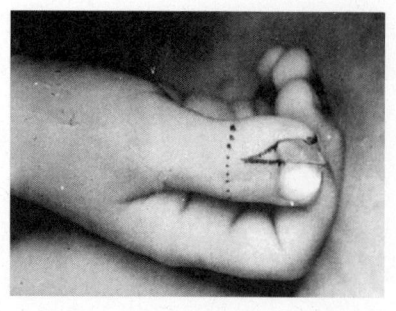
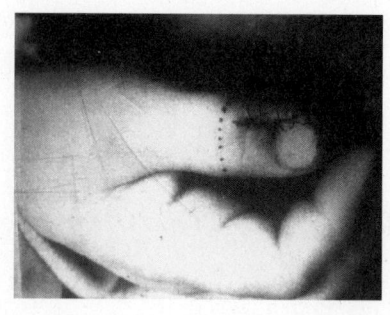

图 91-81　Ⅰ型复拇指畸形的手术治疗前后

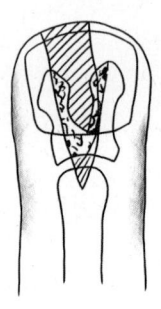
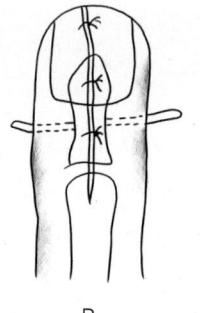

图 91-82　Ⅰ型复拇指畸形合并整形的手术设计

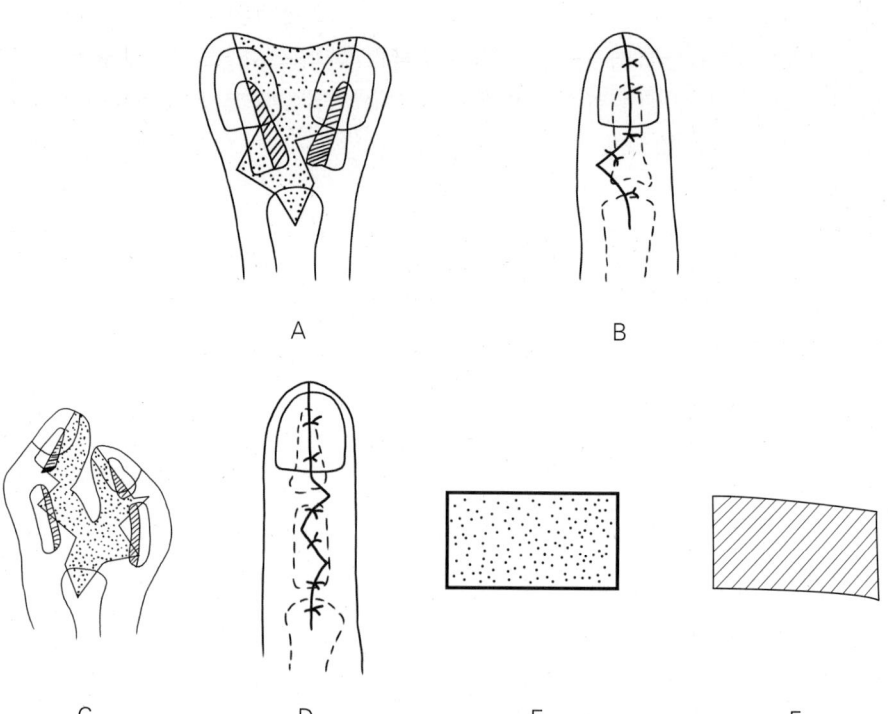

图 91-83　复拇指合并整形适合于部分复拇指畸形的治疗
A. Ⅱ型复拇指合并整形，手术设计　B. Ⅱ型复拇指合并整形，手术结果　C. Ⅳ型复拇指合并整形，手术设计　D. Ⅳ型复拇指合并整形，手术结果　E. 虚线区——切除的皮肤及皮下组织　F. 斜纹区——指骨截骨的标志

2. Ⅱ型复拇指畸形的治疗——赘生拇指部分切除，存留拇指整形　可采用两拇指合并整形术，也可采用赘生拇指部分切除，存留拇指整形。其适应证是复拇指畸形手有一拇指形态及功能接近正常。手术方法是切除赘生拇指，存留拇指的指间关节、桡侧侧副韧带重建，及存留拇指外形美学皮修整。

（三）赘生拇指切除，存留拇指整形术——Ⅲ、Ⅳ或Ⅴ、Ⅵ型，以及Ⅶ型复拇指畸形的综合整形手术

赘生拇指切除，存留拇指整形，是复拇指畸形整形的基本技术，适合于Ⅲ、Ⅳ型及Ⅴ、Ⅵ、Ⅶ型复拇指畸形的综合整形，该技术涵盖了手部先天性畸形整形再造和美学再造的多项基本技巧，包括赘生拇指切除。存留拇指整形术手术方法为切除较小的拇指，对存留拇指进行综合整形。

1. 手术原则　用美学显微再造外科技术，对复拇指进行整形、美化和再造。再造的拇指在形态和功能上与正常拇指相近。有时，复拇指畸形矫正术后，与正常拇指相比，可达到惟妙惟肖的程度。对于Ⅲ、Ⅳ或Ⅴ、Ⅵ型以及Ⅶ型复拇指畸形的综合整形手术，不应理解为仅是对多余赘生拇指的切除，重要的是对存留拇指进行功能和外形的再造。

2. 手术前评估　手术前评估是确定选择存留拇指，深入了解存留拇指动能外形缺陷，确定赘生拇指可供移植的组织，以及手术选择。

手术前对畸形拇指的各部分大小、周径、长度、弧度、骨关节畸形状况、各关节的中轴线进行测量和记录，对拇指各部分的屈、伸、收、展、旋转等运动功能进行测量。如可能，应测量肌力和感觉，并设计存留拇指需修复重建项目和赘生拇指可供移植的组织。

3. 复拇指整形手术基本技巧　复拇指整形手术多半在婴儿时期完成，对于6个月以内的患儿，应在手术放大镜下完成。

（1）皮肤切口设计：作Z形皮肤切口或曲线切口，忌用直线切口，避免手术后切口瘢痕挛缩。

（2）指骨及指间关节整形：截除赘生的远端指骨以及近节指骨的指间关节膨出部，在切除指骨时注意保留其侧方的骨膜及侧副韧带，供截除赘生远节指骨后存留拇指指间关节侧副韧带的修复所用。注意切除赘生拇指的骨骺，以防手术后局部指骨增生。为保证修复的指间关节的稳定性，宜用克氏钢针于指间关节伸直位固定。

（3）皮肤缝合：采用无张力、曲线形（Z形）精确、精细缝合技术。

4. 复拇指整形美学再造外科技术

（1）赘生拇指组织移植：赘生拇指不宜完全切除，应用赘生拇指的带血供的皮瓣移植，用于存留拇指加大和外形整形，制造宽扁饱满的指腹，形象逼真的拇指指甲和甲皱，矫正拇指指间关节成角畸形，矫正后皮肤短缺，制造一近乎正常的虎口。

（2）截骨和骨移植：矫正存留拇指指间关节，或掌指关节成角畸形，或关节中轴偏移。

（3）关节稳定性修复重建：切除指间关节或掌指关节处的赘生拇指时，注意保留切除赘生拇指的关节侧副韧带，或部分骨膜，用于存留拇指的关节侧副韧带的修复和再造。

（4）存留拇指动力功能重建：赘生拇指的拇伸、屈肌腱应根据需要予以保留，用于存留拇指的拇伸、屈功能的重建，或关节侧偏畸形的矫正。

（5）手术后处理：注意移植皮瓣血液供应保护，做肌腱移植，或骨、关节矫正者，需要做3周以上固定和制动。

手术是利用复拇指中准备予以切除的赘生拇指原有的骨、关节、皮肤、肌腱、韧带进行组织移植，作为存留拇指的形态和功能的重建。由于复拇指畸形手术是在婴儿时期进行的，故手术者在手术前对存留拇指和赘生拇指的形态、功能、结构应进行详细的肉眼检查、功能检查和X线检查，并制订出存留拇指的美学及功能重建的计划和复拇指畸形的矫正是典型的手部美学和功能重

建（图91-84，图91-85）。

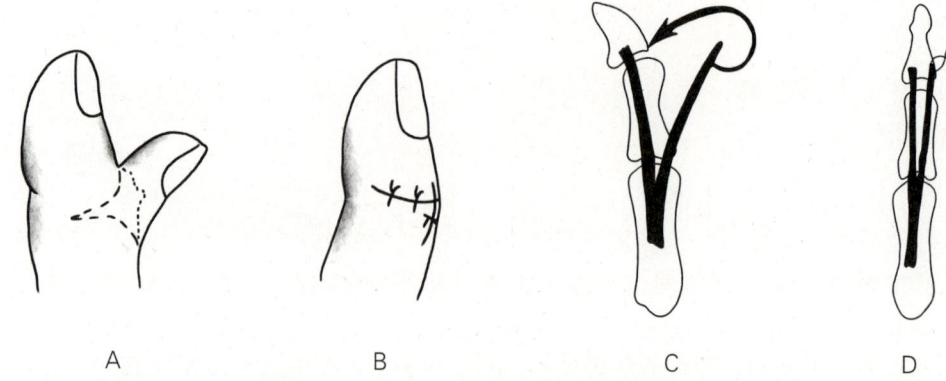

图91-84　Ⅲ、Ⅳ型复拇指畸形手术设计

A. Ⅲ、Ⅳ型复拇指畸形皮肤切口设计：在存留拇指桡侧指间关节背侧设计一个V形切口——粗虚线标识，在赘生拇指掌面尺侧设计虚点V形切口标识，制造赘生拇指—切除拇指的一个V形皮瓣，用于修复和美化存留拇指指间关节中轴偏移畸形，或制造一个血管神经的岛状皮瓣，用于存留拇指畸形矫正和美学形态再造　B. 手术结果　C、D. 将赘生拇指的拇长伸肌腱或拇长屈肌腱移植，矫正拇指指间关节侧偏畸形。如有指关节中轴偏移，需要进行截骨矫正

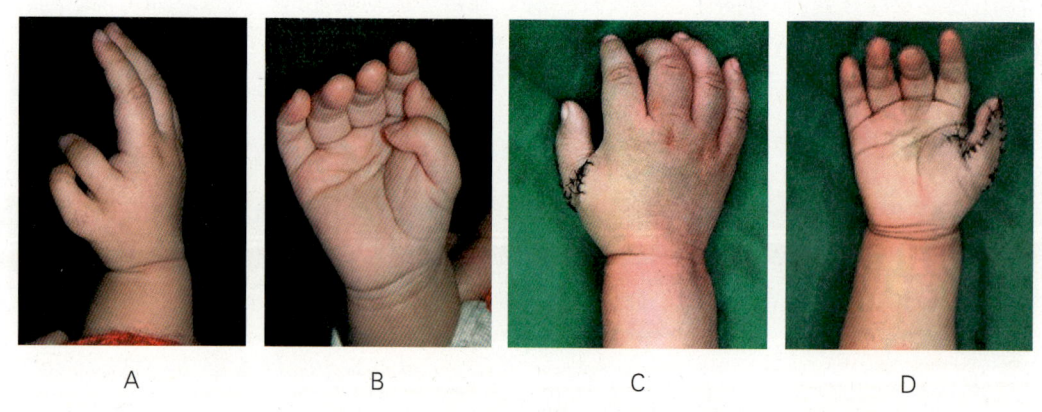

图91-85　Ⅴ型复拇指畸形的整形手术

A、B. 患儿Ⅴ型复拇指畸形，四手指发育良好，在手桡侧对掌位存有双拇指，内侧拇指位置、形态和功能较好，定为存留拇指。因存留拇指较细小，且屈伸功能不全，拟用赘生拇指的组织移植，加大存留拇指和功能重建　C、D. Ⅴ型复拇指畸形的综合整形手术后，用赘生拇指的部分组织对存留拇指作功能和外形美学重建和虎口开大

5. 复拇指畸形手术设计和误差　在复拇指畸形治疗中，手术设计和执行误差较为常见。最多见的误差是单纯切除复拇指之一，作为治疗复拇指的选择；或是虽然曾对存留拇指进行修复，但没有进行完全的皮肤、骨、关节、韧带、肌腱整形和美学重建，因此给Ⅲ、Ⅳ型及Ⅴ、Ⅵ型、Ⅶ型复拇指畸形的患儿带来不良的治疗效果（图91-86），因此需要外科医师引起足够的重视。如果没有掌握相应的整形知识的外科医师应慎做，应将复拇指畸形患儿转给专科医师处理。

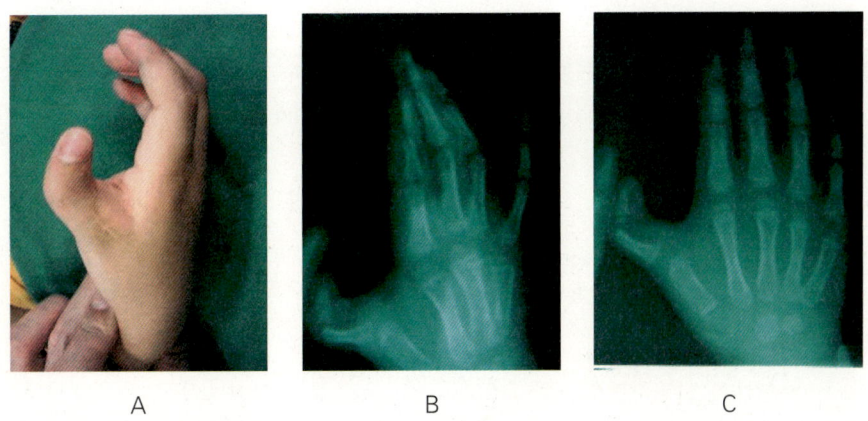

图91-86 Ⅳ型复拇指畸形，龙虾钳状拇指手术后，手术单纯切除其中一个拇指，术后留有存留拇指畸形，拇指掌指关节和指间关节成角畸形，需要进行二期修复和重建

6. Ⅲ、Ⅳ型或Ⅴ、Ⅵ型及Ⅶ型复拇指畸形的整形手术临床实践

（1）赘生拇指切除术：适用于主次型复拇指畸形。手术切除赘生拇指，并切除其指骨及相应的指间关节。如系Ⅳ、Ⅴ、Ⅵ型及Ⅶ型复拇指畸形，其掌骨也存在畸形，在切除赘生拇指时，应切除赘生的掌骨。一般情况下，Ⅳ型及Ⅶ型复拇指畸形，在赘生拇指的近节指骨基底部切除后，尚应切除其掌骨的突出部分，并施行掌指关节侧副韧带修复或再造，以防止术后存留的掌骨头突出和掌指关节畸形。

（2）顶端成形术：适用于一拇指远端发育较好，但掌指关节近端发育不良，而另一拇指近端发育较好，远端发育不良。可采用远端发育较好的拇指进行带血管神经拇指远节转移，移植到近端有良好的掌指关节的截除拇指的基底部（图91-87）。

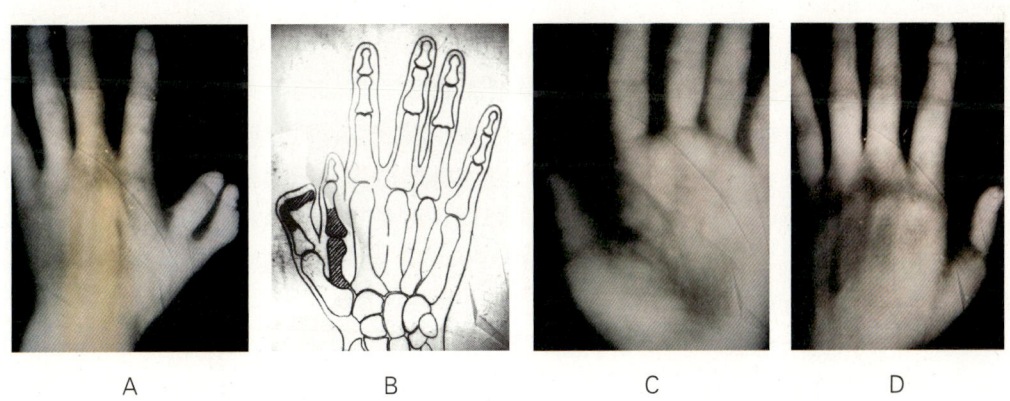

图91-87 20世纪六七十年代入院治疗的复拇指畸形病例：左手Ⅵ型复拇指畸形，虎口狭窄，尺侧拇指虽然短小，但是远节拇指形态尚佳；桡侧拇指处于良好对掌位，拇指指间关节屈曲畸形。术中将外侧指间关节屈曲拇指的远端切除，取内侧拇指近节指骨远端带血管神经移植、修复和再造外侧拇指，修复虎口

（3）复拇指畸形的美学和功能综合整形：综合整形的手术包括赘生拇指切除，利用赘生拇指的血管、神经岛状皮瓣、肌腱、骨、关节，以及关节周围的侧副韧带，对存留拇指进行皮肤、骨、关节、韧带以及肌腱动力功能的重建和外形美学塑造。

以龙虾钳型Ⅳ型复拇指畸形治疗设计为例，临床应用技术如下：

1）赘生拇指血管、神经岛状皮瓣的制备：在赘生拇指的指背及指腹设计Z形曲线皮肤切口，在其指腹部的一侧设计椭圆形或菱形或多边形血管、神经岛状皮瓣，根据需要设计一个或两个皮瓣，用以加大存留拇指的指腹，或指甲、甲皱，并用于其指间关节、掌指关节侧屈、屈曲畸形矫正后皮肤缺损的修复（图91-88）。

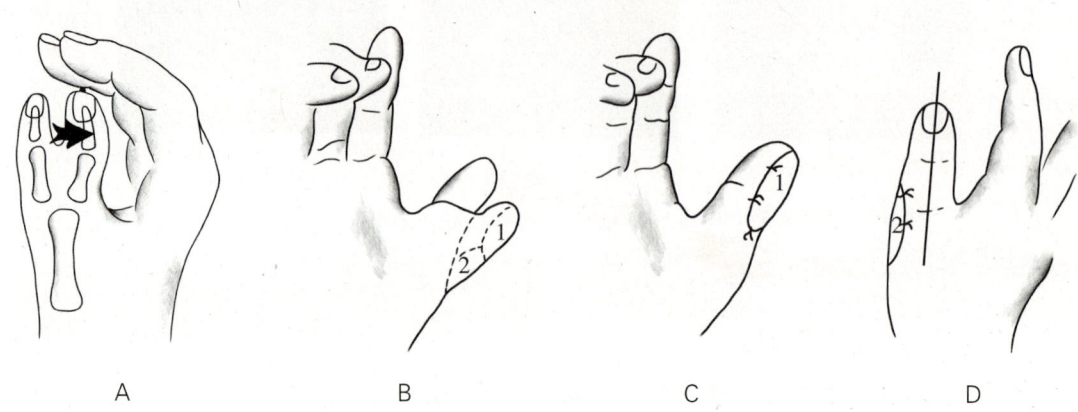

图91-88 赘生拇指血管、神经岛状皮瓣的移植设计

A. 赘生拇指切除，其相关组织移植作为存留拇指功能及形态美学再造　B. 在赘生拇指上设计血管、神经岛状皮瓣1和皮瓣2，计划移植到存留拇指上　C. 赘生拇指的血管神经岛状皮瓣1，用于加大存留拇指指端及指腹　D. 赘生拇指的血管、神经岛状皮瓣2移植，用于修复存留拇指的关节侧屈畸形

2）指屈曲、侧屈畸形的矫正：赘生拇指切除后，存留拇指的掌指关节或指间关节的屈曲、侧屈畸形应予以矫正。

指屈曲、侧屈畸形由四方面的因素造成：①骨的数量、形态以及关节面、关节囊畸形；②关节两侧的侧副韧带发育不良，两侧支持力不平衡；③屈、伸肌腱的止点位置异常及肌腱迷路；④皮肤及皮下筋膜结构和组织分布异常等。在扭曲型复拇指畸形中，上述因素常常同时存在，构成了复拇指畸形变化的多样性。

指骨及掌骨的整形：赘生拇指的骨关节切除后，存留拇指的扭曲畸形应得到矫正。重要的原则是要进行指骨及掌骨的截骨矫正。应注意的是，在指骨或掌骨截骨时，要尽可能防止关节骨骺和软骨损伤。通常进行近节指骨、掌骨的楔形截骨或楔形植骨，使偏斜的指间关节或掌指关节的平面成为水平位，关节面平整，关节面的软骨对合良好，关节的中轴和拇指中轴一致，并处于对掌位，能与其他手指相对。截骨或植骨后，用微型钢板或克氏针固定，也可采用钢丝结扎固定。在截骨过程中，应注意关节侧副韧带的保护，以作为关节稳定性及畸形修复的组织来源。

指间关节及掌指关节的整形：Ⅲ型及Ⅳ、Ⅴ、Ⅵ型或Ⅶ型复拇指畸形中，切除了赘生拇指后，存留拇指指间关节或掌指关节有外形不佳或不稳定。Ⅲ型复拇指是粗大的近节指骨，与细小的存留拇指指骨构成不稳定的指间关节；而Ⅴ型复拇指是粗大的掌骨，与细小的存留拇指的近节指骨构成不稳定的掌指关节。对于这两类畸形，需要分别截除膨出的近节指骨的远端指间关节面（Ⅲ型），或截除膨出的掌骨远端的掌指关节面（Ⅴ型），使再造的指间关节或掌指关节形成流线形，关节中轴符合拇指生长方向，无局部异常膨出。但在截除时，应注意保护关节侧副韧带，以便于切除赘生拇指后进行侧副韧带的修复，使关节得到稳定性的修复。

典型病例：患者，男性，右拇指Ⅲ型复拇指畸形，复拇指呈龙虾钳状畸形，有近乎正常的虎口，选尺侧拇指为存留拇指，该拇指小，指间关节向桡侧成角畸形，拇伸肌力薄弱。手术设计：存留拇指桡侧边缘皮肤切开，分离拇指掌侧和背侧皮肤，切断拇长伸肌腱，指骨截骨，矫正拇指指间关节中轴成角畸形，第1掌骨头桡侧肥大予以缩小，赘生拇指部分切除，取赘生拇指的皮瓣移植，加大存留拇指、赘生拇指伸肌腱移植，加强拇长伸肌，用赘生拇指的掌指关节侧副韧带和骨膜瓣修复重建拇指的掌指关节的桡侧侧副韧带（图91-89）。

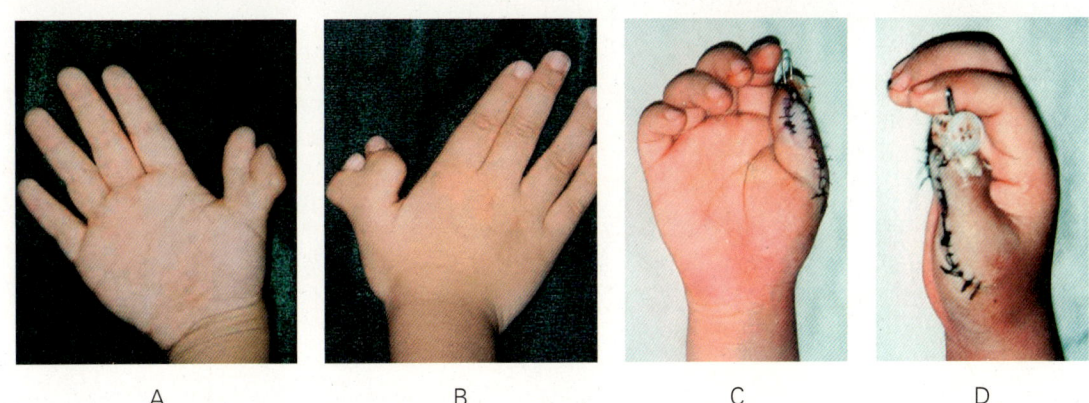

图91-89　右拇Ⅲ型复拇指畸形，龙虾钳状，尺侧拇指为存留拇指，指骨截骨，矫正拇指指间关节中轴成角畸形，第1掌骨头予以缩小，赘生拇指部分切除，取赘生拇指的皮瓣移植，加大存留拇指、赘生拇指伸肌腱移植，加强拇长伸肌，指间关节及掌指关节整形，克氏针固定

3）肌腱畸形的矫正及修复：Ⅲ、Ⅳ型复拇指畸形及Ⅴ、Ⅵ、Ⅶ型复拇指畸形中，常常存在拇长屈、伸肌腱止点的异常，其止点不是位于末节指骨的中部，而是位于两拇指的相邻侧面，这也是其指间关节成角畸形的原因。因此这条两肌腱的作用除了伸、屈拇指的指间关节、掌指关节以外，还使其侧屈。为矫正这种畸形，可采用两种术式：一是将赘生拇指的拇长屈、伸肌腱切下，旋转移植到存留拇指末节指骨的相对侧，重新建立止点，以平衡拇长屈、伸肌腱的动力轴的方向；另一术式是将赘生拇指及存留拇指的拇长伸、屈肌腱从其止点上取下，合并为一，重新止于存留拇指末节指骨的中央。这一手术在实际操作中不易，因为复拇指畸形整形的患儿年龄较小，加之肌腱发育不良，肌腱十分细小，要求手术医师具有丰富的显微外科技巧，采用微创技术，精细地解剖分离和准确地修复重建，才能较好地完成手术。

手内肌腱的移位：在切除赘生拇指时，将拇短展肌连同近节指骨基底的骨膜一起剥离，保留足够的长度，其内尚可包括掌指关节的侧副韧带。将其与存留拇指的近节指骨基底部固定，重建止点，或修复侧副韧带，用克氏针作掌指关节暂时固定。

在Ⅳ、Ⅴ、Ⅵ、Ⅶ型复拇指畸形整形中，按其形态，可分为平行型复拇指畸形、龙虾钳型复拇指畸形和类龙虾钳型复拇指畸形三种，其手术复杂程度有所区别。

典型病例一：龙虾钳型Ⅳ型复拇指畸形的治疗。

在复拇指畸形的拇指整形中，龙虾钳型Ⅳ型复拇指畸形的修复较为困难，选择的存留拇指有较多畸形需要矫正，包括存留拇指细小，指间关节畸形，指骨畸形，关节成角畸形，拇伸、屈肌腱发育不良等（图91-90）。

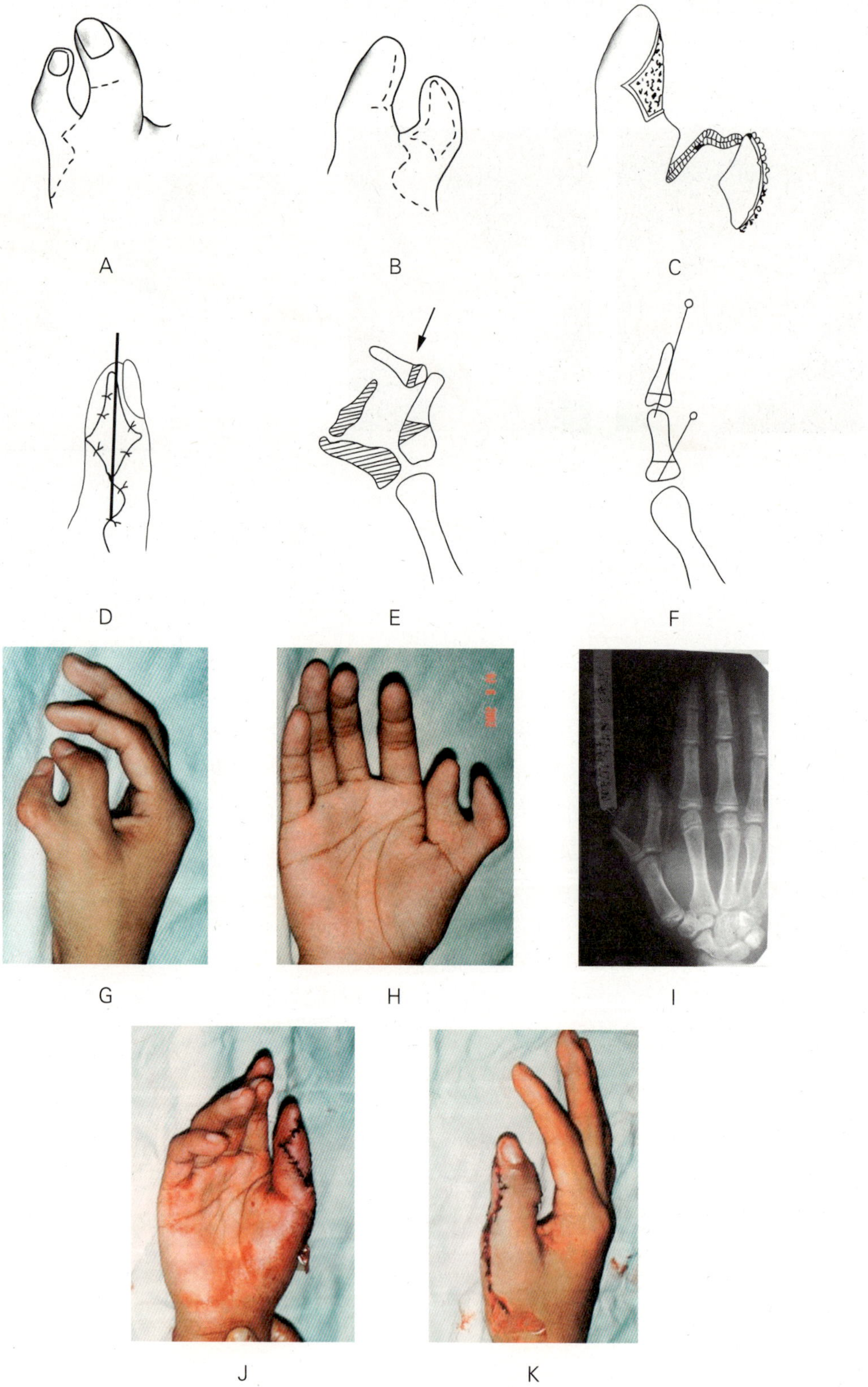

图 91-90　Ⅳ型复拇指畸形综合整形手术

A、B. 复拇指畸形，皮肤切口设计　C、D. 赘生拇指的血管、神经岛状皮瓣制备及其移植的结果　E、F. 骨及关节整形　G、H、I、J、K. 成年患者手术前后

典型病例二：类龙虾钳型Ⅳ型复拇指畸形，掌指关节侧副韧带修复和再造。

类龙虾钳型Ⅳ型复拇指畸形，表现为复拇指畸形的拇指有轻度指间关节或掌指关节偏斜或屈曲畸形。该型复拇指畸形较龙虾钳型Ⅳ型复拇指畸形轻，但较平行型Ⅳ型复拇指畸形重。类龙虾钳型Ⅳ型复拇指畸形的治疗方法和龙虾钳型Ⅳ型复拇指畸形治疗类似，矫正手术较为简单（图91-91）。

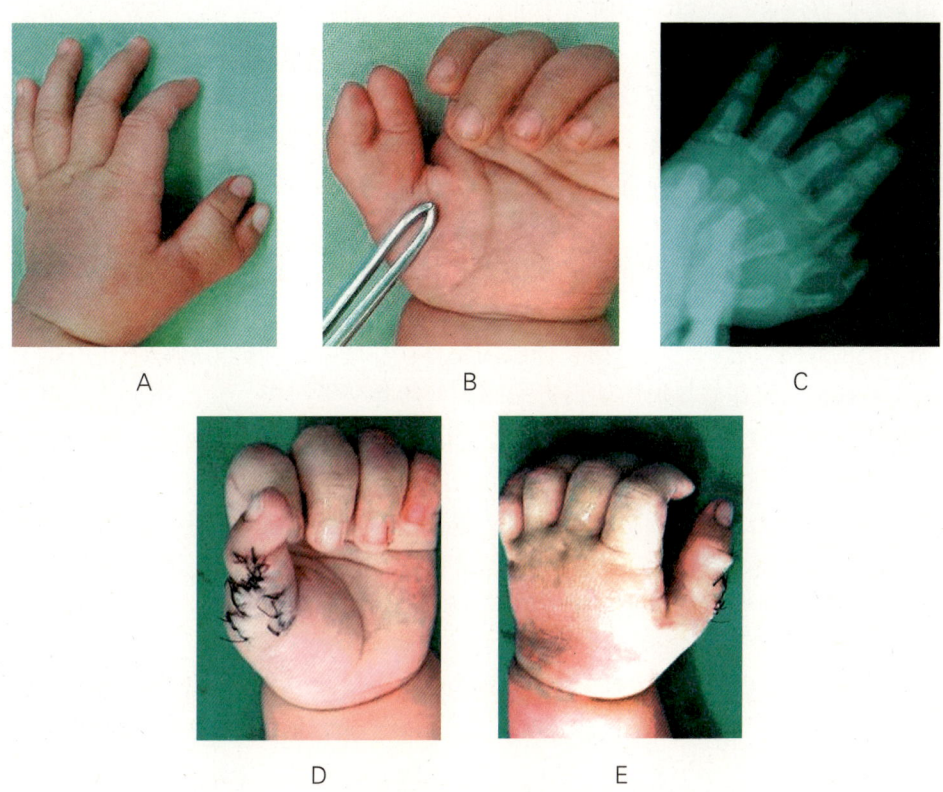

图91-91　左手类龙虾钳型Ⅳ型复拇指畸形综合整形手术
A、B. 手术前　C. X线片显示复拇指畸形　D、E. 赘生拇指部分皮肤保留，修复存留拇指

五　复拇指畸形的二期修复

复拇指畸形治疗的单纯切除术，常常留有遗憾的畸形和继发的发育不良，拇指后遗畸形随年龄增长而进行性加重，但也可缓慢发展。复拇指畸形单纯切除的后遗畸形的整复治疗是必需的，应尽可能早期进行。

（一）拇指畸形治疗后遗畸形的临床表现

1. 拇指发育不良　有不同程度的拇指短、细、小等畸形。
2. 拇内收畸形　存留的拇指虎口狭窄，拇外展受限，对掌或对指功能障碍。
3. 关节偏斜　拇指指间关节尺侧或桡侧偏斜，掌指关节尺侧或桡侧偏斜，两个关节同时存在相反方向的偏斜。指骨与掌骨不处在中央垂直位，导致伸、屈肌腱的传力减退，伸、屈功能障碍。指间关节尺偏或桡偏，同时掌指关节桡偏或尺偏畸形并存。
4. 拇指屈伸乏力　拇指手内、外肌发育不良，使拇伸、屈、展、收肌力降低，握力、对指捏、三指捏降低，较多见的是拇伸肌功能丧失或减弱。
5. 拇指指骨、掌骨发育不良，指间、掌指关节不稳定等。

（二）拇指畸形治疗后遗畸形的治疗

1. **内收畸形的整复**　采用Z形或多Z改形术的方法进行矫正。详见拇指发育不良章节。

2. **关节偏斜的矫正**　查明关节偏斜的病因和病理解剖缺陷，是由骨发育不良引起的，是关节韧带松弛和发育不良引起的，是手内肌、手外肌发育不良引起的，还是三者皆有之。需要根据解剖异常予以治疗。

关节囊侧副韧带松弛，肌止点异常移位和遗留骨骺及双关节面异常较为多见。矫正的方法有两种：①关节侧副韧带、韧带—骨膜瓣重建。利用关节侧副韧带和近端指骨或掌骨的骨膜，构成副韧带—骨膜联合瓣，瓣蒂设计在近端，形如倒U字形，在关节远端掀起联合瓣。手法复位关节后，紧缩U形瓣，缝合于关节远端。②截骨矫正法。将偏斜的指骨或掌骨作楔形截除，或对残留关节面做削切术，手法复位，使指骨、掌骨处于中央伸直位。克氏针或小钢板固定，也可将止点异常的拇指伸、屈肌予以矫正。

3. **伸拇功能的修复**　复拇指畸形拇长伸肌的发育往往纤细，伸拇力弱；或止点位于指骨的侧方，致指间关节侧屈。可在原复拇指切口近端解剖处切除赘生拇指，残留拇长伸肌腱，向近侧解剖游离一段后，从皮下穿过至存留拇指，并与存留拇长伸肌腱缝合，两腱合并，可加强伸拇肌力。术后以克氏针固定或石膏托固定拇指于伸直位6周。若术中见拇长伸肌腱过于纤细，可采用示指固有伸肌腱转移替代，或桡侧腕长伸肌腱转移替代。拇长伸肌功能不良，解剖除见该肌发育纤细外，也可能发现该肌止点向后、向侧方的异常移位，止于近节指骨远端的桡侧或尺侧。手术分离异常止点，重新缝合到末节指骨基底背侧后，恢复拇长伸肌功能。

4. **拇发育不良的修复**　复拇指畸形拇发育不良包括：①指、掌骨发育不良；②残留骨骺和复拇指有双关节面；③拇短展肌止点下移；④拇长伸肌发育纤细及该肌止点向后、向侧方移位；⑤关节囊松弛。这些异常结构可单独存在，也可合并存在，是产生后遗畸形临床表现的解剖基础。应采取综合对症治疗。笔者曾取第2足趾复合组织游离移植再造术等，使外形、功能得以改善。对异常解剖结构，仍应以综合整复治疗为主，包括：①皮肤软组织的改形；②异常肌止点的重新固定；③关节囊侧副韧带重建术；④关节面修整和截骨术；⑤必要的肌腱转移替代术；⑥游离足趾或部分游离足趾移植等进行修复和再造。

手术中要注意以下几个问题：①拇内收皮肤挛缩改形时，常伴有拇短展肌止点下移，应重建止点，才能使拇指外展功能更完善。②采用韧带—骨膜瓣矫正关节偏斜，应注意有无异常的大鱼际肌止点的改变。复位指、掌骨在中央伸直位后，应重新固定于正常位置。③除将两条拇长伸肌合并缝合外，尚应检查有无该肌向后、向侧方止点移位异常。④在严重关节偏斜中，注意不能削切过深，以免裸露髓腔，增加关节囊内瘢痕形成。关节削切后，采用联合瓣修复。

典型病例一：Ⅳ型复拇指畸形，一期手术切除赘生拇指，术后留有拇指指间关节侧屈畸形，虎口狭窄，需要二期修复。进行了近节指骨截骨矫正，虎口开大，伸拇肌腱修复，止点重建，掌指关节、指间关节侧副韧带修复等（图91-92）。

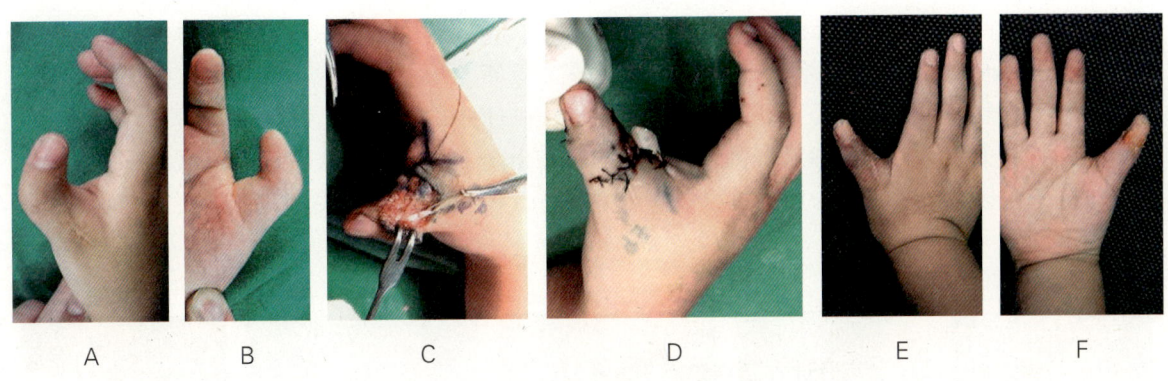

图 91-92　复拇指畸形的二期修复

A、B. 手术中虎口开大的皮肤切口设计　C. 指骨截骨矫正，肌腱修复重建　D. 二期修复手术后　E、F. 手术后3周

典型病例二：Ⅳ型复拇指畸形手术后畸形，存留拇指细小，掌指关节侧屈，掌骨远端肥大，虎口狭窄畸形，需要二期修复。经过左拇第1掌骨头赘生部分解除，桡侧掌指关节侧副韧带缩短，尺侧掌指关节侧副韧带延长，拇伸肌腱移位修正，掌指关节的桡侧侧副韧带重建、虎口开大等（图91-93）。

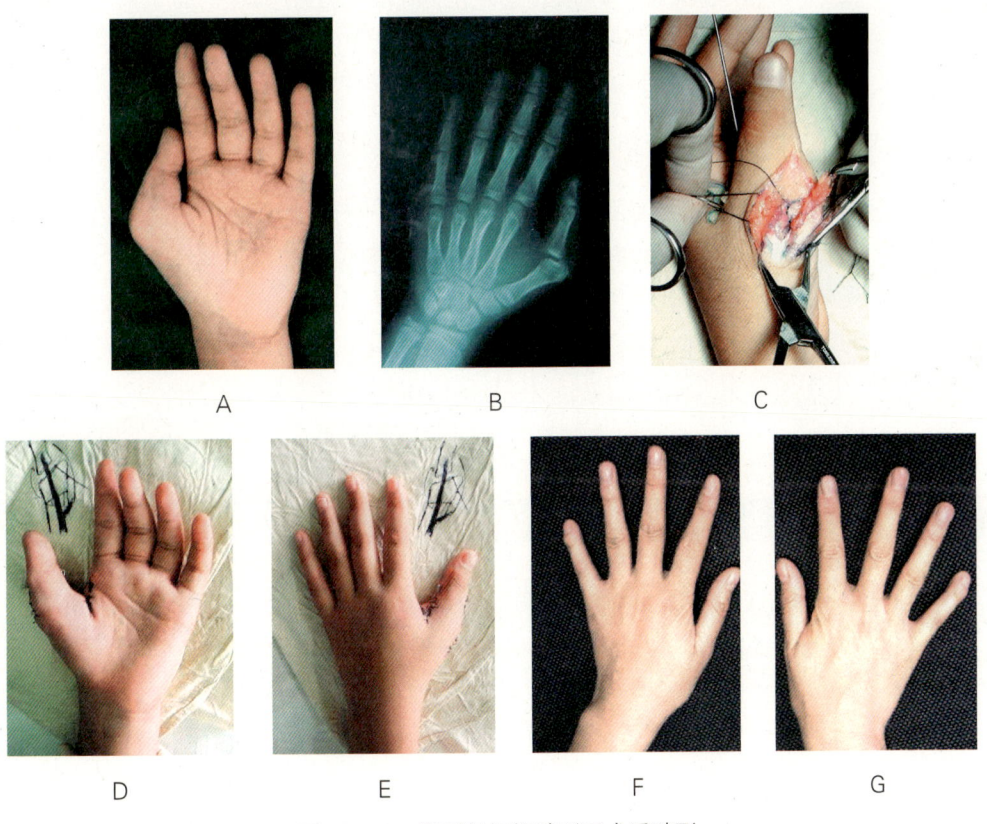

图 91-93　Ⅳ型复拇指畸形手术后畸形

A、B. 留存掌指关节粗大、内收、成角，掌骨远端肥大，虎口狭窄畸形　C. 手术中见拇伸肌腱畸形
D、E. 手术后　F、G. 手术后2个月

典型病例三：Ⅳ型复拇指畸形—龙虾钳形变拇指畸形手术后畸形，表现为拇指近节指骨向尺侧侧屈，掌指关节向尺侧成角畸形。拇指远节指骨向桡侧侧屈，指间关节向桡侧成角畸形，关节畸形，但是指骨和掌骨没有明显畸形。

手术设计：①施行拇指指间关节桡侧侧副韧带延长，尺侧侧副韧带缩短。②拇长伸肌腱止点移位，矫正指间关节侧偏畸形。③掌指关节桡侧侧副韧带缩短，矫正拇指掌指关节向尺侧侧偏畸形。④拇伸肌腱止点异常移位矫正，存留的赘生拇指的拇伸肌腱移植，矫正指间关节侧偏畸形，加强拇指伸肌力量等，存留拇指桡侧Z形皮肤切口，指间关节尺侧皮肤切口，用以暴露从掌指关节到指间关节区域。有时可采用指骨、掌骨截骨矫正，使严重的指间关节和掌指关节侧偏畸形得到矫正（图91-94）。

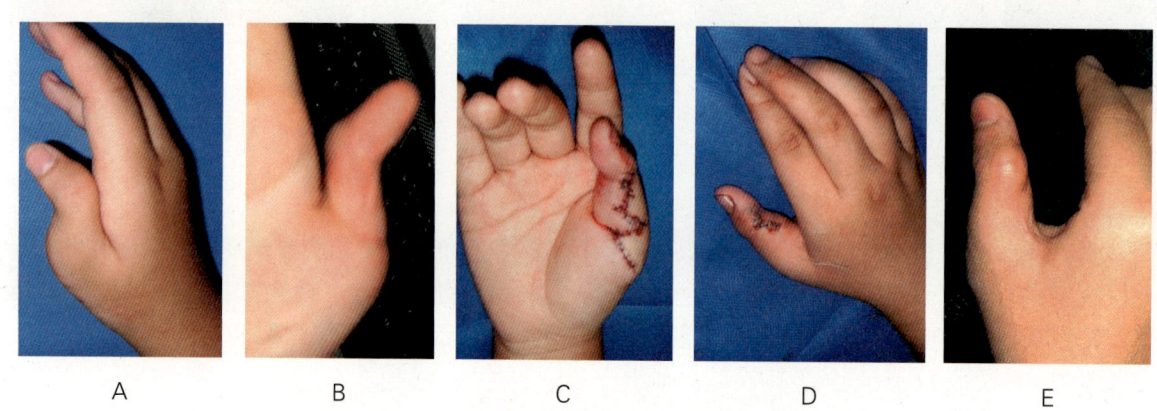

图91-94　Ⅳ型复拇指畸形—龙虾钳型复拇指畸形手术后
A、B. 手术前　C、D. 手术中皮肤切口和手术后畸形矫正　E. 手术后3个月随访

六　复拇指畸形矫正手术后评定

复拇指畸形手术矫正，是一项典型的整形外科手术，包括赘生拇指切除和存留拇指美学整形。经过美学整形，特别是经过畸形指骨截骨整形和关节侧偏矫正后，常常留有关节活动范围减少，甚至强直。因此，复拇指畸形的整形手术，不仅仅是形态矫正，更需要做功能的修复和重建。因此，为复拇指畸形矫正手术设定手术后形态功能评定，是衡量手术效果的一杆尺。笔者设计复拇指畸形矫正手术后评定见表91-7。

表91-7　复拇指畸形矫正手术后评定

评定标准	临床表现
优+	畸形拇指不留任何外形和功能缺陷，外形和正常拇指相似
优	畸形拇指不留外形、功能缺陷，和正常拇指相比存有发育不良
良	轻度拇指或指甲畸形，关节成角<15°，关节活动减少<15°
可	明显拇指或指甲畸形及功能缺陷，关节成角>15°，关节活动范围减少>15°
差	严重拇指畸形，功能严重障碍，关节成角畸形明显，关节强直

七　复拇指畸形和综合征

在临床上，复拇指畸形是许多综合征的症状之一，有一罕见案例举例如下：

患者，6岁半，女，先天性双侧面神经瘫痪，双眼内斜视（已接受治疗），双眼球位于中央固定，双眼睑闭合不全，双侧额肌瘫痪，不能皱眉和降眉，不能完成吹口哨动作，双侧外耳菜花耳郭畸形，右手复拇指畸形，来院时桡侧拇指切除术后，有存留拇指畸形，拇指内收屈曲畸形，右足马蹄内翻足（图91-95）。

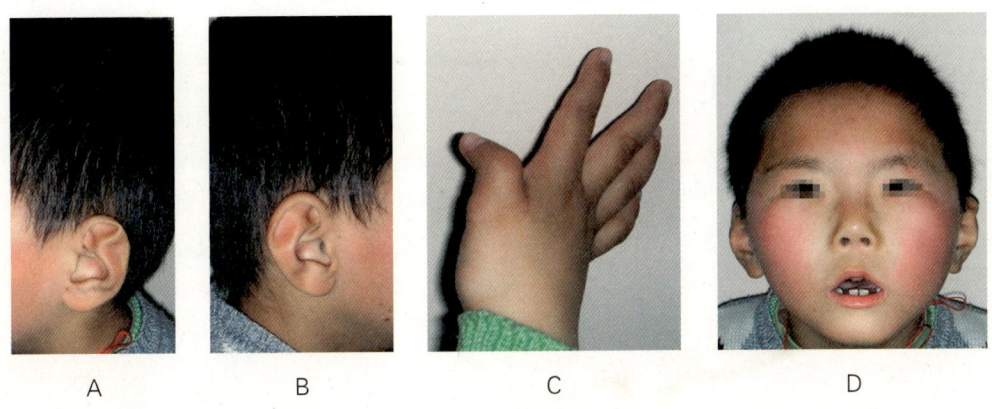

图91-95 复拇指畸形和综合征：复拇指畸形，双侧面神经瘫痪，双眼内斜视

（王炜）

第九节　尺侧多指畸形

尺侧多指（ulnar polydactyly），又名轴后多指，比桡侧多指少见，也不像桡侧多指那样类型繁多。Flat（1994）报道的403例多指畸形中，尺侧多指有142例，占35%。尺侧多指的发病在黑色人种中较多见，有报道发病率达出生婴儿的1/143～1/300。可发生在单侧或双侧，双侧多见，单侧发生时左侧多见，伴有或不伴有尺侧多趾（尺侧多趾也可单发）（图91-96）。通常为常染色体显性遗传，但病变形式常有变异，可表现为各种临床类型。

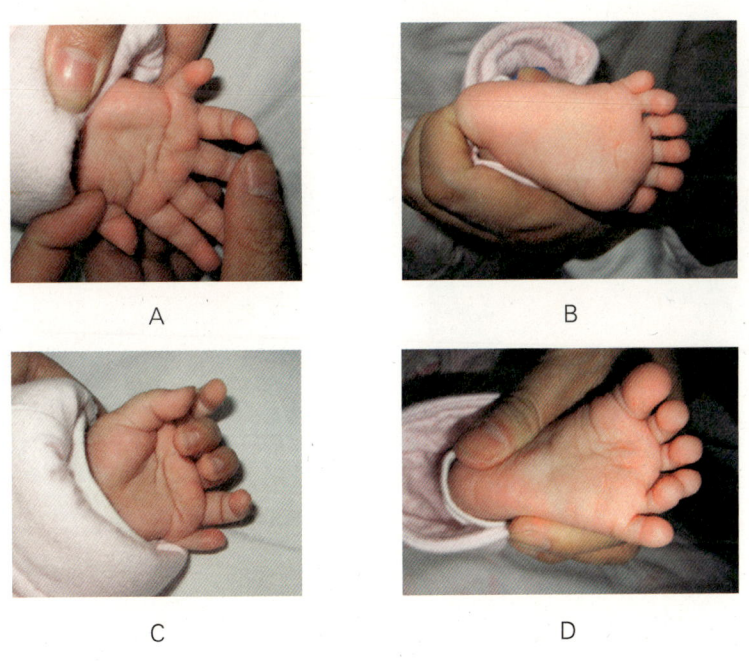

图91-96 四肢多发性尺侧多指、多趾畸形

一 临床表现与分类

Temtamy和McKusick（1969）根据多指发育情况及基因表型不同，将尺侧多指分为发育良好型（A型）和发育不良型或赘生指型（B型）。A型通常有完整的指骨、肌腱系统，甚至有完整或部分融合的掌骨，有完整独立掌骨的整列尺侧多指较少见，多为主副指的近节指骨与一个比较粗大的第5掌骨头共同形成关节。临床上，B型有时仅为一个微小的有皮肤蒂相连的发育极不完全的多指，B型较A型多见。有报道A型发生率仅为0.014%。

Rayan和Frey（2001）将尺侧多指的临床类型进一步细化，分为五类：

1. Ⅰ型 为软组织小瘤（疣状指），无指甲（图91-97）。

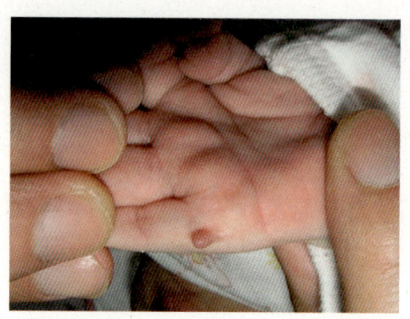

图91-97 Ⅰ型尺侧多指，尺侧为软组织小瘤

2. Ⅱ型 为有蒂无功能指（棒棒糖状指）。ⅡA型为窄蒂（蒂宽<3mm），ⅡB型为宽蒂（蒂宽>3mm）（图91-98）。

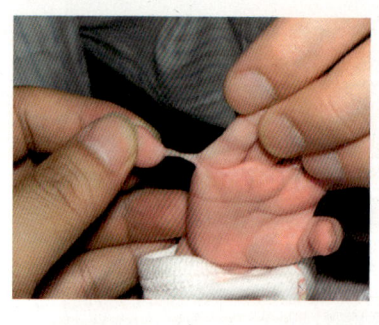 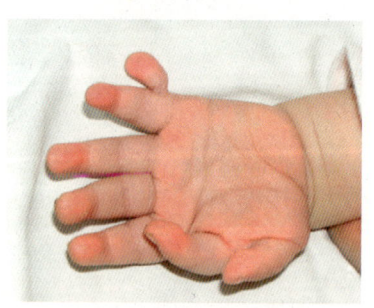

A　　　　　　　　　　　　　　B

图91-98 Ⅱ型尺侧多指畸形
A. ⅡA型，蒂宽<3mm　B. ⅡB型，蒂宽>3mm

3. Ⅲ型 为外形良好功能指，与第5掌骨成关节（ⅢA型）或融合（ⅢB型）（图91-99）。

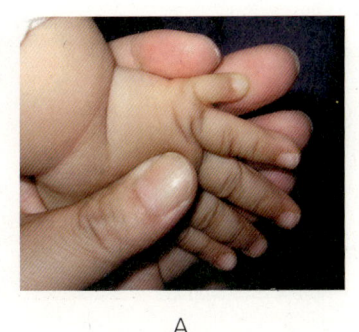
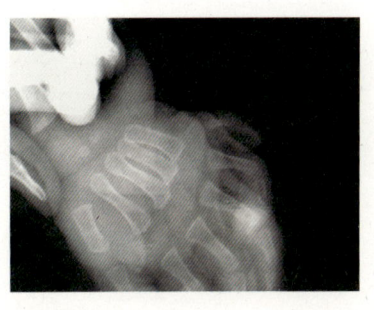

图 91-99　ⅢA 型尺侧多指畸形，外形良好功能指，与第 5 掌骨构成关节

4. Ⅳ型　亦为外形良好功能指，并有独立的第 6 掌骨（图 91-100）。

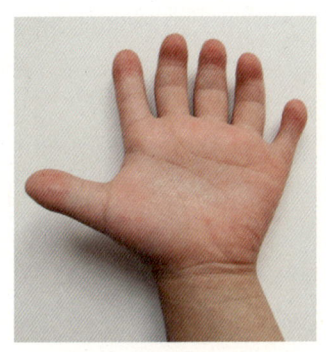
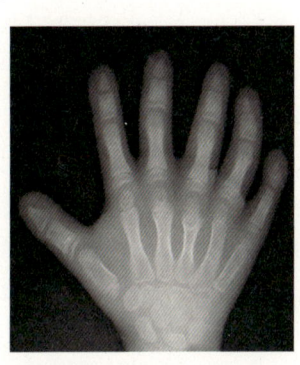

图 91-100　Ⅳ型尺侧多指畸形，有独立的第 6 掌骨

5. Ⅴ型　为复合型多指，如尺侧多并指畸形或三小指畸形（图 91-101）。

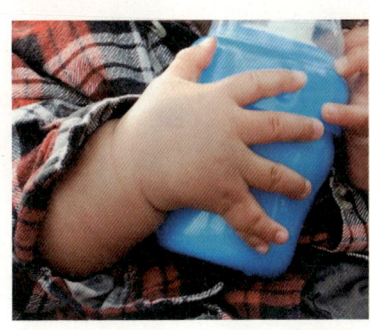

图 91-101　Ⅴ型尺侧多并指畸形，为复合型多指

在 Rayan-Frey 分类中，Ⅰ型为软组织多指，多指中没有骨、肌腱等组织；Ⅱ型及Ⅲ型为单纯多指，多指中含有骨、肌腱等；Ⅳ型及Ⅴ型为复合型多指，多指中不仅含有指骨、肌腱等组织，而且包括掌骨孪生等。

尺侧多指可伴有其他畸形，临床上需仔细鉴别，其中并指最多见。此外，还可伴有 13 及 18-三体综合征、软骨外胚层发育不良症（又名 Ellis-van Creveld 综合征）、三节指骨拇指（图 91-102）、胫骨缺损、脊柱畸形、唇裂、多囊肾、膀胱外翻、肛门闭锁、心脏病、智力低下、侏儒等。

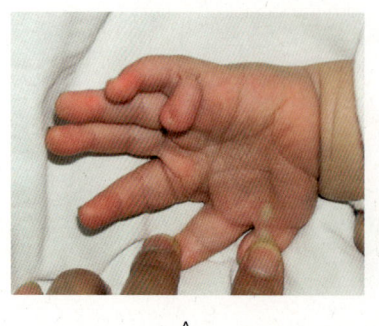 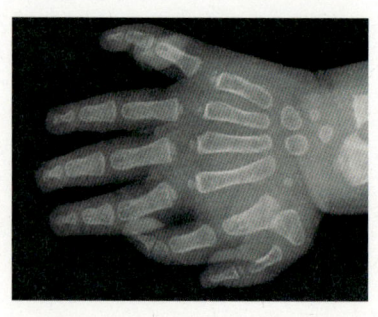

图 91-102　尺侧多指伴三节指骨复拇指畸形

二　手术治疗

1. 无掌骨及掌指关节的赘生指　可在新生儿期采用缝线结扎蒂部的方法让其自行变黑、坏死、脱落。但此法常会留下后遗症，如多指部位头状切迹或神经瘤的发生，需二次手术。若赘生指蒂部较宽，则不适用结扎法，因其可能导致无法自行脱落或出血过多。

2. 尺侧单纯性多指　宜在婴儿3～6个月内完成，手术目的为切除较小的重复指，与桡侧多指切除相比，保留指一般不必进行很复杂的重建手术。若重复指大小相似时，可等待患儿1周岁后观察哪一个为非功能指再做切除决定。切除尺侧多指时，应将附着于多指上的小鱼际肌（小指外展肌）止点剥离下来予以保留，并将其重新固定于保留指近节指骨基底部尺侧上，以便保留小指的外展功能。其肌腱从多指的分叉处切断并弃用。多指切除可于掌指关节处解脱，解脱前应剥离并保留尺侧副韧带，并予修复小指掌指关节囊（图91-103）。多指伴单纯性并指畸形者，通常仅在手的尺侧缘做Z形切口，暴露和切除多余的次要指，再行局部皮肤整形即可。若有软组织重建，术后患手需石膏外固定3周。

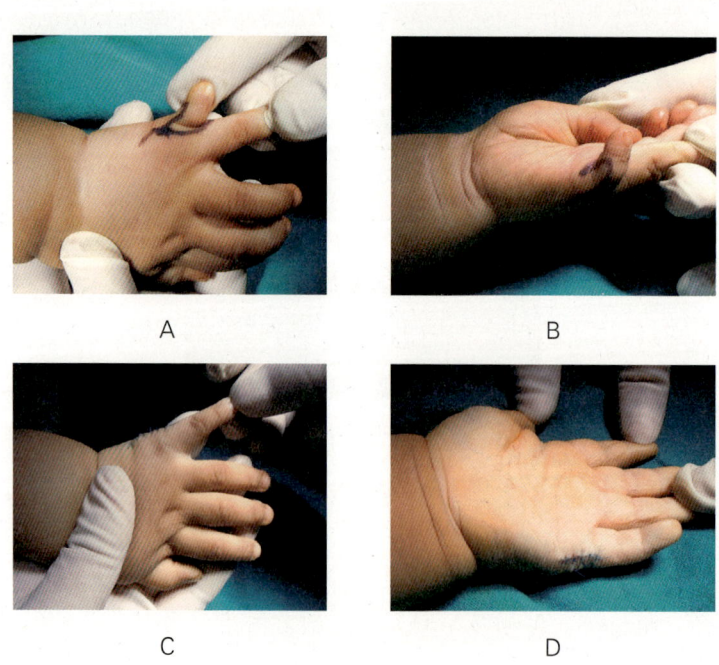

图 91-103　尺侧多指矫正的手术设计
A、B. 手术设计　C、D. 术后即刻外观

3. 尺侧复合型多指　手术时间可适当推迟，但仍应争取在2岁前完成，以利家长在心理上早日得到安慰，患儿也不至于有心理障碍。当尺侧多指有完整的掌骨或部分融合的掌骨时，除了切除多余的手指以外，还需进行孪生掌骨全切除或掌骨部分切除；掌骨切除的多少可根据患手的形态、功能重建的要求而定。在切除多指的同时，有时需进行关节、骨畸形矫正，关节韧带修复及皮肤整形，手术中均应予以考虑。

（王斌　曹怡）

第十节　多节指骨畸形

多节指骨畸形（hyperphalangism）是指正常指骨以外的指骨赘生。正常手的指骨数目分布从桡侧到尺侧是2、3、3、3、3，超过这种指骨分布的属多节指骨畸形。

一　临床表现

多节指骨畸形常发生于拇指的先天性畸形中。早在1559年，Columbi就描述了有两个指间关节的拇指畸形。Dubreuil-Chambardel（1925）报道的74例多节指骨畸形中，有42例是五指畸形手。这类患者往往有家族史，32例是复拇指畸形。多余的指骨可能是类似于正常形态的指骨，如五指畸形手；也可能是多余指骨呈三角形。由于三角形指骨的存在，拇指或手指呈现成角畸形，外形如同希腊字母δ，因此，一般也称为Delta畸形（参见本章"分裂手畸形"）。三角形指骨也可发生在其他手指，如小指的中节指骨，环指的近节指骨、掌骨畸形等。三角形指骨常发现于一些典型的分裂手畸形中，如两指手、龙虾钳手的拇指，常有拇指三角形指骨畸形，中央并指伴环指三角形指骨。Apert综合征有时也出现示指三角形指骨，小指侧弯畸形则可能是小指三角形指骨所致。三角形指骨畸形可伴有其他畸形，如并指、多指、分裂手、分裂足、指节融合、尺侧球棒手、Apert综合征、Poland综合征、Holt-Oram综合征、Fanconi综合征，尚可伴有侏儒症、阔拇指综合征等。

三节指骨拇指都是常染色体显性遗传，有表现变异性和较高的外显率。考虑到不同的变异谱会有不同的表现型，父母需要进行适当的遗传咨询。三节指骨拇指也可以是散发的。

二　治疗

多节指骨畸形矫正，特别是单独发生的拇指或小指三角形指骨畸形，其功能损害较小，患者中较多的是要求改善外形而来就诊的，这是难以再造成正常形态、结构和功能的手术，术前应和就医者及其家属充分沟通，取得他们对手术方法和效果充分理解并有书面记录而后再执行。

多指骨严重功能不全的拇指畸形，可通过切除病指，取手指拇指化手术进行矫正（参见本章第五节"先天性拇指发育不良"）。

拇指或手指中出现的三角形指骨的矫正，是使三角形指骨矫正成类似正常指骨形态及结构，这是需要精心设计的手术。

（一）截骨楔形植骨矫正

Wood（1977）对三角形指骨做中央截骨，然后进行楔状植骨矫正畸形（图91-104）。也可采用Smith（1977）方法，与上述相似，其植骨来源于废弃的多余的指骨（图91-105）。

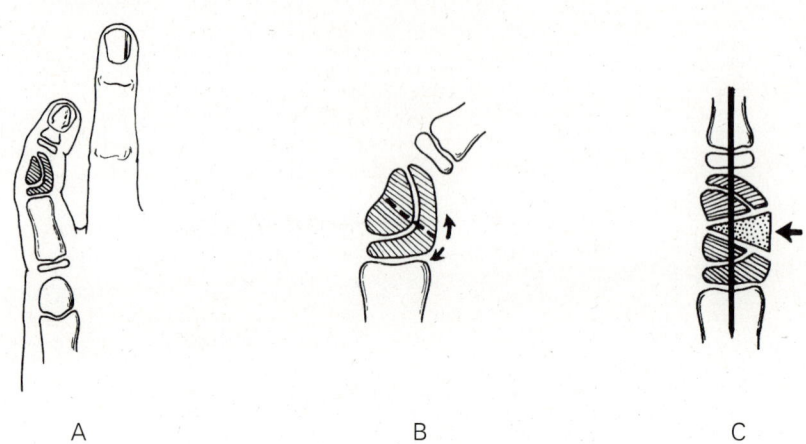

图91-104　三角形指骨畸形，截骨植骨技术（Wood法）
A. 术前　B. 截骨设计　C. 植骨及固定（仿自 Green：*Operative Hand Surgery*）

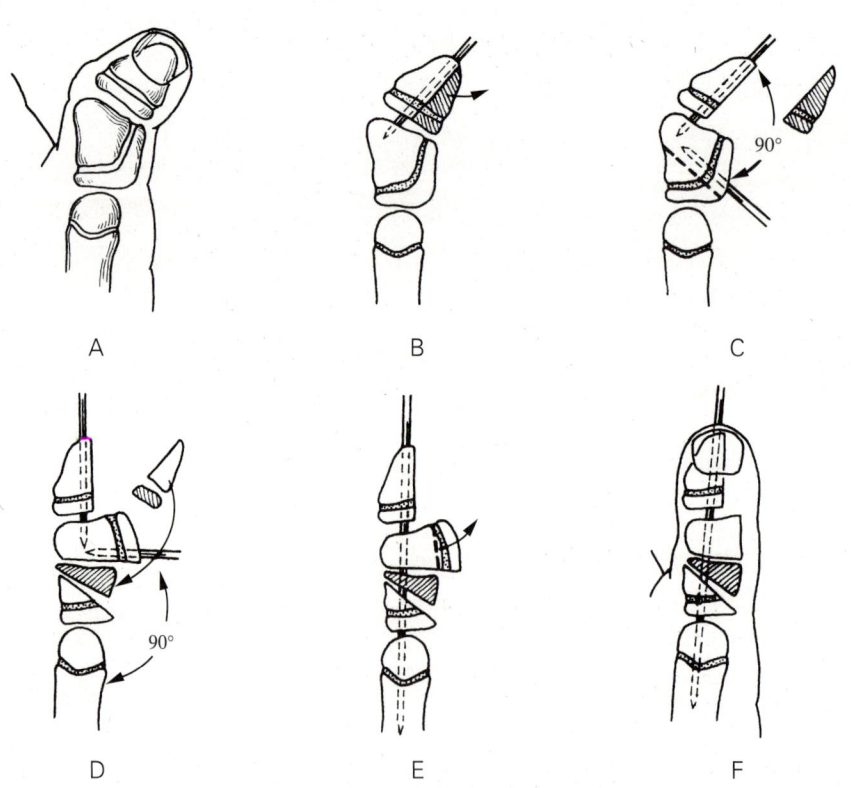

图91-105　三角形指骨畸形，截骨植骨技术（Smith法）
A. 术前　B. 截下远节指骨　C、D. 植骨　E. 截除畸形部分指骨　F. 手术结果（仿自 Green：*Operative Hand Surgery*）

（二）反向楔形截骨植骨术

这是将三角形指骨在其界面较长的一侧做楔形截骨，移植到界面较短的一侧，以矫正手指的成角畸形。

第十一节　双尺骨畸形和镜影手畸形

一、概述

镜影手（mirror hand）或镜影手多指畸形（mirror hand polydactyly），是指手的大部分成分出现孪生畸形，包括3个以上三节手指、掌骨的赘生、并指、指屈曲畸形，伴有双尺骨畸形及桡骨发育不良等，是一个前臂生长有两只手手指的先天性畸形，如同镜影影像，因此命名。又称单臂双尺骨畸形或双尺骨畸形，是上肢孪生畸形中一种罕见的畸形。

镜影手为一种罕见的先天性手部畸形，它以肢体中线为轴的对称性复制为特征。典型的镜影手表现为中央手指两侧对称性排列着三个分别代表着中、环、小指的指节。尽管有多个手指存在，但拇指是缺失的。在前臂，没有桡骨，为双尺骨。尺骨支撑着镜影排列的尺侧腕骨成分。重复尺骨也称为"双尺骨畸形"（图91-106）。然而，该畸形存在很多变异，使得分类和治疗变得复杂。极罕见的多手畸形也属于镜影手的一类（表91-8）。

表91-8　镜影手的分类

类型	名称	临床特征
1	尺侧复肢	多指、双尺骨 A型：每个尺骨发育良好 B型：轴前尺骨发育不良
2	中间型	多指，双尺骨，桡骨发育不良
3	中间型	多指，单尺骨单桡骨 A型：桡骨发育良好 B型：桡骨发育不良
4	综合征型	双侧镜影足，鼻缺损 A型：Sandrow综合征——双尺骨 B型：Martin综合征——单尺桡骨
5	多手	包括拇指的全手镜影，前臂正常

轴前尺骨通常短小，手部向桡侧偏移。软组织结构异常并复杂，不可知的解剖变异常见。

二、病因

镜影手的发病归因是调控桡尺骨发育的信号中心的重复制。肢芽后部的极化区（ZPA）将肢体极化为绕尺轴并主导轴前、轴后的肢体发育。ZPA迁移，或其信号分子、声猬因子蛋白，导致肢体尺侧的镜影复制。目前尚未找到与镜影手直接相关的基因异常。镜影手的检查从手指的数目和功能开始，并记录腕部、前臂及肘的活动度。可见继发于伸腕肌腱缺损的伸腕受限。由于双尺骨阻碍了关节正常活动，前臂及肘部活动度也常受限。屈肘活动度的变化与肘部解剖结构畸形的程度相关。

三 临床表现

双尺骨畸形——镜影手畸形，其特点是一前臂生长有双尺骨畸形，表现为桡侧多指，有7~8个三节手指，或发育不全的手指。形态上，如两只手的手指生长在一只手上，习惯称它为镜影手。这类畸形手常伴有肱骨下端畸形，桡骨缺失，双尺骨，其中一侧尺骨发育不良，或两侧尺骨并存，伴有一个发育不良的桡骨，镜影手是由于上肢肢芽胚胎发育异常所致。

笔者几十年医疗实践中，收治过8例镜影手畸形患儿，手指为七手指或八手指，其中尺侧4个三节手指发育较好，另外桡侧的3~4个三节手指有不同程度的发育不良，也可以表现为所有手指均发育不良，或所有手指不同程度的并指畸形和手指屈曲畸形。镜影手畸形只有平坦的手掌，大鱼际肌没有发育，常伴有屈腕力量较弱，手处于桡侧微屈位，腕伸力量也薄弱，前臂旋前、旋后受限，肘关节因双尺骨畸形，屈伸功能不全，桡侧前臂腕伸肌缺失。肱二头肌发育不良，同侧肩关节外展时，容易产生肩关节不全脱位。患儿也可能同时伴有下肢类似复足畸形，这些症状在笔者的案例中和文献中有报道（图91-106）。

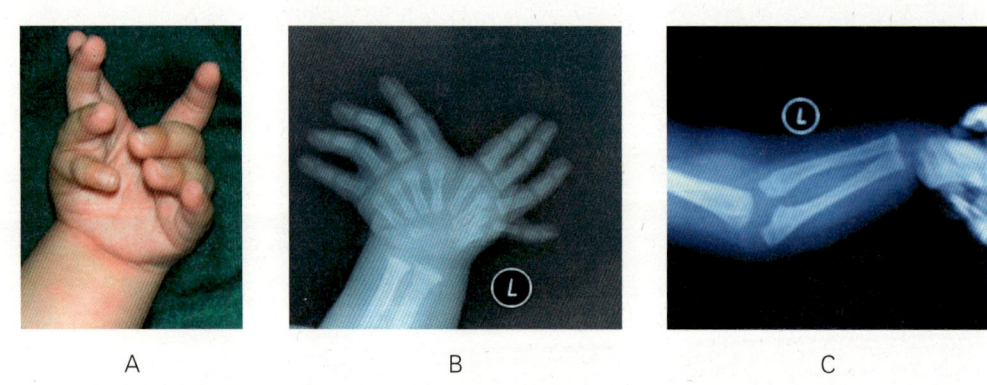

图91-106　患儿，男，3月龄就诊，左手镜影手畸形，前臂双尺骨畸形。6月龄时手术矫正。A. 手术前照片，前臂双尺骨畸形　B、C. X线片显示左手桡侧四手指三节指骨多指，伴有4个掌骨赘生，以及双尺骨畸形

1966年笔者曾收治了一例女孩，双手多手指，七手指和八手指并指，手指屈曲畸形，伴有双足多足趾畸形，14岁时才第一次就诊。患者右手为八手指，左手为六手指，伴有并指畸形和手指屈曲畸形，进行了手术治疗后有所改善（图91-107）。这类畸形手在文献报道中称为Laurin-Sandrow综合征（LSS），为双尺骨畸形，双腓骨畸形，镜影手和镜影足，桡骨和胫骨缺失或发育不良，伴有并指短指畸形。

镜影手畸形属于较为少见的上肢畸形。据Upton J.（1990）描述，这类畸形手在历史文献中仅报道60例。

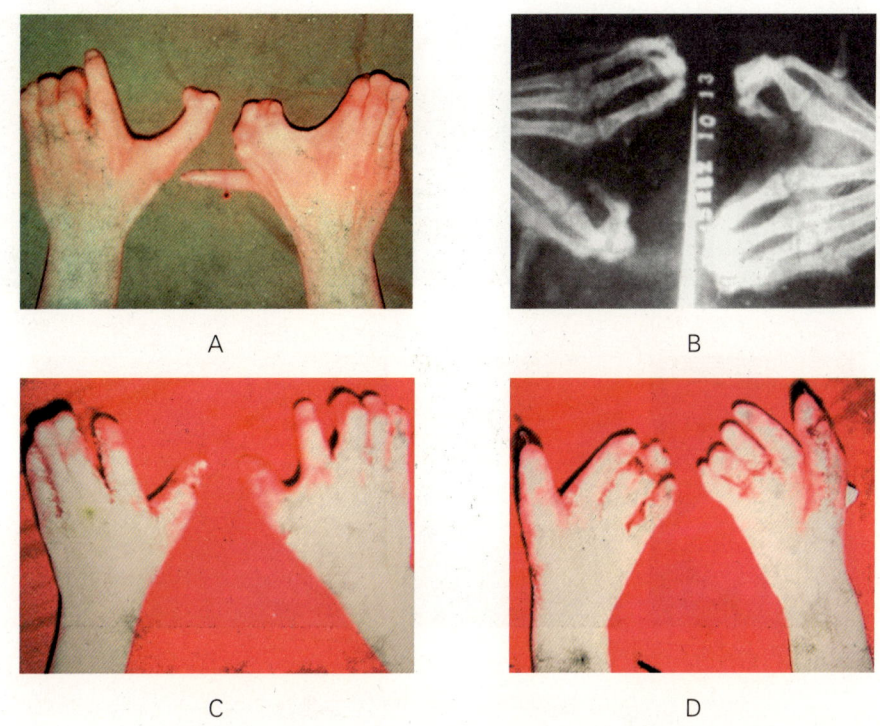

图91-107 右手八手指,左手六手指,伴有八手指并指和手指屈曲畸形(1966年病例)
A. 手术前　B. X线片　C、D. 第一次手术后

笔者将在前臂下有七手指、八手指的多指畸形或更多这类畸形中叙述。其掌骨也可能有7个、8个,前臂往往短小,尺骨孪生,拇指缺失。文献中描述的镜影手多半为单侧手先天性畸形,笔者治疗的8例镜影手中,6例为双侧畸形。其中1例为男性,12岁,双手均为镜影手,而且双足也是镜影足,未治。镜影手畸形是多样的,印度Bhaskaranand K.(2003)报道1例罕见的镜影手畸形,是一名3.5岁的男孩,左手多指畸形,镜影手,桡侧第4手指两节,其他手指为三节手指。X线片显示前臂有2根近乎融合的、发育不良的桡骨和一根尺骨,以及多指畸形,肩关节正常,肘关节屈曲40°位固定畸形,右上肢正常。

镜影手畸形也有六指镜影手畸形,形态和一般多指畸形一样,可能误诊为多指畸形。笔者曾诊治一例男婴,9月龄,一手六指多指,不完全并指畸形,另一手七指,不完全并指畸形,双手明显在中部分开,两侧对称,双手双足重复赘生,为双手镜影手和双足镜影足(图91-108)。

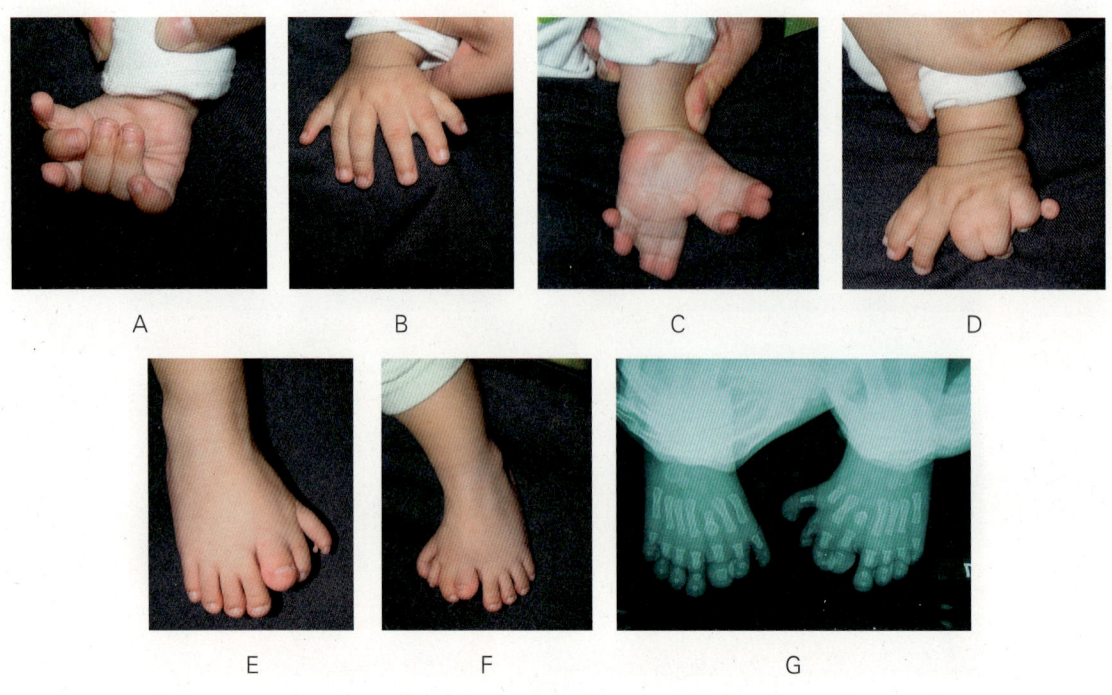

图 91-108 双手镜影手和双足镜影足

四 治疗

镜影手的治疗常需根据畸形手的解剖结构个性设计。

1. 手术时期的选择　笔者建议在拇指出现拇指对掌功能发育时进行第一期手术，即在婴儿6月龄时施行第一期手术。手术内容包括多余手指及掌骨切除、拇指形态和功能再造，第1指蹼再造，或同时进行腕部腕伸功能再造等。除此以外，还同时完成手掌、手背皮肤整形，以及肌腱转移、手指手内肌转移，作为再造拇指的动力功能修复和重建。目的是使孪生手经过手术后，达到外形及功能近乎正常。其他有关腕伸、前臂旋前旋后功能障碍，以及肘关节功能障碍修复，可留在后期完成。对于伴有多手指并指的患者，镜影手的矫正手术也可分期进行，先进行拇指再造、多余手指切除、部分并指畸形分指术和弯曲手指畸形矫正手术，间隔2～3个月后再进行其他手指并指矫正。

第二期手术，进行桡侧腕伸肌动力再造，前臂旋前功能重建。

第三期手术，进行肘关节功能重建。

2. 治疗手段　主要为设计切除多余手指，并利用其中一指重建拇指。选择性地切除额外的手指及重建拇指是手术的关键。手术必须重建虎口，通过肌腱转移增加保留下来拇指的活动度。拇指的重建包含利用多余手指进行拇指化。一般选择桡侧活动度最佳、外形最好的手指进行拇指化，去除相对僵硬的手指。去除手指的皮肤可以用来扩大虎口。在笔者多年的镜影手治疗经验中以及文献中，这是有效的治疗方法（图91-109）。

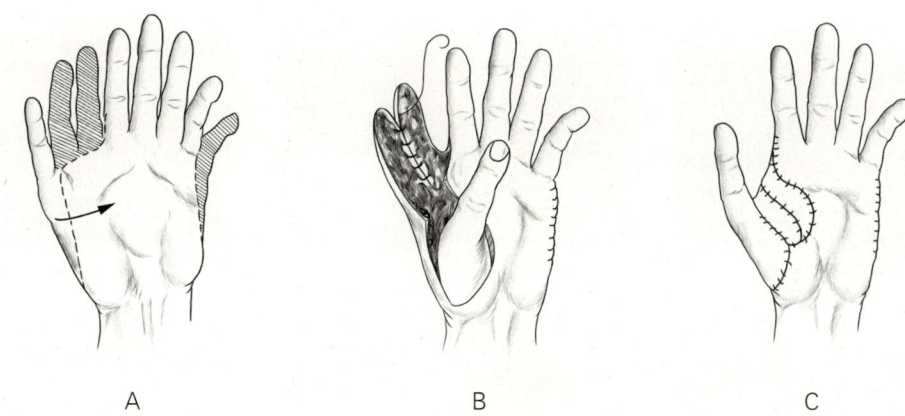

图91-109 选择功能及形态最佳的手指进行拇指化
A. 多余手指形成剔骨皮瓣,重建虎口 B. 轴后多指可以切除,改善全手列线及外观

运用Buck-Gramcko技术重建第1腕掌关节仍然是关键步骤。笔者对Buck-Gramcko技术进行多项改进,强调将拟拇指化手指的掌指关节改造为腕掌关节,即使拟拇指化手指的掌骨头改造成大多角骨。简单地说,就是将拟拇指化的手指进行掌骨头下的截骨,将掌骨头向背侧旋转,将掌骨断端与近节指骨背侧基底缝合固定,矫正松弛的掌板,紧缩关节侧副韧带,形成稳定的第1腕掌关节。术中将再造拇指调整,位于对掌位,即将再造拇指外展80°~90°,并使再造拇指指腹冠状位旋前45°,呈对掌位,能与其他四指相对。对掌腕关节的固定方法、再造拇指的美学再造,以及动力重建和加强包括:拇指化手指伸肌腱缩短、骨间掌侧肌代拇收肌、骨间背侧肌代拇短展肌、固有伸肌腱代拇长展肌等均有改进。

五 典型病例

患儿,3月龄,男,左手镜影手,双尺骨畸形。6月龄时进行首次手术矫正。

手术设计:在桡侧四手指中,第3指较为粗大,选择桡侧第3指作为拇指再造的手指,切除多余手指和掌骨。拇指再造方法和拇指发育不良手指转移拇指再造方法类似。

1. 选择手指移植再造拇指　选择桡侧第3手指为拇指再造供区。切除桡侧第1、2、4手指及掌骨。在桡侧第3指近侧指间关节掌面设计一舌状皮瓣,手背设计两皮瓣。由于再造拇指的手指较为细小,可选择邻近手指指腹带血管、神经皮瓣移植,加大再造的拇指。

2. 手指缩短拇指再造　桡侧第3手指掌骨部分切除,掌指关节背侧旋转90°固定,制造再造拇指第1掌腕关节,或采用桡侧第3指近节指骨近心端和第3掌骨远心端部分切除,制造成两节指骨拇指,其他多指予以切除。

3. 再造拇指对掌位重建　桡侧第3手指指骨、掌骨缩短后,旋转到对掌位固定,再造拇指。

4. 再造拇指动力再造　保留桡侧第1手指的外展小指肌及肌腱,或小指短屈肌,作为再造拇指的拇短展肌。

5. 再造拇指动力再造　桡侧第3手指指伸肌腱缩短,再造拇长伸肌,拇指屈肌让其手术后自然回缩。

6. 再造拇指动力再造　采取桡侧第4手指的蚓状肌或骨间肌,作为再造拇指的内收肌。

7. 再造拇指动力再造　采取桡侧第1或第2手指的指伸肌腱移植,作为再造拇指的拇长展肌。

8. 精确止血,皮肤精准缝合。

9. 再造拇指外支架固定,完成手术(图91-110)。

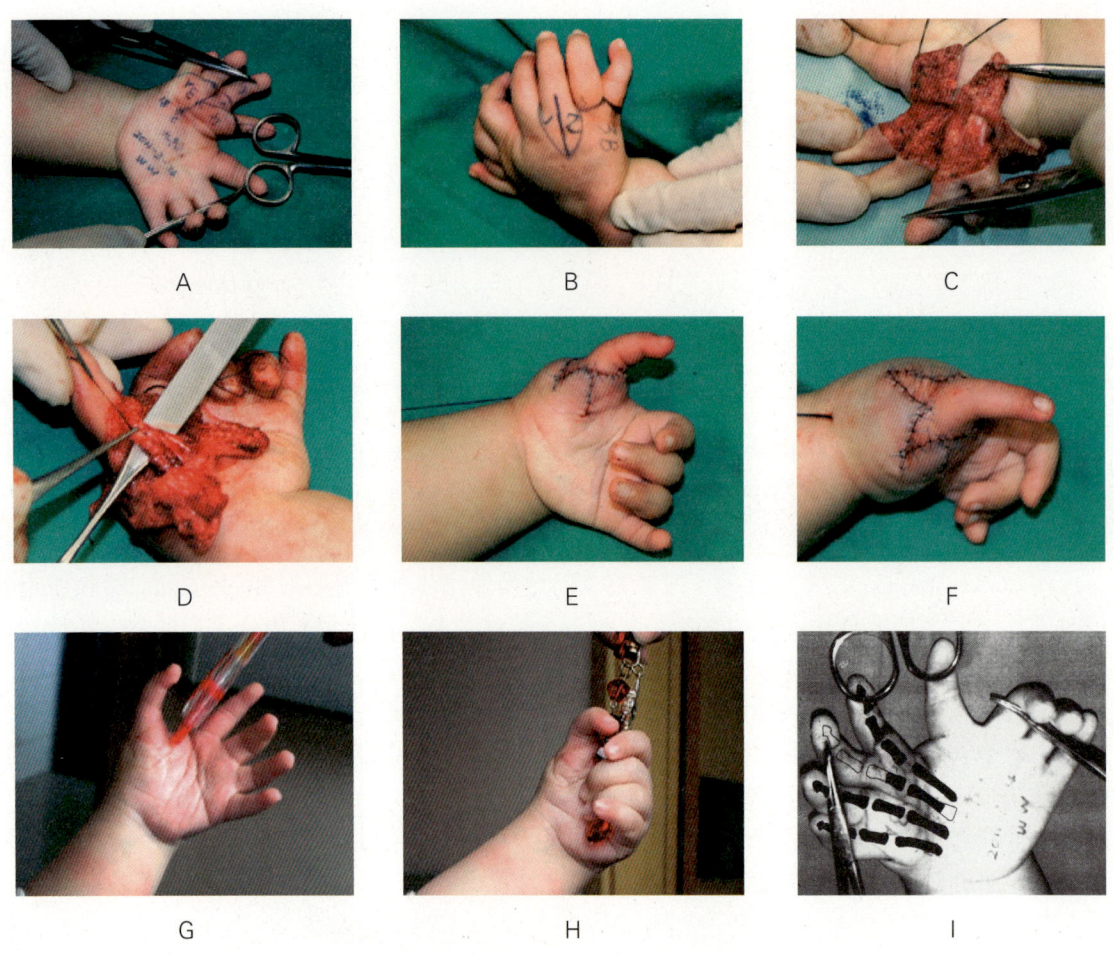

图 91-110 镜影手畸形矫正的手术设计
A、B. 术中掌侧皮瓣的掀起　C、D. 神经血管束的保护　E、F. 术后即刻的手外形　G、H. 术后 6 个月的外形与功能　I. 黑色突体为指骨掌骨切除部分

第二期手术，作腕关节矫正，桡侧腕伸肌重建和前臂旋前、旋后功能重建。

第三期手术，作肘关节功能重建（图 91-111）。Tsuyuguchi Y.（1982）报道或第二、三期手术和并实行。

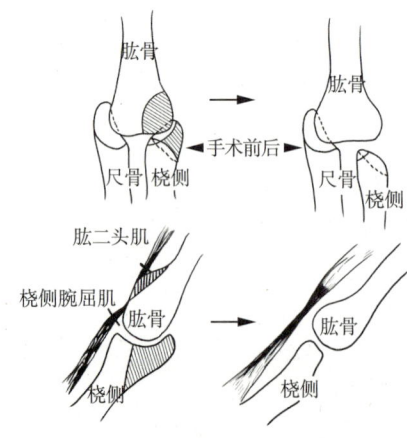

图 91-111 镜影手第三期手术，作肘关节功能重建

（王炜　王斌）

第十二节　先天性赘生手畸形

先天性赘生手畸形（congenital superfluous hand）是十分罕见的先天性肢体畸形，可能是上肢或下肢赘生于躯干上，也可能赘生的是整个肢体，或是肢体的部分结构，赘生肢体常常位于腹部或背部，罕见于面部。

先天性赘生手畸形是指部分或全部手样结构生长于躯干其他部位，而患者往往具有正常的双手。赘生手具有手的部分或全部特征，但不具有功能，常与深部组织相连，十分罕见。戴传昌治疗过1例，位于面部的赘生指，指体由颊部向下垂，并有皮蒂与耳郭相连，患儿同时伴有并指畸形（图91-112）。

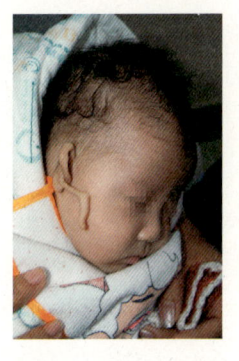 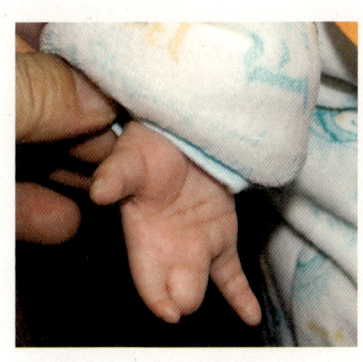

A　　　　　　　　　　　　　　B

图91-112　面部赘生指，伴有示、中、环指并指畸形

一　病因和病理

先天性赘生手畸形可能与肢芽或外胚层在形成早期受到特殊损害而部分发生分裂有关。赘生手具有手的全部或部分结构特征，如骨支架，但缺乏手的动力系统，如肌腱等。按Swanson分类，属于肢体重复畸形。

二　治疗

先天性赘生手的治疗应从改善外貌、纠正心理情结的角度出发，将赘生手切除整形。如遇赘生手与深部组织相连，手术切除时应注意勿伤及深部组织，单纯切除赘生手即可。如果和脊柱构成关节，或伴有脊柱裂，则应在手术前查明，并在相关学科协助下完成手术。

如赘生肢体位于腹部，切除时应用赘生肢体的皮瓣修复腹部缺损。

三　病例举例

20世纪80年代，笔者曾治疗1例颈部赘生手畸形的患儿。男性，14岁，在颈部赘生一发育不良的肢体，形如一海豹手赘生手，附着于颈部C_{6-8}、T_1区域，伴有脊柱裂，赘生手的感觉存在，没有运动功能。全身其他器官未见畸形，无家族遗传史，家长述说患儿智力发育良好。在全身麻醉下手术切除赘生手，因为伴有脊柱裂，颈胸椎实体部分未解剖涉及，手术切除后颈项部外形及脊柱功能外形得到改善（图91-113）。

赘生肢体也可生长在腹部，类似于不全生长的联体婴儿。

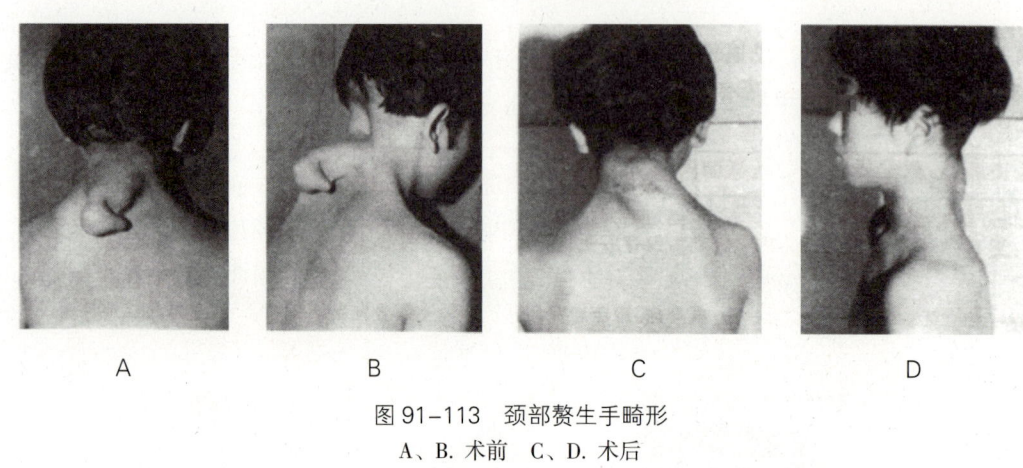

图91-113　颈部赘生手畸形
A、B. 术前　C、D. 术后

（王炜　王斌　倪锋　戴传昌）

第十三节　先天性并指畸形和综合征伴发的并指畸形

并指是指相邻指/趾间软组织和（或）骨骼的不同程度的融合，这是由于正常的指趾分离及指蹼形成过程中的某一阶段障碍所致。在正常的发育过程中，手指是在胚胎期上肢终末手板内部中胚层分化的过程中形成的。手指间间隙的形成是一个调控细胞凋亡的过程，其方向由远向近直至形成正常指蹼，该过程依赖于外胚层顶嵴和多种细胞因子的分子信号，包括骨形成蛋白、转化生长因子-β、成纤维细胞生长因子及维甲酸等。

一　流行病学

并指畸形是一种常见的手部先天性畸形，其发病率约为0.5‰。50%的患者为双侧并指。10%~40%的患儿有家族史，表现为常染色体显性遗传。表现变异性及不完全外显率使得男性发病较多，男、女比例约为2∶1，且同一家族中表现类型多样。并指畸形可单独出现或在许多综合征中出现，伴随其他多种畸形，如多指畸形、指弯曲畸形、短指畸形、指间关节融合、骨联合，以及颅面、躯体畸形等。在单独出现的并指中，以中、环指受累最常见（57%），其次为环、小指（27%）。拇、示指及示、中指并指较少见。在综合征的病例中，拇、示指及示、中指并指相对更常见。

二　病理学/分类

并指在皮肤、指甲、神经血管束、骨骼和肌腱等方面表现不同程度的畸形，皮肤不足以覆盖其分指后各指独自的周缘，皮下异常筋膜增厚，横向贯穿并指区。完全性并指是指从相邻手指的基底到指尖完全相连，不完全性并指是指相邻手指部分相连，指蹼成形于正常所在至指尖之间的任一位置（图91-114A、B）。单纯性并指仅有相邻手指的皮肤或软组织相连，关节多正常，指屈伸肌腱可独立地活动。虽然指结构的分叉可能较正常水平更靠近末端，但指神经血管的解剖结构是正常的。复合性并指以骨骼异常为特征。最常见的异常为远节指骨间的侧-侧融合。这种远端骨联合表现为并甲，伴有指端甲皱减少及横过骨块的两指甲基质之间变平坦（图91-114C、D）。复合性并指常有指骨或手指插于异常指蹼之间，肌腱及神经血管畸形的发病率随并指的复杂程度升高而增加。

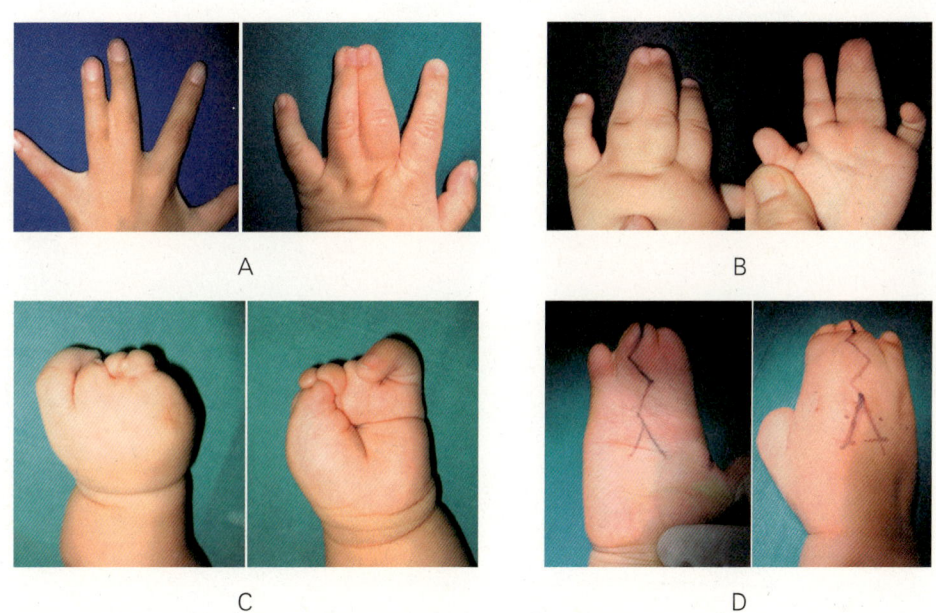

图 91-114　先天性并指畸形
A. 中、环指并指　B. 复合性并指　C、D. 复合性并指以骨骼异常为特征。最常见的复合性并指异常为远节指骨间侧-侧融合。这种远端骨联合表现为并甲，伴有指端甲皱减少及横过骨块的两指甲基质之间变平坦

三　并指畸形分级及评定

Eaton 和 Lister（1990）对先天性并指畸形程度的分级是一个有价值的尝试。

畸形损害分级包括三部分：指蹼粘连程度分级、骨结构畸形及活动范围分级、形态损害分级等。这是目前一种简单易行的分类方法。它不仅可用于手术方法的选择，而且可作为手术效果的评定依据。

（一）指蹼粘连程度分级

测量较长的手指，在手指完全伸直及外展位时，测量指蹼到掌骨头距离与掌骨头到指尖距离之比例。其标准为：

1. Ⅰ度　并指范围小于等于1/8掌骨头到指尖距离。
2. Ⅱ度　并指范围等于1/8～1/4掌骨头到指尖距离。
3. Ⅲ度　并指范围等于1/4～3/8掌骨头到指尖距离。
4. Ⅳ度　并指范围大于3/8掌骨头到指尖距离。

（二）主动外展范围的分级

1. Ⅰ度　拇-示指外展大于等于60°，手指外展大于等于30°。
2. Ⅱ度　拇-示指外展45°～60°，手指外展20°～30°。
3. Ⅲ度　拇-示指外展30°～45°，手指外展10°～20°。
4. Ⅳ度　拇-示指外展小于30°，手指外展小于10°。

（三）主动伸指或屈指损害程度的分级（以伸指不足及屈指不足的厘米数来测量，拇指则以外展功能失去的厘米数测量）

1. Ⅰ度　指伸或指屈减少范围小于0.5cm。
2. Ⅱ度　指伸或指屈范围减少0.5～1.0cm。
3. Ⅲ度　指伸或指屈范围减少1.0～2.0cm。
4. Ⅳ度　指伸或指屈减少范围大于2.0cm。

（四）形态损害分级

1. Ⅰ度　正常外观。
2. Ⅱ度　接近正常。
3. Ⅲ度　明显可看出畸形。
4. Ⅳ度　严重畸形，或是经手术前后形态没有变化。

四　综合征伴发的并指畸形

多种综合征伴发的并指畸形已在复合性并指畸形中描述。

并指畸形既可以是单独出现的畸形，也可能是其他畸形的症状之一。在多种手发育不良畸形中，并指是重要表现之一。在分裂手畸形中，表现有并指畸形很常见，尚有多指并指、短指并指、指端交叉并指、肢体环状狭窄合并并指、铲形手并指等。在很多综合征中，并指也是症状之一，如Apert综合征、Poland综合征等。文献记载，有48种综合征的临床表现中有并指畸形。部分综合征伴有并指畸形，具体见表91-9。

表91-9　伴有并指的综合征

综合征	临床表现	遗传特征
Poland综合征	单侧短指并指畸形，胸大、小肌，胸骨头发育不良，乳房发育不良，腋蹼	未定
Apert综合征	狭颅，眶距增宽，突眼，上颌骨发育不良，智力迟缓，复杂指端并指	常染色体显性遗传
Saethre-Chotzen综合征	狭颅，眶距增宽，突眼，上颌骨发育不良，不完全性单纯性并指	常染色体显性遗传
Waardenberg综合征	尖头畸形，面口不对称，腭裂，耳畸形，鼻畸形，单纯性短指并指畸形，偶有末节指骨分裂	常染色体显性遗传
Pfeifer综合征	短头畸形，宽、短拇指及大足趾畸形，伴有三节指骨单纯性并指	常染色体显性遗传
Noack综合征	尖头畸形，巨大拇指畸形，大足趾多趾，并指（趾）	常染色体显性遗传

续表

综合征	临床表现	遗传特征
Carpenter综合征	尖头畸形,下颌骨发育不良,平鼻,智力迟缓,单纯性中、环指并指	常染色体显性遗传
Oculodentoldigital综合征（眼-齿-指综合征）	小眼畸形,小角膜畸形,青光眼,小鼻,小鼻翼,小牙及牙釉发育不良,中、环指并指	常染色体显性遗传
Orofacialdigital综合征Ⅰ（口-面-指综合征Ⅰ）	舌系带发育不良,裂舌,裂腭,唇中裂,下颌沟槽,齿槽突起,牙齿异常,上颌骨发育不良,单纯性并指,男性易死亡	X性连锁性显性遗传
Orofacialdigital综合征Ⅱ（口-面-指综合征Ⅱ）	裂舌,唇中裂,牙槽裂,下颌骨发育不良,并指	常染色体遗传
Acropectorol-vertebral综合征	并趾,小足趾多趾,掌骨或指骨融合,胸骨突出,隐性脊柱裂,智力迟缓,颅面畸形,拇、示指并指	常染色体遗传

（一）Poland 综合征（PS）

Poland综合征（PS）是一种罕见的先天性畸形。包括一侧胸肋骨发育不良,一侧胸大肌、胸小肌及同侧上肢发育不良,女孩往往伴有乳房发育不良。手发育不良,表现为患手短小、并指及短指。患儿父母常常因为患儿有先天性并指而来就诊。其病因常认为是锁骨下动脉系列畸形。常常发生在右侧（图91-115）。

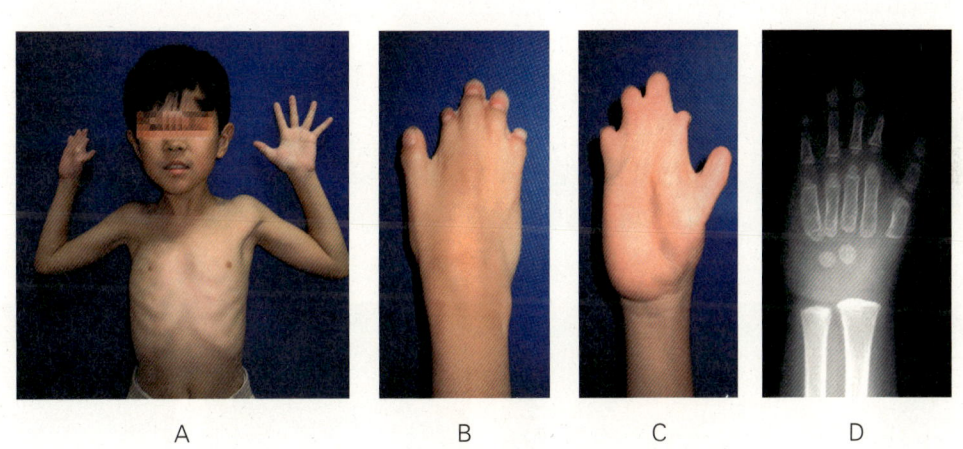

图91-115　患儿,9岁,Poland综合征,右侧胸大、小肌发育不良,右手发育不良,短指并指。X线片显示右手第2、3、4、5指骨发育不良,虎口狭窄

在文献中,Poland综合征伴有多发性骨畸形的病例罕见。王炜（1986）发现1例罕见的胸部和手部发育不良病例：患儿,男,6岁,右侧胸廓畸形,胸大、小肌缺失,2、3、4、5、6肋骨部分缺损,呼吸时有胸廓膨出和凹陷畸形。伴有多发性骨畸形,锁骨发育不良,尺、桡骨融合,腕骨发育不良,指骨畸形,但患侧手形态近似正常,类似Poland综合征,又不同于Poland综合征（图91-116）。

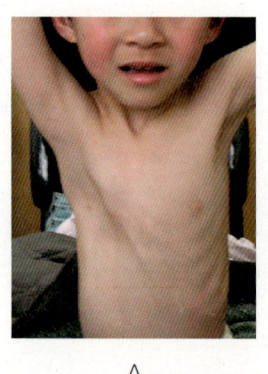
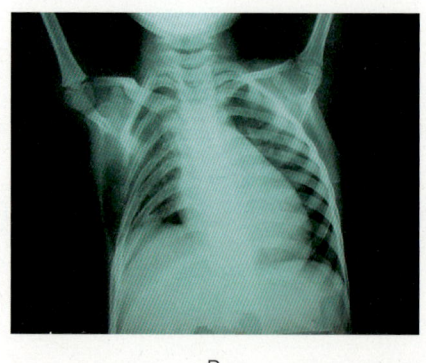
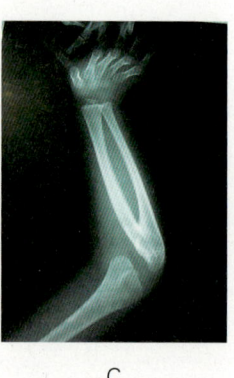

图91-116 患儿右侧胸肌缺失，胸廓畸形，多发性骨关节畸形。右侧胸肌缺乏，第2、3、4、5、6肋骨部分缺损，呼吸时有胸廓膨出或凹陷畸形。伴有多发性骨畸形，尺、桡骨融合，腕骨发育不良，指骨畸形

（二）Apert综合征

Apert综合征，又称尖头并指综合征，由法国神经学家Apert于1906年报道，是一种较为罕见的综合征，发生率大约是儿童的1/80000，其特征是颅缝早闭、突眼、中脸部发育不良及对称性并指（趾）症。由于成纤维细胞生长因子受体2型基因（FGFR2）变异所致，其定位于染色体10q，属于常染色体显性遗传。Apert综合征的颅面形状与Crouzon综合征类似，但有些特征不同，头形前后扁而高，前囟门突出，眼眶上缘低陷，上颌骨发育不足，腭弓高而窄，常合并腭裂，有前牙开合，患者易伴患痤疮、动眼神经麻痹、眼睑下垂、额部皮褶及大耳垂等特征。

Apert综合征所伴发的并指（趾）畸形严重复杂，尽管还有很多其他尖头并指畸形综合征被定义，但手部畸形均没有Apert综合征复杂。除了特征性的手部畸形外，上肢还表现为肩、肘畸形，盂肱关节的不对称发育，导致粗隆过度生长及肩臼发育不良。随着年龄生长，肩关节活动受限越来越严重。肘畸形最常见累及肱桡关节。

手部畸形包括示、中、环指的复合并指及环、小指之间的单纯性并指。不同程度的拇、示指并指妨碍了有效的抓握功能，且因拇指向桡侧侧弯而加剧。中指短，且指间关节僵硬（图91-117）。

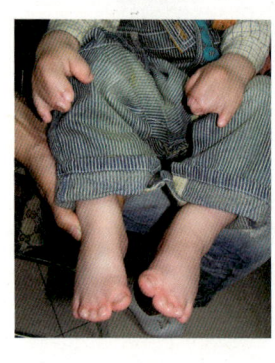
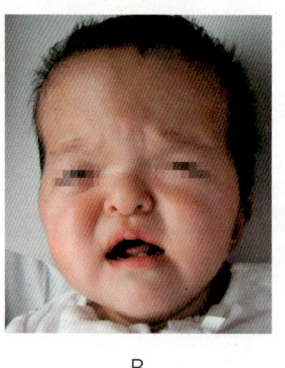
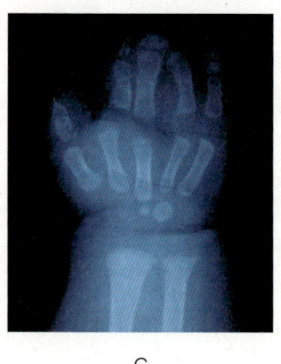
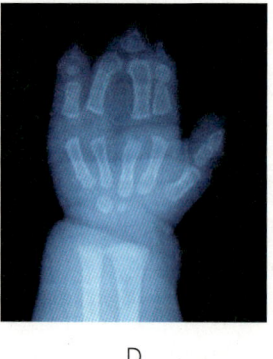

图91-117 Apert综合征的复合型多指并指。手的畸形包括示、中、环指的复合性并指，环、小指的单纯性并指及拇指向桡侧侧弯

在严重病例中，所有远节指骨均互相融合。随着手指发育，外形变成花瓣样或束状，且由于各指互相约束，在手掌上形成一个深洞。由于重叠及紧邻的甲板向内生长，常会导致甲皱感染。头钩融合及第4、5掌骨之间骨性融合多见，手畸形的程度和颅面畸形的程度为逆相关。手畸形的

分类依据包括第1指蹼有无受累及中央指块的情况（表91-10）。

表91-10 Apert综合征的手畸形分类

类型	第1指蹼（虎口）	中央指块	第4（环、小指）指蹼
Ⅰ型：铲形手	不完全性单纯性并指	指块掌面平坦，掌指关节正常，指间关节有不同程度的融合	不完全性单纯性并指
Ⅱ型：勺状手	完全性单纯性并指	指块掌侧凹陷，掌骨近端向外展，指尖融合，并甲	完全性单纯性并指
Ⅲ型：蹄形手	完全性复合性并指	拇指受累，与指块一起形成杯状结构。除小指外，所有指并甲，示指列骨骼畸形，甲沟感染，掌侧皮肤浸渍样改变	单纯性并指，常伴有第4、5掌骨的骨性联合

诊断以临床检查及家族史（常为散发型）即可确定，辅以颅部X线及CT片，手足X线片可确定手足畸形之骨病变。

（三）Bardet-Biedl综合征

Bardet-Biedl综合征（BBS）或称为Bardet-Biedl病，是一种常染色体隐性遗传性疾病。这是表格中未纳入的综合征。表现为腹部肥胖，智力迟缓，肢体畸形，包括并指畸形、短指畸形或多指畸形，视网膜营养不良，色素性视网膜病变，性功能减退或性腺发育不良。Iannello S.（2002）报道了一个家庭中的3例Bardet-Biedl综合征，患者为两女一男（系兄弟姐妹），年龄分别是66岁、64岁、54岁。Bardet-Biedl综合征可能发生并指畸形，但症状各异。

（四）神经源性脂肪纤维组织增生

神经源性脂肪纤维组织增生引起的进行性巨指并指是一种少见的并指巨指畸形，这类畸形的治疗需兼顾并指和巨指的矫正。

五 术前评估

术前评估包括：并指数量，范围，指甲、指骨畸形情况及有无合并其他畸形。各手指间缺少差速运动，可能说明骨性融合或（和）有一多指隐藏于相邻手指之中。体格检查需包括整个上肢，对侧的手、胸壁以及足。放射检查发现有无骨的融合，有无隐匿性多指（并指多指）或其他骨、关节畸形。进一步的超声检查或磁共振检查有助于判断复合性并指的屈肌腱和血管解剖有无异常。

并指可对一个成长中的孩子在美容、功能及发育等各方面产生影响。患者手的外观与常人是不同的，特别是完全性复杂性并指患者。拇、示指并指会妨碍手抓捏功能的发育。其余各指间的并指会抑制各指独立的运动，尤其是外展，并因此导致手横向跨度减小。不同长度的手指指间并指还会导致较长的那根手指被拘束，从而导致其向较短的手指侧弯曲，随着进一步生长，可导致近指间关节处的屈曲挛缩。

六 治疗

（一）手术和时机选择

并指分离术在新生儿期、婴儿期或儿童期均可实施。在没有手术禁忌的条件下，宜在学龄前完成。对于没有手术禁忌的二指或多指并指患儿,笔者常建议选择在第一次就诊后3~6个月手术。在这个阶段进行并指区皮肤牵拉扩张,有利于分指手术时有较多的皮肤修复缺损。对于不能进行并指术前皮肤扩张的患儿,可在6月龄时进行第一次手术矫正,即使有手指末端骨性并指或部分骨性歪斜畸形,也考虑早期手术。第二次手术矫正可在第一次手术后3~6个月进行。Flatt与Ger的长期随访发现,虽然受骨骼偏斜及畸形的影响需早期进行手术,但18个月大后进行并指分离的疗效更佳。多根手指的并指需分阶段手术,以避免因指固有血管发育不良,相邻并指分指手术造成手指不同程度的坏死。全手并指的Apert综合征,笔者选择在18~24个月进行第一次手术矫正,包括拇、示指并指分指,第1掌骨截骨转位拇指再造和前臂逆行皮瓣转移虎口再造,3~6个月后进行第二阶段有选择的分指术。

(二)并指指蹼重建

并指分离术的关键在于重建功能、结构及外形良好的指蹼。最常用的方法是从并指背侧近端做一个矩形皮瓣,或手掌、手背三角形瓣交叉插入再造指蹼,或随机设计手背岛状皮瓣、V-Y推进皮瓣修复。单独的并指,掌面与背面设计三角形皮瓣交互插入重建指蹼。Ⅰ度、Ⅱ度不全性并指,可通过指蹼Z成形、四瓣成形或五瓣成形进行修复(图91-118A)。也可选三瓣指蹼成形术或X-M成形术。不完全并指常造成局部拥有足够皮肤的假象,常在指蹼基底部出现皮肤缺损,而在指蹼远端存在多余皮肤,可将远端皮肤通过筋膜蒂或岛状瓣向近端推进。

选择双Z成形,或连续Z成形,矩形瓣推进和Z成形,四瓣、五瓣成形等,能有效矫正畸形。根据患儿手的大小设计不同大小的皮瓣修复缺损,Z形皮瓣的两臂长度通常为0.5~1.0cm或1.5~2.0cm。注意Z成形术的两臂切口,可以制成直线或弧形,但需注意平行皮纹。

双Z成形(图91-118B、C),又称四瓣法,较单Z成形为佳。

Y-V成形术是设计皮肤Y形切开,V形缝合,增加横向的长度。V-Y成形术是设计皮肤V形切开,使三角形皮肤组织松解,退回到需要的位置,Y形缝合即达到组织复位。多个Y-V成形术,可较大地增加皮肤的横向长度,达到矫正并指畸形的目的(图91-118D)。

矩形瓣推进加Z成形,在手背设计一个矩形推进皮瓣,在指蹼掌侧设计一个单Z成形,加深了并指畸形矫正的深度,适合于Ⅰ~Ⅱ度并指的整形手术(图91-118E)。

Y-V成形加双Z成形构成了五瓣成形。在指蹼中部设计皮肤Y形切开,V形缝合,增加皮肤的横向长度,达到矫正并指的目的。为了增加横向的皮肤长度,在Y-V成形的两侧各设计1个单Z成形,达到矫正并指畸形的目的。图91-118F是蒂部在手掌的V形三角形皮瓣Y-V成形术,加双Z成形构成五瓣成形。图91-118G是蒂部在手背的V形三角形皮瓣Y-V成形术,加海鸥瓣双Z成形的五瓣成形。图91-118H显示手指侧方舌状皮瓣旋转移植可加深指蹼,这是笔者在20世纪80年代常用的烧伤性不完全性并指的手术设计,也可用于先天性并指畸形的矫正,手术设计简单易行。

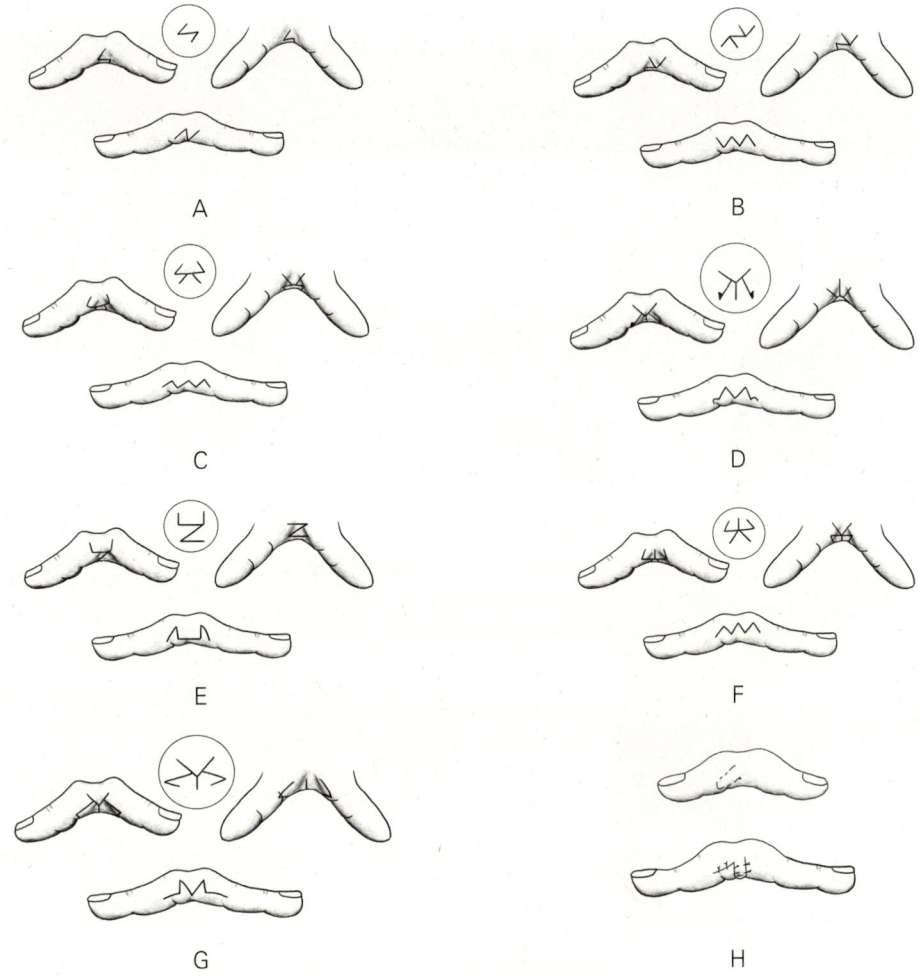

图 91-118　并指指蹼整形技术
A. 指蹼单 Z 成形　B. 交错四瓣法，反向双 Z 成形　C. 镜影式两个相对的 Z 成形　D. V-Y 成形及 Y-V 成形　E. 矩形瓣加 Z 成形　F. 蒂部在手掌的 Y-V 加双 Z 成形（五瓣成形）　G. 蒂部在手背的 V-Y 成形加海鸥瓣双 Z 成形　H. 指侧舌状瓣转移

姚建民、徐靖宏设计筋膜蒂指蹼皮瓣后退术治疗单纯性并指（图91-119）。在单纯性并指指蹼的远端设计指蹼皮瓣，以并指间纵向筋膜蒂的近端为蒂。手指掌、背侧尖端的皮肤设计 V 形切口，夹角为90°为佳，按正常指蹼比例，背面长度是掌面的2倍，锯齿状切口向近端延伸至蒂部，指蹼远端的筋膜蒂皮肤游离、转移后进入指蹼的深部，仔细分离皮下组织，形成一个皮肤巢。注意避免指动脉和筋膜蒂损伤，手指间两侧的皮肤做多个 Z 字缝合。该术式适用于指蹼皮肤丰富的单纯性并指，但不能用于复合性并指及指端细小的完全性并指。该术式适应证较少而且操作不易，宜慎重选用。

丁晟、姚建民设计了指间近、远端筋膜蒂皮瓣来重建并指分离所造成的皮肤缺损，手术要点是于皮肤富裕的指间中段设计菱形皮瓣,横断一分为二。顺行的蒂点位于指骨近端，逆行蒂点灵活设计于轴线的远端，皮瓣顺行部重建指蹼，逆行部修复手指远端缺损（图91-120）。

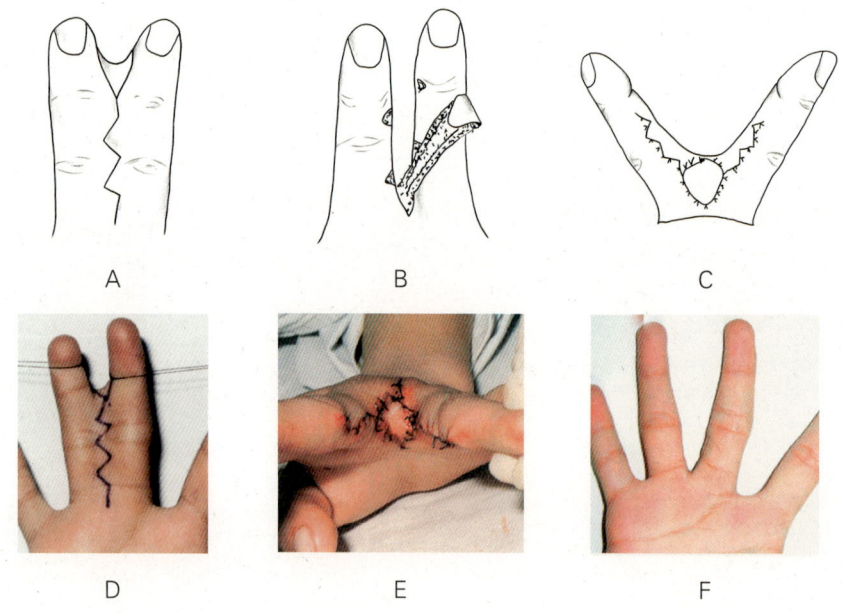

图 91-119　筋膜蒂指蹼皮瓣后退术的设计及术中、术后 7 年所见

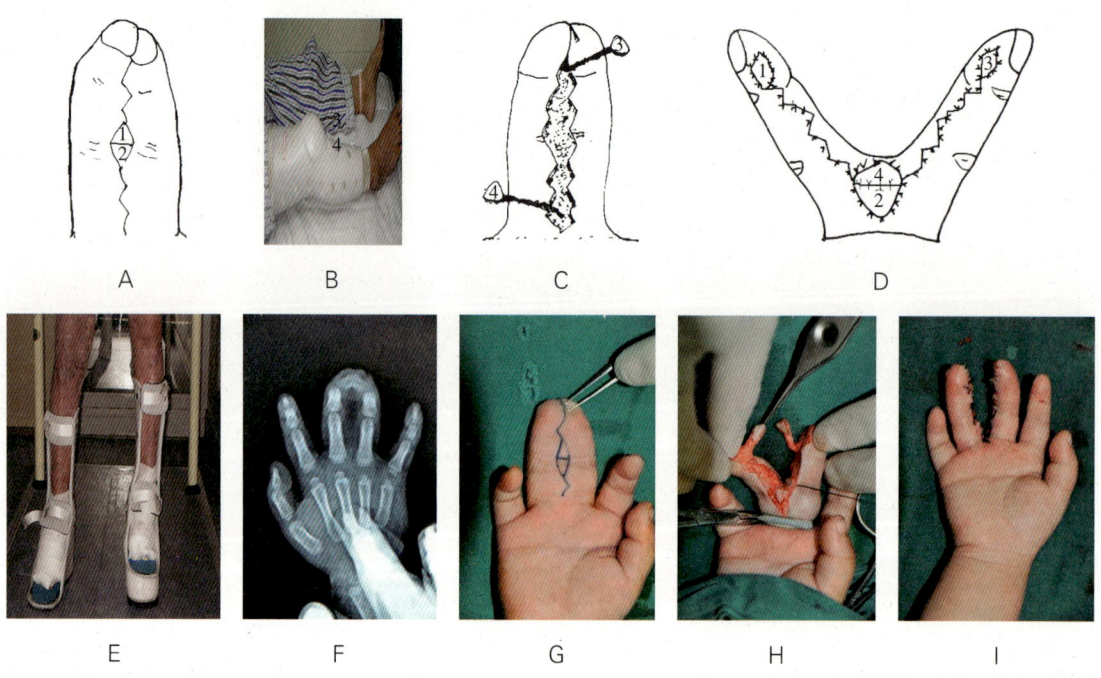

图 91-120　指间近、远端筋膜蒂皮瓣设计及术中所见

（三）并指分离及皮肤覆盖

并指分离时需要仔细设计切口，从而优化使用可用的皮肤。切口的设计必须确保瘢痕收缩不会导致关节及趾蹼间挛缩。对于皮瓣转移修复后残留创面，要进行皮片移植修复，切忌勉强张力缝合。Cronin技术一直是并指分离最常用的技术，通过多个锯齿形切口形成并指掌侧及背侧的三角皮瓣避免挛缩的皮肤覆盖。尚有指蹼V-W皮瓣成形技术，手背矩形皮瓣指蹼重建技术，手掌横行矩形皮瓣移植指蹼重建，以及掌侧三角皮瓣V-Y成形指蹼重建等（图91-121）。

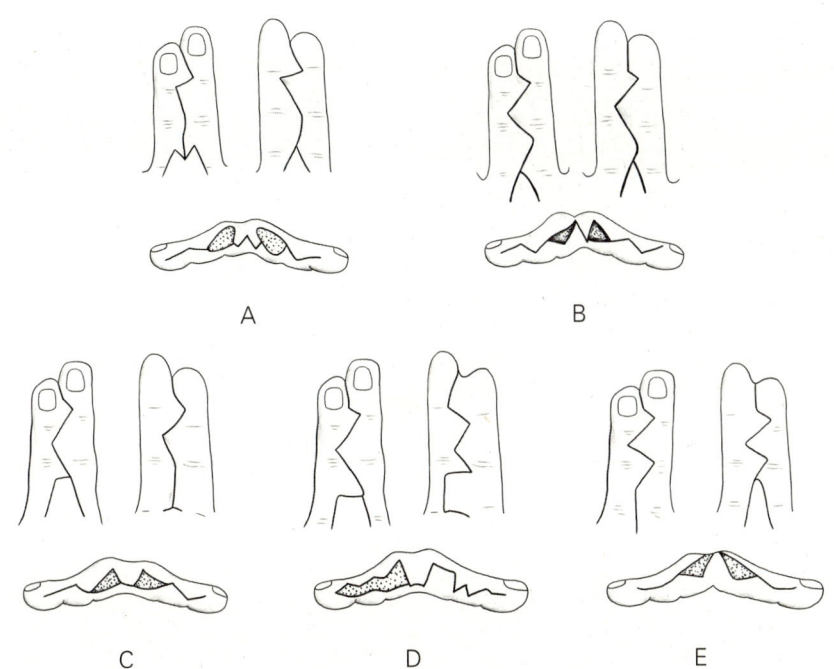

图 91-121 并指矫正皮瓣加植皮术,并指分离技术
A. 两手指分开,双三角皮瓣法(Cronin 的技术) B. 指蹼 V-W 皮瓣成形 C. 手背矩形皮瓣 D. 手掌横行矩形皮瓣 E. 掌侧三角皮瓣 V-Y 成形

分指手术需分割、切除两指间的筋膜,不仅要注意识别和保护各指的神经血管束,还要确保指蹼有足够的静脉回流,指神经及动脉的分叉处可能较设计的指蹼位置更远。在这种情况下,如该指另一侧未行手术或术后指动脉完好,则可结扎指动脉。选择牺牲一根指动脉前,务必作手指血供测试,防止手指血供损失,手指坏死。在有足够技术保障的情况下,当指蹼的水平受限于动脉分叉水平,或可通过静脉移植来延长动脉的长度。当多根手指并指分离时,每根手指必须保留至少一根指动脉。这些病例一定要有精确的手术技巧,并指合并的指神经远端分叉的处理可作束间分离延长。

并指分离皮瓣转移后剩余创面需用皮片覆盖,全厚皮片移植优于中厚皮片移植,可减少挛缩。移植皮肤的供区多选择腹股沟区、上臂内侧、肘前窝、小鱼际、腕部或赘指的皮肤等。

(四) 甲皱成形

完全性并指分离,特别是合并远节指骨融合时需要再造甲皱。远节指骨部可采用 Buck-Gramcko 介绍的技术处理:在并指远端设计舌状旋转皮瓣,分别折叠后再造两侧的甲皱(图 91-122);笔者设计指背、指端皮瓣修复并指指端骨融合分指后皮肤覆盖,即指背舌状旋转皮瓣+指端舌状皮瓣移植再造甲皱,覆盖指端骨性并指分离后皮肤覆盖(图 91-123)。也可以在相联合的指腹处作一皮瓣,重建一指的甲皱,再用该处的皮下脂肪瓣+皮肤移植来重建另一指的甲皱;还可以运用鱼际筋膜皮瓣等带蒂皮瓣重建甲皱,从足趾移植皮肤及皮下组织游离移植重建甲皱等,后者属于超显微外科手术,技术较复杂。

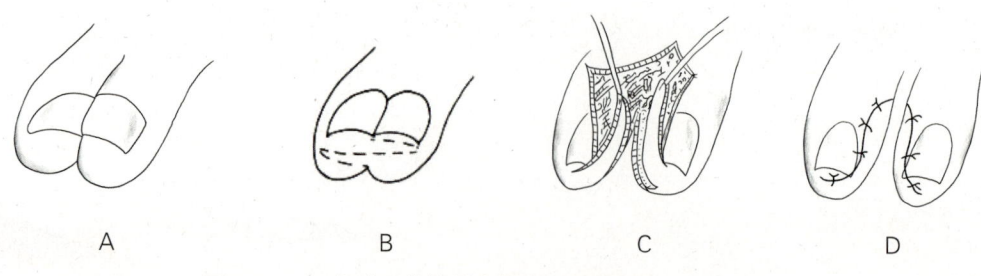

图 91-122　指端舌状旋转皮瓣修复指端缺损，再造甲皱

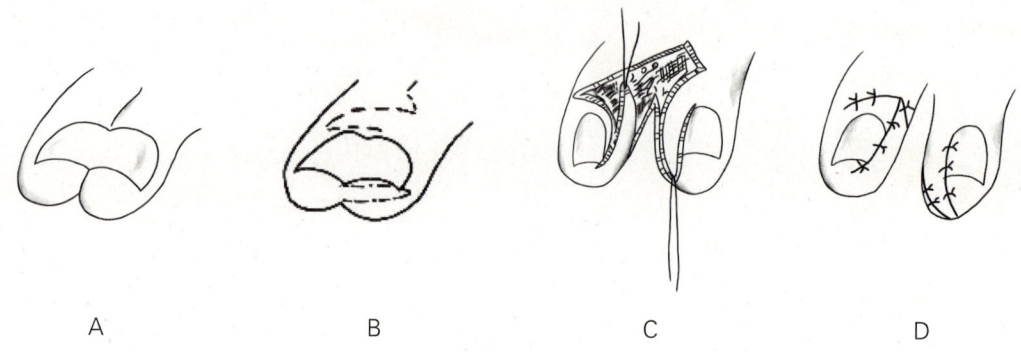

图 91-123　指背舌状旋转皮瓣＋指端舌状皮瓣修复指端缺损，再造甲皱

七　并发症

早期并发症包括血管损伤、感染、伤口裂开以及植皮坏死。术中的精细分离可以避免血管损伤，术前的指甲修整保洁可大大减少感染的发生，无张力缝合有助于避免伤口裂开，在血运良好的组织床上植皮可减少坏死率。

晚期的并发症包括：指蹼深度不足，是由于皮瓣设计不佳，或植皮坏死、指蹼皮瓣裂开，也可能因为修复后手指生长过程中继发畸形；并指手术后钩甲畸形、甲板歪斜，常由于指尖、指腹软组织量不足导致；手术后关节不稳，多由于复杂性并指分指后侧副韧带缺陷所致；局部瘢痕疙瘩形成，大多是由于手术中张力缝合或由于瘢痕体质有关，常常需要进行瘢痕疙瘩切除，重新植皮，或进行瘢痕综合治疗。

八　并指矫正举例

患者全身麻醉，患肢驱血，安放止血带后，进行并指分离手术。

设计背侧皮瓣重建指蹼：皮瓣始于掌骨头，延伸至约 2/3 近节指骨长度。标记出皮瓣远端所要到达的近侧指横纹水平，随后在指蹼皮瓣和近侧指横纹以远，分别在掌侧面及背侧面作锯齿形切口，手背和手掌锯齿形切口方向相反。切口顶点达到手指中线，从而使三角瓣具备较大的移动度。这种设计尽可能地减小了术后屈曲挛缩的可能，同时可增大覆盖的创面。首先分离背侧皮瓣，注意保护好伸肌腱的腱旁组织，分离掌侧皮瓣及其下的神经血管束，保护好神经血管束的同时由远向近分离并指，在近端解剖时注意标示血管神经的分叉处。宜在手术放大镜或显微镜下操作，分离出远端的指神经。若动脉分叉远离指蹼重建位置时，可考虑结扎一指动脉加深指蹼，结扎动脉选择不影响手指血供时方可采用。如两指的双侧指动脉均完好无损，常结扎较小的指动脉。然而，如果某一手指仍需再次手术，则宜保护患指动脉完整。为检查动脉完整与否，放松止血带是必要的。精细去除手指筋膜下部分脂肪可减少皮瓣张力，改善手指整体外观。先缝合指蹼皮瓣，使其远端加入近侧指横纹，注意保持45°指蹼倾斜角，然后作指间三角皮瓣缝合，注意避免过大的张力。使用5-0或6-0缝线，对于2岁以下儿童，常采用可吸收缝线缝合创面，匀称加压包扎（图91-124）。

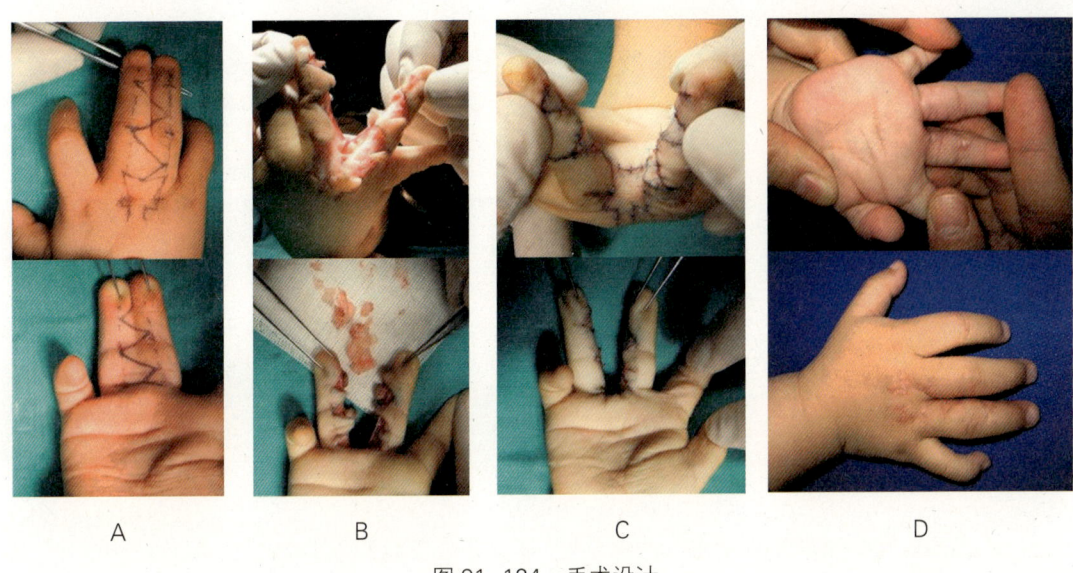

图91-124　手术设计

A. 手术设计　B. 保留神经血管束的精细减脂　C. 指蹼沙漏样结构的成形、屈指横纹的重建及三角瓣精确对合　D. 手术后6个月外观

术中彻底止血，精细对合缝合和术后包扎都很重要，敷料必须对植皮区加压并分开各指。防粘连敷料可放于指蹼处，用大纱布轻质棉垫包扎，防止脱落移位。有植皮修复者，术后10～12天更换敷料，检视伤口拆线。没有植皮者，可8～10天检视创口。

九　特殊病例的处理

（一）末端并指

末端并指是指远端融合而两指之间近端穿通，这是环状缩窄带综合征（也称为羊膜束带综合征）的一个特征。50%为双侧发病，50%合并有缺指畸形。并指可表现为单纯性并指，也可表现为远端多指融合而形成指尖一团块的复合性并指。两指之间的缝隙可大可小（从针孔大小至宽阔通道），多位于指蹼以远。环状缩窄带以远的指体可发生水肿或萎缩。

治疗方法取决于远端畸形的程度及窦道的位置及大小。远端指保存完好的轻度畸形可按常规分指，具体方法如前述。窦道可在重建表皮时一并覆盖或切除。若为更复杂的畸形，建议分期手术，分离指尖后延期重建结合处。分期手术时手指可以不受约束地生长。在严重畸形时，首选切除萎缩的指尖，因为将其与正常手指成功拼接的可能性很小。在松解并指时，缩窄环可一并切除，并做V-Y成形。

（二）Apert综合征

Apert综合征患者手畸形的治疗必须与颅面部相关畸形矫正的治疗相协调。

手畸形包括五手指并指，手指短小发育不良，对掌位拇指缺失。手术宜在2岁前完成，一期手术包括第1、2指并指分指；第1掌骨截骨旋转为对掌位拇指再造和再造宽阔的第1指蹼。一期手术使畸形手再造了对掌功能，手功能得到50%的功能再造，有利于畸形手的发育和功能改善。其他并指的矫正应择期进行。虎口再造成功的关键是需要有足够的皮瓣覆盖，单纯局部改形难以再造宽阔的第1指蹼，必须用远处的带蒂皮瓣移植。笔者曾于1984年设计前臂背侧皮瓣转移为Apert综合征进行并指分指虎口再造。手术包括第1、2指并指分离，第1掌骨截骨旋转，对掌位拇指再造，前臂骨间背侧岛状皮瓣转移再造虎口（图91-125）。

为再造虎口尚有上臂内侧皮瓣，腹股沟皮瓣游离移植也可使用，但是手术复杂，应慎重选择。有拇指存在的Apert综合征手畸形的矫正类同于一般并指畸形的手术（图91-126）。

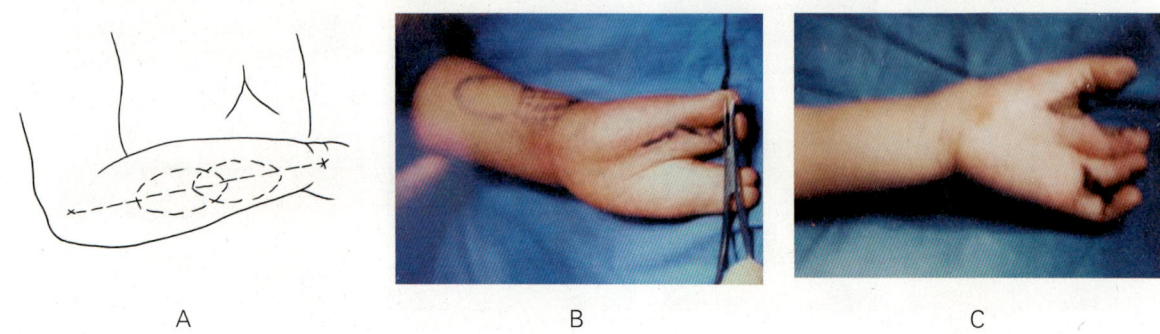

图91-125　前臂骨间背侧岛状皮瓣移植，重建第1、2指并指分离造成的虎口缺损
A. 前臂骨间背侧岛状皮瓣设计　B、C. 第1、2指并指分离，第1掌骨截骨旋转，对掌位拇指再造，前臂骨间背侧岛状皮瓣转移再造虎口

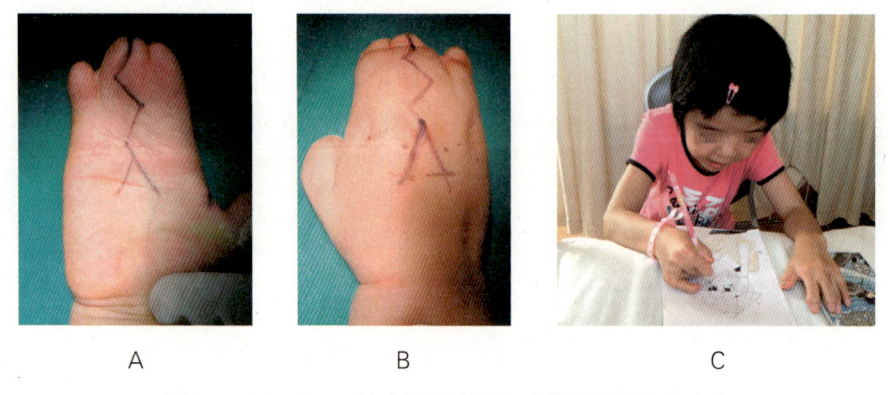

图91-126　Apert综合征手畸形的手术设计及术后功能

Apert综合征手畸形可能伴有指骨融合，需要做相应矫正，如环、小指掌骨骨性融合的分解，包括筋膜或脂肪植入以避免复发。也可以用切下来的骨质作为拇指弯曲畸形矫正术中用到的移植骨。Upton的建议是这一手术最好在5岁后进行，可减少复发。第5指列的位置可通过松解腕掌关节，允许掌骨屈曲加以改善。

（三）短并指

短并指（symbrachydactyly）以指蹼浅、指体短小为特征，常见于Poland综合征。多为单侧发病，严重程度从几乎完全缺指到相对完整的短指。当指体完整时，需手术治疗。手术方式为切断掌横韧带以增加各指的长度及活动度，指蹼不应重建于两掌骨头之间的过于近侧，因为那样可能形成V形指蹼。

Poland综合征的手畸形多变，以中央数指最常累及。由于中节指骨较短，各指也较短。并指多为单纯性的,可为完全性或不完全性。其治疗安排与胸壁畸形的治疗和女性乳房的重建相结合,宜分期进行(图91-127)。

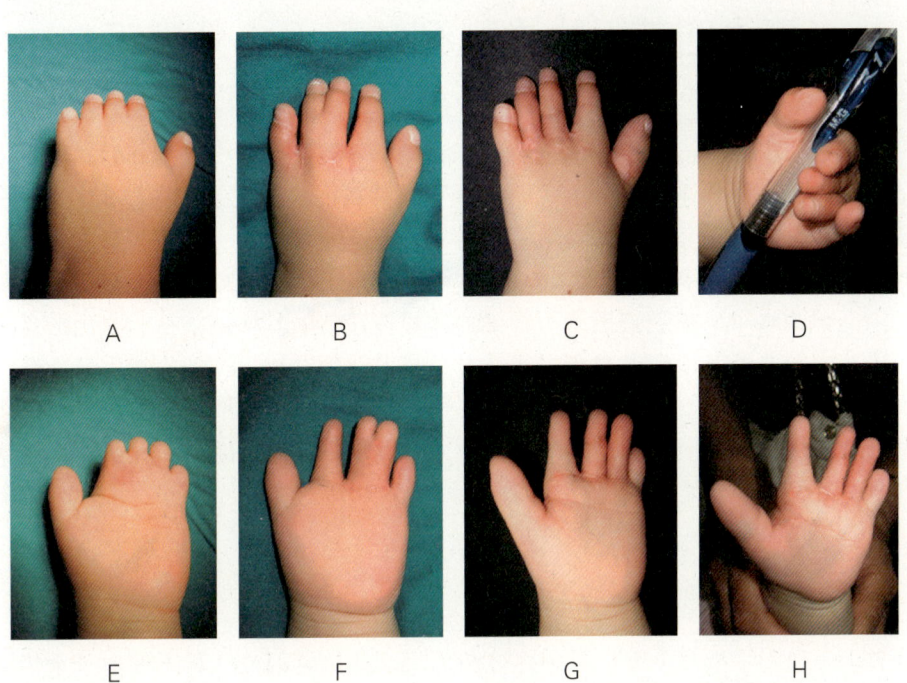

图91-127　Poland综合征短并指患儿通过分次分指手术,重建屈指横纹及指蹼结构,指体获得良好的发育基础,功能与外形均有明显改善

(四)营养不良型大疱性表皮松解症

营养不良型大疱性表皮松解症(EB)患者的并指并非真正意义上的先天性畸形,而是鳞状上皮表面的瘢痕所致。营养不良型大疱性表皮松解症是一种罕见的先天性起疱异质群体的病症。因皮肤不同层之间失去黏附性而导致结构破坏。可根据起疱的程度和原因对其分类,单纯性大疱性表皮松解症由基底角化细胞层起疱所致,交界性大疱性表皮松解症由于基底膜透明层起疱所致,营养不良型大疱性表皮松解症则是由乳突真皮层Ⅶ型胶原蛋白的缺陷所致。营养不良型大疱性表皮松解症常伴随真皮反复损伤,其不可避免的瘢痕导致并指和挛缩。常染色体显性遗传导致的营养不良型大疱性表皮松解症已为人所知,常染色体隐性遗传导致的营养不良型大疱性表皮松解症更为严重。典型的手部畸形进展为指端屈曲挛缩,使得手指粘连成一团,拇指可能粘连在一起呈蚕茧状。手部问题仅是其复杂症状的一部分,故需要多学科联合治疗,涉及的专科包括皮肤科、消化科、眼科、口腔科、肿瘤科、心理科和麻醉科。手外科手术基于并指分离、挛缩松解及其后的皮肤重建。在这种情况下的并指(也称为假性并指)通常由指间粘连引起,能够在去除瘢痕表面的包膜之后进行钝性分离。并指通常会导致指部屈曲挛缩或虎口挛缩,虎口重建是手部功能关键,可取皮片移植修复。这类患者局部皮瓣移植常无法使用,因为在这些严重畸形的手上有太多的瘢痕。皮肤缺损可通过二期愈合或通过使用粘连指体上的皮肤,或通过切下的指部皮肤移植,但常常复发,再次手术的概率超过50%。

(王炜　王斌)

第十四节　中央纵列缺损——分裂手

手部中央纵列缺损（central longitudinal deficiencies）即分裂手（cleft hand），是指中央纵列手指发育不良或缺失，致使两侧手指和手掌明显分开。其特征性表现是中指缺失，伴有第3掌骨发育不良或缺失的V形缺损。全手分成桡侧和尺侧两部分，同时存在一指或多指先天性缺失。分裂手在临床上较为罕见，发生率为0.011‰～0.04‰不等。Flat报道在2758例上肢先天性畸形中，分裂手仅占3.9%。约70%中央纵裂缺损者为常染色体显性遗传。其病因被认为是由肢芽外胚层顶点的楔形缺损所造成的，可以单侧或双侧发病，并可累及足部。Barsky将分裂手分为典型和非典型分裂手。典型分裂手表现为先天性缺指，非典型分裂手表现为短小并指。但是，Buck-Gramcko等认为非典型分裂手是横列缺损，是一类发育不全，不属于中央纵列缺损。尤其是在与国际同行的交流中，应尽量避免使用"蟹状手""龙虾爪"等词汇。

一　临床表现

典型分裂手表现为手指及手掌在手中部分裂为尺、桡侧两部分。其不仅由于手指缺失程度及掌骨发育缺陷程度不一而表现出不同的症状，而且伴有不同程度的并指、多趾、掌骨的赘生及指骨的赘生，或赘生掌骨、指骨之间互相融合，偏斜畸形等，因此在临床症状上的表现也是多样的。最轻者仅第3、4掌骨头横韧带缺失，间隙增宽，临床表现为第3指蹼加深，可伴有中指发育不良；较重者可为中指缺失，第3掌骨部分或全部缺失；更重者可出现示指、中指缺失而表现为三指分裂手，或者仅表现为拇指正常，示指、中指缺失并且环、小指发育不良等。中央纵列缺损也可累及双足，称之为分裂足。也有报道可合并先天性心脏病、肛门闭锁、无甲畸形、白内障等。很多人希望对此进行分类以指导临床治疗，但至今仍没有一种完善的分类法。分裂手有时是综合征的一部分，如Carpenter综合征、Robinow综合征、缺指外胚层综合征等，分裂手是其重要特征。分裂手的其他伴发畸形有唇裂、腭裂、先天性心脏病、血管畸形、无肛畸形、无甲畸形、指甲发育不良、白内障、耳聋、膈疝、肾盂积水、长骨（胫骨）缺损及肢体脱位等。

手部中央纵列缺损在X线片上的表现存在很大差异，常见横向骨骼，偶尔也出现三角形指骨，可能会出现两个掌骨支撑一个指骨或一个分叉的掌骨支撑两个指骨。在较大儿童中可出现腕骨融合。

典型的中央纵裂缺损患儿手部活动大多较为正常，即使非典型者也有一定的抓握能力，常以分裂两侧夹持物品为主。患儿常常将手隐藏于口袋中，以免引起他人注意。随着患儿年龄增大，这种情况会逐渐减少。

二　分类

Barsky等根据中央纵裂缺损的临床表现将其分为典型和非典型两类。典型者手中部呈V形裂开，并延伸至掌部，中、环指常有不同程度的发育不良，尺侧和桡侧常见两指并指畸形，常见横行指骨使两侧手指分开，不能被动并拢；大多表现为双侧手同时出现畸形，也可双手、双足同时受累，常有家族史（图91-128）。典型的中央纵列缺损掌中央V形开裂在出生时即存在，中指通常全部缺失。在掌裂两侧的指间有程度不一的并指，常引起拇指内收挛缩，类似的足部畸形也常出现。

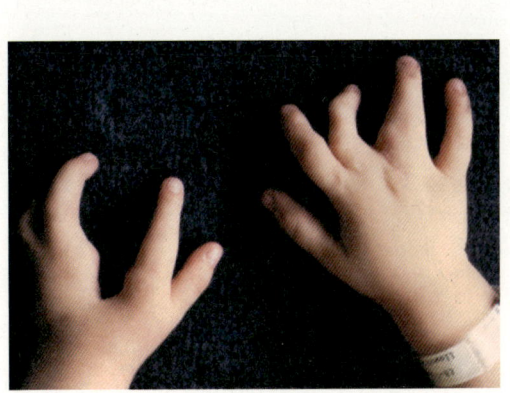

图 91-128　左手典型手部中央纵列缺损，裂手呈 V 形

非典型中央纵列缺损者手呈 U 形，示、中、环指缺如，掌骨部分或完全缺失，手部仅有拇指和小指，且可能发育不良。最严重者可表现为除小指以外的其他手指全部缺失。这种畸形一般为单侧，不伴足部畸形，且为单发性而非遗传性（图91-129）。

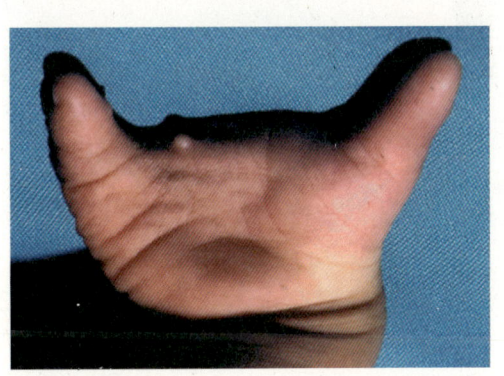

图 91-129　非典型中央纵列缺损呈 U 形缺如，包括示、中、环指缺如

Flatt、Buck-Gramcko 等专家认为，典型和非典型中央纵裂缺损有本质的不同，不仅外形不同，形成机制也不同。中央纵列缺损应仅指典型者，而非典型者是横列缺损，是一类发育不全（undergrowth），不属于中央纵列缺损。

临床上，分裂手患儿多出于手部美观的原因前来就诊，但此类患儿的手部功能多数不受影响。病情较重者出现功能障碍的原因主要在于狭窄或缺失的虎口。1995年，Manske 和 Halikis 根据典型分裂手的虎口形态，将其分为五型（表91-11），用于指导临床治疗。

表 91-11　Manske 和 Halikis（1995）分裂手分型

分型	特征
Ⅰ 型	正常指蹼，虎口正常不狭窄
ⅡA 型	指蹼轻度狭窄，虎口轻度狭窄

续表

分型	特征
ⅡB型	指蹼严重狭窄,虎口严重狭窄
Ⅲ型	并指性指蹼,拇、示指并指,虎口消失
Ⅳ型	合并指蹼,示指缺失,虎口与手裂合并
Ⅴ型	指蹼消失,拇指成分缺失,尺侧手指存在,没有虎口

1. Ⅰ型　手部表现为虎口正常,但中指或中指列存在不同程度的缺损,手掌存在裂隙(图91-130)。

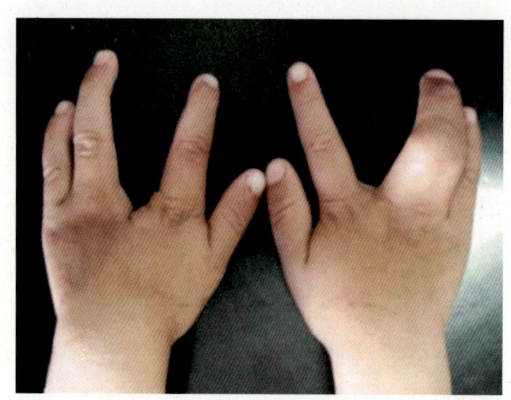

图91-130　Ⅰ型分裂手

2. ⅡA型　手部虎口轻度狭窄,中央列存在不同程度的缺损,手掌存在不同程度的裂隙(图91-131)。

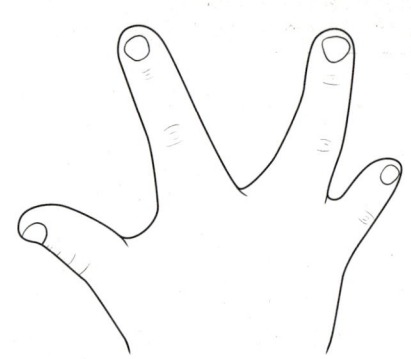

图91-131　ⅡA型分裂手

3. ⅡB型　虎口重度狭窄,X线片可见第1、2掌骨间隙变窄或出现骨性融合,但示指与拇指的骨性结构并未融合(图91-132)。

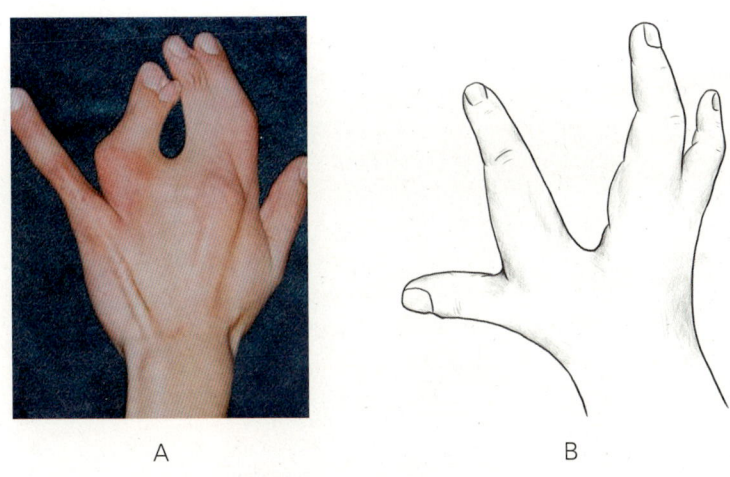

图91-132　ⅡB型分裂手

4. Ⅲ型　拇指列与示指列形成并指，虎口完全消失，同时中指列缺损，形成手掌中央裂隙（图91-133）。

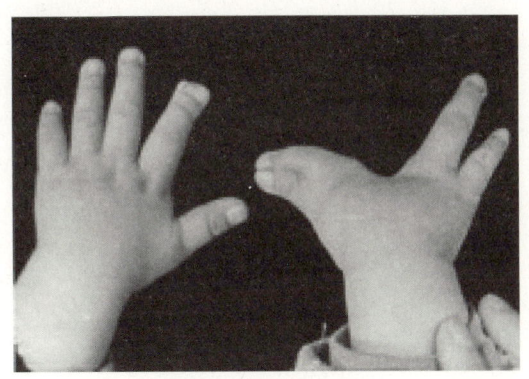

图91-133　Ⅲ型分裂手

5. Ⅳ型　示指列缺损，虎口与手掌裂隙融合，形成一个扩大的虎口（图91-134）。

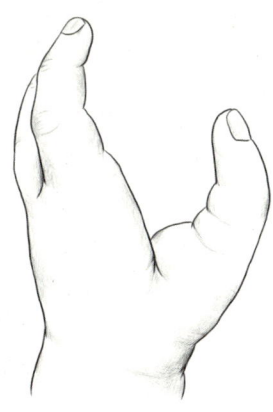

图91-134　Ⅳ型分裂手

6. Ⅴ型 拇指列、示指列和中指列均缺失，仅残存尺侧列手指，虎口完全缺失（图91-135）。

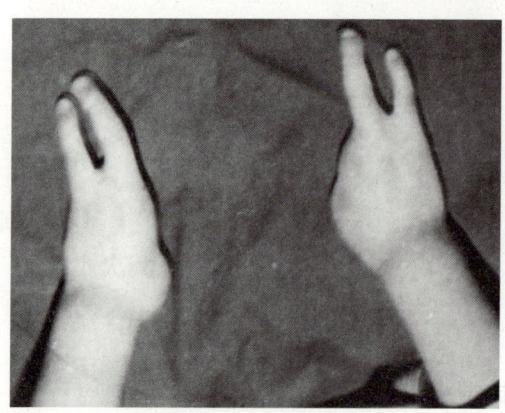

图91-135 Ⅴ型分裂手

三 发病机制

手部中央纵列缺损的病因目前尚不清楚，大多数病例为散发病例。典型者多为常染色体显性遗传，但外显率常不完全。对于分裂手和分裂足综合征，染色体畸变发生在染色体7q21.3～q22.1区。Maisels曾提出向心性抑制理论，即轻度畸形为单纯的裂开而无明显组织缺失；当抑制程度加重时，首先出现中指缺失，继而出现桡侧指缺失，最严重时所有指全部缺失（图91-136）。Muller认为分裂手和蹼状指的病因不同，分裂手可能起源于外胚层嵴早期发育障碍，而蹼状指可能是由于初期深层骨骼形成缺陷。这能够解释纯粹的中央纵列缺损时指末端残迹缺失。中央纵列缺损和中央多指可同时存在，增加了这些畸形的复杂性。这些患者都有小指和示指之间的中央缺如，或者是小指和中指之间的中央缺如，也可能是环指缺如和小指发育不良。

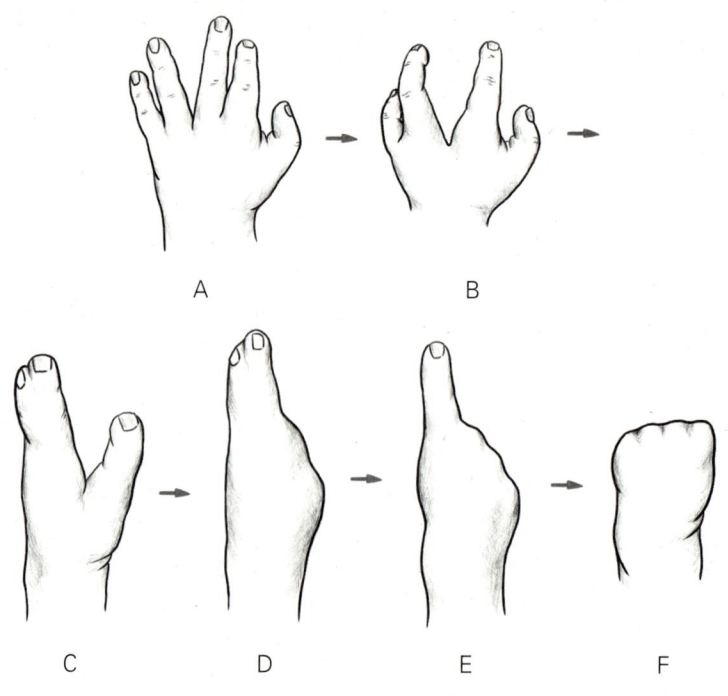

图91-136 Maisels的移植理论

四 分裂手的治疗

分裂手以手术治疗为主,尚没有适当的非手术治疗方法,支具及康复治疗效果有限。手术宜在婴幼儿时期完成,1岁是个较为合适的年龄。如果手术需要多阶段完成,应该在学龄前完成所有的构建手术。由于分裂手畸形病变表现多样,治疗方法也很多,没有哪种术式可以解决所有问题。本节仅对典型分裂手的治疗进行讲述,非典型分裂手的治疗将在其他章节详细介绍。手术治疗必须考虑每个患者具体的畸形情况和解剖结构,手术的目的是改善其功能和外观。手术治疗应遵循手外科的一般原则,即首先考虑较好的捏、握功能,其次才考虑外形美观因素。在进行改善外观手术时应审慎,避免手术造成患儿手部功能障碍。

常需要外科手术解决分裂手患儿存在的下列问题:①闭合手掌中部的裂隙;②重建狭窄或消失的虎口;③重建掌骨头横韧带,避免畸形复发;④解决手部存在的其他缺陷,如因拇指掌指关节侧副韧带发育不良而出现的不稳定,示、小、环指存在的屈曲畸形或并指畸形等。

分裂手的治疗方案应在仔细检查患儿手部后再进行,术前X线片有助于手术方案的制订。医师应逐项检查拇、示、环、小指列的骨骼和关节,观察患儿的抓握、夹捏功能,制订相应的个体化治疗方案。在制订手术的顺序和时间时,应当认真参考Flatt的建议:并指应按正常的时间顺序进行松解,边缘并指松解应在6个月后进行,中央并指在18个月后进行;康复6个月之后,再闭合中央裂口;可同时矫正拇指内收挛缩畸形,轻微的内收挛缩通常不必矫正;妨碍闭合裂口的骨性因素尽可能少地切除,因为中央掌骨的缺如会使掌部薄弱,裂口容易复发;有近节指骨的功能指不能损伤,因为这些手指的存在可明显提高抓握能力;三角形指骨,特别是伴有小指尺偏或拇指桡偏者,应在3岁左右矫正。

由于分裂手较罕见,目前尚无明确的治疗方案适用于每一位患儿。Manske和Halikis根据分型进行了外科手术方法推荐(表91-12)。

表91-12 Manske和Halikis的外科分型治疗建议

类型	拇指指蹼重建	中央缺如闭合
Ⅰ型	不治疗	切除掌骨间组织以闭合裂口;周围肌腱移植;局部组织附着于掌骨头(示指到中指掌骨移位);必要时可切除多余的指骨
ⅡA型	局部带蒂皮瓣移植(Z形皮瓣成形术)	如上述
ⅡB型	分裂处背侧/掌侧带蒂皮瓣移植	如上述,必要时可植皮
Ⅲ型	并指松解、植皮、裂处背侧/掌侧带蒂皮瓣,或切除示指指骨	如上述,或切除示指骨性成分
Ⅳ型	不治疗,或组织切除,重建稳定的掌指关节	不治疗(裂处即蹼间隙)
Ⅴ型	可考虑趾—指移植或掌腕延长	不必治疗

除此之外,还可以根据患儿手部畸形程度选择下列手术方法。

1. 闭合手掌裂隙的方法——Barsky手术(图91-137)。

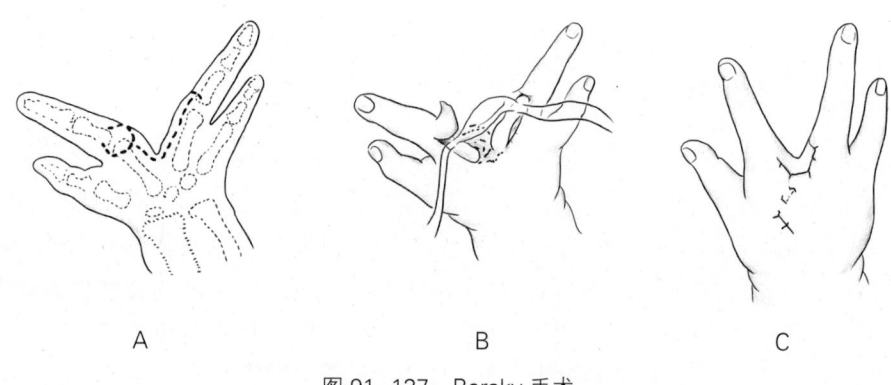

图 91-137　Barsky 手术

Barsky皮瓣可用于闭合Manske和Halikis分型中的Ⅰ型、ⅡA型分裂手的手掌裂隙,切口及皮瓣设计如图91-136所示,其中掌骨头横韧带重建的方法包括:①利用手掌内残存的发育不良的肌腱做移植物,环形缝合于掌骨颈部,重建横韧带;②相向切开相邻指屈肌腱的A1滑车,缝合重建横韧带;③利用相邻指间残存软组织;④在掌骨颈部钻孔,以丝线缝合并拢掌骨。在重建掌骨头横韧带后,由近及远,缝合裂隙间皮肤。在缝合过程中,应用Z字成形原则,切除多余皮肤,使缝合线在经过掌横纹处形成Z字,避免出现挛缩。手掌皮肤采用垂直或水平褥式缝合,手背皮肤采用皮内缝合。术后加压包扎,石膏托固定3~4周后功能练习。

2. 虎口重建与示指移位——Snow-Littler手术（图91-138）

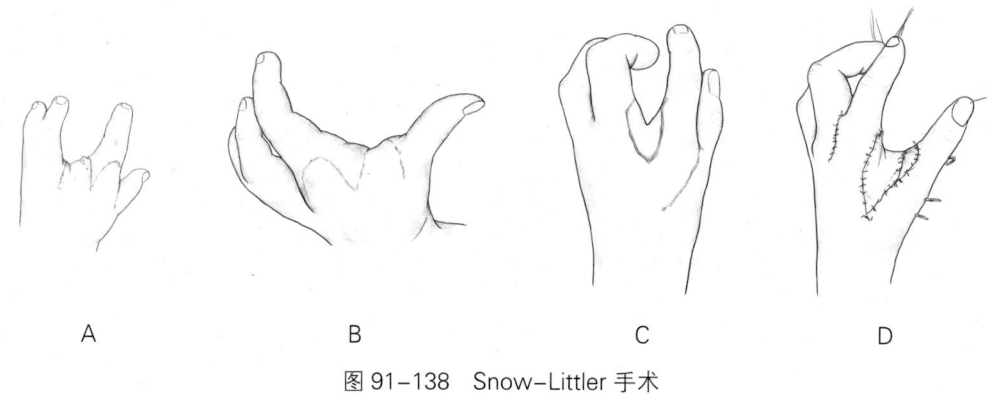

图 91-138　Snow-Littler 手术

Snow-Littler手术是利用裂隙皮肤,以掌侧或背侧为蒂,形成局部皮瓣,重建狭窄的虎口皮肤;同时对示指列移位,开大狭窄的虎口,闭合手掌裂隙。适用于ⅡB型和Ⅲ型分裂手。但此手术方法所形成的局部皮瓣尖端因血液循环不足而易出现坏死,在手术中需予以注意。

（1）利用裂隙皮肤形成局部皮瓣重建虎口皮肤:在裂隙两侧的示指和环指背侧,掌骨头以远,沿裂隙边缘做弧形切口,两切口近侧相交于掌骨头近侧。切口远侧在经过掌骨头后,向掌侧延长;切口沿示指和环指掌侧正中线向近侧延长,直至背侧切口相交点水平。分别切开皮肤、皮下组织后,由背侧向掌侧掀起皮瓣,形成以掌侧为蒂的局部皮瓣。

（2）松解虎口间隙:在虎口背侧做纵向切口,平行于示指列,直至虎口游离缘后,向掌侧延长切口。切开皮肤、皮下组织后,逐层松解第1、2掌骨间隙的软组织。在第1、2掌骨相对缘剥离第1背侧骨间肌,部分切断拇收肌肌腹。术中注意保护经过第1、2掌骨基底间隙的桡动脉深支。

（3）示指列移位:根据残存的第3掌骨长度,在第2掌骨相对平面截骨;如果残存的第3掌骨很短,在第2掌骨基底截骨。在骨膜下剥离,显露掌骨干,完成截骨。在固定前,需要检查移位的示指列是否存在旋转畸形。

（4）闭合手掌裂隙：在示指尺侧做一偏背侧的纵行切口，分别与环指的桡侧切口缝合，形成指蹼。将掌侧蒂皮瓣转移至新建的虎口。术中避免缝合时存在张力。如果存在皮肤缺损，由同手小鱼际切取全厚皮片缝合。

（5）松止血带，检查皮瓣血液循环后包扎。石膏托外固定手部于功能位，使指端外露。6周后拔出克氏针，功能练习。

3. Upton对Snow-Littler的术式再次进行了改良（图91-139）　特别是在切口设计上，采用了围绕示指的环形设计，V形分裂处略带曲线的切口，这样最大限度地避免了皮瓣尖端血运欠佳和坏死的问题，而且掌背侧解剖结构暴露得更加清楚，便于手术操作。

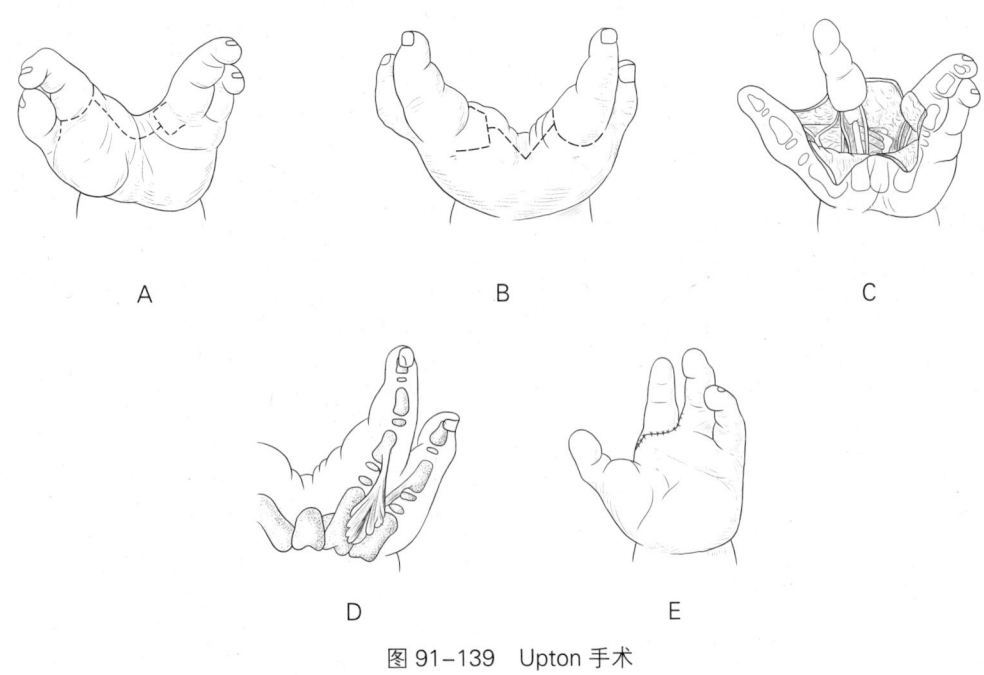

图91-139　Upton手术

（路来金　宫旭　田飞　陈博　王炜　韩冬）

第十五节　桡侧纵列缺损

桡侧纵列缺损（radial longitudinal deficiency，RLD）是包括一系列上肢桡侧骨骼、肌肉、肌腱、神经、血管的先天性发育缺陷。临床上根据拇指及桡骨缺损的不同程度进行分类。患有桡侧纵列缺损的儿童应进行双侧上肢彻底检查。桡侧纵列缺损通常是双侧和不对称的，有些甚至表现并不明显。它常伴发于一些先天性综合征（表91-13），故需要全面的体格检查和临床遗传学的诊断。在先天性纵列缺损中，桡侧列缺损最常见，在Finland调查报道中显示接近1∶5000。

表 91-13　桡侧纵列缺损相关综合征

综合征	伴发畸形	遗传特点
VACTERL综合征	脊柱、肾脏、胃肠道、心脏畸形	散发
Holt-Oram综合征	心脏病(室间隔缺损),其他上肢畸形	常染色体显性遗传
TAR综合征	桡骨缺损血小板减少症、贫血;桡骨缺损,但拇指存在	常染色体隐性遗传
Fanconi综合征	全血细胞减少	常染色体隐性遗传
染色体畸变(13和18-三体综合征)	多种畸形	散发
Nager、Rothmund-Thomson、IVIC综合征	颅面畸形	根据综合征而异

一、病因

有关桡侧纵列发育不良的病因至今不明。遗传性因素已早有报道，放射性损伤、病毒感染、化学性因素、药物及营养不良等均可造成这类畸形。Gupta（2000）记录，在怀孕 4～7 周肢体发育时期，周围不良环境的影响可作用于外胚层脊顶部，可能引起畸形。

二、病理和临床表现

桡侧纵列发育不良或桡侧球棒手在病理上表现为桡骨、桡侧腕骨、拇指缺失或不同程度的发育不良。位于桡侧的相应的肌肉、肌腱、筋膜、血管、神经、皮肤、皮下组织表现为短缺和畸变。此外，还可表现为整个上肢发育不良、肘关节屈曲不能及伴随尺骨发育不良等。

1. 上臂　可能较正常上臂短，常见的可表现为肱骨头、滑车、鹰嘴窝浅表畸形，肱骨结节间沟、冠状沟、内上髁或末端肱骨缺失等。胸大肌的锁骨或肋骨部可能缺失，胸小肌一般正常。三角肌可能正常，也可能与肱肌或三头肌融合，喙肱肌起点常与肱二头肌短头融合。肱二头肌常常异常，在桡骨完全缺失时，肱二头肌长头常缺失，仅止于纤维束；短头虽然存在，或与喙肱肌融合。肱肌可正常，或低度发育或缺失，多为其起点和肱二头肌融合，止点与指总伸肌的起点合并。二头肌常正常，但可与周围的肌肉融合。

2. 肘部　主动活动范围减少，屈肘活动比伸肘活动减少更为明显。Heikel（1959）记述，前臂的旋前、旋后活动缺失。肘关节常常在 2 岁以内处于伸直位强直，一般在长大后可逐步使肘关节主动或被动屈曲 90°。这可能与肘关节结构及屈肘肌止点发育不良有关。

3. 前臂　表现为患侧前臂短小弯曲，桡骨部分或全部缺失，尺骨弯向桡侧，尺骨远端突出，腕关节向尺骨桡侧完全脱位，手指的方向与尺骨的纵轴成角畸形。由于桡骨缺失，手和腕部从尺骨末端骨骺移位，滑向尺骨末端的桡侧缘。尺骨骨干弯向桡侧，这与桡骨发育不良或缺失有关。Lamb（1977）曾报道 117 例桡侧球棒手，仅有 4 例在出生时有尺骨弯曲。旋前圆肌常常缺失，旋前圆肌也可能和肱二头肌、肱肌、桡侧腕屈肌或掌长肌融合。在全桡骨缺损的病例中，肱桡肌通常缺失。如肱桡肌存在，常为发育不良，或和桡侧腕长伸肌、桡侧腕短伸肌融合，或止点异常，止于腕骨或尺骨。掌长肌常缺失，如存在，常与指浅屈肌或其他屈肌融合。在桡骨部分或全部缺失的病例中，可有桡侧腕屈肌缺失，如存在，多为畸形，或与其他肌肉融合。指浅屈肌通常存在，或与指深屈肌融合、萎缩或缺陷。指深屈肌常正常，但示指的指深屈肌腱常缺失，有报道其肌腱止点在中节指骨基底部。旋前方肌及旋前圆肌常完全缺失，仅在桡骨近端存在时，该肌可能会存在。桡侧腕长、短伸肌可能缺失，或者与指总伸肌或肱桡肌融合。

指总伸肌常存在，但常与桡侧腕长伸肌和小指伸肌融合。示指固有伸肌常缺失，或者止点异常。尺侧腕伸肌常存在或止点异常，或与指总伸肌、尺侧腕屈肌融合。

4. 腕部和腕骨　在桡骨全缺失或部分缺失中，有 80%～100% 舟骨和大多角骨缺失。尺骨和腕骨构成尺侧脱位的尺腕关节（图91-140）。

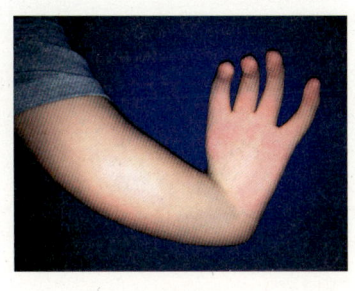
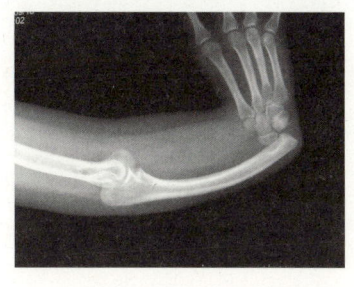

图91-140　前臂短小，手及腕部位于尺骨末端的桡侧缘，尺骨和腕骨构成尺侧脱位的尺腕关节。尺骨干弯向桡侧。拇指、舟骨和大多角骨缺失。桡侧软组织牵张，发育不良

5. 第1掌骨、拇指及其他手指　主要表现为拇指及示指畸形，及其相应的指骨、掌骨和腕骨畸形；拇指、示指相应的肌肉、肌腱畸形，引起拇指及示指的形态异常。拇指畸形是桡侧球棒手的一大特征，包括拇指细小、短拇指畸形、内收拇指畸形、外展拇指畸形、浮动性拇指、拇指完全缺失等。示指畸形可表现为示指短小及发育不良等。拇指畸形在桡侧纵列发育不良畸形中常见，约占60%；桡骨发育不良中有30%拇指缺失，其他则是拇指发育不良或是残留。第1掌骨在拇指缺失或是残留拇指中常常是缺失的，舟骨和大多角骨也缺失。但是示指及第2掌骨近端可能发育不良，示指呈旋前位，或旋转。在笔者的病例中，曾有患儿显示示、中指并指（图91-141）。蚓状肌和骨间肌一般情况正常，但常有第1蚓状肌和第1骨间背侧肌缺失。拇指外在肌和内在肌常缺失，或严重发育不良。

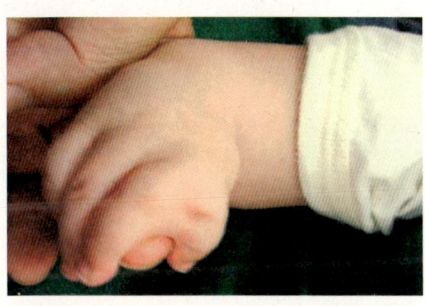

图91-141　桡侧纵列发育不良畸形（拇指、示指发育不良，示、中指并指）

三　桡侧纵列缺损的分类

1. Bayne和Klug根据X线表现将桡侧纵列缺损分成6种类型。James将桡骨长度正常，但拇指、腕骨缺损的患者加入了分类（表91-14，图91-142）。

表91-14　桡侧纵列缺损的改良Bayne分类

分型	拇指	腕骨	桡骨远段	桡骨近段
N型	发育不良或缺如	正常	正常	正常
0型	发育不良或缺如	发育不良、缺如或融合	正常	正常，尺桡骨融合，先天性桡骨头脱位

续表

分型	拇指	腕骨	桡骨远段	桡骨近段
1型	发育不良或缺如	发育不良、缺如或融合	较尺骨缩短2mm以上	正常,尺桡骨融合,先天性桡骨头脱位
2型	发育不良或缺如	发育不良、缺如或融合	发育不良	发育不良
3型	发育不良或缺如	发育不良、缺如或融合	骨骺缺损严重	发育不良
4型	发育不良或缺如	发育不良、缺如或融合	缺失	缺失

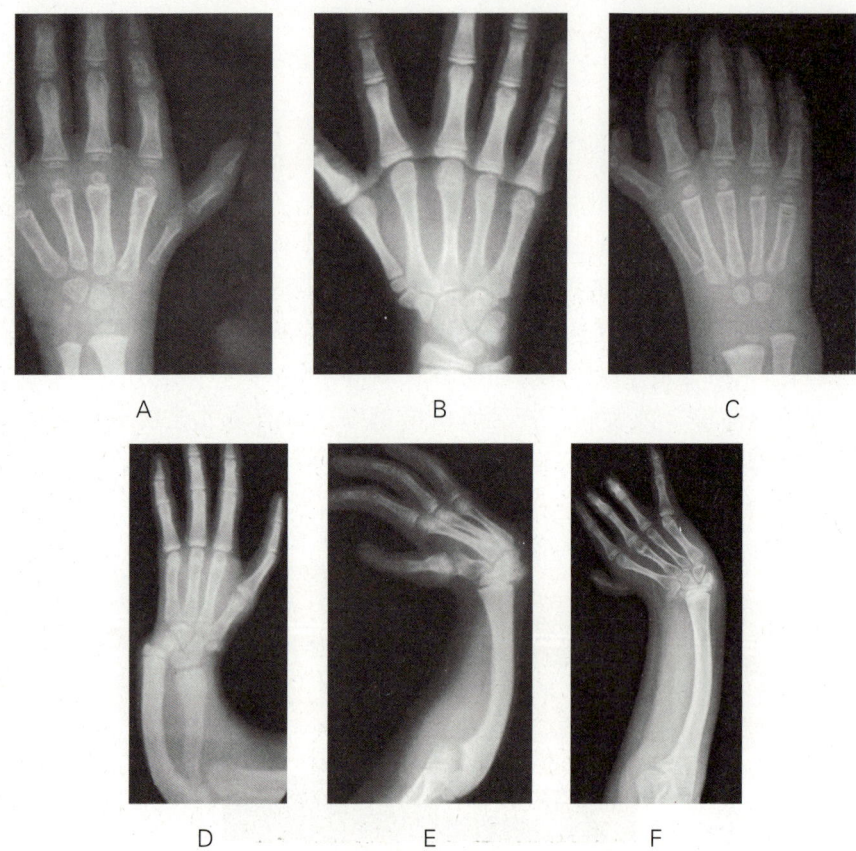

图 91-142　桡侧纵列缺损的分型

A. N型,孤立的拇指发育不良,桡骨长度正常　B. 0型,桡侧腕骨缺如或发育不良,桡骨长度正常,桡侧组织紧张　C. 1型,桡骨短于尺骨2cm以上,手部桡偏　D. 2型,桡骨发育不良,明显短小　E. 3型,桡骨远端缺损　F. 4型,桡骨完全缺失

2. 按本书的分类,这类畸形可分为5类。

(1) 正常桡骨型

1) 拇指发育不良(功能型)。

2) 拇指发育不良(无功能型)。

3) 拇指缺失。

(2) 桡骨发育不良(桡骨细小,但完整)

1) 拇指发育不良(功能型)。

2) 拇指发育不良(无功能型)。

3）拇指缺失。
4）Madelung畸形。
5）其他。

（3）桡骨部分缺失（远端缺失）
1）拇指发育不良（功能型）。
2）拇指发育不良（无功能型）。
3）拇指缺失。

（4）桡骨完全缺失
1）拇指发育不良（功能型）。
2）拇指发育不良（无功能型）。
3）拇指缺失。

（5）其他
1）大鱼际肌发育不良或缺失。
2）伸肌发育不良或缺失。
3）屈肌发育不良或缺失。

3. 多数学者按桡骨缺损的程度将桡侧纵列发育不良（即桡侧纵列缺损、桡侧球棒手）分为4型。

Ⅰ型桡骨远端短缩：桡骨远端骨骺延迟出现，生长缺陷，造成桡骨远端短缩。桡骨畸形较小，患手在腕关节有足够的支撑，因此没有桡侧弯曲畸形。桡骨的近端正常，肘关节活动正常，也有报道为桡骨近端或远端发育不良者。拇指有不同程度的发育不良，桡侧腕骨发育不良。这类患者多半以拇指畸形而就诊（图91-143）。

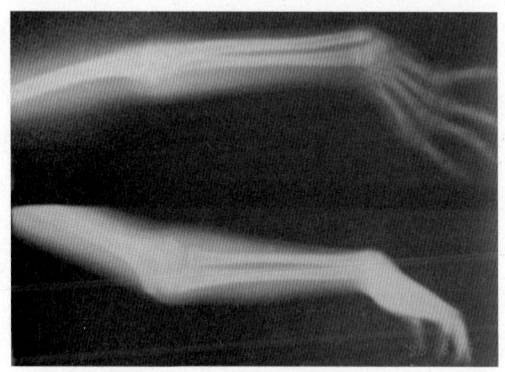

图91-143　Ⅰ型桡侧球棒手
桡骨远端缩短，生长缺陷，桡骨畸形较小，拇指缺失

Ⅱ型桡骨发育不良：前臂短小，桡骨远、近端的骨骺存在，但均有发育不良。桡骨弯曲并细小，桡侧腕骨及拇指有不同程度的发育不良。腕关节向桡侧脱位，呈球棒形，尺骨增粗，弯向桡侧。这类患者早期应采用石膏或塑料支架矫正畸形（图91-144）。

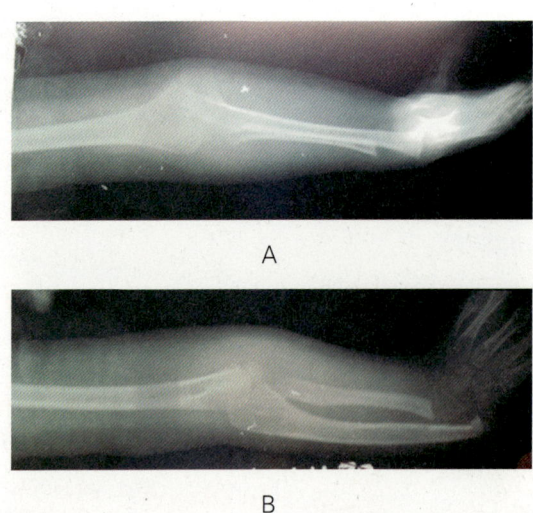

图 91-144　Ⅱ型桡侧球棒手
桡骨近端骨骺存在，发育不良，桡侧腕骨及拇指不同程度的发育不良，腕关节向桡侧脱位，尺骨弯曲增粗，弯向桡侧

Ⅲ型桡骨部分缺失：桡骨部分缺失可发生在桡骨的远端、中段或近端。以远端或中段1/3缺失为多见。由于桡骨近端存在，提供了肘关节的稳定性，远端桡骨的缺失，造成手向桡侧脱位，尺骨增粗，弯向桡侧，呈典型的球棒样畸形。在笔者的8例患者中，有5例属于这类。这类患者拇指及桡侧腕骨缺失或严重发育不良。

Ⅳ型桡骨完全缺失：Bayne认为这类畸形最为常见，表现为前臂短小，患手明显偏向桡侧，完全失去支撑；腕骨与尺骨远端的桡侧有假关节形成，尺骨增粗，向桡侧弯曲；前臂桡侧软组织挛缩，呈蹼状畸形，拇指及桡侧腕骨缺失或严重发育不良（图91-145，图91-146）。

除了上述分类外，尚有下列畸形应包括在分类之中，笔者暂且将其分类为Ⅴ型及Ⅵ型。

Ⅴ型桡骨接近正常，拇指发育不良（图91-147）。

Ⅵ型桡侧纵列发育不良，伴有轴前多指，类似于镜影手，或是多桡骨畸形的桡侧缺损手。

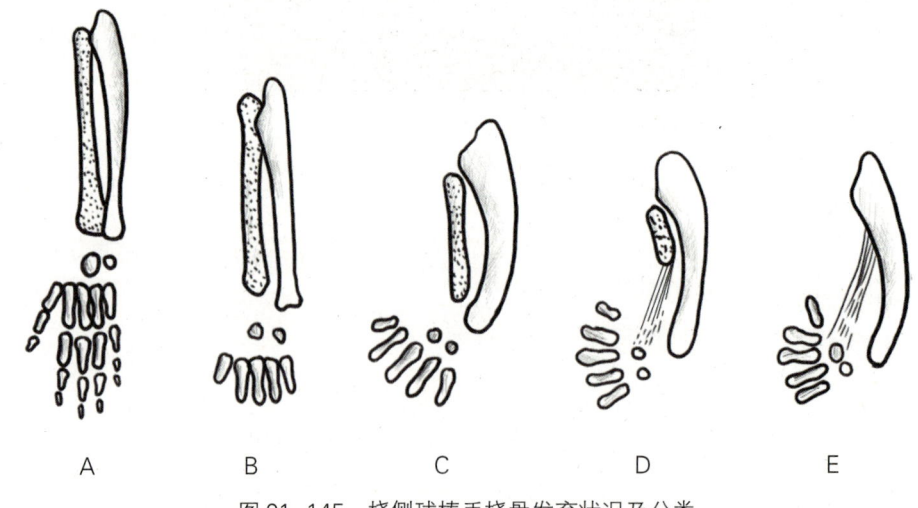

图 91-145　桡侧球棒手桡骨发育状况及分类
A. 正常　B. Ⅰ型　C. Ⅱ型　D. Ⅲ型　E. Ⅳ型

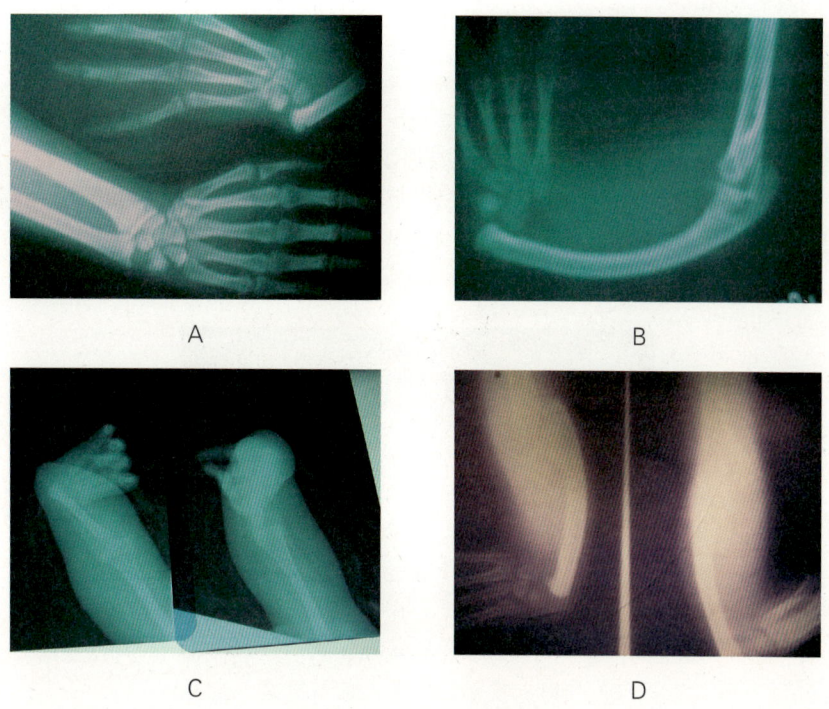

图91-146 Ⅳ型桡侧球棒手

桡骨完全缺失,前臂短小,患手明显偏向桡侧,完全失去支撑;腕骨与尺骨远端的桡侧有假关节形成,尺骨增粗,向桡侧弯曲;前臂桡侧软组织挛缩,呈蹼状畸形,拇指及桡侧腕骨缺失

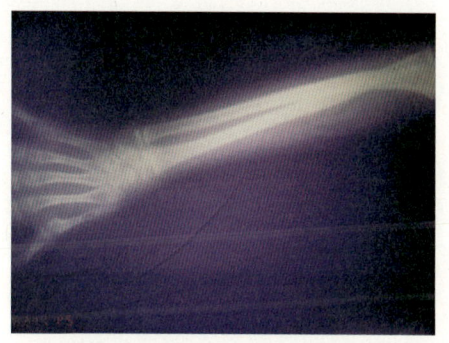

图91-147 Ⅴ型桡侧球棒手

桡骨发育类似正常,拇指发育不良

四 桡侧球棒手的治疗

桡侧球棒手的治疗包括手术治疗和非手术治疗两部分,整个治疗过程称为系列治疗或系统治疗。

桡侧球棒手的非手术治疗可在出生后进行,也可推迟到生后2～3个月开始。应用支具矫正前臂球棒样畸形,以减少尺骨弯曲及软组织挛缩。

桡侧球棒手的系列治疗应分期进行。根据病变严重程度及畸形的状况采取相应的对症治疗,即早期支具矫正畸形,2岁左右做腕关节中心化手术及拇指再造,腕部软组织缺失的修复及动力腱的再造,以后再进行尺骨弯曲的矫正等。

(一) 前臂支具的应用

前臂支具适用于Ⅱ、Ⅲ、Ⅳ型畸形，早期应用支具既可协助矫正前臂桡侧弯曲及腕关节向桡侧脱位，又可使桡侧短缩的软组织拉长，作为手术前准备。前臂支具也是手术后为保持腕关节稳定的重要措施。矫正支具的使用应坚持到骨发育成熟为止，手术后可白天让患手活动，夜晚应用支具。支具应随着骨的发育及畸形矫正的状况不断地予以调整和更换（图91-148）。

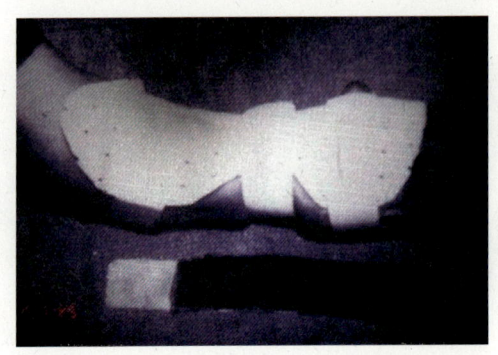

图91-148 桡侧球棒手，前臂支具的应用（该图支具不具有代表性，应根据畸形状况个别设计）

(二) 手术治疗原则

桡侧球棒手的解剖结构及形态畸形严重，因此手术治疗的主要目的为改善手及前臂的功能。如手术治疗既改善功能，又能改善外形则更好，但不宜将改善外形作为主要目的。成年人桡侧球棒手虽然外形丑陋，但具有完成日常生活及劳动的能力，无手术必要。

手术治疗的内容包括腕关节桡侧脱位的矫正、尺骨弯曲畸形的矫正、桡侧软组织挛缩的矫正、桡骨缺损的再造、拇指缺损的再造或拇指功能不全的修复等。

N型：治疗原则参看拇指发育不良章节。

O型：只有当成角超过20°，主动伸腕至中立位受限时才考虑手术。手术以软组织松解和肌腱转位为主。术中需松解桡侧、掌侧、背侧关节囊和紧张的桡侧腕长、短伸肌腱，使腕关节达中立位，桡侧腕伸肌腱移位与尺侧腕伸肌腱远段吻合来加强主动尺偏力量。尺侧腕伸肌腱近段与第3掌骨背侧关节囊缝合，加强腕关节背伸力量。文献报道，这一过程可以获得平均46°尺偏的改善和54°背伸的改善。

1型：除了桡骨短缩，桡侧伸腕装置和关节囊都存在紧缩。关节松解和肌腱转位同O型。此外，需运用骨延长器延长桡骨，使之与尺骨等长。

2型：由于桡骨短小并呈弓形，可运用骨延长器延长桡骨。也有文献报道，延长桡骨可以改善功能。

3型与4型：通常需要手术。治疗主要由两方面入手：首先要使紧缩的桡侧软组织松解，并将手及腕骨置于尺骨远端（中心化手术）；另一方面，运用跖趾关节移植，重建腕关节桡侧骨性支撑。

中心化过程包括三个主要内容：软组织伸展的预中心化、将腕骨重新排列稳定于尺骨远端、肌腱转位和尺骨弯曲矫正。

通常从婴儿期就开始运用支具进行软组织伸展的预中心化，纠正尺骨成角，使腕关节处于尺骨远端。支具矫正从出生后要延续到中心化手术以前。近年来，在中心化手术前运用外固定牵引器牵引6～8周改善桡侧软组织的紧缩成为有效措施。软组织牵引的预中心化不仅改善桡偏成角，而且能改善手部短缩。最近报道显示，可获得桡偏矫正80°、手部尺侧偏移29mm的效果，这使中心化手术的实施变得容易。

拇指发育不良通常在中心化手术后进行。

（三）手术时机的选择

无论是腕关节中心化手术还是拇指缺损的示指拇指化手术，均可在出生后6个月时进行。

（四）手术方法

1. 预中心化（Precentralization） 是中心化或桡侧化手术前，矫正软组织挛缩的重要步骤。首先要决定畸形腕关节的旋转中心，一般以头状骨作为参考标准（图91-149 A）。调整外支架轨道，以适应掌背侧和桡尺侧连接（图91-149 B）。做第5掌骨纵行切口，显露骨皮质，注意保护神经血管束。螺钉夹之间要留足牵引或加压的空间，如果第5掌骨过短，可以将1枚螺钉或钢针插入第4掌骨以安放远侧轨道（图91-149 C）。于侧前方垂直骨干插入第1枚螺钉或钢针，螺钉或钢针的直径不应超过骨干直径的30%（图91-149 D）。安放支架，插入第2枚螺钉或钢针，注意穿透对侧皮质的长度要短于1mm，防止对软组织的损伤。旋紧远侧螺钉夹（图91-149 E）。于尺骨侧方安放近侧螺钉夹，做尺骨纵行切口，显露骨皮质，同理插入2枚螺钉或钢针，旋紧近侧螺钉夹（图91-149 F）。

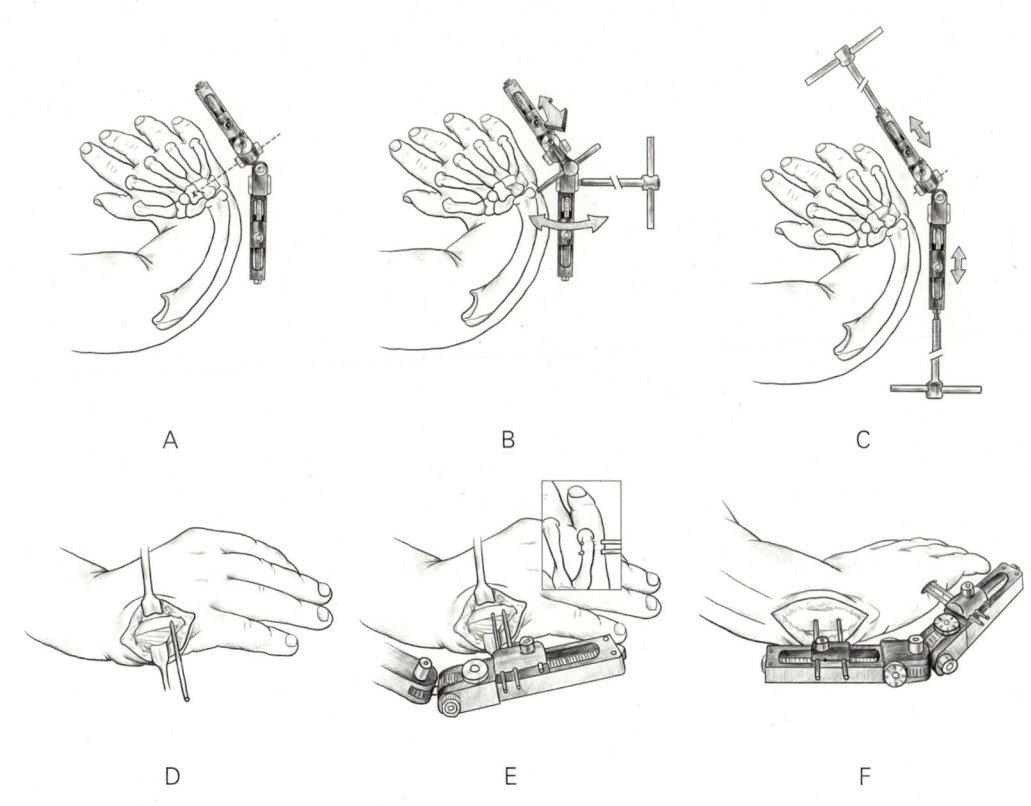

图91-149 预中心化是中心化或桡侧化手术前矫正软组织挛缩的重要步骤

术后第2天开始牵引。必须充分告知患者及家属加压或牵引掌背侧、桡尺侧的矫正计划和调整方法，每周复诊1～2次。牵引速度为每天1mm，每次旋转1/4螺钉周径，每天4次（图91-150）。

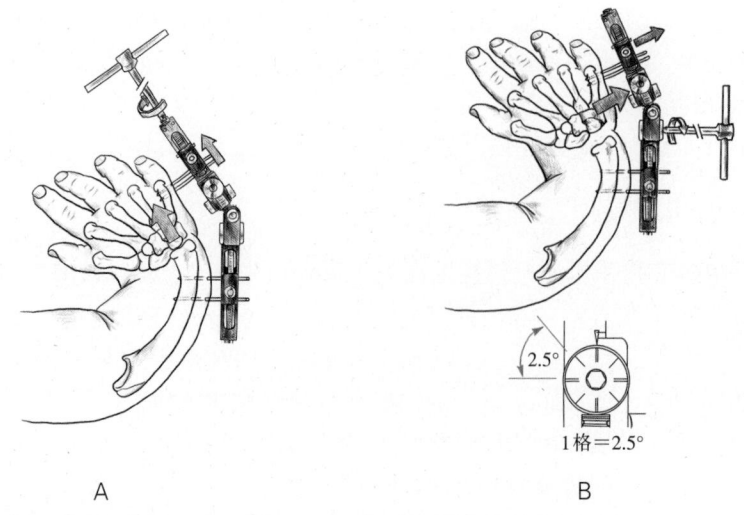

图91-150　预中心化治疗，矫正软组织挛缩

尺侧矫正运用桡尺侧齿轮，每天增加1°～3°（分3～4次完成）。矫正的速度取决于组织僵硬程度和个体差异。为防止尺骨撞击，需要额外增加2～4mm或更多的牵引。旋转中心会随尺侧矫正而发生改变，需要适时改变加压或牵引来保持其正确。掌背侧矫正可以使用掌背侧齿轮，每天增加1°～3°（图91-151A）。最初，支架处于桡偏位以适应畸形。随着尺偏的增加，尺骨远端和腕骨中心的距离将发生变化，可以调节轨道以适应旋转中心的变化（图91-151B）。持续矫正过程直至腕关节出现2～4mm过度牵引、桡尺排列达到目标（图91-151C）。

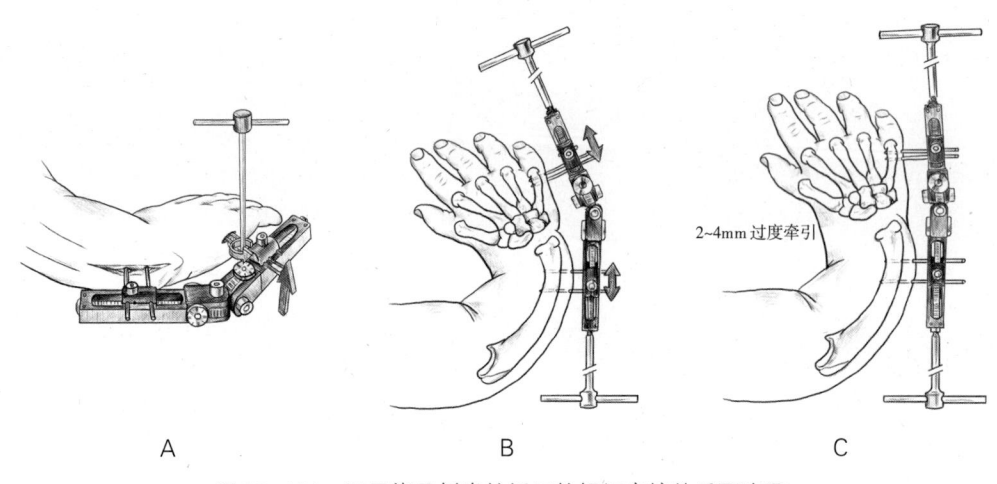

图91-151　运用桡尺侧齿轮矫正软组织挛缩的重要步骤

2. 腕关节尺骨中心化手术　是矫正患手球棒畸形的重要手术，手术的目的是矫正腕关节脱位及尺腕假关节畸形。

（1）切口：国外有人采用腕关节背侧在尺骨突出处的横楔形切口。该切口暴露范围广，也可同时切除尺骨头处多余的皮肤。笔者则采用腕关节背侧尺骨突出区S形纵切口，该切口腕关节暴露良好，尺骨头区多余皮肤不必切除，在术后可以自行调整。采用该切口的目的是有利于桡侧皮肤短缺的修复，并可同时进行示指拇指化手术，对血管损伤较少，不影响远端转移皮瓣的血供不足。

（2）尺骨头的暴露及移位：切开皮肤，保护头静脉，暴露尺侧腕伸肌及尺侧腕屈肌，并注意保护尺神经腕背支，暴露腕骨与尺骨头的远端及桡侧的关节囊。由于尺骨头超越了腕关节，可于前臂桡侧挛缩的蹼状皮肤做Z字成形，或进行皮肤及前臂深筋膜层在不同平面上的横向或楔形切开，于桡侧皮肤缺损区行V-Y成形。在克服皮肤短缺后，切开腕关节囊，暴露尺骨头。

（3）尺骨中心化：将尺骨头削成后前位的楔形，切除部分月骨或全部月骨，在腕关节中央制成后前位楔形空隙，将尺骨头插入月骨部位，用2根克氏针固定。其中一根穿过第3掌骨、头状骨入尺骨；另一根斜穿过腕骨及尺骨。国外有人还同时做关节周围韧带修复，术后6~8周去除克氏针，进行功能训练。腕关节脱位矫正后应用支具维持，防止球棒畸形复发，直到骨骺生长完成。也可采用钢板螺钉固定于腕关节功能位。Watson（1984）在腕关节中心化手术时，不切除任何腕骨。我们的经验是，对Ⅲ、Ⅳ型患者，如不切除腕骨、不缩短尺骨，由于尺骨较长，是不易进行尺骨中心化手术的。只有在修复桡侧皮肤短缺并进行相应的桡侧肌腱延长时，才可以不切除腕骨。

3. 尺骨桡侧化手术　由Buck-Gramcko（1990）提出"桡侧化手术"这一名词。其方法是游离腕骨及尺骨头，矫正腕关节脱位，使尺骨位于腕骨的近端，用克氏针穿过第2掌骨进行固定，目的是使尺腕关节脱位矫过。为了使其稳定，缩短松弛的尺侧腕伸肌，或将其止点前移；桡侧腕伸肌腱及桡侧腕屈肌腱也转移到尺侧腕伸肌腱止点处，以加强背伸及矫正桡偏的力量，达到矫正畸形后肌力平衡的目的。经过对23例患者的随访，最长的为23个月，效果均良好。

4. 软组织挛缩的矫正　轻型病例只需做Z成形及肌腱延长，严重者则考虑应用局部或远处皮瓣转移，或植皮修复。考虑到这类患者手术范围广泛，相当复杂，故较少再采用游离皮瓣移植修复皮肤短缺，以缩短手术时间。

5. 桡骨支撑组织的重建　Ⅱ、Ⅲ型畸形由于桡骨缺损，可采用游离腓骨移植，同时在腓骨上携带一块皮瓣，在修复桡骨缺损时同时修复桡侧皮肤缺损。这是一项较为复杂的手术，术前对于移植骨及腓骨皮瓣的位置、形态、相互关系、血管蒂的部位及血管吻合的受区部位均应精心设计，方能达到既修复桡骨缺损又能修复桡侧皮肤短缺的目的。桡骨再造后，在矫正尺腕关节脱位后，有时用克氏针固定不可靠，需要用钢板螺钉固定腕关节于功能位。

笔者曾应用腓骨骨皮瓣移植修复桡侧皮肤缺损，同时进行桡骨缺损再造，不切除腕骨进行尺骨腕关节复位，示指拇指化拇指再造，均一期完成，效果良好（图91-152，图91-153）。

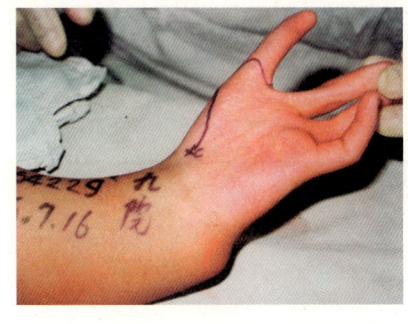 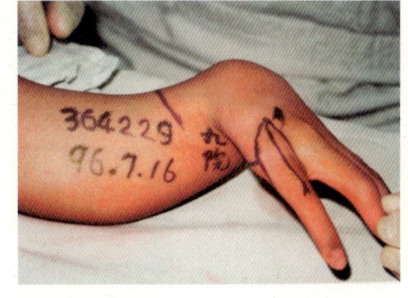

A　　　　　　　　　　　　　　　　　B

图91-152　双手桡侧球棒手

图A为Ⅳ型，图B为Ⅰ型。左侧桡侧球棒手及示指拇指化的切口设计

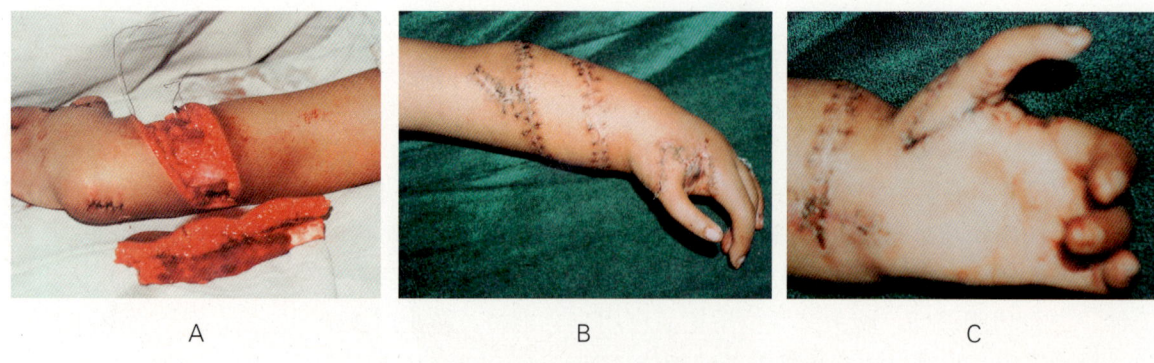

图 91-153　腓骨骨皮瓣移植修复桡侧皮肤缺损

Ⅲ型、Ⅳ型畸形还可以运用跖趾关节移植重建腕关节桡侧骨性支撑（图 91-154）。这种方法最早由 Vilkki 提出，在进行软组织牵引的同时，进行游离跖趾关节移植。虽然早期结果良好，但远期结果仍缺乏随访报道。

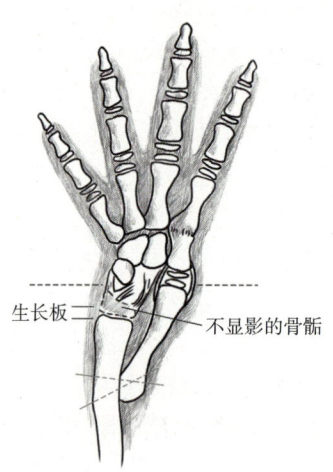

图 91-154　跖趾关节移植重建腕关节桡侧骨性支撑。趾骨近端与第 2 掌骨基底部融合，跖骨近端与尺骨远端融合

6. 尺骨弯曲的矫正　可与腕关节尺骨中心化同时完成，也可分期进行。在前臂背面尺侧、尺骨中段弯曲区做纵 S 形切口，暴露尺骨背面，做楔形截骨，以矫正尺骨弯曲畸形（图 91-155）。

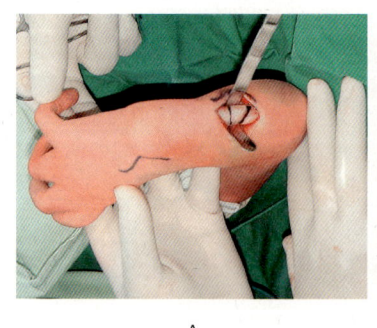 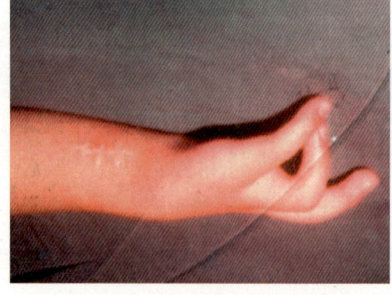 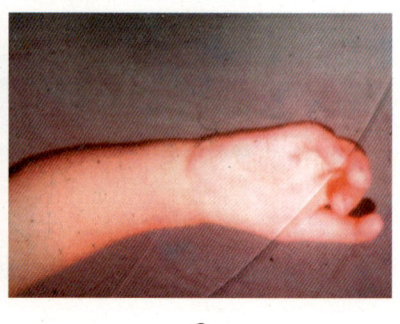

图 91-155　桡侧球棒手尺骨弯曲矫正
A. 尺骨中段截骨及尺腕关节脱位矫正　B、C. 第一期手术完成后

典型病例:男,4岁,右侧Ⅲ型桡侧球棒手,右拇指Ⅳ度缺失。1988年9月第一次进行尺骨中心化手术,4个月后进行示指拇指化手术。

7. 骨延长术　Ⅱ、Ⅲ型桡骨发育不良的病例中,采用桡骨延长术,是矫正桡骨发育不良和短缩的可供选择的方法(图91-156)。

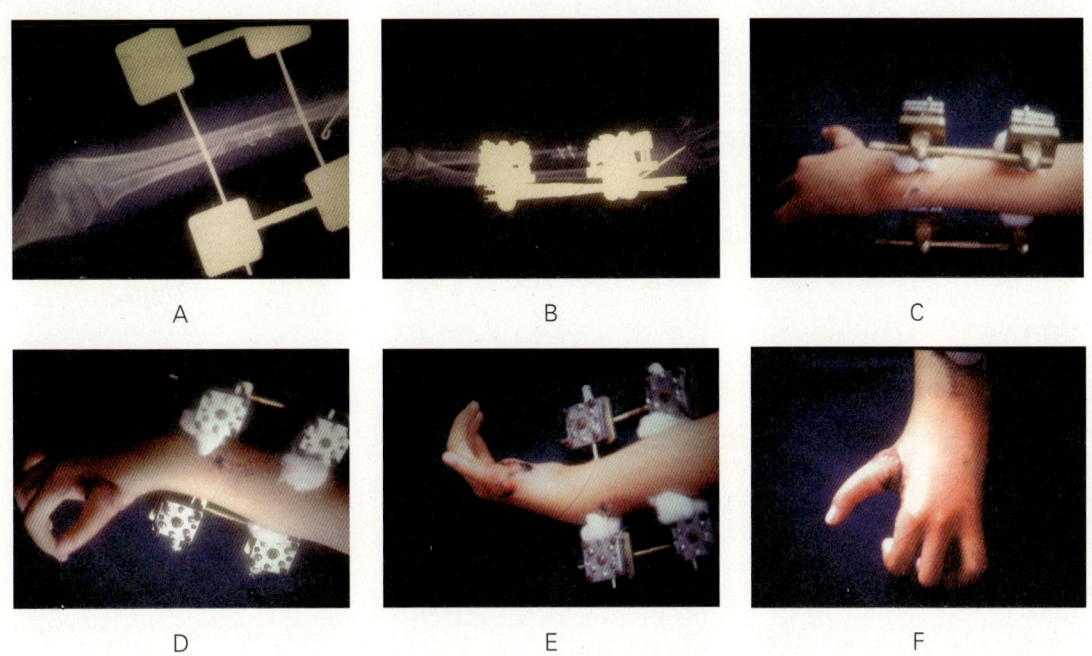

图91-156　左侧Ⅱ型桡侧球棒手及拇指缺失,桡骨安置骨延长器,延长桡骨,示指拇指化拇指再造

8. 拇指缺损及畸形的修复再造　腕及前臂畸形矫正后,或在矫正的同时,可进行拇指缺损的再造或拇指畸形的矫正。拇指再造首选的方法是示指拇指化,其方法见本章第五节"先天性拇指发育不良"的治疗。

9. 笔者治疗桡侧球棒手的手术技术　主要为尺骨中心化手术,拇指再造,桡骨短缩的处理,必要时进行尺骨弯曲矫正。

(1) 尺骨中心化手术:是矫正桡侧球棒手腕关节桡侧脱位的主要手术。

尺骨下端采用腕背S形切口,暴露广泛又便于设计腕背部的转移皮瓣。切开皮肤,显露尺侧腕伸肌及尺侧腕屈肌,保护尺神经腕背支,暴露超越腕关节尺骨头远端,使尺骨头削成后前位的楔形,切除月骨,将尺骨骺置入月骨部位,用2根克氏针固定。一根穿过第3掌骨,经头状骨入尺骨;另一根穿过掌骨,经腕骨入尺骨。术后6~8周拔除克氏针,夜晚应用外支架制动。这种尺骨中心化手术后,腕关节仍有部分活动。如用钢板螺钉固定,则宜在腕关节功能位固定。

(2) 拇指再造:笔者的经验是进行示指或桡侧发育较好的手指转位拇指化手术。

(3) 桡骨延长或游离腓骨-皮瓣移植桡骨再造:本组有1例患儿选用游离腓骨骨皮瓣移植,腓骨长8cm,带有皮瓣,腓骨端支架腕关节固定,近端游离,置于尺肱关节的平面。尺腕关节行关节囊松解,矫正尺腕关节脱位,骨皮瓣用以修复腕关节桡侧皮肤短缺区,用2根克氏针固定尺腕关节及再造的桡腕关节6周。

(4) 必要时进行尺骨弯曲矫正。

(王炜　王斌　韩冬　杜子婧)

第十六节 尺侧纵列缺损

尺侧纵列缺损，临床上习惯称为尺侧球棒手，临床较为罕见，其发生率为（1～7.4）/100000，低于桡侧列缺损和中央列缺损，不具有遗传性。它是上肢尺侧结构的先天性发育不良或缺如，可以累及肘关节、前臂和手部尺侧的骨性和（或）肌肉软组织结构，桡侧列结构尤其拇指也可同时受到影响，上臂偶尔也会波及。尺侧纵列缺损通常散发，多见于单侧，常伴有其他骨骼肌肉的异常，有时作为综合征的一部分而出现。前臂受到影响的患者约50%有桡动脉发育不良或缺失，而尺动脉却较少受到波及，掌深弓和指血管也多受到影响。

一 临床表现与分型

尺侧纵列缺损常累及单侧，表现为肢体发育不良，可伴有肘关节屈曲畸形、肱桡骨融合、桡骨小头脱位、前臂旋前、腕关节尺偏、腕骨及手指缺失等。其中，约有1/3的患者伴有并指畸形，近90%的患者伴有缺指畸形，70%的患者伴有拇指发育不良。目前临床上有多种分类方法，集中在肘关节、前臂、手、拇指等。

（一）按前臂与肘关节畸形分型

由于Bayne分型法类似于桡侧纵列缺损的分型而在临床上较普遍应用，其特点是依据尺骨与肘关节的发育异常，涵盖范围由尺骨发育不良（尺骨负变异）到尺骨完全缺损合并桡骨—肱骨骨性融合。但该分型法中均未涵盖手部畸形，因而Havenhill等于2005年将累及手与腕部而未累及前臂与肘关节的病例增加到Bayne分型中，命名为0型。实际上，68%以上的患者都伴有手部畸形。另外，将短肢畸形列入桡侧列缺损，将近侧尺侧列缺损增加为Ⅴ型。

1. 0型　尺骨相对于桡骨远端长度正常，缺损局限于手部（图91-157）。

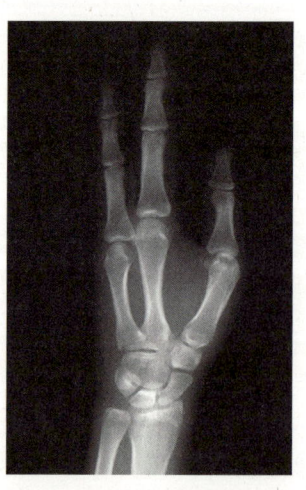

图91-157　尺侧列缺损0型

2. Ⅰ型　尺骨发育不良，桡骨轻度弯曲，但尺骨近侧和远侧骨骺均存在，伴有轻度的腕关节尺偏、手指发育不良或缺如（图91-158）。

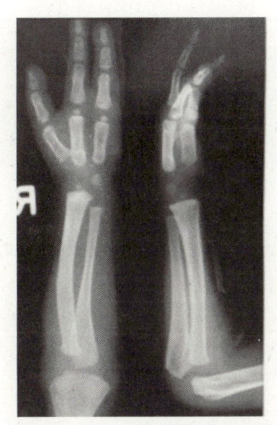

图 91-158　尺侧列缺损Ⅰ型

3. **Ⅱ型**　尺骨远端未发育，近端存在，桡骨屈曲，可伴有桡骨小头脱位、腕关节轻度尺偏（图91-159）。

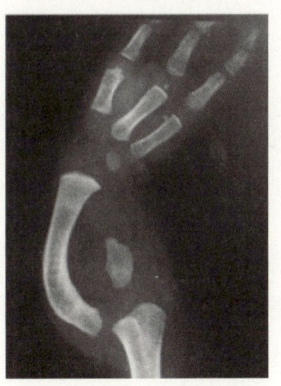

图 91-159　尺侧列缺损Ⅱ型

4. **Ⅲ型**　尺骨完全缺损，可伴有桡骨小头脱位以及严重的肘关节屈曲畸形，严重的腕骨及手指功能不全（图91-160）。

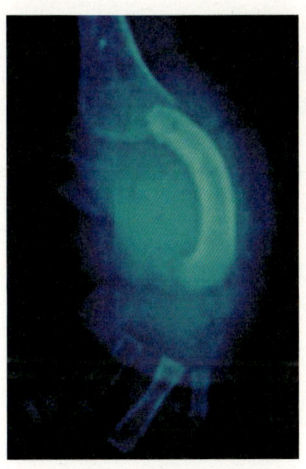

图 91-160　尺侧列缺损Ⅲ型

5. **Ⅳ型**　尺骨完全缺损，并伴有桡骨—肱骨融合、肱骨内旋、前臂旋前、腕关节尺偏（图91-161）。

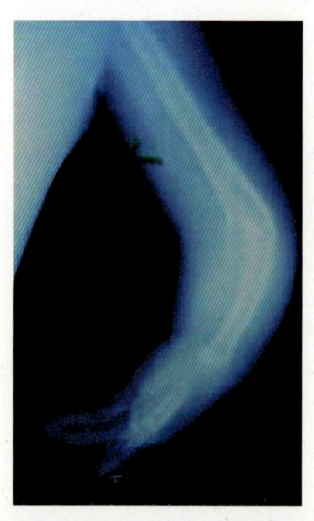

图 91-161　尺侧列缺损Ⅳ型

6. Ⅴ型　除手部、腕关节、前臂、肘关节存在发育异常外，上肢近端存在发育不良的关节盂、上肢单骨等。

（二）按手部畸形分型

基于拇指发育异常的特点，Cole 等提出下列分型：

1. A 型　拇指与虎口正常。
2. B 型　虎口与拇指轻度功能障碍。
3. C 型　虎口、拇指中重度功能障碍，包括拇指—示指并指、拇指旋转畸形、鱼际肌发育不良、外在肌缺损等。
4. D 型　拇指缺如。

二　尺侧列缺损的治疗

和桡侧列缺损不同，尺侧列缺损很少有严重的进展性的腕关节偏斜畸形出现。尽管尺侧列缺损者外观欠佳，但少有功能限制。

因此，是否进行手术，尤其是前臂部位及成人患者要全面衡量。目前的治疗策略主要集中在改善功能方面，特别是拇指功能的加强和其他手指功能的改善。保守的支具治疗适用于儿童出生后的 1～2 年，夜间佩戴，一般有利于纠正或者防止畸形加重。

（一）前臂畸形

过去认为，尺骨残基可导致前臂与腕关节进一步畸形。由于其束缚作用，可以导致桡骨远端生长受阻、腕关节尺偏畸形、桡骨弓形畸形及桡骨小头脱位。目前研究认为，尺侧纵列缺损的畸形相对静止，因此纤维软骨残迹并不具有临床意义，只有在明确的进行性腕关节尺偏畸形（至少大于30°）、桡骨弓形畸形、桡骨小头脱位的前提下，才予以手术切除。

上臂通常是肱骨的旋转截骨术，适用于特别严重的旋转畸形。前臂手术是桡骨截骨术，用于矫正桡骨向前方的弓形畸形或严重的旋前畸形。桡骨截骨术将前臂置于中立位，使患肢能与对侧上肢协调工作。对于伴有疼痛或明显畸形的桡骨小头脱位，可以切除桡骨小头。但是，应注意的是，切除桡骨小头可造成原有稳定且具有功能的肘关节丧失功能和稳定性。对于前臂不稳定的患者，可行单骨前臂重建术，但是此类患者很少表现为前臂不稳定。

（二）拇指与虎口畸形

尺侧列缺失最常采用的手术是拇指与虎口畸形的矫正。常采用的手术方法包括虎口加深、拇指—示指并指分指术、拇指列旋转外展截骨术及带蒂皮瓣重建虎口术。对于其他畸形，可采用针对性术式。如拇指缺失可采用示指拇化，对于鱼际肌缺如，可采用小指展肌移位对掌功能重建术等。这类手术可较明显地改善患手的对捏及抓持功能。

（三）手部其他畸形的矫正

除拇指及虎口外，手部其他畸形如并指、屈曲挛缩等，应采用相应的术式予以矫正，这有利于改善患手的整体功能。

（路来金　宫旭　王炜　韩冬　杜子婧）

第十七节　先天性尺偏手畸形

一　概述

先天性尺偏手畸形（congenital ulnar clubhand）又称为先天性风吹手畸形，先天性手指、手掌挛缩畸形，表现为全手屈曲、尺偏畸形，是手及上肢先天性分化障碍引起的一类手部先天性畸形综合征。

先天性风吹手畸形表现为拇指内收、屈曲，虎口狭小，手掌挛缩，手指掌指或指间关节屈曲，拇伸、拇展和指伸功能障碍，拇指、手指发育不良，以明显的手指掌指关节屈曲和尺侧偏斜为特征，前臂旋后功能常常受限。这类手部先天性畸形的病因不明，常有家族发病史。由于这类畸形的功能缺陷是多方面的，并能相互影响，故对这类畸形的命名尚未统一。笔者认为，称其为先天性风吹手畸形、先天性尺偏手畸形或先天性风吹手畸形综合征较为合适。

先天性风吹手畸形是一种先天性拇指、手指的屈曲畸形，伴有掌指关节及手指的尺侧偏斜。早在1897年，Emile Biox就已描述了风吹指（windblown fingers）畸形的特点，但有些学者认为这个名称不能反映手指偏转的方向。1976年，Powers等开始用先天性手尺侧偏斜或先天性手指挛缩来描述这一畸形，并逐步被学界接受。Zanco在1984年将此畸形命名为先天性尺偏手畸形。这种先天性手畸形可为某些综合征的症状之一，其中最著名的是Freeman-Sheldon综合征，这些综合征主要表现为颅部、手及足部畸形。1963年，Burian描述了吹口哨面容综合征，其症状也包含了先天性风吹手畸形。吹口哨面容综合征患者上唇长且突出，脸部表情僵硬，看上去像在吹口哨，因此而得名。以上所有综合征的手部畸形包括手指尺偏、掌指关节屈曲畸形、拇指内收畸形、第1指蹼挛缩。目前，使用先天性风吹手畸形或先天性尺偏手畸形这两个名称较为普遍，因为这两个名称形象地反映出了本畸形的形态和特点。

本畸形与手指屈曲畸形、指侧屈畸形、握拇指畸形、掌心拇指畸形等可归于一类，都具有挛缩畸形的特征。

二 病因

本病的发生与遗传缺陷有关，常为染色体显性遗传。有人曾对南非种族中的先天性掌挛缩畸形进行了遗传学研究，发现与染色体遗传基因病变有关。在笔者收治的数十例先天性风吹手畸形患者中，部分有家族性发病的倾向，具有显性遗传特征，但是不具有普遍性。其中有一位4岁女孩，双手屈曲挛缩，拇指内收、屈曲畸形，虎口狭窄，掌挛缩，四指掌指关节屈曲，尺侧偏斜超过30°，其母亲及外祖母有类似手畸形（图91-162）。

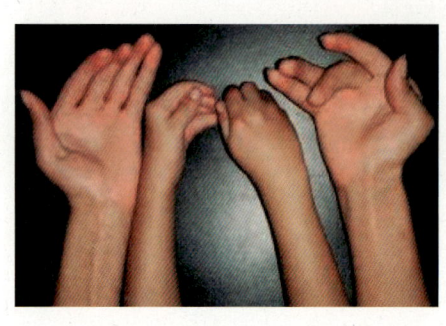
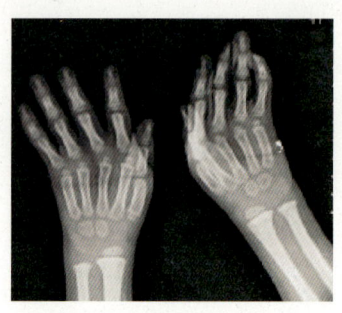

图91-162 双手先天性风吹手畸形
A. 中间为患儿的双手，外侧为患儿母亲的双手　B. 患儿畸形手的X线片

三 病理

关于先天性风吹手畸形的病理基础有很多不同的学说。Fisk（1974）认为，过强的手部屈肌腱造成了手指的屈曲及尺偏畸形；有的患者伴有上肢肌肉萎缩，往往单侧发病，这是风吹手畸形的另一个病理原因。Malkawi（1983）对风吹手畸形患者的标本检测后发现，其肌肉组织内存在脂肪浸润、纤维化，并有弥散性肌肉萎缩。风吹手畸形病理基础的众多学说中最主流的理论有以下几种。

（一）软组织挛缩学说

Zancolli等认为，风吹手畸形是软组织分化障碍引起的继发性改变。手的皮肤或掌中筋膜等的分化障碍，使手掌部及手指间形成厚而不规则的皮下挛缩条索，这些异常的皮下条索以及缩短的手指和掌部皮肤，会造成肌腱、关节和骨的继发性改变，成为掌指关节屈曲畸形及手指尺偏的主要原因。

（二）肌肉异常学说

Lanz和Teoh L.C.等认为，异常或增生的肌肉作用于近节指骨尺侧是造成风吹手畸形的病理基础，手术中需去除这些异常肌肉。2004年，Grunert J.提出了更加大胆的设想：他认为先天性尺偏手畸形的病理基础是一种返祖现象，是胚胎发育过程中暂时出现的部分肌肉退化不全。

这两种病理基础可将先天性风吹手畸形分为两种类型：一种为双侧发病，主要病理基础是软组织挛缩导致关节挛缩；另一种为单侧发病，往往可以看到手或上肢的肌肉肥大，异常增生的肌肉止于指骨尺侧。

（三）手部支持和动力结构分化不良学说

笔者认为，先天性风吹手畸形是由于手及前臂的支持结构（骨、关节、韧带、筋膜、腱膜）、动力结构（肌肉、肌腱）及相应的血管、神经和皮肤覆盖不同程度、不同组合的分化障碍所致。临床上以掌腱膜挛缩，指伸、拇伸肌腱尺偏，手指、拇指发育不良为特征。

正因为如此，患者的手及上肢的外形和功能缺陷是多方面和综合性的，不仅存在皮肤或掌筋膜等的分化障碍，还包括手的大鱼际肌、骨间肌、蚓状肌、指伸肌、拇伸肌以及骨、关节、韧带不同程度的发育异常，表现为拇指、手指较为短小，虎口狭窄，指蹼短浅，并且畸形包括拇指、全部手指、手掌及前臂，因此将这类畸形称为先天性风吹手畸形综合征较为合适。

Zancolli等的软组织挛缩学说认为，风吹手畸形是软组织分化障碍引起的继发性改变，但这一结论难以解释风吹手畸形涉及多层次、全结构、全手指和手掌的发育异常。如果按上述理论，肌肉、肌腱、骨和关节的畸形是继发的，在出生后用支架即可矫正其偏斜畸形。事实上，手术前用支架并不能减少或防止肌肉、肌腱的畸形和畸变，也不能治疗骨和关节的畸形，这是许多临床医师在实践中的共识。

在笔者的众多案例中也可见到，这类畸形手常会伴有拇指和手指短小，虎口狭窄，指蹼较浅，前臂常伴有不同程度的旋后障碍。在腕屈位时，手指尺侧偏斜有所减轻，这也说明用单纯的软组织挛缩学说难以概括风吹手多种畸形的产生机制。笔者在对严重风吹手畸形进行治疗时，常采用军礼手畸形的指伸肌腱腱帽矫正手术，能有效地矫正掌指关节尺偏畸形，提示风吹手畸形存在手内肌发育缺陷，这可能是手尺侧偏斜动力缺陷的主要病理、病因之一。风吹手畸形常常表现为双侧性，常有拇伸肌、拇长展肌发育不良，证明这类畸形是由于手和前臂多结构的分化不良所致。

四 临床表现

先天性风吹手畸形的手尺偏、掌挛缩及指偏畸形在出生时即可出现。随着年龄的增加，其畸形更加明显，主要表现为拇指内收屈曲畸形，虎口狭窄，严重者拇指居于掌心，拇伸力量减弱或缺失，被动伸展拇指时有不同程度的抵抗张力。第2~5指也有不同程度的屈曲和尺侧偏斜畸形，以掌指关节屈曲和尺偏为主。有的患者可出现军礼手样畸形，被动伸直手指时，手掌皮肤及其下方结构有明显的张力。各指蹼均过浅，呈蹼状，拇指及手指常较正常人短小，第2~5指掌指关节向尺侧偏斜、屈曲，并呈轻度旋前畸形。手指屈肌肌力正常或减弱，拇伸、指伸肌力常常减弱。在手指畸形中，其病理变化涉及掌指关节、近侧指间关节及远侧指间关节，表现为屈曲畸形，伸直受限，但常以近侧指间关节为甚，较少表现为指间关节的纽扣指畸形。除了手畸形外，可能伴有前臂肌肉发育不良。足部畸形可与手畸形伴发，表现为曲棍足、摇柄足及足趾跖挛缩等。也可伴有面部表情呆板（呈面具样），小口畸形（外观如同吹口哨状），胸部、肩部不对称及脊柱侧凸等。

五 分型

Zancolli等按照病变的严重程度将先天性风吹手畸形分为三类：①手的皮肤及皮下软组织挛缩；②除皮肤和皮下组织挛缩外，还存在受累手指的肌腱挛缩；③除了上述病变外，还包括关节韧带、关节囊的挛缩及骨的畸形。

笔者认为，风吹手畸形分为三型较适宜：①轻型风吹手畸形：以皮肤、筋膜、掌腱膜挛缩为主。②中型风吹手畸形：除了皮肤、筋膜、掌腱膜挛缩以外，尚有手内肌、手外肌的发育不良。③重型风吹手畸形：手的骨、关节严重畸形，需要进行骨关节矫正才能达到治疗效果。

（一）轻型风吹手畸形

轻型风吹手畸形以手掌手指屈曲挛缩为主要特征。当腕屈曲时，手指掌指关节和指间关节的屈曲畸形明显减轻，可低张力被动地伸直，手指掌指关节轻度尺侧偏斜（小于20°），虎口轻度狭窄，拇指轻度内收屈曲畸形，能低张力地被动外展，指伸肌、拇伸肌、拇展肌肌力在4级以上（图91-163）。

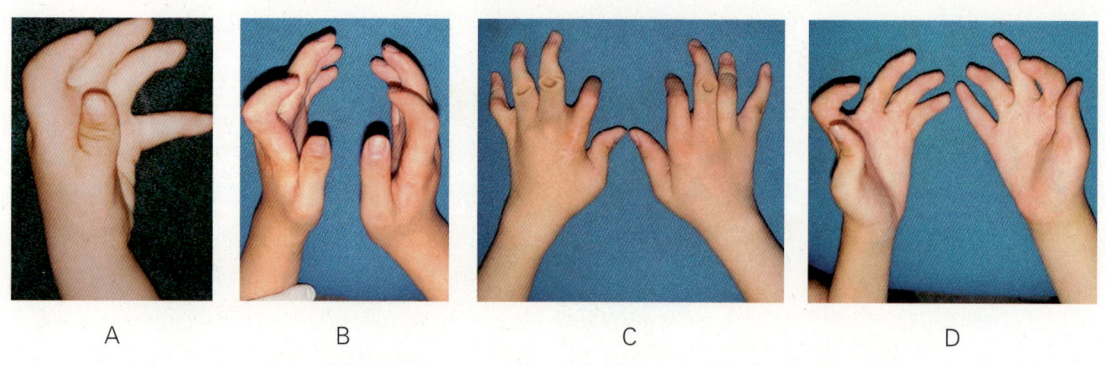

图91-163　轻型风吹手畸形：以手掌手指屈曲挛缩为主要特征

（二）中型风吹手畸形

中型风吹手畸形表现为手掌手指严重屈曲挛缩和尺偏畸形，以掌指关节屈曲畸形为主，有军礼手样畸形。当腕屈曲手指被动伸直时，张力高抗，拇指严重内收、屈曲畸形，常内收于手掌心，虎口严重狭窄，被动外展拇指时阻力大，手指掌指关节严重尺侧偏斜（超过20°），拇伸肌和（或）指伸肌发育不良，拇伸肌、拇展肌肌力在4级以下（图91-164）。

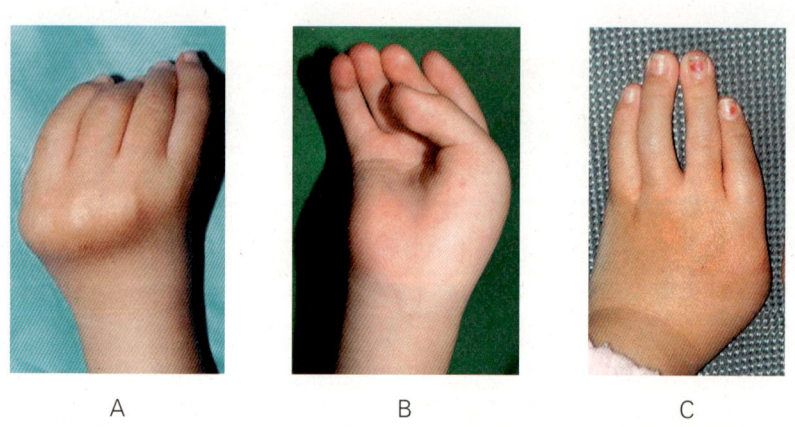

图91-164　中型风吹手畸形：手掌手指严重屈曲挛缩和尺偏畸形，有军礼手样畸形
A、B. 右手　C. 左手

（三）重型风吹手畸形

重型风吹手畸形表现为手的骨关节严重畸形，需要进行骨关节矫正才能达到治疗效果。

六　鉴别诊断

风吹手畸形表现为全手屈曲、尺偏畸形，单手指和多手指屈曲畸形不在风吹手畸形之列（图

91-165，图91-166）。

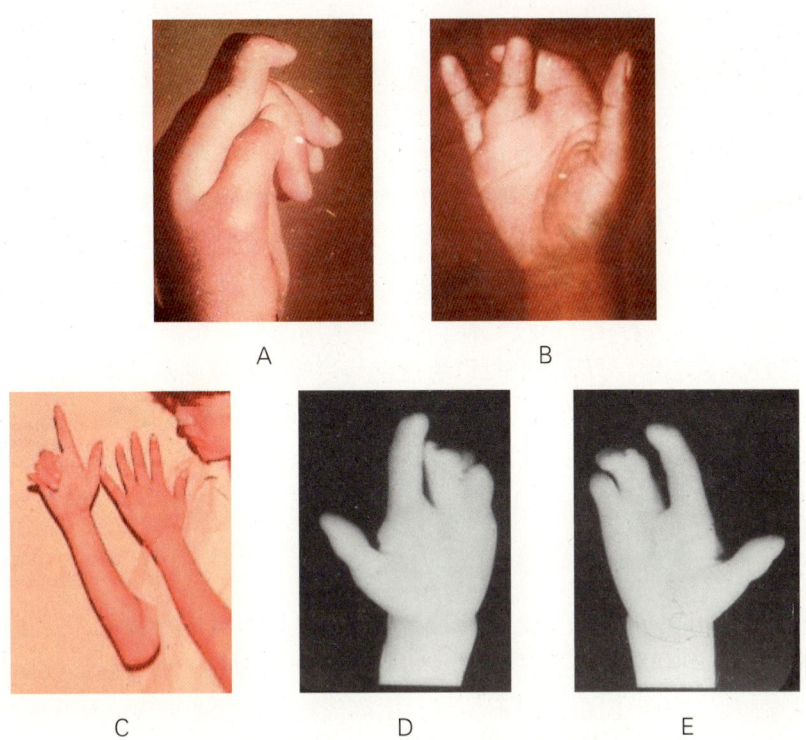

图91-165 各种类型的手指屈曲畸形
A. 单手指先天性屈曲挛缩　B. 分裂手的手指屈曲畸形　C. 第3～5指指浅屈肌发育不良所致的中、环、小指屈曲畸形　D、E. 先天性手发育不良所致的多手指屈曲畸形

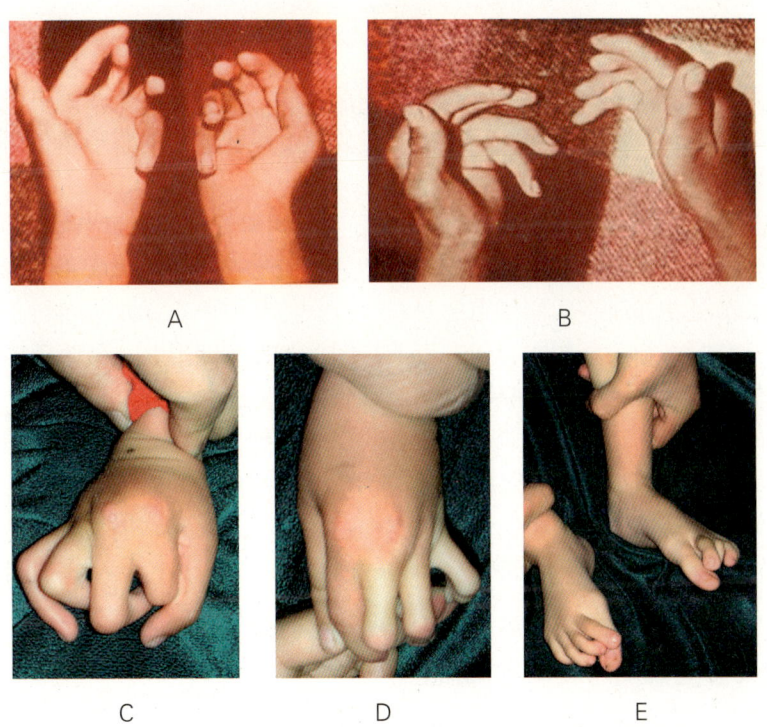

图91-166 风吹手畸形
A、B. 先天性双手风吹手畸形，拇指内收屈曲畸形，手指掌指关节屈曲伴尺偏畸形　C～E. 先天性双手风吹手畸形，伴有双足趾屈曲内收、外旋等畸形

七 治疗

笔者认为本病宜早期进行治疗，可在2岁内予以手术治疗，术前采用夹板支架矫正手指屈曲及尺偏畸形，应成为常规的治疗前准备。其原因是，一方面由于患儿不易合作，要取得良好的效果比较困难；另一方面，用夹板支架作为治疗前准备，可减少手指屈曲挛缩矫正时的张力，对于掌指关节畸形的矫正有帮助。支架矫正畸形有效者，建议在2～4岁时手术，目的是矫正和减少屈曲畸形的组织张力。另外，2岁以上儿童手术前的物理检查较为合作，可以让手术医师较准确地评判手畸形的功能缺陷状况，特别是了解手部肌肉的功能缺陷程度，以提出合理的治疗对策。笔者医治的风吹手畸形多为双手畸形，尚没有1例因为采用支架、夹板等物理治疗而治愈的。Kaliainen L.报道，在18例患者中，只有1例可以通过支具治疗而避免手术，此患儿出生后5个月即开始戴支具，直到2岁以后。儿童期的手术治疗以短缩畸形的软组织矫正为主，青年及成年患者只有配合截骨矫正才能取得较好的效果。笔者诊治的均是儿童患者，没有1例需要采用掌骨截骨手术矫正的。

（一）拇指屈曲及内收畸形的矫正

首先切开屈曲挛缩的皮肤，做Z成形或局部皮瓣移植加游离皮片移植，矫正拇指屈曲畸形，并扩大虎口，使拇指达到桡侧外展位。轻度虎口挛缩时，可以用二瓣Z成形或四瓣、五瓣改形；遇有虎口严重狭窄畸形伴有手内肌发育不良时，用局部的Z成形或四瓣、五瓣法开大虎口有时不能奏效，或效果难以达到优良，可采用示指背皮瓣或拇指背皮瓣旋转移植修复虎口，能够取得较好的手术效果。有人采用骨间背侧岛状皮瓣移植、游离皮瓣移植或远处带蒂皮瓣移植等，笔者认为这也是可以考虑的选择，但是对于儿童患者则不是最佳方案，因为局部皮瓣转移常常只能达到虎口开大的目的。

（二）手指屈曲畸形及指蹼过浅的蹼状畸形的矫正

手指屈曲畸形及指蹼过浅与手掌及手指掌侧皮肤短缺、血管神经束短缩有关，可采用手指掌侧Z成形或加V-Y成形术，皮肤缺损区用游离植皮修复。蹼状畸形的整形类似于轻度并指畸形的矫正，详见本章第十三节相关内容。

手指屈曲畸形有两种情况：一是手指掌指关节向尺侧偏斜，伴有近节指间关节的屈曲畸形，指间关节屈曲畸形的发生机制类似于纽扣指畸形。这种畸形在典型的风吹手畸形中并不多见，笔者主要采用指间关节处指伸肌腱两侧侧束的对合缝合，使其向中央靠拢，对矫正指间关节屈曲畸形有一定的效果。二是掌指关节屈曲，伴有近节指间关节伸直畸形，类似于手内肌阳性。笔者采用掌指关节背侧伸肌腱装置的网状韧带切除，有利于矫正畸形。

根据该畸形的发生机制，做手内肌前移或骨间肌肌腱延长，也是可以考虑的手术方案。笔者将这些治疗方法用于重型风吹手畸形的治疗，取得了较好的疗效。

即使完成上述手术后，手指被动伸直仍较困难，这是因为屈肌腱仍有较大张力，故对于成年患者而言，做掌骨缩短不但可以矫正手指屈曲畸形，而且有助于掌指关节尺偏及内旋畸形的矫正，是最为简单易行的手术。

（三）掌指关节尺偏及内旋畸形的矫正

掌指关节尺偏及内旋畸形的矫正一直是治疗的关键。笔者认为，纠正手指尺偏、屈曲畸形以重建手内肌肌力的平衡是必需的，因为手内肌肌力失衡是造成手指尺偏的主要原因之一。若是手内肌紧缩了尺侧结构，例如第3、4骨间背侧肌、小指展肌，那么这些结构应该用手术延长或切断。如果手指被动处于中立位时,掌指关节囊或侧副韧带紧张(图91-167),在手术中可以切除部分关节囊及延长侧副韧带。若指浅屈肌短且紧张,手指尺偏严重,需将指浅屈肌转位后缝合到邻指桡侧手内肌上以纠正尺偏,但是此法较少被笔者选用。

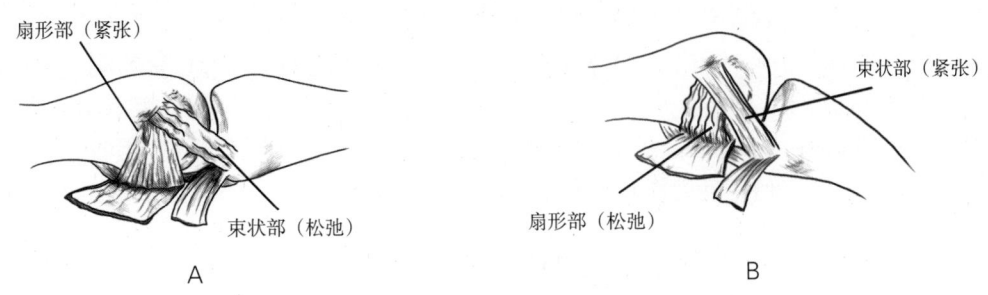

图 91-167 掌指关节囊侧副韧带紧张
A. 掌指间关节伸直位 B. 掌指间关节屈曲位

掌指关节尺偏的矫正,轻的可采用伸肌腱装置的整形,即将伸肌腱腱帽中心化,把脱位滑入掌骨头之间的伸肌腱复位,并固定到掌指关节的中线位。笔者采用伸肌腱腱帽尺侧偏斜动力矫正法,即在伸肌腱腱帽的尺侧做纵行切开,以松解腱帽尺侧偏斜的张力;腱帽桡侧松弛时,则做纵行切开,折叠缝合,以矫正伸肌腱轴线向尺侧偏斜的畸形,同时需要做掌指关节侧副韧带松解和腱帽三角韧带切除。为保证矫正手术后的稳定,需在掌指关节用克氏针固定3周,以维持矫正后的掌指关节张力平衡。有人采用分离出一条指伸肌腱环绕指骨一周后与指伸肌腱自身缝合的方法;还有人采用在近节指骨背侧钻孔,用2-0丝线缝合固定肌腱的方法,但是笔者不予推荐。为保证动力矫正手术的效果,可在掌指关节伸直位做克氏针固定3周,拔除钢针后继续用支架固定,白天自由活动,夜晚佩戴。在这些操作中,要避免损伤骨骺。经过这些手术之后,畸形多半可明显矫正。尽管如此,有时畸形矫正仍不完善,或有些错过了手术时机的患者,则需做截骨矫正术。若属于重型风吹手畸形,则需要进行骨、关节的截骨矫正。

掌骨头下截骨术的效果优于指骨截骨术。在手背示指与中指间,或者环指与小指间做纵向切口,将肌腱拉开后用电锯在掌骨上做楔形截骨,用2根克氏针或小钢板或微型钢板固定掌骨,术后用短前臂铸形石膏或支架固定6周(图91-168)。在笔者的病例中,都是在儿童期或青年期予以矫正治疗的,没有1例需要采用掌骨头下截骨术。

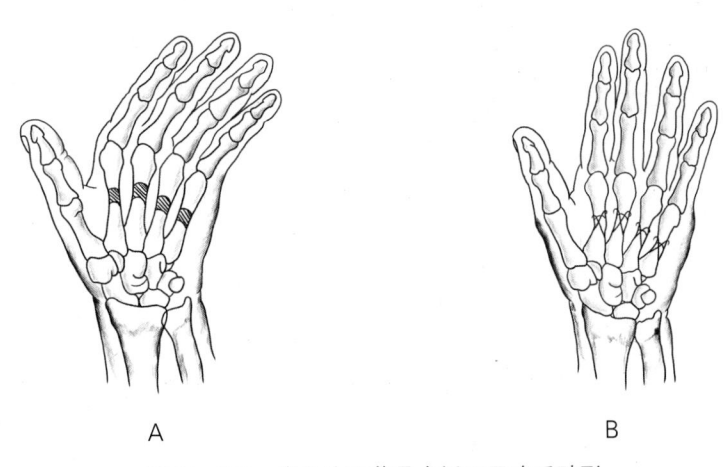

图 91-168 掌骨头下截骨术矫正风吹手畸形
A. 术前 B. 术后

（四）青年及成年患者的治疗

Ulkur E.等报道了2例成年风吹手畸形患者的治疗。这类患者往往伴有骨和关节韧带的畸形，因此夹板固定几乎没有疗效，需要手术治疗改善患肢的外形和功能。手术松解第2～5指掌侧皮肤软组织的挛缩。第1指蹼的松解可用近处或远处的皮瓣，用克氏针维持第1指蹼的正常宽度。对于中等程度的指蹼挛缩，可以用四瓣法解决，必要时可以切断拇收肌和第1骨间肌。肌腱和韧带的处理包括指伸肌腱的中心化处理、手内肌的交叉移位（将尺侧手内肌转移固定到邻指的桡侧）。将缩短的拇短屈肌用Z成形方法延长肌腱。骨的处理主要是掌骨头下楔形截骨术，术后用钢板和螺丝钉固定掌骨，并使用动力性夹板固定4个月。

（五）异常肌肉所致的风吹手畸形的治疗

Lanz U.等（1994）报道了3例先天性尺偏手畸形，均发现异常的肌肉止于掌指关节的尺侧。手术中切除这些异常肌肉，以后的二期手术包括手内肌的交叉换位，术后动力性夹板治疗，均获得良好的治疗效果。

综上所述，每个先天性风吹手畸形患者的病因、临床表现各异，因此Wood的观点是正确的和可供手外科医师借鉴的："每一例患者都需要有个性化的治疗方案。"

（六）动力病理解剖分析

动力病理解剖分析是风吹手畸形手术方法选择的基础。

风吹手畸形是一类表现为多功能解剖缺陷的综合征，根据笔者多年的临床治疗经验和相关文献的复习，人们对于风吹手畸形的认识还有较多研究空间。因此，对于每一病例，都应细致检查，做出畸形手的动力病理解剖分析和手功能的综合评估，这也是风吹手畸形矫正手术决策的基础。

八　典型病例

（一）病例一：轻型风吹手畸形的矫正

患儿男性，4岁半第一次就诊，表现为双手风吹手畸形，拇指屈曲、内收畸形，掌指关节尺侧偏斜畸形。经过拇短屈肌腱松解延长、虎口开大、示指背侧皮瓣带蒂旋转转移、供区游离皮片移植修复、术后支架的应用，各手指掌侧皮肤及软组织挛缩松解，掌筋膜松解。术后7个月随访，风吹手畸形基本矫正（图91-169）。

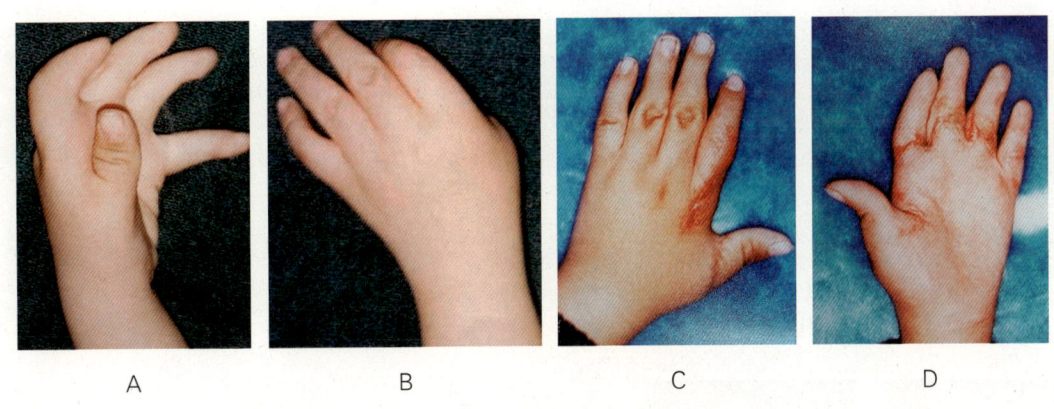

图 91-169 病例一：轻型风吹手畸形的矫正
A、B. 左手风吹手畸形手术前　C、D. 术后 7 个月随访，手部背侧观和掌侧观

拇指屈曲内收畸形不仅有皮肤的短缩，而且有拇指血管神经束的短缩。拇短屈肌的挛缩是一个较为重要的原因，手术时常需做拇短屈肌腱的延长，但该手术的延长范围有限，故往往剥离该肌的止点，使肌肉止点前移。拇短屈肌止点前移后，被动伸展拇指时可能仍有较大的张力。笔者采用的方法之一是掌指关节掌板前移，以矫正拇指屈曲畸形。术后可做掌指关节伸直位的暂时性克氏针固定 3 周，克氏针拔除后再用夹板固定 4 周左右，直到畸形改善为止。对于严重的拇指屈曲畸形，拇长屈肌的 Z 形延长也可考虑选用，拇长屈肌腱的延长宜在前臂施术。若拇长屈肌的张力仍然过大，则需要将拇伸肌折叠缩短。若拇指尖仍不能完全外展，则可以将示指固有伸肌腱转移到拇长伸肌腱上。为了彻底矫正拇内收畸形，手术中可以把拇收肌在第 3 掌骨附着处部分切断松解；如仍不能矫正，考虑同时选择第 1 骨间背侧肌在第 1 掌骨附着处部分切断松解延长，被动拉直拇指，并用克氏针固定于外展位 3~6 周。手术前对患手的功能检查和准确评估很重要。如果是拇伸肌和拇展肌发育不良造成的拇指内收和屈曲畸形，则应采取动力肌腱转移的方法，以修复动力肌发育不良的缺陷。拇指对掌功能重建常规选择环指指浅屈肌腱转移进行对掌动力再造，也可以使用 Royte-Thompson 法，包括旋转截骨及环指指浅屈肌腱桡侧移位。笔者采用创伤较少的挛缩矫正和动力再造，均取得较好的疗效。

（二）病例二：中型风吹手畸形的矫正

患儿女性，6 岁就诊，表现为双手风吹手畸形，拇指内收、屈曲畸形，虎口狭窄，掌挛缩，其他四指屈曲畸形，掌指关节尺侧偏斜超过 30°，拇指伸肌和外展肌肌力明显下降，其母亲也有类似病症。患儿于 2003 年 10 月行左手风吹手畸形的手术矫正，经过桡侧腕长伸肌移植做拇长伸肌功能重建，尺侧腕屈肌移植做拇外展肌功能重建，示、中、环指掌指关节，指伸肌腱帽整形，包括三角韧带切除，松解蚓状肌，矫正军礼手畸形，示、中、环指腱帽桡侧切开折叠，尺侧纵行切开松解，有效地矫正了手指尺侧偏斜畸形。这证明风吹手畸形的手指尺侧偏斜主要由手内肌——蚓状肌先天性发育不良所致。蚓状肌起于指深屈肌，止于指伸肌腱帽，一旦三角韧带切除后，蚓状肌的张力松解，挛缩就能得到矫正。在示、中、环指腱帽和蚓状肌腱松解，三手指的掌指关节尺侧偏斜矫正后，可以避免行小指掌指关节伸肌腱手术，也能被动矫正小指掌指关节尺侧偏斜畸形。同时进行虎口开大、掌腱膜松解等手术。于 2004 年 3 月随访，同时进行右手风吹手畸形的手术矫正（图 91-170）。

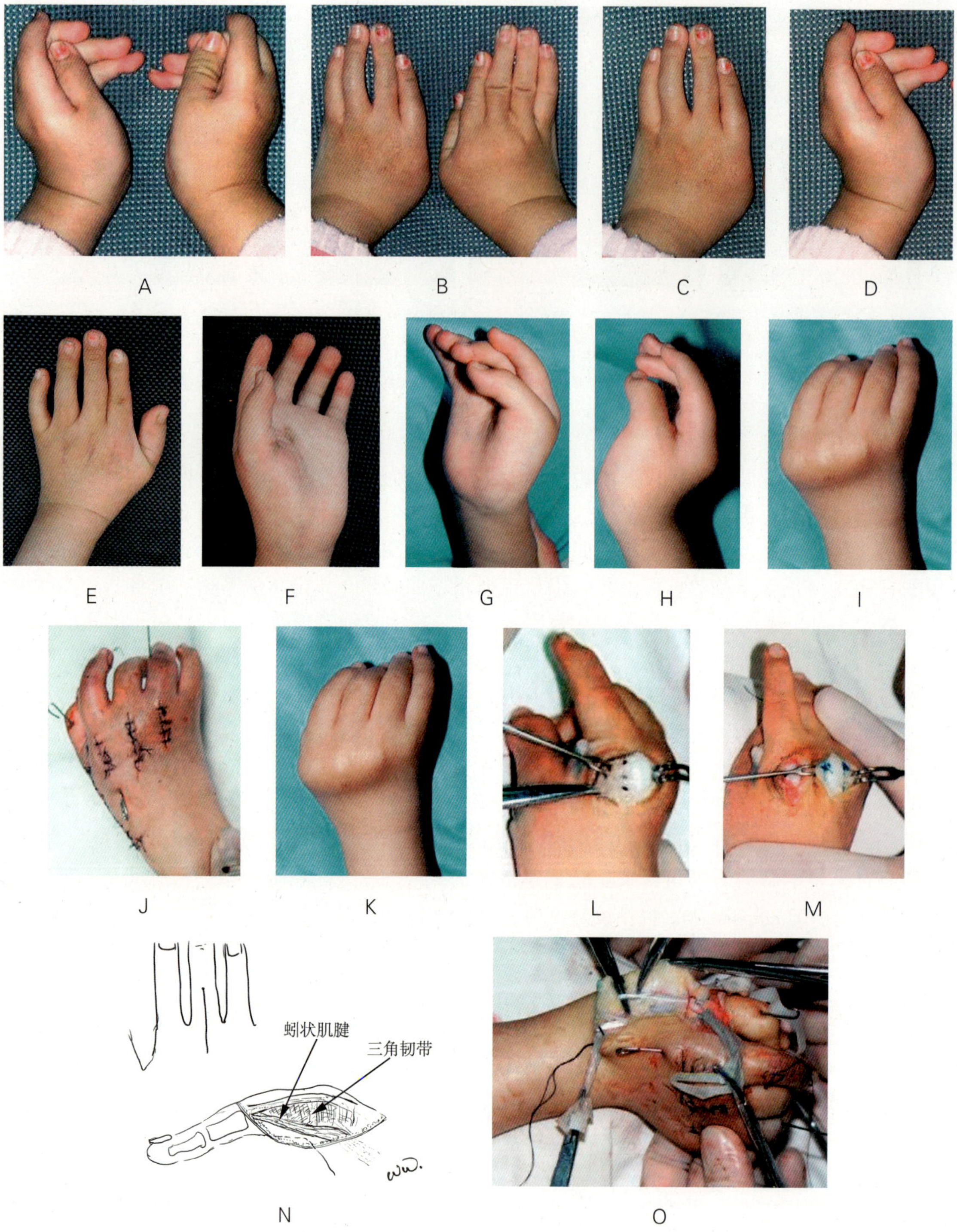

图91-170 病例二：中型风吹手畸形的矫正

A、B. 双手风吹手畸形手术前　C、D. 左手风吹手畸形手术前　E、F. 左手风吹手畸形手术后　G～I. 右手风吹手畸形手术前　J、K. 右手风吹手畸形，术后即刻与术前对比　L. 手术中，显示示指三角韧带切除　M. 中指伸肌腱三角韧带切除，伸肌腱腱帽桡侧折叠紧缩，尺侧纵行切开松解，克氏针固定　N. 手指掌指关节尺侧偏斜矫正手术示意图　O. 手部分肌腱转移，拇伸和拇展动力再造，克氏针固定

（王炜　张龙春　姚建民）

第十八节 先天性手指屈曲畸形

先天性手指屈曲畸形（camptodactyly）是一种无痛性、进展性的近侧指间关节屈曲挛缩。掌指关节和远节指间关节多不受累，但可出现继发性的代偿性畸形。该病发病率在人群中不超过1%，为常染色体显性遗传。大约2/3的患者为双侧发病，但两侧挛缩程度多不对称。临床上多为第5手指受累，越靠近桡侧发病率越低。

一、分型

该畸形分为三型。

1. **Ⅰ型** 最为常见，为婴儿时期发生的手指屈曲畸形，畸形多单独发生，男、女的发生率相似。

2. **Ⅱ型** 为青春期手指屈曲畸形，这类患者在青春前期被发现。早期挛缩情况通常较轻，在青春期快速生长阶段，近节指间关节挛缩可达到90°。该类型以女性为多见。

3. **Ⅲ型** 为累计多指及上肢的严重畸形，双侧受累范围以及程度并不对称，可合并多种综合征。如眼-齿-指综合征（oculodentodigital syndrome）表现为小眼、虹膜发育不良、内眦赘皮、小鼻、鼻窦畸形；口-面-指综合征（oralfacialdigital syndrome），表现为并指及手指屈曲畸形、牙齿畸形、牙齿发育不良、牙釉发育不良等；面-指（趾）-生殖器综合征（aarskog-scott syndrome）指屈曲畸形、小手畸形、眶距增宽、鼻孔朝前、上唇宽、阴囊围巾样包裹在阴茎上方等。脑-肝-肾综合征（zellweger syndrome）伴有骨畸形、指屈曲畸形、面部畸形、进食及呼吸困难等。CACP综合征（camptodactyly-arthropathy-coxa vara-pericarditis syndrome）指屈曲畸形、关节积液、髋内翻以及心包炎等。

二、病理及临床表现

该病准确的病因尚不明确。指屈曲畸形最常见的可能病因为指浅屈肌腱和手内在肌异常导致。指浅屈肌腱异常多表现为挛缩、发育不良、止点异常，或者肌肉无功能。肌腱可能发自掌腱膜或者腕横韧带而非前臂的肌腹。这类患者在腕关节和掌指关节屈曲时，增加近节指间关节被动伸指活动度，手指屈曲畸形即消失。蚓状肌异常多为蚓状肌起点异常，蚓状肌起点发自指浅屈肌腱或腕横韧带上，或者蚓状肌缺如；蚓状肌止点异常包括直接止于掌指关节囊、指伸肌部分或者蚓状肌管内。持续的近侧指间关节挛缩可导致周围结构继发畸形。近侧指间关节掌侧皮肤呈弓弦样畸形，皮下可形成异常筋膜束带，掌板短缩或者增厚，还可能导致近侧指间关节继发的骨与关节形态改变（图91-171，图91-172）。

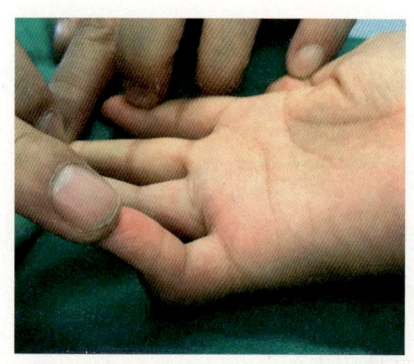

图 91-171 小指近侧指间关节屈曲畸形

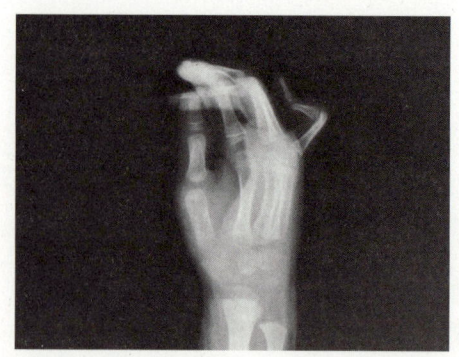

图 91-172 X 线片可见患指近侧指间关节对应关系异常，掌侧脱位

三 治疗

（一）非手术治疗

对于小于 30°～40°的屈曲畸形，并不影响日常活动和手功能，可采取保守治疗。非手术治疗通常尝试解决各种屈曲畸形或者降低屈曲的程度，包括牵引、动静态支具以及石膏固定等，其中间断应用支具，固定儿童的骨骼至发育成熟为止。

（二）手术治疗

指屈曲畸形如经非手术治疗失败，则需要考虑手术治疗。治疗方法包括松解受累的结构，如皮肤、筋膜、肌腱、腱鞘、关节囊和侧副韧带等，及重建伸肌结构和各类近侧指间关节周围骨与关节手术。手术目的是解决潜在致病因素和防治继发畸形。

1. 松解受累结构及切除异常结构　轻到中度屈曲挛缩的皮肤切口可通过掌侧皮肤 Z 形改变的方式，严重的屈曲挛缩可采用全厚皮植皮或者局部皮瓣转移的方法来纠正皮肤缺损。切开皮肤后，松解所有不正常的筋膜束带和线性条索。为了获得足够的背伸，还需要松解屈肌腱鞘、指浅屈肌腱、掌板以及侧副韧带等。术中探查指浅屈肌腱，向近端方向牵拉肌腱不能滑动并且不能屈曲近侧指间关节，表明止点异常。向远端牵拉肌腱，不能滑动，提示近端病变，需行指浅屈肌腱切断。对于掌板异常，可行掌板上开窗，这可能改善伸直功能。松解过程中应注意保护关节稳定性，避免完全松解掌板和侧副韧带而造成关节不稳定，丧失屈曲活动度。同时应显露蚓状肌全长，探查所有异常，同时切除任何不正常的蚓状肌及骨间肌的起止点。

2. 肌腱移位　术前准确评价指浅屈肌腱的状态十分重要。如小指指浅屈肌不具有独立动力功能，则禁忌使用肌腱移位。术中将指浅屈肌腱于腱鞘 A3 远端紧靠近节指骨处切断，引导肌腱于掌骨间韧带下方经蚓状肌管至背侧编织于侧腱束和中央腱束，调整肌腱张力至掌指关节屈曲30°，指间关节可伸直。如小指指浅屈肌腱不正常，可选用环指的指浅屈肌腱或者示指固有伸肌行肌腱移位手术。术后肢体制动在腕关节中位、掌指关节屈曲 70°、指间关节伸直位。

3. 其他方法　伴有继发性骨改变的严重近节指间关节屈曲畸形，通常不适合行挛缩松解和肌腱移位手术，矫正骨骼力线为治疗严重屈曲畸形的首选方法。通过近节指骨楔形截骨或者近侧指间关节融合手术进行矫正，是比较可靠的方法。

（王炜　韩冬　杜子婧）

第十九节 短指畸形

短指畸形（brachydactyly）是一种常染色体显性遗传性畸形，主要表现为由指骨、掌骨发育异常导致的指短小、畸形（图91-173）。因其是手及手指的低度发育造成的，故又称为手及手指发育不良。目前普遍认为，短指畸形主要与遗传因素和环境因素相关，而药物导致的短指畸形也不容忽视。手及手指发育不良既可单独出现，又可出现在许多综合征之中，如Apert综合征、Poland综合征等。该畸形可以表现为单个手指的部分缺失，也可以表现为一个或几个手指缺失，还可合并掌骨缺失而形成裂手畸形，严重者可为全手缺失。除了巨肢（指）症以外，几乎所有先天性上肢畸形均可伴有不同程度的手及手指发育不良。创伤、感染等造成的指骨生长板损伤也经常导致短指畸形。拇指发育不良也属于手及手指发育不良，基于其治疗的特殊性，已将它列为专题论述。

单手指型的铲形手，或者Apert综合征、Poland综合征中的手部发育不良，均有典型的短指或并指畸形，这类畸形有时被划入并指畸形范围。

一 病因

短指畸形主要由遗传因素和环境因素造成，也可因压迫所致，如羊膜带或脐带缠绕压迫所致的子宫内截肢，可造成全手或肢体的缺肢畸形。药物性致畸则更为重要，如20世纪60年代初的沙利度胺事件造成大量胎儿肢体畸形，尤以短指、无指畸形多见。也有报道短指畸形与先天性梅毒和内分泌功能障碍有关，其发生机制是胚胎中期指骨的软骨内骨化受到干扰，骨化生长发生障碍或停顿，使指骨变短，手指也短，甚至造成海豹手畸形。

家族遗传表现为常染色体显性遗传。首例孟德尔常染色体显性遗传病即A1型短指（趾）畸形，由Farabee在1903年首次报道，并被大多数遗传学和生物学教科书引以为例。近100年来，世界各地的科学家潜心钻研其发病机制，却一直没有获得实质性的突破。

近年来随着人类基因组的完成，在基因诊断上也不断有所突破，我国学者对本病的致病基因进行了精确定位（位点定在2号染色体35～36区），并首次发现了人类IHH基因和该基因上的3个突变位点是导致A1型短指（趾）畸形的直接原因。2001年，国外也成功地阐明了短指畸形的突变基因，这为人类预防和治疗本病提供了良好的基础。

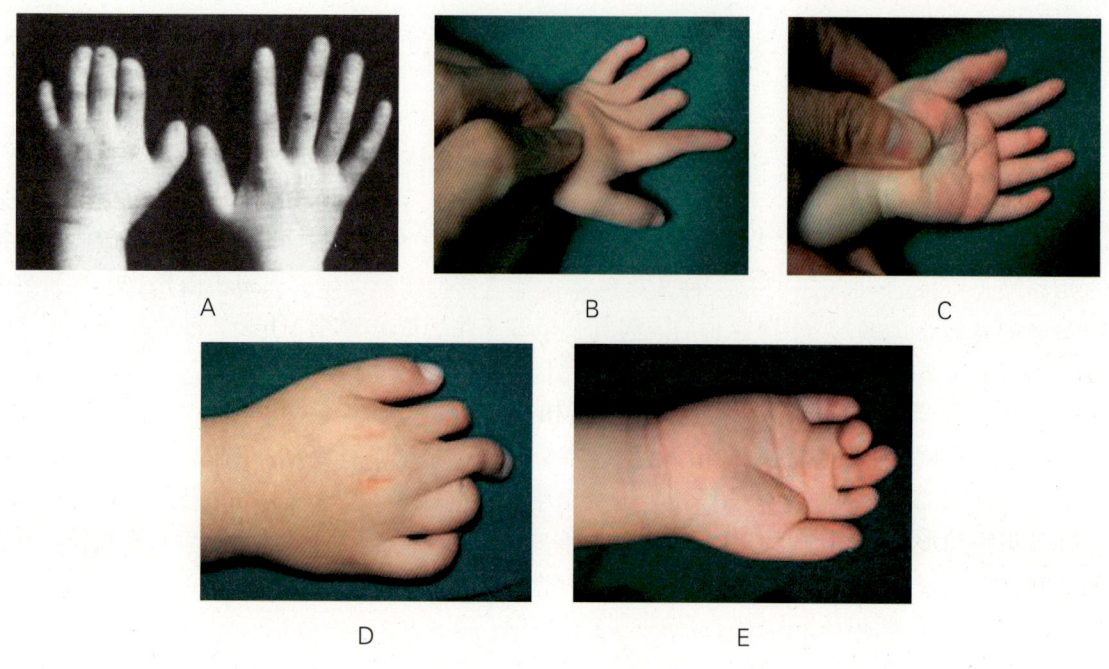

图 91-173　短指畸形

二　分类

（一）Blauth 和 Gekeler 分类

1971年，Blauth和Gekeler将短指畸形按严重程度进行了分型：

1. 短指型（Ⅰ度）　部分或全部中节指骨短缩，常累及中央指列；拇指仍保留其正常大小和形状，但拇指根部常位于掌骨水平；腕关节发育异常，丧失旋转、屈曲等功能。常见全手均匀性缩小，涉及所有手指，患手与正常手相比明显短小，且随生长发育而生长（见图91-173）。

2. 裂手型（Ⅱ度）　一个指列或中央多个指列严重发育不良，多见于尺侧部分，严重者一个或多个手指仅为一个肢芽样赘生物，可包含骨和软骨的残余。邻近的手指可出现弯曲畸形，指骨和关节发育不全，掌指关节、指间关节脱位或半脱位。

3. 单一指型（Ⅲ度）　第2～5指缩小到仅剩一个带有指甲的残指；拇指可保留其外形和功能，但较短小，可伴有活动受限。

4. 缺肢畸胎型（Ⅳ度）　手指全部缺失，仅为一驼峰样隆突。

（二）Bell 分类

Bell在1951年分析了124个显性遗传的短指畸形家族后，根据解剖学形态，将遗传性非综合征性短指畸形分为5型：

1. A型　分为4个亚型：
（1）A1型：第2～5指中节指骨及拇指近节指骨短小。
（2）A2型：第2指中节指骨及拇指指骨短小，骨骺缺如，S形指骨向桡侧弯曲。
（3）A3型：第5指中节指骨短小，伴桡偏畸形。
（4）A4型：第2～5指中节指骨短小，拇指近节指骨分叉，第5指无功能。

2. B型　第2～5指中节指骨短小，末节指骨短小或缺如。

3. C型　第2、3、5指中节指骨短小，第2、3指近节指骨过长。

4. D型 拇指近节短粗畸形。
5. E型 第3~5指中节指骨短小。

三 临床表现

本病以手及手指短小为特征,可以是单纯性的手指指骨短小,也可以是掌骨短小造成的短指畸形。根据短缩的部位,可将短指畸形分为短末节指骨(brachytelephalangia)、短中节指骨(brachymesophalangia)、短近节指骨(brachybasophalangia)和短掌骨(brachymetacarpia)四类。此外,还有少节指骨和多节指骨短小畸形,后者常在近节多一节指骨。短指可与并指同时存在,且表现出多种形式,可为两个三指节的短手指相并(图91-174),或两个单指节的短手指相并(图91-175);也可为拇指正常,而第2~5指的四个短手指相并(图91-176);甚至表现为全手,即拇指及第2~5指全部短小而相并(图91-177)。如畸形仅限于一个或几个手指及其相应的掌骨,称为短指畸形;如畸形包括所有的手指,称为小手畸形(图91-178)。轻的短指畸形,其外形或功能近乎正常,仅有一节指骨或掌骨,或有肌腱、肌肉发育不良。严重手发育不良病例,其手指形如豆状肉赘,附着在手掌远端,除了皮肤、皮下组织外,没有骨、关节、肌腱、肌肉成分;或是有短指存在,指端有不同程度的并指(图91-179)。

本病常累及胸壁(如Poland综合征),检查时应观察是否有胸壁异常。

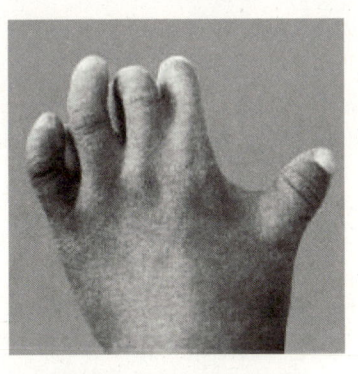
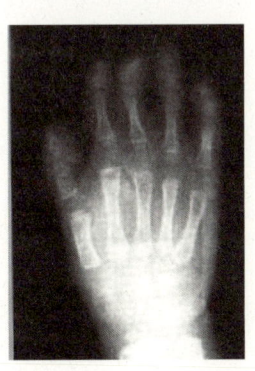

A　　　　　　　　　　B

图91-174　短指并指畸形:两个三指节的短手指相并

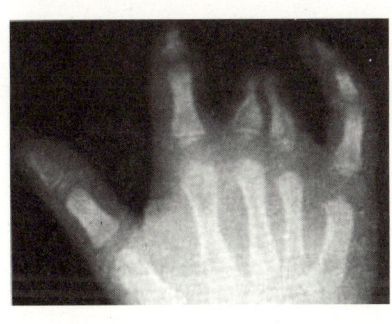
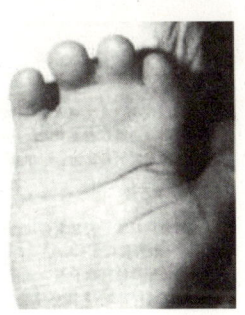

A　　　　　　　　　　B

图91-175　短指并指畸形:两个单指节的短手指相并

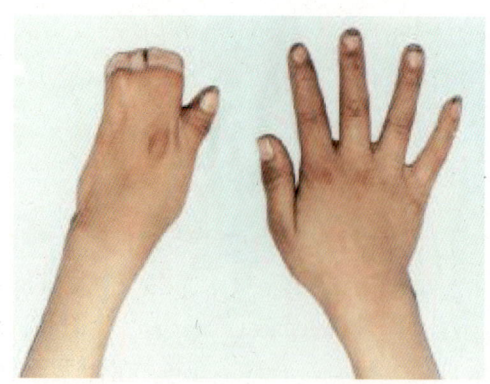

图 91-176 短指并指畸形：拇指正常，第 2～5 指的四个短手指相并

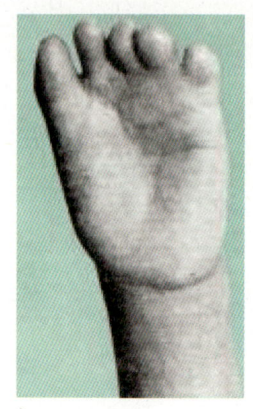

A

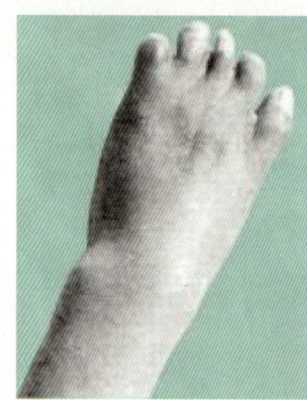

B

图 91-177 小手并指畸形：全手短手指相并

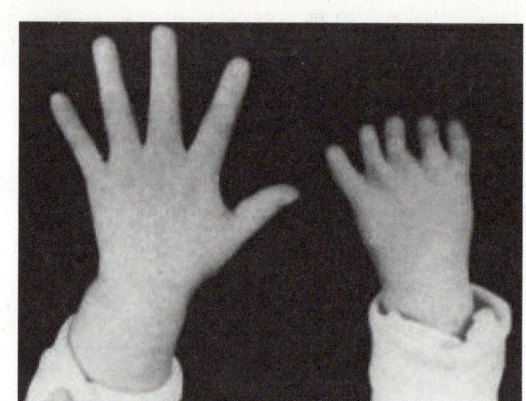

图 91-178 小手畸形

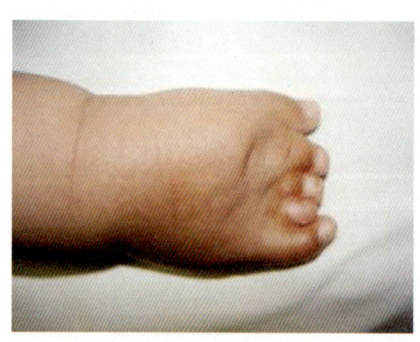

A

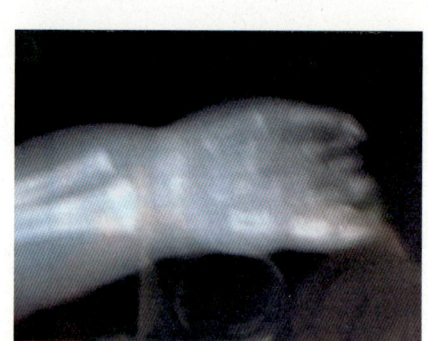

B

图 91-179 严重手发育不良

四 治疗

本病的治疗方法取决于手指缩短的程度、残存手指的状态以及身体其他部位的异常情况。

(一) 非手术治疗

单个手指缩短，特别是小指，常不需要手术治疗。虽然单个手指缩短外形不佳，但往往对手功能影响不大，况且手指延长后目前尚不能很好地改善其功能，还可能导致其他症状出现。

（二）手术治疗

除部分单个短指畸形外，其他各类短指畸形几乎均有手指的功能障碍，因此需手术恢复并重建手指功能。对于第Ⅱ～Ⅳ度短指畸形患者，手术的主要目的是改善手的抓握和对指功能。

学龄前是Ⅰ、Ⅱ度畸形的最佳手术时机，关节固定需到骨骺闭合的年龄。手术方法如下：

1. 掌骨延长术　在短缩的掌骨背侧纵行切开，将指伸肌腱牵向一侧，显露掌骨干，在掌骨近中1/3交界处行两个V形截骨，向远侧显露深部的掌横韧带并切开，剥离掌骨两侧的骨间肌。牵引掌骨，在髂嵴取骨，塑形后置入空隙，用克氏针固定。在合适的位置重新将骨间肌固定在掌骨或移植骨上，缝合皮肤，石膏夹板外固定。术后3周开始活动手指，6周后拔除克氏针。

2. 牵引延长术　Arslan和Miyawaki曾报道应用骨牵引器治疗短指畸形，这也是目前较常用的方法。需分次手术，第一阶段牵拉骨间隙至合适的长度，或达到神经、血管、皮肤的限度；第二阶段自髂嵴、尺骨、腓骨等部位取骨块后置入骨间隙，并用克氏针固定。

3. 足趾移植术　首选第2足趾，如需要也可选其他足趾。对于Ⅲ度短指畸形拇指完好、第2～5指缺如者，本方法较为理想，再造1～2个手指，可恢复手指运动功能，外形也较满意。但手术难度较高。

4. 关节成形术　主要手指关节或掌指关节强直影响功能者，可行关节成形术。

5. 并指分离术　对合并并指者，可根据情况行并指分离术，尤其是小手畸形伴并指的患者，应尽早做并指分离术，以改善手的外形，为锻炼手指功能提供条件。

6. 植骨、皮管延长术　取髂骨块延长手指，再采用皮管修复。其手术方法较为简单，但再造手指臃肿、难看，功能也不满意，故现已较少应用。

本病为遗传性疾病，预防尤为重要，是否能够通过基因工程技术寻找新的预防和治疗方法，有待进一步探讨。

第二十节　短并指畸形

短并指畸形（brachysyndactyly）为手指短缩与并指同时存在的复杂畸形。在许多综合征中均可见短并指畸形，如Apert综合征、Poland综合征等。

Poland综合征是一种早已报道过的罕见的先天性畸形，包括一侧胸肋骨发育不良，一侧胸大肌、胸小肌及上肢发育不良。女孩常常发生在右侧，且伴有乳房发育不良。手发育不良表现为患手短小、并指及短指，常因先天性并指而就诊。其病因常认为是锁骨下动脉系列畸形。

一　治疗时机的选择

并指的治疗时机应根据患儿的全身状况、手功能损害状况、并指部位、麻醉的安全性及家长的要求而定。如果情况允许，应在5～6个月前进行手术；若为骨融合并指，手术可以推迟，但应尽可能在2岁以前进行；如果由于一些别的原因需要推迟手术，也尽可能在进小学前完成治疗。

单纯皮肤并指畸形仅仅是将手指分开，手术方法简单，但手术效果要达到近乎正常还是不容易的。采用显微外科技术，即使是新生儿的并指分指手术在技术上也是不难的，关键是要有准确的皮肤Z形切口，并做到无张力缝合，用皮瓣修复指蹼，皮肤缺损需要皮片移植。如果有可能，经验丰富的医师可为出生后不久的患儿安排并指分指术。在复杂性并指的矫正中，伴有骨融合畸形者，手术时间可安排得晚一些。交叉性短指并指的整形术宜在6个月至2岁时施行。手术原则是修复和再造主要手指的形态和功能，必要时需牺牲较少功能的手指和增加重要手指的长度。四个手指并指的分指术有时需分次进行。

二 手术方法

手术方法包括：①并指畸形的分指术，这是必须最先考虑的手术；②骨延长术，包括指骨延长及掌骨延长，是矫正短指畸形的主要手术；③铲形手往往有大鱼际肌存在，将并联的桡侧手指拇指化是简单有效的手术；④严重的手发育不良因手指缺失，可进行足趾移植，作拇指及中指再造，或拇指、中指及环指再造。

张元平、宋修军等采用分指及指蹼上移术治疗复杂性短小并指畸形获得了满意效果，因皮瓣游离范围大、指蹼重建位置高，因而预留了一定的生长空间。较长时间后随访，可见指蹼位置较术前上移，可达到分指、延长手指而治疗短并指畸形的目的。

三 典型病例

患儿，男性，8岁，Poland综合征铲形手畸形。在全麻下手术，进行铲形手分指，第1掌骨拇指化，截骨旋转至对掌位，虎口用局部皮瓣修复，不足之处以游离植皮修复（图91-180）。

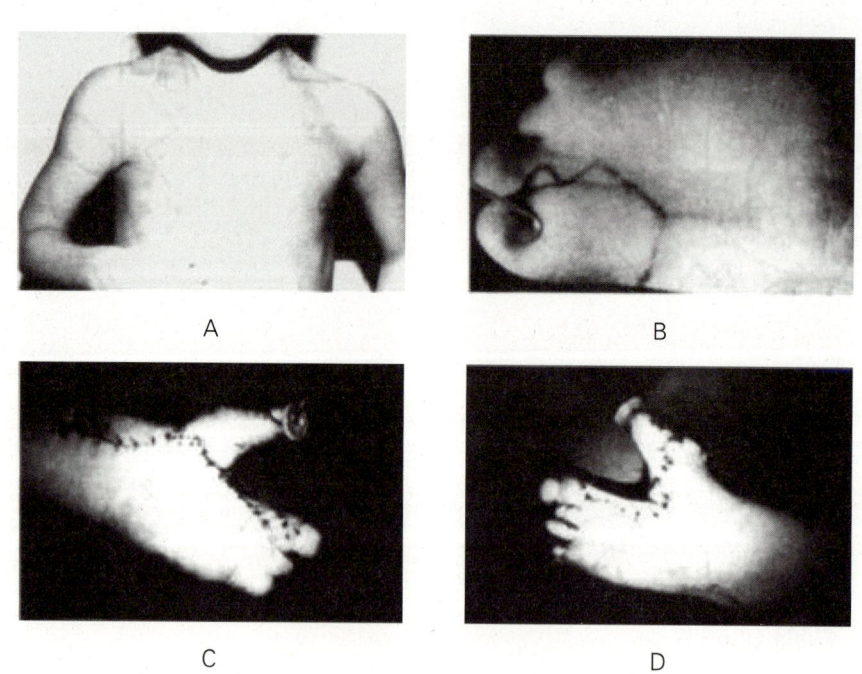

图91-180 Poland综合征铲形手畸形的分指术
A. 术前 B. 皮肤切口设计 C、D. 术后

第二十一节 手屈肌、伸肌发育不良

一 指浅屈肌异常

(一) 分类

指浅屈肌异常有3种类型：
1. 长肌型　指浅屈肌肌腹从前臂延伸至腕管远端。
2. 短肌型　指浅屈肌不是起于前臂，而是起于腕横韧带、掌腱膜；或一个异常肌腹起于其本身。
3. 二腹肌型　异常肌腹位于手掌，代替部分肌腱，两端肌腱相连。

(二) 临床表现

指浅屈肌异常往往无任何症状。报道的病例多因出现局部肿块而误诊为软组织肿瘤或在腕管综合征手术时被发现。

(三) 治疗

无症状者可不予处理，局部肿块突出或压迫周围组织，尤其是出现神经压迫症状时可将其切除。指深屈肌功能完好者，切除指浅屈肌后，其肌腱可不予修复。

伴有鱼际肌和拇长屈肌缺失者，保留该异常肌腹近端的血管神经支配，将其游离，从两端的肌腱处切断，并将其移位，用以替代拇短展肌，即将该肌腹的近端缝于腕横韧带，远端通过皮下隧道缝到拇指桡侧侧腱束，使拇指处于外展对掌位。同时，切取环指指浅屈肌腱，将其移位，固定于拇指末端，代替拇长屈肌腱。

二 拇长屈肌异常

报道最多的单纯的屈肌腱异常是拇长屈肌异常。在解剖学上，拇长屈肌和示指的指深屈肌间的异常肌腱连接最为常见。当屈曲拇指指间关节时，示指的近、远侧指间关节也屈曲。

(一) 分类

1. 单纯拇长屈肌缺失　单纯拇长屈肌缺失于1895年首次报道。在发育过程中，拇长屈肌的形成和生长是与指深屈肌分离的。单纯拇长屈肌腱缺失已有很多报道，并观察到在缺失的肌腱处有残余的纤维组织，将其牵拉可产生指间关节屈曲。
2. 复杂拇长屈肌异常　即拇长屈肌异常合并其他异常，如异常的拇长屈肌与拇长伸肌的桡侧缘互相连接，阻碍指间关节屈曲，并使拇指外展；鱼际肌发育不良，拇长屈肌腱位于腕管掌侧或经腕横韧带；尺侧侧副韧带松弛及功能不全；拇长屈肌与指深屈肌共有一个肌腹等。

（二）临床表现

拇长屈肌异常的临床表现主要有两种：一种为单纯性，即在婴儿期或幼儿期即存在指间关节屈曲障碍，可为单侧或双侧，某些病例有家族史；另一种表现为拇长屈肌腱附着在拇长伸肌腱的止点，屈曲指间关节时拇指外展，并常伴有拇指发育不良，拇指指间关节皮纹消失。

（三）治疗

1. 单纯拇长屈肌缺失　其手术治疗应具备两个先决条件：手指关节被动活动良好、患儿在康复过程中能够充分合作。

2. 伴有腱鞘缺失的拇长屈肌缺失　拇长屈肌缺失通常伴有腱鞘缺失，重建肌腱时还需要重建腱鞘，特别是A2滑车；亦可采用伸肌支持带重建A2滑车。如拇长屈肌缺乏肌腹，可将环指指浅屈肌腱移位重建拇长屈肌腱。

三　拇长伸肌异常

手指伸肌异常较罕见。1934年，Zadek首次报道了双手拇长伸肌缺失，并发现在一个家族中有遗传倾向。

（一）临床表现

典型的单纯拇长伸肌发育不良或缺失表现为拇指处于屈曲位，其指间关节伸直障碍；但在某些病例，因拇短伸肌存在，且其止点位于拇指远端，其指间关节或许可以伸直，检查时应注意。

（二）治疗

单纯拇长伸肌缺失的治疗方法：

1. 示指固有伸肌腱移位　将示指固有伸肌腱从其掌指关节背侧切断，并将其从腕背部的切口中抽出，通过皮下隧道引至拇指指间关节背侧，固定于拇指末节指骨基底背侧。

2. 桡侧腕伸肌腱移位　对于示指固有伸肌腱异常的病例，可将桡侧腕长伸肌于其止点处切断，通过肌腱移植的方法予以延长，再通过皮下隧道引至拇指指间关节背侧，固定于拇指末节指骨基底部背侧。

四　指伸肌异常

（一）临床表现

指伸肌异常的发生率从高到低依次为指总伸肌→示指固有伸肌→拇长伸肌→小指固有伸肌。其临床表现为所累及的手指掌指关节伸直障碍。

（二）治疗

将环指的指浅屈肌腱通过骨间膜引至腕背，用于修复拇长伸肌缺失。将桡侧腕短伸肌从其止点处切断，切取掌长肌腱移植予以延长，用以修复示、中指指总伸肌缺失。

（陈博　马亮　李东平　孙晟君　姚建民　王炜）

第二十二节 Madelung畸形

Madelung畸形（Madelung deformity）又称先天性远端尺桡关节半脱位、腕关节进行性半脱位等。1839年，Dupuytren首先报道了这种畸形。1878年，Madelung对这一畸形的临床表现首次进行了详细描述，故称为Madelung畸形。这种畸形是由于桡骨远端尺、掌侧部分骨骺发育障碍，而尺骨继续正常发育，导致尺桡骨远端不在同一平面内所引起的半脱位。

本病女性多发于男性，多见于6～13岁儿童。通常双侧发病，但两侧畸形的程度不一定相同。

Madelung畸形的发病原因并不十分明确，通常认为是软骨发育不良的遗传性疾病，通过显性基因伴不完全性外显率遗传。

一 临床表现

Madelung畸形是由胚胎期部分桡骨远端骨骺生长发育障碍所致，故在发病早期症状往往不明显，有些患者出现腕部疼痛时才到医院就诊。Madelung畸形的临床表现主要为腕关节畸形、疼痛，腕关节不稳定和腕关节运动障碍等。

（一）畸形

畸形是Madelung畸形的主要症状，桡骨远端的掌、尺侧骨软骨发育不良是导致畸形的主要原因。腕部尺侧可见尺骨向背侧突出，远端尺、桡关节呈脱位表现，手部偏向尺侧（图91-181）。

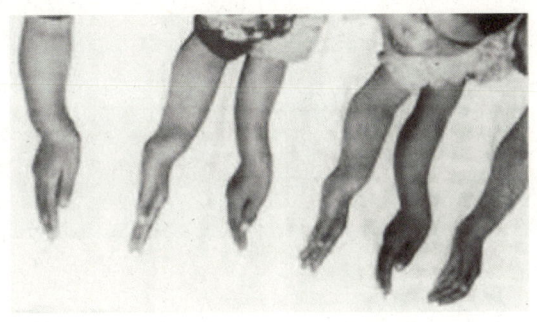

图 91-181　Madelung 畸形

（二）疼痛

由于腕关节长期处于非功能位，不正常的关节软骨发育使关节易于磨损，长时间后容易形成创伤性关节炎，腕关节运动时就会出现疼痛，随着创伤性关节炎的逐渐加重，疼痛也会加剧。

（三）腕关节不稳

严重畸形患者的桡骨远端关节面尺倾角大于45°，手如同悬挂在桡骨远端，尺桡关节脱位，出现腕关节不稳。由于腕关节不稳产生手部乏力，且逐渐加重。

(四)运动障碍

一般表现为腕关节背伸及尺偏动作受限,同时有前臂旋前、旋后受限,以旋后受限为明显,而屈腕时活动范围反而增大。

二 X线表现

Madelung畸形的诊断主要依据临床症状、体征及X线检查结果。

早期X线片显示桡骨骨干呈弓形弯曲,干骺端呈截断状,骺核尖细,如同被削去一部分。

随着年龄的增长,弓形弯曲更加明显,桡骨远端的发育明显不对称,其尺侧部分和掌侧部分发育差,干骺端呈三角形改变,并出现软骨发育不良。桡骨尺侧和掌侧部分骨骺闭合比正常的桡侧部分早,可以提前数年。典型的X线片可见桡骨远端关节面和骨骺线向尺侧倾斜,尺倾角可大于45°,内侧部分骨性愈合;尺骨远端旋转、硬化,骨骺线和关节面向桡侧倾斜;近排腕骨近端由曲拱圆形变成尖顶形,腕骨角可小于90°。X线侧位片见桡骨呈弓形弯曲,桡骨远端关节面向掌侧倾斜,掌倾角可大于25°,月骨被隐埋于其中,尺骨远端向背侧凸起。腕骨改变的程度与病情的严重程度呈正相关,但其X线片都具有以上基本特征(图91-182)。

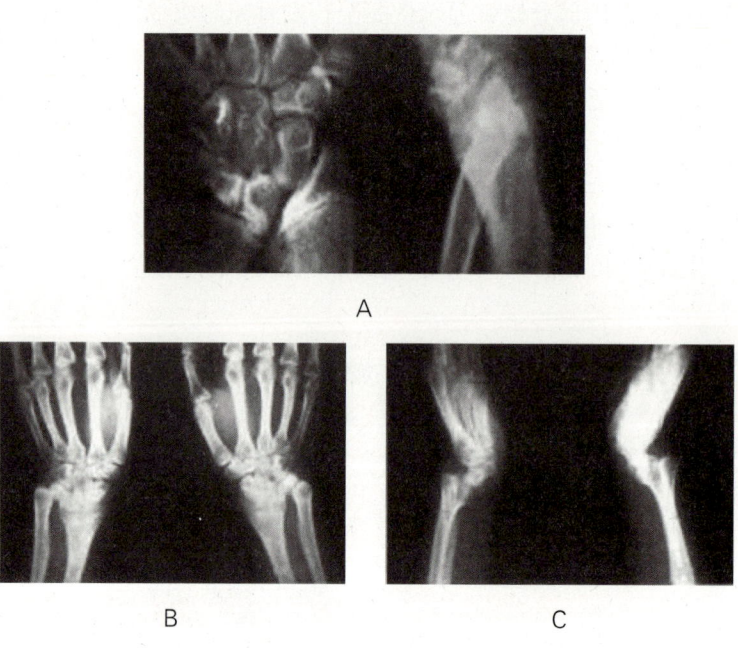

图91-182 Madelung畸形的X线表现
A. 单侧畸形　B、C. 双侧畸形

三 治疗

Madelung畸形的治疗以手术治疗为主,儿童患者的手术时间宜在12岁以后。手术术式应根据畸形程度、病变情况、医师的经验而选择。

(一)手术适应证

腕关节疼痛、明显畸形及活动受限是手术治疗的适应证。

(二) 麻醉

一般选择臂丛神经阻滞麻醉。若为儿童或其他原因不宜使用臂丛神经阻滞麻醉时，可采用全身麻醉。

(三) 手术方法

1. 腕关节松解术　于前臂掌侧腕横纹近端1~5cm、腕关节上方正中作纵向切口，切开皮肤、皮下组织后显露掌长肌、桡侧腕屈肌、正中神经，将其向桡侧牵开，显露切口处指屈肌腱，并将其向尺侧牵开，注意保护正中神经。向深部钝性分离，切开远侧的旋前方肌，显露桡骨远端的病变区，此时即可发现连接月骨近端与桡骨远端异常肥厚的桡月韧带和其他异常软组织。将其全部切断后，沿远侧尺桡关节的桡骨面，由桡腕关节的桡骨面开始纵行切除约5mm长的少许骨皮质。

在松解异常增厚的韧带时，应注意避免损伤正中神经和指屈肌腱。切开旋前方肌时，注意避开骨间掌侧动脉。放松止血带，彻底止血，防止术后血肿形成和肌腱粘连。

此手术适用于病变早期，松解后可使桡骨的发育过程得到改善，减轻畸形。

2. 尺骨远端切除及骨间背侧神经切除术　在前臂远端1/3处尺侧做倒L形切口，切开皮肤、皮下组织，沿尺侧腕伸肌和尺侧腕屈肌之间分离，显露尺骨远端，此时可见尺骨头向背侧突出，位于手背近端尺侧深筋膜深面。切开尺骨骨膜，钝性分离，在距尺骨茎突约4cm处截断尺骨，将其远端切除（图91-183）。

尺骨远端切除后，为了保持尺骨近端的稳定，可将尺侧腕屈肌腱从其止点处劈开一半，向近端切取适当长度，并将其环绕尺骨近端的断端予以缝合（图91-184）。

在此切口内，于尺桡骨间膜找到骨间背侧神经远侧部分，将其切除2mm左右，以减轻腕部疼痛。冲洗伤口，彻底止血，置橡皮条引流后缝合伤口。术后24小时拔除引流条，2周后拆线，进行功能锻炼。

手术注意事项：①尺骨远端的切除不能太少，以免因切除范围不够而无法改善旋转功能；②若腕部疼痛不严重，可不必切除骨间背侧神经；③术中勿损伤尺神经手背支；④桡腕关节的关节面已破坏或有创伤性关节炎时不宜行此手术，可行桡腕关节融合术；⑤此手术无法改善腕关节的稳定性。

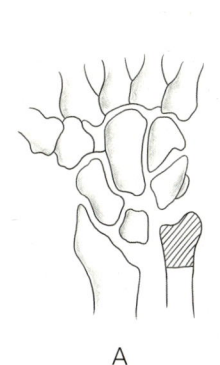 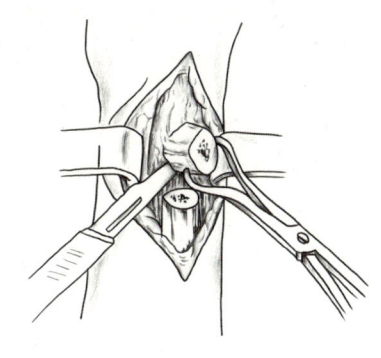

图91-183　尺骨远端切除术
A. 手术设计　B. 尺骨远端切除

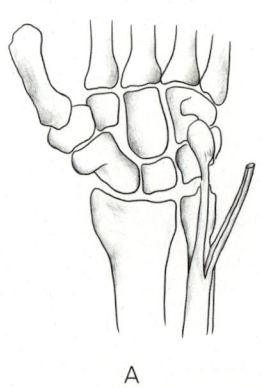
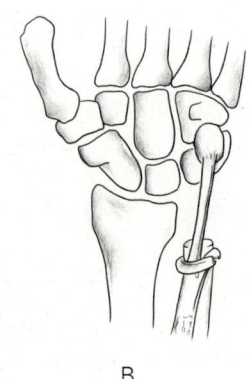

图 91-184　尺骨远端切除后用腕屈肌腱条固定
A. 劈下尺侧腕屈肌腱条　B. 将腱条绕过尺骨残端予以固定

3. 尺骨远端切除及桡骨远端楔形截骨术　在前臂背侧远端的尺、桡侧分别作纵向切口。在尺侧切口内显露尺骨远端，将其切除4cm左右。在桡侧切口内切开皮肤、皮下组织，在肱桡肌与桡侧腕长伸肌之间钝性分离，显露桡骨。距桡骨茎突约5cm处切开骨膜并钝性分离，在骨膜下楔形截骨。截除桡骨骨块的大小应根据畸形程度而定，截骨后的桡骨远端关节应维持在掌倾15°、尺偏30°左右的位置，并用钢板螺钉固定。冲洗伤口，彻底止血，置橡皮条引流后缝合伤口。术后24小时拔除引流条，2周后拆线，6周后可拆除外固定，行功能锻炼（图91-185）。

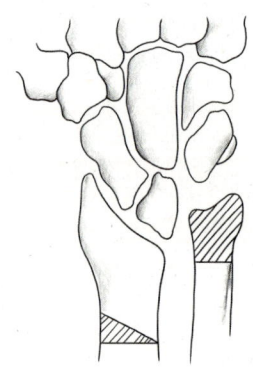

图 91-185　尺骨远端切除及桡骨远端楔形截骨术

手术注意事项：①术前应设计好楔形截骨的角度；②截骨时，应将桡骨尺侧的少许骨皮质及骨膜保留完整，以免完全截断后造成手术困难或侧方移位；③截骨面对合不严时，可用所截骨块切碎后回置。

4. 桡骨远端楔形截骨及尺骨缩短术　分别在尺、桡骨远端的两侧做纵向切口，与尺侧腕屈肌和尺侧腕伸肌之间暴露尺骨远侧段。在距尺骨茎突约4cm处截除一段尺骨，截骨量应根据畸形程度而定，并使尺骨头与桡骨远端关节面的尺侧缘相平行，将尺骨近、远端靠拢后以钢板固定（图91-186）。按上述方法楔形截除桡骨，以钢板固定。冲洗伤口，彻底止血，两侧各置橡皮条一根，缝合伤口，包扎后石膏固定。术后24小时拔除引流条，2周后拆线，6周后可拆除外固定，行功能锻炼。

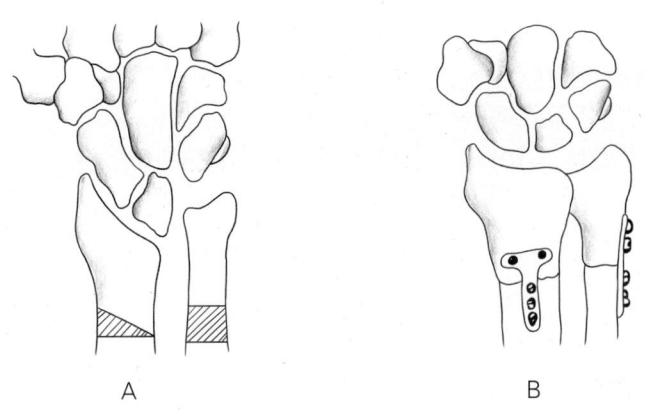

图 91-186　桡骨楔形截骨及尺骨缩短术

手术注意事项：①尺骨短缩后尺骨头回缩，重建远侧尺桡关节；②尺骨短缩有困难时，应松解尺骨头周围的软组织；③此手术适用于青少年或儿童，尺骨头向远端突出不明显者，能明显矫正畸形，解除疼痛，保持腕关节稳定性，改善腕关节功能；④对于远侧尺桡关节不稳定者，行此手术尺桡关节重建的效果不确切，且易发生创伤性关节炎。

5. 远侧尺桡关节融合及尺骨假关节形成术　在前臂远侧1/3尺侧做倒L形切口，在尺侧腕伸肌、腕屈肌肌腱之间暴露尺骨，于尺骨近端2cm处切除尺骨1.5～2cm（连同骨膜一并切除），形成骨缺损。将尺骨小头近端回缩至桡骨切迹处，在桡骨切迹和尺骨小头的尺侧缘分别凿一粗隆骨面，使两骨面对合，并用螺钉固定（图91-187）。冲洗伤口，彻底止血，置橡皮条一根，缝合包扎伤口。术后24小时拔除引流条，2周后拆线，可早期行功能锻炼。

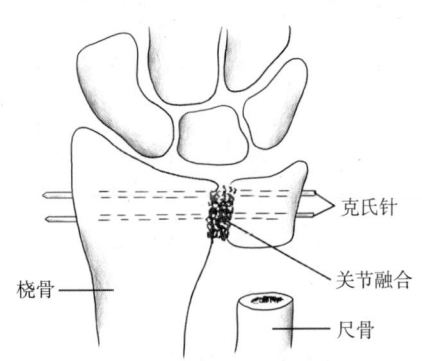

图 91-187　远侧尺桡关节融合及尺骨假关节形成术

手术注意事项：①术中所造成的尺骨缺损应在1.5～2cm之间，不能太少，否则尺骨会重新形成骨愈合；②必要时可用旋前方肌等附近的组织瓣填塞，以保证尺骨的假关节形成，代替远侧尺桡关节而重建前臂旋转功能；③如果远侧尺桡关节已经形成骨愈合，或尺骨移位不多且很稳定，不必重新固定；④如果桡骨远侧关节面尺偏角度太大，可同时做桡骨楔形截骨，以矫正畸形，改善腕关节桡偏角度。

本方法可以明显矫正畸形，保持腕关节的稳定，消除疼痛和改善旋转功能。

6. Vickers韧带松解术　1992年，Vickers和Nielson发现桡骨远端骨骺的掌尺侧与腕骨间存在着异常韧带（Vickers韧带）。该韧带起始于桡骨远端骨骺的掌尺侧，止于月骨和三角纤维软骨复合体。组织检查学证实，Vickers韧带是由纤维组织和纤维软骨组织构成的。Murphy等则观察到Madelung畸形患者的旋前方肌存在双止点，但其他学者认为这些异常结构的出现可能与软组织需要支撑腕骨而出现的代偿性反应有关。目前尚无文献证明 Vickers 韧带是 Madelung 畸形的始动因素还是继发性软组织反应。

Vickers 韧带松解术适用于儿童早期 Madelung 畸形,手术目的在于恢复桡骨的生长。沿桡侧腕屈肌腱表面作纵向切口(Henry 切口),向尺侧牵开桡侧腕屈肌腱,切开其腱鞘,显露旋前方肌,沿其桡侧缘切开其止点,保留部分软组织以备缝合。在骨膜下向尺侧剥离旋前方肌,在桡骨远端尺侧可以显露粗壮的 Vickers 韧带,其厚度为 5~7mm。切断 Vickers 韧带,松解其软组织束缚。根据术前 X 线平片及术中透视,刮除桡骨远端骺板掌尺侧的骨桥,术中应避免损伤邻近的骨骺软骨,同时将周围的脂肪组织或旋前方肌肌瓣刮除,防止骨桥复发。修复旋前方肌,闭合切口,短臂管形石膏固定腕关节 2 周。术后 6 个月,通过 X 线平片密切观察桡骨的生长。

7. 桡骨远端拱形截骨 + Vickers 韧带松解术 对于青少年 Madelung 畸形,畸形明显,且桡骨骺板生长潜能有限者,采用桡骨远端拱形截骨 + Vickers 韧带松解术。

麻醉采用全麻,上臂上止血带。沿桡侧腕屈肌腱走行方向作纵向切口,起始于掌侧腕横纹,向近侧延长,长约 8cm。分离桡动脉与桡侧腕屈肌腱间隙,显露深面的旋前方肌。切开旋前方肌在桡骨的止点,保留部分软组织,以备修复旋前方肌。向尺侧剥离旋前方肌,显露桡骨干骺端、增厚的掌侧桡月韧带及三角纤维软骨复合体。在月骨桡侧切开关节囊,在桡骨远端掌尺侧切断 Vickers 韧带。环行剥离桡骨干骺端骨膜后,在干骺端、下尺桡关节近侧作月牙形切骨,月牙弧突近侧凸起。用弧形骨凿通过桡骨掌侧切骨线、干骺端及背侧皮质完成截骨,使桡骨远端骨块的近端呈拱形。桡骨远端骨块通过腕骨、三角纤维软骨复合体连接于尺骨,并通过背侧骨膜连接于近侧桡骨块。轴向牵拉,使手与尺骨复位,使远侧桡骨块产生桡偏和背伸。术者用拇指挤压远侧桡骨块,使其向背侧移位。矫形后以 2 枚克氏针经桡骨茎突固定(图 91-188)。用后前位及侧位 X 线透视,评估手与前臂轴线、截骨面对位及克氏针的位置。用咬骨钳切除突起的掌侧骨皮质,将其作为植骨材料填塞于背侧骨膜下方。闭合切口前,作预防性前臂深筋膜切开,缝合旋前方肌,闭合切口。

对于严重畸形或尺骨仍具有生长潜能的病例,可同时行骨骺固定术或尺骨短缩术。在尺侧腕伸肌腱和腕屈肌腱之间作切口,在皮下组织内保护尺神经手背支,显露尺骨远端骺板。对于尺骨无明显正变异者,显露骺板,予以刮除,以皮质骨或松质骨填塞;对于尺骨正变异明显者,切除相应尺骨,以接骨板固定。截骨平面尽量靠近尺骨干骺端,但不要累及下尺桡关节。截骨面上、下各用 2 枚螺钉固定。术后过肘位管形石膏固定,6 周后检查骨折愈合情况,愈合后拆除石膏,拔针,进行功能练习。

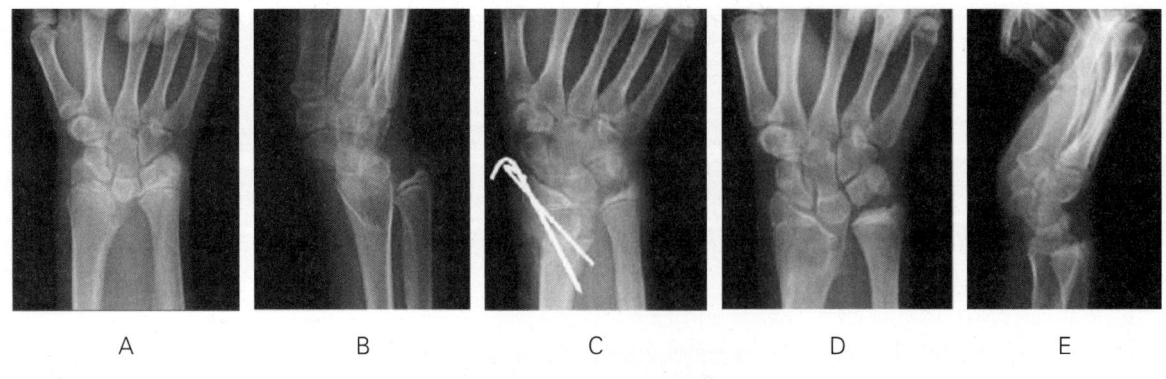

图 91-188 桡骨远端拱形截骨
A、B. 术前 X 线表现 C. 桡骨拱形截骨,克氏针经桡骨茎突固定 D、E. 术后 6 周桡骨愈合情况

(徐靖宏 于一佳 王炜 路来金 宫旭 姚建民 谢庆平)

第二十三节　先天性手发育不良

一、Apert综合征

1906年，Eugene Apert报道了9例具有相似特点的畸形病例：前额宽而高，枕部扁平，眼距增宽，眼外眦低于内眦，下颌骨突出而上颌骨短小；手完全呈勺状，尖端变细，多双侧对称；示、中、环指呈骨性并指，只有一个指甲，而小指与环指则呈简单并指，拇指与示指也可出现并指，或表现为拇指短小，向桡侧弯曲。Apert将其命名为尖头并指畸形。Apert综合征临床罕见，发生率为1/200000。

（一）手部畸形的表现与分型

Apert综合征的手部畸形明显，第2～4指末节指骨融合，形成复杂并指，三指指甲形成并甲，第4、5掌骨基底在5岁以后形成骨性融合，但第4、5指则表现为不同程度的简单并指畸形，第2～5指的近侧指间关节及拇指的指间关节存在粘连。尽管在X线上指骨之间存在分隔，但实质上并非关节。因此，患儿的手指从婴儿期至儿童期逐渐出现屈曲障碍，除掌指关节及小指近侧指间关节外，其他关节均出现僵硬。近节指骨的骺板出现半侧闭合，是导致示指或小指侧弯畸形的原因。

在Apert综合征患儿，拇指经常与示指形成并指，其掌指关节总是表现为严重的桡侧侧弯畸形。Fereshetian和Upton证实，拇指的侧弯畸形是拇短展肌在拇指末节存在异常的止点所致，因此对于拇指的侧弯畸形，应以松解拇短展肌为主，而不应采用近节截骨矫形。

1991年，Upton将Apert综合征的手部畸形分为3型：

1. **Ⅰ型**　手呈铲形，拇指与示指间存在虎口，但虎口间隙浅；示、中、环指呈复杂并指，环、小指呈简单并指（图91-189）。

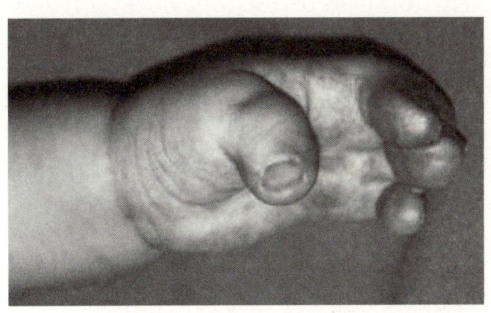

图91-189　Ⅰ型：铲形手

2. **Ⅱ型**　手呈勺形，拇指与示指呈部分或完全的简单并指，示、中、环指呈复杂并指，环、小指呈完全的简单并指（图91-190）。

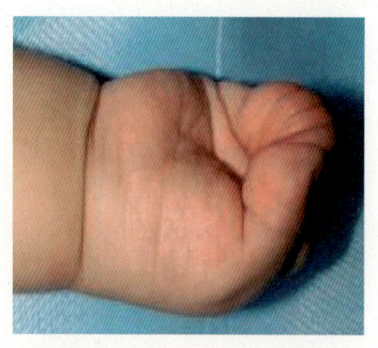

图 91-190　Ⅱ型：勺形手

3. Ⅲ型　手呈玫瑰花蕾形，拇指与示指呈复杂并指，远端存在骨性融合，拇、示、中、环指远端背侧覆盖一个宽的指甲；小指与环指之间无骨性融合，但呈完全的简单并指。部分病例存在五指远端的骨性融合（图91-191）。

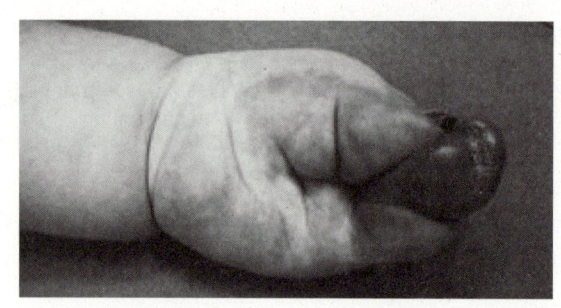

图 91-191　Ⅲ型：玫瑰花蕾形手

（二）手部畸形的治疗

尽管目前的医疗技术不能改变Apert综合征手部畸形的外观和僵硬的关节，但是积极的手部畸形矫治可以明显提高患手的功能。尤其是Ⅲ型手畸形，如果不予以矫治，患儿只能用双手完成抓持动作。

Apert综合征手部畸形的矫治主要包括开大第1和第4指蹼。尽管拇指的运动功能受限，但开大虎口后拇指与示指间的夹持对于患手的功能至关重要。由于Apert综合征患者的小指运动功能最佳，因此开大第4指蹼可以有效地增强患手的握持功能。Apert综合征的并指分指术与普通并指分指术的原则一致，多采用手背皮肤作为组织供区，设计局部皮瓣，形成虎口或指蹼，相邻指的侧缘采用全厚皮片植皮覆盖。Apert综合征患儿手部多汗，术后手部汗液浸渍植皮区，往往导致植皮坏死，并指复发，应予以注意，尽量选择非炎热季节治疗。对于第2~4指的并甲畸形，可采用末节指腹Z成形术形成甲周皮。

拇指侧弯畸形的矫正对于患手功能的提高并无意义，但是可以有效地改善外观。目前多采用在拇指末节松解拇短展肌止点，将其缩短后缝合于拇指近节基底的方法。

僵硬的第3、4指分指术对于手部功能的提高并无意义，但对于外形的改善具有一定意义。Dobyns等建议切除示指列，增加虎口的距离，以改善手的功能。

Apert综合征手部畸形的矫治需要多次手术完成，二次松解复发的并指或挛缩可达13%~18%。因此，如何制订治疗策略以减少手术次数至关重要。

对于Apert综合征手部畸形的Ⅰ型和Ⅱ型，手术治疗可以保留五指；而对于Ⅲ型，由于骨骼畸形严重，需要切除一个指列，以减少手术次数。如果确定畸形的分型后，即可确定保留四指还是五指，从而将手术次数限制在3次以内。

对于Ⅰ型和Ⅱ型，第一次手术应在患儿12个月以内进行，完成双手的虎口开大、第3指蹼成形和拇指侧弯畸形的矫治；第二次手术安排在6个月后，分开一只手的第2、第4指蹼；再过6个月进行第三次手术，完成另一只手的第2、第4指蹼成形。

对于Ⅲ型，第一次手术应在患儿12个月以内进行，完成双手的虎口开大、第4指蹼成形及拇指侧弯畸形的矫治，同时切除第4指列或第3指列；第二次手术安排在6个月后，完成一只手的第2指蹼成形；再过6个月进行第三次手术，完成另一只手的第2指蹼成形。

二、Poland综合征

Poland综合征最早由Alfred Poland于150年前报道，其发生率为活产新生儿的1/30000，具体表现为单侧胸大肌的胸肋头发育不良，同侧手发育不良伴简单并指和短指畸形。多数病例无家族史，男性多于女性，右侧多于左侧。

（一）手部畸形的表现与分型

Poland综合征可以根据胸大肌发育不良或缺如及手部畸形予以确诊。Al Qattan将Poland综合征的手部畸形分为7型：

1. Ⅰ型　手发育正常。
2. Ⅱ型　手功能正常，但与健侧相比手外形较小。
3. Ⅲ型　手的五列均存在，但有不同程度的手发育不良，表现为短小和并指畸形，并指为简单并指。可出现前臂、上臂短缩畸形，其短缩程度与手发育不良成正比。此型的另一特点是手指中节指骨发育不良或缺如，缺损程度与手指短缩程度成正比。在严重病例，手指中节指骨完全缺如，呈单关节手指（图91-192）。

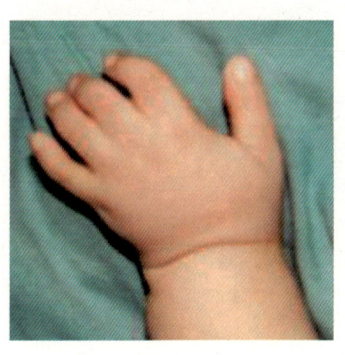 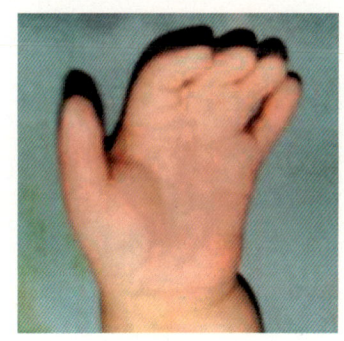

A　　　　　　　　　　　　　B

图91-192　Ⅲ型：单关节手指

4. Ⅳ型　手指的一列或多列缺如（图91-193）。根据手指缺如的程度，可分为5个亚型：A型，为桡侧列手指缺如，伴漂浮拇指或拇指缺如；B型，为示指缺如；C型，为示指和中指缺如；D型，为中央列手指缺如，可形成分裂手畸形；E型，为尺侧列手指缺如。

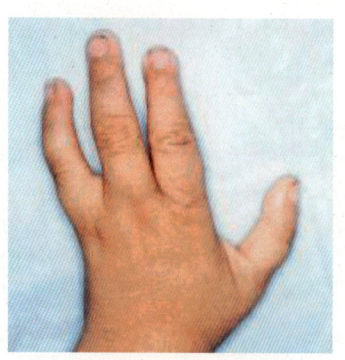

图 91-193　Ⅳ型：手指缺如

5. **Ⅴ型**　所有的手指均无功能，外形呈小瘤样（图91-194）。

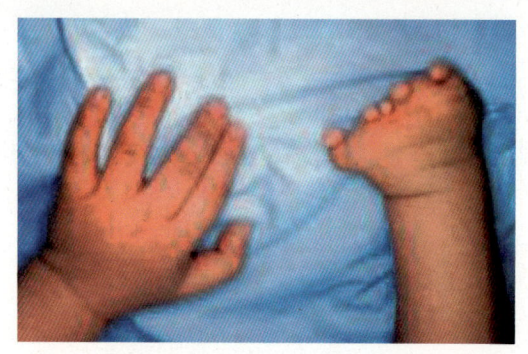

图 91-194　Ⅴ型：无功能手指

6. **Ⅵ型**　为无手畸形，横行缺损平面可以在腕关节以远，残留掌骨残迹；也可在腕关节以近。

7. **Ⅶ型**　为缺肢畸形。

（二）手部畸形的治疗

Poland综合征手部畸形的Ⅰ型、Ⅱ型无须治疗。Ⅲ型需要行并指分指及虎口加深治疗，其术后功能相对较好，但外形的改善取决于手发育的程度。在Ⅳ型中，A型需要行拇指重建（足趾游离移植或示指拇指化），D型需要加深手裂隙，以改善手指的抓握功能。Ⅴ型需要足趾游离移植再造手指。Ⅵ型及Ⅶ型需要应用假肢。

（路来金　宫旭）

第二十四节　先天性巨肢（指）畸形

单个或多个手指或伴有手掌、肢体超常发育，表现为手指、肢体异常增长肥大，称为先天性巨肢（指）畸形，或巨肢（指）症。它是少见的上肢畸形之一，却是最难治疗的类型。

一 病因及分型

巨肢（指）症是一种较少见的先天性过度生长畸形，病因目前尚不清楚。Inglis认为可能与神经支配异常、血供异常、体液系统异常相关；也有学者认为是外界因素（如X线、激素、氮芥等药物）或微量元素缺乏，干扰胚胎间胚叶发育所致。常发生于单指或多指，以示指居多，多限单手。几个手指同时受累时，皆为相邻指，也可发生于足趾。巨指畸形的染色体检查未发现异常。但近年有研究表明，巨指症患者细胞的PI3K-AKT途径异常，这种突变发生在胚胎早期，可以影响部分细胞发生改变，暗示与巨指症发生的可能有某种关联。

临床上将巨指症分真性和继发性两类。Barsky及Brotherston将真正的巨指症分为两种类型：静止型与进展型。静止型：不再随儿童的发育而进展；进展型：与正常发育不成比例地增大。Flatt分类法基于病理类型，为临床常用的分类法，分为神经纤维型、脂肪纤维型、骨型及单侧肢体肥大型四型。

二 临床表现

临床上常将巨肢（指）症分为两大类：真性巨肢（指）症或称原发性巨肢（指）症、继发性巨肢（指）症或称获得性巨肢（指）症。此症可导致外形丑陋、功能不良及神经卡压等症状。

（一）真性巨肢（指）症

手指的各种成分普遍超常发育，增长而且肥大，包括皮肤、皮下脂肪组织、神经、血管以及骨组织成分异常生长。可以是单个手指或多个手指过度增长、整个肢体过度增长、肢体节段过度增长或半侧身体过度增长等（图91-195）。

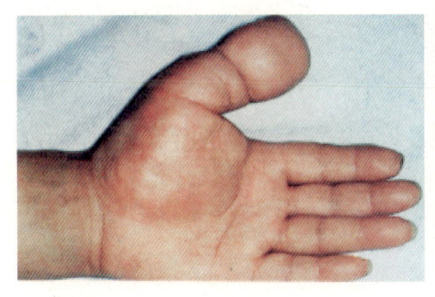
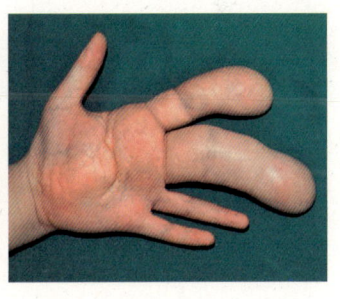

图91-195 先天性巨肢（指）症
A. 拇指巨指 B. 中、环指巨指 C. 示中指巨指

在真性巨肢（指）症中，又可分为常态巨肢（指）症及进行性巨肢（指）症两种类型。前者是出生时即显现有手指增粗、增长；后者是出生时手指不一定肥大，而是在儿童早期迅速增粗、增长。临床上以进行性真性巨肢（指）症为多见。示指巨指或两个以上手指巨指较为常见。

（二）继发性巨肢（指）症

继发性巨肢（指）症是指由于其他全身性或部位性疾病所引起的肢体异常发育和增长过度。垂体功能亢进可引起肢体肥大；上肢的血管瘤、淋巴管瘤、神经纤维瘤、动-静脉瘘及脂肪组织增生等占位性疾病，可引起手指及肢体的过度生长，形成巨肢（指）畸形。

三、治疗方法

目前，无有效控制巨指生长的非手术方法。巨肢（指）的治疗至今尚无良策，较多的是以切除增生的组织为主及尚无定论的神经阻滞类手术，也有应用遏止骨骼生长的骺板切除术，以期改善手的外观和整体功能。同时，强调保留指尖感觉和掌指关节的活动。治疗应该是个体化的，很多因素需被考虑，比如巨指的类型、进展程度和年龄。儿童和成人巨指的治疗方法是不同的，儿童需考虑到发育问题。常用的手术方法包括以下几种：

（一）软组织切除术

单纯的软组织切除术是切除过度生长的软组织，使巨肢（指）体积缩小，也可以将单纯软组织切除术看作是骨切除术的有效补充。单纯的减脂术后仍有组织肥厚、外观难看和功能部分缺失的可能性。为防止术后手指血供障碍，手术可分两期进行。多半选用手指侧方锯齿形切口，分离指血管及指神经，切除手指掌侧或背侧多余的脂肪组织，在手指皮肤血供不受影响的情况下尽可能多地切除皮肤及皮下组织。

（二）手指末端整形缩短术

主要有Barsky法、Tsuge法、Uemura法和Bertelli法等。但上述方法均很难改变手指的横向增宽，一些骨关节的部分切除术可以解决手指的增宽问题，但指间关节的运动范围没有改善或者有进一步下降的可能。此外，还要注意保持关节的稳定性。也有其他保留指甲的手术方法，如Sabapathy的方法是切除增大的手指或足趾，使指甲成为完全游离的指甲瓣，这个方法简单，可以广泛应用，但血供不能完全保证，可能导致指甲萎缩和变形。Koshima报道的带血管的指甲移植需要血管吻合，技术要求更高，但是可以保证较好的血供。以上几种手术方法均有其优势和不足之处，临床工作中必须采用个体化治疗，选择最佳手术方法。同时，要充分考虑患者的意愿，如患者是否积极要求保留指甲，是否接受二期甚至多次手术等。

（三）骨骺遏止术

骨骺遏止术适用于进展型巨指或巨趾畸形，特别是针对儿童的进展性巨指（巨趾）。当其手指（足趾）纵向生长到和父母（男孩参照父亲，女孩参照母亲）相应手指等长时，可以考虑阻止指骨（趾骨）（包括阻止掌骨、跖骨）的纵向生长。术中暴露近节、中节和远节指骨骺板，用高速钻、刮匙和电灼将骺板融合。单侧的骺干固定术也可用于侧弯的纠正。侧弯也可用契形截骨术来治疗。目前，临床上采用此种方法较多。截骨术也常和关节融合术同时进行。

（四）神经剥离及神经减压术

Tsuge认为指神经是导致巨指的原因，所以切除指神经是有效的。他认为儿童期手术所导致的神经功能影响很小，尤其是和神经分布相一致的巨指畸形。他强调部分或全部切除受累肥大神经效果有限，在切除肥大神经的同时还要切除周围过多的脂肪组织，从而减少巨指的体积，才是有效的手段。为了保留感觉功能，只切除了指神经分支，保留了神经干，所有分支从神经干游离出来，与脂肪组织一并切除。如果指神经明显增粗，可将指神经剥去一半。如果指神经弯曲过多，可按Kelikian方法节段切除后端端吻合。但是，这种方法仍然存在争议，尤其对儿童，其远期疗效究竟如何，尚不明确。尽管如此，我们仍认为切除肥大的神经分支和软组织是治疗巨指症的方法之一。

当巨指症伴有正中神经生长失控，造成正中神经在腕管受压时，作腕管松解术可使神经减压。Yoshida最近报道了运用内镜技术行腕管释放减压术来治疗巨指患者的腕管综合征，并取得较好效果。

（五）截骨术

指骨或趾骨切除术可用于缩短骨的长度，这也是临床上最常用的方法之一。Tsuge还推荐用楔形截骨术联合骨骺切除来纠正成角畸形。Tan等还设计了中节指骨关节去除的缩短术。手术中去除中节指关节，通过指间关节成形术使近节指骨和远节指骨连接在一起。因为两者在解剖上是相似的，关节面大小相差不明显，同时有足够的腔隙可以形成有功能的关节。屈肌腱和伸肌腱都被缩短，可使关节活动良好。可以去除多余的软组织，神经血管束必须被保留。该方法能够保留手指的提、捏、抓等基本功能，并且外形较好，但不适用于拇指和蹈趾。

（六）截肢术

截肢术适用于过大的，不但本身失去功能，而且影响其他功能的巨指（趾）。但截肢术意味着牺牲了整个指（趾），这个做法会导致美观缺陷和功能丧失。同时，我们认为因患指（趾）形态各异，即使根治术也不一定达到美观，而且截肢术不能保证局部组织不再生长，所以二次手术可能还是需要的。因术中应用皮瓣包裹残端，切除的纤维脂肪组织又影响了局部血供，术后常发生伤口延迟愈合的情况，有报道7例中有4例发生了延迟愈合。因此，截肢术通常是最后采取的方法，须经过慎重考虑和充分的医患沟通方可实施。

（七）放射状切除

趾骨的放射状切除包括肥大的跖骨，近、中、远节趾关节等骨组织和周围软组织，是跖骨肥大和前足宽度、高度增加患者的有效缩窄方法，适用于非蹈趾巨趾的跖骨累及患者。趾骨远端切除术或骺骨干成形术只是缩短脚趾的长度，对前足的增宽、增高的矫正没有帮助，所以放射状切除比跖趾关节水平截肢术有更好的美观效果。当患者的跖骨延伸角大于100°时，可以进行放射状切除。对于蹈趾巨趾，则不宜手术切除。因为蹈趾和第1跖骨在负重和维持正常步态中起着重要的作用。当蹈趾巨趾是单侧时，推荐重复进行趾骨、跖骨骨干缩短术。跖骨骺骨干固定术是另一个选择，建议当跖骨发育到正常成人大小时再行骺骨干固定术较适宜。对于治疗时间，建议在患儿出生6个月后进行，这时才可以较客观地评估畸形累及范围和模式，决定最佳的手术方案。

图91-196为Joshua S. Gluck等总结的巨指症治疗流程图，对于临床方案的制订有较为实用的参考价值。

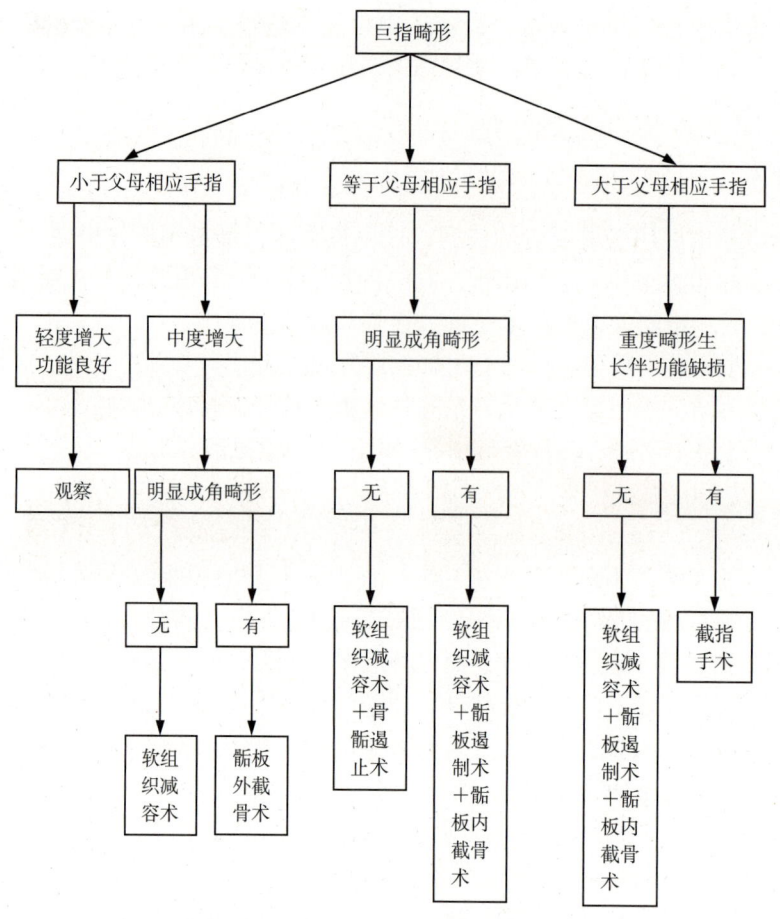

图91-196　巨指症治疗流程图

（王炜　韩冬　姚平　赵风景　姚建民）

第二十五节　环状缩窄带综合征

一　定义

环状缩窄带综合征也称羊膜中断肢体序列或羊膜带综合征，以发生在四肢和手指的完全或不完全环形缩窄为特点，包括末端并指（趾）、短指或缺指畸形，常有缩窄带以远的局部肿胀和指（趾）淋巴水肿（图91-197）。

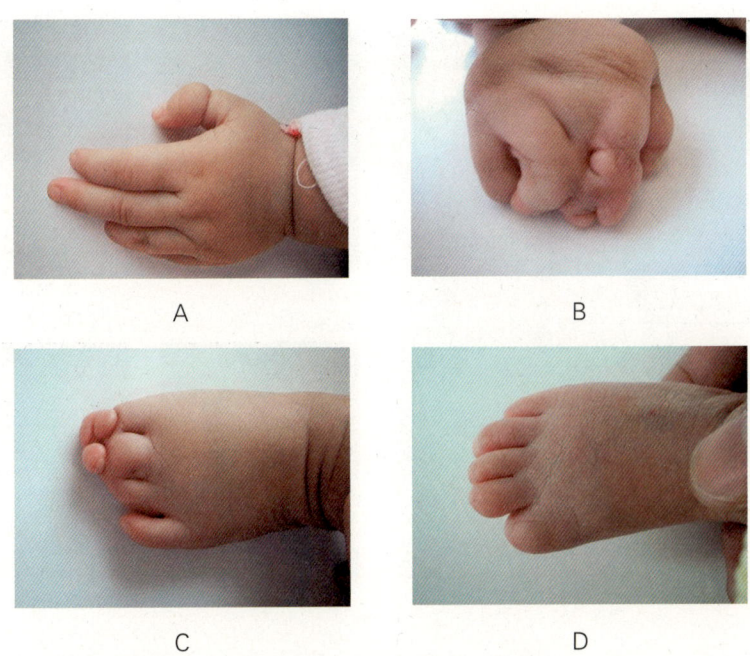

图 91-197 环状缩窄带综合征
A. 拇指典型环状缩窄带伴指体远段淋巴水肿　B. 示、中、环指远端融合而近端皮肤有隙并指　C. 第1、2、3、4趾远端融合而近端有隙并趾　D. 环状缩窄带造成的截趾

二 病因

环状缩窄带综合征有内因和外因两大学说。Streeter 于 1930 年首先提出内因学说，认为是胚胎内血管中断，囊胚层发育受到干扰，皮下组织本身发育不良所致。Van Allen 利用 RMA 和 TCA 观察到新生儿肢体环状缩窄处动脉呈分叉或细而无分支，也支持该学说。外因学说则以 Torpin 为代表，认为是子宫内羊膜破裂，胎儿肢体或部分肢体被释放的羊膜带缠绕绞窄所致，或由于肢体被卡在羊膜壁的破口处所致。但此学说无法解释伴有其他先天性疾患（如并指、唇腭裂、肛门闭锁等）的病例。1975 年，Kino 用胚胎大鼠复制出环状缩窄伴远端粘连性并指的动物模型。

三 临床表现

环状缩窄可以是完全的，也可以是不完全的环状收缩，可发生在身体任何部位，甚至有报道发生在头颈部、腹部，更小的缩窄环可能造成一些罕见的面裂，但以肢体处最为常见。这些缩窄可导致先天性截肢（指），或是不全离断伴远端水肿，严重的病例可影响肢体的发育。缩窄还可导致与相邻指、趾或非相邻指、趾融合，从而形成复合并指或（和）末端并指畸形，两指远段融合而近段留有窦道，而缩窄环以近的肢体几乎正常（图 91-198，图 91-199）。残肢可表现为皮肤紧绷，覆盖在尖端变细的骨骼上，缩窄环以远的皮肤可能较硬且呈现非凹陷性水肿。缩窄严重的患者可出现神经损伤症状，并在出生后即可发生。有学者在术中发现，这些症状与远端的神经缺如有关。环状缩窄还可以伴发唇腭裂和裂足畸形，甚至伴发桡侧纵裂发育不全（图 91-199～图 91-202）。

MRI 可以显示重要血管的走行，对于判断深部组织的累及程度具有重要意义。我们的研究也表明，在大多数环状缩窄病例中，深部血管很少被累及，这为一次性手术切除束带提供了影像学依据（图 91-203）。

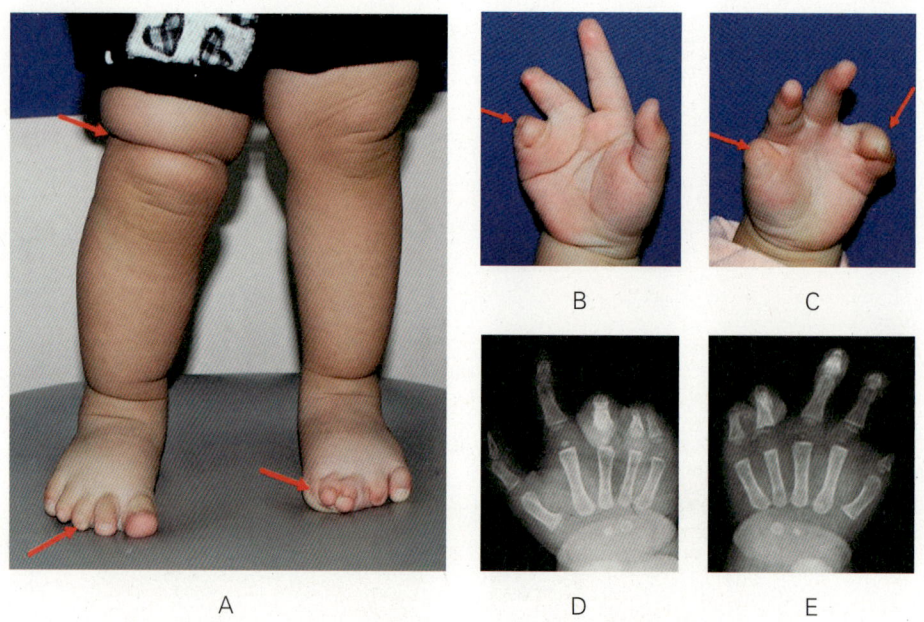

图 91-198　右大腿环状缩窄伴短指、截指（趾）、有隙并指（趾）

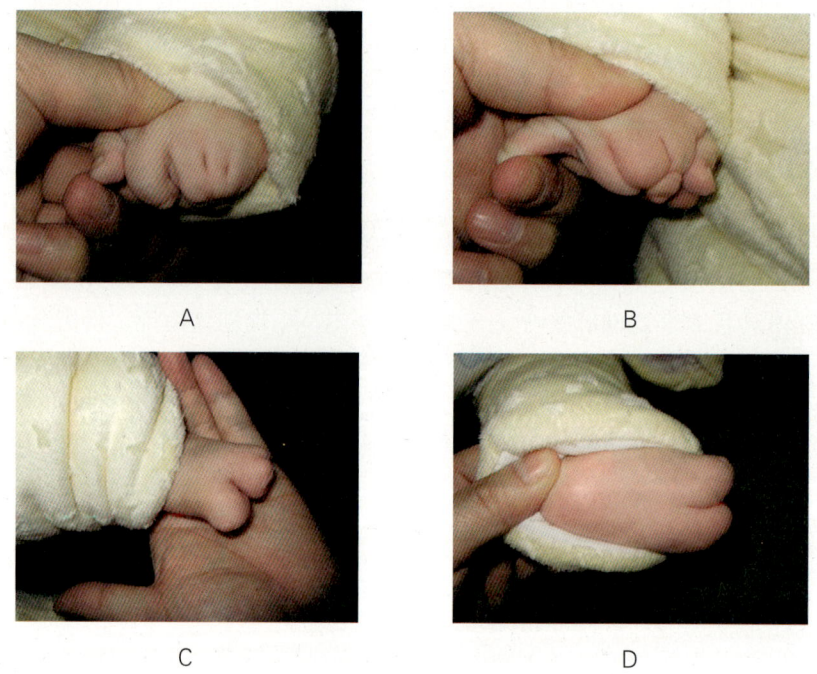

图 91-199　环状缩窄伴裂足、短指、截肢（趾）、有隙并指（趾）

第九十一章 先天性手及上肢畸形

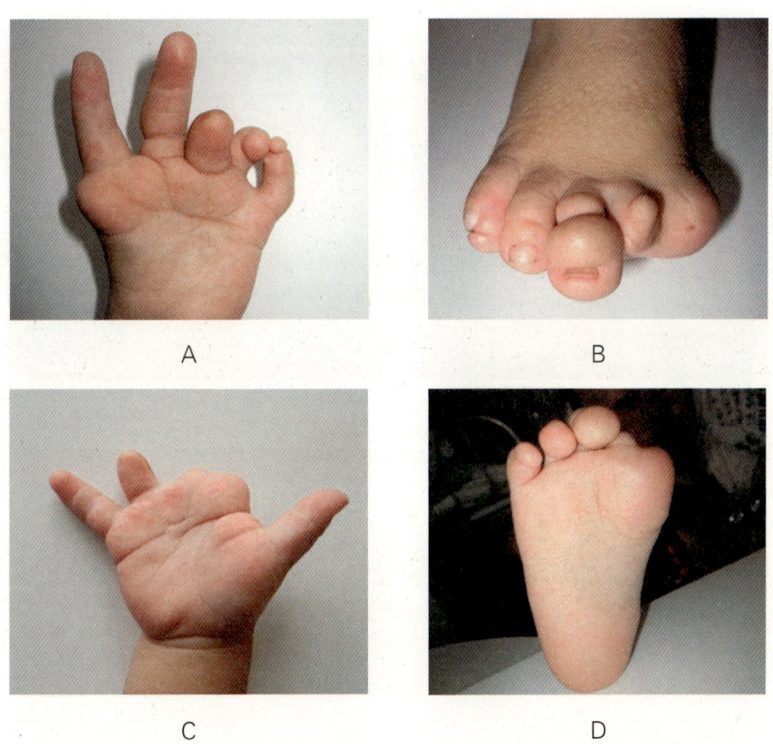

图 91-200　环状缩窄伴趾体淋巴水肿、手指桡侧纵列发育不全、短指、截指（趾）、并指

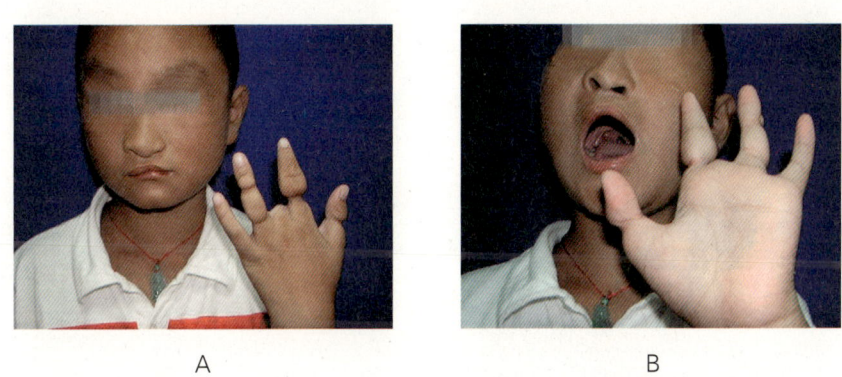

图 91-201　环状缩窄伴隐性唇腭裂、截指

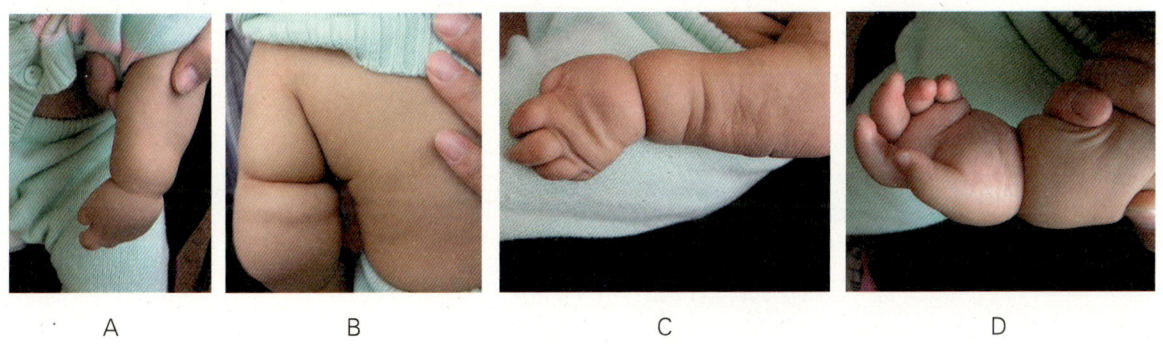

图 91-202　婴幼儿上臂、腕部的环状缩窄伴桡神经损伤、手部淋巴水肿

4061

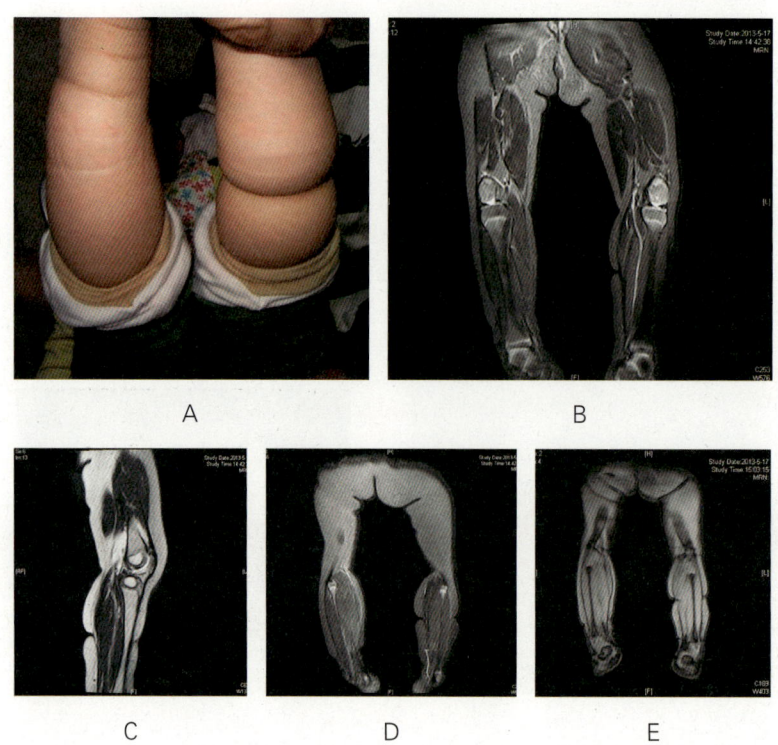

图91-203　左小腿缩窄环深在，但MRI显示深部血管未受累及

四　分类

环状缩窄带综合征常被视为一个整体疾病，但可根据肢体的表现进行细分。这些分类对于指导临床治疗可能没有太大帮助，但在研究上可能有一定意义（表91-15，表91-16）。

表91-15　环状缩窄带综合征的Patterson分类

类型	临床表现
1类	单纯环状缩窄
2类	环状缩窄伴远端畸形,合并(或不合并)淋巴水肿
3类	环状缩窄伴远端融合,末端并指
Ⅰ型	指尖融合
Ⅱ型	指尖融合,指蹼较远
Ⅲ型	指尖融合,无指蹼,复合并指伴近侧窦道
4类	宫内截肢

表91-16　环状缩窄带综合征的Isacsohn分类

类型	临床表现
1类	皮肤浅沟
2类	深达皮下及肌肉
3类	深达骨骼
4类	骨假关节形成
5类	宫内截肢

五 治疗

(一) 出生前指(趾)及肢体的治疗

在子宫内发育阶段,极少数情况下,缩窄环会导致远端缺血,此时手术松解缩窄带的压迫是必要的,但术后肢体的存活常成问题,多需要手术截肢。目前,宫内松解下肢缩窄环的手术已实施,并成功保存患肢。当产前超声检查发现严重缩窄时,可考虑行该手术治疗。目前,胎儿镜下束带松解术仅限于进行性水肿及循环中断的、可致肢体缺损的病例(图91-204)。因为是宫内手术,必须考虑到孕妇及胎儿的风险,其中最为常见的是自发性流产。

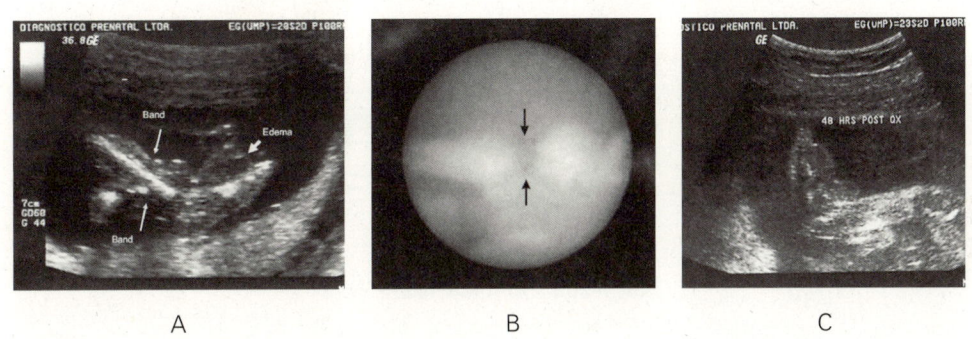

图91-204 胎儿镜下束带松解(Ronderos-Dumit,2006):超声下束带定位,胎儿镜下束带松解,超声观察到肢体淋巴水肿的减退

(二) 神经损伤

环状缩窄带可导致周围神经损伤,其中电生理评估的价值尚不确定。有报道,神经压迫解除后,有些病例可获得良好疗效,但神经连续性存在,松解术后无改善的病例仍居多数。大多数患儿仍需要神经移植来改善疗效。

(三) 环状缩窄带

治疗目的是获得功能与美学的双重改善。主要是彻底切除缩窄环的皮肤及皮下组织,通过周围皮肤和软组织Z成形或W成形技术,延长并重新设计瘢痕,使缩窄环得以松解消除(图91-205,图91-208)。Upton强调在皮下筋膜瓣复位纠正挛缩的重要性(图91-206)。Mutaf报道了一种矩形瓣技术,通过裂缝处真皮脂肪瓣的转位来提高组织厚度,并且不延长皮肤的瘢痕(图91-207)。现在认为,一次性切除整个束带是安全的。当存在两个束带且互相毗邻时,推荐分次手术,一次切除一个束带。笔者建议以完整切除缩窄环、筋膜瓣复位、皮肤三角瓣成形为特点的一次性整形手术,不仅能有效缓解淋巴水肿,还可以实现瘢痕最小化(图91-209)。

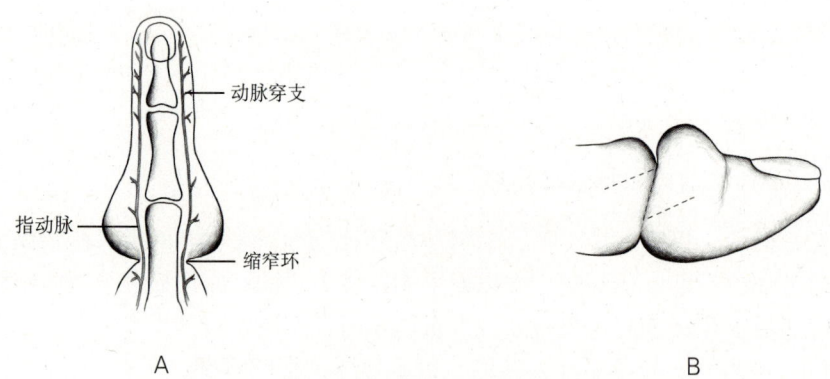

图 91-205　手指环状缩窄的解剖特点与手术设计

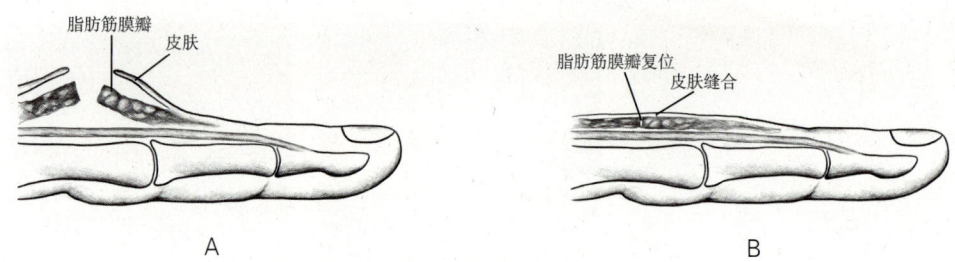

图 91-206　筋膜瓣的推进和复位

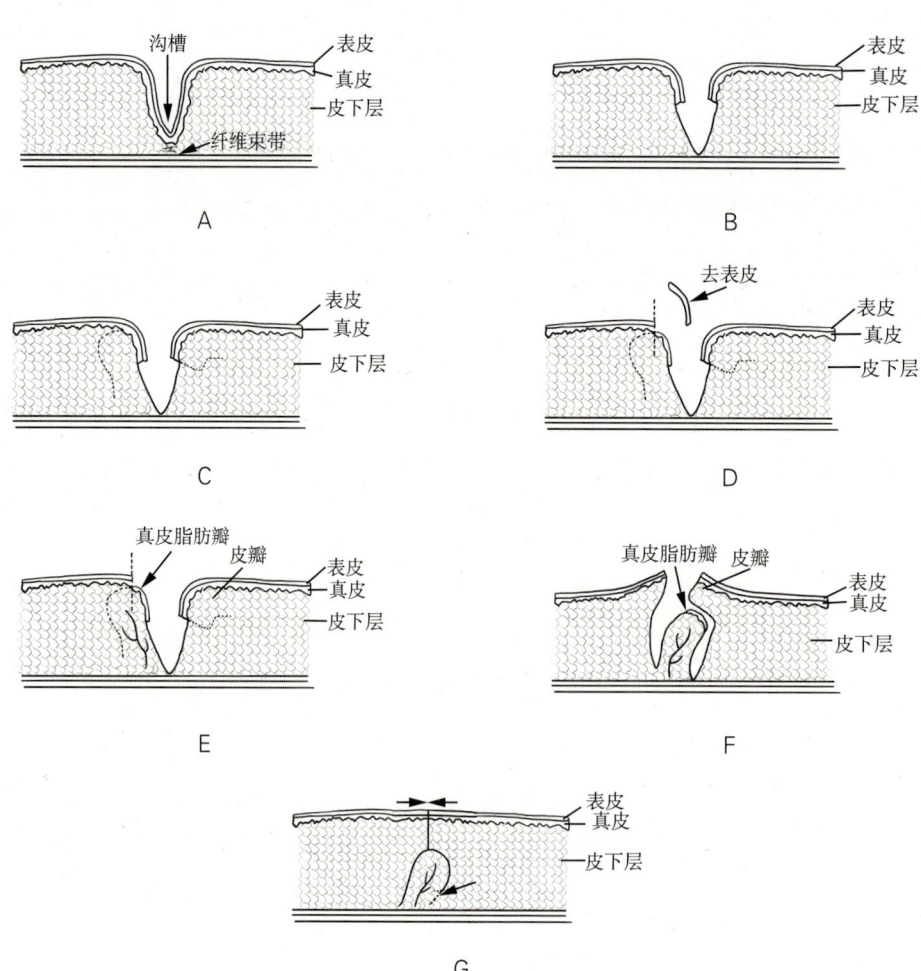

图 91-207　Mutaf 矩形瓣技术

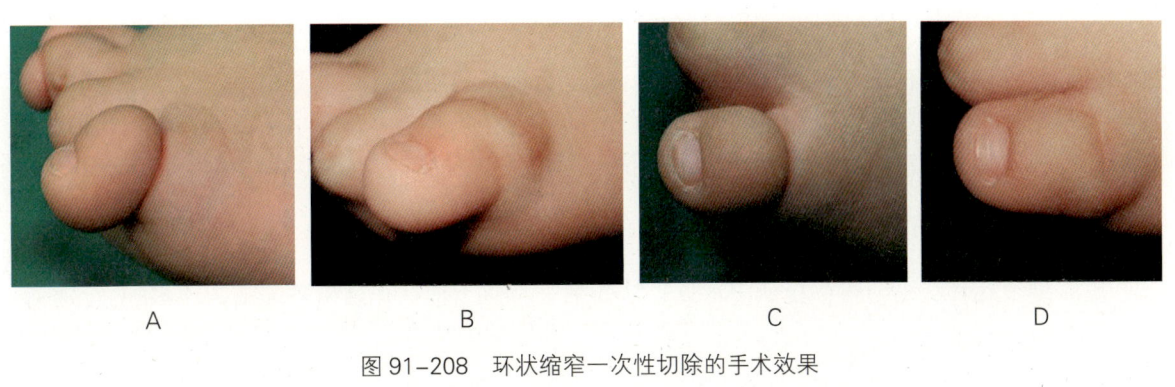

图91-208 环状缩窄一次性切除的手术效果

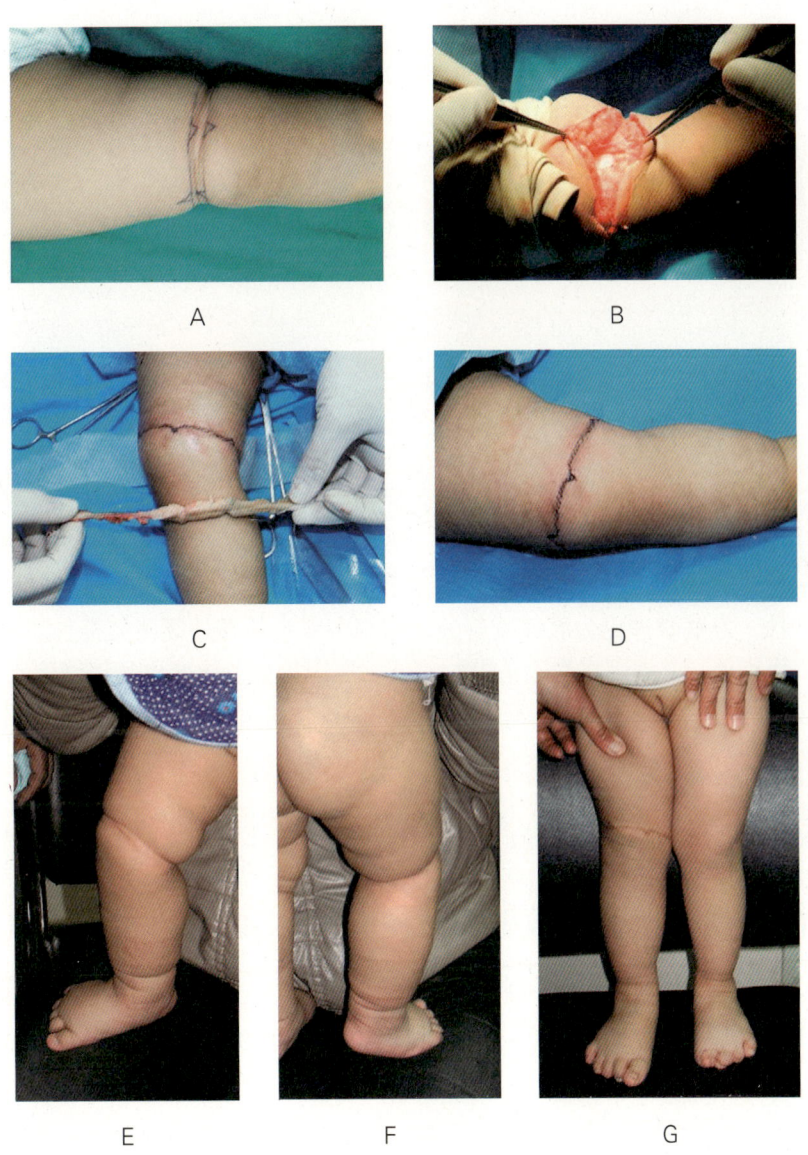

图91-209 以完整切除缩窄环、筋膜瓣复位、皮肤三角瓣成形为特点的一次性切除术可有效缓解淋巴水肿、实现瘢痕最小化

（四）末端并指

环状缩窄合并并指畸形的治疗原则同并指治疗。分指需要重建指蹼，手指皮肤缺损处需植

皮，指甲、指腹成形；瘘管通常距离较远，无法并入结合处的皮瓣，常在切除皮肤后用于全厚皮片移植。此外，还需注意松解伴随的缩窄环。做分指手术的年龄时机很重要，因为相连但不相邻的手指常常是不等长的，随着年龄生长会成角畸形。分开两并指末端的粘连后，将解除这种栓系作用，有利于手指的正常发育，而近段的分指及指蹼重建可延期至学龄以后。

（五）皮肤结节

皮肤结节在环状缩窄带综合征中常见，这些结节常位于指背并且位置固定，伴水肿。这些皮肤结节可用很多方法治疗，Z成形术常疗效不佳，常用的方法是完全切除，必要时局部全厚皮片移植。

（六）指（趾）缺如

环状缩窄带综合征中常见指（趾）缺如，缺如数量多变，指（趾）外形与横断缺如相似。因缺如水平近端的结构正常，对手指部分缺如可以行足趾移植改善外观和功能。

（王斌　周晟博）

第二十六节　先天性缺肢（指）畸形

先天性缺肢（指）称为先天性肢体（手指）横向缺失，缺失的平面可以发生于任何平面，是以上肢某个部位作为起点，远端肢体完全缺如。如同截肢后形成的残端一样，可按缺如程度进一步分为下列几种：先天性臂、前臂水平，腕部和手掌水平，以及手指水平缺失。横向缺失发病率较低，多呈散发性，发病学理论为肢芽发育的血管损害或者顶端外胚层嵴损伤。目前，除了药物沙利度胺的致畸作用外，其他因素尚不清楚，可能的原因为染色体变异和环境因素的影响。

一　上臂水平缺失

该平面的缺失发生率很低，这类畸形多表现为双侧，可伴有常染色体隐性遗传。肢体的残端多为球状，并包含一些无用的残基。该类型的缺失多不需要手术治疗，需佩戴假肢改善功能。如缺失远端骨组织过度增长，影响假肢佩戴，则需行手术纠正，以利于佩戴假肢。

二　前臂水平缺失

该类型的缺失发生率多于上臂水平缺失，多见于左侧，男性发病率多于女性。多数畸形发生于前臂近端1/3处。残端多呈球根状，可见皮肤与纤维原基粘连形成的凹陷。近端尺桡关节多呈半脱位，桡骨小头错位，肘关节屈曲多超过100°。

该类型多采用保守治疗，必要时需行前臂末端修整，以便于佩戴假肢。对于肘关节水平的缺失，肱骨过度生长较为常见。自体软骨覆盖残端，可抑制过度生长。部分患者需要行截骨术，纠正肘关节屈曲至20°～45°。对于双侧肘关节下平面缺失或者腕关节平面缺失的患者，可以采用尺桡骨开叉术。目前建议尽早行假肢佩戴干预，最大限度地恢复肢体功能。对于肘关节下平面缺失的患儿，6个月大时即可佩戴被动性假肢，便于爬、抓等动作时保持平衡。18～24个月患儿，可以佩戴前端呈钩子状的假肢，通过侧肩关节的运动，辅助完成一些简单的动作。3～6岁时可佩戴机电假肢。假肢的佩戴有助于改善功能，特别是双手的功能。

三 腕和手掌水平缺失

腕部和手掌处的水平缺失临床表现多种多样，严格意义上来说，短并指畸形中远端带有甲片的发育不良的肉球不能算作横向缺失。皮肤的凹陷或者组织的收缩多说明伸屈肌腱的存在，肌腱多数发育不正常，但是在手掌和腕部，解剖位置多是正常的，肌腱的远端多与发育不良的肉球相连。这些肌腱可以提供桡腕关节的活动。通过相关的检查来判断肌腱的力量和发育不良的肉球皮肤的大小。

腕关节水平的缺失很难治疗，大多不必要佩戴假肢，因为佩戴假肢可能干扰正常感觉的回馈。对于腕关节活动正常的患儿，可以佩戴掌中部的假肢，帮助患儿完成抓、拿、握等动作。同时，腕关节水平的骨牵引技术和骨移植可以充分利用多余的软组织，从而加大接触面积和改善功能。

对于掌骨水平的缺失，重建的可能性大大增加。对于存在第1、5掌骨的水平缺失，可以通过自体骨移植、骨延长技术来增长掌骨，或者将中央列掌骨移植到两边掌骨处，加大中央的间隙，改善手部功能。另外，通过不带血运的足趾骨移植或者带血运的足趾移植，都可改善手部功能。

四 手指水平缺失

手指水平缺失可发生于包括拇指在内的各个手指，可伴有前臂的发育不良。缺失平面近端的解剖结构大多发育正常，如手指严重发育不良，可伴有近端结构的发育畸形。手指的重建是有效的治疗方法，缺失平面位于近节指骨1/2处的，可以考虑行不带血运的足趾骨移植或者近节指骨延长术，特别是多个手指和拇指畸形。指骨延长术可以改善指骨的长度，但是延长的骨较细，并且没有关节活动。带血运的足趾移植可以改善功能及外观，但是大多数父母不能接受该术式。对于青少年，可以在社交场合佩戴手指义指；对于年长的儿童或者青少年，其拇指正常，伴有多个手指缺失，可以佩戴部分手部假肢以改善外观和功能。

（杜子婧 韩冬 张锦程）

第二十七节 手及上肢先天性畸形和综合征

一 Marfan综合征

Marfan综合征又称蜘蛛指（趾）综合征，是全身结缔组织的先天性疾病，为常染色体显性遗传。可分为无力型、非无力型、挛缩型、关节活动过度型四种类型。主要累及肌肉、骨骼、心血管和眼部。患儿出生后即可发现异常。表现为蜘蛛脚样指（趾），身材偏高，肢体细长（特别是远侧肢体），身体下部比上部长；脸狭长，腭弓高；鸡胸或漏斗胸，脊柱侧凸或后凸；韧带和关节囊松弛。可伴有髋关节、膝关节脱位，平足等。心血管畸形包括升主动脉扩张、二尖瓣脱出、主动脉夹层。眼部症状有严重近视、斜视、青光眼等。无特效治疗，以对症治疗及矫形手术为主。

二、Ehlers-Danlos综合征

Ehlers-Danlos综合征又称皮肤弹力过度综合征，为最常见的结缔组织遗传性疾病之一，由胶原代谢障碍引起。主要表现为皮肤弹性过度、皮肤和血管脆弱、关节活动度过大等。共有9种临床类型。Ⅰ型：重型。常染色体显性遗传，表现为皮肤弹性过度，关节活动过度，有皮下钙化结节。Ⅱ型：轻型。症状与Ⅰ型相同，但较轻。关节活动过度仅限手和足。Ⅲ型：良性关节活动过度型。表现为关节活动过度，皮肤瘢痕形成正常。Ⅳ型：瘀斑型。皮肤薄，皮下青肿明显，关节活动正常。Ⅴ型：显性遗传，症状同Ⅱ型。Ⅵ型：眼型。除皮肤关节外，可有角膜、巩膜破裂，视网膜剥离。Ⅶ型：先天性多发性关节松弛型。婴儿关节松弛，常伴有髋、膝和其他关节脱位或半脱位。Ⅷ型：牙周炎型。皮肤易挫伤，进行性牙周炎，过早脱牙。Ⅸ型：枕骨角型。皮肤脆弱松弛，关节活动过度，可伴桡骨小头脱位，枕骨角，疝、膀胱憩室。

无特效治疗。四肢畸形及脱位可以手术矫形，但术后瘢痕宽、薄、亮。由于关节韧带松弛，术后可能仍有半脱位，但对功能影响不大。

三、Larsen综合征

Larsen综合征又称腭裂、平脸、多发性先天性关节脱位综合征。有常染色体隐性遗传或显性遗传。为全身结缔组织发育障碍疾病，可引起全身关节过度松弛而出现脱位，面容改变，手、足、脊柱及心脏等畸形。表现为前额突出，颜面扁平，眼距增宽，鼻梁低平，眼眦异位或腭裂；髋、膝、肘关节脱位，多为对称性；手指呈圆柱状，掌骨短，指甲宽而短；足呈马蹄内翻或外翻畸形。治疗四肢关节脱位和足部畸形，可手术复位与矫形，效果较好。

四、Down综合征

Down综合征又称21三体综合征。多出一条21号染色体，引起以智力障碍为主的先天性发育异常。表现为短头畸形，可有第三囟门；上颌骨、鼻骨发育不良；眼裂斜向外上方，眼距增宽；舌厚，耳小；四肢张力低下，关节柔软，关节韧带松弛，可过度活动；手短而宽，手掌纹往往只有一条，通贯手；小指末端常向内弯曲；脚宽、厚，踇趾与其余四趾分离较远。常伴有脊柱侧弯，髂骨翼向外展，髋臼偏平；常有智力障碍。染色体检查可确诊。无特殊治疗，长期教育训练为主。

五、Edward综合征

Edward综合征又称18三体综合征，为多一条18号染色体而发生的畸形。核型分析可见患儿有47个染色体，18号染色体位置上有一个多余的染色体，呈三体性。临床表现为多发畸形，出生时手指屈曲呈紧握状，第2、3指重叠，小指向内弯斜；足呈马蹄内翻足或扁平足；颅骨狭长，枕骨突出，耳位低，下颌短小，短颈，胸骨短，骨盆狭窄，脊柱畸形，常伴有心血管先天性畸形，智力低下。细胞染色体检查可确诊。预后不良，90%的患儿不到1岁死亡。

六、Patau综合征

Patau综合征又称13三体综合征，患儿染色体有47条，多一条13号染色体。表现为小头颅，

小眼或无眼，唇腭裂，短颈伴颈蹼；有毛细血管瘤，耳聋，耳位低下；多指，并指，指尖关节屈曲挛缩。可伴有足部畸形，距骨脱位。此外，还有神经系统及心血管系统重度畸形，智力低下。染色体核型检查确诊。预后不良，常在婴儿期死亡。

七　Trisomy-8综合征

Trisomy-8综合征又称8-三体综合征，染色体总数47条，8号染色体三体。表现为头颅大，外耳发育不良，耳位低，颈短，躯干细长，胸骨凹陷；马蹄内翻足畸形，姆趾屈曲；手指细长弯曲；四肢关节运动受限。可伴有隐睾、先天性心脏病等，患儿智力低下。染色体检查确诊。预后差，仅少数患者可存活至成年。

八　Turner综合征

Turner综合征又称原发性卵巢功能不全综合征。为先天性染色体组合异常的疾病。女性发病，表现为身材矮小，原发性闭经，颈蹼、肘外翻等。X线检查显示肘外翻畸形，腕骨排列异常，第4掌骨变短，骨龄延迟。性发育幼稚，卵巢萎缩，子宫小，乳腺不发育。常有心血管系统畸形及智力低下。染色体检查确诊。可用激素替代治疗。颈蹼和肘外翻必要时可进行手术矫形。

九　Klinefelter综合征

Klinefelter综合征又称小睾丸症。为男性患者多了一个X染色体，性染色体为XXY。幼儿时症状不明显。青春期后表现为睾丸小，不能生育。可出现性格体态女性化，轻度智力障碍。骨骼畸形，有尺桡骨融合，第4掌骨短小，第5指向内弯斜。染色体检查确诊。可采用睾酮替代治疗。骨骼畸形影响功能时可进行手术矫形。

十　Klippel-Trenaunay-Weber综合征

Klippel-Trenaunay-Weber综合征又称血管扩张性肢体肥大症。病因不明，表现为偏侧肢体骨和软组织肥大，伴有皮肤血管瘤。一侧患肢较对侧肢体粗大而长，皮温升高，多汗或少汗，有时可听到杂音。X线可见骨皮质增厚。可合并全身的血管畸形及多指、并指、蜘蛛指、脊柱裂、小头畸形。部分患者智力低下。早期可弹力绷带对症治疗，预后较好。

第二十八节　手及上肢畸形与全身骨骼畸形和综合征

一　Apert综合征

Apert综合征是以双手、双足完全性并指为特征的一种较罕见的疾病，发病率约1/65000，男女之间无明显差别。父母年龄较高与发病相关。资料显示，该疾病在亚洲人发病较高、西班牙人发病较低。

Apert综合征，又称尖头并指畸形，是一种以中面部后移，鹦鹉嘴鼻，颅缝早闭，镜影性并指（趾）为表现的临床综合征。由于未知的原因，在同一患者身上，颅面部畸形的严重程度与手部畸形的严重程度成反比。手部畸形包括示指、中指、环指的复杂并指畸形以及简单的环指、小指并指畸形。不同程度的第1指蹼并指畸形，加上拇指的侧偏畸形严重影响了手的抓握功能。严重的病例可出现远端指骨全部融合，手指远端成花骨朵样，手掌向内凹陷，并且时常出现甲沟处感染。

Apert综合征患儿在编码FGF受体2（FGFR2）的基因上有两种突变位点，即Ser252Trp和Pro253Arg。这两个位点均在FGFR2基因座的ⅢA外显子区域。根据临床观察发现，Ser252Trp突变表现为颅面部畸形较轻，手部畸形较重；而Pro253Arg突变表现为手部畸形较轻，颅面部畸形较重。

（一）临床表现

1. 尖头畸形　冠状缝早闭，阻止了与冠状缝垂直方向的颅盖骨发展，头颅前后径不能增长，沿横径发展，因此前额高而宽。

2. 颜面畸形　眼距增加，鼻梁低平，上颌骨发育不良、前突，可伴腭裂。

3. 并指畸形　程度不等，有皮肤性并指或骨性融合，以中、环、小指并指多见，双手对称畸形，不同长度手指末节指骨并指。指尖关节无活动，指骨短，指甲宽大，覆盖整个远节指骨。

4. 其他　拇指段，仅有一节指骨。掌骨短，第4、5掌骨基底有时融合。多有智力迟钝，内脏畸形。颅内压增高，可有头痛、抽搐、突眼、视力丧失等。

（二）分类

根据软组织和骨骼畸形的程度，Apert综合征手部畸形分为3型。不同的分型决定着不同的临床手术方案。

1. Ⅰ型（产科医师手，obstetrician's hand）　手指并指平面平坦，拇指独立，示、中、环指形成并指复合体，第5指并指相对分开，末节可活动。拇指有桡侧侧弯畸形（拦车手，hitchhiker thumb）。

2. Ⅱ型（杯状手，cup hand）　拇指并指相对独立，手部横弓收拢形成杯状，指间有长度至掌指关节的间隙，第5指并指相对分开。拇指仍有桡侧侧弯畸形。

3. Ⅲ型（花蕾手，rosebud hand或马蹄手，hoof hand）　各指并指紧密，连接成团。常出现内生指甲而导致感染。拇指指骨较小，并且被示、中、环指包围。拇指不一定存在桡侧侧弯畸形。

（三）治疗原则

Apert综合征手部畸形较为特殊。与其他手部畸形相比，具有独特的治疗方案。由于指关节粘连以及示、中、环指间无法相对活动，分离并指时可以使用直线切口。首先分离拇指和第5指，在患儿12个月以前可以行双侧同时分指手术。在分指手术前，可能需要先处理内生指甲引起感染的问题。三角皮瓣可用于甲沟成形术，手指的创面区域可以植皮覆盖，拇指需要延长至指骨水平。分离第4、5掌骨的联合，可以改善手抓取物体的功能。

（四）手术方法

1. 重建第1指蹼　要使拇指具有足够的外展空间，可采用连续的皮肤筋膜松解、固有肌延长、腕掌关节囊切开等方法增加指蹼的面积，允许拇指外展达45°。未成年人第1指蹼狭窄，可通过局部皮瓣进行修复，如四瓣法Z改形。较严重的第1指蹼狭窄伴皮肤组织不足者，可用手背部旋转推进皮瓣或手背部扩张皮瓣进行修复。

2. 矫正拇指弯曲畸形　开放的楔形截骨是延长拇指的首选方法。拇指指蹼的松解和拇指的截骨最好在同一期手术进行。在行指蹼松解以及拇指楔形截骨延长术后，通常伴有拇指一侧的皮肤短缺，可通过Z改形来进行修复。松解并指通常分阶段来完成，其中指蹼的重建和示指的位置决定了手术方案，而并指中的神经血管束通常不会影响手术方案的制订。如果畸形严重的示指分开后不能形成一个有足够功能的手指，则可考虑去除。

3. 并指分离　分期矫正严重并指畸形，主要通过分离末端融合的指骨和甲床来实现。通过分期手术，可将复杂的并指畸形转化为简单的并指畸形，进而彻底矫正。

Ⅰ型并指很少需要做第1指蹼分离，但必要时可设计皮瓣，改善虎口功能。对于畸形程度较大的Ⅲ型并指，指骨和指甲很小，而局部缺乏可以利用的皮肤组织。这时，通过设计充分利用指蹼周围皮肤尤为必要。在患儿3~5岁时对拇指的延长会有效地增加虎口功能。对于各指蹼的手术设计没有固定的最佳方案，术者可根据基本原则选择设计方案。由于手掌和手背的皮肤都是不够的，设计时需要把足够的皮肤留给指蹼间前后结合处，通常会在手掌和手背分别设计皮瓣插入对侧。

4. 二期手术　在并指分离术后，随着手部生长发育，植皮区域和瘢痕与其他组织出现非对称生长而需要整形。拇指桡侧侧弯畸形通常在4~5岁前矫正。第4、5掌骨连接也需要二期截骨分离（表91-17）。

表91-17　Apert综合征手部畸形的治疗

年龄	手术治疗
1~6个月	处理甲沟感染，虎口松解释放，Ⅲ型并指手术转化为Ⅰ型并指手术
6~18个月	并指分离，关节松解
4~6岁	拇指侧弯矫正，掌骨连接截骨矫形，皮肤瘢痕整形，甲床整形
7岁~成年	指骨畸形矫正，皮肤瘢痕整形，指蹼松解，关节整形等

二　Poland综合征

（一）临床表现

这种蹼状指畸形的最早报道在1841年。当时Alfred Poland描述了一具尸体的胸廓和四肢解剖畸形，包括胸大肌胸骨头以及部分前锯肌缺失，有蹼状粘连的手指发育不全。100年后，在同一家医院，这份档案被翻阅和研究，并以此命名为Poland综合征。Poland综合征的两个主要表现是胸大肌胸肌部分缺失和发育不良的蹼状指畸形，往往伴有同侧胸廓骨骼结构异常，包括肋骨缺失、脊柱侧弯等。患者伴有拇指三指节畸形。

Poland综合征的病因尚不明确，未发现遗传倾向和遗传易感性。手部发育不良程度可以从中、环指的蹼状指畸形到完全没有手指，以致影响前臂和上臂。通常中间的手指（示、中、环指）更容易出现畸形。当严重的发育不良累及第1、5指时，中间仅剩余大小不等的球状突起。

由于胸肌及胸廓的畸形通常不至于引起呼吸功能性的问题，对胸廓的矫正主要出于整形目的。对于女性，可以选择缺失乳房重建或隆乳；对于男性，可以采用背阔肌转位重建胸肌。

（二）治疗原则

根据畸形程度不同，Poland综合征的手畸形治疗有很大的差别。对于手指发育良好、拇指正常的患者，进行并指分指的同时应尽可能大地保留虎口。对于中间手指严重发育不良者，可以进行边缘手指的转位移植。对于无手指或无拇指的畸形，可以考虑足趾再造手指。

对于手指较短的患者，需要尽可能地设计再造更深的指蹼以延长手指。对于复杂的需要再造的畸形情况，需要设计个体化的序列治疗。因此，这种手术没有固定的方案，可能每个专家的设计都有所不同，需要用到许多复杂技术。

三、Holt-Oram综合征

Holt-Oram综合征主要表现为上肢骨骼系统及心血管系统畸形。有常染色体显性遗传倾向。有85%患者有TBX5基因突变，以女性发病率较高且严重。

心血管畸形表现以房间隔缺损较为常见，多为第Ⅱ孔型缺损，其次为室间隔缺损。其他有动脉导管未闭、大血管转位、冠状动脉异常、主动脉狭窄、肺动脉狭窄、三尖瓣闭锁等。心律失常有Ⅰ度房室传导阻滞、不完全右束支阻滞、房性或室性期前收缩等。

骨骼畸形表现为上肢有多指畸形和并指。桡侧骨骼常受累，桡骨短，桡尺骨结合。拇指变异具有特征性意义，拇指与其他四指处于同一水平，呈指化现象，对掌功能消失；一侧拇指缺失，对侧为多节拇指；腕骨和掌骨可有发育不良。可伴有上肢以外的畸形：两侧锁骨和肩胛骨不对称、鸡胸、漏斗胸、脊椎侧弯、驼背、脊椎裂、唇腭裂、弓形腭等。其他尚有消化系统和泌尿系统畸形。

治疗上应优先根据心脏缺损严重程度决定手术时机，必要时可以选择介入治疗。对于尺桡骨连接，并非所有患者需要手术；对于伴30°以内旋前的患者无须手术，因其可以代偿；对于旋前60°以上的患者，有明显的功能损害，需要尺桡骨连接分离术；对于旋前30°～60°之间的患者，需要根据功能损害程度和外观要求制定个体化方案，决定是否手术及手术时机。手术分离后的尺桡骨可能再次发生粘连，可以考虑术中分离，术后以脂肪或筋膜阻隔断端以减少再次粘连。

手部畸形的治疗根据拇指发育不全和拇指缺如情况进行分型，选择相应的手术方式。

四、吹口哨面容综合征

吹口哨面容综合征即颅-腕-跖综合征（cranio-carpo-tarsal syndrome）。吹口哨面容综合征包括了面部小口畸形、风车翼样手部屈曲畸形和"球棒足"（clubfoot）畸形以及身高发育受限，为常染色体显性遗传倾向（染色体11p15.5）。主要特征为继发于肌张力增强，额丰满和假面具样脸，有吹口哨状小口；双眼深陷，宽鼻梁，内眦赘皮，斜视，睑裂狭小，小鼻，鼻翼发育低下，人中长，面部有H形皮肤小凹形成，腭高拱，小舌，腭运动受限，有鼻音；手尺侧偏移，外皮性拇指，指屈曲，厚皮覆盖邻近指趾骨弯曲面；马蹄内翻足，趾挛缩，垂直的距骨；腹股沟疝，睾丸下降不全。多数患者智力在正常范围内。胎儿一般为臀位，分娩困难。呕吐和咽下困难使婴儿生长不足，可有早期致死的倾向。

治疗以改善患者生活质量为中心，包括对口裂开大以改善进食和呼吸功能，内翻足的矫正以允许部分行走功能，矫正脊柱至能够坐位。手部畸形可以在早期进行屈肌止点释放和腕关节前侧切开松解术。

五、血小板减少-桡骨缺如（TAR）综合征

血小板减少-桡骨缺如（TAR）综合征为常染色体隐性遗传倾向，好发于女性。目前发病机制仍然不明确。患儿可能出生时血象正常，而血小板计数减少，并且在出生后第一年急剧下降。

临床表现为身材矮小，发育迟缓，桡骨完全缺失，可伴有尺骨缺损、肱骨、肩胛骨或锁骨发育不良，并指，髋关节脱位，股骨、胫骨和足畸形等。与其他桡骨缺失综合征相比，患儿具有功能相对完整的拇指，向外侧弯曲，延伸。患儿往往有手内肌，并有一定的外展功能。此外，患儿还有心血管系统的先天性畸形。尺骨较短且畸形，有10%~20%的病例有不同程度的尺骨缺如，50%的病例有各种下肢畸形。首先需治疗血小板减少和出血。待患儿年龄稍大后，可根据相关原则进行矫形手术。

六 Carpenter综合征

Carpenter综合征又称尖头多指并指畸形，为常染色体隐性遗传。表现为尖头畸形，长期颅内压增高，可产生头痛、视力减退、抽搐、智力障碍等；眼距增宽；轴前性多指，并指较轻，多为软组织相连；体形肥胖，多有隐睾畸形。

治疗原则以颅骨切开，降低颅内压为主。多指并指可按手部畸形治疗原则处理。

七 Treacher Collins综合征

Treacher Collins综合征又称下颌面骨发育不良，为常染色体显性遗传。表现为出生时睑裂向下倾斜，颧骨、颌骨发育不良，外耳道细小；口角与外耳之间有盲端窦道。常伴有上肢畸形，如并指、拇指发育不良或缺如，上尺桡关节融合，桡骨缺如。

治疗包括耳郭成形术，改善听力和智能。面部畸形者可行面部整形。上肢畸形和脊柱畸形，可按相关治疗原则处理。

八 Pierre-Robin综合征

ierre-Robin综合征又称下颌发育不良。与遗传相关，为伴有不同外显率的显性遗传。表现为下颌骨细小，向后退缩，严重者并发舌下垂，呼吸道阻塞。常有腭裂，心血管畸形，眼、脑异常。肢体畸形有并指、短指、指侧屈畸形和多关节挛缩。四肢畸形可根据病情，采用相应的手术矫形治疗。

九 Hallermann-Streiff综合征

Hallermann-Streiff综合征又称眼-下颌-面综合征。病因不明，可能是胚胎期第5周发育障碍所致。表现为颅骨发育不良，前额隆起，小鸟样外貌，缩颌；眼部有特征性的白内障，小眼球，视力障碍，眼球震颤等；牙齿畸形；有不同程度的侏儒表现。肢体畸形有爪形手、并指、桡骨和尺骨骨性连接，脊柱裂和髋关节脱位。

无特效治疗。四肢畸形影响功能者，可根据相关原则进行矫形手术。

十 Ocul-Dento-Digital综合征

Ocul-Dento-Digital综合征眼-牙-指综合征，为常染色体显性遗传，是外胚层发育过程中产生障碍所致。表现为小头畸形；鼻翼小而薄，鼻孔向前倾；小眼球、小眼裂，两眼距变窄，部分患者有视力障碍；牙釉质发育不良。常见并指、多指或中指缺如，或屈指畸形。四肢畸形影响功能者，可根据相关原则进行矫形手术。

十一 Oro-Facial-Digital 综合征

Oro-Facial-Digital 综合征口-面-指综合征，为遗传性疾病，仅女性发病。表现为鹰嘴，鼻翼软骨发育不良；唇裂、腭裂；分叶舌，舌系带肥厚增生。手部畸形包括并指、短指、歪斜指。治疗包括面部整形及手部矫形手术。

十二 Oto-Palato-Digital 综合征

Oto-Palato-Digital 综合征 Oto-Palato-Digital 综合征即耳-腭-指综合征，病因不明，有遗传性，只有男性发病。以多发性骨发育异常为基础，具有传导性耳聋，腭裂；身材矮小，侏儒。手足畸形，拇指（趾）短小、扁平，中间三个手指末节增大，小指完全向外。X线可见第2、3掌骨基底有骨骺炎变化，腕骨和指骨大小、形态异常。一般手足畸形不影响功能，可不行手术。

十三 Weill-Marchesani 综合征

Weill-Marchesani 综合征又称短指-球状晶体异位综合征，为常染色体隐性遗传。眼部症状常在10岁以前出现，表现为近视、眼晶状体畸形等；四肢和指（趾）短小；身材矮小。X线可见掌骨、指骨对称性缩短，变宽，腕骨、跖骨、趾骨骨化延迟。四肢畸形的矫正可根据患者的要求和肢体功能，根据相应的原则进行矫形。

十四 Rubinstein-Taybi 综合征

Rubinstein-Taybi 综合征又称宽拇指巨趾综合征，可能与遗传有关。表现为拇指（趾）宽而短，呈匙状或短棒状；末节指（趾）骨粗大。X线可见第1掌骨、第1跖骨、拇指（趾）增粗。肋骨融合，股骨颈短。面部畸形包括耳位置低，畸形，眼裂下斜；睫毛多；眼球下视，可有白内障；鼻子小，下颌尖。伴有身材矮小，智力低下。

十五 Smith-Lemli-Opitz 综合征

Smith-Lemli-Opitz 综合征又称小头-小颌-并指（趾）综合征，为常染色体隐性遗传。表现为侏儒，小头；鼻梁宽，鼻孔向前；眼睑下垂；下颌小，后缩；高腭弓。拇指、中指短小，小指歪斜；第2、3足趾并趾，跖骨内收、内翻；脊柱侧突。伴智力低下。肢体相关畸形可根据相应的原则进行手术矫形。

十六 Laurence-Moon-Biedl-Bardet 综合征

Laurence-Moon-Biedl-Bardet 综合征又称性幼稚-色素性视网膜炎-多指畸形综合征，为常染色体隐性遗传。可能为下丘脑功能障碍引起继发性腺功能低下所致。表现为性发育障碍，青春期不表现第二性征；视力减弱甚至失明；身材矮小；有多指或并指畸形；伴智力发育障碍。治疗以性激素替代治疗，四肢畸形可根据相应的原则进行手术矫正。

十七　Cornelia de Lange 综合征

Cornelia de Lange 综合征又称阿姆斯特丹型侏儒，可能为常染色体显性遗传。表现为侏儒，智力低下，小头，多毛，上肢短小，手部皮肤纹理异常。X 线可见全身骨骺发育迟缓，桡骨小头脱位，肘关节屈曲挛缩或强直；小指偏斜，手指尺侧部分缺如；腕骨融合，拇指近节脱位；髋关节脱位。四肢与关节畸形影响功能者可手术矫正。

十八　Aase-Smith 综合征

又称先天贫血-三节拇指综合征。可能为性联隐性遗传，男性发病。表现为贫血貌，拇指有三节指骨，桡骨轻度发育不全，窄肩及心室间隔缺损等。囟门闭合延迟，肝脾肿大，骨髓增生不良。四肢畸形影响功能者，可根据相关原则进行矫形手术。

十九　Aglossia-Adactylia 综合征

Aglossia-Adactylia 综合征又称无舌-无指综合征，病因不明。表现为面部畸形，颜面小、尖、窄，如鸟脸；舌发育不全或无舌；合并手指、足趾部分或全部缺如，或有缺少指甲的手指。根据功能需要可行矫形手术。

（徐靖宏　沈辉　王炜　陈博　姚建民　丁晟）

参考文献

[1] Burke A C, Nelson C E, Morgan B A, et al. Hox genes and the evolution of vertebrate axial morphology[J]. Development, 1995, 121(2): 333-346.

[2] Ng J K, Kawakami Y, Buscher D, et al. The limb identity gene Tbx5 promotes limb initiation by interacting with Wnt2b and Fgf10[J]. Development, 2002, 129(22): 5161-5170.

[3] Sekine K, Ohuchi H, Fujiwara M, et al. Fgf10 is essential for limb and lung formation[J]. Nat Genet, 1999, 21(1): 138-141.

[4] Basson C T, Bachinsky D R, Lin R C, et al. Mutations in human TBX5 [corrected] cause limb and cardiac malformation in Holt-Oram syndrome[J]. Nat Genet, 1997, 15(1): 30-35.

[5] Laufer E, Dahn R, Orozco O E, et al. Expression of radical fringe in limb-bud ectoderm regulates apical ectodermal ridge formation[J]. Nature, 1997, 386(6623): 366-373.

[6] Niemann S, Zhao C, Pascu F, et al. Homozygous WNT3 mutation causes tetra-amelia in a large consanguineous family[J]. Am J Hum Genet, 2004, 74(3): 558-563.

[7] Zakany J, Zacchetti G, Duboule D. Interactions between HOXD and Gli3 genes control the limb apical ectodermal ridge via Fgf10[J]. Dev Biol, 2007, 306(2): 883-893.

[8] Rodriguez-Esteban C, Schwabe J W, De La Pena J, et al. Radical fringe positions the apical ectodermal ridge at the dorsoventral boundary of the vertebrate limb[J]. Nature, 1997, 386(6623): 360-366.

[9] Boehm B, Westerberg H, Lesnicar-Pucko G, et al. The role of spatially controlled cell proliferation in limb bud morphogenesis[J]. PLoS Biol, 2010, 8(7): e1000420.

[10] Barrow J R, Thomas K R, Boussadia-Zahui O, et al. Ectodermal Wnt3/beta-catenin signaling is required for

the establishment and maintenance of the apical ectodermal ridge[J]. Genes Dev,2003,17(3):394-409.

[11] Kawakami Y,Capdevila J,Buscher D,et al. WNT signals control FGF-dependent limb initiation and AER induction in the chick embryo[J]. Cell,2001,104(6):891-900.

[12] Jr Saunders J W. Is the progress zone model a victim of progress?[J]. Cell,2002,110(5):541-543.

[13] Johnson R L,Tabin C J. Molecular models for vertebrate limb development[J]. Cell,1997,90(6):979-990.

[14] Zguricas J,Bakker W F,Heus H,et al. Genetics of limb development and congenital hand malformations[J]. Plast Reconstr Surg,1998,101(4):1126-1135.

[15] Jr Saunders J W. The proximo-distal sequence of origin of the parts of the chick wing and the role of the ectoderm[J]. J Exp Zool,1948,108(3):363-403.

[16] Parr B A,McMahon A P. Dorsalizing signal Wnt-7a required for normal polarity of D-V and A-P axes of mouse limb[J]. Nature,1995,374(6520):350-353.

[17] Vogel A,Tickle C. FGF-4 maintains polarizing activity of posterior limb bud cells in vivo and in vitro[J]. Development,1993,119(1):199-206.

[18] Hu Z J,Yu X F,Li Q H,et al. One family investigation and pathogeny research on ectrodactyly, absence of radius side part palm and split foot malformation[J]. Zhonghua Yi Xue Yi Chuan Xue Za Zhi,2004,21(5):482-484.

[19] Ianakiev P,Kilpatrick M W,Toudjarska I,et al. Split-hand/split-foot malformation is caused by mutations in the p63 gene on 3q27[J]. Am J Hum Genet,2000,67(1):59-66.

[20] Sifakis S,Basel D,Ianakiev P,et al. Distal limb malformations: underlying mechanisms and clinical associations [J]. Clin Genet,2001,60(3):165-172.

[21] 李正,王慧贞,吉士俊. 先天畸形学[M]. 北京:人民卫生出版社,2000

[22] Rios J J,Paria N,Burns D K,et al. Somatic gain-of-function mutations in PIK3CA in patients with macrodactyly[J]. Hum Mol Genet,2013,22(3):444-451.

[23] Krengel S,Fustes-Morales A,Carrasco D,et al. Macrodactyly: report of eight cases and review of the literature [J]. Pediatr Dermatol,2000,17(4):270-276.

[24] Al-Qattan M M,Al A I,Al H Y,et al. A novel mutation in the SHH long-range regulator (ZRS) is associated with preaxial polydactyly, triphalangeal thumb, and severe radial ray deficiency[J]. Am J Med Genet A,2012,158A(10):2610-2615.

[25] Faiyaz U H M,Uhlhaas S,Knapp M,et al. Mapping of the gene for X-chromosomal split-hand/split-foot anomaly to Xq26-q26. 1[J]. Hum Genet,1993,91(1):17-19.

[26] Celli J,Duijf P,Hamel B C,et al. Heterozygous germline mutations in the p53 homolog p63 are the cause of EEC syndrome[J]. Cell,1999,99(2):143-153.

[27] Wessagowit V,Mellerio J E,Pembroke A C,et al. Heterozygous germline missense mutation in the p63 gene underlying EEC syndrome[J]. Clin Exp Dermatol,2000,25(5):441-443.

[28] Giele H,Giele C,Bower C,et al. The incidence and epidemiology of congenital upper limb anomalies: a total population study[J]. J Hand Surg Am,2001,26(4):628-634.

[29] McGuirk C K,Westgate M N,Holmes L B. Limb deficiencies in newborn infants[J]. Pediatrics,2001,108 (4):E64.

[30] Flatt,Adrian E. The care of congenital hand anomalies[M]. 2nd ed. St Louis: Quality Medical Publishing,1994.

[31] Swanson A B. A classification for congenital limb malformations[J]. J Hand Surg Am,1976,1(1):8-22.

[32] De Smet L,Matton G,Monstrey S,et al. Application of the IFSSH (3)-classification for congenital anomalies of the hand; results and problems[J]. Acta Orthop Belg,1997,63(3):182-188.

[33] 王炜. 整形外科学[M]. 杭州:浙江科学技术出版社,1999.

[34] Entin M A. Congenital anomalies of the upper extremity[J]. Surg Clin North Am,1960,40:497-515.

[35] ENTIN M A. Reconstruction of congenital abnormalities of the upper extremities[J]. J Bone Joint Surg

Am,1959,41A(4):681-701.

[36] Upton J. Hypoplastic or absent Thumb in Henth VR ed. The Hand and Upper Limb[M]. Philadelphia:W. B. Sanders,2006.

[37] Blauth W. The hypoplastic thumb[J]. Arch Orthop Unfallchir,1967,62(3):225-246.

[38] Vekris M D,Beris A E,Lykissas M G,et al. Index finger pollicization in the treatment of congenitally deficient thumb[J]. Ann Plast Surg,2011,66(2):137-142.

[39] Abdel-Ghani H,Amro S. Characteristics of patients with hypoplastic thumb: a prospective study of 51 patients with the results of surgical treatment[J]. J Pediatr Orthop B,2004,13(2):127-138.

[40] McDonald T J,James M A,Jr McCarroll H R,et al. Reconstruction of the type IIIA hypoplastic thumb[J]. Tech Hand Up Extrem Surg,2008,12(2):79-84.

[41] Manske P R. Longitudinal failure of upper-limb formation[J]. Instr Course Lect,1997,46(83-110.

[42] Manske P R,Jr McCarroll H R,James M. Type III-A hypoplastic thumb[J]. J Hand Surg Am,1995,20(2):246-253.

[43] Lister G. Reconstruction of the hypoplastic thumb[J]. Clin Orthop Relat Res,1985,195:52-65.

[44] Al K A,Klaushofer K,Krebs A,et al. Unusual facies, thumb hypoplasia, distinctive spinal fusions and extraspinal mobility limitation, in a pair of monozygotic twins[J]. Clin Dysmorphol,2007,16(3):151-155.

[45] Buck-Gramcko D. Pollicization of the index in case of aplasia and hypoplasia of the thumb. Methods and results[J]. Rev Chir Orthop Reparatrice Appar Mot,1971,57(1):35-48.

[46] Foucher G,Medina J,Lorea P,et al. Principalization of pollicization of the index finger in congenital absence of the thumb[J]. Tech Hand Up Extrem Surg,2005,9(2):96-104.

[47] 胥少汀,葛宝丰,徐印坎. 实用骨科学[M]. 第3版. 北京:人民军医出版社,2005.

[48] Green D P. Trigger thumb and fingers. In:GreenDP,ed. Operative hand surgery[M]. 3rd ed. NewYork:Churchill Livingstone Inc,1993.

[49] Ger E,Kupcha P,Ger D. The management of trigger thumb in children[J]. J Hand Surg Am,1991,16(5):944-947.

[50] 朱云开,陈亚青,刘卫勇,等. 小儿拇指扳机指超声表现的初步研究[J]. 中华医学超声杂志(电子版). 2011,8(8):65-67.

[51] Crenshaw A H. 坎贝尔骨科手术大全[M]. 第7版. 过邦辅,蔡体栋,编译. 上海:上海翻译出版公司,1991.

[52] 刘斌,冯国平. 儿童先天性扳机指[J]. 中华手外科杂志,1995,11(A1):43-44.

[53] Hotchkiss N,William C P,Scott H K. 格林手外科手术学[M]. 第6版. 田光磊,蒋协远,陈山林,主译. 北京:人民军医出版社,2012.

[54] Cetik O,Uslu M,Cirpar M,et al. Experience with the surgical treatment of radial polydactyly in adults[J]. Ann Plast Surg,2005,55(4):363-366.

[55] Dobyns J H,Lipscomb P R,Cooney W P. Management of thumb duplication[J]. Clin Orthop Relat Res,1985,195:26-44.

[56] Herring J A. Tachdjian's pediatric orthopaedics[M]. Philadelphia:W. B. Saunders,2002.

[57] 洪光祥,王炜. 手部先天性畸形[M]. 北京:人民卫生出版社,2004.

[58] Wassel H D. The results of surgery for polydactyly of the thumb. A review[J]. Clin Orthop Relat Res,1969,64:175-193.

[59] Wood V E. Polydactyly and the triphalangeal thumb[J]. J Hand Surg Am,1978,3(5):436-444.

[60] 路来金,宣昭鹏,张晓杰,等. 复拇指畸形391例临床治疗分析[J]. 中华手外科杂志,2007,23(5):258-260.

[61] Kocer U,Aksoy H M,Tiftikcioglu Y O,et al. Polydactyly: a study of four generations of a Turkish family including an affected member with bilateral cleft lip and palate[J]. Scand J Plast Reconstr Surg Hand Surg,2002,36(5):284-288.

[62] Kocer U, Aksoy H M, Tiftikcioglu Y O, et al. Polydactyly: a study of four generations of a Turkish family including an affected member with bilateral cleft lip and palate[J]. Scand J Plast Reconstr Surg Hand Surg, 2002, 36(5): 284-288.

[63] Goldfarb C A. Reconstruction of radial polydactyly[J]. Tech Hand Up Extrem Surg, 2006, 10(4): 265-270.

[64] Al-Qattan M M, Al-Thunayan A, De Cordier M, et al. Classification of the mirror hand-multiple hand spectrum[J]. J Hand Surg Br, 1998, 23(4): 534-536.

[65] Barton N J, Buck-Gramcko D, Evans D M. Soft-tissue anatomy of mirror hand[J]. J Hand Surg Br, 1986, 11(3): 307-319.

[66] Daluiski A, Yi S E, Lyons K M. The molecular control of upper extremity development: implications for congenital hand anomalies[J]. J Hand Surg Am, 2001, 26(1): 8-22.

[67] Harpf C, Hussl H. A case of mirror hand deformity with a 17-year postoperative follow up. Case report[J]. Scand J Plast Reconstr Surg Hand Surg, 1999, 33(3): 329-333.

[68] Gorriz G. Ulnar dimelia—a limb without anteroposterior differentiation[J]. J Hand Surg Am, 1982, 7(5): 466-469.

[69] Minssen A. Ein weiterer Fall von angeborener Doppelbildung der Ulna[J]. Orthopädie, 1949, 78: 570-574.

[70] Innis J W, Hedera P. Two patients with monomelic ulnar duplication with mirror hand polydactyly: segmental Laurin-Sandrow syndrome[J]. Am J Med Genet A, 2004, 131(1): 77-81.

[71] Upton J. Congenital anomalies of the hand and forearm[M]. Philadelphia: W. B. Saunders, 1990.

[72] Bhaskaranand K, Bhaskaranand N, Bhat A K. A variant of mirror hand: a case report[J]. J Hand Surg Am, 2003, 28(4): 678-680.

[73] Barton N J, Buck-Gramcko D, Evans D M, et al. Mirror hand treated by true pollicization[J]. J Hand Surg Br, 1986, 11(3): 320-336.

[74] Tsuyuguchi Y, Tada K, Yonenobu K. Mirror hand anomaly: reconstruction of the thumb, wrist, forearm, and elbow[J]. Plast Reconstr Surg, 1982, 70(3): 384-387.

[75] Tsuyuguchi Y, Tada K, Yonenobu K. Mirror hand anomaly: reconstruction of the thumb, wrist, forearm, and elbow[J]. Plast Reconstr Surg, 1982, 70(3): 384-387.

[76] Salas-Vidal E, Valencia C, Covarrubias L. Differential tissue growth and patterns of cell death in mouse limb autopod morphogenesis[J]. Dev Dyn, 2001, 220(4): 295-306.

[77] Guha U, Gomes W A, Kobayashi T, et al. In vivo evidence that BMP signaling is necessary for apoptosis in the mouse limb[J]. Dev Biol, 2002, 249(1): 108-120.

[78] Merino R, Ganan Y, Macias D, et al. Bone morphogenetic proteins regulate interdigital cell death in the avian embryo[J]. Ann N Y Acad Sci, 1999, 887: 120-132.

[79] Montero J A, Ganan Y, Macias D, et al. Role of FGFs in the control of programmed cell death during limb development[J]. Development, 2001, 128(11): 2075-2084.

[80] Ekerot L. Syndactyly correction without skin-grafting[J]. J Hand Surg Br, 1996, 21(3): 330-337.

[81] Niranjan N S, Azad S M, Fleming A N, et al. Long-term results of primary syndactyly correction by the trilobed flap technique[J]. Br J Plast Surg, 2005, 58(1): 14-21.

[82] Smith P J, Harrison S H. The "seagull" flap for syndactyly[J]. Br J Plast Surg, 1982, 35(3): 390-393.

[83] Sherif M M. V-Y dorsal metacarpal flap: a new technique for the correction of syndactyly without skin graft[J]. Plast Reconstr Surg, 1998, 101(7): 1861-1866.

[84] Teoh L C, Lee J Y. Dorsal pentagonal island flap: a technique of web reconstruction for syndactyly that facilitates direct closure[J]. Hand Surg, 2004, 9(2): 245-252.

[85] Brennen M D, Fogarty B J. Island flap reconstruction of the web space in congenital incomplete syndactyly[J]. J Hand Surg Br, 2004, 29(4): 377-380.

[86] Coombs C J, Mutimer K L. Tissue expansion for the treatment of complete syndactyly of the first web[J]. J Hand Surg Am, 1994, 19(6): 968-972.

[87] Yao J M, Shong J L, Sun H, et al. Repair of incomplete simple syndactyly by a web flap on a subcutaneous tissue pedicle[J]. Plast Reconstr Surg,1997,99(7):2079-2081.

[88] 丁晟,马亮,姚建民,等. 两种指间筋膜蒂皮瓣治疗先天性并指36例[J]. 中华显微外科杂志,2013,36(1):70-71.

[89] Gulgonen A, Gudemez E. Reconstruction of the first web space in symbrachydactyly using the reverse radial forearm flap[J]. J Hand Surg Am,2007,32(2):162-167.

[90] Buck-Gramcko D. Cleft hands: classification and treatment[J]. Hand Clin,1985,1(3):467-473.

[91] Sawabe K, Suzuki Y, Suzuki S. Temporal skin grafts following straight incision for syndactyly correction[J]. Ann Plast Surg,2005,55(2):139-142,143-145.

[92] Sommerlad B C. The open finger technique for release of syndactyly[J]. J Hand Surg Br,2001,26(5):499-500.

[93] Kozin S H. Syndactyly[J]. J Am Soc Surg Hand,2001,1:1-13.

[94] Greuse M, Coessens B C. Congenital syndactyly: defatting facilitates closure without skin graft[J]. J Hand Surg Am,2001,26(4):589-594.

[95] Johansson S H. Nail fold formation using a thenar flap in complete syndactylia[J]. Handchir Mikrochir Plast Chir,1982,14(4):199-203.

[96] Sommerkamp T G, Ezaki M, Carter P R, et al. The pulp plasty: a composite graft for complete syndactyly fingertip separations[J]. J Hand Surg Am,1992,17(1):15-20.

[97] Wilkie A O, Slaney S F, Oldridge M, et al. Apert syndrome results from localized mutations of FGFR2 and is allelic with Crouzon syndrome[J]. Nat Genet,1995,9(2):165-172.

[98] Upton J. Apert syndrome. Classification and pathologic anatomy of limb anomalies[J]. Clin Plast Surg,1991,18(2):321-355.

[99] Fereshetian S, Upton J. The anatomy and management of the thumb in Apert syndrome[J]. Clin Plast Surg,1991,18(2):365-380.

[100] Brodwater B K, Major N M, Goldner R D, et al. Macrodystrophia lipomatosa with associated fibrolipomatous hamartoma of the median nerve[J]. Pediatr Surg Int,2000,16(3):216-218.

[101] Dunker N, Schmitt K, Krieglstein K. TGF-beta is required for programmed cell death in interdigital webs of the developing mouse limb[J]. Mech Dev,2002,113(2):111-120.

[102] Van Heest A E, House J H, Reckling W C. Two-stage reconstruction of apert acrosyndactyly[J]. J Hand Surg Am,1997,22(2):315-322.

[103] Holten I W, Smith A W, Isaacs J I, et al. Imaging of the Apert syndrome hand using three-dimensional CT and MRI[J]. Plast Reconstr Surg,1997,99(6):1675-1680.

[104] Terrill P J, Mayou B J, McKee P H, et al. The surgical management of dystrophic epidermolysis bullosa (excluding the hand)[J]. Br J Plast Surg,1992,45(6):426-434.

[105] 30 姚建民,宋建良,何葆华. 筋膜蒂指蹼皮瓣后退术治疗单纯性先天性并指[J]. 中华手外科杂志,1996,12(z1):7-8.

[106] Xu J H, Hong X Y, Yao J M, et al. A long-term follow-up and improvement of the repair of incomplete syndactyly by web flap on a subcutaneous tissue pedicle[J]. Plast Reconstr Surg,2009,124(1):176e-177e.

[107] Ozen R S, Baysal B E, Devlin B, et al. Fine mapping of the split-hand/split-foot locus (SHFM3) at 10q24: evidence for anticipation and segregation distortion[J]. Am J Hum Genet,1999,64(6):1646-1654.

[108] Barsky A J. Cleft hand: classification, incidence, and treatment. Review of the literature and report of nineteen cases[J]. J Bone Joint Surg Am,1964,46:1707-1720.

[109] Buck-Gramcko D. Pollicization of the index finger. Method and results in aplasia and hypoplasia of the thumb[J]. J Bone Joint Surg Am,1971,53(8):1605-1617.

[110] Manske P R, Halikis M N. Surgical classification of central deficiency according to the thumb web[J]. J Hand Surg Am,1995,20(4):687-697.

[111] Cole P, Kaufman Y, Hollier L. Bifid nose with cleft hand deformity: syndromic association or undescribed anomaly?[J]. J Craniofac Surg,2008,19(6):1594-1596.

[112] Flatt A E. Cleft hand and central defects[M]. St Louis,MO:Quality Medical Publishing,1994.

[113] Maisels D O. Theory of pathogenesis of lobster claw deformities[J]. Hand,1970,2:79.

[114] Moller M, Garcia-Cruz D, Rivera H, et al. Pure monosomy and trisomy 2q24.2—q3105 due to an inv ins (7; 2)(q21.2; q3105q24.2) segregating in four generations[J]. Hum Genet,1984,68(1):77-86.

[115] Snow J, Littler J. Surgical treatment of cleft hand[M]. The Netherlands:Excerpta Medica,1967.

[116] Upton J, Taghinia A H. Correction of the typical cleft hand[J]. J Hand Surg Am,2010,35(3):480-485.

[117] Kato K. Congenital absence of the radius. With review of literature and report of three cases[J]. J Bone Joint Surg,1924,22:589-626.

[118] Lamb D W. Radial club hand. A continuing study of sixty-eight patients with one hundred and seventeen club hands[J]. J Bone Joint Surg Am,1977,59(1):1-13.

[119] James M A,Jr McCarroll H R,Manske P R. The spectrum of radial longitudinal deficiency: a modified classification[J]. J Hand Surg Am,1999,24(6):1145-1155.

[120] Goldfarb C A, Klepps S J, Dailey L A, et al. Functional outcome after centralization for radius dysplasia[J]. J Hand Surg Am,2002,27(1):118-124.

[121] Hulsbergen-Kruger S, Preisser P, Partecke B D. Ilizarov distraction-lengthening in congenital anomalies of the upper limb[J]. J Hand Surg Br,1998,23(2):192-195.

[122] Buck-Gramcko D. Radialization as a new treatment for radial club hand[J]. J Hand Surg Am,1985,10(6 Pt 2):964-968.

[123] Havenhill T G, Manske P R, Patel A, et al. Type 0 ulnar longitudinal deficiency[J]. J Hand Surg Am,2005,30(6):1288-1293.

[124] Mo J H, Manske P R. Surgical treatment of type 0 radial longitudinal deficiency[J]. J Hand Surg Am,2004,29(6):1002-1009.

[125] 王炜,姚建民. 手及上肢先天性畸形[M]. 杭州:浙江科学技术出版社,2015.

[126] Green D P, Wolfe S W. Green's operative hand surgery[M]. 6th ed. Philadelphia:Elsevier,2010.

[127] Canale S T, Beaty J H. Campbell's operative orthopaedics[M]. 12th ed. Philadelphia:Mosby,2012.

[128] Bednar M S, James M A, Light T R. Congenital longitudinal deficiency[J]. J Hand Surg Am,2009,34(9):1739-1747.

[129] Bauer A S, Bednar M S, James M A. Disruption of the radial/ulnar axis:congenital longitudinal deficiencies[J]. J Hand Surg Am,2013,38(11):2293-2302,2302.

[130] Manske P R, Goldfarb C A. Congenital failure of formation of the upper limb[J]. Hand Clin,2009,25(2):157-170.

[131] Peter M W, Donald S B. Pediatric hand and upper limb surgery: a practical guide[M]. Baltimore:Lippincott Williams & Wilkins,2012.

[132] McFarlane R M, Classen D A, Porte A M, et al. The anatomy and treatment of camptodactyly of the small finger[J]. J Hand Surg Am,1992,17(1):35-44.

[133] Temtamy S A, Aglan M S. Brachydactyly[J]. Orphanet J Rare Dis,2008,3:15.

[134] Blauth W, Gekeler J. Morphology and classification of symbrachydactylia[J]. Handchirurgie,1971,3(4):123-128.

[135] Blauth W, Gekeler J. Symbrachydactylias[J]. Handchirurgie,1973,5(3):121-174.

[136] Wolfe S W, Hotchkiss R N, Pederson W C, et al. Green's operative hand surgery[M]. 6th ed. New York:Churchill Livingstone,2011.

[137] Miyawaki T, Masuzawa G, Hirakawa M, et al. Bone-lengthening for symbrachydactyly of the hand with the technique of callus distraction[J]. J Bone Joint Surg Am,2002,84(6):986-991.

[138] Arslan H. Metacarpal lengthening by distraction osteogenesis in childhood brachydactyly[J]. Acta Orthop

Belg,2001,67(3):242-247.

[139] Vasileva P,Radev R. Poland syndrome—clinical study[J]. Akush Ginekol (Sofiia),2007,46(Suppl 2):16-19.

[140] 张元平,郭飞,裴国献. 回顾性研究复杂性短小并指畸形的治疗[J]. 中国医疗前沿(学术版),2008,6:3-4.

[141] 宋修军,曲永明,王葵光. 指蹼上移术治疗先天性短并指畸形[J]. 整形再造外科杂志,2005,1:32-34.

[142] Yao J M,Shong J L,Sun H,et al. Repair of incomplete simple syndactyly by a web flap on a subcutaneous tissue pedicle[J]. Plast Reconstr Surg,1997,99(7):2079-2081.

[143] Xu J H,Hong X Y,Yao J M,et al. A long-term follow-up and improvement of the repair of incomplete syndactyly by web flap on a subcutaneous tissue pedicle[J]. Plast Reconstr Surg,2009,124(1):176e-177e.

[144] Elliot D,Khandwala A R,Kulkarni M. Anomalies of the flexor digitorum superficialis muscle[J]. J Hand Surg Br,1999,24(5):570-574.

[145] Stephens N,Marques E,Livingston C. Anomalous flexor digitorum superficialis muscle belly presenting as a mass within the palm[J]. Can J Plast Surg,2007,15(1):44-46.

[146] Lutes W B,Tamurian R. Bilateral congenital absence of the flexor pollicis longus[J]. Orthopedics,2007,30(4):318-319.

[147] Linburg R M,Comstock B E. Anomalous tendon slips from the flexor pollicis longus to the flexor digitorum profundus[J]. J Hand Surg Am,1979,4(1):79-83.

[148] Thomas C,Mathivanan T. Congenital absence of flexor pollicis longus without hypoplasia of the thenar muscles[J]. J Hand Surg Br,1999,24(3):385-386.

[149] Rubin G,Wolovelsky A,Rinott M,et al. Anomalous course of the extensor pollicis longus: clinical relevance[J]. Ann Plast Surg,2011,67(5):489-492.

[150] Harley B J,Carter P R,Ezaki M. Volar surgical correction of Madelung's deformity[J]. Tech Hand Up Extrem Surg,2002,6(1):30-35.

[151] Jr McCarroll H R,James M A. Very distal radial osteotomy for Madelung's deformity[J]. Tech Hand Up Extrem Surg,2010,14(2):85-93.

[152] Guero S J. Algorithm for treatment of apert hand[J]. Tech Hand Up Extrem Surg,2005,9(3):126-133.

[153] Chang J,Danton T K,Ladd A L,et al. Reconstruction of the hand in Apert syndrome: a simplified approach[J]. Plast Reconstr Surg,2002,109(2):465-470, 471.

[154] Oishi S N,Ezaki M. Reconstruction of the thumb in Apert syndrome[J]. Tech Hand Up Extrem Surg,2010,14(2):100-103.

[155] Al-Qattan M M. Classification of hand anomalies in Poland's syndrome[J]. Br J Plast Surg,2001,54(2):132-136.

[156] Ireland D C,Takayama N,Flatt A E. Poland's syndrome[J]. J Bone Joint Surg Am,1976,58(1):52-58.

[157] Ishida O,Ikuta Y. Long-term results of surgical treatment for macrodactyly of the hand[J]. Plast Reconstr Surg,1998,102(5):1586-1590.

[158] Wood V E. Green's Operative hand surgery[M]. 3rd ed. New York:Churchill Livingstone,1993.

[159] Chang C H,Kumar S J,Riddle E C,et al. Macrodactyly of the foot[J]. J Bone Joint Surg Am,2002,84(7):1189-1194.

[160] Tan O,Atik B,Dogan A,et al. Middle phalangectomy: a functional and aesthetic cure for macrodactyly[J]. Scand J Plast Reconstr Surg Hand Surg,2006,40(6):362-365.

[161] Bertelli J A,Pigozzi L,Pereima M. Hemidigital resection with collateral ligament transplantation in the treatment of macrodactyly: a case report[J]. J Hand Surg Am,2001,26(4):623-627.

[162] Uemura T,Kazuki K,Okada M,et al. A case of toe macrodactyly treated by application of a vascularised nail graft[J]. Br J Plast Surg,2005,58(7):1020-1024.

[163] Sabapathy S R,Roberts J O,Regan P J,et al. Pedal macrodactyly treated by digital shortening and free nail

graft: a report of two cases[J]. Br J Plast Surg,1990,43(1):116-119.

[164] Koshima I,Soeda S,Takase T,et al. Free vascularized nail grafts[J]. J Hand Surg Am,1988,13(1):29-32.

[165] Akinci M,Ay S,Ercetin O. Surgical treatment of macrodactyly in older children and adults[J]. J Hand Surg Am,2004,29(6):1010-1019.

[166] Tsuge K. Treatment of macrodactyly[J]. Plast Reconstr Surg,1967,39(6):590-599.

[167] Kalen V,Burwell D S,Omer G E. Macrodactyly of the hands and feet[J]. J Pediatr Orthop,1988,8(3):311-315.

[168] Minguella J,Cusi V. Macrodactyly of the hands and feet[J]. Int Orthop,1992,16(3):245-249.

[169] Yoshida A,Okutsu I,Hamanaka I,et al. Two cases of endoscopic management of carpal tunnel syndrome in macrodactyly patients[J]. Hand Surg,2007,12(1):41-46.

[170] Tsuge K. Treatment of macrodactyly[J]. Plast Reconstr Surg,1967,39(6):590-599.

[171] Dautel G,Vialaneix J,Faivre S. Island nail transfer in the treatment of macrodactyly of the great toe: a case report[J]. J Foot Ankle Surg,2004,43(2):113-118.

[172] Dennyson W G,Bear J N,Bhoola K D. Macrodactyly in the foot[J]. J Bone Joint Surg Br,1977,59(3):355-359.

[173] Gluck J S,Ezaki M. Surgical Treatment of Macrodactyly[J]. J Hand Surg Am,2015,40(7):1461-1468.

[174] Streeter G L. Focal deficiencies in fetal tissues and their relation to intrauterine amputations[J]. Contrib Embryol Carnegie Inst,1930,22:1-44.

[175] Van Allen M I,Siegel-Bartelt J,Dixon J,et al. Constriction bands and limb reduction defects in two newborns with fetal ultrasound evidence for vascular disruption[J]. Am J Med Genet,1992,44(5):598-604.

[176] Amniochorionic mesoblastic fibrous strings and amnionic bands: associatedconstricting fetal malformations or fetal death[J]. Am J Obstet Gynecol,1965,91:65-75.

[177] Kino Y. Clinical and experimental studies of the congenital constriction band syndrome, with an emphasis on its etiology[J]. J Bone Joint Surg Am,1975,57(5):636-643.

[178] Patterson T J. Congenital ring-constrictions[J]. Br J Plast Surg,1961,14:1-31.

[179] Isacsohn M,Aboulafia Y,Horowitz B,et al. Congenital annular constrictions due to amniotic bands[J]. Acta Obstet Gynecol Scand,1976,55(2):179-182.

[180] Ronderos-Dumit D,Briceno F,Navarro H,et al. Endoscopic release of limb constriction rings in utero[J]. Fetal Diagn Ther,2006,21(3):255-258.

[181] Mutaf M,Sunay M. A new technique for correction of congenital constriction rings[J]. Ann Plast Surg,2006,57(6):646-652.

[182] Canale S T,Beaty J H. Campbell's operative orthopaedics[M]. 11th ed. Philadelphia:Mosby,2008.

[183] Mathes M D,Stephen J. Plastic surgery: the hand and upper extremity[M]. London:Saunders,2005.

[184] Randhawa A K,Mishra C,Gogineni S B,et al. Marfan syndrome: report of two cases with review of literature[J]. Niger J Clin Pract,2012,15(3):364-368.

[185] Colloca C J,Polkinghorn B S. Chiropractic management of Ehlers-Danlos syndrome: a report of two cases[J]. J Manipulative Physiol Ther,2003,26(7):448-459.

[186] Bicknell L S,Farrington-Rock C,Shafeghati Y,et al. A molecular and clinical study of Larsen syndrome caused by mutations in FLNB[J]. J Med Genet,2007,44(2):89-98.

[187] Alvi F,Alonso A,Brewood A F. Upper limb abnormalities in mosaic trisomy 8 syndrome[J]. Arch Orthop Trauma Surg,2004,124(10):718-719.

[188] Mathews M S,Kim R C,Chang G Y,et al. Klippel-Trenaunay syndrome and cerebral haemangiopericytoma: a potential association[J]. Acta Neurochir (Wien),2008,150(4):399-402,402.

[189] Oishi S N,Ezaki M. Reconstruction of the thumb in Apert syndrome[J]. Tech Hand Up Extrem Surg,2010,14(2):100-103.

[190] Domingos A C,Lopes S L,Almeida S M,et al. Poland-Moebius syndrome: a case with oral anomalies[J].

Oral Dis,2004,10(6):404-407.

[191] Hurst J A,Hall C M,Baraitser M. The Holt-Oram syndrome[J]. J Med Genet,1991,28(6):406-410.

[192] MacLeod P,Patriquin H. The whistling face syndrome—cranio-carpo-tarsal dysplasia. Report of a case and a survey of the literature[J]. Clin Pediatr(Phila),1974,13(2):184-189.

[193] Bajaj M,Mehta L. Freeman-Sheldon (whistling face) syndrome in a Turner mosaic[J]. J Med Genet,1984,21(5):398.

[194] Pavlenishvili I V,Mchedleshvili N V,Gotua T A. Thrombocytopenia-absent radius—TAR-syndrome[J]. Georgian Med News,2011,193:86-88.

[195] Wani A A,Dar T I,Ramzan A,et al. Carpenter's syndrome: a rare craniofacial dysmorphic syndrome[J]. Indian J Pediatr,2009,76(9):972.

[196] Chu B S. Weill-Marchesani syndrome and secondary glaucoma associated with ectopia lentis[J]. Clin Exp Optom,2006,89(2):95-99.

[197] Kumar S,Suthar R,Panigrahi I,et al. Rubinstein-Taybi syndrome: clinical profile of 11 patients and review of literature[J]. Indian J Hum Genet,2012,18(2):161-166.

[198] Porter F D. Smith-Lemli-Opitz syndrome: pathogenesis, diagnosis and management[J]. Eur J Hum Genet,2008,16(5):535-541.

[199] Sahu J K,Jain V. Laurence-Moon-Bardet-Biedl syndrome[J]. JNMA J Nepal Med Assoc,2008,47(172):235-237.

[200] Nevin N C,Burrows D,Allen G,et al. Aglossia-adactylia syndrome[J]. J Med Genet,1975,12(1):89-93.

[201] Tolarova M M,Harris J A,Ordway D E,et al. Birth prevalence, mutation rate, sex ratio, parents'age, and ethnicity in Apert syndrome[J]. Am J Med Genet,1997,72(4):394-398.

[202] von Gernet S,Golla A,Ehrenfels Y,et al. Genotype-phenotype analysis in Apert syndrome suggests opposite effects of the two recurrent mutations on syndactyly and outcome of craniofacial surgery[J]. Clin Genet,2000,57(2):137-139.

[203] Journeau P,Lajeunie E,Renier D,et al. Syndactyly in Apert syndrome. Utility of a prognostic classification[J]. Ann Chir Main Memb Super,1999,18(1):13-19.

[204] Brodwater B K,Major N M,Goldner R D,et al. Macrodystrophia lipomatosa with associated fibrolipomatous hamartoma of the median nerve[J]. Pediatr Surg Int,2000,16(3):216-218.

[205] Coombs C J,Mutimer K L. Tissue expansion for the treatment of complete syndactyly of the first web[J]. J Hand Surg Am,1994,19(6):968-972.

[206] Van Heest A E,House J H,Reckling W C. Two-stage reconstruction of apert acrosyndactyly[J]. J Hand Surg Am,1997,22(2):315-322.

[207] Baek G H,Kim J H,Chung M S,et al. The natural history of pediatric trigger thumb[J]. J Bone Joint Surg Am,2008,90:180-185.

[208] Beak G H,Lee H J. The natural history of pediatric trigger thumb: a study with a minimum of five years follow up[J]. Clin Orthop Surg,2011,3:157-160.

第九十二章
手及上肢外伤

手是人类的劳动器官与感觉器官,其构造精细复杂,感觉准确灵敏,运动轻巧有力。在日常劳动生活中,手频繁接触外界环境,很容易受伤。外科医师在处理手部外伤时除了需要熟悉手的解剖结构和生理功能特点外,必须遵循整形外科的治疗原则。根据手外伤的特点、受伤程度、患者的年龄、职业及全身健康状况,及时制订合理的修复方案。方案应包括麻醉选择、切口设计、皮肤覆盖、肌腱与神经的缝合、骨折的复位与固定等。医院应具备手外科的精巧手术器械与修复的针线等材料。有条件的医院应当配备手术显微镜并有得力的助手,这样才能取得较好的治疗效果。外伤时急诊处理不当,如错把腕部的肌腱与神经相接等,会给后期处理带来更大困难,治疗效果自然打了折扣。故处理手外伤的各级医师都应当重视手外伤的处理,并熟练掌握诊断和治疗的原则。

下面逐节介绍手外伤的麻醉选择,术前准备与止血带的应用、开放性外伤的清创术、手部皮肤缺损的修复、骨筋膜间室综合征、手部的骨关节损伤处理、断指(肢)再植等内容。有关手的烧伤、电击伤、放射伤及虫叮蛇咬等生物伤害,请参阅其他相关书籍。

第一节 麻醉选择

安全有效的麻醉是手外伤处理的先决条件。不满意或无效的麻醉往往增加患者痛苦,进而不能忍受手术,也使手术者无法专心按计划完成手术,影响治疗质量。第八章中已叙述整形外科手术的麻醉,这里着重介绍与手外伤有关的麻醉选择和操作。

大部分手外伤处理在局部浸润麻醉或神经区域阻滞麻醉下已可以完成。对于精神紧张或年幼不合作者,以及对于一次手术完成切皮、取骨及皮瓣移植等多部位患者,可采用全身麻醉。不过麻醉的深度无须达到肌肉完全松弛的程度,只要无痛感觉,患者安静,即可使手术顺利进行。全身麻醉的风险相对局部麻醉大些。术前使用一些辅助麻醉药,如巴比妥类镇静止痛药是必要的。当然对这些药物有过敏史者,理当禁忌。术者了解麻醉药物的药理作用性能与维持时间、安全使用剂量及中毒量、用药途径等也是非常重要的。

手外伤的清创术及组织修复术的麻醉有如下特点:

1. 手术操作精细,费时较久。特别是多指断指再植或一指多段再植等显微外科手术,由于是在显微镜下吻合小血管与神经,视野小,伤肢绝不允许晃动,故必须选择完全止痛、肌肉松弛作用时间较久的麻醉方法,如长效臂丛神经阻滞麻醉或留置导管的神经阻滞麻醉,特别需防止止血带压力引起的患肢胀痛和由此导致的躁动。

2. 断指(肢)再植或手部皮瓣移植,需要维持血管扩张状态及血管吻合口通畅,故局麻药中不能加血管收缩药,以防手部小血管痉挛性收缩。为延长麻药作用时间,预防其快速吸收的毒性反应,一般局麻药中常规加入1∶200000～1∶100000的肾上腺素液,但禁忌在受伤的手指及某些皮瓣转移局麻中使用，以免造成伤指及皮瓣坏死。

3. 多部位手术的患者，麻醉时间久，出血量多，必须加强血流动力学及胸廓呼吸等的监测。小儿因其血容量本身较少，应及时补足血容量，以维持体液平衡，使手术过程中循环和呼吸等生理功能尽量少受干扰。

4. 麻药在几个部位同时应用或多次应用时，如手的皮肤脱套伤，需清创、皮瓣游离移植及供皮瓣区植皮等多部位手术，要注意多部位麻药使用量积累的毒性和耐药性，以及多次应用麻药的变态反应危险。一般麻药中布比卡因无明显快速耐药性，是一种比较安全的长效局麻药。利多卡因可能产生快速耐药性。麻药禁用于过敏者及肝、肾功能严重不良与癫痫大发作者。

5. 手外伤常常是急症手术，多数患者处于非空腹状态。全身麻醉有引起患者呕吐、吐物反流并误吸入气管而引起窒息的危险。选择局部麻醉或神经区域阻滞麻醉，可避免此种危险。

6. 如果患者伤后血液黏滞度增高，处于高血凝状态，红细胞比容男大于0.5，女大于0.45（正常值：男0.4~0.5，女0.35~0.45），血小板计数大于$350×10^9/L$［正常值$(125~350)×10^9/L$］，容易引起再植手指或游离皮瓣移植的吻合血管血栓形成。手术中可适量使用低分子右旋糖酐及平衡液等，使血液稀释，降低血液黏滞性，改善微循环，预防血栓形成。

一、局部浸润麻醉

手外伤较轻、组织缺损少而局限，或患者情况不适于全身麻醉时，可采用局部浸润麻醉。常用的麻药有1%~2%普鲁卡因或0.5%~2%的利多卡因。先用细针在伤口的一端刺入皮内做一个皮丘，再向皮下组织注药。浸润一层切开一层，可减少麻药用量。到达肌膜时，在肌膜下或肌肉内再浸润。普鲁卡因的一次限量是1000mg，利多卡因的一次限量是400mg。普鲁卡因麻醉效能弱，作用快，维持作用时间为0.75~1小时，有过敏反应者禁用，用药前需做皮肤过敏试验。利多卡因的麻醉效能中等，作用快，维持麻醉时间1~2小时，但反复使用后可能产生快速耐药性。每次注药前需将针筒回抽无血后方可注药，以免药物误入血管。注射时需加点压力，使麻药扩散，并广泛接触神经末梢，以增强麻醉效果。

二、臂丛神经阻滞麻醉

臂丛神经由颈5~8及胸1脊神经前支组成，几乎支配整个上肢的感觉与运动功能，仅上臂内侧的感觉由胸1~2脊神经支配（图92-1，图92-2）。后者刚好是上臂缚扎气囊止血带的部位。止血带压迫，使该部疼痛难忍，有时需加局部浸润麻醉。上臂中段以下的臂、手部位手术均可选用臂丛神经阻滞麻醉。常用3种阻滞方法（图92-3），其麻醉区域有不同的侧重点。

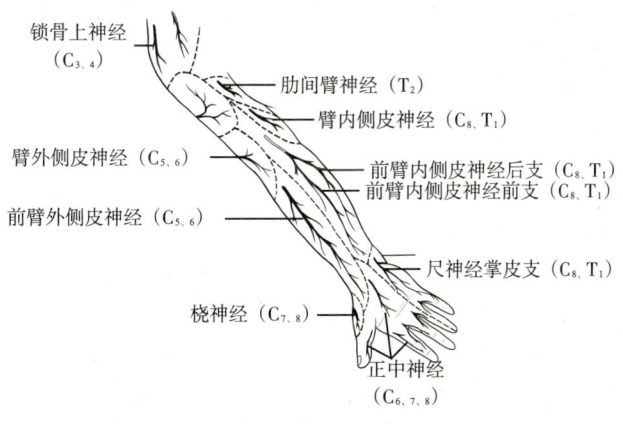

图92-1 上肢皮神经支配区域及节段（掌面观）

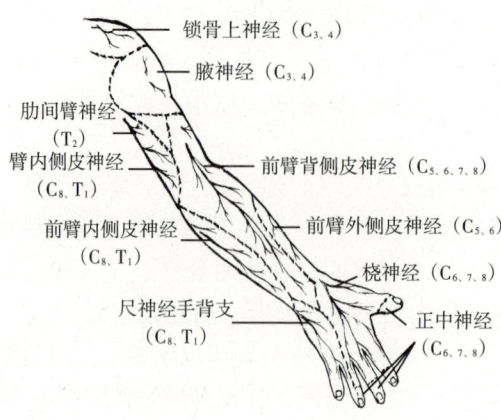

图 92-2　上肢皮神经支配区域及节段（背面观）

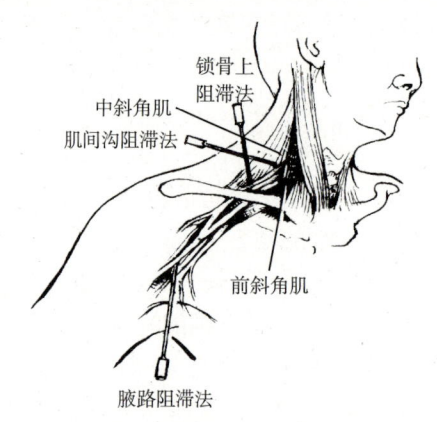

图 92-3　臂丛神经麻醉的 3 个阻滞点示意图

（一）肌间沟阻滞法

在伤手侧的胸锁乳突肌锁骨头后缘，以前、中斜角肌间隙与第 6 颈椎横突（相当气管环状软骨处）平面的交点为穿刺点（此点压向颈椎横突有异感传到臂、手）。用细长针头垂直向下刺入此点，在深层寻到异感点即可注入麻药。成人常用 2% 利多卡因 20ml 与 0.3% 丁卡因 20ml 的混合液 35～40ml，也可用 2% 利多卡因溶液 20ml 与 0.5% 布比卡因 20ml 的混合液 35～40ml。丁卡因又称潘托卡因、地卡因、四卡因，穿透力强，起效慢，毒性大，主要用于黏膜麻醉，用于臂丛麻醉一次阻滞量为 80mg，能维持 2～3 小时有效时间。本操作法容易掌握，麻药用量少，无气胸并发症。但有麻药误入蛛网膜下腔或硬脊膜外腔的危险，故不得左右两侧同时应用。适用于一侧肩部及上臂部手术麻醉。本法还可能发生膈神经、喉返神经及星状神经节被阻滞的症状，一般术后均可以恢复。

（二）锁骨上阻滞法

在锁骨中点上 1～1.5cm，于锁骨下动脉搏动点外侧，即前、中斜角肌间沟的下段为穿刺点，向内后下方紧贴第 1 肋骨面寻找异感点注入麻药。麻药用量同肌间沟阻滞法。此法适用于臂、手桡侧区域手术，但有发生气胸的危险，或出现膈神经与星状神经节受阻滞的征象，即颈交感神经麻痹综合征：同侧瞳孔缩小，眼睑下垂，鼻黏膜充血和面部潮红。一般术后能自行恢复。

(三) 腋路阻滞法

患者平卧位，患侧上肢外展90°，前臂外旋屈肘位，在腋窝摸到腋动脉搏动处。于搏动的最高点旁以细针头刺入腋部鞘膜，呈现针头随动脉搏动而摆动的现象或针刺患者有异样感时，即可注入上述药液30~40ml（成人首次量）。此法操作方便，阻滞容易，无气胸并发症，适用于臂、手尺侧区域的手术麻醉。若注药时用一根手指压迫远侧，有利于药液扩散至腋鞘近端，有可能使肌皮神经也得到阻滞。但该神经在喙突水平已离开腋鞘，不易完全阻滞，故它所支配的前臂外侧与拇指底部麻醉效果较差。

三 臂神经阻滞麻醉

臂神经支配上臂与前臂的感觉（见图92-1、图92-2）。这里主要介绍臂部的正中神经、尺神经、桡神经的阻滞麻醉，选用浓度大的渗透力强的局麻药，如1%~2%利多卡因或1%~2%普鲁卡因，适用于腕部与手部手术。

(一) 正中神经阻滞麻醉

正中神经支配前臂的桡侧、屈侧区域与手的桡侧三个半手指感觉。按正中神经行径，有腕部、前臂与肘部三个阻滞点。

1. 腕部阻滞点　这是最常用的正中神经阻滞点。该点在腕部屈侧横纹上，掌长肌腱与桡侧腕屈肌腱之间（图92-4）。用细针头从此点刺入，当手桡侧三指半有异感时，即可注入1%~2%利多卡因液（每次用量不超过0.4g）或1%~2%盐酸普鲁卡因液（每次用量不超过1g）。

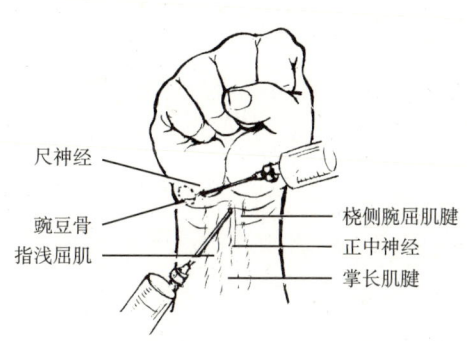

图92-4　正中神经、尺神经腕部阻滞点示意图

2. 肘部阻滞点　肘部正中神经阻滞点在肱骨外上髁与内上髁的连线上，位于肱动脉搏动尺侧。用细针头从此点刺入，找到桡侧三手指异感反应点时即可注药。

3. 前臂部阻滞点　前臂部正中神经阻滞点不易定位，使用较少。在前臂的中、下1/3交界处，屈侧面正中为阻滞点。此部位正中神经在指浅屈肌的深面，以细针头刺入找到异感点，注入麻药。

(二) 尺神经阻滞麻醉

尺神经支配前臂尺侧区、手的小鱼际区与尺侧一指半手指的感觉。有腕部与肘部两个阻滞点。

1. 腕部阻滞点　在腕屈侧横纹与尺侧腕屈肌腱的交点，可摸到该腱桡侧的尺动脉搏动，于肌腱和动脉间进针，找到引起环指、小指异感点即可注入麻药。在豌豆骨桡侧，尺神经进入Guyon

氏管前发出浅支至小指与环指尺侧，位置比较固定。此处也可作为尺神经的阻滞点（见图92-4），用于小鱼际区、尺侧一指半手指的手术麻醉。

2. 肘部阻滞点　肱骨内上髁与尺骨鹰嘴间有一尺神经沟。经过此沟的尺神经部位浅表，在此处手指即可摸到尺神经干，指压该部位可引起前臂与手尺侧酸胀异样感。用细针头刺入该神经干注入麻药。

（三）桡神经阻滞麻醉

桡神经支配前臂与手伸侧面的感觉，有腕部与上臂部两个阻滞点。

1. 腕部阻滞点　腕背部拇长伸肌腱与拇短伸肌腱和拇长展肌腱之间的凹陷称为鼻烟窝。桡神经浅支在此窝合成内侧支与外侧支，行走在肌腱与深筋膜的浅面（图92-5）。手指按压该区，手背有异样感，用细针头向神经横刺皮下，注入麻药，浸润各皮支。

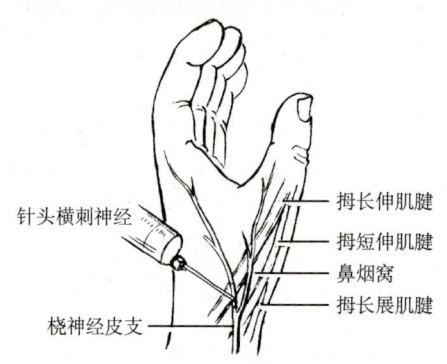

图 92-5　桡神经腕部阻滞点麻醉

2. 上臂阻滞点　桡神经绕行于肱骨中段1/3的桡神经沟浅面，肌肉深面，约在肱骨外上髁上方6～8cm。用细针头刺到肱骨干，寻找到前臂伸侧的异感点，注入麻药。

四　指总神经与指固有神经阻滞麻醉

指总神经在相当于掌远侧横纹处分成两支指固有神经，支配相邻手指的相对面。从掌远侧横纹到指蹼缘，与两旁的指屈肌腱鞘间形成一间隙，充满脂肪垫，保护深部的指神经血管。当手指并拢时，有脂垫的皮肤隆起，隆起的近端即相当于指总神经的分支部位（图92-6）。

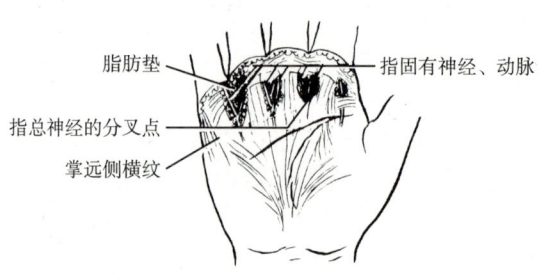

图 92-6　指总神经与血管在掌远侧横纹处的分支点

查以明确诊断。欲了解关节周边的软组织损伤情况或怀疑腕部三角纤维软骨盘破裂时，关节造影或关节镜检查有助于诊断。碘淀粉试验或茚三酮试验，能比较客观地判明神经损伤的恢复情况。

（七）家属及单位的准备

医师应把病情、诊断、治疗方案，可能发生的并发症与预后等，实事求是地向患者家属以及工作单位代表介绍清楚。征求他们意见，争取他们的理解与合作，办理医院规定的有关签字手续。特别是需要截肢或截指的患者，除患者本人签字外，必须有家属或单位负责人的签字同意，以免引起术后不必要的医疗纠纷。

（八）医护人员的准备

对于大的、严重的手外伤，或多指离断伤者，急诊清创修复术或断指再植手术工作量非常大，手术时间非常长，不是一两个值班医护人员能完成的。这时应当有一名有经验的医师统一指挥，组织手术梯队人员，分组清创与断指再植，使各组医护人员有条不紊地进行工作，保持充沛的精力，完成高质量手术。

二、止血带的应用

使用止血带的目的是使术野清晰无血，便于观察和完成精细的手术操作。

止血带有气囊止血带、电动控制气囊止血带和弹性橡胶驱血带代替止血带。前两种可以控制压力，特别是电动止血带，上有定时的报时器，当使用到事先预定的时间即会发出鸣叫警示，较为理想安全。后一种橡胶带，每缠绕一圈就有增加压力的作用，很难掌握准确的压力，容易压力过大而造成臂部神经损伤。手指手术，可用弹性胶带（管），在指根部拉紧后用血管钳夹住即可起到止血带的作用。

使用止血带前，抬高上肢数分钟，使静脉血快速回流，然后用弹性橡胶驱血带（驱血带由宽8cm×厚1.5mm×长500cm的长橡皮带构成）从手指向肘部方向缠绕驱血，每一圈压住前一圈的上1/3，一般缠绕到距止血带5～6cm为止。上止血带前，先用纱布平整包绕上臂一圈，再上止血带（图92-8）。若用血压计的气囊带，包扎后需外加一圈绷带绕扎，在止血带远侧铺消毒巾，并注意不能把巾钳夹在止血带上，以免刺破其内胎漏气。

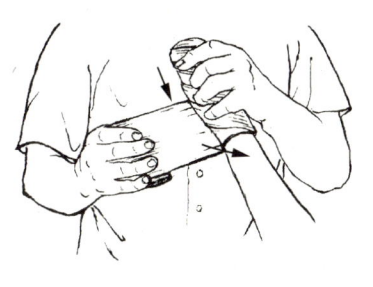
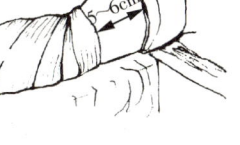

图92-8　驱血带与气囊止血带的缚扎部位
A. 驱血带的应用　B. 止血带与驱血带的间距

如果需要术野血管充盈血液，便于血管解剖操作，驱血时可以减少压力或仅抬高上肢而不加压驱血。需注意感染的创面、恶性肿瘤及血管病变，禁忌使用驱血带，以防感染或肿瘤细胞挤压扩散，或硬化血管受压破裂。

止血带的压力要超过动脉收缩压。如果压力低于动脉压又超过静脉压，静脉回流反而受阻，创面会有更多出血。一般上肢止血带的压力在33.3～40kPa（250～300mmHg），儿童在26.6～33.3kPa（200～250mmHg）。肢体瘦小的肌肉不发达者，压力减少；反之，肌肉发达、肢体粗壮者，压力增加。

止血带压力合适，可持续使用1～1.5小时，如继续使用，应放松止血带，恢复血运5分钟，再重新驱血上止血带。第2次上止血带，持续时间较前一次时间短，不宜超过1小时。在皮肤消毒时，患肢需抬高，注意不使消毒剂流到止血带缚扎处，以免引起化学灼伤。

放松止血带后，可用温热水纱布覆盖创面，再用橡胶驱血带稍加压缠绕止血。待5～6分钟后，反应性充血停止，再打开手术创面。双上肢同时手术时，不要同时放松止血带，以免造成血压骤降，甚至导致休克。

三 上肢止血带性神经损伤

（一）病因

上肢外伤后或手及前臂手术过程中常规使用止血带，若使用时间过长或压力过大，均会导致手及前臂的神经损伤。在临床上，上肢止血带损伤神经并不罕见。笔者曾在1个月内收治了3名上肢止血带性神经损伤的病例。具体病因如下：

1. 止血带压力太高　上肢止血宜用气囊止血带，其压力在240～300mmHg之间较安全。止血带压力太高多半由于应用粗橡皮带结扎，无法测定其压力，容易造成止血带高压。用橡皮管止血带时，往往在上臂包扎数圈，每加一圈就加了1个压力量，其具体压力很不容易掌握，也容易造成压力过大，致神经损伤。如压力太低，则引起神经出血性浸润损伤。

2. 止血带使用时间过长　上肢止血带原则上每小时放松1次。常见外伤后安放止血带转送伤员时没有交班，致止血带安放时间过久；或手术时，术者急于结束手术，匆忙包扎止血带；或由于上肢血管损伤严重，1小时内无法完成手术，致止血带安放时间过久损伤上肢神经。

3. 反复使用止血带　短时间内应用止血带超过3次以上，每次间隙时间短于5分钟，也容易造成上肢神经损伤。

4. 缓冲止血带压力的敷料不匀，易造成上肢神经损伤。

5. 止血带安放的位置不当，特别是安放在上臂肌肉薄弱区，易造成神经受压损伤。

（二）症状

上肢止血带神经损伤的表现与其他神经损伤相似，其特点是有止血带使用史，而使用止血带前上肢神经正常。

最常见的是桡神经损伤，术后伤侧不能伸拇、伸腕及伸指。也可表现为桡神经、正中神经、尺神经及前臂皮神经合并损伤，造成感觉及运动障碍。

（三）预防

1. 每一次手术时医师要警惕止血带损伤上肢神经的可能性。

2. 尽可能应用气囊止血带，并有准确的压力计，压力控制在240～300mmHg之间。如采用橡皮绷带止血带，需由有经验的医师包扎，拉力适当包扎2圈半即够，外用绷带包扎，或用钳头带头防止松脱。

3. 止血带安放在上臂肌肉肥厚区。

4. 止血带与臂部皮肤接触处安放均匀的软质敷料。

5. 止血带每小时放松1次，放松时间为5~10分钟。
6. 连续使用止血带宜控制在3次以内。

（四）治疗

1. 非手术治疗　上肢止血带性神经损伤，特别是单根桡神经损伤宜采用非手术治疗。包括应用前臂及手部支架，使前臂及手处于休息位。给予患者地塞米松10mg，辅以能量合剂及维生素C 2g，10%葡萄糖溶液1000ml静脉点滴10~14天，也可同时应用改善微循环药物静脉滴注，如复方丹参溶液10~16ml，低分子右旋糖酐500~1000ml点滴10~14天。病者常在应用1个疗程后病况明显好转。必要时可给予第2个疗程。

2. 手术治疗　遇有严重上肢止血带性神经损伤的病例，或前臂多根神经损伤的病例，或是应用上述非手术治疗方法5~10天损伤神经没有任何恢复迹象时，可采用手术探查，手术方法是手术神经探查，如果损伤神经没有中断，可做神经外膜松解，如有其他神经损伤，则宜对症处理。术后继续用药物治疗10天左右。

第三节　开放性外伤的清创术

开放性手外伤伤口大多有不同程度的污染。清创术使开放污染的Ⅱ类伤口在术后能接近无菌的Ⅰ类伤口，以期一期愈合。

一　清创术的原则

清创是把一个污染创口转化为无菌创口，是防止感染的重要步骤。清创是处理一切开放性损伤的重要措施，手部开放性损伤更为重要。只要患者全身情况许可，就必须及时进行，任何拖延都会使细菌繁殖和扩散，增加创口的感染率，导致修复手术失败和感染。清创的重点是切除失去活力的组织，清除创口的异物及彻底止血。这是一项非常细致、责任性很强的工作，要严格执行。

骨折稳定性是恢复其他组织解剖结构的基础。因为骨折不稳定将引起很多复杂问题，如不利于处理和骨折同时存在的肌肉、肌腱、神经和血管等损伤，不利于用整形外科或显微外科技术修复创面。同时，由于骨折断端处于活动状态，容易使感染发展和扩散；骨折端向外压迫，可加重局部深部软组织和皮肤血行障碍或坏死。因此，及时正确地恢复骨折的解剖结构和保持其稳定性非常重要。

清创术一般包括伤口周围的皮肤刷洗、皮肤消毒、伤口内的清创和冲洗三个操作过程。

二　伤口周围的皮肤刷洗和皮肤消毒

手外伤的刷洗范围从肘上10cm至指尖。先剪短指甲，用无菌纱布覆盖伤口。医师在手消毒后戴消毒手套，用消毒的刷子和皂水刷洗。医师一般用2副手套、3把刷子刷洗3遍。刷洗时间5~7分钟。每次刷洗后用大量生理盐水消毒冲洗。冲洗时可将覆盖伤口的纱布去除，让伤口表面和周围的皮肤一起冲洗，并抬高手臂，不让冲洗污水向伤口流过（图92-9）。用纱布将皮肤擦干后再用消毒液消毒皮肤。

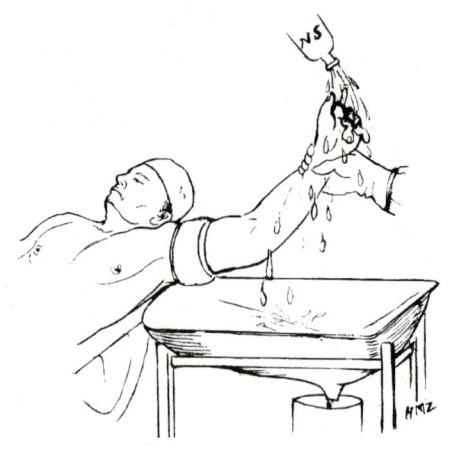

图 92-9 皮肤刷洗,伤口抬高冲洗

三 伤口内的清创和冲洗

去除失去活力的皮肤、皮下组织、肌肉和神经组织,以免术后坏死感染。清除异物、凝血块和游离小骨片。伤口内清创要按解剖层次由浅向深逐层清创,勿留死角。污染的组织,可边冲洗边清创。整个伤口内部都要彻底冲洗。断指(肢)再植,在常规清创后还要在手术显微镜下继续清创、冲洗伤口。

四 皮肤清创和消毒的范围

手外伤清创和消毒的范围从肘上至指尖,肘外伤从肩部至指尖,肩部外伤从颈部至肋缘和腕上(图 92-10)。消毒后,手术切口需要延长时,可根据手部结构的特点作适当延长(图 92-11,图 92-12)。

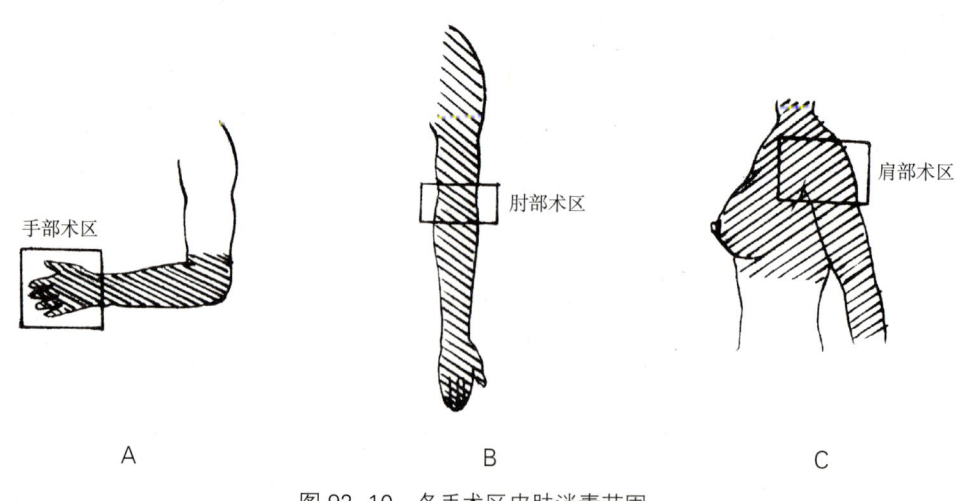

图 92-10 各手术区皮肤消毒范围

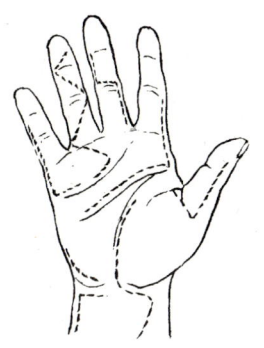
图 92-11　手掌面切口

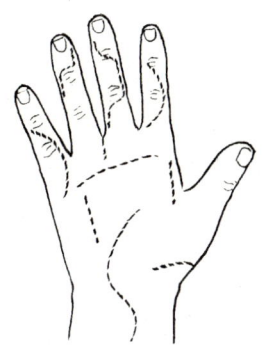
图 92-12　手背面切口

第四节　手部皮肤缺损的修复

手部皮肤受到外伤暴力的挤压、撕脱或挫裂，造成皮肤坏死缺损。特别是指端外伤，伤口内肌腱与骨关节暴露，若不尽快闭合创面，难免会发生伤口感染，肌腱粘连或坏死，以及骨髓炎等并发症，使手致残。清创后的创面，据其清洁度及有否感染等情况，有下列十余种皮肤组织覆盖方法可供选择。

一　游离植皮

手的创面无肌腱、骨与关节暴露，污染程度轻，血供良好，或后期肉芽组织鲜红，分泌物少，培养无菌，特别是无金黄色葡萄球菌感染，可采用游离皮片移植，详见第十三章"皮片移植"。手部创面常用中厚皮片与全厚皮片，植皮时应注意创缘做成锯齿状曲线，以防术后切口瘢痕挛缩（图92-13）。指端小面积的皮片，供区可选取上臂内侧供皮区，此处皮肤较薄，接近手部皮肤。手掌小面积的创面，可选取足踝内侧皮片，该处皮肤无毛，角化层较厚，与手掌皮肤性能相同，但供皮区需再植皮片（图92-14）。

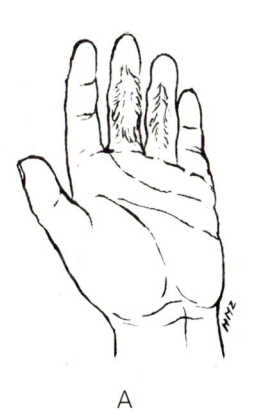

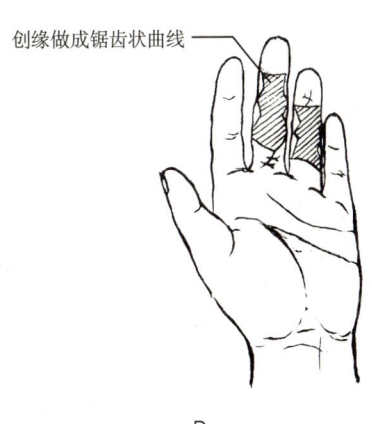

图 92-13　切口缘做成锯齿状曲线，以防术后瘢痕挛缩
A. 中、环指掌侧瘢痕挛缩　B. 切瘢植皮

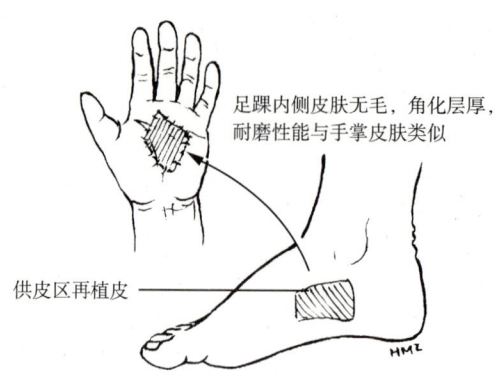

图 92-14　足踝内侧供皮区

大面积的皮片可取自大腿内侧或腹股沟，需用切皮机或切皮刀切取中厚皮片，供皮区用厚的敷料加压包扎。也可以取含真皮下血管网的皮片移植，性能更好，详见第十三章第六节"皮片分类移植"。

二　邻指皮瓣

手指掌面皮肤缺损，肌腱或骨与关节暴露，无法游离植皮闭合。若邻指皮肤健康无损，可以选取邻指的带蒂皮瓣覆盖。

（一）任意邻指皮瓣

任意邻指皮瓣长宽比例为 1∶1，蒂一般在侧方，但也可以在远端或近端（图 92-15），设计时需注意皮瓣蒂稍长些，便于转移，也使断蒂后供区创口容易缝合。过短的蒂使皮瓣转移有张力，还使断蒂后的供区创面无法缝合，不得不再植皮。一般邻指皮瓣设计面积要比受区创面稍大 20%，侧边的切口线不超过手指的侧中线与远侧指关节，以免损伤指掌侧神经与甲根，影响供指皮肤感觉与指甲的营养。保留供区指伸肌腱周围膜完整，使植皮容易存活，且肌腱活动不受影响。笔者在皮瓣设计完后于皮瓣区皮下注入少量生理盐水，使皮瓣浮起，便于剥离又不易损伤指伸肌腱周围膜。若示、中、环指中某指的中、末节掌面皮肤缺损，又有指固有神经缺损，为了恢复缺损区的重要皮肤感觉，在邻指皮瓣中携带一段指固有神经的背侧皮支，转移后与伤指的指固有神经远近断端桥接（图 92-16），就可以恢复伤指感觉。但需注意，拇指与小指无指固有神经背侧皮支，不能作为邻指神经皮瓣的供指。

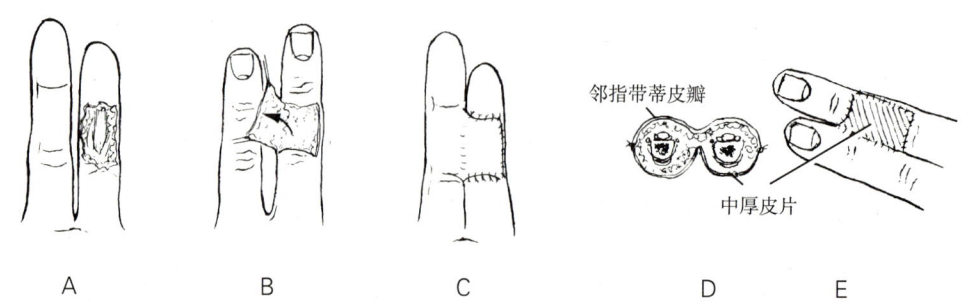

图 92-15　邻指皮瓣蒂在侧方，行供皮区中厚皮片植皮
A. 手指掌面皮肤缺损，肌腱暴露　B. 长宽 1∶1 之邻指皮瓣，蒂在侧面　C. 手指掌面创面已覆盖
D. 邻指皮瓣横断面　E. 供指背侧植皮

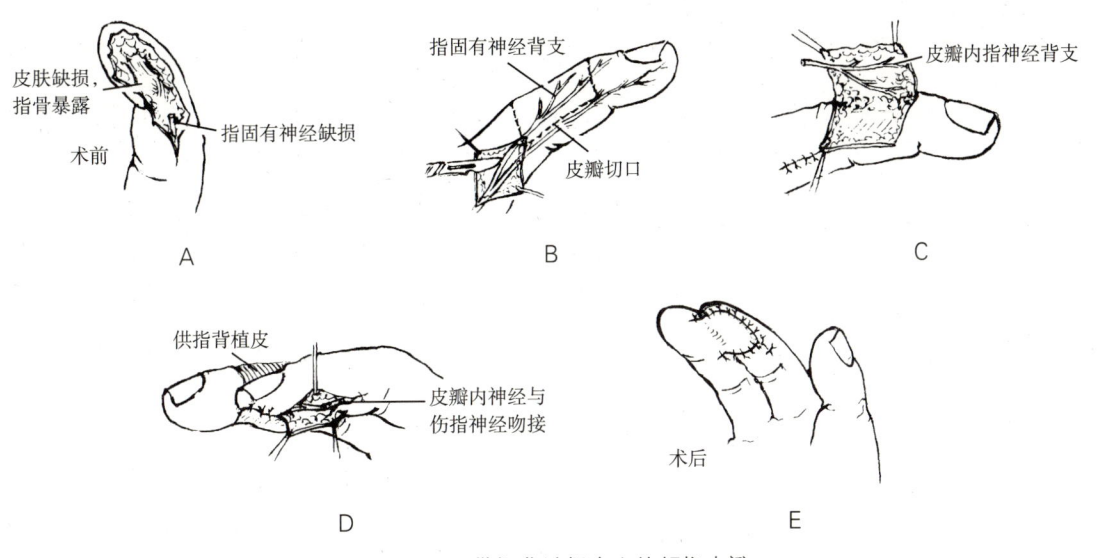

图 92-16 带指背神经皮支的邻指皮瓣

术毕敷料填在两指间，保持伤指与供指间距包扎。包扎时皮瓣蒂部不能被扭转、压迫或牵拉，一般术后10~14天拆线，也可分次、间断拆线，3~4周断蒂。

(二) 邻指 C 形环状皮瓣

Mutat（1993）报告了一种新型邻指皮瓣，具有传统邻指皮瓣与带血管蒂岛状皮瓣的两方面特点，适用于修复指端、指背、指腹的局部软组织缺损以及手指末节之脱套伤。国内李世德（1995）应用8例，全部成功。其解剖基础是两根指固有动脉间有丰富的交通支形成血管网，选取其中一根指血管做邻指皮瓣的营养血管，另外一根维持供指的血供。皮瓣切取范围包括手指中节整个指背面及腹侧一半皮肤组织，皮瓣蒂部保留1cm宽度皮肤，保护其内的血管有利于静脉回流。血管蒂设计在近端（顺行）或在远端（逆行），应据受区软组织缺损的部位而定。顺行皮瓣以同侧指固有动脉为蒂，逆行皮瓣则以对侧指固有动脉、甲背、指端的掌侧血管弓交通支为蒂，通过手指小静脉（无静脉瓣）回流（图92-17）。邻指C形环状皮瓣的面积比传统的邻指皮瓣面积大2倍，血运丰富，具有多向转位和转弧大的灵活性，而且长宽比例约束小。但供区还需用中厚或全厚皮片植皮覆盖，形成一凹陷区不雅观，且断蒂后还需二期手术是其缺点。

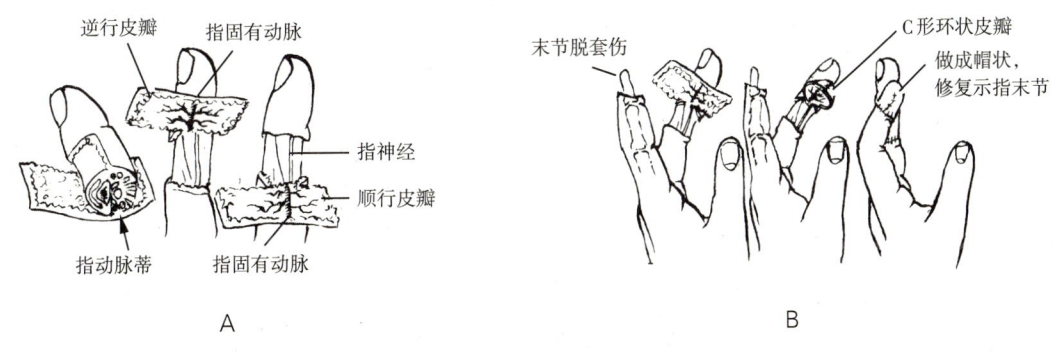

图 92-17 中指 C 形环状皮瓣修复示指末节脱套伤

施行邻指C形环状皮瓣时必须注意：手指的指固有动脉曾有受伤史或不通畅者不能选为供指。供指腹的皮肤必须保留一半或以上，以利远端静脉与淋巴液回流。指掌神经必须留在原位，不携带在皮瓣内。保留供区的肌腱周围膜以利植皮存活与伸指活动。一般从美观考虑，示、中指选用尺侧供皮区，环、小指选用桡侧供皮区。由于血管丰富，术后7天就可以断蒂。

（三）指动脉顺行、逆行与桥式邻指皮瓣

高伟阳（1996）报道利用两指固有动脉的相互交通，做成逆行、顺行与桥式的岛状皮瓣，修复手指的中、末节软组织缺损。为防止血管蒂在皮下隧道受压迫与扭转，在血管蒂的位置常规附加一个三角皮瓣以增加皮下隧道宽度（图92-18）。在桥式的交叉邻指皮瓣血管蒂上附加一个矩形皮瓣，并在受区相应的部位设计一个反向矩形瓣，皮瓣转移到受区时，两个矩形皮瓣瓦合成小皮管状，使蒂部闭合，供区需植皮。

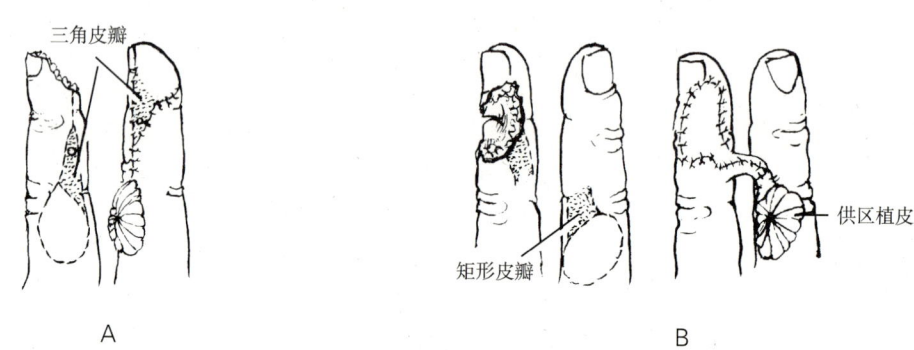

图 92-18　逆行指动脉岛状皮瓣供区植皮
A. 逆行指动脉岛状皮瓣于供区植皮　B. 逆行指动脉岛状皮瓣修复邻指创面

三　手指推进皮瓣

此皮瓣适用于指端横断伤无法再植，又因指骨外露不能植皮者。虽然皮肤缺损面积不大，但咬短指骨牺牲手指长度去闭合创面，势必影响手指的功能。在必须保持伤指的长度与感觉时可采用此法。

（一）指掌面V-Y推进皮瓣

一般在指总神经阻滞麻醉下行术。于指腹设计一个等腰三角形皮瓣，底边在创缘，顶尖在远侧指横纹中点，切开皮肤全层，保持皮下组织及神经血管与皮瓣的联系，使三角皮瓣能向远端推进，底边与指甲断缘缝合，两腰边与指端创缘缝合，并按Y形缝合掌面（图92-19）。

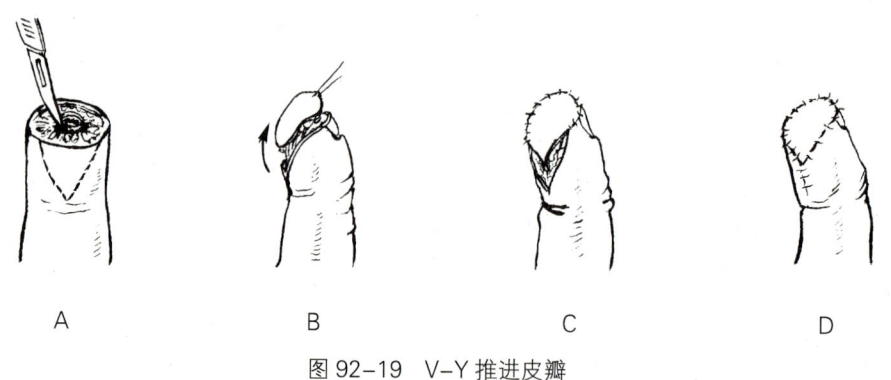

图 92-19　V-Y 推进皮瓣
A. V-Y 皮瓣设计　B、C. V-Y 皮瓣推进　D. Y形缝合

（二）指侧面V-Y推进皮瓣

等腰三角形皮瓣设计在手指断端两侧，切开全层皮肤后保持皮下神经血管之联系，由两侧向中央拉拢，覆盖于指端创面，两个三角形皮瓣底边互相缝合，腰边在指侧按Y形推进缝合（图92-20）。

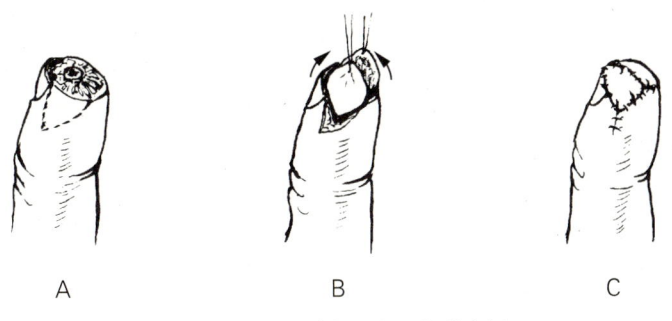

图92-20　指侧面V-Y推进皮瓣
A. 皮瓣切口　B. 皮瓣推进　C. Y形缝合

（三）拇指推进皮瓣

拇指的感觉功能同运动功能一样重要，其指端皮肤缺损，肌腱与骨外露时，用其本身的指腹皮肤做推进皮瓣，其厚度与感觉的质量都是很好的。操作时从拇指尺桡侧的侧中线做切口，从断端到掌指关节平面，从屈指腱鞘面掀起皮瓣，指神经与血管附着在皮瓣内。然后屈曲拇指，皮瓣游离缘与指甲缘缝合。一般屈曲指关节后皮瓣均可向远端推进2cm。若缝合张力大，可在指根横纹处做一横切口，切断皮肤，但不能损伤皮瓣上连接的指神经与血管，然后无张力缝合，指根横断创面需再植皮。其他手指也可以作类似推进与移位皮瓣（图92-21）。

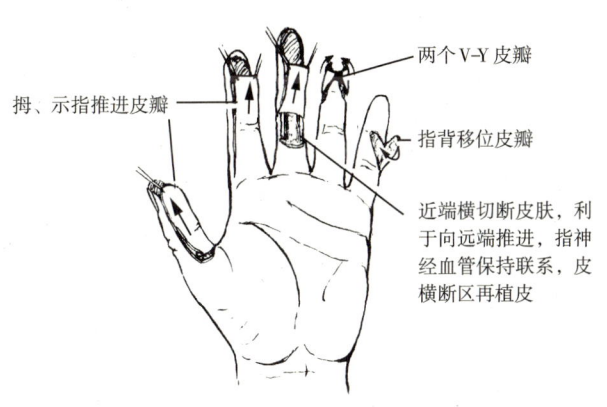

图92-21　各种手指推进与移位皮瓣示意图

四　手指局部修复移行皮瓣

此法利用手指的侧面及背面较松弛的皮肤做成皮瓣，移行到手指的掌面，修复掌面皮肤缺损，供区创面需再植皮。若皮瓣的蒂在近端，长宽比例可达2∶1，特别是利用示指近节指背的皮瓣去修复虎口的皮肤缺损（图92-22），甚至可转移到拇指与示指的掌面（图92-23）。

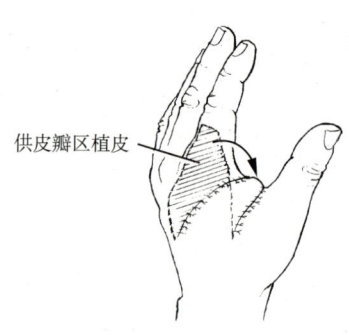

图 92-22　示指近节指背移位皮瓣修复虎口

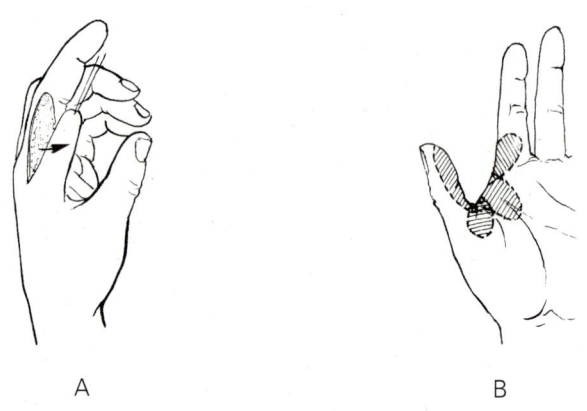

图 92-23　示指近节背侧与侧方的移位皮瓣修复拇、示指的掌面

五　指神经血管蒂岛状皮瓣

指神经在指血管浅面伴行，两指血管走行于屈指腱鞘两旁，互有吻合支形成血管网已如前述。取一侧的指神经血管岛状皮瓣修复拇指或示指端的皮肤软组织缺损。一般选用中、环指尺侧指神经血管为蒂，皮瓣在末节指尺侧，面积不超过指腹一半。近侧缘切口据受区创面而定，以不损害供指的感觉与运动功能为准。如欲再造一个拇指，则以指总神经血管为蒂，取邻指相对面之双叶岛状皮瓣，转位到拇指包裹植骨块（图92-24）。单叶的神经血管岛状皮瓣需切断结扎指总动脉上发到邻指的分支。指总神经干内也需与邻指的指神经纤维分离，皮瓣才有较长的蒂经宽敞的皮下隧道转位到拇指受区（图92-25），无张力缝合。若术中损伤蒂部血管，影响岛状皮瓣血供，应停止手术，另选其他方法修复。本法皮瓣转位后，受区的感觉定位仍在供区，经过约半年的训练，患者的感觉有可能调整到受区。示、中、环指的桡侧与小指的尺侧指腹感觉比较重要，一般不选做本法的供皮区。

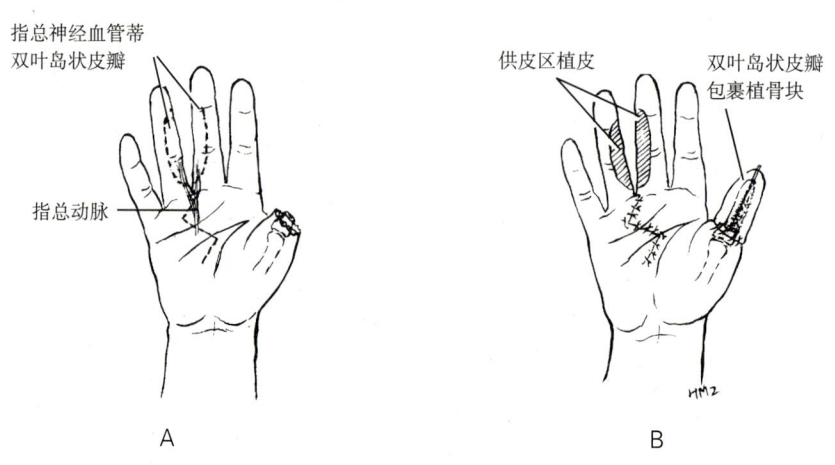

图 92-24　中、环指指总神经血管蒂双叶岛状皮瓣再造拇指

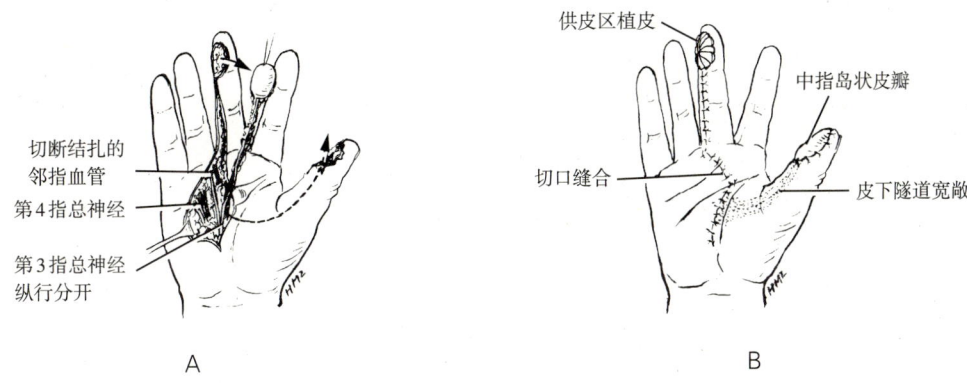

图 92-25 中指尺侧指神经血管蒂岛状皮瓣修复拇指

六 皮神经伴行血管蒂岛状皮瓣

Tayler（1978）指出，人体与脊椎动物的每一条皮神经均伴行一条动脉与静脉。Bertelli（1992）介绍皮神经伴行血管蒂的5种逆行岛状皮瓣的设计方法，用于修复手腕部创面。芮永军（1997）显微解剖22例成人上肢浅表神经及伴行血管发现：①所有浅表皮神经都有营养血管，来源于上肢知名血管的肌间隙穿支、肌内穿支或直接皮支。以升支、降支形成攀附，在神经外膜内或穿入神经组织，或以血管网的形式包绕神经。并随神经分支而伴行，形成以神经为轴的纵行血管网，可作为顺行皮瓣与逆行皮瓣血管蒂的解剖基础。②伴行的神经营养血管同时发出许多细小分支营养皮肤。这样在神经旁、神经内与皮下就形成一个丰富的血管吻合网，是皮瓣的血供基础。③营养神经的血管从深筋膜穿出血管支，其穿出部位有一定的规律性，可作为皮瓣蒂部的旋转点和设计依据。

从解剖所见可知，神经血管蒂的皮瓣比依靠深筋膜上下血管网供血的筋膜蒂皮瓣血供更丰富、更充足，类似轴型皮瓣，故其长宽比例比筋膜皮瓣更大。宋建良（1996）指出，这种神经的伴行血管口径和数量与皮神经的粗细成正比关系。他设计的掌背皮神经血管蒂皮瓣长宽之比达4.8∶1，蒂长5~6cm，能修复指端、指腹与手掌的创面。但皮瓣内需带一条口径1.0mm的浅静脉，以保证皮瓣静脉回流。Bertelli（1992）强调切取皮神经营养血管蒂皮瓣时，蒂部需保留1.5cm的皮下组织，预防皮神经及其伴行血管损伤。这是手术成功的关键（图92-26，图92-27，表92-1）。第3、4掌背皮神经血管蒂岛状皮瓣，因其伴行动脉细小、神经行径的变异又多，神经与血管相距较远，临床应用时应谨慎。

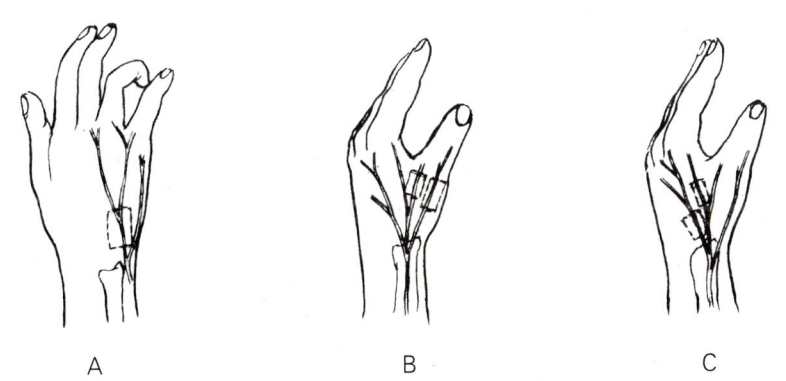

图 92-26 手背皮神经伴行血管蒂岛状皮瓣
A. 尺神经背支 B. 桡神经浅支 C. 掌背神经

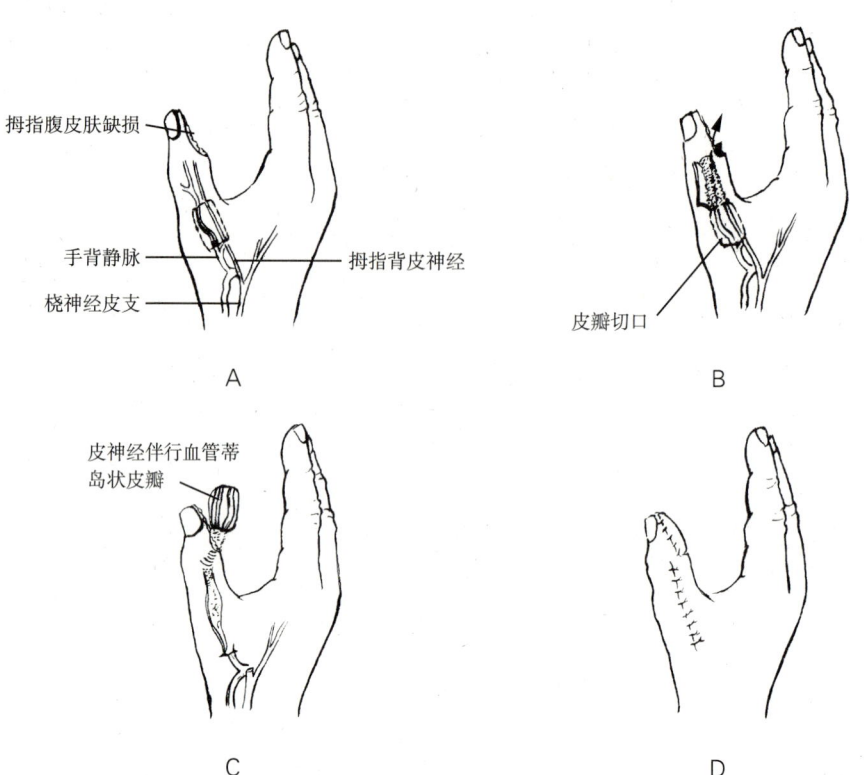

图 92-27 拇指背皮神经伴行血管蒂岛状皮瓣
A. 拇指腹皮肤缺损 B. 拇指背皮神经血管皮瓣 C. 皮神经血管皮瓣已转移到拇指腹
D. 供区伤口直接缝合

表 92-1 上肢皮神经伴行血管蒂岛状皮瓣

皮神经名	近端旋转点	顺行岛状皮瓣轴心线	皮瓣范围	远端旋转点	逆行岛状皮瓣轴心线	皮瓣范围	适应证
拇指背面桡神经浅支之尺桡侧皮神经	拇指指间关节桡侧或尺侧	第1腕掌关节桡尺侧与IP桡尺侧连线	拇指腕掌关节两侧与掌指关节两侧				拇指掌指关节以远的皮肤缺损
第1掌背神经				示指掌指关节桡侧	示指近侧指间关节桡侧与1～2掌骨基底间的连线	示指掌指关节桡侧到腕掌关节	示指近节、中节背面之皮肤缺损
第2掌背神经				示、中指间蹼背侧	第2指蹼背侧中点到1～2腕掌关节的连线	轴心线为准,到第2腕掌关节伸指腱浅面	中指近节及近侧指间关节背侧皮肤与软组织缺损
小指尺背侧皮神经				小指近侧指间关节尺侧	小指掌指关节尺侧与第5腕掌关节尺侧连线	尺动脉腕上支与此神经伴行,皮瓣近端达腕关节尺背侧	小指掌背侧皮肤缺损

续表

皮神经名	近端旋转点	顺行岛状皮瓣轴心线	皮瓣范围	远端旋转点	逆行岛状皮瓣轴心线	皮瓣范围	适应证
前臂内侧皮神经	肱骨内上髁下方2cm	肱二头肌内侧缘与内上髁连线中点到尺侧腕屈肌腱的尺侧连线	蒂在前臂上1/3处，位在前臂中1/3，深筋膜与贵要静脉及其分支包括在内	肱骨内上髁下方16cm	同顺行岛状皮瓣	蒂在前臂中1/3处，位在前臂上1/3，近端不超过内上髁上方2cm	顺行皮瓣修复前臂中、下1/3或腕部掌面、背面的软组织缺损；逆行皮瓣修复肘前、肘后的软组织缺损
前臂外侧皮神经	肱骨外上髁下方4cm	外上髁部肱二头肌腱外侧与桡骨茎突的连线	蒂在前臂上1/3处，位在前臂中1/3或中下1/3交界处，包括头静	肱骨外上髁下方18cm	外上髁肱二头肌腱外侧与桡骨茎突连线	蒂在前臂中下1/3上段，位在前臂上1/3近端，不超过外上髁下方3cm	同前臂内侧皮神经

七 掌背血管蒂皮瓣

这是利用第2～4掌背动脉为蒂的手背岛状皮瓣，用以修复手指与腕部之皮肤缺损。国外Small（1990），国内路来金（1991）报道后已在临床使用。其解剖基础：桡动脉深支进入第1背侧骨间肌处发出第1掌背动脉，第2～4掌背动脉由掌深弓近侧穿支与腕背网的交通支发出（图92-28），起始部血管口径0.5～0.9mm，血管在骨间背侧肌浅面、指伸肌腱深面走向指蹼，途中发出皮支营养手背皮肤，在指蹼处又有恒定的交通支与指总动脉吻合（图92-29）。故以掌背动脉为蒂的岛状手背皮瓣，可以做成顺行与逆行两种皮瓣形式，并且可以做成携带示、小指固有指伸肌腱或掌骨骨膜的复合组织皮瓣。设计逆行皮瓣时，旋转点在距指蹼缘1.5cm处，即指总动脉与掌背动脉的恒定交通支处，掌背动脉行径为皮瓣轴线，相当于掌骨间隙中线。皮瓣面积在轴线两旁2.5cm范围，远端达指蹼缘，近端达腕背横纹（图92-30）。于指伸肌腱与深筋膜指尖游离。若要取掌骨膜，则在骨膜深层细心分离。供皮瓣区创面4cm²之内能直接缝合，否则需植皮闭合。

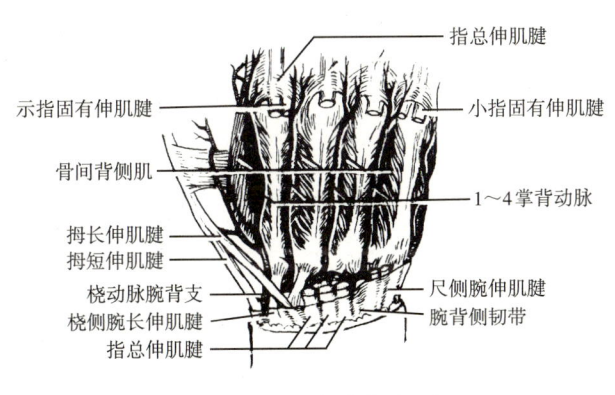

图92-28 掌背动脉的行径

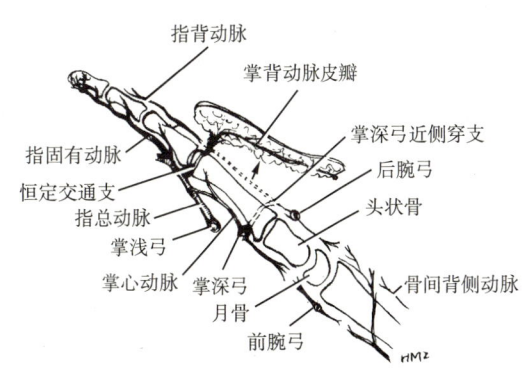

图92-29 以掌背动脉与指总动脉之恒定交通支为蒂的皮瓣血供示意图

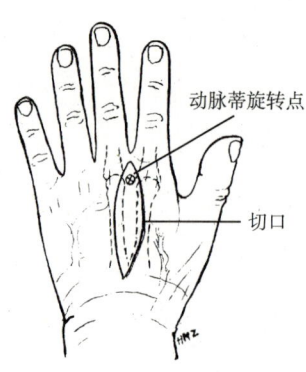

图 92-30　掌背动脉皮瓣的切取范围

第1掌背动脉在示指近节指背形成皮下血管网，并有桡神经浅支即第1掌背神经伴行。成人该发出处外径0.8～1mm，其行径投影线为从第2掌骨基底与拇长肌腱的交点到示指近侧指关节桡背侧的连线，动脉行走在第1骨间背侧肌浅面，紧靠第2掌骨干（图92-31A）。以第1掌背动脉为蒂的岛状皮瓣又称示指旗状皮瓣，皮瓣的旋转点在第2掌骨基底。其面积远侧缘不超过示指近侧指关节，近端甚至可达桡骨茎突，两侧达示指近节之侧中线。该皮瓣用于修复拇指掌面或背面之皮肤软组织缺损、虎口软组织挛缩或缺损（图92-31B）。若位于掌背部的皮瓣逆行切取，其蒂部在示指指掌关节平面，但血管蒂应携带深筋膜一起游离，以利于静脉回流。

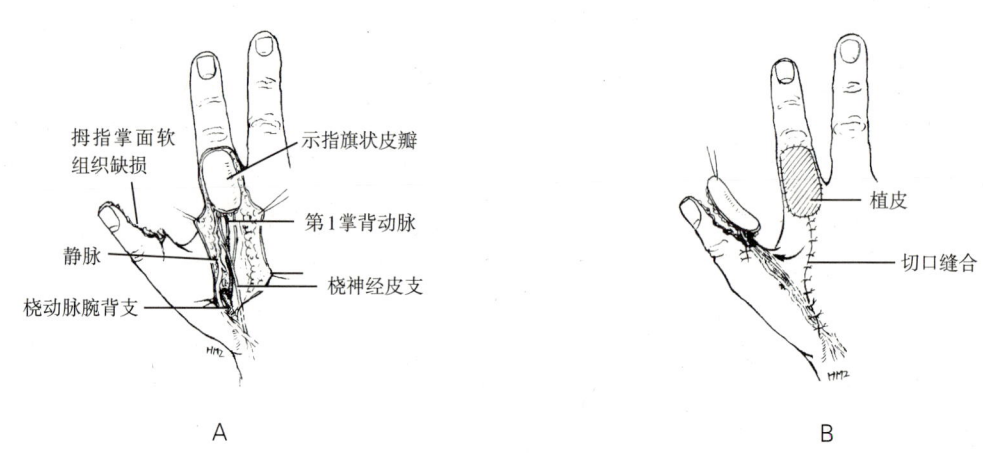

A   B

图 92-31　示指旗状皮瓣修复拇指掌面软组织缺损
A. 示指旗状皮瓣周围血管、神经分布　B. 示指旗状皮瓣

八　鱼际皮瓣

（一）任意的大、小鱼际皮瓣

指端的小面积皮肤缺损指骨外露，也可利用大、小鱼际皮瓣给予修复。蒂可在远端或近端，也可以在尺桡侧，长宽比例1∶1。一般示、中指指端的皮肤缺损选用大鱼际皮瓣修复（图92-32）。环、小指指端皮肤缺损用小鱼际皮瓣修复。如鱼际的供皮区面积小，伤口可直接缝合。供区面积大的创面需植皮闭合。鱼际区留下切口增生瘢痕有碍美观。有的人在供区还有压痛是其缺点，目前应用少。

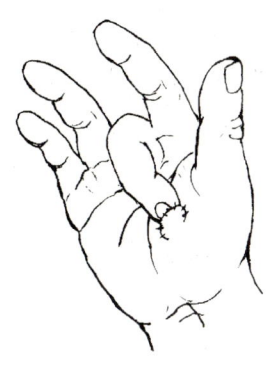

图 92-32　大鱼际皮瓣修复中指指端皮肤缺损

（二）小鱼际复合皮瓣

顾玉东（1987）应用尺动脉掌浅弓皮支血管、小指固有动脉及尺神经小鱼际皮支为神经血管蒂，以豌豆骨同第3掌骨头的弧形连线为皮瓣轴线（相当于尺动脉掌浅弓行径）。皮瓣内包括深层的掌筋膜。设计皮瓣面积尺侧缘为手掌尺侧掌背面皮肤交界处，桡侧缘为小指屈指肌腱，远侧缘为近侧掌指横纹，近侧缘为腕横纹。皮瓣面积较大，用于修复全手指指腹的皮肤缺损，供皮区可以直接缝合。皮瓣旋转点：顺行皮瓣在豌豆骨远端2cm，即掌浅弓的掌心部位（图92-33）。操作时先切开皮瓣桡侧缘，于近端寻到尺动、静脉与尺神经，远道寻到掌浅弓，并小心保护它进入小鱼际的皮支（一般有2支）。确认有小血管神经小鱼际皮肤后再做尺侧缘切口。在掌筋膜的深层分离皮瓣，用动脉夹阻断皮瓣近侧的尺动、静脉，观察皮瓣血供及掌浅弓搏动情况。若皮瓣缘渗血活跃，皮色红润，则结扎切断近侧尺动静脉，切断尺神经浅支的皮支，此时逆行皮瓣已游离，由掌浅弓掌心端为蒂供血。按皮瓣转移的长度，结扎掌浅弓的其他分支，使皮瓣无张力地转移到受区。若是顺行皮瓣，维持尺动静脉与掌浅弓的联系，结扎切断皮瓣远端血管。该皮瓣用以修复手掌的其他部位、腕部及前臂下端的皮肤缺损，还可携带小鱼际的小指对掌肌做成小鱼际血管肌皮瓣，重建拇指对掌与外展功能。

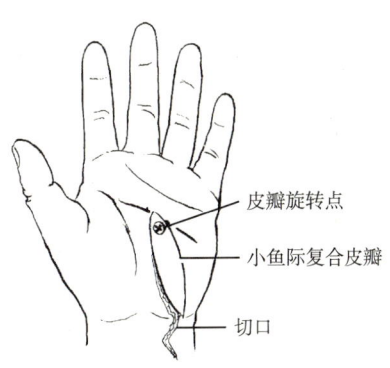

图 92-33　小鱼际皮瓣设计示意图

九　鼻烟窝皮瓣

张高孟（1992）报道鼻烟窝皮瓣。桡动脉深支在鼻烟窝进入浅筋膜处发出两支恒定皮支，下行支较短，分布于鼻烟窝区；上行支较长，分布于前臂下端桡侧。上、下行支均有伴行的静脉。头静脉也参与回流。皮瓣的旋转点在鼻烟窝中点，即桡动脉皮支发出处。桡骨茎突与桡骨小头的连线为皮瓣连线。皮瓣面积的设计在轴线两旁1.5~2.5cm宽度，旋转点远端3~5cm加近端10cm为皮瓣长度（图92-34）。操作时先在拇短伸肌腱边界线切开，证实有桡动脉皮支存在后，切开其他边界线，从近端向远端，在前臂深筋膜与桡神经皮支浅面，头静脉的深面游离皮瓣。在旋转点处，即桡动脉发出皮支点的周围1cm，切开深筋膜，并保护皮支周围的软组织使皮支不被损伤，维持皮瓣的良好血供。皮瓣内的头静脉干远端结扎切断，近端与其他静脉吻接。本皮瓣蒂长4.18±0.25mm，皮瓣近端旋转90°，可达腕背或腕掌侧。旋转180°达虎口，用于修复虎口与拇指背侧或腕部的皮肤缺损。供皮瓣区需植皮闭合。

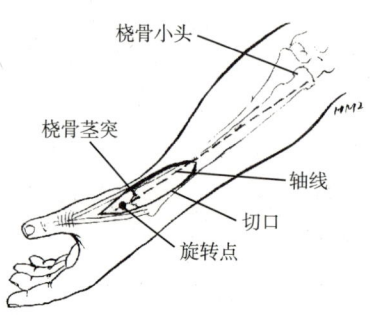

图92-34 鼻烟窝皮瓣设计示意图

十　上臂与前臂带蒂皮瓣

（一）上臂、前臂带蒂皮瓣

手部皮肤缺损的面积较大，无法用手内局部皮瓣修复，又不能进行远位游离皮瓣移植时，采用健侧上臂或前臂带蒂的皮瓣修复。若皮瓣设计蒂部是顺行血管方向，其长宽比例为1∶1.5；蒂部不是顺行血管方向，长宽之比为1∶1。皮瓣设计面积均比受区大些，并在深筋膜浅层剥离。若受区创面在手或手指的掌面，一般用前臂屈侧带蒂皮瓣修复。缺损创面在手背，一般用前臂伸（背）侧带蒂皮瓣修复。这样术后手臂交叉固定的姿势比较舒适，便于患者休息（图92-35）。供皮瓣区创面用厚、中厚皮片植皮闭合。术后手臂交叉包扎既需要牢固可靠，又要防止蒂部受压与扭转，并使患者的肩部有一定的活动范围。术后3周皮瓣断蒂。

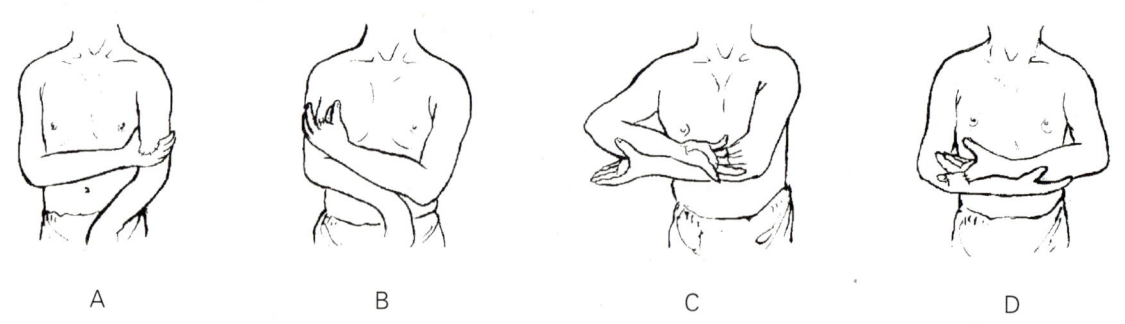

图92-35 上臂与前臂带蒂任意皮瓣
A. 修复虎口　B. 修复示指脱套伤　C. 修复中、环指脱套伤　D. 修复示指掌面皮肤缺损

（二）尺动脉腕上皮支血管蒂皮瓣

Becker（1985）、张高孟（1991）报道以尺动脉腕上皮支为蒂的前臂尺侧皮瓣，可代替前臂桡

动脉或尺动脉皮瓣，用以修复腕部、手掌手背、拇指及虎口的皮肤缺损，供区隐蔽。其轴心线为豌豆骨与肱骨内上髁的连线（即为尺动脉行径）。旋转点在豌豆骨近端4cm。张氏报告切取最大面积为25cm×6cm（图92-36）。Holevich-Modjarava提出此皮瓣的切取面积不超过10cm×5cm。皮瓣面积过大，有发生皮瓣远端静脉淤积坏死的危险。

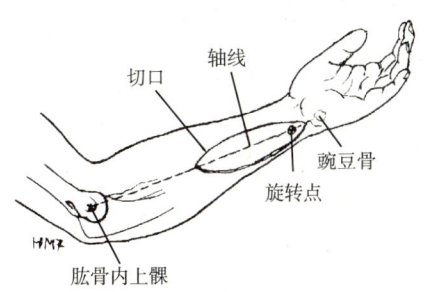

图92-36　尺动脉腕上皮支血管蒂皮瓣设计

（三）前臂桡动脉皮瓣、尺动脉皮瓣、骨间背侧动脉皮瓣等

前臂桡动脉皮瓣、尺动脉皮瓣、骨间背侧动脉皮瓣等也可修复手部皮肤缺损，请参阅第八章第八节。

十一　腹部、胸部带蒂皮瓣

对于手部、前臂部较大面积的皮肤缺损，肌腱与骨、关节暴露，或是手的脱套伤，选用腹部或胸部带蒂的皮瓣覆盖伤区创面，目前仍是一种比较实用的修复方法。上腹部皮瓣的营养血管来自肋间动静脉和腹壁上动静脉，下腹部的皮瓣来自腹壁浅动静脉、腹部下动静脉或旋髂浅动静脉。皮瓣顺血管走向设计即为轴型皮瓣，长宽的比例为3∶1。若设计为任意皮瓣，长宽比例为1∶1。但皮瓣切口线不能跨越腹中线到对侧，否则跨出的皮瓣部位将会因血运不良而坏死（图92-37）。腹部的皮下组织脂肪厚，尤其是肥胖妇女，做成腹部皮瓣修复手部后比较臃肿，常需二期进行皮瓣修薄手术。由于皮瓣无神经支配，也容易冻伤与烫伤。

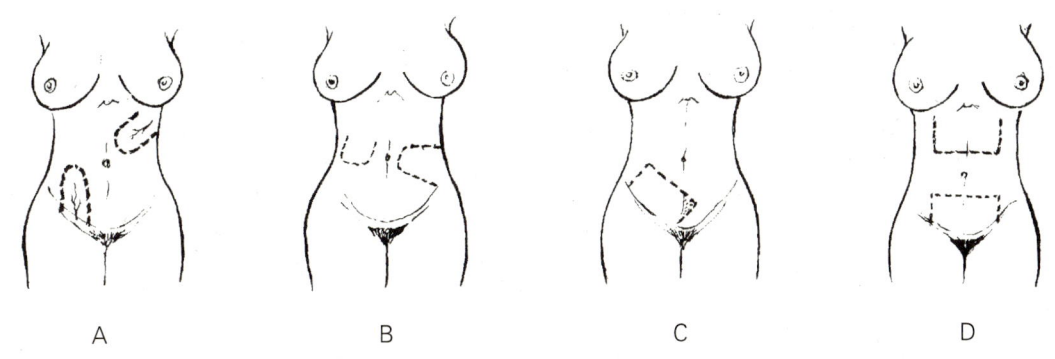

图92-37　各种腹部带蒂皮瓣示意图

A. 轴型皮瓣顺血管方向（长宽比例3∶1）　B. 任意皮瓣（长宽比例1∶1）　C. 皮瓣跨越腹中线的部位坏死　D. 上下腹的任意皮瓣

十二　手部皮肤套状撕脱伤的处理

手部被快速运转的滚轴或跑动的车轮碾压,以及被野兽利爪、牙齿撕咬,加上伤者的防御性手臂猛力回抽,往往造成手指与手的皮肤套状撕脱损伤(简称脱套伤),甚至撕脱性断指、多发性骨折。手掌的皮肤结构紧密,并有坚韧的掌腱膜保护,腱膜的垂直纤维与纤维间隔和深筋膜、掌骨相连,不易被撕脱。但较强的暴力时,也可在掌腱膜的浅层或深层撕脱,特别是掌腱膜深层的撕脱,常连神经血管束一起撕掉,暴露肌腱手指骨及关节,修复非常困难。撕脱的皮肤连于手指远端,皮内血管扯断,皮肤受挤压挫伤,皮下毛细血管破坏。故在清创时必须判断撕脱皮肤的活力,下列四点可供参考:①皮瓣蒂部的位置。蒂部在手部远端或手指末端,说明从近端进入皮肤的血管已扯断,血运较差。②撕脱的皮肤上有碾伤、挫伤征象,很可能真皮下毛细血管床已破坏。③皮瓣的毛细血管压迫反流试验。手指压迫去除后,皮色由苍白很快转为红色(2~3秒),说明血运良好;若苍白较缓慢变成红色,说明尚有血供;若苍白色不变,表示局部血运丧失;但若压力去除后苍白色迅速变为暗紫色,并非静脉反流受阻,而是动脉压较低、血液淤滞之故。必须注意,毛细血管压迫之反流试验有一定的误差,应当与其他观察指标综合考虑。④皮瓣边缘的出血点。有鲜红色的点状活动性出血,说明皮瓣血运良好;若擦去皮缘血块或剪断皮缘,皮肤无出血点,表明血运停止,皮瓣不能存活。手部皮肤撕脱伤,按病因及损伤程度分为单纯脱套伤、挤压性脱套伤、撕脱性断指伤及复合性脱套伤。若按损伤部位及治疗考虑,又分成单纯拇指脱套伤、手指脱套伤及全手脱套伤三种。手部脱套伤的处理仍需遵循手外伤的处理原则,但更强调彻底清创,去除一切失去生机的组织。骨、关节、肌腱修复后,必须即刻采用植皮或皮瓣移植闭合创面。

(一)拇指单纯脱套伤

拇指占手功能的40%~50%,不能因为脱套伤而截除拇指,使手功能丧失40%~50%。应根据伤情及手术者的技术经验、医院的设备条件等选择合理的治疗方案。有显微外科设备及专业医师可采用以下两种方法:①踇甲皮瓣急症游离移植;②足背皮瓣游离移植。若足部供皮瓣区的血管变异或无显微外科设备可采用:①中、环指或示、中指神经血管蒂双叶岛状皮瓣转移(详见前述);②前臂逆行带蒂岛状皮瓣转移;③环形C状邻指皮瓣转移;④示指近节背面带蒂岛状皮瓣加中指或环指神经血管蒂岛状皮瓣转移。在基层医院则可采用胸部锁骨下皮管(图92-38)或上臂带蒂皮管修复,已如前述。

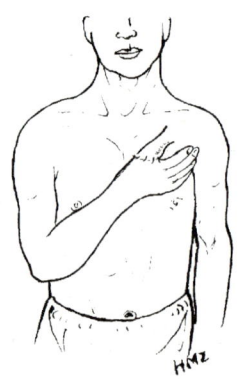

图92-38　胸部锁骨下区皮管修复拇指脱套伤

（二）手指脱套伤

1. 单个手指皮肤脱套伤　环、小指的功能各占手功能的约10%，其单指脱套伤简便的治疗方法是截指。示、中指的功能各占手功能的约20%，单指脱套伤可以截除无血运的末节与部分中节。若无肌腱与骨外露，创面血运较好，直接植皮闭合创面。为保住手指，潘希贵、王成琪（1998）报道用带蒂的掌背动脉逆行岛状皮瓣瓦合修复中、环指的单指脱套伤（图92-39），8例全部成功，皮瓣质地良好，厚度适宜，内含桡、尺神经的手背支，可与中、环指的指神经近端吻合；而且，2、3、4掌背动脉行径恒定，血管皮支粗大，容易解剖。一期完成修复手术，疗程短。术后随访，手指的外形佳，伸屈活动基本恢复，感觉良好，两点辨别觉平均8～11mm，但手背创面需植皮。

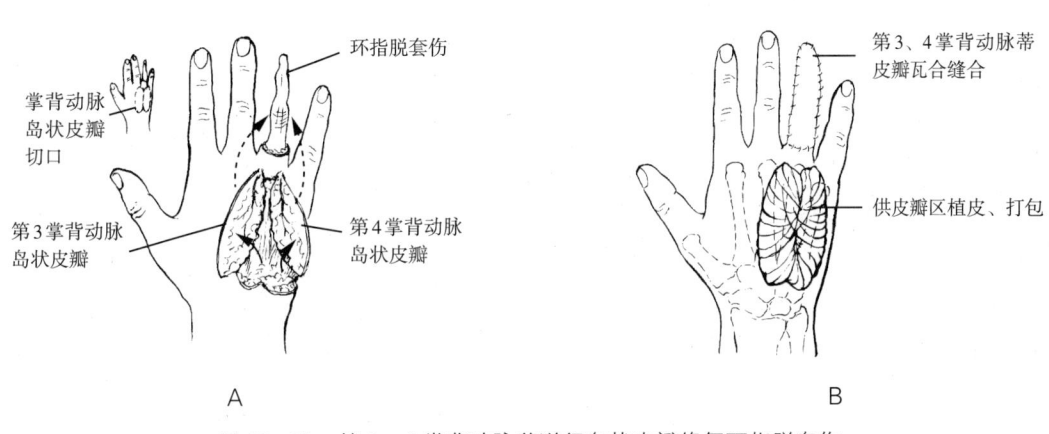

图92-39　第3～4掌背动脉蒂逆行岛状皮瓣修复环指脱套伤
A. 掌背皮瓣已游离，仅蒂相连　B. 皮瓣已瓦合环指，供皮区植皮

2. 多指脱套伤　目前对此种脱套伤尚无理想的治疗方法。以往的治疗是截除无血运的末节与部分中节手指，保留近侧指关节。若血运良好，创面植中厚皮片。传统的另一治疗方法是把裸露手指埋入腹壁3～4周，待手指创面形成肉芽组织后与腹壁分离，再在肉芽组织上植皮（图92-40）。手指长期被包埋与多次手术，往往发生关节僵硬。若带部分腹壁皮肤分离，又显得臃肿，感觉差。故在能开展显微外科手术地方可选用：①前臂或足背皮瓣游离移植；②带蒂腹股沟皮瓣转移；③前臂逆行岛状皮瓣转移等。由于皮瓣不可能分成狭长的条块状去分别修复各手指，只能把脱套的手指拼合成一块，然后覆盖上述皮瓣，待伤口愈合后择期进行分指与再做植皮术。

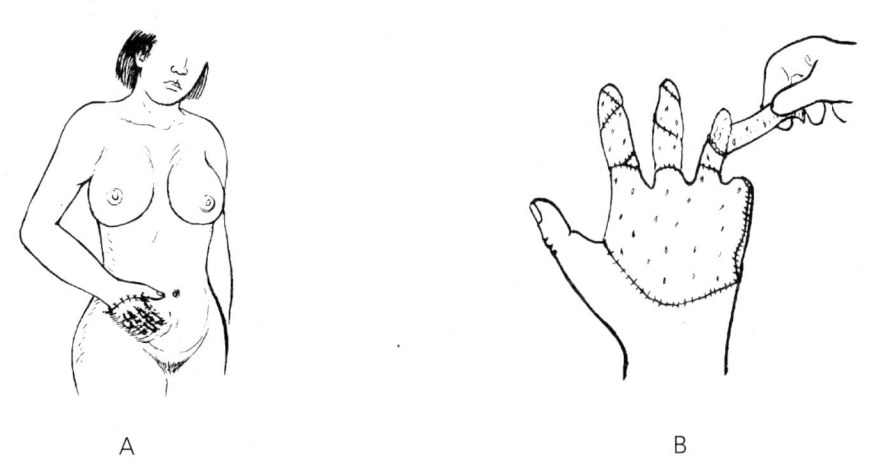

图92-40　多手指脱套伤，埋入腹壁与植皮
A. 多手指脱套伤，埋入腹壁　B. 从腹壁取出伤手，在手的肉芽面上植皮，皮片上有小口引流

（三）全手皮肤脱套伤

这是非常严重的手部皮肤撕脱伤。手掌、手背及全部手指皮肤广泛套状撕脱，若不马上修复，手指可能因失去血运逐渐坏死、感染、脱落。手掌、手背形成肉芽创面，需经长期换药才能愈合，成为一个无功能的肉团。

从解剖上观察，指骨的血供是由指固有动脉背支供应的，掌心动脉与掌背动脉的分支供血只达掌骨头及通过掌指关节囊到达近侧指骨基底。脱套伤使指固有血管神经从指根随皮肤一起被撕脱后，指骨的血供也随之丧失。手指的末指骨、中节指骨因得不到掌心动脉与掌背动脉的血运代偿，必然坏死。故在指固有神经血管撕脱的脱套伤时，不得不截除末节与中节指骨，近节指骨也只能保留基底部位。但若指神经血管束存在，则只需截除末节与中节指骨远侧部，保留近侧指关节、指浅屈肌止点与伸指中央腱。全手皮肤脱套伤的治疗如下：

1. 清创截指　伤口冲洗，清除一切无张力的组织，然后根据指固有神经血管束存在与否，确定截除范围，但环、小指可在掌指关节离断，然后以周围组织覆盖小面积裸露的肌腱。若撕脱的皮肤健全或只轻微挫伤，将其修成全厚皮片或带真皮下血管网皮片，移植回原位。若撕脱的皮肤已毁坏不能利用，则从大腿取中厚皮片移植。术后需将手放在功能位，短臂石膏托外固定。植皮只适用于截除后创面有血运的患者。

2. 埋入腹壁袋状皮瓣内　将清创后裸露的指、手埋入同侧腹壁袋状皮瓣内5~6周，待肉芽组织形成后即脱离腹壁，或携带腹部皮瓣分开，创面再植皮。有人在手部埋入腹壁1个月时，于埋藏手的腹壁两侧再做一个延迟皮瓣切口，1周后切开延迟切口，断离袋状皮瓣与延迟皮瓣，两皮瓣瓦合修复手掌手背创面，再择期分指。此法手术次数多，所修复的皮瓣臃肿无感觉，且手长期埋藏在腹壁，各关节僵硬，功能不良，缺点较多。

3. 多种带蒂或游离的皮瓣瓦合修复　常用的有前臂逆行带蒂岛状皮瓣与下腹部皮瓣瓦合，胸外侧皮瓣与踇甲皮瓣、足背皮瓣串联游离移植瓦合等。寿金水（1998）报道一期修复全手皮肤脱套伤并重建部分手功能21例，采用三种方法：①双侧股前外侧皮瓣瓦合修复手掌手背创面（3例）。②踇甲皮瓣修复拇指，双侧股前外侧皮瓣瓦合修复2~5指及手掌手背创面（7例）。③踇甲皮瓣修复拇指，移植足趾加1~2侧股前外侧皮瓣；或移植足趾加游离植皮修复手掌手背创面（11例）。21例60块移植组织，全部没有感染，愈合存活。移植的足趾与拇指全部恢复触、痛、温度觉，两点辨别觉在5~15mm。本法为多种皮瓣串联，手术难度较大，风险也较大。在急诊手术时即把拇指单独分出修复，避免虎口产生挛缩后再去分离拇指的困难，也有利于拇指功能活动。之所以选取股前外侧皮瓣为修复的组织，是因为其血管变异少，有知名的皮神经可携带，可切取的面积较大（最大为34cm×16cm），皮瓣的质地也比胸腹壁袋状皮瓣薄得多，供皮瓣区隐蔽，术中无须变换体位就可以切取操作。术中立即移植1~2个足趾便于术后与拇指对掌活动，恢复大部分手功能，又减少了手术次数，不失为一个较好的修复方法。但仍然有一定的失败率，应当小心采用。其建立血运的串联如下：

桡动脉（或腕背支）→足背动脉→踇甲皮瓣
↓
（一级串联）第2足趾←足背动脉←足底深支
↓
（二级串联）股前外侧皮瓣←足底深支

踇甲皮瓣与足趾是从左足到右足切取，足部供皮瓣处需植皮闭合创面。

第五节 断指（肢）再植

自陈中伟（1963）完成我国首例成人断腕再植成功以来，我国断指（肢）再植历史大体经历了开创期（20世纪60年代），发展期（20世纪70年代），硕果期（20世纪80年代）及目前的功能期（20世纪90年代）。随着国产手术显微镜、显微外科器械与针线材料等产品的供应，现在我国已有30多个省市、自治区能够开展断指（肢）再植手术。显微外科中、青年医护人员队伍也在全国各地分期培训与临床实践中不断壮大。再植技术日趋成熟，再植的适应证不断壮大，再植肢体的功能也不断提高。断指（肢）再植年龄从5个半月到86岁，从单纯断指到撕脱性断指，从断腕到指尖切断，从一指一个平面断离到多指多个平面断离，中国的外科医师克服了一个又一个技术困难，取得一个又一个的辉煌成就，再植的成活率不断提高，使我国的断指（肢）再植技术一直处于世界领先地位。现在我国断指（肢）再植已不局限于在大城市的大医院和手外科专科中心或是显微外科研究所，从乡镇医院到部队医院，甚至连村卫生所都有断指（肢）再植成功的病例报道，可见此项技术已逐渐在全国普及。

随着我国临床断指（肢）再植病例成百成千的增加，有关的基础研究工作也相应发展。对离断肢体不可逆变的缺血期限、温度、断肢组织内酶的变化、小血管的各种吻合方法、血管内皮细胞的功能，以及再植后血循环危象的表现、各种抗凝解痉药的作用等，中国学者都有精辟的见解，受到国际同行的重视。现把近年来我国断指（肢）再植的重要进展分述如下。

一、断指再植的适应证

1972年全国断指（肢）再植交流会上对断指（肢）的定义进行了讨论，分成完全性断指（肢）与不完全性断指（肢）。后者肢体组织相连的横断面小于1/4，断指相连的皮肤周径小于1/8。随着我国断指（肢）再植发展，仅限于断指（肢）定义的观念已不能适合临床的需要。1995年中华显微外科学会及中华手外科学会联合举办全国断指再植专题研讨会，会上根据我国断指再植的经验，并参考国际上一些观点，提出主要适应证与相对适应证的观点。

（一）主要适应证

1. 指体基本完整的各类型的拇指离断。
2. 指体完整的多指离断。
3. 末节基底以近的切割性断指。
4. 拇、示、中指的末节断指。
5. 指体完整的小儿断指。
6. 清创后指体短缩不超过2cm的压砸性断指。
7. 热缺血时间不超过12小时的上述各类断指。

（二）相对适应证

1. 手指旋转撕脱性断离。
2. 环、小指的末节断指。
3. 指体有轻度挫伤的各种致伤性断指。

4. 60～65岁以上老年人的断指。
5. 经用各种刺激性液体短时间浸泡的断指。
6. 热缺血时间超过12小时以上，保存欠妥的断指。
7. 估计再植成活率低，术后外形与功能均不佳的断指。

在这次讨论会上，有一些学者建议对断指适应证采用评分的方法以便输入计算机，分为6个方面：

（1）伤情：切割伤1分，轻度挤压捻挫伤2分，牵拉撕脱伤3分，毁损伤4分。
（2）年龄：患者为青少年1分，55～64岁2分，60～70岁3分，70岁以上4分。
（3）指别：拇、示、中指及多指断离1分，环、小指断离2分。
（4）损伤距手术时间：10小时以内1分，10～19小时2分，20～24小时3分，离断指体已干固变性4分。
（5）术者的操作经验：经验丰富1分，经验一般2分，少许经验3分，不会手术4分。
（6）指体运送措施：有合理的冷藏保护1分，无冷藏运送2分，用刺激性液体浸泡并已冷冻3分。

根据评分结果，绝对适应证<7分，相对适应证8～14分，不宜再植>15分。禁忌再植是其中有一项目为4分者。

二 断指（肢）再植的基础实验研究

基础研究的成果有下列几方面：

（一）离断指体的缺血期限

指（肢）体断离后失去血供，组织缺氧，逐渐发生变性坏死，是有一个过程的。在热带地区，夏季或断指未冷藏保存，因温度高，此过程加快。反之，寒带地区，冬季或有断指冷藏保护，此过程延长。机体各种组织对缺血缺氧的耐受性是不一样的。肌肉最差，神经次之，结缔组织与皮肤的耐受力最强。常温下肌肉缺血4～6小时，肌细胞开始失去肌红蛋白，但仍是可逆变的。8～11小时后，肌细胞糖原耗尽，渐向不可逆变化转变。此时神经、结缔组织与皮肤缺血12小时仍能成活，因为临床上断指（肢）再植的期限，主要以肌肉的变化作为衡量标准。肌肉丰富的高位断肢比肌肉较少的低位断肢缺血期限要短。手指上只有肌腱没有肌肉，其对缺血的耐受性比肢体强。临床上已有完全离断手指96小时再植成活的报道（陈天成，1988）和小腿断离室温保存42小时后再植成活的报道（Datiashvili RO，1992）。

陈中伟（1994）认为，除了温度因素外，湿度也是一个重要因素，湿度高则再植时限短。

潘达德实验研究（1994）指出，断指置于4℃的冰箱内保存，可以明显延长离体手指组织内碱性磷酸酶（ALP）、三磷酸腺苷酶（ATP）及琥珀酸脱氢酶（SDH）的活性，组织代谢率降低，使组织的不可逆变性推迟。因为血管壁细胞对缺氧极其敏感，他提出断指冷藏缺血期限为7天，可争取的期限为11～12天，超过此期限则组织出现不可逆变性，为临床争取时间施行再植手术提供了实验依据。

（二）离断指体的冷藏温度

不管环境的气温如何，伤后离体的指（肢）体应当马上去除外面的工作手套或衣袖，用消毒的多层纱布或清洁布单包裹好，外面再套以3层塑料袋，口子层层扎紧，马上置入阔口的有冰块的保温瓶内，不使冰水漏入塑料袋，旋紧瓶盖，急送到医院进一步处理（图92-41）。有冰块的降温保藏，可以降低指（肢）体的新陈代谢，延缓组织变性过程。临床上遇到9指、10指断离的患者，也是把手指消毒包扎后放入4℃的冰箱内，然后根据患者情况和手指功能的主次，取出一指接上一指，到小指接通血管往往已有33～45小时了。但小指接活，功能良好。也有个别病例，如周礼荣（1988）报道1例断指在35℃气温下无冷藏保护，于40小时30分再植成活。而陈天成（1988）报道经过冷藏保护，完全断离指是96小时接活。病例个案报道的温度从4～35℃，从临床实践经验来看，最适宜的温度是4～6℃。一般认为，常温20～25℃下断指再植的期限为22～24小时。

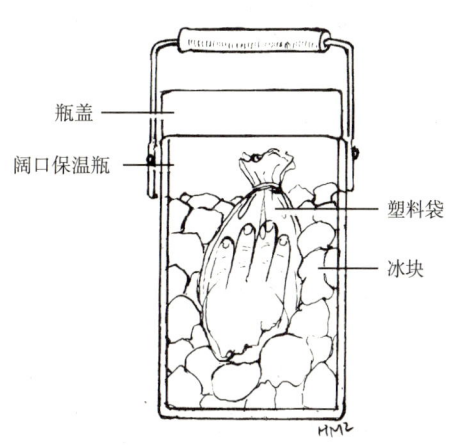

图92-41　离断指体的冷藏保存运送

1995年8月，辽宁省凌源市一个23岁男子，左手拇、示指被电锯完全切断落地，被狗吞食。1小时后狗处死，从胃内取出手指。约伤6小时送到医院清创，拇指近节中部斜断，示指中节斜断，拇、示指上各有4个狗齿痕迹，创面污染。仔细清除齿痕周围组织，指体缩短0.5cm，精心再植成功。术后14天拆线，40天拔去克氏针。此例离体手指在8月夏天，又在狗肚内的温度下被胃液浸泡1小时，竟无组织变性，取得再植成功，实属罕见。术后给患者加用狂犬疫苗。

（三）微小血管愈合的研究

Thurston（1976），Scheneck（1977）发现吻合后微小血管内皮细胞有损伤、肿胀并逐渐脱落。第3天开始，吻合口邻近的正常内皮细胞增殖，并具有抗凝解痉功能。第5～7天，新生内皮细胞超过吻合口表面，且覆盖缝线。揭示断指再植术后3天是血管危象的高发期，术后抗凝治疗应维持5～7天。顾玉东（1995）对血管内皮细胞的愈合机制进行大量研究后认为，有三个修复阶段：①血小板吸附充填期。在术后1小时表现最明显，是最易形成血栓的时期。②纤维素覆盖期。从术后2小时开始到24小时达高峰，形成内皮细胞生长的支架，当然也有形成血栓的机会。③内皮细胞生长期。在术后24小时，针孔已见内皮细胞生长，吻合口血栓形成的机会明显减少。顾玉东研究后还指出，吸烟损害血管内皮细胞与血小板，明显延缓血管吻合口内皮细胞的覆盖，故术前必须戒严。对吸烟者，术后还应积极采取抗凝措施，如小剂量肝素钠应用。术后还应当防止被动吸烟，更不容许主动吸烟。

（四）手指末节的显微解剖

田万成（1987）显微解剖手指末节，研究其血管行径。发现在指甲弧影线处，两侧指动脉形成动脉弓，由弓向远端发出5条终末支，侧方两条血管外径0.1～0.2mm，中间3条血管外径0.2～0.3mm。5条终末支均可供吻合（图92-42）。静脉在指腹的真皮深层形成网状，管壁菲薄，外径0.1～0.4mm。指固有动脉无同名伴行静脉。小指指腹静脉位于桡侧，其他四指的静脉位于尺侧，此种分布规律为指尖再植寻找静脉提供了解剖依据（图92-43）。

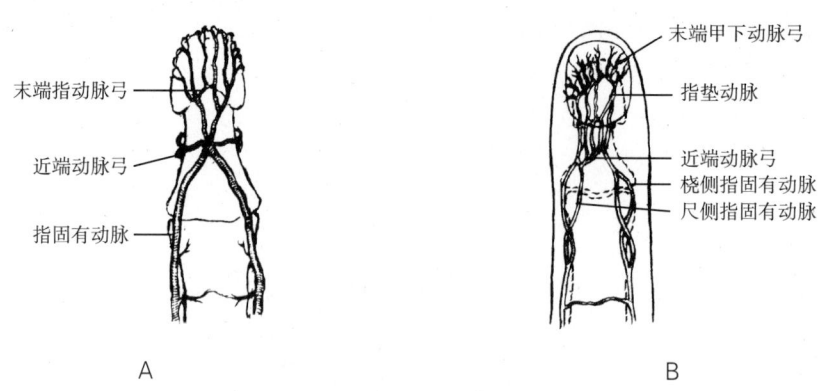

图 92-42　末节指动脉分布图
A. 掌面观　B. 背面观

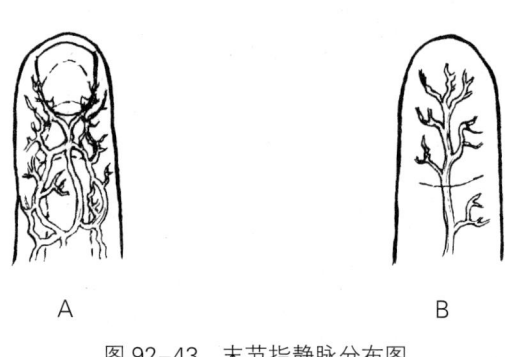

图 92-43　末节指静脉分布图
A. 背面观　B. 掌面观

临床实践发现，小儿手指血管虽然娇嫩细小，但不是按成人的比例缩小的。4岁小儿的末指节基部血管外径也有0.3~0.5mm，且血管弹性好，多能直接吻接，吻合后有较高的通畅率。

（五）小血管的吻合方法研究

程国良（1992）研究神经及血管张力下吻合，发现指神经回缩或缺损小于本身直径6倍时能直接吻合，大于6倍时需做神经移植缝接。指血管回缩或缺损小于直径8倍时能直接吻合，大于10倍时需做血管移植修复。这就为断指再植无张力缝接神经血管提供了理论依据。

对直径小于1.0mm的微小动脉，采用套叠缝合法。Lamiritzen（1978）与Meyer（1978），陈中伟（1980）用此法吻合小白鼠股动脉，均取得较高的远期通畅率。陈中伟吻合100条0.6~0.8mm直径血管，98%通畅。此法即被用于断指再植。王国君（1986）用分开套叠吻合血管，缝合针数只有2针，管腔内无缝线外露，管壁损伤少，省力省时，但在断指再植中应用的机会较少。顾玉东指出，末节断指的指动脉（直径0.3~0.5mm）可用11-0无损伤缝线在显微镜放大10~16倍下缝合4针。缝合次序为0°第1针打结，180°第2针做牵引，90°与270°为第3、4针。第4针缝针完毕，2、3、4针一起打结。

王成琪（1983）指出，小儿血管精细，必须严格无损伤操作，所选的血管不能有任何损伤。若血管发生以下现象：①失去正常的粉红色，成为肉红色或暗红色（红线征）；②失去正常的管壁弹性，显得松软弯曲；③血管的外膜内有血肿；④管腔内有絮状物飘浮或有附壁血栓，应当作为血管已受到损伤看待而切除之。吻合血管的张力应掌握在生理张力范围内，约是两断端自然回缩在0.5~1cm间，或用11-0尼龙线拉拢缝合结扎，第1针时不会扯断、血管腔不变小或略有变细。若小儿手指上的血管断端回缩超过1.5~2cm时，应采取邻指血管转移，指动脉交叉吻合或自体血管移植等方法缝接。在做血管吻合前先将血管床的软组织与血管周围筋膜用细丝线缝合1~2针，以减轻血管的吻合口张力，又使血管床平整柔软。王氏不主张指体血管灌注，以防针头损伤血管内膜。缝接时小儿指动脉的远侧端避免上血管夹，而且张力调整到血管夹尖端合拢而中间和后部有微间隙，才不致损伤血管壁，指动脉吻合时不上血管夹。他对0.3mm直径的小动脉用11-0连针尼龙线缝合6针，针距与边距保持在0.15~0.2mm，远期通畅率达91.7%。0.4mm口径的小静脉缝合8~10针，针距与边距为0.2~0.3mm，远期通畅率100%。小儿手指的血管一般在0.3~0.4mm，采用2或4定点缝合血管侧壁法，即0.4mm以下的血管用两定点缝合4~6针，0.5mm以上的血管用四定点缝合8~10针。王氏的缝合针序为第1针血管后（下）壁、第2针前（上）壁、第3针助手方的侧壁中点，然后提起此三点线于各针间加缝1针，完成助手方的侧壁缝合后把第1针引线从血管后（下）壁引到术者方，使血管旋转90°，在血管的另一侧壁中点缝合第4针，再提起1、4、2针定点线，在各针间加缝1针，完成血管周壁缝合。此种缝合针序的优点是血管旋转度小，不必180°翻转血管夹就可以缝合另一侧壁，可减少对小血管的刺激与损伤。牵引线由术者自己提起，无须助手帮助，容易完成操作，尤其适合小儿指血管的吻合。

（六）缺血—再灌注损伤的研究

离断肢体从断离缺血到再植建立血运，是一个典型的缺血—再灌注过程。现已知这个过程会引发氧自由基（ODFR）产生，呈现"再灌注介导现象"。曲铁兵（1994）进行兔实验研究后指出，断肢再植引发ODFR反应的高峰在术后3~72小时，24小时前后达高峰，168小时基本稳定，与临床断肢再植危象的好发期（术后72小时）刚好相符合。过去总把术后的血循环危象归咎于血管，但探查时却发现血管吻合口通畅，应当考虑ODFR介导引起的损伤可能。由于ODFR的作用，脂质过氧化反应增强，产生较多的丙二醛（MDA），其含量可被测定出来去分析脂质过氧化反应。ODRF的增多使清除它的超氧化物歧化酶（SOD）发生消耗，这是具有特异性的反应。检测动脉的SOD就可以了解它身上ODFR之变化。兔肢再植术后3小时，SOD系列、谷胱甘肽过氧化物酶（GSH-PX）等酶活性均明显降低，同时MDA略升高。我们已经知道，脂质过氧化作用会破坏细胞膜功能代谢，使线粒体与溶酶体膜破坏，造成细胞死亡。这显然危及再植肢体的成活。因之在断肢再植时应用ODFR的抑制剂如维生素C和E，对减少MDA产量、增强SOD活性、抑制脂质过氧化的ODFR反应，使再植肢体免受氧自由基的损伤，是非常有意义的。

曲氏在实验中还发现，高压氧（HBO）能抑制断肢再植后的ODFR反应，使SOD与GSH-PX活性大大增强，并与术后高压氧治疗次数成正比，即HBO对ODFR的正向清除作用。所以HBO对断肢再植术后的治疗，不仅是增加机体血液中溶解的氧（比正常增加20倍），改善肢体的供氧状态。还有通过激活SOD、GSH-PX来清除氧自由基，减轻再灌注损伤，提高肢体成活率。黄荣康（1994）提出高压氧治疗的适应证：①肢体断离时间较长，当时气温较高，肢体的保存条件较差；②再植术后伤肢温度较低，肿胀严重或末梢循环较差，但无血栓形成；③断指的血管较细，血运恢复不良。

当再植指（肢）体的血运完全阻断时，高压氧的治疗就毫无价值了。

（七）抗凝解痉药的研究

在断指（肢）再植的临床实践中，观察到患者由于损伤及手术创伤等应激反应，会处于高血凝状态，使血管痉挛，再植肢体或移植的皮瓣出现循环危象，导致手术失败。通过实验，近几年已找到一些抗凝解痉作用较好的药物，被广泛应用于临床。

1. **低分子右旋糖酐** 这是指分子量在20000~40000的右旋糖酐，简称低右。具有降低VIP因子活性，对抗血小板释放与聚集的作用，并能使红细胞、血小板及血管内皮细胞表面负电荷增加，彼此间相斥而被解聚，具有降低血液黏稠度、增加血液灌注、改善微循环的作用。右旋糖酐还能扩大血容量，降低细胞压积与凝血因子浓度。由于低右具有解聚、抗凝和扩容的作用，已常规用于断指（肢）再植、足趾移植和皮瓣游离移植的术后用药。成人每次500ml静脉点滴，一天2次，共5~6天。个别人对低右过敏，引起恶心呕吐，出现皮疹或皮痒，应停药。

中药丹参有改善血液流变性，降低血液黏滞度的作用，常与低右一起应用，即每天1000ml成人低右量中加复方丹参注射液16ml（每支2ml，含丹参2g）。

2. 25%硫酸镁溶液　此药局部应用有明显抗凝作用，这是与其扩血管作用、抑制血小板活性和拮抗钙离子有关。顾玉东（1991）对1mm直径的小血管局部应用硫酸镁后于肉眼下吻合血管，术后血管通畅率达95%，认为此药是理想的显微外科局部抗凝扩张血管药。

3. 肝素　肝素的抗凝作用较强，能抑制凝血酶原转变为凝血药，抑制血小板聚集与释放。能催化抗凝血酶Ⅲ的反应，使凝血酶的活性下降，发挥抗凝作用。但大剂量应用有引起全身出血，甚至发生臂丛神经阻滞点或硬膜外神经阻滞点部位的血肿，经期妇女有发生月经过多等弊病。顾玉东（1992）提出小剂量应用，可避免上述不良反应。其用法为肝素钠注射液每支2ml（12500u），成人每次1/6支（16.6mg）肌肉注射，每4小时1次，即每天1支，共7天。适用于以下情况：①吻合血管口径小于1mm；②手术中血管吻合质量欠佳；③血管内膜有病变；（4）术后出现血循环危象再次手术，重新吻合血管者。

4. 硝苯地平　蔡佩琴（1991）报道，断肢再植后49~96小时，血管平滑肌处于超敏期。由于Ca^{2+}和ATP酶的缺乏、寒冷、疼痛、吸烟或突然体位变动等的刺激，引起血管顽固性痉挛。硝苯地平是钙通道的阻滞剂，对外周血管有选择性的扩张作用，拮抗去甲肾上腺素、抗凝血酶Ⅲ和血管升压素的缩血管效应，减少氧自由基和血栓素A_2的形成，从而改善微循环。其用法为硝苯地平成人每次10mg，一天3次，共7天。

5. 利多卡因　顾玉东用利多卡因对正常的及断肢的地鼠颊囊微血管口径的动态变化做实验观察，证实利多卡因能部分对抗或阻断去甲肾上腺素引起的微动脉的缩血管反应。其作用强度与α受体阻断药酚妥拉明引起的扩血管效应近似，而断肢动物的体内去甲肾上腺素浓度是较高的。利多卡因还可引起血小板凝集抑制，血浆血栓素A_2含量减少，加上微动脉扩张造成三种变化的良性循环，故能防止血小板微血栓形成，改善断肢组织的微循环。在顾氏的实验中，正常地鼠局部灌注或滴注2%利多卡因后微动脉并无明显扩张，仅在断肢地鼠中应用后微动脉有明显而较持续的扩张，而微静脉与毛细血管的变化却不明显。顾氏认为这与微动脉对去甲肾上腺素反应较敏感有关。

李豪清、黄容康（1996）报道，通过大白鼠提睾肌模型表面点滴不同浓度的利多卡因实验，发现2%~25%浓度利多卡因对痉挛的小动脉有短暂的扩张作用，在1分钟内达到高峰，随即迅速消失，10分钟后2%和5%利多卡因使动脉痉挛变得更加严重，认为这是因为利多卡因增强了血管平滑肌细胞对儿茶酚胺的收缩血管反应。而手术、外伤、疼痛与患者忧虑情绪等因素，均可使血中儿茶酚胺浓度显著增高，更增强了利多卡因的缩血管作用，故术中不宜局部应用利多卡因解除血管痉挛。John等实验发现，低浓度利多卡因有缩血管作用，高浓度的则有扩血管作用。

由于实验动物对象不同、观察的部位不同以及实验的方法不同，利多卡因局部应用是使血管扩张还是使血管收缩的争论，目前仍不能统一。

6. 罂粟碱　罂粟碱能够抑制血管平滑肌的兴奋性和磷酸二酯酶，具有松弛血管平滑肌的作用，尤其是大血管，从而达到扩张血管的作用，成为显微外科术后的常规解痉药。但其作用维持时间为2~6小时。成人用药每次30~60mg，肌内注射，每6小时1次，共7~10天，但反复注射药物增加患者痛苦和护士工作量。曹斌、王成琪（1995）介绍植入型罂粟碱缓解剂，在断指再植手术时放在血管吻合口周围，伤口缝合后它能缓慢、持续地释放出有效浓度，作用于血管达10天之久，有效地防止血管痉挛的发生，又避免了全身用药的副作用。因为罂粟碱30~60mg肌内或静脉注射后，药物分布到局部血管的浓度甚微，而此剂型局部应用释放很小剂量就达到全身用药同样的抗血管痉挛效果，故可以替代全身用药。王成琪还提出在术中用3%罂粟碱液进行血管外膜注射解痉，效果也很好，且不损伤血管。

罂粟碱静脉注射应慎重或缓慢进行，以免全身血管床迅速扩张，血压下降，心排出量难以维持正常水平，甚至心脏传导抑制，出现心室纤维颤动及心跳骤停。

7. 双香豆素类药物　血液凝固需要凝血酶原作用，该酶在肝脏利用维生素K合成。双香豆素能抑制维生素K的作用，使凝血酶原合成障碍，并改变Ⅶ凝血因子功能，达到抗凝目的。但需要在服药24～48小时后才出现抗凝作用，虽起效缓慢，但维持时间较久，可达2～10天。用药时必须每日测定凝血酶原时间，以维持在常人的20%～30%，若达常人的10%～20%，药量应当减半，在常人的10%以下即应停药。如果出现鼻衄、血尿，除停药外尚需注射维生素K或输入鲜血纠正。成人量开始每天150～200mg，共2天，第3天开始维持量，每天25～50mg。

8. 溶纤维蛋白酶类药　常用的此类药有从溶血性链球菌培养液中提取的链激酶与从人尿液中提制的尿激酶。这两种均能激活血中的纤维蛋白酶原，使其转变成纤维蛋白酶，达到水解纤维蛋白成小分子多肽之溶栓目的。应当在48小时内早期使用才有效果，对72小时以上的血块，已不起溶栓作用。

成人用法：链激酶首量250000u30分钟内静脉注射，后100000u静脉点滴维持，每日100000u，共3日。也有人用药前半小时静脉注射氢化可的松25～50mg（或地塞米松5～10mg）以减少反应。随后链激酶500000u溶于5%葡萄糖液或生理溶液内，30分钟内静脉滴注。维持量一般每小时100000u静脉滴注，直到症状消失，再维持3～4小时。

尿激酶的首次量10000～30000u加入5%葡萄糖液或低分子右旋糖酐250～500ml静脉滴注，一天1～2次，共3天。维持量需据每日测定的血浆纤维蛋白原的含量而定，低于200mg/dl（正常为200～400mg/dl）时每日只注射1次。

9. 兼用的抗凝解痉药

（1）阿司匹林：原为解热镇痛药，因它能抑制肝脏合成凝血酶原，抑制血小板释放二磷酸腺苷，阻碍血小板凝集，使其抗肝素因子不易释放，故可减少血栓形成机会。有人研究口服300mg阿司匹林，对血小板功能的抑制最大，口服1g进一步延长出血时间，但超过1g则出血时间又恢复正常。大剂量应用还能抑制前列环素的产生，反而不利于预防血栓。一般成人口服每日剂量0.5g就可以了。

（2）妥拉苏林：是α受体的阻断剂，因能直接扩张血管，原用于治疗小血管痉挛的末梢血管病，以增加末梢血流量。现也被用于断指（肢）再植的治疗。成人剂量每次25～50mg口服或肌内注射，每6小时一次。因有兴奋心肌及增加胃液分泌的作用，忌用于溃疡病或冠状动脉供血不良者。副作用有皮肤潮红、心动过速、恶心呕吐及腹泻等。

（3）潘生丁：是治疗冠心病的药，有较强的扩张冠状血管作用，也能扩张周围血管，作用持久而显著，副作用小。现已作为断肢再植或皮瓣游离移植术后的常规用药，以预防血管痉挛。成人剂量每次25mg，每日3次口服。与阿司匹林合用，能增强其减轻血小板黏附和聚集的作用，加速血流。也可增强肝素的抗凝作用，使肝素用量减少。

三　断指（肢）再植顺序

目前临床采用的有四种断指（肢）再植顺序，应据患者的全身情况、伤情、手术者的技术经验以及医院的设备条件而选用。

（一）顺行再植法

当患者的全身情况允许进行急诊断指（肢）再植时，最常用顺行法手术操作。即清创—骨内固定—伸屈指肌腱修复—吻合指背静脉—缝合指背皮肤—缝接指掌侧神经—吻合指掌侧动脉—缝合指掌面皮肤。用此法操作费时较久，但骨骼固定后，对经验不足的手术者操作较方便，适用于断手断指患者。

（二）逆行再植法

本法的操作步骤为清创—缝合掌侧皮肤—吻合掌侧静脉—修复屈指肌腱—吻接指掌侧动脉与神经—骨内固定—修复指伸肌腱—吻接指背静脉—缝合指背皮肤。用此法操作较快，手术时间缩短，适用于拇指或多指再植，当然术者也要有一定的经验。

（三）延迟再植法

李炳万（1992，1995）提出断指延迟再植的观点，介绍吉林医学院附属医院手外科1988年12月以来的临床实践体会。该院开展断指延迟再植87例96指，成活率90%，而以往该院后半夜断指再植成活率仅50%左右，血管危象发生率高，手术质量差。认为这与夜间医师极度疲劳，常为低年资医师值班，医护间、医患间配合不好以及患者血容量不足等有关。李氏把延迟再植的原因分为三类：

1. 患者方的必要延迟　患者并发主要脏器损伤或处于休克状态需要抢救；或是精神病发作，酗酒后精神错乱，不能配合手术，以及多指断离中功能重要的指别先再植，次要指别延迟再植放冰箱内保藏。

2. 医院方的被动性延迟　医院方面发生停电、显微镜故障等意外事故，或麻醉意外必须停止手术，或是医师正在进行其他患者的抢救与手术，又无法把断指的患者转到其他医院治疗时，不得不暂缓再植的手术，把离体手指置入冰箱保藏。

3. 策略性延迟　这主要是针对医护人力不足，设备欠缺又手术繁忙的医院提出，因涉及延迟再植的安全时限与医德医风等问题，引起同行们的广泛注意与争论。因为缺血时间愈延长，断指组织的变性愈重，再植成活率也降低。丁任（1994）报道延迟再植169例193指，成活率80.3%，其中缺血超过36小时者成活率只有16.7%。因此他认为在冷藏保护下断指延迟再植的总缺血时间定在24~30小时为宜。延迟是一种补救措施，不能作为常规使用，而且不适用于断肢与断掌。

（四）特殊再植法

这是我国外科医师创造的特殊再植程序，适用于伤情特殊的患者。

1. 异位再植　浙江医科大学附属第二医院骨科（1971）把一个火车严重碾压伤的37岁男子，从左大腿截肢。因为左大腿中部到踝部以上组织已碾碎毁损，其完好的左足被移植到已毁损的右足部位，获得成功，保持了一条下肢的负重与行走功能（图92-44）。北京积水潭医院伤骨科（1972）收治了一个双下肢压断伤的29岁女性，左足完全毁损，右小腿中、下1/3完全毁损，但右足完好，被接植到左足部位（图92-45），成活后左足负重行走，配以右小腿假肢，无须拐杖帮助即能上下楼梯。北京积水潭医院（1978）还把火车轧断的右前臂、手接植到患者左前臂，替代已毁损的左手，术后感觉恢复良好，再植的手能拣起20kg重物，能写字绘图、扫地种花、修理收音机等（图92-46）。程国良（1980）则把手与腕部毁损组织上的完好手指两指接植到前臂残端，恢复了手的部分功能（图92-47）。这种异位再植是利用毁坏腿、臂上的完好的足、手和手指，接植到另一个肢体上，达到恢复其部分功能的目的，比装配无感觉的假手假足优越多了。

第九十二章 | 手及上肢外伤

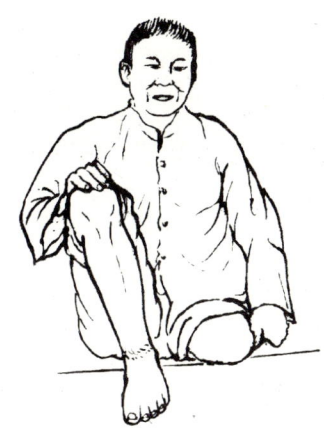

图92-44 男，37岁，左足接植于右足，左大腿截肢

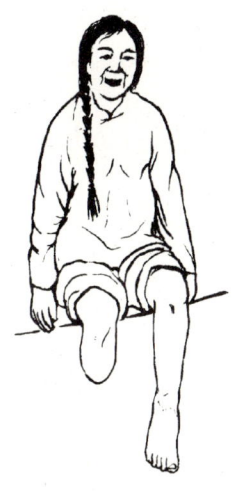

图92-45 女，29岁，右足接植于左足，右小腿截肢

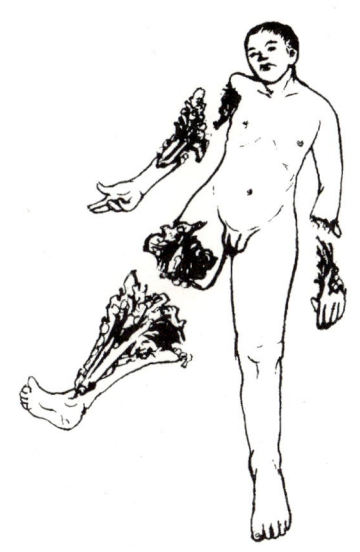

A

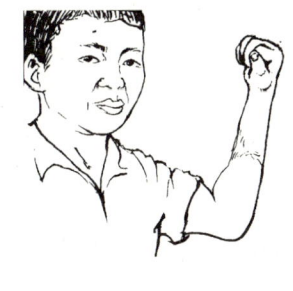

B

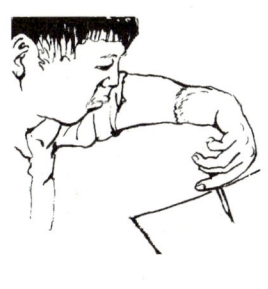

C

图92-46 男，右前臂与手接植到左前臂上，能绘图写字，持重20kg

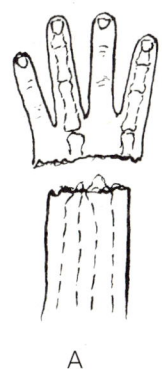

A

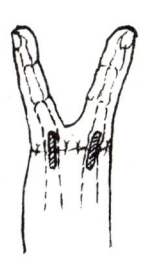

B

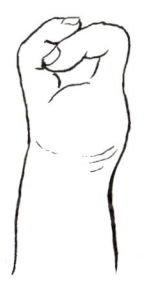

C

图92-47 两个手指接植到前臂上
A. 腕掌组织毁损，手指完整　B. 伸指　C. 屈指

2. 桥接再植　辛畅泰（1986）把遗弃的右下肢完好的小腿中下段（骨骼12cm，软组织20cm）替代已毁损的左前臂，二者的骨骼、肌肉、神经、血管与肌腱重新组合搭配，后桥接再植离断的左手，取得成功（图92-48），恢复了手的感觉与部分运动功能。方光荣（1996）用第2足趾的节段和踇指腓侧环形皮瓣取代手指缺损的节段，桥接手指再植成活。此种桥接段的组织两端均需做骨骼、神经、血管、肌腱的搭配缝接，都有两个缝合口，手术难度更大，功能恢复有限。

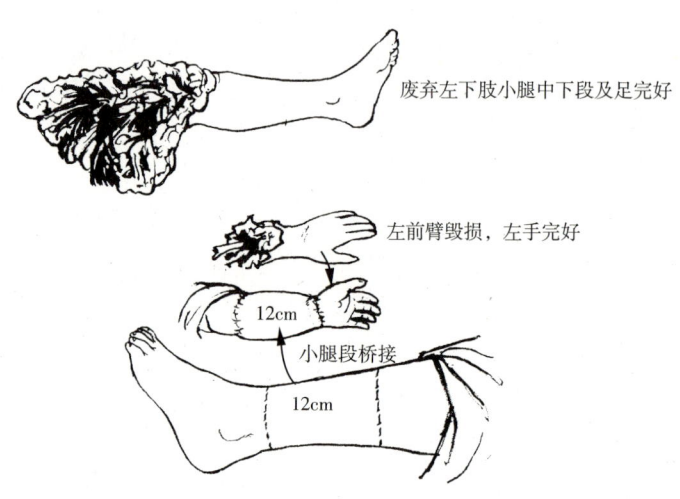

图 92-48　左小腿桥接左前臂，再植断手

3. 寄生再植　芮开喜（1992）将断指暂时移植于足背成活。待创伤的前臂软组织愈合后，取下足背寄生的手指，再植到前臂残端。洪建军（1997）把患者离断的左手移植寄生于左大腿，即断手上掌浅弓的尺动脉与左大腿的旋股外侧动脉降支吻接，旋股外侧静脉降支与断手的手背静脉吻接，再建断手血运。左前臂下端因损伤严重，清创后软组织缺损，被暂时包埋在左腹壁。第4周，寄生手附连大腿皮肤，被分离再植回同时从腹部分开的左前臂残端上，寄生手存活（图92-49）。

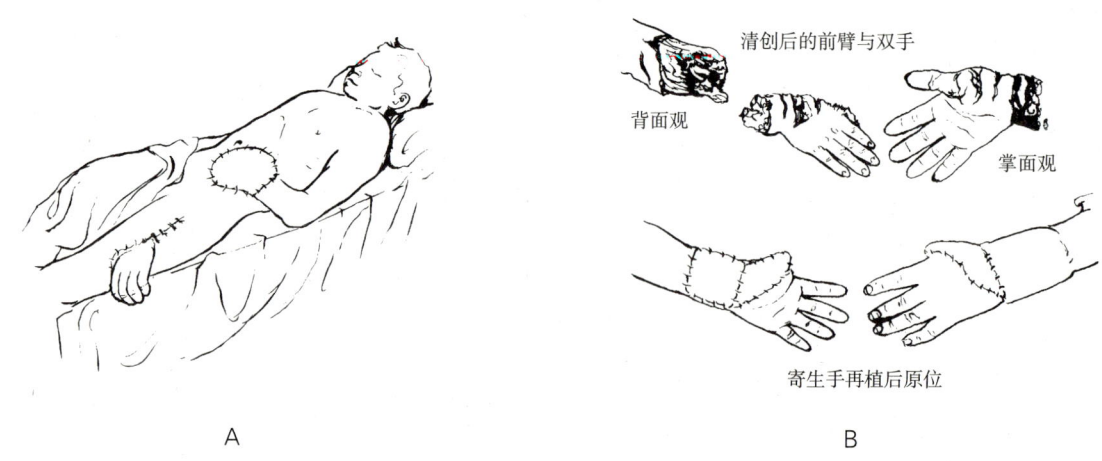

图 92-49　左手寄生再植示意

A. 左前臂下端毁损，包埋在腹部，左手寄生再植于左大腿　B. 术后4周断蒂，左手再植回左前臂

异位再植都是因为受伤时腿或臂中间组织毁损严重，远端完好的手足无法原位再植，若把它们抛弃太可惜，只好异位再植以挽救一部分肢体功能。由于解剖位置相反，供受体上的神经、血管、肌腱与骨骼均是反向错位，必须精确搭配，术后才能获得较好功能。肌腱组合缝接时需注意其神经支配将存在控制倒错，如右手接到左前臂，桡、尺侧腕屈肌腱远近两端均错接。正中神经支配的桡侧腕屈肌腱近端被缝接到尺神经支配的远端尺侧腕屈肌腱。反之，尺神经支配的尺侧腕屈肌腱近端被缝接到正中神经支配的远端桡侧腕屈肌腱。术后必须经过努力训练，才能把大脑意识的控制倒错调整过来，去指挥再植手足的功能活动。

四 断掌与断指平面的分型

断掌再植比断指再植或断臂再植复杂，难度大，再植成活率在70%～77%之间。对于手掌离断平面的分型报道也较多。潘达德、程国良（1988）据手掌解剖特点、伤情和再植方法的特异性，将断掌分成五型，对临床的实践比较实用。现介绍如下。

（一）断掌分型

Ⅰ型，掌远段离断。即远侧掌横纹（相当于掌指关节面水平）以远的断掌，多数为电锯断伤或铡刀切伤，拇指常在指体部断离或者幸免于难。Ⅰ型断掌的再植方法与断指再植类同，但各指间有健全的指蹼皮肤相连，是再植存活的有利条件。

Ⅱ型，掌中段离断。相当于掌骨部位，此处血管有掌浅弓与掌深弓、掌心动脉与掌背动脉。手外肌的肌腱从腕部扇形分散到各指，还有大小鱼际肌与骨间肌、蚓状肌。结构复杂，组织损伤不规则，再植的难度很大。手术者必须熟悉手掌内的血管，构筑三维解剖，合理搭配远近端吻接的血管，使各个手指都能成活。由于尺神经的手内肌支断离难以修复，必须努力缝接正中神经与尺神经的感觉支。本型创伤严重，修复的组织复杂，失败率较高。

Ⅲ型，掌近段离断。相当于腕骨范围，此部位的血管神经均为主干，尚未分叉，肌腱也集中在腕管内，再植时重建血供与缝合神经肌腱相对简单些。以往只把指浅屈肌腱近端与远侧指深屈肌腱缝接，现指浅屈肌腱之间、指深屈肌腱之间均应当各指缝接，使手指屈曲功能更好。桡动脉、尺动脉均得吻接。

Ⅳ型，混合性断掌。掌部离断面为斜形或不规则形，跨越几个区段，组织的损伤也不规则，需据术者的技术经验与伤情确定再植的最佳方案（图92-50）。

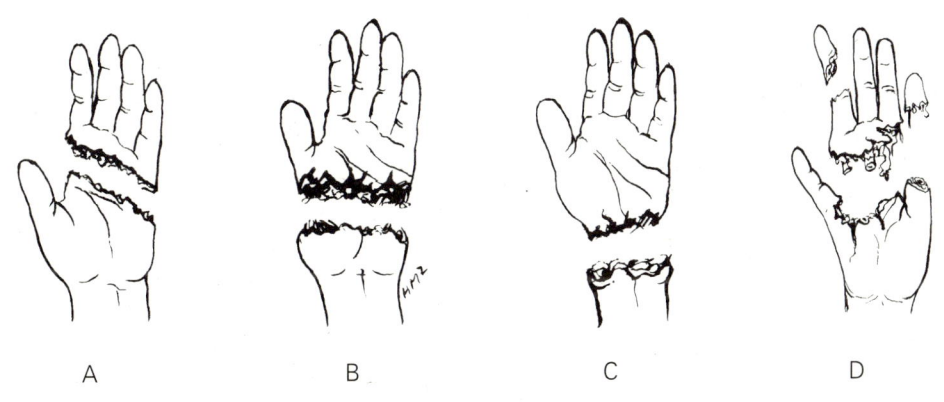

图92-50 断掌平面分型
A. Ⅰ型：掌远段离断 B. Ⅱ型：掌中段离断 C. Ⅲ型：掌近段离断 D. Ⅳ型：混合性断掌

Ⅴ型，毁损性断掌。这是由于钝力的压砸伤，暴力强，砸伤面积大，腕骨、掌骨呈开放性粉碎性骨折与脱位，软组织压瘪无活力，已无法再植。若手指结构未损，可取下完整的1~2个指体，异位移植于前臂残端，恢复手的两指持捏功能，以配合健侧手解决生活自理动作或恢复轻工作能力。

（二）断指分型

我国首例临床断指再植成功手术是在上海（1966）。20世纪60年代依靠肉眼进行操作，断指再植的成活率在50.2%~75%之间。随着显微外科手术的开展，据1990年统计，断指再植成活率已达86.9%。20世纪70年代，不主张手指中节的中1/3以远断指再植观念已被冲破，末节指节甚至指尖再植成功的病例不断增加。现在认为手指末节是捏持功能的重要组成部分，也是手美容的精华部位。手指末节组织量少，稍有血液灌注就能存活，而且神经又是单一的感觉神经纤维，缝接后功能恢复极佳，故应当争取末节再植。下面介绍的是中、末节断指平面分型。

1. Elsahy 与张成友将末节断指分为四区：
(1) Ⅰ区：指骨以远的指尖区。
(2) Ⅱ区：指甲弧影以远到指骨末端。
(3) Ⅲ区：指甲根到指甲弧影区。
(4) Ⅳ区：远侧指间关节到指甲根。

张成友的病例不吻合血管，末节断指原位缝接的成活率Ⅰ区66.7%、Ⅱ区80%、Ⅲ区7.1%、Ⅳ区0%。故手指末节离断再植，除Ⅰ区原位对合指纹缝接外，Ⅱ~Ⅳ区离断，均需要吻接血管才能提高成活率（图92-51）。

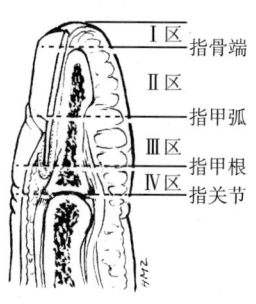

图92-51　Elsahy 与张成友末节手指断离平面、四区分法

2. Yamano 三区分法
(1) Ⅰ区：末节指动脉弓以远部位断离。
(2) Ⅱ区：远侧指间关节到指动脉弓区断离。
(3) Ⅲ区：中节指骨远1/3到远侧指关节区域断离。在拇指则为近节指骨到指关节区离断。

末节断指指关节固定于功能位，伸、屈肌腱缝合以稳定关节，操作并不复杂。主要的操作重点是缝接末节动静脉与神经，而且寻到微小的动静脉并不是一件容易的事。一般在关节附近指背中央或中央两旁，可寻到供吻合的静脉。指甲根以远的静脉需在指腹中央及其两旁寻到。若无法寻到静脉供吻合，可于指端的侧方做一小切口滴血或拔去指甲板，肝素湿敷甲床渗血，使静脉血流出，也能成活。寻找血管需在显微镜下操作（图92-52）。

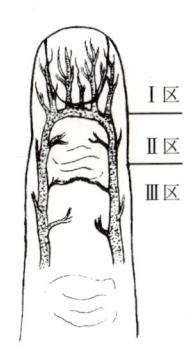

图 92-52 Yamano 断指平面分区

吻合指动脉时需注意每指两侧的指动脉口径不同,并呈规律性分配:拇、示、中指的尺侧固有动脉粗于桡侧固有动脉,约差 0.2~0.3mm。环、小指尺侧固有动脉细于桡侧约 0.2mm,断指再植时应优先吻接血供占优势的血管。

五 断臂、断掌、断指再植手术操作

前臂、手掌、手指离断的再植手术操作比较精细复杂,费时费力。要求手术者必须熟悉局部解剖,具有显微外科、骨科、整形外科的基本知识和手术经验,还必须有充沛的体力与精力才能胜任。手术通常分成两组进行:一组整理离体的指体与手指,一组整理患者的伤口。

(一) 清创术

1. 用消毒生理盐水反复冲洗创面,或用 1:1000 的新洁尔灭溶液冲洗伤口。
2. 按解剖层次清除污染的、失去活力的组织,尤其是无活力的肌肉。断臂伤口皮肤边缘剪除 2~3mm。在手指伤口皮肤边缘剪除 1mm,特别注意不损伤指背的静脉。
3. 整理出健康的骨、关节、肌肉或肌腱、神经、血管,并给予标记。为防骨筋膜间室高压,可纵行剪开手掌筋膜。
4. 离体的肢体与手指是否用肝素生理盐水灌注冲洗,需根据断离缺血时限与术者经验决定,不作为常规处理。但灌注的针头应圆滑,不损伤血管内膜,灌注压力不宜太大,以免损伤血管床。
5. 重新调整清创器械与铺巾,进行再植操作。

(二) 骨骼内固定

1. 根据肌肉、神经、血管的缺损范围,缩短骨骼,前臂缩短限于 10cm 内。采用简单易行又牢靠的内固定,如长管骨修成台阶状,两枚螺钉固定,或用克氏针交叉固定。或用双根钢丝结扎。髓腔内嵌插骨栓,也是简便方法。
2. 若断面在腕骨部,可切除近排腕骨或大部腕骨,功能位融合桡腕关节。断面在掌骨干,可以缩短较多,或做腕掌关节融合。但拇指的腕掌关节不做融合,其掌指关节可做融合。
3. 成人手指断离,指骨可缩短 3~5mm,小儿则缩短不超过 2~3mm。如小儿断指平面靠近关节,则远离关节的一端指骨多缩短些,尽量不损伤骨骺端,不做关节融合。采用克氏针内固定时,避免通过关节。对于长斜行的骨折,可用微型螺钉内固定。

(三) 肌肉与肌腱缝接

1. 前臂的肌肉由深层向浅层正确对合,横褥式缝合,每针穿过肌肉边缘筋膜,防止无效腔。若肌腱在肌腹处撕断，应将肌腱包埋在肌腹内，间断褥式贯穿缝合数针。肌腱断伤时采用Kessler法缝合。若肌腱组织不等，需用编织缝合。

2. Ⅲ区与Ⅳ区的断掌，指深、浅屈肌腱均应缝合，以获得较好的手指功能。为稳定腕关节，必须缝合伸、屈腕的肌腱。拇指的功能很重要，其伸、屈肌腱与拇长展肌腱必须全部缝合。清创再植时有意多缝合从前臂来的手外肌腱，为后期手内肌功能重建留下更多动力肌。一般尽量保留大鱼际肌缝合，蚓状肌与骨间肌则难恢复。

3. 近节断指平面伸指中央腱与侧腱用5-0尼龙线"8"字或褥式缝合。在掌指关节附近的断指应修复伸指腱帽、伸指总腱、骨间肌与蚓状肌腱。中节断指需修复伸指侧腱与联合腱。末节断指常做远侧指关节融合，无须肌腱缝合。手指的指深屈肌腱应当缝合，同时注意保护肌腱的长短腱纽。指浅屈肌腱从分叉部到中节指骨的两腱束止点可以切除，腱止点留5mm，防止近侧指关节过伸。指浅屈肌腱在分叉部的近侧整齐切断应予缝合。若切端不整齐或挫伤较重者应切除，以免肌腱粘连。指屈肌腱宜采用Kessler法缝合。

（四）神经缝合

1. 前臂断面的神经应按其解剖自然位置、神经外膜上的血管行径与神经断面穗粒大小对位缝合。若神经缺损较多，应拉拢两断端标记固定在附近组织上，待Ⅱ期吻合或做神经移植后立即缝合。

2. 断掌的尺神经运动支细小，常与骨间肌、蚓状肌或拇收肌一起毁损，修复困难。应当尽力修复正中神经的鱼际支与指总神经。后者位置浅表，缝合并不困难，功能恢复也好。

3. 指神经应在无张力下缝合。若两根指神经无法都缝接，起码缝接一根，尤其是小指尺侧。示、中、环指桡侧的指神经应当缝接，使手指持捏部位有较好的感觉功能。

（五）血管吻接

1. 剪去外膜已损伤内膜飘浮的血管，提供缝接的血管应当健康无损伤，内膜光滑。用利剪修齐血管断端，使外膜稍回缩，不被缝线带入管腔。动脉近端应有喷射状出血，表明近端血运流畅。动脉两端自然回缩距离在其口径8倍之内，缝合无张力。否则需做血管移植。一般采用两定点缝合或套叠法缝合，动、静脉吻合比例为1：2。

2. 断掌血运的建立比较复杂。一般近端为尺、桡动脉主干，远段为指总动脉或指固有动脉3~4根健在。掌浅弓存在时，应当适当搭配远侧血管缝接，使远侧手指都能成活。采取足背静脉弓来替代掌浅弓，需注意静脉瓣与动脉血流反方向。拇指的指动脉应当缝接。手背静脉粗大，多吻接静脉，术后手部肿胀减少。

3. 手指两侧的指固有动脉口径并不相同，一般拇、示指的尺侧指动脉较粗，小指则桡侧较粗，中、环指的左、右指动脉口径相同或中指尺侧粗，环指桡侧粗。两根指动脉都缝接，血运有保证。若断指的两动脉一长一短，可予交叉缝接，或从邻指动脉移位来吻接。指静脉在指关节背侧中央与末节指腹中央真皮下寻找，以供吻接。无法寻到静脉时可拔去指甲，以甲床渗血解决静脉血返流。

（六）皮肤缝合

1. 骨关节、肌腱、神经与血管的缝接部位，需用肌瓣、筋膜瓣、皮瓣覆盖。臂指部皮缘做成Z形对偶皮瓣缝合，曲线预防环形伤口瘢痕挛缩。手掌部的骨骼缩短较多，皮肤常有多余，应在虎口扩大位置缝合（图92-53）。

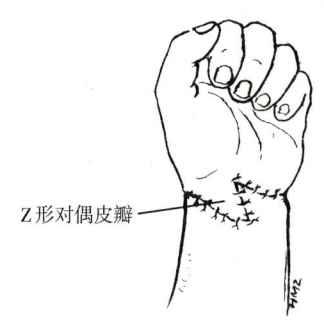

图 92-53　创边皮缘做成 Z 形对偶皮瓣缝合

2. 术毕，手指端外露，用湿的敷料包扎，并在前臂与手加用短臂石膏托固定。

六　术后护理与血循环危象

（一）术后护理

1. 病房　术后将患者送回安静、舒适的病房，室温维持 20~25℃。患肢置于床边的烤箱内，放在 45℃隔板上抬高。烤箱内有灼热灯泡，能维持箱温 20~30℃（图 92-54）。维持病房空气新鲜。

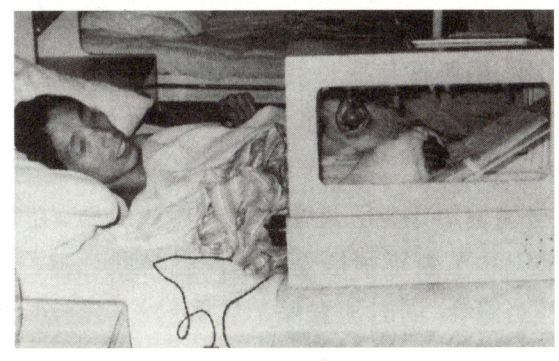

图 92-54　患肢放在烤箱内隔板上抬高

2. 饮食　患者卧床休息，饮食应为富有蛋白质、维生素等易消化的食品。禁止饮酒。严禁主动吸烟与被动吸烟。大小便最好在床上或床边进行。

3. 抗生素与抗凝解痉药　术后常规采用广谱抗生素静脉滴注 5 日。使用抗凝解痉药，如低分子右旋糖酐、复方丹参液、罂粟碱、妥拉苏林、潘生丁等药，如前所述。

4. 观察 4 项指标

（1）指端皮色：血管吻合口通畅的手指端皮色应当红润，若指色苍白，预示血运不足；指色紫红伴有指端张力增高，预示静脉回流不畅。因动脉供血减少，局部静脉血返流时，指端色灰紫，但张力低，必须区别。

（2）肿胀：指端肿胀、张力高，甚至皮肤上起泡，为静脉回流不畅。若手指干瘪，则为动脉严重断血。

（3）皮温：选取一个手指端的固定点测试，并与健侧同指别测定点对比。皮温与健指相同或稍高 0.5~1℃，表明血运良好；若比健指低 3~4℃，预示血循环危象，应及时处理；若比健指只低 1~2℃，其他各项观测结果均良好，可能与吻合的动脉数少有关，对于指成活无碍。

（4）毛细血管返流试验：用一火柴梗或牙签轻轻压迫指端，皮肤即刻由红润变为苍白。压力去除后，苍白色在 2~3 秒内返红为正常现象。若苍白色迟迟不返红为动脉血供障碍。若立即返成紫红色为静脉淤血现象，有静脉危象可能。但毛细血管返流试验存在误差。若诊断不明确，以消毒粗针刺入指端直接观察，正常者针孔有鲜红色血流出。无鲜血外流或挤压后小量血流出，则为动脉血供障碍，流出紫红色血液则为静脉回流障碍，应当果断探查。

（二）血循环危象

断指（肢）再植后的血循环危象主要表现为动脉危象（动脉痉挛与栓塞）和静脉危象（主要为静脉栓塞，静脉壁肌层薄，不易痉挛）。血管痉挛与栓塞的早期症状相同，治疗却不相同。前者保守治疗，后者积极探查手术。故必须即刻判断，及时处理。毛细血管危象是一种微循环障碍，在探查时发现动、静脉吻合口通畅，但动脉灌注有阻力，静脉返流不明显，指体苍白干瘪，毛细血管返流不明显。这往往与组织缺血时间久、组织变性等有关，是一种缺血—再灌注损伤。

1. 动脉痉挛　表现为指体苍白、萎缩，毛细血管返流试验缓慢。多数发生在再植术后 1~3 天，但 7 天内都是好发期。此期间存在血容量不足，寒冷、疼痛、情绪紧张等影响因素，应当严密观察去除影响因素。可给予罂粟碱 30~60mg 注射，若用药观察 30 分钟不好转，动脉发生栓塞的可能性大，应立即探查，不可延误时机。

2. 动脉栓塞　主要发生在术后 48 小时内，与清创不彻底、血管吻合质量差有关。也可能是血管受外部压迫，或引起痉挛的因素未消除，或患者处于高凝状态等因素影响，应当寻出病因处理，果断探查。探查时取出栓子，重新吻合动脉。若吻合有张力，应做血管移植。48 小时后动脉发生栓塞的机会较少，一般以解痉等保守治疗为主，3 天后的栓塞多数由感染或外部压迫引起。但有报道吸烟者在手指再植后坏死的例子。

3. 静脉栓塞　表现为指端肿胀，皮色紫红，毛细血管返流试验加快，皮温下降 2~5℃，伤口渗血多。这与静脉清创不彻底，血管吻合口质量差或在皮下隧道静脉受压迫等有关，应及时探查，重新吻合血管，栓塞 3 天后再纠正已难挽回。田万成（1998）提出断指再植术的静脉危象可在术中预防，主要措施为：①逆行法断指再植，省时省力，能保证血管吻合质量。②吻合指掌侧静脉，此处静脉粗，压力高，回流快，因有脂肪衬托，静脉受压有缓冲余地。③选择骨固定的正确克氏针出点。近侧指关节以近断指，出针点在中节指骨近中 1/3 处的 V 形静脉之间出皮。近侧指关节以远断指，克氏针从指端出皮，不伤静脉。④尽可能多地吻合静脉。可供吻合的静脉指根有 4 条，近侧指间关节附近有 5 条，远侧指间关节附近有 2~3 条。⑤术中适当应用抗凝解痉药，如低分子右旋糖酐、罂粟碱。⑥伤口内常规置放橡皮片引流。

七　重视再植指（肢）的功能恢复

随着断指（肢）再植成活率的提高，如何获得有功能的再植肢体，越来越被临床医师及基础研究者重视。特别是防治断臂、断腕成活后的手内肌挛缩与康复治疗方面，近几年有不少相关的文献报道介绍了这方面的治疗经验。

（一）防治断臂、断腕再植后的手内肌挛缩

1. 严格掌握断肢再植的适应证　临床上常常碰到花了不少心血接活了断肢，却是一个无功能的肢体，不但无作用，反而成为患者的累赘，最后患者坚决要求"截掉"。所以对于组织严重挫伤、变性、神经撕脱缺损或超过组织不可逆变化的缺血期限又无适当保藏的离断肢体，应当考虑是否有必要再植，因为这种断臂、断手再植后很难恢复理想的功能。张继红（1997）报道他们的

病例，再植后未发生手内肌挛缩的温缺血时间是14.2±6.3小时，发生手内肌挛缩的温缺血时间为16.0±4.0小时。因此，离断肢体保藏得当，不但延长组织可逆变的缺血期限，而且也减少成活臂、手的手内肌挛缩发生率。Sapeg（1988）实验证明，缺血肌肉组织代谢率降到10℃时迅速下降，降到5℃后变化不大。但到1℃反而基础代谢率明显加速，产生乳酸，与5℃以下肌肉细胞的钙泵被严重抑制，Ca^{2+}进入肌原纤维激发糖酵解和ATP降解等有关。Edwards在大白鼠身上实验后肢再植，后肢在室内保存者再植成活率50%，在高压氧下保存者成活率100%。他认为，高压氧环境保护了断肢的磷酸盐和糖原等高能物质。所以离断肢体的保藏温度与方法能直接影响再植肢体成活和功能恢复，必须严格掌握再植的适应证才能有良好的功能。

2. 再植手术的质量 手术操作的好坏，直接影响再植肢体的功能恢复。这是不言而喻的道理。所谓质量，是指清创要彻底，去除一切失活变性、污染的组织，防止感染。除了正确固定骨与关节外，高质量地一次接通血管非常重要。因为血管吻合欠缺，反复缝接，肢体就反复遭受缺血与再灌注损伤，会产生组织变性肿胀，发生手内肌挛缩的机遇就增加了。神经对于肢体运动与感觉功能的恢复非常重要，不能只顾接通血管而忽视神经的缝接。一期神经准确对接，吻合口避开瘢痕形成区，有助于神经功能的恢复。可以考虑使用一些神经生长因子，促进神经再生。

3. 及时处理骨筋膜间室综合征 断臂、断腕再植后，静脉一时回流不全及淋巴回流中断，加上肢体缺血—再灌注损伤，组织反应性水肿。肌肉变性与组织渗透压增高，必然使手掌的筋膜间隙因为内容物体积增大而处于高压状态。若不及时减压就进入恶性循环，导致手内肌坏死挛缩。现在越来越多的学者认识到这个问题的严重性，不再把术后肢体肿胀当作一般手术反应处理。但是断臂、断手再植者的神经刚刚缝接，感觉未恢复，对骨筋膜间室的压力增高反应麻木不仁，没有常人敏感的伸指剧痛反应。因此，直接测量骨筋膜间室的压力，就是最可靠的诊断依据了。一般急性期（伤后2周内），若筋膜间区的压力越过4.0kPa（正常为1.3kPa），应在掌骨间隙做直切口、在拇收肌间区做切口减压。亚急性期（伤后2～4周），组织水肿消退，压力降低，但浆液性纤维蛋白渗出物在血管周围形成广泛粘连，故仍需钝性分离松解。否则血管周围发展成瘢痕性粘连与挛缩，管腔受压变细，血流量减少，也会影响血供。经过急性期而残存的肌细胞，无法完全复原。当手内肌挛缩已经出现，后期的治疗只有重建手内肌的功能，常做的手术有对掌功能重建术、拇收肌功能重建术、Brand四头腱移植矫正爪形指手术等。

断肢缺血—再灌注损伤，产生氧自由基，也是成活断手的手内肌挛缩原因之一，已被基础研究证实。甘露醇能减弱组织再灌注损伤的毒性，被用于消肿。Margan（1993）对缺血肢体用ATP/$MgCl_2$局部灌注，发现可减少骨骼肌坏死程度。辅酶Q-10与α-生育酚也能保护肢体，阻滞再灌注损伤的作用。Robl等还发现富含多种维生素的"鸡尾酒"（Cocktial，含有α-生育酚、抗坏血酸、维生素A、复合维生素B等），具有抗氧化作用，可预防脂质过氧化作用，减轻肢体肿胀。中药黄芪与丹参具有减少缺血缺氧环境血管内皮细胞产生氧自由基的作用。所述这些药物，已成为防止肌肉受缺血—再灌注损伤的常用药。

（二）断指（肢）再植后的康复治疗

普及康复医疗知识，加强康复治疗研究，对于指（肢）体接活后的功能训练非常有帮助。王澍寰（1988）提出"断指再植疗效评定标准"，使康复治疗的效果有了客观评定指标。实际上，康复治疗从受伤后即应开始，一直持续到术中、术后全过程。术前就应妥善保护离断指（肢）体，术中正确对接骨与关节、肌腱、神经与血管，为康复治疗打下良好的解剖功能结构基础，否则再先进的治疗仪器与康复手段都是回天乏术。根据组织愈合过程，裴国献（1995）提出分为组织愈合期（早期）、功能恢复期（中期）与功能重建期（晚期）的三期康复治疗。

1. 早期（术后4周内） 此期以物理治疗为主。抬高患肢，辅以向心性按摩，关节被动活动，并以超短波、红外线照射、微波治疗或透明质酸酶透入，使用TOP等促进血液与淋巴液循环，消炎退肿。

2. 中期（术后5周到3个月） 此期组织已愈合，外固定去除，康复治疗的目的在于防止关节僵直与肌腱粘连，减少肌肉萎缩，鼓励患者主动活动，辅以被动的运动仪器帮助。并在医师指导下进行作业疗法，如刺绣、拣豆子、拧螺帽、手握健身球、绘画等，使患者在手功能康复的同时，心理也得到康复。

3. 晚期（再植3个月后） 此时肌腱可能粘连甚紧，手内肌已纤维化，掌指关节侧副韧带挛缩，对掌功能丧失。经过早、中期康复治疗仍不能改善时，应考虑进行后期的肌腱粘连松解术、神经松解术、关节成形术或融合术、对掌功能重建术等，使手功能进一步改善。

第六节　前臂与手骨筋膜间室综合征

前臂与手的骨、骨间膜、肌间隔和深筋膜构成一封闭式的骨筋膜间室。室内有肌肉、神经血管等组织，筋膜属致密结缔组织，韧性大，无弹性，有保护深部组织和器官、协调和加强肌肉活动等作用。前臂的筋膜间室分为掌侧的屈肌间室和背侧的伸肌间室。手部的骨筋膜间室又称掌骨间室，共4个，分布在1~5掌骨间。每个间室由相邻的掌骨和手掌、手背的筋膜构成。当间室的内容物体积增大（室内因素）或间室被外界压迫（室外因素），就会发生间室组织压力增高的一系列病理变化和症状。1881年，德国人Volkmann首次报道前臂缺血性肌挛缩病例，随后即称为伏克曼挛缩症。

一　前臂与手骨筋膜间室压力增高的原因

（一）外来压迫，间室容积缩小

1. 前臂与手的骨折创伤　这是最常见的病因。由于肱骨髁上骨折，尺桡骨骨折，腕骨、掌骨骨折与肘关节脱位等，外固定石膏或夹板包扎过紧，压迫前臂与手部组织造成。

2. 上肢体受压　肢体本身并无损伤，而是因为房屋墙壁倒塌、煤气中毒、服用安眠药过量或酒醉昏睡倒地，自身躯体压迫上肢造成。精神病患者或罪犯因上肢被绳子缚扎过紧，也可发生了肢体缺血。

3. 医源性原因　如止血带绑扎过久或前臂筋膜缝合过紧造成。

4. 筋膜间隙被血肿压迫　骨折出血、肌肉挫裂伤渗血，血液均可积聚在筋膜间室内外形成压迫。

（二）内源性间室容积增大

1. 组织缺血肿胀　常见于断肢再植后，组织缺血—再灌注损伤。在缺血、缺氧条件下，毛细血管渗透压增加，血浆蛋白渗出。组织水肿又增加筋膜间室压力，使血管受压，血运阻断，形成恶性循环。断肢再植后的筋膜间室综合征已被越来越多学者重视和研究。

2. 烧伤或电灼伤达Ⅱ~Ⅲ度　皮肤与筋膜被高温烧成硬韧的干痂，深部组织反应性肿胀被干痂限制，使室内压力增高而影响血运。

3. 在合谷穴位即第1掌骨间隙注射刺激性药物　使局部肌肉化学性损伤、肿胀、坏死，最终纤维化挛缩。根据肌肉受损范围出现拇指屈曲内收或示指屈曲桡偏等畸形。

4. 血液的凝血机制紊乱　间室的出血，如血友病。

二、病理变化与症状

（一）病理变化

正常前臂骨筋膜间室的压力为4±4mmHg。若压力上升到30mmHg，小动脉闭合不通，此为临界关闭压。前臂的肌肉与手内肌肉血运丰富。肌肉对缺血最敏感，缺血2~4小时出现功能改变，缺血8~12小时发生不可逆转的永久性功能障碍。肿胀肌肉的中心坏死吸收，逐渐被瘢痕组织替代。前臂深层的拇长屈肌与指深屈肌、旋前方肌最易受累，损坏最重。指浅屈肌与腕屈肌受累最轻。但是肌细胞大多损伤，残存的肌细胞可以分化出肌原纤维，使肌肉经过缺血劫难后有不同程度的功能恢复。恢复最快的是受累较轻的指浅屈肌与腕屈肌。恢复过程6~12个月（图92-55）。若肌肉全部纤维化就难恢复了。

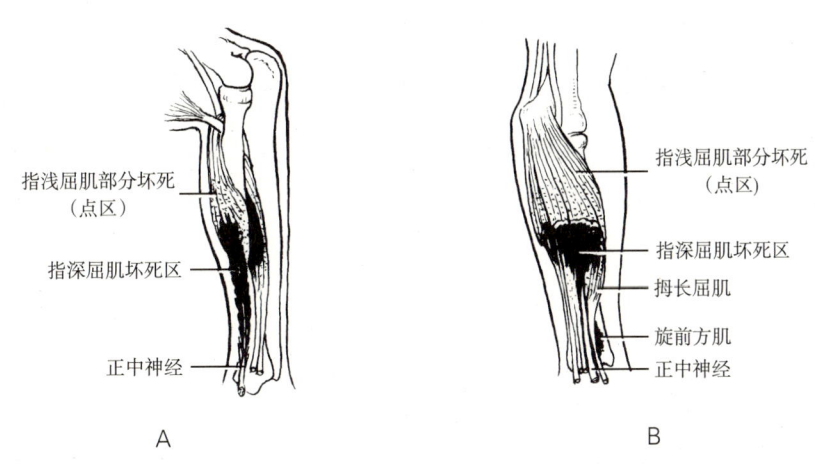

图92-55　指深屈肌、拇长屈肌、旋前方肌最易受压迫缺血
A. 侧面观　B. 正面观

间室内的神经对缺氧与压力也很敏感。神经受压迫部位发生节段脱髓鞘变化，轴突变性。肢体缺血30分钟，即引起神经感觉异常与感觉减退，缺血超过12~24小时，神经也发生不可逆转的功能丧失。故早期解除神经压迫可望再生，否则神经无血管、缺血、变硬变细，变成暗黄色的干索，切面在神经穗状结构就无法再生了。受压的前臂皮肤也形成浅表瘢痕，皮下脂肪减少，皮肤变薄无弹性。儿童的缺血性挛缩引起骨骺发育障碍，前臂细短。因为长期处于屈腕、屈指位置，腕骨发育呈楔形改变，尺桡骨间膜在旋前位挛缩，极难纠正。

（二）症状与体征

1. 前臂骨筋膜间室症状与体征　早期表现为伤后1~24小时前臂肿胀，强烈疼痛（pain），手指苍白（pallor），感觉异常（paraesthesia）或麻痹（paralysis），桡、尺动脉的搏动减弱或消失（pulseless），被动伸直手指时疼痛加剧。在上述五"P"症状中，疼痛和感觉障碍是最主要的早期症状，待到其他症状都出现时已为时过晚了。晚期表现为前臂肌肉纤维化产生的症状，前臂变细变硬，处于旋前位。腕部与手指屈曲，不能活动伸直，关节僵硬。若正中神经与尺神经功能丧失，则出现爪形手与铲手畸形，无法对掌活动（图92-56）。

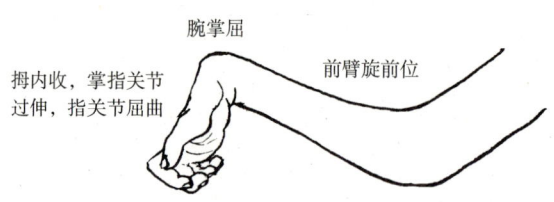

图 92-56　前臂缺血性挛缩的典型畸形：前臂旋前位，腕部掌屈，拇指内收，各掌指关节过伸，指关节屈曲

2. 掌骨筋膜间室的症状与体征　早期的主要表现为局部肌肉疼痛与掌指关节被动牵拉痛，手部肿胀，手背起泡，手指发凉，感觉障碍，指动脉的搏动摸不到。受累的肌肉不同，所表现的症状与体征也不同。到了晚期，肌肉纤维化挛缩，使手指处于不同的畸形位置。大鱼际肌挛缩（主要为拇短屈肌与拇收肌），拇指处于屈曲内收位畸形。如果第1骨间背侧肌也挛缩，则示指屈曲桡偏，拇指关节过伸。若小鱼际肌，如小指对掌肌、小指展肌挛缩，则小指处于对掌和屈曲位畸形。骨间肌与蚓状肌的挛缩表现为掌指关节屈曲，近侧指关节过伸，远侧指关节屈曲，掌横弓变大等畸形（图92-57）。临床检查呈骨间肌阳性征，即先屈曲掌指关节与指关节，后伸展掌指关节，使骨间肌紧张，此时近侧指关节呈伸直或过伸状态，难以主动与被动屈曲。在掌骨间室综合征中，骨间肌紧贴掌骨，受累最多见，症状也比大、小鱼际肌与蚓状肌严重。应鉴别因伸肌粘连引起的伸指肌腱紧张而导致的近侧指关节过伸，这是在被动屈曲掌指关节时引起的。而手内肌挛缩是在被动伸直掌指关节时引起，不难区别（图92-58）。

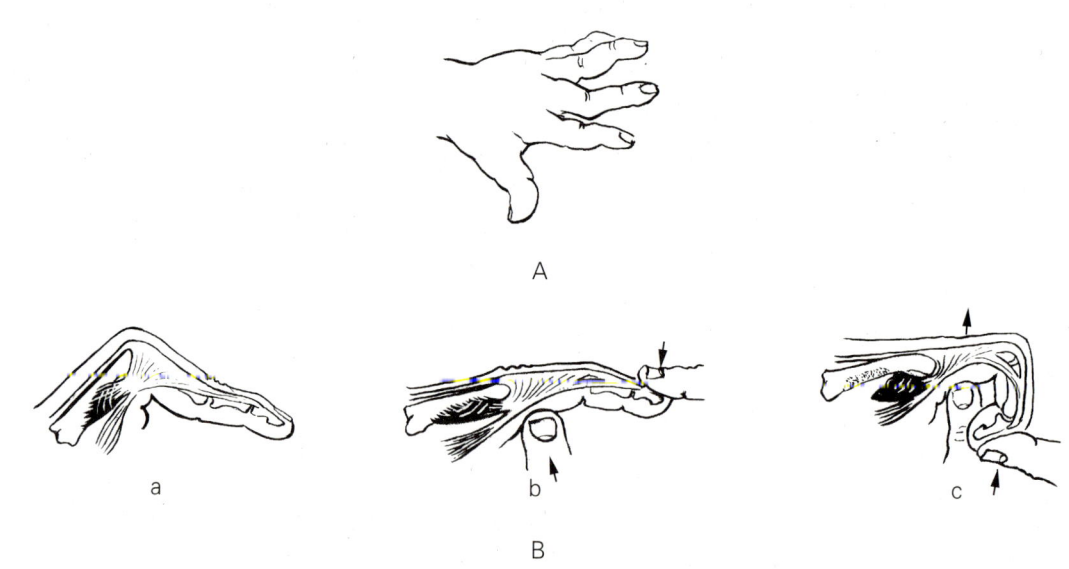

图 92-57　手内肌阳性位及手内肌剥离前移
A. 手内肌阳性位：近侧指关节过伸，远侧指关节屈曲　B. 手内肌剥离前移　a. 手内肌阳性征：掌指关节屈曲，近侧指关节过伸，远侧指关节屈曲　b. 伸直掌指关节，指关节不能屈曲　c. 骨间肌剥离前移，掌指关节伸直时，指关节能屈曲

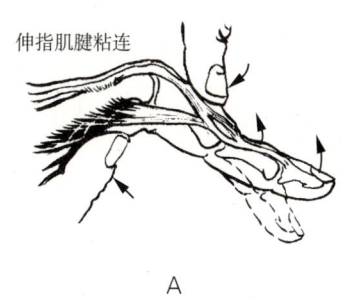 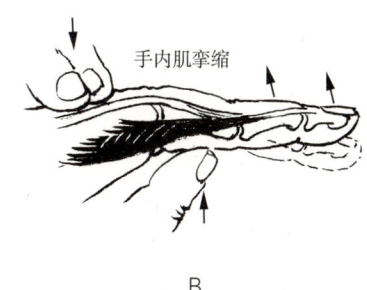

图 92-58 指伸肌腱粘连与手内肌挛缩的近侧指关节伸直的鉴别
A. 伸指肌腱粘连，被动屈曲掌指关节时伸指肌腱紧张，引起近侧指关节过伸　B. 手内肌挛缩，被动伸直掌指关节时，近侧指间关节过伸

三、骨筋膜间室切开减压术

骨筋膜间室综合征的早期，最有效的治法是筋膜间室的及时切开减压。在外固定压迫去除、肢体抬高、骨折牵引整复等保守治疗后不能好转，或室内压力大于30mmHg时，就有切开减压的指征。

（一）前臂骨筋膜间室切开减压术

从肱骨内上髁上方、肱二头肌腱内侧开始到腕部横纹做S形切口（图92-59）。全长纵行切开前臂掌侧的深筋膜，在肘部切断肱二头肌腱膜与指浅屈肌的纤维弓。筋膜切开后即有肿胀的肌肉膨出，对于深层的因缺血灰白的肌肉外膜也应当纵行切开，但不能损伤支配肌肉的神经分支。骨折予以复位内固定。探查肱动脉，若动脉痉挛应给予热敷，剥离外膜或液压扩张。若已有动脉血栓形成，应取出血栓吻合血管。正中神经与尺神经外膜可予减压。深筋膜不做缝合，在肌肉间隙内放橡皮条引流，伤口放凡士林纱布，皮肤松散稍拉拢缝合几针对位，厚敷料包扎，外加长臂石膏托固定肘关节，屈曲90°，前臂正中位，腕关节功能位。以后每日更换敷料，全身应用抗生素防止感染，待肿退后，伤口次期缝合或肉芽面上植皮。

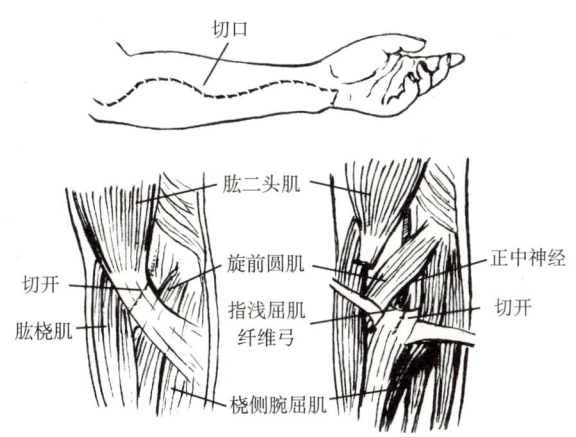

图 92-59 前臂骨膜间室切开减压之切口

（二）手掌骨筋膜间室切开减压术

在手背各掌骨间，从掌指关节平面到腕掌关节平面，做四个纵行切口（图92-60）。切开皮肤

与筋膜，纵行切开骨间肌膜，肿胀肌肉即膨出。伤口放凡士林纱布，用厚的敷料松松包扎。筋膜与皮肤不做缝合。外加短臂石膏托固定腕关节功能位。每日更换敷料，应用抗生素，肿退后次期缝合伤口或植皮。

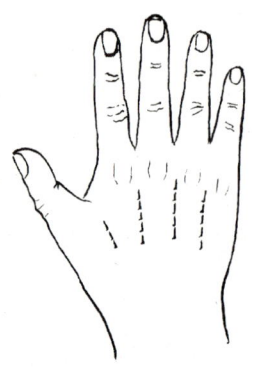

图 92-60　手掌骨筋膜间室切开减压之切口

四　前臂的肌腱延长与移位手术

前臂缺血性挛缩一年后，肌肉已无望恢复，产生前臂典型的肌肉缺血挛缩畸形，治疗难度很大。传统上的前臂屈肌起点下移术或尺桡骨短缩术，很难达到治疗效果。Seddon（1956）采用有动力的肌腱延长术或将其移位去修复丧失功能的纤维化肌肉功能，纠正畸形，恢复手的活动功能，取得较好效果。手术的主要步骤为：

1. 前臂屈侧面做S形纵切口，长短随病变的肌肉与神经范围而定。
2. 仔细分离深筋膜与肌肉之间之粘连，显露及保护正中神经与尺神经。
3. 指深屈肌、指浅屈肌、拇长屈肌若已呈苍白，无肌肉纤维结构，刺激其支配的神经无收缩反应，应切除。有收缩功能的肌肉应当保留。能幸存的常是指浅屈肌和尺、桡侧腕屈肌。
4. 根据残存的有收缩功能的动力肌，重建手的运动功能，主要为：

（1）在腕部切断有动力的指浅屈肌腱，在肌腱肌腹交界处切断已纤维化的指深屈肌，将指浅屈肌腱近端与指深屈肌腱远段交叉延长编织缝合，掌长肌近端与拇长屈肌腱远段缝接（图92-61）。

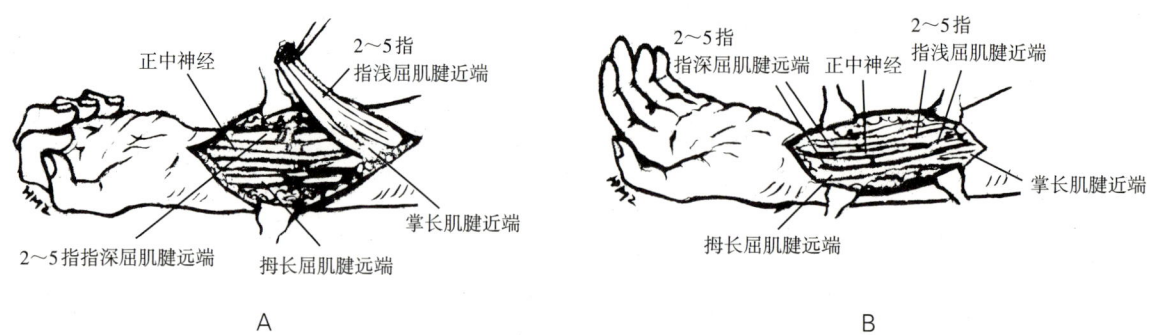

图 92-61　指浅屈肌腱近端与指深屈肌腱远端缝接，掌长肌近端与拇长屈肌远端缝接
A. 2～5指指深屈肌腱在肌腹处切断，2～5指指浅屈肌腱在腕横纹处切断，拇长屈肌在肌腹处切断　B. 2～5指指浅屈肌腱近端与指深屈肌腱远端延长缝接，手指伸直；掌长肌近端与拇长屈肌腱远端缝接，拇指伸直

（2）若指浅、深屈肌均已纤维化切除，则以有动力的桡侧腕屈肌腱近端与指深屈肌腱远端缝

接，掌长肌腱近端与拇长屈肌腱远端缝接（图92-62）。

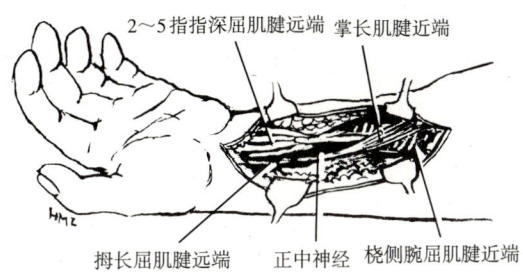

图92-62 桡侧腕屈肌腱近端与指深屈肌腱远端缝接，掌长肌腱近端与拇长屈肌腱远端缝接

（3）若所有屈指、屈腕肌均无功能，则以桡侧腕长伸肌腱近端引到掌侧面与2～5指指深屈肌腱远端缝接，肱桡肌腱近端与拇长屈肌腱远端缝接。腕关节给予功能位融合后，则伸腕肌就可以利用，以尺侧腕伸肌与拇短伸肌在腕掌侧缝接，再建对掌功能（图92-63）。

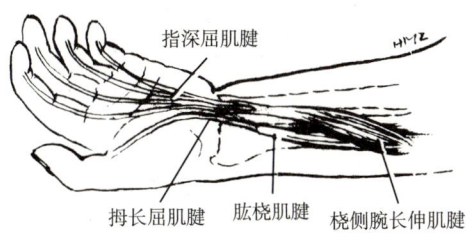

图92-63 桡侧腕长伸肌腱近端与指深屈肌腱远端缝接，肱桡肌腱近端与拇长屈肌腱远端缝接

5. 从瘢痕组织中松解正中神经，纵行切开神经外膜。对于变细、质硬的神经节段，应切到断面有穗栓部位再缝接。神经吻合有张力者，用尺神经带蒂移植（神经襻移植）或臂内侧皮神经移植于正中神经两断端。

6. 术毕，短臂石膏托固定腕关节中立位，拇指对掌位，2～5指半屈位4～6周。

对于前臂已全无动力肌可利用者，有人采用带神经的背阔肌游离移植，重建前臂屈指功能。

五 手内肌挛缩松解术

（一）骨间肌腱Z形延长术

当掌指关节被动性完全伸直时，近侧指关节面能主动或被动轻度屈曲活动，表明骨间肌具有一定程度的移动功能，将其肌腱做Z形延长即可克服挛缩畸形（图92-64）。

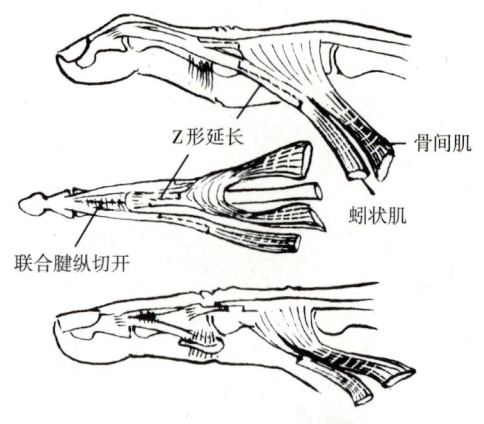

图 92-64　骨间肌腱 Z 形延长术

（二）Little 内在肌松解术

骨间肌阳性者，掌指关节可以主动、被动伸直活动，但近侧指关节过伸，远侧指关节呈屈曲畸形，就可以进行 Little 术，将手指伸肌装置中的斜纤维部分切除，消除过伸的张力后，指关节即能屈曲（图92-65）。

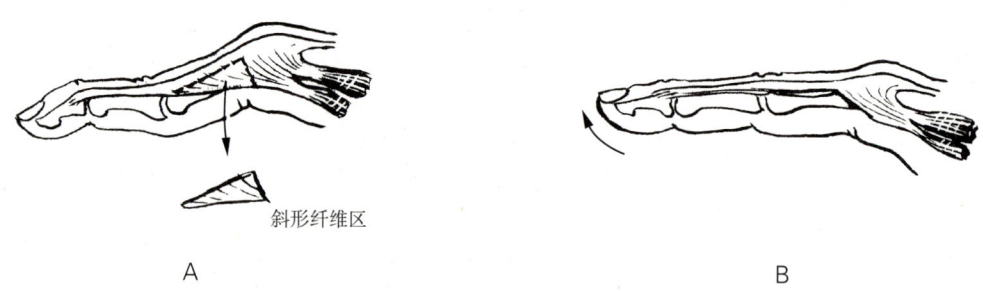

图 92-65　Little 内在肌松解术

（三）骨间肌滑移松解术

对于骨间肌阳性的中度挛缩，骨间肌尚有一定的移动功能，从掌骨干上剥离挛缩骨间肌之附着点，使该肌能滑移向远侧，挛缩得以松解（图92-66）。

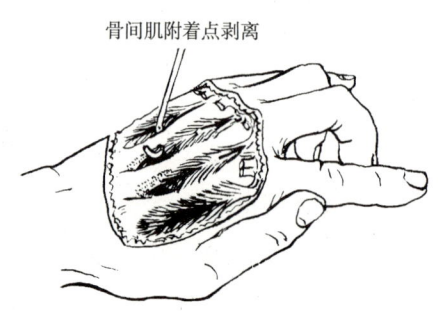

图 92-66　骨间肌滑移松解术

（四）骨间肌、蚓状肌止点切断术

骨间肌已完全纤维化无滑移功能，只能靠近止点切断该肌的肌腱（图92-67）。一般在指蹼间做切口，在掌指关节旁暴露骨间肌腱并切断。

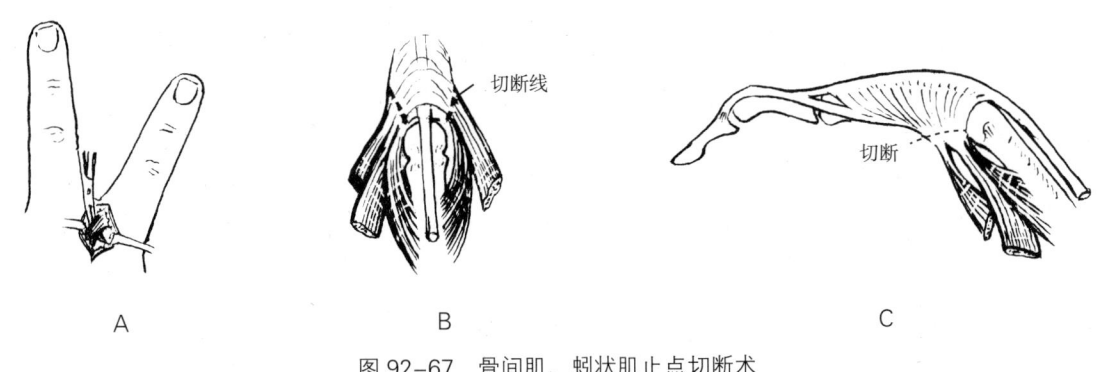

图92-67　骨间肌、蚓状肌止点切断术

（五）拇收肌挛缩松解术

虎口的皮肤、皮下组织、筋膜或肌肉，任何一种组织发生挛缩，都可引起拇指内收畸形。合谷穴位注射水针，在药物刺激范围受累的拇收肌、第1骨间背侧肌和拇短屈肌，都可发生无菌性坏死，出现不同程度挛缩，使虎口挛缩，拇指处于内收外旋位畸形，松解手术是有效的治疗方法。在虎口部做弧形切口或Z形切口，暴露挛缩的拇收肌腱。将该肌腱近止点处切断，使拇指能外展。若示指掌指关节尚有屈曲桡偏畸形，表明第1骨间背侧肌已受累挛缩，可将该肌腱做Z形延长，或从第1～2掌骨上剥离该肌起点。剥离时注意不损伤从1～2掌骨茎底通过的桡动脉深支。虎口的筋膜也应彻底切开松解（图92-68，图92-69）。若拇指展开后，虎口皮肤出现缺损，需做邻指的局部移行皮瓣覆盖（见图92-23）。直接虎口创面植皮，容易挛缩再发。术毕短石膏托固定拇指于外展位、虎口扩大位。

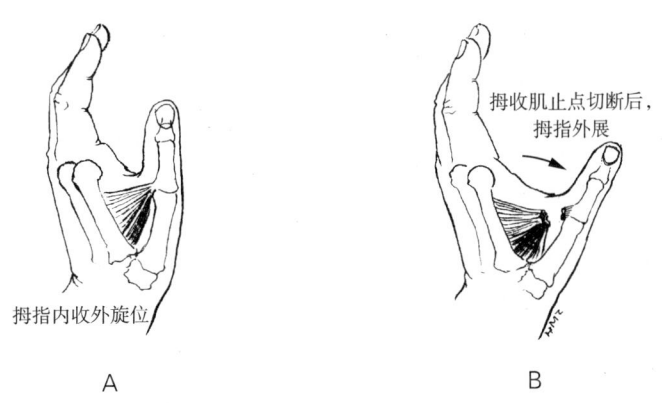

图92-68　拇收肌腱止点切断

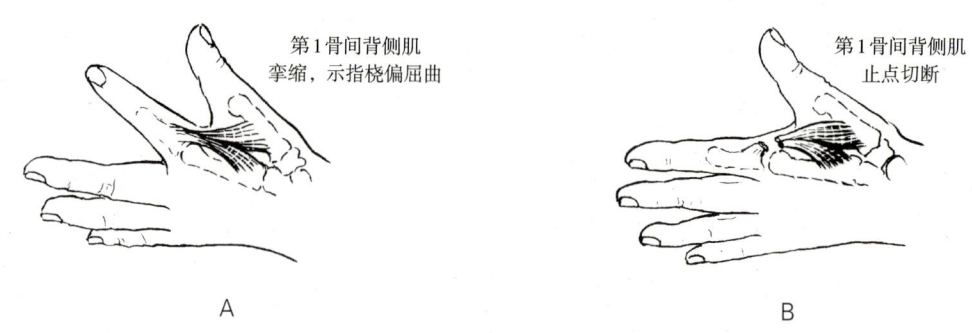

图 92-69　第 1 骨间背侧肌止点切断

（六）掌指关节囊松解术

手内肌萎缩，因为掌指关节与近侧指关节长期处于屈曲位置，继发掌侧关节囊挛缩，掌板膜部粘连，虽然做了内在肌滑移松解术、肌腱延长术或肌腱切断术，往往掌指关节仍不能完全伸直，就应当考虑掌侧关节囊挛缩的存在，可做掌板延长术。

第七节　手部的骨关节损伤处理

手部的骨与关节损伤是最常见的手外伤之一。一旦误诊或处理不当，往往直接影响劳动力。手的骨折与关节脱位一般治疗原则如下：

1. 必须把开放性的骨折与脱位尽可能地通过治疗变成闭合性的骨折与脱位，然后按闭合性骨折脱位处理。

2. 力求骨折解剖复位。复位时远侧骨折端向近侧骨折端对位。手部骨折的任何成角、旋转或短缩等畸形与错位愈合，均会妨碍手部肌腱的滑移，并限制关节活动度。

3. 骨折或关节脱位复位后，必须牢固维持复位位置制动，直到骨连接。一般手的功能位是最佳的外固定位置，即腕关节背伸30°、掌指关节屈曲60°、近侧指关节屈曲45°、远侧指关节屈曲10°。该位置相当于握茶杯的姿势。但各手指的轴线对向舟状骨结节，拇指处于对掌位。无骨折受累的手指不被包扎固定，任其自由活动（图92-70）。

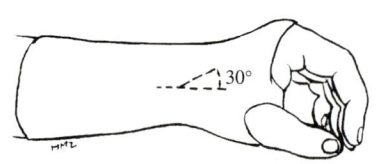

图 92-70　手的功能位固定

4. 骨折的内固定物应当牢固和拆装方便。常用的固定材料有克氏钢针、钢线、微型钢板、螺钉、异体骨栓、可吸收骨钉及镍钛记忆钢钉等，应按病情需要及患者的经济条件选用。内固定物应严格灭菌，只用于无菌创面。应用于小儿时不能损伤骨骺，以免影响骨骺发育。

5. 积极康复治疗。骨折后出血、反应性肿胀，加上局部制动，往往引起组织粘连、肌肉萎缩、关节僵硬及废用性脱钙。因此应当早期进行手臂的主动与被动活动，辅以理疗，促进血液与淋巴液回流，减轻肿胀，防止组织粘连与肌肉萎缩，增加关节活动度。

一 掌骨骨折

掌骨为短管状骨，共有5根。每根掌骨均分为底、体和头3部分。底上面的关节面与腕骨相关节，两侧与相邻的掌骨底相接（第1掌骨除外）。掌骨体呈棱柱形，微向背侧弯凸，其内、外侧面略凹陷，有骨间肌附着。掌骨头半球形的关节面与近节指骨底构成掌指关节。此关节面的大部分位于掌侧面，小部分位于背侧面。掌骨头的两侧各有2个小结节。掌侧结节之间的浅窝有掌侧副韧带附着，背侧结节之间平坦，呈三角形，有指伸肌腱通过。

（一）掌骨基底部骨折

1. 掌骨基底部关节外骨折（图92-71） 第2~5掌骨基底部关节外骨折多由外伤引起，第5掌骨较为多见。临床表现为掌骨基底处疼痛、肿胀、畸形，手指活动受限。正位X线片显示掌骨基底骨折，斜位及侧位X线片可显示骨折移位，向背侧移位较为多见。根据外伤史、临床表现以及X线片结果一般容易诊断。无移位的骨折可用手背侧短臂石膏固定于手功能位或夹板固定，远端至近侧指间关节，3~4周后功能锻炼。有移位的骨折可试行手法复位，石膏夹板固定。在软组织肿胀消退时要复查X线片，若石膏松动或骨折有移位倾向，需重新复位、石膏固定。有时由于软组织肿胀导致石膏夹板固定不可靠。若复位困难、固定不稳定，则需切开复位，进行内固定手术；若掌骨短缩，可行切开复位内固定手术，小钢板固定效果较好，必要时予以植骨。

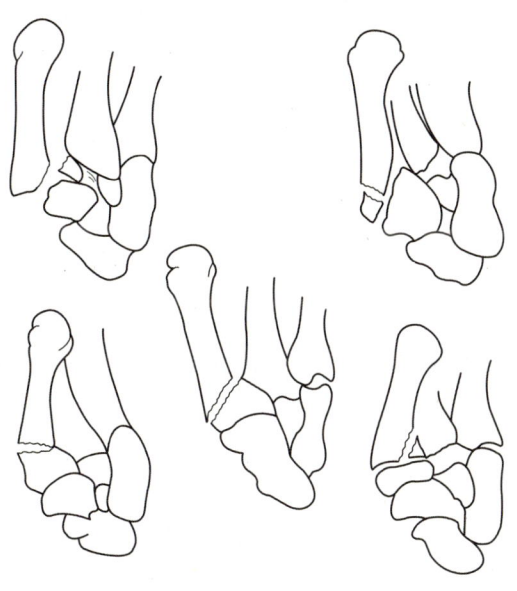

图92-71 掌骨基底部关节外骨折

2. 腕掌关节骨折伴脱位（图92-72） 第2~5腕掌关节骨折伴脱位多由外伤引起，由于第2~4腕掌关节较稳定，活动度小，较大的暴力才会导致脱位，而第5腕掌关节活动度较大，韧带较松弛，关节内骨折伴脱位相对多见。腕掌关节骨折伴脱位多为间接暴力引起。临床表现为腕掌处疼痛、肿胀、畸形，手指活动受限。正位X线片显示腕掌关节间隙宽窄不等，斜位及侧位X线片显示掌骨基底移位，并可见关节内骨折。根据外伤史、临床表现以及X线片结果一般容易诊断。有时需要加摄旋前和旋后30°的X线片，可发现腕掌关节骨折伴脱位。无移位的关节骨折可用手背侧短臂石膏固定于手功能位或夹板固定远端至近侧指间关节，3～4周后功能锻炼。单纯性脱位，一般可闭合复位，石膏夹板固定，也可经皮穿针固定。合并骨折的脱位，可试行手法复位，石膏夹板固定。有时由于软组织肿胀，导致石膏夹板固定不可靠。若复位困难、固定不稳定，则需切开复位，进行内固定手术。

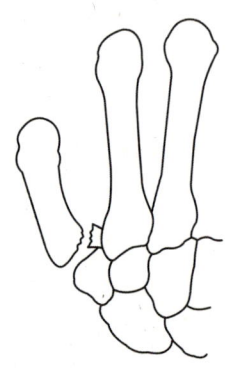

图 92-72　腕掌关节骨折伴脱位

（二）掌骨干骨折

1. 单发掌骨干骨折（图92-73）　第2～5掌骨干骨折多由外伤引起，形态上可分为横形、短斜形、长斜形和螺旋形，以及粉碎性骨折。直接暴力常造成横形、粉碎性骨折，扭转或间接暴力可造成斜形和螺旋形骨折。临床表现为掌骨处疼痛、肿胀、畸形，手指活动受限，有时掌骨短缩。正位X线片显示掌骨干骨折，斜位及侧位X线片可显示骨折移位情形，向背侧移位较为多见。根据外伤史、临床表现以及X线片结果一般容易诊断。无移位的骨折可用手背侧短臂石膏固定于手功能位或夹板固定远端至近侧指间关节，6周后功能锻炼。有移位的骨折，可试行手法复位，牵引后予背侧压力矫正背侧成角畸形，复位后手背侧短臂石膏固定于手功能位或夹板固定。在软组织肿胀消退时要复查X线片，若石膏松动或骨折有移位倾向，需重新复位、石膏固定。不稳定的骨折需切开复位，进行内固定手术。横形骨折复位后一般较稳定，用石膏或夹板即可。若需要缩短固定时间、尽早开展手功能锻炼，也可行内固定手术，如小钢板固定（图92-74）或髓内针法克氏针固定等。斜形、螺旋形骨折多不稳定，需切开复位，进行内固定手术，如小钢板、拉力螺钉（图92-75）、克氏针或张力钢丝加克氏针、外固定支架等法固定。

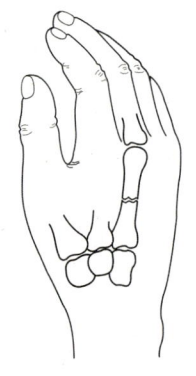 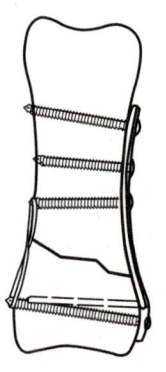

图 92-73　掌骨干骨折　　　　图 92-74　掌骨干骨折钢板固定

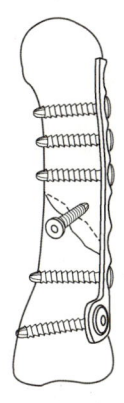

图92-75 掌骨干不稳定骨折钢板、螺钉固定

2. 多发掌骨干骨折　多发掌骨干骨折常为较大暴力引起，可伴有严重的软组织损伤。形态、临床表现、X线片同单一掌骨干骨折。根据外伤史、临床表现以及X线片结果一般容易诊断。无移位的骨折或复位后稳定的骨折可用手背侧短臂石膏固定于手功能位或夹板固定远端至近侧指间关节。在软组织肿胀消退时要复查X线片，若石膏松动或骨折有移位倾向，需重新复位、石膏固定。随访X线片，见骨折愈合后，去石膏固定、功能锻炼。由于多发掌骨干骨折失去了掌骨间相互的稳定支持作用，骨折复位后较不稳定，比单发掌骨干骨折需要更长的固定时间，更可能导致手关节僵硬。故多倾向于切开复位内固定，这样可以缩短固定时间、尽早开展手功能锻炼。不稳定骨折需切开复位内固定。若伴有严重的软组织损伤，则根据具体情形决定治疗方案，但是这种情形下骨折的固定很棘手，因为一些内固定方法，如小钢板固定等，会受到限制。

（三）掌骨颈骨折

掌骨颈骨折（图92-76）多由外伤引起，第5掌骨常见，第2掌骨次之。由于骨间肌的牵拉作用，掌骨头屈曲，骨折向背侧成角。临床表现为掌骨颈疼痛、肿胀、畸形，手指活动受限。正位X线片显示掌骨颈骨折，斜位及侧位X线片可显示骨折移位情形。根据外伤史、临床表现以及X线片结果一般容易诊断。在掌指关节伸直位复位骨折很困难，一般复位在掌指关节屈曲位进行。先屈曲掌指关节，从掌侧向背侧推顶掌骨头，同时背侧按压掌骨，可复位骨折。复位后，用手背侧短臂石膏固定于掌指关节和近侧指间关节90°屈曲位，远端至远侧指间关节，3~4周后功能锻炼。软组织肿胀明显时复位较为困难，石膏固定也不一定稳固。要复查X线片，若石膏松动或骨折有移位倾向，需重新复位、石膏固定。若需要缩短固定时间、尽早开展手功能锻炼，也可行内固定手术。手法复位失败或不稳定的骨折需切开复位内固定手术，如用小钢板（图92-77）、髓内克氏针（图92-78）、外固定支架（图92-79）等法固定。

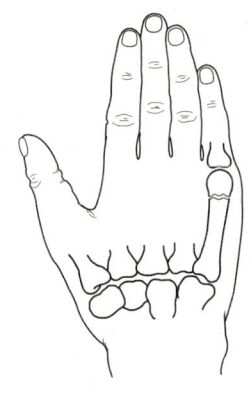

图92-76 掌骨颈骨折

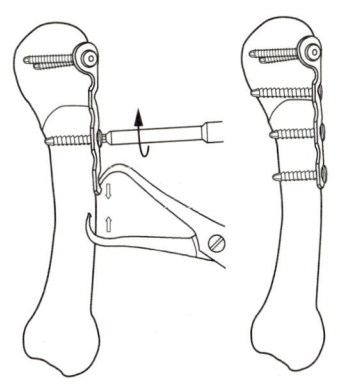

图92-77 掌骨颈骨折钢板固定

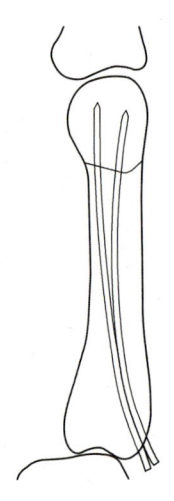 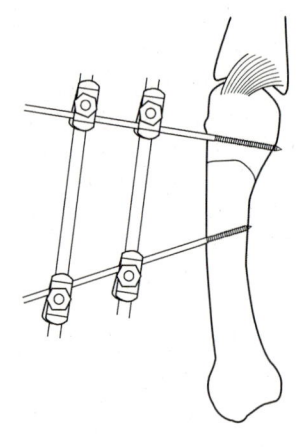

图 92-78　掌骨颈骨折髓内克氏针固定　　　　图 92-79　掌骨颈骨折外固定支架固定

(四) 掌骨头骨折

掌骨头骨折（图 92-80）多由外伤引起。临床表现为掌骨头部疼痛、肿胀、畸形，手指活动受限。正位、斜位及侧位 X 线片可显示骨折及移位情形。根据外伤史、临床表现以及 X 线片结果一般容易诊断。有时需要做分层 X 线片或 CT 才能看清关节面情形。无移位的骨折可用手背侧短臂石膏固定于手功能位，3~4 周后功能锻炼。有移位的骨折需切开复位，进行内固定手术，如采用小钢板、克氏针、张力带钢丝、螺钉等法固定。掌骨头粉碎性骨折（图 92-81）复位和固定较困难，需小心操作。

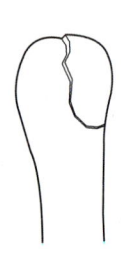 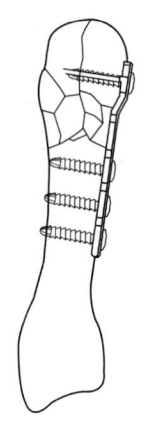

图 92-80　掌骨头骨折　　　　图 92-81　掌骨头粉碎性骨折钢板内固定

(五) 第 1 掌骨基底部骨折

1. **第 1 掌骨基底部关节外骨折**　骨折线不通过关节面，常为短斜形。骨折受拇长屈肌和拇内收肌的牵拉，向尺侧和掌侧移位，近端受拇长展肌的牵拉向背侧桡侧移位，骨折向背侧桡侧成角。临床表现为第 1 掌骨基底处疼痛、肿胀、畸形，拇指位于内收位，拇外展、内收、对掌动作受限。正位 X 线及侧位 X 线片可显示骨折及移位情形。根据外伤史、临床表现以及 X 线片结果一般容易诊断。骨折大多可手法复位，置拇外展位牵引后，在骨折处从桡背侧向尺掌侧予压力矫正成角畸形，复位后短臂石膏固定拇指于外展位，或弓形夹板固定远端至指间关节，骨折基本愈合后功能锻炼。若需要缩短固定时间、尽早开展手功能锻炼，也可行内固定手术。不稳定的骨折需切开复位,进行内固定手术,如小钢板(图92-82)、克氏针等法固定。

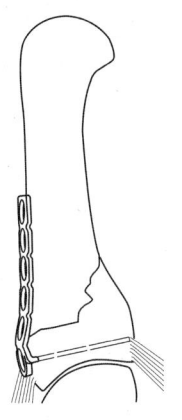

图92-82　第1掌骨基底部关节外骨折钢板固定

2. Bennett骨折(图92-83)　即常见的第1掌骨基底部骨折。典型的Bennett骨折为第1掌骨斜形基底部两骨块骨折,骨折线自内上向外下进入第1腕掌关节内,伴第1腕掌关节脱位或半脱位。第1掌骨尺侧基底的三角形骨块受掌侧韧带的作用保持在原位,远端骨折块受拇长屈肌和拇内收肌的牵拉向尺侧和掌侧移位,近端骨折块受拇长展肌的牵拉滑向背侧桡侧,造成第1腕掌关节脱位。临床表现为第1掌骨基底处疼痛、肿胀、畸形,拇指位于内收位,拇外展、内收、对掌动作受限。正位X线及侧位X线片可显示骨折及脱位情形。根据外伤史、临床表现以及X线片结果一般容易诊断。这种骨折手法复位容易,复位时置拇外展位牵引后在骨折处从桡背侧向尺掌侧予以推压力矫正脱位,即可复位,但复位后固定困难。一般在第1掌骨基底部桡侧予以软垫保护,先上短臂石膏,石膏未变硬前整复骨折脱位,一直维持到石膏硬固。也有用弓形夹板固定。固定拇指于外展位,骨折基本愈合后功能锻炼。由于石膏固定困难,多倾向于内固定。复位后经皮克氏针固定,操作较为简单。切开复位,小钢板或螺钉固定(图92-84)较为复杂,但可缩短外固定时间、尽早开展手功能锻炼。

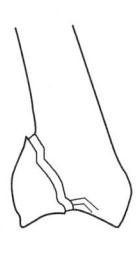

图92-83　Bennett骨折

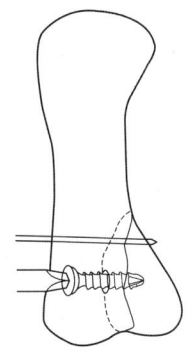

图92-84　Bennett骨折螺钉固定

3. Rolando骨折(图92-85)　此型骨折较少见,是第1掌骨基底部关节内T形或Y形骨折,伴第1腕掌关节脱位或半脱位,预后较差。临床表现同Bennett骨折。正位X线及侧位X线片可显示骨折及脱位情形。X线平片检查Rolando骨折更像粉碎性的Bennett骨折,除了掌侧基底与骨干分离之外,背侧基底也与掌骨干分离。基底骨折可碎成3块或多块。根据外伤史、临床表现以及X线片结果一般容易诊断。这种骨折一般不稳定,骨折块较大时多倾向于内固定,如克氏针、小钢板（图92-86）、外固定支架等法固定。骨折块较多，无法使用内固定时，可闭合复位石膏托外固定，也可用骨牵引或外固定支架维持骨折复位。在牵引一段时间后，待局部肿胀消退，可早期功能锻炼，使破损的关节面重新塑形。

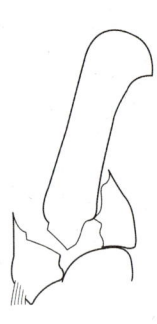

图92-85 Rolando 骨折

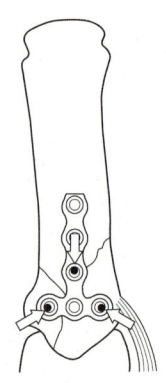

图92-86 Rolando 骨折 T 形钢板固定

4. 粉碎性骨折（图92-87） 第1掌骨基底部粉碎性骨折，可伴第1掌骨短缩和基底关节面完整性破坏，预后较差。临床表现同 Bennett 骨折。正位 X 线及侧位 X 线片可显示骨折及脱位情形。根据外伤史、临床表现以及 X 线片结果一般容易诊断。这种骨折一般不稳定，条件适合时可行复位内固定，如克氏针、小钢板、外固定支架（图92-88）等法固定，必要时植骨。无法使用内固定时，可闭合复位石膏托外固定。也可用骨牵引或外固定支架维持骨折复位。在牵引一段时间后，待局部肿胀消退，可早期进行功能锻炼，使破损的关节面重新塑形。关节面毁损严重时，可考虑关节融合或其他关节重建术。

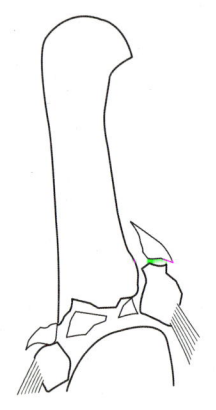

图92-87 第1掌骨基底部粉碎性骨折

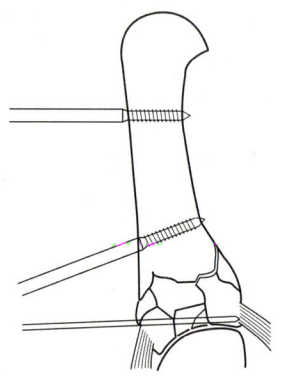

图92-88 第1掌骨基底部粉碎性骨折外固定支架固定

二、指骨骨折

指骨为小管状骨，共14根，拇指2节，其余4指均为3节。分为近节指骨、中节指骨和远节指骨，而拇指只有近节指骨和远节指骨。每节指骨分为底、体和头（亦称滑车，远节指骨为指骨粗隆）3部分。底上面有凹陷的关节面，头较狭窄呈滑车状，底与头之间为体。体的掌侧面略凹陷，背侧面凸隆，横断面呈半月形。

（一）近节指骨基底部骨折

临床表现为近节指骨疼痛、肿胀、畸形，手指活动受限。X线片可显示骨折及移位情形。远端受伸肌腱牵拉，近端受屈肌腱牵拉，成角畸形多为向掌侧。根据外伤史、临床表现以及X线片结果一般容易诊断。由于近节指骨背侧由伸肌腱，侧面由侧腱束和蚓状肌腱，掌侧由屈肌腱经过，骨折后容易出现肌腱粘连而导致手功能障碍。无移位的骨折可用短臂石膏固定于功能位，4~6周后功能锻炼。有移位的骨折可行手法复位，牵引后予压力矫正成角畸形，复位后短臂石膏固定于握拳位或夹板固定。不稳定的骨折需复位、内固定。横形骨折复位后一般较稳定，用石膏或夹板即可。为了避免手固定于非功能位过长时间，也可行内固定手术，如小钢板、克氏针固定等。斜形和螺旋形骨折多不稳定，需切开复位，进行内固定手术，如小钢板、拉力螺钉、克氏针或张力钢丝加克氏针、外固定支架等法固定。有移位的、不稳定的近节指骨基底部关节内骨折需切开复位、内固定，可采用小钢板、拉力螺钉、克氏针、张力钢丝、外固定支架等法固定；骨缺损者，需植骨。掌侧或背侧关节撕脱性骨折移位需复位、内固定，可采用克氏针、螺钉、克氏针等法固定

（二）中节指骨骨折

临床表现为中节指骨疼痛、肿胀、畸形，手指活动受限。X线片可显示骨折及移位情形。根据外伤史、临床表现以及X线片结果一般容易诊断。无移位的骨折可用短臂石膏固定于功能位，4~6周后功能锻炼。有移位的骨折可行手法复位，牵引后予压力矫正成角畸形。若为背侧成角畸形，复位后手背侧短臂石膏固定于握拳位或夹板固定；若为掌侧成角畸形，复位后手掌侧短臂石膏固定于伸直位或夹板固定。不稳定的骨折需复位、内固定。横形骨折复位后一般较稳定，用石膏或夹板即可。为了避免手固定于非功能位过长时间，也可行内固定手术，如克氏针固定等。斜形和螺旋形骨折多不稳定，需切开复位，进行内固定手术，如拉力螺钉、克氏针或张力钢丝加克氏针、外固定支架等法固定。有移位的、不稳定的中节指骨关节内骨折需复位、内固定，可采用拉力螺钉、克氏针、张力钢丝、外固定支架、动力牵引架等法固定。掌侧或背侧关节撕脱性骨折移位需复位、内固定，可采用螺钉、克氏针等法固定。毁损性的关节骨折可行关节融合。

（三）指骨颈骨折

临床表现为指骨颈处疼痛、肿胀、畸形，手指活动受限。X线片可显示骨折及移位情形。根据外伤史、临床表现以及X线片结果一般容易诊断。无移位的骨折可用短臂石膏固定于功能位，4~6周后功能锻炼。有移位的骨折可行手法复位，牵引后予压力矫正成角畸形。若为背侧成角畸形，则复位后手背侧短臂石膏固定于握拳位或夹板固定；若为掌侧成角畸形，则复位后手掌侧短臂石膏固定于伸直位或夹板固定。不稳定的骨折需复位、内固定。横形骨折复位后一般较稳定，用石膏或夹板即可。为了避免手固定于非功能位时间过长，也可行内固定手术，如克氏针固定等。斜形和螺旋形骨折多不稳定，需切开复位，进行内固定手术，如拉力螺钉、克氏针、张力钢丝、外固定支架等法固定。

（四）指骨髁骨折

为指骨的关节内骨折。常见的形态为单髁骨折、双髁骨折、粉碎性骨折。临床表现为指骨髁处疼痛、肿胀、畸形，手指活动受限。X线片可显示骨折及移位情形。根据外伤史、临床表现以及X线片结果一般容易诊断。无移位的骨折可用短臂石膏固定于功能位，4周后功能锻炼。有移位的骨折需复位、内固定。单髁骨折可用克氏针、螺钉、张力带等法固定；双髁骨折可用小型髁钢板、多根克氏针、克氏针＋螺钉、克氏针＋微型外固定支架等法固定；粉碎性骨折尽可能予复

位内固定，毁损性的可行关节融合。

（五）末节指骨骨折

临床表现为末节指骨疼痛、肿胀、畸形，皮肤有瘀斑或甲下有血肿，手指活动受限。X线片可显示骨折及移位情形。没有明显移位的纵形骨折及甲粗隆粉碎性骨折，不需特殊治疗，局部可稍加包扎以保护伤指减少疼痛，或用金属及塑料指托制动。远节指骨骨折伴有甲下血肿，指腹张力较大并疼痛剧烈时，则可用烧红的钝针在甲板上灼洞，引出积血，以此来降低张力，缓解疼痛。横形成角骨折，闭合整复后，制动6~8周。如不稳定可用适当内固定。远节指骨基底骨折伴甲床损伤，拔除指甲，将骨折复位后固定，同时修复裂伤的甲床。被严重压砸的远节指骨骨折，常常并发广泛的软组织损伤。若出现不可逆的血液循环障碍，可予以截指治疗。

远节指骨基底部骨折背侧撕脱性骨折，多为间接暴力所致。手指末节受到暴力突然屈曲，而末节指骨基底部背侧受伸肌腱的牵拉，形成撕脱骨折，伸肌腱不能伸直，末节指骨出现锤状指。临床表现为远侧指关节背侧疼痛、肿胀、锤状指。侧位X线片可显示骨折及移位情形。撕脱性骨折小于关节面1/3者，可行石膏或支具固定手指于末节过伸、近节指关节屈曲位，并X线片确认骨折复位。有时加以克氏针固定手指末节过伸，以确保固定牢靠。撕脱性骨折大于关节面1/3者、伴关节脱位者、闭合整复失败者、伤后就诊晚者可行切开复位、内固定手术，用克氏针、张力钢丝、螺钉等法固定。若骨折片过小不能固定时，可切除骨折片，用抽出钢丝法（图92-89）、微型锚钉缝合伸肌腱于止点。

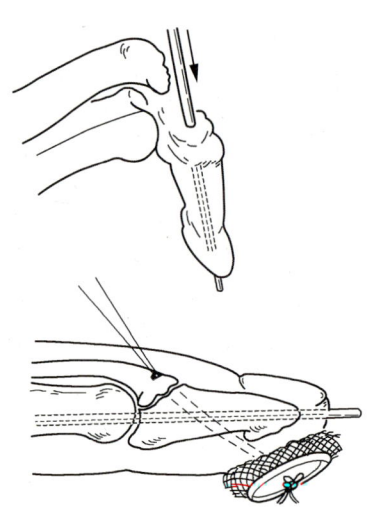

图92-89　抽出钢丝法治疗末节指骨基底部骨折

三　腕骨骨折

（一）舟骨骨折

在腕骨骨折中，舟骨骨折占80%~90%，多发生在15~30岁的男性，由于交通事故或体育活动损伤所致。这与舟骨解剖特点有关。舟骨形如小船，四周大部分覆盖关节软骨。腰部细小薄弱，处于远排与近排腕骨之间，可控制和协调桡腕关节与腕中关节的运动功能。腕关节屈曲时舟骨屈曲，腕桡偏时舟骨伸展。这种同步关系因舟骨骨折及骨周围韧带的损伤而被破坏，变成骨折远段与远排腕骨一起活动趋于屈曲，骨折近段与月骨、三角骨同步活动趋于伸展，致使骨折处剪力过大，不易固定（图92-90）。若暴力作用于大鱼际使腕关节过伸尺侧倾斜，就会使舟骨旋转，扯断舟月骨间韧带，舟骨被嵌压在桡骨尖锐边缘同茎突与大小多角骨间而扯断。这也是难于复位和固定的原因之一（图92-91）。由于舟骨腰部抗暴力差，故腰部骨折最多见，占70%。近侧与结节部的骨折各占15%。这里需特别注意，舟骨骨折多并发有腕关节不稳定，62%~68%是背屈畸形，所谓DISI（dorsiflexed intercalated segmental instability）。但在损伤早期常常因症状不典型而被漏诊、误医，使舟骨骨折不连接成倍增加。

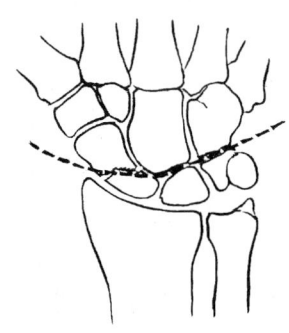

图92-90　舟骨腰部骨折之剪力线

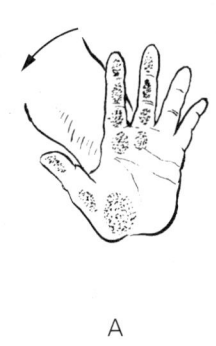 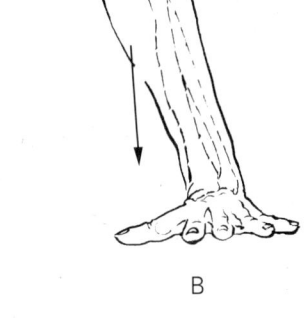 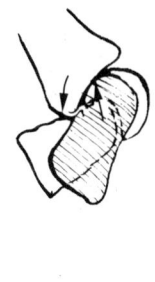

A　　　　　　　　　　　B　　　　　　　　　　　C

图92-91　舟骨骨折机制示意图

腕舟骨的血供主要来自桡动脉的两条分支。舟骨滋养孔83.9%位于腰部的前外侧，16.6%位于结节部掌侧。桡动脉背侧分支进入滋养孔支配舟骨70%~80%的血供，桡动脉掌侧分支则从结节部入骨，只提供20%~30%血供（图92-92）。虽然舟骨的滋养血管在骨内呈放射状相吻合，但腰部及近端骨折后必然使滋养血管断裂，发生舟骨近侧缺血性坏死或骨不连接。

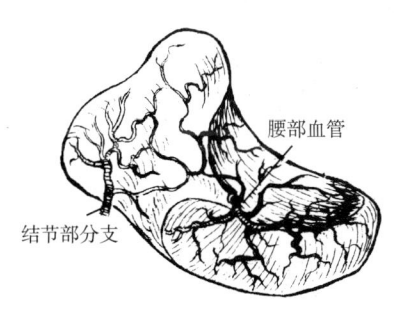

图92-92　舟骨的血供示意图

由于舟骨的解剖位置和血供特点,以及它是腕骨最多见的骨折,容易被漏诊误医等因素,使舟骨骨折的诊治成为手外伤的一个非常重要的组成部分,引起国内外学者的极大重视与精心研究。近几年对该骨折研究的进展与新技术的采用,使传统的舟骨骨折诊断观念受到挑战。具体表现在以下三方面:

1. 如何提高腕舟骨骨折的诊断水平　腕部损伤后,鼻烟窝肿胀、疼痛及压痛,腕关节功能障碍,在腕部屈曲桡偏位叩击2～3掌骨头舟骨处有传导性疼痛,应当怀疑有舟骨骨折发生。但由于舟骨的长轴向掌侧倾斜45°(向下),又向尺侧倾斜30°(向前外),使常规的X线检查拍片因各块腕骨的重叠与骨折线的不同而难于被发现,误诊率几达41%。传统的观点主张伤后2周再拍片复查,期望骨折处骨质吸收,出现清晰的骨折线而确诊。事实上伤后2周再拍片复查并不能提高诊断率。近几年很多学者提出伤时即可进行四个体位的X线检查拍片,97%能确诊。四个体位拍片包括:

(1)后前位正位片。肩关节外展90°,肘关节屈曲90°,腕关节伸直位,五指稍分开,手掌面对暗盒平放。射线与暗盒垂直,中心线对准桡骨茎突与尺骨茎突连线中点拍片。应做左右两侧对比,观察舟骨的长轴有否存在骨折线、骨质硬化或吸收,舟月骨间隙大小及近排腕骨排列的弧线等。

(2)侧位片。肘关节屈曲90°,前臂与手中立位,手的尺侧缘贴放在暗盒上。射线中心线对准桡骨茎突拍腕关节正侧位片。正常的侧位片,头状骨、月骨和桡骨处于同一轴心线上。舟骨远近两端掌侧缘切线与月骨前后两端连线的垂直平分线相交,形成30°～60°舟月角。若舟月角超过70°,表示舟骨有旋转半脱位,存在骨折移位与DISI(图92-93,图92-94)。

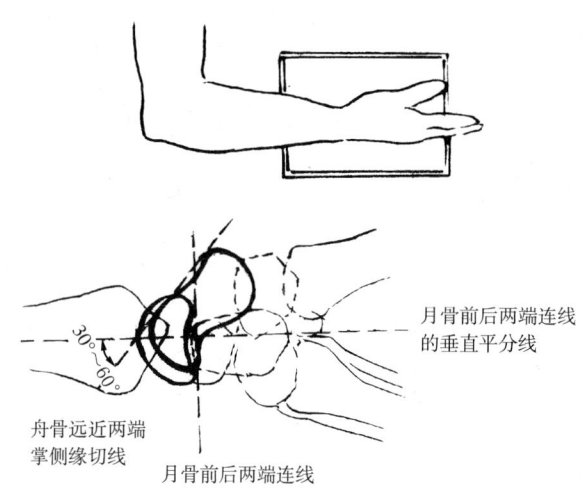

图92-93　腕关节侧位片之舟月角正常者(30°～60°)

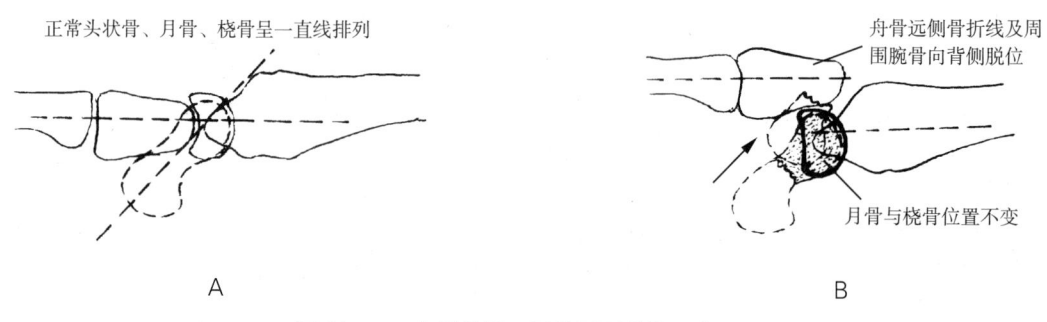

图92-94　舟骨骨折、月骨周围脱位示意图

(3) 旋前45°斜位片。患者取坐位，肘关节半屈曲位，手和前臂旋前45°，射线与暗盒垂直对准腕关节中点拍片。在此位置，舟骨的生理性掌屈45°与尺偏30°被纠正，并消除腕骨间的重叠影，能最大限度地体现舟骨全貌，也可看清第1腕掌关节及第2～3掌骨。

(4) 轻度屈腕最大尺偏位正位片。患者取坐姿，通过腕关节尺偏和屈腕以矫正舟骨在正位片的向下、前、外的倾斜角，然后拍片。该位片能够较大程度地显示舟骨轴线，又避免各腕骨的重叠影，便于观察骨折线及其移位。

若受伤当时X线检查仍不能确诊时，沿舟骨纵轴的6～8个轴向CT切面检查，也能全貌观察它，能清楚显示向背成角的骨折部位，但对MRI检查的敏感性尚有争议，只有在怀疑舟骨近侧缺血坏死时才采用。有人用锝99亚甲基二磷酸盐对舟骨进行同位素扫描，发现X线检查难发现的隐性舟骨骨折，但有6%～16%假阳性。

2. 舟骨骨折的分类与治疗选择　舟骨骨折的分类一向繁多，有按受伤时间分成新鲜、陈旧与骨不连接。有按骨折部位分为结节部、腰部与近侧部三类（图92-95），有按骨折线的走行分为撕脱形、横形、垂直形、水平形与粉碎形等，有按骨折的稳定度分为稳定性与不稳定性两种。Herbert（1984）提出的分类法，目前认为是比较实用的，对舟骨的骨折治疗有指导意义。

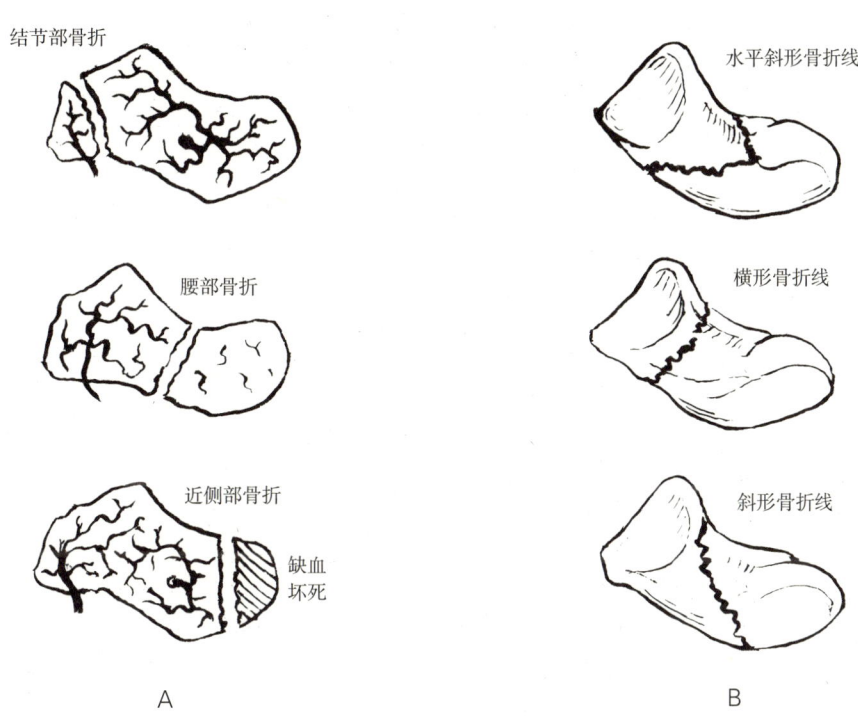

图92-95　舟骨骨折类型
A. 舟骨结节部、腰部、近侧部骨折类型　B. 舟骨腰部骨折之骨折线类型

Herbert舟骨骨折分类法：
A型　新鲜的稳定性骨折
　A1　结节部骨折
　A2　无移位腰部骨折
　A3　无移位近侧1/3骨折
B型　新鲜的不稳定性骨折
　B1　远侧1/3斜形骨折

B2 有移位或活动的腰部骨折（间隙≥1mm）
B3 有移位的近侧1/3骨折
B4 并发月骨周围脱位
B5 粉碎性骨折

C型 舟骨骨折延迟愈合

D型 骨折不连接
D1 骨折纤维连接
D2 硬化性骨折不连接

根据以上分类，选择相应的治疗方案：

舟骨远侧1/3骨折：A1用短臂石膏托固定（肘关节与拇指掌指关节不固定），B1用Herbert加压螺栓内固定（图92-96）。

舟骨腰部1/3骨折：A2骨折移位＜1mm，用长臂石膏托固定（肘关节与拇指掌关节不固定）；B2骨折端移位≥1mm，B4、B5、C及D，均可采用Herbert加压螺栓内固定。

舟骨近侧1/3骨折：A3用长臂石膏托固定上臂至掌骨，B3用Herbert加压螺栓内固定。

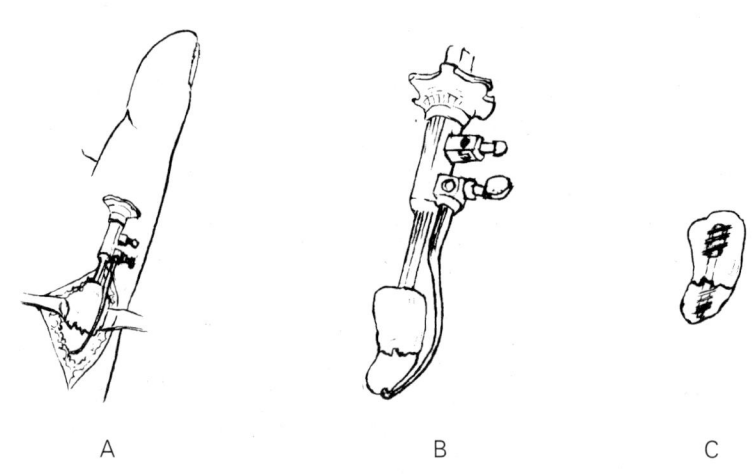

图92-96 Herbert加压螺栓内固定
A. 借导向器复位固定　B. 钩状导向器　C. Herbert螺钉

近来又有学者提出，舟骨骨折用石膏托固定时，拇指应当部分或完全解放。石膏托远端只达拇指掌指关节平面，其他手指在掌骨颈平面即可，并不会引起骨不连接，反而有利于术后功能活动，促进骨连接。固定的体位据生物力学与功能解剖要求，前臂应放在中立位，腕关节轻度掌屈与最大桡偏位，才能保持舟骨骨折的良好对位，并避免腕桡侧副韧带牵拉舟骨，又以桡骨茎突的远侧关节面对骨折处固定与支撑。认为腕关节的背伸尺偏固定位置反而导致骨折端受到头状骨的嵌压、分离和移位，发生骨不连接。至于骨折外固定的时间，应随骨折部位而不同：结节部骨折固定6周，腰部骨折固定8～12周，近侧部骨折固定4～6个月。

3. 不稳定性骨折的治疗　一般认为，不稳定性舟骨骨折较难以整复及外固定，需要手术治疗。其适应证为：①骨折端有1mm以上的移位；②舟骨近端1/3的骨折；③伴有DISI畸形；④骨折片游离或呈粉碎性骨折；⑤纵形骨折；⑥伴发舟月骨周围脱位；⑦后期的骨折不连接。手术方法有以下几种可供选择：

（1）单纯的骨折切开复位：用克氏针、螺丝钉、异体或自体骨栓内固定，适用于新鲜的不稳定性舟骨折。

（2）游离植骨内固定：用于治疗后期舟骨不连接者，一般从掌侧入路，植入楔形骨块，以矫正舟骨背突畸形。

（3）带血管蒂骨瓣移位术：适用于晚期骨延迟连接、骨不连接和舟骨近侧缺血性坏死者。因植骨块带有血运，能促进骨折连接愈合。血管、筋膜与肌肉等均可成为植骨块的蒂，如旋前方肌蒂桡骨瓣、第2掌背动脉蒂掌骨瓣。

（4）桡骨茎突切除术：主要适用于舟骨腰部骨折，以消除骨折处之剪力，消除骨折远端与桡骨茎突间的骨关节炎。所切除肋骨茎突可形成游离的或带蒂的骨块，植入骨折端间隙，以促进骨折连接，减轻疼痛，但术后对腕关节的稳定性稍有影响（图92-97）。

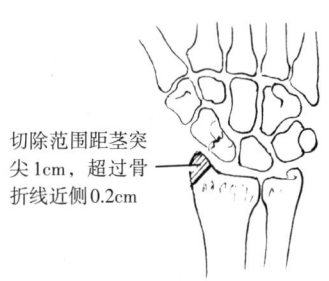

图92-97　桡骨茎突切除范围（超过骨折线0.2cm，距茎突尖1cm）

（5）Herbert加压螺栓内固定术：Herbert（1984）报告Herbert螺钉治疗舟骨骨折，已成为近十多年来该骨折的主要治疗方法，疗效极佳，治愈率在90%以上。Herbert螺钉由钛合金制成，双头具有螺钉，螺杆直径2mm，钉头直径3mm，螺距1.5mm；钉尾直径4mm，螺距1.3mm。钉头螺距大于钉尾螺距，故可产生骨折端的微小加压作用。最大压缩力约4.44g。螺钉长度规格16~32mm，借用钩状导向器固定复位后的骨折端，并引导钻头打孔，安装螺钉。螺钉尾端埋入关节面下方，骨折愈合后也无须取出。此钉内固定牢固，不需要短期石膏固定保护术中断伤韧带之修复，允许腕关节早期活动，促进骨折愈合。治疗周期短，大多数患者术后1个月恢复部分工作。但此钉不适用于粉碎性舟骨骨折。一般在掌侧的腕远侧横纹水平做横切口入路，向尺、桡侧拉开桡侧腕屈肌腱与拇长展肌腱，牵开与保护桡动脉。切开关节囊及部分桡舟头韧带，清除积血或肉芽组织，暴露骨折端。剥离拇短展肌之舟骨结节起点，以该点为进针点安放钩状导向器，随后钻孔置钉，修复关节囊与桡舟头韧带，缝合皮肤。石膏外固定在韧带愈合后即可拆除。背侧入路用于少数近侧骨折者。

4. 舟骨缺血坏死与创伤性腕关节炎的治疗　这是舟骨骨折最常见的并发症，即使正确复位与妥善固定，仍有相当大的发生率，更不用讲被漏诊误治者。患者活动腕关节时不断地损耗骨折处，产生腕关节功能障碍与功能限制。治疗的目的在于防止腕部活动对骨折的进一步损伤，减轻疼痛，改善功能，常用的手术有：

（1）单纯舟骨近侧坏死骨部分切除术：此手术的目的在于防止创伤性关节炎。但单纯的舟骨近侧切除常使腕骨排列紊乱，引起腕不稳定，故常需同时做腕中关节融合术。有人用人工舟骨替代摘除的舟骨，短期疗效尚佳，远期则有人工舟骨脱位、周围腕骨吸收，甚至替代物引起硅胶性滑膜炎，使疗效丧失，故应该慎用或不用。有人则在舟骨切除后的空隙内充填自体肌腱。

（2）近排腕骨切除术：当头状骨完好时，此手术可获得较好结果。术后有暂时的腕关节功能紊乱，随后逐渐代偿，功能改善，仅留手的握力减弱。

（3）全腕关节融合术：适用于桡月关节与腕中关节存在创伤性关节炎、腕部疼痛症状较重、关节功能严重障碍者。特别是年轻的体力劳动者，腕关节融合后可保持手部较强握力。

手术在臂丛神经阻滞麻醉下进行，上臂缚扎气囊止血带。腕背正中行S形切口，切开皮肤与腕背侧支持带，把桡侧腕长、短伸肌腱和拇长伸肌腱拉向桡侧，指总伸肌腱拉向尺侧，切开腕关节囊，咬除桡舟、月关节软骨。骨膜下剥离显露桡骨下端、舟月骨、头状骨，在桡骨下端凿取

3cm×1cm的长条形骨块，于月骨、头状骨等处凿开同样大小的骨槽，将桡骨块滑移至骨槽内，跨过关节，用螺钉固定骨块于腕骨与桡骨下端。桡骨上滑移骨块后的空隙，植以关节软骨面咬除的骨碎屑，缝合骨膜与腕背支持带，腕关节固定于功能位（图92-98），桡骨、月骨、头状骨与第3掌骨处于一条直线上，屈肘90°，长臂石膏固定3周后调换肘下短臂石膏固定10周。

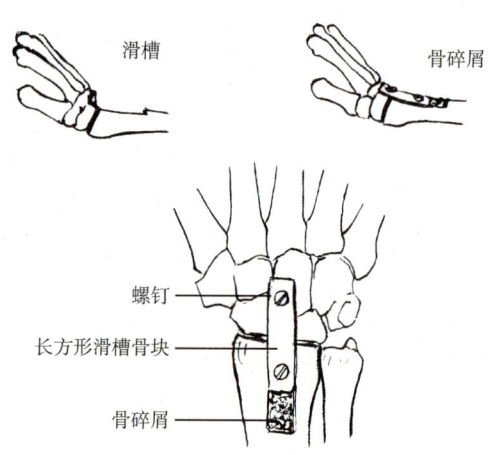

图92-98　桡骨下端骨块滑移，腕关节固定

（二）其他腕骨骨折

在腕骨骨折中，除了舟骨占71.2%外，尚有28.8%其他腕骨骨折，如三角骨、钩骨与豌豆骨的撕脱性骨折，头状骨骨折等，X线检查拍片并不难发现。

1. 三角骨骨折　此种骨折占腕骨骨折的20.4%，常伴发舟骨骨折。跌跤时手撑地，腕部过伸尺偏位钩骨撞击三角骨桡背侧，发生三角骨背侧撕脱性骨折。若为直接暴力撞击，则发生少见的体部骨折。伤后腕尺侧肿痛及压痛，腕关节伸屈活动受限，X线片见腕背侧有撕脱性骨片。一般保守治疗均可治愈，短臂石膏托固定，腕背伸位3~6周即可。

2. 豌豆骨骨折　为直接暴力引起的粉碎性骨折，伤后局部肿痛，不能屈腕。腕关节中立位石膏托固定3~4周。

3. 钩骨骨折　非常少见，由直接暴力引起。伤后小指抗阻力外展时疼痛加重。若尺神经深支受压，则小指内收外展肌力减弱。短臂石膏托功能位固定3~4周。

4. 头状骨骨折　比较少见，常与其他腕骨骨折同时发生。腕骨复位后短臂石膏托腕关节功能位固定4周。

四　手部关节脱位与关节绞锁

（一）月骨（周围）脱位

月骨的四周均为关节软骨面，掌侧宽、背侧狭，仅靠掌侧与背侧的韧带相连，营养血管也从韧带进入骨内。跌跤时手掌撑地，腕部强烈背伸。由于舟月掌侧韧带及月三角韧带完全断裂，月骨被挤于桡骨下端和头状骨之间，移向掌侧，撕裂韧带冲破关节囊而脱位（图92-99，图92-100）。伤后腕掌侧肿痛及压痛，腕部处于屈曲位不能背伸。若骨块压迫指屈肌腱与正中神经，则手指麻木，伸屈活动限制。局部检查腕部隆起，第3掌骨在握拳时呈现坍陷，叩击该掌骨头有患部传导痛。X线检查（图92-101），正位片上正常的月骨四边形影变成三角形影，侧位片上月骨的凸面对向头状骨，而正常者是凹面对向头状骨。

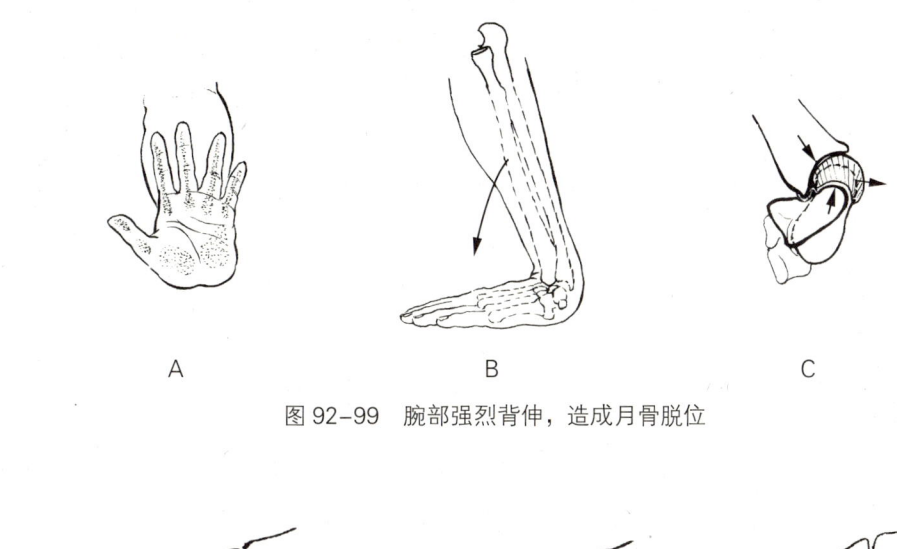

图 92-99　腕部强烈背伸，造成月骨脱位

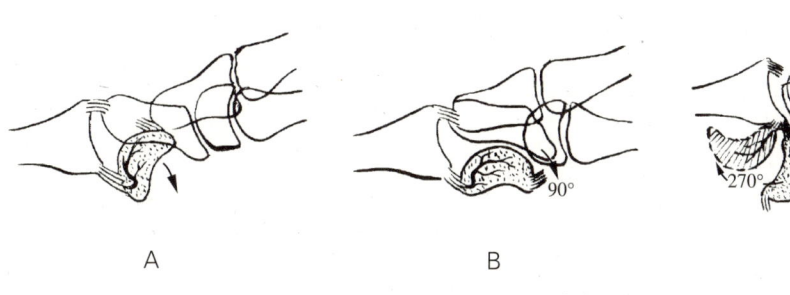

图 92-100　月骨脱位类型

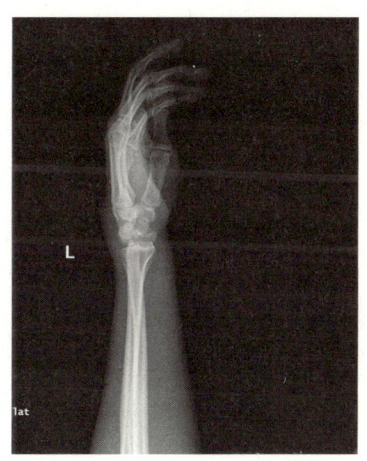

图 92-101　月骨脱位 X 线检查

　　无论是新鲜的还是陈旧的月骨脱位，都应该尽早手术治疗。手术应采用掌背侧联合入路，掌侧入路主要用于复位向掌侧脱位的月骨，修复月三角韧带及舟月掌侧韧带，同时打开腕管松解正中神经；背侧入路则主要用于复位翻转的舟状骨、修复舟月背侧韧带，同时在直视下置入克氏针固定腕骨。通常采用3枚克氏针固定腕骨（图92-102），第1枚克氏针通过桡骨干骺端斜行穿过月骨和三角骨，第2枚克氏针通过解剖鼻咽窝横行穿过舟状骨和月骨，第3枚克氏针固定舟状骨和头状骨。为了更好地稳定腕关节以及维持腕骨的位置，可以同时使用外固定支架（图92-103）。

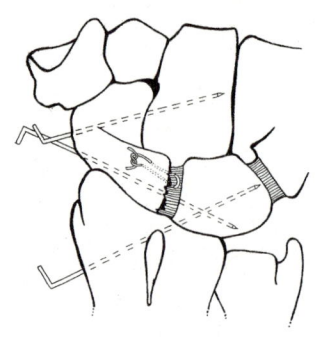

图 92-102　3 枚克氏针固定腕骨

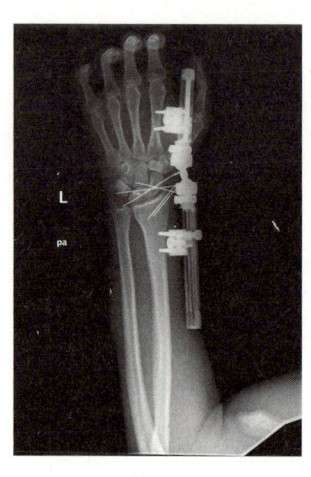 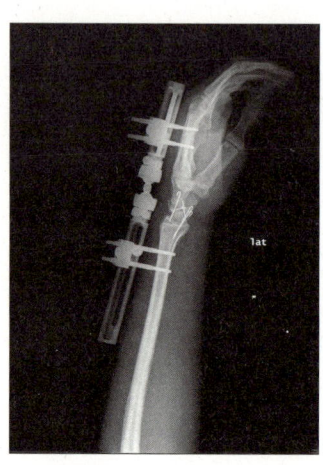

　A　　　　　　　　　　　　　B

图 92-103　利用外固定支架辅助治疗月骨（周围）脱位
A. 术后正位片　B. 术后侧位片

若患者有明确的手术禁忌或拒绝手术，可采取麻醉下闭合复位＋石膏外固定。闭合复位可采用 Tavenier 手法复位（图 92-104）。

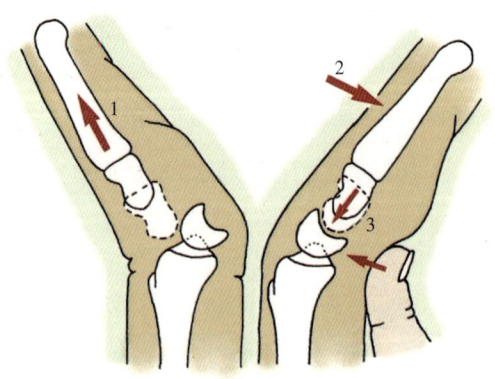

图 92-104　Tavenier 手法复位

若脱位的月骨无韧带相连或陈旧性脱位已完全失去血供，应按月骨无菌性坏死处理。其治疗方法：①摘除月骨，肌腱或假体置换；②带血管蒂的豌豆骨置入；③有创伤性关节炎者行月骨头状骨融合或腕关节融合术。

(二) 经舟骨月骨周围脱位

损伤的机制与月骨脱位相同,即跌跤时手掌撑地,腕关节过伸并有尺偏与腕中部旋转,先发生舟骨骨折,舟骨远侧骨折片与月骨周围的腕骨随暴力向背侧脱位,而近侧骨折片与月骨和桡骨保持正常的解剖位置。这可从腕关节的侧位片上反映出来,但正位片上月骨仍呈四边形影。主要症状为腕部肿胀、疼痛,活动限制,患处有压痛。治疗为局麻下牵引复位,短臂石膏托固定腕关节轻度掌屈位3周,然后按舟状骨骨折的方法固定处理。手法复位困难或陈旧性的舟骨月骨周围脱位者,需切开复位,舟骨用骨栓或Herbert加压螺栓固定。

(三) 掌指关节脱位

掌指关节脱位最常发生于拇指与示指。拇指在外展位受暴力冲击,第1掌骨头冲破薄弱的掌侧关节囊脱出,掌骨头颈被卡扣在关节囊裂口与拇短屈肌腱的两肌腱间,近节指骨茎突底向背侧移位。籽骨突入关节腔内,掌骨头颈被拇长屈肌腱绕住(图92-105),手法无法复位,越是牵引拇指,关节囊越紧张,越难使掌骨头回纳。此时必须在麻醉下,在拇指掌指关节的桡侧做纵行切口,拉开关节囊,切开部分纤维软骨板,扯出籽骨与拇长屈肌腱,使掌骨头复位。注意不能扯伤拇指的神经。一旦复位已很稳定,无须克氏针内固定,不必缝合关节囊,功能位固定拇指3周即可。

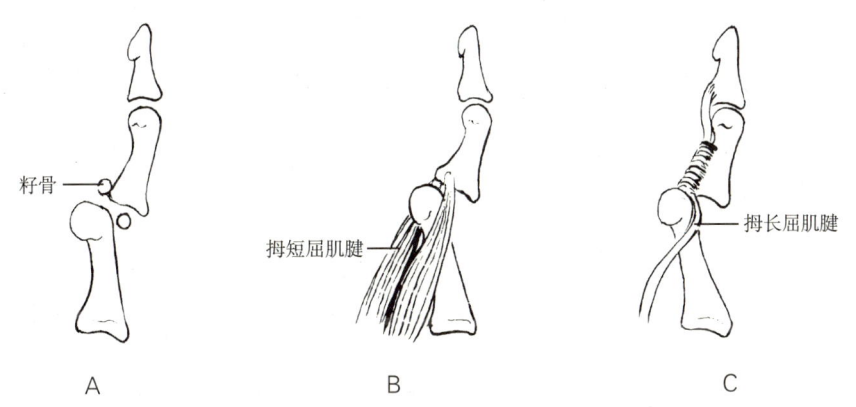

图92-105 第1掌骨头脱位
A. 籽骨卡进关节腔　B. 掌骨头卡在拇短屈肌腱两头间　C. 拇长屈肌腱卡在掌骨头与脱位近节指骨间

示指等其他手指的掌骨头脱位,机制与拇指相同,但向掌侧脱位的掌骨头颈是被卡扣在指屈肌腱、掌深横韧带、掌浅横韧带与蚓状肌腱之间,影响手法复位。由于掌指关节的腱膜与皮下有垂直的纤维束相连,掌骨头脱出后皮下组织受牵拉,呈现橘皮样体征,必须切开复位,做掌侧横切口,切断掌浅横韧带,拉开指屈肌腱,使掌骨头回纳。术毕功能位手指外固定3周。

(四) 指关节脱位

手指过伸位受伤,造成指关节后脱位或侧方脱位。有些患者伤时即自行复位,有些患者即使脱位存在,经牵引手指也容易复位,然后指关节屈曲30°铝板条外固定3周。陈旧性脱位需切开复位。若关节已僵直或疼痛症状较重,需做指关节融合术。要求保持关节活动度者,考虑关节成形手术或硅胶人工指关节置换。

（五）掌指关节绞锁

掌指关节是一个具有伸屈、内收外展活动的多轴球窝关节。关节囊松弛，但其两侧为侧副韧带与副侧副韧带加强，掌侧被掌板加强，背侧较薄弱，被指伸肌腱及腱膜所覆盖。掌板远侧为厚而坚韧的纤维软骨，附着于近节指骨基底唇；掌板近侧为薄而松弛的膜，与深筋膜交织，附着于掌骨颈，并与两侧的副侧副韧带相连。掌指关节屈伸活动时，掌板软骨随指骨一起前后来回移动，而膜部只呈现松弛性的变化。这样就形成一个两侧的侧副韧带、副侧副韧带，中间的掌板与近节指骨基底关节面之U形骨纤维结构，包绕掌骨头。任何阻碍U形结构在掌骨头关节面上滑动的病变，如关节内骨赘、软骨嵴、掌骨头髁部钩绊、关节游离体或滑膜关节腔内嵌顿等，都可发生掌指关节的突然绞锁（图92-106）。

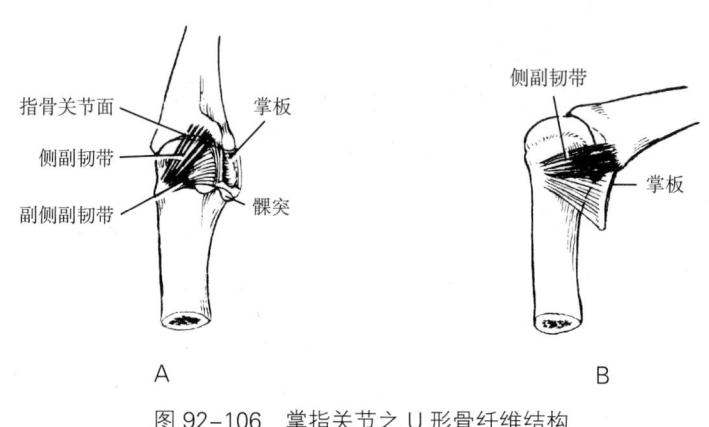

图92-106 掌指关节之U形骨纤维结构
A. 斜面观　B. 侧面观

创伤性的掌指关节绞锁常有明显的关节过伸或过屈外伤病史，或在手指扭伤、震伤后突然掌指关节伸屈活动障碍，活动疼痛，关节肿胀与压痛。关节可绞锁在屈曲位无法伸直，或绞锁在伸直位无法屈曲。X线检查拍片发现有关节内骨折或畸形愈合。这应当与掌指关节的脱位与半脱位区别，后者除了X线片上表现脱位或半脱位外，关节间隙掌侧比背侧宽，是一种比关节绞锁更严重的损伤。本症也需与扳机指鉴别。扳机指虽有伸屈手指活动时在掌指关节处突然锁住的弹响，但在指屈肌腱上能摸到膨大的触痛结节，并随肌腱滑移而活动，可供鉴别。治疗方法为手法按摩关节并牵引解锁，或关节内注入局麻药使关节囊膨胀也有助于解锁。但不去除病因容易复发，往往成为退行性的掌指关节绞锁。

手术治疗是彻底消除绞锁病变的可靠方法。从掌侧入路做切口，纵行切开掌板与副侧副韧带结合部，去除关节内的病变如骨赘、纵行或横行软骨嵴、掌骨头髁部钩绊、纤维束带等。术后关节制动1～3周，随后去除外固定，主动活动关节，进行功能锻炼。

（六）掌板损伤

拇指掌指关节过伸受伤，暴力撕破掌板，关节后脱位。由于拇收肌与拇短屈肌的籽骨附着在掌板上，受肌肉收缩牵拉，掌板裂口愈合较难。先保守治疗，拇指掌指关节屈曲位固定4周，以后功能活动锻炼。

其他手指近侧指关节被动强力过伸时，掌板也会在软骨附着处撕裂或引起撕脱性骨折，撕裂口可发生在掌板软骨膜部的接合处，关节肿痛并不严重，应用铝板条固定近侧指关节30°～50°屈曲位2周即可。若为陈旧性掌板破裂，出现伸指痛或手指鹅颈畸形，应当缝合破裂口，并用指浅屈肌腱固定指关节于稍屈位，纠正鹅颈畸形。

五 掌指关节与指关节韧带损伤

（一）掌指关节韧带损伤

掌指关节的侧副韧带起自掌骨头两侧的压迹，纤维斜行向掌侧，止于近节指骨基底的侧方结节。拇指的桡侧副韧带比尺侧的长且松弛，使近节指骨移向尺侧的范围比移向桡侧的范围大。副侧副韧带是一薄层的纤维束，位于侧副韧带的掌侧，从掌骨头压迹扇形附着于近节指骨基底唇和掌板侧缘，还与指屈肌腱鞘相连（图92-107）。掌指关节伸直时，侧副韧带松弛，关节可向侧方移动。关节屈曲时，韧带越过掌骨头髁隆起被拉紧，限制了手指的侧方活动与旋转。因此，韧带在关节伸直位时易损伤。若在伸直位固定过久，又易发生韧带挛缩，影响关节屈曲活动。受伤原因多数为手指强力扭转、挫伤或侧向打击，伤后患处肿胀、疼痛及压痛，关节功能限制。有的尚有关节侧向不稳定。X线检查关节侧向加压拍片，发现伤侧关节间隙增宽，甚至有撕脱性小骨片存在。治疗：①无关节侧向不稳定者，功能位石膏托固定3周；②有关节不稳定者，表明侧副韧带断裂，应当手术修复韧带（图92-108）；③陈旧性侧副韧带断裂，由于断端回缩或被瘢痕替代，应做韧带重建术，用掌长肌的1/2腱条，穿过关节两端的骨洞固定（图92-109）。

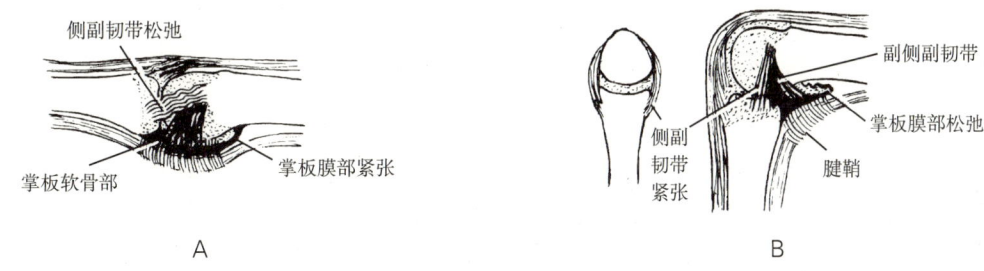

图 92-107　掌指关节之韧带
A. 关节伸直位，韧带松弛　B. 关节屈曲位，韧带紧张

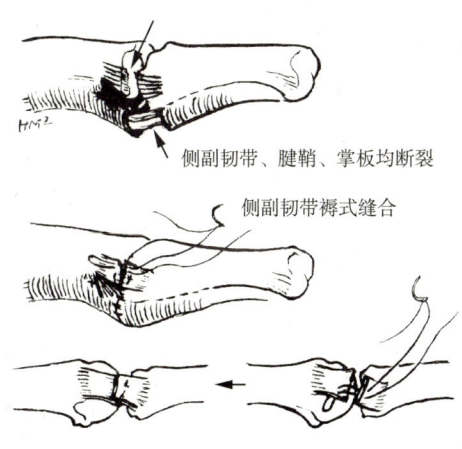

图 92-108　掌指关节韧带断裂褥式缝合

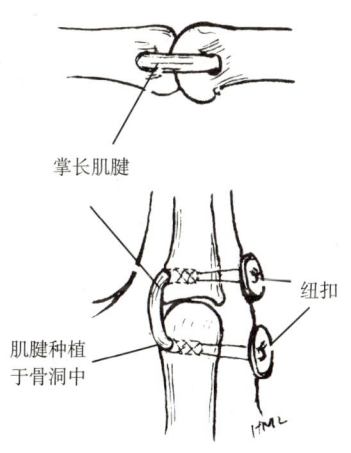

图 92-109　掌长肌腱移植修复侧副韧带

（二）指关节韧带损伤

指关节韧带损伤常是体育运动受伤导致。运动员击球时手指撑伤，损伤的关节呈梭形肿胀，疼痛，并有压痛。侧向加压时疼痛加重，手指活动受限。若韧带完全断伤，则有关节侧向不稳定。在局麻下侧方加压 X 线拍片检查，伤侧关节间隙增宽，或发现撕脱性骨片。一般保守治疗，手指功能位铝板固定 3 周即可，有下列情况则考虑手术治疗：①关节有侧向不稳定；②撕脱的骨片较大；③关节内有软组织嵌顿；④经保守治疗后疼痛症状不缓解。修复方法为早期伤时韧带断端褥式缝合，若韧带无法拉拢缝合，需行掌长肌腱条移植修复，已如前述。

六 掌骨、指骨不连接，骨缺损与畸形愈合的治疗

1963 年，Buehler 报告镍钛合金具有形状记忆效应（shape memory effect），但直到 20 世纪 80 年代才始用于口腔科与骨科。杨佩君（1982）、周必光（1984）用于治疗手部不稳定性掌指骨骨折、骨不连接、畸形连接与腕关节融合术，取得良好效果。

（一）镍钛合金记忆钢钉的使用及特点

1. 镍钛合金记忆钢钉的制备　小型镍钛合金记忆钢板中镍重量占 56%，钛重量占 44%。经过线切割加工成记忆钢钉。钢钉两臂弯成与杆相连的 60°～70°夹角，做成 U 形，也可做成波浪形的压缩钢板，两臂弯成 90°夹角，臂杆波浪形的两侧各有一螺孔，以供螺钉旋入（图 92-110）。镍钛合金记忆钢钉的特性：在 0～5℃的冰水中能任意改变形状，但在人体温度（35～37℃）时能迅速恢复原来的钢钉形状，约产生 2.5kg 回复力。其回复力可以储存，起到持续的局部加压作用。这种钢钉强度高、弹性好，又能耐磨，重复应用多次仍能保持其记忆性能。经临床应用及钉周组织病理切片证明，它具有良好的生物相容性，不被排斥。

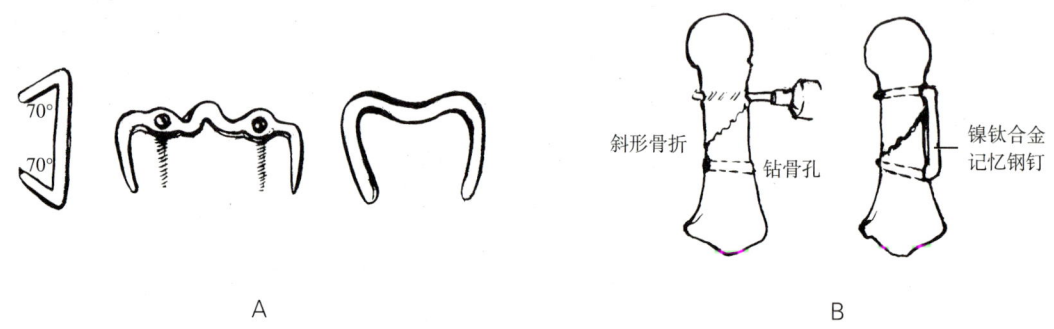

图 92-110　各种镍钛合金记忆钢钉的形状
A. 镍钛合金记忆钢钉的类型　B. 镍钛合金记忆钢钉固定骨折

2. 镍钛合金记忆钢钉的安装　一般短管状骨干骨折采用镍钛合金记忆压缩钢板与螺钉。干骺端骨折或近关节部位的骨折，用 U 形压缩钢钉。根据 X 线片上掌指骨骨折形状选择钢钉，送压力锅消毒备用。术中备好冰水一碗，麻醉与切口的选择同掌指骨切开复位手术。术中彻底清除骨折端的纤维组织，钻通骨髓腔，去除硬化骨端。在与骨折线的相对点两骨端各钻一孔，达对侧皮质穿出。两骨孔距离比钢钉臂距长 2mm。把钢钉置入消毒冰水中低温变软，塑成所需的形状。两臂端插入骨孔，直至穿出对侧骨皮质，维持骨折对合位置。用温热生理盐水湿敷钢钉，受到加温的钢钉恢复至 U 形，起到加压固定的作用（见图 92-110）。缝合软组织与皮肤后，加外固定制动 3～4 周。

3. 镍钛合金记忆钢钉的优点

(1) 能对骨折端起加压作用，拮抗肌肉牵拉力或对抗关节活动对骨折端所产生的应力。

(2) 对骨断端的骨吸收能有弹性地持续加压贴紧，保持骨端密切接触，促进骨连接。

(3) 钢钉能牢固维持骨折在良好位置，钢钉不经过关节，有利于早期活动。

(4) 与机体的生物相容性良好，反复应用钢钉回复力也不减少。

(5) 对于新鲜粉碎性骨折，因剥离、钻孔困难，插钉时骨块易分离，不宜应用。但陈旧性粉碎性骨折，若骨片已与主骨融合，能承受钻孔压力时，即可用记忆钢钉固定。

(二) 掌指骨缺损的治疗

1. 掌骨缺损　掌骨因枪弹伤开放性粉碎性骨折，或因感染使死骨排出，常发生骨缺损，局部存在较多瘢痕组织。掌骨缺损造成掌弓消失，手指无掌骨支撑而回缩。受累的手指肌腱松弛。植骨是掌骨缺损的唯一治法，需在感染伤口愈合3个月后，或局部血运差的瘢痕被皮瓣完全替代后进行。单根的掌骨缺损，掌骨头存在，置入自体新鲜骨髓条。2～4掌骨多根缺损，骨间肌丧失，则用髂骨块桥接植骨（图92-111）。第5掌骨因桥式植骨会影响它的对掌活动，应单独植髂骨条。一般植骨块、植骨条用克氏针内固定。

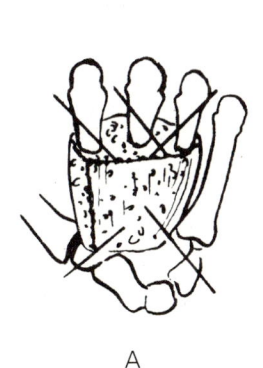 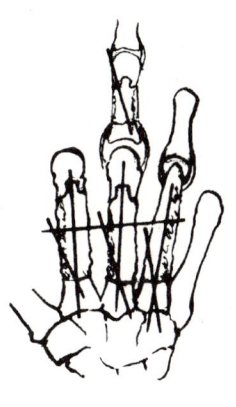

A　　　　　　　　　　　　B

图92-111　掌骨髂骨条植骨；多根掌骨缺损，髂骨块桥接植骨
A. 块状髂骨移植修复多根掌骨缺损　B. 条状髂骨移植

2. 指骨缺损　指骨缺损植骨也要求皮肤覆盖完整。咬除硬化骨端后，植松质骨、硬质骨组成各半的小块髂骨，防止手指旋转或成角，保持肌腱滑移床平整。指端对向舟骨结节，用2枚克氏针内固定。若指关节已毁损，植骨的同时指关节也给予功能位融合，即掌指关节屈曲60°～65°，近侧指关节屈曲45°～50°，远侧指关节屈曲10°～15°。

(三) 掌指骨不连接的治疗

掌指骨骨折后，长时间骨不愈合，骨端硬化，髓腔闭合，形成假关节。这些都是骨不连接的征象。应当确定引起骨不连接的原因，例如骨折端软组织嵌入、对位不良、瘢痕组织阻隔、局部血运不良与感染等，针对这些原因治疗才能收效。骨本身尚须咬去硬化的骨端以形成新鲜的创面，开通骨髓腔。复位后严密对合骨折端，用2枚克氏针交叉固定或双根钢线固定（图92-112，图92-113）骨折处再植松质骨。也可用自体或异体骨栓，镶嵌在骨髓腔内（图92-114）。

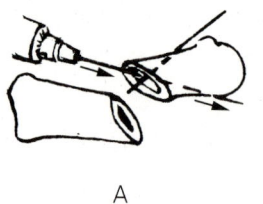 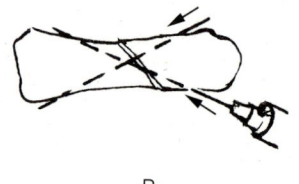

图 92-112　2 枚克氏针交叉固定

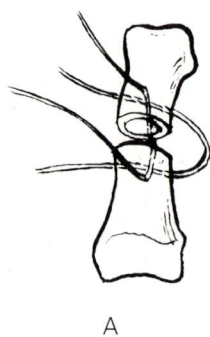

图 92-113　双根钢线固定

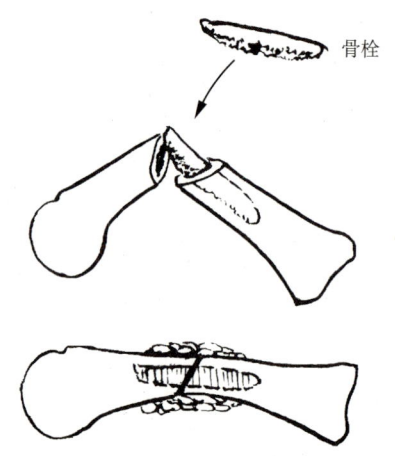

图 92-114　掌骨骨髓腔内骨栓镶嵌固定

（四）掌指骨畸形愈合的矫正

掌指骨在旋转、成角或缩短的畸形位置愈合，引起手指伸屈活动相互交叉阻挡，或指伸、屈肌腱在不平的骨粗糙面上滑移劳损，妨碍手的活动功能，应当进行旋转截骨或楔形截骨，或是手指拔伸延长纠正，然后准确复位植骨，克氏针、钢线、镍钛合金记忆钢钉、骨栓都可作为内固定材料，已如前述。

掌指骨缩短畸形愈合，肌腱张力松弛，由于周围软组织长期挛缩，骨折部切开复位很难拉回原骨长度。目前已设计出手指拔伸延长器，可以帮助短缩的掌指骨延长。此手术原用于治疗关节屈曲挛缩，下肢短缩延长，其原理用于手指上也同样达到延长的目的。拔伸器上有一对螺杆，上有固定克氏针的固定器。旋转螺杆，拉开克氏针。袁启智（1993）报道治疗 30 例手指短缺畸形者，平均延长 2.93cm。手术采用指神经阻滞麻醉或局部麻醉，取手指侧正中切口，暴露骨折短缩愈合部，凿开两骨折端畸形愈合部，咬去硬化骨。于两骨折段的对称点用平衡各钻进一对1.5mm直径的克氏针，每对针距2mm。缝合切口，安置牵引器，旋转螺杆，使两对克氏针相互扯开（图92-115）。术后每日旋转螺杆1~2mm，针孔用0.1%碘伏或酒精消毒，防止针孔感染。待拉到所需的掌指骨长度再植骨连接。手指拔伸延长器也用于新鲜的掌指骨不稳定性骨折、拇指Ⅲ～Ⅳ级缺损之再造。

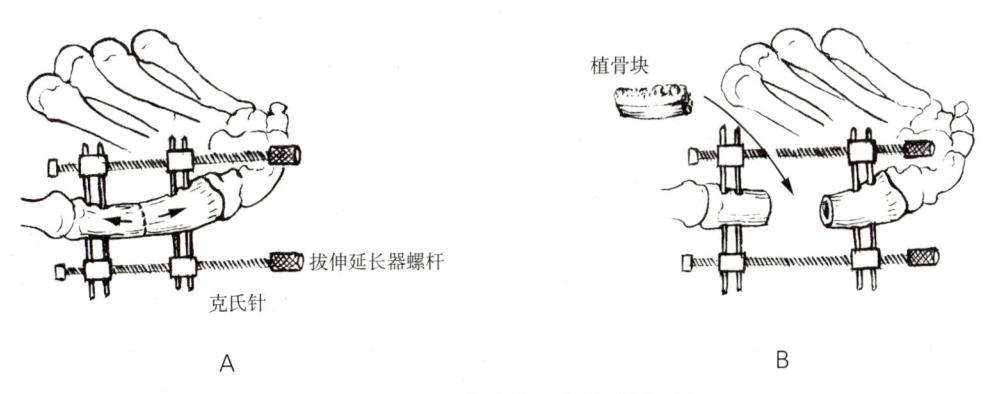

图 92-115　手指拔伸延长器延长拇指

七　手部关节挛缩与僵直的纠正手术

手外伤后，由于出血、软组织肿胀、纤维蛋白渗出与关节长期处于非生理性的位置，常常产生组织粘连、关节侧副韧带挛缩与僵硬，使手指的伸屈活动受到限制。如果排出关节外伤的因素，如肌腱粘连、皮肤瘢痕等，经过保守治疗不能改善，就应该考虑手术治疗。

（一）掌指关节侧副韧带切除术

一般从背侧入路，在掌指关节两侧掌骨头间做3~4cm纵行切口，顺指伸腱帽纤维方向切开，牵开骨间肌腱，暴露较厚的白色的关节侧副韧带。屈曲关节，使该韧带绷紧就可以确定其周界线，然后切除（图92-116）。术中避免损伤掌板，两侧侧副韧带切除后，掌指关节屈曲增加60°~70°。若不能屈曲到60°，说明尚有残存的韧带未切掉，应当查清切除。韧带不做切断，因为效果不好。若韧带全切除后关节仍不能被动屈曲，出现弹性阻挡，表明关节内有粘连，应当用探针给予松解，特别不能遗漏掌骨头背侧的关节囊内粘连。为了防止指伸肌腱半脱位与稳定关节，示指桡侧、小指尺侧的侧副韧带不做切除。术毕，掌指关节固定于屈曲位3周，然后功能锻炼。

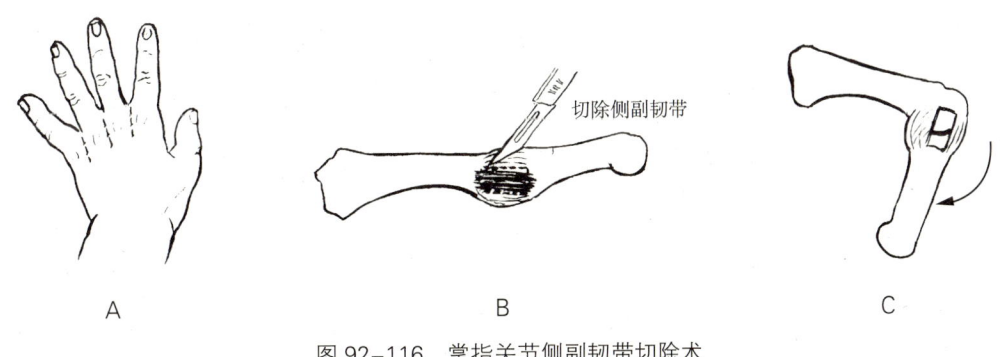

图 92-116　掌指关节侧副韧带切除术

(二) 近侧指关节侧副韧带切除术

近侧指关节处于伸直位，无法屈曲或屈曲度少于15°，X线检查关节面完整，考虑指关节侧副韧带挛缩所致。在该关节两侧做侧中切口，拉开伸指支持带，暴露侧副韧带并切除之（图92-117）。两侧的侧副韧带切除后，指关节被动屈曲即增加，若仍有弹性阻挡，应当松解关节内粘连。近侧指关节的侧方无骨间肌腱增强，只要小心保存好伸指支持带，在韧带切除后仍可起到稳定关节的作用。术毕，关节于屈曲位用细克氏针固定3周。

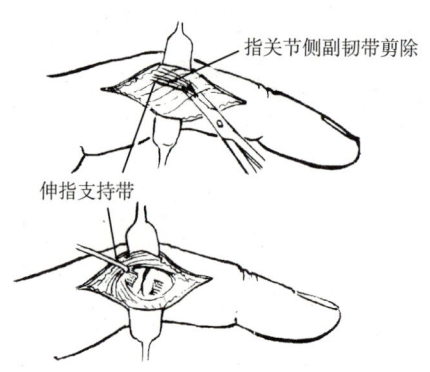

图 92-117　近侧指关节侧副韧带切除术

(三) 近侧指关节掌板延长术

由于手指屈曲，使近侧指关节长期处于屈曲位，其掌板膜部粘连、挛缩，使该指关节不能被动伸直，可做掌板延长术。做关节侧中切口3cm，拉开指神经血管束，切开腱鞘，将指屈肌腱牵向掌侧，即可显露掌板。于掌板膜部近侧1cm切开指骨膜，在掌板与副侧副韧带的结合部断开，直到关节间隙，剥离骨膜，使骨膜携连在掌板膜部成为其一部分，伸直指关节，将骨膜游离缘缝合于附近组织（图92-118）。术毕，指关节伸直位固定10天。

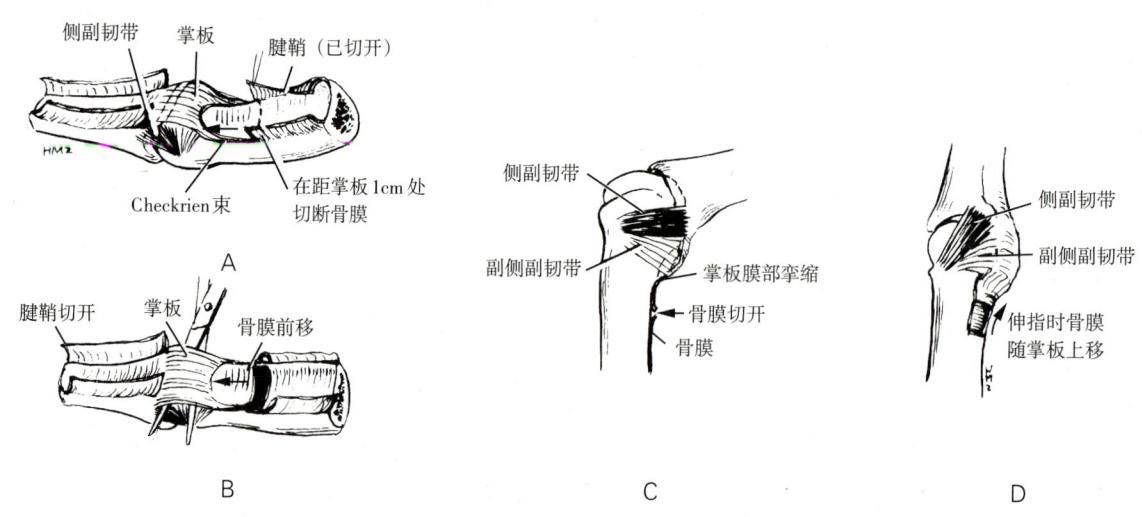

图 92-118　近侧指关节掌板延长术
A. 掌板推进切口设计　B. 分离掌板，骨膜连在掌板上　C. 近侧指关节长期屈曲，掌板膜部粘连挛缩（侧面观）
D. 骨膜与掌板剥离后能伸直指关节

（四）近侧指关节融合术

近侧指关节因外伤破坏或关节炎毁损，强直于畸形位置，使手指活动困难，比较好的方法是该关节屈曲40°~50°功能位融合。常用指背切口，切断伸指中央腱与侧腱束，切开关节囊，咬去关节软骨面，严密对合两骨折端在功能位，用2枚克氏针及钢线张力带固定8~10周（图92-119，图92-120）。但是若同一手指的掌指关节已强直，则不宜进行近侧指关节融合术。

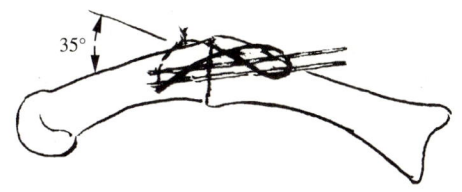

2枚克氏针及钢线张力带

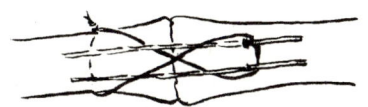

图92-119　近侧指关节融合术

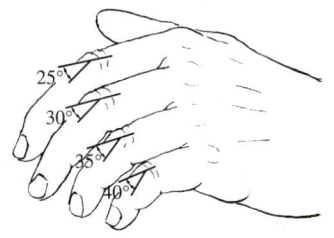

图92-120　示、中、环、小指近侧指关节融合角度

第八节　指甲损伤的治疗

一　解剖

指甲是由椭圆形角质细胞凝聚而成的指端板状结构，与皮肤相连部分称为甲体，甲体远端超越皮肤部分称为游离缘，甲体近端深入皮下为甲根。甲体周围的皮肤皱襞称为甲廓或甲襞，甲体外缘与甲襞之间的凹隙称为甲沟。

甲体下方为甲床，由未角化的表皮与真皮组成，甲床表面有许多纵向隆嵴，有丰富的血管，透过甲体而呈淡红色。近甲根处的甲床，因纵嵴小、血管少，且富含屈光细胞而呈白色，称为甲基质，其一半位于皮肤之下，另一半于指甲下形成半月状白色弧形，也称为甲半月（图92-121）。

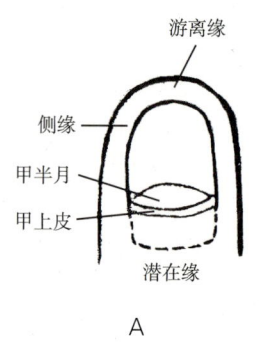 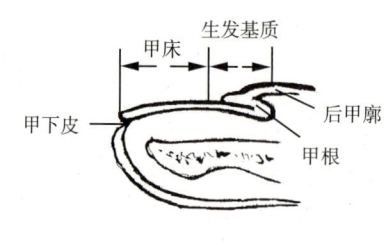 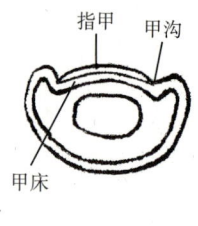

图 92-121 指甲解剖
A. 背面观　B. 纵切面　C. 横切面

二 组织与生理学

在指甲来源上，组织学研究主要有两种观点，一是 Lewis（1954）、Zook（1980）等提出的指甲来源于甲基质、甲床、近侧甲皱襞三部分，即指甲生长的三元学说。另一观点是 Zaias（1968）、铃木顺夫（1980）等学者通过核技术与胎儿指甲生长研究，认为指甲来源于甲基质，即指甲生长一元学说。这两种观点共同之处是都认为指甲主要来源于甲基质，不同之处是前者认为甲床与近侧甲皱襞参与了指甲的形成，后者则认为甲床与甲皱襞是指甲良好生长、塑形的条件。Johnson（1991）通过临床 21 例指甲的解剖，发现甲基质以远的甲体有较大的增厚（43%～81%），推测这些增厚的甲体可能来源于甲床。

甲床固定于末节指骨背侧，起引导指甲生长和与指甲紧密依附等作用。以往认为甲床不能再生，近年来许多研究表明甲床本身也从近侧向远侧缓慢生长，特别是与指甲相接触的这一界面。渡边政则（1985）将猿的甲床大部分切除，用皮片修复创面，经 2～4 个月组织学观察证实，移植皮肤表面发生甲床化，指甲也获得良好的生长。甲床的再生是指甲损伤后修复的主要基础。

指甲的功能主要有：①保护指端；②防止指腹软组织旋转，维持握持功能；③作为指背的固定层，强化指腹触觉；④完成搔、抓、剥、扣等特殊动作；⑤是人体形态美的重要部分。

三 甲床损伤的治疗

指甲来源于甲基质，但良好的塑形与功能的发挥，却必须依赖于指甲与甲床的紧密结合，在甲基质存在的基础上，指甲损伤的修复，实质上是甲床以及甲皱襞的修复与重建。Macash（1955）首先报道了应用全厚甲床移植修复指甲损伤后的甲床缺失，获得较好疗效，但供区因切取甲床发生严重的指甲畸形。为克服这一不足，Kleinert（1967）提出应用皮肤移植修复甲床，也取得一定效果，但主要存在的问题是指甲远端常发生因指甲与甲床不黏附引起的"翘甲"畸形。1983 年，Shepard 和 Clayburgh 等分别报道了应用断层甲床与反转真皮片修复甲床缺损，Shepard 在甲床创伤的早期修复中应用断层甲床移植修复 31 例缺损，其中 26 例获得了成功，供区未发生因甲床切取而造成的畸形。Pessa 等（1990）应用断层甲床移植也获得较好疗效，其中甲床畸形矫正成功率为 86%，但甲基质损伤引起的畸形矫正成功率为 0，这表明甲基质是甲床与指甲畸形修复的基础。Clayburgh 等报道的反转真皮片移植修复甲床，在早期病例中疗效不稳定，且常常较差。在合并指端复合组织损伤病例中，Dumontier 等（1992）报道了指腹推进皮瓣，去表皮修复甲床，随访 23 个月，12 例中 9 例达到良好疗效，2 例有类似"钩状甲"的指甲屈曲畸形，系因指端复合组织缺损较大，指腹推进皮瓣组织量不足造成。这类病例也可通过其他皮瓣修复来克服组织量的不足。儿童甲床损伤，常因麻醉原因而忽略在急诊时的Ⅰ期修复重建，以期将问题遗留到Ⅱ期手术时处理。但现有报道，儿童甲床的Ⅱ期修复效果不佳，可能与发育因素有关。而Inglefield（1995）报道22例儿童甲床损伤的Ⅰ期修复，其中91%获得满意的结果。故现多认为儿童的甲床损伤应在急诊时Ⅰ期完成修复重建。

虽然甲床与皮肤均可作为移植物来修复甲床缺损，但从上述报道可见断层甲床与真皮效果较好，应以断层甲床与真皮移植为首选。

1. 甲床损伤的分类　指甲损伤是较常见的损伤，甲床损伤可根据其损伤性质分为裂伤、砸压伤、撕脱伤等。从治疗上可分为：Ⅰ型，单纯甲床损伤；Ⅱ型，甲床合并甲周皮肤软组织损伤；Ⅲ型，甲床合并甲周、指骨与指腹软组织损伤。其中甲下血肿是甲床损伤的典型表现，此类损伤清除血肿后，常可见甲床有裂伤或缺损。合并指端复合组织损伤的病例，常伴有甲床缺失。在这类损伤中，常因注重创面的修复而忽略了甲床的修复与重建，造成术后指端畸形与功能障碍。

2. 甲床损伤的治疗　根据甲床损伤的分类，甲床损伤治疗可分为：

（1）Ⅰ型损伤的治疗：甲床单纯裂伤，如无错位，局部不做缝合，如易错位或断缘对合不齐，应用7-0～9-0细线缝合，并早期拆除（3～5天）。对于少于4mm的缺损，可局部用油纱布覆盖，加压包扎，以使愈合后的再生甲床平整。大于4mm的缺损应通过组织移植来修复，可选用全层或断层甲床、断层皮片或真皮来修复。缝合时应做到移植组织断面与甲床断面的精细对合。术后用原指甲（消毒后）或裁剪适形的硅片等材料的甲模板局部压迫固定，钻孔引流。甲模板于手术后4周去除，以利于指甲生长。

（2）Ⅱ型损伤的治疗：在修复甲床的同时，应用全厚皮肤移植修复甲周皮肤缺损。在用皮肤组织移植同时修复甲床及甲周皮肤缺损时，应沿甲沟切开移植的皮肤，嵌入适形的甲模板，以形成甲沟，塑形甲床（图92-122）。如移植床有少许骨外露，可用周围组织覆盖（7-0可吸收缝线或9-0显微缝线固定），或锉去部分骨皮质。指端少量复合组织缺损，可根据Dumontier介绍的指腹推进皮瓣来修复。

（3）Ⅲ型损伤的治疗：Ⅲ型损伤分两种情况，一是甲床合并指骨与指腹软组织损伤，另一种是甲基质以远的截指伤。这类损伤的治疗在于重建末节指与甲床的长度，修复甲床下支撑组织。残端无指骨外露，可用全厚皮或带少许皮下组织移植，塑形同Ⅱ型损伤。残端有指骨外露，宜行皮瓣如指侧指动、静脉逆行岛状瓣等修复甲床、甲周与指腹结构，术后甲模板固定。

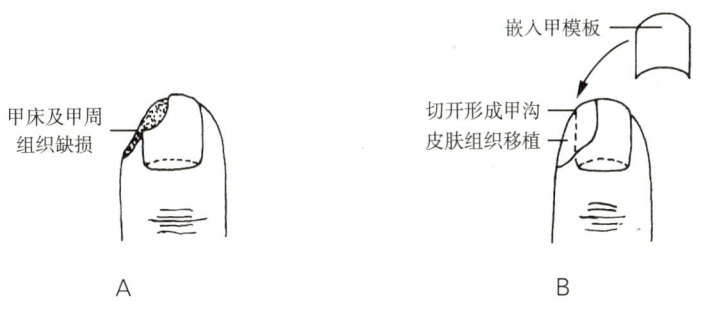

图92-122　甲床Ⅱ型损伤的治疗
A. 甲床与甲周组织缺损　B. 切开形成甲沟，嵌入甲模板

对于甲基质受严重损伤或缺失的病例，其治疗属指甲再造，多采用自体的足趾趾甲复合足趾移植或吻合血管的游离移植的方法来治疗。有废弃指的病例，也可用废弃指的指甲复合足趾移植来再造指甲。以往采用指端皮肤袋状成形插入人工材料指甲的修饰方法，因功能不佳与清洁困难已很少应用。

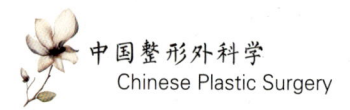

3. 疗效评定　指甲修复的疗效评定内容有：①外形：包括指甲的大小，表面平整度与弧度，有否纵、横裂；②甲体附着能力：完全或不完全，甲体与甲床附着小于2/3，指甲功能与外形均受影响；③症状：主要是局部触痛。可根据这三个方面综合评价手术效果。由于指甲美容概念的日益突出，以及医患可接受程度不一，Pessa（1990）将指甲Ⅱ期修复的效果评定简化为：①良好：外观基本正常，或有一些小的可修饰的畸形；②中等：大体有指甲形态，仍有一定程度的不易修饰的畸形，较术前改善；③差：较术前无改进或更差，缺乏甲形态，明显畸形。这一评定方法因较简明，也为大家所接受。

影响疗效的主要因素是甲床移植修复后的甲模板固定，因为平整的甲床与正常的甲沟是良好形态与功能的指甲生长的基础，而甲模板的放置对这两者的形成均有决定性的作用。李青峰（1993）报道19例甲床损伤的修复，其中放置甲模板优良率达83.35%，未放置甲模板优良率仅为42.5%。甲床的Ⅲ型损伤由于缺损过多，修复后指末节长度不足、指甲生长过短，但这种严重的末节损伤能保留末节形态与指甲，医患双方基本满意。

（李青峰　王炜　侯明钟　陈守正　陶锦淳　张言风）

参考文献

［1］曲智勇,程国良,郝铸仁.实用手外科手术学[M].北京:人民军医出版社,1992.

［2］朱盛修.现代显微外科学[M].长沙:湖南科学技术出版社,1999.

［3］朱盛修.现代骨科手术学[M].北京:科学出版社,1997.

［4］Mutaf M,Sensöz O,Ustüner E T. A new design of the cross-finger flap: the C-ring flap[J]. Br J Plast Surg,1993,46(2):97-104.

［5］Kojima T,Tsuchida Y,Hirasé Y,et al. Reverse vascular pedicle digital island flap[J]. Br J Plast Surg,1990,43(3):290-295.

［6］高伟阳.指动脉岛状皮瓣的设计类型和临床应用[J].中华手外科杂志,1996,12(S1):11-14.

［7］Bertelli J A,Khoury Z. Neurocutaneous island flaps in the hand: anatomical basis and preliminary results[J]. Br J Plast Surg,1992,45(8):586-590.

［8］宋建良,范希玲,吴守成,等.掌背皮神经营养血管及筋膜蒂逆行岛状皮瓣的临床应用[J].中华显微外科杂志,1996,19(3):176-179.

［9］路来金,姜永冲.手背逆行岛状皮瓣的应用解剖[J].中国临床解剖学杂志,1991,9(3):135-137,186.

［10］Small J O,Brennen M D. The second dorsal metacarpal artery neurovascular island flap[J]. Br J Plast Surg,1990,43(1):17-23.

［11］顾玉东,张高孟.小鱼际皮瓣[J].手外科杂志,1992,8(2):65-66.

［12］天津医院骨科.临床骨科学:创伤分册[M].北京:人民卫生出版社,1973.

［13］Becker C,Gilbert A. The ulnar flap[J]. Handchir Mikrochir Plast Chir,1988,20(4):180-183.

［14］Holevich-madjarova B,Paneva-holevich E,Topkarov V. Island flap supplied by the dorsal branch of the ulnar artery[J]. Plast Reconstr Surg,1991,87(3):562-566.

［15］张高孟,顾玉东,徐建光,等.尺动脉腕上皮支瓣12例报告[J].中华显微外科杂志,1991,14(2):69-70.

［16］黄燮青,侯明钟,袁启智,等.尺动脉腕上皮支皮瓣的静脉返流问题[J].中国修复重建外科杂志,1993,7(1):24.

［17］寿奎水,芮永军,李向荣,等.一期修复全手皮肤套状撕脱性损伤及重建部分手功能[J].中华手外科杂志,1998,14(1):23-25.

［18］程国良,蔡林方,寿奎水,等.全国断指再植专题研讨会会议纪要[J].中华显微外科杂志,1995,18(3):162-165.

[19] 田万成. 断指再植30年进展[J]. 中华显微外科杂志,1997,20(3):21-23.
[20] 陈中伟. 断肢再植[J]. 中华显微外科杂志,1994,17(1):3-4,76.
[21] 葛竞,褚晓朝,王臻,等. 十指再植全部成活一例报告[J]. 中华骨科杂志,1986,6(6):401-403.
[22] 谢昌平,赵东开,张文,等. 双手十指完全离断再植成功二例报告[J]. 中华手外科杂志,1997,13(4):34-35.
[23] 陈天成. 完全离断指96小时再植成活一例报告[J]. 中华显微外科杂志,1988,11:120.
[24] Datiashvili R O,Chichkin V G. Successful replantation of the lower leg after 42-hour ischemia: case report[J]. J Reconstr Microsurg,1992,8(6):447-453.
[25] 潘达德,程国良,林宗礼,等. 冷藏对离体缺血组织的保护作用组织化学观察[J]. 中华显微外科杂志,1994,17(1):31-33,78.
[26] 黄慕康,于仲嘉,王澍寰,等. 对断肢(指)再植若干问题的讨论[J]. 中华显微外科杂志,1994,17(1):48-67.
[27] 顾玉东. 手的修复与再造[M]. 上海:上海医科大学出版社,1995.
[28] 田万成,宋海涛,卢全中,等. 小儿指尖断指再植[J]. 中华显微外科杂志,1996,(1):18-19.
[29] 刘浩江,李力,吴一民,等. 指掌侧静脉的解剖学研究与临床应用[J]. 中华手外科杂志,1998,14(1):62-63.
[30] 钟世镇,李忠华,王兴海. 手部静脉分布的规律[J]. 中华手外科杂志,1998,14(1):48-50.
[31] 程国良,潘达德. 34个断指再植失败的原因分析[J]. 中华外科杂志,1986,24(5):260.
[32] 王国君,张成中,王育才,等. 小血管剪开套接法的动物实验及临床应用[J]. 中华外科杂志,1986,24(5):269.
[33] 丁自海,裴国献. 手外科解剖与临床[M]. 济南:山东科学技术出版社,1993.
[34] 范启申,王成琪,魏长月,等. 小儿断指再植中几个主要问题探讨[J]. 中华显微外科杂志,1994,17(1):17-19,77.
[35] 曲铁兵,李之芳,张岑山,等. 断肢再植时自由基影响及临床意义的研究[J]. 中华显微外科杂志,1994,17(01):34-39.
[36] Edwards R J,Im M J,Hoopes J E. Effects of hyperbaric oxygen preservation on rat limb replantation: a preliminary report[J]. Ann Plast Surg,1991,27(1):31-35.
[37] 范启申,王成琪,曹斌,等. 高凝状态在断指再植中的系列研究[J]. 中华手外科杂志,1998,14(1):11-13.
[38] 顾玉东. 显微手术后移植组织的血循环观察及抗凝解痉药的应用[J]. 中华外科杂志,1983,21:314.
[39] 蔡佩琴,顾玉东,许小凤,等. 硝苯地平、肝素钠在组织移植中的应用[J]. 中华手外科杂志,1998,14(1):14-16.
[40] 李豪青,黄恭康. 利多卡因对小血管直径的影响[J]. 中华显微外科杂志,1996,19(4):286-288.
[41] Johns R A,Difazio C A,Longnecker D E. Lidocaine constricts or dilates rat arterioles in a dose-dependent manner[J]. Anesthesiology,1985,62(2):141-144.
[42] 曹斌,王成琪,蒋纯志,等. 植入型罂粟碱缓释剂在断指再植中的应用[J]. 中华显微外科杂志,1995,18(1):34-36,77.
[43] 蔡锦方,曹学诚,潘冀清. 应用尿激酶挽救发生血循环危象的再植断指[J]. 中华显微外科杂志,1993,16(1):57-58.
[44] 田万成,范启申,王成琪,等. 逆行法断指再植的临床研究与应用[J]. 手外科杂志,1987,3(4):34.
[45] 丁任,谢振军,李锦永,等. 断指因故延迟再植169例[J]. 中华显微外科杂志,1994,17(1):15-16,77.
[46] 浙江医科大学附属二院骨科. 断肢移位再植一例报告[J]. 中华医学杂志,1973,53(6):344.
[47] 杨克非. 一例上肢同体移植长期随访报告[J]. 中华外科杂志,1986,24(5):263.
[48] 程国良. 前臂残端断指异位再植重建评分手功能[J]. 中华外科杂志,1984,22(4):130.
[49] 辛畅泰. 利用离断的小腿修复前臂缺损再植一例报告[J]. 修复重建外科杂志,1989,2(2):72-73,100.
[50] 洪建军. 特殊断肢远位寄生及二期再植一例报告[J]. 中华手外科杂志,1997,13(4):10,73.
[51] 潘达德,程国良,杨志贤,等. 掌部离断再植[J]. 中华显微外科杂志,1988,11(4):193.

[52] 蔡锦方,孙宝国,潘冀清,等. 断掌的分型与再植[J]. 中华骨科杂志,1994,14(5):290-293.
[53] 侯明钟,贾万新,袁启智,等. 蹈甲皮瓣游离移植的血循环危象[J]. 中华显微外科杂志,1997,20(1):9-12.
[54] 田万成,卢全中,宋海涛,等. 断指再植术中预防静脉危象的措施[J]. 中华显微外科杂志,1998,21(1):26-27.
[55] 裴国献. 断肢(指)再植康复观念的更新与对策[J]. 中华显微外科杂志,1995,18(3):169-172,237.
[56] 师继红,黄耀添,傅炳峨,等. 断腕再植术后手内在肌挛缩[J]. 中华手外科杂志,1997,13(4):17-19.
[57] 王桂生. 骨科手术学[M]. 北京:人民卫生出版社,1982.
[58] Holden D E A. The pathology and prevention of Volkmann's ischaemic contracture[J]. J Bone Joint Surg(Br),1979,61:296.
[59] Tajima T. Treatment of post-traumatic contracture of the hand[J]. J Hand Surg Br,1988,13(2):118-129.
[60] 周佩兰,孔令震,费起礼. 前臂筋膜间隔综合征[J]. 中华骨科杂志,1992,12(4):253-254.
[61] 董英海,董吟林,王青松. 延迟减压术治疗前臂亚急性骨筋膜间室综合征[J]. 中华手外科杂志,1993,9(1):6-7.
[62] 赵少平,刘德群,曹磊,等. 克氏针夹扣法治疗槌状指骨折[J]. 中华手外科杂志,1998,18(2):39-41.
[63] 李汉云,钟世镇,徐达传,等. 手舟骨的形态、血供及临床意义[J]. 临床解剖学杂志,1986,4(3):141-144,188-189.
[64] 路来金. 腕舟骨骨折的临床诊治和进展[J]. 实用手外科杂志,1997,11(3):1.
[65] 王志斌,唐玉湖. 腕骨骨折与脱位的诊断和X线摄片方法的关系[J]. 中华手外科杂志,1993,9(3):156-158.
[66] Herbert T J, Fisher W E. Management of the fractured scaphoid using a new bone screw[J]. J Bone Joint Surg(Br),1984,66(1):114-123.
[67] 路来金,王首夫,严维田,等. 带血管筋膜蒂桡骨骨瓣移植治疗腕骨不连、骨坏死和骨缺损[J]. 手外科杂志,1991,7(3):121.
[68] 姜长明,王立德,吕德成,等. 带旋前方肌蒂肌骨瓣的临床应用[J]. 中华手外科杂志,1994,10(3):145-147.
[69] 常青,黄迅悟,范玉山,等. Herbert螺钉治疗腕舟骨骨折初步报告[J]. 实用手外科杂志,1996,10(1):36-37.
[70] 袁启智,黄硕麟,侯明钟. 拔伸牵引延长术治疗手指部分缺失[J]. 中国修复重建外科杂志,1993,7(04):222-223.
[71] Buehler W J, Gilfrich J V, Wiley R C. Effect of low mil emperature phase changes on the mechanical properties of alloys near composition TiNi[J]. J Appl Phys,1963,34(5):1475-1477.
[72] 杨佩君,陶锦淳,张言凤. 镍钛形状记忆合金钉在手外科中的应用[J]. 创伤杂志,1986,2(4):227-228,257.
[73] 周必光,应逸民,彭正人,等. 镍钛合金形状记忆钢钉(SMAP)治疗掌指骨新鲜骨折、骨不连接和畸形愈合[J]. 中华骨科杂志,1988,8(2):111.
[74] 田光磊,公铁军. 手指掌指关节绞锁的诊断及治疗[J]. 中华骨科杂志,1994,14(7):445-447.
[75] Fernandez G N. Locking of a metacarpo-phalangeal joint caused by a haemangioma of the volar plate[J]. J Hand Surg Br,1988,13(3):323-324.
[76] Posner M A, Langa V, Green S M. The locked metacarpophalangeal joint: diagnosis and treatment[J]. J Hand Surg Am,1986,11(2):249-253.
[77] 安洪. 指甲和甲床的再生和修复[J]. 中国修复重建外科杂志,1992,6(2):116-117.
[78] Johnson M, Comaish J S, Shuster S. Nail is produced by the normal nail bed: a controversy resolved[J]. Br J Dermatol,1991,125(1):27-29.
[79] Mccash C R. Free nail grafting[J]. Br J Plast Surg,1955,8(1):19-33.
[80] Ashbell T S, Kleinert H E, Putcha S M. The deformed finger nail, a frequent result of failure to repair nail bed injuries[J]. J of Trauma,1967,7(2):177-190

[81] Clayburgh R H, Wood M B, Cooney W P. Nail bed repair and reconstruction by reverse dermal grafts[J]. J Hand Surg Am,1983,8(5 Pt 1):594-598.

[82] Pessa J E, Tsai T M, Li Y, et al. The repair of nail deformities with the nonvascularized nail bed graft: indications and results[J]. J Hand Surg Am,1990,15(3):466-470.

[83] Dumontier C, Tilquin B, Lenoble E, et al. Reconstruction of distal loss of substance in the nail-bed by a de-epithelialized flap from the digital pulp[J]. Ann Chir Plast Esthet,1992,37(5):553-559.

[84] 李青峰,林金矿. 甲床损伤的Ⅰ期修复与重建[J]. 中华手外科杂志,1993,9(4):218-220.

[85] Inglefield C J, D A M, Kolhe P S. Injuries to the nail bed in childhood[J]. J Hand Surg Br,1995,20(2):258-261.

第九十三章
手及上肢肌腱损伤

第一节　肌腱的解剖与生理

一　指屈肌腱

前臂掌侧的屈肌在前臂远侧1/3形成肌腱。指屈肌腱共9条，即指浅屈肌腱4条、指深屈肌腱4条和拇长屈肌腱。

指浅屈肌起于肱骨内上髁及桡骨粗隆下方的骨面，在前臂远端分为4个腱，经腕管到达手掌，进入屈肌腱鞘后，在掌指关节水平呈扁平状，并逐渐变薄加宽，于近节指骨中部，分为两半，形成菱形裂隙，合抱位于其深面的指深屈肌腱的侧方并至其背侧，在近指间关节处又连接在一起，最后止于2~5指中节指骨底两侧。作用为屈2~5指的近指间关节。

指深屈肌起自尺骨上段前面及骨间膜掌面，分为4个腱，经腕管至手掌部，进入屈肌腱鞘后，在掌指关节近侧呈卵圆形，在指浅屈肌腱深面，呈扁平状穿过指浅屈肌腱形成的菱形裂隙而到达其浅面，继续向远端止于2~5指末节指骨底。作用为屈2~5指远指间关节。

拇长屈肌起自桡骨上段前面及骨间膜掌侧。肌腱通过腕管的外侧部分，在大鱼际肌间前行，于掌骨颈部进入屈肌腱鞘，止于拇指末节指骨底。作用为屈拇指指间关节。

（一）屈肌腱鞘

手部的屈肌腱鞘分为外层的纤维鞘及内层的滑膜鞘。肌腱在滑膜鞘内滑动。手指的屈肌腱鞘的纤维鞘起自掌骨颈，止于远指间关节，由多个环状及交叉韧带组成（图93-1）。屈指时，起屈肌腱的滑车作用，控制手指屈曲的幅度及力度，能有效地发挥屈指作用及加强屈指力量。

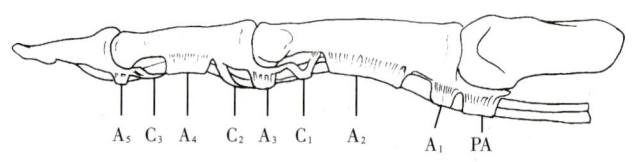

图93-1　指屈肌腱鞘

整个屈肌腱鞘分为掌腱膜滑车、5个环状韧带和3个交叉韧带，环状韧带构成环状滑车（A滑车），交叉韧带构成交叉滑车（C滑车）。

掌腱膜滑车（PA）位于屈肌腱鞘起始部远侧1~3mm处，平均宽度为9.3mm（2.9~20.1mm），由肌腱两侧掌腱膜的垂直纤维连接掌浅横韧带和掌深横韧带组成，起着重要的滑车作用。

指屈肌腱鞘的环状韧带有4~5个，交叉韧带有3个，自近心端向远心端排列如下：

1. 环状韧带1（A_1）　起自掌指关节近侧约5mm处，长约10mm，部分附着在掌指关节囊掌板上，部分附着在指骨上。

2. 环状韧带2（A_2）　起自近节指骨基底，长约20mm，厚而韧。有65%的鞘管A1与A2连在一起。

3. 交叉韧带1（C_1）　起自A2的远侧缘，二者有部分重叠，薄而软，长约10mm，位于近节指骨远端。

4. 环状韧带3（A_3）　为一窄环，宽约3mm，位于近指间关节处，附着于近指间关节掌板上，有10%的腱鞘缺此韧带。

5. 交叉韧带2（C_2）　位于中节指骨基底，宽约3mm，很薄。

6. 环状韧带4（A_4）　位于中节指骨中部，长约12mm，厚而韧。

7. 交叉韧带3（C_3）　起于A4的远侧缘，薄而窄，有时与A4融合在一起。

8. 环状韧带5（A_5）　位于远指间关节，薄而窄，附着在远节指间关节的关节囊掌板，有20%的腱鞘缺此韧带。

9. 拇指屈肌腱鞘（图93-2）　自掌指关节近侧至指间关节，由3个恒定的韧带组成，即2个环状韧带（又称环形滑车）和1个斜形韧带（又称斜形滑车）。

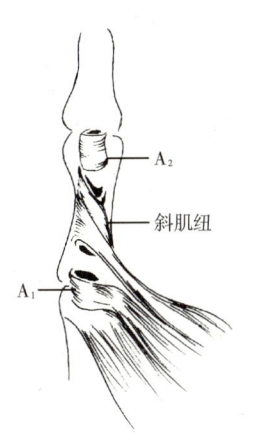

图93-2　拇指屈肌腱鞘

10. 环状韧带1（A_1）　位于掌指关节平面，7~9mm宽，0.5mm宽，附着于关节囊掌板和近节指骨基底。

11. 环状韧带2（A_2）　位于近节指骨头近拇长屈肌腱止点处，8~10mm宽，很薄，附着于拇指掌指关节的关节囊掌板上。

斜形韧带位于近节指骨中部，从尺侧近端斜向桡侧远端，9~11mm宽，拇收肌腱部分纤维在此韧带上。

组成屈肌腱鞘的各韧带之间，在手指伸直时有一定的间隙，滑膜鞘从其间隙中轻微凸出，将其分开。当手指充分屈曲时，各韧带远近缘相接，形成一条完整的鞘管（图93-3）。

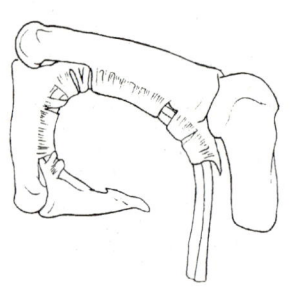

图 93-3　屈指状态的腱鞘

组成鞘管各韧带的滑车作用，重要者为 A_2、A_4 及 PA 和 A_1，其中最重要的是 A_2。实验研究及临床经验证明，保留 A_2 及 A_4 滑车，即能保证手指完全屈曲功能，因此在屈肌腱手术中，应尽量保留或重建 A_2 和 A_4，至少要重建 A_2，否则当手指屈曲时，会产生弓弦状畸形（图 93-4）。

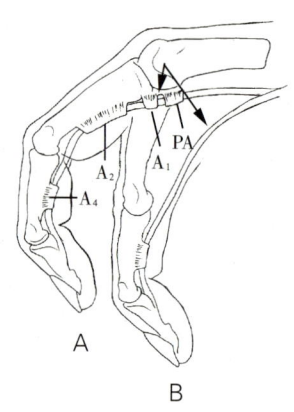

图 93-4　滑车缺乏所致的弓弦状畸形
A. 滑车完整时指屈肌腱状况　B. 滑车缺乏致肌腱弓弦状畸形

（二）屈肌腱滑膜鞘

手指屈肌腱滑膜鞘由覆盖在屈肌腱鞘内壁的壁层滑膜和覆盖在肌腱表面的脏层滑膜组成，中间形成滑膜腔，充满滑液，便于肌腱在其中滑动及进行营养交换。在肌腱损伤修复和愈合过程中，滑液和壁层滑膜对于防止肌腱粘连有重要的作用。

壁层滑膜反折到肌腱成为脏层滑膜时，形成腱系膜，其中有血管经此进入肌腱，作为肌腱血供的重要来源之一。

示、中、环指的滑膜鞘起于掌骨颈平面，或掌深横韧带近侧缘近端 10mm，拇指的滑膜鞘起于腕管近端，即与桡侧滑膜囊相通，而小指的滑膜鞘则与手部的尺侧滑膜囊相通（图 93-5），了解这一结构特点，对于腱鞘感染的蔓延和正确的手术治疗有重要价值。

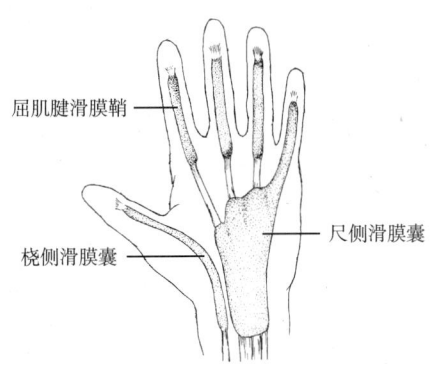

图 93-5 屈肌腱滑膜鞘

(三) 屈肌腱的营养供应

肌腱营养方式主要有两方面,即血液供应和滑液扩散。

1. 指屈肌腱的血供　肌腱的血供首先由 Wollenberg 和 Arai (1905—1907) 通过水银、松节油和印度墨汁灌注尸体所证实。1946年,Edwards 用注射印度墨汁的方法获得了较详细的肌腱血管资料,张正治对肌腱及腱纽的血供作了细致的研究。

肌腱的血管来源于两个系统:①纵向系统,由肌腱两端相连组织的血管延续,即近端的肌腱肌肉组织接头和远端的肌腱止点;②多源性和节段性的横向系统,即来自鞘外的腱周组织和鞘内的腱纽。两个血管系统在腱内相互交通吻合成为毛细血管网(图93-6)。

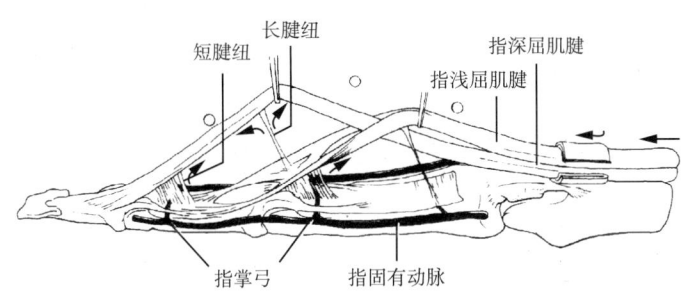

图 93-6 指屈肌腱的血供

腱纽为腱鞘内滑膜由脏层滑膜至壁层滑膜的反折,分为短腱纽和长腱纽(图93-7)。前者有两个,分别位于指深屈肌腱和指浅屈肌腱的止点处。腱纽的一端在指间关节的关节囊掌板的掌侧,另一端连于肌腱背侧,呈三角形。长腱纽为细长的膜状条索,指浅屈肌腱的长腱纽从近节指骨的一侧或两侧发出。指深屈肌腱的长腱纽直接或间接来自指浅屈肌腱的短腱纽。两侧指固有动脉在近节或中节指骨颈处,向掌侧发出动脉支,穿过交叉韧带,在掌板附着处吻合成指弓状动脉,再从此弓状血管发出细支进入腱纽及肌腱内(图93-8)。

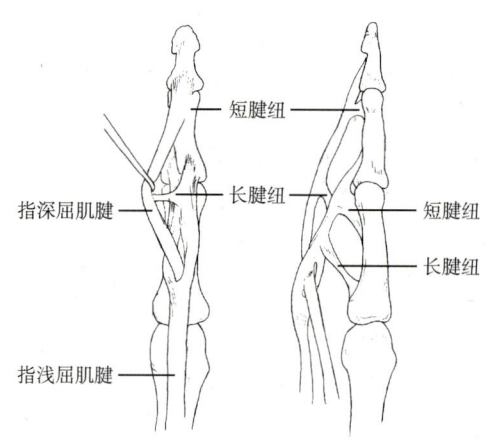

图 93-7　指屈肌腱的腱纽　　　　　　　图 93-8　屈肌腱的血管供应

指屈肌腱鞘内肌腱的血供来源分为三部分，肌腱近段血管来自滑膜鞘近端反折处及掌部动脉肌腱纵行血管的延续，远段血管为肌腱止点处指骨及短腱纽来的血管，中段 30~50mm 由长腱纽供血。而在相当于滑车 A_1、A_2、A_4 韧带处的肌腱血管很少，呈现贫血区（见图93-6）。

2. 滑液扩散营养　滑液是滑膜产生的血浆滤过液，是一种透明、淡黄色粘性液体。其内含有无定形基质、黏蛋白、透明质酸、粘多糖及酶类等成分，既有营养作用，也是一种很好的润滑剂。

腱鞘内的肌腱位于一个密闭状的滑膜盲囊之中，由壁层滑膜和滑膜皱襞产生的滑液环绕其周围。1975年以来，很多学者通过同位素技术研究鞘内指屈肌腱的营养通路问题，充分证明滑液扩散是鞘内指屈肌腱的重要营养途径。

二、指伸肌腱

指伸肌腱共8条，即指总伸肌腱4条、示指和小指固有伸肌腱、拇长伸肌腱和拇短伸肌腱。

指总伸肌起自肱骨外上髁及前臂筋膜，向远端分成4条腱，在腕部通过第4腱滑膜鞘至手背，于2~5指掌指关节远侧与蚓状肌、骨间肌的肌腱共同形成指背筋膜，止于中节和远节指骨底。在手背，4条肌腱之间有横行的腱将它们连接起来，作用为伸2~5指掌指关节（图93-9）。

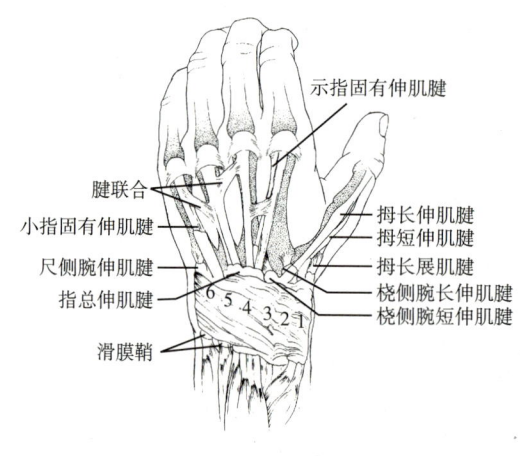

图 93-9　伸指肌腱

示指固有伸肌起于尺骨背面,穿过腕背侧韧带于示指指总伸肌腱的深面及尺侧止于示指近节指骨底,作用为伸示指掌指关节。小指固有伸肌起于肱骨外上髁及前臂筋膜,于腕背侧韧带下经第5腱滑膜鞘进入手背,在小指指总伸肌腱的深面和桡侧止于小指指背腱膜,作用为伸小指掌指关节。

拇短伸肌起自桡骨背面及前臂骨间膜,与拇长屈肌一起于腕背侧韧带深面经第1腱滑膜鞘至拇指背侧,止于拇指近节指骨底,作用为伸拇指掌指关节。拇长伸肌起于尺骨背面,与指总伸肌一起经腕背侧韧带深面第3腱滑膜鞘至手背,止于拇指远节指骨底,作用为伸拇指指间关节。

指伸肌腱在掌指关节及近节指骨近端背面扩张,形成指背腱膜或称伸肌腱帽。指背腱膜向远侧分为3束:中央腱束向远侧止于中节指骨底背侧,两条侧腱束在中节指骨背侧合并为一,形成终腱,向远侧止于远节指骨底背侧。两条侧腱束的近侧有骨间肌腱参加,远侧有蚓状肌腱增强(图93-10),指伸肌的作用主要是伸2~5指的掌指关节,并在骨间肌和蚓状肌的协同作用下,伸手指的指间关节。手背伸肌腱在腕部有6个腱滑膜鞘,鞘内有相应的伸肌腱通过,从桡侧向尺侧分别为:①拇长展肌腱鞘和拇短伸肌腱鞘;②桡侧腕长伸肌腱鞘和桡侧腕短伸肌腱鞘;③拇长伸肌腱鞘;④指总伸肌腱鞘和示指固有伸肌腱鞘;⑤小指固有伸肌腱鞘;⑥尺侧腕伸肌腱鞘。

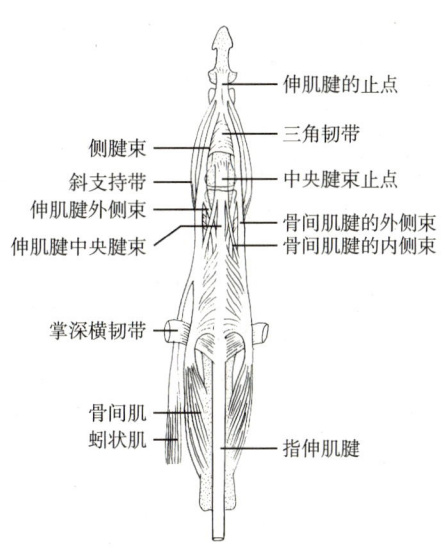

图93-10 指伸肌腱的指背腱膜

三 肌腱的修复与愈合

损伤肌腱修复后的愈合机制目前仍存在不同的看法。一种认为肌腱愈合修复细胞直接由肌腱断端的细胞衍化而来。另一种认为肌腱本身无修复愈合能力,修复细胞来源于腱旁组织。也有人认为以上两种过程对肌腱修复都很重要。

Potenza认为肌腱要恢复其解剖和功能的完整性依赖于从腱鞘来的成纤维细胞和其他肉芽组织成分。这一愈合过程依靠血液供应来完成。他提出肌腱修复应早期缝合,切除腱鞘,术后彻底固定的原则。这意味着在肌腱的损伤—愈合过程中,粘连的发生是不可避免的。任何阻止周围结缔组织向断端生长的方法都会延迟或阻止肌腱的修复愈合。

Lundborg和Mathews通过一系列滑液营养对肌腱愈合的实验研究,认为肌腱细胞本身具有潜在的修复能力,增殖的细胞可能来自肌腱的表层细胞或来自肌腱内胶原束间的成腱细胞。在滑液存在的环境中,腱细胞可以转变为成纤维细胞,并且胶原在肌腱愈合过程中起重要作用。因此,Eiken提出修复肌腱应尽量减少滑膜损伤、保护肌腱和腱鞘的完整性、术后早期活动等原则。

第二节　肌腱损伤修复的条件和方法选择

肌腱损伤在日常生活和工作中很常见，且常伴有其他组织损伤，如皮肤、骨关节、神经、血管等。肌腱是关节活动的传动装置，是肢体发挥其功能的重要环节。肌腱损伤的修复不仅重要而且十分复杂。

一、肌腱手术的前提和条件

1. 肌腱修复手术要求高，特别是无创技术和显微外科技术。进行肌腱手术的外科医师最好是专职手外科医师，即使是兼职的手外科医师，也要经过适当的训练，熟练掌握肌腱外科的基本技术。

2. 肌腱是关节活动的传动装置，特别需要良好的滑动功能。因此，肌腱修复处应有完整、柔软而健康的皮肤覆盖。

3. 肌腱修复的目的是使肢体关节发挥正常的活动功能，术前必须经过必要的、适当的功能锻炼，恢复关节的活动功能，使关节的被动活动达到正常范围。

4. 修复肌腱的近端动力肌必须有正常的神经支配和足够的肌力。

5. 患者应有功能训练的配合能力，这要求医师在术前应对患者充分说明功能锻炼对肌腱手术效果影响的重要性，使之具备术前和术后在医师指导下进行正确的功能锻炼的自觉性。同时，也应适当考虑患者的年龄因素对功能锻炼的影响。

二、肌腱断裂的处理原则

（一）肌腱修复时机的选择

1. 一期缝合　屈、伸肌腱无论在何区域断裂，只要情况允许，都应该进行一期缝合。肌腱修复时应注意以下几种情况：

（1）开放性损伤的时间、地点、致伤物、污染情况。

（2）肌腱损伤平面，屈、伸肌腱断裂时手指处于何种位置，以估计肌腱断端回缩部位。

（3）肌腱断裂的数目，有无合并神经、血管及与关节损伤。

（4）术者是否有熟练的肌腱修复技术。

2. 二期缝合　在条件具备的情况下，均应行肌腱一期缝合，有下列问题时可考虑行肌腱的二期缝合：

（1）肌腱有缺损，直接缝合有困难。

（2）肌腱缝合部位皮肤缺损，需行皮肤移植或皮瓣覆盖。

（3）严重的挤压伤，合并骨与关节粉碎性骨折。

（4）伤口污染严重。

3. 迟延缝合

（1）肌腱损伤时伤口污染严重，不能一期闭合伤口。

（2）患者有其他损伤，危及生命时。

（3）医师不熟悉肌腱外科手术操作。

肌腱迟延缝合也应尽早进行，待伤口清洁、条件适宜时立即手术。否则时间过久，肌腱断端回缩，肌肉继发挛缩，则直接缝合困难。

（二）肌腱缝合的要求

肌腱缝合后影响功能结果的主要原因是肌腱粘连。为此，在肌腱缝合方法与应用材料方面应有所讲究，力求肌腱缝合方法简便、可靠、有一定的抗张能力，并尽可能减少腱端缝合处血管狭窄。

（三）局部条件的要求

肌腱愈合所需营养主要是血液供给与滑液作用。所以，修复的肌腱应位于较完整的滑膜鞘内，或富于血液循环的松软组织床内，肌腱愈合质量好，粘连少。在缺血的组织内，瘢痕基床上或瘢痕覆盖部位，裸露硬韧组织，如鞘管、韧带、肌膜、骨创面等部位，不宜修复肌腱。

（四）腱鞘的处理

过去认为，修复的肌腱需从周围组织长入侧支循环才好愈合。所以缝合肌腱如在腱鞘内必须行鞘管切除，使缝接处直接与周围组织接触。近些年认识到损伤或修复的肌腱自身可以愈合，滑液的作用对愈合也很重要。完整的鞘管，不仅不会妨碍肌腱的愈合，而且还是防止肌腱粘连的很好屏障。因此，在手指屈肌腱鞘内做肌腱缝合时，较完整的鞘管不应切除，应予修复。破损较重，或壁层滑膜已不存在的鞘管应予切除。要考虑在适当的部位（A2、A4）保留滑车，以利于肌腱功能的恢复。

（五）早期功能练习

肌腱缝合后，早期有控制地活动是防止肌腱粘连的有力措施，可加速肌腱愈合，减少粘连发生。早期被动活动应在严格监督及指导下进行，避免在锻炼时发生肌腱缝合处断裂。

三 肌腱修复方法的选择

（一）肌腱修复方法的选择

根据损伤的情况和程度，肌腱损伤的治疗方法有：①不需治疗或不予治疗；②端端肌腱缝合；③肌腱前移；④肌腱移位；⑤肌腱移植；⑥肌腱固定或关节固定；⑦截肢。

1. 不治疗　肌腱部分损伤，其损伤范围小于肌腱的50%时，由于修复后的固定，可能因为粘连而影响附近肌腱的正常功能，可不予以治疗。另一方面，当损伤的肌腱功能可被其他肌腱功能所替代时，也可不予治疗，如单纯指浅屈肌腱损伤，其功能可被指深屈肌腱所替代。

2. 端端肌腱缝合　当肌腱断端整齐、无缺损时，可将肌腱两端直接对合缝合，这是肌腱损伤修复最常用的方法。为了减少粘连，肌腱缝合处最好不要位于骨纤维隧道内或应将其切开。

3. 肌腱前移　肌腱损伤部位靠近止点处1.0～1.5cm，近侧肌腱断端可以向远端牵拉至其止点处固定，称之为肌腱前移，多用于指深屈肌腱与其止点附近损伤。

4. 肌腱移位　肌腱损伤的范围较大，不宜进行肌腱移植或其肌腹破坏或麻痹而无法进行自身修复时，可采用邻近有功能的肌腱移位于损伤肌腱的远端予以修复，这要求被移位的肌腱应是功能相同或功能协同肌，而且移位后该肌原来的功能无明显影响或被其他肌肉所替代。

5. 肌腱移植　肌腱损伤有一定缺损，或陈旧性腱鞘内屈肌腱损伤，常需进行游离肌腱移植。移植肌腱常来源于自体掌长肌、跖肌和趾长伸肌，也有应用异体肌腱或人工肌腱者。

6. 肌腱固定或关节固定　肌腱损伤所致功能障碍，采用肌腱修复难以恢复，甚至可能影响现有功能时，可采用简单的肌腱固定或关节固定，以改善其功能障碍。如单纯的指深屈肌腱损伤时，可采用远端肌腱固定或远指间关节固定。

7. 截肢　当手指5种重要组织（即骨、肌腱、神经、血管和皮肤）中有3～4种组织严重损伤而无法修复，或手指严重损伤，患者付出极大的生理、心理和经济负担都无法达到较好效果时，应考虑截肢。

（二）肌腱断裂缝合方法

常用的肌腱缝合方法有：Kessler肌腱缝合法，改良Kessler肌腱缝合法、Bunnell抽出钢丝缝合法（图93-11）、编织缝合法及鱼口缝合法。

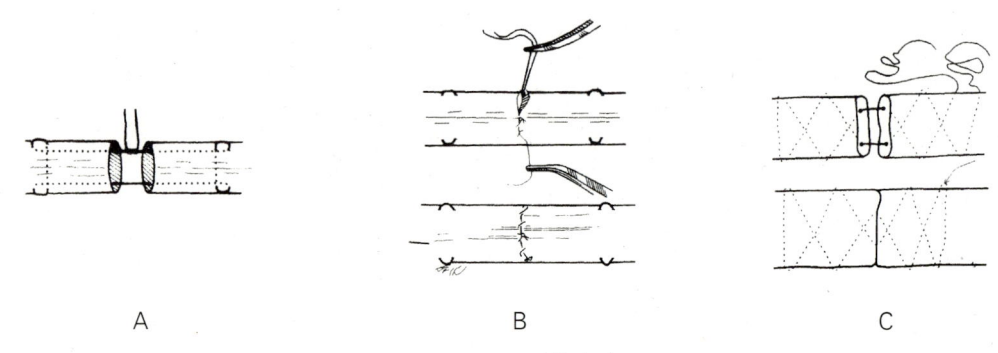

图93-11　肌腱缝合法
A. Kessler肌腱缝合法　B. 改良Kessler肌腱缝合法　C. Bunnell抽出钢丝缝合法

第三节　屈肌腱损伤

一、屈肌腱损伤的表现

手部指屈肌腱损伤引起手指屈曲功能障碍。当手处于休息位时，伤指呈伸直状态。它与手指因关节强直所致的手指屈曲功能障碍的区别是，该指各关节的被动屈曲功能正常。单纯指浅屈肌腱损伤，伤指的屈曲功能无明显影响。单纯指深屈肌腱损伤，仅表现为手指远指间关节屈曲障碍。指深、浅屈肌腱均损伤，则表现为手指远指间关节和近指间关节屈曲障碍。由于骨间肌和蚓状肌的作用，掌指关节的屈曲功能仍存在。

检查指屈肌腱损伤时，应注意受伤时手指的姿势，这对于了解肌腱断端的位置十分重要。手指处于屈曲位指屈肌腱损伤，当手指伸直时，远侧肌腱断端向手指远端移位而远离伤口，近侧断端则向近侧回缩。手指处于伸直位指屈肌腱损伤时，远侧肌腱断端正好在伤口处，仅有近侧肌腱断端向近端回缩（图93-12）。

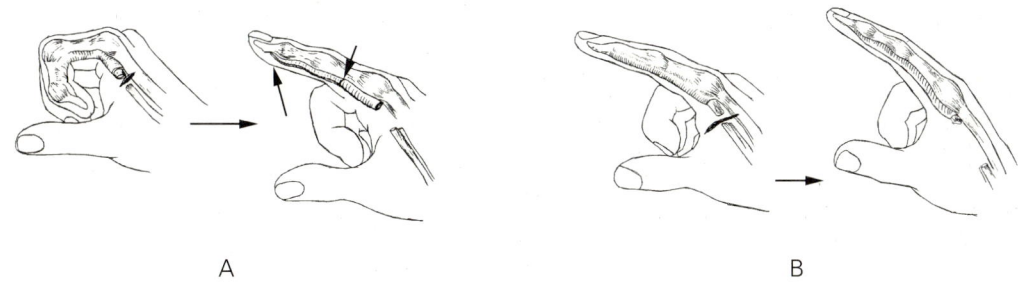

图 93-12　手指不同位置屈肌腱损伤
A. 屈曲位指屈肌腱损伤　B. 伸直位指屈肌腱损伤

二、指屈肌腱的分区及其损伤的处理原则

根据解剖部位，指屈肌腱分为如下5区（图93-13）：

Ⅰ区：远节指骨的屈肌腱止点至中节指骨中部，长约1.5cm。此区仅有指深屈肌腱通过，损伤时只造成手指末节屈曲功能障碍。晚期修复可行肌腱前移术、肌腱固定术或远指间关节固定术。因指浅屈肌腱功能正常，如行肌腱移植会造成术后发生粘连，将影响指浅屈肌腱的功能，不宜采用。

Ⅱ区：中节指骨中部至掌横纹，即指浅屈肌腱中节指骨的止点到掌指关节平面的屈肌腱鞘的起点，也称"无人区"。指深、浅屈肌腱共同在屈肌腱鞘内行走，指深屈肌腱于近端位于深面，随后通过指浅屈肌腱的分叉后，走向指浅屈肌腱的浅面。此区内，如为单纯指浅屈肌腱损伤，其功能完全可由指深屈肌腱代替，不影响手指屈曲功能，不需要修复。单纯的指深屈肌腱损伤，晚期可行远指间关节固定术。若指深、浅屈肌腱均损伤，在局部条件良好（如切割伤）且技术条件许可时，应尽可能行一期修复。如失去了一期修复的机会，应争取在伤后1个月内行延迟一期修复。切除指浅屈肌腱，直接缝合修复指深屈肌腱。腱鞘根据其完整程度予以缝合或部分切除，一定要注意保留A2、A4滑车。伤后时间较长，肌腱两端不能直接缝合或有肌腱缺损者，采用游离肌腱移植进行修复。

Ⅲ区：掌横纹至腕横韧带远侧缘，即指屈肌腱掌中部。此区皮下脂肪较多，指浅屈肌腱位于指深屈肌腱浅面，其近端掌浅弓动脉直接位于掌腱膜之下，肌腱在此与神经、血管关系密切，肌腱损伤时常伴有血管、神经损伤。此区内指深、浅屈肌腱损伤时，可分别予以修复，亦可仅修复指深屈肌腱。若伴有神经损伤，应同时修复。

Ⅳ区：在腕管内，指深、浅屈肌腱和拇长屈肌腱共9条肌腱及正中神经通过其内。正中神经位于最浅层，肌腱损伤常伴有正中神经损伤。如此区内有多条肌腱同时损伤，可切除指浅屈肌腱，修复指深屈肌腱及拇长屈肌腱。

Ⅴ区：腕管近端的前臂区。此区除了9条指屈肌腱外，还有3条腕屈肌腱，并有正中神经、尺神经，以及尺、桡动脉。肌腱损伤常伴有神经、血管损伤。损伤的肌腱可分别予以修复，但应首先注意修复指深屈肌腱和拇长屈肌腱。有肌腱缺损时，可行肌腱移植或肌腱移位，即将中指或环指的指浅屈肌腱于远端切断，将其近端移位于伤指的指深屈肌腱远端进行缝合。

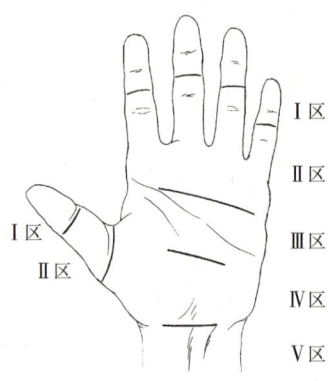

图 93-13　指屈肌腱的分区

三　腱鞘内指屈肌腱损伤的一期修复

指屈肌腱鞘内肌腱损伤，即Ⅱ区内屈肌腱损伤，以往称"无人区"，即此区内屈肌腱损伤不宜行一期修复。随着对肌腱愈合机制的认识，基于肌腱在滑液环境中肌腱细胞本身潜在的修复能力，打破了以往"无人区"的概念。对于鞘内屈肌腱损伤尽可能采用一期修复，并且对损伤的腱鞘进行修复。

（一）适应证

腱鞘内屈肌腱损伤，局部条件良好，如切割伤，伤口清洁，损伤范围小，腱鞘损伤轻，肌腱无缺损和张力，损伤时间在6～8小时以内，宜立即行一期修复。

（二）操作步骤

1. 采用臂丛神经阻滞麻醉，上臂上止血带。

2. 沿原伤口在手指掌侧做Z字形延长皮肤切口，于腱鞘浅层游离并掀起三角形皮瓣，即可见腱鞘损伤处（图93-14A）。

3. 屈曲伤指，即可于腱鞘伤口处见损伤的屈肌腱远侧断端（手指屈曲位损伤）（图93-14B）。

4. 伸直伤指，于腱鞘伤口之远、近端各做一小切口，分别显露肌腱两断端，并用Kessler缝合法分别缝合两断端（图93-14C）。

5. 用一枚导针将两肌腱断端引至腱鞘原伤口内，于伤指屈曲位将两端缝线打结。也可用5-0～7-0缝线将健合处腱外膜缝合1周（图93-14D）。

6. 缝合腱鞘切口和原伤口（图93-14E、F）。

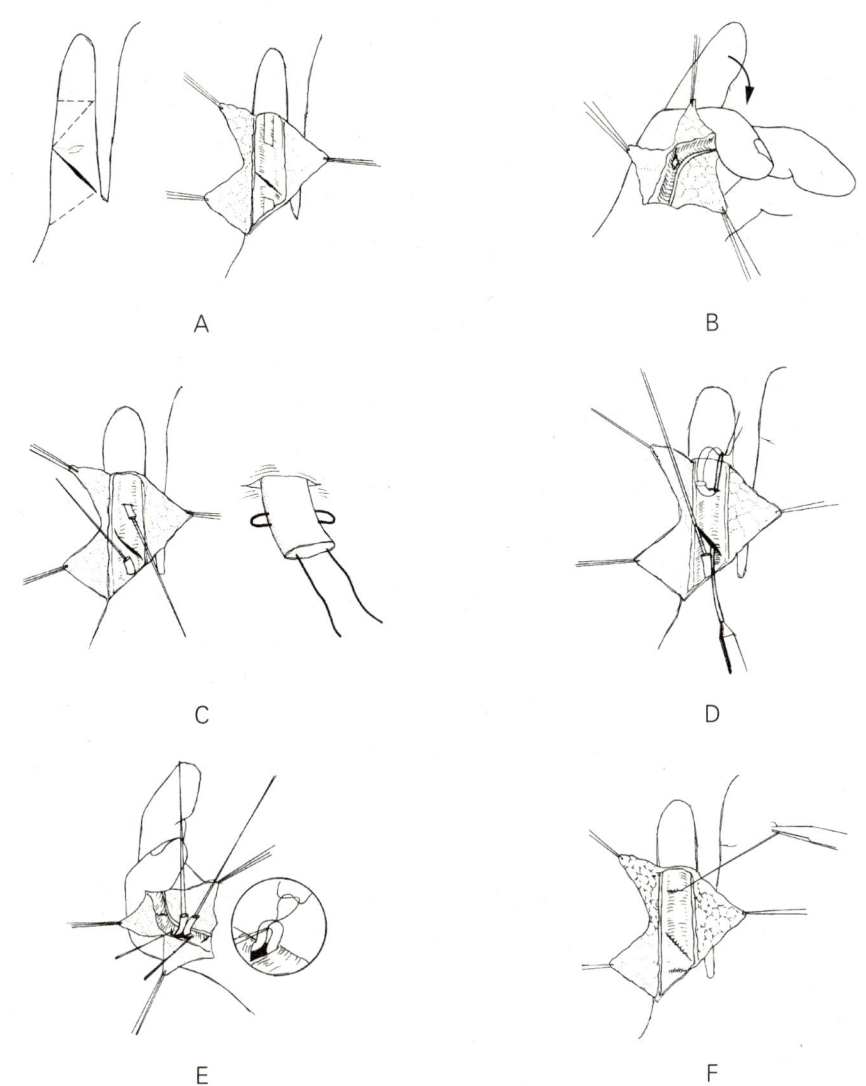

图 93-14 腱鞘内指屈肌腱损伤的一期修复
A. 手指掌侧皮肤 Z 字形切口，掀起皮瓣 B. 寻找指屈肌腱 C. 作腱断端缝合导引 D. 导引远端指屈肌腱通过腱鞘 E、F. 吻合肌腱，缝合腱鞘

（三）注意事项

1. 如肌腱近侧断端回缩较远，不易从原伤口附近找到时，可于掌横纹处做一小切口，找到肌腱断端后再用导针将其引入指部伤口内。

2. 手术操作应轻柔、精细，尽可能减少对肌腱的损伤。

3. 腱鞘是否缝合，一方面取决于腱鞘的完整性，另一方面也取决于术者对腱鞘重要性的不同看法。有人主张即使腱鞘完整性破坏，也应采用筋膜或其他材料来修复腱鞘。一般而言，如果 A2、A4 滑车完整无缺，不必切取筋膜来修复腱鞘。

4. 对于伤口比较整齐的肌腱损伤，一期未行修复者，局部伤口愈合后，可于手术后 2～4 周行延迟一期修复，其手术方法基本相同。此时手术的优点是粘连不重，解剖清楚，不需调整肌腱张力，肌腱断端无明显退行性变。

（四）术后处理

1. 用石膏托将伤手于腕关节屈曲30°、掌指关节屈曲50°～60°位固定，指甲尖用橡皮筋牵引患指于屈曲位（图93-15）。

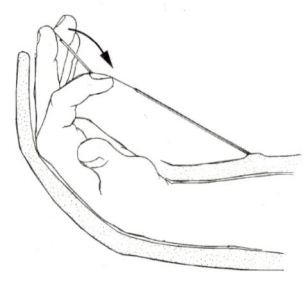

图93-15 指屈肌腱一期修复术后固定方法

2. 术后在医师指导下，进行主动伸指、被动屈指的早期活动功能锻炼。

四、屈肌腱固定术

（一）适应证

此法用于手指单纯指深屈肌腱损伤，不需要恢复远指间关节活动功能的患者。术后可使伤指捏物时稳定、有力，克服捏物时手指末节向背侧过伸之弊。

（二）操作步骤

沿手指中节做侧正中切口，将皮瓣连同指血管神经束一起向掌侧掀起、牵开，显露中节指骨。于指骨中、远段切开腱鞘，找到指深屈肌腱远侧断端，在中节指骨远段掌面凿一粗糙面，并向指骨背侧钻孔，用Bunnell抽出钢丝缝合法将指深屈肌腱远侧断端固定于中节指骨创面，使远侧指间关节处于屈曲约20°位。可用1枚克氏针将远指间关节暂时固定或用外固定维持关节位置（图93-16）。

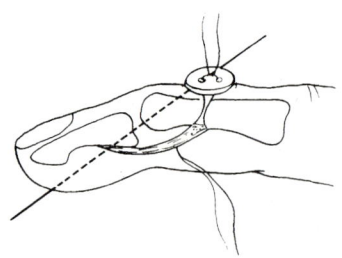

图93-16 屈肌腱固定术

（三）术后处理

术后10天拆除缝线。用克氏针临时固定者，伤口愈合即可带着克氏针进行功能锻炼。3～4周拆除钢丝的同时拆除外固定，进行功能锻炼。

五 游离肌腱移植术

（一）适应证

晚期手指腱鞘内指深、浅屈肌腱损伤，或拇长屈肌腱损伤，手指各关节被动活动功能正常或接近正常，手指部皮肤覆盖良好者，适合采用游离肌腱移植术修复。

（二）术前准备

良好的皮肤覆盖是肌腱移植的必要条件。若为整齐的切割伤，伤口一期愈合，则伤后1个月即可行游离肌腱移植术。若有骨折或伤口感染，应在骨折愈合或伤口愈合后3个月方能手术。若手指皮肤损伤严重或有瘢痕挛缩，应先用游离皮片移植或皮瓣移植修复后再行肌腱手术。同时，手部外伤后组织肿胀，患者因疼痛而难以充分活动伤指，即使是很轻的手部外伤，也常在伤愈后一段时间内有不同程度的关节僵硬。特别是骨折、脱位曾经制动过的手指，关节僵硬更为严重。因此，必须经过一段时间的物理治疗和主动、被动功能锻炼，最大限度地恢复手指各关节的活动功能后才可施行肌腱移植手术。

（三）操作步骤

以中指腱鞘部指深、浅屈肌腱损伤为例。

1. 切口　手术切口包括手指部的侧中切口和手掌部与掌横纹平行的横形或弧形切口。拇、示、中、环指的侧正中切口应在该手指桡侧，小指则位于指尺侧。示指和小指的切口，可分别经掌横纹的桡侧缘或尺侧缘与手掌部切口相连。拇指则需加鱼际纹切口和前臂远端桡侧弧形切口（图93-17A、B）。也可于手指掌侧做锯齿状切口，分别向两侧掀起多个三角形皮瓣，于掌侧正中显露腱鞘及肌腱损伤处。

2. 掀起皮瓣　手指屈曲位，于中指桡侧标出指横纹的末端各点，沿其连线做切口。切口远端平指甲近端水平，切口近端至近侧指横纹平面。切开皮肤、皮下组织、筋膜，将中指桡侧血管、神经束连同皮瓣一起从指屈肌腱鞘表面向掌侧翻起，显露腱鞘（图93-17C），此时可发现瘢痕化之损伤处。掀起皮瓣时，要尽量准确地在一个平面上用剪刀锐性分离，以减少组织损伤和减轻术后粘连的程度。

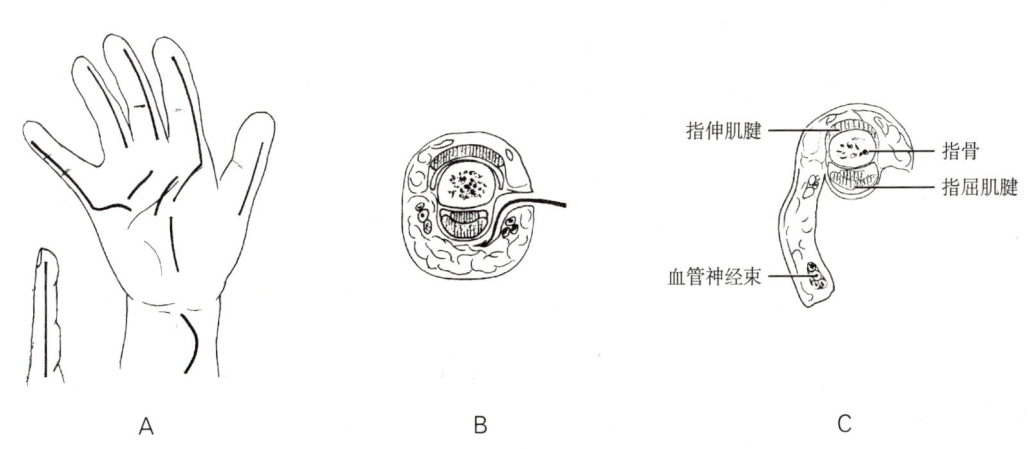

图 93-17　游离肌腱移植手术切口
A. 各类皮肤切口　B. 肌腱移植皮肤入路　C. 掀起指掌侧皮瓣

3. 切除腱鞘　切除指屈肌腱腱鞘，于中节指骨中部保留约0.5cm、近节指骨近端1/2处保留1cm宽的腱鞘作为滑车（图93-18）。若该处腱鞘也有损伤，不能保留滑车，则切除腱鞘后应重建滑车，以避免手指屈曲时指屈肌腱产生弓弦状脱位，影响屈指功能。方法是取一段掌长肌腱或将切除的一段指浅屈肌腱纵行劈开成两半，分别在中节指中部和近节骨近段，用一个滑车钳从手指切口一侧沿指骨绕经指背皮下，于指伸肌腱浅面至对侧指骨边缘从切口穿出，将肌腱拉出。然后将肌腱两端用细丝线缝合成一个腱环，形成新的人造滑车（图93-19）。为了减少粘连，应将腱环缝合于手指侧方，并注意勿将指血管、神经束包绕在腱环内，以免对血管、神经造成压迫。

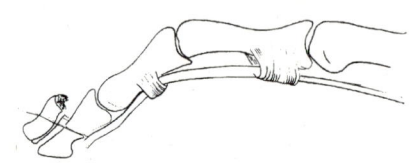

图93-18　保留滑车

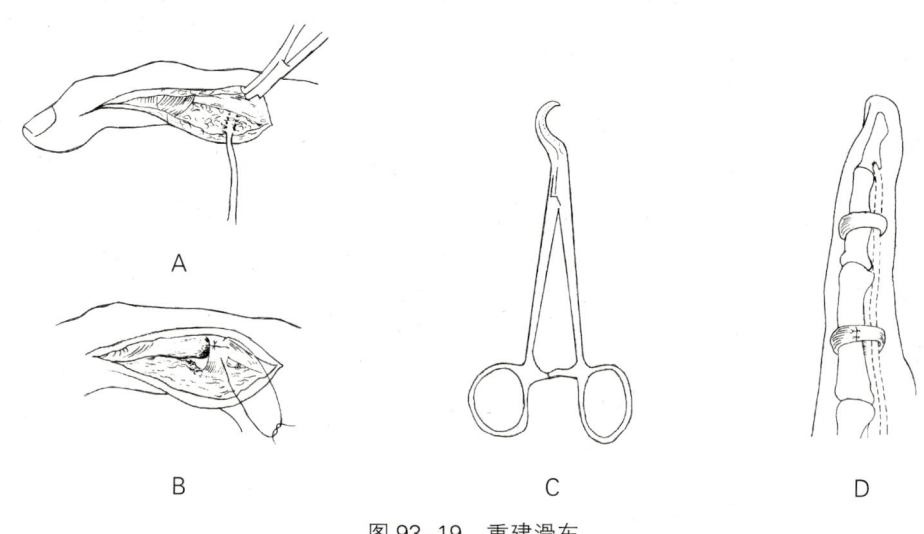

图93-19　重建滑车
A. 用滑车钳夹取掌长肌腱　B. 缝合掌长肌腱，再造滑车　C. 滑车钳　D. 手术完成

4. 切除损伤的肌腱　于远指间关节远端切除指深屈肌腱远侧断端，保留其肌腱附着部。如远指间关节处指深屈肌腱与关节囊紧密粘连，分离切除时要仔细做锐性分离，勿损伤远指间关节掌侧关节囊，以免引起关节囊和掌侧软骨板挛缩而产生手指末节屈曲畸形。

于近指间关节囊近端水平切除指浅屈肌腱，远侧端的残端不能过长，也不能太短。如残端过长，屈指位固定时，其残端与近节指骨粘连，影响近指间关节伸直，出现近指间关节屈曲畸形。但如切除过多，其残端太短，则容易出现近指间关节过伸畸形（图93-20）。也勿损伤近指间关节囊，避免导致关节挛缩和移植肌腱与关节囊粘连。指屈肌腱背侧即为指骨，损伤后常与骨面紧密粘连。肌腱损伤后瘢痕形成严重时，切除损伤的指深屈肌腱，常在指骨上形成粗糙面，术后移植肌腱易与此处产生粘连。必要时可取阔筋膜或前臂浅筋膜作衬垫，固定于指骨与移植肌腱之间。手术时应注意将所取筋膜两侧的边缘置于手指两侧，以免其边缘之粗糙面与移植肌腱粘连（图93-21）。

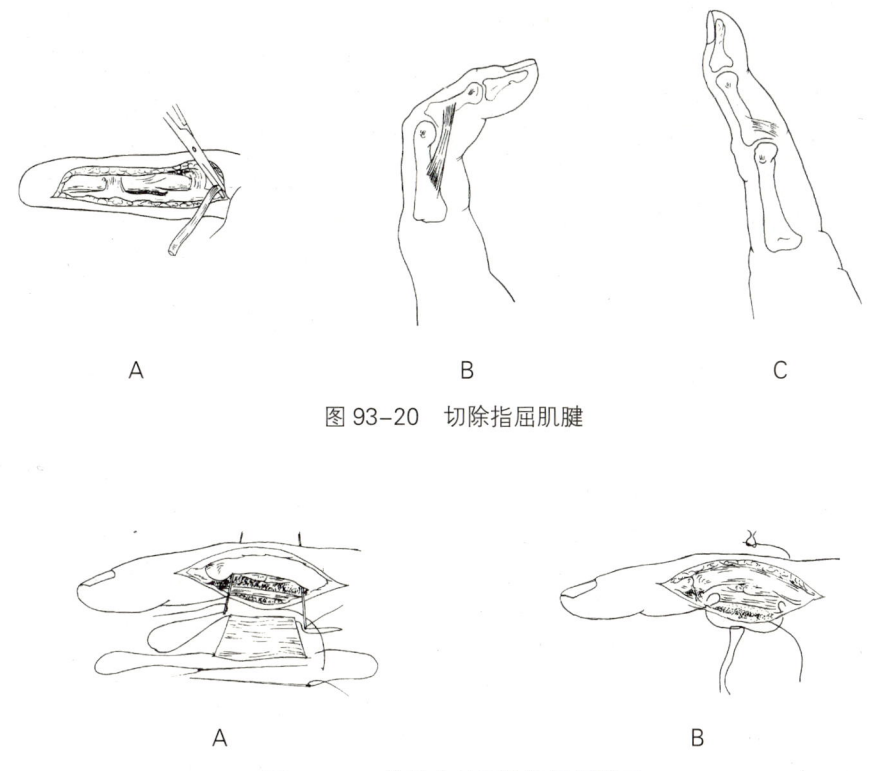

图 93-20　切除指屈肌腱

图 93-21　筋膜移植覆盖指骨粗糙面

5. 抽取移植肌腱　沿近侧掌横纹尺侧段做横切口，切开皮肤、皮下组织、掌腱膜。沿掌腱膜深面游离皮瓣，将切口牵开，找到中指指屈肌腱及腱鞘起始部，注意保护肌腱两侧的指掌侧总动脉和神经。从手掌切口内将肌腱近端抽出，指深屈肌腱近侧残端用止血钳夹住作牵引，待移植肌腱缝接时，从蚓状肌附着处远端切除残端。将指浅屈肌腱残端牵出切口后，尽量在近侧切除。切下之肌腱留作滑车用（图93-22）。

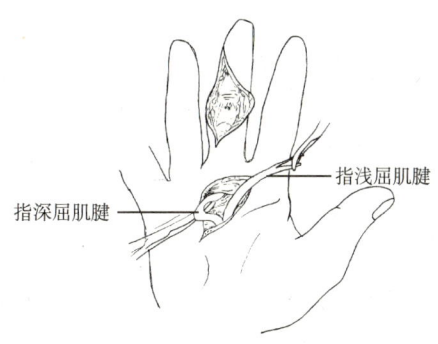

图 93-22　手掌切口，抽出指屈肌腱近端

6. 切取移植肌腱　用于移植的肌腱可取自掌长肌腱或跖肌腱，有时也可在足背切取趾长伸肌腱。以掌长肌腱最为常用。若同时需要移植多根肌腱时，以趾长伸肌腱为宜。

（1）掌长肌腱切取法：掌长肌腱扁而薄，周围有腱周组织。移植后，若腱周组织与周围软组织粘连，移植肌腱仍可有良好的滑动性，是十分良好的移植材料。掌长肌腱在拇指对小指用力屈腕时容易看出，但有人报告约有10%的人缺如，术前应注意检查。一般多取自同侧，若取对侧掌长肌腱则需加局部麻醉。切取掌长肌腱有下列两种方法：①于腕横纹近侧掌长肌腱止点处做一小横切口，分离出掌长肌腱，将其切断。近端用血管钳夹住，轻轻牵拉即可于前臂摸到掌长肌腱活动，沿掌长肌腱近段每相隔5～7cm处再做2～3个小横切口，切口宽约1cm，于切口内深筋膜下找到掌长肌腱。从这些切口进入，用血管钳或剪刀通过皮下，在掌长肌腱浅面和深面向近端分离，使肌腱从周围游离后易于从近端切口内抽出（图93-23），直至掌长肌腱全长被游离后，于肌腱与肌腹交界处切断之。游离肌腱时，注意保护腱周组织。切取的肌腱以湿盐水纱布包裹，用血管钳夹住纱布放于弯盘内备用。然后分别缝合前臂切口。②用一个肌腱剥离器，从腕横纹处切口套入已切断的掌长肌腱近端后向近侧剥离，方法与切取跖肌腱相同，用肌腱剥离器切取肌腱操作方便，不易损伤腱周组织。

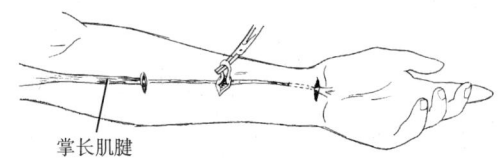

图93-23　掌长肌腱切取法

（2）跖肌腱切取法：跖肌腱是全身最长的肌腱，位于跟腱内侧，其近端在腓肠肌内侧的深面。切取时于内踝平面跟腱内侧做一小直切口，找到跖肌腱，将其切断，将近侧断端套入剥离器管状刀叶后，用血管钳夹住，向远侧牵引，同时将剥离器向近端推进。当剥离器穿破腓肠肌筋膜通过周围的腓肠肌时，可感到有点阻力。继续向近端剥离，当剥离器近端的筒部被肌腹充满时，牵拉并旋转剥离器，此时肌肉被割断，跖肌腱即从踝部伤口滑出（图93-24）。手术过程中注意将膝关节保持在伸直位，避免剥离器损伤腘部血管、神经。缝合切口，用湿盐水纱布保护取出的肌腱备用。

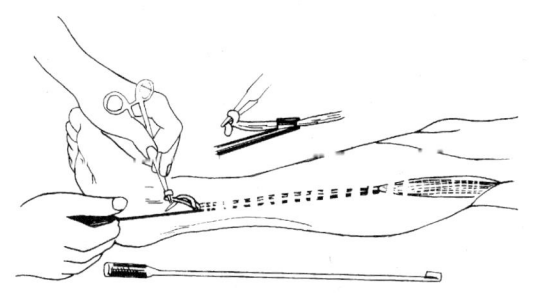

图93-24　跖肌腱切取法

（3）趾长伸肌腱切取法：趾长伸肌腱切取后，可由趾短伸肌腱代替其伸趾功能。但小趾无趾短伸肌腱，所以一般只能切取第2、3、4趾的三条趾长伸肌腱。因趾长伸肌腱与周围组织关系较密切，需做较长的切口。局部麻醉下于足背做S形切口，切开皮肤、皮下组织，将皮瓣向两侧牵开。但皮瓣不能游离太广，避免皮肤边缘坏死。游离第2～4趾长伸肌腱后，分别将趾长伸肌腱远端与趾短伸肌腱缝合在一起，然后在缝合处之近侧切断趾长伸肌腱，并将其向近端分离，按所需长度切取肌腱，缝合手术切口（图93-25）。用小腿石膏托将踝关节于背伸约90°及足趾伸直位固定3～4周。

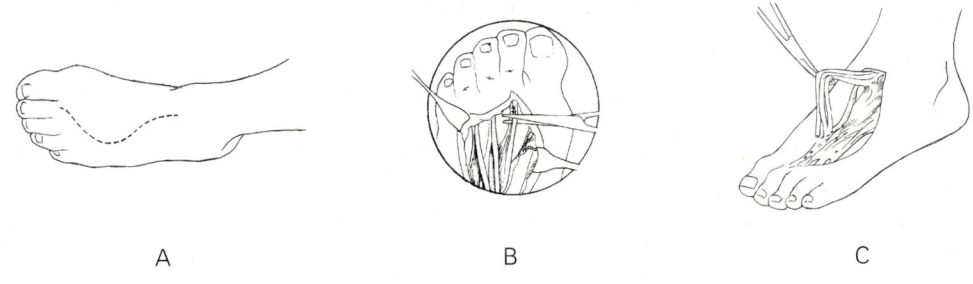

图 93-25　趾长伸肌腱切取法
A. 足背皮肤切口　B. 切断趾长伸肌腱　C. 抽取趾长伸肌腱

7. **彻底止血**　手部解剖及掌长肌腱切取完毕后，放松止血带，仔细彻底止血。
8. **固定移植肌腱远端**　一般先固定移植肌腱的远端。劈开指深屈肌腱止点，在末节指骨基底部掌面凿出一个粗糙面，然后向背侧钻孔，用 Bunnell 抽出钢丝缝合法将移植肌腱远端固定于远节指骨掌面。抽出钢丝经注射针头引出皮肤外，在指甲背面纽扣纱布垫打结（图 93-26）。

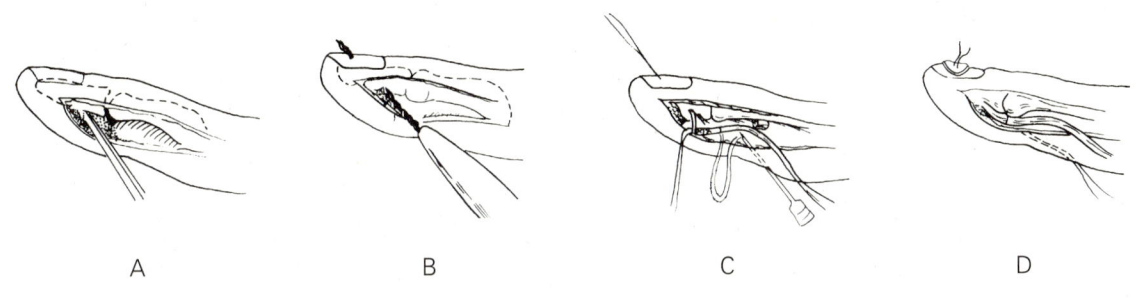

图 93-26　移植肌腱远端固定法
A. 末节指骨造口　B. 末节指骨钻孔　C. 移植肌腱从末节指骨抽出　D. 肌腱止点用钢丝、纽扣固定

9. **拉出肌腱**　用导针将移植肌腱近端穿过滑车于手掌部切口拉出（图 93-27）。

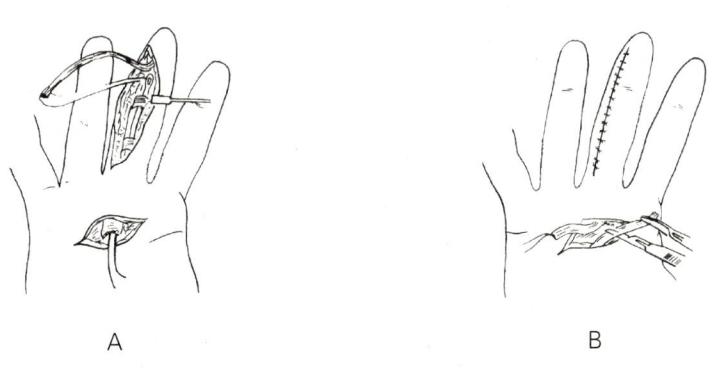

图 93-27　用导针将移植肌腱引入手掌切口

10. **缝合切口**　缝合手指侧正中切口。
11. **调整肌腱张力**　一般情况下，在手休息位拉伸，使伤指略屈于其他手指。将移植肌腱与指深屈腱近端在蚓状肌附着处进行编织缝接。用蚓状肌覆盖肌腱缝接处，以减少粘连（图 93-

28）。若肌腱断裂时间长，近端肌腱回缩较多，缝接时张力可稍大些；若病程较短，肌腱回缩距离短，缝接时张力应稍小些。

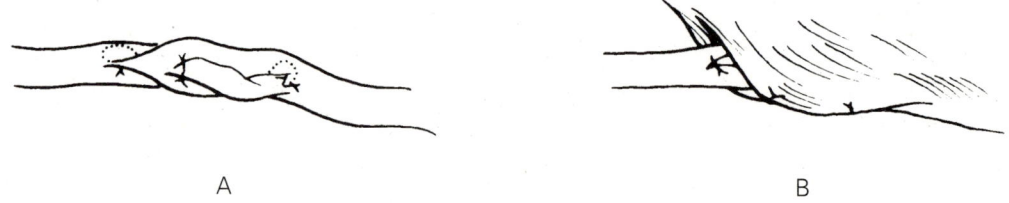

图93-28　移植肌腱近端缝合法
A. 编织缝合法　B. 鱼口缝合法

12. 固定腕关节　缝合手掌部切口后，用前臂背侧石膏托将患手固定于腕关节屈曲和手指半屈位（图93-29）。

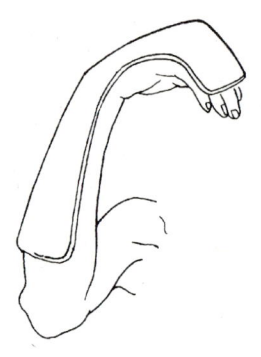

图93-29　游离肌腱移植术后固定

（四）术后处理

术后10天拆除缝线，3～4周后拆除石膏托和拆线缝合钢丝，积极进行功能锻炼，并辅以物理治疗和中药熏洗。一般术后需3～6个月功能锻炼，以恢复屈指功能。术后半年屈指功能不满意，应考虑行肌腱松解术，以改善手指的屈曲功能。

六　指屈肌腱粘连松解术

（一）肌腱粘连形成的原因与预防

1. 粘连原因
（1）任何原因损伤肌腱，甚至肌腱上的针孔，都会发生粘连。
（2）肌腱缝合部位位于裸露的骨面或缺血性组织中，容易发生粘连。
（3）肌腱缝合方法不当，腱端血循环受到障碍，影响肌腱的愈合，需从周围组织中建立侧支循环以取得营养，是粘连的重要原因。
（4）不注意无创操作，如切口选择不当、肌腱暴露时间过长等，也是形成粘连的重要因素。
2. 肌腱粘连的预防

（1）肌腱手术切口设计要合理，应避免与肌腱的纵长重叠或平行，以免其切口瘢痕与肌腱形成纵向粘连。切口垂直或斜行越过肌腱，切口与肌腱间只有点的接触，粘连机会和范围可以大为减少。

（2）肌腱缝接部位应置于血液循环良好的组织中，尽量避免与纤维鞘管、韧带、关节囊、骨性管沟、裸露的骨面及瘢痕等缺血性组织接触。如不能避免时，可适当切除部分鞘管或韧带，开阔肌腱通路，改善肌腱营养条件。肌腱基床瘢痕需彻底切除，必要时预先改善皮肤覆盖条件。

（3）肌腱手术应遵守无创伤操作原则，腱端缝合要光滑，以保护腱周组织，术中保持肌腱的湿润，减少肌腱在空气中、热光源下暴露过久，防止肌腱表面干燥。

（4）肌腱修复术后避免发生血肿及感染。

（5）利用支具有控制地早期功能练习，是减少肌腱粘连的有效措施之一。

（二）适应证

肌腱修复或移植后粘连仍是当前肌腱外科的一大难题。不少患者术后需第二次手术，行肌腱粘连松解。一般来说，肌腱修复术后，在医师指导下进行功能锻炼，6个月后屈指功能仍严重受限者，可考虑行肌腱松解术。

（三）手术方法

1. 采用臂丛神经阻滞麻醉，上臂上止血带。

2. 手指侧正中切口或手掌侧Z字形切口，向手掌延伸至远侧掌横纹。全层掀起皮瓣，显露肌腱及其粘连的瘢痕（图93-30A）。

3. 锐性分离和切除瘢痕，将肌腱从粘连中逐渐分离出来，特别注意肌腱背侧的粘连，并注意保留滑车，最好是保留中节指骨中部、近节指骨中部及掌指关节近侧的三个滑车（图93-30B）。

4. 为了进一步证实肌腱粘连已彻底松解，可于前臂远端做一个纵行小切口，找到相应的肌腱。当向近端牵拉此肌腱时，伤指的各关节能达到完全屈曲，而且被动牵伸伤指时，能达到完全伸直，则表明肌腱松解已经完全，即可闭合伤口，结束手术（图93-30C、D）。

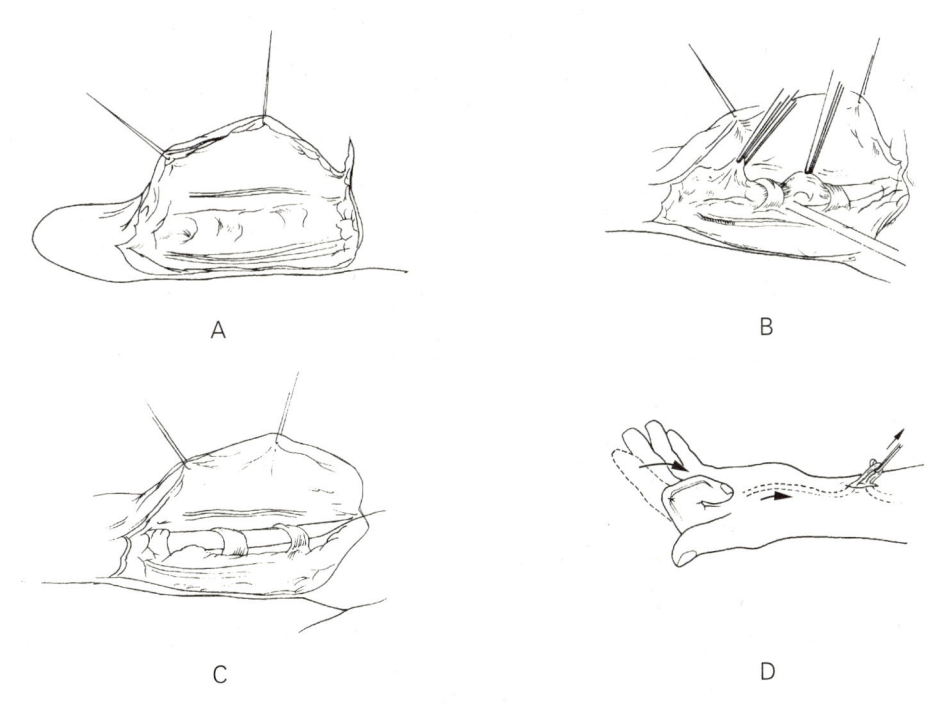

图 93-30　指屈肌腱粘连松解术

（四）术后处理

对肌腱粘连松解术后功能锻炼的重要性应有足够的认识，术后效果的好坏虽与手术松解的彻底性有关，然而最终的手术效果取决于术后必要而正确的功能锻炼。对术后功能锻炼开始的时间也存在着不同的看法，一些人主张术后立即开始功能锻炼，也有人主张在术后几天或软组织愈合后再开始功能锻炼，然而后者可能又会导致新的粘连形成而影响手术效果。因此，在局部组织止血良好、肌腱组织健康的情况下，功能锻炼应在术后12小时内开始，并且在一开始进行功能锻炼时，手指的屈曲程度就应该达到手术中所见的最好效果。

第四节 伸肌腱损伤

一 指伸肌腱的分区

根据不同部位和解剖结构，指伸肌腱的分区有两种，一种将其分为8区，一种将其分为5区。

（一）指伸肌腱8区分区法

Ⅰ区：远指间关节背侧。伸肌腱帽肌腱成分在此会合成一薄的终末腱，其活动范围仅5mm或更少。此区的闭合性损伤可能是肌腱从止点处撕脱或伴有小块撕脱性骨折，导致锤状指畸形，即远指间关节屈曲畸形。开放性损伤可伤及皮肤、肌腱和关节。

Ⅱ区：中节指骨背侧。侧腱束融合形成终末伸肌腱。斜支持带在侧腱束的外侧融合，此区内伸肌装置被破坏或粘连固定，可导致锤状指畸形或远指间关节屈曲，功能丧失。由于远指间关节的关节囊完整，远指间关节的屈曲畸形较不明显。

Ⅲ区：近指间关节背侧。中央腱束和来自内在肌腱的侧腱束通过伸肌腱帽的交叉连接共同伸近指间关节。此区损伤，中央腱束断裂或变薄，随之侧腱束向掌侧移位，近节指骨头背侧突出，形成纽扣状畸形。侧腱束变成使近指间关节屈曲，远指间关节过伸。

Ⅳ区：近节指骨背侧。此区中央腱束损伤，引起近指间关节屈曲畸形，但较易修复。

Ⅴ区：掌指关节背侧。伸肌腱帽将指伸肌腱保持在掌指关节背侧中央，起伸掌指关节的作用。此区损伤可导致以下问题：①伸肌腱损伤，使掌指关节伸展受限而出现屈曲畸形。特点是伸肌腱由于腱帽的连接较少而回缩，易于修复。②腱帽损伤致使伸肌腱向健侧脱位，同样也导致掌指关节伸展受限。

Ⅵ区：手背部和掌骨背侧。此区内示指和小指各有两条伸肌腱，如其中之一损伤，则不表现出症状。指总伸肌腱如在联合腱近端损伤，则伤指的伸展功能仅部分受限。此区损伤常伴有骨折和软组织损伤，可导致肌腱与骨粘连，可并发未受伤手指关节挛缩和僵直。

Ⅶ区：腕部伸肌支持带下。闭合性损伤可见于Lister结节处的拇长伸肌腱断裂。此区开放性损伤，修复的肌腱易于在滑膜鞘内产生粘连，肌腱修复处最好不位于腱鞘内或将其鞘管切开。

Ⅷ区：前臂远端。此区内有13条伸肌腱，拇指伸肌的肌腱最短，指总伸肌的肌腱可在前臂中1/3内予以修复，腕伸肌的肌腱最长。

拇指伸肌腱分区为：

Ⅰ区：拇指指间关节背侧。此区闭合性损伤引起锤状拇指少见，多为开放性损伤所致指间关节屈曲畸形。由于其为拇长伸肌腱止点，肌腱较粗大，易于缝合。

Ⅱ区：拇指近节指骨背侧。此区为拇长伸肌腱断裂，近端回缩少，较易修复。

Ⅲ区：拇指掌指关节背侧。此区损伤可能同时伤及拇长、短伸肌腱，引起拇指指间关节和掌指关节伸展受限。单纯的拇短伸肌腱损伤类似于手指近指间关节的中央腱束损伤，出现掌指关节屈曲畸形。腱帽损伤可使拇长伸肌腱向尺侧移位。

Ⅳ区：拇指掌骨背侧。此区拇指的两条伸肌，特别是拇长伸肌腱损伤，近端经常会回缩至前臂，而且肌腹很快失去弹性，直接修复应争取在2个月内进行。否则应采用示指固有伸肌肌腱移位来修复。

Ⅴ区：即拇指腕区。损伤及修复原则同上。

指伸肌腱8区分区法见图93-31。

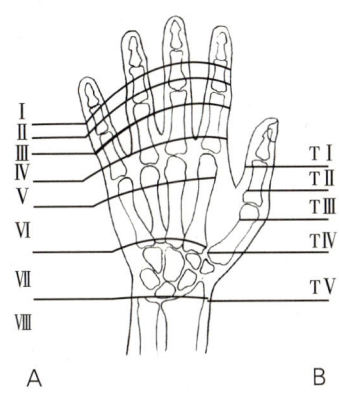

图93-31　指伸肌腱的分区（8区法）
A. 指伸肌腱分区（8区）　B. 拇指伸肌腱分区（5区）

（二）指伸肌腱5区分区法

Ⅰ区：末节指骨背侧基底部至中央腱束止点之间。

Ⅱ区：中央腱束止点至近节指骨中点伸肌腱帽远端。

Ⅲ区：伸肌腱帽至腕背韧带（伸肌支持带）远侧缘。

Ⅳ区：腕背韧带下。

Ⅴ区：腕背韧带近侧至伸腱起始部。

指伸肌腱5区分区法见图93-32。

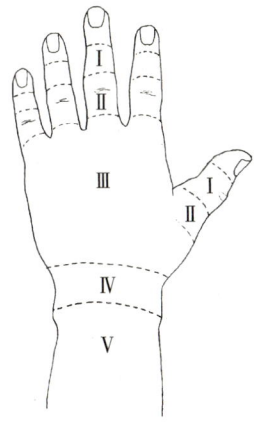

图93-32　指伸肌腱的分区（5区法）

(三) 指伸肌腱损伤的处理原则

手部伸肌腱结构比较复杂，损伤后手部产生各种畸形，严重影响手的活动功能。手背皮肤薄、弹性大，与伸肌腱之间有一层疏松结缔组织，伸肌腱有腱周组织，无腱鞘，术后不至于发生严重粘连。只要皮肤覆盖良好，在条件许可的情况下，均应争取一期修复，效果良好。仅于伸肌支持带下的损伤，肌腱修复后可能产生粘连，修复部位尽量避免位于伸肌支持带下，或将其切开。

伸肌腱损伤的晚期修复按其病程和部位不同方法较多，其中有些疗效不是很满意，因此必须强调一期修复的重要性。

二、锤状指的治疗

锤状指是由于近指间关节远端，特别是远指间关节处伸肌腱损伤所致的手指末节屈曲畸形。可能是伸肌腱的终末腱断裂，从止点撕脱或伴有撕脱性骨折（图93-33）。若为不重要的手指（如小指），患者又无明显疼痛和功能方面的需要，可不予治疗。新鲜闭合性损伤可用夹板固定5~6周。病程短、关节被动活动好，虽疼痛不显著而影响工作者，可行肌腱修补术。撕脱性骨折者，可将骨折再固定。病程长、疼痛明显的体力劳动者，可行远指间关节融合术。

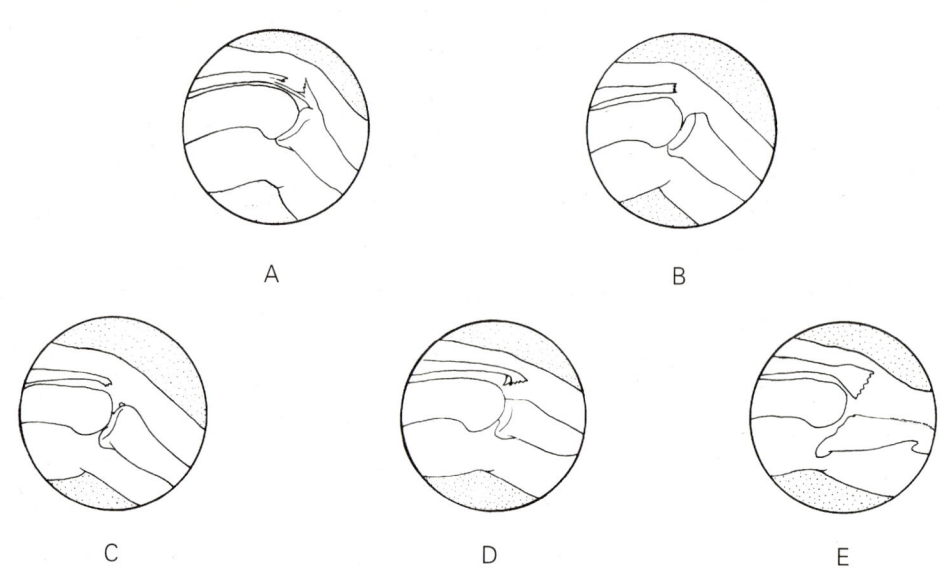

图93-33 产生锤状指畸形的原因
A. 伸肌腱断裂　B. 伸肌腱止点撕脱　C. 伸肌腱撕脱性骨折　D. 远节指骨背侧骨折　E. 远节指骨骨折脱位

(一) 夹板固定术

新鲜闭合性损伤所致的锤状指畸形，伤后立即用夹板将伤指固定于近指间关节屈曲、远指间关节过伸位，为期5~6周（图93-34）。由于夹板很难在数周内将手指维持在固定的位置，因此单纯使用夹板的治疗效果并不十分满意。

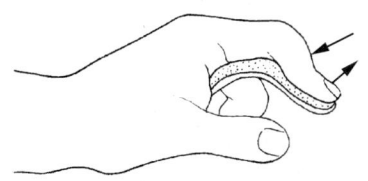

图93-34　锤状指夹板固定术

（二）撕脱性骨折块固定术

闭合性损伤所致的锤状指畸形，应常规拍摄X线片，以了解是否有末节指骨背侧的撕脱性骨折。具体操作步骤如下：

对于新鲜的远节指骨基底部撕脱性骨折，首选方法是闭合复位加2枚克氏针固定。首先在C臂机透视下背伸远指间关节，纵向牵拉远节指骨，同时按压背侧撕脱的骨块以确认骨块可以完全复位；然后屈曲远指间关节于90°，从中节指骨头（关节面）背侧中央向近端尽可能平行指骨地置入1枚克氏针，平伸远指间关节，这时行C臂机透视可以发现撕脱的骨块已经被克氏针挤压复位；最后从远节指骨头纵向置入1枚克氏针贯穿远指间关节，将其固定在平伸位。这样撕脱的骨块即可得到良好的复位和稳定的固定，6周后摄X线片，确定骨折已愈合后可以拔出克氏针。

对于陈旧性（伤后时间超过1个月）的末节指骨基底部撕脱性骨折或者通过闭合复位无法完全复位的新鲜骨折，可以采取切开复位加内固定的方法。采用远指间关节背侧S形切口，切开皮肤、皮下组织，即可见伴有撕脱骨块的指伸肌腱，在骨块复位的情况下，用克氏针穿过远节指骨至其掌侧，将一抽出钢丝从背侧穿至掌侧，垫以纱垫后在纽扣上打结，露出抽出钢丝，闭合伤口，并用夹板在近指间关节屈曲、远指间关节过伸位固定6周，待骨块愈合后抽出钢丝，并行功能锻炼（图93-35）。

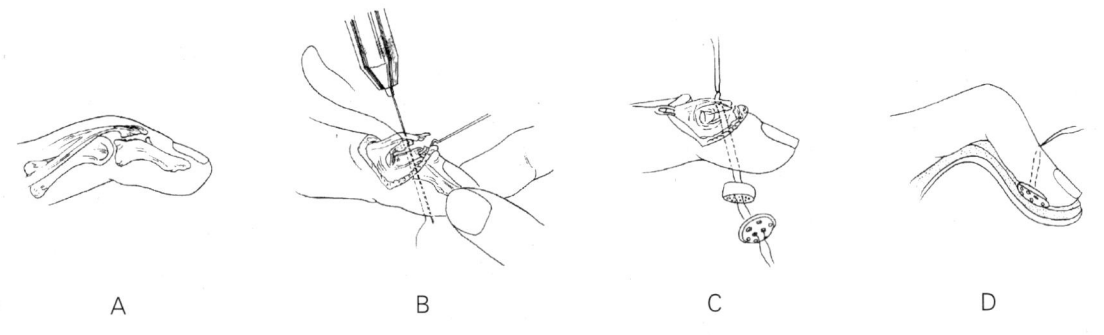

图93-35　锤状指撕脱性骨折块固定术
A. 末节指骨基底撕脱性骨折　B. 用克氏针在撕脱性骨片及末节指骨上钻孔　C. 用纽扣及抽出钢丝作腱固定　D. 手术完成

（三）肌腱修补术

操作步骤如下：

1. 于远指间关节背侧做S形切口，切开皮肤、皮下组织，牵开切口，即可见已被瘢痕连接的指伸肌腱远端止点处。

2. 牵开切口即可见被瘢痕连接起来的损伤的指伸肌腱（图93-36A），将其于近止点处切断。自近端连同瘢痕组织一起向近侧稍加游离，切勿切除瘢痕，否则将因肌腱缺损而不能缝合。

3. 于手指末节伸直位，将两肌腱断端重叠缝合（图93-36B）。可用1枚克氏针将远指间关节暂时固定在过伸位和近指间关节屈曲100°位，或用一块夹板做外固定（图93-36C）。

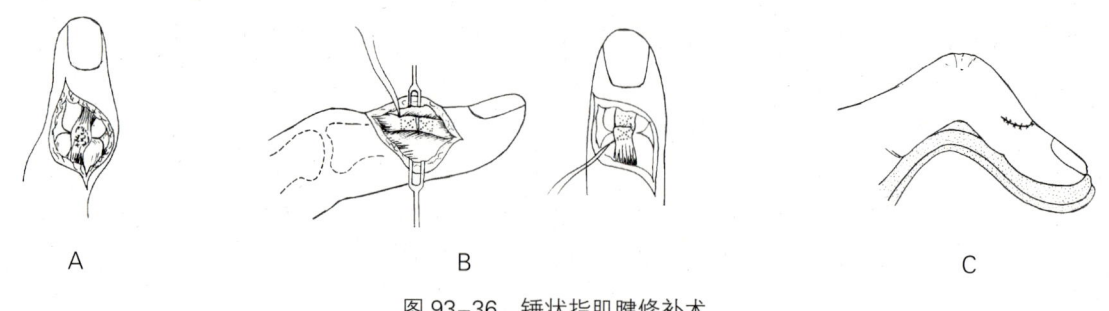

图93-36 锤状指肌腱修补术

（四）远指间关节融合术

1. 操作步骤

（1）切口同肌腱修补术。

（2）于远指间关节背侧切断指伸肌腱，两端分别游离，各用一段牵引缝线拉开，切开关节囊，显露两指关节面（图93-37A）。

（3）用小截骨刀分别切除两指骨的关节软骨面。切除中节指骨头关节面时，截骨刀斜向掌面近端，将掌面切除稍多一些，以便固定时使末节手指呈屈曲15°～20°位。将切除的关节面骨质部分用小咬骨钳咬成碎骨片，移植于融合的关节间隙及其周围（图93-37B）。

（4）用1枚细克氏针从远节指骨近端穿入，向远端即指尖部穿出（图93-37C）。然后对准两指骨面，将克氏针从远端钻入中节指骨，保持远指间关节处于屈曲约20°位。

（5）将碎骨片植入融合的关节间隙及其周围。

（6）防止末节指骨旋转，可再斜行穿入1枚细克氏针，并加压，使两端紧密接触（图93-37D）。

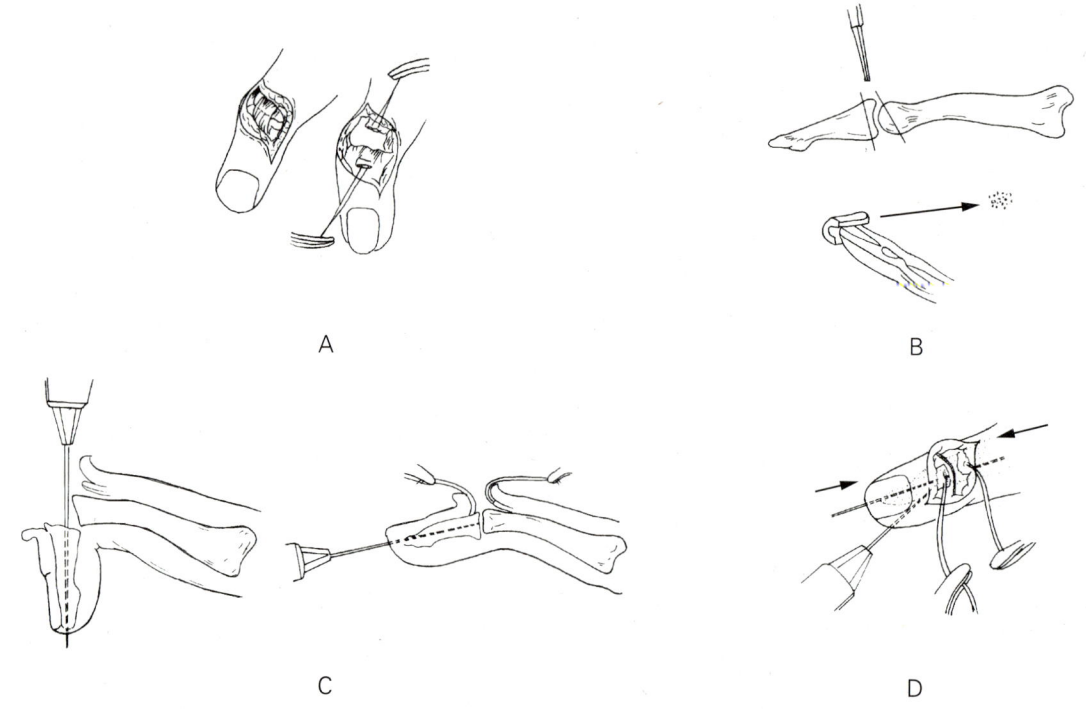

图93-37 远侧指间关节融合术
A. 显露末节指间关节　B. 咬除指间关节面　C. 克氏针固定关节　D. 克氏针交叉固定

(7) 缝合指伸肌腱的两断端和切口。

2. 术后处理　术后2周拆除伤口缝线。远指间关节融合术，可于术后6～8周或X线片显示关节融合后拔除克氏针或拆除外固定。肌腱修补术固定5～6周后拆除固定，积极进行功能锻炼。

三　中央腱束损伤的修复

手部掌指关节与近指间关节之间伸肌腱损伤致中央腱束断伤，早期修复手术方法简单，疗效也较好。如果早期未能及时修复，随着屈指活动，两个侧腱束即逐渐从关节背侧向两旁滑向掌侧。因此，伸指时通过指伸肌腱收缩，两侧腱束不仅不能伸近指间关节，反而屈近指间关节并伸远指间关节，致使手指出现近指间关节屈曲、远指间关节过伸畸形（图93-38），又称纽扣样畸形。

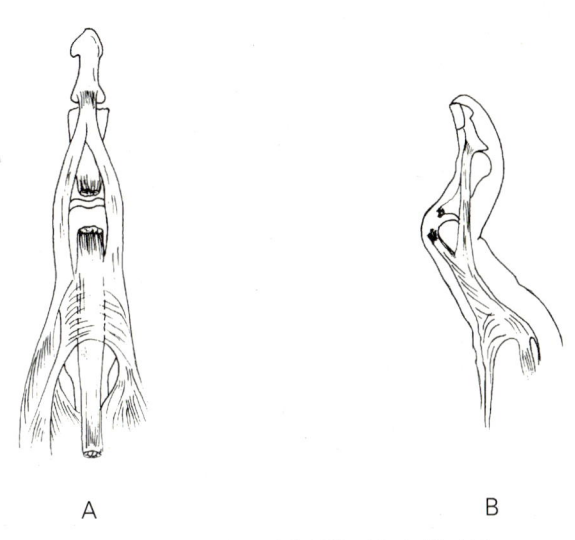

图93-38　中央腱束断伤致纽扣样畸形

中央腱束损伤的修复方法视近指间关节功能而定。如近指间关节被动活动正常，可利用侧腱束或行肌腱移植进行修复。若病程长，近指间关节囊严重挛缩，关节被动活动受限，并处于非功能位，除考虑行近指间关节功能位融合外，也可试行先作近指间关节囊松解，如近指间关节被动活动能恢复正常，亦可采用以下方法予以修复。

（一）利用侧腱束修复法

1. 指征　中央腱束断伤而两个侧腱束完好者，可利用侧腱束移位于近指间关节背侧进行修复。

2. 操作步骤

（1）在手指背侧，以近指间关节为中心作一弧形切口，从中节指骨中部至近节指骨中部（图93-39A）。

（2）逐层切开，向一侧掀起牵开皮瓣，显露指背的伸肌结构，可发现断伤的中央腱束已被瘢痕组织所连接。探查两侧腱束后，如两侧腱束完整，可将其向近、远两侧游离，使之向近指间关节背侧靠拢。

（3）缝合侧腱束：在近指间关节伸直位，于近指间关节背面，将两侧腱束缝在一起，固定2针（图93-39B）。或将两侧腱束于近指间关节近端切断，将其远侧段于近指间关节背面交叉，在近指间关节伸直位，再分别与对侧的侧腱束近端缝合（图93-39C）。

（4）试验缝合张力：局麻下，可让患者轻轻地主动伸屈手指，试验缝合的张力是否合适。张力过大，近指间关节不能完全屈曲；张力太小，近指间关节仍不能完全伸直。

（5）缝合切口。

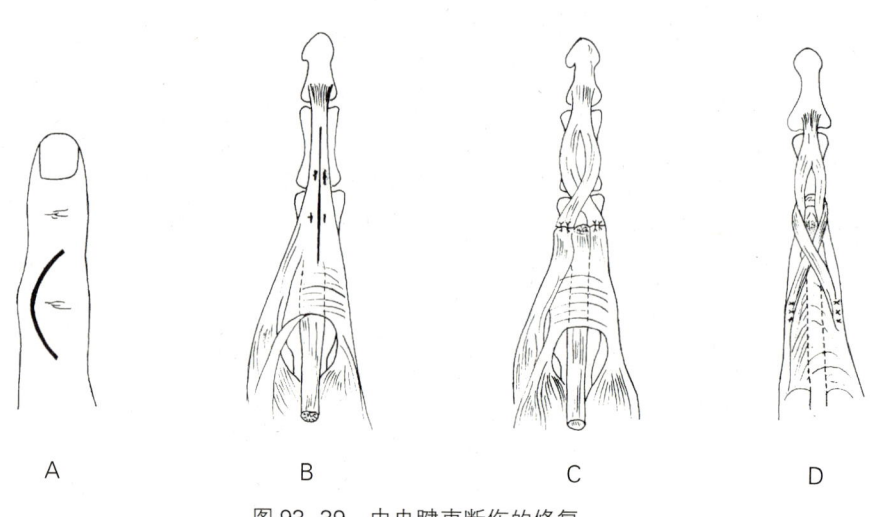

图93-39 中央腱束断伤的修复
A. 手术切口　B、C. 利用侧腱束修复法　D. 肌腱移植修复法

（二）肌腱移植修复术

1. 指征　中央腱束损伤同时侧腱束也有损伤者，可行肌腱移植修补术。

2. 操作步骤　手术切口及显露伸肌结构同利用侧腱束修复法。取一段长约8cm的掌长肌腱，将其于中节指骨近侧穿过指伸肌腱的深面，两断端在近指间关节背面交叉，然后于近指间关节伸直位，分别缝到近节指骨近段伸肌腱两侧的侧腱束上（图93-39D）。缝合时注意适当的张力。最后缝合切口。

3. 术后处理　用克氏针、铝板或石膏托将患指固定于掌指关节屈曲位，近、远指间关节伸直位。3～4周后拆除缝线及固定，近指间关节进行屈伸功能锻炼。

四　伸肌腱帽损伤的修复

指伸肌腱于掌指关节背侧向近节指骨伸延时，分出横形和斜形纤维向两侧扩展变薄，成为指背腱膜的扩张部称腱帽。他与两侧骨间肌和蚓状肌相连，协同完成伸指功能。腱帽近端与掌指关节囊和侧副韧带紧密相连，保持指伸肌腱位于掌指关节背侧的中央，保证掌指关节的正常屈伸功能。若腱帽近端一侧横行纤维损伤，则伸指肌腱将向掌指关节的另一侧滑脱。此时除非将指伸肌腱复位，掌指关节将不能伸直；即使用手法使指伸肌腱复位，一旦屈曲手指，指伸肌腱将立即滑向另一侧，严重影响手功能（图93-40）。新鲜损伤只要将断裂的腱帽相对缝合，伤指于掌指关节伸直位固定3周后进行功能锻炼，疗效良好。若损伤不久，腱帽组织尚完整，仍可直接缝合（图93-41）。病程较长的陈旧性损伤，因断裂的腱帽组织已瘢痕化，不能直接缝合，可用一个翻转的指伸肌腱瓣修复纠正指伸肌腱滑脱，手术方法如下：

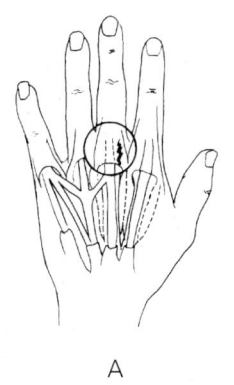 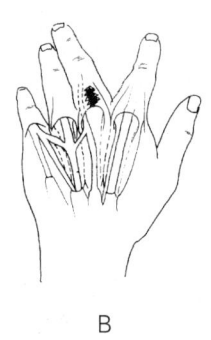 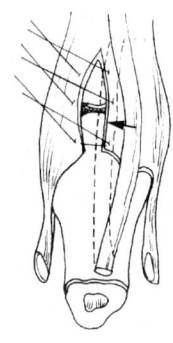

图 93-40　伸肌腱帽损伤机制
A. 中指伸肌腱帽桡侧裂口　B. 造成中指尺侧偏斜

图 93-41　伸肌腱帽损伤的直接缝合

（一）操作步骤

1. 于伤指掌指关节背偏患侧作弧形切口。皮瓣向一侧翻起，皮下即为指伸肌腱组织。可见指伸肌腱向掌指关节健侧滑脱（图93-42A），将其牵拉即可复位。

2. 于伤侧从指伸肌腱由近端向远端切取一条宽3mm、长约3cm的肌腱瓣，肌腱瓣的蒂部刚好在指伸肌腱的腱帽组织近端起始部。为防止肌腱瓣沿肌腱纤维方向继续劈开，在蒂部作固定缝合（图93-42B）。

3. 分出伤侧掌指关节的侧副韧带，部分游离其近端，然后将指伸肌腱瓣向远端翻转，绕过已游离的侧副韧带，再与肌腱瓣蒂部用4-0或5-0的尼龙线作间断缝合，使其成为一个肌腱环，将指伸肌腱重新固定于掌指关节背面中心（图93-42C）。缝合固定肌腱瓣时，应注意适当的张力，应使伤指能在腕关节充分背伸和屈曲时被动活动自如。或让患者试验手指的活动，使掌指关节活动在正常范围内。

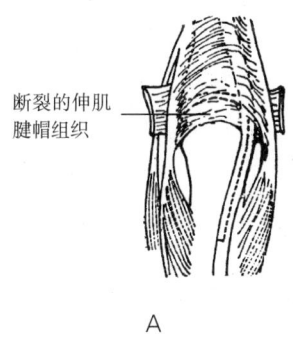 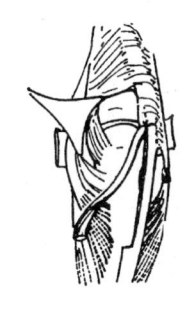 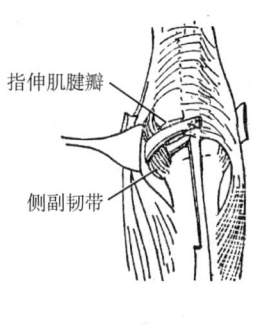 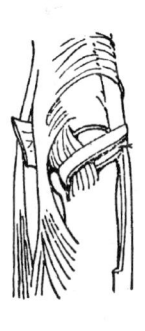

图 93-42　腱帽损伤，指伸肌腱瓣修复法

4. 缝合切口。用石膏托将患肢掌指关节于中度屈曲位固定3~4周，然后拆除缝线及固定，进行掌指关节屈伸功能锻炼。

陈旧性伸肌腱帽损伤时，还可利用伸肌腱帽本身进行修复（图93-43），或利用伸肌腱的腱联合进行修复，方法是将腱联合于健侧的邻指伸肌腱处切断，然后将其向损伤侧翻转，使伸肌腱保持在掌指关节背侧正中位，将腱联合的断端与损伤的腱帽缝合固定（图93-44）。

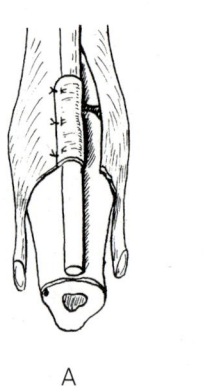 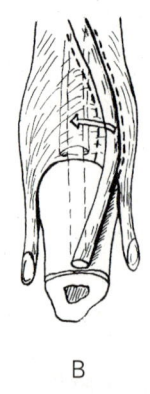 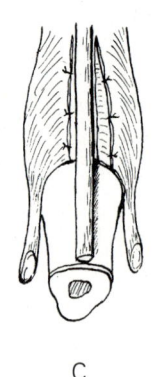

图 93-43 伸肌腱帽自身修复法

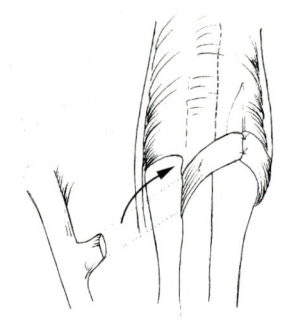

图 93-44 腱帽损伤联合腱修复法

（二）术后处理

术后用石膏托将腕关节于功能位、掌指关节伸直位固定 3～4 周，然后拆除石膏固定及缝线，进行掌关节伸屈活动功能锻炼。

五 手、腕及前臂伸肌腱损伤的修复

掌指关节近端的伸肌腱损伤，产生伤指的掌指关节屈曲畸形及掌指关节主动伸直功能障碍。新鲜损伤，只要皮肤覆盖条件良好，一期伸肌腱直接缝合，术后效果良好。

陈旧性伸肌腱损伤，如伤后时间较短，又无肌腱缺损，二期仍可行肌腱直接缝合。若有肌腱缺损，可于近、远断端行游离肌腱移植修复，或行肌腱移位术，即将示指或小指的指总伸肌腱从远端切断，然后将其近端移位，与伤指指伸肌腱远侧断端行编织缝合，其手术操作方法与拇长伸肌腱损伤修复相同。

位于腕背侧韧带下的伸肌腱损伤进行肌腱修复后，应将损伤处附近的腕背侧韧带部分切除，以防其在狭窄的通道粘连，影响术后伸指功能恢复。

六 拇长伸肌腱损伤的修复

拇长伸肌腱损伤后，拇指指间关节不能伸直，拇指末节呈屈曲畸形，掌指关节屈伸功能也受影响。晚期修复根据其损伤平面不同而异。拇指掌指关节远侧拇长伸肌腱损伤，回缩不远，二期仍可端端缝合。掌指关节近侧损伤，如近端因粘连而回缩少，也可行端端缝合。但常因近端肌腱回缩较远，不能直接缝合。一般常用示指固有伸肌腱转位进行修复，手术方法如下。

（一）操作步骤

1. 于示指掌指关节背侧作一小横切口，找到示指固有伸肌腱止点处。示指固有伸肌腱位于示指指总伸肌腱的尺侧和深面，可让患者活动手指加以辨认。确定后，在其止点处切断，远端缝于示指指总伸肌腱上。

2. 于腕背部稍偏桡侧作一小横切口，将示指固有伸肌腱近侧断端用止血钳夹住，轻轻牵拉，观其肌腱活动，分离出近端，将示指固有伸肌腱从腕部切口中抽出（图93-45A）。

3. 在拇长伸肌腱损伤处附近作一弧形切口，分离出拇长伸肌腱远侧断端。在此切口与腕部切口间打一皮下隧道，将示指固有伸肌腱通过皮下隧道从此切口内拉出。

4. 放松止血带后止血，在腕背伸、拇示指外展、指间关节伸直位，将示指固有伸肌腱近端与拇长伸肌腱远端作编织缝合（图93-45B）。

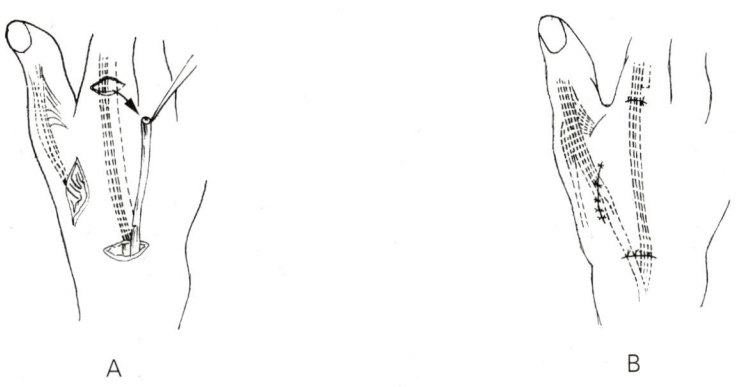

图93-45 拇长伸肌腱损伤，示指固有伸肌腱移位修复法
A. 切取示指固有伸肌腱 B. 作肌腱转移

5. 缝合切口。

（二）术后处理

用前臂掌侧石膏托将患肢固定于腕背伸、拇外展伸直位。术后3~4周拆除缝线及石膏托，进行拇指伸展功能锻炼。

第五节 肌腱手术后的康复治疗

手部肌腱损伤，特别是指屈肌腱损伤修复术后，由于创伤、肿胀、出血，以及在肌腱愈合过程中的瘢痕形成，造成肌腱粘连，影响肌腱的滑动功能，在术后一定的时期内，导致手指屈伸活动功能障碍。

肌腱修复后功能恢复的快慢以及恢复的程度，不仅取决于肌腱损伤的性质、部位、损伤的程度、伴随的其他损伤，以及手术中正确的无创操作，也取决于手术后的康复治疗。因此，肌腱手术后及时而正确的康复治疗，对于肌腱功能的恢复具有重要的作用，是手外科医师在临床工作中不可忽视的重要环节。

肌腱损伤修复术后康复治疗的目的是消除肿胀，促进肌腱愈合，保持和改善手指关节活动，尽早恢复肌腱的滑动功能，尽可能地恢复手指的正常屈伸功能。

肌腱损伤，特别是指屈肌腱损伤修复术后的康复治疗应根据不同的时期采用不同的方法。

一 早期

早期即肌腱修复术后的愈合期，一般为术后3周以内。本期康复治疗的目的主要是消除肿胀，防止感染，促进肌腱愈合，以及保持肌腱的滑动性。主要方法为：

1. 抬高患肢　患者卧床时，将患肢悬吊或用垫枕抬高。患者起床活动时，应去除上肢吊带，避免患肢长时间置于胸前。可嘱患者将患肢高举过头，每天300次左右，有利于静脉回流和消除肿胀。

2. 微波照射　采用小剂量，一天1次。可使患处局部微血管及小动脉扩张，血运增加，使组织的营养和局部供氧得到改善。同时可加快对渗出物的吸收，减轻局部刺激，起到消肿止痛的作用。小剂量微波照射，还可使巨噬细胞活动增强，补体和抗体增加，有利于炎症的控制。

3. 紫外线照射　紫外线照射的红斑反应区的血管扩张促进局部血液循环，改善营养及代谢，水肿、渗出易于吸收，同时还有止痛、消炎和促进伤口愈合的作用。一般采用弱红斑量，隔日1次，共4～6次。

4. 早期活动功能锻炼　特别是在手指屈肌腱损伤一期修复术后，采用橡皮筋牵引法（见图93-15），将患肢腕关节屈曲30°，掌指关节屈曲50°～60°固定，指甲尖用橡皮筋牵引患指于屈曲位。然后在医师指导下主动伸直手指，在橡皮筋的牵引下被动屈曲手指。此时应取得患者的充分合作，严格避免屈肌的主动收缩，以免造成缝合断裂。每天3～4次，每次进行10～20次手指主动伸展、被动屈曲的动作。

二 中期

中期即肌腱无阻抗的功能恢复期，一般为术后4～6周。此期康复治疗的原则为改善血循环，促进瘢痕软化和吸收，改善肌腱滑动性，恢复关节活动度。可采用蜡疗、超声波、音频、电刺激等物理治疗方法。这些方法都具有使治疗局部血管扩张，加速代谢，促进局部血液循环的作用。特别是音频疗法和石蜡疗法等，还具有软化瘢痕和松解粘连的作用，有利于对挛缩的关节进行功能锻炼，增加关节的活动范围。

在这一时期内，已去除包扎的敷料和外固定，可采用被动活动功能锻炼，恢复手指关节的被动活动范围，并在此基础上，通过轻度的主动运动功能锻炼，逐渐恢复腕关节和手指各关节的活动度。

三 晚期

晚期即抗阻力功能锻炼期，一般为术后6周以后。此期康复治疗的原则为进一步软化瘢痕、松解粘连，增加肌肉收缩力量，增加关节活动度。主要方法为：

1. 继续采用以上所使用的一些物理治疗方法，如蜡疗、超声波、电刺激和按摩疗法等，适当增加治疗强度。

2. 加强腕、手关节，特别是手指各关节的主动活动功能锻炼，逐步增加活动强度，逐步提高关节的活动范围。

3. 进行职业训练，采取由简到繁、循序渐进的原则，逐渐增加活动量。

肌腱损伤修复术后的康复治疗不仅是肌腱功能恢复的重要措施，也是一个较漫长的治疗过程。这需要得到患者高度的配合，并且自觉地坚持。一般来讲，肌腱修复术后的康复治疗常需持续3～6个月，甚至更长，应以达到手指肌腱和关节功能的完全恢复为最终目的。因此，希望患者能在医师指导下进行系统的、有序的康复治疗。

肌腱损伤（特别是前臂远端、腕部及掌部的肌腱损伤），修复术后的功能恢复经过系统的康复治疗，功能会得到明显改善，但仍有部分复杂的肌腱损伤和特殊部位的肌腱损伤，如鞘管内的肌腱损伤，需要通过粘连松解手术进一步改善其功能。

（洪光祥　劳杰　高凯鸣）

参考文献

[1] 高楚荣,王道青,陈增海. 手屈肌腱断裂修复术后康复(附60例报道)[J]. 手外科杂志,1992,8(1):18-20.

[2] 王澍寰. 手部肌腱损伤的处理原则[J]. 手外科杂志,1988,4:1-2.

[3] 王书德. 游离肌腱移植术后粘连的防治[J]. 手外科杂志,1988,4:10.

[4] 范振华. 手外科康复锻炼的基本问题[J]. 实用手外科杂,1988,2(1):1.

[5] 杨志明,张贤良,刘文贵,等. 在鞘管区切除和修复纤维鞘管对肌腱愈合的影响[J]. 手外科杂志,1986,2(2):27.

[6] 孟永生,刘巨荣,许文普,等. 屈指肌腱粘连松解术的疗效分析[J]. 中华骨科杂志,1995,15(6):347-349.

[7] 李保华,洪光祥,朱通伯. 二甲基硅油防止手指屈肌腱粘连的实验研究[J]. 手外科杂志,1990,6(4):202.

[8] 郭洪堂,吕国强. 生物膜重建腱鞘急诊修复鞘内屈指肌腱[J]. 中国修复重建外科杂志,1993,7(2):74-75.

[9] 陈秉礼,姜均本. 带血管蒂的掌长肌腱移植治疗复合性手指屈肌腱损伤[J]. 中国修复重建外科杂志,1993,7(2):78-80.

[10] 汤锦波,侍德. 肌腱修复时机及腱鞘处理的实验研究[J]. 中华外科杂志,1995,33(9):532-535.

[11] 刘建宁,丘茂华. 自体静脉游离移植修复重建手肌腱鞘[J]. 中华显微外科杂志,1995,18(1):63-64.

[12] 胡琪,王澍寰. Ⅱc区屈趾肌腱损伤早期修复后粘连的实验研究[J]. 中华手外科杂志,1993,9(1):32-35.

[13] 刘安民. 防止屈指肌腱损伤后粘连的研究进展[J]. 骨与关节损伤杂志,1989,4(4):240-242.

[14] 邹贤华. 物理医学与康复[M]. 北京:华夏出版社,1992.

[15] 汤锦波,石井清一. 各种伤情下屈肌腱的愈合及粘连形成－肌腱愈合新理论系统的探讨[J]. 手外科杂志,1992,8(1):31-35.

[16] Adolfsson L,Soderberg G,Larsson M,et al. The effects of a shortened postoperative mobilization programme after flexor tendon repair in zone 2[J]. J Hand Surg Br,1996,21(1):67-71.

[17] Cautilli D,Schneider L H. Extensor tendon grafting on the dorsum of the hand in massive tendon loss[J]. Hand Clin,1995,11(3):423-429.

[18] Coons M S,Green S M. Boutonniere deformity[J]. Hand Clin,1995,11(3):387-402.

[19] Lamb D W,Kuczynski K. The practice of hand surgery[M]. London:Blackwell Scientific Publications,1981.

[20] Green D P. Operative hand surgery[M]. 2nd ed. New York:Churchill Livingstone,1988.

[21] Gelberman R H,Vande B J,Lundborg G N,et al. Flexor tendon healing and restoration of the gliding surface. An ultrastructural study in dogs[J]. J Bone Joint Surg Am,1983,65(1):70-80.

[22] Grobbelaar A O,Hudson D A. Flexor tendon injuries in children[J]. J Hand Surg Br,1994,19(6):696-698.

[23] Hunter J M,Schneider L H,Mackin E J. Tendon Surgery in the Hand[M]. Washington:The C. V. Mosby Company,1987.

[24] Kilgore E S,Graham W P. The hand-surgical and non-surgical management[M]. London:Lea and Febiger,1977.

[25] Li B H, Hong G X, Zu T B. A histological observation on the flexor tendon healing within intact sheath[J]. J Tongji Med Univ, 1991, 11(3):169-173.

[26] May E J, Silfverskiold K L, Sollerman C J. Controlled mobilization after flexor tendon repair in zone II: a prospective comparison of three methods[J]. J Hand Surg Am, 1992, 17(5):942-952.

[27] Schmidt H M, Lanz U. Chirurgische anatomie der hand[M]. Stuttgart: Hippokrates Verlag, 1992.

[28] Sakellarides H T, Papadopoulos G. Surgical treatment of the divided flexor digitorum profundus tendon in zone 2, delayed more than 6 weeks, by tendon grafting in 50 cases[J]. J Hand Surg Br, 1996, 21(1):63-66.

[29] Wang A W, Gupta A. Early motion after flexor tendon surgery[J]. Hand Clin, 1996, 12(1):43-55.

第九十四章
手及上肢神经损伤

第一节 神经损伤的原因与分类

一 损伤原因

损伤分为闭合伤及开放伤两种。闭合伤，如牵拉伤、挫伤、挤压伤和骨折脱位合并伤等。开放伤，如刀、玻璃等锐器伤等。

（一）开放伤

1. 锐器伤　如刀、玻璃等割伤，多发生在手部、腕部和肘部，造成指神经、正中神经或尺神经完全或不完全断裂。如伤口污染不重，切缘整齐，应争取尽早清创，修复神经。

2. 挫裂伤　钝器损伤如挫伤、机器伤等，造成神经断裂甚至一段神经缺损，伤口多不整齐，软组织损伤较重。如污染不重，能在6小时内清创，可考虑一期修复神经，否则宜留待二期处理。

3. 火器伤　枪弹伤或弹片伤，常合并开放性骨折。高速弹片通过软组织，包括切割伤、挫裂伤、烧伤等，造成较广泛的软组织损伤；尚有炸伤伤道污染，应早期清创，但不缝合伤口，用较健康的肌肉覆盖神经，留待二期修复。

（二）闭合伤

1. 牵拉伤　神经的弹性有限，超限牵拉可引起神经损伤，如臂丛神经损伤。肩关节、髋关节脱位和长骨骨折均可合并神经牵拉伤。如神经损伤缺损过大，虽在关节极度屈曲时可将神经缝合，但术后如伸直关节过快，也可造成神经牵拉伤。神经受牵拉时，神经内的血管闭塞，造成缺血，又加重了神经的损害，影响修复效果。神经牵拉的预后依损伤程度而定，一般较差。初期宜非手术治疗，根据恢复情况决定探查时机。

2. 神经挫伤　钝性暴力引起，一般表现为完全损伤，若挫伤较轻，多数可自行恢复。

3. 挤压伤　如止血带包扎过久，小夹板或石膏过紧，可造成缺血性挛缩，常为正中神经及尺神经不完全损伤。

骨折或脱位合并神经伤很常见，大多因骨折错位的断端刺伤或挤压神经所致。在骨折脱位或手法复位时，也可发生神经牵拉伤，尖锐的骨断端有时可能割断神经。

二 损伤分类

(一) 神经断裂

神经断裂 (neurotmesis) 是指神经发生完全或不完全断裂，多见于开放伤、完全断裂者，临床表现为运动、感觉完全丧失并伴有营养性改变。不完全断裂多表现为不完全瘫痪，由于未断裂部位也受到振荡、挫伤或牵拉，故伤后数日至数周内可出现完全瘫痪，以后部分恢复。如为横断损伤，须及时缝合神经断端。

(二) 轴突断裂

轴突断裂 (axonotmesis) 是指神经轴突断裂，但鞘膜完整，表现为神经完全性损伤，有变性改变，可自行恢复，多发生于挤压伤或较轻的牵拉伤，如止血带损伤，多在数月内完全恢复。但临床所见牵拉伤往往伴有不同程度的神经轴突及鞘膜断裂，经过一段时间可有部分恢复。因此，对牵拉伤和闭合性骨折脱位引起的神经伤，一般宜观察一段时间，然后再考虑手术探查。

(三) 神经失用

神经失用 (neurapraxia) 是指神经轴突和鞘膜完整，但功能丧失，表现为运动瘫痪和感觉减退而电生理反应正常，为神经受压或挫伤引起，大多可以恢复。但如神经持续受压，使神经传导功能中断，如骨折端的压迫、神经周围瘢痕绞窄等，也可造成完全性甚至永久性瘫痪，应及时手术，解除神经压迫。

神经在缺血性挛缩时，往往因缺血、肿胀的压迫而损伤，如能及时解除压迫，可望部分或完全恢复。如拖延过久，可出现严重的永久性损伤，神经内呈纤维化变。

高速枪弹穿过肢体时，神经可因受冲击和震荡而损伤，发生暂时性或永久性损伤。一般较粗的运动神经纤维受影响最大。其恢复期不定，可为数小时至数月。

(四) 神经刺激

神经刺激为四肢神经受到不完全损伤所引起的疼痛。多发生在正中神经及胫神经，可出现灼性神经痛、四肢血管舒缩功能紊乱或营养改变等。

三 神经损伤的病理分型

周围神经损伤的病理分类有 Seddon（1943）的三级分类法及 Sunderland（1951）的五度分类法，其病理改变、临床及肌电表现、治疗原则列表说明如下（表94-1）。

表94-1 周围神经损伤的病理改变、临床表现、肌电改变及治疗原则

Seddon	Sunderland	病理改变	临床表现	肌电改变	治疗原则
神经震荡	Ⅰ度	神经结构完整	肌力及精细感觉丧失，但保护性感觉存在	远端传导速度正常，无失神经电位	电刺激治疗
轴索断裂	Ⅱ度 Ⅲ度	轴索或神经纤维断裂，远端瓦勒变性	运动及感觉均丧失	近、远传导均丧失，失神经电位	电刺激或神经松解术
神经断裂	Ⅳ度 Ⅴ度	神经束或神经干断裂，远端瓦勒变性	运动及感觉均丧失	近、远传导均丧失，失神经电位	神经瘤切除再接

第二节　神经损伤的变性与再生

周围神经断裂后即失去推动传导冲动的作用。一般认为，神经细胞损伤后不能再生，而神经纤维在一定条件下是可以再生的。中枢神经系统内的神经纤维不能再生。

周围神经切断后，远段神经的改变表现为：神经轴索与细胞体离断后即发生颗粒状变性，不能再传导冲动，数日内完全破碎消失。髓鞘的破坏较慢，磷脂鞘裂解为卵形团块，被施万（Schwann）细胞吞噬。施万细胞增生，在原髓鞘基膜管内形成纵行排列的施万细胞柱。神经切断处的施万细胞向近端增生突出，以接近近段神经。

近段神经的改变：神经切断后，近侧神经轴突只有小段发生变性，其变性改变不超过一个朗飞（Ranvier）结，神经鞘膜也增生。

周围神经切断后，远段发生神经轴索变性、髓鞘分解消失和神经鞘膜增生等一系列改变，称为瓦勒（Wallerrian）变性。神经断裂7～10天后，近段神经轴突开始向远侧生长；如行缝接，以后每天长1～2mm，即使能长至末梢器官，其功能恢复也需要一段时间。如神经断端有距离，近段轴突不能进入远段神经鞘，逐与瘢痕组织混杂生长，成为一团，形成假性神经瘤。

周围神经损伤后，所支配的肌肉立刻瘫痪，肌肉细胞逐渐萎缩，细胞间纤维组织增生，运动终板变形，以致消失，故早期修复神经对运动功能的恢复有利。神经损伤后，其感觉神经分布区的各种感觉丧失，还出现营养性改变。如能及时准确缝接神经，可获良好效果。但缝接后不能使每一神经轴突都成功地长入神经鞘，故不能得到完全恢复。混合神经中，如运动神经与感觉神经纤维交叉生长，在功能上是无效的。因此，混合神经缝接的效果较单纯感觉或运动神经为差，如尺神经缝接一般不如桡神经缝接效果好，因桡神经中感觉神经纤维所占比例很小。如神经断端距离过大，可作神经移植，移植的神经也发生如远段神经的改变。神经移植的效果远不如对端缝接好。如神经周围瘢痕组织多，对神经有绞窄作用，将影响神经的再生和恢复。伤口有感染，神经暴露其中，也可受到严重破坏。缝接神经时，必须切除两断端的瘢痕直至正常神经组织切面，缝接后才能取得较好效果。

施万细胞在神经再生中起着重要作用。损伤远侧施万细胞分裂增殖形成带状排列，对再生轴突起引导作用，并可引导生长锥的迁移方向。施万细胞与靶器官还能分泌多种神经营养因子（neurotrophin factors），如神经生长因子、脑源性神经生长因子、神经营养蛋白和促进轴突生长的细胞外基质分子，如层粘连蛋白和纤维连接蛋白等几十种多肽或蛋白质类活性物质，营养、支持神经细胞的增殖、代谢、坏死、调控、轴突的再生与髓鞘的形成。

第三节　周围神经的生物力学

一　周围神经的力学性质

周围神经的力学性质通常是指周围神经干承受张力时本身所具备的特性。由于周围神经是一种黏弹性物质，既具有弹性体的某些性质，又具有黏性体的性质。不同种属，不同个体，甚至同一个体的不同部位的神经，其黏弹性质有所不同。周围神经在一定范围内具有较高的弹性，神经干内各成分能在一定范围内适应外力牵张，超出该范围则发生神经性质的根本改变。

（一）应力-应变关系

应力是物体单位截面积上所承受的力，应变是物体单位长度所产生的变形。

1. 应力-应变曲线的性质　周围神经在优先变形时，具有非线性的应力-应变特征。通过对离体神经干"负荷-延长量"的研究，人们发现：①就某一段神经而言，在神经一端悬挂不同重量的物体时，神经的延长量与所受的牵拉力并不成比例，而是呈屈从线上升；②在牵拉的不同时期，延长量的变化或大于载荷的变化，或小于载荷的变化；③对于不同种属、不同个体，同一神经的不同节段，载荷与延长量关系的变化有很大的差异。一般来说，应力-应变曲线分为开始的平缓部和后来的陡直部两个部分，即在弹性限度以内，张力随着神经干长度的增加而缓慢增加，曲线相对平缓，超过了弹性限度，延长即便很少，张力却急剧增加，使曲线呈现直线样上升。

2. 不同神经的应力-应变曲线性状不同　所有周围神经都有一定程度的弹性，其应力-应变关系各不相同，这与神经组成成分质与量的差异，以及排列方式的不同有关。因此相同程度的应变可能需要不同量的牵拉力，同样的作用力产生的延长量不一定相同。应力-应变曲线性状还受到施力方式、速度以及神经两端的固定方式的影响，比较不同神经的力学性质，这些外部因素必须一致。

3. 在体活神经的应力-应变关系　在体周围神经的生理活动受到全身的神经-体液系统的调节，影响因素较多。通过对在体非游离神经和在体游离神经载荷-延长量关系的比较，可以看到，达到同样延长量时，非游离神经的张力上升较快，这是周围神经组织静止状态的惯性所决定的。周围组织对神经的牵拉，可导致断端处的张力迅速增加，因此张力往往集中在断端的缝合口处。

（二）静息张力

周围神经和其他组织一样，在正常生理状态下是有应力的。静息张力与周围神经的神经干的种类、粗细、组织元素的组成定量、束的结构、神经本身的解剖学位置、神经周围的滑动组织的状态以及肢体关节的位置等有关。一般以神经切断后的回缩量来间接表示其静息张力的大小。通常认为，急性期回缩是神经从生理应力释放到无应力状态所致，与组织本身的弹性有关；慢性期回缩可能是损伤改变了神经组织胶原细胞的含量、类型和排布，与生化反应有关。

（三）蠕变

蠕变是物体在恒定应力的作用下，其形变随时间增加而增加的现象。在生理极限内，神经组织能通过它本身的顺应性和横截面积的改变来适应张力。

（四）滞后现象

滞后现象是指组织在加载和卸载循环过程中能量的损耗，两条应力-应变曲线不重合的现象。周围神经的黏性和弹性是并存的，在不同时期可分别表现以弹性或黏性为主。一般来说，在神经被牵拉的初期，主要表现弹性性质，由于有黏性性质的参与，此时的卸载过程中，其应变对应力的响应总要落后于加载过程，卸载曲线与加载曲线不重合，表现出滞后现象。在中、后期，由于张力已超出神经组织的弹性极限，主要表现为黏性性质，并一直持续到"断裂点"。但是，虽然有滞后现象的存在，但神经在加载前的初始状态和卸载后的终末状态可能是一致的，只是整个神经干的卸载历程与加载历程不重叠。神经产生滞后现象是其本身的固有特性。

（五）应力松弛

在常应变下，应力随着时间的增加而逐渐减小的现象称为应力松弛。应力松弛的特性可以保护神经免受高掌力损害。滞后、蠕变、松弛三者统称为黏弹性特征。松弛后的应力可下降为松弛前的30%~50%。初始应变状态不同，应力松弛的程度也不同。初始应变力越小，应力松弛的程度越大。应力松弛还与时间有关，随着时间的增加，应力松弛相应减少。应力松弛是神经组织对变形的适应性反应，对于确定神经损伤的张力临界点、正确评价慢性牵拉伤的损伤程度和预后估测、重新认识缝合口张力都具有非常重要的意义。

二 周围神经抗张性的结构基础与力学特点

周围神经承受张力时表现出自身的力学性质，表示神经干具有一定程度的抗张力。由于周围神经不是各向同性的均质结构，结缔组织鞘比较强壮，而髓鞘和轴浆则类似液体状，因此神经内各结构成分承受张力的能力不一。总的来说，束内组织主要表现为黏性性质，其自我保护能力较弱。

（一）神经纤维

光镜下，有髓神经纤维和无髓神经纤维呈波浪状纵向平行排列。电镜下，许多有髓神经纤维像望远镜套筒一样，有许多可伸缩的内套叠，轴突本身富含微丝微管系统等细胞骨架结构。所以，神经纤维实际的长度比神经干要长，并具有一定范围的伸长与缓和弯曲角度等特性。从生化角度来看，在神经纤维中，轴突含水分较多，达到85%~90%，固体物质中含有蛋白质和极少量的脂质；而髓鞘中含水分较少（40%~60%）；固体物质中60%是脂质，40%是蛋白。因此，髓鞘的黏性比轴突大得多。直径越大的神经纤维，髓鞘越厚，黏性越大，对牵张的耐受性越差，越容易受到损伤。

（二）神经内结缔组织

1. 神经内膜　丰富、纤细的胶原纤维排列成束，是神经内膜的一个显著特征，由施万细胞基底膜和神经内膜间隙组成。施万细胞基底膜包绕神经纤维，在郎飞结处，与轴索膜直接相贴。无论是有髓神经纤维还是无髓神经纤维，其基底膜是不间断的。因此，每根神经纤维居于它固有的施万细胞基底膜管内。此管从脊髓或脑起始，直至周围靶器官，全长相续。基底膜的神经内膜间隙主要由胶原纤维填充。胶原小袋的存在是内膜的一个特征，它是围绕无髓轴突的施万细胞将一束胶原纤维包裹起来形成的。因此，内膜胶原对神经的渗透，可将邻近细胞连成一个整体，从而增加了神经纤维的扩展能力和抗张性。

2. 神经束膜　束膜以扁平细胞和胶原纤维交替的板层结构为特征。束膜的胶原纤维大多纵行走向，也有斜行或环行，比较坚韧；束膜细胞间首尾相连，形成紧密连接。从组成上来看，神经束膜是一个重要的屏障结构，细胞间通过紧密连接相连，这种连接有非常牢固的细胞连接作用，可以使细胞发生轻微变形和传递收缩力，抗御一定程度的机械刺激；同时，细胞层间坚韧的胶原纤维使束膜具有较高的抗张力。

3. 神经外膜　外膜包含三种细胞外纤维，最多的是胶原纤维，主要纵行走向，韧性大，抗拉力强。弹性纤维多位于外周，纵行排列成一板层，富于弹性，被拉长50%~100%后除去外力，仍能恢复原状，其机械性能与胶原纤维互为补充。因此，胶原纤维和弹性纤维交织在一起，既有韧性又有弹性，使组织的形态和位置既有相对稳定性，又有一定程度的可变性，不易损伤。

（三）神经结缔组织的胶原成分

胶原是机体的基本结构成分，它赋予机体以机械整体和强度，对组织力学性能产生重要的影响。胶原纤维由胶原原纤维组成，它的基本成分是胶原蛋白分子。根据组成胶原的肽链的不同，一般将胶原蛋白分为五型。Ⅰ型胶原在三层膜中都有，但主要在外膜中，抗张力性能很强；Ⅱ型主要在基底膜中，起连接和填充的作用；Ⅲ型胶原主要分布在束膜和内膜，使它们具有一定的弹性；Ⅳ型和Ⅴ型胶原常围绕神经纤维成套管样，或在束膜中区别板层。

（四）神经的血管系统

正常状态下，营养神经的血管呈节段性分布，进入神经的营养血管和分布于神经内部各层血管的特点，是能在一定程度上适应神经的伸长。束内毛细血管的复杂分支和弯曲行程，一方面使神经内血流方向极不规则，减慢血流通过的速度，增加物质交换的概率，另一方面，能耐受一定程度的牵张，保证神经的血液供应。外力作用于神经后，这些弯曲消失，血管管腔狭窄或闭塞，血流部分或完全阻断，由于神经横断面积的减小，血管还受到环向压迫的作用。

Sunderland指出，神经形态结构的特点是神经干在组织床上纡曲存在，神经束在外膜内纡曲走行，神经纤维在束内纡曲排列。也就是说，在肢体上任何固定两点间的神经干索包含的神经纤维的实际长度比两点间的直线距离长。当一条神经被逐渐牵拉，神经干和神经束的纡曲首先消失，但神经纤维仍处于松弛状态。这使可能造成损伤的力得到吸收和中和，保护了神经纤维。当神经干和神经束被拉直并继续拉伸时，则主要表现为弹性性质。继续牵拉，可见神经纤维伸直、延长，直到断裂，最后束膜撕裂损伤，标志着神经失去了抗张力强度和弹性。由此可见，赋予神经抗张力性的原因主要是束膜的存在。神经束在神经内又分又合交错呈丛状，这种变化的神经束排列，本身就提高了神经的抗张性，同样的束面积，束的数目越多，抗张性越强。因此，神经受到牵拉时，各点承受的应力不同，损伤的程度也不一样，会出现某些敏感点，神经的断裂点在一定程度上取决于神经干的内部结构。神经干应力和神经束应力的比较，可以部分反映神经束组织和外膜的抗张性能，但适合的周围神经力学模型尚需要进一步研究探索。

第四节　周围神经损伤的检查

一　临床检查

对四肢损伤应进行神经检查，以判断有无神经损伤以及损伤的部位、性质和程度。

（一）伤部检查

首先检查有无伤口，如有伤口，应检查其范围和深度、软组织损伤情况以及有无感染。查明枪弹非贯通伤或贯通伤的径路，有无骨折及脱位。如伤口已愈合，需观察瘢痕情况和有无动脉瘤、动静脉瘘形成等。

（二）肢体姿势

肢体休息的姿势可反映神经、肌肉的状况，桡神经伤后出现腕下垂，尺神经伤后有爪状手，即第4、5指的掌指关节过伸、指间关节屈曲、正中神经伤后出现猿手畸形，即鱼际肌瘫痪，拇指与其他诸指平行。腓总神经伤后出现足下垂。

（三）运动功能检查

根据肌肉瘫痪程度判断神经损伤情况，一般用6级法区分肌力。

M"0"级：无肌肉收缩。

M "1"级：肌肉稍有收缩。

M "2"级：关节有动作，在不对抗地心引力的情况下，能主动向一定方向活动，可使该关节达到完全的活动度。

M "3"级：在对抗地心引力的情况下，达到关节完全活动度，但不能对抗阻力。

M "4"级：能对抗阻力达到关节完全动作，但肌力较健侧差。

M "5"级：正常。

周围神经损伤所支配的肌肉瘫痪、进行性肌萎缩和肌张力消失。

（四）感觉功能检查

神经的感觉功能纤维在皮肤上有一定的分布区，检查感觉减退或消失的范围可判断是哪根神经损伤及损伤程度。一般只检查痛觉及触觉即可。相邻的感觉神经分布区有重叠支配的现象，神经伤后数日内感觉消失范围逐渐缩小，但并不能说明神经已有恢复，而是邻近神经的功能代替，最后只有该神经单独的分布区无任何感觉恢复。检查时可与健侧皮肤对比。实体觉与浅触觉为精细感觉，痛觉与深触觉为粗感觉。神经修复后，粗感觉的恢复较早也较好。检查手指的精细感觉时，可作两点分辨觉和拾物试验，并闭目，用手触摸辨识物体。触觉不良时不易做到。

感觉功能障碍也可用6级法区分其程度。

S "0"级：完全无感觉。

S "1"级：深痛觉存在。

S "2"级：有痛觉及部分触觉。

S "2+"级：痛觉和触觉完全，但有过敏现象。

S "3"级：痛觉、触觉完全，过敏现象消失，且有两点分辨觉，但距离较大，常>15mm。

S "4"级：感觉完全正常。

（五）腱反射

根据神经支配较好的肌肉受损情况，出现腱反射减退或消失。

（六）营养改变

神经损伤后，其支配区皮肤温度低、无汗、光滑、萎缩，指甲起屑，呈爪状弯曲。坐骨神经损伤后，发生足底压迫性溃疡，易发生冻伤。无汗或少汗区一般与感觉消失的范围相符合。可作出汗试验，常用的方法有茚三酮指印试验：在发汗后，将患者手指在净纸上按一指印，用铅笔画出手指范围，将纸浸于茚三酮溶液中后取出烤干。如指印处显示紫色点状指纹（用硝酸溶液浸泡固定可长期保存），证实该指具有出汗功能。因汗中含多种氨基酸，遇茚三酮后变为紫色。多次检查对比，可观察神经恢复情况。

（七）神经干叩击试验（Tinel征）

神经损伤后或损伤神经修复后，在相应平面轻叩神经，其分布区会出现放射痛或过电现象。这一体征对神经损伤的诊断和神经再生的进程有较大的判断意义。随着再生过程的不断进展，可在远侧相应部位叩击诱发此过敏现象。检查时应注意，必须从肢体远端逐渐向近端叩击。如从近端向远端叩击，Tinel征将可能比从远端向近端叩击远4~6cm，是不可靠的。

二、电生理检查

电生理检查是近50年发展起来的诊断技术，它将神经肌肉兴奋时发生的生物电变化引导出并加以放大和记录，根据电位变化的波动、振幅、潜伏期等数据，分析判断神经、肌肉系统处于何种状态。最初应用直流电变性反应检查强度-时间曲线（时值）。20世纪50年代，针电极肌电图开始应用于临床，尤其是近十多年来广泛采用诱发电位方法和平均、叠加技术，更增加了电生理检查的使用范围和价值。临床上将电生理检查分肌电图（electromyography，EMG）、神经电图（electroneurography）和诱发电位（evoked potential）等，有人习惯将神经电图归入肌电图中，概念上不够准确。由于神经电图产生的原理与诱发电位相同，是使用脉冲诱发出的神经肌肉兴奋电位，故归入诱发电位较妥当。本节将电生理检查分为肌电图和诱发电位两大类。

（一）肌电图检查

用同心圆针电极刺入被检肌肉，记录其静止及不同程度自主收缩所产生的动作电位及声响的变化，分析肌肉、运动终板及其支配神经的生理和病理状况。

临床意义：

1. 确定神经有无损伤及损伤的程度　神经完全损伤时肌肉不能自主收缩，记录不到电位，或出现纤颤电位、正锐波等；部分损伤时可见平均时限延长，波幅及电压降低，变化程度与损伤的轻重有关。

2. 有助于鉴别神经源性或肌源性损害　一般认为自发电位的出现是神经源性损害的特征。

3. 有助于观察神经再生情况　神经再生早期出现低波幅的多相性运动单位波，并逐渐形成高电压的巨大单位。定期观察其变化，可以判断神经再生的质量和进展。如再生电位数量增多，波形渐趋正常，纤颤波减少，提示预后良好，否则预后不佳或需手术治疗。

（二）诱发电位检查

利用一定形态的脉冲电流刺激神经干，在该神经的相应中枢部位、支配区或神经干上记录所诱发的动作电位。临床常用的检查项目有：肌肉动作电位（muscle active potential，MAP）、感觉神经动作电位（sensory nerve active potential，SNAP）及体感诱发电位（somatosensory evoked potential，SEP）等。运动诱发电位（motor evoked potenital，MEP）是近年开展的一项新技术，对诊断脑与脊髓传出通道（即运动神经通道）的损伤和疾病有一定意义（图94-1～图94-3）。

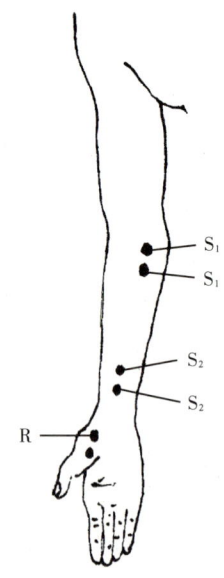

图94-1　MAP测定方法（以正中神经为例）

第1刺激点在上臂或肘部，第2刺激点在右腕部，记录电极右大鱼际表面　S＝刺激；R＝记录

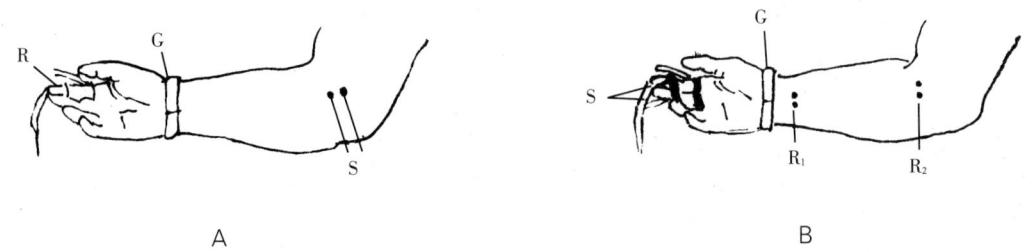

图 94-2　SNAP 测定方法（以正中神经为例）
A. 逆行法　B. 顺行法
S=刺激；R=记录；G=地线

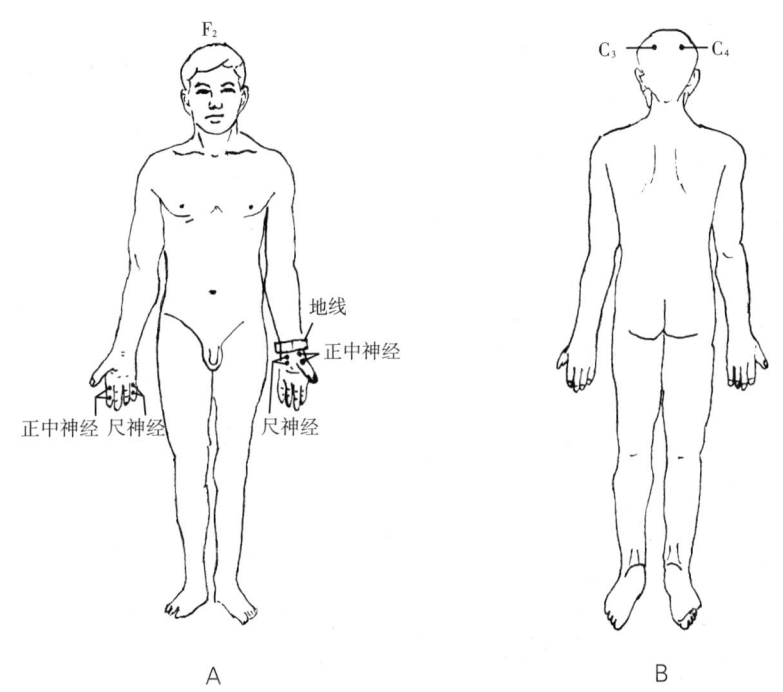

图 94-3　SEP 测定方法（以上肢神经为例）
刺激腕部或相应手指，在颅顶中点后 2cm、旁开 7cm
C3、C4 区为针极记录，F2 区为参考电极

各电位的观察指标有波形、波幅、潜伏期和传导速度等。传导速度较稳定，是最常用的观察指标。其计算方法是将两刺激点所诱发出电位的潜伏期差除两点间的距离，即传导速度＝距离/时间。正常成人肘以下正中神经运动传导速度（MCV）为 55～65m/s，感觉传导速度（SCV）为 50～60m/s。上肢神经传导速度快于下肢，近端快于远端。SEP 主要观察潜伏期，以第一负相波峰计算潜伏期。正常成人在腕部刺激正中神经（尺神经）SEP 潜伏期在 19～20m/s 之间，故将第一负相波峰命名为 N19 或 N20。

临床意义：

1. 神经损伤的诊断　当神经完全损伤时，诱发电位一般表现为一条直线或有少许干扰波。但应注意：①感觉神经动作电位之诱发较难，并非所有感觉神经动作电位阴性均为完全损伤，应结合临床检查判断。②极少数完全损伤仍可诱发出肌肉动作电位，应予鉴别。

神经部分损伤时，诱发电位可出现程度不同的波形改变、振幅降低、潜伏期延长或传导速度减慢，可根据判断有无神经损伤及损伤程度轻重。SNAP的幅度小，对损伤的敏感性大于MAP与SEP，故诊断价值较大。如只测MAP或SEP，可能漏诊，尤其是对部分损伤。

出现神经卡压时，分段测定诱发电位对判断有无神经损伤及其定位有较大意义。

近体端神经损伤（如臂丛损伤）时，在测定SEP的同时测定损伤以远的SNAP，可确定有无根性节前撕脱，表现为能记录到SNAP，但记录不到SEP。

2. 神经再生及预后的估计

（1）一般认为，神经干动作定位出现最早，家兔实验表明术后4周即可测出神经干动作电位。诱发肌电位的出现比神经干动作电位迟数周，但早于临床功能恢复。我们观察到，前臂正中神经全段缝合术后3个月，即可诱发SEP，术后6个月开始出现MAP，10个月时可见于95%以上的患者；术后8个月开始出现SNAP，因其幅度小，诱发较难，少数患者术后10年以上仍记录不到SNAP。适当的神经松解术有助于诱发SNAP。此外，电位的恢复时间与神经再生质量及预后有关。电位出现早，说明神经再生良好，预示预后良好。我们注意到，神经缝合术后3个月可测出SEP者预后良好。由此可见，临床功能无恢复或恢复不完善时，可通过对诱发电位的观察，判断神经再生的质量和预后。

（2）诱发电位结构与临床疗效分级基本呈平行关系，电生理恢复率（即患侧值占健侧值的百分比）随疗效分级降低而降低，对评定疗效有参考意义。我们发现当感觉S"2+"级时，仅5%的患者可测到SNAP。故测出SNAP时，感觉多在S"3"级以上。

（3）与功能恢复一样，诱发电位也不能恢复至正常水平。根据我们的观察，临床疗效优良者，波幅恢复为健侧的65%左右，传导速度恢复为健侧的80%左右；术后数十年仍恢复不完全。

3. 对神经再生过程中治疗的指导意义

（1）可以了解早期神经再生的质量，便于及早采取必要的处理，以争取时间，提高疗效。

（2）当SNAP可测出而SEP测不出时，可确定为根性节前撕脱伤，有助于确定治疗方案，即可不需定时间的观察而作探查术或直接作神经移植术。

（3）部分损伤时神经保持其连续性，但有神经瘤形成时，如损伤远段能记录到神经动作电位，或运动神经传导速度达36m/s以上，自行恢复率可达90%，不需作神经瘤切除吻合，但常须作神经松解术。

（4）在脊髓探查或脊柱侧弯矫正术中，应用SEP进行手术监护，对防止脊髓损伤并发症有肯定价值。

（5）当临床难以判断是否需手术探查重新吻合时，诱发电位检查有参考意义。我们的资料表明，再手术探查的指征是：①神经缝合术后3~4月测不到SEP；②术后10个月以上只能测到MAP，且不能排除假象，或只能测到明显不正常的SEP，而测不到MAP和SNAP；③术后1年以上测不到SNAP，而SEP潜伏期延长达4ms以上。

第五节　神经损伤的治疗

一　非手术治疗

非手术治疗的目的是为神经和肢体功能的恢复创造条件。防止肌肉萎缩和关节僵硬的治疗措施，伤后和术后均可采用。

(一) 解除骨折端的压迫

肢体骨折引起的神经损伤，首先应用手法骨折复位固定，解除骨折端对神经的压迫，如神经未断，可望在1～3个月后恢复功能，否则应及早手术探查。如估计有的神经嵌入骨折断端间，如肱骨中下段骨折合并桡神经伤，此时应及早手术，以免手法复位时挫断神经。

(二) 防止瘫痪肌肉被过度牵拉

采用适合的夹板将瘫痪肌肉保持在松弛位置。如桡神经损伤可用伸腕、伸指弹性夹板（图94-4），腓总神经损伤造成的足下垂用防下垂支架等。

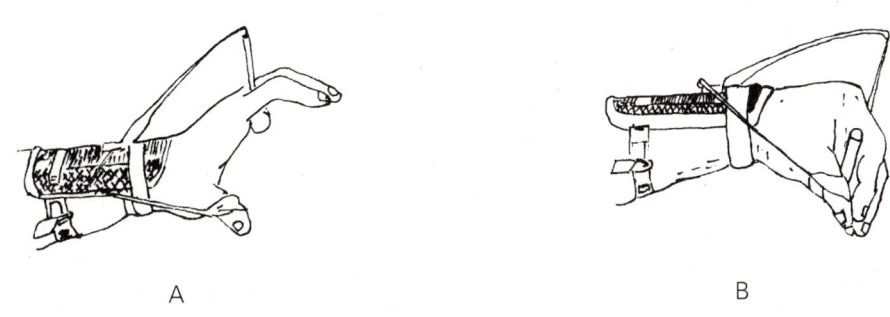

图94-4 悬吊弹簧夹板
A. 纠正手下垂 B. 锻炼腕、指活动

(三) 保持关节活动度

神经虽损伤，但对相应关节进行被动活动可预防因肌肉失去平衡而引起畸形，如腓总神经损伤足下垂可引起跖屈畸形、尺神经瘫痪引起爪形手等。应进行被动活动，锻炼关节活动度，一日多次。一般认为，一个关节每天做完全伸屈活动20次以上，则保证软骨面的营养，充分活动关节还可以保持肌肉的弹性，则要求每日完全活动关节500～1000次。如关节发生僵硬或挛缩，虽神经有所恢复，肢体功能也不会满意，尤其是在手部。

(四) 进行物理治疗

可用按摩、电刺激等方法保持肌肉张力，减轻肌肉萎缩，防止肌肉纤维化。

(五) 进行体育疗法

锻炼恢复中的肌肉，增进肢体功能。

(六) 保护伤肢

保护伤肢，使其免受烫伤、冻伤、压伤及其他损伤。

二 手术治疗

神经损伤后的修复时机很重要，原则上愈早愈好，但时间不是绝对的因素，晚期修复也可以取得一定的疗效。

锐器伤在早期清创时，即可进行一期神经缝接术。火器伤早期清创时，对神经不做一期修

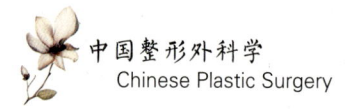

复，待伤口愈合后1～3个月再次手术缝接神经。神经修复的效果，年轻人较老年人好，纯感觉神经和纯运动神经较混合神经为好，近末梢神经较近中枢神经为好，早期修复较晚期修复好。

（一）神经松解术

有神经外松解术与神经内松解术两种方法。前者是解除骨端压迫，分离和切除神经周围瘢痕组织。后者除神经外松解外，尚须切开或切除病变神经外膜，分离神经束之间的瘢痕粘连。

1. 神经外松解术

（1）适应证：神经被骨折端压迫或骨折移位较大，神经嵌入骨折断端时，应手术游离神经，固定骨折。如神经受压过久，周围有瘢痕形成，不仅要解除骨折端压迫，尚须作神经松解术。神经周围创伤或感染，有广泛瘢痕形成时，神经有不同程度的粘连和压迫，也须作神经外松解术。

（2）麻醉：根据手术部位和患者的年龄选择适当的麻醉方法。在上肢，成人可用臂丛神经阻滞麻醉；小儿可用基础麻醉加臂丛神经阻滞麻醉。

（3）止血带的应用：手术操作应驱血后在充气止血带下进行，可得到清晰的术野，便于辨认、解剖、分离神经和血管，以免损伤神经束、神经分支和神经干上重要的营养血管。但须掌握止血带的压力和止血时间，每次不得超过1小时，如到1小时手术还不能结束，则应休息10分钟后再用。第二次止血时间不得超过40分钟，防止发生止血带麻痹。

（4）手术步骤：以神经病变部位为中心，按神经常规作足够长的切口，显露神经。游离神经时，应分别从切口的远、近两端神经正常部位开始，逐渐游离至损伤部位，避免一开始就在损伤部位瘢痕中盲目分离切割而误伤神经。在切口的两端正常部位游离出神经后，用橡皮条套住神经轻轻牵引，用尖刀或小剪刀将神经从瘢痕仔细分离。瘢痕致密不易分离时，可在瘢痕与神经之间注射生理盐水，边注射边分离。在分离神经过程中，要注意保护神经分支，慎勿损伤，并尽量保存神经干上的营养血管。神经周围的瘢痕组织要彻底切除，将松解后的神经放置在有健康组织的神经床内，以保护并改善神经循环，不再放回瘢痕组织中，以免术后再发生瘢痕粘连和压迫，影响神经修复的效果。神经松解完毕后，放松止血带，彻底止血，用生理盐水冲洗，逐层缝合。肢体不需外固定。

2. 神经内松解术

（1）适应证：做好神经外松解术后，如发现神经病变部较粗大，触之较硬或有硬结，说明神经内有瘢痕粘连和压迫，须进一步作神经内松解术。

（2）手术步骤：宜在手术显微镜或放大镜下进行，用尖刀沿神经纵轴方向切开病变部神经束间的斜行交叉瘢痕纤维组织。在分离神经束时，也可在束间注射生理盐水，边注射边分离。为了准确分离神经束间的瘢痕粘连，应在手术显微镜下操作。行神经束松解后，宜切除病变段的神经外膜。其他各项要求同神经外松解术。

（二）神经缝合术

1. 麻醉、体位、应用止血带、显露及分离神经等项操作　同神经松解术。
2. 显露神经　从神经正常部位分离至断裂部位，注意勿损伤神经分支。
3. 切除神经病变部分准备缝合　先切除近端神经瘤，至切除面露出正常神经束，再切除远段瘢痕组织，要求切除病变组织至见到排列疏松并清晰的神经束，以便缝合取得良好效果，但也不可切除过多，以免缺损过大不易缝合。
4. 克服神经缺损的方法　为克服神经缺损，可分别游离神经远端与近端各一段，或屈曲关节，必要时可轻柔牵拉神经使之逐渐延长。也可采用改变神经位置的神经移位法，如将尺神经由肘后移至肘前，缩短距离，使神经两端得以接近，缝合时无张力。正中神经和尺神经通过游离神经、屈曲关节等方法，可以克服的最大缺损长度为：上臂5～6cm，肘部8～9cm，前臂3～4cm，腕部3~4cm。

切除神经瘤前应估计切除后能否缝合，如关节屈曲后神经对合缝接的长度仍不够，宁可将不健康的组织暂作缝接，甚至缝在神经瘤上，固定关节于屈曲位置，必须保证缝合处不承受张力。6周后去除石膏，逐渐练习伸直关节，使神经得以延长。再次手术即可切除不健康的神经组织，重新缝合。在断肢再植或骨折不连接时，如神经缺损较大，可考虑缩短骨干以争取神经对合缝接。

5. 缝合方法　大致分为神经外膜缝合和神经束膜缝合两种。前法只缝合神经外膜，如能准确缝接多可取得较好效果。后法系在手术显微镜下分离出两断端的神经束，将相对应的神经束行神经束膜缝合，此法可增加神经束两端对合的准确性。但术中如何准确鉴别两断端神经束的运动或感觉功能性质，目前尚无快速可靠的方法。因此，束膜缝合有对错的可能，且广泛的束间分离会增加瘢痕形成，甚至损伤束间神经支，而且缝合后将在神经内留下大量的缝线异物。

我们的实验结果表明，在良好的修复条件下，两种吻合方法的效果无明显差别。一般宜采用外膜缝合，因其简便易行，不需特殊设备，根据长期临床实践，其效果胜于其他方法。对神经束较粗大、易识别相对应功能的神经束，可采用束膜缝合。对部分神经损伤，在分出正常与损伤的神经束后，宜用束膜缝合法修复损伤的神经束。此外，根据情况还可采用神经束组缝合法。

（1）神经外膜缝合术（图94-5）：30多年前有人用毛发缝接神经，目前用7-0或8-0尼龙线缝合，只缝合神经外膜，不缝合神经组织。先在神经断端两侧各缝1针定点牵引线，再缝合前面，然后将1根定点线绕过神经后面，牵引定点线翻转神经180°，缝合后面。缝合时应准确对位。两针缝线之间距离以能使断端对合良好为度。为了观察术后神经缝合处有无崩断，可在断端两侧相距1cm的神经束膜上各缝一条细软不锈钢丝，打结作标记，通过X线片观察两个金属结的位置有无改变。

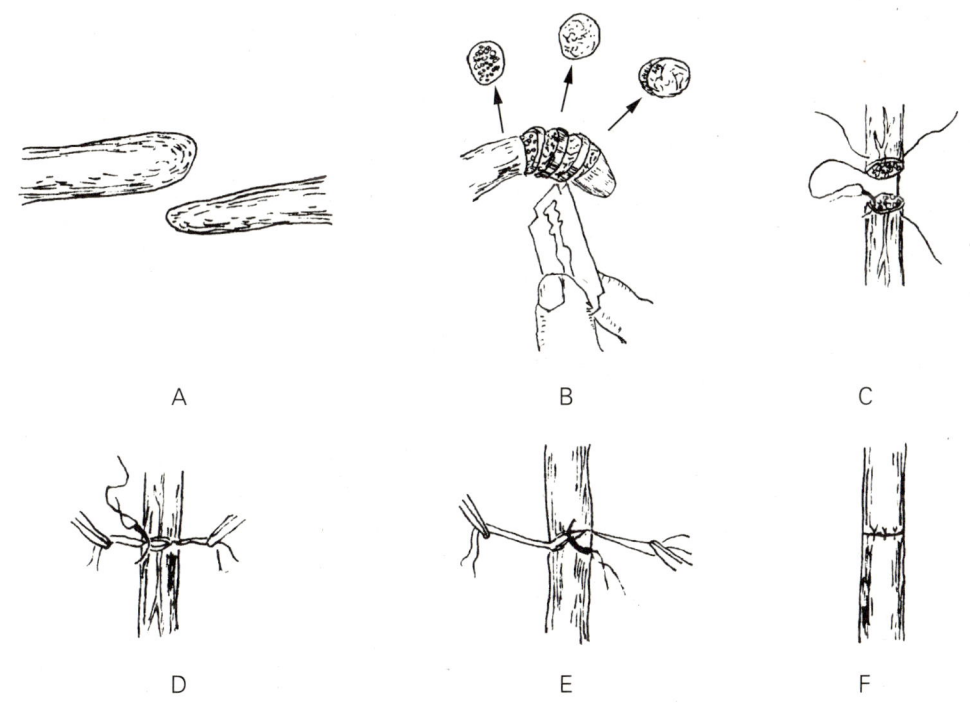

图94-5　神经外膜缝合术

A. 显露近远侧神经断端　B. 切除神经瘤至正常神经组织　C. 缝合神经两侧定点线　D. 牵引定点线，缝合前面　E. 翻转神经，缝合后面　F. 神经缝合完毕

（2）神经束膜缝合术（图94-6）：在手术显微镜下进行。先分别在神经两断端环形切除1～2cm神经外膜，根据断端神经束的粗细和分组情况，分离出若干组相对应的神经束，切除各神经束断端的瘢痕组织直至正常组织。各神经束的断面可不在同一平面上。用10-0尼龙线将各对应神经束膜缝合，只缝合神经束膜，不缝合神经组织。缝合针数以能使两神经端对齐为度，一般每束缝2～3针即可。

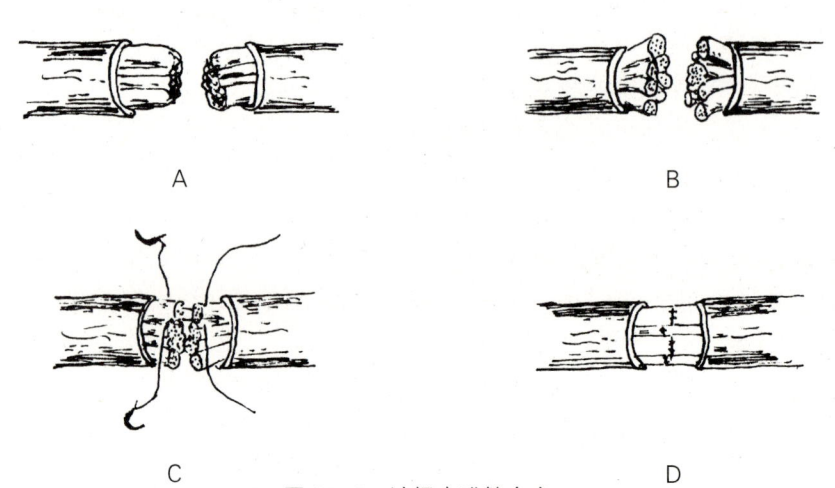

图94-6　神经束膜缝合术

A. 环形切除神经断端的外膜1cm　B. 分离两断端的神经束，切除神经束端瘢痕　C. 缝合相对应的神经束膜　D. 缝合完成

（3）神经束组缝合法：神经干内许多功能相同的神经束聚拢形成束组，周围被由外膜延伸而来的结缔组织包裹，较易分离。作束组缝合时，只将神经干分离成几个功能相同的束组，然后缝合各对应束组的束间外膜及神经束周围组织，不需将神经束逐个分离缝合，以减少创伤。

（4）联合缝合法：即缝合神经外膜及边缘与之相邻的束膜。该法既具有外膜缝合法的优点，又具有束膜缝法的优点，目前在临床上应用甚广。方法简单，不需剥离外膜。

（5）神经部分断裂缝合术：在手术镜或放大镜下进行，仔细辨认神经损伤部分和正常部分，在两者之间沿神经纵轴切开神经外膜，分离出正常部分的神经束加以保护，切除断裂神经的病变部分，用神经束膜缝合法准确缝合。

6. 神经缝合后的术后处理　用石膏固定保存关节于屈曲位，减少神经缝合部位的张力。一般在6周后去除石膏，逐渐练习伸直关节。切不可操之过急，以免神经缝线崩断或拉伤神经。应用临床检查和电生理检查估计神经功能恢复的情况。可摄X线片观察缝在神经束膜上的金属标记物距离，判断缝合处有无分离。恢复期间要注意保护患者，防止外伤、烫伤及冻伤，并采用各种非手术方法治疗，以达到最后的功能恢复。

（三）神经转移及移植术

神经的弹性有一定限度，如缝合时张力过大或须过度屈曲关节才能缝合，手术后缝合处易发生分离或损伤，或因术后过度牵拉而引起缺血坏死，致神经束间结缔组织增生，影响神经的恢复。故如缺损过大、游离神经和过度屈曲关节时才能达到无张力吻合时，如肘关节屈曲大于90°、腕关节屈曲大于60°时，应考虑神经转移和神经移植术。

1. 神经转移术　手外伤后，可利用残指神经修复其他手指的神经损伤。在上肢，如正中神经和尺神经同时在不同平面损伤和缺损，应争取行神经移植修复两条神经；如缺损过大，无法同时修复两条神经时，可转移较长的尺神经近段与正中神经远段缝合，以恢复正中神经的功能。

2. 神经移植术　神经移植时，多取用自体次要的皮神经修复或其他较大神经，常用的有腓肠神经、隐神经、前臂内侧皮神经、股外侧皮神经及桡神经浅支等。可取20~40cm长的神经作移植用，但不可用同侧桡神经浅支修复尺神经，以免患手增加麻木区。

当数条大神经同时损伤时，可利用其中一条修复其他更重要的神经。例如上臂损伤时，正中神经、尺神经、桡神经与肌皮神经均有较大缺损，不能作对端缝合时，可取尺神经分别移植修复正中神经、肌皮和桡神经。在前臂神经、正中神经和尺神经均有较大缺损不能作对端缝合时，可取用尺神经移植修复正中神经。在下肢，坐骨神经缺损过大不能修复时，可将其中的胫神经与腓总神经分开，用腓总神经移植修复胫神经。

3. 神经移植的方法有几种，可根据具体情况选用

（1）单股神经游离移植法：用于移植的神经和待修复的神经应粗细相仿。如利用皮神经或残指的神经修复指神经。可采用神经外膜缝合法，移植神经的长度应稍长于缺损的长度，使神经修复后缝合处无张力，以利于术后早期功能训练。

（2）电缆式神经游离移植法（图94-7）：如用于移植的神经较细，需将数股神经合并起来修复缺损神经。修复时先将移植神经切成多段，缝合神经外膜，形成一条较大的神经，然后与需修复的神经缝合。由于显微外科技术的发展和应用，已逐渐被神经束间游离移植法所取代。

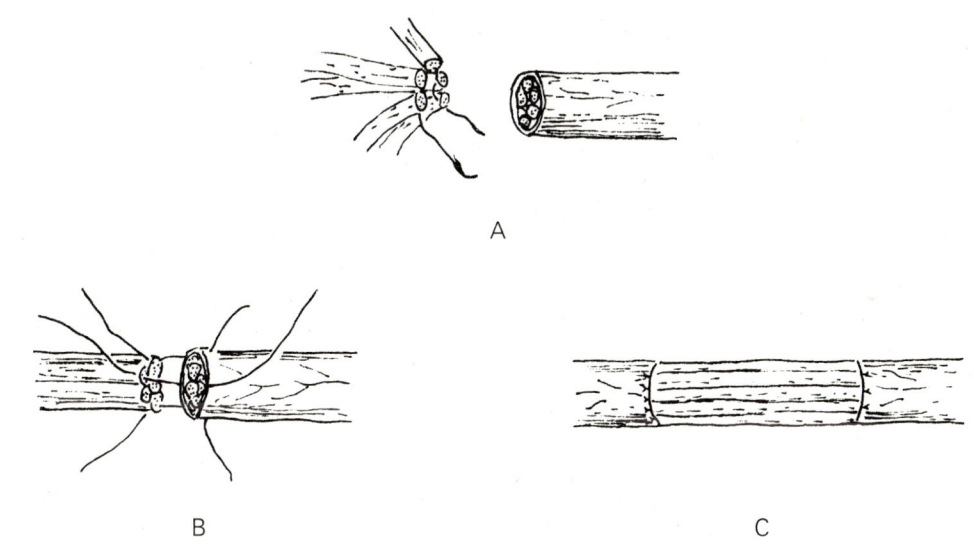

图94-7　电缆式神经游离移植法

（3）神经束间游离移植法（图94-8）：在手术显微镜下进行。先将移植的神经外膜在手术显微镜下完全切除，然后根据修复神经的缺损情况切成多段。缝接的操作技术与神经束膜缝合术相同，即先将神经两断端外膜切除1~2cm，分离出相对应的神经束，切除神经束断端的瘢痕组织至正常部分，然后将移植的神经束置于神经相对应的神经束间作束膜缝合。

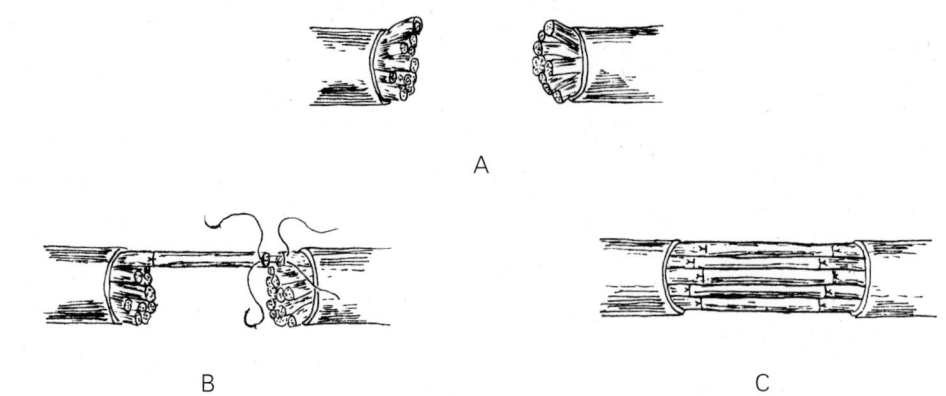

图 94-8 神经束间游离移植法
A. 环形切成断端神经外膜 1cm，分离出各神经束，切除束端瘢痕　B. 将移植神经与相对应的神经束作束膜缝合　C. 缝合完毕

（4）神经带蒂移植法（图94-9）：较细的神经移植后，一般不致发生神经坏死。取用粗大的神经作移植时，由于游离的神经段缺血，往往发生神经中心性坏死，导致束间瘢痕化，影响效果。

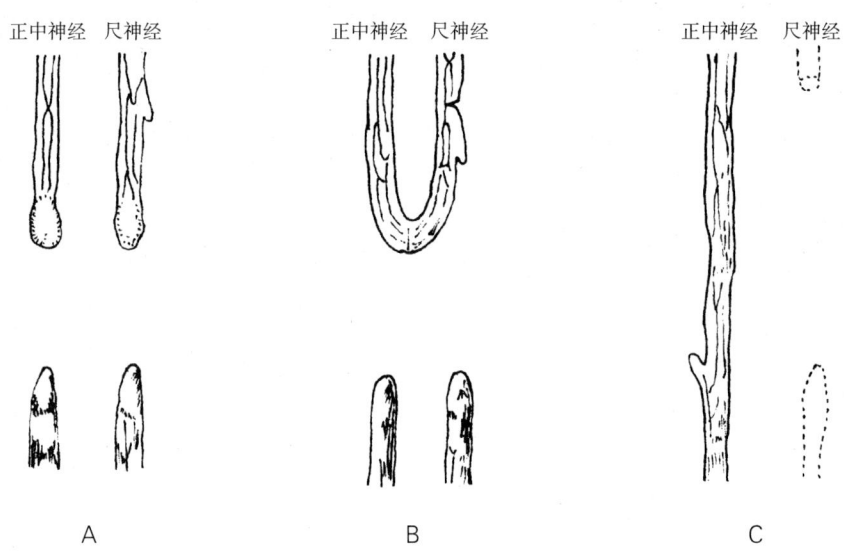

图 94-9 神经带蒂移植法
A. 尺神经和正中神经损伤　B. 切除神经瘤，将两近端缝合并切断尺神经近侧端　C. 游离近端尺神经，带蒂移植与正中神经远端缝合

神经襻式转移法：如正中神经与尺神经同时断裂，缺损过大，无法修复，可以用尺神经修复正中神经。将正中神经和尺神经近端的神经瘤切除，并作对端缝接，再切断尺神经近侧端而尽量保留其血管。6周后游离尺神经近端，缝合于正中神经远端。

（5）带血管蒂神经游离移植法：多用带小隐静脉的腓肠神经作游离移植。

4. 神经转移术和神经移植术的术后处理　同神经缝合术。

第六节　正中神经损伤

腕部的正中神经位置较表浅，易被锐器伤及并常伴有屈肌腱损伤。肱骨髁上骨折与月骨脱位，常合并正中神经损伤，多为挫伤或挤压伤。继发于肩关节、肘关节脱位者为牵拉伤。此外，正中神经可因腕部骨质增生、腕横韧带肥厚或旋前圆肌的肥大，而产生慢性神经压迫症状。

一　临床表现与诊断

（一）腕部正中神经完全断裂

1. 畸形　早期手部畸形不明显，1个月后可见大鱼际肌萎缩、扁平，拇指内收呈猿手畸形。伤后时间越长，畸形越明显。

2. 运动　大鱼际肌（即拇对掌肌、拇短展肌及拇短屈肌）浅头瘫痪，故拇指不能对掌，不能与手掌平面形成90°，不能用拇指指腹接触其他指尖。大鱼际肌萎缩形成猿手畸形。拇短屈肌有时被尺神经支配。

3. 感觉　正中神经损伤对手部感觉的影响最大。在掌侧拇指、示指、中指及环指桡侧半，在背侧示指、中指远节丧失感觉，因此手功能受到严重影响，无实物感，拿东西易掉，容易受到外伤及烫伤。

4. 营养改变　手部皮肤、指甲均有显著营养改变，指骨萎缩，指端变得小而尖，皮肤干燥不出汗。

（二）肘部正中神经断裂

1. 运动　除上述改变外，尚有旋前圆肌、旋前方肌、桡侧腕屈肌、指浅屈肌、指深屈肌桡侧半、拇长屈肌及掌长肌瘫痪，故拇指和示指不能屈曲，握拳时拇指和示指仍伸直。部分患者的中指仅能部分屈曲，示指和中指的掌指关节部分屈曲，但指间关节仍伸直。

2. 感觉与营养改变　同腕部正中神经断裂。

正中神经损伤常可能合并灼性神经痛。

二　治疗

早期手术缝合效果一般较好，但手内肌恢复较差。如对掌功能恢复不佳，可采用对掌成形术及其他肌腱转移术，以改善屈拇、屈指、拇对掌功能。正中神经的缝接方法如下：

（一）前臂及掌部正中神经的显露及缝接

1. 手部切口起自近侧掌横纹，沿大鱼际尺侧5mm至腕横纹。如需较大显露，可由上述切口向前臂作Z形延伸，达需要的长度（图94-10A）。

2. 向两侧牵开皮瓣，在掌部切开掌筋膜，在前臂于掌长肌与桡侧腕屈肌之间切开深筋膜，将指浅屈肌向尺侧牵开，桡侧腕屈肌向桡侧牵开，在伤口基底部细心地显露出正中神经（图94-10B）。

3. 为了修复神经，有时需在腕横韧带深面游离正中神经。可切断腕横韧带，显露正中神经。正中神经在腕管内浅层稍偏向桡侧，在腕横韧带远侧发出返支支配大鱼际肌，切勿损伤（图94-10C）。

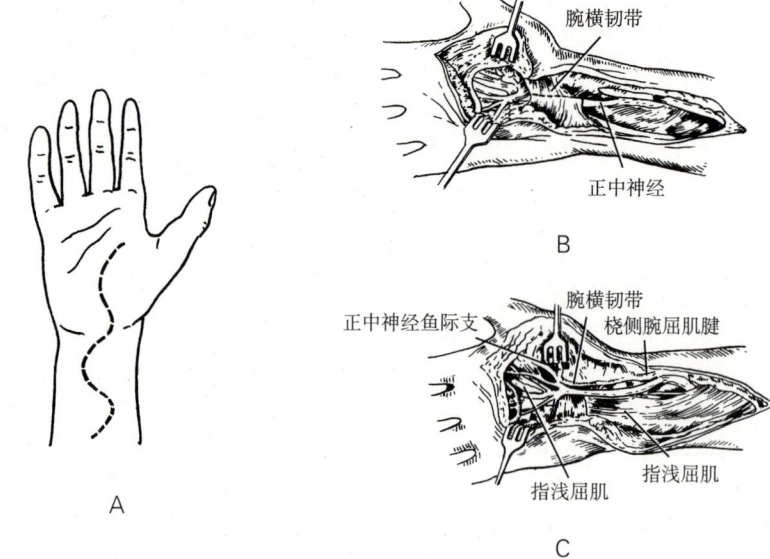

图 94-10　前臂及掌部正中神经的显露
A. 切口设计　B. 正中神经与腕横韧带　C. 正中神经的显露

（二）肘部正中神经的显露

1. 取 S 形切口，由肱二头肌腱内侧向下，沿肘屈纹向外，再沿肱桡肌前向下至需要的长度。切开浅筋膜，必要时可结扎浅静脉（图 94-11A）。

2. 牵开皮瓣，显露肱二头肌腱，沿其内缘切开深筋膜及肱二头肌腱膜。腱膜深面有肱动脉、静脉及正中神经，慎勿损伤（图 94-11B）。

3. 牵开肱二头肌腱及其腱膜，显露正中神经和肱动脉。肌腱的尺侧为肱动脉及伴行静脉。正中神经在动静脉的尺侧（图 94-11C）。

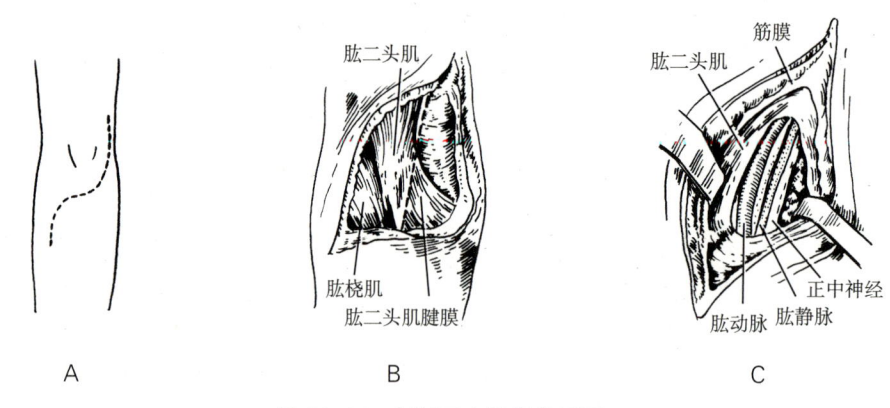

图 94-11　肘部正中神经的显露
A. 切口设计　B. 浅表解剖　C. 神经显露

（三）上臂上部正中神经的显露

1. 切口起自胸大肌下缘，沿喙肱肌、肱二头肌内侧缘向远侧切开（腋动脉、肱动脉基底投影线在锁骨中点至肘窝中点的连线上）至需要的长度。必要时可向两端延伸（图94-12A）。

2. 沿切口方向切开深筋膜，显露喙肱肌、肱二头肌，将其向外牵开，将肱三头肌内侧头向内牵开。切开神经血管束的鞘膜，可见肱动脉前外有正中神经，内有尺神经，与血管贴近。肱静脉在动脉的尺侧，较动脉浅。细心分离神经与血管。术中可用橡皮条牵引，以便于分离（图94-12B）。

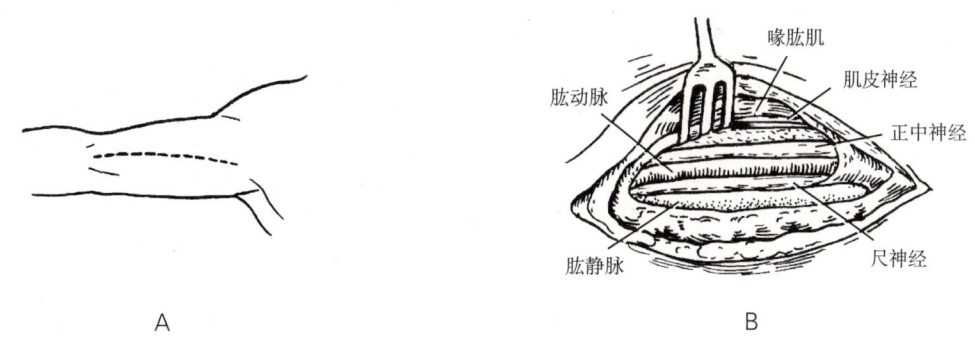

图94-12 上臂正中神经的显露
A. 切口设计 B. 神经的显露

第七节 尺神经损伤

在腕部，尺神经易受切割伤。尺神经深支为运动支，有时可受刺伤或贯穿伤。在肘部，尺神经受直接外伤或骨折脱臼合并损伤。严重肘外翻畸形及尺神经滑脱所引起的尺神经损伤，又称慢性尺神经炎。全身麻醉时如不注意保护，使手悬垂于手术台边，可因压迫过久而引起尺神经瘫痪。颈肋或前斜角肌综合征时，尺神经也容易受累，造成不全损伤。

一 临床表现与诊断

（一）畸形

尺神经损伤后可出现爪形手畸形，低位损伤时较高位损伤更明显。

（二）运动

尺神经在肘上损伤时，前臂尺侧屈肌和指深屈肌尺侧半瘫痪，不能向尺侧屈腕及屈小指远指间关节。手指放平时，小指不能爬抓桌面。手内肌广泛瘫痪，小鱼际肌萎缩，掌骨间隙明显凹陷。环指和小指呈爪形手畸形，在肘上部损伤者爪形手畸形较轻；在指深屈肌分支远侧损伤者，由于指屈肌和指伸肌无手内肌的对抗作用，爪形手畸形明显，即环指和小指掌指关节过伸，指间关节屈曲，不能在屈曲掌指关节的同时伸直指间关节。因为有桡侧两条蚓状肌的对抗作用，示指、中指无明显爪形手畸形，各手指不能内收外展。拇指和示指不能对掌成O形。由于拇内收肌瘫痪，故拇指和示指间夹纸试验显示无力。因手内肌瘫痪，手的握力减少约50%，手失去灵活性。

（三）感觉

手掌尺侧、小指全部和环指尺侧半感觉消失。

二 治疗

根据损伤情况做松解、减压或缝接术。为了获得足够的长度，可将尺神经移向肘前。尺神经缝接术的效果不如桡神经和正中神经好。桡神经在远侧为纯运动纤维，正中神经远侧大部分为感觉纤维，而尺神经中感觉纤维与运动纤维大致相等，故缝合时尤需准确对位，不可有旋转。在尺神经远侧单纯缝合感觉支或运动支，效果良好。如无恢复，可转移示指、小指固有伸肌及指浅屈肌代替手内肌，改善手的功能。

尺神经的显露是尺神经修复的先决条件。

（一）上臂尺神经的显露

1. 切口起自肱骨内上髁稍后，向上直线延伸至需要的长度（图94-13A）。
2. 切开深筋膜，注意勿损伤筋膜下尺神经（图94-13B）。
3. 在内侧肌间隔后方，肱三头肌沟内游离出尺神经。尺神经与尺侧上副动脉伴行（图94-13C）。

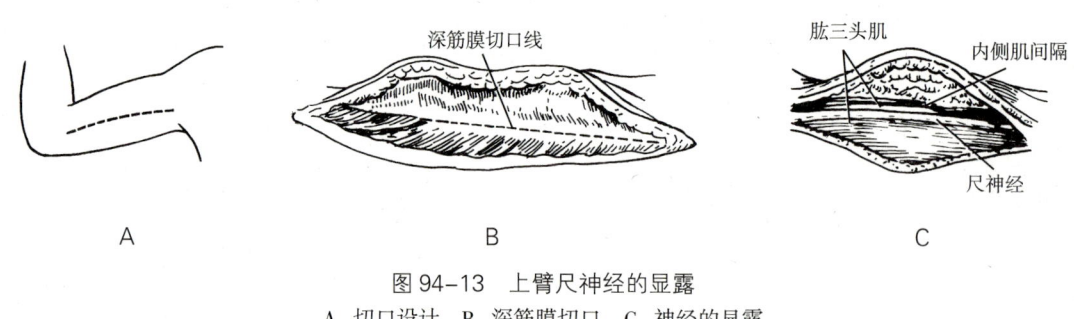

图 94-13　上臂尺神经的显露
A. 切口设计　B. 深筋膜切口　C. 神经的显露

（二）肘部尺神经的显露及移位

1. 以肱骨内上髁与尺骨鹰嘴突间的尺神经沟为中心，做长6～8cm的切口，向上沿肱三头肌内缘，向下沿尺侧腕屈肌外缘延伸（图94-14A）。
2. 切开深筋膜，牵开皮肤和深筋膜，尺神经在肘上位于内侧肌间隔之后肱三头肌纵沟内，注意保护。先游离出其中一段，牵引，以便向上下游离（图94-14B）。
3. 分离尺神经。细心切开肱骨内上髁与鹰嘴突间的深筋膜，其深部即为尺神经，注意保护。沿尺侧腕屈肌两个头之间向远侧分离尺神经，直达前臂前面。应仔细保护其肌支。尺动脉返支在肘部与尺神经伴行，一般不需结扎（图94-14C）。
4. 切开内上髁前面的深筋膜，将已游离的尺神经移至内上髁前面，缝合筋膜数针予以固定，注意勿使神经受压。为防止内侧肌间隔压迫神经，可于切口上部将此隔剪断（图94-14D）。

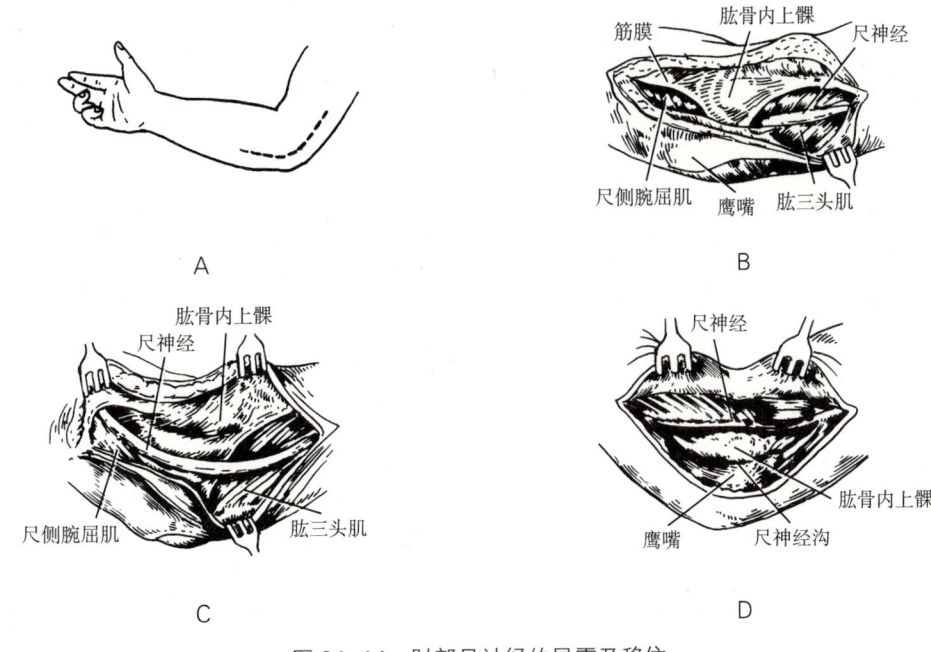

图 94-14 肘部尺神经的显露及移位
A. 切口设计　B. 肘上尺神经的显露　C. 尺神经的显露　D. 尺神经移位

（三）前臂尺神经的显露

1. 以病变为中心做切口，沿尺侧腕屈肌前缘切开，其长度视需要而定（图94-15A）。

2. 牵开皮肤，沿切口切开或剪开深筋膜。沿尺侧腕屈肌外侧与指浅屈肌和指深肌间分离。向内侧牵开尺侧腕屈肌两组肌腱之间进入前臂，尺神经行于上述肌腱间隙，至前臂下1/3处分出背支（感觉支），绕过前臂尺侧至手背。在前臂中下部，尺神经与尺动脉伴行，尺神经位于尺动脉的尺侧（图94-15B）。

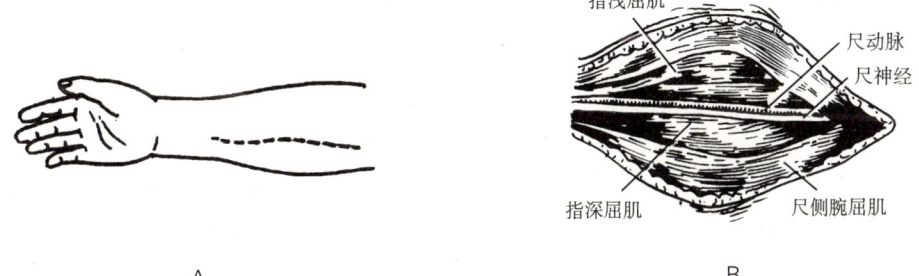

图 94-15 前臂尺神经的显露
A. 切口设计　B. 神经的显露

（四）前臂下部及腕掌部尺神经的显露

1. 切口起自掌横纹的近侧，经大、小鱼际之间向近端，沿腕横纹向内，循尺侧腕屈肌的桡侧缘向上切开，长约8cm（图94-16A）。

2. 切开掌腱膜、掌短肌及腕掌侧筋膜，再沿尺侧腕屈肌的桡侧缘切开前臂深筋膜，注意保护深面的尺动脉、尺静脉和尺神经（图94-16B）。

3. 沿尺侧腕屈肌及与指浅屈肌之间向深处分离，向两侧牵开肌腱，显露尺动脉及尺神经。神经在动脉的尺侧，于豌豆骨远侧分为深、浅两支。深支进入手掌深部，支配手内肌；浅支供给尺侧一个半手指及手掌尺侧皮肤（图94-16C）。

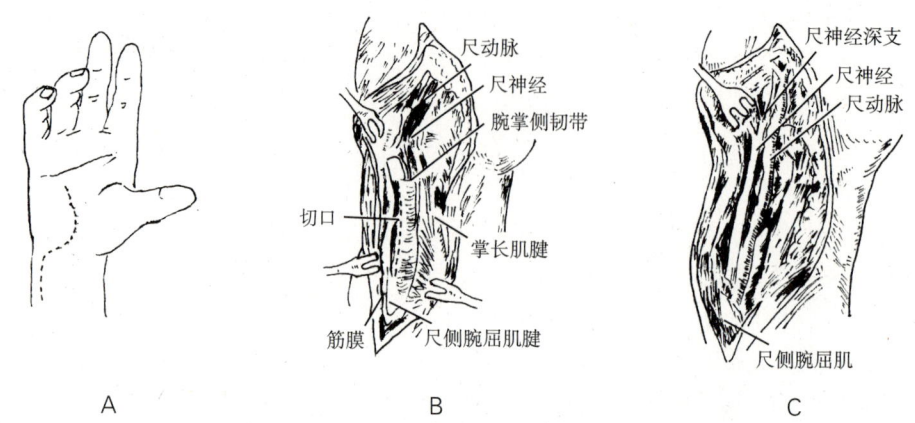

图94-16　前臂下部及腕掌部尺神经的显露
A. 切口设计　B. 切开深层筋膜　C. 神经的显露

第八节　桡神经损伤

桡神经在肱骨中、下1/3处贴近骨干，此处切割伤、止血带损伤及肱骨骨折等易使桡神经受损。骨痂生长过多和桡骨头前脱位可压迫桡神经。手术不慎也可伤及此神经。

一　临床表现与诊断

（一）畸形

由于伸腕、伸拇、伸指肌瘫痪，手呈腕下垂畸形。由于旋后肌瘫痪，前臂旋前畸形。肘以下平面损伤时，由于桡侧腕伸肌分支已发出，故腕关节可背伸，但向桡偏，仅有垂拇、垂指不能和前臂旋前畸形。

（二）感觉

损伤后在手背桡侧、上臂下半桡侧的后部及前臂后部感觉减退或消失。

（三）运动

桡神经在上臂损伤后，出现伸腕、伸拇、伸指不能，由于肱二头肌的作用，前臂旋后能够完成，但力量明显减退。拇指不能作桡侧外展，如桡神经损伤平面在腕关节以下，主要表现为伸拇、伸指不能。

检查肱三头肌与腕伸肌时，应在克服地心引力方向进行。拇指失去外展作用后，不能稳定掌指关节，拇指功能严重障碍。因尺侧腕伸肌与桡侧腕长伸肌瘫痪，腕部向两侧活动困难，前臂背侧肌肉明显萎缩。桡神经在前臂损伤多为骨间背神经损伤，桡神经支配区的感觉及肱三头肌、肘后肌、桡侧腕长伸肌均不受影响。

二 治疗

根据需要采用神经减压、松解或缝合术。必要时采用屈肘、肩内收前屈及神经前移等方法克服神经短缺。神经缝接效果较正中神经及尺神经为好。如不能修复神经，可采用前臂屈肌群、肌腱转移术，以改善功能。肱三头肌瘫痪影响不甚严重，因肘屈肌放松和地心引力可使肘关节伸直。神经未恢复前可使用悬吊弹簧夹板，保持腕背屈。

桡神经的显露是修复桡神经的先决条件。

（一）上臂桡神经的显露

1. 切口自三角肌后缘起，沿肱三头肌长头与外侧头间沟向下切开，至上臂中部转向前外侧，终于肱肌与肱桡肌间沟，全长15～20cm（图94-17A）。

2. 游离和牵开皮瓣，切开深筋膜，沿肱三头肌长头与外侧头间沟进行分离（图94-17B）。

3. 牵开肱三头肌长头与外侧头，分离显露桡神经及伴行的肱深动脉，直至肱三头肌外侧头的深面。牵开肱三头肌长头时，注意勿损伤走行在其内侧的桡神经（图94-17C）。

4. 上臂稍外旋，在肱桡肌与肱肌起始部之间切开深筋膜，沿肌间隙向深处分离。桡神经在此位于肱骨前外侧肌间隙的深处（图94-17D）。

5. 牵开肱桡肌与肱肌，显露桡神经。为便于显露肱三头肌深面的桡神经，可将肱三头肌外侧头的起始部稍做分离（图94-17E）。

6. 向后牵开肱三头肌外侧头，显露其深面的桡神经（图94-17F）。

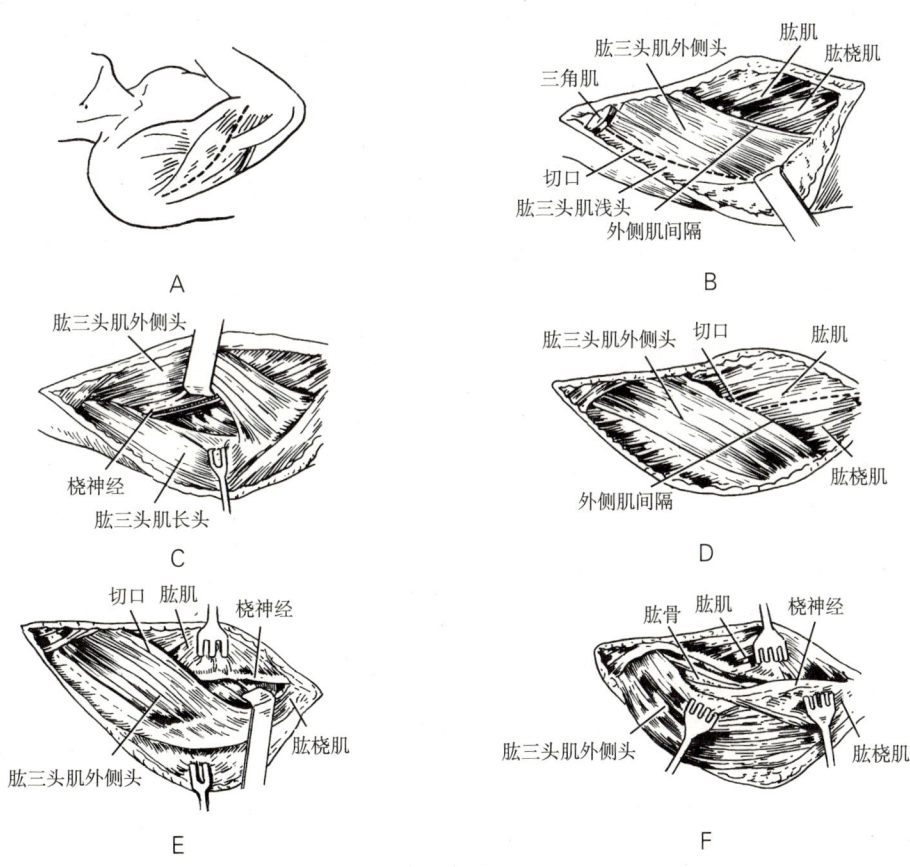

图94-17 上臂桡神经的显露

A. 切口设计　B. 切开肱三头肌　C. 分离肱三头肌外侧头及长头　D. 切开肱肌及肱桡肌之间　E、F. 显露桡神经

（二）肘部及前臂上部桡神经的显露

1. 以肘关节为中心，沿肱桡肌内侧前缘作10～12cm的切口。跨越关节时作曲线，弯向外侧呈弧形切开，以免切口瘢痕挛缩（图94-18A）。前臂外侧皮神经（肌皮神经皮支）在肱二头肌腱下外方穿出深筋膜，行于肘前外侧皮下，注意切勿损伤。

2. 切开深筋膜，上部沿肱桡肌与肱肌的间隙向深处分离，下部沿肱桡肌与肱二头肌腱和旋前圆肌之间分离（图94-18B）。

3. 显露桡神经，向外侧牵开肱桡肌，向内侧牵开肱肌、肱二头肌，在切口深处、肱骨前面可见桡神经及其肌支，在邻近肘关节处分为深、浅两支，注意勿损伤（图94-18C）。

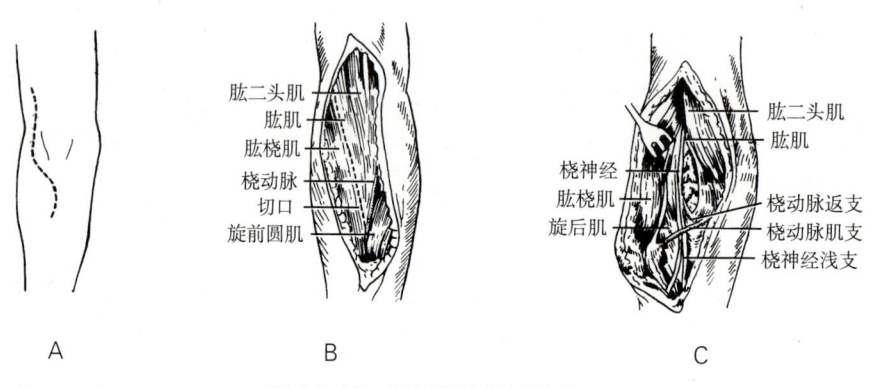

图94-18 肘部桡神经的显露
A. 切口设计　B. 切开深筋膜　C. 显露桡神经

（三）桡神经深支（骨间背神经）的显露

桡神经于肘前方，沿肱肌与肱桡肌之间下行，在肘部分为深、浅两支。深支（骨间背神经）斜向外后方，穿过旋后肌，绕过桡骨颈，转向前臂背侧，支配前臂伸肌群。

1. 切口起自肱骨外上髁前面，稍呈弧形向后下方，沿桡侧腕短伸肌与指总伸肌之间向下切开，长8～10cm（图94-19A）。

2. 于桡侧腕短伸肌与指总伸肌间隙切开深筋膜，沿肌间隙分离。将桡侧腕长、短伸肌牵向桡侧，显露旋后肌，在旋后肌远侧缘找出桡神经深支（图94-19B）。

3. 如瘢痕多，桡神经深支不易在旋后肌远侧缘找到，可于肱桡肌与桡侧腕长、短伸肌之间切开深筋膜，沿肌间隙分离，显露深面的旋后肌（肌纤维斜向下外），在该肌上缘寻找桡神经（图94-19C）。

4. 沿桡神经深支向远侧分离，找出该神经穿出旋后肌远侧缘处，注意勿损伤其肌支（图94-19D）。

5. 为了显露桡神经深支穿过旋后肌的部分，必要时在旋后肌下缘将该肌部分切开，注意勿损伤神经（图94-19E）。

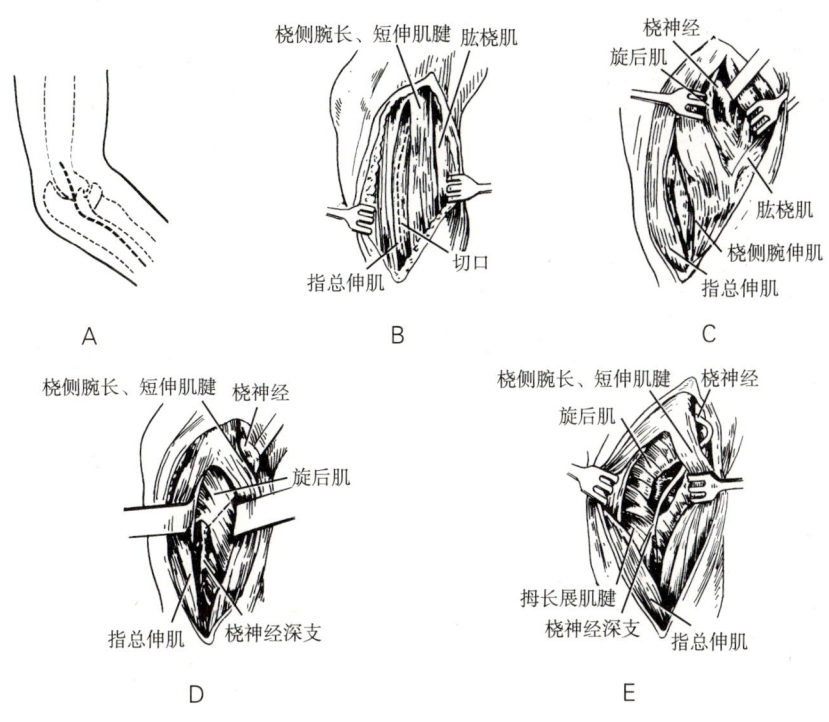

图 94-19　桡神经深支的显露
A. 切口设计　B. 切开深筋膜　C. 在肱桡肌及旋后肌间显露桡神经　D. 部分切开旋后肌　E. 显露桡神经

（四）桡神经断端肌肉内侧埋置术

以往认为，神经断裂 1.5～2 年后，肌肉内的运动终板退化乃至消失，且不能再生。近年来不少学者做了运动终板再生方面的研究，证实运动终板可以再生。缝接神经或将运动神经植入肌肉，可在该肌肉内形成新的运动终板，使之重获神经支配。临床上对桡神经在近肌肉处断裂，找不到完整的远侧断端或远端损坏不能缝合时，将神经近侧断端埋入瘫痪的肌肉，已取得一定疗效。具体步骤是：按常规显露近侧断端，切除神经瘤，显微镜下剥离神经外膜，将断端分成 3～5 束埋入肌肉内，近端将外膜与肌膜缝合 1～2 针固定，防止脱落。若神经有缺损，不能直接埋入肌肉，可移植一段神经后再埋入肌肉，术后石膏固定。应注意将神经埋入健康的肌肉中，避开瘢痕。若肌肉有损伤瘢痕，应将神经埋入远端的肌肉内。

第九节　臂丛神经损伤

直接外伤如刺伤、挫伤及锁骨和第 1 肋骨骨折均可引起臂丛神经损伤。间接外伤见于强力牵拉上肢、头颈过度弯向对侧或强力将肩部下压时，如重物打击或产伤等可致臂丛神经损伤。

一 临床表现与诊断

（一）臂丛神经完全损伤

运动障碍表现为手、前臂和上臂肌肉全部瘫痪。感觉丧失，表现为手、前臂和上臂的一部分感觉消失。C8、T1近椎间孔处损伤，可出现霍纳（Horner）综合征。

（二）臂丛神经上部损伤（Erb-Duchence型）

此型较多见，为C5、C6神经根在Erb点处损伤所致。该点在肩胛上神经近侧、胸长神经和肩胛背神经远侧。前锯肌与菱形肌不受影响。多因外伤使头肩分离、肩部下压或产伤等引起。

1. 运动功能丧失　三角肌、小圆肌、冈上肌、冈下肌与胸大肌锁骨头瘫痪，上肢由于背阔肌和胸大肌胸骨头的作用呈内旋位。肱二头肌和肱桡肌瘫痪，肘关节因肱三头肌作用而伸直。旋后肌和旋前圆肌瘫痪，前臂因旋前方肌的作用而旋前。桡侧腕伸肌瘫痪，手向尺侧偏斜。

2. 感觉功能丧失　C5前支损伤时感觉不受影响，如C6受累则出现上臂及前臂外侧麻木。无霍纳综合征。

（三）臂丛神经下部损伤（Klumpke型）

主要是颈8、胸1神经根损伤，多因上肢过度上抬或伸展及产伤时臂丛神经牵拉躯干过重等引起。主要症状为手内肌瘫痪，有爪形手畸形。在臂丛神经下部损伤时，手指屈肌和伸肌瘫痪，手和前臂尺侧麻木，上臂内侧有一小条麻木区，可出现霍纳综合征。

（四）辅助诊断方法

臂丛神经损伤的诊断，主要依靠病史和临床检查、X线摄片检查。电生理学检查有助于臂丛神经损伤的定位诊断。

1. 肌电图检查　臂丛的脊神经后支支配颈后深部肌肉。按照颈部肌肉的不同深浅位置，所受神经支配各不相同，浅层为斜方肌，受副神经支配；深部内侧部分受C3~6脊神经后支支配；外侧部分受C7~8脊神经后支支配；最深部颈后肌肉为脊横肌、脊间肌和横突间肌，受相应脊椎的神经纤维支配。因此，肌电图检查颈后最深部肌肉是脊横肌和横突间肌。凡肌电图显示去神经性纤维颤动电位，表示脊神经后支的运动神经纤维损伤，为椎间孔内臂丛神经损伤；凡显示无异常电位，表示椎间孔外臂丛神经损伤；凡受神经根支配的任何肌肉存在主动运动，即显示肌肉主动收缩电位，表示不完全性神经根损伤。

神经损伤一般于3周后有显著变性，此时进行肌电图检查，可发现去神经纤维颤动电位。所以肌电图检查应在损伤3周后进行，隔3个月复查，观察有无神经功能复原。

2. 组织胺潮红试验　主要用于确定臂丛神经牵拉伤的部位，可分为神经节前或节后损伤。这两种类型的运动和感觉麻痹征象相同，但神经节后损伤（椎间孔外神经根损伤）时轴索反射可丧失（阴性），神经节前损伤（椎间孔内神经根损伤）时轴索反射可能存在（阳性）。

方法：用1∶1000磷酸组织胺作皮内注射，出现系列三联反应为阳性：①立即出现直径10cm的红斑；②半分钟后，在红斑周围出现20~40mm的红斑；③注射部位出现风团。周围神经损伤后，只有皮肤潮红而不出现系列三联反应。此法诊断臂丛神经损伤，阳性多为节前损伤，阴性多为节后损伤。

(五)臂丛神经损伤的诊断流程

1. 判断有无臂丛神经损伤 有以下情况之一应考虑臂丛神经损伤的存在。

(1) 上肢五大神经(腋神经、肌皮神经、桡神经、正中神经及尺神经)中,任何两组的联合损伤(非同一平面的切割伤)。

(2) 手部三大神经(正中神经、桡神经、尺神经)中,任何一根合并肩关节或肘关节功能障碍(被动活动正常)。

(3) 手部三大神经中,任何一根合并前臂内侧皮神经损伤(非切割伤)。

2. 确定臂丛神经损伤的部位 胸大肌锁骨部代表C5、C6神经根,胸大肌胸肋部代表C8、T1神经根,背阔肌代表C7神经根的功能。

当上述三组肌肉均正常时,臂丛神经损伤的部位在锁骨下部;反之,则在锁骨上部。

3. 臂丛神经根、干、束、支的定位诊断

(1) 腋神经损伤:单纯腋神经损伤,其损伤平面在支以下;腋神经合并桡神经损伤,其平面在后束;腋神经合并肌皮神经损伤,其损伤平面在上干;腋神经合并正中神经损伤,其损伤平面在C5神经根为主。

(2) 肌皮神经损伤:单纯肌皮神经损伤,其损伤平面在支以下;肌皮神经合并正中神经损伤,其平面在外侧束;肌皮神经合并腋神经损伤,其平面在上干;肌皮神经合并桡神经损伤,其平面在C6神经根为主。

(3) 桡神经损伤:单纯桡神经损伤,其损伤平面在支以下;桡神经合并腋神经损伤,其平面在后束;桡神经合并肌皮神经损伤,其平面在C6神经根为主;桡神经合并正中神经损伤,其平面在C8神经根为主。

(4) 正中神经损伤:单纯正中神经损伤,其损伤平面在支以下;正中神经合并肌皮神经损伤,其平面在外侧束;正中神经合并尺神经损伤,其平面在下干或C8神经根;正中神经合并桡神经损伤,其平面在C6、C7、C8神经根为主。

(5) 尺神经损伤:单纯尺神经损伤,其损伤平面在支以下;尺神经合并正中神经损伤,其平面在内侧束、下干或C8、T1神经根为主;尺神经合并桡神经损伤,其损伤平面在C8、T1神经根为主。

4. 臂丛神经椎孔内节前损伤和椎孔外节后损伤的鉴别 详见表94-2。

表94-2 臂丛神经椎孔内节前损伤和椎孔外节后损伤的鉴别

鉴别要点	损伤部位	
	节前损伤	节后损伤
体格检查	斜方肌萎缩明显,耸肩受限 Horner征阳性 常见血管损伤	斜方肌萎缩不明显,Horner征阴性 偶见血管损伤
肌电图检查	感觉神经动作电位正常,体感诱发电位消失	感觉神经动作电位消失或减少,体感诱发电位消失
影像学检查	椎管碘造影:造影剂溢出椎间孔呈圆形小束 CT:神经根鞘束为充满造影剂的高密度影 MRI:病变区呈水样信号,神经根周围软组织结构紊乱	无异常发现

续表

鉴别要点	损伤部位	
	节前损伤	节后损伤
特殊检查	1%磷酸组织胺注入失神经支配皮内呈阳性反应；遇冷血管扩张，温度升高；划痕试验阳性	均为阴性
手术所见	锁骨上有巨大神经瘤 斜角肌间隙空虚 神经根在椎孔处可见神经节或鞘膜束	锁骨上神经增粗或断裂 斜角肌间隙内可见损伤或正常神经根 神经根在椎孔处增粗或鞘膜增厚

二、治疗

只有少数不完全损伤患者在3个月内获得满意恢复，一般在1～2年内不断有进步。臂丛神经上部损伤时，因手的功能尚好，故治疗恢复的效果较好。臂丛神经下部损伤时，手的功能受累较重，恢复较差。臂丛神经完全损伤则恢复不佳。

产伤引起的臂丛神经损伤，在早期有锁骨上区肿胀、压痛和手臂活动障碍等症状。可应用支架使患侧肩部保持外展90°、屈肘90°位，使神经松弛，以利于恢复每日被动活动患侧肩和肘关节数次。

在臂丛神经部分损伤病例，神经功能停止恢复后，行神经松解术常可获得一定进步。必要时可行神经缝接。为便于显露，有时需切断锁骨。如有神经缺损，可抬高患肩，头偏向一侧，有助于进行神经缝接，手术后用石膏固定。

在臂丛神经上部损伤，如肩部肌肉不恢复，可做肩关节融合术；如屈肘肌不恢复，可利用前臂或胸大肌行屈肘功能重建术，以改善功能。肩关节融合术宜在15岁以后进行。

如为臂丛神经完全损伤且无恢复征象，损伤处又在椎间孔以内，或经手术探查无法修复，可酌情考虑行上臂中段截肢术、肩关节融合术，并佩戴义肢。

近年来，对臂丛神经根性撕脱伤的治疗取得了较大进展。采用健侧颈7神经根移位、膈神经移位、颈丛运动支、副神经、肋间神经移位等方法，修复腋神经、肌皮神经、桡神经、正中神经等均取得一定疗效，辅以肌肉或肌皮瓣移植等，使完全丧失功能的肢体重新获得了一部分功能。

三、臂丛神经的显露

（一）锁骨上臂丛神经的显露

1. 可采用锁骨上L形、横形或斜形切口，以L形切口显露范围最大，横形和斜形切口显露范围较小。L形切口起自胸锁乳突肌后缘中点，沿该肌后缘向下至胸锁关节处，再沿锁骨上缘向外延伸至锁骨中、外1/3交界处。横切口在锁骨上1.5cm，以锁骨中点为中心，与锁骨平行，长5～7cm（图94-20A）。斜切口起自胸锁乳突肌中点后缘，斜向外下至锁骨中点。

2. 切开皮肤、皮下组织和颈阔肌，将皮瓣向外侧（或两侧）掀起，胸锁乳突肌和颈外浅静脉向内侧牵引，必要时可结扎切断颈外浅静脉。掀起斜角肌前面的脂肪结缔组织即可显露前斜角肌、中斜角肌和两肌之间的臂丛神经。术野内的肩胛横动脉和颈横动脉可以结扎切断。将前斜角肌连同其前面的膈神经及肩胛舌骨肌向前方牵开，即可显露神经根。此切口主要用于显露上臂丛神经（图94-20B）。

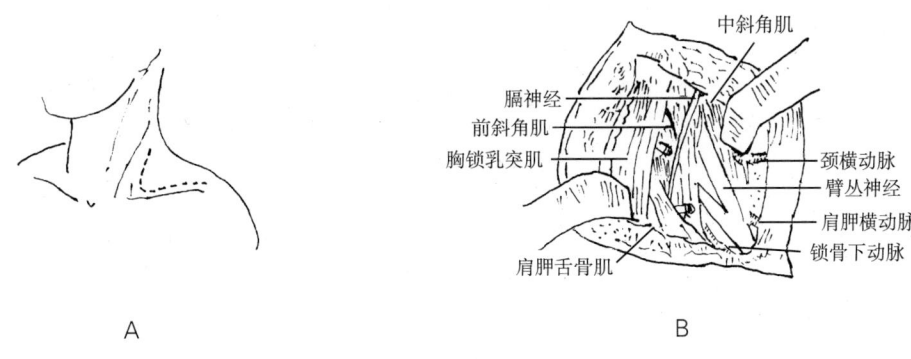

图94-20 锁骨上臂丛神经的显露
A. 切口设计　B. 显露臂丛神经

（二）锁骨后臂丛神经的显露

1. 将锁骨上L形或斜形切口向外下方延长，越过锁骨中、外1/3交界处，再沿三角肌前缘向下至腋前皱襞（图94-21A）。

2. 切开皮肤、皮下组织和颈阔肌，掀起皮瓣，显露锁骨中段。横向切开锁骨骨膜，剥离骨膜后，用线锯将锁骨于中点锯断。牵开锁骨两断端，切断肩胛舌骨肌后即可显露臂丛神经及锁骨下动、静脉（图94-21B）。

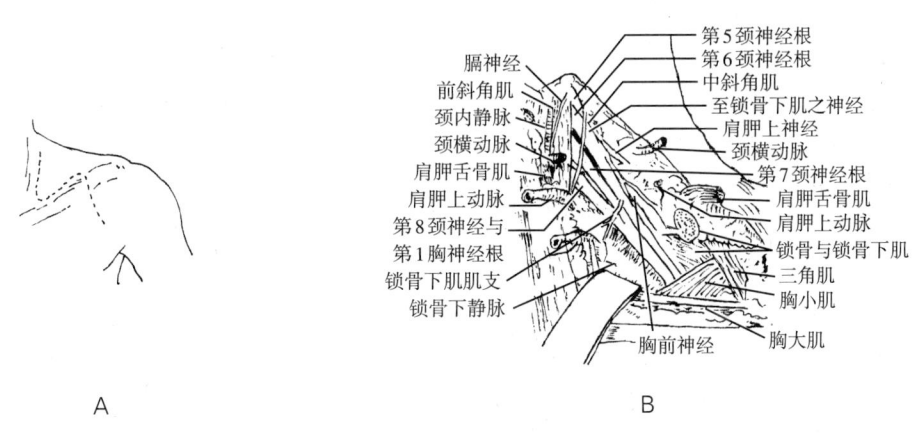

图94-21 锁骨后臂丛神经的显露
A. 切口设计　B. 显露臂丛神经及锁骨下动、静脉

（三）锁骨下臂丛神经的显露

1. 切口从锁骨中点开始，沿三角肌前缘至腋前皱襞，再沿肱二头肌内侧缘至上臂内侧，向下达所需长度。

2. 切开皮肤、皮下组织及深筋膜，注意保护头静脉，将皮瓣游离后向两侧牵开。分开胸大肌腱，在距肱骨附着点0.5～1cm处切断，然后向内侧翻转牵开。显露和分离胸小肌腱，距喙突约1cm处切断，向内下翻转牵开。在术野外侧显露肱二头肌短头及喙肱肌，向外牵开，即可显露臂丛神经束部及锁骨下动、静脉（图94-22）。

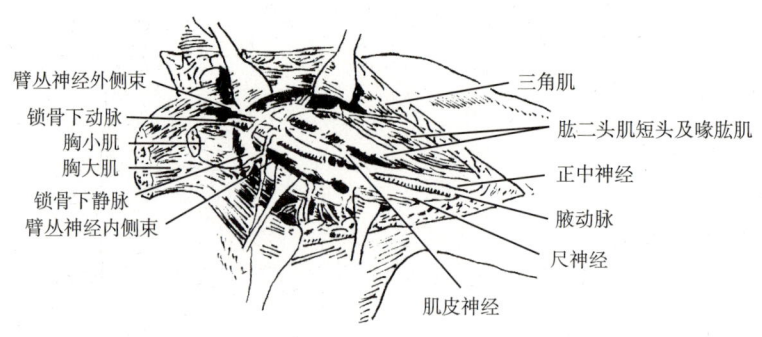

图94-22 锁骨下臂丛神经及锁骨下动、静脉的显露

四 臂丛神经根性撕脱伤的显微外科治疗

（一）臂丛神经C5、C6根性撕脱伤的移位方式

方案1：膈神经移上干前股前外侧束或者通过神经移植移位至肌皮神经，副神经移位于肩胛上神经，桡神经肱三头肌肌支移位于腋神经前支。

方案2：经胸取长段膈神经移位于肌皮神经肱二头肌肌支，副神经移位于肩胛上神经，桡神经肱三头肌肌支移位于腋神经前支。指征：病程较长。

方案3：当同侧C7神经正常或其近端能被利用时，可将同侧C7神经根部分或全部移位至臂丛上干，副神经移位于肩胛上神经。指征：膈神经损伤，背阔肌肌力大于3度。

方案4：Oberlin手术（尺神经部分束移位于肌皮神经肱二头肌肌支），副神经移位于肩胛上神经，桡神经肱三头肌肌支移位于腋神经前支。指征：膈神经损伤，病程较长，年龄大于60岁或不到10岁。

（二）臂丛神经C5~C7根性撕脱伤伴或不伴下干损伤的移位方式

方案1：膈神经移上干前股前外侧束或者通过神经移植移位至肌皮神经，副神经移位于肩胛上神经，肋间神经移位于腋神经和（或）桡神经肱三头肌肌支。指征：病程较短。

方案2：经胸取长段膈神经移位于肌皮神经肱二头肌肌支，副神经移位于肩胛上神经，肋间神经移位于腋神经及桡神经肱三头肌肌支。指征：病程较长，桡神经肱三头肌肌支损伤。

方案3：肋间神经移位于肌皮神经与腋神经，副神经移位于肩胛上神经。指征：病程较短，膈神经损伤。

方案4：Oberlin手术（尺神经部分束移位于肌皮神经肱二头肌肌支），副神经移位于肩胛上神经，肋间神经移位于腋神经和（或）桡神经肱三头肌肌支。指征：病程较长，膈神经损伤。

（三）臂丛神经C5~C8根性撕脱伤的移位方式

方案1：膈神经移上干前股前外侧束或者通过神经移植移位至肌皮神经，副神经移位于肩胛上神经，颈丛运动支移位于上干后股，肋间神经移位于胸背神经及桡神经。指征：病程较短。

方案2：经胸取长段膈神经移位于肌皮神经肱二头肌肌支，副神经移位于肩胛上神经，颈丛运动支移位于上干后股，肋间神经移位于胸背神经及桡神经。指征：病程较长。

方案3：肋间神经移位于肌皮神经，副神经移位于肩胛上神经，颈丛运动支移位于上干后股，肋间神经移位于胸背神经及桡神经。指征：膈神经损伤，病程较短。

方案4：改良Oberlin手术（尺神经部分束联合正中神经部分束移位于肌皮神经肱二头肌肌支），副神经移位于肩胛上神经，颈丛运动支移位于上干后股，肋间神经移位于胸背神经及桡神经。指征：病程较长，膈神经损伤，肋骨骨折。

（四）臂丛神经C8、T1根性撕脱伤伴或不伴上中干损伤的移位方式

方案1：肌皮神经肱肌肌支移位于正中神经后侧束或通过前臂内侧皮神经移位于前骨间神经，旋前圆肌肌支移位于正中神经指浅屈肌肌支，桡神经旋后肌肌支移位于后骨间神经。指征：上中干功能基本正常。

方案2：健侧C7神经直接或通过神经移植移位于下干。指征：上中干同时损伤。

（五）全臂丛神经根性撕脱伤的移位方式

方案1：膈神经移上干前股前外侧束或者通过神经移植移位至肌皮神经，副神经移位于肩胛上神经，颈丛运动支移位于上干后股，肋间神经移位于桡神经及胸背神经，健侧颈7神经根移位于患侧尺神经（远端），二期将尺神经近端移位于正中神经。指征：病程较短。

方案2：经胸取长段膈神经移位于肌皮神经肱二头肌肌支，副神经移位于肩胛上神经，颈丛运动支移位于上干后股，肋间神经移位于桡神经及胸背神经，健侧颈7神经根移位于患侧尺神经（远端），二期将尺神经近端移位于正中神经。指征：病程较长。

方案3：肋间神经移位于肌皮神经、桡神经前臂肌支及胸背神经，副神经移位于肩胛上神经，健侧颈7神经根移位于患侧尺神经（远端），二期将尺神经近端移位于正中神经及桡神经肱三头肌肌支。指征：膈神经损伤，年龄大于60岁或不到10岁。

方案4：肋间神经移位于桡神经及胸背神经，副神经移位于肩胛上神经，健侧颈7神经根移位于患侧尺神经（远端），二期将尺神经近端移位于正中神经及肌皮神经肱二头肌肌支。指征：膈神经损伤，年龄大于60岁或不到10岁。

五　手术操作步骤及注意事项

（一）膈神经移位术（经胸腔镜切取膈神经）

1. 适应证
(1) 臂丛神经损伤者。
(2) 受区神经支配的肌肉萎缩不严重者。
(3) 膈神经功能存在者。
(4) 其他需膈神经作为动力神经的神经损伤者。

2. 禁忌证
(1) 伴有全身性疾病、不能耐受手术者。
(2) 颈胸部手术区域有感染灶者。
(3) 肺功能检查有严重障碍者。

3. 操作方法及程序
(1) 麻醉：颈丛神经阻滞麻醉，高位颈脊髓硬脊膜外连续阻滞麻醉或全身麻醉。
(2) 体位：仰卧垫肩，头偏向对侧。
(3) 切口：颈部L形或锁骨上横行探查切口。
(4) 膈神经的切取。

1) 从颈部切取膈神经：锁骨上切口，于前斜角肌表面即可分离出膈神经。用各种方法了解

膈神经的功能状态，必要时用电生理检测。证实膈神经功能良好后游离膈神经，根据需要决定游离长度。封闭膈神经后直视下切断。

2）胸腔镜切取膈神经：①单肺通气，患侧肺通气阻断，并使患侧肺萎缩。②于腋前线第6肋间沿腋前线方向做1cm小切口，插入直径为10mm的胸腔镜，如肺萎缩良好，可以清晰地看到走行于纵隔侧方的膈神经及其伴行的心包膈血管。③于第2肋间胸骨旁线外侧2cm处做小切口，在胸腔镜镜视下插入胸腔镜操作器械，首先用分离钳在覆盖膈神经表面的胸膜薄弱处寻找一突破口，通常选择在心包、膈肌夹角处，将膈神经挑起。④在第3肋间锁骨中线做1cm小切口，在胸腔镜镜视下插入另一操作器械。用两把器械配合，锐性结合钝性分离并打开覆盖膈神经的胸膜，无创地游离膈神经，带或不带其伴行血管，直至上腔静脉上段（右侧）或主动脉弓上段（左侧）。⑤带血管者于锁骨下臂丛暴露切口内第2肋间，将膈神经引出，不带血管者于锁骨上切口内游离膈神经，直至胸腔内膈神经部分已游离，将膈神经从锁骨上引出。在胸腔镜镜视下，将创面用电凝或钛夹止血。吸引器吸去胸腔内的积血。改双肺通气，吹肺，于第6肋间切口内放置胸腔闭式引流管。关闭胸壁的小切口。⑥术后24~48小时，拔除胸腔引流管。出院前常规进行胸片及肺功能检查。

（5）膈神经移位至肌皮神经：①在锁骨上切口内，自臂丛神经团缩在锁骨上窝的神经瘤中，细致解剖寻找上干的前支，一般由C6神经根参与到上干前支的神经束为肌皮神经的主要神经束。②若锁骨上切口内神经瘤巨大或位置较深、解剖有困难时，可做锁骨下切口，自臂丛神经外侧束肌皮神经发出处，逆行向近端，从外侧束内进行束间分离，游离出肌皮神经束，直达神经瘤处。分离出肌皮神经的残端以便与膈神经缝合。③肌皮神经残端要有足够的长度，以便能直接与膈神经做缝合，否则应进行神经移植。供移植的神经可选用颈丛神经感觉支、腓肠神经、臂内侧皮神经或前臂内侧皮神经，以前两者为佳。由于膈神经较细，移植一条股神经即够。④在手术显微镜或手术放大镜下，用8-0~11-0尼龙单丝线行膈神经与移植神经间的束膜缝合，共3~4针。将移植神经通过锁骨后健康组织与锁骨下肌皮神经主干断面进行缝合。肌皮神经在向肘部行走时，运动束向外侧（即肌腹侧）集中，应将移植神经与肌皮神经主干断面前外侧粗大神经束进行缝合较佳。

（6）膈神经移位至正中神经：①做锁骨下切口，自臂丛神经内侧束正中神经发出处逆行向近端，从内侧束内进行束间分离，游离出正中神经内侧头。②正中神经内侧头应进行神经移植与膈神经缝合。供移植的神经可选用颈丛神经感觉支、腓肠神经、臂内侧皮神经或前臂内侧皮神经，以前两者为佳。由于膈神经较细，移植一条股神经即够。③在手术显微镜或手术放大镜下，用8-0~11-0尼龙单丝线行膈神经与移植神经间的束膜缝合，共3~4针。将移植神经通过锁骨后健康组织与锁骨下正中神经内侧头断面进行缝合。

（7）移位至其他神经，基本方法同前，保证移位神经与受区神经在无张力下缝合。

（8）彻底止血，放置引流条，关闭切口，头臂支架固定。

（9）术后处理：头臂支架制动4~6周，服用神经营养药物，拆除头臂支架后行物理疗法、康复训练、电刺激等综合治疗。

4. 注意事项

（1）2岁以内儿童应谨慎使用本手术。本手术不能与肋间神经移位术在同一次手术中应用，否则术后可能出现明显的呼吸困难，严重时可危及生命。

（2）术后用沙袋压迫颈部，以预防血肿发生。

（3）术后有发生淋巴漏的可能，在术中注意对淋巴结及淋巴管的结扎等处理。

（4）胸腔镜的切口及引流可根据患者体形及术中情况进行调整，如有脑脊液漏，应采用封堵方法，尽量不要采用引流条的方法。

（5）要向患者说明，膈神经移位术后必然对肺功能造成不同程度的影响，由于其再生能力强，有较好的代偿能力，故仍被选为动力神经。

(6) 手术应在肌电图监测下进行。

（二）肋间神经移位术

1. 适应证

(1) 臂丛神经根性撕脱伤或近椎孔的节后损伤，病程在2年以内无法进行神经修复或移植者。
(2) 被移位的神经所支配的肌肉萎缩不十分严重，临床检查尚可扪及肌腹者。
(3) 无肋间神经损伤征象者。

2. 禁忌证

(1) 伴有全身性疾病、不能耐受手术者。
(2) 胸部手术区域有感染灶者。
(3) 肺功能检查有严重障碍者。

3. 操作方法及程序（图94-23）

(1) 麻醉：高位颈脊髓硬脊膜外连续阻滞麻醉或全身麻醉。
(2) 体位：仰卧或侧卧。
(3) 切口：于腋下、腋中线处做纵行切口或平行于肋间的横切口，切开皮肤、皮下、深筋膜及前锯肌，显露肋骨及肋间隙。
(4) 切取肋间神经：①腋中部识别肋间神经外侧皮支，沿外侧皮支向后游离到肋缘下，并继续劈开肋间肌游离皮支，直到皮支与肋间神经主干会合处，再沿肋间神经主干向胸骨方向游离，游离长度根据腋窝部受体神经进行无张力缝合的需要而定，必要时行神经移植术；②若肋间神经外侧皮支不易被找到，可在肋缘下找到肋间外肌，沿肋间外肌腱性附着部分离肌肉，即为肋间内肌，再劈分肋间内肌，位于肋缘下的肋间神经即可找到，根据需要逐一游离肋间神经。
(5) 受体神经的选择：①肋间神经移位于肌皮神经；②肋间神经移位于胸背神经；③肋间神经外侧皮支修复正中神经外侧头，肋间神经主干修复正中神经内侧头；④肋间神经移位于桡神经；⑤肋间神经移位于前臂内侧皮神经，再移位到桡神经深支；⑥其他。
(6) 神经缝合方法：肋间神经与受体神经在无张力条件下，于手术显微镜或手术放大镜下用8-0~11-0尼龙单丝线进行束膜缝合，或鱼口样缝合。若无法与肋间神经进行直接缝合，可行神经移植。
(7) 关闭伤口前应吹肺，检查胸膜有无破损，如胸膜破损应及时修补并放置胸腔闭式引流。
(8) 彻底止血，缝合肋间肌、前锯肌，放置负压吸引管，关闭伤口。
(9) 术后处理：贴胸位胸带制动3~6周，予以神经营养药物，去处胸带后用物理疗法、康复训练、电刺激等综合治疗。

4. 注意事项

(1) 与膈神经移位术在同一次手术时应用，可出现明显的呼吸困难，严重时可危及生命，故在婴儿及老年患者应分次进行，成年患者也应慎重考虑。
(2) 手术有损伤胸膜的可能，一旦有胸膜损伤，应及时修补并放置胸腔闭式引流。

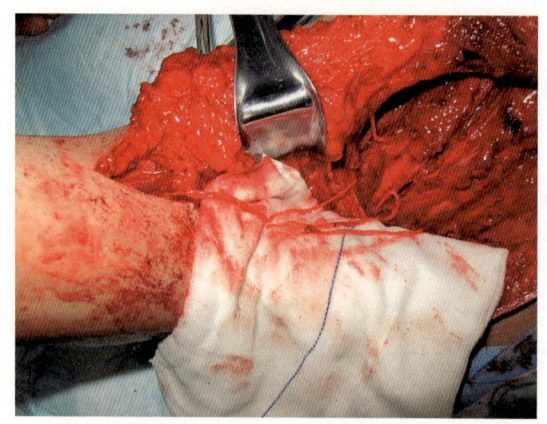

图 94-23　肋间神经移位术

（三）副神经移位术

1. 适应证

（1）臂丛神经根性撕脱伤、病程在2年以内者。

（2）受体神经支配的肌肉萎缩不严重者。

（3）副神经无明显损伤征象者。

2. 禁忌证

（1）伴有全身性疾病、不能耐受手术者。

（2）颈胸部手术区域有感染灶者。

3. 操作方法及程序

（1）麻醉：颈丛神经阻滞麻醉，高位颈脊髓硬脊膜外连续阻滞麻醉或全身麻醉。

（2）体位：仰卧垫肩，颈后伸，头偏向对侧。

（3）切口：颈部L形或锁骨上横行探查切口。

（4）副神经的切取：①取L形切口时，在胸锁乳突肌中点找到耳大神经、枕小神经，在其深层1cm处即可找到副神经；②取横切口时，在锁骨外侧找到斜方肌前缘，其深面2cm处可见副神经入肌点，同样可用点刺激见有耸肩活动，再沿该支向近端游离，直达胸锁乳突肌中点。

（5）受体神经的选择：①移位于肩胛上神经为首选考虑；②移位于腋神经；③移位于正中神经内侧；④移位于桡神经；⑤其他。

（6）神经缝合方法：副神经与肩胛上神经可直接行束膜缝合，副神经与腋神经、桡神经或前臂内侧皮神经一般应做神经移植术（可选用腓肠神经、颈丛神经感觉支或臂内侧皮神经等）。

（7）彻底止血，可放置引流条，关闭切口。

（8）术后处理：头臂支架制动4~6周，服用神经营养药物，拆除头臂支架后行物理疗法、康复训练、电刺激等综合治疗。

4. 注意事项

（1）术后用沙袋压迫颈部，以预防血肿发生。

（2）术后有发生淋巴漏的可能，术中应注意对淋巴结及淋巴管的结扎等处理。

（3）尽量保留副神经的第1支。

（4）手术应在肌电图监测下进行。

（四）颈丛神经移位术

1. 适应证
（1）臂丛神经根性撕脱伤、病程在2年以内者。
（2）受体神经所支配的肌肉萎缩不严重者。
（3）颈丛神经运动支无损伤征象、肌电图检查正常者。

2. 禁忌证
（1）伴有全身性疾病、不能耐受手术者。
（2）颈胸部手术区域有感染灶者。
（3）肺功能检查有严重障碍者。

3. 操作方法及程序
（1）麻醉：颈丛神经阻滞麻醉、高位颈脊髓硬脊膜外连续阻滞麻醉或全身麻醉。
（2）体位：仰卧垫肩，头偏向对侧。
（3）切口：颈部L形切口或锁骨上横行探查切口。
（4）颈丛神经运动支识别：在胸锁乳突肌中点后缘先找到浅颈丛神经，识别感觉支并牵开，在其深层，于斜角肌表面及前、中、后斜角肌间隙内可找到运动支。用电刺激或弹拨进行鉴定，可见颈部有肌肉收缩，一般可找到2~3支。
（5）受体神经的选择：①移位于肩胛上神经；②移位于腋神经；③移位于肌皮神经；④移位于正中神经；⑤其他。
（6）彻底止血，可放置引流条，关闭切口。
（7）术后处理：头臂支架制动4~6周，服用神经营养药物，拆除头臂支架后行物理疗法、康复训练、电刺激等综合治疗。

4. 注意事项
（1）术后用沙袋压迫颈部，以预防血肿发生。
（2）术后有发生淋巴漏的可能，术中应注意对淋巴结及淋巴管的结扎等处理。
（3）术前做肌电检测，必要时做术中肌电监测。
（4）为便于寻找颈丛运动支，L形切口更佳。

（五）健侧C7神经移位术

1. 适应证
（1）臂丛神经损伤，受区神经支配的肌肉萎缩严重者。
（2）臂丛神经根性撕脱伤，患侧颈部、胸部外伤严重，膈神经、副神经、颈丛神经运动支及肋间神经无法利用者。
（3）臂丛神经根性撕脱伤，已进行多组神经移位，术后经2年以上随访无任何功能恢复者。
（4）臂丛神经根性撕脱伤，在进行患侧多组神经移位的同时，加做患侧尺神经带蒂与健侧C7神经根缝合，一旦上述多组神经移位中任何一组失败，则可利用已有神经再生的尺神经进行重新移位，重建患肢功能。
（5）作为多组神经移位的一组，一期做健侧C7神经与患侧尺神经缝合，二期将再生的尺神经与患侧正中神经缝合。当尺神经不能利用时，可一期做神经移植至受体神经。

2. 禁忌证
（1）伴有全身性疾病、不能耐受手术者。
（2）颈胸部手术区域有感染灶者。
（3）肺功能检查有严重障碍者。

3. 操作方法及程序（图94-24，图94-25）

（1）麻醉：高位颈脊髓硬脊膜外连续阻滞麻醉或全身麻醉。

（2）体位：肩下垫枕，颈后伸，头偏向患侧。

（3）切口：锁骨上横行探查切口。

（4）健侧C7神经根的切取：①游离颈横动、静脉以备用，充分暴露臂丛神经根；②显露5个颈神经根，经电生理检查确认：刺激神经根后，有肩内收、伸肘、伸腕动作；③切取部位：根据尺神经粗细及受体神经多寡决定切取神经根的不同方法，保留部分感觉束，如C7神经根、C7神经根后股、C7神经根前股。

（5）健侧C7神经根移位的桥接：①将患侧尺神经自腕部平面切断（包括主干及手背支），保留尺侧上副动脉，带尺侧上副动脉的尺神经远端，通过胸前皮下隧道到健侧颈部切口与C7神经端端缝合；②将患侧尺神经自腕部平面切断（包括主干及手背支），连同尺动脉及伴行静脉一起游离，在肘部切断尺动、静脉近端并结扎，继续向腋部游离尺神经，直达尺侧上副动脉，进入尺神经主干的远端处，带尺动、静脉的尺神经远端，通过胸前皮下隧道移到健侧颈部切口，与C7神经端端缝合；③当患侧尺神经不能利用时，可在健侧神经根与患侧受体神经间做游离神经移植，如用腓肠神经、桡神经浅支等，必要时做带小隐静脉动脉化游离腓肠神经移植。

（6）尺神经二期移位方法：健侧C7神经与患侧尺神经缝合后，健侧C7神经根的再生神经沿患侧尺神经向患侧方向生长，待临床与肌电图证实神经再生达到患侧腋部时则应考虑二期移位。二期手术在一期手术后至少6周进行。

（7）对于少数病例，可以考虑其他方法或步骤移位，但需保证移植神经的血液供应。

（8）二期尺神经移位的受体神经：①移位于桡神经；②移位于肌皮神经；③移位于正中神经；④移位于胸背神经；⑤移位于腋神经；⑥其他。

（9）彻底止血，可放置引流条，关闭切口。

（10）术后处理：头臂支架制动4~6周，服用神经营养药物，拆除头臂支架后行物理疗法、康复训练、电刺激等综合治疗。

4. 注意事项

（1）术后用沙袋压迫颈部，以预防血肿发生。

（2）术后有发生淋巴漏的可能，术中应注意对淋巴结及淋巴管的结扎等处理。

（3）手术应在肌电图监测下进行。

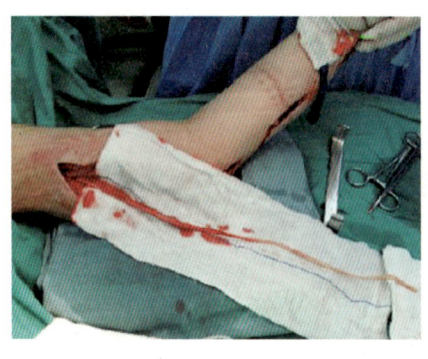
A

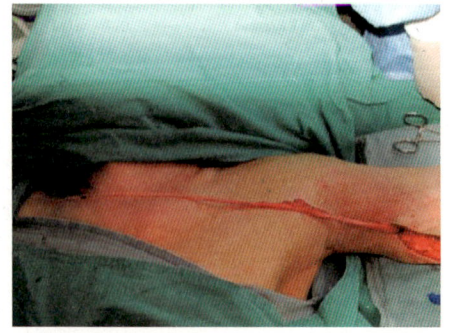
B

图94-24　健侧C7移位术一期

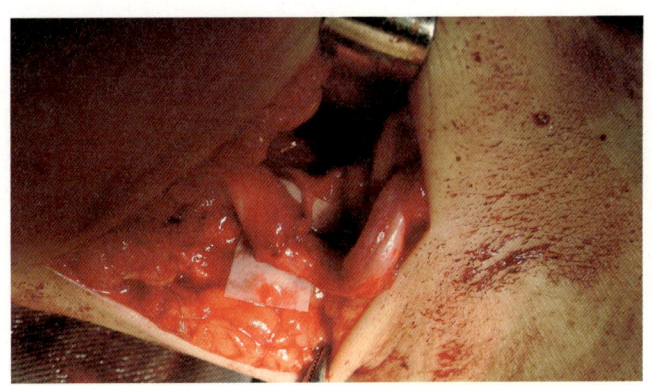

图 94-25 健侧 C7 移位术二期

（六）同侧C7神经根移位术

1. 适应证
(1) 臂丛神经损伤，受体神经支配的肌肉萎缩不严重者。
(2) 单纯臂丛神经上干神经根性撕脱伤，膈神经无法利用或婴幼儿肺功能发育不全者。
(3) 单纯臂丛神经下干神经根性撕脱伤，膈神经无法利用或利用有顾虑者。
(4) 臂丛神经C7神经根健全者。

2. 禁忌证
(1) 伴有全身性疾病、不能耐受手术者。
(2) 颈胸部手术区域有感染灶者。
(3) 肺功能检查有严重障碍者。

3. 操作方法及程序
(1) 麻醉：高位颈脊髓硬脊膜外连续阻滞麻醉或全身麻醉。
(2) 体位：肩下垫枕，颈后伸，头偏向对侧。
(3) 切口：锁骨上横行探查切口。
(4) C7神经根显露：暴露臂丛神经上干，证实为神经根性撕脱伤后，在斜角肌间隙中找到正常的或质地健康的C7神经根，并以电刺激证实为C7神经根（患肢有肩内收、伸肘、伸腕活动）。
(5) 切取部位：①C7神经根干部；②C7神经根后股；③C7神经根前股。
(6) 彻底止血，可放置引流条，关闭切口。
(7) 术后处理：头臂支架制动4~6周，服用神经营养药物，拆除头臂支架后行物理疗法、康复训练、电刺激等综合治疗。

4. 注意事项
(1) 术后用沙袋压迫颈部，以预防血肿发生。
(2) 术后有发生淋巴漏的可能，术中应注意对淋巴结及淋巴管的结扎等处理。
(3) 手术应在肌电图监测下进行。

（七）尺神经部分束移位于肌皮神经肱二头肌肌支（Oberlin术）

1. 适应证
(1) 臂丛神经上（中）干根性撕脱伤、屈肘功能丧失者。
(2) 膈神经功能同时丧失、无法利用或婴幼儿无法同时利用膈神经移位者。
(3) 尺神经功能正常、尺神经支配的肌群肌力正常者。

2. 禁忌证

（1）伴有全身性疾病、不能耐受手术者。

（2）颈胸部手术区域有感染灶者。

3. 操作方法及程序（图94-26）

（1）麻醉：全身麻醉或高位颈脊髓硬脊膜外连续阻滞麻醉或局部浸润麻醉。

（2）体位：平卧，患肢外展位。

（3）切口：上臂上段内侧正中切口。

（4）手术操作：①在内侧肌间沟内先显露肱二头肌，在肱二头肌长头与短头两个肌腹间找到肌皮神经主干，沿主干向近侧或远侧游离，找到进入肌腹的肌支；②在内侧肌间沟内同时找到尺神经内侧的尺侧腕屈肌肌支，或正中神经后侧的指屈肌肌支，必要时在神经电生理监测下证实；③将尺神经内侧的1~3束与肌皮神经肱二头肌肌支缝合。

（5）彻底止血，可放置引流条，关闭切口。

（6）术后处理：屈肘位石膏制动4~6周，予以神经营养药物，拆除石膏后行物理疗法、康复训练、电刺激等综合治疗。

4. 注意事项

（1）手术应在肌电图监测下进行。

（2）原则上应首选尺神经部分束移位，正中神经慎用。

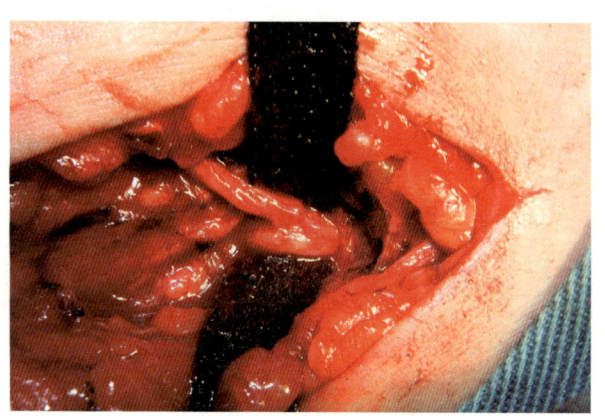

图94-26　Oberlin手术

第十节　胸廓出口综合征

从病因分类学而言，胸廓出口综合征属上肢神经卡压综合征范畴，但从解剖及应用而言，又更接近于臂丛神经的损伤和疾病，故列于此。

一　C5、C6神经根卡压（上干型胸廓出口综合征）

以往一直认为，上干型胸廓出口综合征很少见，仅占胸廓出口综合征的4%~10%。解剖上，我们看到上干位于前、中斜角肌肌腹之间，无卡压的解剖基础，而C5、C6神经根在出椎间孔处被交叉的前、中斜角肌腱性起始纤维包绕,这才是卡压的基础,所以我们称之为C5、C6神经根卡压。其实该病在临床上很常见。主要原因是将这类胸廓出口综合征归纳到神经根型颈椎病。病变均是神经根受压,仅仅是受压部位相差数毫米至1～2cm,临床上缺失很难鉴别。随着对颈肩痛的深入研究,发现C5、C6神经根卡压不仅可独立存在,还可合并C5、C6或C6、C7脊髓受压型颈椎病,也可合并下干型胸廓出口综合征。

(一)应用解剖

用25具50侧成人固定尸体,其中5具为新鲜尸体,男性尸体19具,女性尸体11具,作双侧臂丛神经及前、中斜角肌起点的大体解剖和显微解剖,尚有其他来源解剖研究结果10侧,合计60侧。

1. 前、中斜角肌的起点

(1)前斜角肌的起点:前斜角肌在C3～C6颈椎横突的前后结节均有起点,特别是在C3、C4横突的后结节的起点,形成一条独立肌束,从C5神经根下方由后上向前下汇入前斜角肌肌腹,占25/60侧(图94-27,图94-29)。

(2)中斜角肌的起点:中斜角肌起源于第2～6或第2～7颈椎横突的前后结节,在前结节的起点,于结节顶部共10例20侧,结节中部8例16侧,结节沟底前面9例18侧,沟后侧3例6侧,全部标本在横突后结节均有腱性起点(图94-28)。

2. 前、中斜角肌的起点与臂丛神经的关系

(1)前斜角肌起点和C5神经根的解剖关系可分为三种情况(图94-29):①前斜角肌的一部分肌腱、肌肉从后结节经C5神经根下方通过,占25/60侧;②前斜角肌在C4神经根横突后结节的腱性起始从C5神经根下方通过,占27/60侧;③前斜角肌在后结节无起始,起始点于横突沟的前方,占8/60侧。

(2)前斜角肌起点和C6神经根的解剖关系也可分为三种情况(图94-30):①前斜角肌起于C5横突后结节顶部的腱性部分从C6神经根下方通过,并有起于C3、C4神经根的部分腱性纤维,占30/60侧;②前斜角肌起源于C5横突后结节的起点于结节中部,占20/60侧;③前斜角肌在C5横突后结节无起点,起点在横突沟前缘至前结节顶部,占10/60侧。

(3)中斜角肌起点和C5、C6神经根的解剖关系可分为三种情况(图94-28):①起点完全通过C5、C6神经根下方,占36/60侧;②起点大部分通过C5、C6神经根下方,占18/60侧;③起点不通过C5、C6神经根下方,占6/60侧。

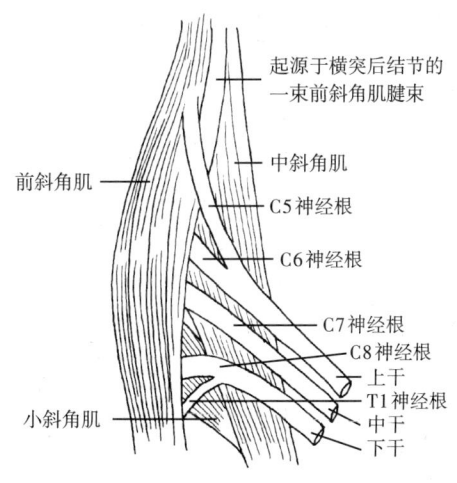

图94-27 前、中、小斜角肌与臂丛神经的关系

上方:斜角肌肌束或肌腱未挤压C5神经根 下方:小斜角肌向上顶C8、T1神经根或下干

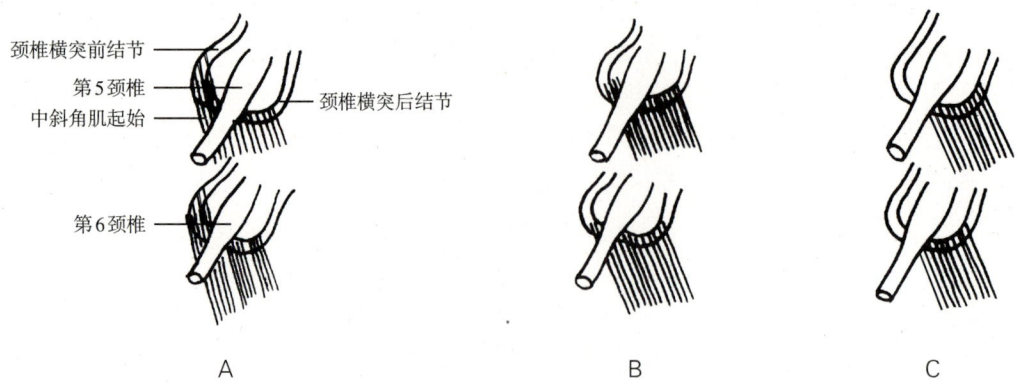

图 94-28　中斜角肌在颈椎横突前后结节的起点
A. 起点完全通过 C5、C6 下方（36/60）　　B. 起点大部分通过 C5、C6 下方（18/60）　　C. 起点不通过 C5、C6 下方（6/60）

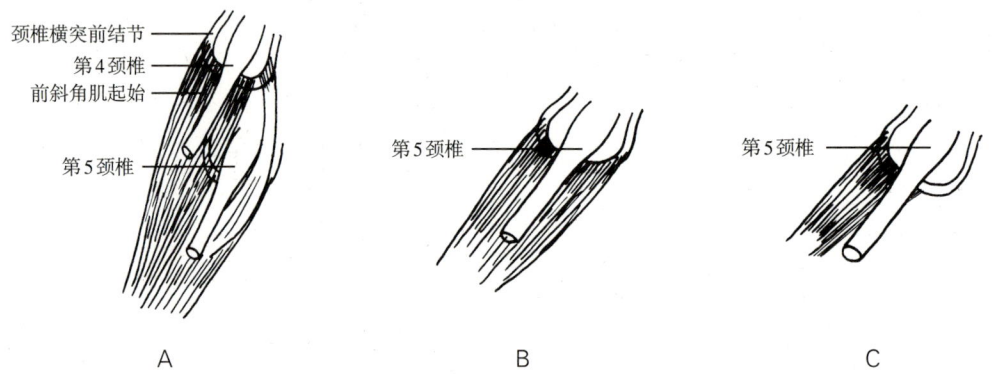

图 94-29　前斜角肌与 C5 神经根的关系
A. 一部分肌肉或肌腱从 C5 下方通过（25/60）　　B. C5 横突后结节的起点从 C5 神经根下方通过（27/60）
C. C5 横突后结节无前斜角肌起点（8/60）

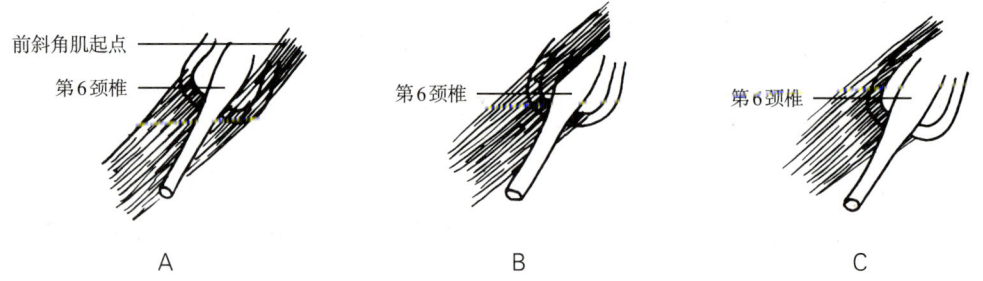

图 94-30　前斜角肌与 C6 神经根的关系
A. 起源于 C5 横突后结节的起始，从 C6 神经根下方通过（30/60）　　B. 起源于 C5 横突后结节的起始，从 C6 神经根上方通过（20/60）　　C. 前斜角肌在 C5 横突后结节无起点（10/60）

（二）临床表现

1. 病史及症状　大多数患者均有较长的颈肩痛病史，并作为颈肩病或肩周炎治疗。该病主要表现为颈肩部酸痛和不适，可向肩肘部牵涉，患肢无力，患者睡觉时患肢怎么放也不舒服，可伴有头晕、耳鸣等症状（表94-3，表94-4）。

2. 检查和体征　检查时应仔细观察体形、姿势、双肩的对称性及患侧上肢是否有肌萎缩，仔细检查颈部是否有压痛点，肩部有无压痛点，检查上肢的肌力、肌张力、感觉及尺桡动脉搏动的情况，常规作 Adson、Wright、Roos 试验，结果见表94-5。

笔者曾诊治28例C5、C6神经根卡压的患者，其中男性10例，女性18例，平均年龄41岁（17～62岁）。3例为双侧，平均病程18个月（4个月～7年）。13例曾被误诊为颈椎病，6例误诊为肩周炎，6例误诊为肩关节冲击症。

表94-3　28例患者病史及症状特点

	症状特点	病例数
首次就诊病程	<1年	8
	<2年	15
	<3年	5
发病肢体	优势手	10
	非优势手	21
发病特点	急性	16
	慢性	12
疼痛性质	与体位有关	26
	阵发性	1
	持续性	1
	间断性	26

表94-4　28例患者的主要症状

症状	病例数
颈、肩、背部异常，不适感	28
疼痛	14
睡觉时患肢怎么放也不舒服	26
肩上举无力	26
屈肘无力	4
头晕、耳鸣	3

表94-5　28例患者的主要体征

体征		病例数
肌肉萎缩	冈上肌、冈下肌	13
	三角肌	9
	肱二头肌	5
感觉减退	三角肌区及上臂外侧	24
	前臂内侧	4
压痛点	胸锁乳突肌后缘中点	28
	肩胛骨内上角内侧	13

续表

体征		病例数
肌力<3级	冈上肌、冈下肌	9
	三角肌	9
	肱二头肌	5
桡动脉搏动	减弱	5
特殊试验	Adson（+）	6
	Roos（+）	6
	Wright（+）	24

（三）特殊检查

1. 肌电图检查　2例三角肌、冈上肌、冈下肌有纤颤电位，4例三角肌、冈上肌、冈下肌、肱二头肌呈单纯相，1例尺神经锁骨段神经传导速度减慢。

2. X线检查　颈椎片发现：7例无异常；21例C4~C7椎体有明显增生性改变；15例椎间隙狭窄，其中C4、C5处3例，C5、C6处5例，C4、C5与C5、C6两处狭窄4例，C4、C5与C5、C6及C6、C7三处狭窄3例；4例椎体前缘增生呈鸟嘴样；9例颈椎生理弧度消失、变质；9例C7横突过长；3例患侧有颈肋。

3. MRI检查　16例颈椎做该项检查：C4、C5与C5、C6椎间盘向后膨出；10例未见异常。

4. 治疗性诊断

（1）颈部痛点封闭试验：28例31侧均用醋酸去炎舒松2ml加0.75%布比卡因2ml的混合液作颈部痛点封闭。对准痛点相应的横突进针，抵达骨性组织后，回抽无血时缓缓推入药物。压痛点注射1分钟后，令患者起立，再次检查三角肌肌力。此时，全部患者感到注射侧肢体比注射前轻松；肩外展肌力明显增加，能抗阻力，25例双侧肌力基本对称。3例双侧颈肩痛患者，肌力弱的一侧行封闭后，肌力明显大于对侧。5例屈肘肌力稍有减弱者，封闭后屈肘肌力也明显增加。24例患肢感觉障碍者局部封闭后3~4分钟，感觉均有不同程度的改善。11例前臂内侧感觉减退者，6例恢复，5例改善。7例肩外展感觉减退者，4例恢复，3例仅稍有异常。4例整个上肢感觉减退者，整个上肢感觉均显著好转，其中1例和对侧比较无明显差异。

（2）颈椎牵引试验：检查者一手托住患者的下颌，一手托住患者的枕部逐渐向上牵引，用10kg左右的力量持续向上牵引1分钟，令患者颈肩部尽量放松；或用5kg的力量做颈椎牵引10分钟，牵引后立即检查。全部患者的肩外展力量均有增加，感觉减退也有好转，但其效果仅能维持1~2小时。

（四）诊断

颈肩部及上肢酸痛、乏力及肌萎缩，合并下述情况之一者，要考虑该病的可能性。

1. 肩部肌肉萎缩，肩外展肌力减弱，肩及上肢外侧感觉改变。
2. 前臂内侧感觉明显改变。
3. 锁骨下动脉或静脉有受压征象。
4. 颈椎片可见颈肋或第7颈椎横突过长。
5. 肌电图检查提示上干的分支传导速度减慢。
6. 排除颈椎病等其他疾患。

（五）鉴别诊断

主要是与C5、C6神经根型颈椎病相鉴别。我们常规用0.75%布比卡因2ml加去炎舒松2ml，于颈外侧压痛点——常常在胸锁乳突肌的后缘中点，对颈椎横突穿刺，回抽无血后缓缓注入，1分钟后，患者感觉肌力明显改善或完全恢复正常，可证实C5、C6神经根受压是在椎间孔外，是肌性的，而不是骨性的。必须注意的是，脊髓受压型颈椎病也可同时伴有椎间孔外神经受压。如在术前能明确诊断，颈椎病术中一并切断前、中斜角肌在C5、C6神经根旁的起始纤维，可能就避免了术后颈部仍然疼痛、不适的情况。

（六）治疗

1. 保守治疗

（1）颈部局部封闭：在颈部压痛最明显处做局部封闭，如用去炎舒松，则每隔1～2周注射1次；如用利美达松（limethason）1ml加0.75%布比卡因2ml，每月局部封闭1次，连续3～4次。

（2）颈椎牵引：牵引重量在5～7kg，以患者感到舒适为度。每天30分钟，连续1个月。

28例治疗后均有效果，但差别很大。13例经局部封闭和牵引后颈肩部疼痛消失，2～3个月后又感到不适，再做牵引或局部封闭1次，症状又消失。9例经月余的局部封闭和牵引后，颈肩痛明显好转，肩外展力量也有所增加，但症状不能完全消失。4例经保守治疗效果较差，局部封闭当晚即感到不适，颈部疼痛、无力向前；做颈部牵引后也很不舒服，2次牵引后拒绝继续治疗，准备以后做手术治疗。

2. 手术治疗（图94-31） 7例因严重颈肩背疼痛影响工作和休息，上肢感觉明显减退，其中2例整个上肢感觉减退，且伴肩外展肌力降低，肩部肌肉萎缩。7例经保守治疗月余均无效，即行手术治疗。7例中2例为17岁与18岁的女青年。

7例均作前、中斜角肌和小斜角肌切断术。术中发现前、中斜角肌腱性组织的比例增多，2例女青年的前、中斜角肌浅面和神经面均为腱性组织，仅在前斜角肌下段表面有2cm长的肌肉组织；C5神经根被致密的纤维组织包绕。此2例遂行C5神经根松解术直至C5椎间孔处。术中用醋酸去炎舒松5ml注入C5～T1神经根，上、中、下干部的神经外膜下及被切断的肌肉组织断端。术前在相同体位标记好颈部压痛点，术中发现此点正好在C5神经根处。术后颈肩疼痛消失，感觉恢复正常，肩外展肌力、屈肘肌力也恢复正常。

7例均选择在颈肩部疼痛最严重时手术，术后随访均在6个月以上，最长1例达1年半。术后1例手术侧颈部感觉不适，其余症状均未复发。6例均无不适，未见复发。

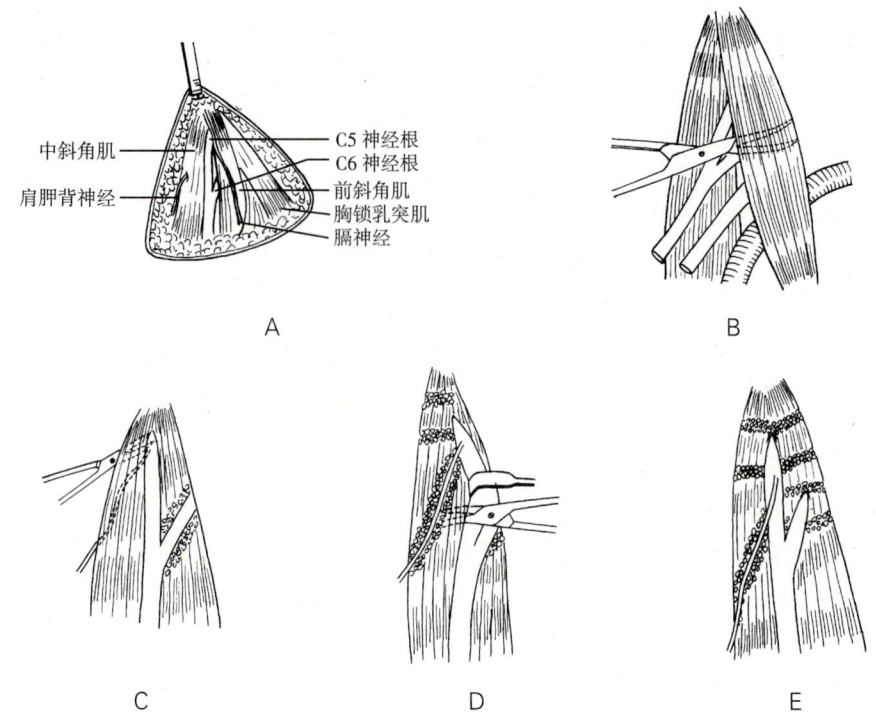

图 94-31　切断前、中斜角肌及 C5、C6 神经根旁的前、中斜角肌起始
A. 颈部切口同肩胛背神经松解切口，暴露前、中斜角肌　B. 切断前斜角肌，保护好锁骨下动脉　C. 切断中斜角肌在 C5 神经根旁的起始　D. 切断肩胛背神经浅层的中斜角肌及 C6 神经根旁的中斜角肌起始　E. C5、C6 神经根及肩胛背神经均获松解

（七）与上干型胸廓出口综合征相关的问题

1. 诊断问题　对颈肩背部疼痛伴有肩外展肌力下降、手部感觉减退、颈椎 X 线片示颈椎明显增生、颈椎间隙狭窄、颈椎生理弧度消失的患者，特别是对颈椎牵引有效果时很容易诊断为颈椎病。然而本组患者前臂内侧皮肤的感觉也有减退，作颈部痛点封闭后肌力即刻增加，这两点提示此症状不一定是颈椎病直接造成的。从而提出，此症状的产生和颈部的软组织，特别是肌肉组织和腱性组织对臂丛神经的压迫有关。局部阻滞麻醉使肌肉阻滞松弛后，对神经的压迫消除，C5 神经恢复了正常的功能，从而使肩外展肌力和感觉功能恢复。因此，我们认为，这一系列的症状应诊断为胸廓出口综合征合并 C5 神经卡压，或者为单纯 C5 神经根卡压为妥。

2. 病因问题　臂丛神经的周围阻滞为何会压迫臂丛神经呢？通常的解释是：①增生的颈椎激惹了支配颈部肌群的神经肌支，引起颈部肌肉痉挛。②局部非细菌性炎症的刺激。我们认为，肌肉本身的情况和其所处位置更可能是压迫神经的原因。我们在手术中看到，在 C5 神经根的四周并不是肌肉组织，而是前、中斜角肌的纤维组织，此组织常常很致密、坚韧。这两块肌肉收缩时，C5 神经首先受压。我们在 50 例尸体解剖中看到，前、中斜角肌的神经面常常是腱性组织，C8、T1 神经根或下干产生正好向上跨越小斜角肌的腱性部分。小斜角肌的收缩肯定将对 C8、T1 神经根或下干产生向上的压迫，造成手部麻木，手尺侧和前臂内侧皮肤感觉减退。一部分人群中，斜角肌的腱性成分含量较多，随着年龄的增加，活动减少，部分肌肉萎缩退化，导致腱性部分显露增多，并直接和神经相接触。或者肌肉的神经面腱性组织增多，或颈椎增生性改变使斜角肌起点部分腱性组织骨化、移位，就更容易对 C5 神经根或整个臂丛神经产生压迫。

当 C5 神经根受压时，起源于 C5 神经根的肩胛背神经首当其冲，产生了背部不适、酸痛及从颈部向背部的沿肩胛背神经行径的压痛。继之，神经纤维主要起源于 C5 的腋神经和肩胛上神经也受累，造成了肩外展肌力的下降。所以，C5神经根受压可产生颈背、背部的不适和肩外展肌力的下降及三角肌、冈上肌、冈下肌的肌肉萎缩。

同样，位于C8、T1神经根及下干下方的小斜角肌，其腱性部分正对着神经，如腱性组织增多，可加重对C8、T1神经的压迫。如横突过长，则使小斜角肌的起点外移，使C8、T1神经和下干抬得更高，更容易产生压迫。本组病例中，13例前臂内侧及手尺侧感觉减退，显然是下干受压型胸廓出口综合征。4例整个上肢感觉减退者，是全臂丛受压型胸廓出口综合征。20例沿肩胛背神经行径有压痛，且压迫背部时可引起手部发麻者，是肩胛背神经卡压的表现。所以，颈肩背痛的患者同时伴有肩外展，肌力下降，手尺侧麻痛，前臂内侧感觉减退，可能是由于C5神经和C8、T1神经根或下干均受到压迫所致，常常不一定是颈椎病。

3. 导致压迫的原因　导致前、中斜角肌压迫C5神经根的原因，除了前、中斜角肌在C5神经根部呈现较坚韧的腱性纤维组织，容易对臂丛神经造成压迫外，我们还注意到这类患者大多数是文职人员，以护士、会计、经理和办公室职员为多见。多数有较长时期伏案工作的经历，长期将头部和肩部固定在某个位置上，就容易使肌肉疲劳，弹性变差。骨质增生使C5神经根四周的纤维组织进一步硬化（来自前、中斜角肌）、弹性丧失，最后压迫C5神经根，从而产生一系列C5神经根受压的症状。术中证实，颈部的压痛点正好位于C5神经根处。因此，在本组病例中也可说明颈部的疼痛是来自C5神经根受压。

二　胸廓出口综合征

典型的胸廓出口综合征即下干型臂丛神经受压症，其主要表现有手及前臂尺侧麻痛、手部肌萎缩。长期以来，大多数学者认为是由于第1肋的抬高造成臂丛神经下干受压，但绝大多数病例找不到第1肋抬高的证据，更无第1肋究竟抬高多少才可能造成臂丛神经下干受压的确切资料，更重要的是在臂丛神经和第1肋之间还存在着一块小斜角肌。虽然半个世纪前就有人提出这块肌肉，但不知为何一直没有引起临床学和解剖学的重视。

研究了这块肌肉，我们就可以理解为什么大多数胸廓出口综合征没有第1肋抬高的X线表现，为什么第7颈椎横突过长会引起臂丛神经下干受压，颈肋的存在也并不是颈肋直接对神经的压迫。

（一）应用解剖

小斜角肌起于第7颈椎横突，少数还在第6颈椎横突后结节有起点，止于第1肋内侧缘。小斜角肌和第1肋成13.2°，覆盖于第1肋的后弓部，其前缘即神经面是腱性组织，十分坚硬，颈8神经根和胸1神经根必须跨过小斜角肌的腱性部分，距第1肋尚有5~8mm的距离，而不是和第1肋直接相触。当第7颈椎横突过长时，也就是说小斜角肌的起点向外移时，小斜角肌和第1肋的角度增大，颈8神经根和胸1神经根必须跨越得更高，才能达到前、中斜角肌间隙。我们还在24具尸体解剖中发现，4例6侧在下干跨越小斜角肌腱前缘时存在深深的压迹。当颈肋存在时，部分小斜角肌的止点止于颈肋，使整个小斜角肌向前、向外移位，从臂丛神经的下方把整个臂丛神经推向前外侧，因此用小斜角肌与臂丛神经下干的关系，可以解释目前所知道的臂丛神经下干受压的各种解剖原因。所以，小斜角肌可能是下干型胸廓出口综合征的主要原因（图94-32）。

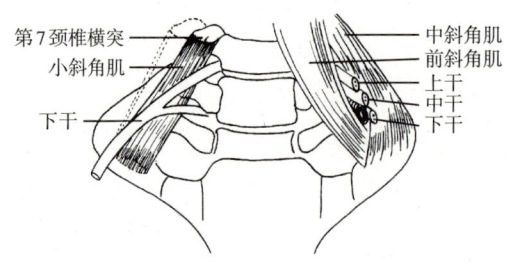

图 94-32　斜角肌与臂丛神经的解剖关系，小斜角肌与臂丛下干、C8、T1 的关系

当第 7 颈椎横突过长时，如左边的虚线，小斜角肌起点外移，C8、T1 和下干则要跨越得更高。如第 7 颈椎横突过长，增加了胸廓出口综合征的发病可能性。

在手术中由于有限的暴露，以及臂丛神经不可能完全牵拉开，所以不可能看到小斜角肌的全貌，并可能误认为是中斜角肌的一部分，用手指甚至可扪及坚硬的小斜角肌腱前缘，而误认为是第 1 肋的前缘。这就是临床外科医师一直没有重视小斜角肌的原因。

（二）临床表现

典型的臂丛神经受压症是下干受压型，常见于中年妇女，男女之比为 1∶3，20～40 岁占 80%以上，主要表现为患侧上肢酸痛、不适、无力、怕冷、手部麻木。体检时可发现患肢肌力稍差，手尺侧，特别是前臂内侧针刺痛觉明显改变，同时还可能存在大小鱼际肌萎缩。

1. 检查

（1）肩外展试验（Wright test）：患者坐位，检查者扪及患者腕部桡动脉，慢慢使前臂旋后，外展 90°～100°，屈肘 90°，桡动脉搏动消失或减弱为阳性。该项检查阳性率很高，但存在一定的假阳性。

（2）斜角肌挤压试验（Adson test）：患者坐位，检查者扪及腕部桡动脉，肩外展 30°，略后伸，并令患者头颈后伸，逐渐转向患侧，桡动脉搏动如减弱或消失为阳性。该检查阳性率很低，但常常有诊断价值。

（3）锁骨上叩击试验（Moslege test）：令患者头偏向健侧，叩击患侧颈部，出现手指发麻或触电样感，为阳性。

（4）上臂缺血试验（Roos test）：为活动的肩外展试验，双上肢放在肩外展试验的位置上，用力握拳，再完全松开，每秒钟 1 次，45 秒内不能坚持者为阳性体征。

（5）锁骨上压迫试验：检查者用同侧手扪及患者的腕部桡动脉，用对侧拇指压迫锁骨上，桡动脉消失。但是如果压迫点距锁骨上缘 2～3cm，桡动脉搏动也消失，说明锁骨上动脉抬高明显，较有诊断价值。

（6）肋锁挤压试验（Eden test）：站正位，双上肢伸直后伸，脚跟抬起，桡动脉搏动消失，明显减弱为阳性。

（7）电生理检查：电生理检查在胸廓出口综合征的早期无特殊价值，可能会出现 F 波延长。其他常常无异常发现，晚期以尺神经运动传导速度在锁骨部减慢有较大的诊断价值。

2. 分型　胸廓出口综合征还存在上干受压型、全臂丛神经根干部受压型、交感神经刺激型、锁骨下动静脉受压型、椎动脉受压型及假性心绞痛型等。这些类型都可同时存在颈背部头痛和不适。

（1）上干受压型：即 C5、C6 神经根卡压型，前已描述。

（2）全臂丛受压型：表现为上、中、下干均有受压的临床表现，大多数患者有颈肩部疼痛、不适、手麻痛，在发病前 3 个月内可能有过病毒感染史，发热、全身疼痛，最后局限在患肢疼痛与不适。部分患者可能有外伤史，伤后逐渐出现上肢无力，整个上肢感觉减退。

（3）交感神经刺激型：交感神经纤维受压，除上肢有酸痛外，还常有雷诺氏现象，表现为肢体苍白、发绀、怕冷，也有患者表现为双手大量出汗。

（4）锁骨下动静脉受压型：表现为肢体易疲劳、乏力，桡动脉搏动明显减弱，双手下垂时肢体充血，呈潮红色，甚至紫红色，少数患者可出现肢体水肿。

（5）椎动脉受压型：有椎动脉供血不足的症状，如偏头痛、头晕、眼涩、咽部异物感，可能同时存在颈丛卡压的症状，面部麻木，耳周皮肤感觉减退。

（6）假性心绞痛型：以心前区刺痛，左肩部不适为主要表现。目前已认识到引起心前区的刺痛是由于胸长神经受到刺激造成，特别是起源于C5神经根的胸长神经支，常和肩胛背神经合干，一并穿过中斜角肌的起始部腱性纤维，特别容易受压。笔者在35例肩胛背神经卡压的患者中发现4例有心前区不适刺痛，在手术松解颈5神经根后症状消失。

顾玉东院士在2012年对下干型胸廓出口综合征进行了新的分型（表94-6）。

表94-6　下干型胸廓出口综合征的分型方法

分型	前臂内侧麻木感觉	2-PD	运动	肌萎缩	爪形手	血管X线	肌电图检测	治疗方案
轻	间隙性刺痛减退	≤5mm	精细动作差	−	−	±	尺神经支配区运动与感觉，NCV正常 尺神经肘→腋段NAP波幅减≤1/2	保守
中	持续性痛触觉减退	6~10mm	捏力减退	+	−	+	尺神经支配区肌肉有自发电活动 尺神经肘→腋段NAP波幅减>1/2 尺神经F反应潜伏期延长	手术（减压）
重	持续性痛触觉消失	>10mm	捏力及握力减退	++	+	++	尺神经支配肌自发电活动 尺神经肘→腋段NAP波幅消失 尺神经F反应消失 前臂内侧皮神经NAP消失	手术（减压）（第1肋切除）

（三）治疗

1. 非手术治疗　对早期胸廓出口综合征患者，可通过休息和适当体位来治疗，患者应避免重体力劳动，将双上肢交叉抱于胸前，并略抬双肩的体位，有利于臂丛神经处于放松位。颈部不适显著者可给予颈部压痛明显点局封。用醋酸去炎舒松2ml加0.5%布比卡因2ml封闭痛点，每周1次，连续4~6次；同时可给予神经营养药物，如维生素B_1、维生素B_6、地巴唑等。部分患者对颈椎牵引有较好的疗效，笔者认为可能是颈椎在牵引体位时颈部肌肉放松减轻了对臂丛神经的压力所致。

2. 手术治疗

（1）手术指征：①凡患肢及颈部不适影响工作、生活者，患者也有要求，可予手术治疗；②患肢肌力下降，有肌肉萎缩，或上肢有运动障碍者；③手部感觉明显减退，针刺痛觉明显减退，甚至丧失者。

（2）手术方法：①前、中、小斜角肌切断术（图94-33）。适用于无骨性压迫因素的全部胸廓出口综合征患者，将前、中、小斜角肌切断后，臂丛神经下方、上方及两侧的压力全部减弱，甚至消除。因此，各型胸廓出口综合征患者均可用这一手术方法。该法也是治疗胸廓出口综合征用得最多的手术方法。作颈根部7~8cm横切口，即可完成手术。斜角肌过分肥大者，可将之切除部分。伴有颈肩背痛或C5神经根受压的患者，应同时切断前、中斜角肌在C5、C6神经根旁的起点。②颈肋切除术。如颈椎X线片上有颈肋者，常常可见前、中、小斜角肌的止点或有部分止点附着其上，将前、中、小斜角肌切断后，切除颈肋。③第7颈椎横突切除术。如X线片有见第7颈椎横突长于第1胸椎横突，应将之切除部分。近年来，笔者发现过长的第7颈椎横突产生胸廓出口综合征的原因是附着在横突后下方的腱性部分，特别是小斜角肌的肌起点附着横突向外延伸而外移，从臂丛神经的后下方对臂丛神经产生压迫。骨性本身对神经并无影响。切断肌起点，游离第7颈椎横突已消除了对神经的压迫。过长的第7颈椎横突本身并不直接压迫神经，而切除后难免要产生创面渗血，造成术后对神经根的刺激。因此，对术中未发现臂丛神经被过长的第7颈椎横突顶压时，可不予切除。④第1肋切除术。因经颈部切除第1肋前，均应先切断前、中斜角肌的止点，然后在骨膜下切除第1肋。因此对无明显骨性压迫及无明显斜角肌异常和无异常束带压迫臂丛神经者可采用此法。Roose很早就开始经腋路切除第1肋治疗胸廓出口综合征，且至今一直在临床上选用。这是因为切除了第1肋，前、中、小斜角肌均失去了止点，自下而上地对臂丛神经压力完全解除，效果较好。经颈部横切口，也可切除第1肋，但颈部的瘢痕常不愿被女性患者接受。

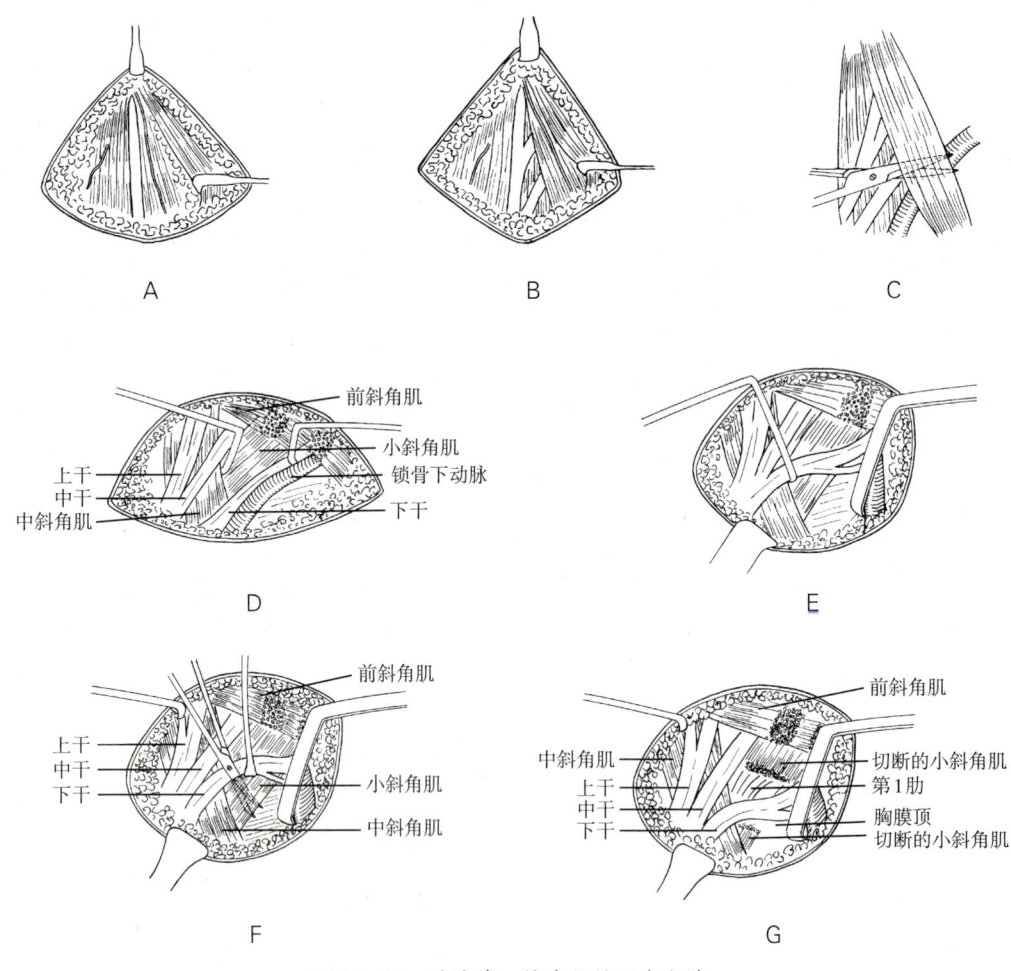

图94-33　胸廓出口综合征的手术方法

A. 颈部横切口7~8cm长，如为肩胛背神经松解术，暴露前、中斜角肌，即可见到C5神经根和上干　B. 在上干内侧稍做分离，即可见到C6、C7神经根　C. 切断前斜角肌，如锁骨下动脉抬高，就在锁骨下动脉浅层切断　D. 尽可能近止点切断前斜角肌，此时很容易解剖出C7神经根，并可见到锁骨下动脉及下干　E. 将下干向上牵拉，锁骨下动脉向下牵拉，可见到小斜角肌的前缘，为腱性组织，十分坚韧，如为肋骨，稍向上方分离，就可见到其后侧的肌肉组织　F. 切断小斜角肌　G. 切断小斜角肌后，下干松弛，完全松解

(3) 手术并发症：①臂丛神经损伤。在做颈部切口来切断中斜角肌时，术中需将臂丛神经拉向内侧，如用力不当可能损伤臂丛神经上干，术后肩外展、屈肘功能障碍，笔者曾遇到2例，均经保守治疗2～3个月后痊愈。②气胸。在切断下干下方的束带时，很容易弄破胸腔顶部胸膜。特别是切断Sibson筋膜时，更容易将皱叠的胸膜剪破，如术中发现胸膜剪破应修补，并立即抽气，如漏气较多，或怀疑损伤脏层胸膜，应做胸腔引流。笔者前后共遇到6例患者，4例做抽气治疗，2例做胸腔引流，均完全恢复。③乳糜积液及淋巴积液。左侧胸廓出口综合征，有并发乳糜漏的可能，造成乳糜液聚集在伤口内。不一定要直接损伤胸导管，损伤开口于胸导管的小淋巴管也可能造成乳糜积液。笔者遇到2例乳糜漏，1例因误伤扎了胸导管，造成被切断的胸导管分支向伤口漏乳糜，做胸导管颈外静脉套叠吻合而愈；另1例因进入胸导管的淋巴管被切断后未结扎，造成乳糜漏，结扎了该分支而愈。笔者还曾遇到5例伤口内少量乳糜积液5～8ml，均经穿刺而愈。因颈部淋巴管丰富，切开颈外三角的脂肪垫时有很多淋巴管和淋巴结被切开，如结扎、烧灼不彻底，易造成淋巴液漏。笔者曾遇4例淋巴积液的患者，3例经穿刺治愈，但时间很长，历时3～4个月，1例做手术烧灼而愈。④血肿。胸廓出口综合征术后如并发血肿，危害很大，是造成症状复发甚至加重的主要原因。因伤口内血肿总是包绕被解剖的神经根干部，一旦机化，将对整个臂丛神经产生新的压迫，症状可能比术前还要严重。颈部手术，外科医师都很注意止血，问题往往不在关闭伤口前，而在关闭伤口时，因外科医师在关闭伤口前均会一遍遍地检查伤口的每个角落，仔细止血，但在关闭伤口时常常不那么细致。颈部血管丰富，缝针不小心穿透血管，特别是缝脂肪垫的最后几针，刺破里边血管出血还不知道。因此，在缝合颈部脂肪垫时不要大块缝合，也不要缝得太密。要看清每一个进针和出针。应常规放置引流条，笔者曾遇到2例术后伤口并发血肿的患者，虽做了及时处理，但术后后期症状几乎无明显改善。

(4) 手术结果：胸廓出口综合征的手术效果不很理想，优良率仅占70%～80%，虽然绝大多数患者术后有不同程度的症状改善，但40%左右的患者术后还需要不同程度地做一些辅助治疗，如理疗、局部封闭等，术前均应向患者讲清楚。几乎每个患者术后立即感到患肢轻松舒适，肌力增大，感觉灵敏，3～4天后症状又重新出现，甚至较术前重，3～4周症状又逐渐消失。后来，我们常规对术后患者给予地塞米松10mg静滴7～10天，后期症状复发明显减轻，时间也缩短。手术时机应选择在患者症状最为严重、最难忍受的时期，此时手术效果最佳。

（四）与胸廓出口综合征相关的几个问题

臂丛神经在其行径的任何部位受压，均可造成臂丛神经卡压综合征。Rob Standeven（1958）把臂丛神经和锁骨下动、静脉在胸廓出口处受压所致的症候群称为胸廓出口综合征。以往认为，对臂丛神经可能产生的压迫因素有：第1肋骨，前、中斜角肌，锁骨，胸小肌间隙。这些是造成胸廓出口综合征的主要病因，其中以斜角肌病变所致占第一位。近年来，对异常束带在胸廓出口综合征中的临床意义引起了大家的重视。从最近的文献看，多数人认为，异常的纤维束带是引起胸廓出口综合征最主要的病因。Kirgis（1948）提出小斜角肌存在于60%～70%的人群中，并可造成臂丛神经血管受压征。Pang和Wessel将这些异常束带总结为5个基本类型。Roos在这方面做了全面的观察，他发现98%的患者存在纤维束带，并将这些异常束带分为9类，提出臂丛神经血管受压征的患者常有异常的纤维肌肉束带位于臂丛神经与锁骨下血管之间，造成类似骨痂的剪力作用，引起臂丛神经血管受压征，其所起的作用与第1肋相似。而小斜角肌是其中之一，我们的研究进一步证实了上述观点，并有新的发展。

1. 小斜角肌的出现率及其形态特点　小斜角肌起于第7颈椎横突前缘，止于第1肋内侧缘前、中斜角肌之间，锁骨下动脉沟后方，部分止于胸膜顶。小斜角肌出现率较高，文献报道出现率都在60%～70%，而我们的解剖学研究出现率为87.5%。Roos在其98%的患者中发现有异常束带的存在。他所描述的9种类型纤维束带中，有2型为小斜角肌；另外，起于第7颈椎横突、止于第1肋骨中斜角肌止点之间的有3型，而这5型他认为是最为常见的。Roos的这些研究都是在手术中的观察，经腋部切口是不可能看得清楚的。我们认为，这5型纤维束带实际上均为小斜角肌。根据解剖学教材描述，这5型均符合小斜角肌的解剖学特点。这与笔者的临床观察也基本相符。

2. 小斜角肌与臂丛神经的关系　小斜角肌与臂丛神经，特别是与下干的关系极为密切，是引起臂丛神经血管受压症的原因之一。我们的研究发现，小斜角肌止于第1肋骨内侧缘前、中斜角肌止点之间，臂丛神经下干从第1肋骨的后下方向前上方跨过第1肋时，由于小斜角肌的存在，增加了其跨过的高度（小斜角肌止点处厚度为5.1±1.4mm）；而且由于小斜角肌的存在，使斜角肌三角的底增高，缩小了斜角肌三角的间隙，连同前、中斜角肌一起，对臂丛下干造成上、下两个方面的拱抬及挤压作用，导致臂丛神经血管受压症。此外，臂丛神经下干跨过第1肋骨是直接接触到小斜角肌而非第1肋骨，小斜角肌的神经面为坚硬的腱性组织组成，呈现锐性边缘，与臂丛神经下干以腱性成分粘连在一起，也可因慢性摩擦而造成臂丛神经下干损伤。因此，小斜角肌的存在是臂丛神经下干受压的最主要因素。

3. 小斜角肌与第1肋的关系　小斜角肌均止于第1肋内侧缘，锁骨下动脉沟后方，前、中斜角肌止点之间，呈现一狭长而尖锐的边缘，其位置隐蔽，难于发现，如果重视不够，术中常被忽略；即使发现，也常被误认为第1肋后缘或附着于第1肋的其他软组织或异常组织。由于该肌肉的存在，如第1肋抬高，更可导致肋锁间隙更加狭窄，从臂丛神经下干下方向上托起下干。同时，小斜角肌内侧缘与第1肋侧缘相距8.0±2.4mm，臂丛神经下干跨过第1肋与小斜角肌接触，而不是与第1肋直接接触。临床上第1肋切除术被多数人选择，并取得良好的疗效，是因为该手术切除了第1肋并彻底解除了位于第1肋上的所有结构（包括小斜角肌在内），它松解臂丛神经周围组织最为彻底。近年来，由于出现了较高的复发率，第1肋切除术没有以前采用得那么广泛了，特别是前、中斜角肌的起始处对C5、C6的压迫不能解除，颈肩痛的问题不能完全解决。因此，我们认为，治疗胸廓出口综合征以切断前、中斜角肌的起点更为合理。

4. 临床意义　胸廓出口综合征的手术方式主要有前斜角肌切断术，前、中斜角肌切断术，第1肋切除术，颈肋切除术，胸小肌切除术，甚至还有锁骨切除术。其中第1肋切除术仍是目前使用最广、疗效最佳的手术，是由于切除了第1肋而彻底去除了对臂丛神经的压迫。对无明显骨性因素者，采用前、中斜角肌切断术也有一定的疗效，但由于未能切断中斜角肌后下方的坚硬的小斜角肌，从而未能彻底解除小斜角肌对臂丛神经的挤压作用，造成部分病例疗效欠佳。Roos等认为，位于第1肋与第6、第7颈椎横突间，前、中斜角肌当中的异常束带，多数就是小斜角肌，如在切断前、中斜角肌的同时，在止点处切断小斜角肌，可取得彻底的减压作用。最近，我们对16例患者切断前、中斜角肌及小斜角肌后，症状基本消失，说明对下干型胸廓出口综合征患者来说切断小斜角肌的重要性。

因此，了解了颈神经根与前、中、小斜角肌及颈旁的一些小肌肉的关系后，我们就不难理解临床上常见的颈肩疼痛合并颈肩部的感觉改变、部分肌力减退的原因。临床上常可见到C3、C4、C5神经根同时受压或C4、C5、C6神经根同时受压，甚至可能发现颈全部神经根及上胸部的神经根同时受压。至今笔者已遇到2例，患者从一侧头皮、耳周、颈部、肩部直到手部，包括上臂内侧（T2神经支配区）针刺痛觉减退，整个上肢肌力减退，在颈外侧压痛明显处，用0.5%布比卡因3ml加去炎舒松3ml，局部封闭后，大部分症状和体征消失。术中切断前、中、小斜角肌，作C6、C5、C4及C3神经根直至椎间孔旁的神经松解，症状完全消失。1例至今已随访2年未复发。因此，我们认为，颈部神经根受压的大部分患者，其病因主要是有椎管外的腱性纤维组织压迫神经根，也就是病变在椎孔外。应该引起临床医师高度重视的是，颈部神经根卡压可同时存在颈椎病，而颈椎病患者（包括脊髓受压型颈椎病）也可同时存在颈神经根卡压。在诊断颈肩疼痛时要仔细检查，全面考虑，特别是手术前如能全面考虑，手术中从一个切口就可以解除椎管内、外的病因，就大大提高了手术效果，减少了手术之后患者仍诉颈部疼痛不适的并发症。

第十一节　影响神经功能恢复的因素

一　一般因素

1. 年龄　一般认为年龄越小，神经功能恢复越好。
2. 全身情况　全身营养状况较差或患慢性消耗性疾病者，神经功能恢复较差。

二　损伤因素

1. 损伤性质　切割伤的修复效果明显好于撕裂、牵拉、挤压等性质的损伤。
2. 损伤程度及范围　严重外伤所致的神经完全断裂，常伴有皮肤、骨骼、肌腱或其他神经损伤，修复效果往往不理想。合并主要动脉伤如尺神经伤合并尺动脉伤，或正中神经伤合并桡动脉伤时，如仅修复神经不修复动脉，则功能恢复的质量常会受到影响。
3. 损伤平面　损伤平面越高者，神经生长的距离及时间就越长，损伤以远常发生严重肌萎缩、关节僵硬、皮肤溃疡等问题，影响修复效果。低平面损伤距终末器官距离较近，恢复时间短，因此肌萎缩等问题的发生及程度较轻，功能恢复较满意。
4. 神经缺损度　损伤越重，神经缺损就越大，如不能有效地克服，会直接影响神经缝接和恢复质量。

三　技术因素

应该说，技术因素，即术者的主观因素，是影响神经功能的最重要的因素。在很多情况下，神经恢复不佳是由于术者的主观努力不够造成的。主要有以下几个方面：

1. 修复时机　一般认为，神经断裂后1个月内缝合效果最好。时间一长，时间退变严重，瘢痕增生较多，终末器官萎缩变性加重，故对神经再生不利。但实践证明，时间因素并不是绝对的。传统的观点认为，周围神经断裂1年以上基本无功能恢复可能。实际上断裂1年甚至更长时间以后缝合，仍有获得较满意恢复的可能。有学者报道55例晚期正中神经断裂伤修复，其保护性感觉恢复约80%，约一半病例运动功能可达M3以上。动物实验也证明，完全退变、消失的运动终板仍可能再生。因此，神经损伤后应尽可能早地修复，对损伤时间较长的神经，也应持积极态度予以修复。
2. 游离神经范围　神经游离范围过大，影响神经的血供。游离时应多保留神经系膜及周围部分健康组织，可减少对其血供的干扰。
3. 是否按无创操作　手术操作应按无创要求，若手法粗糙，可造成创伤大、瘢痕多，甚至误伤正常分支。
4. 断端神经瘤切除程度　切除不彻底，再生轴突受瘢痕阻挡，不能全部通过缝合口。
5. 神经缺损的处理　神经缝接处张力是影响神经功能恢复至关重要的原因。若有缺损，均应设法克服，以达到无张力下缝合。克服神经缺损的方法较多，如游离神经、轻柔牵拉、屈曲关节，或通过神经移位、缩短骨质（合并上肢骨折时）等。有时为克服缺损，第一次手术时暂不切除神经瘤，缝合后经关节屈伸牵拉使神经延长，1~2个月后再次手术切除神经瘤，重新缝接神经。对少数缺损过大、经上述方法仍难以克服者，可采用神经移植或带血管蒂的神经移植术，如用尺神经带蒂移植修复正中神经。过长或过于粗大的游离神经移植，可发生移植段中心性缺血坏死，影响神经再生。对此，可采用带血管的神经移植术。

6. 缝合方法与技术　大致可分为外膜缝合与束膜缝合两大类。无论采用哪种方法，均应做到缝合精细、准确，应在手术显微镜或放大镜下进行。良好的神经缝接，不应用神经束外膜，以防外膜内翻。缝接技术不过关，是神经功能恢复不佳的常见原因。

7. 修复神经的条件　修复的神经没有健康的软组织衬垫，或缺乏良好的软组织与皮肤覆盖，使神经周围的环境不佳，瘢痕多，血供应差，这也是影响神经再生的重要原因。

8. 包扎与外固定　包扎与外固定的位置不当或过久，可造成或加重肢体关节僵硬及继发畸形，即使再生轴突长入终末器官，肢体功能也难以恢复满意。不做外固定，或固定不牢、时间过久，均可使神经缝合口受到牵张甚至撕裂，影响缝合口愈合及神经再生。

9. 功能锻炼　术前不进行功能锻炼，可发生关节僵直或僵硬、肢体畸形、肌肉萎缩等，对功能恢复不利。术后功能锻炼不够，同样可发生上述问题，加上术后需外固定一段时间，可能会加重肌肉萎缩、关节僵硬及畸形，严重影响肢体功能恢复。因此，神经损伤除手术治疗外，还有必要接受系统的术前、术后康复治疗，以促进功能恢复。

第十二节　组织工程在神经修复中的应用

组织工程是20世纪80年代中期发展起来的一门新兴交叉学科。它综合运用工程学和生命科学的基本原理和方法，在体外预先构建一个有生物活性的种植体，然后植入体内修复组织缺损，以替代组织或器官的一部分或全部功能，也可作为体外装置暂时替代器官的部分功能。组织工程化人工神经由种子细胞、可降解支架材料及细胞外基质三种成分组成，其在周围神经缺损的修复方面具有良好的应用前景。

一　施万细胞

由于施万细胞在周围神经再生中的重要作用，因此该细胞被广泛用于周围神经组织工程的种子细胞。1979年，Aguay将体外培养的小鼠施万细胞种植到5mm长的血管段，用以桥接大鼠坐骨神经缺损，并且同时应用免疫抑制剂。3~6周发现，种植血管段内有大量再生神经纤维通过，表明施万细胞血管移植体对近端轴索长入远端起到了促进作用。该实验为组织工程化人工神经的研制奠定了基础。

施万细胞是组织工程化人工神经的核心。在移植支架材料中，施万细胞只有达到1×10^8/ml以上的浓度，才能分泌足够的各种神经营养因子和细胞外基质成分（如纤维连接蛋白、层粘连素等）并发挥髓鞘化作用，从而维持神经元存活并促进轴索再生。通常，实验研究中培养所需的施万细胞来自动物的坐骨神经和臂丛神经等，而临床研究中的施万细胞则来源于成人或胎儿活的神经组织。施万细胞的培养方法主要有植块反复种植法、酶消化法、差速贴壁法，还有轴索诱导增殖法和免疫选择法等，但后两者因操作复杂而较少使用。由于施万细胞经多次传代培养后，其形态及功能将发生改变而不能满足功能细胞的要求，为此，有人建立了MSC800永生施万细胞系，试图使施万细胞长期存活并保持功能。也有人采用创伤性神经瘤分离出的施万细胞进行培养，或在培养中加入脑组织提取液或变性髓鞘匀浆，以获得大量的功能较佳的施万细胞。随着分子生物学技术的发展，目前已有许多人采用相关基因修饰施万细胞，以使其增殖能力及分泌各种营养与细胞因子的功能获得显著提高。

由于施万细胞可表达组织相容性抗原，因此，移植后的施万细胞是否产生排异反应是周围神经组织工程研究中令人关注的另一问题。理论上，来源于自体的施万细胞最可靠，但由于需预先切取并进行各种处理，且造成新的创伤而使其临床应用受到限制。Kim用鼠施万细胞作自体或同种异体移植以比较两者修复神经缺损的疗效，发现两组的神经电生理检测结果差异并无统计学意义，且20天后施万细胞均存活。Herrmmans将成年鼠和成人的施万细胞混合培养悬液植入鼠的颞叶，发现虽有MHCⅠ和MHCⅡ类抗原表达和白细胞浸润，但均未发现受者动物对鼠和人施万细胞的免疫排斥反应，且第10周移植细胞仍存活。这些结果表明，同种甚至异种施万细胞移植即使不使用免疫抑制剂也可能长期存活。最近还有报告，采用干细胞作为种子细胞的来源，可使其免疫排斥反应的可能性进一步降低。

二 人工神经支架

现在国内外许多学者正致力于寻找结构上尽可能与周围神经相似的人工神经支架材料。理想的材料应具有良好的生物相容性和降解性、适宜的材料——细胞界面和三维立体多孔构造，以及一定的强度和可塑性。目前用于人工神经导管的可降解材料有人工合成聚合物和天然材料两种。前者有聚乳酸（PLA）、聚羟基乙酸（PGA）、聚乳酸-聚羟基乙酸共聚物（PLGA）和聚磷酸脂等，天然材料包括壳聚糖、羊膜、水凝胶等，这些材料均在一定程度上满足了神经再生的要求。如果仅采用中空管道结合施万细胞种植修复神经缺损，细胞容易沉积在管壁上形成团块，而且中央部分的细胞也将出现代谢障碍。因此，现有许多人将中空神经导管进一步制成三维立体结构，以使施万细胞能较好地黏附、相容，从而促进神经再生。

三 细胞外基质

施万细胞与支架材料的整合需要良好的细胞外基质（ECM）成分。周围神经的细胞外基质主要是指沉积在细胞间的大分子物质，如层粘连素（LN）、纤维连接蛋白（FN）、Ⅰ型及Ⅳ型胶原、硫酸肝素蛋白等，它们是组成施万细胞外基膜的主要成分。有实验表明，应用LN、FN及Ⅳ型胶原均能显著地促进周围神经再生。某些瘤细胞株的分泌物含有多种ECM成分，它在低温下为液态，若将培养的施万细胞导入其中后再加温到37℃，则可自然形成凝胶。用此生物凝胶作为人工神经的细胞外基质，既有利于形成良好的施万细胞生存环境，又有助于神经再生。因此，它将可能成为最佳的细胞外基质材料之一。

虽然近几年组织工程化人工神经的研究取得了长足的发展，但距最终临床应用仍有相当距离。只有在施万细胞、支架材料和生物基质三方面的研究均获得突破性进展后，才能使其真正走向临床。

四 神经营养因子应用的现状及前景

神经营养因子是一类作用于神经元的功能性蛋白质。这类蛋白质在胚胎期能促进神经元的分化、发育和成熟，在成年期可维持神经元存活，在神经损伤时能促进轴索的再生。目前已经发现

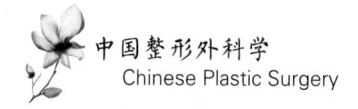

30余种神经营养因子,这些蛋白质因具有不同的结构特征和受体信号机制,生物学效应也不尽相同。神经营养因子的分类目前尚未统一,从分子结构、受体类型考虑,可将其分为四大类,即神经营养因子(neurotrophins,NT)家族,包括神经生长因子(NGF)、脑源性神经生长因子(BDNF)、神经营养因子-3(NT-3)、神经营养因子-4/5(NT-4/5)、神经营养因子-6(NT-6)和神经营养因子-7(NT-7)等;促神经生成细胞因子家族,包括睫状神经营养因子(CNTF)和白细胞介素-6(IL-6)等;成纤维细胞生长因子(FGF)家族,包括酸性成纤维细胞生长因子和碱性成纤维细胞生长因子等;其他生长或营养因子,包括胶质细胞源性神经营养因子(GDNF)、胰岛素样生长因子(IGF)、上皮生长因子(EGF)和白血病抑制因子(LIF)等。现对几种结构与功能研究较为明确的神经营养因子介绍如下。

(一)神经生长因子

1952年,Levi-Montalcini首先发现神经生长因子(NGF),它是神经营养因子家族的典型代表。NGF是由α、β和γ三个亚基组成的寡聚蛋白复合物,各亚基分子量均约26kD,其中β亚基具有生物活性,三个亚基聚合可保持NGF蛋白质的稳定。NGF受体分低亲和性与高亲和性,前者分子量7.5kD,简称p75,后者是一种酪氨酸蛋白激酶受体,简称TrkA。神经营养因子均通过作用于特定神经元相应受体而发挥生物学效应。在动物体内,凡增殖能力强的细胞都可产生NGF,其主要分布在虹膜、心脏、颌下腺、脾脏、脑、神经节等组织,以及成纤维细胞、平滑肌及骨骼肌细胞、神经胶质细胞(包括施万细胞)。体内、外实验证实,NGF能促进感觉神经元和交感神经元的存活与突起生长。由于运动神经元表面仅有TrkB、TrkC而无TrkA受体,故Lundborg(2000)指出NGF对运动神经元的影响非常有限。然而,也有研究发现,大鼠胚胎躯体运动神经元能表达NGF受体,虽然在生后第2周逐渐消失,但当成熟的脊髓运动神经元在轴索损伤后,又能重新表达NGF受体,提示躯体运动神经元对NGF具有潜在的应答能力。NGF还可促进轴索的髓鞘化,从而促使轴索成熟及功能的恢复。此外,有实验证实,施万细胞不仅能合成分泌NGF,还能表达NGF受体,并受轴索接触性抑制的调节:当轴索损伤后,激活的施万细胞可分泌NGF和表达NGF受体;此时,一个NGF分子可同时与生长锥及施万细胞表面的NGF受体结合,从而有助于再生轴索与施万细胞的相互作用,促进轴索的方向性生长。从这个意义上讲,NGF同时起到了神经趋化的作用。虽然许多实验均已证实NGF的促神经发育及再生作用,但临床实际疗效尚未得到确认。

(二)脑源性神经生长因子

第一种被确定的神经营养因子家族成员是脑源性神经营养因子(BDNF),由Barde(1982)从猪脑的提取物中分离提纯。1989年,BDNF基因被克隆、测序,其生物效应的发挥主要是通过与高亲和力的TrkB受体结合。在周围神经中,BDNF主要由施万细胞产生。BDNF对运动和感觉等神经元的发育、生存及损伤后的轴索再生均有作用。在慢性肌萎缩性脊髓侧索硬化症(amyotrophic lateral sclerosis,ALS)小鼠模型中,BDNF能减少运动神经元的变性并提高其功能。在临床试验中,当采用皮下注射BDNF到达神经肌接头时,它可通过轴浆流逆向运输到脊髓运动神经元。但是,尚不确定通过这一方法是否有足够的BDNF被运输到脊髓并作用于变性的运动神经元。

(三)神经营养因子-3

神经营养因子-3(NT-3)由Ernfors等(1990)用基因克隆扩增的方法首先发现,主要功能受体为TrkC。动物实验表明,NT-3功能广泛:能促进胚胎发育中运动、感觉和交感神经元增殖与分化,并诱导轴索生长;调控成熟神经元生理功能;在体或离体调节周围神经和中枢神经系统神经元形态；脊髓损伤后，能促进损伤神经元的修复。Griesbeck（1995）发现，NT-3 mRNA 在成年骨骼肌中有大量表达，外源性应用可改善肌纤维的神经支配。

（四）神经营养因子-4/5

神经营养因子-4/5（NT-4/5）是继前三位成员于1991年被发现的，因其与前三个成员具有相似的基因序列结构和生物学活性而命名。NT-4/5 对神经元的影响与 BDNF 功能重叠，因为这两种神经营养因子共用 TrkB 受体进行信号传导。NT-4/5 具有广泛的生物学作用，对运动、感觉和交感神经元均有促进发育、营养及损伤后再生的作用。

（五）睫状神经营养因子

睫状神经营养因子（CNTF）最早由 Helfand 等在1976年发现。1984年由 Barbin 等从鸡睫状体中提取，因可维持鸡胚睫状神经节的副交感神经节的细胞存活而得名。它与神经营养因子家族明显不同，是非靶源性的营养因子，与白细胞介素-6具有相似的螺旋框架结构。在周围神经系统，CNTF 主要分布在施万细胞/髓鞘和睫状神经节，在施万细胞中呈高水平表达，其信号转导通过反应细胞上的 CNTF 受体复合物而实现。这种复合物由睫状神经营养因子受体α、白血病抑制因子受体β、Gp130 三个亚基组成，主要分布于骨骼肌。CNTF 除了能促进培养中的运动神经元存活及损伤运动神经元的轴索再生外，还能明显减轻某些神经肌肉功能失调性疾病的运动神经元的缺失。CNTF 能直接作用于肌源细胞，加速肌管分化形成，增加再生肌纤维的数量，促进肌肉再生。此外，CNTF 对交感、副交感及感觉神经元均有作用。但有研究观察到 CNTF 对胚胎的神经发育并非至关重要：在出生前和刚刚出生的大鼠用 Northern blot 或 PCR 法检测不到 CNTF mRNA 的存在，而出生后2周坐骨神经中的 CNTF mRNA 和蛋白质急剧增加；通过基因敲除致使 CNTF 缺失的小鼠仍可以正常发育，致成年时仅表现为轻微的运动神经元减少。

（六）成纤维细胞生长因子

20世纪70年代，有人发现垂体提取物中有促进成纤维细胞生长的物质，之后 Gospodarowicz 等从牛神经组织中纯化到的这种蛋白质，其分子量为16~18kD，被命名为成纤维细胞生长因子（FGF）。根据等电点不同，FGF 分为碱性（bFGF）和酸性（aFGF）两种。目前成纤维细胞生长因子家族成员已有9个，由于 bFGF 活性强，分布广泛，故 FGF 一般以此为代表。FGF 受体有两种：即高亲和力具有酪氨酸激酶活性受体和低亲和力类肝素硫酸蛋白多糖受体。高亲和力受体分为细胞外、跨膜和胞浆三部分，只有高亲和力受体才能将 FGF 信号传入细胞内，但与高亲和力受体的结合需低亲和力受体分子的参与。FGF 由中枢与外周多种神经元的靶细胞和胶质细胞产生，由靶细胞产生的 FGF 经轴浆逆行转运至相应神经元胞体发挥营养作用，而由胶质细胞产生的 FGF 则可能在神经元损伤或死亡时释放出来而发挥作用。

（七）胶质细胞源性神经营养因子

胶质细胞源性神经营养因子（GDNF）于1993年被从小鼠胶质细胞B49的条件培养液中分离提纯，它是由两个分子量为1.6万的单体所组成的糖蛋白。由于 GDNF 结构上含有7个保守的半胱氨酸残基而与转化生长因子β（TGF-β）相似，故被认为是 TGF 家族的新成员。GDNF 受体与 TGF-β 受体不同，它是多亚基复合物，由 GPI 键连接在细胞表面的 GDNF 受体α和功能性受体 Ret 酪氨酸激酶，其作用是通过 GDNF 与 GDNFRα 结合，激活酪氨酸磷酸化转导信号，从而影响细胞活性。在周围神经，GDNF 主要来源于施万细胞和骨骼肌。研究发现，GDNF 主要作用于运动神经元，对培养的运动神经元有维持存活、促进生长的作用，而对损伤的运动神经元具有阻止其死亡和萎缩的作用。GDNF 支持培养的大鼠胚胎运动神经元存活效应较 BDNF 与 CNTF 分别高75倍与

650倍。此外，GDNF对感觉、交感和副交感神经也有作用。

（陈德松　顾玉东　王炜　陈琳　劳杰　高凯鸣）

参考文献

[1] Gu Y D, Wu M M, Zheng Y L, et al. Microsurgical treatment for root avulsion of the brachial plexus[J]. Chin Med J(Engl),1987,100(7):519-522.

[2] Gu Y D, Zhang G M, Chen D S, et al. Seventh cervical nerve root transfer from the contralateral healthy side for treatment of brachial plexus root avulsion[J]. J Hand Surg Br,1992,17(5):518-521.

[3] Narakas A O, Hentz V R. Neurotization in brachial plexus injuries. Indication and results[J]. Clin Orthop Relat Res,1988,237:43-56.

[4] Gu Y D, Chen D S, Zhang G M, et al. Long-term functional results of contralateral C7 transfer[J]. J Reconstr Microsurg,1998,14(1):57-59.

[5] Gu Y D, Ma M K. Use of the phrenic nerve for brachial plexus reconstruction[J]. Clin Orthop Relat Res,1996,323:119-121.

第九十五章
手及上肢神经卡压综合征

第一节 概述

神经卡压综合征至目前为止尚无统一的名称，对有关解剖学基础的描述也缺乏统一的认识。故在本章开头，对上述存在问题提出几点刍议，供同道参考。

一 定义

神经卡压综合征是指周围神经在肢体行程中任何一处受到卡压而出现感觉功能或运动功能障碍，或专指周围神经在通过某些狭小的解剖学管道或增厚的腱组织（如骨纤维隧道、腱弓）中，受机械性压迫而产生以疼痛或以所支配肌肉麻痹为主的症候群。

二 命名

命名尚不统一。现有的名称有七八种之多，如受压综合征、嵌压综合征、嵌压性神经病等。不过在国内较有影响的书刊中，命名比较趋于一致，称为"嵌压综合征"或"卡压综合征"。

笔者认为，命名要能反映疾病实质而不烦琐。Spinner（1970），Lake（1974），Wiens（1978）已将骨间前神经卡压综合征直接称为骨间前神经综合征。如按这一命名原则，则可将肘管综合征、尺管（Guyon管）综合征分别称为肘尺神经综合征、腕尺神经综合征，将桡管综合征、旋后肌综合征称为肘及肘下部桡神经综合征，将旋前圆肌综合征与骨间前神经综合征统称为肘及肘下部正中神经综合征及腕管综合征等。

前臂及腕部存在五个解剖学管道，即：①桡管；②肘管；③旋前圆肌腱弓；④腕管；⑤尺管。这些狭小管道是桡神经、尺神经、正中神经的通道，也是出现神经卡压综合征的主要部位。

有关桡管的概念，有如下几种：①桡神经从肱骨外上髁近侧10cm处穿出，从臂外侧肌间隔开始，直至进入旋后肌为止，长约16cm；②桡神经自肱桡关节平面进入旋后肌浅层Frohse弓，长约5cm。这两种概念都未将Frohse弓包括在内。③将Frohse弓以及旋后肌管包含在内，称为广义的桡管。④桡神经通过旋后肌深、浅两层之间的一段间隙。这一概念是以桡管代替了旋后肌管。

由于对桡管的认识不一致，影响到桡管综合征究竟卡压哪根神经也有不同的看法。据Linell观察，桡神经发出深、浅两支的部位，可在肱骨外上髁上方4.5cm至肱骨髁下4cm之间。因此，桡神经深支（骨间后神经）可在桡管内行走较长一段距离，也可能刚发出即进入旋后肌浅层Frohse弓。按桡管的广义概念，桡管综合征就是骨间神经卡压综合征。按上述两种概念，桡管综合征所卡压的可能是骨间后神经，也可能是发出深、浅支前的桡神经本干。

对桡管综合征的临床症状也有不同的认识。Roles等（1972）认为，桡管综合征与顽固性网球肘同出一辙，采用桡神经及其分支的松解手术可获良好效果，而且认为，桡神经及其分支在桡管内受压的时限与程度，决定桡管综合征的临床诊断，由单纯网球肘或肱骨外上髁炎至该神经所支配肌肉的不可逆性麻痹。Van Rossum（1978）、Heyse-Moore（1984）认为桡管综合征的主要表现是肌肉麻痹，而不是疼痛。Posner（1990）强调桡管综合征包括疼痛、感觉异常、前臂乏力等症状，但较少出现运动障碍，而骨间后神经卡压则以运动障碍为主要体征。两者不是同一类疾患，应加以区别。

基于上述观点，本章虽然分别叙述桡管综合征和旋后肌综合征，但仍然认为将两者归并为肘及肘下部桡神经综合征更为恰当。

除前臂及腕部的五个狭窄小管道之外，上臂以肱骨桡神经沟和肱三头肌外侧头构成的肱骨肌管，也是一个解剖学的狭管，外伤挤压、骨痂、瘢痕等因素，使紧贴骨沟内的桡神经受压，所产生的伸腕、伸指功能障碍，也应称之为肱骨肌管综合征或上臂桡神经综合征。

综合征的发病机制应是神经受慢性卡压的过程。其所产生的渐进性病理变化包括：缺血、缺氧、神经血管通透性增加、神经束膜下和内膜水肿，局部电解质浓度改变，神经纤维脱髓鞘改变。如压迫因素未解除，缺血、缺氧与神经水肿形成恶性循环，促进神经外膜增厚，神经纤维组织增生、瘢痕形成，成为轴突生长、延伸的障碍。严重者可引起神经纤维变性。关于致病因素，应该是与形成慢性卡压有关联的因素，如粘连、纤维带、筋膜增厚、囊肿、骨痂等。至于骨折、脱位对神经的直接刺伤、压迫而引起的神经损害，是骨折的并发症还是属综合征？笔者认为要认真分析、区别对待。首先，要肯定这是骨折、脱位的并发症，不能与本文所述的综合征相混淆。其次，要分析是由于以下情况造成对神经的慢性卡压者应属综合征：①陈旧性脱位（如月骨、舟骨脱位），使骨纤维管道容积缩小、压力增高而压迫神经；②神经在陈旧性骨折、脱位的突出部位缓慢摩擦、牵拉；③骨折愈合过程中骨痂对神经的挤压、摩擦，甚至将神经包围、缩窄；④骨折畸形愈合对神经造成迟发性神经炎（如肱骨髁上骨折后遗肘外翻对尺神经的慢性牵拉）。

三 关于治疗

凡症状较轻、无占位性病变者，应行非手术疗法，有些病例可自行恢复。即使有些病程较长的病例，也应先行非手术疗法。笔者曾遇一例10岁男孩，左肘外伤6年，早期诊断为桡骨小头轻度半脱位。由于症状不重，未予重视。但近4年来，患儿左肘关节不能完全伸直，家长要求为患儿作伸直肘关节手术而来就诊。检查：①在肱骨外上髁下方4cm处、肱桡肌与桡侧腕长伸肌之间有明显压痛；②抗阻力前臂旋后及抗阻力伸中指试验，均使肘外侧疼痛加重；③左肘关节160°位，若被动伸肘，则疼痛加剧；④双侧肘关节X线正侧位片未见骨折、脱位。诊断为左桡管综合征。给予局部醋酸强的松龙封闭，每周1次。封闭治疗1次后疼痛明显缓解，第2次封闭治疗后症状完全消失，肘关节也可完全伸直。

四 关于手术治疗

症状较重、经4～6周非手术疗法无效者可行手术探查。手术目的主要是彻底去除卡压因素，并作神经外松解。至于是否需要作神经内松解，尚存分歧意见。不主张作神经内松解者，如Rydevik（1976）认为神经内松解术本身可能导致神经内微血管损伤，形成新的瘢痕，将干扰神经的传导功能；Gentili等则持否定意见，认为神经内松解不会对神经的组织学和电生理产生不利影响。笔者认为，行神经内松解的指征是：①术中发现卡压段神经变细、苍白，或触及硬结以及神经外膜增厚、瘢痕化；②肌电图检查神经传导速度减缓、潜伏期延长，或出现纤颤电位；③症状严重、肌麻痹时间较长者。

术后疗效与病程长短、受压神经病变有密切关系。一般来说，疼痛症状缓解较快，甚至术后即刻消失；运动功能障碍需4~14周恢复；肌萎缩则在1年以后逐渐恢复，也有至3年仍然不恢复者。手术后症状恢复不完全或有复发者可能与手术松解不彻底有关，应再次手术探查。

按《人体解剖学名词》（1991年科学出版社），pasteriorintero-sseus nerve 应称为"骨间后神经"，anterior interossues nerve 应称为"骨间前神经"。过去称之为"骨间背侧神经"和"骨间掌侧神经"，如今均已废用。

第二节 肱骨肌管综合征

肱骨肌管系由肱三头肌与肱骨桡神经沟组成。桡神经在肱骨肌管内受种种因素卡压而出现以伸腕、伸拇、伸指功能障碍为主的症候群，称为肱骨肌管综合征或上臂桡神经综合征。

一 解剖

桡神经沟系起自肱骨中段后面的一条浅沟，由后上方斜行向外，再转向内、下、前方，呈螺旋形走向，故又称"螺旋沟"。

肱骨肌管上口在大圆肌下方2~3cm处，桡神经与肱深动脉同时进入管内，其内侧为肱三头肌内侧头，外侧为肱三头肌外侧头，底为肱骨桡神经沟，表面为肱三头肌长头。肱骨肌管中段，肱深动脉发出滋养动脉进入骨内，继而发出中副动脉越过桡神经，下降于肘关节后方，另一支桡侧副动脉伴随桡神经出骨肌管下口（图95-1）。

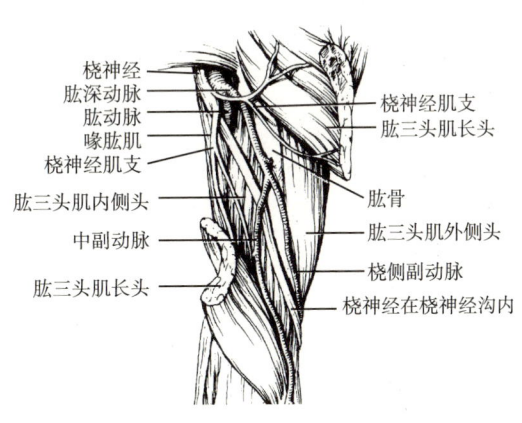

图 95-1 肱骨肌管

桡神经出肱骨肌管后，穿出外侧肌间隔，在肱骨外上髁上方2~3cm处发出，至肱桡肌及桡侧腕长伸肌的肌支。尔后又由桡神经深支发出肌支，支配指总伸肌、小指固有伸肌和尺侧腕伸肌，以及拇长伸肌、拇长屈肌和示指固有伸肌。

二 病因

1. 压迫 小夹板绑扎过紧；止血带不合规格，或使用时间过长。
2. 挫伤 上臂撞伤，肌纤维撕裂，血肿形成；损伤后炎症反应，水肿，纤维组织增生，瘢痕压迫。
3. 骨痂 肱骨中段或中下段骨折后骨痂形成量多，压迫或挤压桡神经，甚至形成"骨桥"，横跨在桡神经上。
4. 摩擦 肱骨中段骨折畸形愈合，桡神经在骨突出部反复摩擦。

三 临床表现

以伸腕、伸拇、伸指功能障碍为主要症状和体征。轻者肌力减弱，重者功能完全丧失。

有的病例以疼痛为主。疼痛部位在桡神经沟处最剧烈，可向肩、肘部发散。在肩峰与肱骨外上髁连线中点叩击痛最明显。

四 检查

应包括桡神经支配前臂的各块肌肉：

1. 肱桡肌 其作用为协助肘关节屈曲，并使前臂由旋前或旋后位转到中立位。检查法：前臂在中立位下抗阻力屈肘，可在肘外侧触知该肌的收缩力量。
2. 桡侧伸腕肌 其作用为伸腕、轻度屈肘。检查法：前臂旋前，向桡侧抗阻力伸腕，可在肱桡肌尺侧触知桡侧腕伸肌肌力。
3. 尺侧腕伸肌 其作用为尺侧伸腕。检查法：前臂旋前，向尺侧抗阻力伸腕。检查法：前臂旋前，向尺侧抗阻力伸腕，可触知尺侧腕屈肌肌力。
4. 拇长伸肌 其作用为伸、展拇指掌指关节，伸拇指指间关节。检查法：固定腕关节，拇指末节抗阻力伸直时，可触知该肌腱的力量。
5. 拇短伸肌 其作用为伸、展拇指掌腕关节，伸拇指掌指关节。检查法：固定腕关节，拇指掌指关节抗阻力伸直，可触知该肌腱的力量。
6. 拇长展肌 其作用为伸、展拇指掌腕关节，并有轻度桡偏屈腕功能。检查法：固定腕关节，拇指与手掌垂直方向外展，可在腕关节桡侧触知该肌腱的力量。
7. 指总伸肌 其作用为伸2～5指掌指关节。检查法：腕关节中立位，抗阻力伸直2～5指掌指关节，在前臂背侧可触知该肌的收缩力量。
8. 示指固有伸肌 其作用参与伸直示指，并有轻度内收示指功能。检查法：单独抗阻力伸直示指，以辨别该肌的肌力。
9. 小指固有伸肌 其作用参与伸直小指并有轻度外展小指功能。检查法：单独抗阻力伸直小指，可判断该肌的肌力。

桡神经在肱骨肌管处卡压，以上肌肉均可出现不同程度的肌力减弱或麻痹，应仔细检查。勿将蚓状肌及骨间肌伸直指间关节的功能，误认为指总伸肌的作用；也勿将拇收肌对拇指指间关节的牵拉作用，误认为拇长伸肌的伸指功能。

五　诊断与鉴别诊断

根据症状和体征作出诊断并不困难。主要和骨间后神经损伤相鉴别。前者三块伸腕肌均麻痹，后者尺侧腕伸肌可不受损害，仍有伸腕力量。

卡压时间较短、伸肌尚未完全麻痹者应仔细判断。肌电图检查有助于诊断。

六　治疗

症状较轻者以非手术疗法为宜。伸肌麻痹经4～6周治疗无效者应行手术。手术目的是探查桡神经在肱骨肌管内受压的情况，并予以松解。

1. 手术设计　首先标出桡神经沟的位置，在三角肌止点与肱骨外上髁连线的上、中1/3交界处。

2. 切口　从三角肌止点斜形走向肘横纹外侧端（图95-2）。

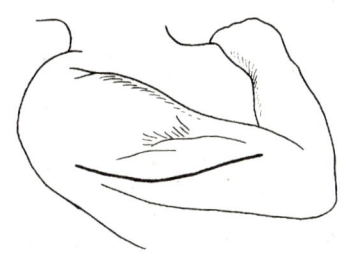

图95-2　肱骨肌管综合征手术切口

3. 切开皮肤、皮下组织及深筋膜　可见臂下外侧皮神经，沿此皮神经将肱三头肌长头与外侧头分开，即可暴露桡神经与伴行的桡侧副动、静脉（图95-3）。

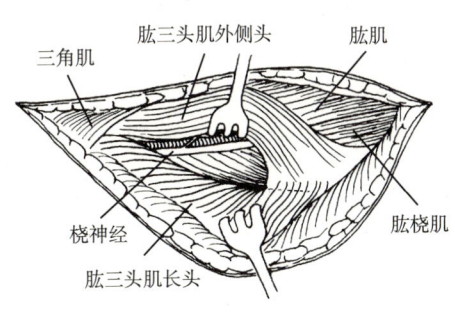

图95-3　桡神经与伴行血管的显露

4. 消除卡压因素　肱骨肌管打开后，仔细检查与清除卡压桡神经的种种因素，如瘢痕粘连、索带卡压、骨痂包裹等。如发现桡神经受压范围向下延伸，则应在肱三头肌外侧头下方肱桡肌与肱肌之间分开，进一步探查桡神经下段的情况。

5. 术后处理　神经松解后，可在外膜下注射醋酸强的松龙。术后肘关节屈曲90°，悬吊2～3周。

七 病例介绍

以疼痛为主的肱骨肌管综合征较少见，兹介绍一典型病例。

患者，女，32岁，半年前左肘关节外伤性脱位。复位时施术医师在其上臂反复牵拉，术后又在其上臂不断按摩，致上臂肿胀，月余肿才消退。近2月来左上臂由酸胀不适发展为疼痛，且日益加重。近半月来疼痛加剧，并向肩、肘部放散，夜不能寐。

1. 检查　左上臂外侧中段约6cm长叩击痛明显，前臂及手背无感觉障碍，伸腕、伸拇、伸指肌力较对侧稍减弱。

2. 诊断　肱骨肌管综合征。

3. 手术探查　发现在肱骨肌管出口处约3cm长桡神经受瘢痕束缚，予彻底松解，并在神经鞘膜下注射醋酸强的松龙。术后疼痛症状立即消失。

第三节　桡管综合征

桡管综合征（radial tunnel syndrome）是Roles（1972）最先报道的骨间后神经受卡压而产生的肘外侧疼痛而命名的。

桡神经深支称为骨间后神经，不仅含有大量有髓传出纤维，支配伸腕、伸拇及伸指的运动功能，同时也接受肌肉与肌外的传入纤维，如来自肘外侧骨膜、关节囊、桡腕关节、腕掌关节以及它所支配肌的感觉传入纤维。所以，骨间后神经受卡压的临床表现可以分为两大类：一是以感受痛觉的传入纤维受压而产生的以疼痛为主的症候群；二是以支配运动功能的有髓传出纤维受压而产生的以伸腕、伸拇、伸指麻痹为主的症候群。由于骨间后神经在肘及肘下所经过的特殊解剖部位（如桡管、Frohse弓、旋后肌管）比较容易受卡压，于是文献中纷纷出现桡管综合征、旋后肌综合征、骨间后神经受压综合征等。

一　解剖

关于桡管的解剖（图95-4）形态有两种见解：其一是桡神经在肱骨外上髁近端10cm处穿过外侧肌间隔，通过Frohse弓，进入旋后肌管为止，这一段神经通道称为桡管；其二是指桡神经在肘部的一段行程，起自肱桡关节平面，至旋后肌浅层的Frohse弓为止，长仅5cm左右。由肱桡肌、桡侧腕长伸肌、桡侧腕短伸肌构成前外侧壁，肱肌、肱二头肌腱为内侧壁，肱桡关节囊、环状韧带以及桡骨小头为其后壁。

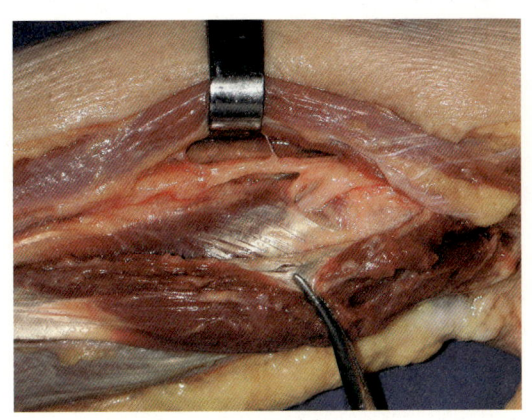

图 95-4　旋后肌管的解剖

桡神经在肱骨外上髁近端2~3cm处，位于肱肌、肱二头肌腱外侧，肱桡肌起点内侧，在此平面发出至肱桡肌及桡侧腕长伸肌的肌支后，即进入桡管。桡神经先在管内发出一支至桡侧腕短伸肌，然后分为两终支，一支为桡浅神经，在肱桡肌下方、旋后肌表面下行；另一支为深支，穿过旋后肌后支配前臂伸肌群。偶尔支配桡侧腕短伸肌的神经是由桡浅神经发出，而且位于骨间后神经的浅面（图95-5）。

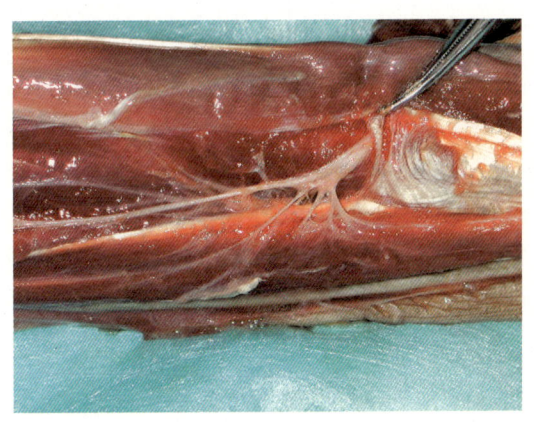

图 95-5　桡神经深支的解剖

臂下部桡神经干内神经束有7~8束，感觉性能的浅支束组位于神经前部1/3，运动性能的深支束组位于桡神经后部2/3。

二　病因

1. 解剖　可能有下列四种结构异常：①纤维带。桡骨小头附近可能存在纤维粘连带，易将桡神经束缚或引起粘连。②桡侧腕短伸肌。起点在肌纤维内侧，可能为腱性成分，也是将骨间后神经卡压在Frohse弓边缘的解剖因素。③桡动脉返支。桡返动脉在桡管内发出许多细小分支，呈扇形分布，越过桡神经及其分支，进入肱桡肌、桡侧腕长伸肌及肘外侧。这些扇形分布的血管可能成为卡压因素。④旋后肌弓。从解剖形态来看，旋后肌浅层形成的腱弓为肌性、膜性、腱性或混合性，是神经受压的重要解剖因素。

2. 病变　如腱鞘囊肿、脂肪瘤、血管瘤等。

3. 桡骨小头陈旧性脱位　对桡神经的压迫或损伤性炎症引起桡神经粘连、神经外膜增厚。

4. 慢性劳损　前臂反复旋前、旋后动作可引起桡管内的纤维组织增生，或腕短伸肌及旋后肌的肥厚。有些职业如砌砖、裁缝、网球手、家庭主妇等易患此病。

三　临床表现

目前存在两种不同的意见：①以肘外侧疼痛为主，并无肌肉麻痹；②以伸拇、伸指肌力减弱或完全麻痹为主，不出现疼痛症状。

（一）疼痛的特点

1. 在肘外侧。
2. 夜间疼痛。
3. 可发散至前臂远端。
4. 劳累后加重。
5. 偶尔腕背疼痛，可能是骨间后神经进入腕骨的终末支受到牵拉、刺激。

（二）体征

1. 压痛　以桡管入口处压痛最明显，相当于肱骨外上髁下方约5cm，肱桡肌与腕伸肌之间，或在桡骨小头附近。

2. 握力减弱　握力包括前臂及手指伸、屈肌群的协同收缩。由于疼痛，限制了桡侧腕长伸肌、腕短伸肌及肱桡肌的强力收缩，导致握力减弱。也可能系神经受压，以至所支配肌肉的肌力减弱。

3. 抗阻力伸指、旋后疼痛　伸肘时抗阻力伸中指，可引发肘部相当于Frohse弓处疼痛，这可能是骨间后神经在桡侧腕短伸肌起始部受压。因该肌在前臂中下1/3移行为肌腱后附着第3掌骨的基底部，伸肘位抗阻力前臂旋后动作引发相同部位疼痛，其机制为前臂中立位时，旋后肌处于松弛状态，如旋后肌强力收缩，则加重神经受压。

4. 伸肘受限　其机制可能是桡神经在桡骨小头处粘连，肘关节完全伸直时神经受压加重、局部疼痛增加，使肱桡肌、桡侧腕长伸肌、腕短伸肌产生保护性痉挛。

（三）肌电图检查

旋后肌出现运动神经传导速度减慢，肱骨肌管至指伸肌中段潜伏期延长。

四　鉴别诊断

和肱骨外上髁炎的鉴别：一种观点认为，桡管综合征与肱骨外上髁炎是同一类疾患，治疗方法也基本相同。另一种观点则持不同看法，认为肱骨外上髁炎是伸肌群起点的损伤性炎症，引起疼痛的原因是损伤变性的伸肌腱起点结构对微血管神经束的压迫，与本症是不同性质的疾患。两者鉴别之点在于疼痛与压痛部位（包括抗阻力伸腕、伸指引发的疼痛部位），本症疼痛部位相当于Frohse弓处，而肱骨外上髁炎则在外上髁。

本症发病率较低，肱骨外上髁炎发病率较高，其中约5%与本症同时存在。因此遇顽固性肱骨外上髁炎，应考虑到与本症的并存。

五 治疗

（一）非手术疗法

早期局部制动，限制前臂过度旋转活动。封闭、理疗、口服维生素B_1及地巴唑等药治疗。

（二）手术疗法

诊断明确，非手术疗法4~6周无效者，应行手术探查。主要探查桡管内神经受压情况，包括Frohse弓的探查。

1. 切口起于肱骨外上髁内侧，肱桡肌与肱二头肌、肱肌之间向下延伸，略呈S形，长7~8cm（图95-6）。

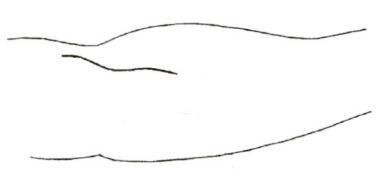

图95-6 桡管综合征手术切口

2. 切开皮肤、皮下组织及筋膜，将肱桡肌向外侧牵开，肱二头肌及肱肌向内侧牵开，即可见桡神经及其分出至肱桡肌、桡侧腕长伸肌的肌支，稍远侧，可见桡神经又发出至桡侧腕短伸肌的肌支以及桡浅神经在桡侧腕长伸肌表面下降，桡神经深支在桡侧腕短伸肌内侧进入Frohse弓，桡返动脉在深支内侧（图95-7）。

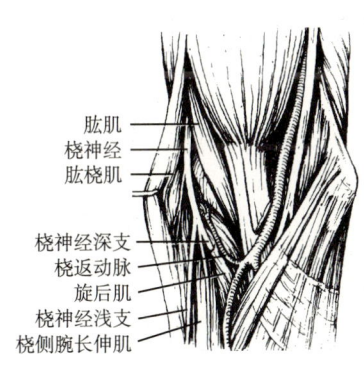

图95-7 显露桡管

3. 充分显露桡管，彻底松解桡神经及其分支周围的粘连、瘢痕，切除占位性病变、切开旋后肌浅层形成的Frohse弓（图95-8，图95-9）。

4. 术后屈肘90°位，固定3~4周。

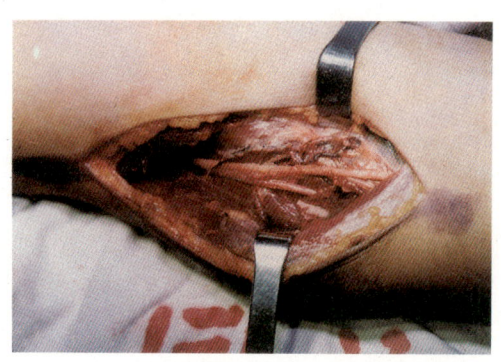
图 95-8 桡神经深支在 Frohse 弓处卡压

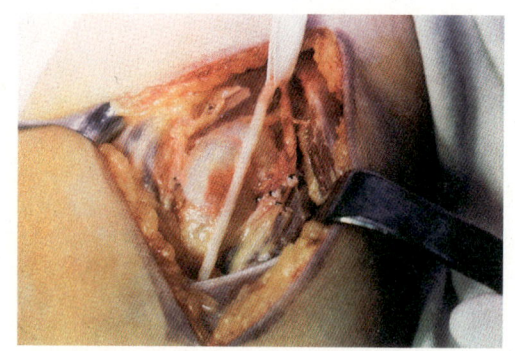
图 95-9 桡神经下方占位性病变

第四节 旋后肌综合征

旋后肌综合征（supinator syndrome）系指骨间后神经穿过旋后肌管时受压，出现以伸拇、伸指麻痹为主的症候群。

一 解剖

Frohse 弓旋后肌为一短而扁的肌肉，紧贴桡骨上 1/3。由于骨间后神经横穿其间，而将该肌分为深、浅两层，浅层纤维在神经穿入处围成一弓状。德国解剖学家 Frohse（1908）描述了此腱弓，并指出这是引起骨间背侧神经卡压的重要解剖因素。Spinner（1968）将此弓称为 Frohse 弓。其形状似椭圆形或半月形，其组成有三种形式：①全长为腱性结构；②一半为腱性，一半为肌性结构；③腱、膜混合（图 95-10，图 95-11）。

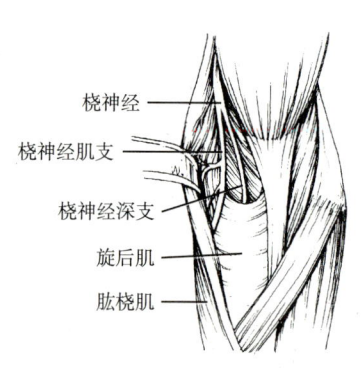
图 95-10 旋后肌腱弓

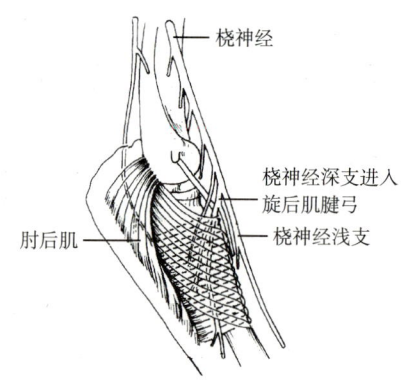
图 95-11 旋后肌腱弓桡神经走行

旋后肌管并非真性管道，而是骨间背侧神经经 Frohse 弓穿越旋后肌浅、深两层中行走的一段裂隙。旋后肌深层肌纤维就是该管的后壁，浅层肌纤维含有腱性部位或仅为腱膜组成该管前壁。管长约 4cm。肌管上口即 Frohse 弓，肌管下口为旋后肌浅层肌纤维的远侧游离缘，是骨间后神经穿出之处，也可由腱性部分围成一腱弓，即旋后肌下腱弓。

二 临床表现

往往从肘外侧疼痛开始,尔后出现手部无力,动作不灵活,症状逐渐加重,伸指、伸拇功能完全丧失,前臂伸肌群肌肉萎缩。

追溯病史,患者数月或数年,甚至十余年前肘部有受伤史。

三 检查

1. 伸腕力弱、桡偏　因桡侧腕长伸肌未受累之故,支配该肌神经在Frohse弓前已发出。
2. 拇指伸、展及手指伸直功能受限或完全丧失。
3. 压痛点　相当于Frohse弓部位,并从此处沿骨间背侧神经走行可引出Tinel征。
4. 无感觉障碍。
5. 肌电图检查　骨间后神经所支配肌肉可出现纤颤电位或正相电位。

四 治疗

非手术疗法4～6周,无效者应行手术。主要探查骨间后神经在旋后肌管内的情况。

手术治疗:

1. 切口起于肱骨外上髁外侧,沿肱桡肌与桡侧腕长伸肌之间向下延伸,略呈S形,长7～8cm(图95-12)。

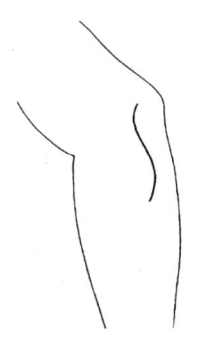

图95-12　旋后肌综合征手术切口

2. 切开皮肤、皮下组织及筋膜,将肱桡肌与桡侧腕长伸肌向两侧牵开,可见桡侧腕短伸肌及桡返动静脉,再牵开桡侧腕短伸肌,即可显露桡神经深支穿入旋后肌管。

3. 可将旋后肌管打开(包括Frohse弓及旋后肌下腱弓),松解骨间后神经周围的粘连、瘢痕,切除占位性病变。可在卡压段神经鞘膜内注射醋酸强的松龙。

第五节　旋前圆肌综合征

正中神经从肘部至前臂的行程中，必须经过几个腱性解剖结构，在某些诱因的作用下，很容易产生神经卡压症状。临床上根据不同的症状和体征，分别称之为旋前圆肌综合征（pronater teres syndrome）及骨间前神经综合征。

Seyffarth（1951）首次报道因旋前圆肌压迫而产生正中神经感觉和运动功能障碍，称之为旋前圆肌综合征。

一　解剖

正中神经在上臂位于肱动脉外侧，至喙肱肌止点附近跨越动脉而居其内。在肘窝区，正中神经浅面为肱二头肌腱膜，外侧为肱二头肌腱及肱动静脉，后面为肱肌、旋前圆肌肱头。正中神经在肘部以及进入前臂这一段行程中，易引起受压的有如下解剖结构：

1. 肱二头肌腱膜　横跨肘窝，在正中神经浅面，正常状态在肘窝中点的平均宽度为1.8cm，平均厚度为0.6mm，呈三角形或长方形。如腱膜增厚或紧张，可造成对正中神经的压迫。

2. 肱肌　位于肱二头肌深面的大肌肉，起于肱骨前面远侧1/2及肌间隔，以腱性止于尺骨冠突。如肱肌肥厚，可将正中神经向前方挤压，增加肱二头肌腱膜的紧张度。

3. 旋前圆肌　起点有两个头，肱头也称浅头，以肌性为主，起于肱骨内上髁稍上方及屈肌共同起腱；尺头也称深头，以腱性为主，起于尺骨冠突内侧或起于骨间膜，以锐角与肱头相连，形成腱弓结构。正中神经穿过两头之间时易受腱弓（或纤维弓）的卡压（图95-13）。

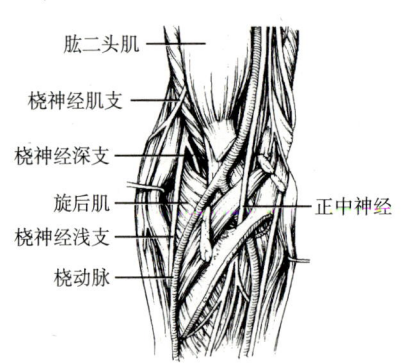

图95-13　正中神经穿过旋前圆肌腱弓

4. 指浅屈肌　前臂浅层最大的一块肌肉，位于旋前圆肌、桡侧腕屈肌、掌长肌的深面。起点有三个头：①肱头。起于屈肌共同腱、尺侧副韧带及肌间隔。②尺侧头。起于冠突内侧、旋前圆肌起点上方。③桡侧头。起于桡骨斜线。起于肱头的腱性部分由内向外斜形下行，与尺侧头形成一腱弓，是正中神经潜在受压的形态学基础（图95-14）。

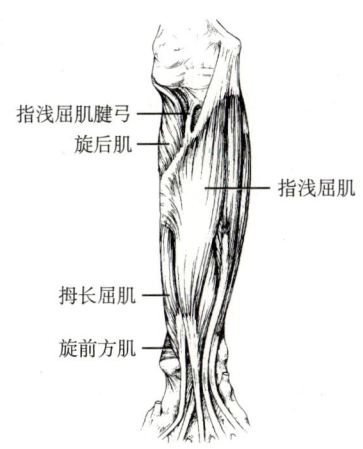

图 95-14　指浅屈肌腱弓

5. Structhers 韧带　是由髁上突连于肱骨内上髁的一条纤维束，正中神经和一条伴行动脉穿过其中。朱日希等认为，髁上突是一种少见的变异，位于肱骨内上髁上方4.3~7.7cm处，高出骨面0.4~1.2cm，而且在80侧上肢标本中未发现典型的Structhers韧带。尽管如此，文献中仍提及此韧带对正中神经卡压的影响（图95-15）。

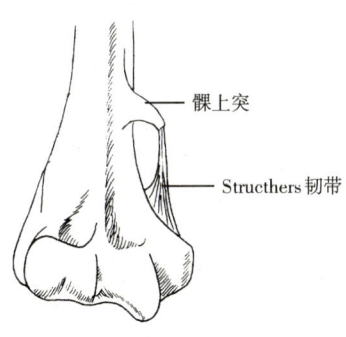

图 95-15　Structhers 韧带

二、病因

1. 解剖变异　Gantzer曾发现在拇长屈肌近端可出现一块额外的肌肉，是卡压正中神经的因素之一。俞寿民等解剖100侧上肢，发现旋前圆肌综合征的解剖因素主要是指浅屈肌、旋前圆肌及桡侧腕屈肌的腱膜增厚、腱束及纤维弓。

2. 肘部挫伤　造成局部出血、血肿机化、瘢痕粘连与压迫。

3. 慢性劳损　前臂经常作旋前旋后动作，局部发生纤维织炎、炎性细胞及纤维素性物质渗出，使受压部位的肌肉、筋膜增厚或腱膜增厚，使神经受压与粘连。

三、临床表现

1. 疼痛　常局限于肘部的酸痛、刺痛，也可发散至前臂。做前臂旋前或旋后动作时，症状加重。

2. 压痛　压痛点在肘前及旋前圆肌附近。
3. 运动功能障碍　最主要是拇指与示指乏力，动作不协调，握物困难。大鱼际肌萎缩、拇指掌侧外展和对掌功能受限。拇长屈肌和示指、中指、指深屈肌肌力减弱。拇指与示指对捏力降低，对指捏握征阳性。
4. 感觉功能障碍　桡侧三指半和手掌桡侧半麻木，感觉减退。前臂反复旋前可诱发或加重麻木。
5. Tinel征　可在前臂上2/3中间偏内侧引出Tinel征。

四　诊断

根据病史、症状和体征，诊断并不困难。受卡压的部位，可参考下述检查定位：
1. 极度屈肘试验　屈曲肘关节于120°～135°位，诱发或加重症状，提示肱二头肌腱膜紧张，使正中神经受压。
2. 抗阻力前臂旋前、屈腕　诱发或加重症状，或在旋前圆肌近侧缘引出Tinel征，提示正中神经在旋前圆肌管受压。
3. 中指指浅屈肌抗阻力屈曲　诱发或加重症状，提示正中神经在指浅屈肌平面受压。
4. 肌电图检查　正中神经前臂段运动或感觉传导速度减慢。

五　鉴别诊断

骨间前神经综合征表现，拇、示指肌无力，但无大鱼际肌萎缩和拇指掌侧外展功能减退，无桡侧三个半手指感觉障碍。

六　治疗

（一）非手术治疗

避免与引起卡压因素有关的运动（如打网球），以减轻受压神经周围组织水肿，有利于神经功能的恢复。

如经过4～6周后症状不缓解或加重者，应及早行手术，从肘上开始探查正中神经受压的情况。

（二）手术治疗

1. 切口　从肘上3cm开始，紧靠肱二头肌内侧，经肘关节弯向前臂，做一弧形切口（图95-16）。

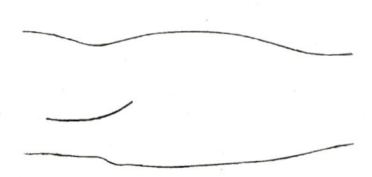

图95-16　旋前圆肌综合征手术切口

2. 探查正中神经　皮肤及皮下筋膜切开后，首先观察肱二头肌腱膜是否紧张、肥厚。切开肱二头肌腱膜，在肱动静脉内侧找到正中神经，用橡皮片轻轻牵拉，探查正中神经有无变异的解剖结构压迫，观察神经的粗细、表面颜色、血管状况及质地，穿过旋前圆肌两头及指浅屈肌腱弓时有无卡压。

3. 神经松解　分离粘连，切除瘢痕，切断束带与腱性卡压。如有其他压迫因素均需解除。松解术中要保护神经分支，切勿损伤切断。

4. 束间松解　如发现神经肿胀，质地变硬，应切开神经外膜，仔细检查束间病变，用手术放大镜及显微器械进行束间松解。

5. 术后处理　按层缝合后，肘关节屈曲60°～90°位，固定3周。

第六节　骨间前神经综合征

正中神经穿出旋前圆肌发出骨间前神经（运动神经），在其行程中受到各种因素的卡压，出现以旋前方肌肌力减弱，拇、示指屈曲无力，但无感觉障碍为特点的症候群，称为骨间前神经综合征（anterior interosseous nerve syndrome）。

本症与旋前圆肌综合征有相同之处，即旋前圆肌与指浅屈肌的腱弓可为两者的卡压因素，但卡压的神经部位有所不同，旋前圆肌综合征通常在发出骨间前神经前的正中神经主干上受压。

一　解剖

骨间前神经是相当于尺动脉发出骨间总动脉高度，由正中神经发出的分支，与骨间前动脉伴行于前臂骨间膜前方，在拇长屈肌与指深屈肌中间下行。起始部与骨间前动脉的关系，先是在动脉内侧，至前臂中段越过动脉至外侧，绕动脉后方从旋前方肌深面进入该肌。除发出肌支至拇长屈肌、指深屈肌桡侧半和旋前方肌外，还发出关节支至桡尺侧关节、腕关节及手部关节（图95-17）。

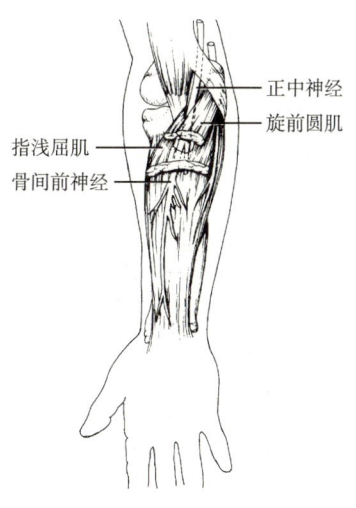

图95-17　骨间前神经的解剖

二、病因

1. 解剖因素　旋前圆肌及指浅屈肌的腱弓是使神经受压的潜在因素。
2. 纤维素带　Lake（1974）总结29例骨间前神经综合征，其中行手术探查的13例，发现纤维素带的就有9例。史少敏报道8例，其中有6例为纤维带卡压。
3. 外伤　多数病例均有外伤史。可能纤维素带形成与外伤有密切关系。
4. 自发性发病　Parsonage和Turner（1948）首次描述骨间前神经所支配的肌肉不明原因麻痹。此后的许多报道都提到此病约半数无明显诱因。

三、临床表现

本症无感觉功能障碍，只有手部运动功能受限。也可能出现疼痛，其特点为：从肩部沿臂尺侧缘发散至指尖，伸肘及前臂活动时，疼痛症状加重。一般疼痛持续3～4周，可自行缓解。

四、检查

1. 前臂旋前力量减弱。
2. 拇长屈肌和示指指深屈肌肌力减弱或丧失，表现为拇指指间关节和示指远指间关节屈曲，功能障碍，患者拇指和示指之间不能形成一个圆圈。
3. 拇指与示指动作不协调，表现为系纽扣、结带、书写不灵活，并有执笔、持筷滑落现象。
4. 对指捏握征阳性，即拇指与示指对合时，出现拇指指间关节、示指远指间关节过伸体征。
5. 抗阻力屈腕，可出现拇、示指屈曲无力。

五、诊断

根据慢性、渐进性拇、示指屈曲无力，动作不协调的病史和对指捏握征阳性，拇、示指不能形成圆圈的体征，即可明确诊断。本征无大鱼际肌萎缩和拇指掌侧外展功能减退，无桡侧三个半手指的感觉障碍，可与旋前圆肌综合征相鉴别（表95-1）。

表 95-1　骨间前神经综合征与旋前圆肌综合征鉴别表

	主要卡压部位	症状	体征	感觉障碍
骨间前神经综合征	在指浅屈肌腱弓、正中神经发出肌支前	拇、示指无力，动作不协调	捏握征阳性，拇、示指不能形成圆形	无
旋前圆肌综合征	在肱二头肌腱膜、旋前圆肌、指浅屈肌腱弓处	肘部疼痛，拇、示指动作不协调，握物困难	在鱼际肌萎缩，拇指对掌外展困难，前臂抗阻力旋转、屈腕可加重症状	桡侧三指半麻木、感觉减退

六、治疗

非手术治疗2～3个月，无效者应行手术探查。Spinner报道2例未经治疗而自行恢复。

手术治疗：切口与显露正中神经的操作步骤与旋前圆肌综合征相同。主要探查旋前圆肌、桡侧腕屈肌起点腱膜的增厚以及指浅屈肌腱弓。异常纤维往往与肱肌腱膜及旋前圆肌起点有联系，所以应在这一区域仔细探查与松解骨间前神经（图95-18）。

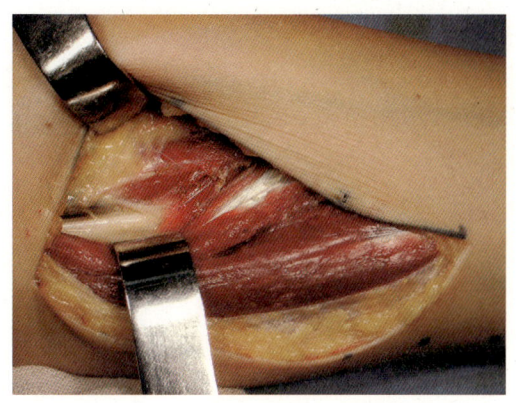

图95-18　骨间前神经卡压松解术

第七节　腕管综合征

腕管综合征（carpal tunnel syndrome）系临床上最常见、也是认识最早的周围神经卡压性损伤。由于腕管内压力增高，导致该段正中神经受压，而产生神经传导障碍的症状和体征。

一　解剖

腕管由腕骨和韧带构成，有9条肌腱和正中神经从中通过。腕管的桡侧为舟骨及大多角骨，尺侧为豌豆骨和钩骨，底部为舟骨、月骨、头骨及小多角骨。腕骨上覆盖滑膜。腕横韧带（屈肌支持带）横跨在腕管的掌侧，宽1.50～2.00cm，厚0.20～0.35cm。其桡侧部分为两层，附着于舟骨结节及大多角骨结节，构成腕桡侧管，通过桡侧腕屈肌腱及腱滑液鞘。其尺侧部附着于豌豆骨及钩骨的钩突，构成腕尺侧管的底部，有尺动脉和尺神经通过（图95-19）。

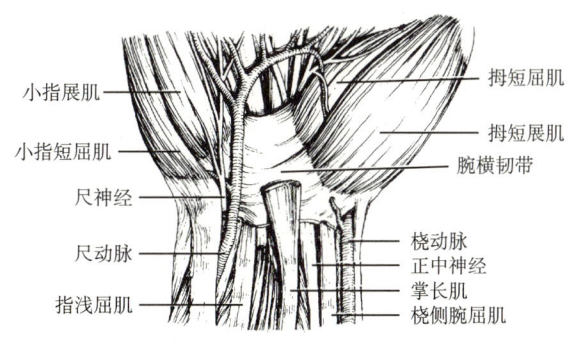

图95-19　腕管局部解剖

腕管的中央部比较狭窄，管内穿过的9条屈肌腱分别被屈肌总腱鞘和拇长屈肌腱鞘包绕。正中神经位于屈肌腱浅面、腕横韧带下方，在管内无分支，出腕管后分为桡侧和尺侧两部分。桡侧部发出的正中神经返支表浅，与桡动脉掌浅支伴行，通常桡屈肌支持带远侧缘反向进入大鱼际肌群，支配拇短展肌、拇对掌肌、拇收肌及第1、2蚓状肌。桡侧另有3条指掌总神经，尺侧部分发出2条指掌总神经，与同名动脉伴行，至掌骨头处，各分为两支指掌侧固有神经，司桡侧三个半指掌侧及中、远指节背侧的皮肤感觉（图95-20）。此外，正中神经富含交感神经纤维，因此腕管综合征可以出现感觉、运动及交感神经功能受损的症状和体征。

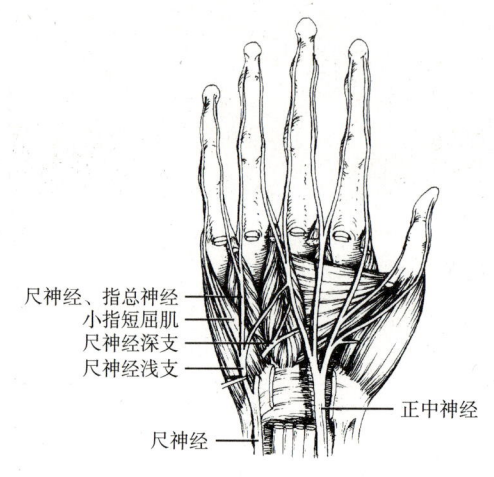

图95-20　正中神经在手掌面的分布

二　病因

使腕管内压力增高的因素均可致病。

1. 慢性劳损　从事体力劳动者和家庭主妇，手腕部用力过度、过频，可引发腕横韧带增厚和慢性炎症，造成正中神经的反复牵拉，和腕横韧带、肌腱的摩擦，可出现腕管综合征。

2. 慢性滑膜炎　非特异性滑膜炎、类风湿关节炎、色素沉着绒毛结节性滑膜炎等，均可使覆盖在腕骨上的滑膜充血、水肿、肥厚、渗液，使腕管容积缩小、管压增高，而且慢性炎症也累及正中神经本身。

3. 占位性病变　常见的有腱鞘囊肿、腱鞘巨细胞瘤、脂肪瘤、血管瘤。

4. 陈旧性骨折、脱位　腕骨骨折、脱位及Colles骨折，可使腕管体积缩小，增加正中神经的挤压和摩擦。

三　病理生理

腕管综合征是正中神经受腕横韧带的机械性压迫造成局部缺血、缺氧所致的神经传导障碍。神经反复缺血、缺氧，可使神经脱髓鞘、束间纤维组织增生，甚至产生严重的瓦勒（Wallerian）变性。

神经受压后局部缺血，是造成神经传导障碍的主要因素。缺血的最初原因是静脉回流受阻，静脉内压增高，造成神经水肿，继而使毛细血管流量减少（图95-21）。

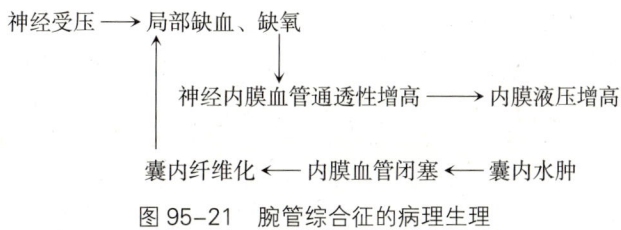

图 95-21 腕管综合征的病理生理

不少学者观察到压强对神经干的影响：

1. 神经干上施以 3～4kPa 压强，神经内静脉回流障碍；施以 4.5～5.5kPa 压强，神经内血流逐渐减少；压强增至 9～10.6kPa，受压段神经完全缺血。6.7kPa 压强持续 2 小时，出现神经外膜水肿。神经纤维本身由于神经束膜的保护，不受水肿的干扰。如果压强持续 8 小时，内膜液压增加 4 倍，轴浆运输受阻。

2. 4kPa 压强可干扰神经轴突的正常运输。

3. 正常人腕部正中神经承受 4kPa 压强，可出现手部感觉异常；8kPa 压强，则出现感觉神经完全阻滞症状，继而出现运动功能障碍。

四 病理解剖

腕管综合征时的病理改变如下：

1. 腕横韧带　不同程度增厚（由于国人正常腕横韧带的厚度数据有较大差异，故术中很难准确判断增厚的程度）。镜下检查呈慢性增生性炎症改变。

2. 屈肌腱鞘膜　腕管内尺侧囊和桡侧囊均有不同程度的水肿、增厚，表现充血，呈慢性炎症改变。

3. 正中神经　肉眼观可见几种状态：①受压部变细、变硬，外观苍白，外膜增厚；②受压部变扁，受压两端水肿，明显增粗；③神经和周围组织存在不同程度粘连。受压较严重者，束间出现瘢痕粘连，营养血管充盈不佳。

五 临床表现

按照正中神经受压的时间，可将本病分为早期、中期和晚期；依病变的轻重又可分为轻度、中度与重度型。神经受压时间越长、病变越重，症状和体征越明显。因此，分期与分型是一致的。

（一）早期（轻度型）

1. 病史　病期不超过 1 年，拇、示、中指间歇性麻木或麻痛。
2. 体征　不明显。
3. 肌电图检查　正中神经传导速度，腕手肌的潜伏期延长 1～2 毫秒。

（二）中期（中度型）

1. 病史　病期 1 年左右，或超越 1 年。桡侧三指持久性麻痛，感觉异常。
2. 体征　大鱼际肌无力，但无萎缩。Tinel 征阳性（叩击腕部正中神经可引起手指麻痛或感觉异常），Phalen 征阳性（腕过度掌屈或背伸 1 分钟，出现手部麻木或麻痛感）。
3. 肌电图检查　正中神经传导速度，腕手肌的潜伏期延长常超过 4.5～5.0 毫秒。

（三）晚期（重度型）

1. 病史　病期较长，可超过数年。手指麻木疼痛，以夜间为甚。麻痛范围常累及前臂，甚至达肩、肘部。持物无力，有端杯滑落史。

2. 体征　桡侧三指轻触觉减退，两点分辨觉大于健侧。大鱼际肌轻度萎缩。

3. 肌电图检查　大鱼际肌群呈失神经支配电位。

顾玉东院士在2012年提出了对于腕管综合征新的分型方法（表95-2）。

表95-2　腕管综合征分型方法

	麻木	感觉	肌萎缩	对掌受限	2PD	肌电图潜伏期	治疗
轻	+	−	−	−	<4mm	<4.5ms	保守
中	++	痛觉减退	+	−	>4mm	>4.5ms	手术
重	+++	痛觉消失	++	+	>10mm	>10ms	手术

六　诊断与鉴别诊断

根据病史及体征，诊断本病并不困难，有时还需和下列疾病作鉴别：

1. 旋前圆肌综合征　腕管部诱发Tinel征、Phalen征均为阳性。

2. 颈椎病　除手部症状外，尚有上肢感觉障碍及颈肩部疼痛。颈部X线片或CT扫描均有助于诊断。

3. 神经损伤　腕部正中神经挫伤或部分断裂与本病的急性卡压较难鉴别，详细询问病史和细致的检查有助于鉴别。

七　治疗

（一）非手术治疗

适用于早期症状较轻的患者。有下列方法可以采用：

1. 夹板固定　用前臂至指掌侧夹板（塑料或石膏）固定腕关节于背伸15°～30°位4周。

2. 激素治疗　主要采用类固醇腕管内注射。兹介绍Gelbeman的注射方法：类固醇0.75ml＋1%盐酸利多卡因30.75ml，在远侧腕横纹近端1cm处掌长肌与桡侧腕屈肌之间进针，针头与前臂成45°～60°，进针1cm即穿过腕横韧带，再进针1cm后注射药物。如引发正中神经感觉异常，应稍退针，避免药物直接注射至正中神经内（图95-22）。注射毕，应用前臂掌侧夹板固定于中立位3周。

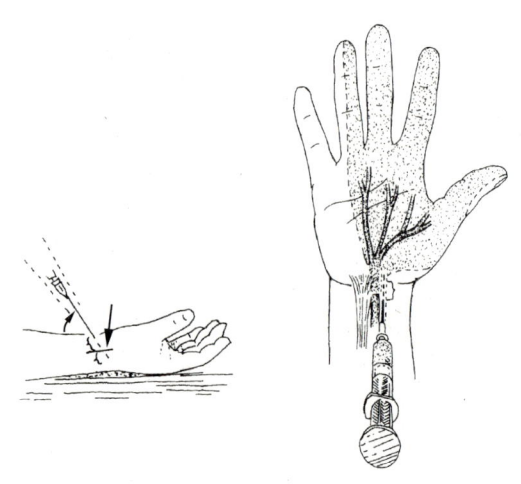

图95-22　腕管综合征的注射疗法

腕管内注射激素可减轻腕管内水肿、屈肌腱腱鞘炎及神经充血、水肿。有统计表明，此疗法对轻度或中度患者的有效率达 90%，其中有 10% 患者的症状可得到永久的缓解。

3. 理疗　超短波、透热疗法，以促进腕管内慢性炎症消退和水肿的吸收。

（二）手术治疗

1. 适应证：①症状较重，疼痛持续，难以忍受；②拇短展肌出现萎缩，手部肌力减弱，握物无力；③腕部有明显肿块；④经非手术疗法无效或复发者。

2. 手术要点

（1）腕横韧带切开，然后根据具体病变做相应处理，如：①慢性滑膜炎，将水肿、增生、肥厚的滑膜切除；②腱鞘巨细胞瘤，将腕管内外的病变彻底切除。

（2）神经松解术：将正中神经与周围肌腱的粘连、瘢痕分开，切除瘢痕化的神经外膜。如术中发现受压段神经变细、变硬、苍白，应做束间松解。方法：纵行切开神经外膜，显露神经束，用显微器械分开束间粘连，切除束间瘢痕。

3. 手术注意事项

（1）手术切口的选择必须考虑：①有适当的长度，以便整个松解手术都能在直视下操作；②避免损伤正中神经掌皮支；③避免术后症状复发或解除不完善。有人发现腕横纹远侧 3~4cm 处腕横韧带变薄，误以为是掌中腱膜，未予切开，以贻后患。故切口的设计为：远端起于掌中部，于大鱼际纹尺侧 0.5cm 做纵行切口至掌根部，长度约 3cm（图 95-23）。

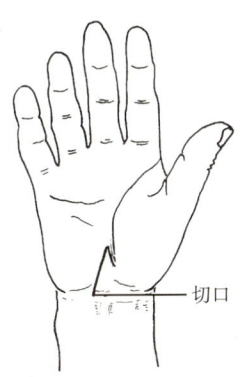

图 95-23　腕管综合征手术切口

（2）松解要彻底：术野暴露清晰，病变切除彻底，扩大腕管容积。腕横韧带较厚时，应切除一部分。神经松解要充分，范围要够长。如鱼际肌萎缩时，应探查返支是否受卡压（图 95-24）。

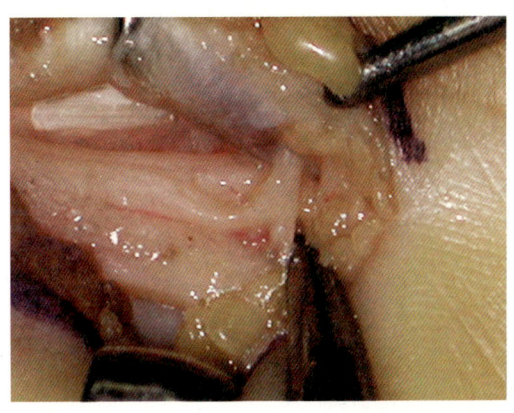

图 95-24　术中探查正中神经返支

（3）勿损伤正中神经的分支，尤其是返支。

4. 手术并发症

（1）症状未缓解：切口太小，松解不充分。预防：术野应清晰，松解应充分。处理：再做1～2疗程的保守疗法，如无效，应再次手术。

（2）弓弦状肌腱：腕横韧带切除过多所致。预防：切除腕横韧带不超过6cm。处理：切除一段掌长肌腱，重建腕横韧带。

（3）痛性瘢痕：切口形成增生性瘢痕或瘢痕疙瘩。预防：细致操作，精确缝合，防止瘢痕。

（4）肌腱粘连：术后未做早期活动。在手术中尽量保护肌腱滑液鞘，不随意切除；术后早期手指做屈伸活动，预防肌腱粘连。处理：局部理疗，腕管内注射醋酸强的松龙以及加强手指的功能锻炼。

5. 手术治疗效果评定标准　顾玉东院士于2012年提出了腕管综合征术后功能评定的新标准（表95-3）。

表 95-3　腕管综合征术后功能评定标准

级别与分值	优(3)	良(2)	可(1)	差(0)
麻痛症状	完全消失	明显缓解	仍有部分	持续存在
感觉检查	S4	S3	S2	S1～0
肌萎缩（大鱼际肌）	－	－	＋	＋＋～＋＋＋
对掌功能	正常	轻度受限	中度受限	严重受限
瘢痕痛	－	－	＋	＋＋

注：优为15～13，良为12～8，可为7～3，差为<3。

第八节　正中神经返支综合征

正中神经返支综合征系返支受卡压，以拇指对掌功能受限，伴鱼际肌萎缩，但无感觉障碍为特征的症候群。国内尚未见报道。

一、解剖

（一）类型

正中神经返支起源于正中神经本干或第1掌侧总神经，可分为下列类型：

1. 单支型　占大多数（约60%）。
2. 双支型　次之（约35%）。
3. 多支型　少见（约5%）。

以上三种类型从起始部至进入所支配肌肉的长度，成人平均为13mm，儿童平均为10mm。

（二）支配肌肉

正中神经所支配的鱼际肌，主要是拇对掌肌、拇短展肌及拇短屈肌浅头。拇短屈肌深头可以由正中神经返支支配，但由尺神经深支支配的比例更大。

单支型者以支配拇短展肌、拇对掌肌为主。据洛树东等统计，返支对鱼际肌的支配率，拇短展肌为100%，拇对掌肌为99%，拇短屈肌受返支及尺神经双重支配。

（三）起始部位与表面投影

正中神经返支多数起始于腕管远端，也有起始于腕管近端，少数起始于腕管内，且有部分穿过腕横韧带者。

返支起始部位表面投影：在拇指水平外展位，从拇指掌指关节尺侧缘与豌豆骨做一连线为ab，再从中指尺侧缘做一垂线与ab相交于c点，此点即为返支发出的表面投影（图95-25）。

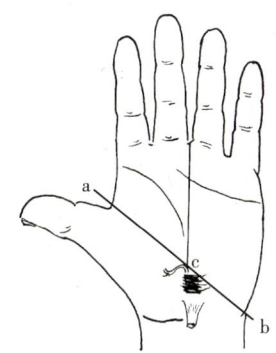

图 95-25　正中神经返支表面投影

二　病因

1. 外伤　长期从事手工操作者，可引起某一部位的掌腱膜增厚，恰巧在正中神经返支处增厚且发生粘连、卡压者出现症状。
2. 解剖因素　如返支从腕管内发出且穿过腕横韧带，则腕管内压力增高、腕横韧带的压迫均可引发症状。
3. 囊肿　返支附近发生的腱鞘囊肿可压迫神经或引起粘连。

三　临床表现

1. 无明显诱因的手部无力，拇指活动受限。
2. 疼痛　手部及肩部均可出现疼痛。
3. 检查　可出现鱼际肌萎缩，拇指对掌与夹捏功能受限。如系囊肿者，可在返支起始部触及痛性肿物。无感觉及前臂旋前功能障碍。

四　鉴别诊断

1. 骨间前神经综合征　主要表现为该神经所支配的拇长屈肌、示指与中指指深屈肌以及旋前方肌的功能受限。但是旋前方肌功能可由旋前圆肌代偿，中指指深屈肌可受尺神经双重支配，所以最主要的体征为拇长屈肌、示指指深屈肌麻痹的屈曲无力，导致对指捏握征阳性，即当拇、示指对掌时，拇指指间关节及示指远指间关节过伸。此外，旋前圆肌中点及其下方有深压痛。但两者均无手部感觉功能障碍，在临床上必须审慎鉴别。

2. 腕管综合征　参阅本章第七节。

3. 旋前圆肌综合征　参阅本章第五节。

4. 颈椎病　神经根型发病率高，可出现上肢疼痛、肌肉萎缩、手指欠灵活、精细动作困难。鉴别点：颈椎病依神经根受累部位，可出现有规律性的感觉障碍、肌力减弱及肌萎缩，而且腱反射也有改变。正中神经返支卡压虽然可出现肩及上肢疼痛，但除大鱼际肌轻度萎缩外，并无其他客观体征。

五　治疗

诊断明确应行手术探查。

手术切口以返支发出点为中心，起于腕掌远侧横纹的掌长肌腱尺侧。沿鱼际纹至其中点逐层显露，避免损伤皮下的正中神经掌皮支或穿出掌腱膜的返支。为防止误伤返支，应于腕横韧带远侧缘或部分切开腕横韧带远侧缘，找到返支发出的部位，然后沿返支行走，切开掌腱膜直至返支进入肌门为止。这样既能发现卡压部位和原因，又能使神经得到彻底松解。

六　病例介绍

因正中神经返支卡压综合征在国内尚未见报道，特介绍 3 例于下。

1. 例 1　女，30 岁，水电装修工。右上肢畏冷不适 10 余年，近 2 年来右肩疼痛，右上肢无力，右拇指活动受限。

体检：右手鱼际肌萎缩，拇指对掌功能与夹捏功能受限，拇短展肌触笔征阳性。手掌与手指触觉、痛觉正常。前臂旋前、旋后功能正常，除正中神经返支起始处有轻度压痛外，无其他压痛点。

手术探查：术中见腕横韧带远侧正中神经内外束间返出 3 条返支。第 1 支走至拇短展肌表面又分 2 小支进入该肌，第 2 支至拇对掌肌表面也分 2 小支支配该肌，第 3 支进入拇短屈肌。在 3 支发出后受掌腱膜卡压并粘连。将卡压掌腱膜切除，并松解粘连的神经，直至进入肌门。

随访观察：术后上肢疼痛及肩部疼痛立即消失。术后 2 个月鱼际肌开始丰满，对掌与夹捏功能有明显恢复。术后 4 个月拇外展及对掌功能已完全恢复。

2. 例 2　女，23 岁，农民。无明显诱因左手进行性无力 3 年，左手不能提重物，不能做精细、灵巧工作。

体检：除左手大鱼际肌萎缩、拇对掌及拇外展功能受限外，无阳性体征。

手术探查：返支为 3 支型，被拇短展肌的腱膜明显包裹及卡压，予松解并切除卡压处的腱膜，并用醋酸强的松龙局部注射。

术后随访：拇外展、对掌功能于术后 5 个月明显改善，肌萎缩有所恢复，肌力恢复至 4～5 级。

3. 例 3　男，37 岁，行政人员。右肩疼痛，右上肢乏力 4 月余，右手掌心出现一黄豆大肿物，碰到该肿物犹如触电样疼痛。不能夹筷，端碗即掉。

体检：右手掌鱼际纹中点可触及一圆形肿块，约 0.3cm×0.4cm，不能推动，触痛明显。拇短展肌轻度萎缩，拇指对掌及外展功能受限。无感觉功能及前臂旋前功能障碍。

手术探查：腕横韧带远侧发出返支为单支型，于腕横韧带远侧 2cm、拇短屈肌下缘见一 1.0cm×1.0cm 囊肿对返支顶起，囊壁与返支粘连。小心将返支分离，将囊肿完整摘除。病理报告为腱鞘囊肿。

随访观察：术后右肩疼痛立刻消失，拇对掌、外展功能于术后 1 个月恢复。拇短展肌萎缩于术后 5 个月丰满。

第九节 肘管综合征

1958年，Feindel和Stratford首次提出肘管及肘管综合征后，国内外学者对肘管的解剖学及综合征的临床表现都有了深入的观察。肘管综合征（elbow tunnel syndrome）是指尺神经在肘管这一特殊解剖部位受种种因素的压迫，产生以尺神经麻痹为主的症状和体征。

一　解剖

肘管是一个位于肱骨内上髁后方的骨性纤维管。由尺神经沟和尺侧腕屈肌起于肱头和尺头的弓状韧带围成（图95-26）。

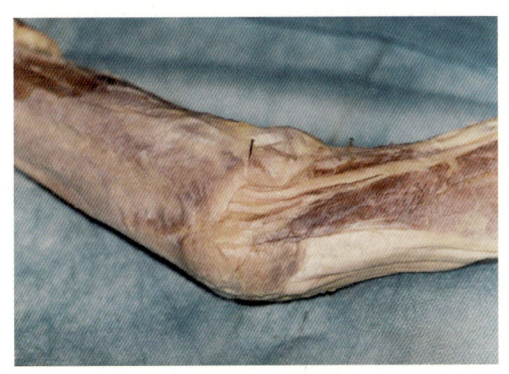

图95-26　肘管及肘部尺神经解剖

弓状韧带是尺神经在肘管内受压的重要解剖因素。尺侧腕屈肌的肱头起于肱骨内上髁伸肌共同腱，尺头起于鹰嘴内侧缘及尺骨后缘，两头之间以腱膜联结，形成一弓状坚韧的游离缘，即称弓状韧带，其平均宽度为（9.56±2.23）mm，其上缘中点平均厚度为（0.46±0.16）mm。有人将此韧带分为：①腱膜肥厚型，其上缘平均厚度为1.84mm；②索带型，平均厚度为4.08mm。

关于肘管的长度，各家的测量略有不同。杨敏杰等认为，肘管上口至下口间的距离即肘管的长度。上口由弓状韧带、肱骨内上髁、尺侧副韧带及尺骨冠突围成，下口由尺侧屈腕肌、指浅屈肌及尺侧副韧带组成。其长度为（1.23±0.29）cm，马学义等测量的平均长度为1.81cm。

二　病理生理

正常状态下，肘部伸直时，从肱骨内上髁至鹰嘴的距离最短，肘管的横断面近圆形；屈肘时，此两骨点距离变宽，尺神经被拉长，肘关节尺侧副韧带向肘管内突出，肘管容积变小。

Nac Nicol观察到屈肘时尺神经向近侧移位，向前滑脱和拉紧。Jones和Gauntt在新鲜尸体上观察到从肘部中立位至屈曲90°位，尺神经拉长8%。

有人测量肘管内尺神经的压强，与肩、肘、腕三个关节的屈伸动作有明显关系。屈肘时，尺神经内压强增加，伸腕屈肘时压强增加明显，肩外展，上肢越抬高，压强增加越明显。Pechan等研究表明，伸肘时尺神经平均内压为0.95kPa，屈肘时压强增至1.476kPa，当伸腕屈肌时压强增至

2.381kPa。

关于尺神经半脱位的问题。Rayan发现14%的正常人存在肘部尺神经半脱位。彭峰等调查200位正常人，尺神经半脱位的发生率为9.5%。马学义等发现，在肱骨内上髁上方4～15mm处有一横行韧带，平均宽度为10.66mm，平均长度为6.55mm，是稳定尺神经，避免其脱位的解剖结构。

三 病因

构成尺神经受压的因素是使肘管狭窄、管内容物增加。

1. 肘后部挫伤　肘管内软组织损伤，韧带撕裂，毛细血管破裂，血肿机化，使肘管进一步狭窄。
2. 肘部畸形　如肱骨髁上骨折后遗肘外翻畸形，使尺神经缓慢牵拉。
3. 骨质增生　老年性骨质增生形成的骨赘，对尺神经的压迫与摩擦。
4. 肘关节病变　水肿、肥厚的滑膜使肘管内压力增加，神经受压，神经内微循环受阻碍。
5. 肌肉异常　如出现异常的滑车上肌、粗大的肱三头肌内侧头，均可使尺神经受压。
6. 长期反复的屈肘动作　尺神经被动拉长，肘管内容积缩小，影响尺神经的传导功能。

四 临床表现

1. 疼痛　酸痛或刺痛，可从尺神经沟起，沿前臂尺侧向环、小指发散。
2. 麻木　前臂及手掌尺侧、小指及环指一半麻木不适。屈肘或直接压迫试验，可加重麻木或刺痛。
3. 肌力减退、肌肉萎缩　手部乏力，动作笨拙，握物不紧甚至滑落。病程长者出现肌肉萎缩，如尺侧腕屈肌萎缩，前臂尺侧明显凹陷；手内肌萎缩，呈爪形手畸形，小指内收功能障碍，呈外展位。Froment征阳性。
4. 肘部Tinel征　叩痛点与尺神经受压的部位是一致的。
5. 肌电图检查　在轻度肘管综合征，能诱发出感觉神经动作电位。经肘的尺神经传导速度减慢，有重要的诊断意义。据统计，患肢较健侧传导速度平均减慢23.05毫秒。

Clark提出双侧对比的7点检查，有助于识别体征：①指腹的感觉：检查者用示指尖轻叩双手相应的指腹，健侧感觉明显而患侧感觉迟钝；②小鱼际肌有无萎缩；③手指外展功能，主要是小指展肌的肌力；④环、小指指深屈肌肌力；⑤肘以下前臂上部肌肉萎缩，较重者前臂尺侧凹陷；⑥肘下3cm处有尺神经的Tinel征；⑦尺神经沟内尺神经的压痛。

不少学者对肘管综合征进行分级，以便表示尺神经受损的程度。可是有的分类不够准确，有的不能全面反映客观症状和体征。Osborne（1982年）修订的分类法比较系统，可供参考。

顾玉东院士在2012年提出了肘管综合征分型的新方法（表95-4）。

表95-4　肘管综合征分型方法

程度	感觉	运动	爪形手	肌电图（肘部神经传导速度）	治疗
轻	间歇性振动觉敏感	主觉无力 灵活性差	—	>40m/s	保守
中	间歇性刺痛觉减退	捏握力差，手指内收及外展受限	—	40～30m/s	手术（减压）
重	持续性两点分辨觉异常	肌萎缩+ 内收外展不能	+	<30m/s	手术（前置）

五 治疗

（一）非手术治疗

适用于轻度或中度患者，主要方案包括：①保持患肢在伸肘位，避免屈肘时肘管狭窄、压力增高、尺神经被动拉长；②局部应用激素治疗，可松解尺神经周围的粘连；③维生素B_1、维生素B_{12}肌肉注射，对神经炎有一定作用。

（二）手术治疗

1. 适应证　非手术疗法效果不好，手内肌萎缩，出现爪形手。
2. 手术关键　松解压迫，去除病变，前移尺神经。
3. 切口　采取肘后经尺神经沟的弧形切口。
4. 尺神经减压　切开肘部深筋膜后，从肱骨内上髁与肱三头肌内侧头之间切开腱膜，即可暴露尺神经与伴行的尺侧下副动静脉，小心地将尺神经从尺神经沟中分离出来。此时可能遇到几种情况：①占位性病变，如常见的腱鞘囊肿、脂肪瘤应予切除；②骨赘压迫，应予凿除；③神经粘连，应予松解；④弓状韧带卡压，应予切断，并切除一部分，直至尺神经穿出尺侧腕屈肌无任何卡压。
5. 尺神经前置　单行肘管切开减压并未解决屈肘时对尺神经的牵拉与磨损，所以还必须行尺神经前移。手术要点：①妥善处理尺神经的分支。尺神经在进入肘管前发出1个关节支必须切断，以免妨碍神经前移。进入肘管时，有2~3支进入尺侧腕屈肌，出肘管后有1支至指深屈肌。这些分支应予保护。②前移的部位，一般将尺神经越过肱骨内上髁、前臂屈肌群共同起腱，至肱肌浅面。故在肱骨内上髁上方4~5cm处切开，并切除部分臂内侧肌间隔及旋前圆肌起点处筋膜，造成一个容纳尺神经的宽敞通道。③防止尺神经回滑，可在肱骨内上髁下方取1片带蒂肌膜翻转，与肱二头肌腱膜缝合3~4针，以防止尺神经滑回尺神经沟内。但不宜缝合过紧，避免形成新的卡压束带。

前置的尺神经应较为平直，不能存在大角度转折。据测量，前置后的尺神经从肱骨下段至尺侧腕屈肌止点的一段距离较移位前缩短0.85~1.0cm，缓解了尺神经因牵拉、紧张而导致的微循环障碍，有利于症状的恢复，并避免卡压的复发。

（三）手术治疗效果评定标准

顾玉东院士于2012年提出了肘管综合征术后功能评定的新标准（表95-5）。

表95-5　肘管综合征术后功能评定标准

级别与分值	优(3)	良(2)	可(1)	差(0)
麻痛症状	完全消失	明显缓解	仍有部分	持续存在
感觉检查	S4	S3	S2	S1~0
肌萎缩(骨间肌)	−	−	+	++~+++
握力	正常	明显增加	增加	无变化或减退
爪形手	−	−	+	++

注：优为15~13，良为12~8，可为7~3，差<3。

第十节　腕尺管综合征

腕尺管是腕横韧带（屈肌支持带）的尺侧端与其浅面的腕掌侧韧带围成的骨纤维鞘管，管内有尺神经、血管通过。这一解剖结构，1861年由法国外科医师Guyon描述，故又称Guyon管。Dupont（1965年）首次报道尺神经在尺管卡压而产生手运动、感觉功能障碍，内在肌萎缩症候群，称之为腕尺管综合征（Guyon tunnel syndrome）或Guyon综合征。

一　解剖

（一）尺管构成

腕尺管是个三角形的骨纤维鞘管，内侧壁是豌豆骨和尺侧腕屈肌腱，底部为屈肌支持带浅面及豆钩韧带、豆掌韧带，顶部为腕掌侧韧带、掌短肌。

（二）尺管长度与管径

尺管的长度是指豌豆骨近端至小鱼际腱弓远侧端的长度，平均为21mm。

其管径在不同平面有所差异。尺管入口在豌豆骨近端，宽度约为6.95mm，高度为7.2mm。尺管出口为小鱼际腱弓（小指短屈肌起于豌豆骨和钩骨钩突时所形成的一个腱弓），是尺动脉和尺神经深支穿出之处，平均宽度为7.2mm，平均高度为2.7mm，其宽度大于神经血管束横径，高度则与神经血管束几乎相等（图95-27）。

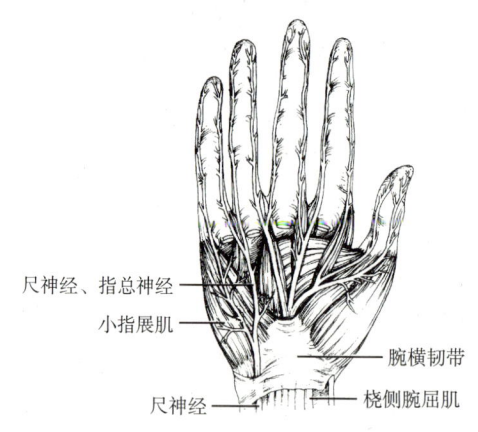

图 95-27　尺神经在手部的分布

（三）尺神经与尺管的关系

根据尺神经在管内行走与分支的关系（图95-28），将该管分为三区：从尺管入口至尺神经分支以近部分为第一区；分出深、浅支至小鱼际腱弓为第二区，深支在钩骨钩突水平弯向桡侧，在小指屈肌、展肌之间行走；浅支行走部分为第三区，浅支向第4指蹼行进，分支支配掌尺侧、环指尺侧半及小指掌侧感觉。

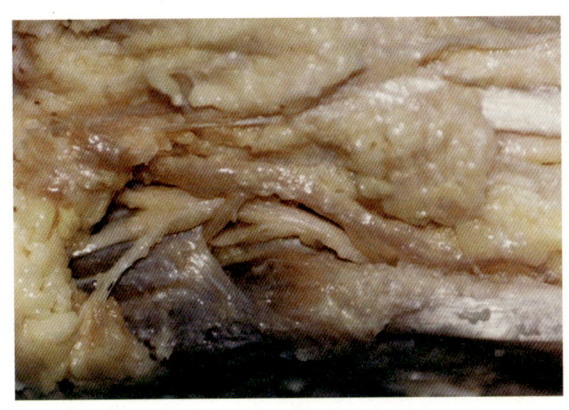

图 95-28 尺神经与尺管的关系

二 病因

1. 解剖变异：①异常肌肉，如掌短肌肥大；②覆盖尺侧远端的掌腱膜增厚；③腕掌侧韧带肥厚。
2. 尺管内肿物　常见者如腱鞘囊肿。
3. 慢性劳损　腕掌部的劳损、挫伤，尺管内小血管出血、结缔组织增生瘢痕化，可压迫尺神经的滋养动脉，或使管内尺神经受压。

三 临床表现

根据尺神经受压的部位，可出现较典型的症状和体征。

1. 尺管一区受压　尺神经深、浅两支均受压。出现小指和环指尺侧掌面麻木，感觉减退或丧失；典型爪形手畸形，小鱼际肌和骨间肌萎缩，手指分开、收拢障碍，小指对掌、外展受限。

肌电图检查：手内肌纤颤电位，严重者出现失神经电位。

2. 尺管二区受压　为尺神经深支卡压，表现为除小鱼际肌以外尺神经支配的手内肌麻痹。Froment征阳性，但无感觉障碍。

肌电图检查：骨间肌出现纤颤电位或伴正相电位。

3. 尺管三区受压　为尺神经浅支受压，表现为小指掌面及环指尺侧感觉减退或消失，或麻木、刺痛，无运动障碍及肌萎缩。

四 治疗

病程在1个月以上，经保守疗法无效，应行手术治疗。

1. 切口　从腕横纹近侧2cm起始，沿尺侧腕屈肌、经豌豆骨桡侧缘弯向鱼际纹，长约5cm（图95-29）。

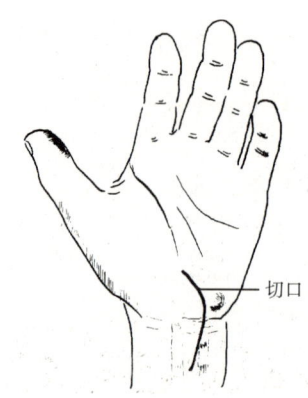

图 95-29　腕尺管综合征手术切口

2. 显露尺管　切开皮肤、皮下组织，在尺侧腕屈肌桡侧缘可见尺神经、动静脉，再切开小鱼际脂肪、腕掌侧韧带及掌短肌，充分显露尺管内三个分区的尺神经。

3. 松解神经　彻底松解从尺管入口至小鱼际腱弓尺神经及其分支的粘连、卡压带；如有腱鞘囊肿等占位性病变，应予摘除。如神经苍白、质硬或瘢痕压迫过紧者，可行神经束间松解。

（罗永湘　劳杰　高凯鸣）

参考文献

[1] 王咏梅,卢范. 尺管的应用解剖[J]. 第二军医大学学报,1989,10(3):270-271.
[2] 朱盛修. 周围神经显微修复学[M]. 北京:科学出版社,1991.
[3] 朱晞,俞寿民. 正中神经在肘部和肘上部受压综合征的有关解剖结构[J]. 中国临床解剖学杂志,1989,7(2):85-87.
[4] 俞寿民,朱晞,邵静山. 旋前圆肌综合征的应用解剖学[J]. 中华骨科杂志,1985,5:184-187.
[5] 杨敏杰,马兆龙,王剑鸣,等. 肘管的应用解剖与肘管综合征[J]. 中华骨科杂志,1994,14(7):394-396.
[6] 费起礼. 骨间背侧神经受压综合征[J]. 中华骨科杂志,1985,5:313-317.
[7] 秦登友,苗华. 桡管综合征的解剖学基础[J]. 蚌埠医学院学报,1986,11(2):83-85,156.
[8] Dupont C, Cloutier G E, Prevost Y, et al. Ulnar-tunnel syndrome at the wrist. A report of four cases ulnar-nerve compression at the wrist[J]. J Bone Joint Surg Am,1965,47:757-761.
[9] Fearn C B, Goodfellow J W. Anterior interosseous nerve palsy[J]. J Bone Joint Surg Br,1965,47:91-93.
[10] Howard F M. Controversies in nerve entrapment syndromes in the forearm and wrist[J]. Orthop Clin North Am,1986,17(3):375-381.
[11] Heyse-Moore G H. Resistant tennis elbow[J]. J Hand Surg Br,1984,9(1):64-66.
[12] Lake P A. Anterior interosseous nerve syndrome[J]. J Neurosurg,1974,41(3):306-309.
[13] Lister G D, Belsole R B, Kleinert H E. The radial tunnel syndrome[J]. J Hand Surg Am,1979,4(1):52-59.
[14] Roles N C, Maudsley R H. Radial tunnel syndrome: resistant tennis elbow as a nerve entrapment[J]. J Bone Joint Surg Br,1972,54(3):499-508.
[15] van Rossum J, Buruma O J, Kamphuisen H A, et al. Tennis elbow—a radial tunnel syndrome?[J]. J Bone Joint Surg Br,1978,60-B(2):197-198.
[16] Rydevik B, Lundborg G, Nordborg C. Intraneural tissue reactions induced by internal neurolysis. An experimental study on the blood-nerve barrier, connective tissues and nerve fibres of rabbit tibial nerve[J]. Scand J

Plast Reconstr Surg,1976,10(1):3-8.

[17] Gelberman R H,Rydevik B L,Pess G M,et al. Carpal tunnel syndrome. A scientific basis for clinical care[J]. Orthop Clin North Am,1988,19(1):115-124.

第九十六章 手及上肢瘫痪

第一节 运动功能重建的一般原则

随着显微外科技术的广泛应用，周围神经损伤修复的疗效有明显提高，但仍有一部分患者因神经损伤过于广泛严重而不能进行神经修复，或神经修复后功能没有恢复或恢复不全。对这部分患者需做肌腱移位术、肌腱固定术、关节融合术、骨阻滞术和关节囊折叠术等重建肢体功能。其中以肌腱移位术最为常用，本节将重点加以叙述。

肌腱移位术应遵守如下原则：

一、肌腱移位的时机

应根据神经损伤的原因、部位、范围、修复情况、术后观察时间及年龄进行综合分析。凡因损伤部位过高、损伤范围过大、缺损过多或伤后时间过长而无神经修复之可能者，应尽早进行肌腱移位术。有条件进行神经修复者，修复手术后应定期密切观察其功能恢复情况，观察时间应根据其损伤平面而定，一般应观察6个月以上，经临床与电生理检查证实修复的神经无法恢复或无进一步恢复征象时，应尽早进行肌腱移位术重建功能。若修复的神经功能尚在恢复中，应继续延长观察时间。婴幼儿体检欠合作，术前肌力检查不确切，术后不能配合进行功能训练，可推迟到5岁以后再进行肌腱移位术。

二、移位肌腱的选择

在选择移位肌腱时应考虑下列四方面问题：

1. 肌力的强度 选择作移位的动力肌应有足够的强度。肌腱移位后其肌力较术前一般均减弱1级，应选择5级肌力的正常肌肉为动力肌，才能得到满意的效果。

2. 肌腱的活动幅度 移位肌腱的活动幅度可直接影响肌腱移位的效果。据测定，腕伸肌、腕屈肌的活动幅度为33mm，指深屈肌为70mm，指浅屈肌为64mm，指总伸肌为50mm，拇长屈肌52mm，拇长伸肌为58mm，拇短伸肌为28mm，拇长展肌为28mm。在选择移位肌腱时应考虑到这一点。把活动幅度小的腕伸肌移位至活动幅度大的指屈肌腱则不能获得较满意的屈指功能，应尽可能选用活动幅度相近的肌肉作为动力肌。

3. 移位肌腱的选择 移位肌腱应尽量选用同类肌，如无上述条件，可选用协同肌。若选用拮抗肌移位，术后需经较长时间的功能训练，因此转移协同肌发挥作用大。

4. 供区的损害　肌腱被移位后应不致因此而发生相当或更大的继发性功能障碍。术后损伤的肌力和所得的新功能两者之间需加以衡量。

三　关节活动度

肌腱移位前，相应诸关节被动活动度应正常。关节强直、活动受限或关节不稳定者，均不宜做肌腱移位术；关节活动度不良者，术前应予以治疗和纠正。周围神经损伤后，相应肌肉瘫痪，肌力丧失，肌力平衡遭到破坏，易发生关节挛缩畸形。故从神经受伤之日起，即应开始经常进行关节被动活动或用支架保护，以保全关节的被动活动度。若伴有瘢痕粘连、挛缩应予松解；若为骨的成角畸形或旋转畸形，应手术矫正。

四　移位肌腱的组织床

移位肌腱必须位于健康的软组织床内，并有良好的皮肤覆盖。移位肌腱的隧道应位于皮下，且要足够宽广，以利滑动。若位于瘢痕组织内，术后易形成肌腱粘连而导致手术失败。肌腱接合部不可置于腕管内，以免发生粘连。

五　移位肌腱的方向和张力

移位肌腱走行方向应取直线，不宜弯曲成角，以免发生力的损失而使移位肌腱作用力减弱。如果确需使用该肌移位，应利用滑车重建来弥补。移位肌腱应向其近端游离才能达到直线方向移位，但游离至肌肉的中、上1/3附近时，切勿损伤其营养血管和供应的神经，否则肌腱移位必然失败。肌腱移位后应具有适当张力，不可过紧或过松。若用一条肌腱移位于数条肌腱时，至各条肌腱的张力应相等。一条肌腱不宜分成两半分别移位于功能完全不同的两条肌肉上。局麻下进行肌腱移位术有利于掌握合适的张力。

第二节　正中神经瘫痪后的运动功能重建

一　前臂旋前功能重建

以尺侧腕伸肌或尺侧腕屈肌为动力，移植于桡骨下端，固定前臂于旋前位。腕屈肌由于方向关系，效果比用腕伸肌好。但有时因其他腕屈肌均未恢复，如再利用尺侧腕屈肌移位，就需融合腕关节。用尺侧腕伸肌移位，虽然效果不如前者，但可保留腕关节屈曲功能。

二　屈拇、屈指功能重建

采用肱桡肌或桡侧腕长伸肌移位至拇长屈肌可恢复屈拇功能。

指深屈肌之尺侧部分由尺神经支配，可高位切断示指及中指深屈肌腱，将其远端编织缝合于指深屈肌的尺侧部分。调节张力时，注意保持各指越向尺侧屈曲越大的正常关系。也可不切断示指和中指的指深屈肌腱，而将4根指深屈肌腱一起拉紧，调节好张力后侧侧相互缝合。必要时尚可转移桡侧腕长伸肌至指深屈肌腱以增强其屈指动力。

三 拇指对掌功能重建

拇指对掌功能的丧失，对手的功能影响很大。如腕掌关节被动活动好，又有理想的肌腱可供利用，应作肌腱移位拇指对掌成形术重建对掌功能。如果没有条件做肌腱移位（如腕掌关节僵直），则应行骨性手术重建拇指对掌功能，如第1、2掌骨骨桥，使拇指处于对掌位。

由于选用的动力肌、移位肌腱的走行方向和止点处理方法不同，致使对掌功能重建方法很多，临床常用的有：

（一）环指指浅屈肌移位重建拇指对掌功能

本法临床上较为常用。其手术步骤如下：

1. 于环指近节桡侧做纵行切口，长约2cm。切开皮肤、皮下组织，向掌侧游离皮瓣，将皮瓣和指神经血管束一并向掌侧分离和牵开，显露指屈肌腱鞘。纵行切开腱鞘，找出环指指浅屈肌腱，于距其止点约0.5cm处切断之。

2. 于腕部屈面尺侧，沿腕屈横纹做L形切口，长约5cm，切开皮肤、皮下组织及深筋膜，找出环指指浅屈肌腱，将其远端由此切口抽出，再向上游离至肌腹部。于腕部切口尺侧找出尺侧腕屈肌腱，将其游离至豌豆骨的止点处。切取尺侧腕屈肌远端桡侧半约2.5cm长的腱条，不切断远侧止点，将腱条反转缝合，形成一人造滑车。

3. 于拇指掌指关节背面尺侧做一纵行切口，长约2cm，显露拇指近节指骨基底部尺侧的骨面，用手摇钻在近节指骨基底部由尺侧向桡侧钻一骨洞。从拇指切口经拇指背侧和桡侧至腕部切口做一皮下隧道，将环指指浅屈肌腱穿过尺侧腕屈肌腱的滑车，通过皮下隧道由拇指切口抽出。放松止血带，彻底止血后，缝合环指和腕部的切口。

4. 置拇指于外展对掌位，用细不锈钢丝做拉出钢丝法，将环指指浅屈肌腱在维持适当张力下，置拇指于掌侧外展对掌位，缝合固定于拇指近节指骨尺侧的骨洞内，缝合拇指切口（图96-1）。

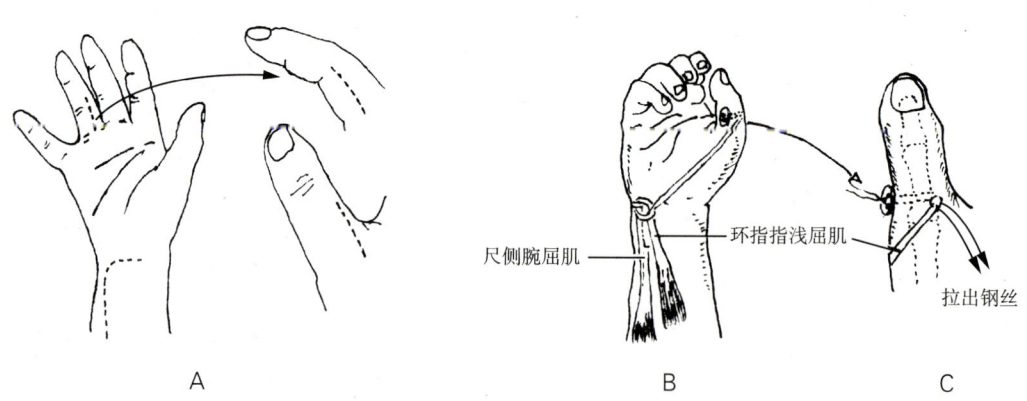

图96-1 环指指浅屈肌移位拇指对掌位重建
A. 环指、拇指及前臂皮肤切口设计 B. 肌腱转移及尺侧腕屈肌腱滑车重建 C. 转移肌腱在拇指近节指骨基底止点重建

5. 术后用前臂背侧石膏托固定拇指于外展对掌位，4周后去除外固定，拔除钢丝，开始功能训练。

选用环指指浅屈肌作为动力肌，移位重建拇指对掌功能，有肌腱长度足够达到移位止点部位、肌肉强度好、滑动幅度大及切取肌腱和移位方便等优点，如方法掌握得当，能取得满意效果。也有主张利用掌长肌腱连同部分掌腱膜按上法做对掌功能重建者。

移位肌腱的方向是个重要环节。移位肌腱应尽量与拇短展肌方向一致。移位肌腱在前臂远端应朝向拇指腕掌关节及掌指关节桡侧的方向。必要时可在豌豆骨处做一滑车，以利保持这一方向。

移位肌腱止点的附着，采用拉出钢丝法将其固定于拇指近节指骨基部尺侧的骨洞内，此法肌腱附着牢固，易于掌握张力和方向。也有人将移位肌腱先与拇短展肌腱缝合，然后保持拇指指间关节伸直位，再缝合到拇长伸肌腱尺侧。这样，移位的肌腱可起到使拇指腕掌关节外展对掌、掌指关节外展、拇指旋前的作用。

（二）尺侧腕屈肌、尺侧腕伸肌加掌长肌移植重建拇指对掌功能

本法均利用拇短伸肌做牵引腱，豌豆骨做支点，尺侧腕屈肌、尺侧腕伸肌加掌长肌做动力重建拇指对掌功能。其手术步骤如下：

1. 前臂背侧纵行切口，长4～5cm，找出拇短伸肌腱，并在与肌腹移行部切断。
2. 于第1掌骨背侧远段做纵行切口，约3cm，将拇短伸肌腱拉出。
3. 前臂掌侧腕横纹切口约3cm，做皮下隧道与第二切口贯通，将拇短伸肌拉至豌豆骨处。
4. 前臂掌尺侧纵行切口，长5～6cm，找出尺侧腕屈肌，距止点约2cm处切断，将远端翻折缝至豌豆骨上，形成腱环滑车。将拇短伸肌通过滑车，使拇指成外展对掌位，与尺侧腕屈肌缝合。

术后用石膏托固定于屈腕、拇指外展对掌位。4周后解除外固定，进行功能锻炼。

此腱环滑车日久易磨损，且因摩擦力关系其动力有所减弱。故可采用尺侧腕伸肌做动力，将其肌腱绕至掌侧，穿过尺侧腕屈肌浅层与拇短伸肌腱直接缝合，或加掌长肌腱移位与拇短展肌的止点缝接，效果较满意。也可用掌长肌做腱环及动力，距止点1.5cm处切断掌长肌，将远端缝在豌豆骨上，作为腱环。再使拇短伸肌腱穿过此腱环，与掌长肌近端缝合，或连用掌筋膜一并游离，将掌筋膜与拇短展肌止点缝接。

（三）小指展肌移位重建拇指对掌功能

1921年，Huber和Nicolayson首创小指展肌移位法。1963年，Littler等做了详细说明。我们应用此术式治疗各种原因引起的大鱼际肌瘫痪，取得了满意疗效。其手术步骤如下：

1. 切口起自小指掌指关节尺侧近节指骨基部，沿小鱼际桡侧缘上行，至腕部转向腕横纹。
2. 切开皮肤，游离皮瓣后向尺侧翻转，显露小鱼际肌。小指展肌位于手尺侧，止于小指近节指骨基底部尺侧及伸肌腱扩展部。因神经血管束在豌豆骨远端从桡侧进入该肌，解剖时应从尺侧分离。分离、切断小指展肌止点，向近侧游离，切断豌豆骨上尺侧半附着，注意保护好供给该肌的神经血管束（图96-2）。

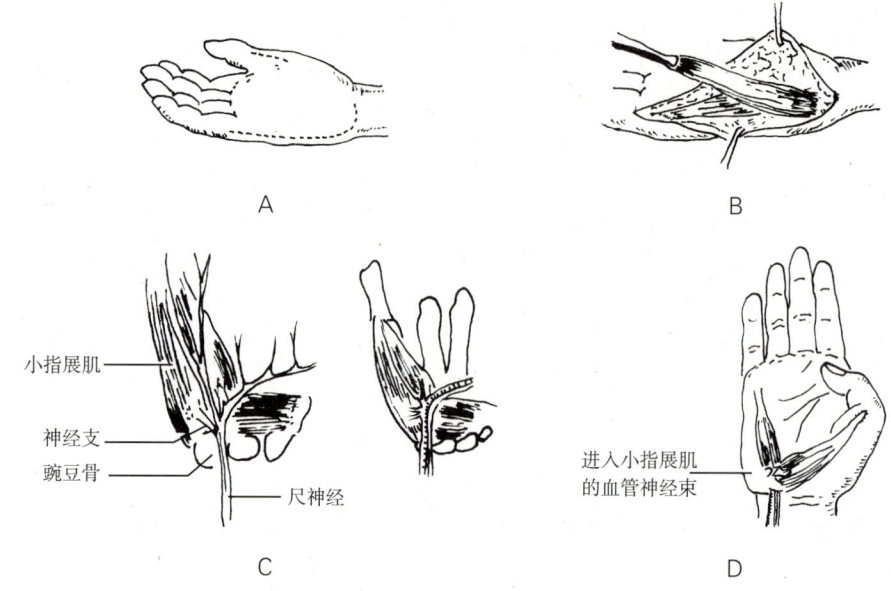

图 96-2 小指展肌转移重建拇指对掌功能
A. 切口　B. 分离小指展肌　C. 小指展肌的血管神经供给　D. 转移小指展肌

3. 于拇指掌指关节桡侧做一长约3cm的纵行切口，显露拇短展肌的腱膜。在两切口之间经大鱼际部做皮下隧道。翻转小指展肌，通过皮下隧道由拇指切口抽出其游离端。拇指置于外展对掌位，将小指展肌止端缝于拇短展肌的腱膜上。注意，勿将供应小指展肌的神经血管束扭转或牵拉过紧。

4. 术后用前臂石膏托固定，拇指保持外展对掌位，3周后去除固定，开始功能训练。

本法的优点是：①康复快。小指展肌作为一个带神经、血管蒂的功能单位，营养供给充足，腱性组织少，容易愈合，3周即可去除外固定进行功能锻炼，1～2个月即可恢复对掌功能。②力线适合。Bunnell认为，对掌成形术的成功因素之一是作用力沿豌豆骨方向牵拉，小指展肌移位后则符合这一原则。③外形良好。肌肉移位后可使萎缩的大鱼际肌重新隆起，外观改善。小鱼际处皮下脂肪较厚，肌肉移位后无明显塌陷。因小指固有伸肌有外展小指作用，术后不影响小指外展功能。④长度适宜。小指展肌无多余长度，如按常规操作，往往长度和张力恰好，避免了因张力调整不当所造成的失败。近10年来，我们已将本法作为重建拇指对掌功能的首选方法。

本术式的要点及注意事项：①因小指展肌无多余长度，在切断抵止部时应尽量靠远端，连同骨膜切断。肌肉游离要充分，以免长度不够，张力过大使肌肉发生缺血坏死。②在游离小指展肌时应十分细心，防止损伤支配该肌的神经血管束。一旦损伤，手术必定失败。③将豌豆骨尺侧半附着剥除即可，不需将附着点全部剥除，以保持附着稳定。④皮下隧道应宽松，必要时切开掌腱膜，以免肌肉受压。⑤应将切断的抵止部在拇指近节基底部与拇短展肌附着点缝合，缝合点切不可在掌指关节以近，以免张力不够及作用点不佳，影响效果。

（四）拇短屈肌移位重建拇指对掌功能

1971年，Orticochea报道采用拇短屈肌深头移位重建拇指对掌功能取得较好疗效。将拇短屈肌止点从近节指骨基底部、桡侧籽骨、掌指关节囊及拇长伸肌完全分离后，经拇指桡侧，于拇长伸肌腱之下穿过，重新附着于拇指近节指骨基底部尺侧拇内收肌的横行和斜行纤维附着处。朱伟等（1995）对拇短屈肌为动力重建拇指对掌功能进行了详细的解剖研究。该研究发现，拇短屈肌与拇短展肌的起点相近，肌腹相互重叠。只是拇短展肌位于浅层、掌骨的桡侧走行；拇短屈肌位于深层、掌骨的掌侧走行。拇短屈肌深、浅两头不易分离，使拇短屈肌成为重建拇对掌功能的理想动力。拇短屈肌的神经支配主要来自尺神经深支，正中神经损伤后，拇指有可能利用本身的条件来重建拇对掌功能。拇对掌功能是一个复杂的联合运动，由多个肌肉协同完成，拇短屈肌是拇对掌运动中重要的协同肌。拇短展肌与拇短屈肌之间存在一个20°～25°的夹角，在这个角度内，两肌功能是有分别的，共同的作用使外展对掌功能完成。若将拇短屈肌的止点向桡侧移位，使这个作用力的夹角增加7°～9°，使拇短屈肌抵消了内收和拇指伸直方向的合力而达到拇指外展。由于移位后的拇短屈肌同时加强了拇指屈近节指骨、伸末节指骨的力量，因此不会发生因掌指关节屈曲力量减弱而出现的Froment征阳性；而且拇短屈肌的止点长度、厚度适宜，不必用游离肌腱移植。本法的优点是将以往多切口、复杂、不易掌握的手术，变为在一个约2cm小切口内即可完成的手术，是一种创伤小、效果可靠的拇对掌功能重建的方法。

第三节　桡神经瘫痪后的运动功能重建

桡神经瘫痪后的功能障碍为丧失伸腕、伸指、伸拇功能，功能重建的目的为利用屈侧肌肉为动力肌，通过肌腱移位术来恢复伸腕、伸指、伸拇及外展拇的能力。为了发挥手的功能，必须保留腕屈肌和腕伸肌各1个，将腕关节稳定于功能位，才能使拇指及其他四指在稳定的基础上发挥其最有效的功能。对于肘关节平面以上的高位桡神经损伤，需将旋前圆肌移位至桡侧腕长、短伸肌，使腕稳定于功能位。对骨间背侧支（即桡神经深支）低位桡神经损伤，因仍保存桡侧腕长伸肌的功能，故不需作旋前圆肌向桡侧腕伸肌移位术，仅保留一个腕屈肌与桡侧腕长伸肌拮抗，腕关节即可稳定于功能位。

肌腱移位的方法很多，且效果均较好。

一　方法一

将旋前圆肌转移至桡侧腕长、短伸肌以恢复伸腕功能，尺侧腕屈肌移位至指总伸肌、小指固有伸肌、示指固有伸肌以恢复伸指功能，桡侧腕屈肌或掌长肌移位至拇长伸肌、拇短伸肌、拇长展肌以恢复伸拇、外展拇的功能。本法较常用。手术步骤如下：

1. 尺侧腕屈肌腱分离　于腕屈横纹尺侧做长2cm横行皮肤切口，显露游离尺侧腕屈肌腱，在靠近其止点处切断，并将肌腱向近端游离。注意勿损伤尺动脉和尺神经。于前臂屈面中部尺侧做长约5cm的纵行皮肤切口，显露游离尺侧腕屈肌腱，将其远端由此切口抽出。注意勿损伤该肌的神经血管。

2. 桡侧腕屈肌腱的分离　于腕屈横纹桡侧做一条横行皮肤切口，显露游离桡侧腕屈肌腱，在靠近其止点处切断，将肌腱向近端游离。注意勿损伤正中神经和桡动脉。

于前臂屈面中部桡侧做长约5cm的纵行皮肤切口，显露游离桡侧腕屈肌腱，将其远端由此切口抽出，注意勿损伤该肌的神经血管。

3. 经皮下隧道转移尺桡侧腕屈肌腱　在前臂背侧正中，于腕背侧韧带近侧做长6～8cm的S形皮肤切口，显露指总伸肌腱、示指固有伸肌、小指固有伸肌、拇长伸肌和拇长展肌腱。由此切口分别作通向前臂屈面中部桡侧和尺侧切口的皮下隧道，将桡侧腕屈肌腱经桡侧皮下隧道、尺侧腕屈肌腱经尺侧皮下隧道分别拉到腕背切口。

4. 缝合切口　缝合前臂屈侧全部切口。

5. 旋前圆肌转移，伸腕动力重建　在前臂背面上、中1/3桡侧做纵行皮肤切口，显露和游离旋前圆肌的远端，紧贴其桡骨止点，连同骨膜一起切下。在同一切口显露桡侧腕长、短伸肌腱。保持腕关节于背伸功能位，将旋前圆肌远端与桡侧腕长、短伸肌腱在维持适当张力下做编织缝合。缝合此切口。

6. 伸指、伸拇功能动力重建　保持腕、拇指和手指于背伸位置，使移位肌腱处于适当张力下，在腕背切口处，将尺侧腕屈肌与指总伸肌腱、示指固有伸肌腱、小指固有伸肌腱作编织缝合，各缝合处张力要均匀。将桡侧腕屈肌腱与拇长伸肌、拇短伸肌和拇长展肌腱做编织缝合，缝合腕背侧切口（图96-3）。

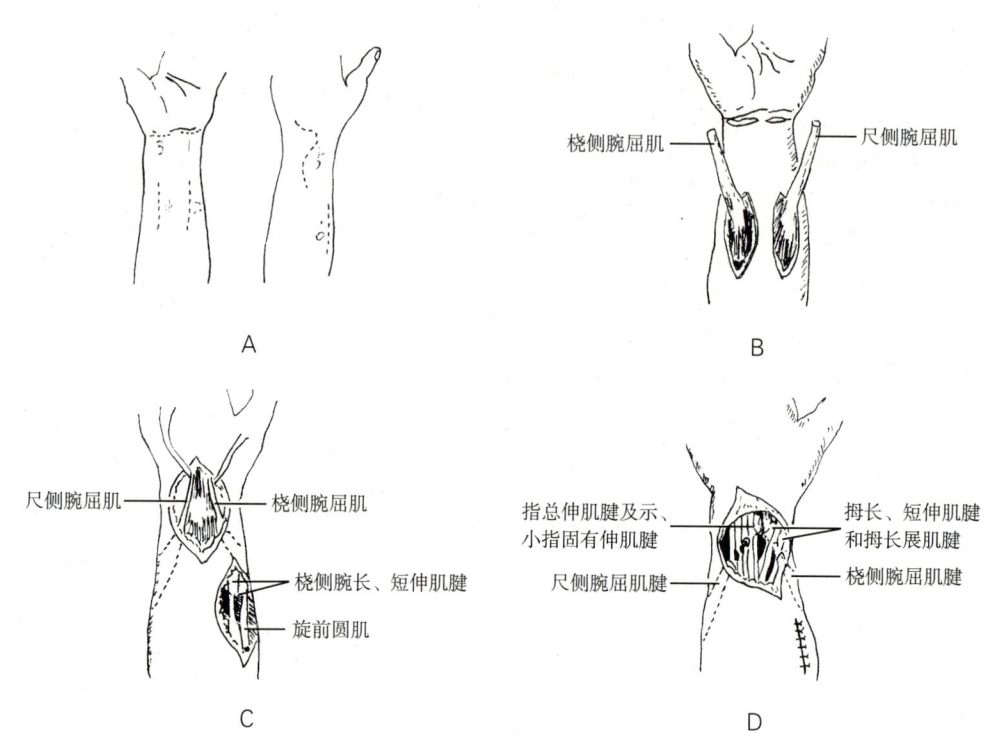

图 96-3　前臂屈肌腱转移重建伸腕、伸指及伸拇功能
A. 切口　B. 游离尺侧及桡侧腕屈肌，供移植　C、D. 将尺侧及桡侧腕屈肌腱移植，做伸腕功能重建

术后用长臂石膏固定，保持肘关节屈曲90°，前臂旋前，腕、拇指和手指背伸位。术后4周去除外固定，开始功能训练。

二、方法二

采用旋前圆肌移位至桡侧腕伸肌后，劈开桡侧腕伸肌腱一半，移至拇长展肌腱，使其达到伸腕和稳定拇指的腕掌关节的目的。尺侧腕屈肌移位至指总伸肌腱，掌长肌移至拇长伸肌，保留桡侧屈腕肌于原位。

三、方法三

采用旋前圆肌移位至桡侧腕长、短伸肌恢复伸腕功能，尺侧腕屈肌移位替代指总伸肌、示指固有伸肌、小指固有伸肌，掌长肌移位替代拇长展肌、拇短伸肌，桡侧腕屈肌替代拇长伸肌，环指指浅屈肌在相当于掌长肌平面切断，将其远端移位至中指指浅屈肌腱上，再将其近端与掌长肌远端缝合，作为屈腕之用。

第四节 尺神经瘫痪后的运动功能重建

低位尺神经瘫痪，拇内收肌和第1骨间背侧肌无力，使手指捏夹功能明显丧失。大部分手指内在肌（全部骨间肌及3、4蚓状肌）的瘫痪而出现手指屈曲活动不协调、手的握力减弱及环小指爪形手畸形。故应进行手内肌功能重建、拇指内收功能和示指外展功能重建，有时尚需重建小指内收功能。高位尺神经瘫痪出现的功能缺陷，除了上述低位尺神经瘫痪表现外，还出现环指、小指的指深屈肌和尺侧腕屈肌瘫痪，用于治疗低位尺神经瘫痪的功能重建手术均可适用。但因环指深屈肌已瘫痪，环指浅屈肌不宜作为动力肌。对屈环、小指远指间关节及尺侧屈腕功能，必要时也可予以重建。

尺神经支配的手内肌功能精细、复杂，尺神经瘫痪后的功能重建手术，技术较复杂，术式较多样，效果尚不够满意，一般不能完全恢复原来的功能。但如手术操作正确，术式选择得当，功能重建术后仍可得到较明显的改善。

一 手内肌的功能重建和爪形手畸形的纠正

手内肌系指骨间肌及蚓状肌，尺神经瘫痪后所有骨间肌及3、4蚓状肌瘫痪，若尺神经和正中神经联合损伤，则所有手指内在肌均瘫痪。骨间肌和蚓状肌的功能复杂，其主要功能除骨间掌侧肌内收手指、骨间背侧肌外展手指以外，它们共同的功能是屈曲掌指关节的同时伸直指间关节。

指间关节的伸展是手在握物前的准备姿势，丧失此功能，则握物有很大困难。正常握拳时，两指间关节和掌指关节同时而且协调一致地屈曲。手内肌瘫痪后，屈掌指关节是依靠指屈肌的作用，即两指间关节充分屈曲后，方能产生屈掌指关节的动作，从而影响握物。然而内在肌的功能丧失后，影响最大的是手的精细动作。尺神经（或同时合并正中神经）损伤后，手内肌瘫痪，而外在肌功能正常。由于失去了肌肉的平衡，可出现掌指关节过伸及指间关节屈曲畸形，即爪形手。如果在近节指骨的背侧稍加压力控制，使掌指关节不致过伸，则指总伸肌的力量可传至远端，而使两指间关节伸直。利用这一现象设计下列手术，以助矫正爪形手畸形并恢复手内肌的部分功能，术后可获屈掌指关节及伸指间关节功能。但这些术式不能恢复骨间肌的内收和外展功能，对手的精细动作也难以恢复到正常状态。

（一）中、环指指浅屈肌移位重建手指内在肌功能

1. 于中、环指近节桡侧分别做一条正侧方纵行切口，长约3cm，将皮瓣及指神经血管束向掌侧牵开，显露指屈肌腱鞘，纵向切开腱鞘，找出指浅屈肌腱，在其止点近侧约0.5cm处切断。

2. 在掌部沿远侧掌横纹做长约4cm皮肤切口，向远、近两侧牵开皮瓣，显露指浅屈肌腱。将中、环指的指浅屈肌腱远段由此切口抽出，并将两条肌腱各劈成两半，成为4根腱条。

3. 在示、中、环、小指的近节桡侧各做一条正侧方纵行切口，向背侧牵开皮瓣，显露指伸肌腱侧束。

4. 将中、环指指浅屈肌腱的4根腱条，分别穿过蚓状肌管，从各指桡侧切口抽出。缝合手掌部切口。

5. 保持腕关节于背伸功能位、掌指关节屈曲约70°位、指间关节完全伸直位，分别将各腱条与各指的指伸肌腱侧腱束在适当张力下编织缝合固定（图96-4）。缝合各手指切口。

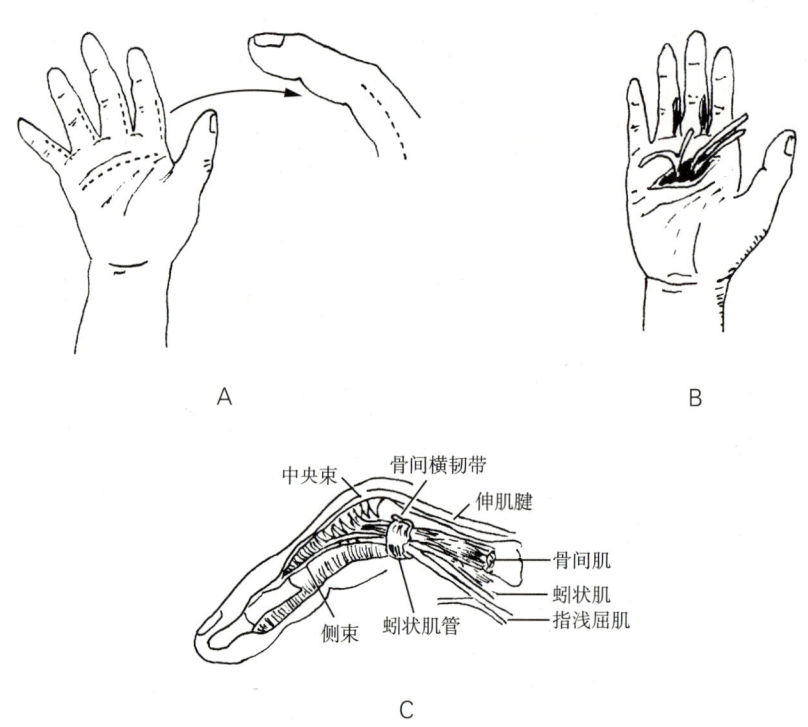

图96-4 中、环指指浅屈肌腱转移重建骨间肌及蚓状肌功能
A. 切口　B. 抽出中、环指指浅屈肌　C. 指浅屈肌与伸腱侧束缝接

6. 术后用石膏托固定上述位置3～4周，去除外固定，开始功能训练。

本术式从重建掌指关节屈曲和指间关节伸展的功能来看还是满意的。前者是依靠移位的指浅屈肌的力量，而后者则是由于掌指关节被控制而使之不再过伸，从而使指总伸肌力量能传到远侧而发挥伸指作用。因此，指总伸肌功能不好者，不宜施行这种手术。

手术后中指和环指有可能出现近指间关节过伸和远指间关节屈曲畸形。即使将指浅屈肌腱的残端缝合固定于附近软组织，以加强近指间关节掌侧关节囊的力量，有时也不能完全避免其过伸畸形。其原因可能是缺乏指浅屈肌，肌力失去平衡所致。为此，有人主张采用1根指浅屈肌腱劈开成4根肌腱条替代4个手指的指伸肌腱侧腱束，以减少伸近指间关节的力量。1983年Brooks和Jones提出，将移位的指浅屈肌套入并附着于近节指节中部A2环形滑车上，以利于稳定掌指关节，而依靠完整的指总伸肌力量伸直指间关节。

此外，Burkhalter等提出，将指浅屈肌或用游离肌腱延长的肱桡肌、桡侧腕长伸肌等移位肌腱附着于近节指骨中部的骨内，以增加屈曲掌指关节的力矩和恢复更好的抓握功能。

（二）桡侧腕短伸肌移位重建手指内在肌功能

如果指浅屈肌瘫痪或其他原因不能做移位用，可用桡侧腕短伸肌为动力，另切取趾伸肌腱（或掌长肌腱、跖肌腱）做成4条游离肌腱，以延长桡侧腕短伸肌，由腕背经过相应掌骨之间，从掌深横韧带掌面通过蚓状肌管引至2～5指近节桡侧切口，保持腕关节背屈45°、掌指关节屈曲70°、指间关节伸直位，分别缝于示、中、环、小指指伸肌腱桡侧侧腱束。术后背侧石膏托固定上述位置3周。

二 拇内收功能重建

拇内收肌与拇对掌肌一样，对手部的捏合作用是必不可少的。拇对掌肌的功能主要是使拇指指端与其他手指呈指腹对指腹位，拇内收肌则起到对拇指的稳定作用。尺神经瘫痪致拇内收肌瘫痪时，拇指与其他各指之间的捏合力成为不可能，最终使拇指的指间关节呈屈曲位，掌指关节呈过伸位畸形。当拇指位于轻度内收位时，拇长屈肌和拇长伸肌均能提供某些内收力。为恢复手的捏夹功能，尺神经瘫痪后恢复拇内收和示指外展功能均是必要的。

（一）肱桡肌或桡侧腕长伸肌移位重建拇内收功能

切断肱桡肌止点并充分向近端游离，以增强该肌腱的伸展活动幅度。用一条游离肌腱（掌长肌或跖肌），采用钢丝拉出法将它附着于拇指内收结节，或将肌腱缝合到拇内收肌的止点。该移植肌腱沿拇内收肌肌腹穿过第3掌骨间隙到达手背侧面，然后经皮下隧道向近侧、桡侧延伸，与肱桡肌断端缝合。如采用桡侧腕长伸肌，则将移植肌腱在指总伸肌下穿越，并与腕伸肌缝合。术后用石膏托将拇指固定在内收位、腕关节伸直位。

（二）环指指浅屈肌移位重建拇内收功能

改良的Royles-Thompson肌腱移位法是在环指尺侧做侧方中线切口，游离切断指浅屈肌，将它由掌心抽出。在拇指背桡侧做一条弧形切口，将一束指浅屈肌腱经皮下隧道缝到掌指关节远端拇长伸肌上。指浅屈肌腱的另一束经拇指掌骨背侧皮下缝合到拇指尺侧缘拇内收肌的止点。拇指置于内收位、腕关节中度屈曲位，用石膏托固定。3周后拆除石膏，进行功能训练。

三 示指外展功能重建

示指的外展动作对完成日常生活动作必不可少，例如写字、用筷、弹钢琴均需示指外展来完成。当示指外展功能丧失时，会给工作、生活带来很大困难。可采用拇长展肌腱、示指固有伸肌腱等移位替代第1背侧骨间肌功能。

（一）拇长展肌移位重建示指外展功能

本法移位肌腱有足够强度，活动幅度大，作用方向好，肌腱移位后并不影响拇外展功能。大多数人拇长展肌包含2条或更多的腱条，只有20%以下的人仅有1条腱条。除正常附着于第1掌骨基部外，尚有1条或1条以上的额外腱条附着于大多角骨或拇短展肌，可利用这些额外的腱条进行移位。手术方法如下：

1. 在腕桡背侧做横行小切口，在桡骨茎突平面，找到拇长展肌腱。用牵拉法确定其在第1掌骨基部和大多角骨或其他部位的附着点。保留第1掌骨基部附着的腱束，切断抵止于大多角骨（或其他部位）的附着，作为移植肌腱的动力腱（图96-5A）。

2. 在示指掌指关节桡背侧做半弧形小切口，暴露第1骨间背侧肌的附着点，用止血钳在上述两切口之间做皮下隧道（图96-5B）。

3. 切取掌长肌腱，与拇长展肌腱的大多角骨附着断端缝合，通过皮下隧道，保持示指与腕关节于中立位，在适当张力下缝合于第1骨间背侧肌的附着点（图96-5C）。石膏固定3~4周，去除外固定，练习活动。

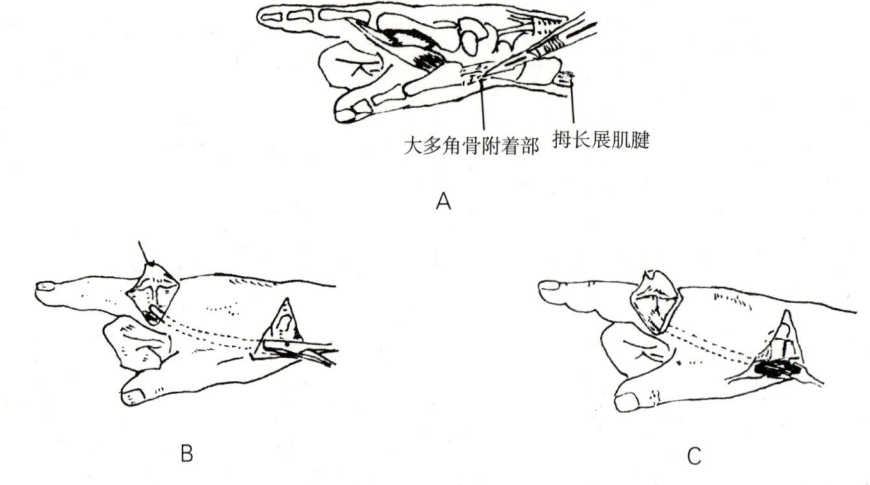

图 96-5 移植掌长肌腱重建第 1 骨间背侧肌功能
A. 切断外展拇长肌腱大多角骨附着部 B. 显露第 1 骨间背侧肌附着部，形成皮下隧道 C. 移植掌长肌腱

（二）示指固有伸肌移位重建示指外展功能

示指近节指骨桡侧做一弧形切口，向近端延伸，经掌指关节桡侧至第 2 掌骨中 1/3 背侧。为了增加示指固有伸肌的长度，可在掌指关节背侧分离伸肌扩张部筋膜，连同示指固有伸肌止点一起切断，并将切断的肌腱部分向近端游离。缝合修补伸肌扩张部缺损区。将示指固有伸肌远端缝合到第 1 骨间背侧肌止点。

四 小指内收功能重建

（一）小指展肌移位恢复小指内收功能

小指展肌在尺神经修复术后一般恢复较好，而小指内收肌恢复较差，小指呈外展而不能内收，常感不便。尤其是当患者手插进衣兜时，常将小指留在兜外，不能与其他四指同时插入兜内。采用小指展肌移位重建小指内收功能，效果满意。手术步骤如下：

1. 在小指掌指关节尺掌侧做 L 形切口，分别找出小指展肌的两个附着点，即掌侧和背侧附着点。保留部分背侧与伸肌装置相连的附着部，切断掌侧的附着，并向近侧游离肌腱，以备移位。

2. 在小指掌指关节的桡侧显露内收小指的第 3 骨间掌侧肌腱抵止部，将小指展肌缝合在该部（图 96-6）。术后石膏固定 3~4 周，开始练习活动。

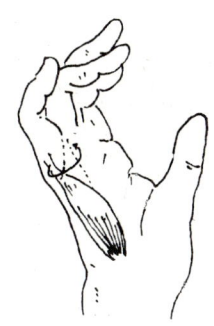

图 96-6 移植小指展肌，重建小指内收功能

（二）小指伸肌移位重建小指内收功能

小指伸肌有产生小指外展的潜在能力，这与该肌的止点附着于小指近节指骨的外展肌结节的方向有关。正常情况下，由第3骨间掌侧肌提供平衡的力量。尺神经瘫痪时，第3骨间掌侧肌瘫痪或功能不完整，使平衡丧失，易出现小指外展畸形。Blacker等采用小指伸肌尺侧半移位重建小指内收功能。于小指伸肌背侧装置切断该肌的尺侧半，向近端游离至腕背侧韧带的远侧缘。从远侧掌纹至小指近节指纹做一斜行切口，显露掌侧深横韧带和小指屈肌腱鞘，从第4、5掌骨间将小指伸肌尺侧半拉入掌侧切口。若小指存在爪形手及外展畸形，则该肌腱穿过近节指骨近端的指屈肌腱鞘的A2环形滑车，并向近端翻转自身缝合，以利同时纠正爪形手畸形。如小指无爪形手畸形，则将该肌腱从掌侧深横韧带的掌面穿过，缝合于小指掌指关节桡侧副韧带的指骨附着处，保持腕关节中立位、掌指关节屈曲20°位。石膏固定环、小指，保持上述位置4周，指间关节不做固定，鼓励早期活动患指，以防屈肌腱粘连。

Goldner采用切断全部小指伸肌，并从腕背侧韧带平面将其抽出。该肌腱从桡侧腕长伸肌腱之下穿过作为滑车，经背侧附着于小指背腱装置的斜行纤维或直接附着于骨内。在切断全部小指伸指肌之前，应确定指总伸肌具有伸小指功能的腱条。

五 尺侧屈腕及环、小指屈曲功能重建

高位尺神经瘫痪引起的尺侧屈腕和环、小指远指间关节屈曲功能障碍，一般多不必修复。如进行修复，可将环、小指指深屈肌腱拉紧后缝于中指指深屈肌腱上，以恢复环、小指远指间关节屈曲功能。如肌力功能恢复要求较高，可将桡侧腕长伸肌移位缝于中、环、小指的指深屈肌腱上。对要求完成较强的屈腕活动者，可将桡侧腕屈肌移位于尺侧腕屈肌止点。正如桡侧偏斜对伸腕活动的重要性一样，尺偏对屈腕也有重要作用。

第五节 多条神经瘫痪

一个肢体多条神经遭受联合损伤后，肢体功能丧失严重。此类损伤肢体循环常易同时受损，肢体可发生缺血性疼痛，并增加纤维性变。骨骼受损可致不稳定，关节可丧失正常的稳定性或正常的活动度。肌肉肌腱装置常可被撕裂，有时可为撕脱伤。严重创伤引起的瘢痕增生也增加肌腱

移位术技术上的难度和复杂性。多条神经联合损伤后,剩余能被利用、功能完好的肌肉明显减少,而且因多条神经均受损,致皮肤感觉及位置觉遭受严重损害。由于上述原因,多条神经联合瘫痪的功能重建较单个神经瘫痪后功能重建手术更为复杂,难度更大,效果更差,故应根据每个患者的病情确定重建手术方案,若设计合理,重建手术后仍可部分改进肢体的功能。

一 正中神经和尺神经联合瘫痪后的功能重建

无论在上臂或前臂和腕部,正中神经和尺神经同时损伤均较为常见,伤后严重影响手部功能。

高位正中神经和尺神经联合损伤,伤后所有前臂掌侧肌肉及手内肌均瘫痪,全手感觉几乎全部丧失(仅桡神经浅支支配的虎口附近皮肤感觉正常)。前臂掌侧肌肉瘫痪萎缩,旋前、屈腕、屈指、屈拇功能丧失。诸指的掌指关节轻度过伸,指间关节屈曲位,呈爪形手畸形。拇内收,大小鱼际肌及骨间肌萎缩,手掌扁平,呈典型的铲状手畸形。

高位损伤,所有屈肌及手内肌均瘫痪,可以用来做移位的肌腱很少,要想恢复所有的功能是不可能的。如果融合腕关节,可以利用3条伸腕肌作移位以改善手的部分功能。桡侧腕长伸肌移至拇长屈肌,尺侧腕伸肌移至指深屈肌,以4条游离肌腱延长桡侧腕短伸肌移位至骨间肌。采用第1、2掌骨间植骨术重建拇指对掌功能。一般先做骨性手术,待骨性愈合好再做肌腱移位术,这样有利于选取移位肌腱的合适张力。

如果不融合腕关节,可做肌腱固定术。即将指深屈肌腱及拇长屈肌腱自近端切断,在前臂远端的尺骨及桡骨掌面各做一骨槽,将指深屈肌和拇长屈肌腱用不锈钢丝分别固定于尺、桡骨上。待肌腱与骨愈合后,利用伸腕动作,可产生手指及拇指的被动屈曲动作,腕伸肌放松后,腕部因重力而自动下垂,手指也随之伸展。肌腱固定术所产生的动作完全是被动的,因此,其效果不如肌腱移位术。

正中神经与尺神经在腕部或前臂的低位联合损伤,常合并屈腕、屈指,甚至屈拇肌腱的损伤。若上述肌腱未受损伤或仅为部分肌腱受到损伤,则可能保留全部或部分屈腕、屈指或屈拇的功能。此类损伤常为锐器伤,早期神经和肌腱容易修复。为了减少指屈肌腱的粘连机会,可只修复指深屈肌腱,掌长肌的功能不重要也常不缝合。但若早期给予修复,晚期可利用该肌腱做肌腱移位,以增加肌腱移位的动力来源。

低位正中神经和尺神经联合瘫痪后的功能重建,应根据患者情况,尤其是屈腕、屈指和屈拇肌腱的功能情况,决定具体手术方案。主要应解决拇指对掌和骨间肌功能问题。对掌功能重建可采用指浅屈肌为动力。骨间肌功能重建,可应用桡侧腕短伸肌腱并用4条游离肌腱延长,经掌骨间和蚓状肌管,缝合于诸指腱帽的桡侧。根据情况尚可选用本节在正中神经瘫痪和尺神经瘫痪后功能重建相关部分所述的其他方法,改进手的功能。

二 高位尺神经和桡神经联合瘫痪后的功能重建

这类患者保留了正中神经支配区的皮肤感觉功能及其支配的运动功能,进行重建手术可改进手的功能。虽然单纯桡神经瘫痪后有30多种手术方法可进行功能重建,但尺神经和桡神经联合瘫痪后,剩余可供移位用的动力肌已为数不多。对此类患者可选用下列方法重建功能。

(一)旋前圆肌移位重建伸腕功能

旋前圆肌移位于桡侧腕短伸肌上,比移位于桡侧腕长伸肌更少发生桡偏畸形。

（二）中（环）指指浅屈肌移位重建拇内收及环、小指手内肌功能

低位尺神经瘫痪可利用环指或小指指浅屈肌，高位尺神经瘫痪则利用中指指浅屈肌为动力肌。该肌腱切断游离后劈成两半，一半经拇内收肌浅面缝于拇短展肌附着处，如此提供拇指对掌和内收功能。另一半再劈成两半，分别附着于环、小指屈肌腱鞘A2环形滑车上或附着于环、小指的背侧腱帽上。本术式可提供拇指捏合能力，改进环、小指掌指关节及指间关节运动的协调性和增强握力。Omer等认为，拇指掌指关节融合术有利于增强拇、示指的捏合力。

（三）示指、环指指浅屈肌转移重建伸拇、伸指功能

通过骨间膜将示指和环指指浅屈肌移位于指总伸肌和拇长伸肌可重建伸指及伸拇功能。骨间膜的孔洞要够大，动力肌的肌肉应拉至骨间膜平面，使肌肉周围的纤维最终粘连于骨间膜上，但肌肉的中部纤维仍保持活动，以提供功能，术中应注意严密止血。

（四）环、小指屈指功能的重建

环指和小指指深屈肌腱拉紧后与正中神经支配的示、中指指深屈肌腱缝合，可重建环、小指屈指功能。

三 高位正中神经和桡神经联合瘫痪的功能重建

此类损伤经肌腱移位等功能重建后，其手的功能仅略好于假肢。除尺侧腕屈肌外，所有活动腕关节的肌肉均瘫痪，做腕关节融合术有其适应证。示指和中指指深屈肌拉紧后与尺神经支配的环、小指指深屈肌腱行侧侧缝合，以恢复示指和中指的屈指功能。尺侧腕屈肌向背侧移位，重建伸拇、伸指功能。采用小指展肌或拇短屈肌移位重建拇指对掌功能。拇指掌指关节融合术或拇长屈肌腱固定术有利于稳定拇指并发挥其功能。Taylor采用带血管的游离神经岛状皮瓣恢复此类联合瘫痪的感觉功能取得较好的效果。

四 臂丛神经瘫痪后的功能重建

（一）臂丛神经瘫痪后功能重建的基本原则和方法

对于臂丛神经的不全损伤或治疗后的不全恢复，肢体尚残留一组或多组功能，在这种情况下，可以通过手术，将功能价值较小的一组肌肉移位于功能重要的一组肌肉，以重建上肢重要功能（图96-7，图96-8）。其基本原则是：

1. 术前必须仔细计划，考虑患者年龄、性别、职业和目前患肢功能状态及手术治疗的要求，全盘衡量手术的"失"与"得"。

2. 当患肢为多关节功能障碍，需要进行多功能重建时，必须按一定功能重建次序进行。按上肢功能优先考虑修复的顺序如下：①控制肘关节；②屈腕和屈指及正中神经支配区的感觉；③控制肩关节；④伸腕和伸指；⑤手内肌和尺神经支配感觉。

3. 利用原来瘫痪的肌肉进行肌腱移位必须等待该肌的肌力恢复到4级以上。

4. 在手术操作上必须遵守三个基本要点：①动力肌腱必须有足够的力量；②移位肌腱的方向必须符合力学原理，必要时应增加滑车、改变方向；③止点固定必须牢固。

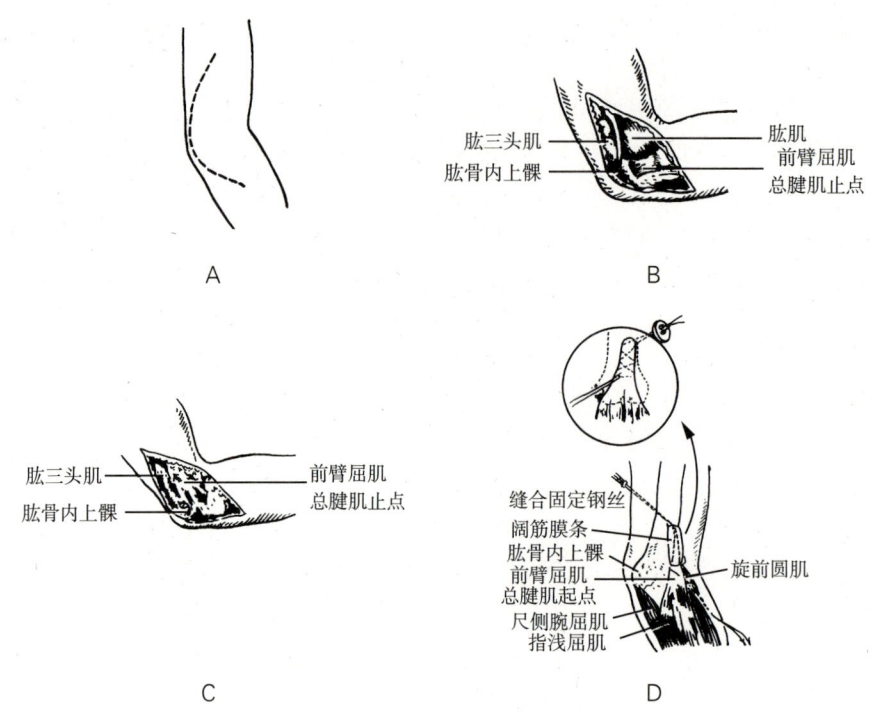

图 96-7　前臂屈肌总腱上移，代替肱二头肌
A. 切口　B、C. 暴露前臂屈肌总腱　D. 腱固定

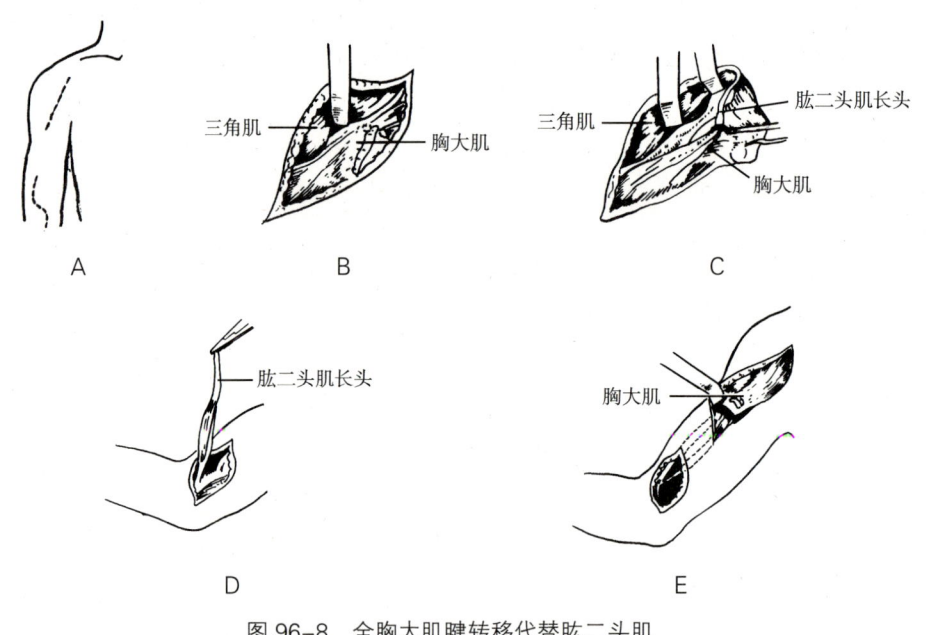

图 96-8　全胸大肌腱转移代替肱二头肌
A. 切口　B、C. 分离胸大肌　D、E. 肱二头肌-胸大肌腱缝接

具体各部位的功能重建方法可参阅本节的相关内容。

（二）不可逆损伤的全臂丛瘫痪显微外科重建手术

1. 手术重建的目的　20世纪60年代以前认为臂丛根性撕脱伤无任何手术指征，当时把这类损伤称为不可逆损伤，认为是无法医治的。但随着显微外科发展，特别是20世纪70年代起，各种神经移位术的出现给这类损伤找到了治疗方法，使肢体功能恢复又带来了希望。但对病程过长（指2年以上）的臂丛神经损伤患者，不论节前或节后损伤，由于长期失神经支配，肢体肌肉明显萎缩，利用神经手术重建患肢功能已无可能，故把这种情况称为不可逆的臂丛神经损伤。

这类患者的患肢不仅无任何功能，而且因肢体下垂有累赘感，为了减轻这种累赘感，健侧上肢常需托抱患肢，致使健侧肢体也丧失部分功能。一个无任何功能的肢体对患者心理上也是一个沉重的负担，有时尚可因运动功能丧失而诱发疼痛不适感。

以前对不可逆损伤的全臂丛神经瘫痪无法治疗，有学者主张上臂中份截肢，肩关节融合，配合适的义肢，以改进功能。20世纪80年代后应用显微外科最新技术，又给这类患者的功能重建找到了新的途径。

2. 手术重建的指征

(1) 病程在2年以上的臂丛神经损伤，伤后无任何功能恢复者。

(2) 病程虽不及2年，但肌肉明显萎缩或肌腹已缺损者。

(3) 经各种治疗（包括手术治疗、多组神经移位），随访3年以上无任何功能恢复者。

(4) 患肢肘部以上血管条件较好，有可供接受组织移植的动脉血供及静脉回流者。

(5) 患侧有可供移位的神经，如膈神经、副神经、颈丛运动支、肋间神经等，若这些神经已损伤或已做的移位无效时，可从健侧切取颈7神经。

3. 手术重建的方法

(1) 肩外展功能重建：目前临床采用较多的是Mayer法斜方肌移位术，主要是用斜方肌来修复三角肌功能的方法。该法在游离斜方肌在肩部的止点后，用股阔筋膜延长斜方肌，最后将筋膜远端缝合固定于三角肌止点处。

1) 适应证：本法适用于三角肌麻痹的病例，其斜方肌功能正常，其他肩关节周围的肌肉如胸大肌、肩胛提肌、菱形肌的肌力良好者。

2) 禁忌证：仅斜方肌肌力正常，而肩关节周围肌肉严重麻痹，肩关节呈脱位或半脱位者不宜用本方法。

3) 麻醉与体位：采用全身麻醉。患者取卧位或侧卧位。

4) 操作步骤

a. 于肩上部沿斜方肌在锁骨和肩峰止点处及其前后缘做U形切口，并于肩外侧自肩峰至三角肌止点做一个垂直切口。

b. 将肩部U形皮瓣掀起，显露斜方肌。将斜方肌从锁骨及肩峰止点及肩胛冈8~10cm处剥离。将分离的斜方肌向上掀起，直至看到支配该肌的神经、血管从肌内穿出处。

c. 分离肩外侧三角肌上的垂直切口，显露整块三角肌。于三角肌止点近端、肱骨干三角肌粗隆近端凿一个2~3cm长、1cm宽的骨槽。

d. 于同侧股外侧做纵行切口，切取8~10cm宽、22cm长的阔筋膜。

e. 将取下的阔筋膜剪成两部分。将大的部分阔筋膜的一端放在斜方肌下面，用细线做间断缝合。

f. 将斜方肌放下。将剩余的小块阔筋膜覆盖于斜方肌表面，缝合其边缘。此时斜方肌完全包裹在两层阔筋膜之间。

g. 将肩外展135°、前屈20°位，抽紧移植的阔筋膜。将筋膜边缘缝于三角肌的前后缘。最后将筋膜远端用粗线或钢丝做"8"字缝合，将粗线的两端或钢丝的两端自肱骨干骨槽处穿入，从其远端的两个小孔穿出，将阔筋膜末端塞入骨槽内，抽紧粗线或钢丝后打结固定。也可以不在肱骨干上凿骨槽，而是将阔筋膜远端插入三角肌止点的腱膜中，反折抽紧后牢固缝合。

5) 术后处理：术后用管形石膏将肩关节固定于外展135°、前屈20°位。4周后去石膏，改用肩外展架将肩关节固定于同样位置至术后8~10周。如肩外展架制作牢固可靠，也可以在术后立即应用而不用管形石膏。8～10周后由医师指导患者作主动肩外展锻炼。在开始时可让患者在屈肘位下练习肩主动外展，以减少斜方肌负荷，以后逐渐在伸肘位锻炼肩外展。如在锻炼过程中发现斜方肌无力或稍有松弛，则在锻炼后仍需应用肩外展架固定数周以起到保护的作用。

(2) 屈肘功能重建术：应用显微外科技术进行带血管、神经蒂的游离阔筋膜张肌、背阔肌或胸大肌皮瓣移植重建屈肘功能。阔筋膜张肌皮瓣移植时，将其旋股外侧动脉与腋动脉做端侧或盘侧吻合；旋股外侧静脉与腋静脉分支端端吻合；臂上神经肌支与膈神经或副神经或颈丛神经运动支做束膜缝合。背阔肌皮瓣移植时，利用供区的胸背神经、胸背动脉、胸背静脉与受区神经、血管吻合。胸大肌皮瓣移植时，利用供区的胸前外侧神经及胸肩峰动、静脉与受区神经、血管吻合。它们的受区神经血管暴露及吻合均与阔筋膜张肌移植相同。

1) 背阔肌移位重建屈肘功能：背阔肌肌力强大，血管神经蒂粗大、恒定且易于显露和保护，切口隐蔽，故为屈肘功能重建中首选的肌肉动力来源。

应用解剖：背阔肌为扁平的三角形阔肌，位于胸背部和腰部，起自下6个胸椎、全部腰椎及骶椎的棘突和棘间韧带以及髂嵴后部，还有部分肌纤维起自肋骨及肩胛骨下角。背阔肌肌腹扁平，从前下方包绕大圆肌腱，止于肱骨结节间沟。

背阔肌主要的血管、神经为胸背动、静脉和胸背神经。胸背血管和神经伴行，其末端均恒定地分为内、外侧支。内、外侧支在肌肉内又有明确的分布范围。胸背动、静脉和胸背神经外侧支支配的外侧缘肌肉较肥厚，收缩力较强，宜于做移位修复屈肘功能；内侧缘肌肉较薄，肌力较弱。背阔肌的神经血管蒂约于其上、中1/3交界处进入肌肉内。在进入肌肉前，胸背动脉与胸侧壁的胸外侧动脉有交通支相连接，手术时需结扎该交通支。

适应证：背阔肌移位重建屈肘功能主要用于陈旧性的肱二头肌麻痹、屈肘功能丧失的患者。在臂丛神经损伤的病例中，背阔肌常出现不同程度的萎缩和肌力减弱，需让患者做功能锻炼，待肌力达4级以上时再施行手术。

麻醉与体位：全身麻醉。患者取侧卧位。

手术步骤：背阔肌移位重建屈肘功能通常采用双极移位法，即将背阔肌游离后，其起点缝于肱二头肌止点的肌腱上，其止点缝于喙突下肱二头肌短头的起点处。这种带血管神经蒂的背阔肌双极移位法，使移位的肌肉在同一直线上，从而使肌肉收缩的力量容易发挥，同时在手术时容易调整肌肉的张力。其手术效果明显较只将背阔肌的起点游离，直接移位至肱二头肌腱止点，保留背阔肌止点的单极移位法好。但双极移位法较单极移位法的操作稍复杂，对神经血管蒂的分离和保护要求也较高。

此外，背阔肌移位的行程有两种方式，一种是移位肌肉通过腋部和肘部切口之间的皮下隧道；另一种是背阔肌带着其表面的梭形皮瓣，以肌皮瓣的形式直接从肱二头肌表面通过。实践证明，以肌皮瓣形式做移位的方法好，可不受肌肉体积大小的限制，不会因隧道狭窄使肌肉通过困难。不少术者考虑到第一种形式通过隧道时的困难性，手术时有意缩减游离肌肉的体积，其结果将会是影响肌肉的力量。

a. 切口：关于背阔肌双极移位法切口的设计应在术前完成。先测量从喙突下肱二头肌短头起点至肘部肱二头肌腱止点的长度，根据此长度的需要，再测量背阔肌止点至背阔肌肌力较强部位所需的长度，用记号笔标出。因为肌肉移位后其起止点需做编织或反折缝合，所以切取肌肉的长度要比测量的实际长度长6～8cm。此外，尚需根据肱二头肌肌腹中部的位置和长度，在背阔肌上标出梭形皮瓣的位置。一般该梭形皮瓣宽5～6cm、长12～14cm。

b. 于背阔肌外侧缘切口分离进入，在背阔肌与前锯肌之间分离背阔肌。从远端向近端用钝性分离的方法掀起肌肉，在肌肉下可以看到支配肌肉的胸背血管和神经外侧支的末梢。继续用逆行法分离肌肉，注意保护肌肉下的血管与神经。于腋下5～6cm处显露进入肌肉的胸背动、静脉和胸背神经。分离显露胸背动、静脉内侧支，以及胸背动、静脉与胸外侧动、静脉的交通支，分别予以切断结扎。然后在安全保护神经血管蒂的情况下，切开梭形肌皮瓣的内侧缘，切断带有腰背筋膜和肌膜的肌肉远端。一般肌肉切取的宽度应比皮瓣的宽度大2~3cm。

c. 于腋部做横切口，于肱二头肌中央做纵行切口，至肘部时做向桡侧的横行切口，以显露肱二头肌。分离切口两侧的皮肤，在肘部显露肱二头肌腱。于结节间沟处切断背阔肌止点。此时整块移植肌肉只有血管神经蒂与腋部和机体相连。注意保护神经血管蒂，避免其受损伤或发生扭转。

d. 缝合背部切口。

e. 将背阔肌皮瓣覆盖于肱二头肌表面。在肘部将其起点穿入肱二头肌腱，并反折后牢固地缝合。然后将肌皮瓣在上臂的远端部分做皮下及皮肤缝合。将肘关节被动屈曲至60°~70°，再将背阔肌止点上移至喙突下肱二头肌短头处，并将其穿入肱二头肌短头，抽紧肌肉后再反折缝合。

f. 缝合肌皮瓣及腋部切口。

术后处理：术后用颈腕吊带和胸带将患肢固定在屈肘60°~70°位，2周后拆线。术后6周用颈腕吊带控制肘关节在90°位，锻炼屈肘功能。术后8周去除颈腕吊带，锻炼肘关节的屈、伸功能，并辅助物理治疗。

2）胸大肌移位重建屈肘功能：Clark于1946年首先报道用胸大肌的胸肋部分移位修复肱二头肌，重建屈肘功能。该方法以双极移位的效果好，主要是因为双极移位易于调整肌肉的张力。

适应证：该手术适用于陈旧性肱二头肌麻痹，胸大肌肌力达4级以上者。由于移位肌肉需要通过腋部至肘部切口间的皮下隧道，因此如胸大肌过于肥厚，通过皮下隧道将发生困难。如术前预计到这种情况，可改用其他重建方法。如肩关节周围肌肉严重麻痹，胸大肌移位重建屈肘功能后，当屈肘时，肩关节发生严重内收、内旋，需在下一期手术时施行肩关节固定术。

麻醉与体位：全身麻醉。患者取仰卧位。

手术步骤：

a. 切口：取胸大肌-三角肌间沟与胸大肌胸肋部、腹直肌鞘上部前面的弧形切口。

b. 沿胸骨外侧、上6个肋软骨、胸大肌下缘与腹直肌鞘的连接处，将胸大肌胸肋部肌肉的起点切开。然后轻轻切开胸大肌锁骨部与胸肋部之间的肌沟，钝性分开这两部分肌肉。约于锁骨中、外1/3垂直线的肌沟处显露支配胸大肌胸肋部的神经血管蒂。该蒂为胸肩峰动脉的上胸肌支，以及与之伴行的静脉和胸前内侧神经。注意保护神经血管蒂，避免其受损伤。

c. 将胸大肌的胸肋部游离掀起至腋前。然后将其卷成筒状，并用细线缝合。再缝合胸前切口。

d. 于胸大肌-三角肌间沟至肘部切口做一条宽大的皮下隧道。

e. 将筒状的胸大肌自胸大肌-三角肌间沟的切口，经皮下隧道拉至肘部切口内。注意保护神经血管蒂，避免受损伤或发生扭转。

f. 将胸大肌远端与腹直肌鞘部分穿入肱二头肌腱，反折后予以牢固缝合。然后将肘关节被动屈曲至60°~70°位，将胸大肌胸肋部在肱骨大结节嵴处的止点切下，抽紧胸大肌，将其止点肌腱穿入喙突下肱二头肌短头，反折后做牢固缝合。

g. 缝合所有切口。

术后处理：与背阔肌移位重建屈肘功能术相同。

3）屈肌群起点上移重建屈肘功能。

Steindler于1918年首先报道用屈肌群起点上移重建屈肘功能。其原始设计是将屈肌群起点上移，固定在上臂的内侧肌间隔上。1954年，Mayer和Green对Steindler设计的方法做了改进，将屈肌群（包括旋前圆肌、桡侧腕屈肌、掌长肌、尺侧腕屈肌及指浅屈肌）起点连同肱骨内上髁的一个骨块上移固定在肱骨下端稍偏外侧，使固定处更为牢固。

适应证：屈肌群起点上移重建屈肘功能，适用于陈旧性肱二头肌麻痹，无条件应用背阔肌、胸大肌或其他肌肉移位重建屈肘功能，同时患侧屈指肌力M"4"以上者。

麻醉与体位：臂丛神经阻滞麻醉。患者取平卧位。

手术步骤：

a. 经上臂下段内侧肌间隔、肱骨向上髁、肘前与前臂上段掌侧做S形切口。

b. 切开肱二头肌腱膜。

c. 于上臂下端内侧肌间隔处显露肱动脉及伴行静脉、正中神经和尺神经，将血管、神经充分游离。注意保护正中神经和尺神经支配屈肌群的分支。将肱动脉、肱静脉、正中神经向外侧保护牵开，将尺神经向内侧牵开。在肱骨外上髁处，用骨凿将屈肌群起点连同一个小块骨块凿出。

d. 将旋前圆肌、桡侧腕屈肌、掌长肌、尺侧腕屈肌和指浅屈肌连同骨块向远端游离；起自尺骨鹰嘴内侧缘和尺骨上部后侧缘的尺侧腕屈肌尺侧头，在其附着处剥离。于肱骨下端掌侧，将肱肌向侧方牵开，显露肱骨下端掌侧骨质。将肘关节被动屈曲至90°位，将屈肌群起点的骨块上移。根据屈肌群在屈肘90°位拉紧的情况下，在肱骨下端掌侧的位置，凿一个与屈肌群起点骨块面积相同的骨槽，并于此骨槽上方再钻两个小孔。然后将屈肌群起点处的骨块在屈肘90°位用钢丝固定于肱骨下端的骨槽。可以选择使用螺钉，将骨块固定于肱骨骨槽内。

e. 将肘部尺神经作前置。

术后处理：术后用长臂石膏后托固定在屈肘90°位。术后6周去石膏活动，锻炼肘关节的屈伸功能，并辅助物理治疗。

（3）屈指功能重建术：不可逆全臂丛神经瘫痪的屈指功能重建十分困难，关键是如何将臂丛外神经移位到患肢肘关节附近，以便在患肢前臂进行游离肌肉移植时提供动力神经。为此，重建屈指功能的手术需分三期进行。

一期手术的目的是使患肢在肘关节处获得动力神经。方法是使患侧前臂内侧皮神经运动化。将膈神经、颈丛神经运动支、副神经或肋间神经游离后切断，并移位到前臂内侧皮神经起始部，一般均需做神经移植。若上述患侧移位神经已有病变或已移位无法利用时，可选用健侧C7神经根与患侧尺神经做带蒂缝合，使患侧尺神经先"动力化"。约10个月后，在患侧腋部将已神经动力化的尺神经切断，移位于前臂内侧皮神经。当判定在肘部有神经再生时进行二期手术。

二期手术的目的是在患肢前臂进行游离肌肉移植，以恢复患肢屈指功能。方法是选用健侧背阔肌皮瓣或胸大肌皮瓣游离移植于前臂，止点缝于肱骨内上髁骨膜，肌起始部与2～5指的指深屈肌腱编织缝合，肌张力维持在功能位。胸背动、静脉或胸肩峰动、静脉与肱动、静脉吻合，胸背神经或胸前外侧神经与一期手术已运动化的前臂内侧皮神经在肘部做束膜缝合。

三期手术的目的是通过拇指对掌固定、2～5指指总伸肌肌腱固定和2～5指近指间关节侧束背移术等，使患肢前臂游离肌肉移植后产生有效的屈指功能。

（陈德松　顾玉东　王炜　劳杰　高凯鸣）

参考文献

[1] 朱伟,张友乐,王澍寰,等. 拇短屈肌为动力重建拇外展功能的解剖学研究[J]. 中华骨科杂志,1995,15(9):594-595.

[2] 顾玉东. 臂丛神经损伤与疾病的诊治[M]. 上海:上海医科大学出版社,1992.

[3] 黄耀添,傅炳峨,丛锐. 肩关节融合术治疗连枷肩的远期疗效[J]. 中国矫形外科杂志,1995,2(4):233-235.

[4] 褚晓朝,史少敏,陆裕朴,等. 拇指对掌功能重建——外展小指肌转移32例疗效分析[J]. 解放军医学杂

志,1989,14(3):213-215.

[5] Omer G E. Tendon transfers for combined traumatic nerve palsies of the forearm and hand[J]. J Hand Surg Br,1992,17(6):603-610.

[6] Orticochea M. Use of the deep bundle of the flexor pollicis brevis to restore opposition in the thumb[J]. Plast Reconstr Surg,1971,47(3):220-224.

第九十七章
拇指及其他手指缺损

手是人的第二张面孔,拇指是手的"眼睛和鼻子",拇指和其他手指残缺的修复和再造是医学技术,也是艺术塑造,两者缺一不可。本章以拇指再造(reconstruction of the thumb)为中心议题,兼顾其他手指再造,是因为其他手指再造技术和拇指再造类似。

第一节 拇指的功能及解剖

拇指的功能占手功能的40%,这是因为拇指解剖结构的特殊性使其在手功能中起着主角的作用。

一、骨骼及关节

拇指由两节指骨、掌骨及大多角骨构成三个关节系统,这是拇指功能特殊性的骨、关节的基础。

1. 指骨 拇指含两节指骨,即近节指骨及远节指骨,较其他手指指骨短而扁平。
2. 第1掌骨 第1掌骨短、扁,其基底部与大多角骨构成腕掌关节,第1掌骨的骨化中心位于掌骨基底部近端,其他掌骨的骨化中心位于掌骨远端。
3. 指间关节 指间关节屈指幅度较其他手指屈伸幅度大,可近90°,常可过伸15°~30°。
4. 掌指关节 由韧带及大鱼际肌止点达到稳定、牢固。关节具有屈伸功能并可轻度侧屈活动。
5. 腕掌关节 由第1掌骨基底部与大多角骨构成,拇指的掌指关节是马鞍状关节,第1掌骨的关节面从背侧到掌面呈一凹面,在X线侧位片显示凹面;从桡侧或尺侧呈现凸面,在X线侧位片上显示凸面。而大多角骨关节面正好与此相反,即从背侧到掌面为凸面;从桡侧到尺侧是凹面,同时具有一个多韧带结构松弛的关节囊。由于关节囊周有大鱼际肌止点,因此关节囊结构牢固而稳定。

拇指腕掌关节构造的特殊性,使其功能上的多样性区别于其他手指的腕掌关节,表现为活动幅度大而且广、屈伸、内收、外展及环形运动(图97-1,图97-2)。

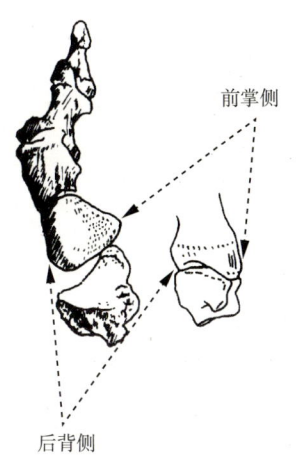

图 97-1　拇指腕掌关节

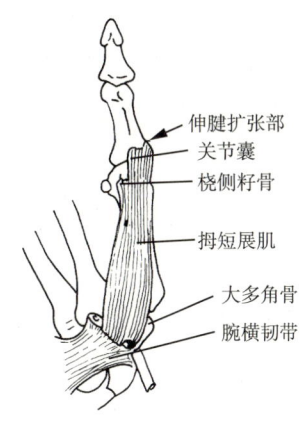

图 97-2　腕掌关节及拇短展肌

二　肌肉及肌腱

拇指具有使三个关节活动的长肌——拇长屈肌、拇长伸肌；使两个关节活动的肌肉主要是大鱼际肌群——拇短屈肌、拇短展肌、拇收肌，还有拇屈肌群；使拇指一个关节活动的肌肉——拇长展肌。这些肌肉是构成拇指屈、伸、外展、内收、对掌及环形运动的动力，这些肌肉肌腱结构也是构成关节稳定性的重要成分。

三　功能特点及功能评定

（一）拇指的休息位

拇指处于掌侧外展30°，桡侧外展20°；掌指关节屈曲40°，指间关节屈曲10°，腕掌关节微伸10°~15°（略小于其功能位）；拇指指腹旋前80°，其他手指的两指间关节及掌指关节休息态呈屈曲状况，由示指到小指屈曲程度渐增，并且随着腕关节背伸程度的增加，各手指屈曲程度也随之增加。

1. 拇指的屈伸活动　拇指掌指关节及指间关节的运动称为屈和伸。
2. 拇指内收　拇指第1掌骨向第2掌骨靠拢的活动。
3. 拇指零位　拇指第1、2掌骨完全靠拢的位置（图97-3A）。
4. 拇指桡侧外展位　拇指第1掌骨在手掌平面上离开第2掌骨的活动，其最大夹角是桡侧外展的能力（图97-3B）。
5. 拇指掌侧外展位　拇指第1掌骨在与手掌平面垂直的方向离开第2掌骨的活动，与手掌平面是直角（图97-3C）。

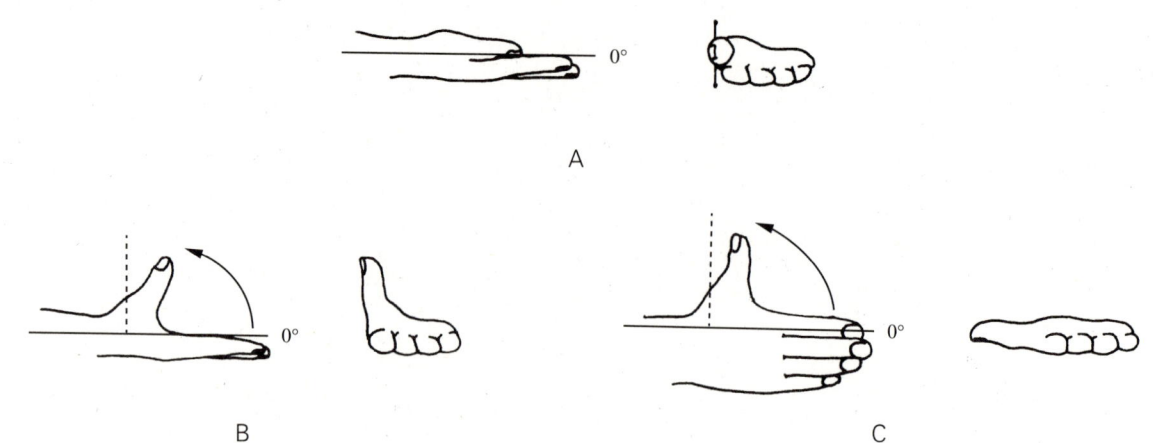

图 97-3 腕掌关节运动（仿 Camplell Reid，拇指外科学，1994）
A. 零位　B. 掌侧外展位，第 1 掌骨离开第 2 掌骨运动，与手掌平面呈直角　C. 桡侧外展位，第 1 掌骨在掌平面上离开第 2 掌骨，测量第 1 掌骨与第 2 掌骨间的夹角

6. 拇指背移位　是拇指与对掌位相反方向的活动（图 97-4）。

7. 拇指屈曲内收位　是拇指第 1 掌骨最大限度跨越手掌的内收，且掌指关节及指关节屈曲，拇指紧贴手掌（图 97-5）。

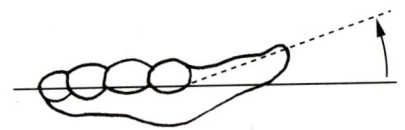

图 97-4　拇指背移位，是与对掌位相反方向的活动

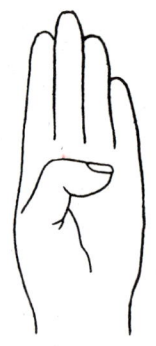

图 97-5　拇指屈曲内收位，是指第 1 掌骨最大限度跨越手掌的内收，且掌指关节及指间关节屈曲，并致拇指紧贴手掌

8. 环形运动　以第 1 腕掌关节为轴心，环绕第 1 腕掌关节的成角及环形运动，维持第 1、2 掌骨间的最大角度，以掌侧平面的最大桡侧外展向手尺侧线的活动，即最大桡侧外展向最大掌侧外展的活动（图 97-6）。

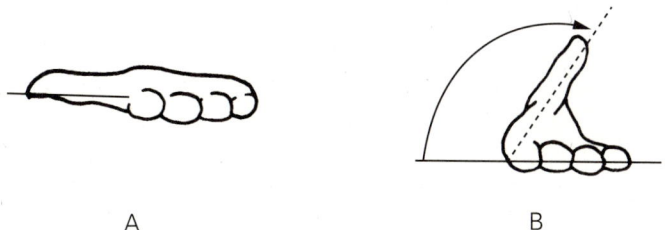

图 97-6 环形运动，以第 1 掌骨的腕掌关节为支点，从掌平面的最大桡侧外展位开始运动
A. 向尺侧运动，尽量保持第 1、2 掌骨间的最大宽度（桡侧外展）
B. 第 1 掌骨运动到掌平面前方，测量其夹角（掌侧外展）

9. 对掌活动　是拇指最重要的活动。通过拇指环形运动而产生的结果，是第 1 掌骨的内旋，表现为拇指指腹的内旋，掌指关节、指间关节最大限度的伸展。对掌位的测量：测量拇指指间关节横纹中点到手掌第 3 掌骨与远端掌横纹交叉点的距离，即第 1 掌骨与掌平面的夹角（图 97-7）。

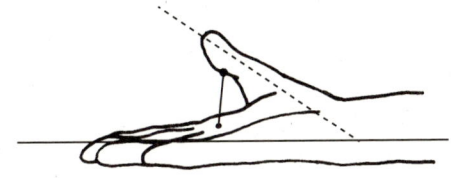

图 97-7　掌侧外展测量，对掌位是通过第 1 掌骨环形运动而产生的复合位，包括拇指自身轴的内旋、掌指关节及指间关节最大限度的伸展。对掌位测量方法：测量拇指远侧横纹的中点到第 3 掌骨长轴与掌远侧横纹交点之间的最大距离，即第 1 掌骨与掌平面间的夹角

（二）拇指的活动及拇指功能评定

拇指功能占手功能的 40%，拇指感觉功能占拇指功能的 50%。远节拇指缺失，失去功能 50%；两节拇指缺失，失去功能达 100%。拇指屈伸功能占拇指功能的 20%，内收及外展功能占拇指功能的 20%，对掌功能占拇指功能的 60%。

拇指的活动在腕掌关节有零位、掌侧外展位、桡侧外展位、背位、拇指轴线旋转对掌位，拇指在最大限度伸展情况下，拇指反旋达到最大。桡侧外展位到掌侧外展位活动时，构成拇指对掌活动的最大限度，并构成拇指的环形活动。

拇指尚有对捏活动，分为指腹捏及指侧捏，后者通常称为钥匙捏。

（三）拇指的对掌功能及捏握功能

拇指的对掌功能是拇指有别于其他手指的功能，也是拇指占手功能 40% 的主要内容。

Zancolli（1979）将拇指动力肌分为三组，即复位肌、对掌肌及捏握肌（表 97-1，图 97-8，图 97-9）。

表 97-1　参与拇指复位、对掌及捏握运动的肌肉

分组	亚组	肌肉
复位肌	拇长伸肌、拇短伸肌、拇长展肌	
对掌肌	桡侧对掌	拇长展肌、拇短伸肌、拇短展肌
对掌肌	中间位对掌	拇短展肌、对掌肌
对掌肌	尺侧对掌	屈拇短肌、拇短展肌、拇收肌
捏握肌	侧位捏	拇长屈肌、对掌肌
捏握肌	指腹捏	拇短展肌、第1背侧骨间肌
捏握肌	对指捏	拇长屈肌、拇短展肌、对掌肌

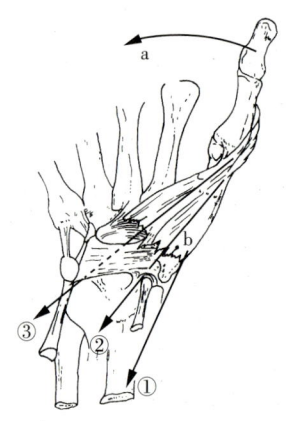

图 97-8　对掌运动
a. 有三组力：①桡侧力；②中间力；③尺侧力
b. 在拇指基底部与掌腕关节的外展-内收轴相一致的拇指内旋时，a 的三组力同时作用，但根据拇指的位置变化而产生不同的强度

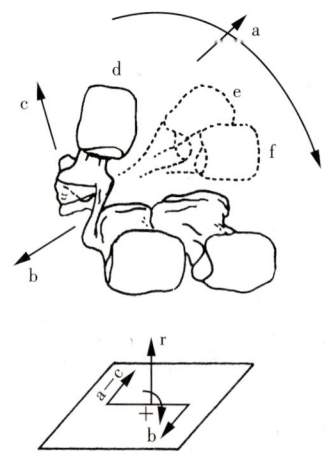

图 97-9　第 1 掌骨在对掌位时的对偶作用力
拇指对掌肌群（a）、拇长展肌群（c）与腕背韧带的协同作用（b），一起联动形成对偶力，使掌骨轴产生旋转运动并使掌骨运动到 d、e、f 位

第二节　拇指缺损及拇指再造总论

一　拇指缺损的分类

由于手外科及拇指再造的发展，历史上沿用的四型分类法已难以适应当前发展的需要。笔者（1976）选用拇指缺损六型分类法，以此作为区别拇指缺损程度及选择再造手术方法的依据（图97-10）。

（一）四型分类法

Ⅰ型：掌指关节以远的断指，残指有足够的长度。
Ⅱ型：断指末端到达或通过掌指关节，残指长度不良。
Ⅲ型：断指末端在掌骨，鱼际肌尚有某些功能。
Ⅳ型：断端在腕掌关节或其附近，鱼际肌全部缺失。

（二）六型分类法

Ⅰ型：末节拇指部分缺损，拇指末节甲根以远缺损。
Ⅱ型：末节拇指完全缺损，拇指指间关节断拇指。
Ⅲ型：近节拇指部分缺损，近节指中部断拇指。
Ⅳ型：拇指完全缺损，掌指关节水平断拇指。
Ⅴ型：拇指全缺损合并第1掌骨部分缺损，第1掌骨平面断拇指。
Ⅵ型：腕掌关节处拇指缺损，腕掌关节断拇指。

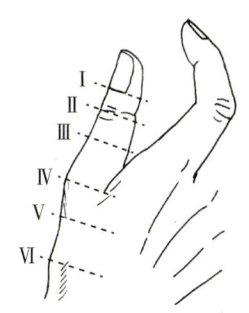

图97-10　拇指缺损的分类

二　拇指再造的基本要素

1. 拇指长度指尖达示指指间关节横纹。
2. 指掌腕骨、关节稳定。
3. 具备掌指关节屈伸活动，或有指间关节屈伸活动。

4. 第1掌腕关节活动和宽阔虎口。
5. 有4级以上肌力屈伸功能。
6. 有4级以上肌力内收、外展功能。
7. 具有对指和对掌功能。
8. 有痛觉和冷热觉。
9. 两点分辨觉＜10mm，手指转位拇再造在2～4mm。
10. 再造拇指粗细、形态、皮肤质感接近正常，有指甲。

不是所有的拇指再造术均能达到上述要求，具体内容如下：

（一）再造拇指的位置合适，肌力正常或接近正常

再造拇指的位置，应位于对掌位，或能做外展及对掌动作。如果再造拇指没有关节或残留拇指的腕掌关节、掌指关节活动受限，新造拇指的位置合适与否就更为重要，肌力应正常或接近正常，具有屈伸收展和旋转对掌对指功能。

（二）再造拇指的长度合适

再造拇指无论采用何种方法均不宜过长，要与正常拇指等长或稍短些为好，如果采用皮管植骨拇指再造时若过长，末端血供不足，所用的移植材料多，稳定性差，视觉效果差。

（三）再造拇指的周径适度

正常的拇指周径大于其他手指，指腹也较丰满。用皮管或皮瓣法再造的拇指外形往往较臃肿，手指转位及第2足趾移植也因周径及形态差异而缺乏逼真的外观。

（四）再造拇指有良好的感觉

再造拇指应具有良好的感觉，即便有些再造方法不可能使拇指具有感觉（如皮管植骨法），在术后晚期要考虑重建拇指的感觉，使其对指、持物有良好的感觉功能，同时对再造拇指也具有保护作用，可有效地防止烫伤、冻伤。再造拇指术后感觉功能恢复与否是评价疗效的重要指标。

三 拇指再造的美学雕塑

拇（手）指不同程度缺损无疑给患者带来精神及心理创伤，影响手的功能及患者的生活质量。我国最先创造的足趾或足组织移植拇（手）指再造为他们带来了福音。但是足趾形态、结构、功能和拇指有显著差别，必须对移植足趾进行改造，使再造拇指功能良好、外形逼真。笔者于1976年起对游离移植足趾做美学雕塑，再造形态逼真的拇指，是患者和医师共同的期望。美学雕塑再造形态逼真拇指应对每一例个体进行设计，根据拇（手）指不同缺损程度设计再造。美学雕塑足趾移植拇指再造是以牺牲最少的足趾供区，不影响供足功能、外形为原则。不能施行足趾移植拇指再造的患者尚有多种如手指转移拇指再造、皮管植骨拇指再造等可供选择，也有进行形态雕塑、结构改造，使再造拇指形态、结构、功能接近正常拇指的。

四 拇指再造的手术种类

1. **拇指延长法** ①Gillies拇指延长术（Gillies thumb lengthening）；②指骨截骨延长器延长（thumb of phalanges lengthening by distractor）；③掌骨截骨植骨延长；④掌骨截骨骨延长器延长（thumb of metacarpal lengthening by distractor）。

2. 掌骨指化拇指再造术　增加拇指功能长度，采用指蹼加深，第1掌骨指化。

3. 手指转位拇指再造术　①示指拇指化；②中指拇指化；③环指拇指化；④小指拇指化。

4. 远处皮管皮瓣转移拇指再造术　这是一种"古老"的术式，一般医师已缺少这方面的认识。但是在特殊情况下还是有其适应范围的，包括：①胸肩部皮管皮瓣转移加植骨拇指再造；②上臂内侧皮管皮瓣转移加植骨拇指再造；③季肋部皮管皮瓣转移加植骨拇指再造；④腹部皮管皮瓣转移加植骨拇指再造。这类手术后，为改善再造拇指的感觉功能，宜采用Littler指神经血管岛状皮瓣移植，再造拇指感觉。

5. 前臂及手背岛状皮瓣加植骨拇指再造　①前臂桡动脉岛状皮瓣加植骨拇指再造；②前臂骨间背侧岛状皮瓣加植骨拇指再造；③前臂尺动脉岛状皮瓣加植骨拇指再造；④手背及指蹼皮瓣加植骨拇指再造等。

6. 显微外科游离组织移植拇指再造　①第2足趾移植拇指再造；②扩大第2足趾移植拇指再造（extended second toe to thumb reconstruction）；③踇趾移植拇指再造（big toe to thumb reconstruction）；④第3足趾移植拇指再造；⑤踇甲瓣（big toe wrap-around flap）加植骨拇指再造；⑥V形趾蹼瓣加植骨拇指再造；⑦部分足趾及游离趾甲移植拇指再造；⑧断离的示指或中指或小指移植拇指再造等。

五　拇指缺损再造手术方法的选择

拇指再造的手术方法很多，每一种方法有一定的适应证；同时，对各类拇指缺损手术方法的选择，因患者的年龄、职业、性别及心理状况有一定的区别。如果从功能重建为第一目的选择手术方法，下列方案可供医师及患者参考，但最终取何种手术方法，由患者自己决定（表97-2）。

表97-2　拇指缺损再造手术方法的选择

缺损类型	手术方法	缺损类型	手术方法
Ⅰ、Ⅱ型	①拇指延长术 ②甲床移植术 ③部分足趾移植术 ④踇甲瓣或第2足趾甲瓣移植术 ⑤"V"形趾蹼皮瓣移植术	Ⅳ型	①足趾移植术 ②扩大足趾移植术 ③拇指背及指蹼皮瓣瓦和移植术 ④踇甲皮瓣或第2足趾甲瓣移植术 ⑤"V"形趾蹼皮瓣移植术 ⑥手指转位 ⑦前臂逆行皮瓣移植术 ⑧皮管加植骨
Ⅲ型	①拇指延长术加掌骨指化 ②拇指背及指蹼皮瓣瓦合移植 ③足趾移植术 ④踇甲皮瓣或第2足趾甲瓣移植术 ⑤"V"形趾蹼皮瓣移植术 ⑥手指转位 ⑦皮管加植骨 ⑧前臂逆行皮瓣加植骨	Ⅴ、Ⅵ型	①扩大第2足趾移植 ②扩大踇趾移植术 ③手指转位 ④扩大踇甲皮瓣或第2足趾甲瓣移植术 ⑤前臂逆行皮瓣加植骨 ⑥皮管加植骨 ⑦皮管、植骨加足趾移植 ⑧手指背及指蹼皮瓣加植骨

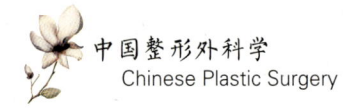

第三节　第2足趾游离移植再造拇指

一　适应证和历史

游离足趾移植可应用于Ⅲ、Ⅳ、Ⅴ型拇指缺损以及示、中、环、小指的部分或全部手指缺损。

早在1898年，Nicoladoni提出将踇趾带蒂移植来再造拇指，这是开创性手术，因为带蒂移植，手术需分2～3期进行，中间还要把患者的手足用石膏固定在一起，时间长达1个月左右，给患者带来很大不便。此外，由于拇指新建的血供仅是皮肤和皮下组织间的再生血管供养，缺乏足够的指动静脉血供，故再造拇指的血运一般较差，到冬季常出现指体冰冷、色泽暗紫、易受冻伤等缺点，功能和外形一般较差。1981年笔者在美国贝鲁大学医学院期间，Freeman教授展示他在20世纪40年代应用第2足趾带蒂移植再造拇指，术后功能及外形良好的电影资料，其技术令人敬佩。

杨东岳、汤钊猷（1966）应用第2足趾游离移植再造拇指获得成功。Cobbett（1969）和Buncke（1973）曾先后通过小血管吻合，将踇趾一次性移植到手部来再造拇指获得成功。王炜（1977）应用第2足趾合并足背皮瓣、跖趾关节、跖骨一并移植，修复合并皮肤和骨缺损的拇指再造或用于手功能再造取得成功，称为扩大第2足趾游离移植拇指或手再造（1978报告）。应用显微外科技术，通过血管、神经、肌腱和骨骼的接合，将足趾一次性直接移植到缺损部位来再造拇指或其他手指是一个新的整复途径。再造的拇（手）指血供、感觉、运动良好，还有指（趾）甲，外形也趋满意。这种方法具有如下优点：①一次手术完成拇指或其他手指的再造；②拇指外形较佳，局部血运良好，感觉及功能较好；③移植趾（再造指）可恢复关节屈伸功能，尤以屈指功能恢复为好。④由于有时可连同部分跖骨、足背皮瓣，或多足趾一并移植，达到拇指或多手指再造——手功能再造，这标志着拇（手）指缺损再造进入新的历史时期。

二　应用解剖

吴晋宝（1979）对100例尸体解剖的研究结果是重要的。足趾的血液供应来源和足背皮瓣相同，主要来自足背动脉和大、小隐静脉。但第2足趾的动脉供应除来自足背动脉的分支——第1跖背动脉外，还有跖底动脉的供应。这两条小动脉都可以用来作为第2足趾移植吻合血管之用。但由于跖底动脉较短，位置又深，故不常用。这两条动脉的来源和位置均存在一定的变异。吴晋宝等最早在100例尸体解剖上观察，得到一些国人足部血供的资料。

（一）第1跖背动脉

第1跖背动脉是足趾移植的主要动脉。足背动脉在跖舟关节处分出一支踇固有动脉，再向外侧分出一支以构成足背动脉弓。在足背动脉弓上分出背侧跖动脉和各趾的趾背动脉。足背动脉主干经内侧楔骨和第2跖骨底之间，进入第1跖骨间隙后端，分为足底深支和第1跖背动脉。第1跖背动脉在第1跖骨间隙内前行，中有跖背静脉及跖背神经伴行，静脉最浅，神经次之，动脉最深。沿途发出分支到跖趾关节、骨间肌和皮肤。在趾蹼间发出两条趾背动脉到踇趾及第2趾相对缘，第1跖背动脉在跖趾关节前方向下有一分支，为跖背动脉和跖底动脉间的吻合支，跖底动脉经过和跖背的吻合支后成为趾底动脉。

第1跖背动脉的外径平均为1.5mm，最大为2.2mm，最小为0.6mm。

第1跖背动脉在跖骨间隙内的位置深浅不一。第2足趾移植最佳的血供条件是有一条良好的第1跖背动脉。第1跖背动脉按其解剖路径及分支形式有三型：

1. Ⅰ型第1跖背动脉　位置浅，占45%，其中第1跖背动脉全程位于浅筋膜内或骨间肌表面者占12例（占12%），其他33例则有一部分被骨间肌覆盖（占33%）（图97-11）。

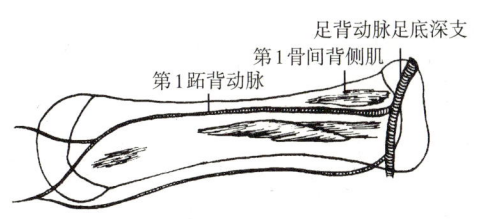

图97-11　第1跖背动脉Ⅰ型走向

2. Ⅱ型第1跖背动脉　位置深，占46%。本型的第1跖背动脉和跖底动脉以总干起自足底深支和足底动脉弓的延续部，穿过骨间肌前端达背侧，动脉总干的长度由1.2～3.3mm不等（图97-12）。

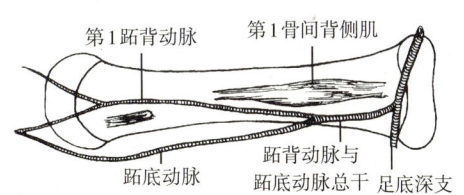

图97-12　第1跖背动脉Ⅱ型走向

3. Ⅲ型第1跖背动脉　可作为Ⅰ型和Ⅱ型的变异型，占9%。此型和其他两型的差别在于第1跖背动脉细小（图97-13）。本型第1跖背动脉外径在0.6～1mm之间，在临床病例中见到的第1跖背动脉有的只有0.3～0.4mm。由于血管过细，时常不能利用它作为移植血管。在本型中，尚见到少数标本的第1跖背动脉很细，并且该动脉于跖底动脉部位分出，常不参与跖底动脉网的形成，在解剖供区时应警惕（图97-14）。

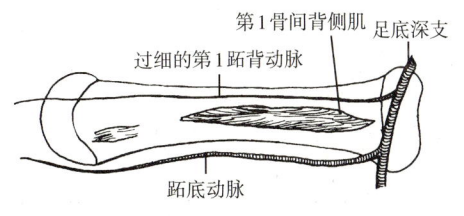

图97-13　第1跖背动脉Ⅲ型走向之一

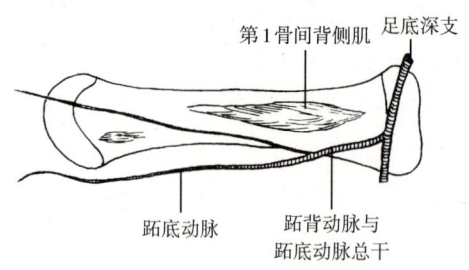

图 97-14　第 1 跖背动脉Ⅲ型走向之二

应当指出，不论第 1 跖背动脉属于何型，其远端位置常位于浅层，故有时可先在第 1 跖骨间隙远端找到跖背动脉及跖底动脉，然后向近侧追踪。视其与骨间肌的关系如何，即可评估它属于何型。在Ⅰ型和Ⅲ型，动脉较浅，Ⅱ型则动脉颇深。属Ⅰ型的第 1 跖背动脉在手术时较易剖露。先找到其根部，然后结扎足底动脉深支，即可游离足背动脉。Ⅱ型的动脉位置较深，常需切开骨间肌的全长，才能显露跖背跖底动脉总干和跖背动脉的起始部。此型除结扎足底深支外，尚需结扎第 1 跖底动脉。但在结扎第 1 跖底动脉前，需确认第 1 跖背动脉远端良好。Ⅲ型的跖背动脉很细，且不参与跖底动脉血管网的形成。可采取跖底动脉作为足趾移植时的血供。

（二）第 1 跖底动脉

第 1 跖底动脉的外径平均为 1.3mm，最大为 2.2mm，最小为 0.8mm。第 1 跖底动脉通常起自足底深支和足底动脉弓的移行部（上述Ⅰ型及部分Ⅲ型），或跖背跖底动脉内侧分支间常存在纤细的吻合，有时此吻合支较粗，甚至可取代跖底动脉近侧段，成为第 1 跖底动脉的起源。

第 1 跖底动脉的行程颇为恒定，根据局部位置不同，可以分为近侧段（深部）和远侧段（浅部）两部分。近侧段贴附第 1 跖骨的外侧面向前下行，再通过跗短屈肌二头之间，在籽骨后方形成一典型弯曲，然后在跗长屈肌腱的内侧穿出，到达浅部。为了完整无损伤地解剖此段动脉，需切开部分跗短展肌。远侧段在第 1 跖骨间隙内走向趾蹼间隙，参与跖底动脉网的组成。第 1 跖底动脉近侧段位置深，剖露不易；远侧段浅，但长度只有 3～4cm。在 100 例标本中，第 1 跖背动脉大于跖底动脉者占多数，达 63%；等于跖底动脉者为 11%；小于跖底动脉者为 26%。因此，第 2 足趾移植中，只有 60%～70% 用第 1 跖背动脉作为供血来源，其他尚有 30%～40% 患者的第 2 足趾移植血供来源需要依靠部分跖底动脉或完全依靠跖底动脉作为血供来源。

（三）第 1 跖背动脉与跖底动脉间的吻合

在 100 例中，第 1 跖背动脉和跖底动脉间存在吻合支者有 84%，其余 16% 未看到明显的吻合。在无明显吻合存在的 16 例中，趾底动脉由跖背动脉形成的有 1 例，趾底动脉由跖底动脉形成的有 15 例。在临床上，当第 1 跖背动脉缺失时，它成为第 2 足趾移植的血供来源。

（四）趾背动脉和趾底动脉

除跗趾趾背动脉稍粗外，其他四趾的趾背动脉都较细，而趾底动脉则常较粗大。Gilbert 提出，第 2 趾胫侧趾底动脉较细，而以趾背动脉较为显著。

我们观察到在跗趾腓侧缘趾背动脉小于趾底动脉者有 92%，趾背动脉等于趾底动脉者为 6%，而趾背动脉大于趾底动脉者只 2%。但在第 2 趾胫侧缘，趾背动脉小于趾底动脉者达 86%，趾背动脉等于趾底动脉者为 8%，而趾背动脉大于趾底动脉者为 6%。这说明趾底动脉通常大于趾背动脉。换言之，足趾本身的动脉血供主要来自趾底动脉。此外，趾底和趾背的动脉分支间也存在吻合支。

足背动脉和第1跖背动脉的路径及关系。虽然在解剖学上存在上述分型，但这种分型仅是一般的情况，远不能代表个别的特殊变异例子。在我们所见的临床病例中，时常会遇见一些特殊畸形。其中一个病例，足背动脉经伸肌支持带深面到达足背后，向腓侧绕行，转向𝐱长伸肌腱及𝐱短伸肌肌腹的外侧，再弯向内侧，进入第1跖骨间隙基部，成为足底深支，进入足底。在此处并不分出第1跖背动脉，而第1跖背动脉却为另一支由足底部来的动脉，在第1跖骨间隙中部穿出表层，走向足趾。这两条动脉与足底深支动脉间并无联系，相距约1.5cm。手术中将由足底部来的足底深支结扎切断后，由于足背动脉未能足够供应第2足趾，该趾转成缺血状态。最后将足背动脉的足底深支解剖出一段，将它和第1跖背动脉另做吻接，第2足趾随即获得良好的血供，移植手术最后成功。

综上所述，在第2足趾移植时选用第1跖背动脉具有下述优点：①第1跖背动脉为足背动脉的直接延续；②第1跖背动脉的口径较大，且常粗于跖底动脉；③跖背动脉常参与趾底动脉通过吻合支相通，而趾底动脉是足趾血供的主要血管。这些都是保证游离足趾血液供应的主要条件。

（五）第2足趾的静脉

第2足趾的静脉有浅、深两组，浅静脉口径较粗，走行变异较大，第2足趾趾背静脉经第1、2跖背静脉回流至足背静脉弓，足背静脉弓的内侧端注入大隐静脉。深静脉为足背动脉的伴行静脉，在足底深支的相对面有浅、深两组静脉的交通支。第2足趾移植时，如大隐静脉无法采用，吻合深静脉也可保证足趾静脉回流。

（六）第2足趾的神经分布

第2足趾的神经分布有以下特点：趾底和趾背来源不同，趾背的内、外侧来源也不同。趾背内侧由腓深神经分布，外侧由腓浅神经分出的足背内侧皮神经分布；趾底的神经由足底内侧神经分出的第1、2趾底总神经分支——趾固有神经分布，再造手指指腹的感觉建立是重要的，因此需缝接趾底神经。

三　游离足趾移植拇指再造术前准备

游离足趾移植拇指及其他手指再造获得100%成功是必要的。笔者从1973～1996年采用部分足趾移植（parcial toe to hand transfer）拇指及其他手指再造230例，取得100%成功，具体经验如下：

（一）供区血管状况检查

皮肤是否健康、局部有无创伤痕迹，触诊了解足背动脉是否存在。有少数患者足背动脉来自腓动脉，纤细，不宜选用。检查第1跖背动脉的类型。微血管造影检查、超声检查都需要，物理检查是重要方法。

1. 静脉检查　供足放入温热水中浸泡10～15分钟，检查供足足背静脉弓及大小隐静脉的充盈度、弹性，用二指法检查血流方向，以排除栓塞性静脉炎病史。

2. 动脉检查　用三点一线法检查动脉。扣诊检查血管弹性、张力、搏动幅度、血流方向等。检查第1跖间隙是否有动脉搏动存在很重要。一个有经验的医师通过触诊还可评估该血管的外径、静脉健康与否，并可借助超声检查。Ⅰ型第1跖背动脉手术操作容易；Ⅱ、Ⅲ型第1跖背动脉在供区解剖时，只要细致解剖，由趾蹼向近心端逆向解剖，先暴露趾底动脉，然后在直视下暴露血管到第1跖背动脉、足背动脉也不困难（图97-15）。

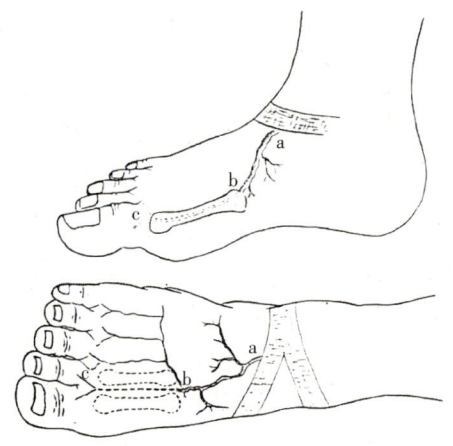

图 97-15 移植足部三点一线检查法
a. 足背动脉起始部　b. 第1跖间隙基底部，第1跖背动脉起始部，
ab 连线为第1跖背动脉连线的体表投影　c. 移植足趾趾底动脉部，
bc 连线为第1跖间隙，了解第1跖背动脉状况

（二）受区状况检查

拇指缺损类型，拇指残端皮肤和骨关节状况，肌腱肌肉状况，周围皮肤健康与否，动脉搏动幅度、张力、直径，静脉直径、饱满度，双指检查静脉弹性、血流回流充盈速度等状况。

（三）手术前创伤缺损和全身状况评估

1. 准确评估手创伤缺损形态。
2. 患者及其保护人的心理评估和沟通要充分，包括对手术要求、手术方法和麻醉选择，效果，以及可能产生的危险、并发症等，并有影像、文字记录。
3. 身体和精神健康，没有高血压、高血糖，没有心、肝、肺、肾等重要脏器疾病和血液系统疾病，或已有效控制3～6月以上。
4. 休息，禁忌吸烟和控制影响血液凝固的药物和食物1周以上。
5. 供足及受区皮肤的准备。如果要取骨移植，也应做相应准备。
6. 做相关血液凝固因素及因子的测定，便于必要时术后应用抗凝药物。

四　拇指再造手术步骤

（一）麻醉选择

由于手术时间较长，吻接的血管很容易发生痉挛，故应选择既能达到完善的麻醉又能防止血管痉挛的麻醉方法。全身麻醉是首选。在20世纪60—80年代，采用颈部连续臂丛加腰部硬膜外麻醉，分别为手、上肢和足部及下肢提供有效的麻醉。

（二）移植手术准备

手术分两组进行：
1. 受区组　在止血带控制下手术。
（1）制造足趾移植受区床。

（2）暴露受区接受吻接的动静脉、神经。

（3）拇指残端的肌腱、指骨或掌骨残端准备接受移植。

（4）准备可能需要的供骨或皮肤移植区准备。

（5）最终完成足趾移植拇指再造。

2. 供区组　在供足不驱血的止血带控制下手术。

（1）进行第2趾的解剖及离断手术，待足趾全部离断后，负责将足部创面修复。供趾区手术常可因血管动脉的分布变异而进行缓慢，耗时较长。故通常可供趾组手术先开始一段时间，再进行手部的解剖手术，以减少手部手术野的过久暴露。

（2）移植第2趾的解剖分离及截取：第2足趾基底的足背部设计V形切口，V形的两臂伸入第1、2趾蹼间隙时，宜略偏向两侧（踇趾及中趾方面），以扩大V形皮瓣的面积，并可防止解剖时损伤血管。V形皮瓣的尖端超过第2跖骨头的部位，再从此V形切口尖端向近心端在足背动脉路径两旁做S形延长，以便清晰地解剖足动脉和足背静脉网（图97-16）。足底部的切口也制成V形（图97-17）。为了更好地暴露足底组织，有时可向跖心延长成Y形，但延长部位不宜过长，以免造成术后瘢痕性行走疼痛。

（3）切取移植足趾，修复供区。

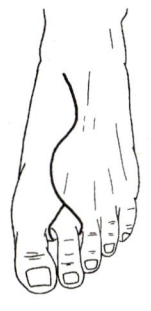

图97-16　第2足趾移植足背V形皮瓣及暴露足背动脉S形切口设计

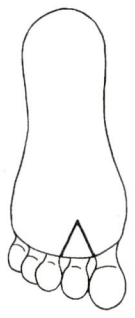

图97-17　第2足趾移植足底V形切口设计

（三）移植足趾供受区准备

1. 切取移植足趾手术组

（1）准备：在足背绘制足背动脉，大、小隐静脉走向，手术切口设计。

解剖皮肤和足背静脉前，提起下肢3~5分钟，加压下肢止血带（不驱血），待解剖动脉时可放松止血带，帮助术者及时了解动脉走向变化。

（2）皮肤切开和足背静脉解剖：选11号手术刀片，按图97-16、图97-17设计切开足背皮肤S形和V形切口，分离结扎浅筋膜层的皮下细小静脉向趾背静脉吻合支，继续解剖出足背静脉弓，保护其与移植足趾趾背静脉连接完好，向近心端暴露足背静脉弓和其内外侧的大小隐静脉，任选其一作为吻合静脉。注意保留足背静脉弓向第2趾趾背静脉不予损伤。切断和结扎足背静脉弓向踇、中趾的分支，使移植足趾形成一个闭合的静脉回流襻（图97-18）。

（3）足背动脉解剖：足背动脉解剖路径不能定位时，可放松止血带手术解剖。

将S形切口的两侧皮瓣翻开，从十字韧带足背伸腱网状结构下方开始，在踇短伸肌的深面，逐步向远心端分离，暴露足背动脉主干。足背动脉经内侧楔骨和第2跖骨底之间，进入第1跖骨间隙后，分出第1跖背动脉和足背动脉的终末支，即足底深支。足底深支在跖骨底部穿过第1跖骨间隙到足底，参与和构成了足底动脉弓。第1跖背动脉则向前行走，其位置的深浅和变异如上节叙述所分成的三型，故手术到此部位时，即应探查第1跖背动脉的走向和属型。如果属于Ⅰ型在骨间肌上方行进，且口径较粗（1mm左右），搏动明显，则手术过程比较简单，只需将足底深支予以结扎切断，逐步向远侧端小心解剖整个第1跖背动脉直到第1趾蹼间隙。第1跖背动脉在此处分成腓侧𧿹背动脉和第2趾胫侧趾背动脉。在靠近𧿹趾侧结扎和切断𧿹趾腓侧背动脉，继续解剖𧿹侧及背侧趾动脉间的吻合支，暴露趾底动脉，结扎向𧿹趾的分支，第2趾的动脉供应就基本上得到清晰完全的游离。由远端向近端解剖，如第1跖背动脉有一部分穿过骨间肌前行，则必须切开骨间肌后在肌间隙内追索前进。如属于Ⅱ型，则第1跖背动脉几乎全部在骨间肌深部下降。此时组织分离必须小心谨慎，以防止误伤动脉。但属于第Ⅲ型的病例，则在骨间肌浅层就可以见到一条很细的第1跖背动脉（口径往往只有0.3~0.4mm）。该动脉不能移植吻接血管，必须解剖𧿹底动脉，𧿹底动脉伸向第2趾的趾底动脉，则必须切开骨间肌后向深部探查。先切断第1、2跖骨间的跖骨横韧带，并切断部分𧿹内收肌后，方可在𧿹内收肌的𧿹侧寻出足背动脉的足底穿支、胫后动脉的分支所汇成的第1𧿹底动脉之间相互的关系，及𧿹底动脉和𧿹趾及第2趾的趾底动脉之间的相互关系。这些动脉往往有1mm的外径，可以足够供应第2趾的血运。解剖时必须保护好，不予损伤。然后结扎和切断伸向𧿹趾的趾底动脉。通向第2趾的动脉解剖顺利完成。足背动脉口径较大，常在2mm以上，故吻合手术并不困难。但当足背动脉受到损伤无法利用时，则往往需要利用跖背动脉，或趾背动脉，或趾底动脉进行吻接。这些血管口径在1mm上下，吻接难度较高，但也能成功。动静脉分离完毕后，就从足底的V形切口内进行分离，解剖出第2趾的固有神经，在长约3cm以上处予以切断，再切断趾深屈肌腱。在足背切断趾长伸肌腱。这两条肌腱均应有7cm以上的长度，以供肌腱修复吻合之用。一般可在跖骨头处做跖趾关节离断。注意保持较完整的关节囊组织，以便与拇指的掌指关节囊相缝合而形成新的关节囊。如需连同一部分跖骨取下，就应在第2跖骨中段用钢丝锯或电锯截骨。在肌腱、神经及关节囊离断后，整个第2足趾只有动脉和静脉相连（图97-19）。

（4）移植前间隙和移植足趾动静脉、肌腱、跖趾骨解剖完成后，移植动脉往往处于痉挛状态，让其"静养"10分钟左右，等待痉挛的血管舒张，也可用热敷或药物湿敷协助痉挛的血管舒张，再离断移植足趾。

一旦手部接受区准备完毕，即可将第2趾动静脉分别阻断，切断血管神经肌腱，截骨，结扎供区血管断端。注意血管离断均应争取保留在10cm以上，便于移植时选择。

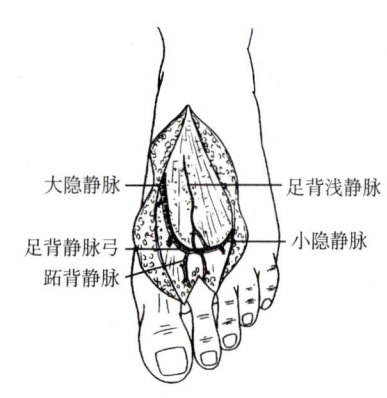

图97-18　足背静脉回流襻

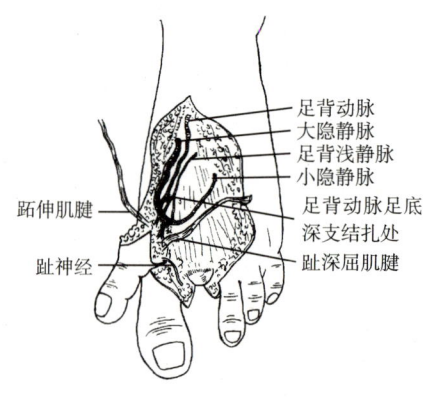

图97-19　第2足趾解剖完成（只有足背动脉及大隐静脉未切断）

2.移植足趾受区准备　另一手术组在受区手术，止血带下做拇指残端切开及分离。一般都采用矢状切口（图97-20A），暴露出掌骨（或指骨）残端，或掌指关节及其关节囊或腕骨、指骨、掌骨残端，酌情予以残端磨平、修整，或中央制孔便于移植足趾跖骨插入。

在鼻烟壶区做略斜交于腕横纹的横切口，在切口内解剖出头静脉、手背浅静脉及桡神经浅支备用。再在鼻烟壶切口中央解剖出桡动脉的腕背支，作为接受吻合的动脉。这条动脉在成年人约1.5mm，头静脉则有2mm以上。在同一切口内，解剖出拇长伸肌腱，然后将腕部切口和拇指残端切口之间做皮下隧道，以备通过足趾的血管束、拇长伸肌腱，在带有足背皮瓣时或携带足背内侧皮神经时一起通过隧道。

在手掌部大鱼际纹做另一切口，可和拇指残端切口相连，在此切口内暴露出两条拇指固有神经和拇长屈肌腱。如找不到这条肌腱，不必延长切口强行寻找，可以切取环指的指浅屈肌腱或小指的指浅屈肌腱来代替拇长屈肌腱。

（四）游离足趾移植拇指再造

1. 血管吻合口保护和冲洗　移植趾已截断离体准备移植前，血管吻合口进行低压冲洗（血管吻合口冲洗液：肝素100mg、利多卡因400mg，加入林格氏液200ml）。

2. 移植足趾在手部定位固定　将第2足趾在拇指残端做对位对线固定，加用克氏针做髓内固定（图97-20B）。如掌骨头关节面完整，可将趾骨头相对接合，不做克氏针内固定，仅做关节囊的3-0尼龙线或可吸收缝线缝合修复。在修复关节囊的过程中，应注意把手内肌（包括拇指内收肌、拇短展肌及拇对掌肌）的止点做固位吻合。

3. 移植足趾血管吻合　将移植足趾的血管蒂经过皮下隧道到达鼻烟壶创口中，做血管吻合。吻合次序是先静脉后动脉，继而缝合肌腱，最后做神经的吻接和皮肤切口的缝合。

血管的吻合是手术成败的关键，血管的直径一般较大（2～3mm），在6～10倍手术显微镜下操作。动脉的组合通常是足背动脉和桡动脉的腕背支，如腕背支较细，可直接和桡动脉吻合，吻合部位在鼻烟壶创口内。静脉的组合是将足背静脉或大隐静脉和头静脉或手背静脉相吻接，如能吻接两条静脉则更佳。

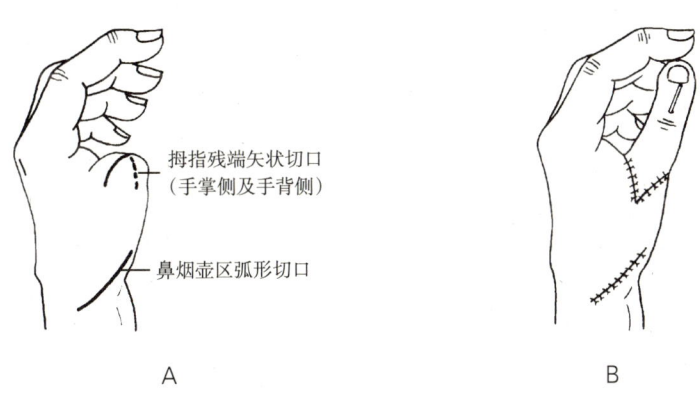

图97-20　受区切口设计及移植足趾克氏针固定

4. 肌腱的缝接　肌腱的缝接可采取端端吻合缝合。在大鱼际纹切口中，将拇长屈肌腱和趾深屈肌腱做缝接。在鼻烟壶部切口内将拇长伸肌腱和趾长伸肌腱做缝接。如拇长屈肌腱或拇长伸肌腱因伤残不能应用时，可以将邻指的伸或屈肌腱之一代替。

为了适应手术后早期活动，笔者采用编织缝接法吻合肌腱。在血管吻合无张力，血供良好，骨固定良好的情况下，一般术后第2、3天即可让拇指被动或轻轻主动屈伸活动。

5. 神经的吻接　在大鱼际切口中，将拇指的2条指神经和第2趾的2条趾神经或趾底总神经做吻接。吻接应在手术显微镜下用束膜缝合法进行操作。每条神经用 7-0 单丝尼龙线缝合 3~4 针。在腕背部创口内将足背内侧皮神经和手部桡神经浅支缝接。

6. 皮肤切口缝合　最后缝合皮肤切口。在创口张力过大的情况下缝合时，应注意尽可能保证虎口区及吻合血管部位创面的良好覆盖，避免因紧张的缝合而导致对血管吻合部位的压迫。剩余部位有裸露创面时，可用中厚皮片移植覆盖。术后创口内放置引流。术毕轻轻加压包扎局部，用石膏托制动和防止外伤。包扎时再造拇指的指端部分应予暴露，以便术后观察手指的血运和测量指温。

7. 供区的处理　第 2 足趾截断取下后，供区止血，神经断端置于良好软组织中，磨平跖骨残端，修复跖骨间隙，覆盖皮肤，消灭无效腔，放置引流，准确地对线对位缝合皮肤。

第 2 足趾移植拇指再造结果（图 97-21）。

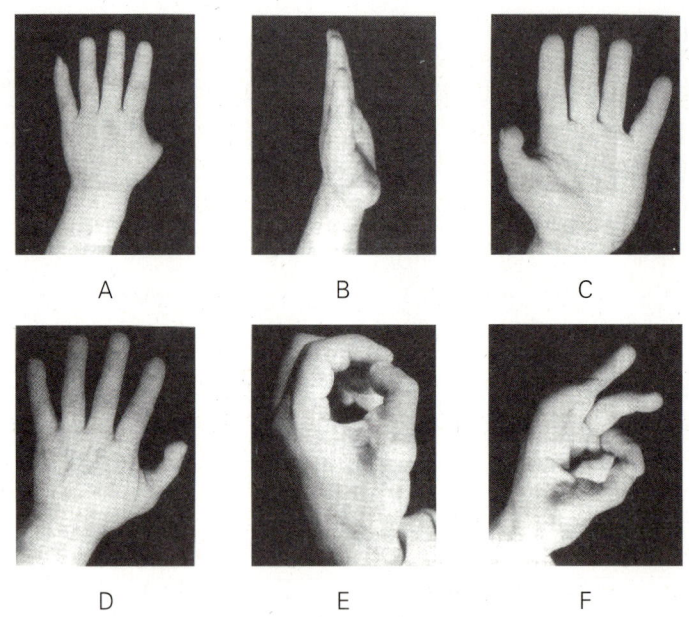

图 97-21　第 2 足趾移植拇指再造
A、B. 拇指缺损术前　C、D. 拇指再造术后形态　E、F. 拇指再造术后功能

五　移植足趾拇指美学再造和部分拇指缺损、部分足趾或踇趾移植再造

（一）移植足趾修饰拇指再造

1973 年取得足趾游离移植拇指再造成功，但是足趾形态有别于拇指，于 1977 年起尝试对移植第 2 足趾形态雕塑移植，使移植足趾手术后近似拇指形态，具体操作如下（图 97-22）：

1. 第 2 足趾末节杵状修剪成斜坡状，使移植足趾末节指腹近似拇指。
2. 移植足趾跖底三角形皮瓣臃肿削薄，使跖三角皮瓣为真皮下血管网皮瓣，避免移植后掌指关节处臃肿。
3. 移植足趾跖趾关节区臃肿，在手术放大镜下修正。
4. 指伸肌腱缝合张力稍紧，矫正足趾趾间关节屈曲。

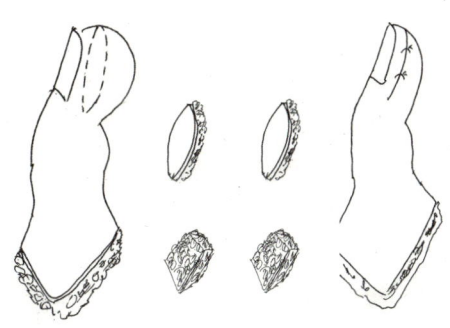

图 97-22 移植第 2 足趾修正,拇指美学再造手术设计

(二)部分足趾游离移植拇指部分缺损美学再造

部分拇指缺损时,如果采取部分足趾或部分踇趾吻合血管的游离移植,根据拇指缺损的形态、组织缺少量和方位,应当选择足趾或踇趾组织供区游离移植,其手术后再造拇指的美学形态是其他手术方法难以达到的(图97-23)。

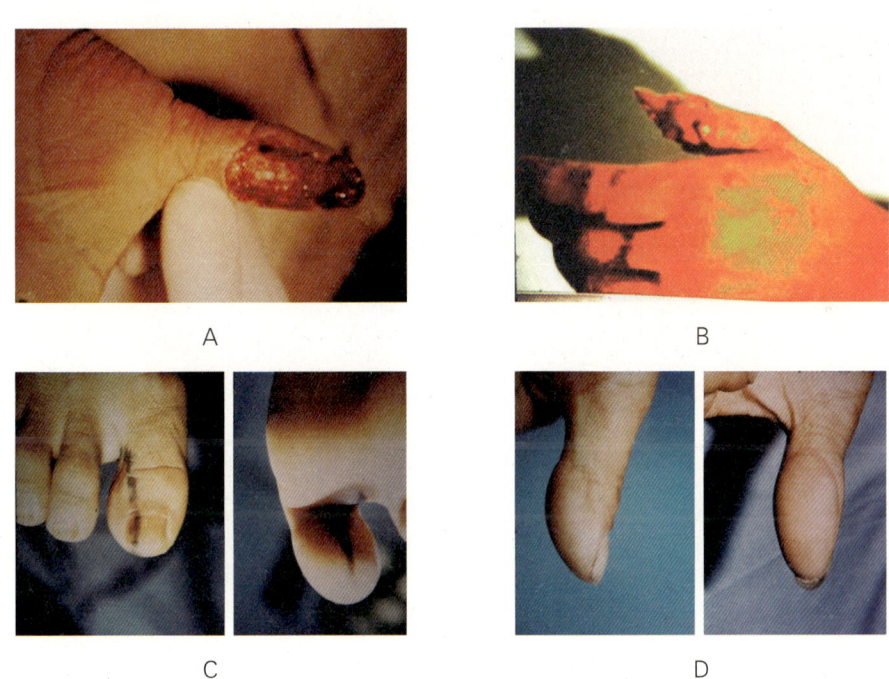

图 97-23 左拇指部分缺损,部分踇趾吻合血管游离移植手术前后(杨志贤供图)

六 足趾移植手指再造

足趾移植进行手指再造,其手术方法类似足趾移植的拇指再造,其主要特点是适应证的选择、供区切取移植足趾的设计及移植技巧美学设计确当。

(一)适应证

足趾移植手指再造的美学效果都不尽如人意,手术者和患者需要取得共识方可选择。

1. 示、中、环、小指缺损半节以上，为了美容和功能的目的进行足趾移植。
2. 示、中、环、小指缺损2～3节，为了功能及美容目的进行足趾移植做手指再造。
3. 除了拇指以外，其他手指全缺损，进行1～2个足趾移植，进行对掌手指再造。
4. 手指指腹缺损、指甲缺损，影响功能及外形，进行部分足趾移植指腹或指甲再造。

（二）手术方法及种类

手术方法包括：采用第2足趾移植；第1趾蹼皮瓣移植（V形组织瓣）；第2足趾包裹皮瓣移植；第2足趾甲床游离移植；部分第2足趾移植；扩大第2足趾移植；第2、3足趾联合移植；双侧第2足趾移植；一侧第2足趾，加另一侧第2、3足趾联合移植；第4足趾移植等。

移植手术过程同拇指再造的供区及受区手术过程，其注意点在于供区解剖时必须做供区移植组织的整形，以适合手指再造的要求。再造手指要求切除的足趾较细，在跖趾关节处要进行较彻底的修整，保护神经及血管不受损害，防止臃肿，使移植的组织形态正好与受区的需要相符合（图97-24）。

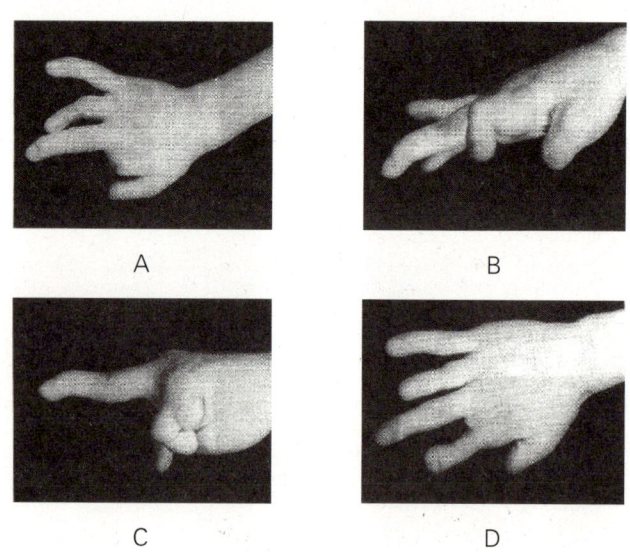

图97-24 第2足趾移植示指再造
A. 示指缺损术前 B. 示指再造术后可屈曲指间关节 C. 示指再造术后可屈曲掌指关节 D. 示指再造术后移植足趾成活，再造手指功能良好，患者满意，但形态欠佳

七 跗趾移植拇指再造和多手指缺失的再造

跗趾移植拇指再造是国外同行首先倡导的。由于跗趾对于足的弹跳、长距离行走和跑动较第2足趾更为重要，因此国内同行更愿意用第2足趾游离移植拇指再造，但是跗趾游离移植手部功能再造是一个良好选择。跗趾移植的供足解剖和第2足趾移植类似，只是保留跗趾的血管、神经、肌腱等。

多手指缺失的患者常常要求"残缺手指全部再造"。医师必须从功能需要和再造手指外形缺陷等方面和患者深入交流，取得一致意见，并有完整记录。

一般认为，两个以上的手指缺失就有做多指再造的必要。但在掌握手术指征时要根据手缺失功能缺陷的评定，从多方面综合考虑制定手术方案，如缺失哪一个手指、缺损的平面、拇指的功能状况，以及年龄、性别、职业等因素。手指再造多采用足趾移植的方法，这就意味着手指再造都是以丧失相同数量的足趾为代价的。供足的损害是应予以评估的，常规要避免一足切取两足趾和两跖趾关节。很显然，缺一补一的做法是不正确的，应以再造强有力的对掌手指为第一目的。如手指缺损较少，有条件则进行个别手指再造，以示、中指再造，或中、环指再造。

（一）手术指征

1. 一只手四个手指均在近节指骨中段以远缺失。
2. 仅存拇指和小指，其他手指全部缺失。
3. 仅存小指的其他四指缺损。
4. 从美观角度或职业要求，患者强烈要求多指再造，单纯美的手指再造应劝告其采用义指。
5. 在急诊中偶遇多指缺损并伴有因没有条件再植而废弃的下肢或足趾，此时可将所有可利用的足趾移植做手指再造。

（二）手术方案确定

1. 需要再造手指的数目　根据患者的实际需要，尽量以最少的手指再造数目来满足功能要求及患者所能接受的形态改善。当然，一只手的手指越多，捏的力量就越大，持物就越稳定，形态改观越明显。手指残缺的程度是确定手指移植数的重要依据，只要掌指关节功能良好，保留近节指骨水平的手指，该指具有一定的功能长度，一般不做手指再造。即使做了足趾移植再造手指，因手指和足趾的形态差异，直径不同，尤其是在连接部位也很难做到圆满，甚至再造手指位置或功能不善，影响手的功能。

如没有特殊要求，一只手只要有健全的拇指和另外两个手指就可以具备手的70%～80%的功能。因此从功能重建的目的而论，多指缺损的患者只要再造两个手指就可以达到治疗目的。

2. 再造手指的位置　虽然有报告用四足趾移植做四手指再造，但笔者不予推荐。如果多指缺损要求再造，可取等量足趾在每个残指上进行再造。但这样的病例在临床上很少遇到，常见的还是做一指或两指再造。将手指再造在哪一个位置，是下面讲述的内容。对手的整体功能来讲，不同的手指所起的作用是不同的。只要有可能，应当事先考虑再造那些功能比较重要的手指。一般认为，首先考虑做示指再造。做示指再造的先决条件是：

（1）患手拇指功能良好。

（2）大鱼际肌良好，虎口要足够宽。

（3）第2掌指关节功能良好。否则不能完成对指功能及握持功能。如果虎口较狭窄，应做中指再造，同时将第2掌骨短缩，修整皮肤软组织，形成新的虎口。

在多指缺损中决定做两指再造时，笔者认为做相邻的两指再造，无论在功能和形态方面均较良好，而且易被患者接受。

要根据每个残指的缺损水平再造手指的位置。如果近节手指完整，掌指关节功能良好，从手功能缺失的程度而言，这类缺损无须再造，如果患者从美容的需求出发要求再造，医师要谨慎地选择供区，精心地对供趾进行修正，移植后才能达到目的，否则会弄巧成拙。

3. 再造手指的长度在功能和形态上合适，患者满意　正常人体的足趾短于手指，在近节手指水平做足趾移植，再造的手指均短于原来的手指。多指缺损进行手指再造时，功能重建是主要目的，移植的足趾虽短，但能发挥良好的伸屈功能。如果一味追求原手指长度，连同跖骨取下移植做手指再造，则无论是形态和功能都难以达到理想的效果。

在掌骨水平的手指缺损，再造时可将跖趾关节水平与原掌指关节相吻接，特别是当有正常的掌指关节存在时，可使患手在握物时达到同步的协调动作。

正常人中指最长，小指最短，多指再造时，在尽可能的条件下，要考虑到这个特点。

残指缺损平面在中节手指，足趾移植再造虽能达到原手指长度，但因手指与足趾连接部膨隆，使手指形态欠佳。这种情况可做局部软组织修剪及移植趾骨整形，但移植足趾的伸屈功能难以达到功能的要求。尤其对多指缺损的病例要慎重考虑。

缺损手指残端的皮肤条件也是影响再造手指长度的因素之一。手指残端瘢痕增生，皮肤挛缩而变得菲薄，常伴有水肿等，难以接纳移植的足趾。这时的处理方法或是供移植足趾做扩大足趾移植，或者就要以牺牲再造手指长度为代价，切除残端不正常的覆盖组织。

手指再造的长度也受拇指的功能状况影响。如果拇指功能受限，预计通过手术及功能锻炼难以恢复正常活动范围，则再造手指的长度以比计划的短一些为好，否则就难以完成对指功能。

4. 供趾的选择　对于供足的选择，要求供足无瘢痕，大隐静脉未做过切开或长期输液，无足癣或较轻微，足背动脉、第1背动脉搏动较清晰。根据足的解剖结构选择供足，其基础是足背动脉及大隐静脉位于移植足趾的内侧，因此供足为单足时，取同侧足为好，因受区的血管在桡侧，足趾的血管蒂在皮下隧道内距离较短，不易发生迂回、扭曲。

因组合移植再造手指双足都是供足，再造桡侧手指用对侧足，尺侧的则用同侧供足，理由是两个足趾的血管蒂彼此靠近，有利于组合移植。

在多指缺损的病例中，通常以再造两个手指为多。为避免供足术后形态及功能损害，宜在双足各取一个足趾，以组合移植的方式做手指再造。如在一侧供足取两个足趾，尽管手术方法简单，不需组合，终因供足外形欠佳及功能损害，而且再造手指指蹼过高，需再次做指蹼加深手术，很少应用。但在三指以上的手指再造时，可在同足取下两趾。

（三）手术方法

手术方法与第2足趾再造拇指基本相同。所不同的是将两条血管蒂在与受区血管吻合前进行组合，形成一个整体。当供移植的足趾取自双足，而且准备做组合移植时，在切取足趾时，要有计划地将其中之一的血管蒂保留适当的分支。动脉的分支是保留足背动脉的足底深支，在大隐静脉上则保留适当管径的静脉属支。先将另一足趾血管蒂与上述动静脉分支做端端吻合，然后再将保留分支的血管蒂与受区血管吻合。

另一种方法是，两组血管蒂不做组合，而是将两条带血管蒂的足背动脉分别与受区血管切断后的两个断端吻合，其中之一是采用逆行供血的方式。手背的浅静脉数量较多，可选择两条作为受区静脉与两条大隐静脉吻合。

如果做组合移植，则两个受区创口之间及其近侧皮下隧道应做得较宽，以容纳两组移植足趾的血管蒂通过。手背皮肤做广泛的潜行分离时，要根据局部皮肤条件，如有深在的瘢痕时，分离范围不宜过大，否则影响皮肤血供。

重建骨支架、肌腱吻合、神经吻合的方法与第2足趾移植再造手（拇）指相同（图97-25）。

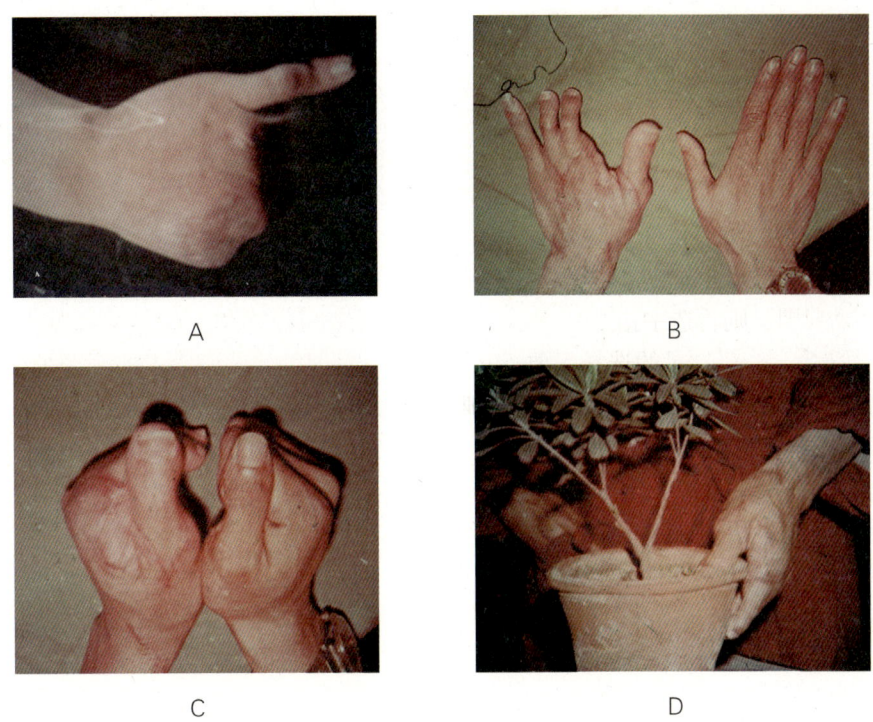

图 97-25 左手含拇指四手指缺损，拇指采取踇趾移植拇指再造，示、中指取另一足第 2、3 足趾移植再造，术后功能良好

八 足趾游离移植成功要素

足趾移植拇（手）指再造是手功能缺失修复重建的最佳选择之一，保证移植手术完全成功是要素。笔者曾对 230 例患者进行足趾移植手功能再造，取得 100% 成功，基本点如下：

1. 选择烟酒嗜好控制良好、供受区皮肤健康、积极配合手术的患者。
2. 供区三点一线检查，掌握血管走向、直径、弹性。
3. 多半取直视下逆向解剖供趾，应用放大镜操作。
4. 足趾移植前，应等待足趾的痉挛血管舒张、血管再充盈 10～15 分钟。
5. 骨支架结合稳定。
6. 在显微镜下进行血管与血管之间的熟练精准吻合。
7. 术中、术后室温温暖，26℃ 较适宜，局部用红外线灯照射。
8. 术后使用扩血管和抗痉挛药物 5～7 天。
9. 每 0.5～1 小时监护一次血供，特别是手术后 24 小时，维持 5～7 天。
10. 一旦发现移植足趾血管危象，应立即手术探查处置。

第四节 扩大第 2 足趾移植、V 形皮瓣移植拇指再造

为了拇指及手指再造一些特殊情况的需要，笔者于 1977 年应用扩大第 2 足趾移植做拇指及手指的再造（包括足趾、跖趾关节、足背皮瓣和趾短伸肌等合并移植），后又设计了足趾 V 形皮瓣

移植拇指再造，即同时切取踇趾腓侧趾蹼皮瓣和第2足趾皮瓣移植修复手指或拇指缺损。早在30多年前，中外许多专家就设计了多种足背皮瓣，行足趾部分移植，做拇指及手指再造，对特殊情况的拇指及手指缺损，具有较大的实用价值。

一 扩大第2足趾移植

第2足趾、足背皮瓣、第2跖骨等一并移植，称为扩大第2足趾移植。

（一）适应证

1. Ⅴ、Ⅵ型拇指缺损。
2. 拇指或手指缺损伴手背或手掌大块皮肤缺损。
3. 拇指合并2个以上的手指缺损。
4. 拇指存在，4个手指及掌骨缺损。
5. 断掌手指拇指全缺损。
6. 断腕的拇指手指再造。

（二）扩大第2足趾移植分型

1. Ⅰ型：第2足趾加足背皮瓣移植。
2. Ⅱ型：第2足趾加第2跖趾关节加部分第2跖骨加足背皮瓣移植。
3. Ⅲ型：Ⅱ型加趾短伸肌腱移植。
4. Ⅳ型：Ⅱ型加踇趾及第3足趾趾背皮瓣移植。
5. Ⅴ型：第2、3足趾加足背皮瓣移植（图97-26，图97-27）。

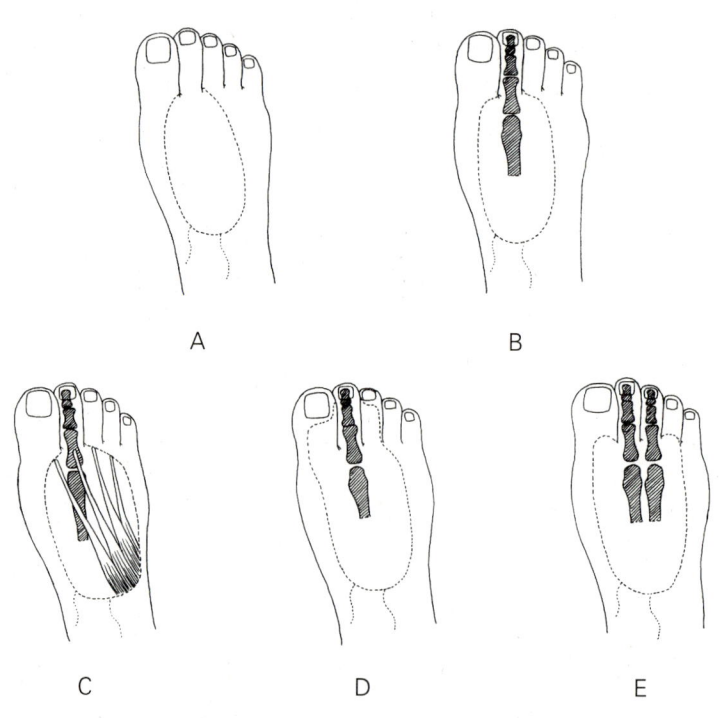

图97-26　扩大第2足趾移植的分型
A. Ⅰ型　B. Ⅱ型　C. Ⅲ型　D. Ⅳ型　E. Ⅴ型

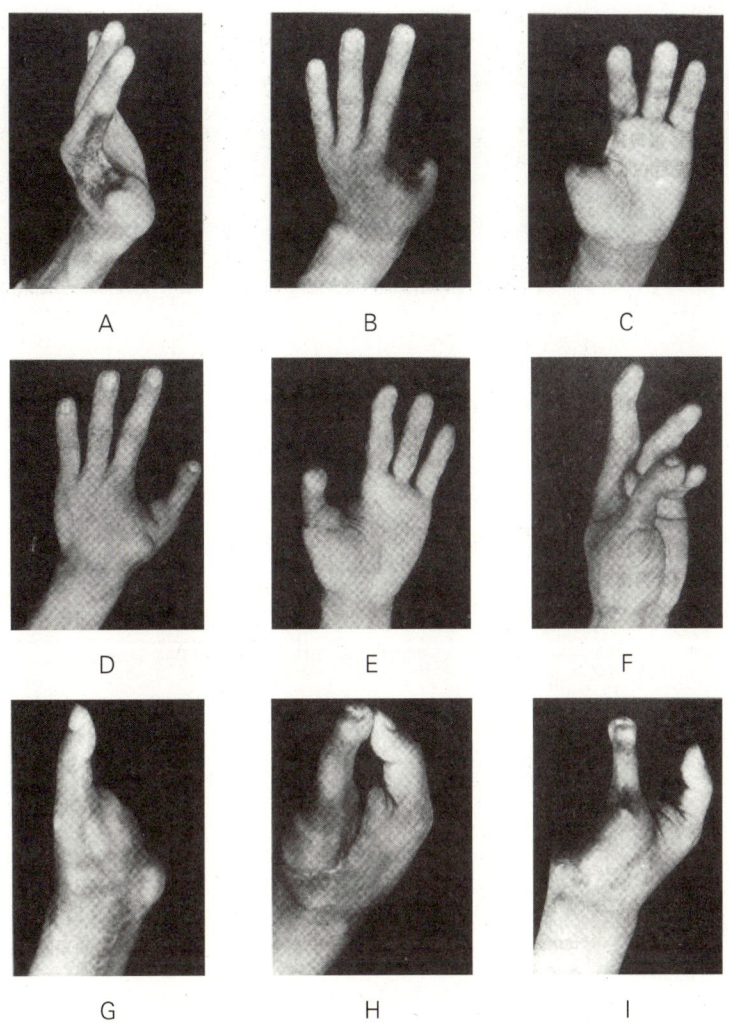

图 97-27 扩大第 2 足趾移植拇指及手指再造
A、B、C. 拇指、示指缺失　D、E、F. 扩大第 2 足趾移植拇指再造术后
G. 示、中、环、小指缺失　H、I. 扩大第 2 足趾移植，对掌手指再造术后

二、足趾 V 形皮瓣及部分足趾移植

足趾 V 形皮瓣移植包括第 2 足趾胫侧加𤙔趾腓侧趾皮瓣移植，或第 2 足趾胫侧加𤙔甲瓣移植，或第 2 足趾趾甲皮瓣加𤙔趾腓侧趾皮瓣移植，尚有部分足趾移植等，这为各种不同类型的拇指或手指缺损提供了多种组织供区选择。

三、足趾合并足背或胫前皮瓣移植

扩大第 2 足趾移植的拇指再造，使足趾移植拇指再造范围大大地扩大了，但有时由于手部创伤严重、组织缺损较大，即使扩大第 2 足趾移植，还不足以覆盖手部创面。笔者利用胫前踝关节区的胫前动脉皮肤分支，在胫前区同时制造另一块胫前皮瓣，构成扩大足趾加胫前区皮瓣移植，这样一对足背动脉及足背静脉携带了多种游离组织移植，使足趾移植拇指再造的手术适应证有所扩大，拇指手指缺损及手背或手掌的大范围皮肤缺损能一次得到修复（图 97-28）。

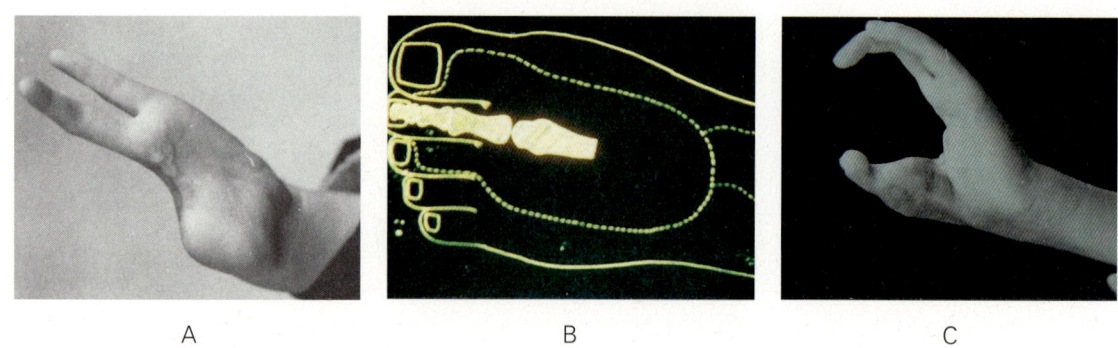

图97-28　左手拇指、示指、中指及第1、2、3掌骨部分缺损，皮肤及相应肌腱缺损
A. 手术前　B. 供区设计　C. 手术后功能

第五节　踇趾移植拇指再造

应用踇趾移植拇指再造是拇指再造的良好适应证。Cibbett（1969）及Buncke（1973）先后在临床上取得成功。

一　适应证

拇指Ⅲ、Ⅳ、Ⅴ型缺损拇指再造，踇趾移植的形态更接近于拇指，指甲扁平，指腹宽大，两节指骨，而且移植后拇指力量及感觉良好，但对供区外形及功能影响较第2足趾大。

二　应用解剖

类同于第2足趾移植的应用解剖。

踇趾动脉包括踇趾固有动脉及踇趾背动脉，来自第1跖背动脉或来自第1跖底动脉，静脉系统同第2足趾移植。神经来自足底内侧神经的踇趾固有神经。

三　手术切口设计

1. 于踇趾背侧及足背设计Y形切口。
2. 于踇趾跖底设计V形切口。
3. 于受区设计拇指残端纵行切口（图97-29）。

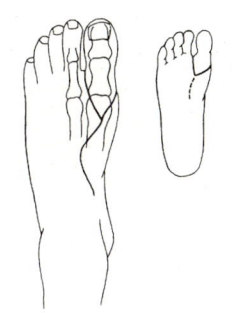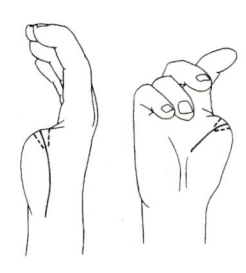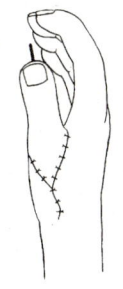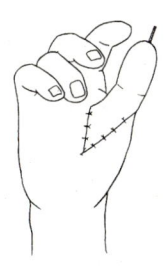

图 97-29 踇趾移植手术
A. 切口设计　B. 手术效果

四　手术过程

手术分两组进行，受区组及供区组同时进行，类同于第2足趾移植。

（一）受区组

1. 切开拇指残端。
2. 在手背鼻烟壶区暴露桡动脉。
3. 暴露腕背静脉分支、头静脉、手背静脉。
4. 暴露拇长伸肌腱残端。
5. 在手掌暴露两根指神经残端及拇长屈肌腱。
6. 修整第1掌骨残端，条件允许时解剖出掌指关节囊供吻接；如果无法恢复掌指关节，则在掌骨残端制成凹槽，容纳移植足趾趾骨或跖骨做骨栓固定。

（二）供区组

同第2足趾解剖。
1. 在足背做Y形切口，暴露足背浅静脉及大隐静脉，切断足背浅静脉向第2、3趾的分支。
2. 在足背近端解剖足背动脉、足背动脉足底深支及第1跖背动脉，有困难时，切开跖深韧带，使第1跖间隙扩大，在第1跖间隙骨间肌内解剖第1跖背动脉或第1跖底动脉。
3. 在足底踇趾基底做V形切口，解剖踇趾固有动脉与第1跖背动脉或跖底动脉的吻合支，切断到第2足趾的动脉分支。
4. 解剖踇趾固有神经并切断，应有足够长度。
5. 解剖踇长伸肌腱及踇长屈肌腱，并切断，应有足够长度。
6. 在踇跖趾关节处，或在踇趾跖骨区截断踇趾。

五　移植

待受区血管准备完成后进行踇趾移植。
1. 做骨关节克氏针固定，或关节囊缝合。
2. 先吻合静脉，再吻合动脉。
3. 吻合肌腱。
4. 吻合神经。

5. 放置引流，并用石膏托固定。

第六节　跚甲瓣移植拇指再造

跚甲瓣（big toe wrap-around flap）是由 Morrison（1978）最先应用的，是将带血管神经的跚趾包裹皮瓣移植到拇指后再进行植骨，再造拇指，其形态十分逼真，故被推广应用于拇指再造。

一　适应证

Ⅲ、Ⅳ型拇指缺损及第 1 掌骨缺损较少的 Ⅴ 型拇指缺损。本手术再造的拇指虽具有较好的美容效果，但是其植骨有时会吸收及愈合不良，可在手术中进行改进，即切除部分跚趾的趾骨一起移植，使拇指再造的植骨区近端及远端都有血供，促进移植物的成活。

二　应用解剖

类同第 2 足趾移植及跚趾移植的应用解剖。

三　手术切口设计

笔者改良了 Morrison 的切口，在足背跚趾基底设计 Y 形切口，在足底设计 V 形切口，跚趾胫侧皮肤保留做跚趾趾骨的血供。受区切口设计类同于跚趾移植拇指再造。

四　手术过程

类同跚趾移植拇指再造。

（一）受区组

同跚趾移植，同时需切取一块髂骨（0.8～1.0）cm×（0.8～1.0）cm×（5～6）cm，备用。

（二）供区组

参见本章第十一节"异体手指移植拇指再造"的手术过程。

（三）跚甲瓣移植

1. 在受区移植一块 0.8cm×0.8cm×（5～6）cm 的髂骨，在拇指掌骨残端做骨栓固定，另加钢丝结扎。

2. 移植跚甲瓣，包裹移植的髂骨块，如果跚甲瓣带有末节趾骨，需用克氏针固定。注意，如果用克氏针固定，则不用钢丝结扎，以免影响骨的愈合（图 97-30～图 97-32）。

3. 吻合静脉及动脉，最后吻合神经。

4. 缝合皮肤，放置引流。

（四）供区姆趾创面植皮修复

术后往往造成供足行走痛。为防止手术后供足并发症，局部整形技巧的应用很重要，如用第2足趾背皮瓣等邻近皮瓣修复姆趾腹侧，其余部分植皮修复。

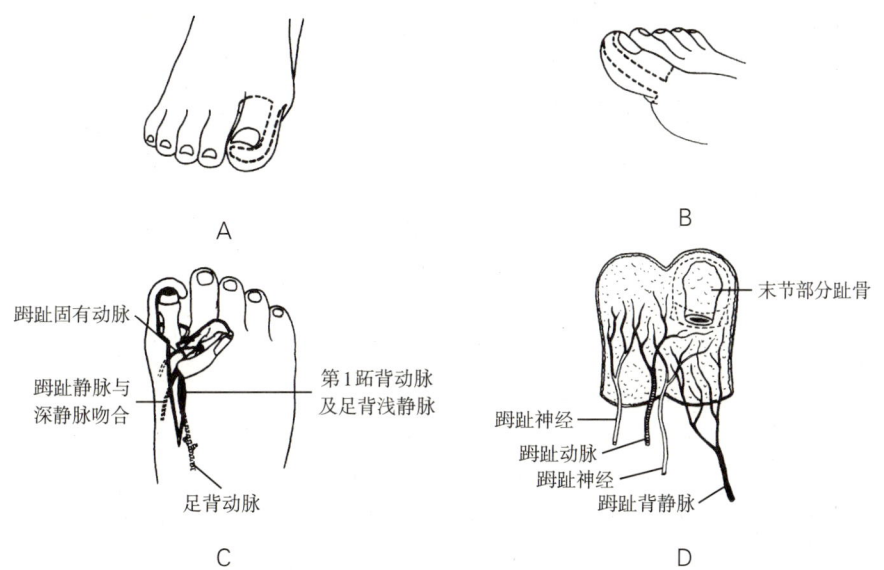

图 97-30　姆甲瓣移植
A、B. 姆甲瓣切口设计　C. 姆甲瓣的切取　D. 姆甲瓣结构

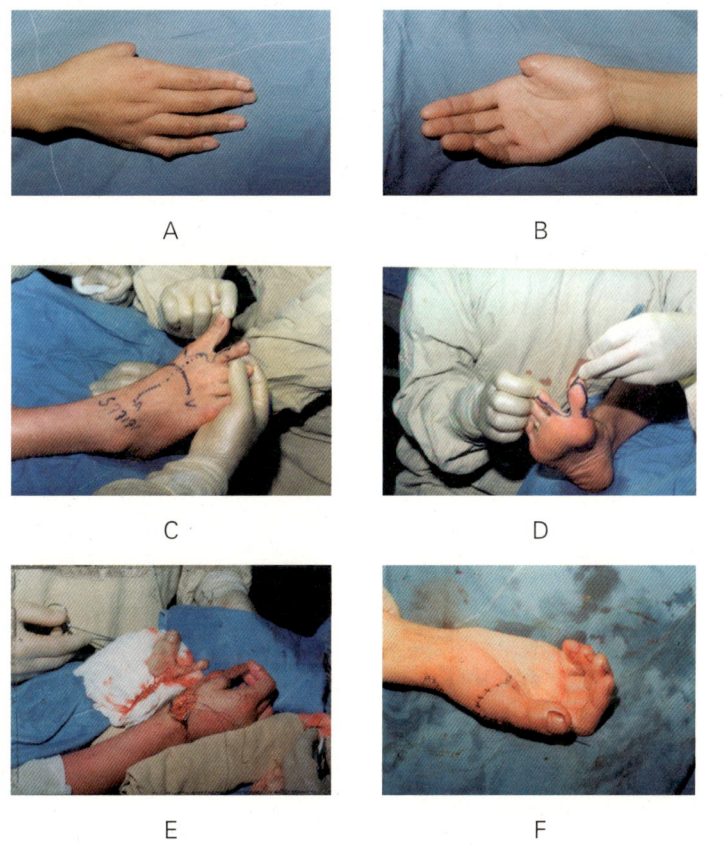

图 97-31　姆甲瓣加植骨拇指再造
A、B. 右拇缺损术前　C、D. 姆甲-趾蹼V形皮瓣设计　E. 姆甲瓣移植前，拇指植骨　F. 右拇再造术后

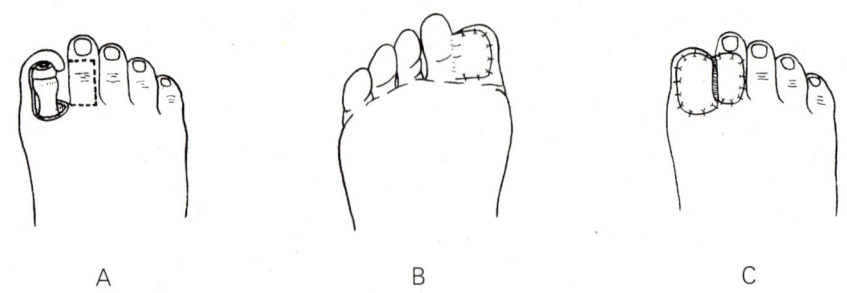

图 97-32 踇甲瓣移植供区处理，第 2 足趾背皮瓣移植修复踇趾趾腹
A. 第 2 足趾背皮瓣设计　B. 第 2 足趾背皮瓣转移修复踇趾腹侧　C. 踇趾及第 2 足趾背植皮

（王炜　董佳生）

第七节　拇指延长术

拇指延长术常用的手术方法有：Gillies 拇指延长术，又称拇指脱套延长术；指骨延长拇指延长术（thumb of phalany lengthening by distractor）；掌骨延长拇指延长术等。

一、Gillies 拇指延长术及改良 Gillies 拇指延长术

利用拇指残端手背皮肤形成皮瓣加上植骨，使残指有效地加长，能加长 2～3cm。如适应证选择恰当，功能恢复好，延长的拇指能恢复粗、细劳动功能，这是由于其关节及感觉良好之故。因为手术方法简单，所以特别适用于年长患者。缺点是外形不理想，并且延长长度有限。

（一）适应证

适用于 Ⅰ 型、Ⅱ 型及部分 Ⅲ、Ⅳ 型拇指缺损，残端无硬韧瘢痕，软组织丰满，皮肤移动性良好，以及因患者条件限制，不宜或不愿意选用其他方法如示指转位、足趾移植进行拇指再造者。

（二）手术方法

1. 残指局部皮瓣加植骨　利用拇指末端的带蒂皮瓣加植骨进行拇指延长。

外科技术：在距残端 2～3cm 处，在残指的背侧或桡侧做半环形或舌形切口，皮肤切口深达深筋膜层。保留掌侧或尺侧皮肤为蒂，在深筋膜层下掀起局部皮瓣，如皮瓣血供欠佳，可行延迟手术，即先掀起皮瓣的 2/3 或 1/2，在深筋膜层下分离皮瓣，然后原位缝回，待 10 天后重新切开和掀起皮瓣。使皮瓣向远端分离，暴露拇指残端，使皮瓣与拇指残端之间能容纳拇指延长的移植骨片。修整残端，取髂骨块插入髓腔，用克氏针做内固定。皮肤切开后注意保护拇指掌侧血管神经束的完整，不受损伤。皮瓣翻起，遗留的创面用皮片移植修复。

2. 残指帽状皮瓣加植骨　在 Gillies 拇指延长术中，采用上述延长方法，拇指长度延长在 1～2cm，常难达到满意结果。采用拇指末端制造岛状帽状皮瓣，可使拇指延长 2～3cm。

外科技术：距残指指端 2.5～3cm 处做环状皮肤切口。在拇指腹侧仔细显露两侧指神经血管束，并保持与帽状皮瓣相连。在神经血管束近端仔细分离，尽可能使其延长，使拇指末端皮肤制

成带神经血管蒂的帽状皮瓣。利用游离神经血管束，可使皮瓣向远端牵出2~3cm。由于延长的皮瓣形态为帽状，又名脱套拇指延长术。

在拇指骨残端移植2.5cm×0.8cm×(0.8~1.0)cm的髂骨块，修整残端，植骨，用骨栓及克氏针做内固定。进行骨块移植时，常常不易操作，可在帽状脱套皮瓣的远端做一横切口，暴露拇指指骨残端，进行指骨修整及骨移植的固定。皮瓣创面用全厚皮片移植修复。

本法的主要缺点是拇指延长长度有限，有时出现皮瓣血供障碍、骨外露、再造拇指形态欠佳。如由有经验的医师手术，不易出现脱套帽状皮瓣的血供障碍，手术成功率很高。由于手术操作简单，对于一些年龄较长，要求恢复功能迫切，而对形态要求不高的患者，此手术是一良好选择（图97-33）。

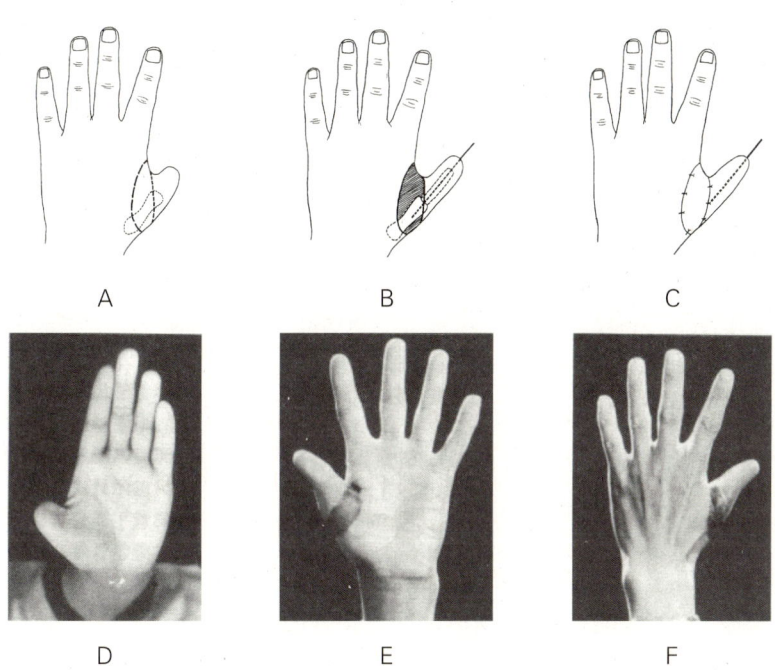

图 97-33　Gillies 拇指延长术
A. 拇指皮肤切口设计　B. 拇指延长植骨　C. 延长区创面植皮　D. 术前　E、F. 术后

（三）注意事项

1. 拇指延长术适合于残端拇指皮肤愈合良好，皮肤及皮下组织松软者。
2. 做拇指桡侧舌状皮瓣延长时，注意保护手背的回流静脉不受损伤，保护好指血管神经不受损伤。
3. 脱套延长的帽状皮瓣应保护其手背静脉及指神经血管不受损伤。
4. 移植骨块应大小适宜，过大会造成皮瓣血供障碍。
5. 移植骨块与拇指残端指骨间有良好固定，采用骨钉固定，或骨栓插入近端指骨残端，或钢丝固定，或小型钢板螺钉固定，或骨钉加克氏针固定。
6. 拇指基底植皮床应没有骨及肌腱或腱鞘暴露。
7. 移植骨克氏针固定宜在术后4周以后、X线检查骨愈合良好时拔除。
8. 术后3个月内延长拇指不宜重负荷劳动。手术后早期，即术后3~4周内，除了克氏针固定外，并用外支架或石膏托保护，但拇指腕掌关节可以活动。

二 拇指掌骨或指骨延长术

该法即为用拇指掌骨或指骨延长方法，增加拇指的功能长度，达到拇指缺失功能再造的目的。对于Ⅰ、Ⅱ、Ⅲ型及部分Ⅳ型拇指缺损，均可采用这种手术进行拇指延长，达到拇指再造的目的。常常采用的方法是掌骨延长，但是如有足够的指骨时，也可采用指骨延长。

手术方法包括了植骨术掌骨延长，或应用外置式骨延长器掌骨或指骨延长。

（一）植骨术掌骨延长

植骨术掌骨延长是将掌骨中部截断，移植骨片插入其中，延长长度有限，约1cm。

在拇指背侧掌骨中部做一纵行皮肤切口，暴露第1掌骨中部，用骨膜剥离子剥离掌骨骨膜，进行掌骨中部截骨，移植一块1.0cm×1.0cm×1.0cm的髂骨块，插入掌骨截断的间隙之中，外用小型钢板螺钉固定，或钢丝固定，或克氏钢钉固定。

由于第1掌骨周围的肌肉、肌腱及韧带张力较大，立即植骨的掌骨延长很少能达到延长1.5cm的，因此这不是一种有效的拇指延长术。

（二）骨延长器掌骨延长术

骨延长器掌骨延长术是将掌骨截断，在截骨的掌骨上安放骨延长器，达到拇指延长的目的。

该手术可延长拇指3cm左右，武汉同行使用此方法延长达5cm。延长的拇指外形及功能良好，缺点是治疗周期较长。

骨延长器掌骨延长术是Mater（1967、1980）报告的一种术式，笔者在应用中对其做了一定的改良，方法如下：

1. 切口　在拇指第1掌骨中部背侧皮肤做一2～3cm的纵行切口。
2. 分离骨膜　在第1掌骨中部背侧做一纵行切口分离骨膜。
3. 掌骨中部截断　在掌骨中部用电锯或线锯将掌骨截断。
4. 安插克氏针　在被截断掌骨的近端及远端各安插2根克氏针，注意克氏针进入处避开拇指的血管神经。
5. 安放外置式骨延长器。
6. 骨的延长　术后即可通过捻动骨延长器的分离杆进行骨延长，一般每转一圈延长1mm，每天延长1～1.5mm，达到设计的延长长度后，骨延长器继续安放3～4周。X线检查骨痂愈合良好时拔除钢针，卸下掌骨延长器。一般掌骨延长长度为3cm（图97-34）。

在骨延长时要注意延长速度，遇有手指血循环不良，或指神经快速延长有不适时，宜减慢延长速度。

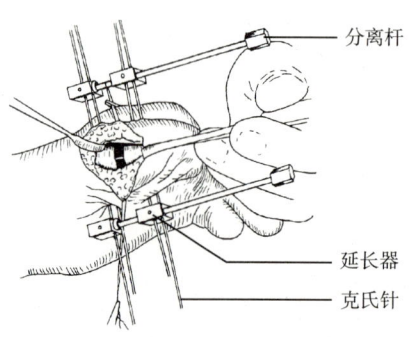

图97-34　用于拇指延长的骨延长器

第八节　手指转位拇指再造

应用手指转位再造拇指，称为手指拇指化手术。对于拇指全缺损伴有示指、中指远节缺损的患者，手指转位拇指再造术是一种功能、形态良好的拇指再造的方法。由于是带血管神经蒂的手指转位移植，因此手术成功率高，远比游离足趾移植拇指再造风险小。但是该拇指再造技术毕竟不能增加一个手指，有时不能满足患者期望，如果医师能恰当地阐明该手术的优点，则肯定会被患者所接受，但最终选择权还是应该留给患者及其家属。特别是对那些不具备足趾移植手术适应证的患者，这是首选的手术方案。

一　残缺手指拇指化手术

残缺手指拇指化手术，是利用部分残缺的示指或中指或环指的残端转位移植来再造拇指。

（一）适应证

1. 拇指Ⅲ、Ⅳ、Ⅴ型缺损。
2. 示指或其他手指远节或远节、中节缺损，拇指缺损。
3. 患者不愿或没有条件进行足趾移植。

（二）手术方法

该手术方法是由 Littler（1953）最先报告的，目前已有一定的改进。

1. 切口设计

（1）在示指背残端掌指关节近端设计一个三角形皮瓣，基底位于示指掌指关节处，尖端达腕背远端横纹。

（2）在虎口区设计一个舌状皮瓣，基底位于虎口平面，顶端达远端腕横纹。舌状皮瓣与三角皮瓣相邻，舌状皮瓣桡侧切口达第1掌骨中线，并绕过拇指残端瘢痕区。

（3）在示指基底部掌指关节横纹区设计横切口。

2. 手术过程

（1）在示指做三角形皮瓣切口，掀起三角形皮瓣，注意保护好皮瓣蒂部，保留一条以上的静脉不损伤。一旦损伤，应在示指转位后寻找一条静脉与示指静脉吻接，使示指转移术后更为安全。一般而言，不做静脉再吻合转移示指也能成活，因为指动脉神经蒂周围有伴行静脉，虽然很细，但是提供了移植手指的部分静脉回流通路。

（2）在虎口背侧掀起舌状皮瓣，在深筋膜下掀起皮瓣，直达虎口边缘。

（3）切除拇指残端瘢痕，暴露拇指残存掌骨。

（4）切开示指掌侧基底部横行切口，暴露指神经血管束，结扎指总动脉向中指的指动脉分支，避开指总神经，保护向中指桡侧及示指尺侧的指神经，此时完成了示指神经血管束的分离。

（5）在示指背分离手背深筋膜，暴露及分离指伸肌腱。

（6）切开第2掌骨骨膜，分离骨膜在适当的部位，截断第2掌骨。为保持手掌形态，并截除一段第2掌骨近端，分离蚓状肌及骨间肌，示指已游离，做带蒂移植。

（7）转移示指，将第2掌骨断端与拇指残端接合，用骨钉加克氏针固定，或骨钉加小型钢板固定。

（8）在拇指桡侧制造垂直切口，容纳示指三角形皮瓣插入。

（9）转移舌状皮瓣做虎口再造，置引流，缝合皮肤（图97-35）。

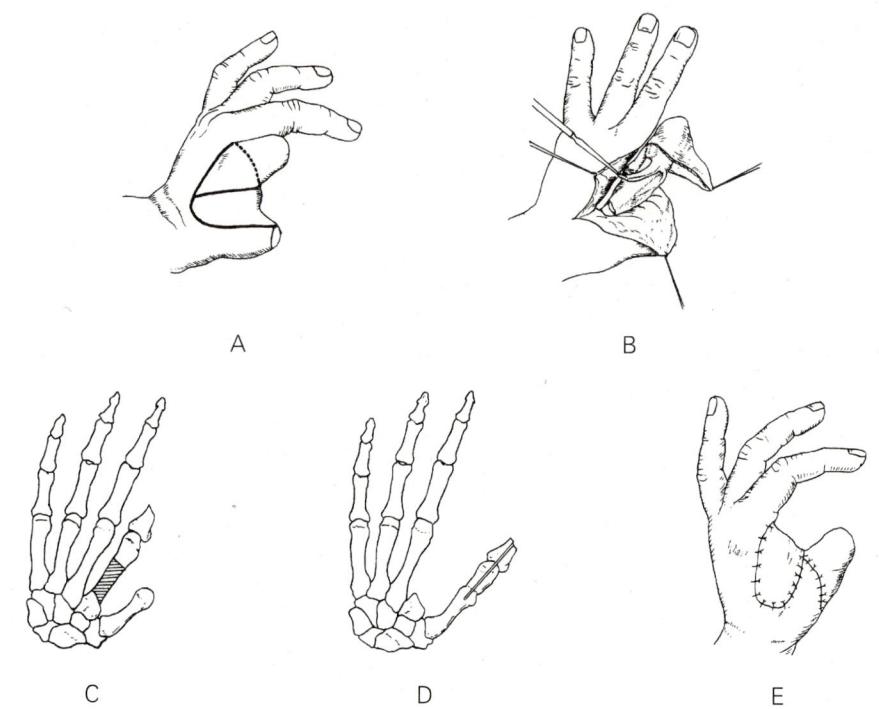

图97-35 残缺示指拇指化手术过程

A. 示指背皮瓣及虎口皮瓣设计　B. 暴露掌骨，移开伸肌腱，准备做第2掌骨截骨　C. 部分第2掌骨切除　D. 固定转位的示指残端　E. 示指残端转位拇指再造

二、示指拇指化手术

详见先天性拇指发育不良拇指再造。

（一）适应证

Ⅴ、Ⅵ型拇指缺损。

（二）手术过程

基本方法同残缺手指拇指化手术，其皮肤切口设计区别如下：

1. 于示指背设计三角形皮瓣，皮瓣尖端位于掌骨中部，从示指尖到三角形皮瓣尖端的长度等于再造拇指的长度，也等于健侧拇指从指尖到腕掌关节平面的长度。

2. 在手背设计S形切口，制造手背舌状皮瓣，从示指外侧缘到达第1掌骨残端。

3. 在示指掌侧指间关节横纹近端1cm处做横行切口，与手背三角形皮瓣尺侧切口相汇合，桡侧与手背S形切口示指掌指关节处相汇合。

在皮瓣掀起后，其他手术步骤同前，但是示指伸肌腱应做相应的短缩，如果大鱼际肌已毁损，应用手内肌进行大鱼际肌的再造及示指固有肌转移，做拇长展肌腱的再造（详见先天性拇指发育不良拇指再造，图97-36）。

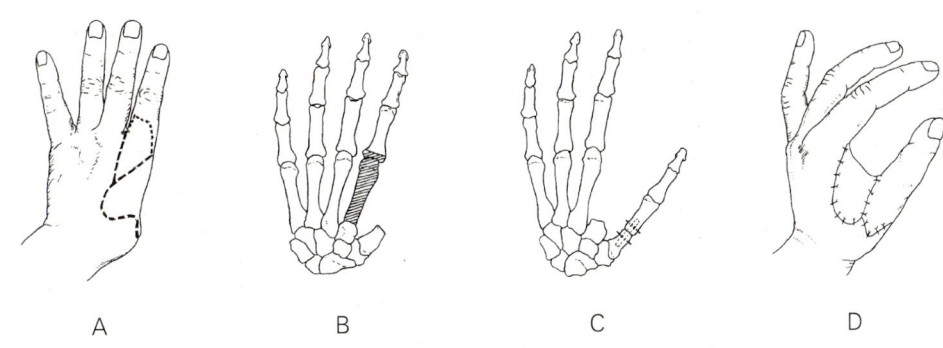

图 97-36 示指拇指化手术过程
A. 皮肤切口设计：长虚线为手背切口设计，短虚线为示指掌侧皮肤切口设计 B. 阴影部分为骨切除的范围 C. 移位指的是骨栓固定和克氏针固定 D. 指移位手术结束

三 环指拇指化手术

这是Gosser提倡使用的拇指再造术，对其手部切口应进行一定的改良。我们通过临床感觉到示指拇指化手术，无论是对于先天性拇指缺损或是外伤性拇指缺损，均是一优良的手术选择。在移植中，可再造一个三节指骨的拇指，或两节指骨的拇指。但Gosser的观点还是有价值的，他指出示指比环指在对掌和三点捏握等功能方面更重要。因此，他倡导用次要的环指转移做拇指再造。

（一）适应证

Ⅳ、Ⅴ、Ⅵ型拇指缺损。

（二）切口设计

1. 于环指基底部掌侧做两条平行的纵行切口，两切口相距2.0cm，切口达近节指骨底。
2. 在鱼际区做横行切口或斜行切口，一端与环指掌侧纵行切口相连，另一端达拇指残端瘢痕区，分别制成两个三角形交叉的Z形切口。
3. 环指手背基底部做网球拍样切口。

（三）手术过程

1. 做手掌部两纵切口及一横切口，达掌筋膜深面，保护其下指神经、血管不受损伤。
2. 分离环指的血管神经束，切断结扎向小指及中指的指动脉，并将环、中指间及环、小指的指总神经劈开，使其尽可能向近端分开，并有足够的移植长度。
3. 在环、中指间及环、小指间切开掌深横韧带，使移植的环指与中、小指掌骨头间游离。
4. 分离两侧骨间肌。
5. 在第4掌骨骨膜表面分离环指屈指腱鞘。
6. 在手背切口切开皮肤，切断指伸肌腱，并保留足够长度，便于转移后与拇长伸肌腱吻接。
7. 掌指关节近端做第4掌骨截骨离断，转移环指。环指有一个狭窄的皮肤蒂、两条血管神经束及屈肌腱。
8. 将环指第4掌骨断端与拇指掌骨残端骨制成骨栓相互接合，并做克氏针固定。
9. 做环指指长伸肌腱与拇长伸肌腱吻接。
10. 截除部分第4掌骨残端，缝合小、中指间的掌深横韧带，关闭环指皮肤，再造拇指周围切口，置引流，做一条环指背静脉与拇指背静脉吻合（图97-37），有助于移植环指的静脉回流。此外，尚有中指拇指化手术与上相似（图97-38）。

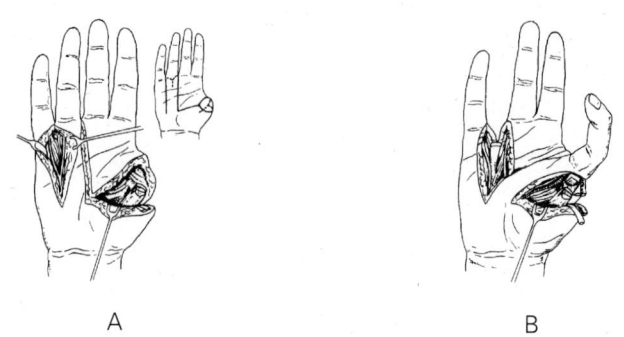

图97-37　Gosser手术过程
A. 环指移位的切口位置，神经血管束的解剖，第1掌骨的准备
B. 环指即将转位到第1掌骨上

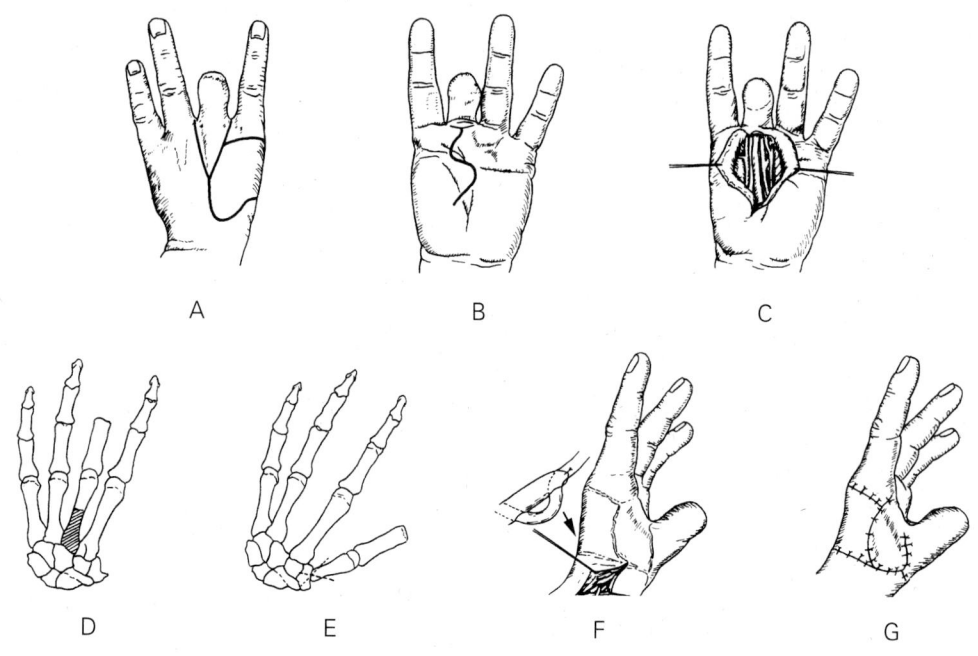

图97-38　中指拇指化手术过程
A. 背侧切口，中指基底三角形皮瓣，虎口区舌状皮瓣　B. 掌侧与中指基底部的切口线　C. 显露血管神经蒂　D. 第3掌骨的切除范围　E. 转位手术骨的固定　F. 转位指的伸肌腱，在腕关节水平编织缝合到拇长伸肌腱上　G. 拇指再造完成

第九节　皮管植骨拇指再造

这是一项多次手术的拇指再造。由于手术次数多，再造拇指缺少感觉，而且拇指再造的游离髂骨移植很容易被吸收，当今已很少应用。但是，当没有其他手术方法可选择进行拇指再造时，这还是一个可选择的手术方法。

一 适应证

Ⅲ、Ⅳ、Ⅴ、Ⅵ型拇指缺损。

二 皮管供区选择

上臂皮管、胸肩峰皮管、季肋区皮管、上腹部皮管及下腹部皮管等，均可作为拇指再造的皮管供区。

三 下腹部皮管植骨拇指再造

1. 在患侧对侧下腹部设计皮管供区，便于术后制动固定。
2. 皮管为 (7.0~8.0)cm×(14~16)cm，这是可立即转移接在手部的皮管，即皮管一端立即移植到拇指残端；也可制作第2次手术转移，则皮管设计应是 (7.0~8.0)cm×(16~20)cm。3周后切断皮管的一端，移植到拇指残端。对于肥胖者在浅筋膜层制作皮管，否则皮管皮下脂肪丰富，难以卷成皮管缝合。
3. 在创面愈合良好的情况下，再过3周后腹部断蒂，条件允许时移植相应的髂骨块作为拇指指骨再造。
4. 为防止移植皮管断蒂后立即植骨手术失败，在拇指残端的皮管可让其寄养3周，然后沿皮管纵行瘢痕切开皮管，植入髂骨块，髂骨与拇指掌骨用骨栓加克氏针或钢丝结扎固定。
5. 缝合皮管，石膏托制动。
6. 缝合后3周，也可在植骨的同时做环指血管神经岛状皮瓣移植，恢复拇指感觉。

第十节 前臂皮瓣加植骨拇指再造

笔者于1980年设计前臂逆行岛状皮瓣拇指再造，采用前臂桡侧岛状皮瓣，也可取尺侧或骨间背侧逆行岛状皮瓣加植骨拇指再造。

一 适应证

适用于Ⅲ、Ⅳ类及部分Ⅴ类拇指缺损，以及无法进行或不愿意采用足趾移植进行拇指再造的患者。

王炜、鲁开化于1982年报告，将前臂逆行动脉岛状皮瓣移植用于手外科，并用于拇指再造，是一个方法简易、成功率高的拇指再造手术。但由于该手术易造成前臂瘢痕，并可能牺牲一条供区的主干动脉，选择时应权衡利弊。国外有专家取前臂桡骨骨皮瓣移植做拇指再造，这种术式的供区损害太大，而且很难提供桡骨片的血供，选用时应慎重。如果要选用，桡骨缺损宜植骨修复。

二、手术方法

前臂中、上部设计一个7.5cm×(7～8)cm皮瓣，皮瓣的近端为双叶瓣，构成再造拇指的末端，近端制成双三角形瓣，构成再造拇指的近端，注意皮瓣的血管蒂要有足够长度，能使皮瓣旋转无张力移植到拇指基底部，前臂皮瓣供区游离植皮修复。

前臂皮瓣加植骨拇指再造的手术操作简单，成功率高，但是前臂可能留下丑陋的瘢痕。同样，植骨拇指再造时移植骨片有被吸收的可能，因此该术式不是拇指再造的主要手术方法。其他尚有局部皮瓣转移做拇指再造及局部皮瓣加第2、3指蹼间皮瓣做拇指再造等。这些都不是良好的手术选择，但是可以考虑的手术方法（图97-39，图97-40）。

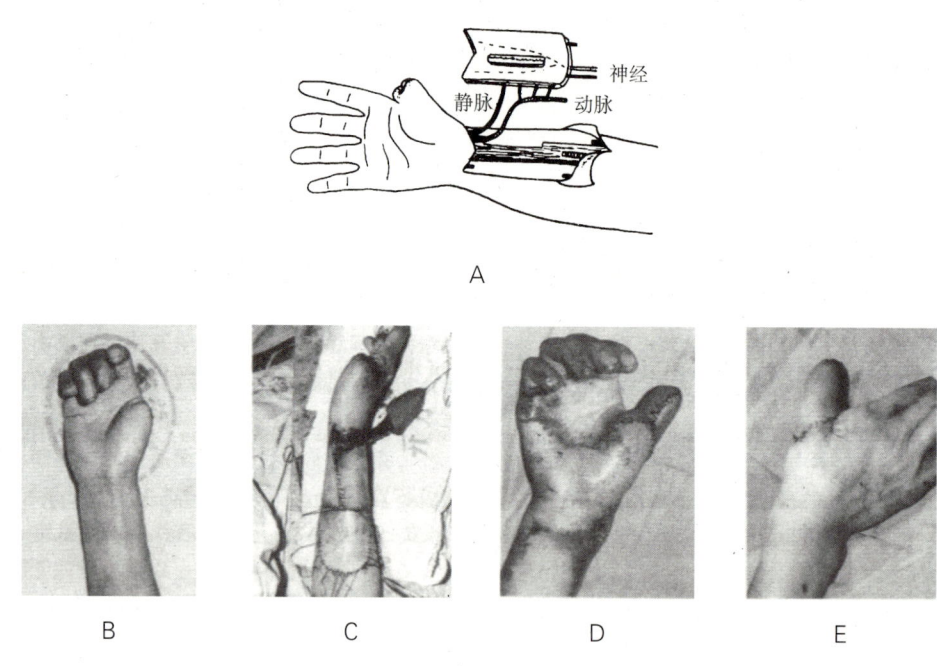

图97-39　前臂皮瓣拇指再造
A. 前臂桡动脉逆行岛状皮瓣　B、C、D、E. 再造的拇指手术前后

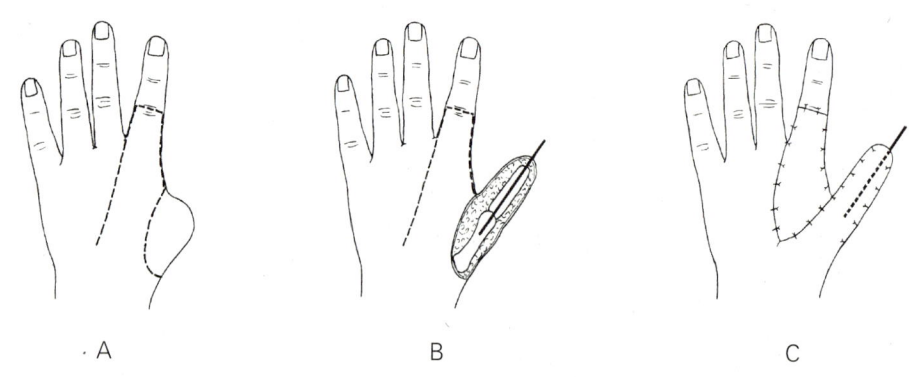

图97-40　拇指背皮瓣及示指背皮瓣瓦合移植拇指再造
A. 拇、示指背皮瓣设计　B. 植骨　C. 术后

（王炜　劳杰　董佳生）

第十一节 异体手指移植拇指再造

异体手指移植现在已经较少应用,但是该节的手术方法仍有参考价值。

1953年3月,黄硕麟用新鲜尸体手指,剥除抗原性很强的皮肤组织后,把指骨-关节-肌腱复合组织埋藏在缺指者的胸腹部皮管内,为5位志愿者再造手指。他发现在-40℃冰箱内保存3~7天的异体手指移植后,皮管充血和肿胀较轻微,提示新鲜尸体的手指不必当日切取移植,可以冷藏备用。

近几年来的动物实验和临床实践证明,关节囊、肌腱、韧带等组织的抗原性较弱,不会引起全身和局部严重的免疫反应,而骨组织的抗原性较强,植入宿主会引起体液免疫反应和细胞介导免疫反应(CMI)。移植物细胞数量越多,反应越强。因此,移植之前对异体骨进行降低抗原性的处理就非常必要了。与放射线照射、免疫抑制剂应用等方法相比,冷冻降低骨组织的抗原性是一个最简单有效的方法。Heiple认为,保存在-20℃冰箱内3周可减弱骨的抗原性,在-80℃时可以保存更长时间。

1979年,黄硕麟对20年前异体手指移植的志愿者进行复查,发现从事体力劳动者异体指骨吸收缩短,关节变性狭窄,而从事轻劳动工作者异体骨却硬化(图97-41),皮管感觉差,血管不丰富,再造的手指外形臃肿,容易冻伤、烫伤,急需改进。

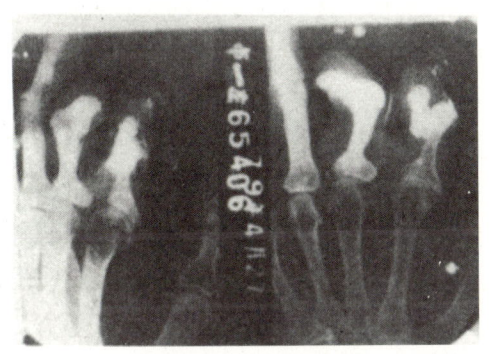

图97-41 示、中指异体手指移植20年后复查,轻体力劳动者异体指骨硬化

Morrison应用踇甲瓣进行拇指再造,黄硕麟(1982)和他的助手用踇甲瓣游离移植替代皮管,包裹-10℃冷冻保存的异体手指复合组织,并取得成功。但随访发现,异体末节指骨有顶出皮瓣及吸收的现象,故设计了踇甲瓣内附着末节趾骨片,与异体末节指骨缚扎固定,解决了指骨顶出及吸收的问题。随着时间延长,异体关节呈现变性狭窄,甚至半脱位,类似关节失去神经血管营养支配的Charcot关节病变。于是他们又改进术式,将尸手冷藏的温度设定在-30~-20℃,在踇甲瓣内附着趾关节两块趾骨片,镶嵌在异体指关节的两块指骨上,期望有神经血管营养支配的自体趾骨片能爬行替代异体骨,并引入神经血管生长(图97-42)。结果趾骨片与异体骨获得了骨性连接,但关节端的骨吸收仍然存在,可能与指骨骺端髓腔内聚集抗原性强的红骨髓有关。于是移植时挖空指骨两端的异体骨髓,填入自体新鲜的同侧桡骨下端红骨髓。红骨髓具有高活性的成骨能力,内含未分化间质细胞、骨内膜细胞、有成骨活力的骨祖细胞,能够诱导成骨,促进骨折愈合。

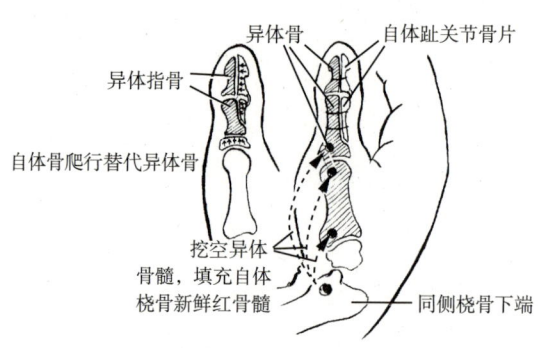

图 97-42　踇甲瓣、趾关节骨片图示，挖出异体指掌骨骨髓，填入自体桡骨下端红骨髓

一　适应证

同踇甲瓣移植。

1. Ⅲ、Ⅳ、Ⅴ型拇指缺损，踇甲瓣加异体手指复合组织移植。

2. 拇指存在，第 2～5 指全部或第 4 指或第 3 指Ⅴ、Ⅵ度缺损，踇甲瓣并连第 2 足趾加上异体手指复合组织，可以再造两指。

3. 5 个手指Ⅴ、Ⅵ度缺损，只留残掌，扩大踇甲瓣并连第 2 足趾加上异体手指复合组织，可以造出虎口与拇、示指。

4. 指骨与掌骨的节段性缺损，手背瘢痕、虎口挛缩，用扩大踇甲瓣（包括足背皮瓣）修复切瘢后的创面，以异体指骨或掌骨修补骨缺损。

5. 手术年龄为 17～25 岁，年龄过小者骨骺发育未全，不宜做骨性手术，况且儿童的尸手来源困难。年龄过大者常有老年性的血管病变，容易发生术后皮瓣血循环危象。

二　应用解剖

详见本章第三节"第 2 足趾游离移植再造拇指"的应用解剖。

供足第 1 跖背动脉的类型及各型所占比例在各文献报告中有差异。1982 年 6 月—1995 年 12 月，上海市第一人民医院游离移植踇甲瓣 260 例，其中第 1 跖背动脉（FDMA）Ⅰ型（皮下型）占 33.46%（87/260），Ⅱ型（肌内型）占 50.77%（132/260），Ⅲ型（肌下型）占 14.62%（38/260），Ⅳ型（缺型）占 1.15%（3/260）。

踇趾甲棘与末节趾骨结节处有侧骨间韧带，与甲床连成一体，坚韧不易分离。剥离趾甲时需切断此韧带，否则剥离困难。甲床的真皮层有垂直的纤维束与其下的趾骨膜紧密相连，需锐性分离，才能把甲床与骨膜分开。在踇伸肌腱浅面，踇趾腓侧背动脉支于距趾甲上皮缘 3～7mm 处形成动脉弓，发出分支营养甲床，剥离时不能误伤，否则影响趾甲生发层的营养，长成畸形趾（指）甲（图 97-43）。

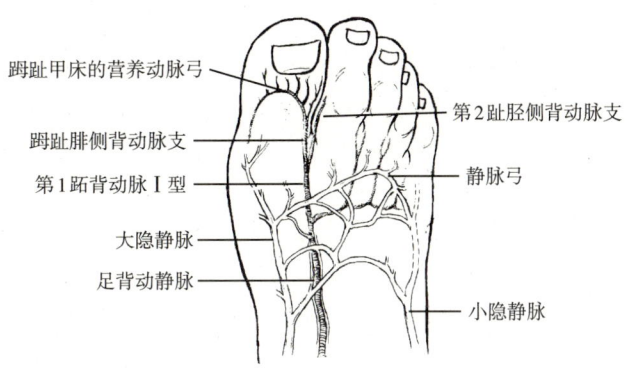

图 97-43　跚趾腓侧背动脉距甲上皮缘 3～7mm 处形成动脉弓，发出趾甲的营养支

三　术前准备

（一）供体准备

健康的年轻人外伤死亡后，迅速从腕关节处取下新鲜尸手，剪指甲，用肥皂水刷洗干净，消毒灭菌。做好皮肤、肌肉、肌腱及骨组织细菌培养。用无菌塑料袋三重包装。编号归档，标记尸手性别、年龄、血型、取样日期，放入 －30～－20℃的深低温冰箱内保存。使用前应确保细菌培养阴性和无传染性疾病。手术当天早晨6时，从冰箱内取出选好的尸手，于室温下逐渐解冻。

（二）受体准备

患者心、肺、肝、肾等功能应当正常，身体健康，无血小板增多等高血凝状态，无长期使用激素史，女性不处在行经期，无性病史，无吸毒史，手脚无皮癣及灰指甲等皮肤病。吸烟者必须先戒烟2周。

（三）Doppler 仪测定

供区与受区的动静脉应进行超声 Doppler 仪监测。选取动脉搏动良好、静脉回流通畅的一侧为供足。有足部静脉穿刺输液史及足背存在增生性瘢痕者，往往提示足部血管可能存在病变，应慎重挑选。

（四）供、受体配型

异体手指经过深低温冷冻后，抗原性明显降低，移植后不会引起宿主的急性排异反应，因此不必配合血型，也不用做 HLA 的组织配型。术前不使用抑制免疫反应的任何制剂与激素。

（五）家属签字

仔细向患者家属或工作单位负责人解说病情，说明手术治疗可能发生的并发症及手术效果。办好签字手续，作为患者自愿手术的依据。

四　手术过程

采用全身麻醉，也可采用长效臂丛神经阻滞麻醉及腰部连续硬膜外阻滞麻醉。采用麦卡因

2mg/kg臂丛阻滞麻醉，能维持手部6～8小时无疼痛感觉。手术分组同时进行。

（一）尸手准备

从塑料袋中取出尸手，皮肤消毒。剥除尸手的外层皮肤，深层的组织虽未解冻，但仍可分离。按需要的长度取下尸手指骨-关节-肌腱-腱鞘复合组织，浸入含新霉素1g、多黏菌素B500000u的250ml生理盐水溶液中1小时备用。也可重新消毒尸手，取皮肤、肌肉、肌腱及骨骼组织进行细菌培养。调换新的无菌塑料袋，三重包装尸手，贴上标记，放回深低温冰箱内保存。因在室温中手部浅层组织经过解冻，尸手容易变质。如果术前尸手刚从深低温冰箱内取出，未解冻，只能用利刃如削土豆皮样削去皮肤组织（图97-44）。术者需熟悉局部解剖，不削伤皮下的肌腱、腱鞘和关节囊。因尸手未解冻，标本可放回冰箱保存，不易变质。

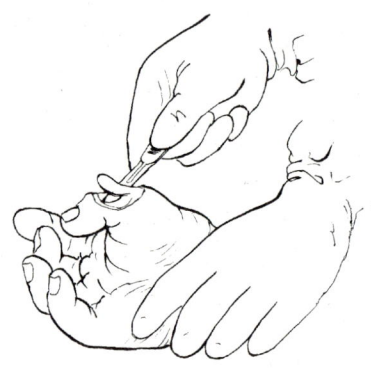

图97-44　用利刃如削土豆皮样削去尸手的皮肤组织

（二）切取𧿹甲瓣

1. 切口　根据手部拇（手）指缺损的部位和局部瘢痕，设计供足皮瓣切口。在足部动脉与大隐静脉间做波浪形切口，使第1～2跖骨头处与𧿹甲瓣的切口相连（图97-45）。经趾蹼到跖面，将第1～2跖骨头间的非承重区切口做成尖角形，向内连于𧿹趾胫侧舌状皮瓣切口。该舌状皮瓣的基部于右𧿹趾定在2～6点钟处，左𧿹趾定在6～10点处（图97-46）。

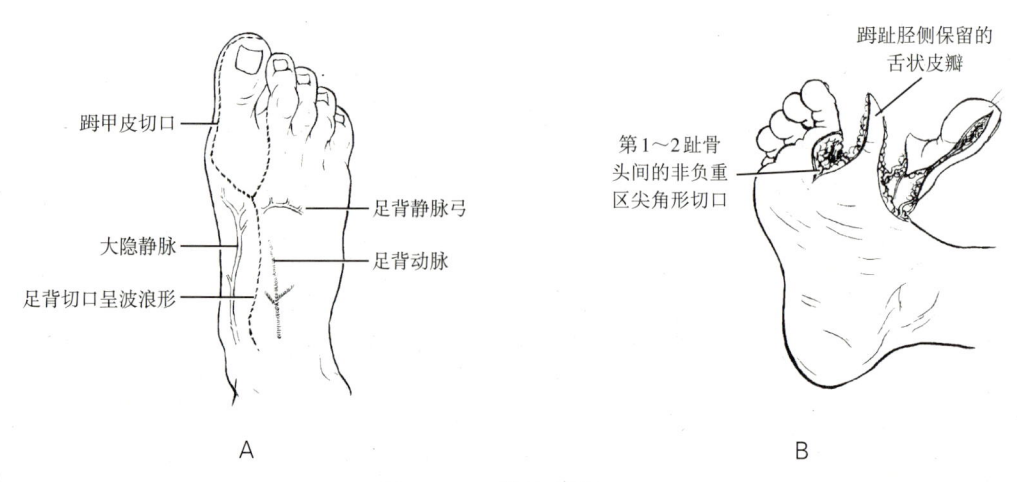

图97-45　供足皮瓣切口
A. 足背切口：在大隐静脉与足背动静脉间做波浪形切口　B. 在第1～2跖骨头的跖面非承重区做尖角形切口

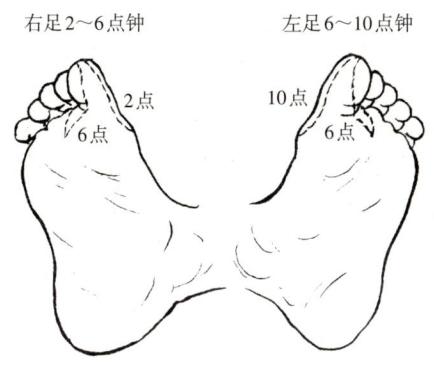

图 97-46 姆趾胫侧保留舌状皮瓣基部，右足在 2～6 点钟，左足在 6～10 点钟

2. 游离皮瓣的血管神经　保持足背动静脉-FDMA-姆趾腓侧背动脉的血供系统。如果 FDMA 变异，难以保证姆甲瓣的血供，则应保持足背动静脉-足底深支-足底弓-第 1 跖底总动脉-姆趾底动脉的血供系统。

在第 1 跖骨基部，大隐静脉与足背动脉伴行静脉（即深、浅静脉）之间常有一短路交通支，保留它可使姆甲瓣的血管蒂经过手背皮下隧道时不易自行扭转，并可增加皮瓣的静脉回流（图97-47）。

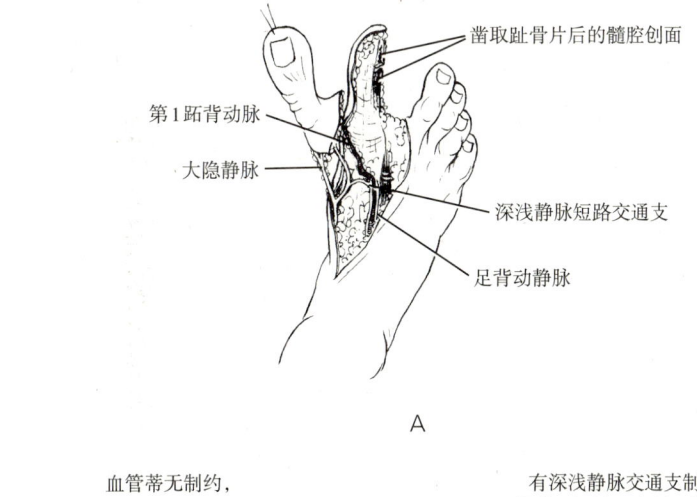

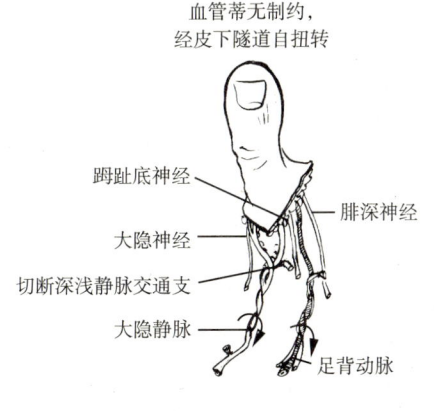
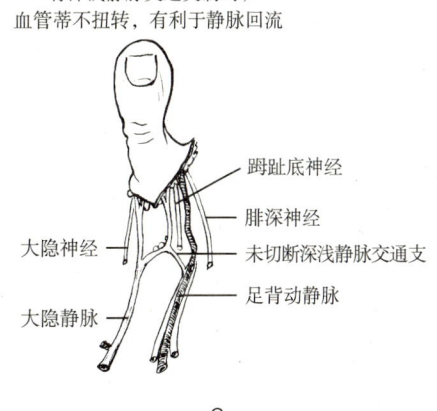

图 97-47　游离皮瓣的血管神经
A. 游离后姆甲瓣仅血管蒂相连，保持深浅静脉间的交通支　B、C. 切断深浅静脉交通支，血管蒂经手背皮下隧道易自然扭转，保持交通支则不易扭转

3. 剥离趾甲　切断趾甲棘与趾骨间的骨间侧韧带，按趾甲弧度从胫侧到腓侧，在甲床与骨膜间锐性剥离，包括甲根。不能切穿趾甲侧缘的甲皱皮肤，不能强力牵拉甲体，以免引起甲板与甲床分离。趾骨上留有骨膜，有利于植皮存活。

4. 凿取趾关节二骨片　趾甲掀起后，用利凿从趾骨背侧皮质骨向跖侧劈取趾骨片，也可以从较阔的趾关节面，于拇伸肌腱止点外侧缘向远侧与近侧趾骨纵劈开，才能不伤及二趾骨片相连的腓侧关节囊韧带，又不会扯断皮瓣进入趾关节囊骨片的神经血管细支。

5. 解痉与皮瓣断蒂　剥取趾甲与骨片后，皮瓣仅靠血管蒂与足相连（见图97-47）。由于暴露在空气中操作及牵拉等刺激，皮瓣血管常呈痉挛状态，皮肤苍白皱瘪。这时应放回原位热敷，行罂粟碱液局部点滴，同时静脉使用低分子右旋糖酐及复方丹参等药。经过这些处理后，皮瓣常能解痉，颜色转红润，皮瓣边缘渗血活跃，此时即可断蒂。若经过这些措施仍不好转，应在显微镜下检查动静脉蒂是否存在未结扎的小分支，是否存在血管壁损伤，同时给予相应处理。有2例患者术中反复出现顽固性动脉痉挛，未能查到原因，被迫放回原位，缝合皮瓣包扎，返回病房后继续保暖解痉治疗。18～20小时后，皮瓣呈红润、饱满，皮温升高，血管扩张，又回到手术室断蒂移植，获得成功。

6. 植皮　从供足侧大腿取中厚皮片移植于𝆑趾供皮瓣区创面，或按前节所述的用第2足趾背皮瓣进行修复，用厚敷料均匀包扎，足背皮肤切口间断缝合。

（三）受区准备

类同𝆑甲瓣移植。

1. 切口　以拇指缺损为例，在缺指部位做矢状切口或Z形切口。解剖出跖骨或掌骨、伸屈拇指肌腱断端及指神经瘤。分离出大鱼际肌止点。于腕部另做横切口或斜切口，找出受区的桡动静脉或其腕背支，并与手指切口间做宽敞的手背皮下隧道。

2. 供、受体的骨固定与肌腱缝合　用阶梯式或嵌插式对合供、受骨，以克氏针或钢线做内固定。若受体内为掌骨，可把异体近节指骨干皮质插入掌骨髓腔内，缝合大鱼际肌止点到异体伸指侧束上。异体肌腱在Ⅲ区与Ⅴ区用Kessler法与自体肌腱缝合，拇伸肌腱的缝合张力稍大些。

3. 异体指骨与皮瓣自体趾骨片镶嵌　皮瓣取自缺指同侧足者，需在异体指骨的尺侧凿出镶嵌骨面。若皮瓣取自对侧足者，则在异体指骨的桡侧凿出镶嵌面，不能弄错（图97-48）。

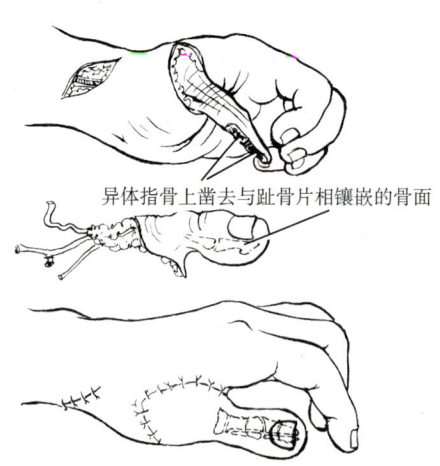

图97-48　异体指骨与皮瓣内趾骨片镶嵌固定

（四）拇指（手指）再造

皮瓣断蒂后，尽快用39号不锈钢线缚牢已对合镶嵌的异体骨与皮瓣内趾骨片。皮瓣血管蒂无扭转地经手背皮下隧道引到腕部切口。在显微镜下吻合大隐静脉与头静脉、足背静脉与头静脉、足背动脉与桡动脉（或腕背支）。一般皮瓣恢复血运约需1小时。然后吻合神经，即隐神经支对接桡神经手背皮支。常规在指根、虎口放橡皮引流条各一根。皮瓣必须完整地、松弛地包绕移植物缝合，若有张力，需在皮瓣缘条隙内植皮（图97-49）。

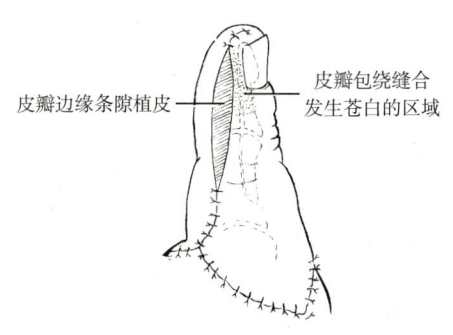

图97-49　皮瓣缝合有张力时，在皮瓣缘条隙内植皮

五　手术注意事项

1. 若供体致病菌培养及传染病学检查阳性，应摒弃不用。每使用一次，需细菌培养一次，为下次应用提供无菌依据。

2. 手部切口应与跗甲瓣相对合，异体移植物不能太长、太大。皮瓣包绕移植物务必完整、宽松，行无张力缝合。皮瓣血管蒂通过手背皮下隧道时不能扭转与受压迫。

3. 若伸屈拇指肌腱缺损，可采用邻指的指浅屈肌腱或示指固有伸肌腱转位替代，与异体相应的肌腱缝合。

4. 不切除第1背侧骨间肌，使第1跖骨间隙不凹陷，有利于植皮成活。

5. 应用止血带能得到无血的清晰术野，但使用后组织缺血缺氧及代谢产物积聚，易引起皮瓣血管痉挛，所以止血带应用时间不宜过久。不常规进行肝素和利多卡因药液灌注，以免造成人为的血管内膜或毛细血管床损伤。

六　术后处理

1. 患者在病房内，患手置入特制的保温箱内抬高保暖（图97-50）。箱内有45°斜搁板，装有白炽灯泡，可调节箱温到20～30℃。箱盖有玻璃窗可开启，以观察和测定移植手指的颜色、肿胀及毛细血管返流试验。术后5天内，每小时测定移植手指皮温1次，并与健康手指对比。

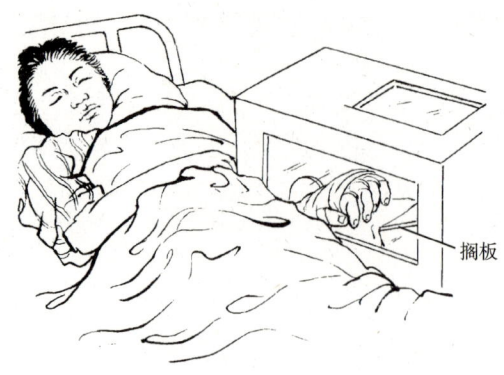

图 97-50　患手置入特制的烘箱内抬高，保暖

2. 术后常规静脉应用抗生素、低分子右旋糖酐及扩血管药物。

3. 引流条不必按外科常规在术后 24～48 小时拔除，因此期间正是皮瓣发生血循环危象的危险期。若打开敷料患手受寒冷和疼痛的刺激，有激发血循环危象的可能，故第一次调换敷料可在术后第 5 天进行，此时血管吻合口已有内皮细胞生长覆盖，比较安全。

4. 注意保暖及局部制动，严禁吸烟。

5. 供皮瓣区术后 10～14 天调换敷料、拆线。创面植皮大多能成活。少数患者在趾关节区、肌腱上、趾骨髓腔面、趾蹼区、甲床的植皮失活，但创面小，通过换药可以自愈。若创面大于踇趾甲面积，需再植皮。

6. 术后血循环危象的防治与足趾游离移植相同。足部拆线后可逐渐起床活动，开始有足肿、植皮区易磨破等并发症，待侧支循环建立、皮片增生增厚后，肿胀可自行消退。胫侧保留的舌状皮瓣会增生扩大到整个踇趾跖面承重区，耐磨性能良好，完全能胜任步行功能。有个别患者踇趾甲根未剥离干净，术后残趾甲长成一小结，并有压痛，应切除之。

七　并发症的防治

（一）异体指骨吸收

长期随访部分患者有异体指骨吸收，原因是多方面的。骨移植后，宿主对异体骨的爬行代替是一个缓慢的愈合过程，约需 2 年时间才能完成。此期间若移植骨吸收与新骨形成的速度保持平衡，则可维持骨与关节的形态。若骨片固定不正，有错位、感染或过早活动，就会使植骨吸收加快，或新骨不形成，终致植骨消失。这并不是慢性排异的唯一影响，因为自体骨移植遇到这种情况，也会有骨吸收的后果。因此，异体手指移植的骨片固定应当贴切、牢固。术后 2 年小心保护，不宜过早活动再造指。待骨的爬行替代完成，才能达到永久成活并胜任强力劳动（图 97-51）。已有骨吸收缺损者，仍需用自体骨或异体骨再植骨，以矫正手指缩短及晃动不稳的缺点，此时需加做关节融合术。

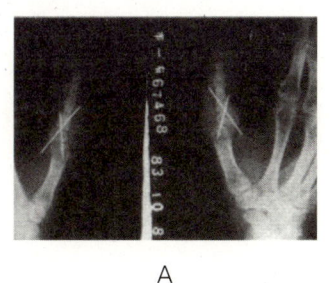
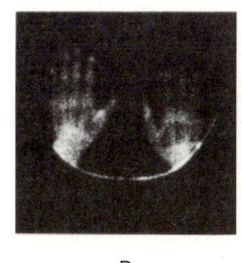
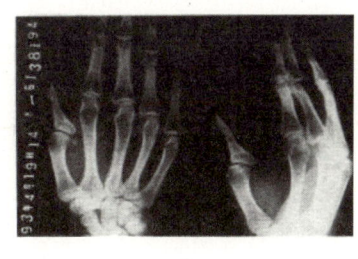

图 97-51　异体指骨吸收病例分析

A. 1983 年 9 月，移植 -30℃ 冷冻 209 天的异体环指复合组织再造右拇指，供骨与宿主骨两根克氏针交叉内固定之正侧位 X 线片　B. 同一患者，术后 ^{99}Tc MDP 放射性核素扫描左右拇指显影相同　C. 同例患者术后 9 年 4 个月 X 线片复查，异体骨与宿主骨融合成一块，指关节消失，拇指无萎缩，握捏有力

（二）异体关节变性

皮瓣内趾骨片与异体指骨镶嵌，虽能促进骨连接，并引入宿主的神经血管营养支配，以克服类似 Charcot 关节病变的发生，但关节软骨的退行性变极难避免。这是因为：①在深低温冷冻与解冻过程中，软骨细胞受伤害，丧失了生存能力；②有学者报告，移植后异体软骨下区和骨干骺端的网状骨，因免疫反应，血管的再生迟缓，未建立血运的骨必然是死骨，不能塑形与自我修复；③自体趾骨片与异体指骨未能紧密镶嵌，牢固固定，发生趾骨片脱开、移位等对合不良现象，影响骨导连接。如何防止异体关节软骨移植后变性，是骨科的一个难题，必须通过大量的基础试验研究去探索和解决。在切取新鲜尸手时，应用冷冻保护剂及慢速冷冻保存，可使软骨细胞获得最大的生存能力。术中极力对合好镶嵌的骨片，给予牢固缚扎，能促进骨导连接。挖空异体指骨两端的抗原性强的红骨髓，填入自体新鲜的有造骨活力的同侧桡骨下端红骨髓，有助于对异体骨的改造和成骨。

（三）异体肌腱粘连

经过深低温冷冻的异体肌腱，移植后能与宿主肌腱牢固连接，其修复及愈合过程同自体肌腱移植相似。1996 年 6 月，上海市第一人民医院对一例移植 14 年的异体手指复合组织者仅因骨吸收再行植骨术，发现种植的异体拇伸肌腱结构仍然良好。取该腱一束做组织切片光镜检查，报告肌腱组织细胞核为正常梭形，未发现核固缩、核碎裂、核溶解等现象。肌腱成活，无排异反应，但肌腱周围有轻度粘连。肌腱移植后的粘连，异体肌腱与自体肌腱均不能幸免。处理方法为行肌腱粘连松解手术。术毕在肌腱周围放些透明质酸，对防止肌腱粘连有好处。

（四）感染

同其他外科手术一样，异体手指移植也存在伤口感染的可能性，但其致病因素较自体移植增加。个别人在异体手指移植术后 1 个月发生迟发性感染，表现为慢性炎症征象。局部炎症组织存在淋巴细胞、中性粒细胞和浆细胞，原因是多方面的：①由于慢性免疫排斥反应，血管长入移植物困难，血供不足，植骨坏死。机体的天然防御屏障被破坏，有利于病菌的侵入和繁殖。②皮瓣包绕移植物时缝合张力过大，引起皮瓣边缘血供障碍而坏死，移植物外露感染。③内固定骨片的钢线过粗、过硬，留下过大的线绞结，刺穿皮肤而引起感染。④剥离皮瓣趾甲时，剥破甲床或趾甲侧皮肤，皮肤破口成为病菌入侵的门户。应采取严格的无菌操作和无损伤操作，采用 39 号细软钢丝固定趾骨片与异体指骨，可以防止这些并发症。若已发生骨髓炎存在死骨，窦道已形成，则应摘除异体骨，待伤口愈合 3 个月后再植骨。

(五)供足的并发症

供足切取踇甲瓣及植皮后,一般均能胜任步行功能,在随访的病例中还有能爬山、踢足球的。但也存在下列一些并发症:

1. 供足植皮区易磨破,个别人不能穿皮鞋,但可穿宽松鞋。有的女性不能穿高跟鞋,在第1~2足趾骨头存在胼胝。
2. 早期供足麻木,冬天怕冷并有足肿,以后逐渐好转。
3. 踇趾胫侧保留的舌状皮瓣过狭,可引起踇趾末节坏死。
4. 皮瓣并连第2足趾游离移植者,有踇趾外翻畸形。
5. 踇趾上存在残甲结节。

这些并发症是可以防止的。如游离皮瓣时,尽量不结扎供足的跗内外侧动静脉,保持足部良好的侧支循环;完整地剥离甲根;用中厚皮片植皮,容易成活,也耐磨;术后半年用弹力绷带保护供足活动等,都有利于供足康复。

八 评价与展望

拇(手)指再造的方法不断革新创造,目前已有几十种。足趾移植也有百年历史了。异体手指复合组织移植又为缺指者提供了一种再造的选择。随着低温生物学的发展及低温储藏技术的进步,对移植物进行深低温冷冻处理,以降低其抗原性,已成为一个较简单有效的方法。对于低温冷冻降低异体骨抗原性的机制,有人解释为移植物中残存的抗原呈递细胞可能被低温冷冻或冻干破坏之故。但最合适的冷冻温度与日期,尚需继续研究。上海市第一人民医院所选择的冷冻温度从-80~-10℃,冷存期从13天到1800天(平均为410天)。这只是一个参考数据,不是极限数据和最适合数据。由于皮肤的抗原性很强,移植后很快被宿主排斥而无法永久成活,因此目前的异体手指只能剥除皮肤后移植。针对异体关节移植后容易变性的缺陷,通过增加自体有神经血供营养支配的趾骨片和自体新鲜红骨髓去改造异体移植物,进行爬行替代,是很有实用价值的。

(侯明钟)

参考文献

[1] 吴晋宝,程心恒,秦月琴,等. 足背和足底的动脉分布[J]. 解剖学报,1980,11(1):13-17.

[2] 杨东岳,顾玉东,吴敏明. 第二趾游离移植再造拇指40例报告[J]. 中华外科杂志,1977,15(1):13-18.

[3] 侯明钟,黄硕麟,严才楼,等. 踇甲皮瓣手术的足部问题——附150例分析[J]. 中华显微外科杂志,1987,10(2):75.

[4] Heiple K G, Chase S W, Herndon C H. A comparative study of the healing process following different types of bone transplantation[J]. J Bone Joint Surg Am, 1963, 45(6):1593-1616.

[5] McCraw J B, Furlow L T. The dorsalis pedis arterialized flap: a clinical study[J]. Plast Reconstr Surg, 1975, 55(2):177-185.

[6] Wang W. Keys to successful second toe-to-hand transfer: a review of 30 cases[J]. J Hand Surg Am, 1983, 8(6):902-906.

[7] Morrison W A, O'Brien B M, MacLeod A M. Thumb reconstruction with a free neurovascular wrap-around flap from the big toe[J]. J Hand Surg Am, 1980, 5(6):575-583.

[8] Ardouin L, Le Nen D. Thumb salvage after infected toe-to-hand vascularised transfer with induced mem-

brane technique[J]. Chir Main,2012,31(1):41-44.

[9] Rahman M F,Nizam M. A double toe-to-hand transfer in a young girl[J]. J Coll Physicians Surg Pak,2013, 23(8):601-603.

[10] Wang L,Tian G,Wang M,et al. Analysis of the morphologic differences of the second toe and digits of the hand, and evaluation of potential surgical intervention to minimize the differences using computer-aided design technology[J]. Plast Reconstr Surg,2014,134(6):902e-912e.

[11] Lutz B S,Wei F C. Basic principles on toe-to-hand transplantation[J]. Chang Gung Med J,2002,25(9): 568-576.

[12] Rivas S,López-Gutiérrez J C,Lovic A,et al. Double toe to hand transfer in children with symbrachydactyly[J]. Cir Pediatr,2006,19(3):173-176.

[13] Wei F C,Ma H S,Chien Y Y,et al. Effect of neurotization upon degree of sensory recovery in toe-to-hand microvascular transplantation[J]. J Reconstr Microsurg,2012,28(6):367-370.

[14] Kempny T,Paroulek J,Marik V,et al. Further developments in the twisted-toe technique for isolated thumb reconstruction: our method of choice[J]. Plast Reconstr Surg,2013,131(6):871e-879e.

[15] Ray E C,Sherman R,Stevanovic M. Immediate reconstruction of a nonreplantable thumb amputation by great toe transfer[J]. Plast Reconstr Surg,2009,123(1):259-267.

[16] Woo S H,Kim J S,Seul J H. Immediate toe-to-hand transfer in acute hand injuries: overall results, compared with results for elective cases[J]. Plast Reconstr Surg,2004,113(3):882-892.

[17] Del Piñal F,Moraleda E,De Piero G H,et al. Onycho-osteo-cutaneous defects of the thumb reconstructed by partial hallux transfer[J]. J Hand Surg Am,2014,39(1):29-36.

[18] Kaplan J D,Jones N F. Outcome measures of microsurgical toe transfers for reconstruction of congenital and traumatic hand anomalies[J]. J Pediatr Orthop,2014,34(3):362-368.

[19] Özkan Ö,Chen H-C,Mardini S,et al. Principles for the management of toe-to-hand transfer in reexploration: toe salvage with a tubed groin flap in the last step[J]. Microsurgery,2006,26(2):100-105.

[20] Lin Y T,Su S T,Lo S,et al. Risk factors for reexploration in toe-to-hand transfer[J]. Plast Reconstr Surg, 2015,135(2):501-506.

[21] Brown E E,Chang W T,Jones N F. Temporary arteriovenous loop between the saphenous vein and the first plantar metatarsal artery in toe-to-hand transfers[J]. J Hand Surg Am,2006,31(9):1543-1545.

[22] Villén G M,Julve G G. The arterial system of the first intermetatarsal space and its influence in toe-to-hand transfer: a report of 53 long-pedicle transfers[J]. J Hand Surg Am,2002,27(1):73-77.

[23] Waljee J F,Chung K C. Toe-to-hand transfer: evolving indications and relevant outcomes[J]. J Hand Surg Am,2013,38(7):1431-1434.

[24] Yildirim S,Akan M,Aköz T. Toe-to-hand transfer from a cross-foot replantation in a traumatic four-extremity amputation[J]. J Reconstr Microsurg,2005,21(7):453-462.

[25] Lam W L,Wei F C. Toe-to-hand transplantation[J]. Clin Plast Surg,2011,38(4):551-559.

[26] Kumta S M. Unfavourable results in thumb reconstruction[J]. Indian J Plast Surg,2013,46(2):294-302.

[27] 程国良. 足趾移植再造拇指和手指外形的修饰理念[J]. 中华显微外科杂志,2009,32(2):92-94.

[28] 程国良. 足趾移植拇手指再造的目的、手术方案与技巧商榷[J]. 中华手外科杂志,2006,22(1):6-7.

[29] 程国良,方光荣,侯书健,等. 拇手指部分缺损的修饰性修复与重建[J]. 中华医学杂志,2005,85(38): 2667-2673.

第九十八章
掌腱膜挛缩症

一 概述

掌腱膜挛缩症是一种进行性增殖性的组织纤维变性病,好发于老年人。主要累及掌腱膜与指筋膜。发病的掌腱膜出现坚韧的结节与索带,当病变蔓延至指筋膜时,手指屈曲挛缩,伸直受限。最早描述此病的是1610年的Plater。1823年,Cooper称其为掌腱膜挛缩。但直到1932年,Baron Dupuytren才提出创伤的理论及腱膜多处切断的治法,被冠以Dupuytren挛缩症沿用至今。

二 流行病学

据很多文献记述,本症在欧洲白色人种中最多见,而且欧洲患者中1/3有家族史。黄色人种少见,黑色人种更少见。1956年,Yost报告171例,黑色人种只有4例,占2.3%。1960年,Larsen报告99例,黑人6例,占6.1%。近几年中国、日本的文献报告,东方人患此症并非少见。仅以20世纪80年代中国"手外科文献索引"统计:1985年安徽1例;1986年广西1例,天津11例;1987年江苏及南京10例,皖南1例;1989年鹤岗6例;1990年浙江7例。到了20世纪90年代,有1991年中国台湾台北Yih Liu 41例,1992年上海黄硕麟、侯明钟37例,河南6例。上海1961—1991年与台北1970年~1988年的资料显示,本症发病有逐年增加之势,这可能与社会人口中老年人比例增加、生活条件改善、这种不威胁生命的病症逐渐被注意等有关。因此,重视本症的研究,加强防治,特别是熟悉掌腱膜与指筋膜的显微解剖与结构,有利于提高手术治疗的质量。

三 掌腱膜的形态结构与功能

掌腱膜位于手掌中部,是皮肤下面的三角形筋膜样组织(图98-1),被覆在屈指肌腱及蚓状肌的表面。腱膜的尖角同腕横韧带的远侧与掌长肌腱相连。约2%的人,掌长肌先天缺损,掌腱膜的纵行纤维与尺侧屈腕肌腱相连。掌腱膜的两侧逐渐变薄,构成大鱼际筋膜与小鱼际筋膜。掌腱膜从腕部向指根与屈指肌腱方向一致,呈扇形散开,分成4条纵行的纤维束,称为腱前束,抵止于掌远侧横纹以远的皮肤,部分纤维止于屈指腱鞘上。在接近掌骨头的部位,掌腱膜纵束的深层有横行纤维连接,浅层也有薄的横行纤维连接,称为掌浅横韧带。在掌指关节平面,腱前束两旁的纵行纤维位于指神经血管束浅层及中央,然后斜向手指侧方,称为螺旋束。该束在掌指关节边上向背侧绕过神经血管束,旋转90°止于手指的侧方指膜。螺旋束的这种走向在它挛缩时,就会把指神经血管束向前牵拉到手指中线,手术切除螺旋束时,应注意不要损伤移位的神经血管束(图98-2)。

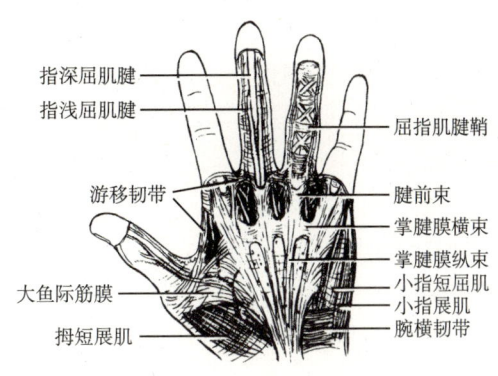

图 98-1 掌腱膜正面观

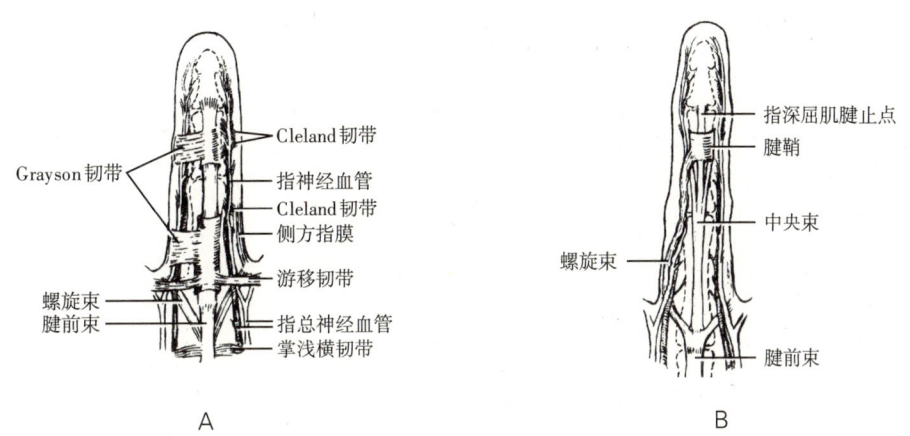

图 98-2 螺旋束周围的神经血管解剖示意图
A. 腱前束、螺旋束、侧方指膜、掌浅横韧带 B. 螺旋束牵拉神经血管束到中线

掌腱膜在大鱼际肌的尺侧及小鱼际肌的桡侧，向背侧延伸形成手掌的外侧肌间隔与内侧肌间隔，分别止于第1掌骨及第5掌骨上，将手掌分成3格。手掌内的掌腱膜向皮肤发出短的垂直纤维，与浅筋膜和皮肤相连，在掌心及粗皮纹处最为明显。约在手掌的远侧1/3处，掌腱膜又向深层发出长的垂直纤维，与骨间肌筋膜相连，并与掌骨一起构成4个肌腱的纤维鞘管，其中通过屈指肌腱。另外在掌骨间隙及各指桡侧，又形成4个膜状的蚓状肌管，其中通过蚓状肌和手指的神经血管束（图98-3）。

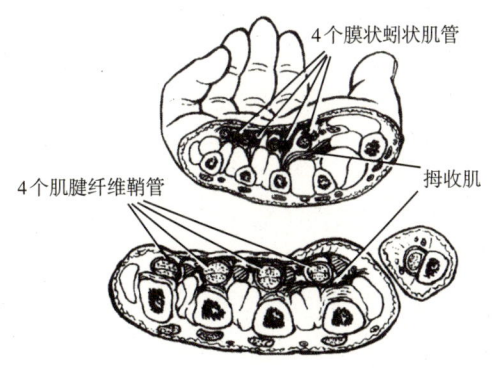

图 98-3 手掌远侧的4个纤维鞘管和4个膜状蚓状肌管

腱前束的远侧有一横行纤维，与前束之间无筋膜联系，称为游移韧带或蹼间韧带，组成指蹼筋膜。一部分纤维向远侧与手指的侧方指膜相连。这样在游移韧带近侧，掌浅横韧带远侧与腱前束之间有一个指蹼间隙，填满了脂肪垫，既保护了深层的神经血管束，也是神经血管束的定位标记（图98-2A）。

掌腱膜延伸到手指部，其纵行纤维大体分成三束：中央束在手指掌侧，通过纤维脂肪组织与手指全长的皮肤相连；两侧束则连于肌腱的纤维鞘管、指骨膜和指关节囊上，但未连到远侧指关节，故该关节很少受到掌腱膜挛缩的牵连。相反地，因患指屈曲、伸指肌腱紧张，该关节有时反而过伸。除了纵行纤维外，在手指的近节与中节，还有一薄层的横行纤维，从腱鞘中线越过神经血管束的浅面，抵止于皮肤，称为Grayson韧带。在指骨的侧方又有短的斜行纤维经神经血管束背面，抵止于皮肤，称为Cleland韧带（图98-4A）。此两条韧带的纤维均与侧方指膜的纤维混合。此时，在伸指肌腱与指神经血管束间还有Landsmeer韧带联系（图98-4B、C），它与掌浅横韧带一般不受掌腱膜挛缩的影响。造成手指挛缩屈曲的病变主要位于螺旋束、侧方指膜（混合有Grayson韧带、Cleland韧带纤维）、侧束与中央束，均在手术切除之列。

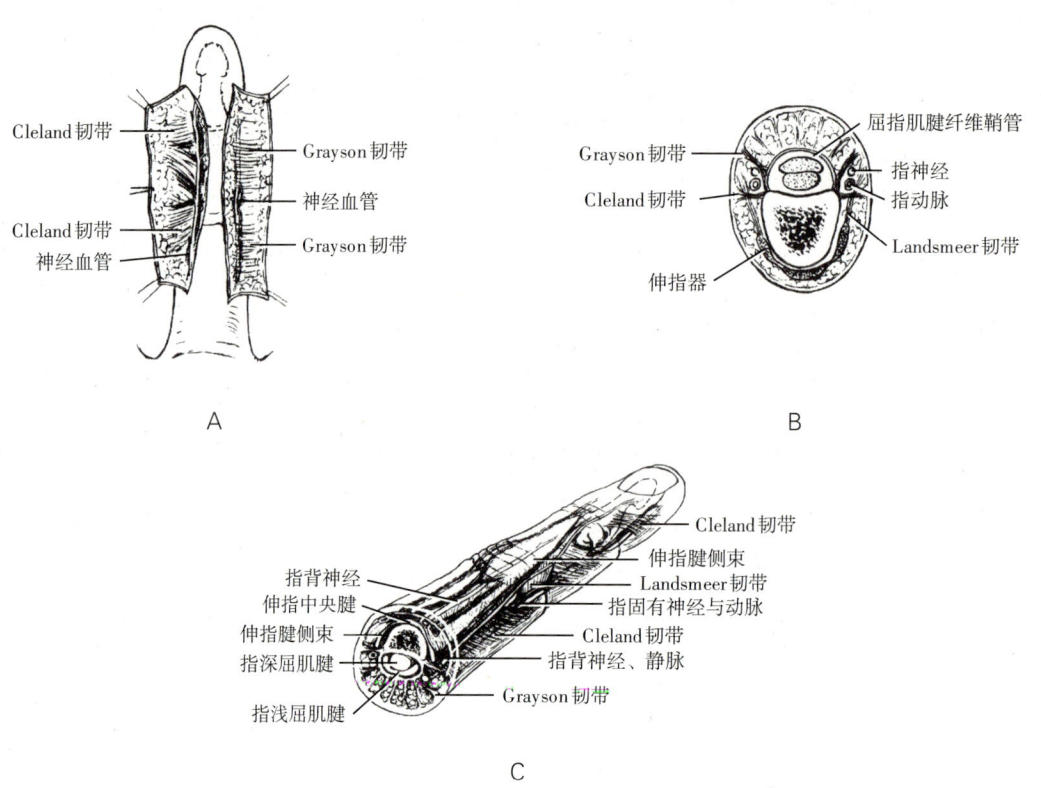

图98-4　Grayson韧带、Cleland韧带、Landsmeer韧带
A. 纵切面　B. 横切面　C. 手指立体观

从以上描述可见，掌腱膜在掌部、指部及指蹼部都与皮肤、皮下组织紧紧连成一层坚韧的骨皮韧带屏障结构，使手在抓握物体时皮肤不易滑移，握物稳健有力。掌腱膜的纵行纤维束又能协助手指屈曲活动。这层屏障亦保护了其深层的神经血管束和肌腱等重要组织，使这些组织不易被损伤和压迫。

四　病因

本症的病因众说纷纭，至今不能明确。有的国家甚至将它当成工伤看待，而引起索赔纠纷，给司法裁定带来困难。与本病发病关系密切的因素有下列几种：

（一）人种与家族遗传基因的作用

本症是欧洲白色人种的多见病，有的地区白色人种发病率达15.5%～23.5%，而有色人种此症少见。Ling认为其发病有一个显性遗传的基因作用，他报告发病者68%有家族史，McIndoe报告只有33.3%，而Luck报告却是23.4%。也有人报告家族史并不那么多。但我国报告的病例，并无家族史可追踪到。

（二）某些慢性病的可能诱因

Lund报告癫痫患者有50%男性和25%女性再患本症。可是掌腱膜挛缩症的患者再得癫痫的却极少见。酒精中毒者及门脉性肝硬化者中19%有此症。本症并发肺结核、痛风、风湿病的也不少见。上海黄硕麟等报告的37例中，41%有慢性心肺疾病，特别是肺结核占了7例，但无癫痫、嗜酒及糖尿病患者。Davis报告本症患者85%有颈椎病。因为本症好发于50～70岁的老年人，这也是颈椎退行性病变的好发年龄，两病并发于同年组，也就不足为奇了。

（三）外伤与性别的影响

1948年，Skoog在掌腱膜挛缩症的病变组织中发现胶原纤维破裂，毛细血管出血，提出微损伤（microtrauma）概念，认为该病与手部的慢性损伤有关。病变组织中出现含铁血黄素提示局部有过撕裂伤。损伤可激发有本症遗传素质者提前发病。但是也有很多学者认为本症与损伤无关。手工劳动者与脑力劳动者的发病并无显著的差异，就是手工劳动者各工种间也无明显的差异。女性发病比男性迟10～12年，男、女间的发病比例为7∶1～15∶1。性别上的这种差异，至今未能弄清楚，是否因男性的手工劳动强度大，户外作业多而易诱发本病，尚须调查证实。Hankin检查掌腱膜病变组织，未发现有雌、孕激素的受体存在。

Robert提出了六点判断损伤诱发本症的依据：①若非掌腱膜挛缩症的强好发素质者，男性在40岁前、女性在50岁前发生本症，应支持损伤引起本症的病因关系。②若为双手发病，包括本症的好发素质者，无损伤一侧手的病变应在男性40岁后、女性50岁后出现。③患手上有客观的损伤迹象。④掌腱膜挛缩发生在手的损伤区域。⑤损伤2年内出现掌腱膜挛缩症。⑥若存在挛缩的瘢痕，同时存在的掌腱膜挛缩应有可得到的病理证据。

（四）局部缺血缺氧的影响

掌腱膜挛缩症的主要病变是纤维组织增生，最后瘢痕化。电镜下看，皮下结节主要由成纤维细胞簇集而成，缩窄的微血管周围有大量成纤维细胞分布。电镜下确认这些细胞都是成肌纤维细胞。对于成纤维细胞的增殖，Murrell提出自由基学说，认为遗传、性别及年龄老化等因素，可使血管壁增厚，管腔狭窄，造成局部缺血缺氧，类似酒精中毒样，能使ATP分解产生自由基，促进成肌纤维细胞增殖。成肌纤维细胞又产生大量的胶原，形成索带导致挛缩。在细胞增殖的过程中释放自由基，反过来进一步刺激成肌纤维细胞增生，再产生大量胶原沉积，造成微血管缩窄缺血、组织缺氧，形成恶性循环。

Davis对40例掌腱膜挛缩症做了动脉造影和血管电影照相术，发现全部病例有尺动脉分支迂曲，而且观察到造影剂注入时手部循环的恢复情况，发现该处血流速度缓慢。作为营养神经的尺神经因受到刺激，引起手掌部小血管的收缩，可形成血栓，进而发生周围组织水肿，逐渐引起该处的纤维化和挛缩，发展成为掌腱膜挛缩症。

Badalamente报告成肌纤维细胞膜上含有PDGF受体，具有高度的亲和性，结合PDGF，能激发成肌纤维细胞增殖。他还发现病变筋膜的PGE2及PGF2a的含量明显升高，以PGF2a最显著，后者能诱发成肌纤维细胞收缩。

综上所述，掌腱膜挛缩症的病因目前仍不清楚。手术切除病变组织，并不能完全防止病症的复发与扩散，只有消除引起成肌纤维细胞增殖的原因及抑制其收缩，才能从根本上治愈本症。

五 病理分期与临床分型

（一）病理分期

病理组织在光镜观察下主要成分为成纤维细胞与胶原纤维。随着病情进展，两者在各部位的比例也随之发生变化。按细胞的形态、活动度（有丝分裂）及胶原纤维的数量，在病理上可以分为三期：

1. 早期（浸润期）　在掌横纹与环指纵轴交界处出现皮下小结节，光镜下结节为大量簇集成团的成纤维细胞与胶原纤维，偶见有丝分裂，血管周围有炎性细胞浸润，但无纵行索带形成。

2. 增殖期（活动期）　皮下结节变扁，纵行索带形成。若侵犯手指，则患指呈屈曲性挛缩，光镜下见纤维细胞极化，有核分裂，胶原纤维多数属于Ⅲ型（正常者为Ⅰ型）。随着纤维组织的成熟，血管逐渐减少直到消失，被侵袭的皮肤角化层增厚，棘皮层变薄。

3. 晚期（残余期）　结节的形状消失，留下质硬的纤维索带，光镜下已无细胞形状可见，只是一致密的瘢痕组织，被表皮角质层覆盖。Ⅲ型胶原纤维减少，Ⅰ型胶原纤维增多。长期的屈曲位，使手指的皮肤、神经、血管、关节囊发生继发性挛缩。病变周围的皮下脂肪、汗腺、淋巴管等组织被挤压消失。

（二）临床分型

为指导临床治疗及选择手术方法，各学者对本症进行了分型。但他们的依据不同，故分法也不同，现选录如下，以供参考。

1. Meyerding分级法（1936年）　0级：手指无屈曲挛缩，仅有手掌小结节。1级：只见一手指屈曲挛缩。2级：屈曲挛缩波及一手指以上，各手指的屈曲挛缩角度总和小于60°。3级：至少有一手指的屈曲挛缩在60°以上。4级：全部手指均有屈曲挛缩。此分法提出较早，简单实用，被很多学者所引用。

2. Sennwald（1990年）以病变组织的解剖位置为依据，将本症分为五级　0级：手掌内有皮下结节，无索带。Ⅰ级：除了手掌有结节外，又出现索带，但索带未超过掌指横纹。Ⅱ级：病变超过患指的近侧指关节。Ⅲ级：病变已达患指中指节，未超过远侧指横纹。Ⅳ级：病变越过远侧指横纹到末指节。本分法简单，对选择治疗有参考价值。

3. 黄硕麟（1992年）根据受累的关节和手术效果分成四型　Ⅰ型：仅在手掌的皮下摸到结节。Ⅱ型：手掌存在结节，又出现挛缩索带，但未累及掌指关节（MCP）与近侧指关节（PIP）。Ⅲ型：在Ⅱ型程度上MCP受累，PIP正常。Ⅳ型：在Ⅲ型程度上又累及PIP。他认为Ⅰ、Ⅱ型可以保守治疗，Ⅲ型需要手术治疗，Ⅳ型必须尽快手术治疗。因为MCP即使屈曲挛缩到90°，也是可以纠正的。而引起任何程度的指关节屈曲挛缩，其病变进展迅速，较难于纠正。

六 症状与诊断

本症以男性多见，据Luck在1959年的报告，平均发病年龄男性为56.5岁，女性为61.1岁。黄硕麟报告37例，年龄从34岁到74岁，平均56.4岁，病程3个月至10年，平均2.7年。发病早期，手掌内出现一个或多个皮下结节，不痛不痒或仅晨起有僵硬感，结节常在掌远侧横纹与环指纵轴的交界处（图98-5），继之出现索带，延至手指时，患指屈曲挛缩。结节与皮肤粘连形成皱褶，加上索带牵扯，呈现半月形凹陷。很多患者不是因为手指伸不直求医，而是怀疑手部"长瘤子""生癌"而求诊，往往被当成纤维瘤、神经纤维瘤、脂肪瘤或腱鞘囊肿看待。本症最易侵犯环指与小指。Skoog统计2277只手共3400个手指，罹患的手指依次为环指1451（42.68%），小指1217（35.8%），中指536（15.8%），示指123（3.6%），拇指73（2.1%）。受累手指的近侧指关节背侧常存在指节垫（图98-6）。手指长期屈曲者，皮肤皱褶内积聚污秽，潮湿发臭。本症也可合并跖腱膜（即足底结节）增厚，其发生率据Larsen的报告为5%，Yost的报告为3%。此外，3%的患者有阴茎海绵体间隔增厚或结节增生，即Peyronie病。约半数病例双手同时或在1年内先后发病。病情进展缓急不定，有很快发展的，也有许多年不变的，但从无自行缓解消失者。据Skoog报告，双手发病占55%，右手为29%，左手为16%，右手与左手之比为2∶1。

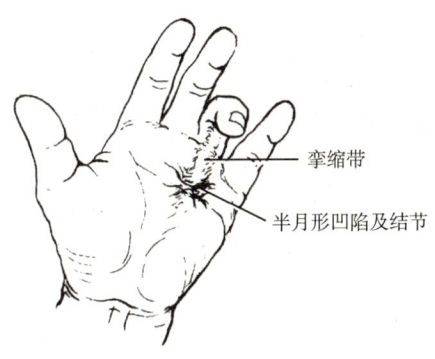

图98-5 掌内挛缩带及皮肤半月形皱褶

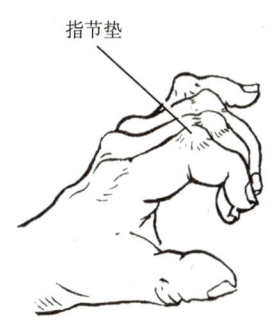

图98-6 近侧指关节背侧的指节垫

在诊断上，对40岁以上的男性及50岁以上的女性，尤其是60～70岁的老人，手上出现皮下结节、索带，环小指不能伸直，应当怀疑到本症。通过仔细询问病史及体格检查，拍颈椎正、侧位X线片，以了解颈椎有无退行性变。对于无法鉴别的纤维瘤等，需做活体组织病理切片检查鉴别。由外伤与感染所遗留的手部瘢痕性挛缩，从病史上不难区分。

七 治疗

病变早期，相当于Meyerding分法与Sennwald分法的0～Ⅰ级，黄硕麟分法Ⅰ～Ⅱ型，可以保守治疗。口服大量维生素C与维生素E，以抑制结缔组织增生。对手掌的结节、索带病变组织，局部注入确炎舒松A 1ml及1%利多卡因液1ml，也可用胰蛋白酶5～10mg或透明质酸酶1500～3000U，注入局部。每5～7天重复一次，可望暂时缓解症状，但极易复发，应当每3个月复查一次。局部放射治疗由于收益少、合并症多，现已不用。本症的主要治疗手段是手术，一般用臂丛神经阻滞麻醉，在充气止血带下操作。对掌腱膜挛缩的手术治疗，可以分为皮下挛缩腱膜切断术、掌腱膜部分切除术和掌腱膜全部切除术三种。皮下掌腱膜切开术操作简单，适用于手掌呈线状索引起的掌指关节挛缩，或对屈曲挛缩严重的病例作为部分切除术的准备。由于术后复发率较高，因此很少单纯用此法治疗。掌腱膜全部切除，即切除全部有病变的和正常的掌腱膜及其纵隔。由于皮下分离广泛，易引起术后血肿、皮肤坏死等并发症，且与掌腱膜部分切除术相比，复发率无明显区别。因此，大部分人主张做掌腱膜部分切除术。现把常做的手术介绍如下：

（一）皮下挛缩腱膜切断术

1.适应证

（1）年老体弱，不能耐受掌腱膜切除术者。

（2）手指严重屈曲挛缩，作为掌腱膜切除术的术前准备，皮下切断掌腱膜，扳直手指或牵引手指关节，清洁皮肤。

（3）只适用于索带状挛缩，不适用于手指的挛缩或蹼状挛缩。

2. 操作要点　用15号刀片或11号刀片，从手掌的尺侧刺入皮下，在挛缩带的浅面做皮下剥离，分开与皮肤的粘连。借扳直挛缩的手指，刀刃加压在拉紧的索带上将其切断。术毕应能伸直手指，用小夹板固定在伸指位3～6周。注意刀刃不能通到索带的深层，以免误伤附近的神经血管。本法虽然简单，但操作有很大的盲目性，有损伤神经血管的危险，同时又不能清除增厚的掌腱膜，疗效有限，术后容易复发，现已少用（图98-7）。

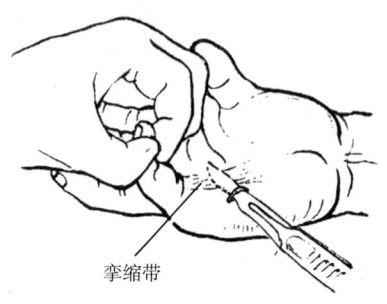

图98-7　皮下挛缩腱膜切断术

（二）部分掌腱膜切除术

1. 适应证

（1）环、小指的掌指关节与近侧指关节受累屈曲挛缩。

（2）病情较重，进展较快者。

（3）掌腱膜挛缩症的强好发素质者。

2. 操作要点

（1）切口：横切口、单Z形切口或多Z形切口、V-Y形切口、W形切口。

（2）全部操作在直视或在放大镜下进行，先找到神经血管束，给予保护。然后暴露掌腱膜的挛缩部分及其纵束、螺旋束及纤维间隔，全部用锐性切除，纠正受累的手指尽量到能被动伸直的位置。若手指仍不能伸直，可能存在Checkrien韧带（近侧指关节的掌侧板与指骨头的连接纤维）与侧副韧带的掌侧纤维挛缩未纠止，应当暴露并切断之。有时尚需松解腱鞘，才能伸直手指。本手术精确有效，复发率也不比掌腱膜全部切除术高，因此很多医师都乐于采用（图98-8）。

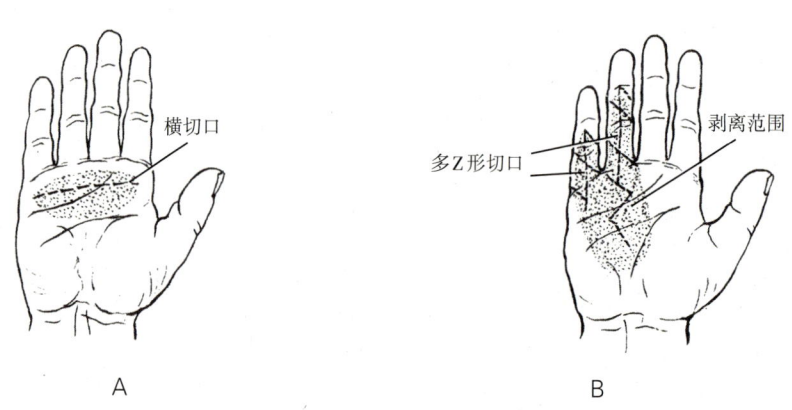

图98-8　部分掌腱膜切除术

A. 横切口，掌腱膜部分切除及剥离范围　B. 多Z形切口，掌腱膜部分切除及剥离范围

(三)掌腱膜全切除术

1. 适应证
(1) 年纪较轻,特别是掌腱膜挛缩症的强好发素质者。
(2) 病情进展较快者。
(3) 病变广泛,多手指罹患,对皮肤粗厚无弹性者,尚需于腱膜切除后植皮。

2. 操作要点
(1) 切口:横切口、L形切口、倒L形切口、锯齿形切口。
(2) 沿切口切开皮肤后,在掌腱膜浅层仔细剥离皮瓣达全腱膜范围,结扎掌浅弓穿支,暴露4个肌腱纤维鞘管及4个蚓状肌管的垂直纤维与手指的中央束、侧束及螺旋束,全部给予锐性切除,直到屈曲的手指能被动伸直为止。必要时也须切断Checkrien韧带与侧副韧带掌侧纤维,松开腱鞘。若皮肤与病变组织紧密粘连,可将皮肤与腱鞘一并切除。皮肤缺损还可移植全厚皮片,也可用局部移行皮瓣修复(图98-9)。

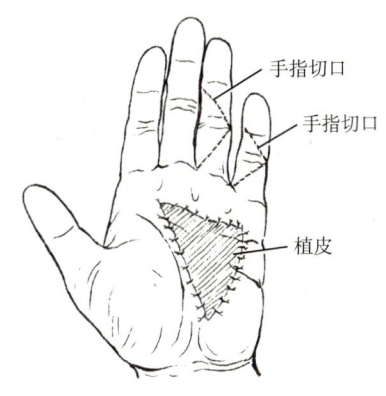

图98-9 掌腱膜全切除术的创面植皮

本手术病变切除彻底,效果可靠,但手术复杂,并发症多,术后的复发率与掌腱膜部分切除术相比无明显优越性。为避免术后血肿或皮肤张力缝合的缺点,McCash于1964年提出手掌横切口开放的技术。他把其他部位切口缝合,而远侧掌横纹处的横切口任其开放不缝合,放上厚的敷料加压包扎。术后早期进行伸屈手指活动,晚上掌指关节用伸直位支架固定。创面换药3~6周自然愈合。开放切口术后疼痛较轻。对于掌腱膜与皮肤粘连紧密者或复发病例,可将腱膜与皮肤一并切除。开放法不失为一种简单、安全、有效的手术方法。

(四)截指术

在小指的尺侧,螺旋束的近端与小指展肌相连,肌肉收缩使该束如肌腱样牵拉小指屈曲,造成比环指更严重的屈曲挛缩,纠正更加困难,效果亦差。但小指的功能只占手功能的10%,当罹患的小指严重屈曲挛缩影响其他手指活动时,对于老年人,将小指的骨-关节-肌腱-指甲一并切除,留下有神经血管营养支配的手指皮瓣去修复手掌的皮肤缺损创面,也是一实用方法(图98-10)。

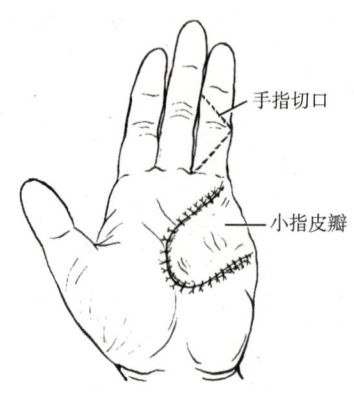

图98-10 小指皮瓣覆盖手掌的皮肤缺损区

(五) 手术注意事项

掌腱膜与指筋膜的解剖结构细微、复杂,术者必须熟悉,并仔细操作。另外尚须注意:

1. 手掌皮肤皱褶及半月形凹陷内积聚的污秽物,必须在术前清洗干净。若有皮肤糜烂,需外敷抗生素直到愈合后才进行手术,以免感染。

2. 手术需在充气止血带下进行,才能使术野清晰。戴手术放大镜把能看清的病变组织切除干净。术毕放松止血带仔细止血,应用双极电凝器止血更佳,又可减少结扎线结遗留。

3. 切口缝合时需注意不要在手指的关节屈面留下直的中线瘢痕,切口应调整成锯齿状缝合。

4. 需用多根橡皮条从手掌创面不同方向引流,掌心以折叠成团的纱布按压,外加厚的敷料均匀包扎,以防止血肿。对于开放技术的手掌横切口,厚敷料可在术后5天去除,换上干净的敷料。

5. 挛缩屈曲的手指扳直后,尚需用弹性支架牵引保护,防止手指屈曲复发,伸展支架需在术后夜间间断使用3～6个月。

(六) 术后并发症的处理

1. 血肿　这是最常见的早期并发症。术后患者伤口持续疼痛,又有低热,应打开敷料检查,必要时拆线,引流血肿。

2. 皮肤尖角及边缘坏死　病变的皮肤原来血管少,剥离后血循环更差,若在张力下缝合,极易造成皮肤坏死。对失活的皮肤应当切除植皮或采用开放技术,让皮肤无张力松开,自然愈合。

3. 误伤指神经与血管　由于螺旋束的挛缩,指神经血管被向前、向中央牵拉移位,故术中易误伤神经与血管。神经一旦切断应立即吻接,血管可结扎止血。

4. 切口延迟愈合　当切口缝合有张力或皮肤血供较差时,其愈合的时间也较长,一般应在术后2周拆线。过早拆线切口裂开,应按开放技术处理。

5. 复发　病变组织切除不彻底,年轻的患者或本症的强好发素质者,手术后容易再发,需再次手术纠正。对于环、小指近侧指关节屈曲复发者,也可考虑做指关节融合术。

八 预后

影响本症预后的因素有下列几点:①有家庭遗传史者,本症的发病较早,较快。②女性的发病年龄比男性迟10～12年,而且病情较轻,进展缓慢。③酒精中毒及癫痫患者并发本症,往往病情较重,发展迅速,术后复发率高。④病变的部位与范围。双手发病,特别是存在指节垫与跖筋膜挛缩者，病情进展快，复发率高。手尺侧的手指发病比桡侧的手指发病进展快。同一个手指掌指关节挛缩比近侧指关节挛缩的矫正效果更好。同样，近侧指关节挛缩，小指比环指的预后更差。

（侯明钟）

参考文献

[1] 阚世廉,费起礼. 掌腱膜挛缩症[J]. 手外科杂志,1986,2(2):35-38.

[2] 杨克勤,过邦辅. 矫形外科学[M]. 上海:上海科学技术出版社,1986.

[3] 郭巨灵. 临床骨科学:骨病[M]. 北京:人民卫生出版社,1989.

[4] 李承球,宋知非. 掌腱膜挛缩症(13例报告)[J]. 中华骨科杂志,1989,9(4):265-266.

[5] 王澍寰. 手外科学[M]. 第2版. 北京:人民卫生出版社,1990.

[6] 顾玉东. 手的修复与再造[M]. 上海:上海医科大学出版社,1995.

[7] Liu Y, Chen Y K. Dupuytren's disease among the Chinese in Taiwan[J]. J Hand Surg Am,1991,16(5):779-786.

[8] McIndoe S A, Beare R L B. The surgical management of Dupuytren's contracture[J]. Am J Surg,1958,95(2):197-203.

[9] Tord S. The pathogenesis and etiology of Dupuytren's contracture[J]. Plast Reconstr Surg,1963,31(3):258-267.

[10] McFarlane R M. Dupuytren's disease: relation to work and injury[J]. J Hand Surg Am,1991,16(5):775-779.

[11] Murrell G A, Francis M J, Howlett C R. Dupuytren's contracture. Fine structure in relation to aetiology[J]. J Bone Joint Surg,1989,71-B(3):367-373.

[12] McCash C R. The open palm technique in Dupuytren's contracture[J]. Br J Plast Surg,1964,17(3):271-280.

[13] Rombouts J J, Noël H, Legrain Y, et al. Prediction of recurrence in the treatment of Dupuytren's disease: evaluation of a histologic classification[J]. J Hand Surg Am,1989,14(4):644-652.

[14] Badalamente M A, Hurst L C, Grandia S K, et al. Platelet-derived growth factor in Dupuytren's disease[J]. J Hand Surg Am,1992,17(2):317-323.

第九十九章 手及上肢瘢痕、瘢痕挛缩畸形

第一节 概述

一 病因

手及上肢瘢痕、瘢痕挛缩（scar contracture）畸形是整形外科临床常见的疾病，常见的病因是烧伤、外伤、感染及其他：

1. 烧伤　包括火焰烧伤、热液烫伤、高温金属接触烧伤、热压伤、化学烧伤（酸、碱等溶液）、放射性损伤以及电烧伤等。尤其是深度烧伤，愈合后瘢痕增生、挛缩，造成畸形，严重者呈爪形手、"拳头手"。

2. 损伤　各种外界暴力造成的皮肤撕脱伤、切割伤、挫伤、挤压伤、动物咬伤等愈合后瘢痕挛缩畸形；或损伤后继发缺血坏死，如骨筋膜室综合征。

3. 感染　甲沟炎、脓性指头炎、化脓性腱鞘炎等手部感染造成缺血坏死；或切开引流后造成瘢痕；或某些特殊细菌感染，造成手及上肢皮肤坏死，如坏死梭形杆菌、分枝杆菌。

4. 血管性疾病　先天性血管畸形，动、静脉瘘，皮肤坏死性血管炎等，造成皮肤缺血坏死、挛缩畸形。

5. 其他　冻伤、毒蛇咬伤、止血带损伤、输液外渗（抗肿瘤药物、血管活性药物、高渗溶液等）造成手及上肢皮肤坏死。

二 临床表现

手及上肢的瘢痕及瘢痕挛缩畸形不仅影响外观，还损害功能。由于瘢痕挛缩，早期造成肢体原发性功能障碍，长期持续挛缩，造成肌肉、肌腱、骨关节及其周围韧带继发性挛缩畸形，使上肢功能部分丧失或全部丧失。手及上肢是人体常常裸露的部位，犹如人的第二副面孔，这些部位的瘢痕造成患者心理和精神上不同程度的创伤，患者常常心理压抑，丧失自信，悲观，失望。因此，及时有效地医治手及上肢瘢痕及瘢痕挛缩是十分重要的。

（一）浅表性瘢痕

由于擦伤、裂伤、浅Ⅱ度烧伤、浅表放射线损伤、浅表炎症等引起的瘢痕为浅表性瘢痕，瘢痕外观呈片状或线状。浅表性瘢痕由于损伤的层次在真皮浅层，愈合后无明显瘢痕挛缩畸形。浅表性瘢痕表现为色素沉着或是色素减退，伴皮肤质地改变。轻者，表现为皮肤变薄，表面色素减退，有粗大的毛孔，毛孔周围有色素沉着的上皮，其周围为乳白色的瘢痕及毛细血管增生；重者，整片均是色素减退的瘢痕，或是由于各区域损伤程度不一，呈花斑样，一般都没有功能障碍（图99-1）。有些增生性瘢痕随时间的延长或经过抗瘢痕治疗后，瘢痕逐渐成熟、软化、平整，转变为浅表性瘢痕外观。

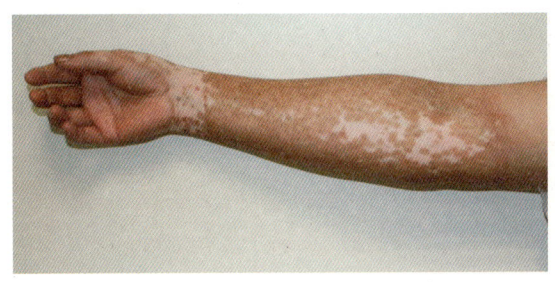
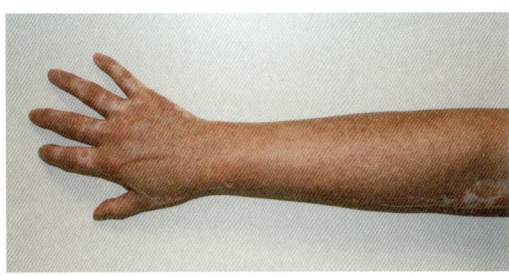

A　　　　　　　　　　　　　　　　B

图 99-1　手及前臂浅表性瘢痕

深Ⅱ度烧伤或伤及真皮乳头层的损伤引起的瘢痕，早期表现为增生性瘢痕，局部有挛缩畸形，损伤范围较小者，没有明显功能障碍，多半在2年后，增生的挛缩瘢痕逐渐缓解、变浅。

轻度浅表性瘢痕或仅以色素沉着为主的浅表性瘢痕，一般不需要特殊治疗，半年到一年后色素消退，瘢痕不明显；也可外用药物、瘢痕磨削、激光治疗等方法加速改善瘢痕外观。对于较重的浅表性瘢痕，如果位于身体易于裸露的区域，为了美观的需要，可手术切除瘢痕。对于较大范围的瘢痕，可进行分次切除，或采用组织扩张器的方法，待皮肤扩张后切除瘢痕，使瘢痕缩小、改善外观。一般不做瘢痕切除游离植皮修复。但对有些患者，特别是白色人种或儿童，植皮后效果良好。

（二）增生性瘢痕

损伤达真皮深层，由深Ⅱ度烧伤、皮肤深层擦伤、切割伤所致，也可见于中厚皮片切取后的供区创面。张力过大的切口或伤口直接拉拢缝合，局部也可能产生增生性瘢痕。早期表现为局部充血、瘙痒、刺激感及疼痛等；中期，即伤后3个月左右，上述症状略有改善，局部瘢痕增生，高出皮肤表面，并逐步出现挛缩畸形。瘢痕增生的厚度因不同原因的损伤、不同程度的损伤，以及不同年龄、不同部位和不同个体而有所区别，厚的瘢痕增生可达2cm或更厚。临床上发现，化学烧伤、火焰烧伤后，增生性瘢痕更为多见。创伤愈合后半年左右，增生性瘢痕的充血逐渐减轻，瘙痒及疼痛症状逐渐缓解，挛缩畸形也有所好转。如果损伤范围小，增生性瘢痕一般不引起明显功能障碍；损伤范围大，特别是在关节周围的增生性瘢痕，则伴有明显的挛缩畸形，可造成关节活动受限、功能障碍。对于影响手及上肢功能的增生性瘢痕，应早期进行功能康复，并尽早切除、松解挛缩的瘢痕，游离植皮修复或皮瓣移植修复。对于增生性瘢痕范围较大而不影响功能的患者，可采用早期弹力压迫治疗、外用抗瘢痕药物或贴膜、瘢痕内类固醇激素注射、理疗、激光、放射疗法等非手术治疗，待瘢痕成熟后，根据情况进行手术治疗；条索状的增生性瘢痕可行瘢痕切除直接缝合，W成形或Z成形术。对于范围较小的增生性瘢痕，可采用分次切除或皮肤软组织扩张器进行皮肤扩张后，切除瘢痕，修复缺损。

（三）挛缩性瘢痕

挛缩性瘢痕是一种皮肤软组织广泛缺损未得到良好修复，瘢痕愈合并收缩，造成形态改变乃致影响功能的挛缩畸形。常见于手及上肢深度烧伤或广泛皮肤撕脱伤没有进行早期有效修复而形成瘢痕挛缩畸形。多见于腋窝、肘关节和手部。尚有皮下蜂窝组织炎等原因造成肢体大范围皮肤、皮下组织坏死，也可造成瘢痕挛缩畸形。

瘢痕挛缩的力量很大，在广泛软组织缺损的瘢痕愈合的过程中，其挛缩的力量逐渐增强。在早期创面没有愈合之前，肢体的活动及外形可近乎正常。一旦瘢痕愈合，其挛缩力量增加。轻者只是皮肤及皮下软组织挛缩，严重者可造成肌肉、肌腱、血管、神经的短缩，甚至骨关节畸形。挛缩长期未及时矫正，可造成上肢扭曲变形，手部畸形，关节脱位、僵直，功能丧失。儿童时期的手及上肢瘢痕挛缩畸形如不进行及时治疗，可造成骨生长迟缓、骨发育受限及骨弯曲畸形等。

长期瘢痕挛缩畸形常造成深部组织的继发性挛缩畸形。由于瘢痕挛缩，肢体活动缺少，特别是在肘关节周围，容易发生异位骨化，进一步加重肘关节功能障碍，直至关节强直畸形。

挛缩性瘢痕的治疗宜早期进行，其治疗原则是切除挛缩瘢痕，充分松解挛缩，矫正畸形，根据缺损情况进行组织缺损的修复。

（四）萎缩性瘢痕

萎缩性瘢痕是因皮肤、皮下组织坏死后瘢痕愈合，或伴有深层肌腱、肌肉坏死后瘢痕愈合，形成成片的扁平瘢痕，质硬，呈白色或粉红色。瘢痕上皮很薄，易反复破溃，属不稳定性瘢痕，易癌变（图99-2）。常见于上肢的Ⅲ度烧伤或Ⅳ度烧伤、电烧伤、毒蛇咬伤及强烈缩血管药物输液外渗等，缺血性挛缩（也叫福克曼挛缩，Volkman contructure）在皮肤上有时也表现为萎缩性瘢痕。这类瘢痕多半有皮肤、皮下组织及其下层组织的损害性挛缩，宜做瘢痕广泛切除、修复及再造。

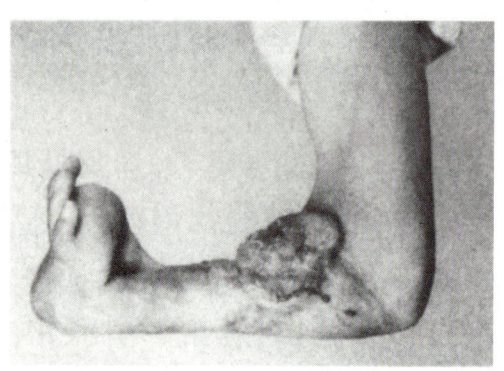

图99-2　萎缩性瘢痕癌变，肘部瘢痕癌

（五）瘢痕疙瘩

参见第三十二章"瘢痕和瘢痕疙瘩"。

三　治疗原则及时机选择

影响手及上肢功能和形态的瘢痕均应进行治疗，有非手术治疗和手术治疗两种。

非手术治疗适应于：①上肢多处散在性瘢痕，无功能障碍者；②无功能障碍的大片瘢痕，色素改变，手术不能达到良好效果者；③瘢痕早期或处于生长活跃期，无功能障碍者。非手术治疗包括理疗、局部加压、持续性牵引、支具对抗、外用抗瘢痕制剂或贴膜（如硅酮类产品）、局部注射类固醇激素、应用抗组胺药物以及激光治疗、放射治疗等。

手术治疗的原则：①功能优先，兼顾外形；②手术应全面考虑，保证重点，优先考虑对功能影响较大的部位和关节，优先考虑重要的关节和手指，优先考虑优势手；③手术宜简不宜繁，对用简单方法能解决功能问题的应优先考虑；④统一规划手术方案，有计划分次进行手术，有计划地合理使用供区；⑤在两侧上肢无法兼顾的情况下，重点保证一侧肢体的功能，即便是非优势手。

瘢痕切除松解后的皮肤软组织缺损一般采用植皮、局部皮瓣、带蒂皮瓣、远位皮瓣、游离皮瓣等进行修复。软组织扩张技术是增加组织移植供区组织量的良好手段，也常常被采用。对于继发性骨、关节、肌腱、韧带短缩畸形，则进行相应的整复手术。对于手部重要部位或手指的挛缩畸形或缺损，应进行虎口成形、指蹼成形、手指再造、手指成形等手术。近年来，随着脂肪移植技术的深入研究，在瘢痕挛缩的整复技术中，有报道（2014）称脂肪移植的术后效果优于传统的手术治疗。

上肢瘢痕的手术治疗一般在瘢痕成熟之后，即瘢痕形成6~12个月，瘢痕颜色变暗，无充血，质地变软，厚度变薄，自觉症状缓解，增生停止后进行。但是，对于手和关节部位的挛缩性瘢痕，宜早期进行手术治疗，防止瘢痕挛缩引起手部肌腱、韧带及关节难以修复的继发性损害。

第二节 腋胸部及上臂瘢痕、瘢痕挛缩畸形

腋胸部及上臂瘢痕因其表现及损害程度不同可分为：

一、上臂及肩部散在性瘢痕

由于瘢痕散在，面积较小，多半只影响外形，没有或少有挛缩畸形，因此没有或只有轻度功能损害，常常采用非手术治疗，如局部加压、外用抗瘢痕制剂或贴膜（如硅酮类产品）、局部注射类固醇激素、理疗等。CO_2点阵激光治疗对上臂及肩部散在性瘢痕有一定的疗效，是瘢痕非手术治疗可选择的方法。为了外观上的需要，可做瘢痕分次切除、局部皮肤改形使瘢痕缩小；也可以采用软组织扩张法，减少瘢痕切除缝合后切口的张力，防止瘢痕复发。值得一提的是，肩部和上臂外侧容易瘢痕增生，手术宜慎重，术后应及时采取预防瘢痕增生的措施。

二、环上臂的瘢痕及瘢痕挛缩畸形

较广泛的上臂瘢痕呈环上臂瘢痕挛缩，它可能围绕上臂的全部或部分，除了影响外观外，局部常呈硬板样，影响肘部或肩部的活动，并可造成上肢远端静脉及淋巴回流障碍，宜进行手术治疗。手术的目的：解除挛缩的环状瘢痕，修复皮肤缺损。手术多采用游离皮片移植，也可采用局部皮瓣转移或邻近或远位皮瓣转移进行修复。手术应注意：环状挛缩瘢痕切除后，切口边缘应进行W成形或Z成形，防止术后植皮边缘发生缩窄环样瘢痕挛缩。

三、腋胸部瘢痕及蹼状瘢痕挛缩畸形

多由于腋窝及胸部深度烧伤后创面没有得到良好的早期修复所致，造成腋部蹼状瘢痕或腋胸粘连、臂胸粘连等。腋胸部瘢痕因组织缺损范围不同，呈现三种不同形式：轻度，称之为腋部蹼状瘢痕挛缩、腋部条索状瘢痕挛缩；中度，为腋胸部瘢痕挛缩、粘连；重度，为臂胸部瘢痕挛

缩、粘连（图99-3）。当腋窝皮肤未烧伤或浅度烧伤愈合良好，而腋前襞和腋后襞，甚至上臂胸粘连，则形成潜腔，类似于藏毛囊肿，反复感染，瘢痕不断加重。

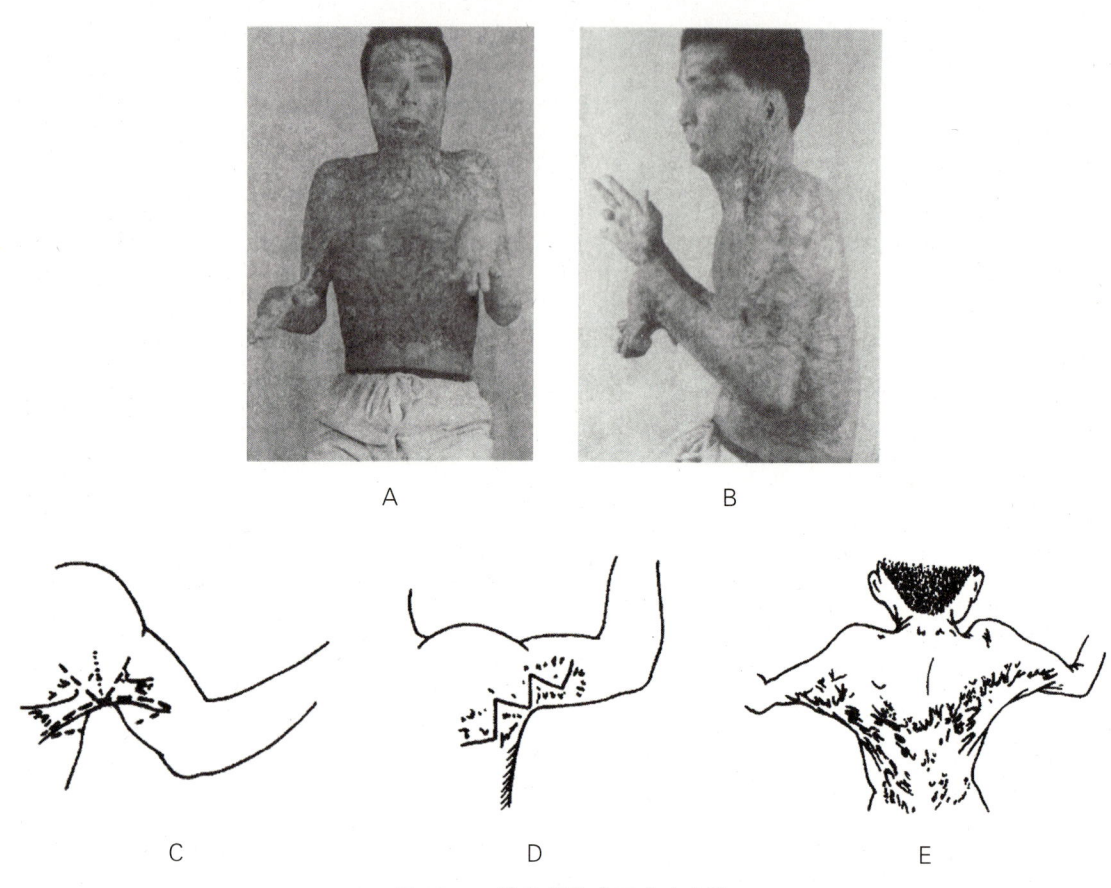

图 99-3　腋胸部瘢痕及瘢痕挛缩

A、B. 右侧腋胸部瘢痕及蹼状瘢痕挛缩，左侧腋胸部瘢痕及臂胸部瘢痕挛缩、粘连　C、D. 腋胸部蹼状瘢痕挛缩 Z 成形　E. 腋胸部瘢痕挛缩，背部损害

（一）腋部蹼状瘢痕挛缩畸形

1. 临床表现　由于颈部、胸部、臂部成片的深Ⅱ度或Ⅲ度烧伤后瘢痕愈合挛缩所致。早期瘢痕充血，上肢活动自如，数月后瘢痕挛缩，逐渐使上臂外展受限。上臂前方或后方与胸前壁或后壁的皮肤软组织缺损，瘢痕愈合后，造成蹼状瘢痕挛缩，发生在腋前襞及腋前线区域的蹼状瘢痕挛缩称为腋前襞蹼状瘢痕挛缩；发生在腋后襞及腋后线区域的蹼状瘢痕称为腋后襞蹼状瘢痕挛缩。它们可单独存在，也可同时存在。腋部蹼状瘢痕常伴有胸部、颈部及背部皮肤瘢痕挛缩。由于蹼状瘢痕牵拉，造成肩关节外展、前屈、后伸及旋转功能受限，可伴有颈部瘢痕挛缩畸形，女性可伴有乳房牵拉移位或乳房发育障碍等。

2. 治疗　治疗的目的是解除瘢痕挛缩畸形，修复缺损，恢复肩关节功能。肩关节是一个多轴的广泛活动的关节，因此在软组织缺损的修复方法上，需要选择具有正常伸展功能的软组织修复缺损区，尽可能采用皮瓣修复缺损。

（1）单纯的腋部蹼状瘢痕挛缩畸形：单纯的腋部蹼状瘢痕挛缩对肩关节活动影响较轻，常常在外展90°以上才受限，除了腋部蹼状瘢痕及其邻近的皮肤瘢痕外，周围皮肤的真皮下层均良好，选用单Z成形术或双Z、多Z成形术，可解除挛缩，矫正畸形。在双Z成形术中，可选择顺向的双Z成形术，或逆向的双Z成形术，俗称四瓣成形术（图99-4）。对于肩关节活动外展60°以上受限的患者，往往用小的Z成形术不能充分松解腋部挛缩，满足肩关节外展的要求，可选择大的Z成形术或采用双Z成形术加V-Y成形术，即五瓣成形术（图99-5）。

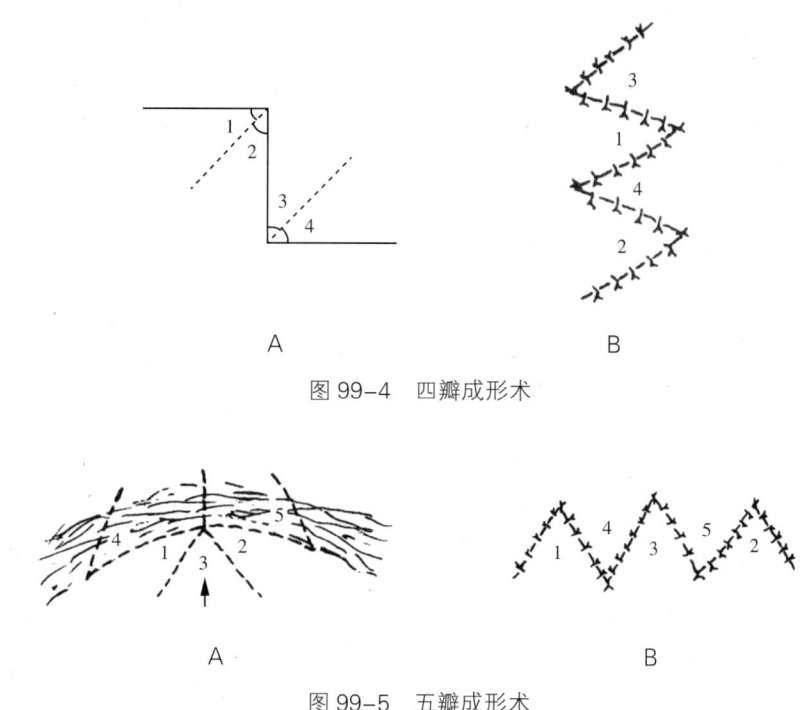

图99-4 四瓣成形术

图99-5 五瓣成形术

在腋部蹼状瘢痕Z成形术中，由于设计的对偶三角皮瓣常常是在浅Ⅱ度或深Ⅱ度烧伤愈合后的瘢痕上，为避免瘢痕三角皮瓣血运不良，防止皮瓣坏死，术中应注意：①将对偶三角皮瓣的尖端制成半圆形，避免锐角；②切取对偶三角皮瓣时宜包含深筋膜，使皮瓣有较丰富的血液供应；③术中尽量少用电刀，三角皮瓣蒂部分离时应仔细，尽量保留较多的皮下组织；④转移的对偶三角皮瓣的顶角不应设计得过小，宜在45°以上，使三角皮瓣的底边较宽，高与底边的比例为1或小于1，转移的三角皮瓣要足够大，进行无张力缝合，如果不能保证无张力缝合，其皮肤缺损区域可游离植皮；⑤术中仔细止血，防止术后皮瓣下血肿形成，影响皮瓣的血液供应；⑥估计血供较差的三角皮瓣转移手术时，局部麻醉药中不加或少加肾上腺素。

（2）腋前襞和腋后襞同时存在蹼状瘢痕挛缩畸形：这种情况对肩关节功能影响较大，肩关节外展可能小于60°。这类瘢痕挛缩可采用多Z成形术，但是由于组织缺损较多，Z成形术往往不能彻底解除挛缩畸形，需要结合游离植皮或联合应用其他皮瓣移植，以达到满意的解除挛缩畸形的效果。

3. 麻醉　可选用局部麻醉或全身麻醉。

对于手术范围不大、单纯瘢痕松解、局部皮瓣转移修复的能够耐受局部麻醉的患者，可用局部浸润麻醉。用0.5%利多卡因（含1:200000肾上腺素）切口浸润麻醉，转移的三角形皮瓣可用0.25%~0.3%的利多卡因（含1:200000肾上腺素）浸润麻醉。如果手术时间较长，局部麻醉药可用利多卡因联合布比卡因。

对儿童或不能耐受局部麻醉的患者，宜用基础麻醉加局部浸润麻醉或全身麻醉。

（二）腋部条索状瘢痕挛缩畸形

1. 临床表现　这是一种牵涉部位较广泛的条索状瘢痕挛缩。累及范围可从颈部、锁骨部越过腋前部，在上臂前内侧向远端延伸，甚至可越过肘关节屈曲面直达前臂。当头颈部旋转或环上肢活动时，可出现一条索状瘢痕，条索两侧的皮肤或瘢痕组织尚处于较松弛的状态。

2. 治疗　治疗原则是解除挛缩的瘢痕，不必进行瘢痕全部切除，以恢复功能为主要目的。采用连续Z成形术或选用V-Y皮瓣推进术加Z成形术，即五瓣成形术。在使用该种手术方法时，必须注意在三角皮瓣分离时，应包含深筋膜在内，防止皮瓣远端坏死。在手术中，还可利用有浅表瘢痕的软组织制成转移皮瓣。经过局部皮瓣转移后局部尚存有创面者，需植皮修复（图99-6）。近年来报道（2015）的扩展的肩胛部横行岛状皮瓣（expanded transverse island scapular flap，ETISF），可以增加修复组织的量，在中到重度腋窝瘢痕挛缩的修复中可取得较好效果。此方法还适用于儿童（图99-7）。

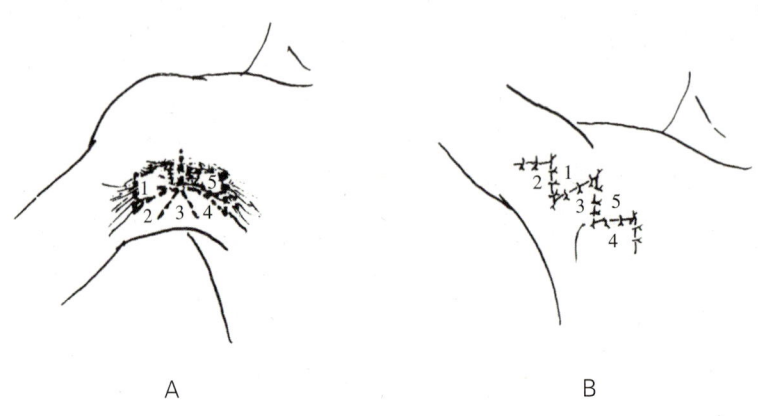

图99-6　腋部条索状瘢痕五瓣成形修复

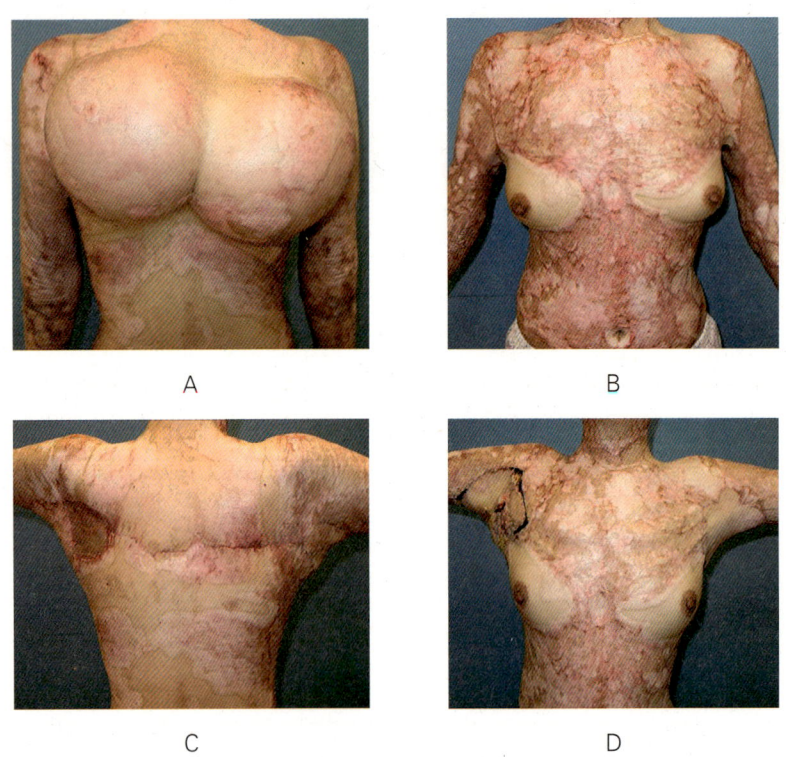

图99-7　扩展的肩胛部横行岛状皮瓣（ETISF）

（三）腋胸部片状瘢痕挛缩畸形

1. 临床表现　常由于上肢及胸背部Ⅲ度烧伤后局部瘢痕愈合所致。腋窝前后襞、胸侧壁存在不同程度的瘢痕及瘢痕挛缩，使腋窝变浅或消失，或埋在瘢痕之中。腋胸部片状瘢痕挛缩与腋部蹼状瘢痕挛缩及条索状瘢痕挛缩的区别是腋窝部分或大部分损毁，在手术修复时，不能采用一般的Z成形术矫正。由于瘢痕挛缩严重，臂外展明显受阻，肩关节外展、内收、前屈、后伸及旋转活动受限，外展活动范围小于60°。

2. 治疗　由于瘢痕范围广，腋窝受损严重，组织缺损多，治疗方法是局部瘢痕切除。在瘢痕切除时，可能见到藏有污垢的部分腋窝皮肤存在于瘢痕之中，在彻底切除周围瘢痕后再进行清洗、消毒，做局部皮瓣转移修复，使上臂能外展90°以上。首选的皮瓣是胸外侧皮瓣或背阔肌肌皮瓣移植，也可用带蒂背阔肌肌皮瓣移植加游离植皮或肩胛旁皮瓣转移加植皮。国外报道（2005）的扩张的肩胛部超薄皮瓣，又称背部肋间动脉穿支皮瓣（dorsal intercostal perforator，DICP），为腋胸部广泛瘢痕挛缩的修复提供更多的组织来源。腋部瘢痕切除松解后，创面如果能用皮瓣修复最好，如果皮瓣面积不够大，不足以修复所有创面，可将皮瓣安放在腋下胸部，横过腋后襞到腋前襞，在上臂内侧及胸部的皮肤缺损区游离植皮修复（图99-8）。腋部创面完全采用游离植皮修复，尤其是较薄的皮片移植，术后易发生再度挛缩，畸形矫正不理想。但对于全身严重烧伤，没有可利用的皮瓣，甚至没有可利用的较厚的皮片腋部瘢痕松解后的创面修复极为困难，可用真皮替代物（如皮耐克）移植加头皮或瘢痕刃厚皮片移植，增加移植皮片的厚度，减轻术后挛缩。术后上臂外展位包扎固定。愈合后肩关节功能锻炼，并用外展支架固定2～3个月。

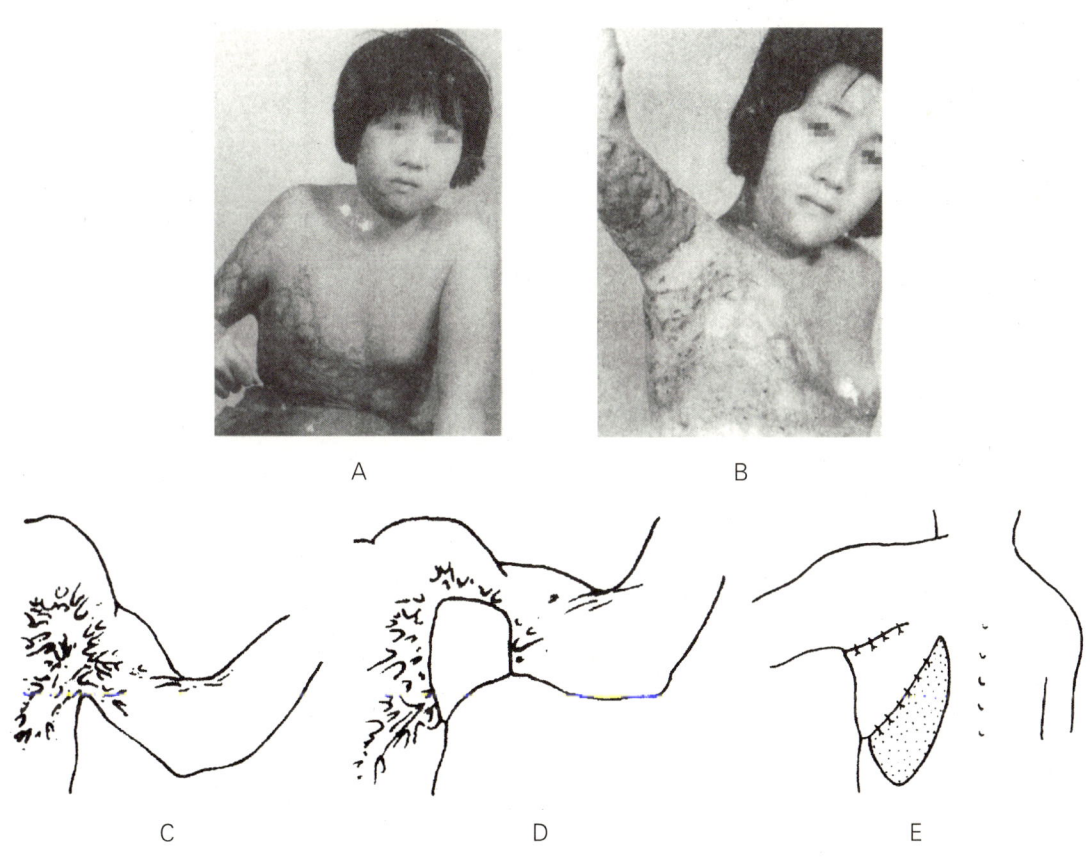

图99-8　腋胸部片状瘢痕挛缩

A. 术前　B. 胸外侧皮瓣旋转挺进，修复腋窝，上臂内侧游离植皮　C、D、E. 背阔肌肌皮瓣，或肩胛旁皮瓣旋转修复腋窝部瘢痕挛缩

3. 麻醉　对于腋前后襞均有蹼状瘢痕挛缩的患者，涉及腋部、上臂、肘部、颈部均有条索状瘢痕挛缩的患者，以及腋胸部片状瘢痕挛缩的患者，手术范围较广，一般都采用全身麻醉。个别情况，也可采用基础麻醉加局部麻醉。由于手术范围较大，需要麻醉的部位较广，应注意局部麻醉药的用量。以利多卡因为例，一次总量以不超过400mg为安全，切口用0.5%利多卡因（含肾上腺素1∶200000）局部浸润麻醉，分离皮瓣下，用0.25%利多卡因加布比卡因（含肾上腺素1∶200000）局部浸润麻醉。对于转移皮瓣周围均是瘢痕，或皮瓣转移时有较大张力，或术后可能发生皮瓣血供障碍者，采用0.25%的利多卡因浸润麻醉药中，可以不加或少加肾上腺素。

（四）臂胸部瘢痕挛缩粘连

1. 临床表现　这是腋胸部烧伤后瘢痕挛缩最为严重的一类，烧伤范围波及胸前、后、侧壁、腋窝及上臂和肩部。由于创面早期没能得到有效覆盖，以致上臂和胸侧壁创面粘连，瘢痕愈合，多为严重烧伤所致。表现为上臂内侧及前后方广泛瘢痕，与胸前后壁及侧壁广泛瘢痕连成一片，上肢外展严重受限，外展及内收功能丧失殆尽或是在30°以内。有时腋窝也会全部消失或腋窝部分健康皮肤埋藏在瘢痕之中。由于皮肤皮脂腺及汗腺排泄不畅，常常造成局部炎症或脓肿形成，并屡屡复发。这类畸形多见于不能及时进行早期治疗的边远地区的儿童。

2. 治疗　臂胸部瘢痕挛缩应早期治疗，矫正畸形，修复缺损，不要按常规等待半年至瘢痕成熟后再进行手术。即使局部有小的残留创面，也可早期进行整形手术。

瘢痕挛缩畸形的矫正虽然是整形外科的常规手术，但因为有明显的功能障碍，尚需认真地进行术前准备及设计手术方案，应注意以下几点：

（1）早期治疗，防止肩关节粘连或异位骨化症：如不早期治疗，病程持久的患者可造成肩关节难以康复的畸形，特别对于中、老年患者更宜早期治疗。

（2）术前准备：首先，局部皮肤的清洁处理，这类病例可能有部分腋窝皮肤埋藏在瘢痕之中，在腔穴中污垢成堆，术前应设法清除。取皮区或移植皮瓣的供区都应进行术前准备。其次，防止手术过程中过多地失血。有些病例挛缩范围较广，瘢痕松解及瘢痕切除失血较多。术前可常规使用维生素K_1 10mg，肌内注射，一天1次，连续3天，以增加机体凝血酶的功能，有效减少术中出血。在手术过程中应用一定量的局部麻醉药加肾上腺素，只要充分准备，有效地控制术中出血，一般不需要输血。但手术范围广、手术复杂、手术时间长的患者，应术前备血。手术前还应准备好术后应用的外展功能支架。

（3）手术方案及注意事项：①彻底松解挛缩瘢痕，使上臂外展达90°以上，不必做广泛的瘢痕切除，只是做挛缩瘢痕松解；对那些影响挛缩松解的部分瘢痕以及藏积污垢的瘢痕洞穴进行切除；②对粘连、挛缩的肌肉进行松解，如胸大肌、背阔肌、大圆肌、小圆肌，必要时切断附着点，使肩关节外展达90°。③选择皮瓣移植修复腋窝及其周围创面，使肩关节下方有良好伸展弹性的组织覆盖。常选用的皮瓣有背阔肌肌皮瓣或背阔肌岛状肌皮瓣修复、肩胛旁皮瓣或岛状肩胛旁皮瓣修复、岛状胸外侧皮瓣修复等，男性患者还可采用胸大肌肌皮瓣修复。也可选择横行腹直肌肌皮瓣（TRAM）移植，特别是伴有腹壁松弛的女性。如周围没有可利用的皮瓣，也可采用游离皮瓣移植，如对侧背阔肌肌皮瓣、股前外侧皮瓣等。④腋窝用皮瓣修复后，其周围的皮肤缺损可采用游离植皮修复。⑤腋窝条件较好者，采用中厚皮片或全厚皮片移植，也可取得满意的结果，关键是要加强术后功能训练和采取预防挛缩的措施（图99-9）。⑥在瘢痕松解中，其周边的切口采用锯齿状切口，防止术后植皮区周边的直线切口引起挛缩复发。⑦带有创面及腋腔脓肿的处理：埋藏在瘢痕中的腋窝残存皮肤藏有污垢、脓肿或局部有创面，需进行彻底清创。其方法是先用肥皂水涮洗，盐水清洗，再用碘伏冲洗，然后用大量生理盐水冲洗。如腋腔脓肿较深，没有开口或开口较小，可先切开瘢痕，扩大开口，再进行彻底清创。清创完成后，重新消毒铺单，更换器械，开始手术。

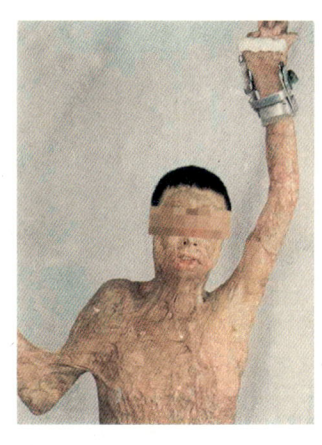
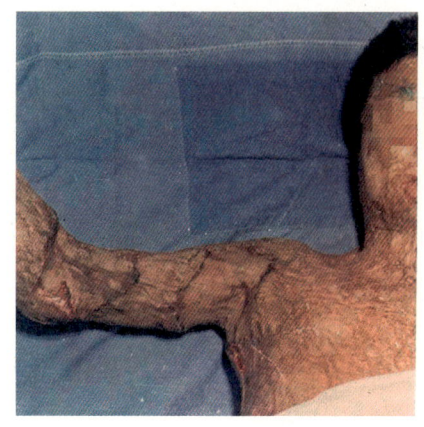

图 99-9 臂胸部瘢痕挛缩粘连术后功能训练
A. 左侧臂胸部瘢痕挛缩，经植皮修复术及功能训练后，肩关节功能良好
B. 右侧臂胸部瘢痕挛缩，植皮修复后早期，肩关节功能受限

(4) 术后处理：腋部瘢痕挛缩修复术后，除常规外科手术处理之外，均需将上臂固定于外展90°位置。对单纯使用皮瓣转移修复的病例，术后早期（第3天）在没有出血的情况下就可鼓励患者逐步进行肩关节主动运动。对于有游离皮片移植修复的病例，术后常规需要用支架将上臂固定于外展位，2周后移植皮片成活，白天去除支架，进行上臂外展的功能锻炼，晚间连续佩戴支架3个月，防止腋部移植皮片继发性挛缩。对于严重臂胸部瘢痕粘连挛缩时间较长的患者，因腋部瘢痕挛缩继发周围深部肌肉肌腱组织挛缩，术中无法完全松解和外展上臂，术后第3周可用活动牵引支架进行连续上臂外展牵引，牵引4~6周，可达到缓解挛缩的目的。对于存在感染创面的患者，术后根据细菌种类和药敏情况应用抗菌药物。

第三节 肘部及前臂瘢痕、瘢痕挛缩畸形

一 临床表现

肘部及前臂瘢痕、瘢痕挛缩畸形多半是烧伤的后遗症，也可能是其他创伤、严重炎症或缺血性坏死的后遗症。由于致病原因不同，损伤的深度、范围不同，其临床表现也有差别。为了有别于治疗方法的选择，根据其临床表现的差异，将肘部瘢痕及瘢痕挛缩畸形分为如下几种。

（一）肘部及前臂屈侧蹼状瘢痕挛缩畸形

肘部及前臂屈侧蹼状瘢痕挛缩是由于肘部屈侧较为广泛的皮肤软组织缺损，局部瘢痕愈合造成挛缩畸形。轻者，瘢痕范围狭窄，从上臂下端到肘窝延及前臂上端，影响肘关节的伸展运动。肘关节伸直时，肘窝中央有蹼状或条索状瘢痕牵拉，肘部伸展受限，但用力伸直时，常常能伸展到180°，肘关节屈曲功能不受影响。较重者，挛缩的瘢痕也呈狭长形，但范围较广，可从颈部、胸部延及上臂、肘窝，并波及前臂及腕关节掌侧面，为一条细长的连续的条索状瘢痕挛缩带，在肘窝区常较重，呈蹼状挛缩畸形。

（二）肘部及前臂伸侧瘢痕挛缩畸形

这是肘部及前臂伸侧损害为主的瘢痕挛缩。轻者，瘢痕范围限于肘关节伸侧，上不超过上臂下端的1/3。如果仅仅是增生性瘢痕，一般只有屈肘受限，不能屈曲到90°以上。由于肘关节的屈伸运动，肘后部瘢痕牵拉、摩擦，常常出现皲裂出血或呈硬板状。严重者有两种情况，一是损伤深度较深，涉及上臂、肘及前臂的肌腱及骨关节，呈萎缩性瘢痕的外观，肘关节屈伸运动都可能受限，有肘伸肌群及肌腱与瘢痕粘连；二是损伤范围较广，虽然损伤深度不深，但波及上臂及前臂伸侧的大部，前臂及上臂具有代偿功能的正常皮肤软组织较少，肘关节的屈曲明显受限。波及前臂及腕部的瘢痕挛缩，可影响腕关节的功能。

（三）环肘瘢痕挛缩畸形

这是肘部伸侧、屈侧皮肤及周围组织均受损害形成的瘢痕挛缩，一般都存在明显的伸肘屈肘功能损害。轻者见于深Ⅱ度烧伤后的皮肤损害，表现为增生性瘢痕，损害范围不超过上臂的下1/3及前臂的上1/3。虽然环肘瘢痕如同盔甲一样环肘一圈，伸肘、屈肘活动受限，但日常活动尚能完成。严重者表现为：①瘢痕挛缩范围广泛，上方超过上臂的1/2，下方超过前臂的1/2；②损害的深度较深，伤及肌肉、肌腱及骨、关节，肘关节功能严重障碍，甚至出现肘关节强直。

（四）烧伤后肘部异位骨化

这是肘部烧伤后周围软组织内产生骨化，造成肘关节活动受限，甚至造成肘关节强直（见本章第四节"烧伤后肘及前臂异位骨化症"）。

二 治疗

（一）非手术治疗

范围较小的增生性瘢痕挛缩，对肘关节屈伸没有明显功能障碍者，可采用非手术治疗，包括理疗（如音频、石蜡疗法、超短波、涡流浴、弹力绷带包扎等）、局部外用软化瘢痕的膏药、局部注射类固醇药物、激光治疗及放射疗法等。

（二）手术治疗

肘部瘢痕挛缩的手术治疗类同于腋部瘢痕的治疗。其治疗原则如下：

蹼状瘢痕挛缩，采取切除条索状挛缩瘢痕，用Z成形术矫正挛缩畸形。对于严重的范围较广的蹼状瘢痕挛缩，单纯的Z成形不能彻底消除挛缩畸形，可在皮肤缺损区做游离植皮（图99-10）。肘部、前臂及腕部伸侧及环肘部瘢痕挛缩的治疗中，对于损害仅限于皮肤及皮下组织层，不累及深筋膜层，可做瘢痕部分切除或全部切除，矫正挛缩畸形，用游离植皮进行修复，植皮区边缘成锯齿状，防止术后再挛缩。由于肘关节是功能活动区域，移植的皮片应有一定的厚度，可取中厚皮片移植或全厚皮片移植。对于瘢痕挛缩同时有深部肌腱、肌肉、骨、关节损害，切除瘢痕解除挛缩后，往往伴有肌腱、肌肉、骨、关节外露，宜选用皮瓣进行修复，可选用局部皮瓣转移、远处带蒂皮瓣转移或游离皮瓣移植。如果周围有较多正常皮肤，采用软组织扩张术是有效的选择，背阔肌岛状肌皮瓣移植、胸侧壁随意皮瓣移植、季肋部轴型皮瓣移植、第9～11肋间动脉穿支皮瓣、胸外侧皮瓣或腹直肌肌皮瓣移植等均是可供选择的移植皮瓣。为了减少腹部皮瓣供区的瘢痕，可用组织扩张器进行预扩张，再进行腹部皮瓣移植（图99-11）。近年来报道的尺动脉穿支的脂肪筋膜皮瓣、"秋千"皮瓣、肘部菱形旋转瓣、远端蒂臂内侧皮神经营养血管皮瓣等，在修复肘部瘢痕挛缩时，都取得良好的效果。

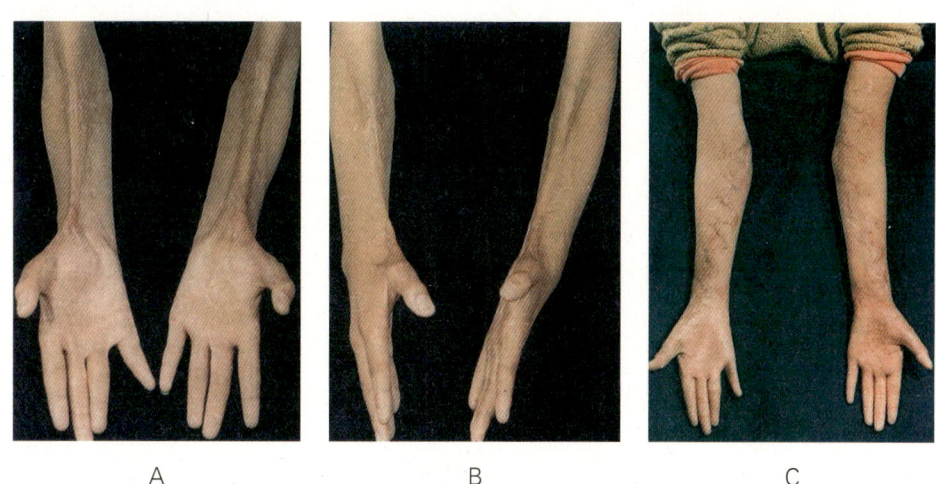

图 99-10　肘部蹼状瘢痕挛缩用 Z 成形术矫正挛缩畸形
A. 正位　B. 侧位　C. 术后

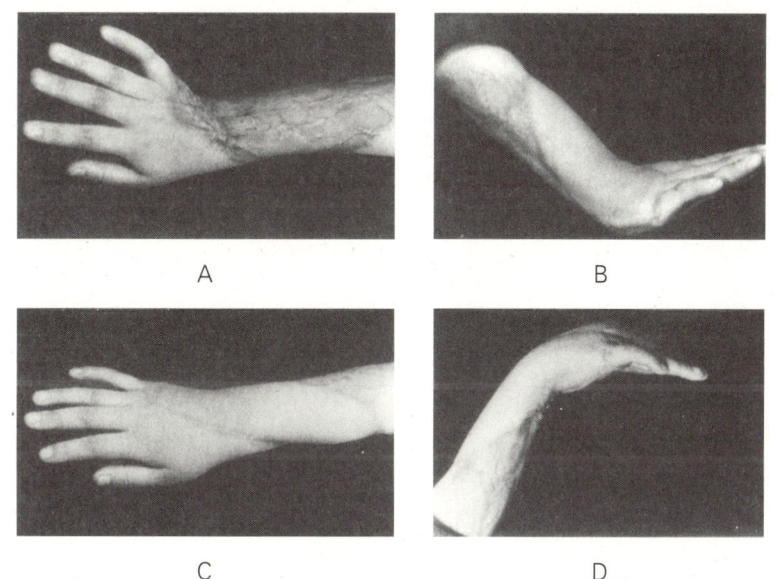

图 99-11　前臂及腕部瘢痕挛缩有深部肌腱、肌肉、骨、关节损害，游离皮瓣移植修复
A. 术前　B、C、D. 术后

（三）术后处理

关节活动区瘢痕挛缩畸形矫正后，涉及肘关节区瘢痕挛缩，植皮术后应置夹板或石膏托固定，防止挛缩，并应进行物理治疗，包括音频、石蜡疗法、加压包扎及功能锻炼等。

第四节 烧伤后肘及前臂异位骨化症

一 概述

异位骨化症（heterotopic ossification）是一类由非骨性组织在一定的外来创伤或炎症等因素的影响下，衍变成典型的板层样骨性组织，并造成功能障碍而引起人们的注意和求治，常见于全髋置换、烧伤后、颅脑损伤及神经损伤之后引起肢体大关节的异位骨化。早在1883年，Riedel就报告了脊髓损伤后造成的异位骨化。异位骨化常见于髋、膝、肘等大关节，特别是肘关节更为多见。肘部、前臂烧伤后，有可能发生肘关节及其周围或尺、桡骨之间滋生出骨化组织，造成肘关节屈伸及前臂旋转功能障碍，称之为肘及前臂烧伤后异位骨化。异位骨化也可见于膝关节烧伤后。Mumim（1995）报告了5例肝移植及双肺移植之后的肘关节异位骨化。

二 发生率

Holguin（1996）报告2280例大面积烧伤的患者中，有6例发生肘关节异位骨化，引起肘关节强直，其中两例为双侧性的。Evans（1991）报告烧伤后异位骨化的发生率在1%～3%之间。其他作者认为，如果把烧伤后关节周围软组织的暂时性钙化统计在内，发生率可达15%～25%，但真正由于钙化成骨样组织的发生率为2%左右。上海第二军医大学（1982）报告3156例烧伤住院患者中，发现4例异位骨化症，其中3例发生在肘关节；在108例臂部烧伤的患者中，有3例肘关节异位骨化。

三 病因病理

异位骨化的原因及其机制至今尚不明了。有人认为，烧伤后异位骨化通常与烧伤的严重程度有关，与烧伤的面积及部位无直接联系。许多作者认为，异位骨化的发生可能是烧伤患者全身性的生理环境改变所引起的。

肘关节为异位骨化好发部位，可能与患者长期卧床、肘背部长期受压、固定制动、不适宜地对挛缩的肘关节进行强制性的被动伸屈以及肘关节特殊的解剖学关系和杠杆运动有关。这些因素都可能促使肘关节异位骨化发生。

在病理生理学方面，异位骨化的骨组织代谢非常活跃，组织学检查异位骨化骨组织没有正常的骨膜，骨母细胞数量明显多于正常骨组织，破骨细胞数量高出正常骨的2倍。异位骨的形成可能与间质细胞或成纤维细胞分化成骨母细胞机制紊乱有关。有人已经证实，骨形成蛋白（bone morphogenic protein，BMP）是诱导未分化的间质细胞分化成软骨和骨成分的重要因素。在烧伤鼠实验动物模型上也已经证实前列腺素E_2对新骨形成的作用。

四 临床表现和诊断

肘及前臂异位骨化的诊断相对容易。有烧伤及瘢痕挛缩的症状或有感染及骨折病史，早期局部有组织水肿及充血，大部分患者局部有压痛，加之关节的进行性的运动受限，直至关节强直表现，应可确定异位骨化造成的关节损害。X线检查有助于确诊，可见肘关节周围有绒毛样片状不规则阴影，关节间隙模糊或消失，肘关节及肘下尺、桡骨有骨质增生，关节旁有异位骨化，表现为肘前或肘后有骨桥形成，使肘关节锁定。严重的肘前、肘后均异位骨化的患者，应进行磁共振（MRI）检查，了解肘部血管、神经与异位骨化之间的定位关系，可供手术参考。

根据临床症状，可将肘及前臂异位骨化分为三类，以利于指导治疗方案的选择。

（一）第一类（Ⅰ型）

表现为早期局部软组织充血水肿，局部压痛，X线检查有异位骨化的证据，但关节活动没有限制。

（二）第二类（Ⅱ型）

病变发展，使肘关节的一个至多个方向活动受限。
1. $Ⅱ_A$　肘关节屈、伸活动受限。
2. $Ⅱ_B$　前臂旋前及旋后活动受限。
3. $Ⅱ_C$　肘关节在两个轴方向的活动受限。

活动受限可由于异位骨化的骨质阻挡或伴有软组织的挛缩所致。例如，屈肘受限，可能是鹰嘴窝的骨性阻碍或是由于肱肌或肘前部其他结构挛缩所致。

（三）第三类（Ⅲ型）

表现为肘关节或前臂的关节强直或两者并存。在X线片上可见肘前或肘后骨桥形成，前臂尺、桡骨之间有骨融合，包括烧伤瘢痕挛缩以外因素造成的肘部异位骨化。其病变表现较多，肘关节上的任何组织均可形成异位骨化。异位骨化常发生在肘关节的后外侧方，形成骨桥，从肱骨外上髁到后外侧尺骨鹰嘴，异位骨化组织充填了鹰嘴窝。后外侧肘关节异位骨化形成后，表现为关节强直在屈曲30°位。在关节不全强直中（$Ⅱ_A$），关节活动时可听到关节弹响，在鹰嘴窝有疼痛及压痛。

由于肘外侧的直接损伤，异位骨化常常见于肘关节桡侧及尺侧侧副韧带附近，久之可发生慢性尺神经瘫痪。

肘前的异位骨化可从肱骨到桡骨及尺骨的二头肌结节，伴有桡、尺骨间骨融合，异位骨化的区域涉及肱肌、肱二头肌以及肘前关节囊等。

五　治疗

（一）非手术治疗

异位骨化的早期，即骨化形成阶段，宜进行非手术治疗，包括药物治疗、放射治疗及营养疗法。早期虽有一定的功能障碍或异位骨化形成，仍不宜早期手术。多数学者认为，在原发性创伤发生1年后，异位骨化"成熟"后再进行手术治疗，早期进行手术易复发。

1. 药物治疗　主要是二磷酸盐化合物和非类固醇抗炎药物组成。前者代表性药物是羟乙二磷酸二钠。该类药可防止或抑制羟磷灰石结晶形成，从而降低类骨质的矿化。后者代表性药物为消炎痛，它能抑制前列腺素合成酶，属于环氧合酶抑制剂。尽管它的实际作用不明，但它能阻断前列腺素E_2的合成。消炎痛的剂量为25～50mg，一天3次。

2. 放射疗法　病变局部放射治疗能降低病变部位的疼痛和改善急性期关节活动的限制。放射线能抑制间质细胞转化成骨母细胞，从而防止异位骨化的发生。另外，放射线在缓解局部组织充血、肿胀和疼痛的同时，间接降低异位骨化形成的速度。通常放射治疗的常用总剂量约2000Gy，分10天平均给予。

Martin（1995）采用放射疗法抑制异位骨化形成，其中1例为颅脑外伤后9周。X线片证明，右肘关节异位骨化，肘关节区疼痛，肘关节屈伸活动在75°～95°，服用消炎痛25mg，一天3次，无效。采用放射治疗后，肘关节活动在50°～120°，治疗结束后，疼痛消失。血清碱性磷酸酶由治疗前的1881u/L降到1231u/L。

3. 营养疗法　限制高蛋白摄入，因为高蛋白的饮食增加钙的活性。

（二）手术治疗

1. 肘关节异位骨化的手术　烧伤后肘关节区瘢痕挛缩伴异位骨化时，手术治疗的时机宜在伤后1年进行。手术治疗的目的：松解挛缩瘢痕、凿除异位骨化骨或凿除骨桥、肘关节成形及松解挛缩的肌肉或肘关节囊等。瘢痕挛缩松解后，常有皮肤缺损，按情况进行皮片移植或皮瓣移植修复。

（1）肘后异位骨化：取肘后S形皮肤切口，将肱三头肌腱及肘后皮肤从尺骨骨膜下掀起，将尺侧腕伸肌向前拉开，暴露肘关节周围异位骨化的骨质。如果后方的肘关节完全强直，从尺骨骨膜下掀起肱三头肌腱后，直达鹰嘴内侧，连同鹰嘴的脂肪垫与肱三头肌腱一并掀起，凿除肘关节后方异位骨化的骨质，进入肘关节腔。如果肘关节内关节软骨尚存，应予保护，用骨凿撬起强直的肘关节，使关节松动，凿除使肘关节强直的异位骨化骨，包括凿除部分鹰嘴，必要时凿除范围包括鹰嘴的内、外侧方。笔者在处理严重的肘关节强直并伴有关节软骨完全破坏时，在术中凿除异位骨化骨的同时，也凿除鹰嘴，用阔筋膜包裹尺骨鹰嘴残端，以形成假关节，手术后仍保持肘关节稳定的屈伸活动。

当肘关节异位骨化侵犯尺骨内侧时，在去除异位骨化骨时要注意保护尺神经不受损害。

在凿除异位骨化骨之后，肘关节能做被动的伸屈活动时，才能关闭创口。首先将肱三头肌腱与尺骨近端固定，在尺骨上钻孔，用钢丝缝扎，使肘关节具有屈肘能力，避免肌腱缝合固定后张力过大。手术过程中遇有骨髓腔渗血，宜用骨蜡封闭，也可用筋膜包裹。术毕，皮下放置引流，防止血肿，最后缝合皮肤。肘关节处于屈曲80°位包扎固定，待术后2~3天，即可进行肘关节的屈伸训练，防止肘关节再度强直。

（2）肘前异位骨化：是由于肱肌、肱二头肌的挛缩，肘关节囊前壁的挛缩或存在影响伸肘的喙状骨突起。如果肘前面有异位骨化形成，常继发肘前关节囊挛缩。在一般情况下，肘前部异位骨化同时伴有肘后异位骨化，可形成骨障，妨碍肘关节的活动。因此，需要前后同时矫正，需加肘后切口清除异位骨，必要时做部分鹰嘴切除。

肘前部是前臂重要血管、神经出入之处，手术应十分细心。可取肘前外侧切口为手术入路，在肱肌与肱桡肌之间深及异位骨化骨，注意保护桡神经及前臂外侧皮神经。清除肘关节前外侧的异位骨化骨时，要注意保护桡神经及骨间背侧神经。如果异位骨化骨累及肱二头肌结节及前臂骨间膜近端，则需做肘后外侧切口。在尺骨近端分离肘肌，将肘肌及尺侧腕伸肌向前拉开，桡神经在旋后肌的深、浅层之间，暴露桡骨，进入异位骨化骨，用骨凿去除，保护好肱二头肌止点。

异位骨化在前内侧时，采用肘前内侧切口，沿肱肌内侧前进，暴露肱动脉及正中神经，并注意保护。先暴露肱二头肌及肱肌，然后暴露异位骨化的骨质并予以凿除。

（3）肘内侧异位骨化：常见于肘内侧侧副韧带附近，常累及尺神经并可能压迫尺神经，引起相应的症状，但较少有肘关节活动障碍。异位骨化的骨质位于皮下，手术时首先将尺神经解剖出来并前移，防止尺神经受损、受压。尺神经可前移到前臂屈肌群表面的皮下，也可以置于前臂屈肌群之中。当神经被安全转移后，再进行异位骨化骨清除。在手术中应注意解剖前臂内侧皮神经及臂内侧皮神经，防止其损伤。

（4）肘外侧异位骨化：孤立的肘外侧侧副韧带异位骨化较少见，一般采用肘外侧切口。该切口可暴露肘关节前方及后方，从肱骨外上髁向下，进入尺侧腕伸肌与肘肌之间，拉开桡侧伸肌、肱肌及肱桡肌，暴露肘关节前关节囊。也可向后掀起肱三头肌腱，暴露鹰嘴，处理肘后部异位骨化。该切口可处理肘外侧及前后方的异位骨化。

2. 肘关节屈曲挛缩畸形的处理　肘关节异位骨化将其融合的骨骼被凿开后，大部分患者肘部能被动伸直，局部皮肤缺损者可采用游离植皮修复或皮瓣移植修复。但有少数患者由于长期肘关节屈曲挛缩，造成神经、血管、肌肉、肌腱挛缩，肘关节不能伸直，可采用伸肘牵引装置，其创面用生物敷料（异体皮、异种皮等）或碘仿油纱布覆盖。牵引1～2周，伸肘达150°～160°时，即可修复创面。

第五节　手部瘢痕及瘢痕挛缩畸形

一、病因

手部瘢痕及瘢痕挛缩的病因是多样的，其中以烧伤最为常见。在体表烧伤中，手部烧伤占60%左右，而且严重的手烧伤可使手的全部功能丧失。研究烧伤手损害的防治是一项十分重要而艰难的工作。

手是人体的形态器官、运动器官及感觉器官。人们的生存及生活活动很多是通过手来完成的。人与人之间的交往及情感交流，有些是通过手来实现的，而且人类在识别事物、读、写等活动中，手也起着十分重要的作用。瘢痕及瘢痕挛缩轻者，只影响手的形态，造成外观不佳，重者可使手的上述功能完全丧失。

烧伤对手的损害可涉及手的所有结构：皮肤、皮下组织、血管、神经、肌肉、肌腱、骨骼、关节及韧带等。烧伤造成的瘢痕挛缩畸形主要有：瘢痕性并指、拇内收畸形、手指关节畸形、瘢痕性爪形手、瘢痕性掌挛缩以及烧伤手残缺畸形等。

烧伤后手部畸形可有原发性损害，即因组织结构的损毁造成手的畸形，也可由于原发性损害没有及时修复或无法进行及时修复，形成了瘢痕愈合，血管、神经、肌腱、肌肉、骨、关节等附属结构的挛缩，产生各种类型的继发性畸形。由于瘢痕挛缩力量的逐渐增大，产生继发性关节扭曲，肌腱拉长或短缩，严重的还会造成骨生长受限及压迫性损伤等。

二、手部烧伤瘢痕挛缩的处理原则

1. 早期手术。与其他部位的瘢痕挛缩处理不一样，手部烧伤瘢痕挛缩不要等待瘢痕到静止状态时（成熟时）再做整形手术，因为手部瘢痕挛缩到晚期（手烧伤半年以后）常伴有手部肌腱及骨关节继发性损害，可造成治疗上的困难。

2. 术中尽可能多地切除挛缩瘢痕，解除挛缩，恢复正常的解剖结构、层次及位置。对缺损的组织，尽可能做相应的组织移植修复。

3. 术后的手部康复疗法对减少水肿和恢复运动功能至关重要。忽视术后的康复治疗，可使手术的效果完全丧失，而且有些患者可能因此失去再治疗改善功能的可能性。

第六节　瘢痕性并指及瘢痕性拇指内收畸形

手背部深Ⅱ度以上的烧伤，如果没有进行有效的治疗，会引起手背部不同程度的瘢痕及瘢痕挛缩。轻者，手背部散在的瘢痕仅影响外观；严重者，瘢痕成片存在，可形成瘢痕性并指或瘢痕性拇指内收畸形等。

一　瘢痕性并指

（一）临床表现

手掌背部、手指背部的深Ⅱ度及浅Ⅲ度烧伤如果得不到及时有效的治疗，造成局部感染及瘢痕愈合，形成指蹼瘢痕，构成不同程度的瘢痕性并指，可发生在两指间或累及全部指蹼。瘢痕性并指可表现为指蹼变浅，也可表现为仅局限在近节指的部分并指或累及远节指的完全并指。这类患者常有指伸肌腱损害，如指伸肌腱中央束断裂或指背瘢痕挛缩，则呈现鹅颈样畸形等。

（二）治疗

瘢痕性并指宜手术治疗。切开挛缩瘢痕，进行游离植皮修复。由于指蹼要求用较松弛的皮肤再造，因此尽可能用局部小皮瓣覆盖指蹼中部，以防术后挛缩，重现并指。单纯性手掌背部及拇指背部烧伤，在指蹼深处常藏有正常的皮肤及皮下组织，可将其制成舌状皮瓣，用以修复瘢痕性并指的指蹼。

瘢痕性并指分为以下两种类型：

1. 完全性瘢痕并指　是指瘢痕性并指累及手指近节1/2以上或全部手指，由手背及指背烧伤后瘢痕愈合造成。这类并指的治疗是切除瘢痕，用游离植皮修复。在植皮修复的手术技巧中，应注意防止植皮挛缩。一般情况下，瘢痕并指的手指掌面还保留部分正常的皮肤。在指蹼中部纵行切开少许手掌皮肤，将游离植皮的一边制成三角形，插入手掌的创面内，形成指蹼。但更多的是利用残存指蹼制成一个等边三角形皮瓣，蒂位于手掌侧，将三角形皮瓣插入手背部，形成指蹼。三角形皮瓣侧方的创面用游离植皮修复，这种术式可防止并指再发（图99-12）。

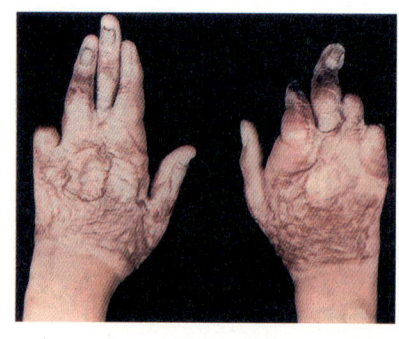 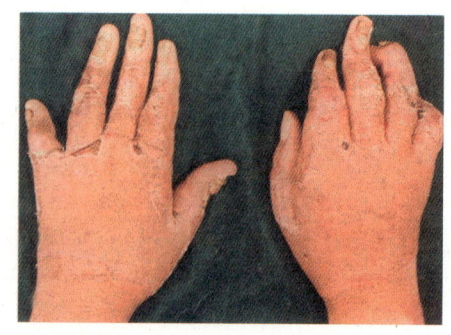

　　　　A　　　　　　　　　　　　　　B

图99-12　手背及指背烧伤瘢痕并指
A. 术前　B. 手指游离植皮修复及并指畸形矫正

2. 蹼状并指　是指瘢痕性并指仅限于手指的近节1/3或更少范围，两指间有蹼状瘢痕相连。这类并指常可采用局部皮瓣转移修复，有时需加用小块植皮。蹼状并指往往在两手指间隙的尺、桡侧存在正常的皮肤，可设计指蹼舌状皮瓣。皮瓣设计在手指的侧方，蒂在手指跟部，皮瓣一般宽0.6~1.0cm，长1.5~2.0cm，手术操作方便，术后功能良好。有学者（谢建华2013）报道采用多个并排V-Y成形术，在治疗瘢痕挛缩的同时，能重建指蹼，术后外形和功能满意。

二、瘢痕性拇指内收畸形及拇指背烧伤后瘢痕挛缩

（一）临床表现

瘢痕性拇指内收畸形，简称拇内收，是发生在拇、示指间的瘢痕性并指。按烧伤深度和瘢痕挛缩程度的不同，拇内收畸形可分为轻、中、重三型，与爪形手畸形的分型类同。

1. 轻型拇内收畸形　由深Ⅱ度烧伤所致，仅造成皮肤损伤，瘢痕挛缩，皮下组织筋膜层、肌腱、骨及关节没有原发性损害。虎口轻度挛缩，呈蹼状瘢痕，拇指外展功能轻度受限，拇指外展幅度大于2cm（拇指外展时，拇指指间关节横纹的尺侧端到示指掌指关节横纹桡侧点的最大距离）（图99-13）。

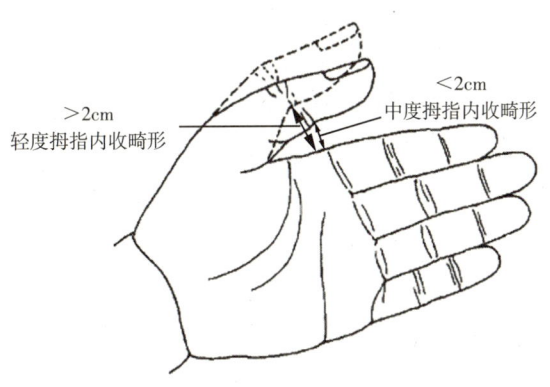

图99-13　瘢痕性拇指内收畸形程度的测评

2. 中型拇内收畸形　由于深Ⅱ度烧伤后感染或Ⅲ度烧伤没有做早期处理，造成皮肤、皮下筋膜层被瘢痕所替代，并有部分肌腱、肌肉损害，拇指的掌指关节、指间关节及其周围的韧带继发性损害，虎口间隙明显狭小，瘢痕挛缩，瘢痕与下方的手内肌粘连，拇外展功能严重受限，外展幅度在0.5~1.9cm之间。如伴有拇指背烧伤瘢痕，则呈现指间关节或掌指关节过伸畸形，甚至造成掌指关节半脱位或全脱位。

3. 重型拇内收畸形　由于拇、示指间深Ⅳ度烧伤，拇、示指的背侧及掌侧皮肤、皮下组织、筋膜、肌腱以及肌肉损害。第1指蹼间隙消失，被坚实的瘢痕组织替代，拇指主动及被动的外展功能均丧失，或主动、被动外展幅度小于0.5cm。拇指本身因受伤情况不同，可造成拇指部分缺损，肌腱损伤，指间关节、掌指关节脱位或关节强直等。

4. 拇指背皮肤烧伤后瘢痕挛缩　不仅可造成拇指内收畸形，而且会造成拇指指间关节及掌指关节畸形。表现为指间关节及掌指关节过伸畸形，严重者可使掌指关节向背侧半脱位或全脱位，可伴有拇指伸肌腱的损伤。指间关节、掌指关节强直畸形，往往由于拇指背Ⅳ度烧伤，伤及肌腱、骨或骨膜，瘢痕愈合致指间关节或掌指关节强直，主动活动及被动活动消失或少有活动。X线检查见关节间隙狭窄、关节面毛糙或消失、骨质疏松等。

(二) 治疗原则

1. 轻型拇内收畸形　由于虎口区手掌皮肤没有损害，利用虎口区手掌皮肤向手背转移，即采用蹼状瘢痕的Z成形术、双Z成形术（四瓣法）或者双Z加V-Y成形术（五瓣法）等修复指蹼。手术时要彻底松解挛缩瘢痕，再做Z成形术。皮肤不足之处可做局部皮瓣转移或植皮修复。

2. 中型拇内收畸形　除了采用手掌部三角形皮瓣旋转修复以外，剩下的创面用植皮修复。由于虎口修复采用了较多游离植皮，术后需用手部功能支架、理疗及功能训练，防止移植皮片挛缩。如果除了瘢痕性拇内收外，手背皮肤良好，可采用示指旗状皮瓣转移，或采用前臂逆行岛状皮瓣转移修复或骨间背动脉逆行岛状皮瓣转移修复。伴有虎口手掌区烧伤者，可采用腹部带蒂皮瓣或游离皮瓣修复。

3. 重型拇内收畸形　包括拇内收虎口挛缩的矫正，拇指指间关节、掌指关节、腕掌关节畸形的矫正，拇指内收、外展动力功能的重建及虎口区皮肤覆盖修复等。

4. 拇指背烧伤后瘢痕挛缩　应矫正拇指指间关节及掌指关节畸形，皮肤缺损应采用皮瓣修复。

(三) 常用手术方法

1. 轻型拇指内收畸形

(1) 术前准备：除了全身性准备同其他烧伤整形外，局部皮肤准备很重要。由于手功能不良，拇指指蹼内及瘢痕内常藏有污垢，术前应仔细清洗。

(2) 麻醉：臂丛神经阻滞麻醉或全身麻醉，可在止血带下手术。

(3) 手术方法与步骤：Z成形术是轻型拇内收畸形的主要术式。对于虎口区及手掌、手背瘢痕较多的患者，Z成形术不一定能矫正畸形，可采用局部皮瓣转移或游离植皮修复。Z成形术的纵轴设计在虎口的游离缘，其两臂分别位于手掌及手背的皮肤上，三角形皮瓣的夹角以45°～60°为宜，两个三角形皮瓣可等大，也可不等大，具体视局部需要而定。为增加拇指外展的能力，可进行双Z成形术，或双Z加V-Y成形术（图99-14）。

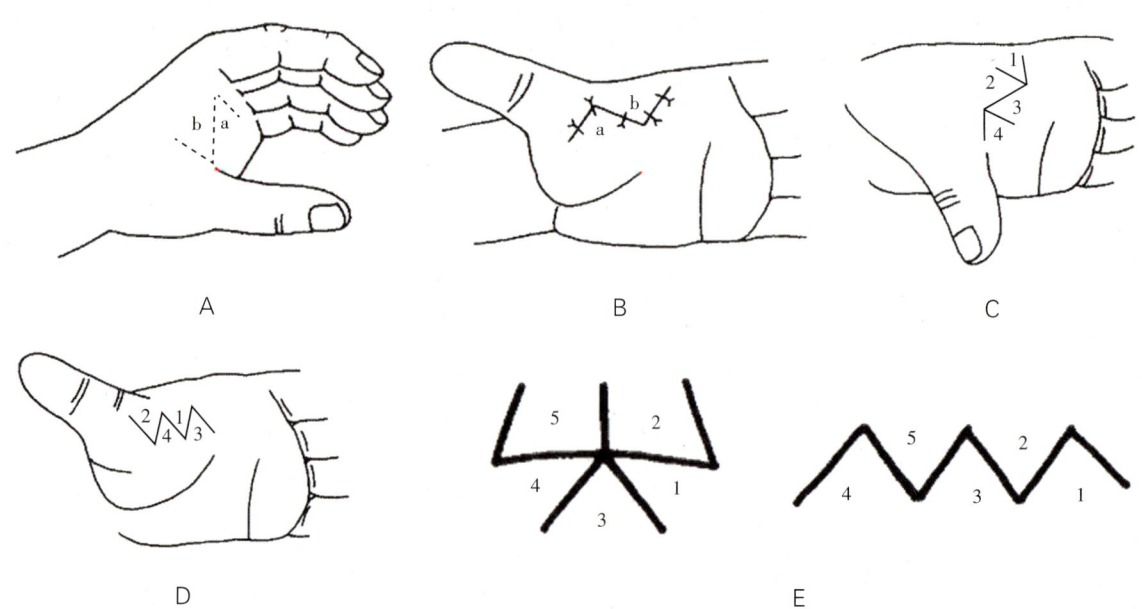

图99-14　轻型拇内收畸形
A. Z成形术设计　B. Z成形术结果　C. 双Z成形术设计　D. 双Z成形术结果　E. 五瓣成形设计及结果

2. 中型拇指内收畸形及重型拇指内收畸形

这两类畸形不能仅仅依赖Z成形术矫正，必须借助皮瓣移植或游离植皮修复（图99-15）。

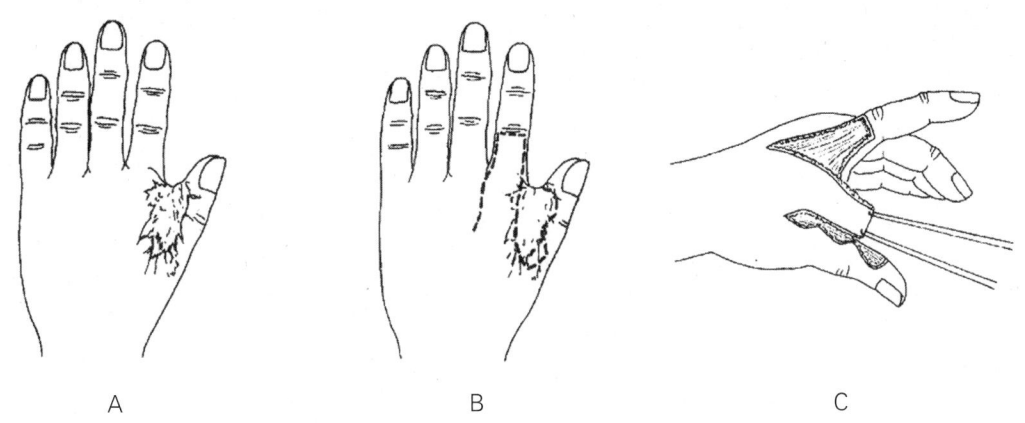

图99-15 示指背皮瓣移植修复中型拇内收畸形
A. 术前　B. 手术设计　C. 示指背皮瓣移植

（1）麻醉：臂丛神经阻滞麻醉或全身麻醉，可在止血带下手术。

（2）手术方法与步骤

1）松解挛缩瘢痕：①设计W形瘢痕边缘切口线；②切除影响拇指外展的瘢痕，皮下用电刀切割，电凝仔细止血；③切开挛缩筋膜；④切断拇内收拇指近节指骨基底部的横头止点，用轻柔的力量使拇指充分外展。经过上述处理如果仍不能使挛缩的虎口外展，可以采用钢丝牵引或弹簧式支架，架于第1、2掌骨之间，术后持续牵引（图99-16）。虎口挛缩解除后，采用游离植皮修复，术后加压包扎，10～14天拆线。为防止术后挛缩，可采用皮瓣修复。

2）轴型皮瓣移植：手背部可供选择的皮瓣有示指背旗状皮瓣、第2掌骨间背侧动脉轴型皮瓣，可顺行移植或逆行移植。用皮瓣移植修复拇内收畸形，矫正挛缩较彻底，术后拇指外展幅度较大。如果手内外肌及拇指指骨、关节状况良好，可以使内收畸形得到完全矫正。

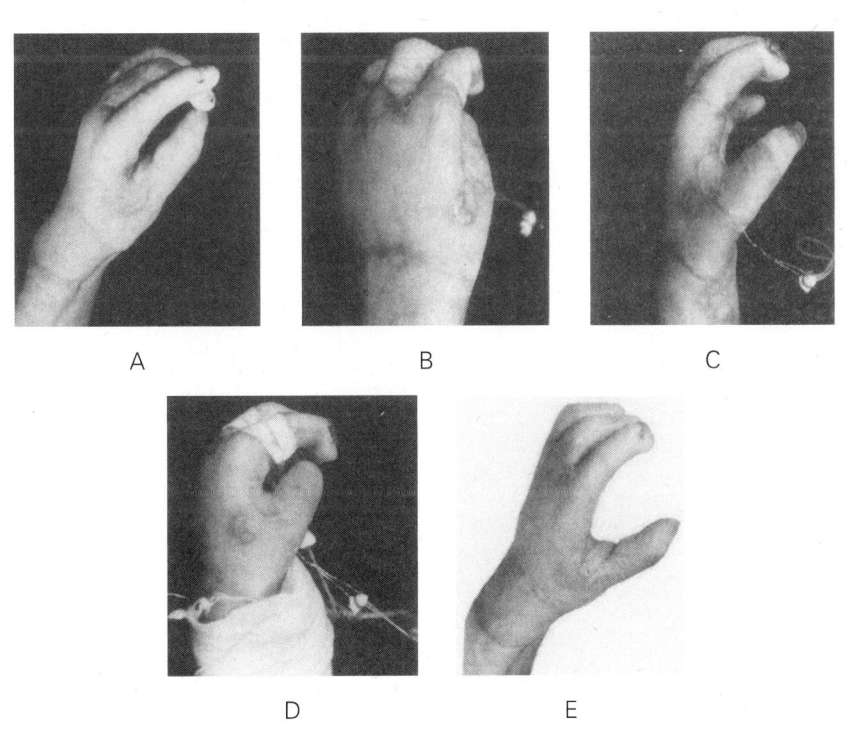

图99-16 瘢痕性拇指内收畸形虎口挛缩解除后采用钢丝牵引
A. 植皮术后　B、C. 安放牵引钢丝　D. 支架牵引　E. 治疗结束

3）逆行岛状皮瓣移植：可采用的逆行岛状皮瓣有骨间背侧动脉岛状皮瓣、前臂桡动脉（或尺动脉）岛状皮瓣、前臂逆行筋膜瓣移植加植皮等。骨间背侧动脉岛状皮瓣移植对供皮区损害较小，具有较广泛的适应范围。

4）游离皮瓣移植：是修复中型及重型拇内收畸形的良好选择。在技术条件允许的医院，采用游离皮瓣移植修复中、重型拇内收畸形，优于局部轴型皮瓣或逆行岛状皮瓣移植。皮瓣选择遵行皮瓣移植供瓣区隐蔽，次要功能部位修复重要功能部位，兼顾功能与外形的原则。由于虎口区所需的皮瓣的面积较小，远处供瓣区可以一期拉拢缝合，因此游离皮瓣移植后，皮瓣供区几乎没有后遗症，移植皮瓣的厚度也适中。这类皮瓣的宽度往往小于4cm，我们称之为"微型游离皮瓣"（1986），它避免了采用前臂逆行岛状皮瓣移植后前臂供区的损害。笔者常选用的"微型游离皮瓣"有下腹壁皮瓣、髂腹股沟皮瓣、上臂内侧皮瓣、上臂外侧皮瓣等。早期（1983年之前），笔者还较多地采用足背皮瓣或前臂皮瓣移植修复虎口，虽然术后手功能良好，但由于供区损害较大，近年来较少采用这两类皮瓣。还有人曾应用肩胛皮瓣修复拇内收畸形。在笔者的临床医疗中，见到肩胛皮瓣修复拇内收畸形的患者，由于肩胛部位皮肤厚，皮下筋膜层也较厚韧，术后虎口的外形及功能远不及上述6种皮瓣移植。对拇内收畸形伴手背大范围烧伤的病例，我们曾选用大腿外侧皮瓣移植修复，术后手的外形及功能良好（图99-17，图99-18）。

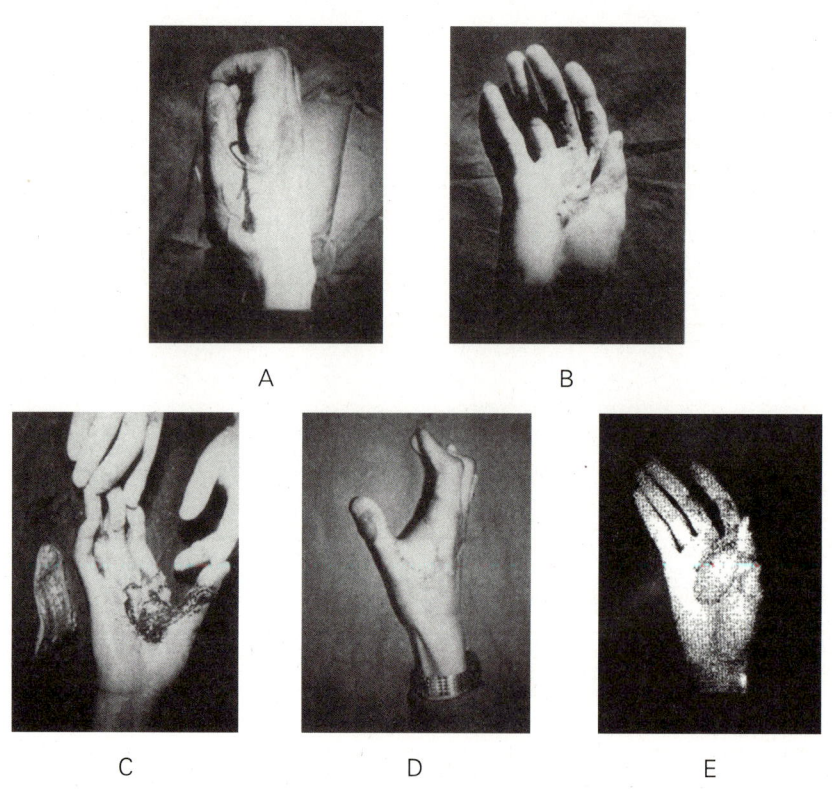

图99-17 瘢痕性拇内收畸形虎口挛缩选用的上臂内侧皮瓣（微型游离皮瓣）移植修复

A、B. 术前　C. 术中　D、E. 术后

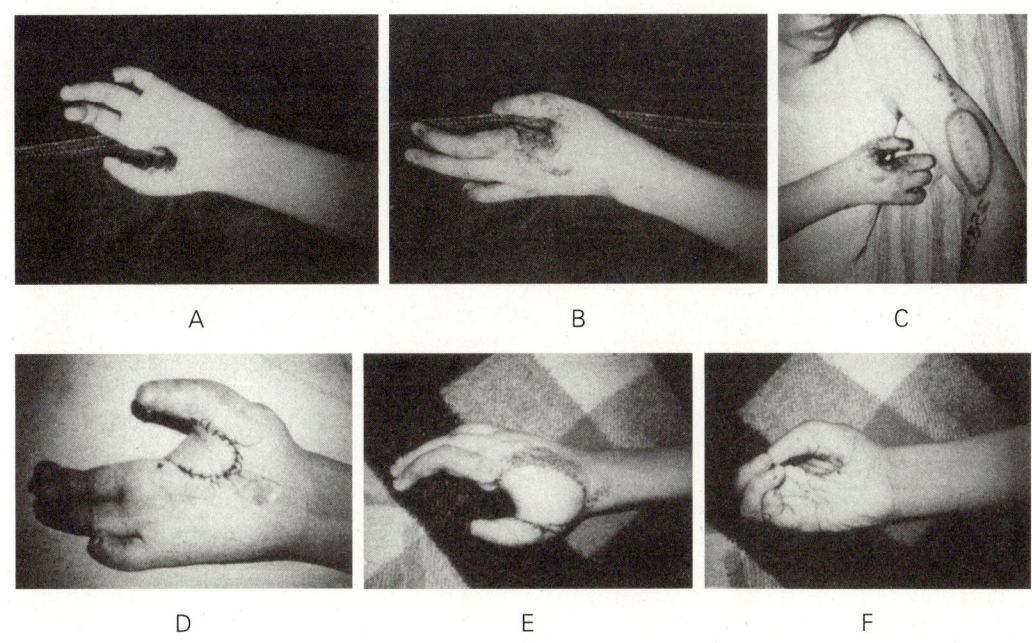

图 99-18　瘢痕性拇内收畸形虎口挛缩选用的上臂外侧皮瓣（微型游离皮瓣）移植修复
A、B. 术前　C. 手术设计　D、E、F. 术后

5）拇指指间关节及掌指关节畸形的矫正：①切除瘢痕，解除挛缩，用局部皮瓣或游离皮瓣移植覆盖创面。术后用克氏针固定指间关节或掌指关节于伸直位或屈曲15°功能位3周，防止过伸畸形的再发。②指间关节、掌指关节强直畸形，常采用关节功能位融合，以改善拇指的功能。③指间关节、掌指关节强直畸形，常伴有第1、2掌骨间隙缩窄，主要见于重型拇内收畸形。其治疗可将第1、2掌骨分开后，使拇指处于对掌位，于第1、2掌骨间架桥，植骨融合固定，或采用第1、2掌骨间牵引。

第七节　手背烧伤瘢痕挛缩畸形和烧伤手功能评估

手背烧伤瘢痕挛缩畸形，即烧伤爪形手（postburn claw hand）畸形，是常见的手畸形，由于深Ⅱ度或Ⅲ度烧伤，早期没有进行妥善的治疗而造成。因烧伤后手瘢痕挛缩，手形如爪样，故命名为烧伤爪形手畸形。烧伤爪形手畸形和侧神经损伤后的爪形手畸形是两类不同病因、不同临床表现和不同治疗方法的手残缺，神经损伤的爪形手畸形将在上肢神经损伤中予以叙述。

一　烧伤爪形手病理分型

烧伤爪形手的分型是依据手烧伤深度、范围以及对伤手存留功能的评估来确定的。

根据损伤程度及畸形表现，可将烧伤爪形手分为轻型、中型和重型3型，依据手结构和功能损害的程度而制定的，轻型是指创伤手失去功能在25%以内，中型是指手功能损失在26%～50%之间，重型是指手功能损失在51%～100%。手功能损失的测定参照本书第九十章，拇指完全存在占手功能的50%，示指存在占手功能的20%，中指、环指、小指各占手功能的10%（王炜1998，2017修正，表99-1）。

表 99-1　烧伤爪形手的分型（王炜 1998，2017 修正）

病理及临床表现			轻型爪形手（Ⅰ度）	中型爪形手（Ⅱ度）	重型爪形手（Ⅲ度）
烧伤深度及病理			深Ⅱ度烧伤，皮下筋膜层及肌腱、骨、关节均未受损害	深Ⅱ度烧伤后感染或Ⅲ度烧伤，大部分皮下筋膜、部分肌腱或腱周组织受损，骨、关节及其周围的韧带有继发性损害（图99-19，图99-20）	Ⅲ度烧伤，伤及皮下筋膜及肌腱，骨、关节及其周围韧带也受损害，并有严重的继发性畸形（图99-21）
临床特征	瘢痕移动度		挛缩局限在皮肤层，瘢痕可在皮下筋膜表面滑动	瘢痕挛缩波及皮下肌腱、或关节韧带	瘢痕挛缩损伤波及皮下肌腱和骨关节及其韧带
	掌指关节功能	①掌指关节过伸畸形	30°以内	30°～90°，掌指关节呈半脱位，关节侧副韧带继发性挛缩	超过90°，呈脱位或半脱位，掌骨颈部有压迹，近节指骨近端关节面畸形，关节韧带严重挛缩
		②肌腱状况	伸腱没有粘连，腱活动良好	部分伸腱粘连	伸腱广泛粘连或损毁
		③主动活动	活动度大于30°	小于30°	消失，或有微活动
		④被动活动	活动度大于60°	30°～60°	0°～30°
	拇指外展功能	①第1指蹼	轻度挛缩，瘢痕组织可滑动，可扪及手内肌良好，间隙缩小	间隙明显狭窄，瘢痕与下方手内肌粘连	严重挛缩，间隙内充满坚实的组织
		②主动桡侧外展	外展幅度（拇指掌指关节横纹到示指掌指关节横纹间的水平距离）大于2cm	0～2cm	无
		③被动桡侧外展	存在，受限	存在，受限	几乎无被动外展
	拇指掌指关节		正常，或轻度过伸畸形	明显过伸或半脱位	脱位或半脱位
	小指掌指关节		正常，轻度或明显过伸畸形	明显过伸，半脱位	脱位
	手掌形态（手掌横弓及纵弓形态）		横弓变浅，纵弓存在	横弓明显变浅，纵弓变浅	横弓及纵弓消失
存留功能评定			残手损失功能在25%以内	残手损失功能在26%～50%之间	残手损失功能在51%～100%

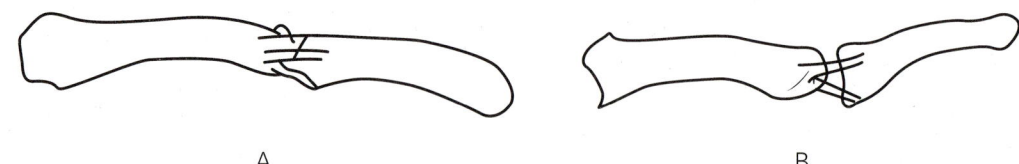

图 99-19　手背烧伤掌指关节过伸畸形引起侧副韧带挛缩示意图

A. 正常位置下侧副韧带示意图，掌指关节侧副韧带是片状韧带结构，按其力学作用在本图中显示背侧部分和掌侧部分　B. 由于手背皮肤皮下组织瘢痕挛缩，引起掌指关节过伸畸形，其片状侧副韧带的背侧部分继发性短缩，掌侧部分被动性拉长

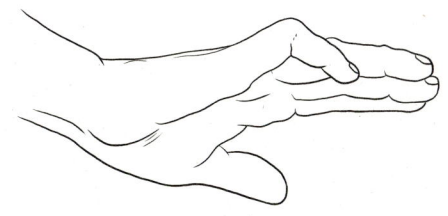

图 99-20　手背烧伤，爪形手小指掌指关节过伸畸形

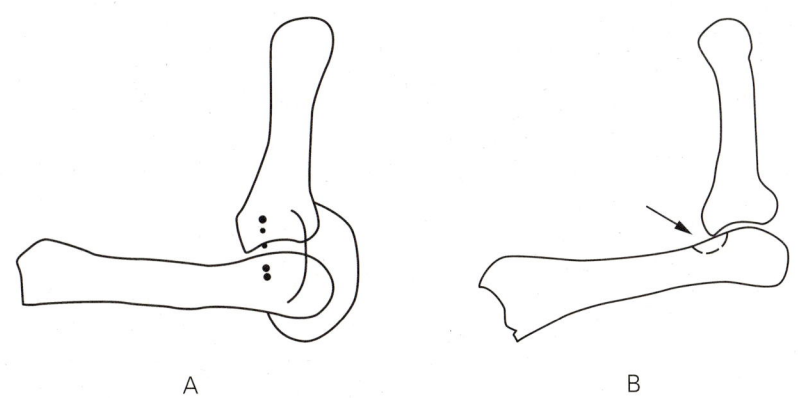

图 99-21　手背严重灼伤引起爪形手，造成掌指关节过伸畸形，脱臼示意图
A. 掌指关节过伸畸形，脱臼，引起侧副韧带挛缩，片状的侧副韧带背侧部分短缩，掌侧部分被动性拉长　B. 掌指关节过伸畸形，脱臼，长时间会造成掌骨背侧凹陷性缺损

小指掌指关节过伸畸形，除了关节韧带的继发性病变外，笔者认为还可能伴有小指外展肌腱向背侧移位，超越掌指关节的中轴线，在手术中应予以矫正。

与烧伤爪形手分型相关的烧伤残缺手以及手掌烧伤后的功能评定也参照上述评定方法，残手损失功能在25%以内的为轻型，损失26%～50%的为中型，损失51%～100%为重型。

手部烧伤造成的功能损害往往是综合性的，既可能是手背烧伤、手掌烧伤或烧伤后手指残缺，但常常是表现为手背、手掌和手指残缺同时存在，其造成的功能损害以手功能的评定做出轻度、中度、重度的评估。

（一）轻型爪形手

深Ⅱ度烧伤造成表皮及大部分真皮层损伤，未伤及皮下组织及筋膜层，肌腱、骨、关节也未受损害。临床表现为手背瘢痕增生及挛缩，增生的瘢痕可在皮下筋膜层滑动，伴有掌指关节过伸畸形，过伸畸形在30°以内，伸肌腱没有损伤，掌指关节的主动活动及被动活动受到损坏，但其活动度大于60°，可伴拇内收畸形，手掌的横弓变浅（图99-22）。

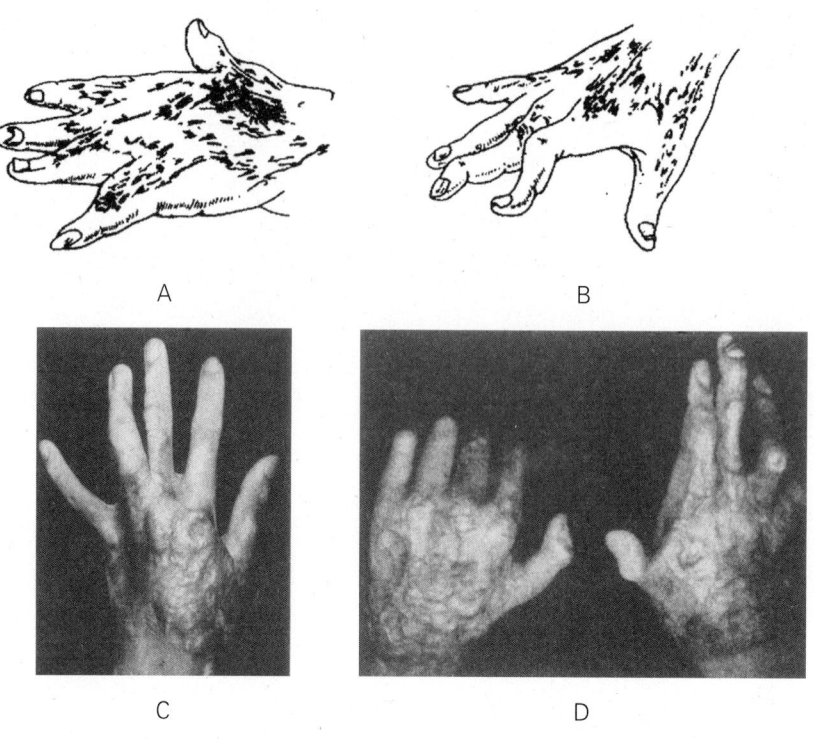

图 99-22 轻型爪形手

（二）中型爪形手

由深Ⅱ度烧伤后感染或Ⅲ度烧伤所致，大部分皮下组织、浅深筋膜及部分肌腱或腱周组织受损，骨、关节及其周围的韧带有继发性损害。瘢痕增生、挛缩，并与皮下筋膜层及肌腱粘连，无法移动。掌指关节过伸可达30°～90°，掌指关节呈半脱位，关节侧副韧带继发性挛缩，掌指关节掌屈功能丧失，在过伸范围内可做30°～60°的被动活动。中度拇内收畸形，手掌平坦，横弓明显变浅或消失，纵弓变浅（图99-23）。

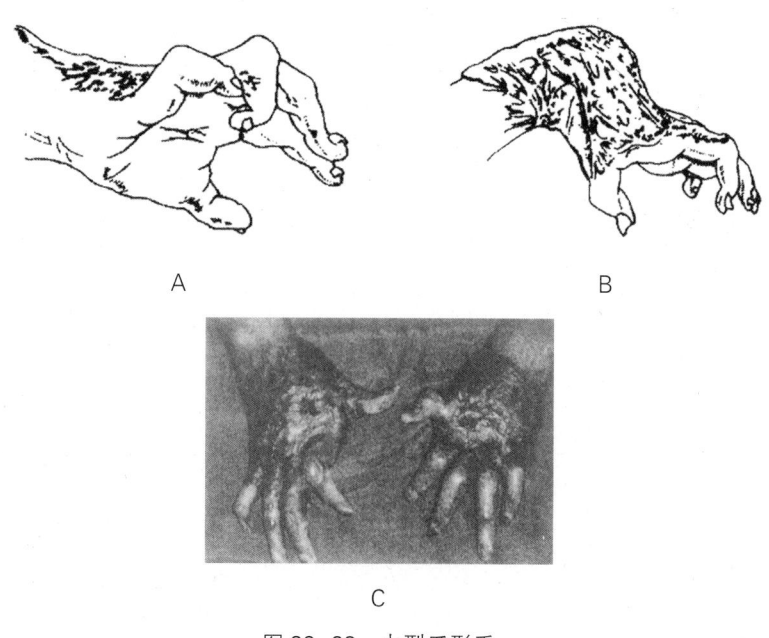

图 99-23 中型爪形手

(三)重型爪形手

由Ⅲ度或Ⅳ度烧伤所致,伤及皮下筋膜及肌腱,或伤及骨、关节,伴有严重的继发畸形。手背瘢痕多半平坦、光滑,紧贴在骨及肌腱上。掌指关节过伸半脱位或全脱位,侧副韧带严重挛缩。伸指肌腱部分或全部毁损、断裂,手指过伸,几乎没有被动活动,掌横弓及掌纵弓均消失,拇指严重内收畸形,呈"冻结手"(图99-24)。

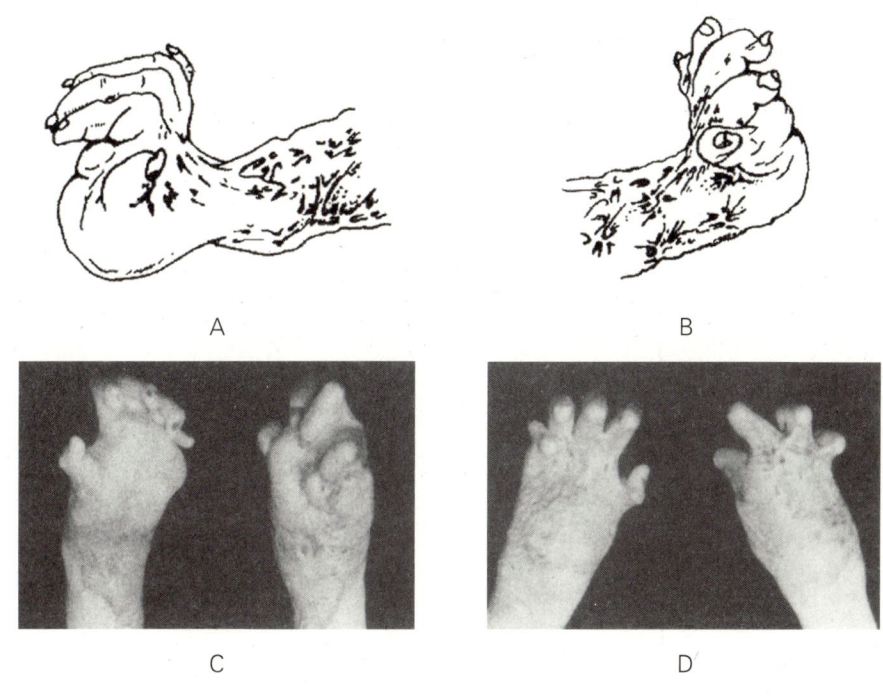

图 99-24 重型爪形手

二 治疗

轻型爪形手及大部分中型爪形手均可采用瘢痕切除松解游离植皮修复矫正,而少数伴指伸肌腱广泛损伤的中型爪形手及重型爪形手,需要皮瓣移植修复。对于烧伤后严重爪形手畸形,目前大多认为整复手术分两期进行,一期使掌指关节复位、拇指外展,恢复手的夹捏、对掌功能;二期矫正指间关节屈曲畸形,使指间关节伸直,恢复手的握拳功能。伴有严重手指屈曲畸形者,需先行手指掌侧瘢痕松解植皮,二期行手背瘢痕松解、掌指关节复位、皮瓣转移或植皮。

(一)游离植皮在烧伤爪形手治疗中的应用

对于轻型及大部分中型爪形手,宜在止血带下切开瘢痕边缘的皮肤,用电刀切除挛缩瘢痕。手术切口的设计应避免直线切口,特别是手掌侧面,宜做曲线或Z形切口,防止手术后植皮边缘发生直线瘢痕挛缩。指蹼及虎口修复,也应该采用Z成形术加植皮。在切除挛缩瘢痕后,用温盐水纱布湿敷,直到完全止血后进行中厚皮片或厚中厚皮片移植,均匀加压包扎。烧伤爪形手治疗中应用游离植皮修复,手术方法并不复杂,但手术后的加压包扎十分重要,关系到手术的成败。大部分烧伤爪形手均属于轻型及中型爪形手,较少涉及肌腱的原发性损伤,因此大部分爪形手均可采用游离植皮修复。但应注意下列几点:

1. 游离植皮的皮肤厚度 手部游离植皮选择中厚皮片移植,皮片厚度0.4~0.5mm较为合适，含有部分真皮的皮片移植后容易成活，术后较少挛缩，较少色素沉着，功能较好。如果全身大面积烧伤，没有可利用的皮源，只能用刃厚皮片移植时，要联合真皮替代物（如脱细胞真皮基质ADM）一步法或二步法移植，否则术后皮片挛缩明显，效果不佳。

2. 游离植皮的供区选择　大腿内、外侧较好，也可选择腹部、胸侧壁、背部，这些供区较为隐蔽，供区的瘢痕有衣服遮盖。在皮源较少的情况下，可选择足底、臀部或头皮作为供区，但皮片质量较差，移植后效果不佳。

3. 游离植皮的拼接　成人的手背宽度在12cm左右，加上手的尺、桡侧边缘烧伤瘢痕，植皮的宽度超过14cm，而一般取皮机切取的皮片宽度只有6cm或10cm，因此皮片移植时要拼接。一般宜做纵行拼接，以拇指及虎口区为一单元，其余四指及手背为另一单元，拼接线位于第2掌骨的桡侧缘。

4. 指蹼的修复　烧伤爪形手必然伴各个指蹼间的瘢痕挛缩。宜在各指蹼正常区做深入指蹼的切口，使移植皮片在指蹼区有三角形皮片经手背边缘插入手掌指蹼，并深入到手掌区，或局部进行小皮瓣修复（见第九十一章"先天性手及上肢畸形"中"先天性并指畸形"）。

5. 指背烧伤瘢痕的处理　手背烧伤常伴有指背烧伤瘢痕挛缩，为使植皮区平整，可将指背与手背植皮分开进行。

6. 手掌边缘植皮设计　已如前述，手掌边缘切口应设计成Z形或W形，将皮片边缘制成多个三角形皮片插入手掌边缘切口，三角形高约1cm，太小则不能预防移植皮片边缘挛缩。

7. 小指掌指关节过伸畸形的处理　无论轻型或中型爪形手，多伴有第5掌指关节过伸畸形。该关节过伸畸形不易矫正，术后易复发，这与继发小指展肌肌腱向手背滑脱有关。小指展肌肌腱位于第5掌指关节中点的掌侧，其作用是外展小指及轻度屈小指作用。烧伤后手背瘢痕挛缩，掌横弓消失，小指展肌肌腱滑向手背，小指展肌的作用变为伸小指掌指关节。因此在治疗上要纵行切开第5掌指关节的腱帽，使小指展肌肌腱复位，并做固定，并在手掌尺侧缘设计一个蒂在远端的舌状皮瓣，覆盖第5掌指关节腱帽切开区，使掌指关节屈曲30°，克氏针固定2~3周。

8. 植皮区的止血　止血要彻底，可反复多次止血，确保无活动性出血或明显渗血，然后植皮。有经验的医师可在止血带下植皮，包扎后再放松止血带，但这种方法有一定的风险，如果术后出血，常造成移植皮片的部分或全部坏死。

9. 植皮区的包扎　手部植皮的包扎是手术成败的关键。包扎应注意以下几点：①包扎宜在麻醉下进行；②手部包扎要有2位医师进行，一位扶持手部，并原位固定敷料，另一位进行包扎固定，确保包扎松紧适度，压迫均匀，敷料原位不动，避免包扎时导致皮片移位；③用松软纱布条逐条放置虎口及各指蹼区，掌心置入适量松软敷料，使手部处于拇指外展、对掌位，掌指关节、指间关节屈曲40°~50°的功能位包扎固定；④包扎的范围要足够，包括手指、手背、手掌、腕部及前臂远端1/3，并将每个手指尖暴露在外，以便观察手指血运；⑤外层用弹力绷带较重加压包扎；⑥包扎后用石膏托固定腕关节于背伸30°~40°位，制动2周，皮片成活后开始功能锻炼。

10. 术后处理　术后密切观察手指末梢血运，观察疼痛变化以及手部异味，如有血运障碍或感染迹象，及时打开敷料，进行相应处理。如无特殊情况，一般在10~14天打开敷料、拆线。

11. 康复治疗　植皮后的理疗、功能支架的应用及功能训练是取得良好效果的十分重要的环节，术后康复治疗应坚持3~6个月（图99-25）。

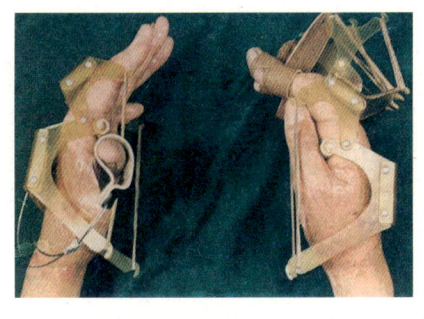
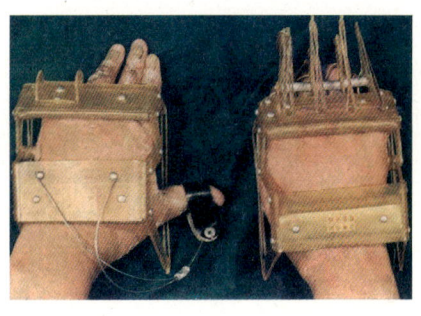

图 99-25　手部功能支架的应用及功能训练，外展拇指，屈掌指关节，伸指间关节

（二）皮瓣移植在烧伤爪形手治疗中的应用

多用于重型爪形手及部分中型爪形手伴有肌腱及骨、关节损害的患者。伴有肌腱及骨、关节损害者，游离植皮修复后可造成肌腱粘连；骨、关节外露，移植皮片坏死等，必须采用皮瓣移植。

皮瓣移植分为带蒂皮瓣移植和游离皮瓣移植两种。

1. 带蒂皮瓣或皮管移植　常用的带蒂皮瓣有局部带蒂皮瓣和远处带蒂皮瓣移植两种，局部带蒂皮瓣如前臂逆行岛状皮瓣、前臂逆行筋膜瓣移植加植皮等。远处带蒂皮瓣移植，常选用下腹部或侧腹部（脐旁）带蒂皮瓣或皮管。但远处带蒂皮瓣移植，常由于严重爪形手伴有严重的掌指关节过伸、半脱位或全脱位，矫正后有克氏针固定，常造成皮瓣设计及移植的困难，术前应有充分的估计。20世纪六七十年代，皮管移植是修复重型爪形手的重要术式。第一期手术采用侧腹壁双蒂皮管（8～10）cm×（20～25）cm；3周后进行第二次手术，皮管的一端接在拇指掌腕关节近端；经过3～4周后进行第三次手术，将皮管的另一端接在四指的掌腕关节处；第四次手术是在第三次手术后3～5周，将皮管一剖为二，一半修复拇指及虎口，另一半修复其他四个手指（图99-26～图99-28）。此手术方法安全有效，但手术次数较多，患者痛苦较大，随着显微外科技术的发展，游离皮瓣的广泛应用，尤其是游离穿支皮瓣的应用，皮管技术的应用越来越少。有学者报道（孙广峰，2015），应用扩张器扩张髂腹股沟超薄皮瓣治疗手背瘢痕，可最大限度地恢复外观以及功能。

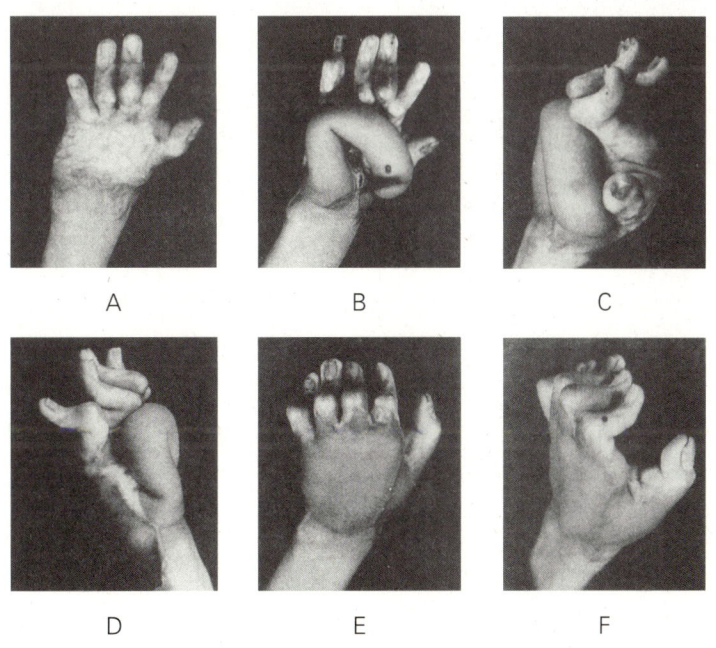

图 99-26　皮管移植修复重型爪形手
A. 术前　B、C、D. 治疗过程中　E、F. 术后

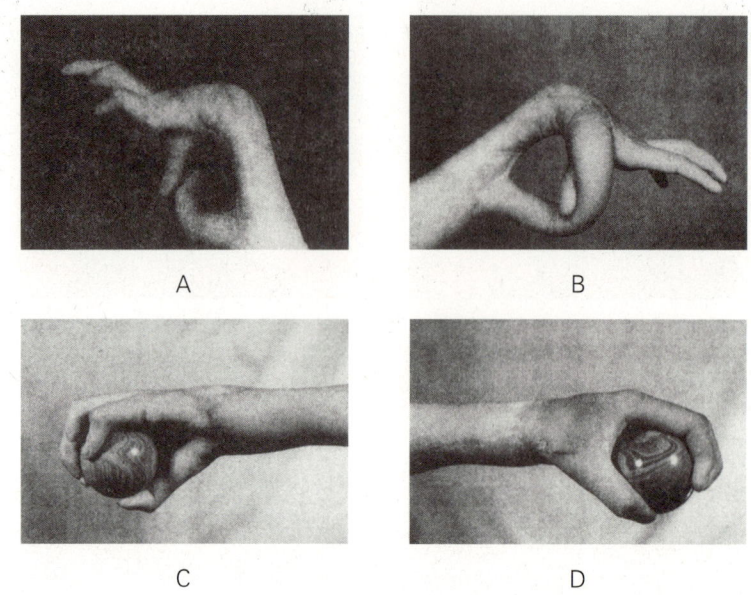

图 99-27　皮管移植修复烧伤爪形手畸形

A、B. 术中　C、D. 术后

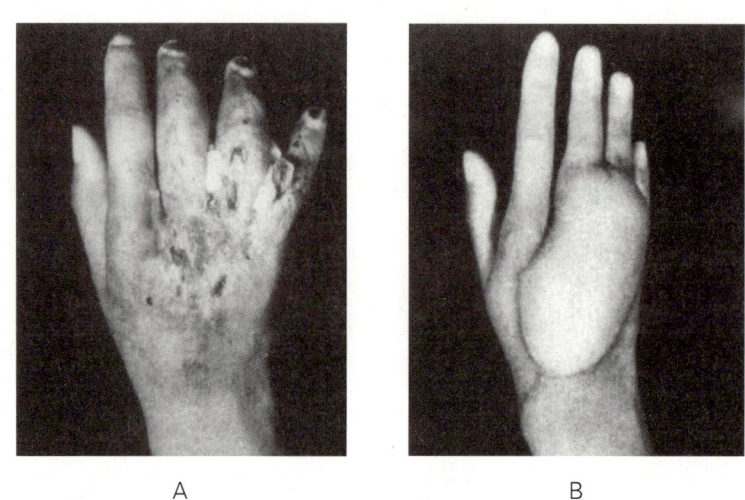

图 99-28　烧伤后肌腱损害及手指慢性骨髓炎，前臂逆行岛状皮瓣移植修复手背

A. 烧伤后骨、肌腱外露，指骨骨髓炎　B. 术后

2. 游离皮瓣移植　游离皮瓣移植用于烧伤爪形手，特别是对于重型爪形手的修复，不失为一个良好的选择。常选用的游离皮瓣有足背皮瓣、上臂外侧皮瓣、股外侧皮瓣、下腹部皮瓣、髂腹股沟皮瓣、股前外侧皮瓣、肩胛皮瓣、颞浅筋膜瓣加植皮、尺动脉腕上皮支穿支皮瓣、腓浅动脉穿支皮瓣、游离肋间动脉穿支皮瓣等。20世纪70年代及80年代中期，曾采用前臂皮瓣或小腿内侧皮瓣移植修复爪形手，由于这两个供区损伤较大，目前较少采用（图99-29～图99-31）。

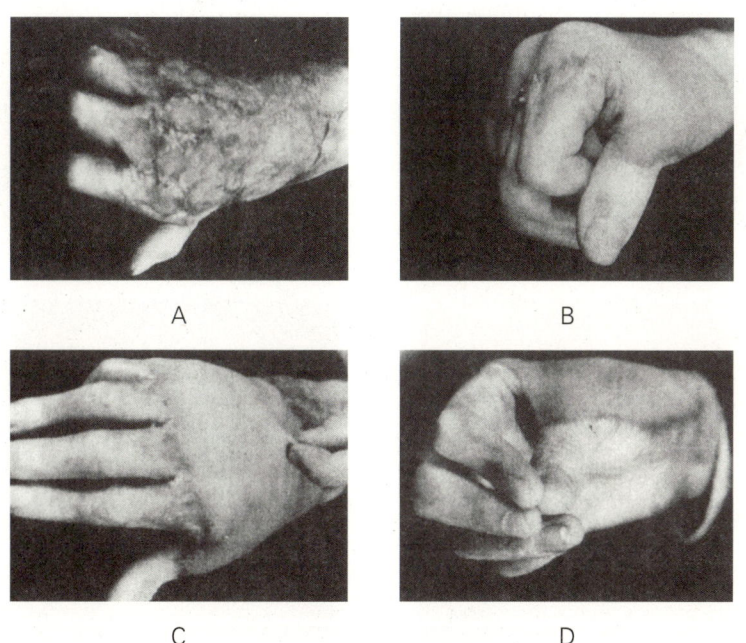

图 99-29 前臂皮瓣游离移植治疗严重爪形手
A. 术前　B、C、D. 术后

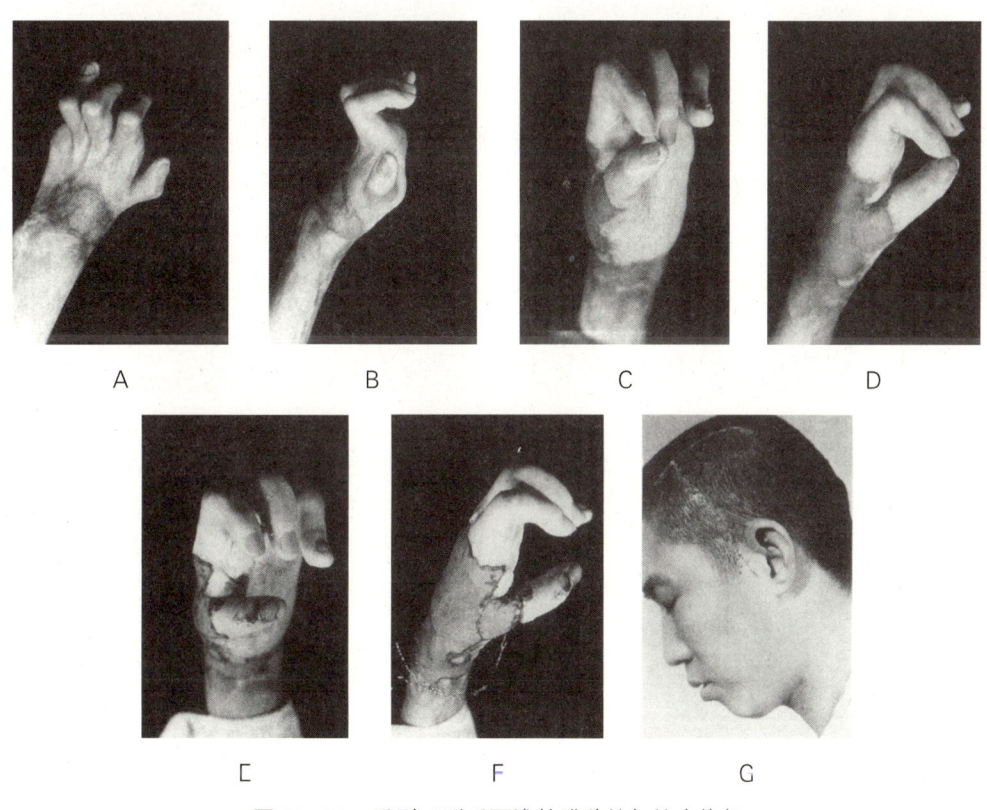

图 99-30 重型爪形手颞浅筋膜移植加植皮修复
A、B. 术前　C、D. 术后　E、F. 虎口牵引　G. 供区准备

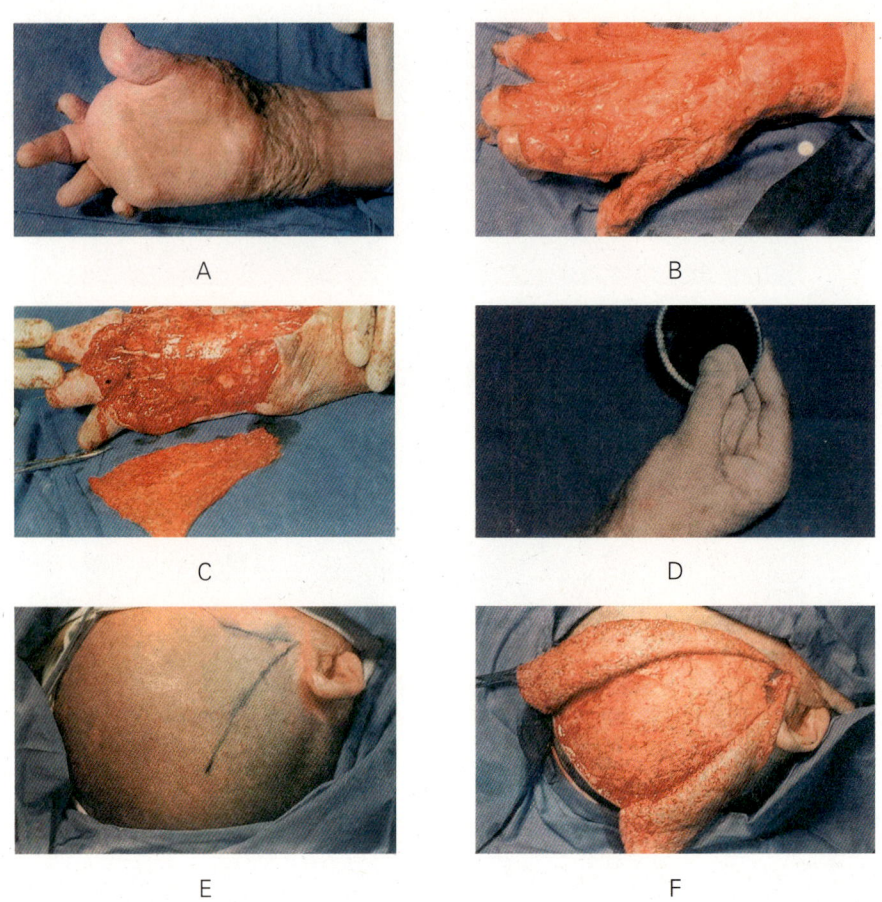

图 99-31　重型爪形手颞浅筋膜瓣移植加植皮修复

游离皮瓣移植及颞浅筋膜瓣移植的手术方法，参见第十五章"皮瓣移植和穿支皮瓣"、第十六章"筋膜瓣移植"。

（三）掌指关节畸形的矫正

烧伤爪形手在不同程度上伴有掌指关节畸形，表现为掌指关节向背侧半脱位。这是由于手背部烧伤，皮肤缺损，瘢痕挛缩，造成指伸肌腱短缩及掌指关节侧副韧带短缩，因此掌指关节畸形的矫正，是烧伤爪形手治疗的重要环节。一般情况下，切断侧副韧带包括斜行及横行两部分，即可矫正畸形；如果还不能矫正掌指关节半脱位，则需要做掌指关节背侧关节囊切开或指伸肌腱延长。用掌指关节侧副韧带切断矫正，术后用克氏针掌屈位固定2~3周。掌指关节侧副韧带切断矫正的手术方法，参见第九十二章"手及上肢外伤"。

掌指关节半脱位或全脱位，大部分可采用侧副韧带切断矫正和复位，在重型爪形手时不一定会见效，必须采用掌骨头部分切除，再以筋膜包绕，形成假关节，以达到治疗目的。但是，该手术后，虽可维持手指掌屈位，但关节活动一般都不满意。

（四）指间关节畸形的矫正

爪形手指间关节畸形包括指间关节屈曲位强直、纽扣畸形、鹅颈畸形及锤状指畸形等。指间关节屈曲强直畸形，如果伸、屈肌腱良好，可采用指间关节掌板松解。如果已无关节间隙，或指指肌腱严重损害，指背皮肤瘢痕严重，则可行指间关节功能位融合。纽扣畸形及鹅颈畸形则应行肌腱修复及术后适当位置制动，才能保证手术成功。锤状指畸形，则应分析病因，对症治疗，但易复发，必要时行远端指间关节融合（图99-32～图99-34，见第九十三章"手及上肢肌腱损伤"）。

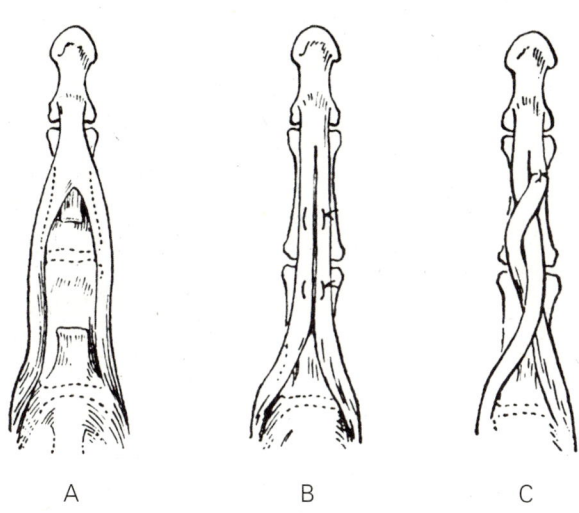

图99-32　伸肌腱中央索条断裂修复法
A. 中央索条断裂情况　B. 将两侧分腱向中央拉拢缝合　C. 另一法是将一侧分腱切断后绕过另一侧分腱重新缝合

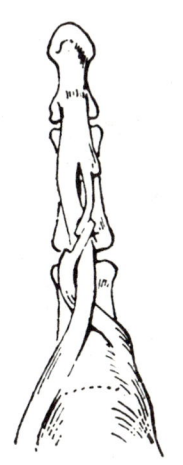

图99-33　在分腱长度不足的情况下，可在一个分腱上做梯形切开，绕过对侧分腱后重新缝合，增加长度

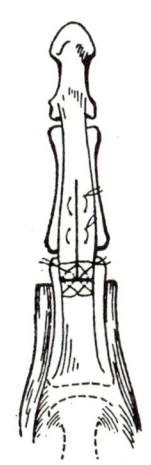

图99-34　指伸肌腱分腱束与中央腱束近心端直接缝合

（五）手部瘢痕功能康复综合治疗

功能康复综合治疗是提高手术治疗效果的重要措施。手术后面临功能恢复和预防切口发生瘢痕的后续治疗，积极进行早期的手部功能锻炼并采取加压疗法、外用硅凝胶制剂、外用药物及瘢痕内药物注射等功能康复综合疗法可预防瘢痕的形成，对提高患手的手术效果具有重要的意义。

1. 早期的手部功能锻炼　是指在皮片成活、拆线后尽早进行功能锻炼，具有减轻瘢痕及皮片挛缩、预防肌腱粘连、预防因长时间制动导致的关节僵硬、恢复手部功能等重要作用。有条件时，患者应当去医院，在专业医师的指导和帮助下进行；无条件时，患者可以回家实施，但要向患者强调这一治疗的重要性，鼓励患者随时、随地锻炼手部功能，目的是让患者尽快恢复正常生活，加强手部各关节的主动锻炼或被动锻炼，尽快恢复手部功能。

2. 预防术后瘢痕增生　术后半年内是预防瘢痕增生的关键时期，主要措施是加压疗法、外用硅凝胶制剂、外用药物、放射治疗、物理疗法及瘢痕内药物注射治疗等。加压疗法目前已被普遍采用，主要方法是应用弹力绷带、弹力套和弹力衣，使手部外露，易于包扎和穿戴弹力套。应用的原则是，创面愈合后早期使用，维持适当的压力和坚持半年以上时间。硅凝胶制品，因其光滑、柔软、无刺激性，能使肥厚性瘢痕在短时间变薄、变软，适用于任何年龄、任何部位的瘢痕，疗效确切且使用简单，并发症少，目前使用已较广泛。外用药物与硅凝胶制剂疗效相当，可与硅凝胶制剂中的一种或多种产品交替应用。在创伤早期以及创面愈合后，应用各种物理因子处理创面，可以有效地预防或减轻瘢痕的增生。其方法有直流电离子导入疗法、超声波疗法、等幅中频正弦电流疗法、紫外线疗法、激光疗法、石蜡疗法等。

3. 术后瘢痕增生的治疗　虽然尽可能采用多种方法进行瘢痕发生的预防，但是仍有部分切口会有比较明显的瘢痕增生，可以配合瘢痕内注射激素疗法（曲安奈德或得保松）或再次手术切除治疗。一般每2~4周注射1次，注射3~5次即可取得较好效果。

第八节　手掌烧伤瘢痕及瘢痕挛缩畸形

手掌部皮肤角质层厚，真皮及皮下组织坚韧，耐热能力强，手掌部严重烧伤远比手背少见。手掌烧伤瘢痕及瘢痕挛缩，常见于热压伤，在治疗上十分棘手，而且手掌部很小的瘢痕都可能影响手的功能，因此手掌烧伤瘢痕及瘢痕挛缩的治疗较为复杂。由于手掌部皮肤结构的特殊性，即皮肤具有稳定性，弹性较小，因此手掌部的瘢痕切除后创面的修复也具有特殊性。

一、临床表现

全手掌瘢痕挛缩，多见于儿童，成人多是由热压伤所致，表现为握拳样，瘢痕挛缩不仅局限于手掌皮肤，而且累及手指腹侧皮肤。严重者可伴有肌腱毁损，或骨、关节损害。少数患者可发生腕部正中神经受压，造成烧伤后腕管综合征。

二、治疗

手掌瘢痕挛缩畸形与烧伤深度和烧伤后早期得不到及时有效的治疗有关。伤后应早期清创，及时行皮肤缺损的修复。

（一）治疗原则

根据瘢痕部位和挛缩程度，手掌烧伤瘢痕挛缩可分为手指掌面瘢痕挛缩和掌心瘢痕挛缩，前者治疗重点为松解挛缩，切除瘢痕，关节复位，创面予以皮片移植或皮瓣移植修复；后者治疗要点是手术切口应顺掌纹，充分松解瘢痕，展平掌心，使牵拉移位的组织复位，创面以全厚皮片移植修复。晚期手掌瘢痕挛缩应切除瘢痕，彻底解除继发性挛缩畸形，切除或切开挛缩的掌筋膜。伴掌指关节屈曲挛缩者，做掌板松解前移；伴有正中神经受压者，做腕管松解减压；伴有屈肌腱短缩者，术后用动力性功能支架矫正。如果肌腱严重短缩，妨碍屈曲畸形矫正时，可考虑在前臂部做屈肌腱延长。但前臂肌腱延长，有时易造成手内肌阳性畸形，即手内肌挛缩或作用增强表现，术前应充分估计，并采取相应治疗。

（二）手掌皮肤缺损皮片移植修复的选择

手掌皮肤缺损游离植皮修复后，容易发生植皮区收缩，影响外形及功能。儿童的瘢痕性手掌挛缩，采用全厚皮片或厚中厚皮片移植，远期的外形及功能都近乎正常；成人全手掌挛缩修复时，较薄的皮片移植后的效果往往不佳，需用中厚皮片或全厚皮片移植。即便如此，部分患者仍然会再次发生挛缩。

（三）手掌皮肤缺损皮瓣移植的选择

虽然皮瓣修复手掌具有较为臃肿及皮肤滑动等缺点，但在矫正手掌挛缩畸形中仍是较好的选择。笔者曾用前臂桡动脉逆行岛状皮瓣修复手掌皮肤缺损（1982年前），术后手的功能及外形良好，但前臂供瓣区瘢痕明显，且损失桡动脉，目前已很少应用。目前，用骨间背动脉逆行岛状皮瓣移植修复手掌皮肤缺损，虽然也造成前臂供区瘢痕，但由于不牺牲前臂的主要血管，故被广泛采用。

远处带蒂皮瓣或皮管移植，仍是手掌部皮肤缺损修复的有效术式。皮瓣供区可选择在下腹部、髂腹股沟、侧胸部及上腹部等（图99-35）。

皮瓣修复后，有些患者由于手掌部臃肿，外形及功能欠佳，6个月后可择期行皮瓣修薄术。

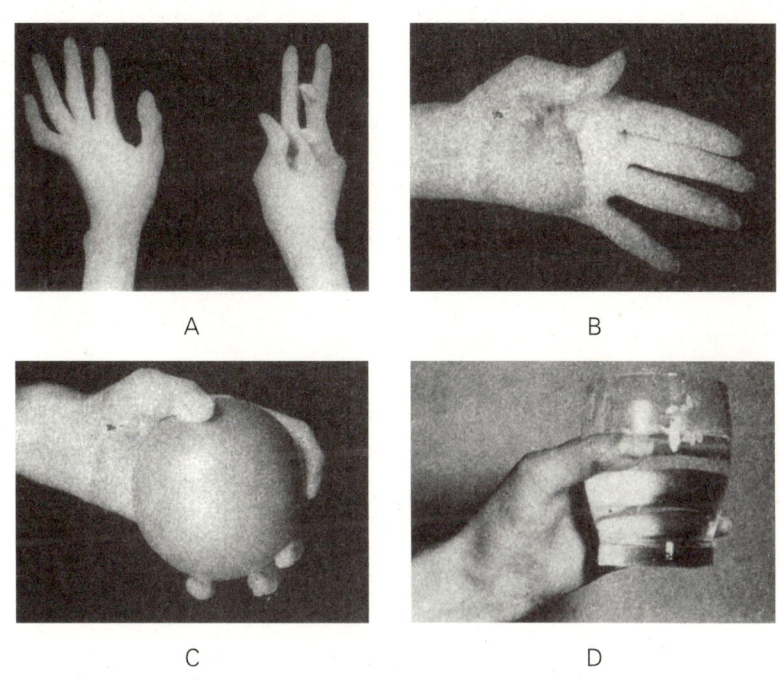

图99-35　手掌部烧伤瘢痕挛缩，腹部皮瓣移植修复
A. 术前　B. 术后　C、D. 术后功能状况

游离皮瓣移植进行手掌部皮肤缺损的修复，可选用足背皮瓣、足底内侧皮瓣、股外侧皮瓣、股前外侧皮瓣、肩胛皮瓣、下腹部皮瓣等，这些皮瓣各有利弊，应根据患者具体情况，权衡修复后的效果和供区的影响，综合考虑皮瓣供区的选择。肌皮瓣移植后，明显臃肿，故不宜选用。

对手掌及手指腹侧伴皮肤缺损的病例，可采用前臂逆行筋膜瓣加植皮修复，效果良好。也有采用颞浅筋膜吻合血管游离移植加植皮修复，有较好的效果。国外报道（Fatih Peker，2003）的V-Y推进联合Z成形术修复手指腹侧瘢痕挛缩，取得较好效果。

第九节　烧伤后手残缺畸形

烧伤后手残缺畸形是严重的手畸形，包括残余手背、手掌均瘢痕挛缩，又伴有数个手指或全部手指不同程度的缺损。单个拇指缺损，其他手指存在1个以上的，可行拇指再造。全手指完全缺损时，由于周围瘢痕挛缩，并伴广泛的肌腱、骨、关节损害，可进行虎口开大，掌骨指化，使患者恢复部分夹持功能（图99-36）。有时手完全缺损，行单纯的掌骨指化，第1指蹼间切开植皮。由于皮片收缩，后期效果往往不佳，可以考虑行前臂骨间背侧动脉逆行岛状皮瓣或前臂桡侧逆行岛状皮瓣进行修复，能取得较好的效果（图99-37），或用前臂桡侧动脉逆行岛状皮瓣进行修复（图99-38）。严重全手指缺损时，可考虑行前臂分叉术，这也是全手指缺损，手功能恢复的一种选择。此外，安装假肢也是恢复烧伤残手功能的一种重要途径。

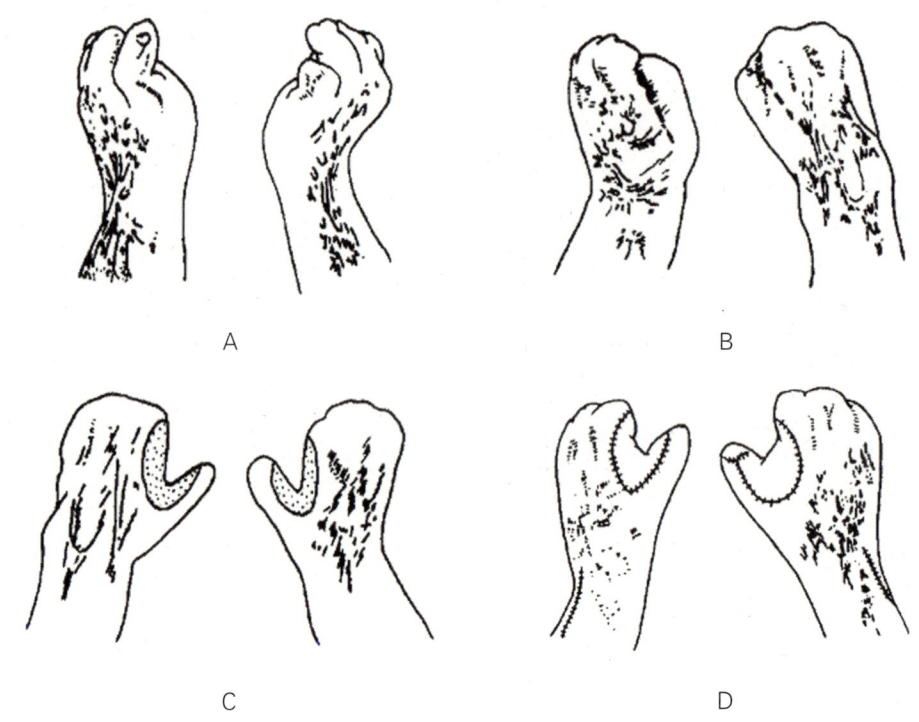

图99-36　烧伤后手残缺畸形，虎口开大，第1、2掌骨指化
A. 术前　B. 手术设计　C. 术中　D. 术后

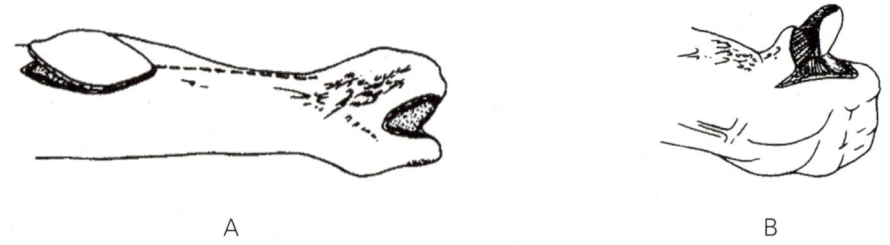

图99-37　烧伤后手残缺畸形，前臂骨间背侧动脉逆行岛状皮瓣修复

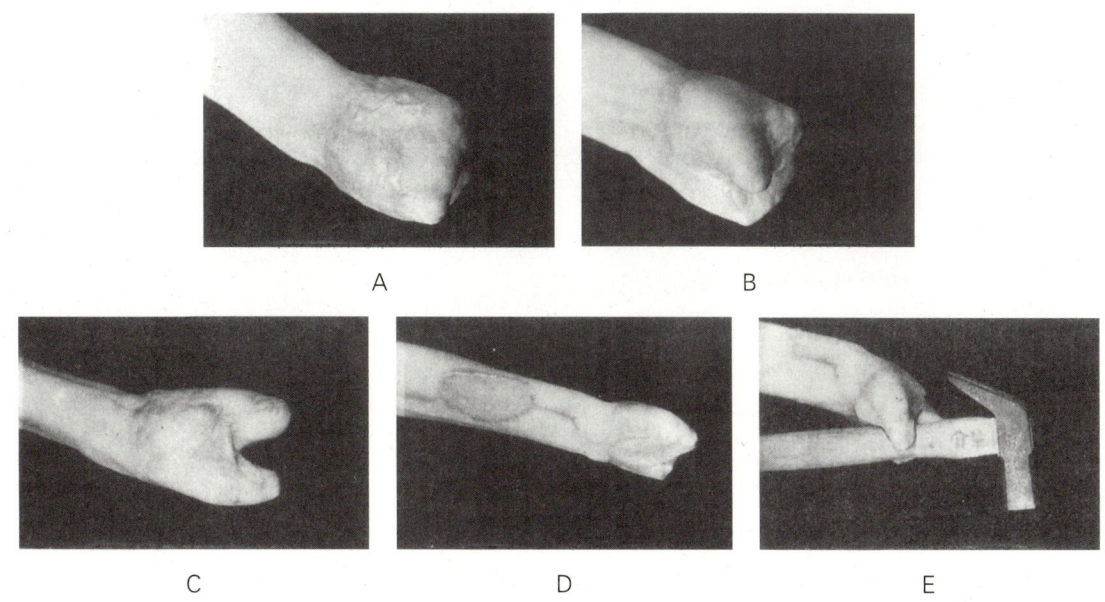

图 99-38　烧伤后手残缺畸形，前臂桡侧动脉逆行岛状皮瓣修复
A、B. 术前　C. 术后　D. 供区修复　E. 术后功能

（王炜　钱云良）

第十节　前臂分叉术

没有条件进行手指及手掌再造的手残缺畸形，可进行前臂分叉术。前臂分叉术是1917年由Krukenberg首创的。该手术恢复手功能的效果较好，夹持力强，动作灵活，能完成日常生活及简单劳动所必需的动作，患者接受度高，但其外观欠佳，在临床应用上受到一定的限制。20世纪50年代后，在我国也有不少报道。在上海第九人民医院的前臂分叉术随访患者中，术后能编织毛衣、骑车、举锄种地、绘图及日常生活自理的患者不在少数，因此该术式是一项可选择的腕上断肢手功能重建的方法，适合在基层医院推广。

一　适应证

1. 因严重火烧伤、电烧伤等行腕部或前臂下段截肢而造成手缺失者，无论单侧或双侧，只要残肢长度足够，均可做此手术。尤其适用于双侧手缺失的患者。如果一侧残肢较短，不能做前臂分叉术，可装备假手，另一侧做前臂分叉术。

2. 适合做前臂分叉术的前臂残肢长度为：残端距肱二头肌止点或肘远侧横纹至少8cm，或桡骨残端距前臂掌侧中线与旋前圆肌下缘交点至少2cm。

3. 2岁以上的先天性断腕小儿，可行前臂分叉术，术中尽可能保留尺、桡骨远端骨骺。

4. 前臂分叉术特别适合前臂中、下1/3断肢，伴双目失明者。

二 禁忌证

1. 前臂残端有严重瘢痕形成，或广泛肌萎缩与麻痹，或血供不足、感觉消失，或伴有感染者。
2. 肱桡关节、上尺桡关节、肘关节有僵硬或强直者。
3. 残留有活动的手指，或有足够长度的掌骨者。
4. 前臂急症截肢术后。

三 手术方法

1. 切口　麻醉前嘱患者做残肢的旋前、旋后动作，找出旋前圆肌下缘，在前臂掌侧及背侧设计Y形切口，用亚甲蓝画出；或自肘横纹下约7cm处为起点做切口，呈V形，下方纵切口直达前臂残端。采用臂丛麻醉或全身麻醉，在止血带下，将前臂残端旋后，自掌侧切口起向远端、掌正中线偏桡侧1cm处做一条直切口，在背侧中线偏尺侧1~2cm处再做一条直切口，两切口在残端相遇，形成V形。切开两侧皮肤筋膜瓣，在深筋膜下做锐性剥离，勿伤及桡、尺动脉两侧的皮支所构成的血管网，保证皮肤筋膜瓣的成活。不做皮下剥离，避免伤及前臂内、外侧及背侧皮神经。

2. 充分暴露肌群　切除大部分前臂屈伸肌群，如掌长肌、指浅屈肌、桡侧腕屈肌、旋前方肌、拇长屈肌、指深屈肌，以及背侧的拇长展肌、拇短伸肌、示指固有伸肌和小指固有伸肌，仅保留肱桡肌、旋前圆肌和旋后肌，这样可减少臃肿，增加分叉后动作的灵活性，而且皮肤可直接缝合，不需植皮。吴祖尧（1985）认为，切除肌肉的多少要视残臂尺、桡支的体积和臃肿情况而定，注意避免损伤桡、尺动静脉，正中神经和尺神经的肌支，并有足够的软组织包裹分叉后的两支。分离时由上而下，上达旋前圆肌。旋前圆肌为具有分叉功能的关键肌肉，切勿损伤该肌肉及其神经支配，以免影响分叉后的夹持力量。靠近尺骨或桡骨切开骨间膜，避免损伤骨间血管和神经，分开尺、桡骨10~15cm，使两支分叉成30°~40°，远端开口5~6cm，不得小于3.5cm。手术至此，尺、桡骨的骨干和骨端均未从骨膜下暴露，并且所有保留的肌肉和肌腱都未与骨和软组织分离，这对功能重建有利。如需处理骨端，需多保留一些骨膜，以便骨端修整后缝合。充分暴露肌群后放松止血带，彻底止血。

3. 重新组合肌肉　在桡侧可保留旋前圆肌、肱桡肌、桡侧腕伸肌和桡侧腕屈肌及桡侧一半的指总伸肌。在尺侧安排尺侧一半的指浅屈肌或指深屈肌、指总伸肌以及尺侧腕伸肌和尺侧腕屈肌。将正中神经安排在桡侧，尺神经安排在尺侧。测试尺、桡两骨的活动与合拢情况。如有过多软组织阻碍两支合拢，可予以修整（图99-39）。

4. 缝合　先缝合深筋膜。皮肤缝合时，尽量完整地覆盖尺、桡两端，分叉处与尺、桡骨端缝合后张力适度，过紧容易造成皮肤坏死，过松易造成臃肿而不灵活。分叉附近如缝合困难，应采用皮片移植。术后叉底置负压引流，24~48小时拔除。

5. 术后治疗　术后2~3周开始功能锻炼，循序渐进。如出现上尺桡关节酸痛，即减少练习强度。最初在医师指导下进行，以后患者自行锻炼，这对手术达到良好效果起到重要作用。锻炼目标是将前臂的旋转运动转化为桡、尺骨的张开与夹持动作，即利用旋后肌、肱二头肌、肱桡肌、桡侧腕长伸肌及桡侧腕短伸肌的收缩，使桡骨离开尺骨，两骨张开。利用桡侧腕屈肌与旋前圆肌、前臂屈肌的旋前动作，使桡、尺骨接近，完成夹持动作。使尺骨展开的肌肉为尺侧腕伸肌，使它内收的肌肉为肱肌和肘后肌等。尺骨的内收范围虽小，但在强力夹持中，尺骨的内收极为重要。上尺桡关节由原来的旋转动作，变为内收、外展动作，即以桡骨为主的闭合与张开动作，应防止出现原有的旋转动作。

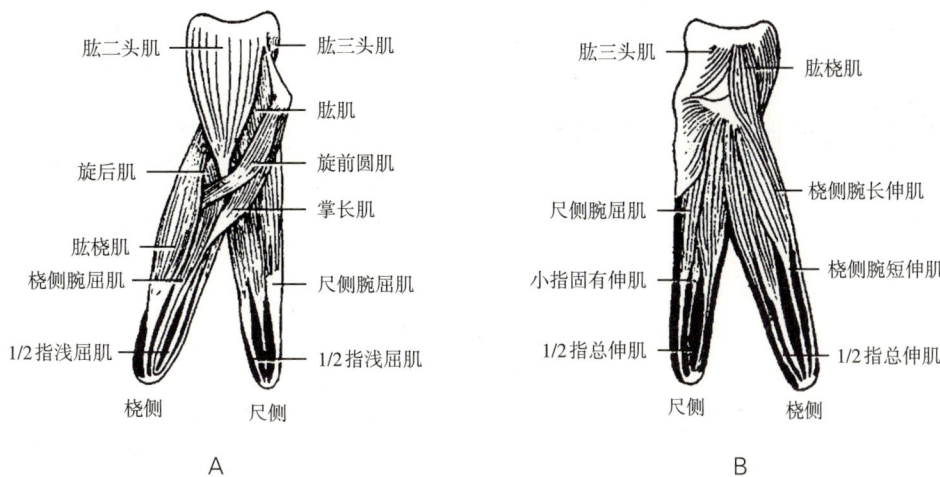

图 99-39　前臂分叉术肌肉分组
A. 屈面　B. 伸面

前臂分叉术后需要在逐步训练中重建功能，功能重建的好坏与手术的选择、患者的坚持练习及医护人员的耐心监护有关，术后还要做两分叉端的皮肤触觉训练。训练中要求先准确后快，逐渐达到每分钟张开、闭合达100次，夹持力达5kg以上。远期可训练执笔写字、持勺进食、刷牙洗脸、解衣扣、松裤带等日常生活和简单劳动，以恢复部分劳动能力，这对患者、家庭及社会来说都具有重要意义。

（钟德才　谭谦　赵德梅）

参考文献

[1] Schaeffer M A, Sosner J. Heterotopic ossification: treatment of established bone with radiation therapy[J]. Arch Phys Med Rehabil,1995,76(3):284-286.

[2] Holguin P H, Rico A A, Garcia J P, et al. Elbow anchylosis due to postburn heterotopic ossification[J]. J Burn Care Rehabil,1996,17(2):150-154.

[3] Hastings H, Graham T J. The classification and treatment of heterotopic ossification about the elbow and forearm[J]. Hand Clin,1994,10(3):417-437.

[4] 汪良能,高学书. 整形外科学[M]. 第1版. 北京:北京人民出版社,1989.

[5] Colonna M R, Scarcella M C, Do Stagno D'Alcontres F, et al. Should fat graft be recommended in tendon scar treatment? Considerations on three cases (two feet and a severe burned hand)[J]. Eur Rev Med Pharmacol Sci,2014,18(5):753-759.

[6] Oki K, Hyakusoku H, Murakami M, et al. Dorsal intercostal perforator (DICP) augmented scapular "super-thin flaps" for the reconstruction of extensive scar contractures in the axilla and anterior chest: a case report[J]. Burns,2005,31(1):105-107.

[7] Chen B, Xu M, Chai J, et al. Surgical treatment of severe or moderate axillary burn scar contracture with transverse island scapular flap and expanded transverse island scapular flap in adult and pediatric patients—a clinical experience of 15 cases[J]. Burns,2015,41(4):872-880.

[8] El-Khatib H A, Mahboub T A, Ali T A. Use of an adipofascial flap based on the proximal perforators of the ulnar artery to correct contracture of elbow burn scars: an anatomic and clinical approach[J]. Plast Reconstr

Surg,2002,109(1):130-136.

[9] Grishkevich V M. The post-burn elbow medial flexion scar contracture treatment with trapeze-flap plasty[J]. Burns,2009,35(2):280-287.

[10] Gümüş N. A new approach to the antecubital scar contracture: rhomboid rotation flap[J]. J Plast Reconstr Aesthetic Surg,2010,63(8):1392-1393.

[11] 岳江涛,姚文瞰. 远端蒂臂内侧皮神经营养血管皮瓣修复肘部瘢痕挛缩11例[J]. 中华烧伤杂志,2010, 26(6):459-460.

[12] Peker F,Çelebiler Ö. Y-V advancement with Z-plasty: an effective combined model for the release of post-burn flexion contractures of the fingers[J]. Burns,2003,29(5):479-482.

[13] 张丕红,黄晓元,范鹏举,等. 烧伤后爪形手畸形的整复[J]. 中华烧伤杂志,2008,24(4):268-271.

[14] 谢建华,王生钰,李再桂,等. 多个并排V-Y成形术矫正儿童手指掌侧蹼状瘢痕挛缩[J]. 实用手外科杂志,2013,27(1):47-49.

[15] 陈芙莉,朱建莹,吴军成,等. 手部烧伤后瘢痕的综合治疗[J]. 中华医学美学美容杂志,2013,19(5): 351-354.

[16] 孙广峰,魏在荣,金文虎,等. 扩张髂腹股沟超薄皮瓣修复手部前臂瘢痕[J]. 中华手外科杂志,2015,31 (1):53-55.

第一百章
线技术面部年轻化及形体塑造

第一节　线技术面部年轻化发展史

一　国外发展史

锯齿线在1964年就在苏联获得了第一个专利。最初锯齿线技术是用于缝合伤口的。当外科医师意识到能用锯齿线将小切口组织直接复位时，锯齿线悬吊技术便开始应用于美容外科。早期的锯齿线是不可吸收线，通过线上锯齿挂在纤维脂肪组织内，并将力量转移到真皮和皮肤，从而获得提拉效果。这种技术操作简单、恢复快，不需全麻，术后效果明显，并发症发生率低。

（一）Aptos 线（非吸收性聚丙烯线）

由 Marlen Sulamanidze 博士在2002年发明，并将其放置在皮下悬吊松垂组织。Aptos线用来提升眉、面、颈部的松垂组织，在局麻下操作，不需要剥离组织。Aptos线是2-0或3-0的蓝色聚丙烯线，长12~15cm，双向倒刺，只需要放置在皮下组织而不需要固定在深部组织，也不需要打结。双向倒刺均指向线的中央，当提升时，组织向线的中央聚拢。

2011年，Sulamanidze 在 *Aesthet* 杂志上报道了 Aptos 技术使用回顾，对6098例患者所做的12788例面部和颈部皮肤松弛提升手术进行了长达12.5年的随访。由于新的手术器械的研发和植入技术的改进，软组织的提升效果变得更为有效和持久，并发症的发生率也相应减少。他提出，Aptos技术是简单、安全可靠的技术，操作得当，可以获得较好效果和最大限度地减少并发症的发生，在临床上可以替代一部分传统的开放性手术技术。

（二）Woffles 线（非吸收性聚丙烯倒刺线）

2002年，Woffles Wu 博士开始应用Woffles线进行面部年轻化手术。此线长60cm，中央有4cm长的无齿区，在这个区的两侧各有20cm朝向中央的螺旋形倒刺，线的两端各有8cm长的平滑区。通过18-0腰椎穿刺针将Woffles线放置在松垂的面部组织内，形成吊带。它的末端固定在颞部头皮处，倒刺线被牢固、致密地固定于颞部头皮组织，有效地悬吊了面部松垂组织。2004年，Wu博士对随访的112例患者进行了疗效评估，发现面中部和下颌的提升与传统除皱术的效果类似。术后3个月，大约30%的效果消失，效果维持了1年左右。

（三）轮廓线（非吸收性聚丙烯缝线）

在2004年，Gregory博士介绍了轮廓线。这种轮廓线是FDA批准的首个改良线。产品主要用在开放或闭合的面部美容手术中。轮廓线是非吸收性的2-0聚丙烯缝线，中央具有双向带刺区。

（四）Silhouette Lift（非吸收性聚丙烯缝线）

2006年，FDA再次批准了一种改良的聚丙烯缝线——Silhouette Lift（Kolster Methods InC., Corona, CA）用于面部美容外科。此线为带有生物可吸收性椎体和多个结的3-0聚丙烯缝线，它的远端连接了一个20.3cm的20号直型针，近端连接了一个弦长26mm的半弧形针。

（五）Quill SRS（可吸收或不可吸收线）

Quill SRS是在轮廓线的基础上研发的，从2007年1月开始应用。Quill SRS是双向倒刺线，混合微小的倒刺在空间上均衡地螺旋环绕缝线长轴。倒刺面和中点呈相反方向。装置本身带两个针，一端一个。它是蓝色尼龙线或聚丙烯（非吸收）线或紫色的聚二噁烷酮（可吸收性）线。非吸收聚丙烯线类似先前的轮廓线，只是含有针线的长度不等。Quill SRS线主要在妇产科、外科缝合时及面部开放性提升手术中折叠SMAS层时应用。Quill SRS线的设计使外科医师缝合时不需要打结，伤口张力均匀地分布在线体的周围，而不是在打结处。它的优点是减少了线对组织的切割。2007年4月，Quill SRS线已经取代了轮廓线在外科手术缝合中的地位。在美国，近年来有报道称Quill SRS线逐渐开始应用于闭合性面部提升手术。

（六）Happy Lift（可吸收性羟基乙酸内酯线）

2014年，意大利医师Savoia A.、Accardo C.等报道了应用这种可吸收性单丝倒刺悬吊线进行眉部、下颌部和颈部提升。线分为两种规格，分别用在眉部提升和下颌部及颈部提升中，一种为双针倒刺线，一种为单向倒刺线。

（七）PDO线（para-dioxanone，可吸收性对二氧环己酮无结悬吊线）

2015年，韩国医师Dong HyeSuh报道了在韩国应用非常多的PDO线的种类及临床应用，详细介绍了埋置方法。作者对2012—2014年进行PDO线面部提升术的求美者进行了24个月的跟踪回访，发现PDO线在术后6个月逐渐吸收，对于皮肤质地的改善优于面部提升效果。

（八）Elastic Lift（不可吸收性弹性缝线）

2016年，韩国医师Moon Seok Kang报道，在2015年9月至10月间应用Elastic Lift进行了面中下部埋线提升术，此线为两端带有缝合针的双针缝合线。术后3个月提升效果保持良好，远期效果需要长时间的临床观察。

（九）Silhouette Soft/InstaLift（可吸收性复合缝线）

2017年美国学者报道，在2015年11月至2016年6月期间应用英国伦敦辛克莱制药改良的Instalift进行面部年轻化治疗，主要应用在面中下部的提升上，此线为可生物降解的缝合线，长度为26.8～30cm。每根线的两端都有一根12cm的针，缝线中部有一个2cm的间隙，两端有两组双向锥（4、6或8锥），术后对100位接受治疗的患者进行回访，报道称术后83%的人认为这一治疗对改善他们的老化是有效的。

二 中国锯齿线应用发展史

2004年起,马文熙、张立言、姜向海等陆续将锯齿线用于提升面部松弛的皮肤。2012年,石冰教授参考国外可吸收与非吸收性埋线提升的设计理念和方法,在用于手术切口缝合的聚对二氧环己酮(PPDO)缝合线的基础上改良发明了PPDO可吸收双向倒刺悬吊线。此线中央部为中线点,向两侧展开双向倒刺,倒刺呈三维螺旋状排列,并且对不同的倒刺长度、角度分别进行了动物实验和临床试验,最终确定了目前PPDO双向倒刺悬吊线所独有的专利悬吊线,获得了比国外缝线更优秀的持结和绞索力,获得了无法比拟的提升力。并且最先在国内将PPDO双向倒刺悬吊线应用于面部年轻化临床治疗中,取得了公认的令人满意的治疗效果。

第二节 线技术面部年轻化原理、技术优势、适应证选择及主要并发症

一 原理

面部老化是因为岁月流逝和重力作用,造成支持皮肤软组织的纤维、韧带松弛,使皮肤、脂肪、肌肉松弛下垂。最主要的是SMAS筋膜系统和眼周及颧脂肪垫松弛和下垂、睑颊结构下垂、鼻唇沟加深、面颊部失饱满而出现皱纹、面部皮肤下垂。因此,将下垂的颧脂肪垫等组织上提复位及补充容量的丢失是面部年轻化的关键。埋线面部提升术是用特制的导针将可吸收材料导入体表各层软组织内,利用其良好的提拉和力学平均分配作用,将松垂的面部组织复位提紧、提升,对抗、矫正松弛下垂的软组织,并促进胶原形成,最后被动性吸收,形成新生的支持韧带,而其张力不会改变,达到预防衰老,防皱去皱,矫正下垂,抚平皱纹和凹陷及改善肤质等多重作用。正因为此材料被动性吸收,体内胶原蛋白可替代性生成新的支持韧带,所以面部提紧效果可以维持较长时间,而且体内基本不遗留残存物。

二 技术优势

(1)创口微小,创伤甚轻,手术时间短,局部肿胀轻微,不需要住院,恢复迅速。

(2)材料柔软,组织相容性好,6～12个月后可逐渐被动性吸收,被自体组织替代,且不影响张力,因此非常安全、效果持久。

(3)线形材料螺旋双向倒刺可使组织获得多点接触与均衡提升,提升效果强而持久,且不会影响面部表情。

(4)改变以往面部提升的方式,不用开放性手术,采用导针穿入,避免血管神经损伤的可能性,降低了组织损伤。

(5)线形材料可以有效地穿过并提紧颧脂肪垫,甚至可以提紧下垂的颊脂体。颧脂肪垫是由纤维结缔组织和脂肪组织组成的网状结构,结构较为致密,可以承受向上悬吊的牵张力,从而达到有效的面部提升效果。

(6)埋线提升可以通过在面部任何部位穿刺进行,直接到达所有希望提升的部位(如鼻唇沟

外侧），从而对松垂部位进行选择性的有效提升。

（7）埋线提升材料可以在面部多个组织层次穿行，提升之外还可以起到填充及增加局部血液循环和促进多种细胞外基质的合成的作用，改善皮肤的质地和弹性。

（8）由于此线材可以安全代谢，因此在面部组织再次松垂时，可以再次原位埋线提升，进行循环治疗。

三、适应证与禁忌证

适应证包括：①眉提升；②前额、面颊部的提升；③鼻唇沟的皱褶；④面中部下垂，下颌及颏部清晰度的消失；⑤早期颈阔肌的修正以及颈部皮肤的松弛。

禁忌证包括：①面部皮下脂肪组织量少；②面部皱纹明显，皮肤组织量过多；③面部皮肤患有囊性痤疮、湿疹、牛皮癣或感染；④对手术效果的预期过高；⑤患有严重的全身性疾病；⑥正在应用抗凝药物；⑦有瘢痕疙瘩或增生性瘢痕史。

四、并发症

并发症包括：①局部肿胀、血肿；②感染、局部毛囊炎；③术后局部不平整、凹陷、表情肌活动时出现线体轮廓，有时可明显扪及；④两侧不对称；⑤皮肤瘀斑、红斑、轻微不适；⑥线头外露、脱出；⑦面神经损伤。

第三节　面部年轻化线材埋置外科技术

一、线材规格

近年来，随着国内线材的研发以及国家对美容类线材进口的批准，常有新的不同材质、设计多样的线材进入国内的医美市场。从早期的平滑线、螺旋线，到各种规格的锯齿提拉线，配套的针具也日益丰富，各种线材均有其特点与优势，临床上往往需要联合应用，相互搭配，以获得理想的即时与远期效果。

（一）套管针双向倒刺悬吊线

有锐、钝针两种类型，埋置线常用0号和2-0线，长度不等。以半钝针穿刺较为便利，逆向提拉线有利于提升锚定效果。此外，双股双向倒刺线，使操作次数减少，打结固定及单点推提效果更明显，主要用于中侧面及下颌缘组织的收紧与提升。

（二）无套管双向倒刺线

倒刺双向排列，中间有1～2cm无齿区，两端带有锐针或不带针，可根据不同治疗部位选取不同的线及针具。线与针之间有两种连接方式，与针尾连接（单头双锐针双向倒刺线）和与针体中间连接（双头双锐针双向倒刺线），常用2-0线、0号线及1号线，针和线的长度不等。双向倒刺线使用范围较广泛，可用于面颈部提升及躯体组织下垂的提升。

(三) 锚型线

锚型线为单向倒刺线，为针线一体结构，近端连接弯针，远端连接直针，常用于鼻唇沟、口角囊袋及下颌囊袋的矫正。弯针可将线体近端缝合固定在颞深筋膜，远端跨越靶组织再反折固定，线体两端都牢固锚定，收紧提升作用较显著。

(四) 冲压一体线

主要用于面中下部提升，柱形网状提拉线可以用于眉及额部的提升。

1. "鱼骨线"　线、齿一体压制成型，抓力较强，用于面部年轻化的线材型号主要是3-0线、2-0线、0号线和1号线，需要专用套管针将线体导入拟提升组织的远端。

2. 钥形线　线体具有特殊及规律的凸起以及凹槽，不仅使提升固定效果明显，更有利于组织的长入，刺激胶原增生明显。此线需要套管针导入。

3. 超声波铸型线　双向鱼骨样倒刺，在超声波震荡下冲压成型，不但使线材的张力明显增加，而且需要的粗度减少，2-0线完全可以达到提升效果。此线需要套管针导入。

4. 片型网状线（风筝线）　四根PPDO线连接在一起，组成网状纵横结构和双面超强锯齿相对结构，在提拉组织的同时防止下垂；超长双股线尾用于锚定；线体与组织接触面积增大，刺激增生效果显著。

5. 柱形网状线（Hybrid 360）　PPDO材料"铸型"成网状，中间带有倒刺，线体本身十分柔韧，便于操作，重要的是使得提升效果大大增强；网的微孔隙使其与组织的融合更好，刺激组织增生的效果更加突出。而且此线材可进行剪切，由此可以根据个人的特点和部位调节长度，获得更好的个性化手术效果。此线材需要特殊的导针导入。

(五) 埋置线系列

主要有单股、多股、螺旋、网状线等。

二　埋置设计相关解剖

Rorhich提出的面部脂肪分割理论对于埋线提升具有深远的指导意义。而Mendelson的面部组织间隙理论为各个脂肪间隔松垂甚至萎缩的原因给出了科学的阐释。这两个理论相辅相成，完美契合，为提升线的具体埋置位置、数量、方向提供了理论依据。如下颌脂肪间隔从咬肌前间隙的表面下滑，形成了口角囊袋或木偶纹；鼻唇脂肪间隔从上颌前间隙表面下滑，加重了鼻唇沟的形成，内侧颊脂肪间隔（颧脂肪垫）从颧前间隙表面松垂与萎缩，又和颧点下移、颧袋形成、眶颧沟加深以及颧新月畸形出现息息相关。因此多数在皮下层、SMAS层表面以及部分SMAS层操作的埋线悬吊方法就应该遵循脂肪间隔不同来选择。

从功能的角度考虑，面部应该划分为正面部和侧面部，正面部是高度进化的，主要用于面部表情的交流；侧面部的主要结构的功能是咀嚼。这两个区域的分界线是沿着眶外侧缘的竖线。在这条线的深层，则分布着一组面部支持韧带。在埋线悬吊操作中韧带不仅可以作为设计和操作时的引导标志，还必须成为悬吊和固定的支持点。

三　埋置层次

根据以上对解剖层次的理解，为了达到优良的悬吊以及年轻化效果，悬吊及埋置线共可分布在四个层次：

（一）真皮下或皮下浅层

鼻唇沟区、眶下区、韧带区及凹陷处均可，一般选用平滑线、螺旋平滑线。其目的有：①辅助与维持悬吊线的提升效果，通常与悬吊线垂直埋置；②充填沟槽与凹陷处，如眶颧沟和颧弓韧带所在区域；③肤质改善，如淡化色斑与黑眼圈。

（二）SMAS浅层

多数区域可用悬吊线、平滑线、螺旋平滑线。绝大多数的悬吊提升效果为此层次埋置的悬吊线所形成，但是后两者线材很细，亦可以埋置在此层以起到刺激组织增生、矫正凹陷、使局部饱满的效果。其中颧脂肪垫（内侧颊脂肪间隔）分为高深、低深及低浅区（可以共用悬吊线、平滑线、螺旋平滑线）。

由于颧脂肪垫分为三个组成部分，而且其中并非含有重要的血管神经束，在多层次植入悬吊线和埋置线，不仅可以起到确切的提升效果，还可以使其不断变饱满，达到"苹果肌"的充填效果。

（三）SMAS层

这里的SMAS层主要指其眼轮匝肌睑部，采用5-0、6-0平滑线植入眼轮匝肌内，用于加强其在下睑年轻化中的支持功能，防止眶隔脂肪疝出。

（四）骨膜浅层

伴随衰老进程，骨质也有一部分丢失，多数平滑线（爆炸线）的埋置可以部分改善骨性支撑效果。

四 全面部分区提升线设计及操作要点

面部的美学分区大致为三部分，额部发际线与眉头平行线之间为面上部，眉头平行线与鼻小柱基底之间为面中部，鼻基底与颏尖之间为面下部。据求美者面部的具体情况与个人需求，面部可进行分区治疗，也可联合治疗。

（一）面上部埋线治疗

1. 整体提眉

（1）双针线法：线材为12cm×12cm双针线，由眉峰垂直向上与发际线的交叉点处进双针，自眉峰穿出，再同孔穿入，分别自眉头、眉尾穿出，再次同孔进入，返回至进双针点附近。

（2）网状提升线法：使用柱形或片形网状提升线，两根网状线分别在额部脂肪间隔层布线至眉头及眉尾的眉下脂肪垫，之后远端两线尾分别缝至骨膜后从同一孔穿出打结固定。该方法同样适用于眉间垂直提升。

2. 额部中间区提升　适用于额中央区域衰老性下垂、整体眉下垂严重及眉头区域低垂严重者，或者肉毒毒素注射后由于力失衡造成眉头继发性松垂，或者额部中央扁平欠饱满者。进针点在额头发迹线内，走行在额肌上，远端可达降眉间肌复合体表面，可选用0号或2-0线双向倒刺提拉线5～10根。双针线法也可以，但是由于出针孔处较为暴露，易形成瘢痕，而且有眉间表情不自然的可能。

3. 眉外侧区（颊外侧区上部、眉尾）提升

（1）倒刺提升线法：主要用于纠正眉外侧缘下垂，此区位于颊外侧区上部，在一个脂肪间隔

内。进针点可在颞上隔发迹缘，走行在皮下，远端到达眉下脂肪垫处，最远点可到眉下1cm。提升角度及力度需要事先沟通，达到理想眉形。可用2-0线2~3根。

（2）双针线法：该方法在提升眉尾的同时对于颞区有辅助的提升效果。线材选2-0的12cm×12cm双针线。垂直眉尾上方、发际线内0.5cm，避开颞浅血管进针，分别于眉尾及最初进针点向下垂直线与颧弓上缘的交叉点出针再进行反折，形状为W形，各线反折角度15°。

（二）面中部埋线治疗

1. 眶外侧区或眼尾提升法　主要用于眼角下垂以及颧脂肪垫外侧三角顶端的下移。此部位进针点在颞部发迹线内，远端到达眶外侧韧带外缘。一般需要0号线或2-0线（2.5cm×2.5cm）3~4根，同时可用0号线经颧脂肪垫内走行1~2针。

2. 颧脂肪垫（苹果肌）提升法

（1）颧脂肪垫外展型提升法

1）锚型线法：用线为2-0单向倒刺线，全长31.6cm，锯齿长15.2cm，近端4cm长弯针，远端为15cm长可折弯直针，棱形针尖，利于穿刺。设计与操作：拟将颞区作为锚定区，选用破皮针或皮肤打孔器，设计三角形破皮点，远端出针点跨越鼻唇沟1.5cm。锚型线近端的弯针将线体缝合固定在颞深筋膜层，长直针走行在面部浅层脂肪间隔中，在上唇设计点（鼻翼外缘垂直线与上唇交叉点的下1/3处）出针，拉直线体，将治疗区组织向颞区推挤复位，长直针原孔呈15°反折至韧带区，出针剪线。

2）倒刺线悬吊提升法

a. 无眼尾提升需求者：标记出颧颊韧带及颊上颌支持韧带的大致走向，颞部发际线边为破皮锚定点。将倒刺线置入，远端位于颧脂肪垫内，上面一根不要穿过眶颧韧带（颊中沟），而且层次偏浅，便于提升以改善眶颧沟，下面一根远端距颊上颌韧带颊部约1cm。两线打结如眼尾提升法。

b. 同时提升眼尾者：此方法可以和眼尾提升法联合使用，设计点相比之下有所下移。建议远端止点穿入鼻唇沟脂肪间隔，这样上推提紧后对于改善鼻唇沟效果显著。

3）柱形网状线及片形网状线法：远端止点处理同上，区别在于颞部出针后，两端线至少有一针穿过颞深筋膜而锚定，而后再两两打结固定。可以三角形走线，也可以直线走线（推荐前者，提拉力更均匀）。此法提升锚定效果更为理想。线体需要用特殊导线器导入。

（2）颧脂肪垫垂直内收型提升：在外眦与耳垂连线（颧韧带作为锚定点）设计入针点，内眦向鼻翼的垂线处（内眦血管偏外侧）设计出针点，颧脂肪垫下缘设计出针点，在颧脂肪垫组织复位的基础上（内收、聚拢、上提）进行埋线操作，可细分为以下三种方法：

1）双弯针双向倒刺线法：线材为双弯针双向倒刺线，为0号线，规格为7cm×7cm或14cm×14cm。针具为12cm的19G的锐性导引针一根。

2）单面双内向倒刺线法：用线为2-0双内向倒刺线。针具为19G锐针套管针。

3）双直针双向倒刺线法：用线为0号的21cm双直针双向倒刺线。

（三）面下部埋线治疗

面下部提升主要是重塑与改善下颌缘以及矫正口角囊袋。

1. 改善下颌缘　轻度面下部松垂，或仅对下颌缘行轮廓的美化治疗，可单纯用下颌缘提升方法。

（1）直针双针线法：用线为2-0的12cm×12cm双针线。双直针自下颌角前上方1cm进针，一根平行于下颌缘，穿过口角纹，反折后挂部分下颌支持韧带，自颈阔肌耳韧带处出针；另一根向上穿过颧弓韧带后，向下反折，呈15°角自下颌缘附近出针。

(2) 倒刺悬吊线法

1) 颧弓正常者

a. 中间面颊区：主要用于解决下面部松弛。此部位进针点取在鬓角边缘或发迹线内，下端穿刺点可达下颌脂肪间隔上缘，走行在SMAS浅层，一般需要0号线3～5根，可以辅助解决外侧口角囊袋。

b. 颊外侧区：主要用于矫正下颌缘区皮肤与软组织松弛，辅助提升面下部，改善下颌缘形态。可进行正向或逆向提升。正向法进针点可以取颞区发迹线内皮下，远处穿刺点不要超过颈阔肌耳韧带，易影响提升效果。一般需要用0号的2～4根双向倒刺线。建议两两打结，打结后处理如前述眶外侧区提升法，以便于锚定。

c. 两区合并设计：取颧弓上缘发际线边破皮，将悬吊线置入，远端勿过多进入眶外侧垂直线，下端止于距下颌缘1cm的平行线。靠近口角处，线体应该进入下颌脂肪间隔，便于辅助改善口角囊袋。此方法优点为穿刺点少，缺点为多根线从一点穿出，反复创伤不利于伤口愈合，而且该处线较多，易凸起。

2) 高颧弓者：为避免加重颧弓宽大，上述的设计可将锚定点定于耳屏前颧弓下缘，按图示方法埋置悬吊线，提升后组织不会堆积在颧弓，而且可以矫正颧弓下方的轻度凹陷。再在颧弓上缘破皮，两点相距1.5cm，以悬吊线或逆向提拉线向头侧置入，锚定在颞深筋膜层，收紧逆向提拉线，将余线保留3～5cm，成30°角反折至颞深筋膜层，也可直接剪掉。

也可以采用颊外侧逆向提升法：最大力度上推耳前软组织，在刚好跨过颧弓平面时画一条横线，在颊外侧区横线上设计两个进针点（这样在提升后线结正好落在颧弓上方，便于固定，也不会增加面宽）。进针后垂直向上及后上方在皮下穿行，跨过颞浅动脉额支和顶支分叉处立针向下穿过颞深筋膜后平行推入1～2cm，退针。每个进针点可以导入两根线，退针后向上提拉，两两打结。逆向提升法最大的优势是有明确的锚定点，效果显著，操作相对容易，目前得到医师们的一致认同。

(3) 单针或双针缝合线法：美国的Quill SRS线、强生线及V-LOC线，多为单向或双向锯齿线。Quill SRS多为双向锯齿线，切割成360°螺旋状倒刺，规格多样，用于埋线提升治疗常用的有2-0、0号，长度有7cm×7cm、14cm×14cm、24cm×24cm、36cm×36cm、45cm×45cm。强生的单向倒刺线为线、齿冲压一体，非切割而成，锯齿较其他线材宽，俗称"鱼骨线"，其双向倒刺线与Quill SRS线类似，用法相同。V-LOC为单向锯齿线，常用3-0线、2-0线及0号线，长度均为45cm。以上线材可根据需要裁剪，使用方法大致相仿。下颌缘可使用L形布线法（与上述双直锐针布线方向相同但不反折）；中侧面可使用扇形布线加逆向布线打结锚定，折叠处位于颧弓下方凹陷处，可在提升的同时起到组织充填和补偿的作用。

(4) 锚型线法：该方法需要应用90cm以上的长锚型线来完成。核心为发际线内一个锚定点，向远端连续穿针反折布线，然后环形闭合，两端线打结固定，远端出针点连线与下颌缘平行。具体操作可参照前述锚型线的有关内容。该法适用于面下部中重度下垂，递进提升效果显著。

2. 口角囊袋矫正

(1) 双向倒刺悬吊线法：此部位进针点可以取耳垂后1cm及耳垂前上0.5～3cm内，远处穿刺点需达口角外侧以及下方2～3cm处，进针点需要穿越颈阔肌耳韧带，接近口角处进针可略深（一定要终止在下颌脂肪间隔内），但注意勿损伤降口角肌。一般需要0号线4根。

(2) 鱼骨线法：套管针按上述布线方法穿刺，将线材置入针管，慢慢退出针体，线材会留在皮下，收紧打结固定，线结深埋皮下。

(3) 倒U形布线法：采用14cm×14cm双针双向倒刺线。导针从耳后穿过颈阔肌耳韧带在皮下穿行至下颌脂肪间隔内破皮而出，剪掉一根针后将线穿入导针，注意送至双向倒刺间隔点，退针后用另一个缝合针横行穿过韧带2cm后穿出皮肤，导针在相同针孔穿入，仍在皮下层，平行于上边缝线走行，至下颌脂肪间隔内穿出，剪掉缝针，再将此线端穿入导针，之后牵拉两根线的断端，同时上推下颌脂肪间隔，可很好地改善口角囊袋。此方法也适用于首次埋线改善口角囊袋效果不良者。

（4）锚型线法：设计方法同面中部提升的锚型线法，不同之处为长针穿过下颌脂肪间隔后从口角垂直线至下颌缘2/3处穿出再反折。在设计直针穿行线时，尽量在颧弓韧带内上方，从而避开韧带，因为穿行容易产生凹陷，而且韧带的强劲作用会影响长线向上方推进和固定软组织的能力。

（5）M-L形布线法：与面部线技术有关的用于固定的致密解剖组织有三根真性韧带（颧弓韧带、颊上颌韧带和下颌骨韧带）、眶外侧增厚区及两根假性韧带（咬肌皮肤韧带和颈阔肌耳韧带）以及口周致密组织。M-L形布线法就是将松垂的浅层脂肪间隔复位到正常位置，用特殊布线缝合方法将其固定到邻近的韧带和致密组织上，从而达到对松垂组织复位后的有效固定。采用23cm双针2-0双向倒刺线在皮下致密区的反折自锁的特性，在面部韧带之间的脂肪间隔中来回行针并出皮，原针眼处再入针反折，反折角度均小于15°，这样在反折处的皮下就会形成较为结实的锚定点，可以将复位的组织锁定在韧带之间的区域。

在面颊部来回行针布线的形状似M形，而在下颌缘和耳屏前区域行直角反折交叉布线的形状又类似L形（同前面介绍的下颌缘提升）。两个区域的组合布线，可以将最后的布线在耳后皮肤同时出针，并在颈阔肌耳韧带区域皮下打结固定，增加一个锚定点，使面颊部和下颌缘形成更稳定的皮下固定支撑结构，构成了M-L形布线方案。

在针对部分颧弓韧带和咬肌皮肤韧带不发达且导致M形布线起始锚定点不牢固时，可以设计在该锚定点向上延长至发际线边缘处增加两个皮肤穿刺点，双针呈三角形布线，然后于远端锚定点集中出针，形成三点锚定法，达到接力锚定的作用。

五 全面部组合用线方案

在实际临床操作中只有整合各个分区部位的设计方法，才能使全面部年轻化更加和谐美观。组合的方法很多，与求美者自身面部的情况、医师的操作习惯以及选择的线材均有关系，因此并非只有一种或几种方法可以采用，医师们可以在临床中不断总结，不断改进与提高。

六 平滑线及螺旋平滑线埋置设计与操作要点

埋置线的作用主要为辅助悬吊线的提升，局部增强支持结构，刺激胶原增生、新生血管形成，从而达到年轻化与美化的目的。

（一）辅助提拉固定区

位于中间颊脂肪间隔区，采用4-0的3cm×3cm或2.5cm×2.5cm的平滑或螺旋线，平行布线15～30根（与悬吊线垂直），线距1～2mm，若松垂严重或皮下脂肪较少，相对多布线。若松垂严重或皮下脂肪较少，密度可以增加，层次可以增加。

（二）眉间、额中间部

位于额部中央及中间脂肪间隔，采用5-0或6-0的平滑及螺旋线皮下十字交叉布线10～30根，若眉间皱纹较重或眉间凹陷明显，可多布线。目前主张选用6-0平滑线或螺旋线在额纹真皮深层埋置，用线量宁少勿多，辅助肉毒毒素改善额纹和眉间纹，效果叠加明显。

（三）眉弓

选用5-0多股平滑线（爆炸线）顺眉形埋置，布线层次在眉弓脂肪垫，即破皮后有落空感的层次，用线量根据求美者所需求的眉弓高度而定，一般单侧2~5根即可。

（四）颞部

位于眶外侧脂肪间隔部位，悬吊线浅层，采用5-0或6-0平滑及螺旋线十字交叉布线10~30根，若颞部凹陷较重，可以多布线。

（五）下眶区

1. "卧蚕"区埋线　可以用5-0，2.5cm×2.5cm平滑或多股平滑线（爆炸线）埋置来实现，效果较自然、不移位，局部肿胀轻。下睑缘外眦S点破皮，按下睑缘弧度稍折弯套管针，自S点向E点埋置，走行于眼轮匝肌内。

2. 下睑及眶颧沟区埋线　可以沿着三个层次布线，建议采用5-0平滑线：①眼轮匝肌睑部和眶部深层以及泪槽韧带表面。可采用5-0平滑及螺旋线，共布线5~8根，位于眶缘上下2~3mm部位。②眼轮匝肌睑部内，可采用5-0平滑线5~8根。③皮下，眼轮匝肌表面。上达眼轮匝肌增厚区，下至眶颧沟下3mm左右，左侧跨越泪沟，右侧跨越睑颊沟下缘。一般选用5-0或6-0平滑线布线8~12根。

（六）鼻唇沟区

深浅两层布线，平行于鼻唇沟，在深层（骨膜表面）布线5-8根，皮下浅层在沟的内侧布线2~3根，沟正中布线1~2根（鼻唇沟脂肪间隔内侧），垂直于鼻唇沟视情况斜行布线8~12根；建议使用5-0的2.5cm×2.5cm或1.5cm×1.5cm的平滑线、螺旋线，或用多股平滑线（爆炸线）。

（七）颧脂肪垫区

颧脂肪垫区位于颊内侧脂肪间隔，三角区域内十字交叉布线10~30根；可用5-0的平滑、螺旋及爆炸线。

（八）口角囊袋区

虽然位于下颌脂肪间隔，但是由于下唇组织结构不同，布线要偏向鼻唇沟延长线上部，注意不要深至降口角肌平面，视情况交叉布5-0平滑线5~15根，是改善口角囊袋的辅助方法，但是脂肪较多者慎用。

（九）其他凹陷区

一般为颧弓韧带区等，平均在不同层次十字交叉布5-0平滑或螺旋线10~30根。

七　并发症预防及治疗

（一）局部肿胀、皮肤瘀斑、红斑

局麻药中加入肾上腺素，可减少出血可能。局部热敷理疗及口服药物一般7~10天可完全吸收。水肿的严重程度和持续时间除了个体差异外，和使用线材的种类与数量有关。慢吸收线或者用线数量多，肿胀相对重一些。

（二）深部血肿

多为不熟悉局部解剖，穿刺较深，损伤深部血管导致。治疗上可以穿刺抽吸、压迫、引流，必要时行开放清除血肿并止血。

（三）局部紧绷、刺痛感，轻微不适

仅限初期的1周内，无须处理，可自然恢复。短期内尽量避免局部按摩与面部运动。

（四）部分线齿滑脱

面部运动造成个别倒刺滑脱与小移位，一般1周后稳定。术后1周内避免长时间过度咀嚼及大笑等剧烈表情肌活动。

（五）术后不平整或凹凸不平

由线走行层次较浅或在较浅层次靠近或穿进面部支持韧带引起。需要严格按照各部分走行层次穿刺，充分了解与评估患者皮下脂肪厚度，同时明确韧带相关解剖。出现较为均匀的轻度不平整，一般2周到1个月可自行恢复，严重者可以局部穿刺松解粘连，适时注射透明质酸或自体脂肪来矫正。

（六）两侧不对称

多数由双侧标记以及穿刺层次、埋线数量与方向不同造成。术前设计一定要双侧对称，术中一定要不断对比，仔细小心操作；术前也要正确评估患者两侧面部的对称性以及松弛的一致性。若存在不对称，则提前提出，并做交流，可以进行不对称设计，也可避免纠纷。轻度不对称可在一个月左右恢复，否则可以加埋线或充填治疗。

（七）线头外漏或痛性触及

主要原因为远端穿刺点较浅，已经或接近真皮层，随着面部运动以及重力作用，远端线头逐渐顶起皮肤，痛感明显，亦可以直接穿破皮肤。面部过度运动使线离断亦可以造成。处理上并不复杂，只要穿破皮肤，稍多地剪掉穿出的缝线即可。

（八）局部缝线交叉隆起

无论应用何种线材进行提升，原则上尽量不要交叉设计，这和埋置线不同。有医师认为交叉提升与固定效果更为确切，因此愿意行交叉设计。那就要求埋线时经验要丰富，要相对在不同平面，否则由于线上带刺，很容易绞索在一起，形成突起，触之疼痛。处理上只能在穿刺点做微小切口，将交叉线分别剪短，而不应在突起附近注射充填。

（九）局部明显凹陷

局部明显凹陷最易发生在三个区域：一为颊中沟区；二为颧脂肪垫与咬肌皮肤韧带交界处；三为颧弓韧带区域。发生后根据情况分别处理，轻度则可以等待或局部按摩，1个月内会自行恢复。凹陷严重或者等待无效者需要外科干预，原则上用粗针头在附近穿刺，剥离松解粘连部位；不严重者剥离后即可消失，若发现无法完全消失，则同时行充填剂充填或脂肪移植。

（十）术后感染

因为所用缝线为单丝缝线，微生物栖身的可能性极低，一般在无菌操作下极少发生局部和全身的感染，但是在大样本病例观察中也有相当比例的感染发生。分析原因有以下可能性：①术前

病史及用药史询问遗漏，如免疫系统疾病及激素用药史；②术前没有进行严格的体格检查，未发现感染的高危人群，如糖尿病或糖耐量异常等；③未严格遵照无菌操作技术，这一点应为主要原因。一些医师认为埋线并非手术，因而降低了无菌标准，体现在手术操作场所、消毒规范以及无菌操作规范的等级及要求下降，由于埋置线的数量有时较大，将微生物带进伤口中，从而导致感染的发生。

治疗上初期以全身用药为主。若局部出现小脓肿可以穿刺引流，并要多剪除局部的缝线。

近两年来，随着慢吸收以及不吸收线材使用数量的增加，发生较为严重感染的概率有增高的趋势。由于此类线材异物反应较重，埋置后腔隙明显，一旦感染，很容易沿着腔隙蔓延；同时随着总体埋线数量的增加，发生严重的特异性感染也有增加的趋势，特别是非结核分枝杆菌感染，由于其病程长，反复发作，破溃明显，病情难控制，求美者难以接受，在临床上造成很大的麻烦。原则上应该以预防为主，一定要严格执行无菌操作原则，不能有丝毫懈怠。同时及时回访，做到"早发现，早治疗"。

（十一）神经损伤

因为此类手术是穿刺并将线埋入，不进行剥离，所以发生永久性神经损伤的可能性极低，但是一过性损伤的可能性还是存在的。原因有两点：一为注入麻药时针触及神经或麻药将神经麻痹；二为在埋线穿刺中层次掌握不当，使神经受损。一般来说损伤均为可逆性，可自然恢复，无须处理。但是由于穿刺针管径较粗，亦有刺断神经的可能性，因此熟悉解剖仍然十分重要。

（十二）腮腺损伤

操作者对面部解剖不熟悉，穿刺过深，容易损伤腮腺，即刻或进食后腮腺区会突发肿胀。损伤常分为以下几类：①锯齿线埋置过深，大力打结固定后压迫腺体组织而导致肿胀。拆除线体后，压迫解除，症状缓解。②锯齿线埋置过深，用力提拉时，撕裂腮腺包膜，导致腺体周围水肿，一般采取保守治疗、加压包扎、抗炎等治疗，创面愈合后，症状渐缓解。③锯齿线埋置过深，切断或暴力扯断腮腺导管，需要考虑手术治疗。

诊断与鉴别诊断要点：①术后当时无明显症状，进食后一侧或双侧出现腮腺区肿胀；②症状发生后，可行B超检查，大致判断损伤部位，是腮腺导管断裂、腮腺组织整体肿胀，还是腮腺薄膜损伤？是否腮腺腺体肿胀不明显，而周围组织肿胀较明显。

（十三）其他

还有其他一些特殊并发症，如将提拉线穿过眼轮匝肌（特别是眶部），可在闭眼时有异物刺痛感或在穿刺线远端有凹陷出现。出现此类情况至少需半年左右时间恢复（线被吸收），严重者需要选择较浅埋置线处穿刺剪断提拉线，尽可能去除两端残留线，才可以恢复自然。较轻微者可以等待自行恢复。

第四节　颈部埋线

一　相关解剖

颈部埋线主要操作在颌下三角区和颏下三角区，布线的层次是浅筋膜层，该层次无重要血管和神经。颈阔肌-耳韧带因组织致密、强韧有力，通常作为颈部埋线提升的锚定点，层次把握得当，一般不会损伤深层的颈外动静脉等血管，但该处有颈丛耳大神经及面神经颈支等神经分布，偶会损伤到这些较表浅的皮神经，一般3~6个月可慢慢恢复。

颈阔肌-耳韧带（P-AL）是指颈阔肌后上缘连于耳附近的一层薄而坚韧的结缔组织结构。该结构在颈阔肌后缘、上缘均与面部SMAS及腮腺筋膜、胸锁乳突肌腱纤维、颈阔肌悬韧带等结构紧密融合，在耳垂下后方形成一略呈尖端向下的三角形致密区。将连接于颈阔肌后上缘与致密区的那部分SMAS称为P-AL。P-AL及SMAS等各层组织紧密愈着，是颈部及口角埋线紧致治疗强有力的锚定点，对维持面下部及颈部年轻化状态有着重要意义。

二 埋线层次

颈部皮肤及皮下层较薄，颈阔肌菲薄，与皮肤结合紧密，不似面部解剖层次那么清晰，埋置平滑线或倒刺线，布线层次都是在浅筋膜层，即埋置在皮下组织和颈阔肌。

三 设计及操作（按Dedo分类治疗）

（一）Ⅰ类

Ⅰ类以平滑线或螺旋线为主，顺皮肤纹理方向皮下均匀埋置平滑线、螺旋线。因垂直于颈阔肌埋置，亦有利于放松颈阔肌，减少颈纹的形成。

（二）Ⅱ类

颏下脂肪堆积不明显，可选用0号悬吊线，可采用2-0号的12cm×12cm的双针双向倒刺线2根，在颈前区呈M形埋置收紧。

（三）Ⅲ类

轻度颈部皮肤松弛，颈阔肌轻度条索，颏下脂肪堆积少许，皮肤弹性好，可采用针线"系鞋带法"治疗。

（四）Ⅳ类

中重度皮肤松弛，颈阔肌中度条索。采用2-0号的23cm×23cm的双针双向倒刺线3根，以耳垂下颈阔肌耳韧带为锚定点。

（五）Ⅴ类及Ⅵ类

存在颏颈部解剖结构异常，埋线治疗效果有限，建议手术治疗。

其中Ⅱ、Ⅲ、Ⅳ类对于脂肪堆积较多者可以先行溶脂或吸脂而后同期进行线的埋置。

第五节 上臂埋线

一 相关解剖

按层次分为皮肤、浅筋膜、肌肉、深筋膜、骨膜与骨。与埋线技术相关的解剖主要是皮肤、浅筋膜、浅表血管和肌肉。

二 埋线层次

一般埋线操作层次为皮下层，可以适当贴近真皮下，但不要缝到真皮，以免产生凹陷。因为上臂的埋线操作均无锚定点，亦无韧带可以利用，仅靠倒刺的收紧，容易滑脱而导致复发，所以布线时可以间断缝在肌肉筋膜上，但不可以过深地缝在深层肌肉内，以免造成运动时疼痛。

三 手术操作及用线

（一）锯齿提拉线的操作

选取50cm单向锯齿线、50cm双针双向锯齿线均可，单侧2根。操作过程如下：
（1）以尖刀片或10ml注射器针头刺破皮肤至浅筋膜层（落空感的层面），按术前画好的布线图，将锯齿线反复Z形埋置在皮下。
（2）针眼不需缝合，以酒精纱条覆盖，以弹性绷带加压包扎。

（二）平滑线的操作

选取PPDO等材料的4-0、5-0的3cm×3cm或6cm×6cm的平滑线、螺旋线、多股平滑线（爆炸线），呈网格状，均匀埋置在需要治疗的部位（图100-1）。埋线层次：皮下脂肪层的浅层。

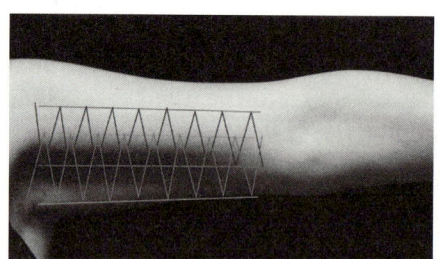

图100-1　呈网格状，均匀埋置在需要治疗的部位

第六节 乳房下垂埋线提升

一 相关解剖

与埋线提升设计和操作关系最密切的解剖结构，是乳房的筋膜支持结构。Cooper韧带深部连接于胸肌筋膜，穿过乳腺腺叶后浅部连接于皮肤真皮层下，是一组弓形结构的韧带。Scarpa筋膜分深、浅两层，包绕整个腺体组织，向上方固定于胸壁。作为埋线的非切开手术方法，布线的理想层次是Scarpa筋膜浅层之上的脂肪内。在这个解剖层面内，无主干动、静脉及主干神经通过，埋线操作不会引起重要血管神经损伤，是比较安全的；至于乳腺腺体本身，因其实质坚韧，线材很难穿过，所以埋线并不损伤乳腺腺体内部结构，对哺乳不会造成影响。在进行埋线设计的时候，要充分利用到Cooper韧带和第2肋骨作为线材的固定和受力解剖结构。同时，因站立位乳房下半球组织下垂位移最大，埋线要对该区域组织做重点托举提拉。另外，在真皮下组织埋置密集的平滑线，刺激组织增生达到皮肤紧致，也会有明确的效果。

二 乳房埋线提升的适应证

身体健康，乳房下垂分为轻、中度。

三 乳房埋线提升禁忌证

其禁忌证包括：①胸部皮肤及皮下明显老化；②乳房体积过小；③乳房体积过大（巨乳症）；④乳房重度下垂或严重外扩；⑤管状乳房（乳房基底面积过小）；⑥胸廓明显畸形；⑦乳房包块，疑似恶性肿瘤；⑧严重高血压、糖尿病等慢性病病史；⑨重要脏器器质性病变；⑩自身免疫性疾病；⑪严重过敏体质；⑫半年内有怀孕及哺乳计划者。

四 手术设计方案

以第2肋骨骨膜缝合作为牢固锚定点，向下放置导引线；乳房内外下象限弧形放置双锐针线，复位并调整形状后与导引线打结（图100-2）。

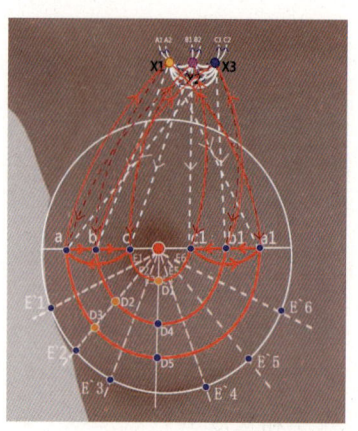

图100-2 乳房内外下象限弧形放置双锐针线，复位并调整形状后与导引线打结

五 用线规格

弧形角针带线（导引线）6根，1-0号线，长度45cm，弧形角针针长度为7.6cm。导引线为无倒刺平滑线。双锐针带线，针长15cm；3根，0号线，长度120cm，倒刺长度60cm。

六 操作要点

打孔并缝合固定于第2肋骨骨膜，操作过程中辅助手要协助缝合针的深部走行，要避免针尖向下方肋缘深部滑动，造成肋间动静脉损伤及穿破胸膜造成气胸。所有步骤中针带线的走行，要确认在Scarpa筋膜浅层之上的脂肪内，不可过浅。乳房复位平面收紧线和打结的力度，要松紧适度，避免因局部承受张力过大而导致皮肤出现过深的凹陷。

三次重复穿线悬吊，走线的部位要尽量不在一个隧道内，以增加悬吊的牢固度，另外也会在线材吸收过程中产生较为广泛的包裹和粘连，即使线材吸收以后也不会过快产生乳房重新下垂。同时要针对乳腺外扩的程度，外圈线向内侧收紧的时候要做一定程度的调整和纠正。重复穿线的具体设计与走线从某种程度上来说有一定随意性，目的是使提升之后的乳房保持应有的解剖学外观，如果打结后发现位置和形状有不妥或不对称，可以利用这一环节进行调整。但是方法上需要注意布线走行层次可略浅，以利于形态的维持。必要时可以利用剪下的部分线材重新埋置加强固定，特别是外侧乳腺组织。

所有的设计打孔点位，都要在布线前做附近组织的游离，以减少术后凹陷的形成及方便多个线结的埋放。而且由于东方人种容易形成增生性瘢痕，所有打孔处均应用快吸收缝线紧密对合缝合，缝合与否差异很大。

七 术后处置要点

乳房固定6~8周。

第七节　腹部埋线

一　相关解剖

腹壁埋线的层次一般位于皮下深层和真皮下，如果皮下脂肪过多，特别是板层脂肪过厚，一定会影响埋线紧致效果，甚至会在收紧时出现切割和滑脱，因此必须先行吸脂去除部分脂肪再行布线。而对于皮下脂肪过少，腹壁过于松弛者则不建议埋线，因会形成长期不能恢复的皱褶，建议直接行腹壁成形术。

为了加强收紧后的固定提升效果，预防再度腹壁组织下垂，在走线时可以间断将线缝合固定在腹壁肌肉腱膜上，如腹内、外斜肌及腹直肌腱膜，但是不能过深，以免引起腹壁运动疼痛。另外，由于腹壁浅血管主干多数位于腹股沟上以及剑突下，深层固定时尽量位于腹壁中部，避免损伤血管而造成局部血肿或影响紧致效果。

二　手术适应证与禁忌证

适应证：腹壁松弛，有改善需求者。

禁忌证：①心脑血管疾病未控制；②凝血功能障碍；③腹壁静脉曲张；④皮下脂肪少，皮肤过度松弛。另外，脂肪堆积较重为相对禁忌证，吸脂术后可以同时埋线治疗。

三　布线方案及操作要点

可选取0号12cm×12cm或23cm×23cm的双针双向锯齿线，0号50cm单针单向倒刺线，反复Z形布线，术区可达到紧致目的。腹壁脂肪堆积较少的轻度松弛者，以及吸脂后腹壁轻度不平整或先天及继发因素造成两侧轻度不对称者，可选取5-0、4-0平滑线、螺旋线及爆炸线，在相应部位埋置线材。对于妊娠纹明显者可以在真皮下布相对细小的平滑或螺旋线。针和线较粗的平滑线可以用于辅助倒刺线收紧，建议与倒刺线垂直来布线。

第八节　会阴埋线

一　适应证与禁忌证

适应证：①分娩后阴道松弛；②会阴侧切后阴道口变大；③会阴体撕裂，阴道肛门距离变小；④产伤影响外阴形态；⑤产后及其他因素导致盆底组织松弛。

禁忌证：①重度阴道前、后壁膨出；②重度子宫脱垂。

二、埋置线的选择、设计及操作

（一）埋线方式及线材选择

根据患者症状、需求及临床检查情况，采取不同的埋线治疗方法。

1. 充填治疗　平滑线、螺旋线、多股平滑线（爆炸线、网管线）等埋置在外阴皮下或阴道黏膜下，作用为充填作用，可以增加治疗区饱满度；后期线材刺激皮肤或黏膜下胶原组织增生，黏膜紧致，弹性增加。

2. 紧缩治疗　选用双向锯齿线材，以会阴联合腱为锚定点及着力点，将会阴浅横肌及球海绵体肌上提、聚拢、缝合。阴道相关的尿生殖区浅层肌肉收紧提升后，可改善阴道松弛状况。

（二）平滑线、螺旋线的选择与操作

外阴大阴唇及周边皮肤萎缩，饱满度欠佳，可选用4-0、5-0、6-0的2.5cm×2.5cm平滑线或螺旋线埋置在皮下浅筋膜层。使用线材数量视具体情况而定。

阴道埋置：选用4-0、5-0、6-0的3.0cm×3.0cm爆炸线，在阴道口、皮肤与黏膜交界处入针，轴向均匀埋置在阴道黏膜下。使用线材数量视具体情况而定，推荐量为30～60根。

（三）锯齿双针线的选择、设计及操作

可选取可吸收聚乳酸己内酯双针线，一般是0号双向锯齿线，线长12cm×12cm，锯齿长6cm×6cm，线材两端配21G的6cm针头。

设计与操作：锯齿线穿行会阴部浅层肌，以会阴联合腱为锚定点，将球海绵体肌、会阴浅横肌聚拢、收紧、缝合、上提，同时将阴道口聚拢、收紧，达到阴道紧致的目的（图100-3）。

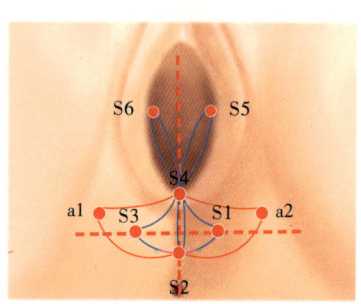

图100-3　将球海绵体肌、会阴浅横肌聚拢、收紧、缝合、上提，同时将阴道口聚拢、收紧

（石冰　王晓阳）

参考文献

[1] 周双琳,张聪,林殷. 面部埋线对女性老化皮肤的作用效应[J]. 中华医学美学美容杂志,2014,20(2):117-120.